# Geschichte der Medizin, der Pharmazie, der Zahnheilkunde und der Tierheilkunde

### Band 1
Die Paläopathologie
Die altchinesische Medizin
Die Medizin in Mesopotamien
Die Medizin im Alten Ägypten
Die Medizin in den Weden
Die altiranische Medizin
Die Medizin bei den Griechen
Hippokrates — Mutmaßungen über seinen Lebenslauf
Hippokrates und die griechische Medizin des klassischen Zeitalters
Die griechische Medizin nach Hippokrates
Die Medizin in Rom: Galen
Die Spätantike und die byzantinische Medizin
Die Pharmazeutik in der Antike
Die Zahnheilkunde in der Antike
Die Tierheilkunde in der Antike

### Band 2
Die arabische Medizin
Die klassische indische Medizin
Die japanische Medizin
Die präkolumbische Medizin
Die Schule von Salerno und die Universitäten von Bologna und Padua
Die französische Medizin im Mittelalter
Die französischen Schulen im Mittelalter
Die hebräische Medizin bis zum Mittelalter
Geschichte der Anatomie
Die Chirurgie bis Ende des 18. Jahrhunderts
Gynäkologie und Geburtshilfe vom Altertum bis zum Beginn des 18. Jahrhunderts
Die Kardiologie bis Ende des 18. Jahrhunderts
Geschichte der Neurologie

### Band 3
Geschichte der Augenheilkunde
Geschichte der Kardiologie vom 19. Jahrhundert bis zur Gegenwart
Geschichte der Gynäkologie vom 18. Jahrhundert bis zur Gegenwart
Geschichte der Geburtshilfe vom 18. Jahrhundert bis zur Gegenwart
Geschichte der Urologie
Geschichte der Geschlechtskrankheiten
Geschichte der Hautkrankheiten
Stationäre Behandlung in Frankreich
Geschichte der Orthopädie und der Traumatologie
Die Pharmazeutik vom 3. Jahrhundert bis zur Gegenwart
Tierheilkunde vom Mittelalter bis Ende des 18. Jahrhunderts

## Band 4
Geschichte der Magen-Darm-Heilkunde
Geschichte der Histologie
Geschichte der Embryologie
Geschichte der Psychiatrie
Zahnheilkunde vom Mittelalter bis zum 18. Jahrhundert
Geschichte der Altenpflege
Die pathologische Anatomie
Die Sozialmedizin
Geschichte der Radiodiagnostik
Geschichte der Radiotherapie
Die ansteckenden Krankheiten
Geschichte der Homöopathie
Gicht und Rheumatismus
Die traditionelle Medizin in Schwarzafrika
Geschichte der Psychoanalyse


## Band 5
Geschichte der Arbeitsmedizin
Geschichte der Mikrobiologie
Allgemeine Geschichte der Kinderheilkunde von ihren Anfängen bis zum Ende des 18. Jahrhunderts
Geschichte der Kinderheilkunde im 19. und 20. Jahrhundert
Geschichte der Chirurgie vom Ende des 18. Jahrhunderts bis zur Gegenwart
Geschichte der Tropenkrankheiten
Geschichte der physikalischen Therapie und der Rehabilitation
Geschichte der Tiermedizin von der Mitte des 19. Jahrhunderts bis zur Gegenwart
Geschichte der Hals-, Nasen- und Ohrenheilkunde
Geschichte der Endokrinologie
Geschichte der Lungenheilkunde
Geschichte der Tuberkulose
Geschichte des Krebses
Geschichte der großen physiologischen Konzepte
Geschichte der plastischen und wiederherstellenden Chirurgie
Geschichte der Parasitologie
Geschichte der Militärmedizin


## Band 6
Geschichte der Schiffahrtsmedizin am Beispiel der Schiffschirurgen
Geschichte der Luftfahrtmedizin
Die Zahnmedizin vom 18. Jahrhundert bis zur Gegenwart
Geschichte der Akupunktur
Geschichte der medizinischen Fachsprache
Geschichte der internationalen Gesundheitsbehörden
Geschichte der Endokrinologie nach dem Zweiten Weltkrieg
Lexikon
Register

# Illustrierte Geschichte der Medizin

Prof. Dr. med. Richard Toellner

# Illustrierte Geschichte der Medizin

Deutsche Bearbeitung unter
der fachlichen Beratung
des Instituts für Theorie und Geschichte der Medizin
an der Universität Münster,
Fachwissenschaftliche Beratung:
Priv.-Doz. Dr. Nelly Tsouyopoulos, Dr. Wolfgang Eckart
Prof. Dr. med. Axel Hinrich Murken, Dr. Peter Hucklenbroich
Lexikon: Maria Theresia Breitenecker

6

Genehmigte Sonderauflage

© Société française d'éditions professionnelles, médicales et scientifiques. Albin Michel-Laffont-Tchou, Paris 1978

Titel der Originalausgabe: Histoire de la Médicine, de la Pharmacie, de l'Art Dentaire et de l'Art Vé térinaire
Raymond Villey, Felix Brunet, Guillaume Valette, Jaques Rouot, Emmanuel Leclainche, Jean-Charles Sournia, Guy Mazars, Alain Briot, Henri-Roger Plénot, Gastone Lambertini, Jean Turchini, J. Theodorides

© Deutsche Ausgabe: Andreas & Andreas, Verlagsanstalt Vaduz, 1992
Genehmigte Sonderausgabe für Karl Müller Verlag, Erlangen, 1992

Nachdruck von Bildern und Texten – auch auszugsweise – nur mit ausdrücklicher Genehmigung von Andreas & Andreas, Verlagsanstalt Vaduz, gestattet

Redaktionelle Bearbeitung der deutschen Ausgabe: Rabe Verlagsgesellschaft mbH, Stuttgart
Redaktion: Rüdiger Werle / Ruth Werle, Peter Dirnberger

Übersetzung: Inge Fristel, Heidy Ganady, Michael Hesse, Marie-Pierre Hazera / Dieter Volgnandt, Hildegard Krug-Riehl, Monika Lell, Johannes Zwanzger

Fachliche Beratung: Institut für Theorie und Geschichte der Medizin der Universität Münster, Direktor: Prof. Dr. Richard Toellner
Fachwissenschaftliche Beratung: Priv.-Doz. Dr. Nelly Tsouyopoulos unter Mitarbeit von Bernhard Krabbe, Ulrich Scherzler, Horst Seithe und Judith Wilcox, Dr. Wolfgang Eckart unter Mithilfe von Isabell Magnus, Dr. Peter Hucklenbroich, Prof. Dr. med. Axel Hinrich Murken
Aktuelle Bearbeitung: Prof. Dr. Renè Hitz, Dr. Hans Ruedi Jäger

Printed in Spain

ISBN 3-86070-204-1

# Inhalt

2921 Geschichte der Schiffahrtsmedizin am Beispiel der Schiffschirurgen

2947 Geschichte der Luftfahrtmedizin

2975 Die Zahnmedizin vom 18. Jahrhundert bis zur Gegenwart

3003 Geschichte der Akupunktur

3015 Geschichte der medizinischen Fachsprache

3031 Geschichte der internationalen Gesundheitsbehörden

3063 Geschichte der Endokrinologie nach dem Zweiten Weltkrieg

3103 Lexikon

3401 Register

3437 Bibliographie

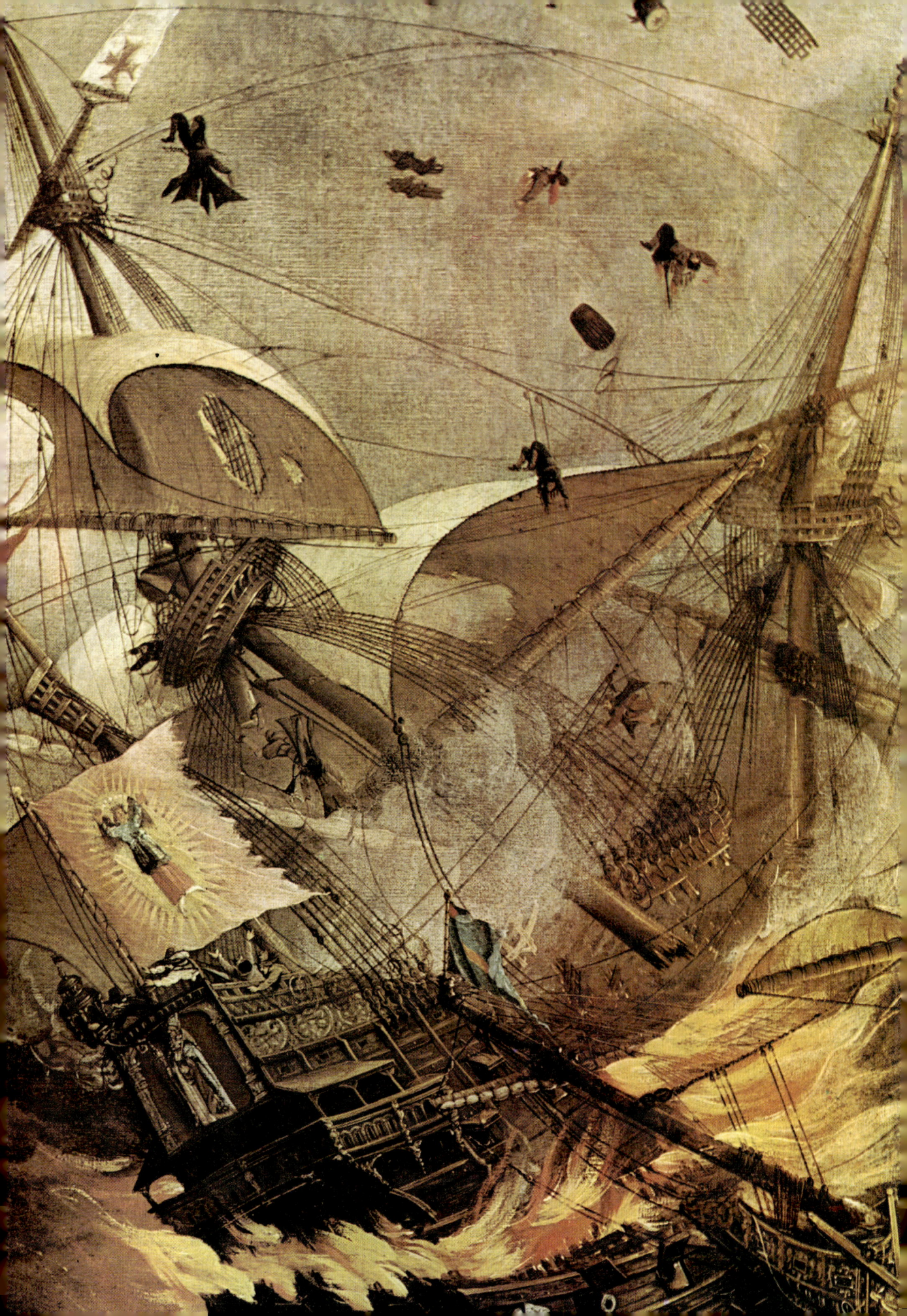

# Geschichte der Schiffahrtsmedizin am Beispiel der Schiffschirurgen

*von Jean-Pierre Kernéïs*

*Abbildung 3377 (gegenüber)
Seeschlacht von Gibraltar.
(Ausschnitt)
Gemälde von H. C. Vroom,
1566–1640. (Amsterdam,
Rijksmuseum)*

## Galeerenchirurgen

Der Beginn der Geschichte der Schiffahrtsmedizin reicht viertausend Jahre zurück. Kreter, Phönizier, Griechen, Römer und Byzantiner haben die Galeeren weiterentwickelt. Schon seit der Expedition der Argonauten (mit Asklepios), seit dem Trojanischen Krieg (mit Podaleirios und Machaon) ist der Schiffschirurg dabei (als *iatros* der Griechen, als *duplicarius* der Römer) und erscheint auf vierzehn Votiv- und Grabstelen, auf die Reinach und Cassan aufmerksam machen. Corsini, Rossi, Nutton, Davies, Rosati, Alvisi, Lutrario, Cecciti, Caneva, Pezzi und Stefanutti berichten über die Galeeren von Venedig, Genua, Livorno und Civitavecchia und über deren Chirurgen. 1306 gründet Gualteri de San Vito, Schiffschirurg in Rhodos, Alexandria und England, in Venedig einen botanischen Garten und ein Marinehospital. Sein Neffe Pietro Zanetto wurde 1321 Chirurg auf einer der zehn Galeeren des Londoner Konvois. Die Historiker Calvijo, Carranza, Zulueta usw. erinnern an folgende *protomedici* der spanischen Galeeren: Villeneuve (1310), Urbino (1344), Chanca (1393), Avila (1572), Herrera (1580), Savarigo (1596) sowie Madera und Chacon (1571), wobei die letzteren bei der Seeschlacht von Lepanto 7800 verletzte Christen durch 230 Galeerenchirurgen (Italiener, Malteser und Spanier) versorgen lassen. Auf Malta stützen sich die zehn Galeeren (47 Meter lang, 7 Meter breit, 3 Meter tief, 26 Ruder, 280 Ruderknechte, 300 Soldaten und 3 Chirurgen pro Galeere) auf eine mustergültige Sanitätsorganisation (1000 Hospitalbetten, 4 Hospitäler, 4 Hospize, botanischer Garten, Chirurgieschule).

Die Hospitäler für die Galeeren von Marseille sind 1640 jenen von Malta nachgeahmt; es gibt ein Hospital für Galeerensträflinge, ein Hospital für die Mannschaften, einen botanischen Garten und eine Anatomieschule. Das Hospital liegt im Inneren des Arsenals der vierzig Galeeren, hinten im »Alten Hafen«. Dieses Hospital, das 4000 Pfund pro Semester kostet, versorgt 1707 9000 Sträflinge, 186 Offiziere, 1365 Unteroffiziere und 61 Bauleute mit Hilfe von 66 Krankenpflegern und 44 Ärzten, die wir hier anführen wollen:

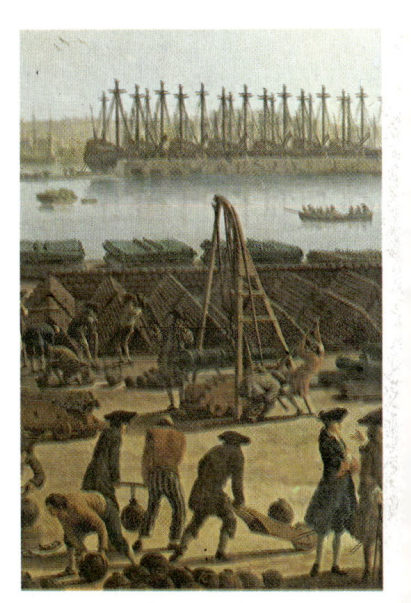

*Abbildung 3378
Der Hafen von Toulon
von Joseph Vernet, 1714–1789.
(Paris, Musée de la marine)*

## Das Hospital von Marseille

| Chirurg | Galeere | Chirurg | Galeere |
|---|---|---|---|
| Carbonell | *Réale* | Senderen | *Ferme* |
| Isnard | *Patronne* | Lefèvre | *Duchesse* |
| Saint-Oliver | *Invincible* | Giroud | *Magnanime* |
| Gordes | *Sirène* | Joone | *Superbe* |
| Martin | *Favorite* | Laucier | *Guerrière* |
| Blacas | *Fidèle* | Boisson | *Conquérante* |
| Roland | *Amazone* | Garnier | *Ambitieuse* |
| Emeric | *Souveraine* | Audibert | *Gloire* |
| Pinchinat | *Fleur de Lys* | Monvoisin | *Madame* |
| Gallois | *Couronne* | Guinoird | *Dauphine* |
| Mitié | *Perle* | Paulet | *Forte* |
| Gouzet | *Fière* | Cambal | *Magnifique* |
| Brezet | *Saint-Louis* | Guyon | *Galante* |
| Pagez | *Princesse* | Bose | *Renommée* |
| Sylvestre | *France* | Lombard | *Grande* |
| Sudren | *Héroïne* | Bonnet | *Valeur* |
| Octavien | *Éclatante* | Jeoffroy | *Grand Réale* |
| Moulinneuf | *Reyne* | Pélissier | *Vieille Réale* |

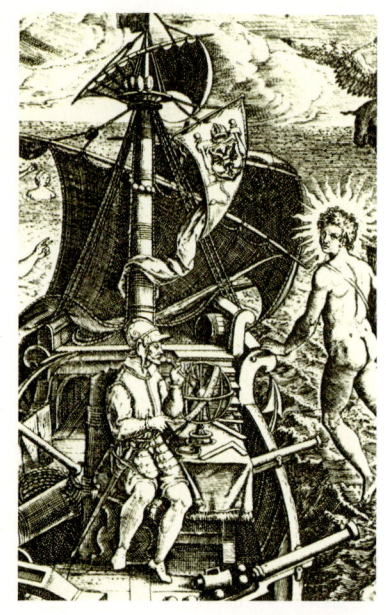

*Abbildung 3379*
*Fernão de Magalhães (Magellan), (1480–1521).*
*Stich von Th. de Bry, 16. Jh.*
*(Paris, Nationalbibl., Cab. des Estampes)*

Erstes Merkmal des Galeerenchirurgen: er ist ein mediterraner Beamter, der nach einem Auswahlverfahren für ein sehr beschränktes Korps auf Lebenszeit ernannt wird. Moulinneuf dient 37 Jahre, Senderen 39, Octavien 32 und Chabert 50 Jahre. Und das zweite Merkmal: er ist ein Teilzeitseemann, der sechs Monate im Sommer zur See fährt, aber über den Winter sechs Monate in Marseille bleibt, wo er sich bis 1738 einer zivilen Praxis widmen kann. Dieser Aspekt des Teilzeitseemanns geht aus den Einschiffungsdaten von Joseph Sandrilleau hervor, der 28 Jahre diente, nämlich von 1721 bis 1748, als man die Galeeren abschaffte.

*Abbildung 3380*
*Das Schiff von Christoph Kolumbus (1451–1506).*
*Stich des 15. Jh.s.*
*(Paris, Bibl. des Arts décoratifs)*

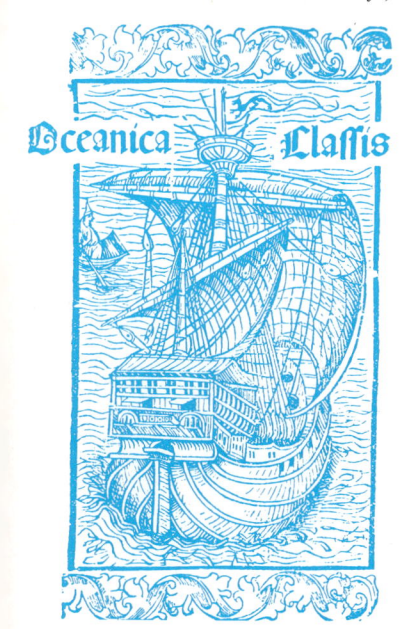

| Jahr | Galeere | Einschiffung |
|---|---|---|
| 1728 | *Duchesse* | 2. Juni – 27. September 1728 |
| 1732 | *Ferme* | 15. September 1732 – 30. April 1733 |
| 1734 | *Ambitieuse* | 13. Mai – 12. Oktober 1734 |
| 1735 | (Strasbourg) | 1. Juni – 19. November 1735 |
| 1738 | *Ferme* | 12. Mai – 2. September 1738 |
| 1742 | *Éclatante* | 19. April – 25. August 1742 |
| 1745 | *Hardie* | 1. Juni – 13. August 1745 |
| 1746 | *Ferme* | 8. November 1746 – 11. August 1747 |
| 1748 | *Ferme* | 17. April – 1. August 1748 |
| 1748 | *Héroïne* | 17. August – 10. September 1748 |

## Schiffschirurgen auf Ozeanfahrt

Stellen wir dem Galeerenchirurgen des Altertums den transozeanischen, den zur See fahrenden Chirurgen, gegenüber, ein Kind der Zeit der Entdeckungen, die Heinrich der Seefahrer, Christoph Kolumbus, Vasco da Gama und Magellan zu Beginn der Neuzeit machten.

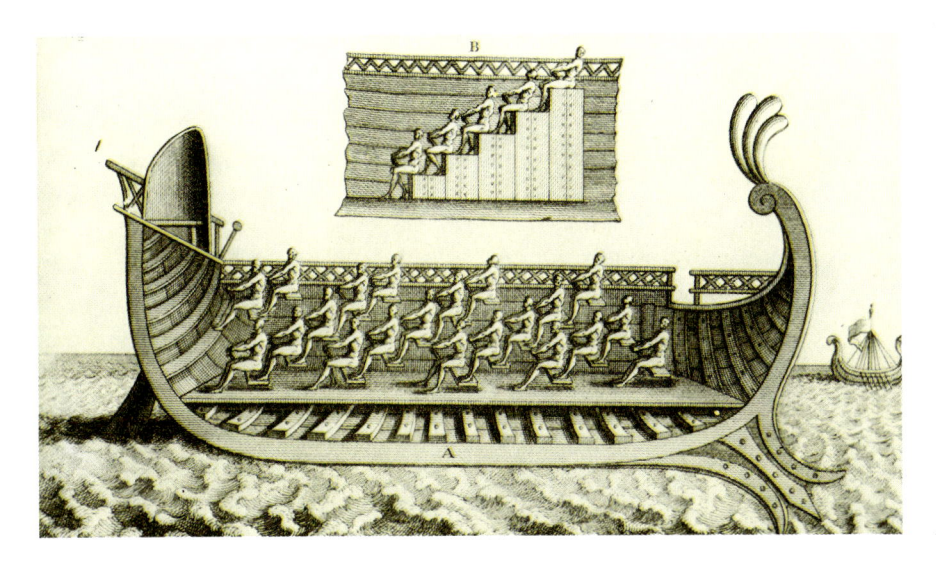

*Abbildung 3381
Antike Galeere. »Schnitt durch einen Fünfdecker, auf dem die Ruderer über fünf Etagen verteilt sind, und zwar schräg wie auf einer Rampe.«
Stich des 18. Jh.s
(Paris, Bibl. des Arts décoratifs)*

Sein erstes Merkmal: er ist ein junger Freiwilliger. In 85 Prozent der Fälle ist er nur vorübergehend Schiffschirurg. Er übt auf dem Meer nicht ständig seinen Beruf aus, doch erlernt er seinen Beruf auf dem Meer. Er ist nicht Beamter und gehört zu dem unter Kontrakt stehenden, nur vorübergehend angestellten Personal. Und sein zweites Merkmal: während seiner Seereisen – von 19 bis 29 Jahren – ist dieser Student gänzlich Matrose und Kolonist und verläßt Europa für ein oder mehrere Jahre. Er lebt wirklich mit der Mannschaft zwischen Himmel und See.

Das dritte Merkmal: der »Chirurg auf Ozeanfahrt« gehört nicht zu einer kleinen Gruppe, sondern im Gegenteil zu einer *Vielzahl*. Nachdem 143 Dissertationen über die europäischen Schiffschirurgen der Seglerflotten des 16., 17. und 18. Jahrhunderts erschienen sind, glaube ich, daß es insgesamt 300 000 waren, während die Zahl der Galeerenchirurgen kaum einige Hundert überschreitet. Dieser Begriff einer *Menge Vergessener*, der sich auf unsere statistischen Arbeiten in den Häfen des armorikanischen Küstengebiets zwischen Loire und Seine stützt, wird durch Studien in Portugal, Spanien, Holland, England und Skandinavien bestätigt. – Viertes Merkmal: er ist ein Vergessener der Geschichtswissenschaft. In der »militärischen« europäischen Schiffahrtschirurgie hat die Geschichtswissenschaft die Namen der Höherstehenden, der Chefchirurgen, festgehalten. In der Geschichte der »zivilen« europäischen Schiffahrtschirurgie vergaß man massenweise alle oder fast alle Namen, sowohl der Chefs als auch der Chirurgen niedrigeren Ranges.

Stellen wir in Marseille die alte Gattung, den Galeerenchirurgen der neuen Gattung, nämlich den Chirurgen auf Ozeanfahrt, gegenüber. Neben den Galeeren besitzt diese von den Phokäern gegründete Stadt seit ewigen Zeiten eine zahlreiche Handelsflotte mit Seglern für die Levante, aber auch für den Ozean (3 000 Schiffe aus Marseille fahren zwischen 1718 und 1788 nach den Antillen). Und diese Handelsflotte heuert seit eh und je Schiffschirurgen an. Die zwanzig Chirurgen der zivilen Korporation von Marseille lassen die jungen Chirurgen auf Ozeanfahrt vor ihrer Einschiffung ein Examen ablegen. 1675 schreibt Henri David, Stellvertreter des Ersten Chirurgen des Königs, in Marseille das erste französische Buch über die Schiffahrtsmedizin mit dem Titel *Le Thimon et carte de navigation des jeunes chirurgiens navigans*. 1768

# Eine Menge Vergessener

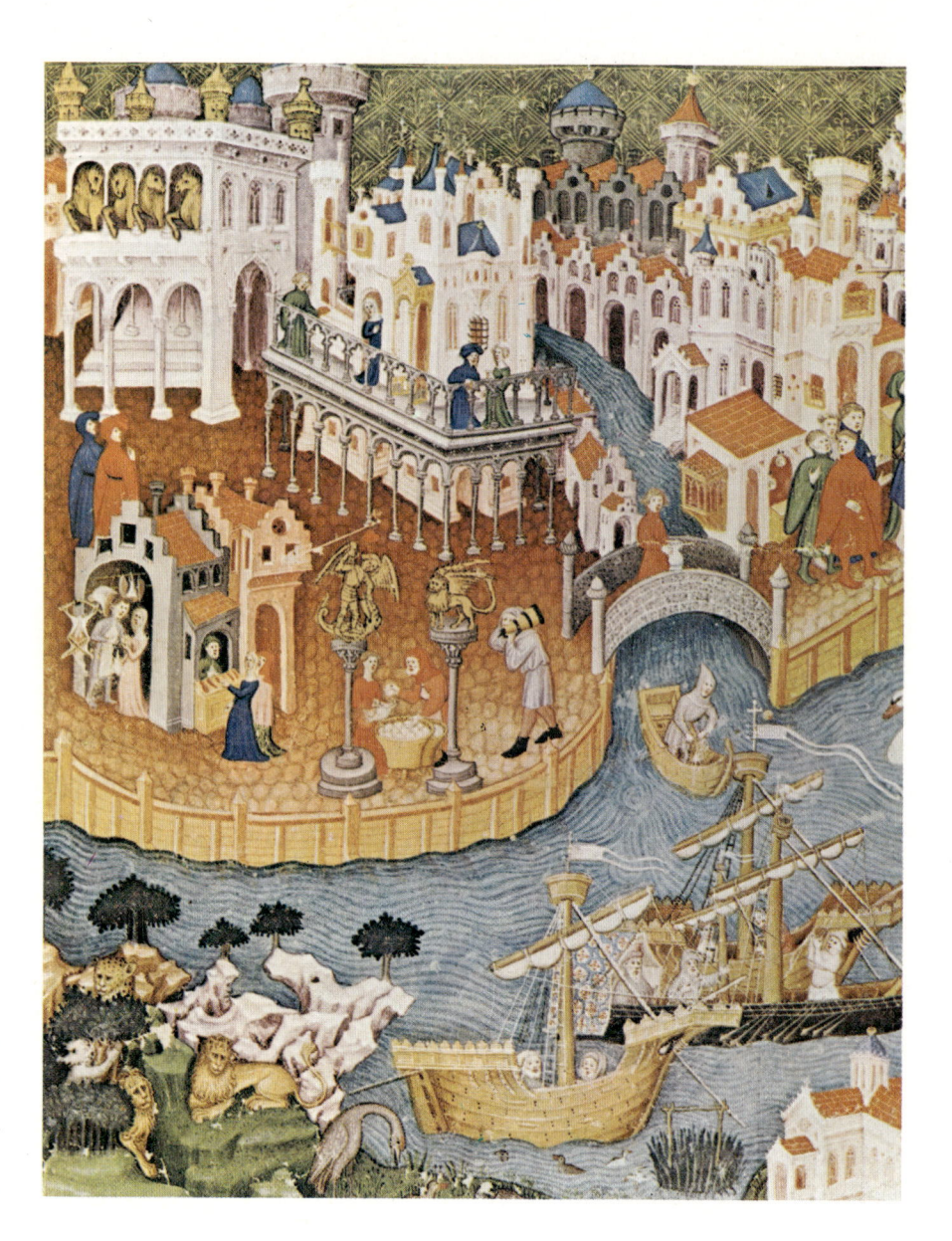

*Abbildung 3382*
*Venedig zur Zeit des Marco Polo*
*(1254–1324).*
*Miniatur aus einem Manuskript*
*des 15. Jh.s.*
*(Oxford, Bodleian Library)*

veröffentlicht Mauran, eine Kapazität aus Marseille, eine zweite Abhandlung über praktische Schiffahrtsmedizin. 1840 gibt Santy, ein ehemaliger Walfänger, in Marseille sein Werk *Médecin navigateur* heraus.

Als Folge der Entdeckungen von Magellan und Kolumbus entwickelte sich die Schiffschirurgie in allen europäischen Häfen und dehnte sich auf den Indischen Ozean und den Atlantik aus.

## Europäische Schiffschirurgen auf den fernöstlichen Meeren

Vasco da Gama verläßt Lissabon am 8. Juli 1497 mit drei Karavellen. In elf Monaten erreicht er nach sieben schlimmen Etappen und nachdem er dem Skorbut 120 seiner 160 Matrosen opfern mußte, als erster auf dem Indischen Ozean Kalkutta. Am 20. September 1519 bricht Magellan mit fünf Karavellen von Lucar auf. 247 von 265 Matrosen erlagen dem Skorbut; nach 38 Fahrtmonaten schließlich entdeckte er die nach ihm benannte Seestraße, den Pazifischen Ozean und für den König von Spanien die Philippinen. Die Überseeschiffe des Okzidents eröffnen nun auf dem Weg um die südlichen Kaps die dreihundert Jahre währende ereignisreiche Zeit der ostindischen Kompanien.

In dreihundertfünfzig Jahren, von 1497 bis 1850 zählt man 20 989 große Seefahrten nach Fernost. 2200 portugiesische Schiffe transportieren Schiffschirurgen, jüdische Auswanderer, Mönche von San Juan de Dios sowie jesuitische Ärzte der Hospitäler von Moçambique, Goa, Macao und Japan. In Manila befinden sich einige hundert Galeonen von Acapulco mit Ärzten und spanischen Mönchen. Nach Batavia und Japan entsendet Holland 4400 Schiffe. Ihre Ärzte gründen die weltweit erste Schule für Tropenmedizin und machen uns mit der Akupunktur bekannt. London rüstet 6836 *Indiamen* (Schiffe der Ostindischen Kompanie) aus, Frankreich 1751 Schiffe, Dänemark entsendet 380, Schweden 132, Ostende 150, Triest 40 und Amerika 5000 Schiffe.

An Bord dieser 20 989 Schiffe befinden sich – als *vergessene Vielzahl* – 40 000 Schiffschirurgen. In Holland bestehen von 1602 bis 1632 allein im Hafen von Middelburg 117 Batavier, Deutsche, Schotten, Skandinavier und Lothringer ihr Examen. Wiederum in Middelburg, nämlich im Jahr 1680, gibt

*Abbildung 3383*
Entladung eines Polackers, *eines Handelsschiffs mit drei Masten für die Küstenschiffahrt im Mittelmeer.*
*Anonymes Gemälde Anfang 18. Jh.*
*(Paris, Privatsammlung).*

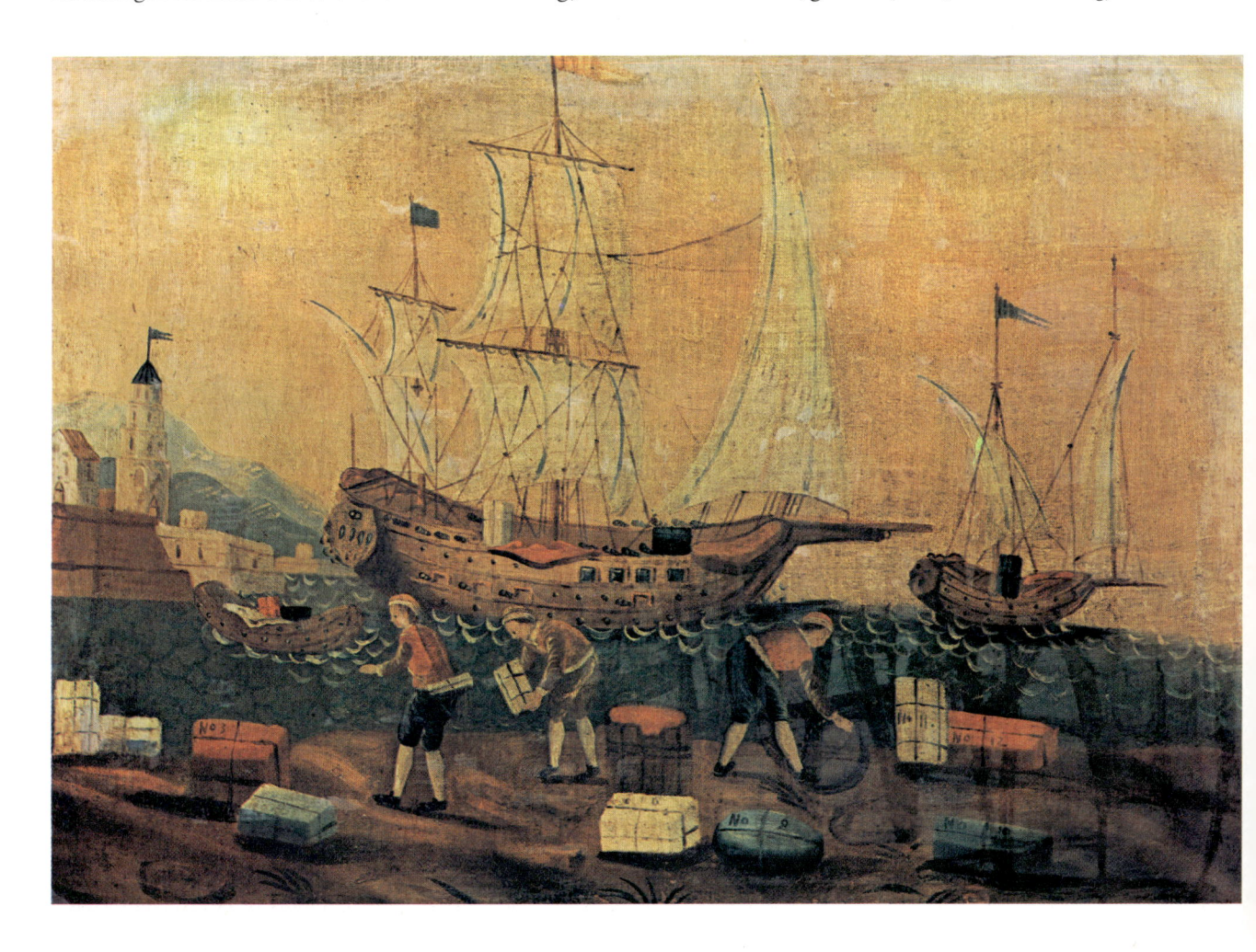

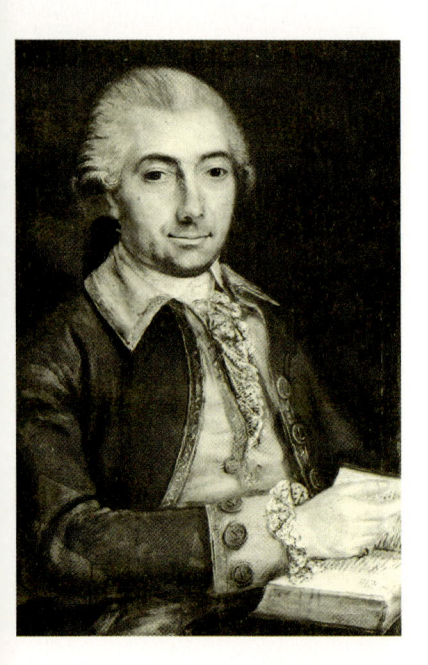

*Abbildung 3384*
*Marinechirurg.*
*Anonymes Gemälde um 1790.*
*(Paris, Privatsammlung)*

es 12 Kandidaten für 6 Einschiffungen. In London bemüht sich John Woodhal (1556–1643), oberster Chirurg der englischen Indienkompanie, 1624 um 32 ungelernte junge Männer, für die er 1617 sein Buch *The Surgeon's Mate* schreibt. Von insgesamt 40 000 Schiffschirurgen kennen wir etwa fünfzig berühmte Namen, darunter die Portugiesen Pires, da Horta, Dismas Bosque, da Costa; die Holländer Durius, Bontius, de Graaff, van Riebeeck, Verbrügge, ten Rhyne, Daelmans; die Deutschen Frikius, Cleyer, Kaempfer, Wasmus; die Engländer Banester, Culpeper, Friyer, Browne, Yale, Howell, Clark, Lind, Russel, Mungo Park, Arnott, Spencer; die Dänen Koenig, Roxburg, Wallich; die Schweden Grimm, Wallemberg, Sparmann, Solander, Thunberg; einen Italiener: Fontana; einen Spanier: Gonzales; die Franzosen Martin, Pyrard, Moquet und Dellon.

Um die 39 950 unbekannten Chirurgen wieder in Erinnerung zu bringen, habe ich 1960 die Beschreibungen des holländischen und des englischen Gesundheitsdienstes der Indienkompanien übersetzt und dabei auch den Gesundheitsdienst der französischen Kompanie beleuchtet. Neben dem berühmtesten Chirurgen der englischen Kompanie, John Clark aus Newcastle upon Tyne, stehen Chifoliau aus Saint-Malo und Bernard aus Carpentras als hervorragende Persönlichkeiten da, wenn man in Lorient anhand der Listen der Schiffsbesatzungen ihre Orientreisen wiederentdeckt.

|  | Schiff | Erster Chirurg | Ziel | Sterblichkeit | ärztliche Versorgung | Dauer der Hin- und Rückreise |
|---|---|---|---|---|---|---|
| 1738 | *Apollon* | Chifoliau | Pondichery | 22 †/170 | 3 Chirurgen | 19 Monate |
| 1739 | *Saint-Géran* 700 t | Chifoliau | Tschandernagar | 34 †/170 | 3 Chirurgen | 20 Monate (Kap 76 Tage) |
| 1743 | *Penthièvre* | Chifoliau | Tschandernagar | 27 †/184 | 3 Chirurgen (1 †) | 23 Monate |
| 1746 | *Saint-Michel* | Chifoliau | Mexikanischer Krieg | 27 †/332 | 5 Chirurgen (1 †) | 24 Monate |
| 1746 | *Centaure* | Bernard | Chinesischer Krieg | 141 †/650 | 5 Chirurgen (1 krank) | 54 Monate |
| 1751 | *Baleine* | Bernard | China |  | 3 Chirurgen | 29 Monate |
| 1754 | *Duc de Chartres* | Bernard | China | 16 †/160 | 3 Chirurgen | 25 Monate (Kap 84 Tage) |
| 1768 | *Talbot* | Clark | Kalkutta | ?/108 | 2 Chirurgen | 14 Monate |
| 1771 | *Talbot* | Clark | China | ?/108 | 2 Chirurgen | 20 Monate |

## Bösartige fiebrige Erkrankungen

Chifoliau (1716–1799) läßt sich am 29. März 1748 nieder. Er praktiziert fünfzig Jahre in Saint-Malo; als Stellvertreter des Ersten Chirurgen des Königs ist er 1761 der erste seiner Stadt. Bernard (1708–1787) läßt sich am 24. Dezember 1757 für dreißig Jahre in Carpentras nieder. Er schreibt dort wertvolle, unveröffentlichte Memoiren, die ich herausgebracht habe. John Clark (1744–1805) praktiziert zweiunddreißig Jahre lang in Newcastle upon Tyne im zivilen Bereich und gibt 1773 in London seine *Observations on the Diseases in long Voyages to hot Countries, particularly on these which prevail in the East Indies* heraus. Im Jahr 1773 werden auch in England Memoiren von Chirurgen, die in Indien Erfahrungen gesammelt hatten, veröffentlicht, zum Beispiel das Buch von Edward Ives (Chirurg auf der *Kent*) sowie die Dissertation von James Lind (Chirurg auf der *Drake* und der *Hampshire*). 1807 und 1812 veröffentlicht Johnson (Chirurg auf der *Caroline*) seinerseits die *Orientalische Reise* und *Warme Klimate und europäische Konstitution*.

1821 gibt John Wallace – unzweifelhaft der Vorläufer Kiplings – mit Begeisterung seine Reise auf dem Indiaman *Lonach* heraus. Der Galeerenchirurg erkannte die Pest des Schwarzen Meeres, die trotz Quarantäne und Lazaretten von 1347 (Messina) bis 1745 (Messina) das Mittelmeerbecken heimsuchte. Den Chirurgen der Handelsschiffe auf den orientalischen Meeren peinigen dreihundertfünfzig Jahre lang Skorbut, die Batavia- und Bengalendysenterie, die Cholera des Ganges, Chinapocken sowie bösartige pestähnliche und petechiale Fieber.

Von 1760 bis 1860 erreicht der Fernostchirurg den Pazifik. Vivès (Chirurg von Bougainville), Monkhouse, Perry, Anderson (Chirurgen von Cook), Rollin (Chirurg von Lapérouse), Quoy (Chirurg von Dumont d'Urville), Lesson (Chirurg von Duperrey) usw. beschreiben ihre *Entdeckungsreisen* als Naturforscher. Maynard, Thiercelin, Frouin, Nel, Serre, Santy usw., Walfängerchirurgen, erzählen ihre *Chasses antipodiques aux cétacés* (Walfang bei den Antipoden). Zu der Zeit, als Herman Melville, selbst amerikanischer Walfänger, in *Omoho, der Vagabund des Pazifiks* seinen Freund, den englischen Schiffschirurgen Cunningham, schildert, schreibt Jacques Treuillé, Chirurg eines Walfängers aus Nantes, das berühmte Seemannslied *Nous irons à Valparaiso* (Wir fahren nach Valparaiso) und umfaßt in diesem Lied über das Kap Hoorn das dreihundertjährige Fernostabenteuer. Doch kommen wir zur Geschichte der auf dem Atlantik fahrenden Schiffschirurgen, der Söhne des Kolumbus.

*Abbildung 3385*
*Markt in Bantam auf der Insel Java.*
*Stich aus der* Galerie agréable du monde *von Pieter van der Aa, Holland, ohne Datum, 17. Jh. (Paris, Nationalbibl., Cab. des Estampes)*
*In Bantam bestand das erste Kontor der niederländischen Ostindienkompanie auf Java, noch vor Batavia.*

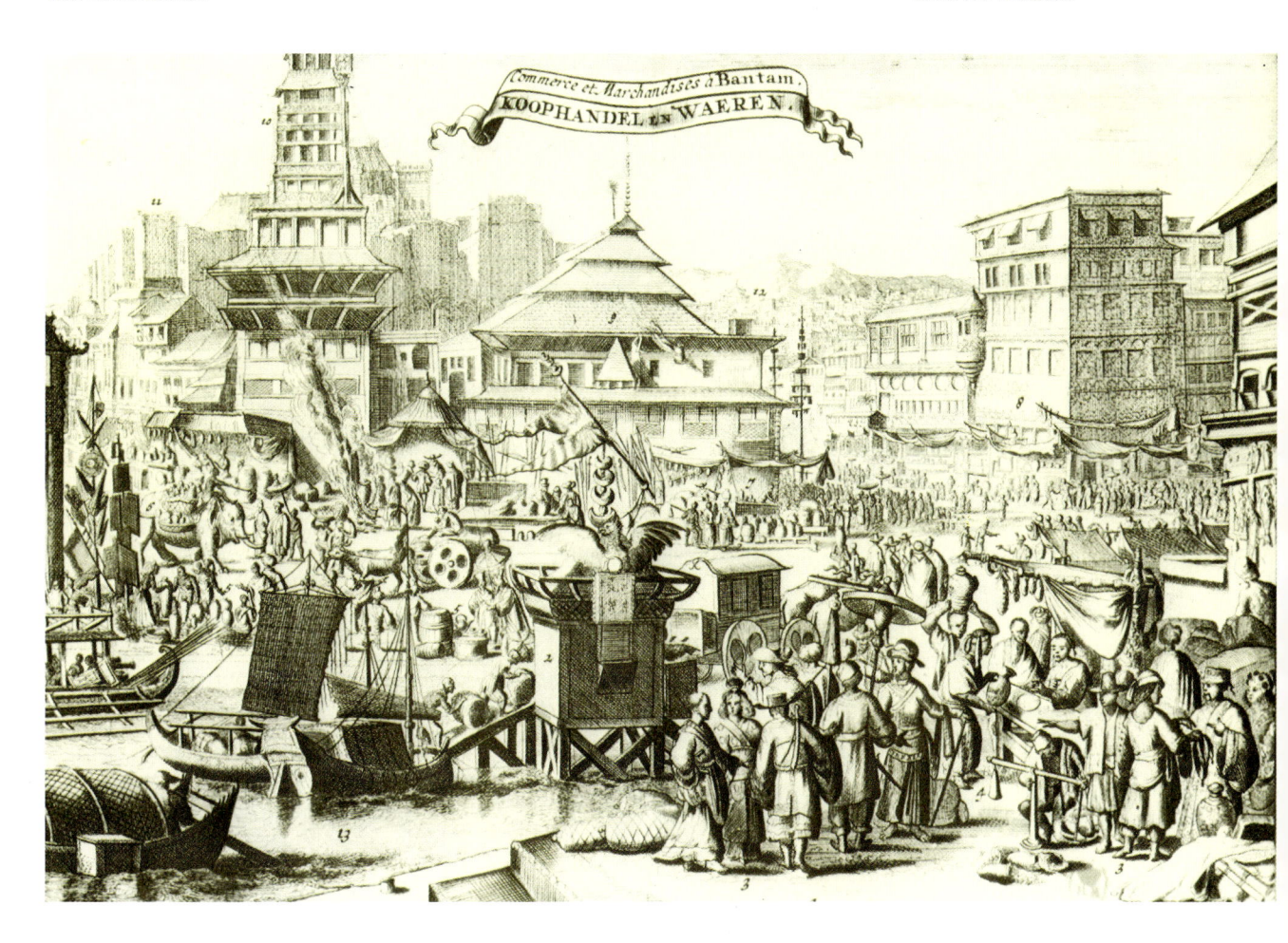

# Spanische Chirurgen

Am 12. Oktober 1492 entdeckt Kolumbus sechsunddreißig Tage von den Kanarischen Inseln entfernt Amerika. Das Abenteuer der iberischen Chirurgen begeistert hundert Jahre lang, läßt ab 1630 nach, beginnt jedoch wieder 1718 unter Patino, dem spanischen Colbert. Im 17. Jahrhundert mangelt es Spanien an diplomierten Chirurgen, während dieses Volk von 10 Millionen Bauern außer Millionen von Toten drei Millionen aktive Spanier an Amerika verloren hat, die dort über 5 Millionen Mestizen und 7 Millionen Indianer befehligen. Auf den 27 Karavellen des Kolumbus fahren auch die Schiffschirurgen, bei der ersten Reise (1492) Alonso und Rodriguez auf der *Santa Maria,* Hernandez auf der *Pinta* und Juan Bonnepersonne auf der *Niña;* bei der zweiten Reise (1493) Chanca sowie als *Protomedicus* Cueno und Sylliaco, italienische Ärzte; bei der dritten Reise (1498) Diego de Palentia; bei der vierten Reise (1502) Bernal.

Nach Kolumbus besetzen 40 Konquistadoren die Antillen, Mexiko, Peru, Chile, die Philippinen, Florida, Kalifornien, die Salomonen und die Neuen Hebriden. Sie bringen für Europa neuartige Lebensmittel mit (Bohnen, Tomaten, Kartoffeln, Erdnüsse, Mais, Avokados, Kakao, Paprika, Erdbeeren und Ananas), sie überhäufen die Augsburger Bankiers mit Gold und Silber, lagern in Spanien pflanzliche Heilmittel aus aller Welt. Der Apotheker von Sevilla und Makler für Lissabon, Nicolas Monardes, beschreibt in einem Katalog (fünf Ausgaben und fünf Übersetzungen erschienen von 1565 bis 1610) die spanischen Drogen aus Amerika, die sich in seinen duftenden

*Abbildung 3386*
*Galeere mit Rudern. Venedig.*
*Stich aus dem 17. Jh.*
*(Paris, Nationalbibl., Cab. des Estampes)*

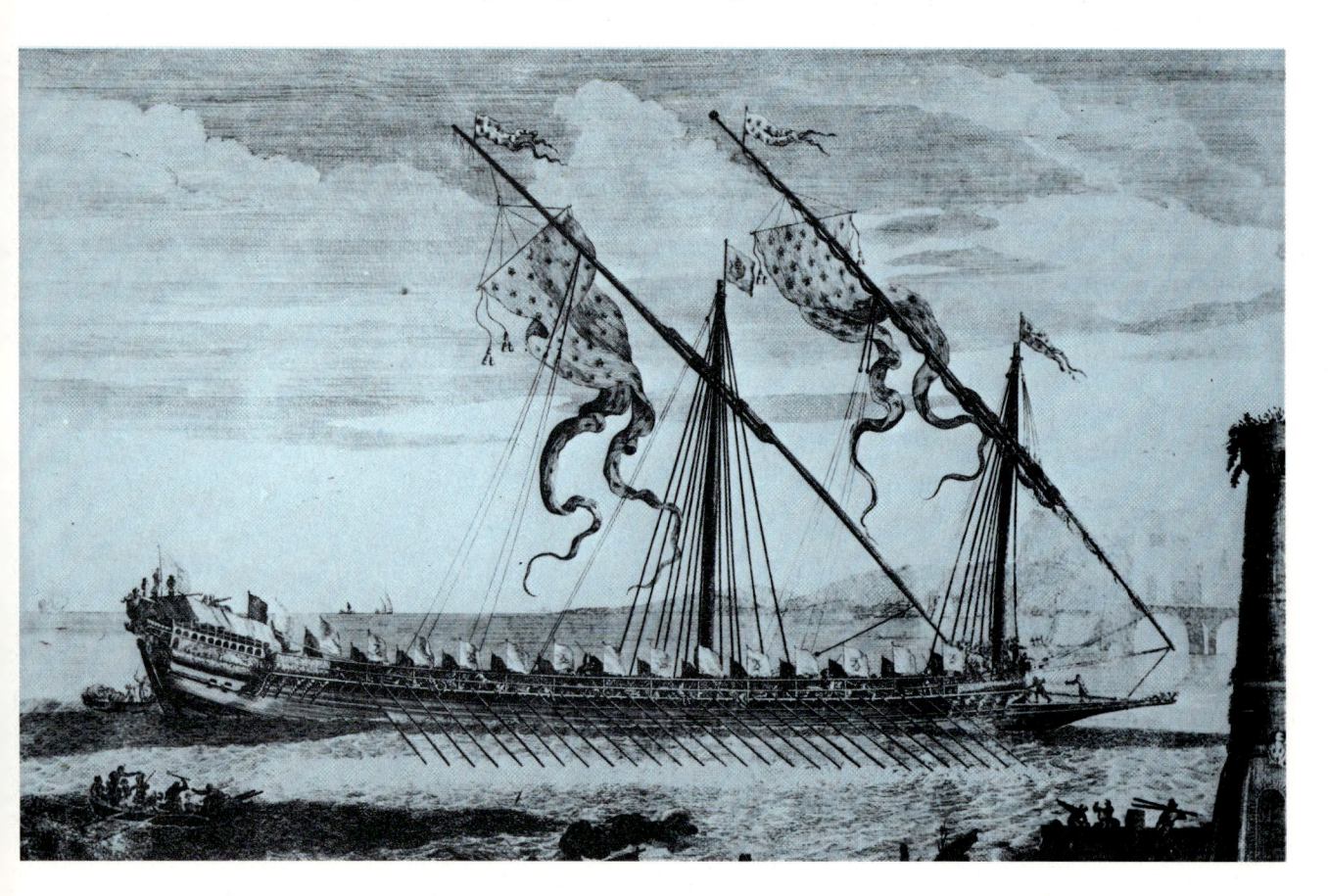

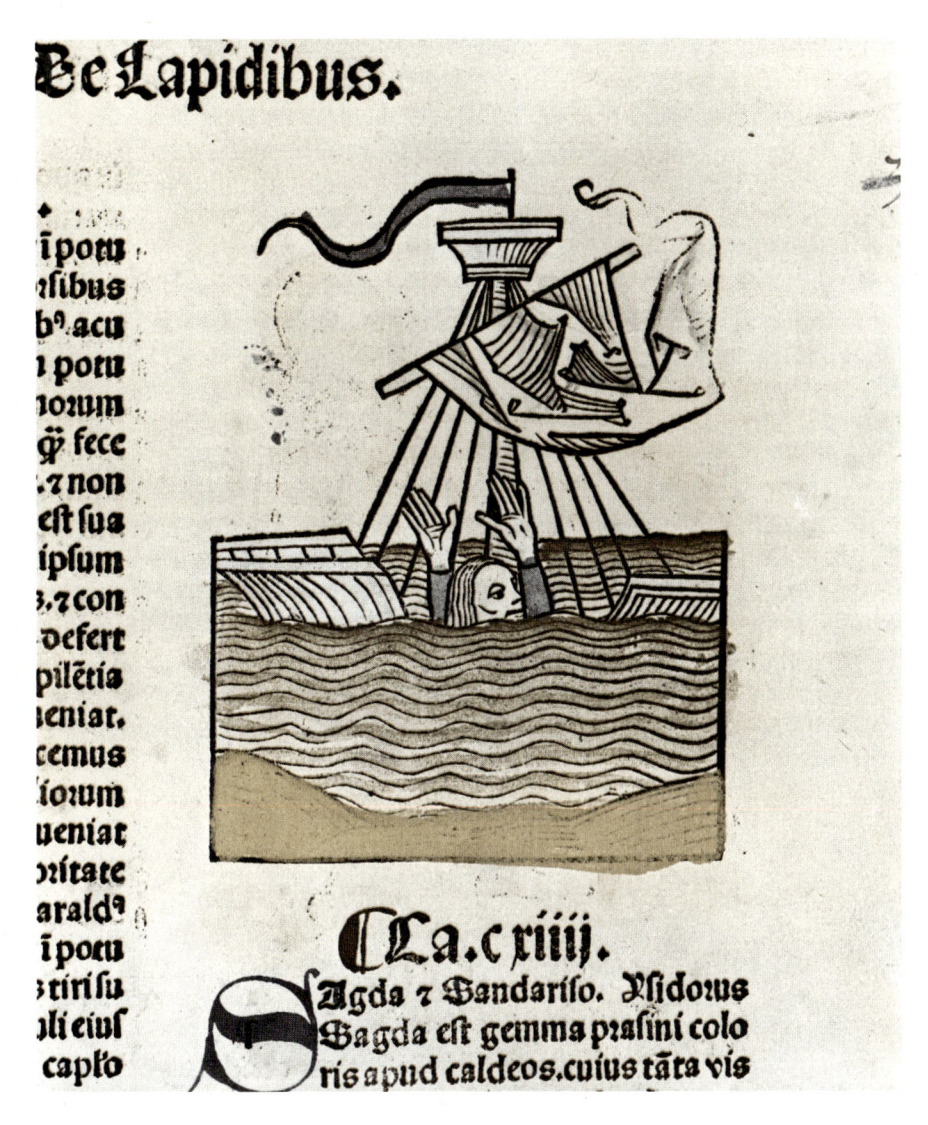

*Abbildung 3387*
*Untergang eines Schiffs.*
*Illustration aus der ersten lateinischen Ausgabe des* Hortus sanitatis *von Jean de Cuba, Mainz 1491.*
*(Paris, Bibl. der Pharmazeutischen Fakultät)*

Lagern zu den portugiesischen Gewürzen Asiens gesellten. Die Fugger erhalten das Monopol auf das angeblich antisyphilitische Guajakholz (1508–1518). Die Welser erhalten die Alleinvertretung für Balsame (1526–1552), wundersame Harze für die Behandlung von Verletzungen und eine Neuheit für die europäischen Schlachtfelder (z. B. Pavia 1522).

Nur wenige Namen von Chirurgen der Konquistadoren sind überliefert, so zum Beispiel Guete (in Venezuela mit Hopeda), Lopes und Pedrazza (in Mexiko mit Cortez), Mesa, Hionosa, Alcaza und Molina (in La Plata mit Cabot, 1521), Zamara und Cobeza (in Buenos Aires mit Mendoza, 1535). Und wieviele spanische Schiffschirurgen gab es nun in dreihundert Jahren? 30000 mindestens, darunter 15000, die den Weg nach Westindien oder nach Mexiko nahmen oder bei der Armada da Guardia und der Vigilentia arbeiteten, die diesen alljährlichen Konvoi beschützten. Zur »Carrera da Indias«, der berühmten Silber- oder Schatzflotte, gehörten zehn Galeonen (jede zu 900 Registertonnen), fünfzehn Handelsschiffe (jedes zu 400 Registertonnen) und eine Patasche (mit 40 Mann), die von 1522 bis 1805, jedes Jahr, Càdiz verließen. Sie überquerten den Atlantik in 70 Tagen, entluden und nahmen in 175 Tagen in Cartagena in Kolumbien, Porto Bello, Veracruz und Havanna wieder Ladung auf und kehren schwer beladen 50 Tage später nach Spanien zurück.

Zu diesen 15 000 Chirurgen der Silberschiffe muß man noch die Chirurgen der Kriegsflotte zählen. (Die »Unbesiegbare Armada« von 1588 zählt 85 Chirurgen.) Von 1543 bis 1805 liefert die Kriegsflotte 24 Seeschlachten und schlägt 20 englische Angriffe auf die Silberflotte zurück, wobei die unzähligen Angriffe von Freibeutern nicht berücksichtigt sind.

Außerdem erinnern wir noch an die Chirurgen der freien Handelsschiffe, die nach Buenos Aires, Chile, Peru, Manila (53 Reisen zwischen 1764 und 1789) und Havanna (1787 allein 440 freie Schiffe) fahren. Bis 1751 werden diese »Handelschirurgen« zweieinhalbmal besser als die der königlichen Galeonen bezahlt.

Auch ausländische Chirurgen kommen nach Spanien. Richard Wiseman (1620–1679), »Lehrling« bei Richard Smith in London, ist »Geselle« bei einem englischen Chirurgen in Spanien. Von 1644 bis 1651 macht er sein Magisterexamen in London. Am 23. März 1652 tritt er in den Dienst der spanischen Flotte, den er 1662 wieder verläßt. 1672 erscheint in London sein *Handbuch der Verletzungen* mit 600 Befunden. Charles Mestier, Mitglied einer Familie von Schiffschirurgen aus Brest, dient mehrere Jahre in Spanien. Der Bischof von Lima bietet ihm an, sein persönlicher Chirurg zu werden. Mestier zieht jedoch vor, zur französischen Marine zurückzukehren. Er stirbt in Brest 1779 als Feldarzt der Seestreitkräfte.

*Abbildung 3388*
*»Wie man die Erlaubnis kauft, Wasser zu laden, indem man Branntwein schenkt.«*
*Stich aus dem Werk* Relation d'un voyage de la mer du Sud *von François Froger, Amsterdam 1715*
*(Paris, Nationalbibl., Cab. des Estampes)*

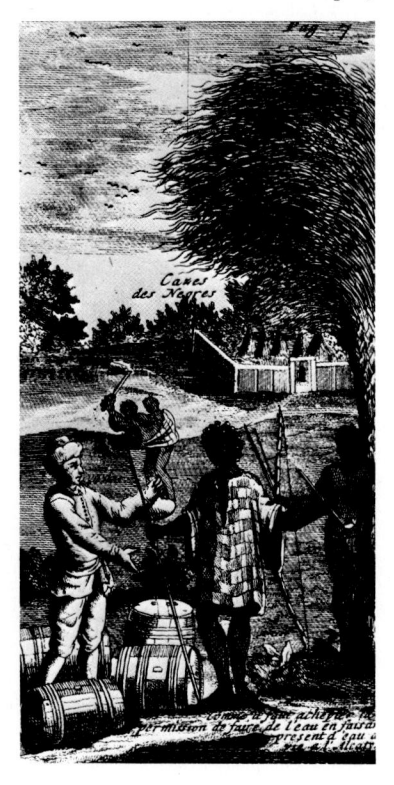

## Mangel und Unkenntnis

Aus Furcht vor einer Mangellage entwickelt das Sanitätskorps der spanischen Flotte die Einrichtung der »praticantes«, Seeoffiziere und Offiziere der krankenpflegenden Mannschaft, die nach einer vierjährigen Ausbildung im Hospital zu zweit auf ein Schiff kommen; 1882 zählen wir 173 »praticantes«. Diese Mangellage erklärt sich durch den steigenden medizinischen Bedarf der Kolonien. Nach den Pocken von 1520 bis 1522, die in Mexiko 10 bis 40 Prozent der Weißen und 55 bis 99 Prozent der Eingeborenen dahinraffen, richtet Spanien zwei Sanitätsdirektionen, das Protomedikat von Mexiko, 1527, und das Protomedikat von Lima, 1552, ein. In 20 neu gegründeten Städten errichtet Spanien 36 spanische oder einheimische Hospitäler, davon 8 in Mexiko und 5 in Lima. An zwei der fünf lateinamerikanischen Universitäten, die 1538 bis 1568 gegründet werden, entstehen medizinische Fakultäten. 1571 macht Hernandez aus Sevilla für den König eine offizielle Aufstellung der mexikanischen Flora mit 1200 Pflanzen. Der jüdische Latinist Sahagun stellt 1552 und 1565 zwei Kodizes für eingeborene Medizin zusammen, den *Codex badianus* und den *Codex florentinus*.

Ab 1538 greifen Freibeuter aus der Normandie, Schmuggler aus Holland sowie Piraten und Korsaren aus England die Häfen von Panama und die Silberschiffe an. Die Franzosen sichern sich die Ile de la Tortue, Saint Christopher und Santo Domingo (1625), die Holländer Curaçao (1637), England Barbados (1627) und Jamaika (1655). Diese Freibeuter haben hervorragende Chirurgen wie den Normannen Oexmelin oder die Engländer Robert Byndbloss und Lionel Wafer. Gerade ein englischer Matrose, der sich für die Schiffahrtshygiene begeistert, nämlich Richard Hawkins, gibt über den spani-

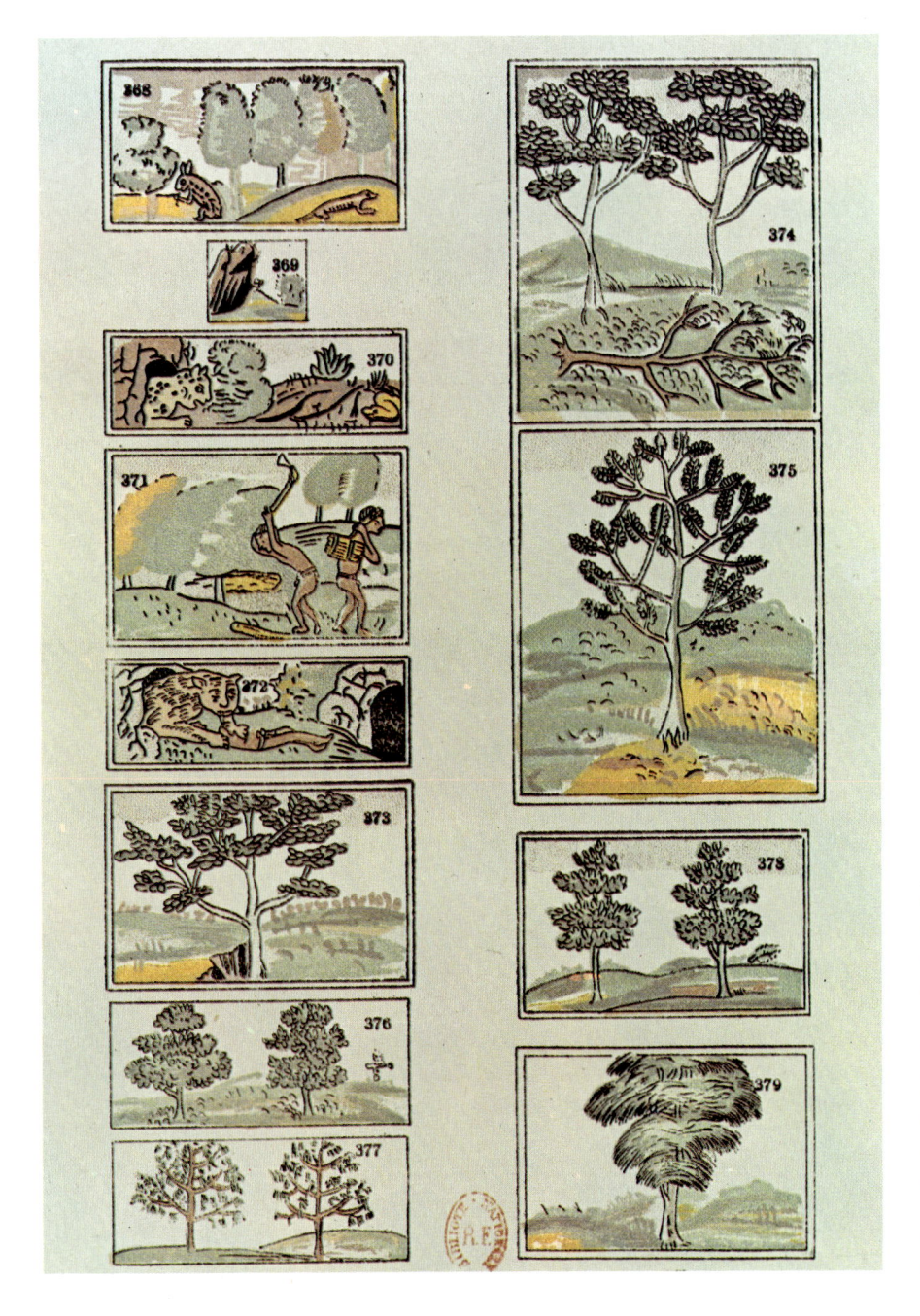

*Abbildung 3389
Seite aus dem Faksimile des* Codex florentinus, *der die* Historia de las cosas de Nueva España *enthält. Der spanische Franziskaner Bernardino de Sahagun, der 1529 als Missionar nach Mexiko geschickt wurde, hat sie in Nuatl-Sprache abgefaßt. Buch XI seines Werks, aus dem diese Seite stammt, handelt von »den Eigenschaften der Tiere, der Vögel, . . . der Kräuter, der Mineralien und der Farben.«*
(Paris, Nationalbibl.)

schen Schiffschirurgen sein Urteil ab. Nach dem Aufbringen seines Schiffs, der *Daimtie,* 1594 im Pazifik schreibt Hawkins: »Nach unserer Übergabe verwendete der spanische General Sorgfalt auf unsere Gesundheit und insbesondere auf jene der Verletzten. Gelobt sei Gott! Den Händen unserer englischen Chirurgen verdanken wir, daß keiner unserer Verletzten starb, weil sie Experten in ihrer Kunst sind. Am Tage unserer Übergabe lebten sie alle, obwohl einige 8, 10, 12 oder manchmal sogar mehr Verletzungen aufwiesen . . . Unsere wiedererlangten Instrumente und Drogen dienten unseren Chirurgen, die englischen Verletzten zu behandeln, aber auch zur Versorgung der spanischen Verletzten, die viel zahlreicher als die unseren waren. Denn die spanischen Chirurgen kennen ihren Beruf bei weitem nicht; sie erzielen nicht viele Heilungen. Ich habe im übrigen festgestellt, daß sich die Spanier damit abgefunden haben, keine guten und sorgfältigen Chirurgen zu haben, und sie verlangen auch nicht, daß sie sich in ihrem Beruf auszeichnen, wie es bei anderen Nationen üblich ist. Und dennoch haben sie es, soweit ich gesehen habe, bitter nötig.«

Während des ganzen 17. Jahrhunderts leiden die Könige unter diesen Zuständen. 1718 ernennt Patino, der Marineminister, Lacomba zum *Protomedicus* der Kriegs- und Handelsflotte. Die »militärische« Schiffahrtschirurgie wird in Càdiz reformiert; es gibt dort ein Ausbildungshospital, eine Anatomieschule und einen botanischen Garten nach dem Muster von Rochefort, dem einzigen Lehrort für Medizin und Chirurgie. Unter 340 Namen von Chirurgen finden wir zwanzig große, bekannte und fünf internationale, nämlich Virgili, Mutis, Vega, Gonzales und Gimbernat, Mann des Ligaments, der immer wiederholte: »Mein Lieblingsautor ist die menschliche Leiche.« Die Erneuerung ist nicht nur qualitativ, sondern auch quantitativ. In Càdiz finden wir 71 Schiffschirurgen, darunter 30, die durch Vertrag gebunden sind, in Cartagena 58 Schiffschirurgen, darunter 43 durch Vertrag gebundene und in El Ferrol 87 Chirurgen, darunter 63 durch Vertrag gebundene. Die Neuorganisierung der »zivilen« Schiffahrtschirurgie kann erst mit der Kompanie von Caracas realisiert werden, einer nationalisierten Gesellschaft, die 1728 gegründet wurde. Die Chefchirurgen Lazariago und besonders Lardibazal schreiben für die Chirurgen dieser Kompanie interessante Leitfäden.

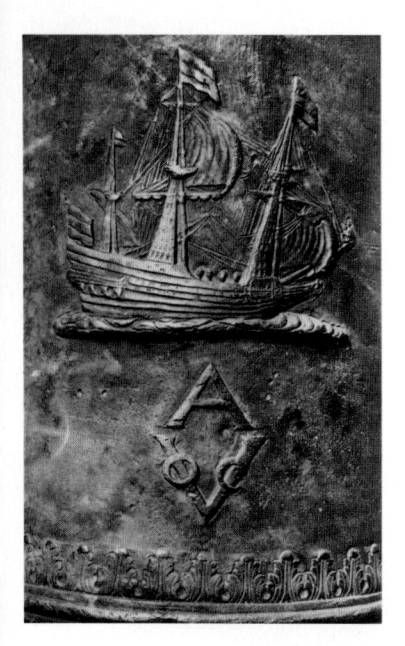

*Abbildung 3390*
*Detail einer holländischen Kanone (1636), die aus dem Norodompalast in Saigon stammt.*
*(Paris, Musée de la Marine)*

## Portugiesische Chirurgen

Spanien hat keine Kolonien in Schwarzafrika. Portugal besitzt Guinea, den Kongo und Angola. Der Sklavenhandel mit Schwarzen tritt auf den karibischen Inseln 1511–1525 auf. Spanien führt das *Asiento* ein, das heißt die Vergabe des Alleinhandels mit Sklaven. Ein Zulieferant des *Asiento*, Portugal, transportiert im 16. Jahrhundert von Afrika nach Brasilien und den Kariben 170000 Schwarze. Die umfangreiche Literatur ermöglicht es nicht, die Gesamtzahl der portugiesischen Schiffschirurgen der vier »Bestimmungen« zu ermitteln, nämlich der Indienfahrer, der Sklavenschiffe, der der Ernährung dienenden Handelsflotte und der Kriegsmarine. Der quantitative und qualitative Mangel an Chirurgen an Bord der portugiesischen Schiffe ist allgemein bekannt, doch darf man diesen Mangel nicht überschätzen. Luiz de Pina, Ricardo Jorge, de Carvalho und Damaio Peres haben berühmte Geschwaderärzte genannt. Die Figur des Schiffsapothekers Henrique Diaz von der *Saint-Paul* (1560), der Kranken und selbst dem Kapitän durch die Jesuitenpater Manuel Alvares und Joso Roxo Klistiere geben ließ, ist bekannt. Dies bestätigt sogar die Tatsache, daß der König von Spanien später gezwungen war, die Brüder von San Juan de Dios darum zu bitten, mangels eines Chirurgen zwei Mönche auf jedes Schiff mitzunehmen; das geschah 1590. Der König von Spanien hatte seit zehn Jahren Portugal annektiert und dabei auch die Ärzte und die jüdischen, neukonvertierten Chirurgen davongejagt. Diese jüdischen Flüchtlinge, die nach Bordeaux, Nantes, Rouen, Amsterdam oder anderswohin ins Exil gingen, konnten nicht mehr für die Flotte Portugals tätig sein. Ihre Dienste waren übrigens umstritten, wenn wir den Reisenden, dem Apotheker Moquet oder den Mönchen – den Patern Tisanier, Kastner und Matter – Glauben schenken können.

Jedenfalls ist der Mangel 1614 zu spüren, so auf der brasilianischen Expedition nach Maranhão, bei der weder ein Arzt noch ein Barbier vorhanden ist. Ab 1550 haben die Jesuiten und dann auch die Brüder von San Juan de Dios die kolonialen Hospitäler in Japan, in den fünf Gouvernements von Indien, den zwölf Hafenämtern von Brasilien und den etwa zwanzig abhängigen Kontoren fest in der Hand. Besitzen die Brüder von San Juan de Dios nicht weltweit 281 Häuser? Wie Spanien im 18. Jahrhundert macht Portugal nun eine plötzliche Anstrengung beim Aufbau einer medizinischen Organisation in seiner größten Kolonie, in Brasilien. Auf den Schiffen tauchen die Chirurgen wieder auf; Doktor Rodriguez de Abreu beschreibt diese Änderung in seinem Buch *Die Fackel des Schiffschirurgen,* das im Jahr 1717 erscheint.

Azeredo, Chefchirurg in Angola, befaßt sich 1799 erneut mit der »Krankheit von Luanda«, bei der es sich um nichts anderes als um den Skorbut handelt, den schon Duarte Lopes und seine vier Chirurgen (1573) sowie Alexo de Abreu (1623), Francisco Suares Seio (1649) und Mirando (1741) untersuchten. Die Portugiesen haben auch Chirurgen in der Kriegsmarine. Guinea und Brasilien sind von 1532 bis 1648 den blutigen Eroberungsversuchen der Normannen, Engländer und Holländer ausgesetzt. Diese batavischen Angreifer besitzen selbst berühmte Ärzte wie den Holländer Piso und den Sachsen Jacob Markgraef, Arzt von Moritz von Nassau, und wir hören erstmals große Namen der brasilianischen Medizin.

## Das Exil der jüdischen Neukonvertierten

*Abbildung 3391 (unten links)*
*Darstellung von Eldorado in Guayana.*
*Stich aus dem Werk* Regni Guayanae auri abundantissimi, in America . . . *von G. Raleigh, Nürnberg 1599.*
*(Paris, Nationalbibl., Département des Cartes et Plans)*

*Abbildung 3392 (unten rechts)*
*Seeschlacht.*
*Stich von Jan Stradan, 1523–1605.*
*(Paris, Bibl. des Arts décoratifs.)*

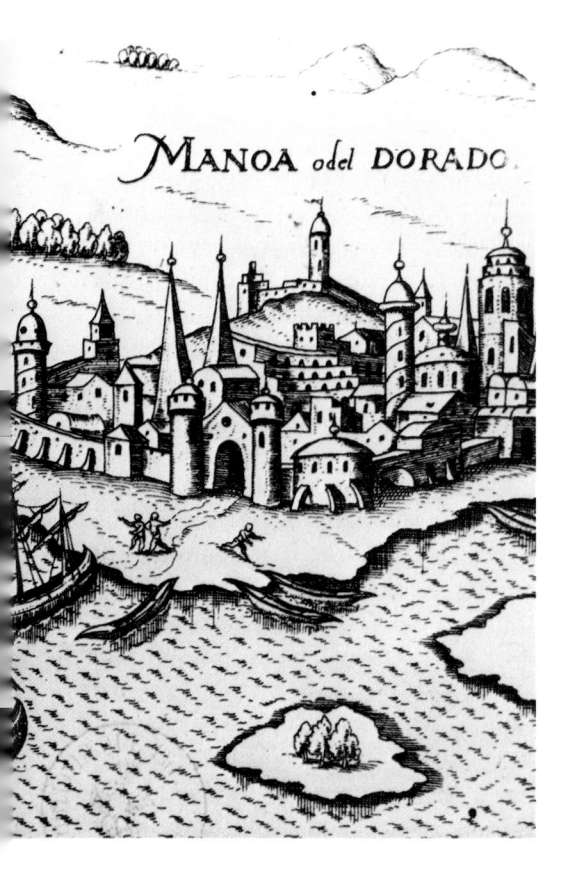

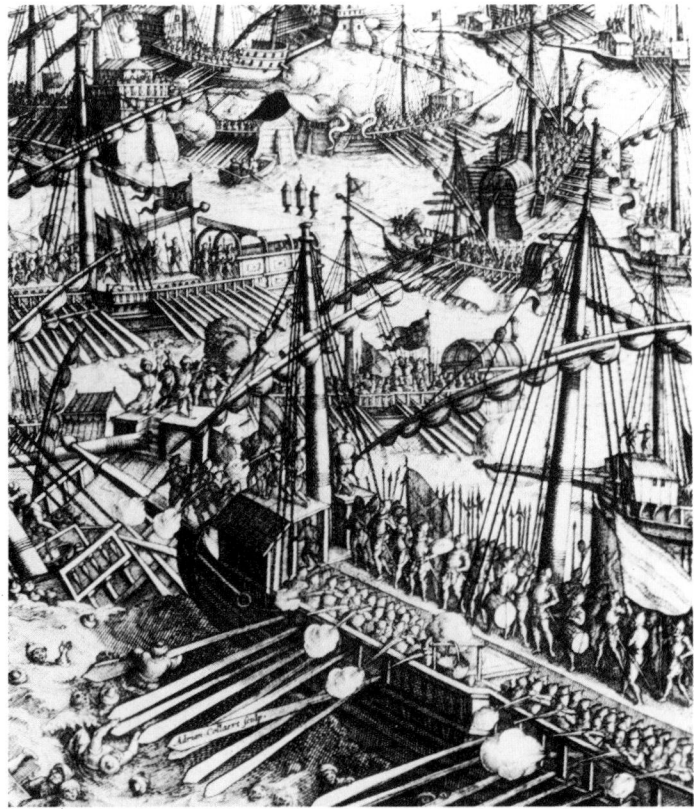

Zweihundert Jahre später, als die Schiffschirurgen der königlichen Marine Frankreichs in Rio de Janeiro 1819 vorübergehend einen Stützpunkt gründen, finden sie in der Stadt nicht nur die portugiesischen Praktiker Merelles, Gobin, Franco und Rego, sondern auch deutsche, darunter Winter, Italiener wie Simoni und Franchelli sowie die Franzosen Guissard, Faivre, Gamarre und Sigaud vor.

# Holländische Chirurgen

Die Seefahrer, kalte und gefährliche Handelsleute aus Holland, die gegen das papistische Spanien revoltieren, vertreiben mit Outmann, Spion in Lissabon, Linschoten, Spion in Goa, und mit einigen erstaunlichen Admiralen und Gouverneuren die Portugiesen aus Insulinde und Indien. 1594 bis 1802 rüsten sie für den Fernen Osten 4446 Schiffe aus. Aus dem ganzen germanischen Europa schiffen sich 13296 Chirurgen für Fernost ein. Es ist eine noch nie dagewesene Neuheit, daß die zivilen holländischen Medizinämter der Häfen ab 1602 aufgrund eines Examens die Schiffschirurgen auswählen. Die Häfen Hollands machen außerdem zur Pflicht, ein medizinisches Bordbuch zu führen. Sofort schließen sich England, Schweden, Frankreich und ganz Europa diesen Initiativen an. Die Orientflotte ist jedoch nur ein Teil der holländischen Marine. Mit 1000 Schiffen betreibt sie die Küstenschiffahrt zwischen Smyrna und Riga, mit anderen den Walfang (810 Schiffe) oder den Heringsfang (700 Schiffe). Schließlich gibt es auch noch die Fahrt und den Handel auf dem Atlantik. Dort versucht sich Holland ein Imperium aufzubauen. Es läßt sich nieder in Guayana (Surinam, 1580), Senegal (Île de Gorée, 1606), Manhattan (New York, 1617–1624), Brasilien (1636–1654), Curaçao (1634) und El Mina (Guinea, 1637). Doch bleiben nur Surinam, Curaçao und El Mina holländisch.

Der afrikanische Stützpunkt und die beiden amerikanischen Stützpunkte bringen die Holländer auf den Sklavenhandel. Von 1625 bis 1795 transportieren sie 498000 Schwarze auf 1118 Reisen. In siebzig Jahren (1732–1802) rüstet die Handelskompanie von Middelburg 101 Sklavenschiffe aus und transportiert (mit einer Sterblichkeit von 12 Prozent) 29129 Sklaven. Die Kompanie hat acht medizinische Bordbücher aufbewahrt, darunter das des Schiffschirurgen Pierre Couperus von der *Eenigheyt*. Couperus reist von Vlissingen am 1. Oktober 1761 ab, kommt am 22. Dezember 1761 in El Mina an, und bis zum 10. Mai 1762 nimmt er 319 Schwarze auf. Den Atlantik überquert er vom 10. Mai bis zum 4. Juli. Vom 16. Juli bis zum 19. August verkauft er seine Schwarzen in Holländisch Guayana, bricht am 17. Dezember 1762 wieder nach Holland auf. In Surinam trifft Couperus den Doktor Philippe Fermin. Der 1730 in Berlin geborene und 1754 in Surinam angesiedelte Fermin veröffentlicht, nachdem er wieder in Maastricht ist, 1764 bis 1772 fünf Werke über Guayana. In Middelburg trifft Couperus den Doktor David Henri Gallandat. Der 1732 in Bern geborene Gallandat ist 1744 nach Vlissingen gegangen, um dort die Chirurgie zu erlernen. 1752 hat man ihn zum Chirurgen der Insel Saint Eustachius ernannt. 1753, 1755 und 1757 macht er drei Sklavenreisen nach Guinea. Nach Middelburg zurückgekehrt, veröffentlicht der Anatom, Chirurg und Geburtshelfer, der Operateur, Steinschneider sowie Doktor der Medizin (Leiden 1775) seine Beobachtungen bei den Schwarzen.

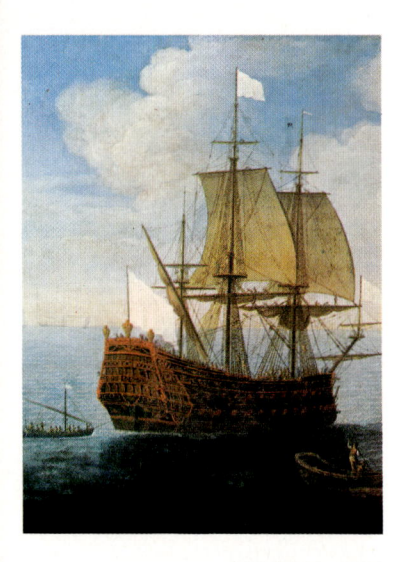

*Abbildung 3393*
Das Fort von Antibes
*Ausschnitt aus dem Gemälde vom Lehrer Joseph Vernets, um 1750.*
(Paris, Privatsammlung)

Wie die anderen Länder Europas besitzt Holland Chirurgen auf den Handelsschiffen, die auf der direkten Linie fahren, und zwar im 18. Jahrhundert hauptsächlich (wenn sie nicht für das Ausland arbeiten) nach Curaçao und Guayana. Dieser holländische Handel steht in einer solchen Blüte, daß die Engländer während des Siebenjährigen Kriegs in fünf Monaten, von September 1757 bis Februar 1758, bei den Antillen 750 holländische Schiffe aufbringen, von denen 50 den Kriegsschmuggel betreiben.

England, das Spanien auf den Meeren besiegte – die »Unbesiegbare Armada« hat nur 9000 Überlebende von 29000 Matrosen gehabt –, wartet ungeduldig darauf, daß Holland sich in den portugiesischen und spanischen Kämpfen verausgabt. Sobald die Frucht reif ist, geht es zum Angriff über. Es bemächtigt sich der holländischen Konvois nach Kap Verde (1663), Smyrna (30 Millionen Gulden, 1664), Bergen (1665) und Surinam (1666); es liefert die Viertagesschlacht (auf beiden Seiten zählt man 7000 kampfunfähig gemachte Männer), die Schlacht von Solebay (1672) und dann die von Texel (1673).

Drei berühmte Admirale (Ruyter, Tromp Vater und Tromp Sohn) führen die holländischen Geschwader. Man ernennt einen Generalarzt und einen Generalchirurgen der Flotte, die für jedes Schiff die Schiffschirurgen auswählen. 1762 legt einer dieser Auserwählten in Leiden seine Dissertation vor. Durch die Außergewöhnlichkeit von Inhalt und Form wird das Werk *De morbis navigantium* von Louis Rouppe ein Welterfolg. Der 1728 in der Schweiz geborene Rouppe, Chirurg der Helvetischen Legion (Brüssel, Weißenburg, 1746), legt am 29. April 1755 in Amsterdam sein Amtsexamen vor dem Generalarzt und vor dem Generalchirurgen der Flotte ab. Bevor er sich in Deutschland niederläßt, macht Rouppe in neun Jahren sieben Seereisen. Die eine führt ihn in 62 Tagen (mit zwei Zwischenstationen) nach Curaçao (mit 79 Fällen von Gelbfieber auf 300 Mann). Die Rückreise dauert 110 Tage. Von sieben Reisen macht Rouppe fünf auf dem Mittelmeer. Merkwürdigerweise unterhalten in der Tat die nordischen Mächte (England, Holland und Däne-

## Louis Rouppe

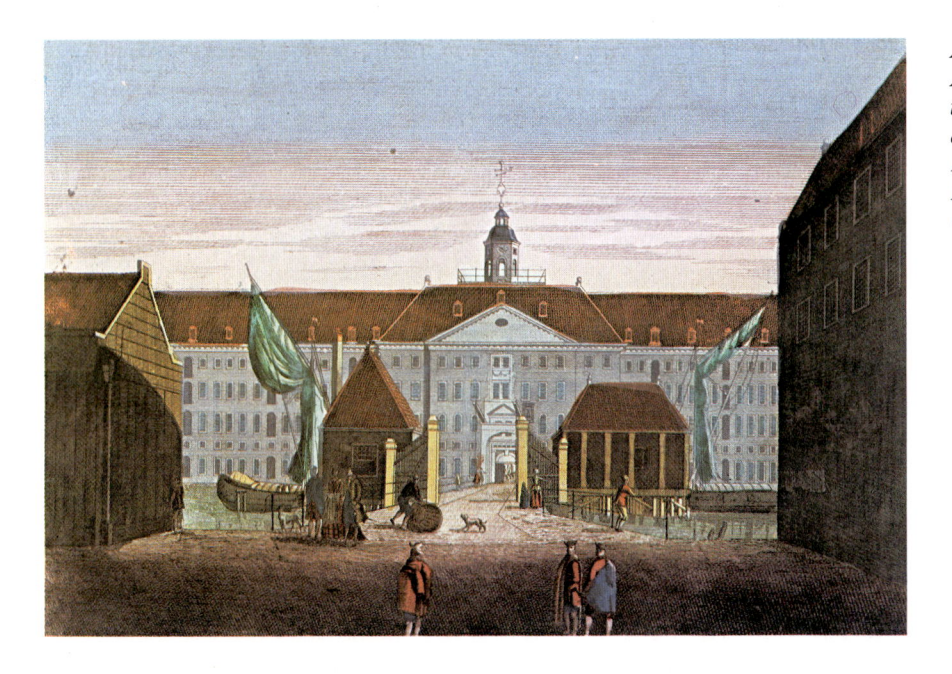

*Abbildung 3394*
*Ansicht vom Magazin der Ostindischen Kompanie in Amsterdam.*
*Perspektivischer Stich des 18. Jh.s.*
*(Paris, Nationalbibl.)*

mark) starke Geschwader im Mittelmeer. Trotz der Pracht Amerikas, trotz der Schätze Indiens haben die maritimen Nationen nie auf die venezianischen Reichtümer aus dem Mittleren Osten verzichtet.

# Skandinavische Chirurgen

Im 17. und 18. Jahrhundert wissen wir von 1500 bis 2000 skandinavischen Schiffschirurgen. Übergelaufene Holländer öffnen den »Wikingern« die Meere des Südens, indem sie den dänischen Hafen Christianshavn bauen und die »Dänische Asiatische Kompanie« gründen. Zwischen 1618 und 1807 rüstet diese Gesellschaft 350 Schiffe aus und gründet acht Kontore in Indien und China. Unter den dänischen Schiffschirurgen im Fernen Osten können wir Cortemunde zitieren, den Chirurgen der *Oldenborg*. Dieses Schiff verliert in drei Jahren, von 1672 bis 1675, durch Skorbut und Dysenterie 129 seiner 150 Matrosen.

## Auf allen Weltmeeren

*Abbildung 3395*
*Szenen aus einer Seeschlacht zwischen englischen und französischen Schiffen. Die* Jason *rammt die* Chester, *und die* Cumberland *wird von der* Lys *und der* Gloire *gerammt.*
*Stich aus den* Mémoires de Monsieur Duguay Trouin, lieutenant général des Armées navales de France, *Paris 1740.*
*(Paris, Nationalbibl.)*

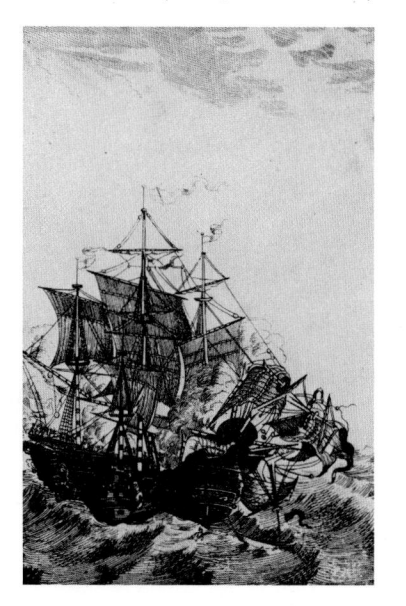

1774 zählt die skandinavische Marine auf dem Atlantik 70 Handelsschiffe (1500 Mann) und 50 Kriegsschiffe mit 24000 Matrosen. Die Handelsflotte segelt von den Kontoren Ghanas (Frederiksborg und Christiansborg) zu den Antilleninseln St. John, St. Croix und St. Thomas, die 1797 von 58 dänischen Schiffen angelaufen werden. Die Schiffschirurgen der dänischen Handelsflotte gruppieren sich in die von Grönland, den Antillen (direkter Verkehr) und Afrika (Sklavenschiffe). Einer von diesen war Isert, der 1789 in Ghana starb, er nahm sich die Zeit, seine Reise von 1783 unter dem Titel *Hoffnung des Prinzen Frederik* zu veröffentlichen.

In der Kriegsmarine kommen Chefchirurgen und junge Chirurgen miteinander in Berührung. Callisen und Aaskow, zwei Chefchirurgen, beschreiben die wichtigen, weltweit auftretenden Krankheiten, die 1770 bis 1771 die 3600 Matrosen auf den zehn Schiffen der dänischen Flotte im Mittelmeer heimsuchen. Die jungen Chirurgen Raupach und Mangor werden nacheinander 1795 und 1798 auf die Fregatte *Freya* kommandiert. Ihre Bordbücher, die Larsen veröffentlichte, sind von größter Wichtigkeit; denn da wir keine systematischen Zusammenstellungen der Besatzungslisten zur Verfügung haben, besitzen wir nur noch 20 Namen ihrer vergessenen Kollegen.

Jedes Jahr mußten 7000, hauptsächlich schwedische, Schiffe bei der Fahrt durch den Sund an Dänemark eine Taxe abführen. Übergelaufene Holländer befreien die Schweden davon, indem sie 1619 den Hafen von Göteborg, und die Schwedische Ostindienkompanie gründen. Diese Kompanie nimmt nicht alle schwedischen Chirurgen auf, und sie schiffen sich nicht nur in Göteborg, sondern auch in Amsterdam und Lorient ein. Hermann Grimm verläßt Amsterdam von 1663 bis 1680. Er veröffentlicht in Batavia und auf Ceylon seine *Indischen Pharmakopöen*. 1681 kehrt er nach Nürnberg zurück und stirbt 1711 in Stockholm als Arzt des Königs. Auf den Kapverdischen Inseln stirbt 1762 Holmberg aus Uppsala beim Schiffbruch der *Dromadaire*, des letzten seiner acht Schiffe aus Lorient. Von 1732 bis 1806 rüstet die Schwedische Ostindienkompanie 132 Schiffe aus. Eine der geringsten maritimen Mortalitäten (2000 Tote auf 16000 Seeleute) ist das Ergebnis der exemplarischen schwedischen Auswahl. Für die Pastoren und die Schiffschirurgen wird diese

Auswahl von dem großen Botaniker Linné, Chefarzt der schwedischen Admiralität, getroffen. Ternström, Kalm, Toren, Hasselquist, Osbeck, Rolander, Adler, Loefling, Waenmann, Solander, Oldenburg, Sparman und Thunberg, zur See fahrende Schüler Linnés, werden berühmt. Sparman, der zukünftige Direktor des Stockholmer Museums, schifft sich 1765 unter dem Kommando seines Vetters nach China ein, des berühmten Kapitäns und Botanikers Ekeberg; er beklagt 66 Tote auf 154 Mann. Vom 10. Januar 1772 bis zum 12. April 1772 fährt er auf der *Schloß von Stockholm* von Göteborg zum Kap der Guten Hoffnung. Am 22. November 1772 nehmen ihn Kapitän Cook und der Naturforscher Forster als Assistenten auf der *Resolution* und der *Abenteuer* mit. Sparman erforscht zusammen mit ihnen Neuseeland, Tahiti, Feuerland und die Antarktis. Am 22. November 1775, zum Kap zurückgekehrt, durchquert er in 262 Tagen das hottentottische Gebiet Südafrikas und berichtet über die bescheidenen Verhältnisse in der Human- und Tiermedizin bei 146 burischen Pionieren. Als »neuer Bouffon von Südafrika« beschreibt er Zebras, Löwen, Flußpferde, Nashörner, Elefanten, Gazellen sowie die Ebenen, Gebirge und Wälder. Thunberg, der spätere Nachfolger Linnés in Uppsala, schifft sich am 6. Dezember 1771 in Amsterdam auf der *Schoonziegts* ein, die soeben 170 ihrer 200 Matrosen verloren hat. Nach einer vier Monate dauernden Reise erreicht Thunberg am 17. April 1772 das Kap; von den 350 Seeleuten sind 115 tot. Dieser übermäßigen holländischen Mortalität trotzend, fährt er von 1777 bis 1779 auf sieben niederländischen Schiffen. Dabei entdeckt und beschreibt er am Kap, auf Ceylon, in Batavia und Japan – dessen berühmter Spezialist er ist – 400 Tiere und 1500 unbekannte Pflanzen.

# Englische Chirurgen

Unter Elisabeth und Cromwell beherrscht England die Meere. Nachdem sie zunächst den Weg nach China über Archangelsk und Labrador gesucht haben, wenden sich die Engländer nach Süden. Sie beherrschen die Straße durch das Mittelmeer nach Smyrna, die afrikanischen Wege über Guinea,

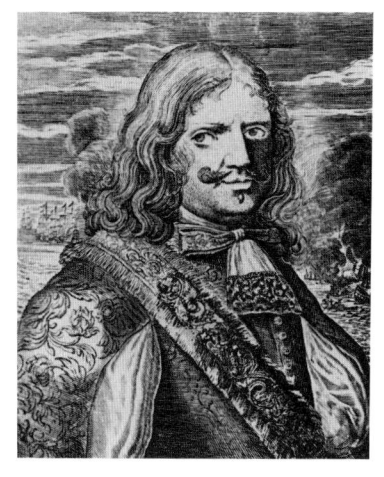

*Abbildung 3396*
*Sir Henry Morgan (1635–1688). Stich aus* The History of the Bucaniers of America *von Alexander Œxmelin, London 1699. Morgan, der 1666 zum Admiral der Bukanier, der westindischen Seeräuber, gewählt worden war, verwüstete fünf Jahre lang die spanischen Kolonien auf den Antillen und in Mittelamerika. Als Belohnung für seine »Heldentaten« ernannte man ihn 1674 zum Gouverneur von Jamaika.*

*Abbildung 3397*
*Das Kap der Guten Hoffnung. Aquarell, gegen Ende des 18. Jh.s.*
*(Paris, Nationalbibl., Département des Cartes et Plans)*

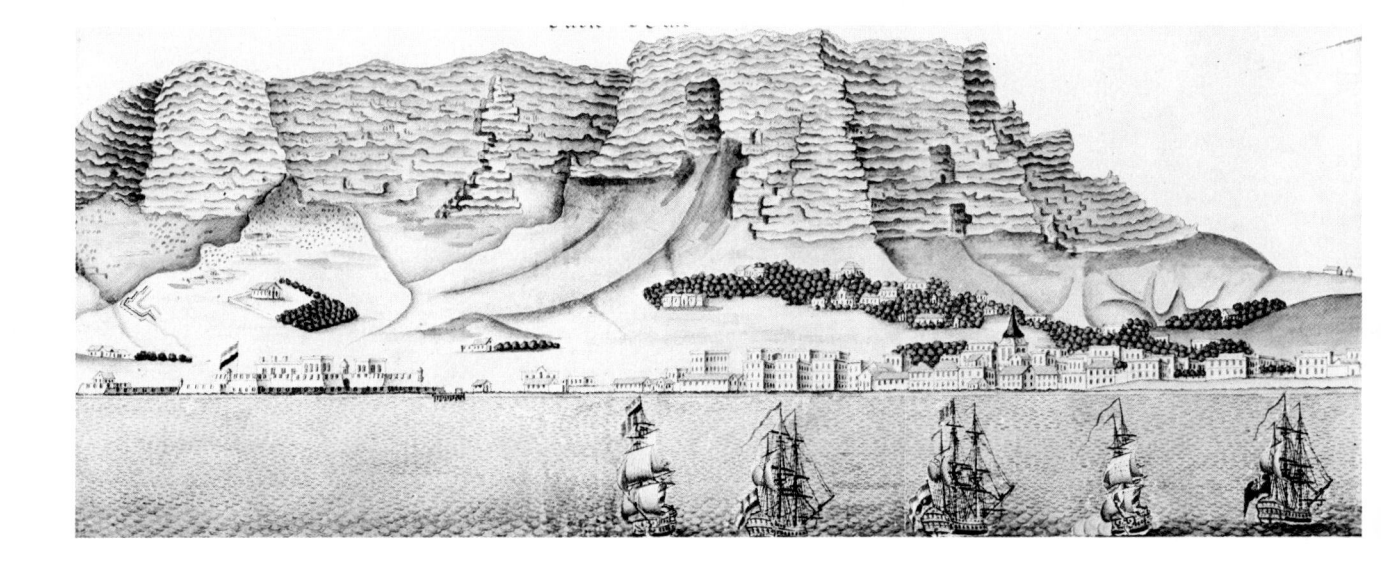

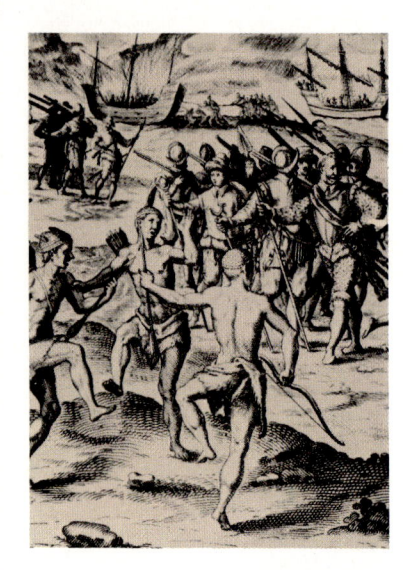

*Abbildung 3398*
*Sir Francis Drake (1540–1596). Stich von Th. de Bry, 16. Jh. (Paris, Nationalbibl., Cab. des Estampes) Nachdem er von 1570 bis 1572 drei erfolgreiche Expeditionen gegen die spanischen Kolonien organisiert hatte, umsegelte Drake als erster Engländer die Welt.*

den Indischen Ozean bis Indien sowie die Straßen nach Zentral- und Nordamerika. 1664 zählt die Navy, die englische Kriegsflotte, 88 Schiffe, 1783 sind es 430 Schiffe. Die Indienkompanie wächst zwischen 1620 und 1813 von 24 Schiffen auf 116 bewaffnete *Indiamen*. Auf dem Atlantik und im Mittelmeer erreicht die der Versorgung dienende Handelsflotte und die den Sklavenhandel betreibende Flotte bis 1774 1580 angloamerikanische Handelsschiffe (Abbé Raynal). Kann man nun die vergessene Zahl der englischen unter Kontrakt stehenden Schiffschirurgen, die ihren jungen medizinischen Beruf auf Kriegs- oder Handelsschiffen perfektionierten, errechnen? Da die richtige Berechnung anhand einer systematischen Auswertung der Besatzungslisten nicht möglich ist, kann die umfangreiche Lektüre nur zu einer Schätzung ausreichen. Wir kennen für 1692 eine Liste über 130 Einschiffungsexamen, die in der Surgeon's Hall in London abgelegt wurden. Von 1739 bis 1744 fanden an demselben Ort 1757 Examen statt. In den Listen der Navy unter dem Befehl von 14 Geschwaderärzten finden wir 1763 142 Hauptchirurgen, 1779 300, 1783 450, 1793 550, 1806 720 und 1814 850; zu den 850 Hauptchirurgen von 1814 gehören 500 Assistenten.

Von diesen Zahlen ausgehend, können wir schätzen, daß die Navy zwischen dem 16. und 18. Jahrhundert 20000 Schiffschirurgen anwarb; sie stammten vor allem aus Schottland und schifften sich durchschnittlich für vier Jahre ein. Seitens des Monopolhandels verschafft die Indienkompanie von 1603 bis 1833 etwa 13000 Schiffschirurgen Arbeit auf 6836 *Indiamen*. Seitens der freien Handelsschiffahrt auf dem Atlantik und im Mittelmeer gab es 1582 bis 1808 etwa 10000 Sklavenschiffschirurgen und vielleicht 17000 Chirurgen bei den direkten Linien nach Amerika. In drei Jahrhunderten hat es somit mindestens 60000 englische Schiffschirurgen gegeben, eine erstaunliche Mischung aus Abenteurern, künftigen Gelehrten und bescheidenen Studenten, die nur daran dachten, sich später in den Highlands niederzulassen.

Der Welt offenbart sich das maritime England durch die Elisabethanischen Korsaren oder *sea-dogs* Hawkins, Drake, Howard, Forbisher, Burrough, Cavendish, Lancaster, Middleton, Davis usw. Neben ihnen erscheinen Chirurgen, »Freiwillige«, sorgfältig ausgesucht und nur eine geringe Anzahl, Vorläufer der anonymen Masse künftiger Marinechirurgen, die ihnen im England der nächsten Jahrhunderte folgen werden.

| Jahr | Schiff | Kapitän | Chirurgen | Schiffsgröße | Mannschaft |
|---|---|---|---|---|---|
| 1553 | *Bonne Espérance* | Willoughby | Alexandre Gardiner † Richard Molton † | | |
| 1553 | *Edward Bonaventure* | Chancellor | Thomas Walter | | |
| 1553 | *Bonne Confiance* | | (kein Chirurg) | | |
| 1582 | *Leicester* | Hall | John Banester (1540–1610) | 400 t | |
| 1582 | *Edward Bonaventure* | Ward | Lewis Attmer | 300 t | |
| 1582 | *Francis* | Drake | Robert Myssenden | 40 t | |
| 1582 | *Elisabeth* | Sherrington | Ralph Crane | 50 t | |
| 1601 | *Red Dragon* | Lancaster | Ralph Salter | 600 t | |
| 1601 | *Hector* | Middleton † | James Lovering | 300 t | 108 Mann |
| 1601 | *Ascension* | Brund | Christopher Newchurch | 260 t | 82 Mann |
| 1601 | *Susan* | Howard | John Gammond | 240 t | 88 Mann |

Einer Tafel mit berühmten Reisen entnehmen wir die Namen bekannter Elisabethanischer Chirurgen:

John Banester ist der bedeutendste der elf Vorläufer. Lizenziat von Oxford, Professor in London und Chirurg der Königin, hat er 1563 bei der Angriffsflotte von Le Havre gedient. Mit zwei anderen Schiffschirurgen, die berühmte Londoner Meister wurden, Cloves von der Navy und Woodhall von der Indienkompanie, bildet er das erste medizinische Triumvirat der Marine, die ein Einschiffungsexamen für alle Schiffschirurgen fordert. Diese »Vorläufer«-Chirurgen sterben oft auf See, wie zum Beispiel James Wood, ein Freund der Korsaren Hawkins und Drake. Hawkins stirbt am 12. November 1595, als er über den spanischen Schatz der Panamaflotte herfällt; Drake stirbt am 27. Januar 1596, und sein Chirurg James Wood am selben Tag, als Puerto Bello in Sicht ist.

Auch der Sklavenhandel ist anfangs Sache der Korsaren (Waidham, Pinteado, Lock und Hawkins). Nach der Eroberung von Gambia, Barbados und Jamaika versuchen vorübergehend ausgehobene und nichteingesetzte königliche Kompanien, die Abenteurer abzulösen. Der Sklavenhandel wird 1697 wieder frei, und 1708 rüstet London 100 Sklavenschiffe aus. 1739 überflügelt Bristol London und schickt 52 Schiffe, ab 1750 führt Liverpool mit 90 bis 136 Schiffen im Jahr. Diese Stadt, die im 18. Jahrhundert 4000 Sklavenschiffe besitzt, übertrifft Nantes (1417 Schiffe) und Holland (1118 Schiffe). Wieviele Chirurgen auf englischen Sklavenschiffen gab es nun? Vielleicht 10 000. Einige von ihnen, z. B. Aubrey, Atkins und Falconbridge, betätigten sich auch als Schriftsteller. Trotter diente bei der königlichen Marine vierundzwanzig Jahre, von 1779 bis 1803, und verfaßte zwei Werke über nautische Medizin, die weltweit bekannt wurden. Bei der vorübergehenden Demobilisierung nach dem Amerikakrieg (1783) fährt er auf einem Liverpooler Sklavenschiff, der *Brookes*. Bei seiner Rückkehr veröffentlicht er eine Zeichnung, wie die Schwarzen an Bord der *Brookes* zusammengepfercht sind. Diese Zeichnung geht als erschütterndes Dokument um die ganze Welt.

*Abbildung 3399*
*»Seeschlacht in Westindien am 12. April 1792« zwischen der englischen Flotte unter dem Kommando von Admiral Sir Georges Brydges Rodney und der französischen Flotte unter dem Kommando von Admiral F. de Grasse.*
*(Paris, Nationalbibl. Cab. des Estampes)*

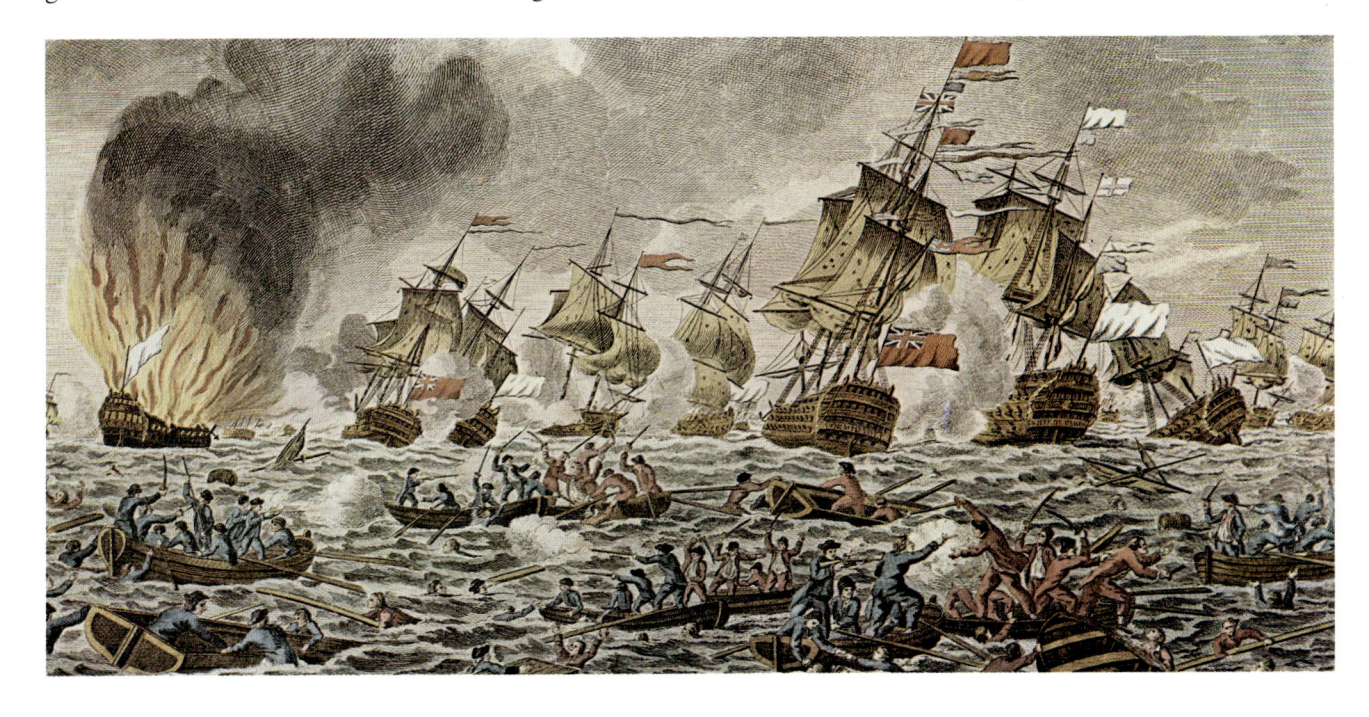

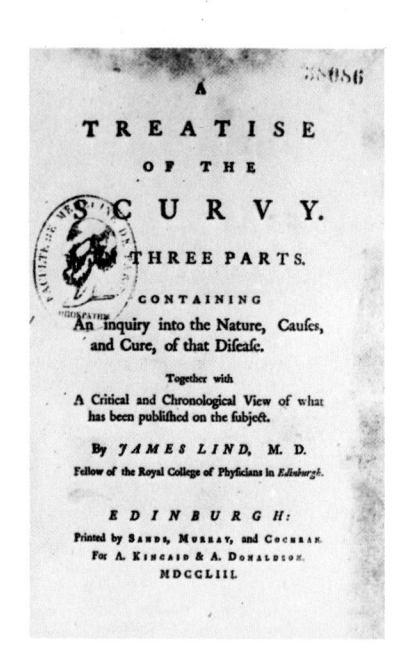

*Abbildung 3400 Titelblatt des Werks* A Treatise of the Scurvy *von James Lind, Edinburg 1753. (Paris, Bibliothek der Alten Med. Fakultät) Lind, der Begründer der Schiffahrtshygiene in England, gibt in diesem klassisch gewordenen Buch einen sehr vollständigen Begriff vom Skorbut. Er erkannte die Notwendigkeit der Zitrone für die Ernährung der Seeleute und schlug sogar vor, Konserven von Orangen- und Zitronensaft herzustellen. Ihm verdankt man die Ausrottung des Skorbuts bei der englischen Marine.*

Die Handelsschiffe Englands nehmen auf alle Meere der Welt Chirurgen der großen Insel mit. John Conny (British Museum, MSS 2279) hat einen Bericht über seine Reise von 1648 bis 1650 an Bord der *Peregrine* (Amerika und Mittelmeer) hinterlassen. 1729, weniger als hundert Jahre später, schifft sich der größte englische Arzt des 18. Jahrhunderts, William Cullen (1710–1790), wie Tausende von Schotten nach den Antillen ein. Der populärste der Handelsschiffschirurgen bleibt jedoch zweifellos Thomas Dover aus Bristol (1660–1742), einer der Entdecker von Robinson Crusoe (1709) und Erfinder des Doverpulvers (Opium-Ipeca). 1703 war er auf Jamaika. Mit Dampier und Woods reist er 1708 als Korsar auf den Meeren des Südens. Drei Chirurgen und ein Apotheker begleiten ihn: James Wasse, Charles May, John Lancy und Samuel Hopkins. Dover kommt von der Kaperfahrt mit 170000 Pfund zurück. In London niedergelassen, veröffentlicht er 1733 sein *Medizinisches Legat eines alten Arztes an sein Vaterland*.

Bleibt also noch die königliche Marine von England, die Keevil 1957 auf bewundernswerte Weise untersucht hat. Doch finden wir mangels systematischer Besatzungslisten in seinem wundervollen Werk nur 370 Namen von insgesamt 20000 Ärzten, die auf Schiffen arbeiteten. Diese Chirurgen der ersten Marine der Welt, die vertraglich verpflichteten Chirurgen der Navy, mußten zunächst um ihren Stand kämpfen. Mitten unter englischen oder kolonialen Hekatomben gewaltsam angeheuerter Matrosen, die schlecht ernährt, ohne Kasernen, ohne Hospitäler, ohne Uniformen lebten und unter Leiden und mörderischen Epidemien litten, schuf man in London nur langsam eine zentrale zivile Korporation (Surgeon's Hall) für die vertragliche Anheuerung (1629). Man gründete eine Schiffahrtsorganisation in London auf drei Ebenen, zwei Posten für den Generalarzt und den Generalchirurgen der Flotte und mehrere Posten für Geschwaderärzte; baute feste Hafenhospitäler in den Haupthäfen Portsmouth, Plymouth, Greenwich und Chatham. Außerdem schuf man eine nicht ständige Hospitalorganisation *(sick quarters)* in den kleinen Häfen und eine koloniale Hospitalorganisation.

Anschließend haben die Schiffschirurgen der Navy zweihundert Jahre lang für den wissenschaftlichen Fortschritt gekämpft. Im Laufe eines langsamen Kampfes, bescheiden und mißachtet, haben die englischen Schiffschirurgen den ersten Rang erobert. Sie haben die Welt aufgeklärt.

Um dies zu erreichen, haben diese ohne eigene Rangordnung unter Vertrag stehenden Männer, die in jedem beliebigen Hafen entlassen werden konnten, in 240 Jahren 65 gedruckte Werke über Schiffahrtsmedizin veröffentlicht. Von Banester, Cloves und Woodall (1588) über den berühmten Literaten Tobias Smollett zu Blane und Trotter (1822) haben 52 Schiffschirurgen der Navy als Autoren gegen alle nautischen Krankheiten und insbesondere gegen den Skorbut gekämpft. Unter diesen Marineschriftstellern wollen wir Patrick Campbell, den Chirurgen der *Ossory*, der *Siam* und der *Oxford* (1690–1700) zitieren. Sein Manuskript Nr. 9931, das im British Museum aufbewahrt wird, definiert in anerkennenswerter Weise die zu einer Heilung führenden Grundlagen der Schiffahrtsmedizin. Seine aufsehenerregende, fachlich relevante Stimme wird übertönt von der irreführenden, marktschreierischen des schwerreichen Doktor Cockburn, Sohn eines Baronets, Hospitalarzt der Marine in Greenwich, ehemaliger Arzt der Mittelmeerflotte des Admirals Showell. Dieselbe Unterdrückung eines Fortschritts ergibt sich 1754, als das unsterbliche Buch von James Lind, ehemaliger Chirurg der *Salis-*

*bury* und Chefarzt am Hasslarhospital in Plymouth, über den Skorbut erscheint. Lind, der »Vater der nautischen Medizin«, Wiederentdecker der Zitrone als Mittel gegen Skorbut, ein genialer Schiffahrtshygieniker, sieht sein Werk untergehen in den Albernheiten der Hofärzte und den Büchern mittelmäßiger Schiffschirurgen (Bisset und MacBride).

Es bedarf eines vierzig Jahre dauernden Kampfes, bis Blane, Robertson und Trotter, mit Lind die größten Ärzte der englischen Marine, die Sterblichkeit der Matrosen dank der neuen Schiffshygiene von 1 zu 8 (1780) auf 1 zu 30 (1805) senken. Die holländische Medizin (mit Rouppe), die dänische Medizin (mit Callisen), die italienische Medizin (mit Fontana), die schwedische Medizin (mit Sparman und Thunberg) und die französische Medizin (mit Rollin) werden langsam folgen.

## Französische Schiffschirurgen

Der erste französische Schiffschirurg, Jean Bicherel aus Pont-l-Evêque, verläßt Honfleur am 25. Juni 1503 auf der *Espoir* (unter Kapitän Paumier de Gonneville; 120 Registertonnen, 60 Mann Besatzung). Im Dezember 1504 nimmt die *Espoir* zwei Brasilianer auf: Essoméric und Noama. Im März 1505, nachdem man an den Azoren vorbei ist, bricht eine Epidemie aus, und Bicherel stirbt; Essoméric ist einer der 36 Überlebenden. Später, nach Bicherels Tod, verdienen die Schiffsbarbiere 1515 im Monat 7 Pfund, 1548 9 Pfund, 1574 21 Pfund und 1631 50 Pfund.

Von allen Reisen zwischen 1529 und 1564 nach Sumatra, Florida und Kanada bleibt uns nur ein Name, der des Chirurgen Ripault, der 1535 Chirurg bei Jacques Cartier war, und sein Bericht über die erste Autopsie auf See (an Bord der *Pensée,* 1529): »Desseaux hatte einen oder zwei Monate gelitten und wurde geöffnet, damit man sehe, woher die Krankheit kam. Man fand, daß seine Lunge sehr schlecht aussah, daß seine Körperhöhle voll von rostrotem und schwarzem Wasser war, das ins Gelbliche überging, und daß er einen großen Abszeß am Kniegelenk hatte.«

Von 1600 bis 1610, unter Heinrich IV., kennen wir vier zur See fahrende Apotheker, nämlich Hébert in Kanada, Martin, Pyrard und Moquet in Goa. 1619 gehen die normannischen Chirurgen Langlois und Berthelot nach Sumatra. Richelieu übernimmt die Fackel. Sein Onkel Amador de La Porte, sein Neffe La Meilleraye und der Jesuit Fournier unterstreichen die Bedeutung der Schiffschirurgen. Colbert legalisiert diese Situation. Er legt die Zahl (ein Chirurg auf 20 Matrosen, zwei auf 50), die Examenspflicht (nach den Beispielen von Marseille und La Rochelle) und die Pflicht, ein Bordbuch zu führen fest.

Die Kriegsmarine (36 Schiffe 1660, 1690 353) stellt zwischen 1674 und 1689 ihre medizinische Organisation auf. In Brest, Toulon und Rochefort gibt es zwei Chefärzte, zwei Chefchirurgen und, ihnen unterstellt, patentierte Chirurgen und ausgehobene, weniger anerkannte Chirurgen. 1715 gründet Dr. Cochon Dupuy in Rochefort, darin imitiert von Brest und Toulon, die erste spezielle École de santé navale mit dem »patentierten« Chirurgen der königlichen Marine Frankreichs. Wie ist 1759 die medizinische Ausstattung der Schiffe des Königs zusammengesetzt?

Welche Normen hat der medizinische Dienst im Jahre 1782?

*Abbildung 3401*
*Vignetten aus dem 18. Jh.*
*(Paris, Musée de la Marine)*

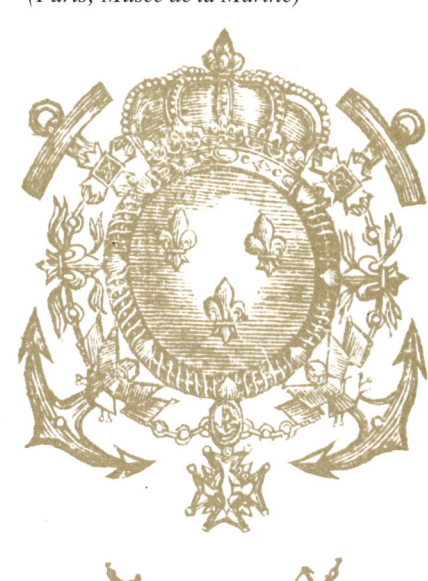

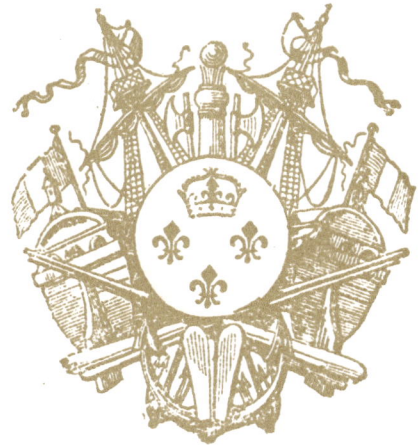

*Abbildung 3402
Gesamtansicht vom Hôpital maritime von Rochefort. Gesehen von oberhalb des Cours d'Ablois. Zeichnung nach der Natur und Lithographie von Charles Mercereau, Mitte des 19. Jh.s. (Paris, Nationalbibl., Cab. des Estampes)*

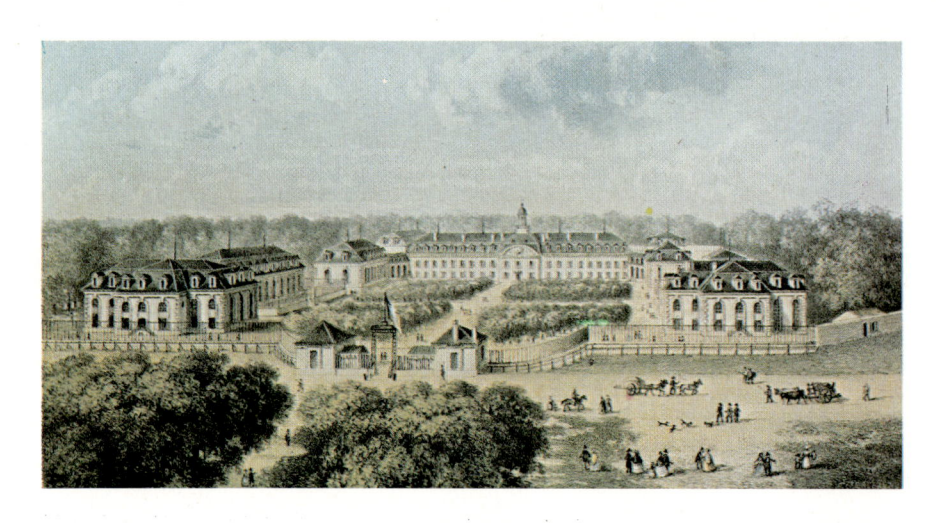

| Kanonen | Erster Chirurg | Zweiter Chirurg | Apotheker/ Chirurg | Hilfs- chirurgen |
|---|---|---|---|---|
| 100 | 1 | 1 | 1 | 6 |
| 80 | 1 | 1 | 1 | 4 |
| 74 | 1 | 1 | 1 | 3 |
| 64 | 1 | 1 | 1 | 2 |
| 50 | 1 | 1 | 1 | 2 |
| 30 | 1 | | | 2 |
| Kriegsschiff | | 1 | | 1 |
| Lastkahn | | 1 | | |

| Kanonen | Schiffe | vorhandene Chirurgen | benötigte Chirurgen |
|---|---|---|---|
| 110 | 7 | 8 | 36 |
| 80 | 7 | 6 | 42 |
| 74 | 47 | 6 | 282 |
| 64 | 19 | 5 | 95 |
| 50 | 5 | 5 | 25 |
| 32 | 55 | 3 | 165 |
| 26 | 9 | 3 | 27 |
| 20 | 15 | 3 | 45 |
| 18 | 15 | 2 | 30 |
| Lastschiffe | 46 | 2 | 92 |

1782 bilden die Écoles de santé navale nur 90 Hauptchirurgen, 35 Zweite Chirurgen und 57 Assistenten aus. Wie seit hundert Jahren wirbt man durch ein Examen Freiwillige ohne Vertrag: die ausgehobenen Chirurgen. Während des Amerikakriegs erhält Brest 400 im Jahr. Auf dieselbe Weise verdreifachen Rochefort und Toulon ihre medizinische Mannschaft.

## Die »Armorikaner«

In Brest habe ich für das 18. Jahrhundert 5780 Besatzungslisten der Kriegsmarine ausgewertet. Sie ergeben eine medizinische Kartei von 5020 Namen. Zum Vergleich habe ich in Nantes bei der Handelsmarine 6408 Besatzungs-

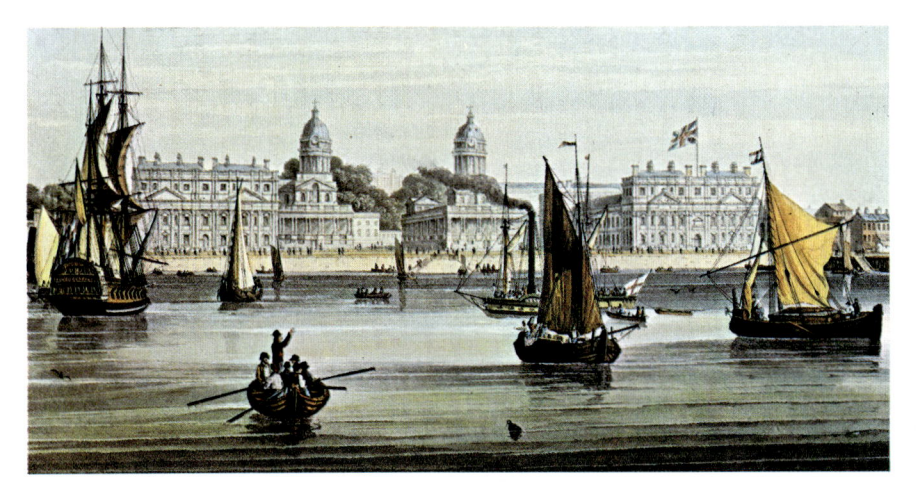

*Abbildung 3403*
*Das Hospital von Greenwich nach S. Owen, 1828.*
*(Paris, Nationalbibl., Cab. des Estampes)*

listen aus 83 Jahren des 18. Jahrhunderts ausgewertet. Sie ergeben eine medizinische Kartei von 4104 Namen. In derselben Stadt Nantes schiffen sich 1694 40 Chirurgen ein, 1744 157, 1749 162, 1773 157 und 1789 151.

In einer Graphik habe ich in Abständen von je zehn Jahren die Zahl der Chirurgen festgehalten, die innerhalb von hundert Jahren in Brest und Nantes ausgehoben wurden (s. Graphik S. 2944).

Die Graphik zeigt den außerordentlichen Anstieg durch die 2189 Chirurgen, die man für den Amerikakrieg in Brest anwarb, und das Stagnieren der Zahl der Chirurgen in Nantes. Die Schiffe von Nantes waren nämlich zuvor in Brest und Rochefort requiriert worden. Die 5020 aus Brest und die 4104 aus Nantes machen mehr als die Hälfte der 17000 Schiffschirurgen aus, die sich im 18. Jahrhundert im »geologischen Armorika«, nämlich in Granville, Saint Malo, Saint Brieuc, Brest, Lorient, Nantes, La Rochelle und Rochefort, einschiffen. Diese 17000 »Armorikaner« gehören zu den 50000 französischen Schiffschirurgen, sind jedoch in 85 Prozent der Fälle nicht vom Fach. Die Quellen ergeben, daß 60 Prozent der zivilen Chirurgen des unmittelbaren französischen Litorals, eines Küstenstreifens von 100 Kilometern Breite, und 30% der zivilen Chirurgen des tieferen Litorals, eines Streifens von 200 Kilometern Breite, während einiger Jahre zur See gefahren sind.

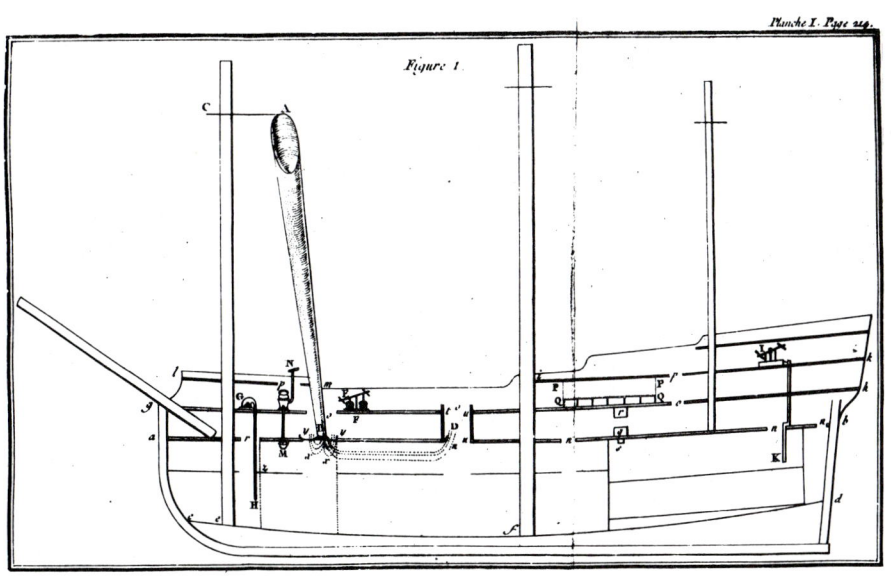

*Abbildung 3404 (unten links)*
*»Schnitt durch ein Schiff mit Windsack (AB). Die Zeichen xx und yy bezeichnen den Luftstrom, der aus dem Windsack tritt, GH ist der zentrifugale Balg und IK der Balg nach Hales.«*
*Stich aus* Moyens de conserver la santé aux équipages des vaisseaux . . . *von M. Duhamel du Monceau, Paris 1759.*
*(Paris, Bibliothek der Alten Med. Fakultät)*

*Abbildung 3405 (unten)*
*Marinearzt. Anonymes Gemälde um 1767.*
*(Paris, Privatsammlung)*
*Dieser Arzt trägt eine Uniform der Armee von 1767, aber auf den Knöpfen sind Anker. Am Kragen trägt er in Goldstickerei eine Lanzette. Es scheint, daß es sich um eine sehr wichtige Persönlichkeit handelt, denn er ist Ritter des heiligen Ludwig, vielleicht der einzige des Korps der Chirurgen.*

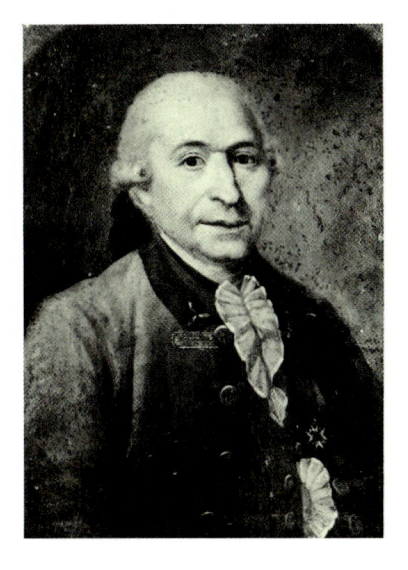

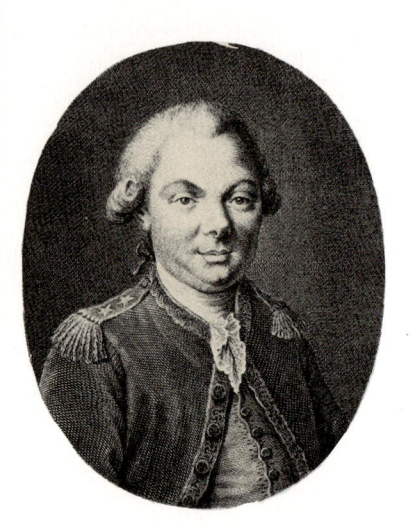

*Abbildung 3406*
*Jean François de Galaup, Graf von La Pérouse, Geschwaderchef der Seestreitkräfte, 1741–1788. (Paris, Nationalbibl., Cab. des Estampes).*

*Abbildung 3407*
*Titelblatt des Werks von Duhamel de Monceau, das in Frankreich auf dem Gebiet der Hygiene und der Diätetik der Seeleute großen Widerhall fand.*

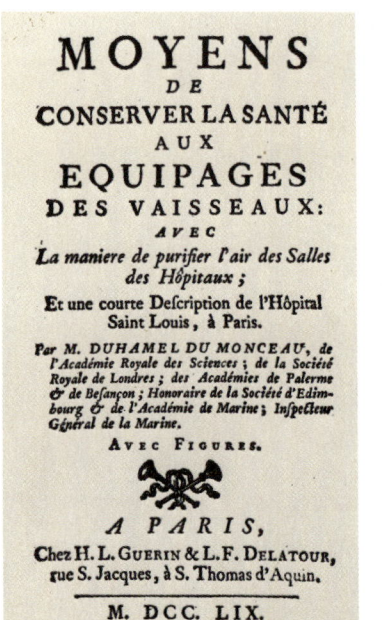

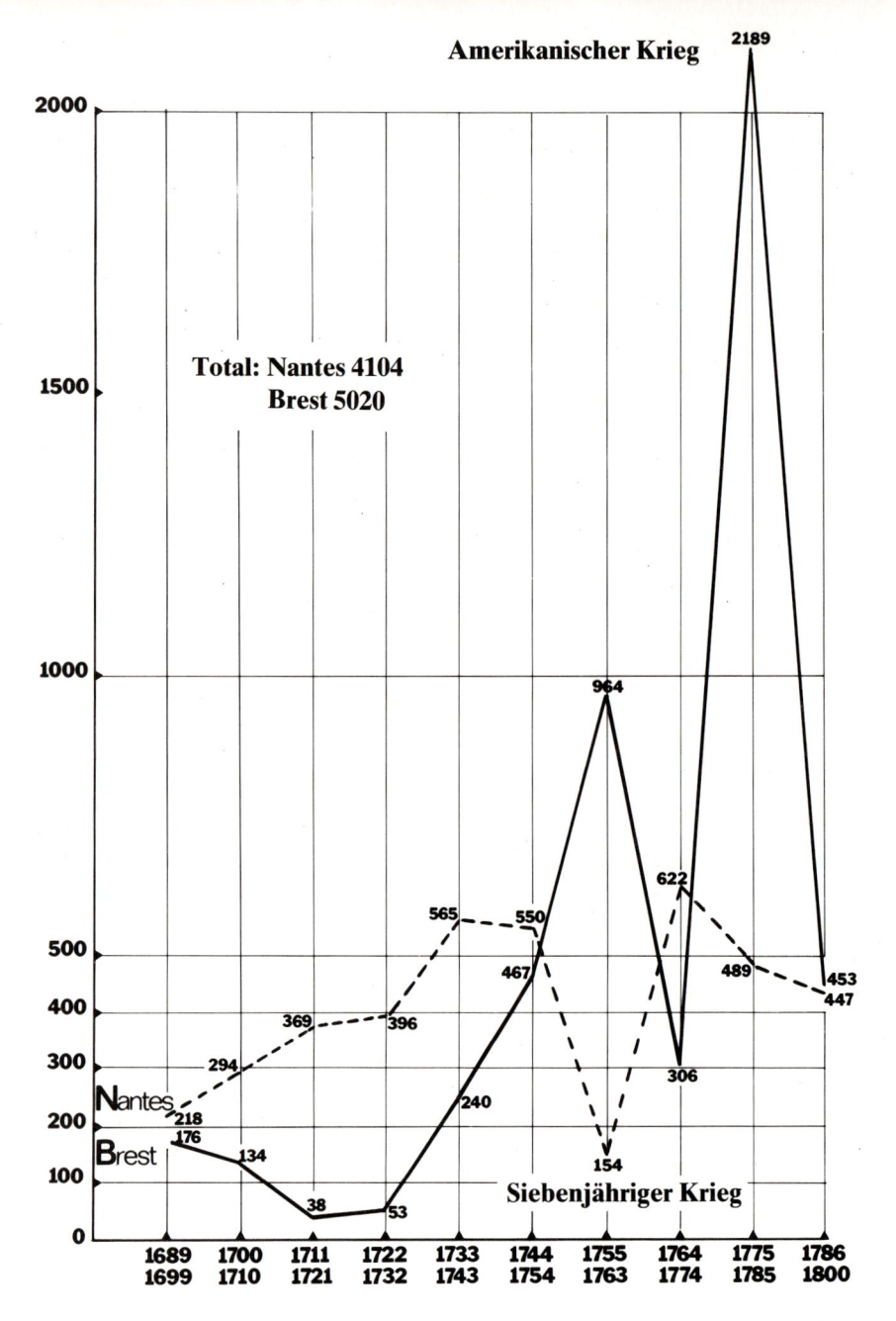

Während der Revolution werden die französischen Einschiffungen wegen der englischen Blockade gestoppt; sie beginnen wieder unter der Restauration von 1815 bis 1826. Aber nur noch 25 Prozent der jungen Studenten fahren zur See. Die »chirurgiens navigans« verschwinden unter Ludwig XVIII. mit der Eröffnung der Hospitäler, der obligatorischen Assistenzzeit und der Geburt der klinischen Medizin. Das Stethoskop besiegt das Segel, und Schluß ist jetzt mit den Gefahren, dem Tod (15 Prozent), den Stürmen, den Bränden, den Schiffbrüchen, den Piraten, den maurischen Sklaven, den englischen Schuten, mit den Augenkrankheiten, den Pocken, der Malaria, dem Vomito negro, dem Typhus, den Dysenterien, dem Skorbut und den großen Epidemien, durch die Millionen von Seeleuten umkamen.

Aber diese vergessene Vielzahl von Schiffschirurgen, die aus allen Ländern Europas kamen, hat uns nicht nur Namen hinterlassen. Sie hat uns ihre Studienbücher, ihre Bordbücher und ihre Anmerkungen zur kolonialen Patholo-

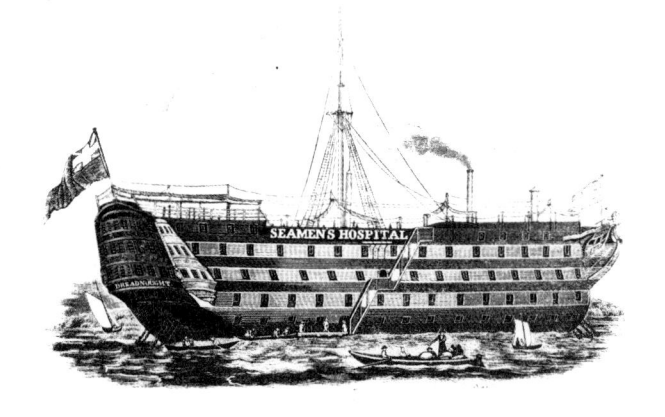

*Abbildung 3408*
*»Hospitalschiff, auf dem die kranken Seeleute aller Nationen aufgenommen werden; es liegt auf der Themse bei Greenwich.«*
*Illustration aus:* Magasin pittoresque, *1839.*
*(Paris, Bibl. des Arts décoratifs)*

| Herkunft | Nantes | Brest |
|---|---|---|
| Ost | 2 % | 5 % |
| Nord | 1,5% | 2,18% |
| Paris/Normandie | 5 % | 10,5 % |
| Bretagne | 49 % | 45 % |
| Maine-Anjou | 10 % | 3 % |
| Poitou | 6 % | 3 % |
| Pays ligériens | 4 % | 3 % |
| Charentes-Auvergne | 6 % | 10 % |
| Süd-West | 10 % | 8 % |
| Süd-Ost | 6 % | 9,5 % |
| Ausland | 0,5% | 0,54% |

gie übermittelt, die in unserer Abhandlung wieder aufleben. Dies geschah so, daß wir neben den quantitativen Informationen, dem alleinigen Gegenstand dieses Artikels, auch eine qualitative Information besitzen, die ermöglicht, anhand von Dokumenten den Stand der provinzialen und praktischen medizinischen Wissenschaft im 18. Jahrhundert zu beurteilen. Hierdurch verbindet sich diese spezielle maritime Studie in ihrer Eigenständigkeit wieder mit der allgemeinen Geschichte unserer Wissenschaft.

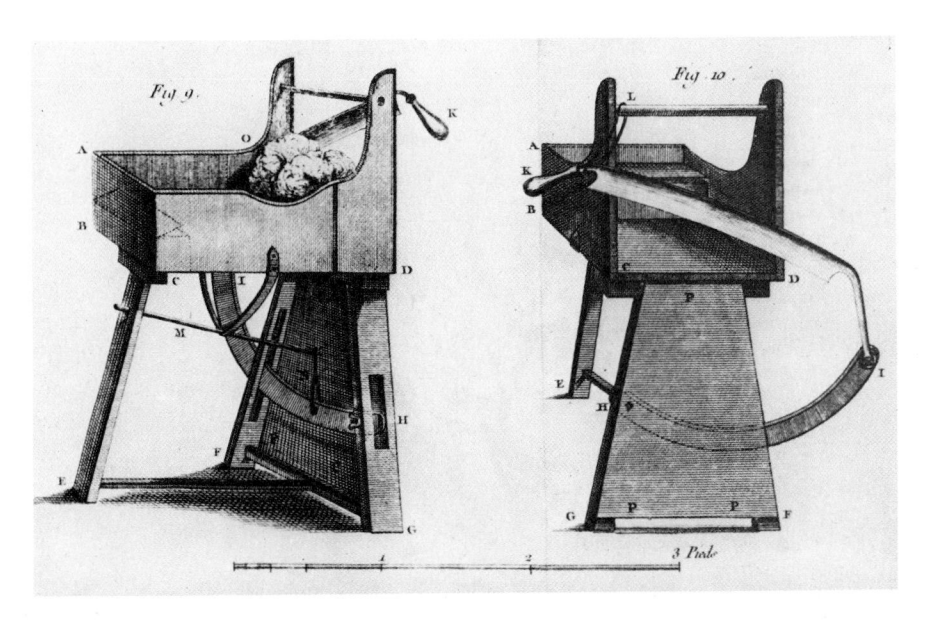

*Abbildung 3409*
*»Maschine zum Schneiden von Kohl in schmale Streifen für Sauerkraut.«*
*Illustration aus dem in Abb. 3404 und 3407 erwähnten Werk.*
*In seinen Empfehlungen zur Ernährung des Seemanns sagt Duhamel de Monceau, daß man den Regeln Linds folgen soll, der schon die Einführung von Gemüse und Zitronen- sowie Orangensaft in die Kost der Seeleute gefordert und das Übermaß an Eingepökeltem kritisiert hatte.*

DURA ET
MOLLIA
CEDUNT

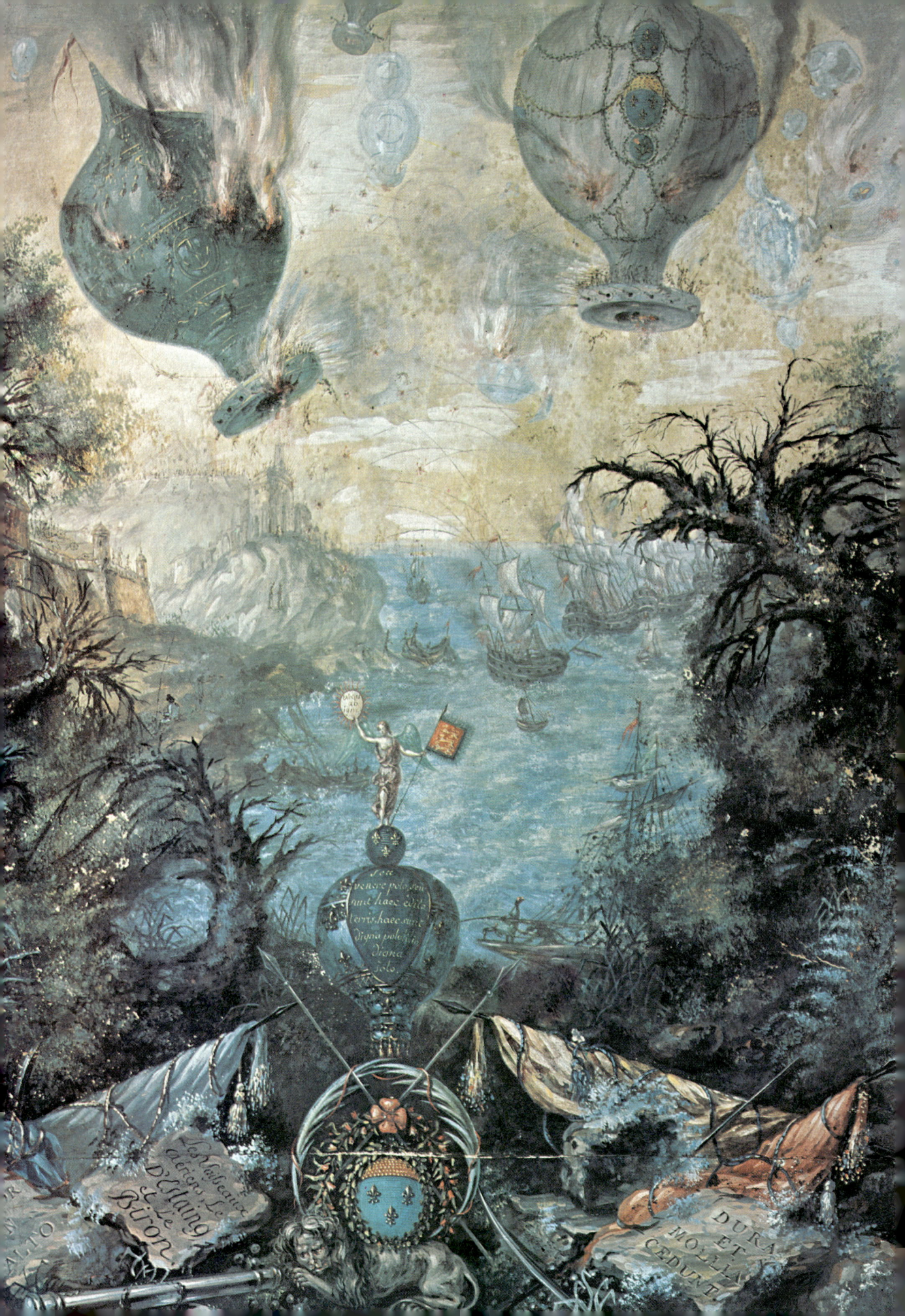

# Geschichte der Luftfahrtmedizin

*von Jean Colin*

Der Mensch ist von Natur aus dem Leben auf der Oberfläche der Erde angepaßt: Er atmet Luft mit dem Druck ein, der auf dem Boden herrscht, bewegt sich relativ langsam in zwei Dimensionen, ist der normalen Erdanziehung ausgesetzt und wird vor gefährlichen elektromagnetischen und korpuskularen, solaren oder galaktischen Strahlungen durch die Atmosphäre und die Magnetosphäre der Erde geschützt. Die Eroberung des Luft- und dann des Weltraums haben dazu geführt, daß er sich in eine fremde Umwelt vorwagte. In dem Maße, in dem er sich weiter von der Erdoberfläche entfernte, war er der Kälte und dem geringeren Luftdruck ausgesetzt. Auch mußte er seine Beförderungsmittel gleichzeitig in drei Dimensionen lenken. Die Bewegungen seiner Maschine im Luftraum oder im All setzten ihn hohen Beschleunigungen oder der Schwerelosigkeit aus. Schließlich war er beim Verlassen der unteren Schichten der Atmosphäre den schädlichen Strahlungen des Weltraums ausgesetzt.

Es ist somit nicht erstaunlich, daß sich Ärzte und Physiologen seit Beginn der Eroberung des Luftraums mit ihren Gefahren beschäftigt und sich bemüht haben, den Menschen mit den Mitteln zu schützen, die ihnen zur Verfügung standen: Schutzausrüstung, medizinische Auslese und Überwachung, Training und Anpassung der Maschine an den Menschen. Die Geschichte der Luftfahrtmedizin ist deshalb eng mit jener der Luftfahrt verbunden und kennt wie diese vier Abschnitte: die Ära des Ballons; die Anfänge der Fliegerei von 1903 bis 1918, die Jahre, in denen die Luftfahrtmedizin wirklich geboren wird; dann die Periode von 1919–1939, während der sie sich organisiert und entwickelt; schließlich die Periode von 1939–1961, die ihrer Blüte entspricht.

1961 beginnt die Ära der Raumfahrt. Die Luftfahrtmedizin hat den hauptsächlichen Teil ihres Wissens erworben, und die Raumfahrtmedizin löst sie auf dem Gebiet der Forschung ab.

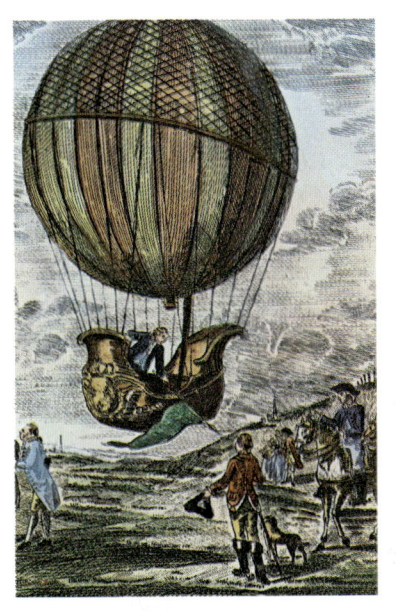

*Abbildung 3411*
*»Aerostatischer Ballon. Diese Maschine ist hier dargestellt, wie sie sich zum zweiten Mal aus den Wiesen bei Nesle im Beisein des Herzogs von Chartres erhebt.« Stich, 18. Jh.*
*(Paris, Bibl. des Arts décoratifs)*

## Leichter als Luft: die Anfänge der Luftfahrtmedizin

Die Luftfahrtmedizin, die mit der Eroberung des Luftraums entstand, interessierte sich für den einzigen spezifischen schädlichen Faktor, der in Frage kommt: die Höhe. Gewiß, gesundheitliche Störungen durch die Höhe waren bereits bekannt, der spanische Jesuitenpater José de Acosta hatte sie

*Abbildung 3410 (gegenüber)*
*Allegorische Darstellung der Kämpfe 1782 zur Wiedereinnahme Gibraltars. Den Felsen erblickt man im Hintergrund. Es nahmen daran teil Admiral d'Estaing und der Herzog von Biron.*
*Anonymes Aquarell aus dem 18. Jh.*
*(Paris, Musée Carnavalet)*

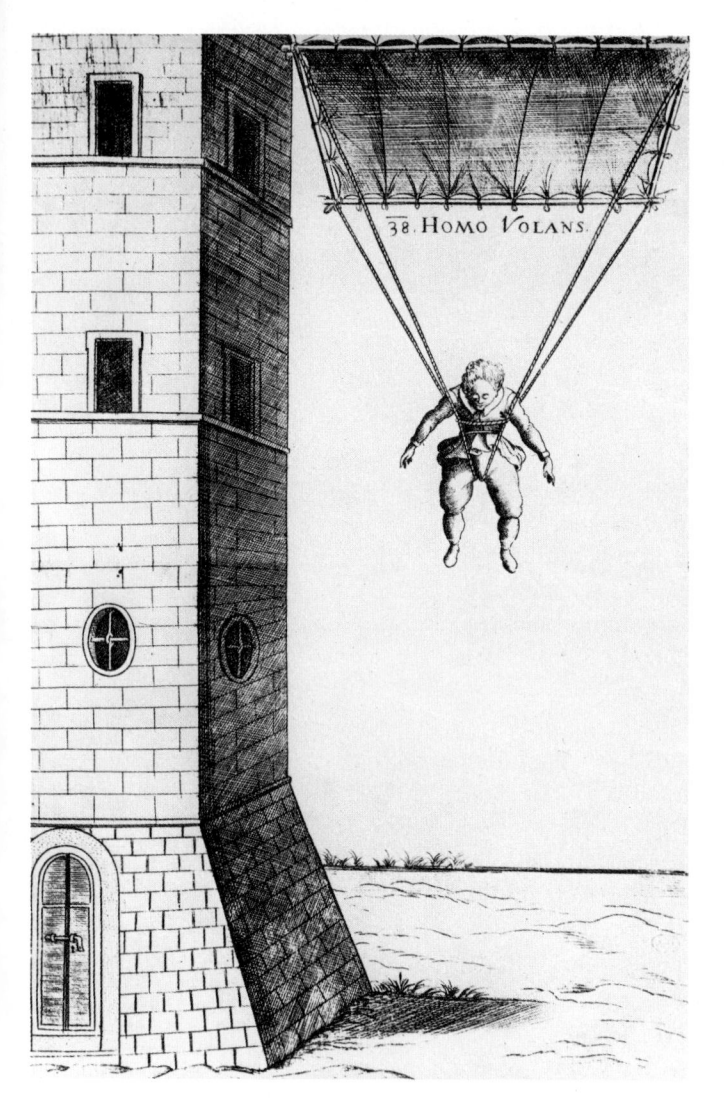

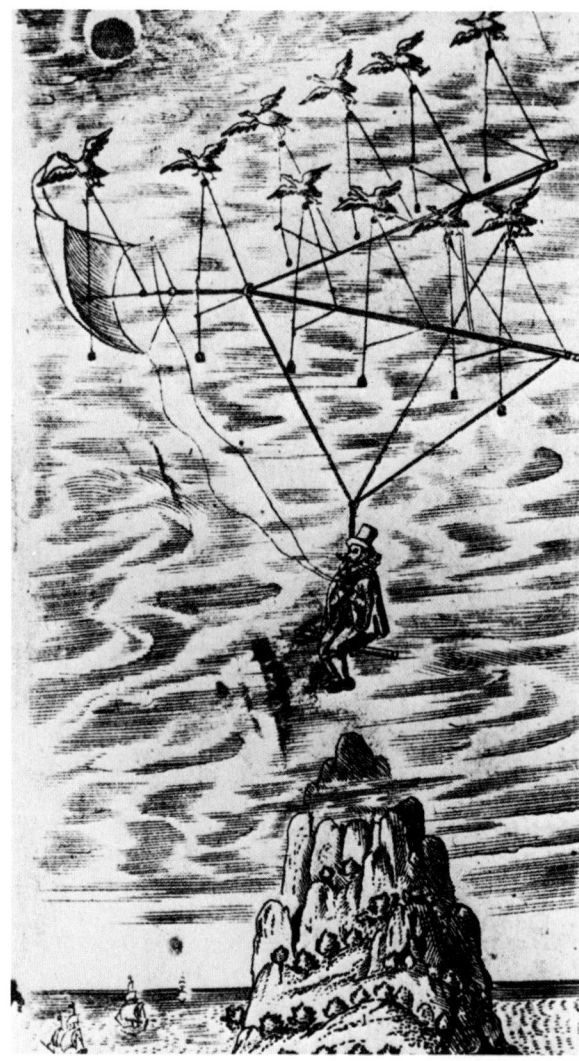

*Abbildung 3412 (links) Fallschirmversuch. Stich aus Machinae novae ... von Fausto Verantius, Venedig 1617. (Paris, Bibl. des Arts décoratifs)*

*Abbildung 3413 (rechts) Luftfahrt. Titelblatt des posthum veröffentlichten Werks von Francis Godwin (1562–1633) The Man in the Moon or a Discourse of a Voyage Thither ... London 1638. (Paris, Bibl. nat.)*

1590 präzise beschrieben. Er hatte Gelegenheit, die Hochgebirgsregionen von Peru und Chile zu überqueren, und ihm gebührt das Verdienst, die Bergkrankheit, die *soroche* der Indianer, mit der Verdünnung der Luft in Verbindung gebracht zu haben. Die Luftfahrtmedizin im eigentlichen Sinne entstand erst mit der Montgolfière.

Der Erfolg des ersten Aufstiegs dieses Luftfahrzeugs in Annonay am 5. Juni 1783 hat im Menschen einen starken Wunsch nach dem Fliegen erweckt, in dieser Epoche zeigt sich die Furcht vor großer Höhe schon in der Angst vor der Besteigung hoher Berge. Deshalb entschließt man sich, zunächst einen Tierversuch zu machen. Am 19. September 1783 bringt man ein Schaf, einen Hahn und eine Ente an Bord der Montgolfière *Le Réveillon*. Sie vertragen ihre Luftreise sehr gut. Diesen Aufstieg können wir als das allererste Experiment in aeronautischer Physiologie betrachten. Nach diesem Erfolg schlägt man vor, einen Verurteilten als ersten Flieger in die Luft zu schicken; falls er lebend zum Boden zurückkehrt, soll er seine Freiheit wiedererhalten. Ein Physiker aus Metz, François Pilâtre de Rozier, protestiert scharf gegen diese Idee und verlangt für sich die Ehre, als erster in einer Montgolfière Platz zu nehmen. Sein erster Aufstieg im Fesselballon findet am 15. Oktober 1783 statt, sein erster Aufstieg im Freiballon, mit dem Marquis d'Arlandes als Passagier, am 21. November desselben Jahres.

Zu derselben Zeit konstruieren die Brüder Robert unter der Leitung des Physikers Charles einen Wasserstoffballon. Charles steigt am 1. Dezember 1783 damit auf und erreicht dabei ungefähr 2700 Meter, eine weitaus größere Höhe als Pilâtre de Rozier, der kaum hundert Meter überschritten hatte. Er leidet als erster unter Fliegerotitis und führt seine Schmerzen mit Recht auf die Ausdehnung der Luft in größerer Höhe zurück.

Im folgenden Jahr konstruiert der Franzose Jean-Pierre Blanchard in Großbritannien einen Wasserstoffballon, der dem der Brüder Robert ähnelt, und unternimmt mit dem amerikanischen Arzt Dr. Jeffries zwei Aufstiege. Im Laufe ihrer zweiten Fahrt am 7. Januar 1785 überqueren sie als erste den Kanal von Dover nach Calais.

Pilâtre de Rozier und sein Freund Romain wollen diese Überquerung wiederholen und konstruieren einen Ballon mit Wasserstoff und Heißluft; sie hoffen, auf diese Weise den Auftrieb leichter regeln zu können. Von Boulogne fliegen sie am 15. Juni 1785 ab. Leider entzündet sich der Ballon in einer Höhe von tausend Meter, und der erste Luftschiffer wird das erste Opfer des neuen Fortbewegungsmittels.

Von Jahr zu Jahr steigen die erreichten Höhen. Zu Beginn des Jahres 1800 kommt Robertson in Hamburg bis auf 6550 Meter und verfaßt einen Bericht

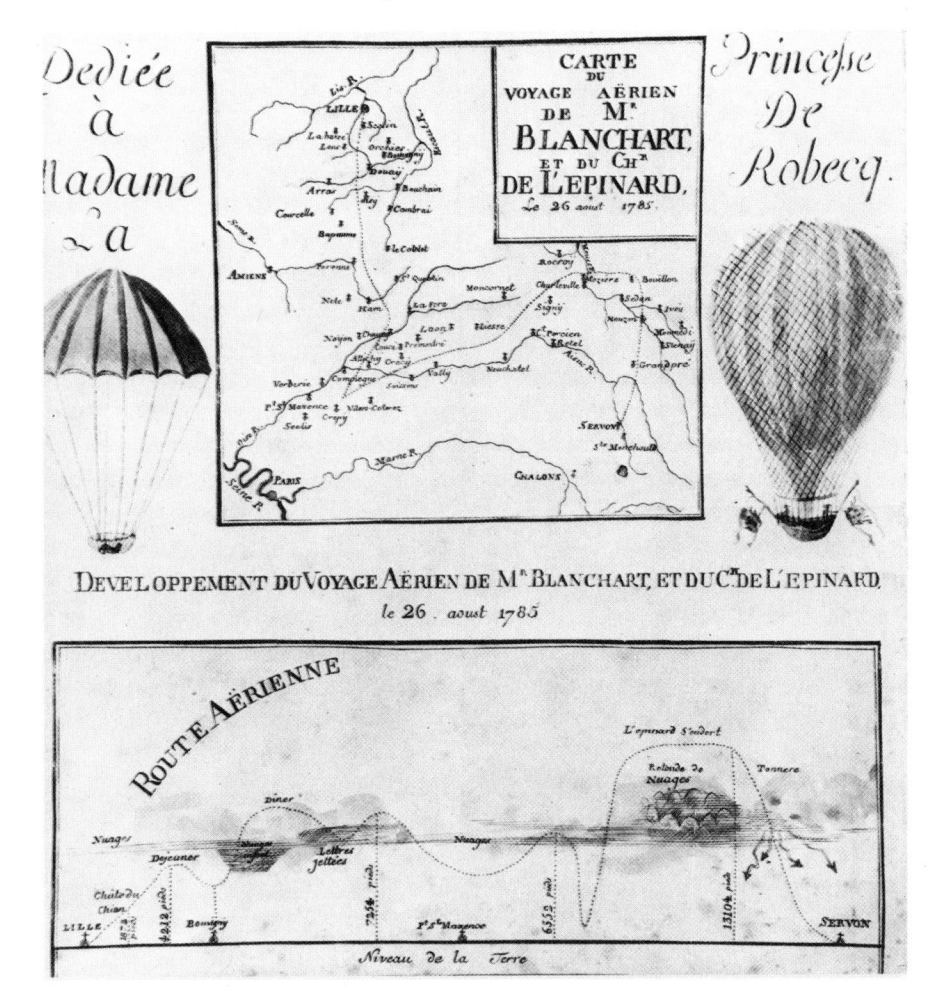

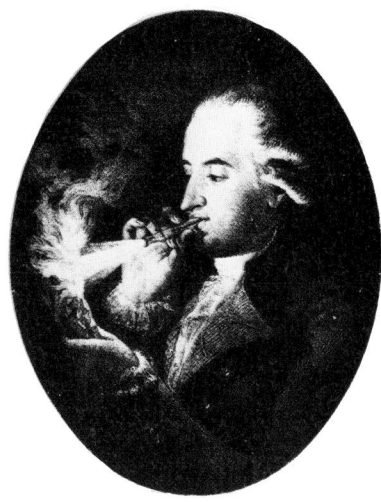

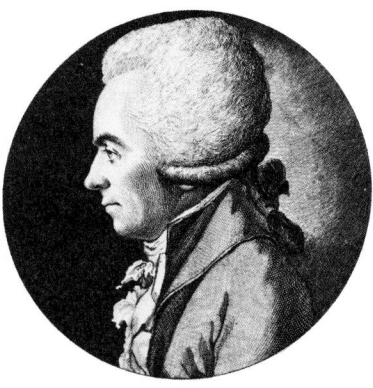

*Abbildung 3414 (ganz oben)*
*François Pilâtre de Rozier*
*(1756–1785).*
*Stich von 1783.*
*(Paris, Bibl. des Arts décoratifs)*
*Er begeisterte sich für die Luftfahrt und machte gemeinsam mit dem Marquis d'Arlandes die erste Luftreise mit einer in Paris konstruierten Montgolfière. Sie blieben 25 Minuten in einer Höhe von 1000 Meter.*

*Abbildung 3415 (darunter)*
*Jean-Pierre Blanchard*
*(1753–1809). Stich von 1785.*
*(Paris, Musée Carnavalet)*
*Außer seinen Experimenten auf dem Gebiet der Konstruktion und der Luftfahrt verdanken wir Blanchard die Erprobung des Fallschirms mit Tieren.*

*Abbildung 3416 (links)*
*»Die Luftreise von Monsieur Blanchard und dem Grafen de l'Epinard am 26. August 1785.«*
*Zeitgenössischer Stich.*
*(Paris, Musée Carnavalet)*

über die Störungen, die er gespürt hat. 1804 empfinden auch Gay-Lussac und Biot eine Unpäßlichkeit aufgrund der Hypoxie bei einem Aufstieg bis auf 7016 Meter, dem Rekord der Epoche. Sie beschreiben sie unter dem Begriff »Ballonkrankheit«. 1835 konstruiert der französische Arzt Junod den ersten Dekompressionskasten für den Menschen und macht dort klinische Beobachtungen über die Auswirkungen der Höhe. Glaisher liefert eine der besten Beschreibungen der hypoxischen Störungen in seinem 1871 veröffentlichten Buch *Travels in the Air*. Er schildert darin den Aufstieg, den er mit Coxwell am 5. September 1862 bis in eine Höhe von 8833 Metern machte, indem er eindrucksvoll die Störungen beschreibt, die er spürte, bevor er das Bewußtsein verlor. 1863 folgert Jourdanet nach einer Reihe von Expeditionen im Gebirge, daß die Ursache für die Störungen aufgrund der Höhe allein im Abfallen des Sauerstoffdrucks zu suchen ist. Er führt den Ausdruck Anoxämie für den Sauerstoffmangel im Blut ein. Seine Hypothese stützte sich jedoch leider nicht auf experimentelle Nachweise. Er schlug seinem Freund Paul Bert, der sich seit langem für die Physiologie der Atmung und die Wirkung des Luftdrucks interessierte, eine gemeinsame Studie über diese Probleme vor. Jourdanet widmete sich der klinischen Untersuchung der Druckschwankungen und ihrer Langzeitwirkungen auf die Populationen, die in großer Höhe leben. Paul Bert studierte im Labor die Wirkungen der Schwankungen des barometrischen Drucks auf Mensch und Tier. Jourdanets Arbeiten erschienen 1875 unter dem Titel *Influence de la pression de l'air sur la vie de l'homme, climat d'altitude et climats de montagne*. Die Arbeiten von Paul Bert erschienen 1878 unter dem Titel *La pression barométrique* mit 1178 Seiten.

*Abbildung 3417*
*Der Abflug des Freiballons in Lille. Experiment von Blanchard am 26. März 1785.*
*Anonymes zeitgenössisches Gemälde.*
*(Lille, Musée municipal)*

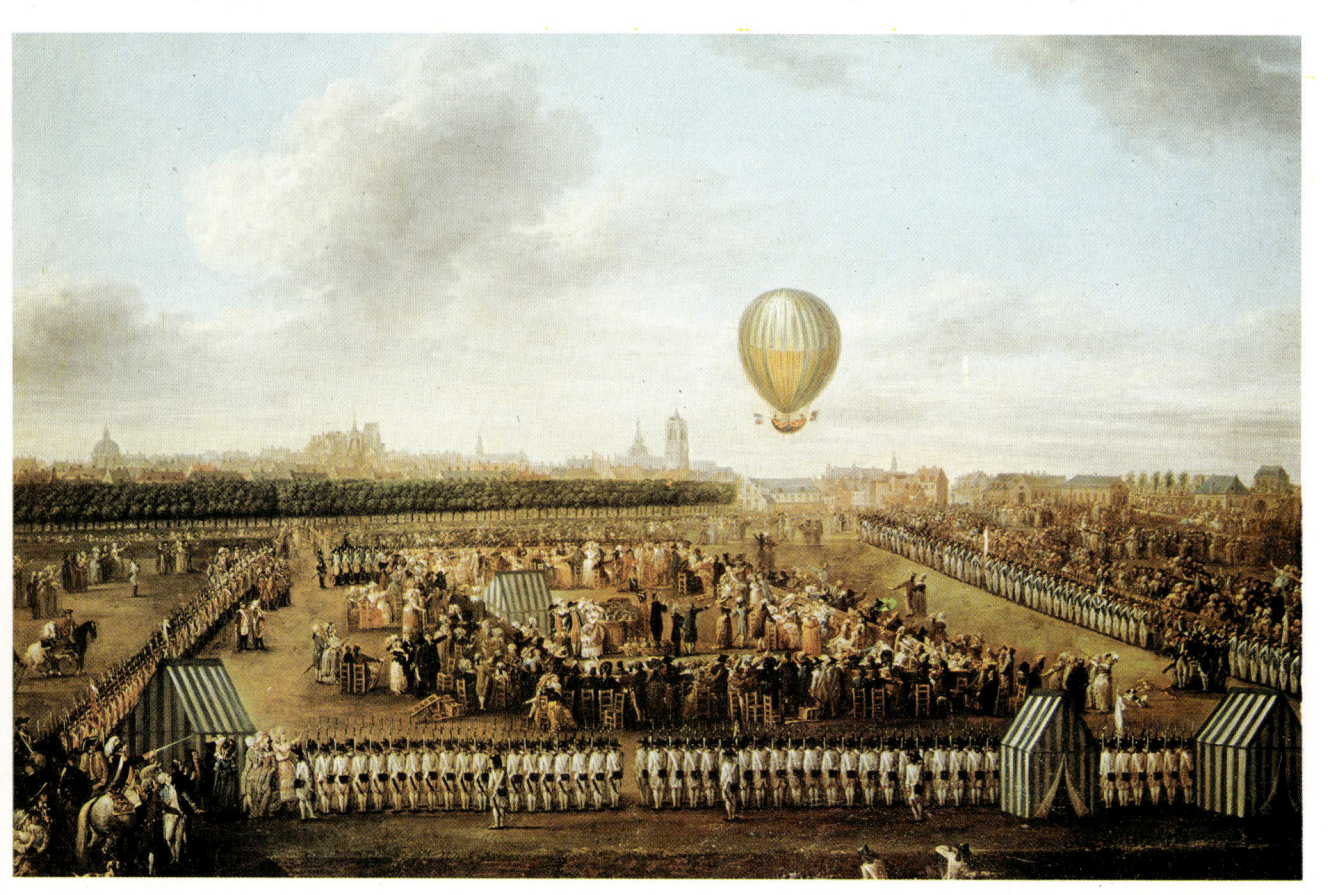

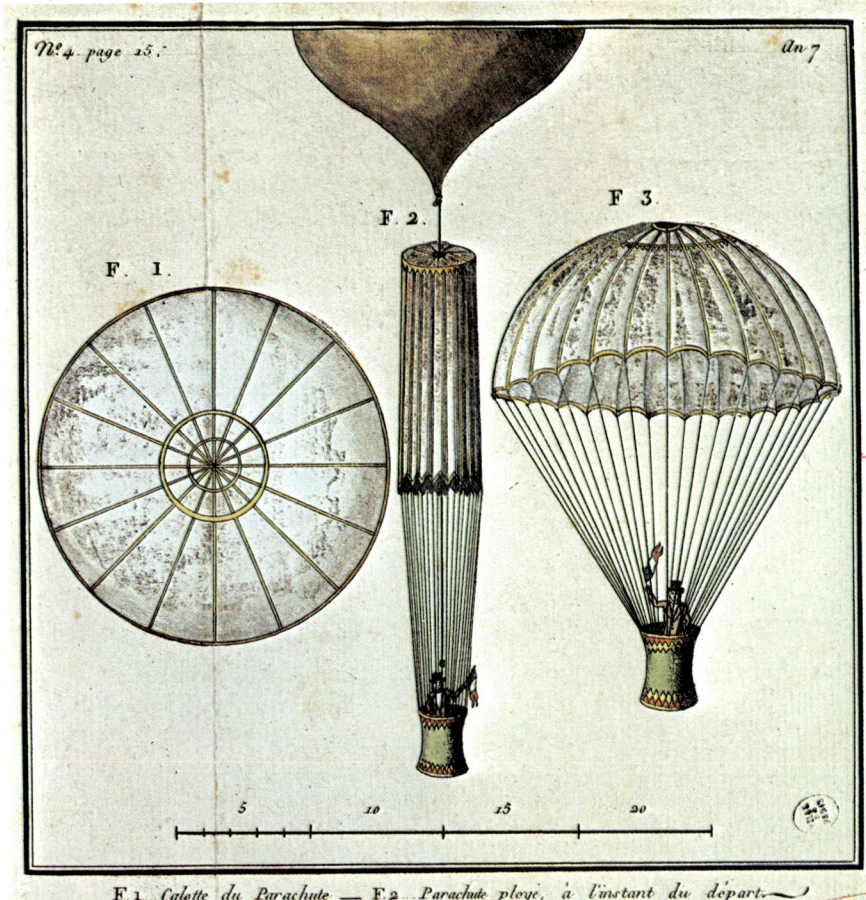

*Abbildung 3418
Der Fallschirm Garnerins. Im Jahre VII (1799).
Zeitgenössischer Stich.
(Paris, Musée Carnavalet)
»Fig. 1 zeigt die Fallschirmhülle, Fig. 2 den hochgeschlossenen Fallschirm im Moment des Absprungs und Fig. 3 den geöffneten Fallschirm im Moment der Trennung vom Ballon.«*

Es ist das erste Dokument der aeronautischen Medizin, und Paul Bert war der erste, der die Mechanismen der gesundheitlichen Störungen aufgrund der Schwankungen des barometrischen Drucks erkannte: fallender Luftdruck und Hypoxie ebenso wie hyperbare Atmosphäre und Hyperoxie. Aus diesem Grund betrachtet man diesen großen Physiologen als Vater der Luftfahrtmedizin.

Seine Tätigkeit als Luftfahrtarzt wird durch seine Zusammenarbeit mit Crocé-Spinelli und Sivel bekannt. Er ließ sie bis auf eine Höhe von 7000 Meter steigen, zum Druckausgleich in einem Kasten, und lehrte sie, Sauerstoff zu inhalieren, um sich vor Hypoxie zu schützen. Anschließend erreichten sie am 22. März 1874 an Bord der *Etoile polaire* 7300 Meter Höhe, wobei sie durch die Inhalation des Luft-Sauerstoffgemischs, einer Entwicklung von Paul Bert, wirksam geschützt wurden.

Wenig später, am 15. April 1875, unternahmen sie in Begleitung von Tissandier einen weiteren Aufstieg an Bord der *Zénith*. Paul Bert hatte sie in einem Brief vor ihren unzureichenden Sauerstoffvorräten gewarnt. Aber weil ihr Plan schon festgelegt war, konnten sie den Aufstieg nicht verschieben und beschlossen einfach, Sauerstoff zu sparen, indem sie ihn erst im letzten Moment einatmeten. Dieser Entschluß sollte für Crocé-Spinelli und Sivel fatal werden.

Tissandier hat eine eindrucksvolle Schilderung von dieser Katastrophe gegeben, die berühmt geworden ist; er beschreibt mit großer Genauigkeit und geradezu dramatisch bis in die Einzelheiten die körperlichen Störungen, die er empfand, bevor er ohnmächtig wurde. Der Ballon hatte eine Höhe von ungefähr 8600 Meter erreicht.

Die Verwendung von Sauerstoff zum Schutz gegen die Hypoxie wurde nun universell angenommen. Der Deutsche Berson konnte auf diese Weise 1894 bis auf 9100 Meter steigen. Der Wiener Physiologe Hermann von Schrötter, der sich für die Physiologie in großen Höhen begeisterte, setzte die Arbeiten von Paul Bert fort. Ab 1901 riet er zur Benutzung von Masken anstelle von Röhren, und er berechnete, daß die Sauerstoffatmung nicht gestattet, 12500 Meter zu übersteigen. Um noch weiter zu gelangen, empfahl er den Bau von hermetischen Kabinen. Doch drei Jahrzehnte sollten vergehen, bis sie schließlich von Professor Auguste Piccard konstruiert wurden.

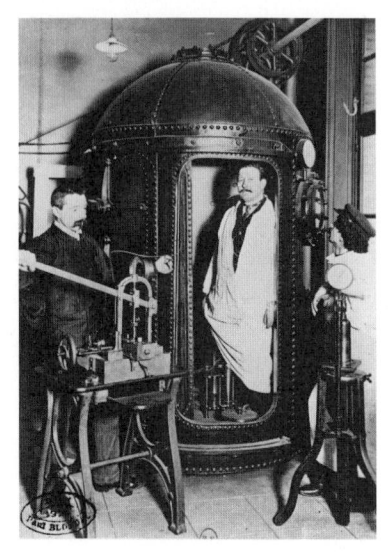

*Abbildung 3419*
*»La Sorbonne. Physiologielabor. Maschinensaal. Die Glocke von Paul Bert.«*
*Postkarte von 1906.*
*(Paris, Nationalbibliothek, Cab. des Estampes)*
*Dargestellt ist hier ein Experiment mit sauerstoffangereicherter Luft, die sich durch die Verminderung des Drucks ausgedehnt hat; man führt es in Dekompressionskabinen durch.*

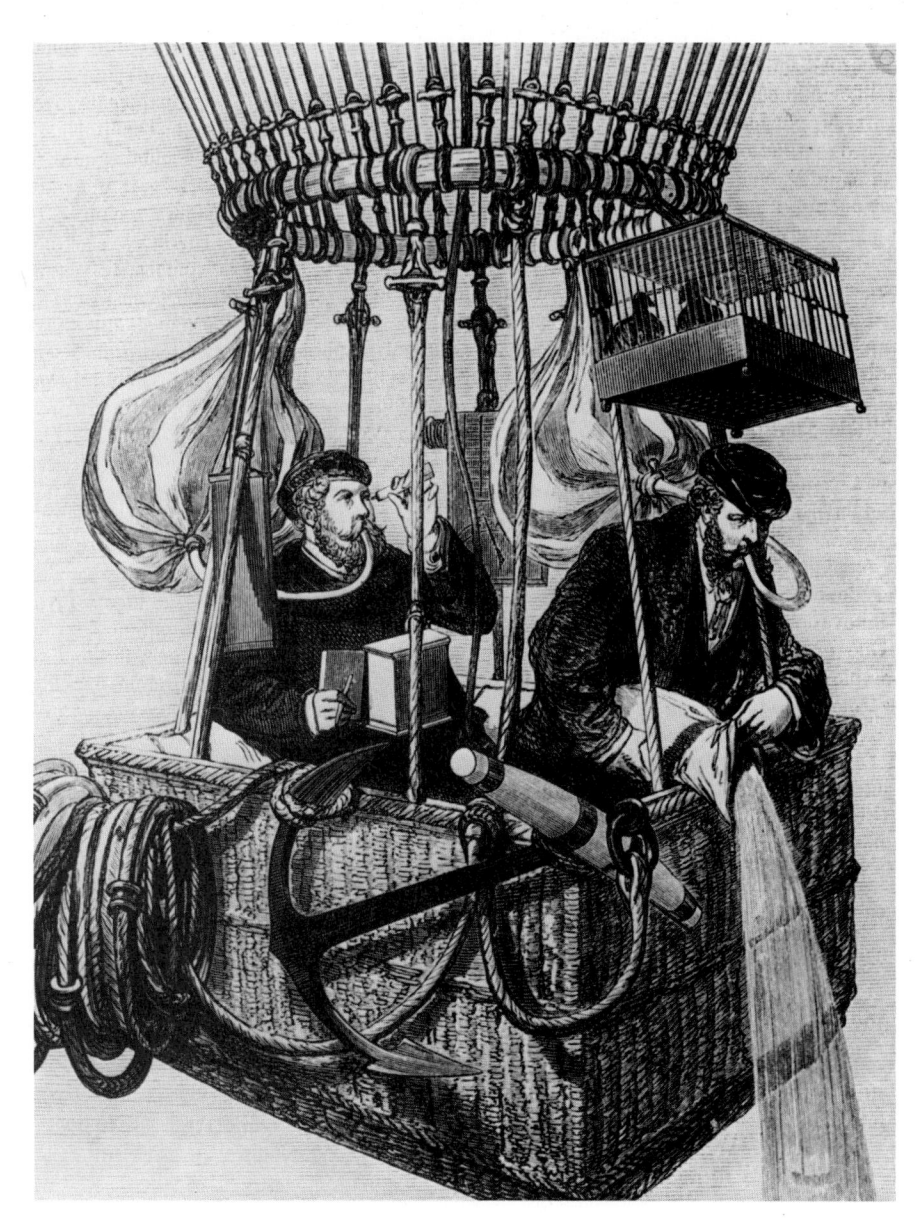

*Abbildung 3420*
*»Aufstieg von H. T. Sivel (1834–1875) und J. E. Crocé-Spinelli (1845–1875) am 22. März 1874.«*
*Zeitgenössischer Stich.*
*(Paris, Bibl. des Arts décoratifs)*

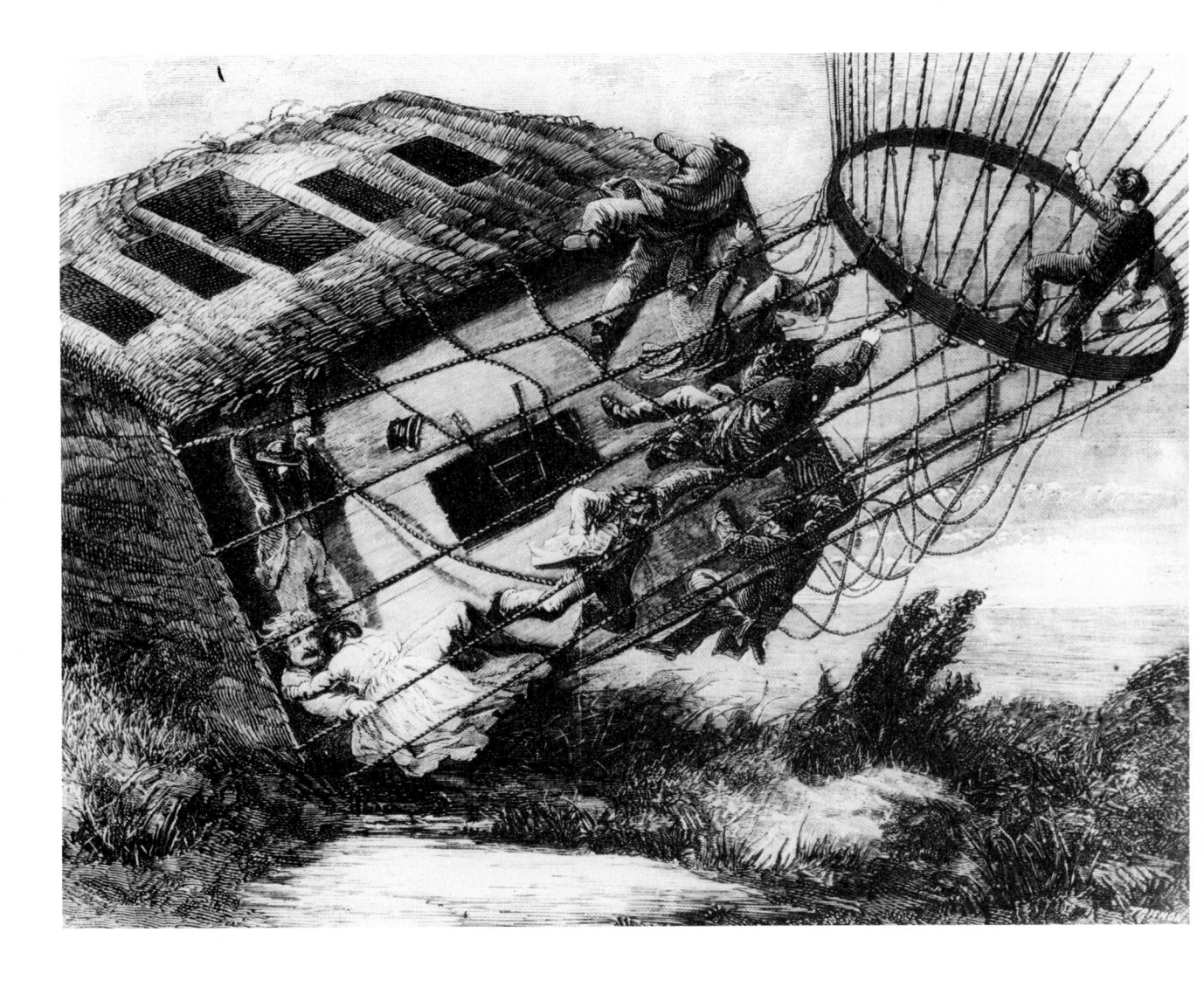

## Die Anfänge des »Schwerer-als-die-Luft«: die Entwicklung der Luftfahrtmedizin bis 1918

Die Ära des »Schwerer-als-die-Luft« wird durch den historischen Flug der Brüder Wright am 17. Dezember 1903 eröffnet. Gewiß sind sie nicht die ersten, die in einer Maschine fliegen, die schwerer als die Luft ist, aber sie machen an diesem Tag den ersten längeren und kontrollierten Freiflug mit einem Flugapparat, der durch einen Motor angetrieben wird. Von 1903 bis 1914 folgen die Rekorde rasch aufeinander. 1913 steigt Legagneux auf 6100 Meter. Im Jahr des Beginns des Ersten Weltkriegs kommt der Deutsche Oelerich auf 8150 Meter. Diese Höhen erreicht man natürlich dank der Sauerstoffinhalation. 1913 erzielt M. Prévost den Geschwindigkeitsrekord von 203,85 Stundenkilometer und den Distanzrekord in einem Rundflug von 1021 Kilometern (Seguin).

Die Ärzte stehen den Fortschritten der Luftfahrt nicht gleichgültig gegenüber. Ab 1907 läßt Naquet ein kleines Werk über Physiologie und Hygiene

*Abbildung 3421*
*Stich nach einer Zeichnung von Nadar (1820–1910). Er zeigt den 6000-Kubikmeter-Ballon Le Géant, den er 1863 bauen ließ. Der Ballon stürzte nach seinem zweiten Aufstieg ab und schleppte die Gondel nach. Er konnte danach noch einige Reisen unternehmen. Nadar verdanken wir die ersten Luftbilder, die er 1858 vom Ballon aus aufnahm. (Paris, Musée Carnavalet)*

der Luftfahrer erscheinen. In den Niederlanden erwägt der Generalarzt Mooy den Transport von Verletzten mit dem Flugzeug. Diese Idee des Verletztentransports wird während der großen Manöver von 1912 wiederaufgenommen; Dr. Raymond, ein Senator, stellt dem Gesundheitsdienst ein Flugzeug zur Verfügung.

Die Grundlagen der Luftfahrtmedizin sind also schon geschaffen, als 1914 der Erste Weltkrieg ausbricht. Dieser wird jedoch aufgrund der Anstrengungen der Kriegführenden, sich die Beherrschung des Luftraums zu sichern, zu

*Abbildung 3422*
*»Aeroplan von Wilbur Wright in vollem Fluge.« Nach einem Aquarell von 1909.*
*(Paris, Bibl. des Arts décoratifs)*

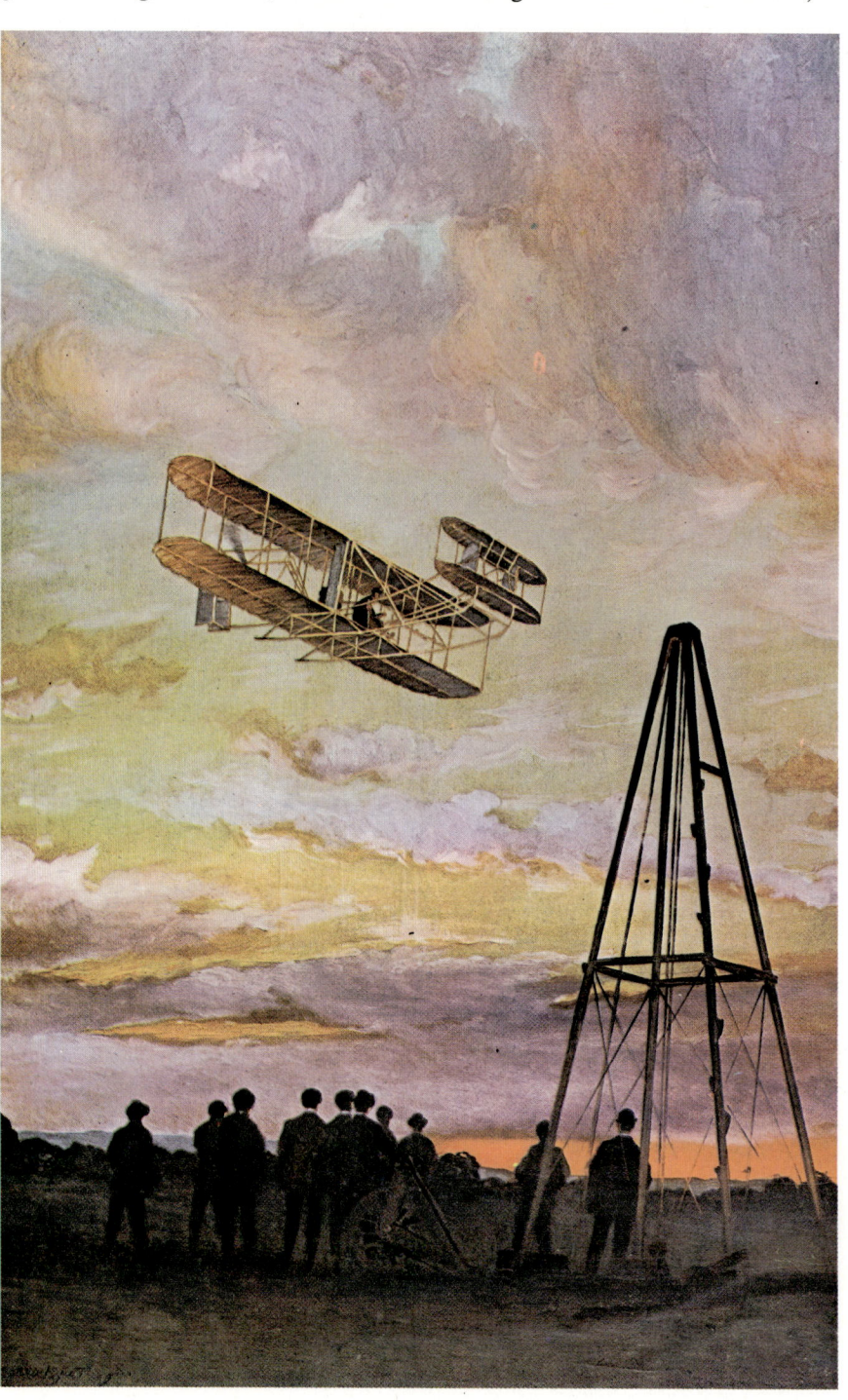

einem historischen Wendepunkt. Bei der Eröffnung der Feindseligkeiten gibt es noch kein Kampfflugzeug im engeren Sinn. Die Militärflugzeuge dienen so gut wie ausschließlich der Luftaufklärung und haben bei den verschiedenen Mächten ziemlich ähnliche Merkmale: Geschwindigkeit 80 bis 120 Stundenkilometer, Gipfelhöhe um 3000 Meter. Sie sind nur ausnahmsweise bewaffnet. Doch finden auf beiden Seiten von den ersten Kriegstagen an Bombenangriffe und die ersten Luftkämpfe statt. Ab 1915 organisieren sich die Bombenflugzeuge und vervielfachen ihre Einsätze. Die Jagdflugzeuge erscheinen auf dem Plan. Auf den Karabiner folgt das Maschinengewehr, das durch den Propeller schießt. Zwischen den Kriegführenden entwickelt sich ein richtiges technologisches Rennen um die Beherrschung des Himmels. Eine Vorstellung von den Anstrengungen gibt die Zahl der gebauten Flugzeuge: 51040 in Frankreich, 48537 in Deutschland, 22647 in Großbritannien usw. Frankreich, das den Krieg mit 158 Flugzeugen begonnen hatte, beschließt ihn mit 4400 Maschinen in der Front; es hat 7755 Piloten verloren.

Die Mediziner arbeiten in drei Richtungen: die medizinische Auslese des fliegenden Personals, die medizinische Überwachung in der Einheit und die physiologische Forschung. In Frankreich wie in den anderen Ländern hat man schnell erkannt, daß das Fliegen den Organismus auf eine harte Probe stellt und daß ein guter Pilot gesund und robust sein muß. Ein ministerielles Rundschreiben hat 1912 die medizinischen Bedingungen zur Aufnahme des fliegenden Personals festgelegt. Es forderte ein normales Sehen, was die Sehschärfe, das Gesichtsfeld und den Farbensinn anbetrifft, normales Hören und

*Abbildung 3423*
Die Verfolgung. *Gemälde von Henry Farré, um 1915.*
*(Paris, Bibl. des Arts décoratifs)*

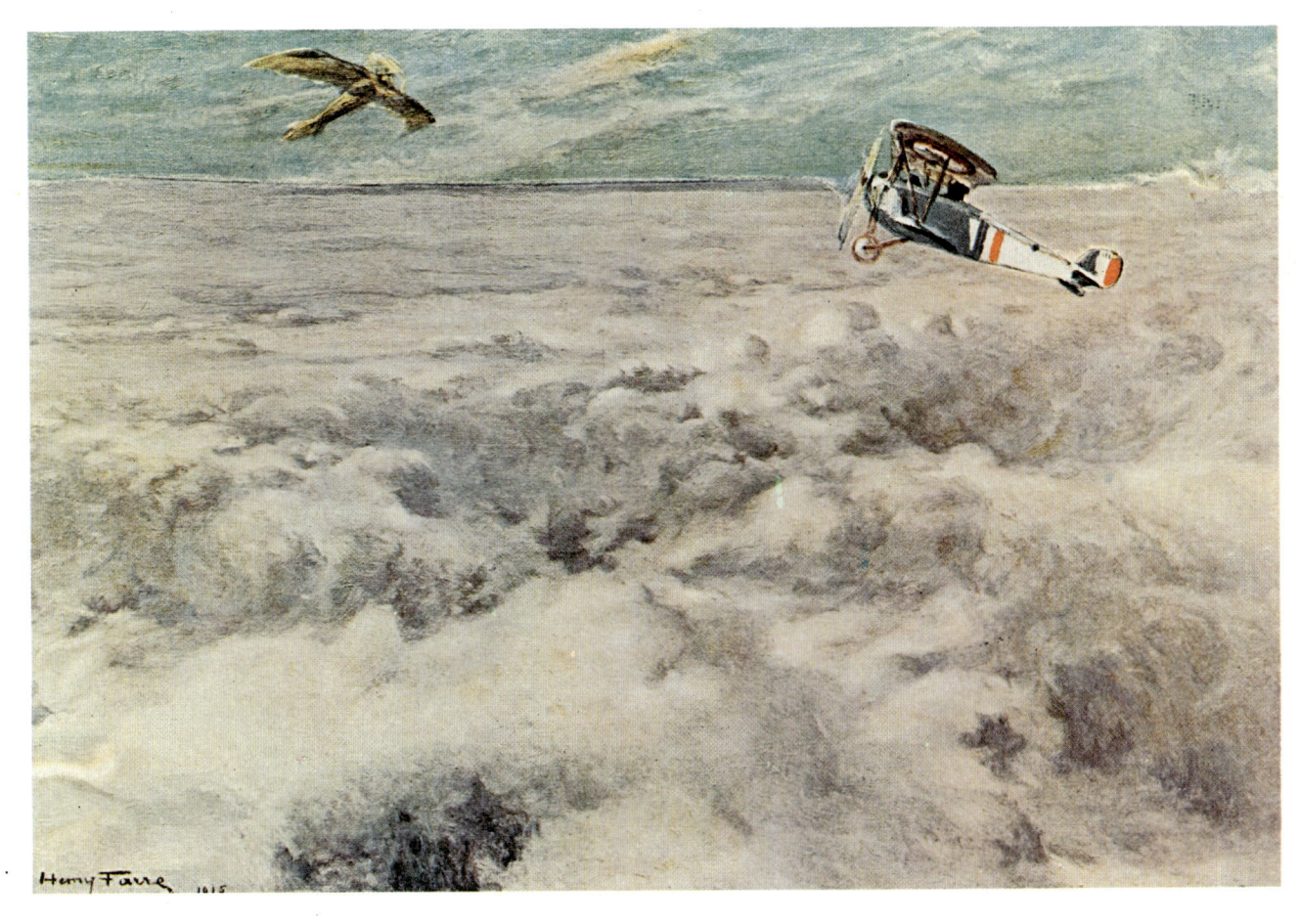

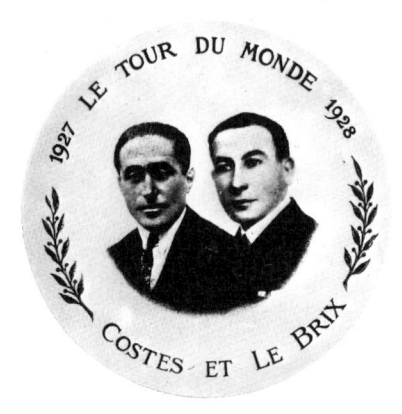

*Abbildung 3424*
*Dieudonné Costes und Joseph Le Brix. Porträts auf einem Teller, 1928.*
*(Paris, Privatsammlung)*

Gleichgewicht sowie eine absolut einwandfreie Verfassung der Atmungsorgane und des Kreislauforgans. Aber wie Charles Richet 1912 formuliert, liegt »die Hauptgefahr in der Psychologie des Piloten selbst«. Daher fordert der Gesundheitsdienst J. Camus und H. Nepper auf, psychotechnische Ausleseverfahren zur Auswahl der besten Piloten zu entwickeln. Diese Autoren erfinden 1915 Tests zur Messung des Zeitabstands zwischen sensorischen Reizen und der psychomotorischen Reaktion sowie den emotionalen Reaktionen. Die letzteren untersucht man mit Hilfe der Registrierung der Atmungs-, Herz- und vasomotorischen Reaktionen und des Zitterns in Ruhe und nach einer starken Stimulation, zum Beispiel einem Schuß, einem Magnesiumblitz oder wenn einem mit kaltem Wasser getränktes Zeug plötzlich auf den Kopf gelegt wird. Diese Auswahlmethode hat großen Erfolg und wird von Anderson in Großbritannien und von Gemelli in Italien eingeführt.

Mehrere Jahre wird die körperliche Tauglichkeit nur durch einen Arzt an den Fliegerschulen geprüft, ab 1916 werden die Feststellungen von einer Kommission getroffen, die aus Vertretern der verschiedenen medizinischen Disziplinen besteht, und 1917 gründet man einen Sonderdienst für Untersuchungen und physiologische Forschungen in der Luftfahrt. 1918 werden in einer Instruktion die Grundlagen für einen speziellen medizinischen Dienst in der militärischen Luftfahrt festgelegt.

Die eigentliche medizinische Forschung befaßt sich mit dem Einfluß der Ermüdung und der Höhe auf den Organismus, den otorhinolaryngologischen Fragen, den kardiovaskulären Problemen und der Luftfahrt für den Sanitätsdienst. Der Schutz des fliegenden Personals macht deutliche Fortschritte. 1918 gibt es wirksame Sauerstoffinhalatoren für große Höhen, Helme gegen Stoß und Schlag, Fliegerbrillen, Sicherheitsgurte, elektrisch beheizte Schutzkleidung gegen die Kälte und Fallschirme.

*Abbildung 3425*
*Orville (1871–1948) und Wilbur Wright (1867–1912) in Le Mans.*

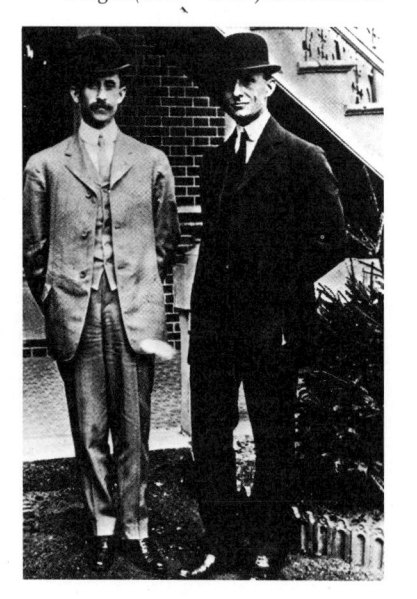

# Von 1919 bis 1939: die Zeit der raschen Entwicklung

Im Laufe der zwanzig Jahre, die den Ersten und den Zweiten Weltkrieg voneinander trennen, nimmt die Luftfahrt einen außerordentlichen Aufschwung. Mit der Entstehung und Entwicklung der Fluggesellschaften schiebt sich die zivile Luftfahrt in den Vordergrund. Viele Ereignisse dieser abenteuerlichen Periode der Luftfahrt sind uns in Erinnerung geblieben: 1919 gelingt Alcock und Brown die erste Überquerung des Nordatlantik ohne Zwischenlandung, 1922 glückt Cabral und Continho die erste Überquerung des Südatlantik; 1927 fliegt Charles Lindbergh mit seiner *Spirit of Saint Louis* erstmals auf dem direkten Weg von New York nach Paris; 1930 starten Costes und Bellonte mit der *Point d'interrogation* zum ersten Flug von Paris nach New York; 1937 gelingt den Russen Gromow, Yumaschew und Dannilin der erste Direktflug von 10000 Kilometern zwischen Moskau und San Jacinto in Kalifornien.

Die technischen Fortschritte zeigen sich in den Rekorden: Der Geschwindigkeitsrekord mit 275,30 Stundenkilometern, den Sadi Lecointe mit einer Newport Delage aufstellte, wird 1939 von Fritz Wendel mit 755,10 Stundenkilometern auf einer Messerschmitt Me 109 B übertroffen. Derselbe Sprung zeigt sich auch bei den Höhen, denn Mario Pezzi erreicht 1938 auf seiner Caproni 161 b 17083 Meter. Ein solches Wachstum der Luftfahrt kann nicht ohne die Mitarbeit von Ärzten und Physiologen geschehen. Die Luftfahrtmedizin muß das Herumtasten aufgeben und die Gestalt und die Organisation annehmen, die wir heute von ihr kennen. Die ersten Laboratorien, die ersten Schulen, die ersten Gesellschaften und die ersten Zeitschriften für Luftfahrtmedizin werden in dieser Periode geschaffen.

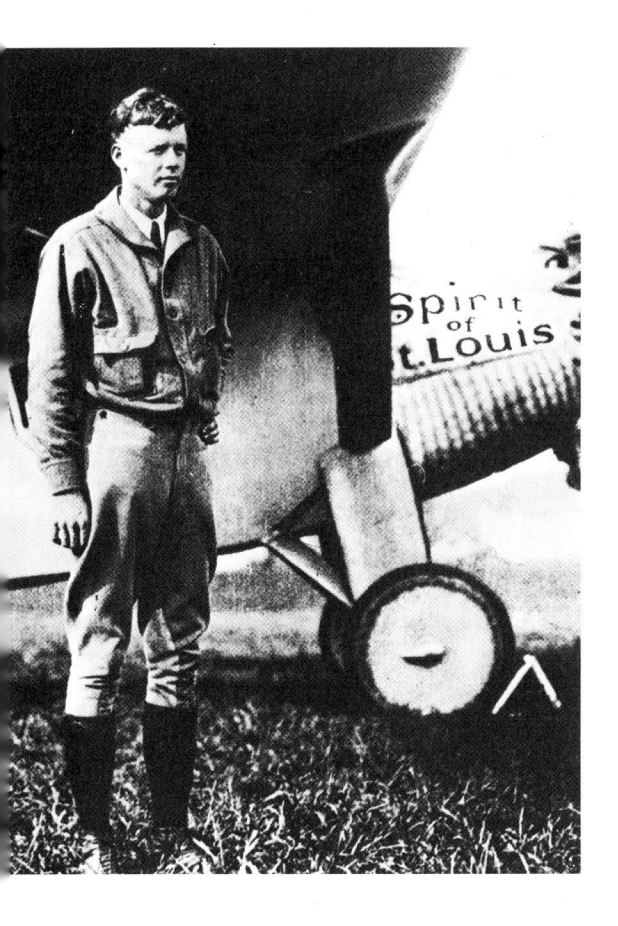

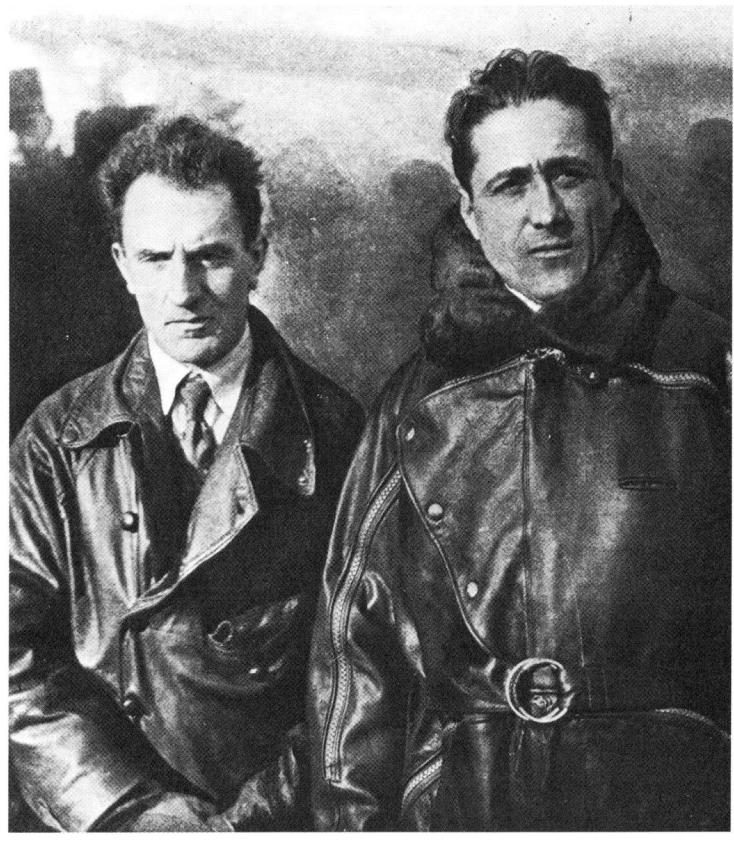

Die Entstehung staatlicher Ämter, die mit der Forschung auf dem Gebiet der Luftfahrtmedizin betraut sind, wird in allen entwickelten Ländern zu einer Notwendigkeit. Die physiologischen Experimente im Flugzeug stoßen nämlich auf praktische und besonders theoretische Schwierigkeiten. Im Flug spielen alle schädlichen Faktoren eine Rolle. Diese imitiert man mit den Dekompressionskabinen, den Klimakammern, den Zentrifugen für Menschen usw.

Im Laufe dieser Periode bleibt eine der Hauptsorgen die Wirkung der Höhe auf den Organismus. Diese Wirkung bildet den Gegenstand zweier Typen von Forschungen. Die einen werden vor allem an den Universitäten durchgeführt und betreffen die analytische Untersuchung von Reaktionen verschiedener Organe auf die Hypoxie und die Vertiefung der Kenntnisse über die eingesetzten physiologischen Mechanismen. Die anderen finden hauptsächlich in den Labors der Luftfahrtmedizin statt und betreffen die Störungen, die direkt mit der Luftfahrt zu tun haben (psychomotorische Störungen zum Beispiel), die Verträglichkeit der Höhe und die zu entwickelnden Schutzmittel. Die Forscher untersuchen auch die Störungen, die durch die

*Abbildung 3426 (oben links) Charles Lindbergh überquerte als erster den Atlantik im Alleinflug in 33 Std. 39 Min. mit seiner Maschine* The Spirit of Saint-Louis. *Begonnen hatte die Reise am 20. Mai 1927 vom Flugplatz von Long-Island aus.*

*Abbildung 3427 (oben rechts) »Maurice Bellonte und Dieudonné Costes, die Helden des ersten Überflugs Paris–New York ohne Zwischenlandung.« (1. und 2. September 1930)*

*Abbildung 3428
»Lufttransport 1936. Abflugbereite Flugzeuge auf der Startbahn. In der linken unteren Ecke erkennt man ein Postflugzeug Caudron Simoun der Air Bleu, darüber eine dreimotorige Junkers JU 52 der Lufthansa, rechts eine zweimotorige amerikanische Douglas DC-2 und eine dreimotorige Breguet-Wibault der Air-France. Im Hintergrund, von links nach rechts, stehen die viermotorige Seylla der britischen Imperial Airways, eine kleine viermotorige De Havilland und eine der großen viermotorigen Savoia S 74 der italienischen Ala Littoria.«
Aquarell von A. Brenet, erschienen in der* Illustration *vom 14. November 1936.
(Paris, Bibl. des Arts decoratifs)*

Schwankungen des barometrischen Drucks allgemein verursacht werden – er wirkt auf die gelösten Gase (Luftembolie) und auf die Gase in den geschlossenen oder halbgeschlossenen Höhlungen des Organismus.

Die Untersuchungen über die Auswirkungen der Hypoxie auf den Organismus haben gezeigt, daß es zur Vermeidung von Störungen notwendig ist, dem Absinken des Sauerstoffpartialdrucks in den eingeatmeten Gasen entgegenzuwirken. Mehrere Methoden können in dieser Hinsicht angewandt werden. Man kann zunächst einmal den barometrischen Druck in der Kabine aufrechterhalten, um eine Hypoxie zu verhindern. Wie von Schrötter 1901 geraten hatte, kann man eine hermetisch abgeschlossene Kabine in Erwägung ziehen, doch die zahlreichen Kabel und Röhren für das Leitwerk und die Kontrollgeräte erschweren dies. Man wendet sich also der Druckkabine zu. Ein Kompressor bringt Außenluft nach innen, und ein Ventil hält in der Kabine den gewünschten Druck aufrecht. Die erste Druckkabine wird 1928 in Deutschland in eine Junkers JU 49 eingebaut, aber das erste Flugzeug mit einer wirklich einsatzfähigen Druckkabine, die Lockheed XC 35, fliegt erst 1939. Die für ihre Konstruktion notwendigen physiologischen Daten untersuchen 1937 und 1938 H. Armstrong und J. Heim.

Das Hauptrisiko der Druckkabine ist der schnelle, eventuell explosionsartige Druckabfall, zum Beispiel beim Bruch eines Fensters. Die ersten Untersuchungen über die Auswirkungen solcher Dekompressionen auf den Organismus machen 1939 P. Bergeret und P. Garsaux. Das experimentelle

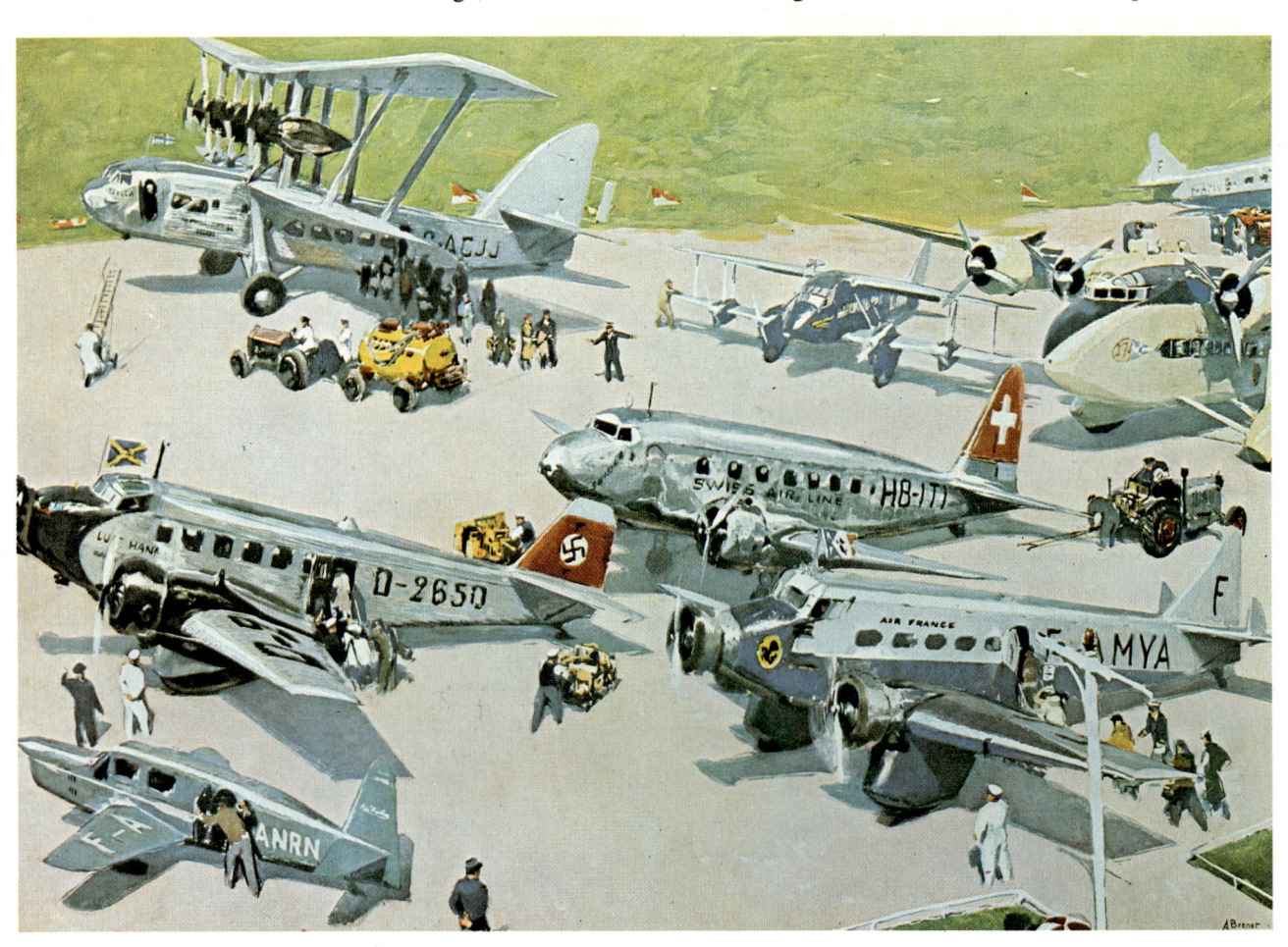

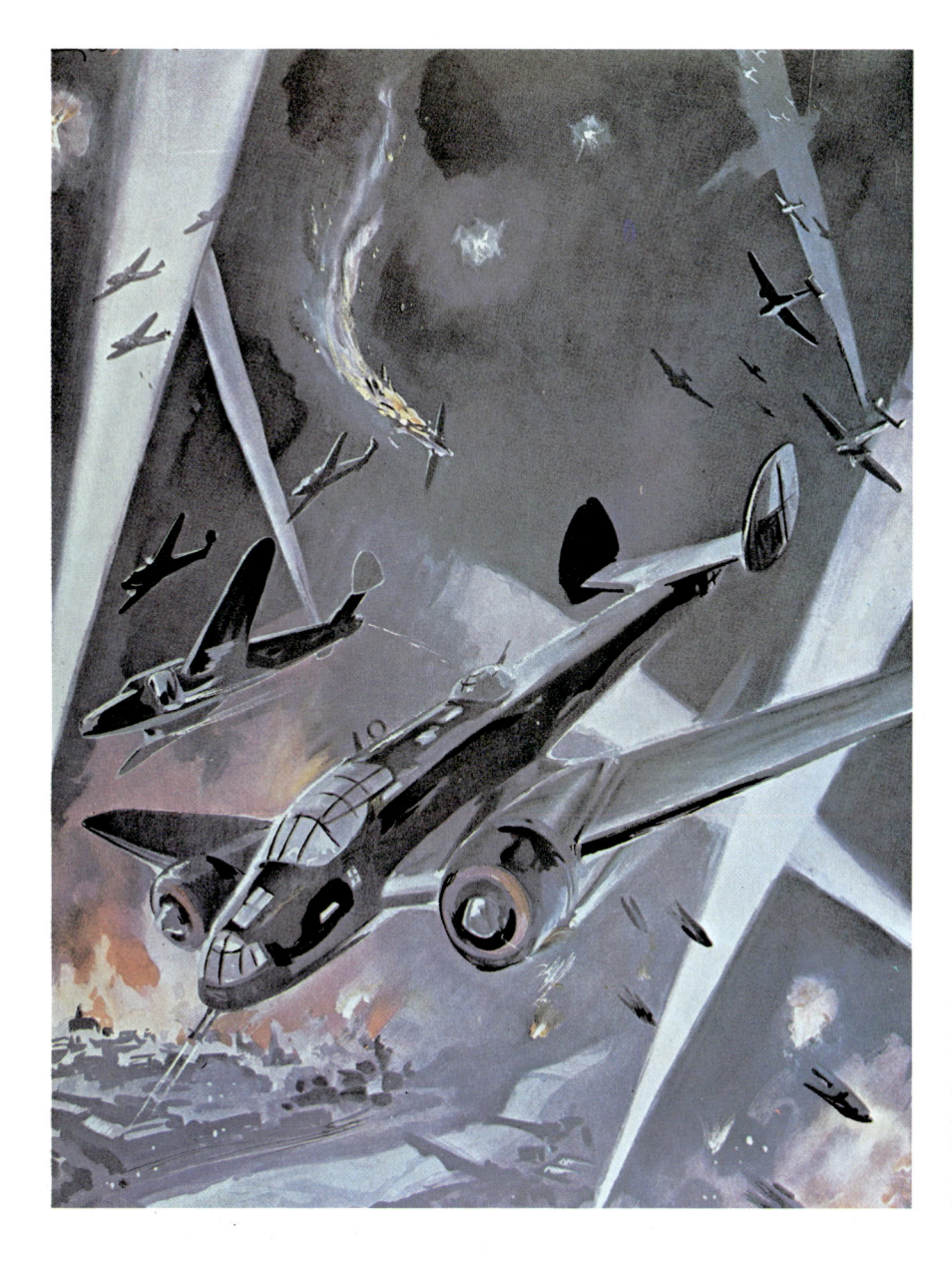

*Abbildung 3429*
*»Die Angst vor einem Europa in Waffen. Überraschungsluftangriff auf eine Großstadt.« Aquarell von Géo Ham in der* Illustration *vom 19. November 1938.*
*(Paris, Bibl. des Arts décoratifs)*

Verfahren dieser beiden Autoren, die Herstellung einer quasi unmittelbaren Verbindung zweier Dekompressionskabinen durch Zerreißen einer dazwischen gespannten Zellophanfolie, wird noch heute angewandt. Die andere Methode besteht darin, einfach den Sauerstoffpartialdruck aufrechtzuerhalten. Mit Sauerstoff kann man entweder die Atmosphäre in der Kabine oder die aus einem Inhalator eingeatmeten Gase anreichern. Die Überoxygenierung der Kabinenatmosphäre wurde tatsächlich in Frankreich (Farman 2231) und dann in Deutschland (Junkers JU 88 VI) erprobt, aber rasch wieder aufgegeben wegen des Brandrisikos, das sie mit sich bringt. Es ist auch leichter, ausschließlich die eingeatmeten Gase mit Sauerstoff anzureichern.

Die Sauerstoffinhalatoren der Epoche waren ziemlich einfach. Sie funktionierten »mit kontinuierlichem Luftstrom«, das heißt, daß das zu atmende Gemisch während des ganzen Atmungszyklus gleich ausströmte. Es bedurfte jedoch erheblicher Anstrengungen, um den Anteil des Sauerstoffs zu ermitteln, welcher in der eingeatmeten Luft – je nach der Höhe – zur Verhinderung der Hypoxie enthalten sein muß, ebenso um die automatische Apparatur herzustellen, die das richtige Luft-Sauerstoffgemisch sichert. Andere Verbesserungen kamen auf, zum Beispiel bequeme Mund-Nasenmasken mit elektrischer Beheizung und Anzeiger für die durchlaufende Menge. Im Falle einer Unterbrechung der Sauerstoffversorgung in großer Höhe können hypoxische Störungen sehr rasch auftreten, und der Pilot verfügt nur über wenig Zeit, um eine niedrigere Höhe zu erreichen. Das Verdienst von M. Strughold ist es, als erster an den Begriff der Zeitreserve gedacht zu haben; es handelt sich dabei um die je nach Höhe sich ändernde Dauer, während der der Organismus nach einer Unterbrechung der Sauerstoffversorgung noch keine hypoxischen Störungen aufweist. Es ist also der Moment, in dem der Pilot noch fähig ist, die lebensrettenden Handgriffe für den Abstieg auszuführen.

Der Schutz gegen Hypoxie durch Sauerstoffinhalation hat seine Grenzen. Selbst wenn man reinen Sauerstoff atmet, erreicht man bei 12 000 Metern die Schwelle zu hypoxischen Störungen. Um größere Höhen ohne Druckkabine zu erreichen, gab es als einzige Lösung die Benutzung eines speziellen Überdruckanzugs. In den Vereinigten Staaten ließ Wiley Post einen solchen konstruieren und soll damit 1934 mit seinem Flugzeug 15 000 Meter erreicht haben. Eine ähnliche Ausrüstung ermöglichte 1937 dem Engländer F. Adams eine Höhe von 16 440 Metern zu erreichen und 1938 dem Italiener Pezzi den Höhenrekord mit 17 083 aufzustellen. Alle diese Anzüge waren sehr unbequem und schränkten die Beweglichkeit beträchtlich ein; mit solchen Ausrüstungen zu fliegen war schon für sich eine Leistung.

Die in der Luftfahrt so häufigen Barotraumen an Ohren (Fliegerotitis) und Schädelhöhlen (Fliegersinusitis) bedürfen zahlreicher Richtigstellungen, doch damals wurde die Entwicklung der Forschungen über die Höhe durch das Interesse an der Luftembolie charakterisiert. Seit langem kannte man die Kabinenkrankheit, aber dem Gedanken, daß diese Phänomene beim Übergang vom normalen atmosphärischen Druck auf dem Boden zu einem verminderten Druck in der Höhe auftreten konnten, wurde kaum Aufmerksamkeit gewidmet. H. Armstrong führte 1939 die Bezeichnung Aeroembolismus ein.

Seit dem Aufkommen schneller Flugzeuge wußten die Piloten, daß die Beschleunigung, die bei bestimmten Bewegungen auftritt, zum Beispiel bei engen Kurven oder beim Abfangen, dem Manöver nach einem Sturzflug, störende Phänomene verursacht wie das Grausehen (Verlust des peripheren Sehens), das Schwarzsehen (Verlust des Sehens) oder Bewußtlosigkeit. Um 1930 nehmen die beiden holländischen Physiologen J. Jongbloed und A. Noyons die Experimente von P. Garsaux und A. Broca wieder auf. Wenig später machen in Deutschland R. Koenen und O. Ranke, indem sie eine Zentrifuge von 2,20 Meter Durchmesser benutzen, Röntgenbilder von Herz und Gefäßen; sie zeigen eindrucksvoll den Rückfluß des Bluts nach den unteren Gliedmaßen, wenn die Beschleunigung von unten nach oben gerichtet ist.

1938 verfügen H. Armstrong und J. Heim in den Vereinigten Staaten über eine Zentrifuge von 6,10 Meter Durchmesser; mit ihr können sie am Menschen experimentieren. Sie vervollständigen die ausgezeichneten Versuche von L. Bührlen und H. von Diringshofen mit der großen Zentrifuge in Berlin, die damals gebaut wurde. Man kann sagen, daß 1939 die Mechanismen der Störungen und die Toleranzschwellen der Langzeitbeschleunigungen vom

*Abbildung 3430*
*Mademoiselle Hélène Dutrieu.*
*Das Fliegerkostüm wurde kreiert von Bernard gegen 1910.*
*(Paris, Bibl. des Arts décoratifs)*

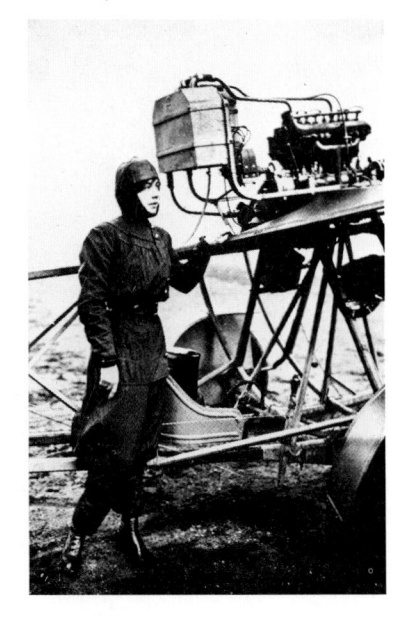

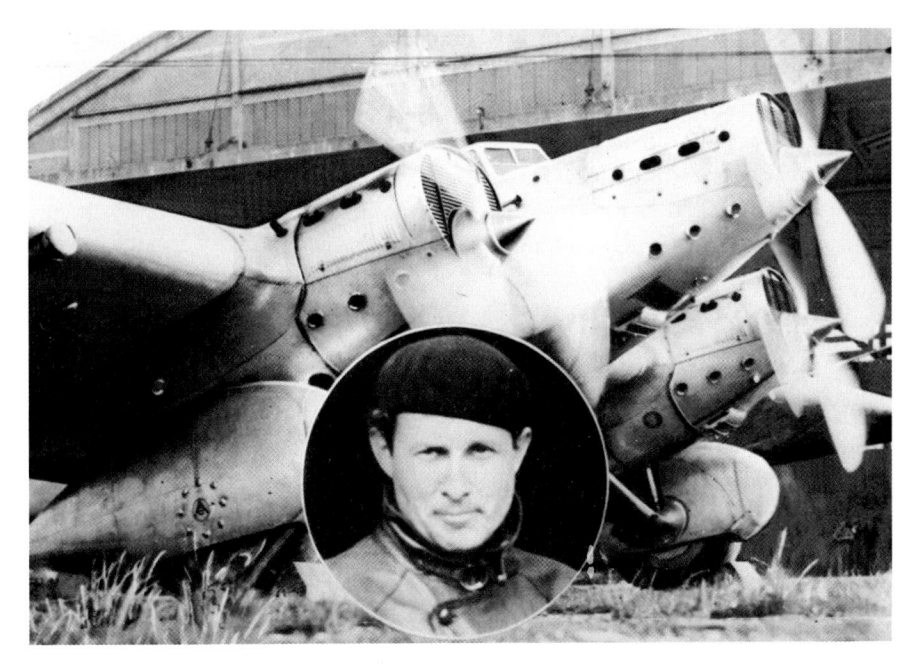

*Abbildung 3431
Jean Mermoz (1901–1936).
Der brillante Militärflieger Mermoz trat nach dem Krieg als Linienmaschinenpilot bei Latécoère ein. Mit Guillaumet war er der Pionier der Linie von Rio de Janeiro nach Santiago de Chile. Ihm gelang am 12. Mai 1930 die erste direkte Luftpostverbindung von Frankreich nach Südamerika.*

Steiß zum Kopf hin (das Beharrungsvermögen geht vom Kopf zu den Füßen) schon gut bekannt waren. Man wußte insbesondere, daß die Ohnmacht zwischen 5 und 7 g einsetzt, das heißt zwischen fünf- und siebenfacher Beschleunigung bei normaler Schwerkraft, wenn diese mehr als 5 Sekunden dauert ($g = 9{,}81$ m/s$^2$). Aber keinerlei Schutz konnte gefunden werden. Das Beharrungsvermögen, das sich vom Bauch zum Rücken oder umgekehrt als Querbeschleunigung auswirkt, erkannte man mit einer Toleranzschwelle von 12 g und einem Vorherrschen der Atmungsphänomene als viel besser verträglich. Die Kräfte, die sich vom Steiß zum Kopf auswirken und in Wirklichkeit nur selten auftreten, wie zum Beispiel beim umgekehrten Looping, lassen sich sehr schlecht vertragen und wurden auch sehr wenig untersucht.

Alle diese Arbeiten betrafen Beschleunigungen von großer Intensität, aber tatsächlich wird jede Änderung der Flugzeuglage von einer Beschleunigung begleitet, und diese hat, auch wenn sie nur schwach ist, einen Einfluß auf die Vestibula. Diese Einflüsse sind beim Blindflug von ganz besonderer Bedeutung, denn sie können zu Sinnestäuschungen und zu einer außerordentlich gefährlichen Einbuße des Orientierungsvermögens führen. Nun werden aber gerade in dieser Zeit Bordinstrumente entwickelt, mit denen man blind fliegen kann, insbesondere der Kurshalter und der künstliche Horizont. Die Empfindungen und Reflexe vestibulärer Art, die von den geradlinigen, radialen, angulären und Coriolisschen Beschleunigungen hervorgerufen werden, bilden so den Gegenstand wichtiger Arbeiten. Die Gesamtheit dieser Untersuchungen über die Höhe und die Beschleunigungen stellt einen wesentlichen Teil der Forschungen dar, aber nicht ausschließlich, denn man macht auch viele Anstrengungen auf anderen Gebieten wie der Luftkrankheit, der aeronautischen Toxikologie, dem Schutz der Augen und der Auslese und Überwachung des Flugpersonals.

Schließlich kennt diese Epoche die Entstehung der Fliegerei im Sanitätsdienst. Der einzige Versuch, den 1917 Dr. Chassaing durchgeführt hatte, war ohne Nachahmung geblieben. Glücklicherweise ließ sich der Praktiker durch diesen Mißerfolg nicht entmutigen, und dank der Hilfe von Kommandant

Chentin konnte er 1918 in Marokko Evakuierungen von Kranken oder Verletzten mit dem Flugzeug organisieren. Von nun an betrachtete man diese Evakuierungsart als normal: von 1918 bis 1934 wurden aus Nordafrika und aus dem Nahen Osten 6458 Kranke oder Verletzte evakuiert. In Frankreich bemühte sich R. Picque, der damals Chefarzt war, die Fliegerei für den Sanitätsdienst einzusetzen. Er kam 1927 bei einem Flugzeugunfall ums Leben, als er gerade eine Kranke zu einer Notoperation flog.

## Von 1939 bis zum Beginn der Raumfahrt: das »Goldene Zeitalter«

Der Zweite Weltkrieg beginnt mit dem unerbittlichen Einsatz der deutschen Luftwaffe. Mit ihren 2000 Bombenflugzeugen und 1500 Jägern zeigt sie ihre Überlegenheit, was 1939 die Zerschlagung Polens und im nächsten Jahr die Niederlage Frankreichs zur Folge hat. Deutschland hatte jedoch seine Hauptanstrengungen auf die Bombenflugzeuge gerichtet, und das ermöglichte es der Royal Air Force, die Schlacht um England zu gewinnen. Von 1941 an wendet sich die deutsche Luftwaffe nach Osten und verliert allmählich ihre Überlegenheit. Das Rennen um die Beherrschung des Luftraums verstärkt sich mehr und mehr, aber durch das Industriepotential der Vereinigten Staaten wird es ungleich: die amerikanische Produktion beläuft sich bald auf 1000 Maschinen im Monat. Im Juli 1944 ist die US Air Force die größte aller Zeiten mit 79 908 Maschinen und zwei Millionen Mann. Die Luftoperationen gegen Kriegsende zeigen die Stärke der Luftstreitkräfte: am 6. Juni 1944 steigen 11 000 alliierte Maschinen auf, und am 22. Juni 1944 starten 10 000 sowjetische Flugzeuge zum Angriff. Die während des Krieges hergestellten Flugzeuge erreichen die märchenhafte Zahl 675 000.

Parallel dazu erzielt man zahlreiche technische Fortschritte. Ab 1941 überschreitet Fittman 1000 Stundenkilometer. Dann erscheinen die Düsenflugzeuge; das phantastischste unter ihnen, die Messerschmitt 262, wird 1944 eingesetzt, und ihre Geschwindigkeit übertrifft die der alliierten Jäger um 200 Stundenkilometer. Man beherrscht die Technik der Druckkabine; schlanke pfeilförmige Tragflächen, Gasturbinen, Druckausgleich usw. sind entscheidende Entwicklungsschritte in Richtung der heutigen Luftfahrt – Etappen, die während und wegen des Zweiten Weltkriegs erreicht wurden. In ähnlicher Weise öffnen Raketenflugzeuge wie die Messerschmitt 163 und Raketen wie die V 2 die Tore zur Eroberung des Weltraums.

Nach dem Krieg setzen die Abfangflugzeuge mit Düsenantrieb die begonnene Entwicklung fort. 1948 wird in Großbritannien die Schallmauer von einer HD 108 durchbrochen. Von nun an überstürzen sich die Rekorde, die manchmal nur wenige Tage gelten. 1958 erreicht Deew 2259,60 Stundenkilometer auf einer F 104. 1965 verbessert Stephens den Geschwindigkeitsrekord auf 3331 Stundenkilometer auf einer Lockheed YF 121. Auch der Vorstoß in die Höhe ist bemerkenswert. Der Rekord mit 18 119 Meter, 1948 von Cunningham auf einer Vampire L erzielt, steigt auf 31 913 Meter, die 1959 Jordan auf einer Lockheed F 104 C erreicht.

Die Hochleistungsflugzeuge geben zwar eine Vorstellung von den erzielten technischen Fortschritten, man darf jedoch die anderen Fluggeräte nicht übersehen. Bei den Hubschraubern ist der Unterschied zwischen den 1937

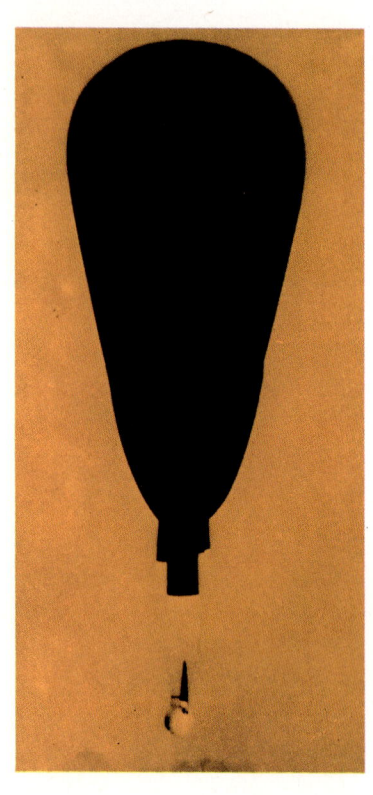

*Abbildung 3432
»Der zweite Aufstieg in die Stratosphäre. Abflug des Ballons von Professor Auguste Piccard (1884–1962) in Dübendorf am Donnerstag, dem 18. August 1932, um 5 Uhr 5 morgens.«
(Paris, Bibl. des Arts décoratifs)
Prof. Piccard erhob sich als erster in die Stratosphäre. Während mehrerer Aufstiege 1931–1932 schlug er den Weltrekord, indem er auf über 16 000 Meter gelangte.*

und 1966 erreichten Leistungen beachtlich. Der Geschwindigkeitsrekord geht von 122,6 auf 350,7 Stundenkilometer über und der Höhenrekord von 2439 auf 10984 Meter. Auch das Transportflugzeug macht eine beträchtliche Wandlung durch. 1945 bestand der Hauptteil der Transportflotte aus DC 3: 250 Stundenkilometer, 700 Kilometer Aktionsradius, 2,5 Tonnen Nutzlast. 1960 haben die meisten Lufttransporter Düsenantrieb. Zum Vergleich hat die seit 1959 eingesetzte DC 8 einen Aktionsradius von 10000 Kilometern und transportiert 115 bis 174 Passagiere mit einer Geschwindigkeit von 900 Stundenkilometern.

Die Luftfahrtärzte nahmen an dieser Entwicklung sehr aktiv teil. Grundzüge und gewisse Möglichkeiten sind 1939 zwar vorhanden, aber der Zweite

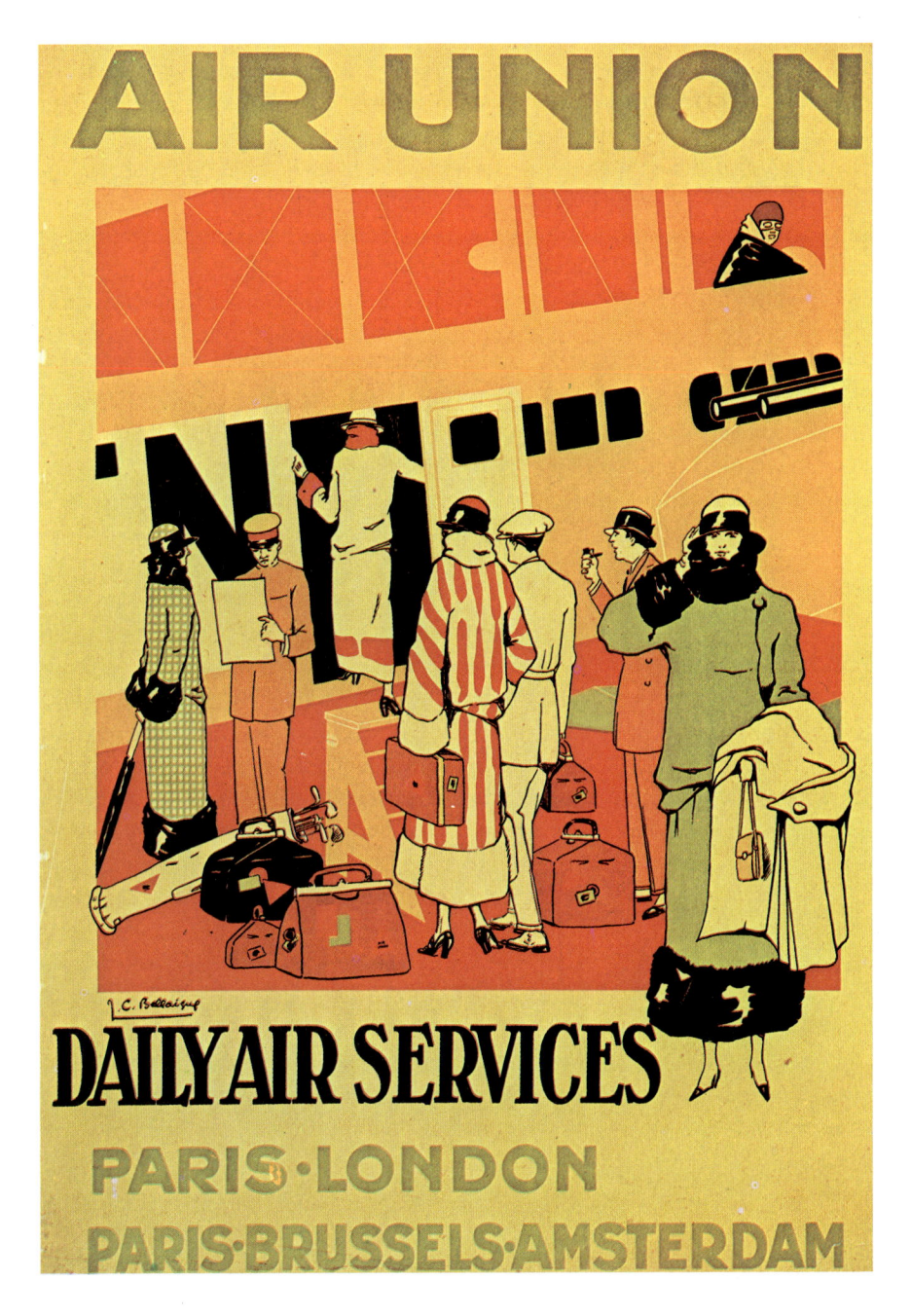

*Abbildung 3433*
*Plakat von J. Bellaigne für eine Lufttransportgesellschaft, gegen 1925–1930.*
*(Paris, Musée de l'Air)*

*Abbildung 3434
Der Erfinder Bonnet bringt am 19. August 1913 einen Fallschirm eigener Erfindung im Flugzeug von Adolphe Pégoud (1889–1915) unter. Pégaud erwarb sich weltweiten Ruhm dadurch, daß er auf dem Flugplatz von Chateaufort bei Versailles sein Flugzeug aufgab, indem er mit diesem Fallschirm absprang.
Illustration aus:* Le monde illustré *von August 1913.*

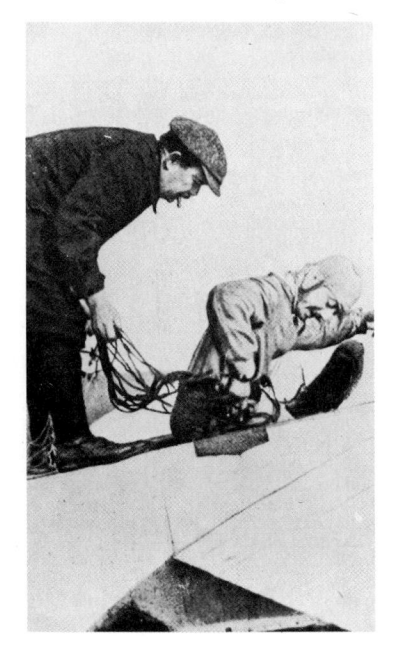

Weltkrieg hat für die einzelnen Länder unterschiedliche Folgen in diesem medizinischen Fachgebiet. In Großbritannien und in den Vereinigten Staaten wirkt er wie ein starkes Stimulans, und die Luftfahrtmediziner erlangen eine führende Rolle, die sie noch heute einnehmen. In Deutschland kam es nach einer äußerst fruchtbaren Periode, die das Land in den ersten Weltrang der Luftfahrtmedizin gehoben hatte, nach 1945 zu einem fast totalen Stillstand der Forschung; darauf folgte ein langsamer Wiederbeginn, und heute ist wieder ein beneidenswertes internationales Niveau erreicht. In Frankreich folgte auf eine beträchtliche Verlangsamung der Forschung zwischen 1939 und 1945 eine schnelle Wiederaufnahme der Tätigkeiten, denn glücklicherweise war die Entwicklung der militärischen Luftfahrtmedizin durch den Krieg nicht unterbrochen worden.

Die Geschichte der Luftfahrtmedizin von 1939 bis 1961 nachzuzeichnen ist ein schwieriges Unternehmen, denn die Forschungen, die der schnelle Fortschritt der Luftfahrt auslöst, sind so mannigfaltig und zahlreich, daß die Hinweise in der entsprechenden Literatur nach Tausenden zählen. Es kann nur ein globales Bild davon gegeben werden. Trotz der Zahl der Arbeiten über die Hypoxie vor 1939 blieben noch viele Punkte zu präzisieren, zum Beispiel die Reaktionen des Organismus auf eine gemäßigte Hypoxie, die Anpassung an eine chronische Hypoxie oder die regulierenden Funktionen. Diese Forschungen gingen übrigens weit über den Rahmen der Luftfahrtmedizin, indem sie entscheidende Erkenntnisse über die Atmungsphysiologie lieferten.

Die Probleme des Schutzes vor den Wirkungen der Hypoxie sind spezifisch für die Luftfahrtmedizin. Zu Beginn des Krieges wurde dieser Schutz durch Inhalatoren mit kontinuierlicher Sauerstoffabgabe gewährleistet. Die Deutschen entwickelten die ersten Inhalatoren, die nur beim Einatmen Sauerstoff abgaben und die man daher in Frankreich »inhalateurs à la demande« nannte. Auf diese Weise vermied man die Verschwendung von Sauerstoff und die Risiken einer Verdünnung mit Luft. Dank der Verwendung moderner Masken, welche die Wärme der ausgeatmeten Gase nutzten, um das Gefrieren der Ventile und einen leichten Sauerstoffüberdruck zu verhindern, war ein geeigneter Schutz gegen die Hypoxie bis in 12 000 Meter Höhe gewährleistet. In Großbritannien konnten bei Kriegsbeginn die Bombenflugzeuge nicht in großer Höhe operieren, weil keine ausreichenden Sauerstoffreserven vorhanden waren. Zur Verbesserung des Schutzes gegen die Hypoxie entwickelten die Engländer ein System mit einem kontinuierlichen Strom; der Sauerstoff wurde bei der Ausatmung in einem Sack gespeichert. Trotz der Benutzung dieses Regulators blieben die Hypoxieunfälle häufig. Im November 1943 zum Beispiel mußten 42 Einsätze wegen eines hypoxischen Unfalls abgebrochen werden. Auch die US Air Force wurde mit diesen Problemen konfrontiert, um so mehr, als ihre Bomber um 8500 Meter Höhe operierten, während die britischen selten höher als 6000 Meter flogen. Ihre Inhalatoren waren schlecht angepaßt und bildeten die Ursache zahlreicher Unfälle. Sie wurden jedoch von erbeuteten deutschen Regulatoren angeregt, und die Amerikaner nahmen 1944 ihre ersten Inhalatoren »à la demande« in Dienst. Zum Abfangen der Flugzeuge in ungefähr 13 000 Meter Höhe mußten die Engländer Atmungsgeräte mit Überdruck benutzen, weil die Verwendung von reinem Sauerstoff es nicht erlaubte, höher als 12 000 Meter zu steigen. Sie entwickelten daher ein Sauerstoffgerät und eine Atmungsweste. Die Amerikaner brachten 1944 ihren berühmten Regulator A 14, der den Schutz gegen Hypoxie bis 15 000 Meter gewährleistete, zum Einsatz. Die Atmung bei Überdruck verursacht jedoch spezifische Störungen, hauptsächlich des Kreislaufs und der Atmung, und diese bildeten den Gegenstand zahlreicher Forschungen.

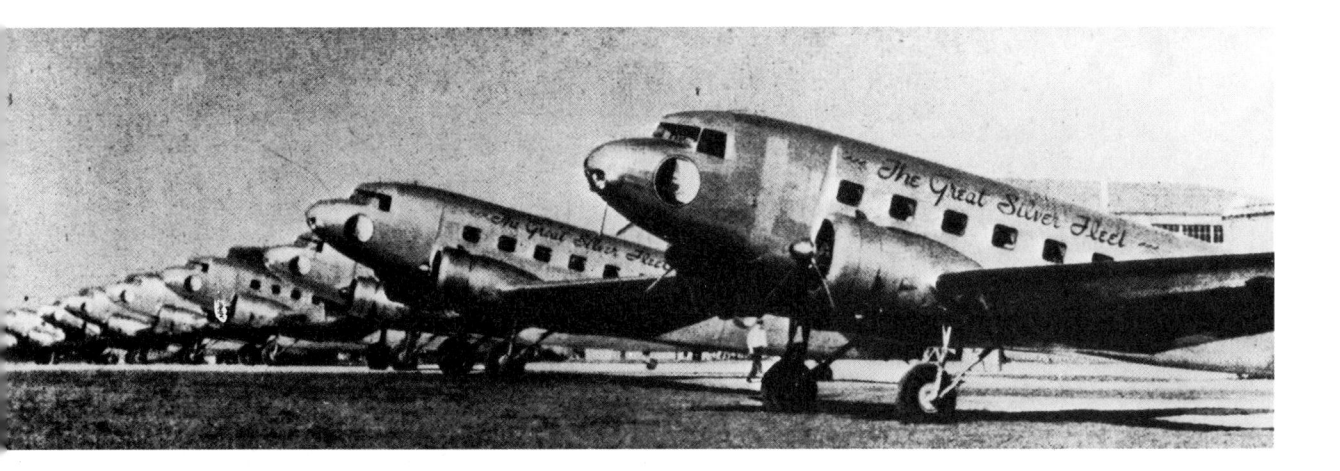

Wir haben bereits erfahren, daß die meisten Flugzeuge während des Kriegs von 1939 bis 1945 nicht mit Druckkabinen ausgerüstet waren. Flüge über 9 000 Meter Höhe hatten daher zahlreiche Fälle von Luftembolie zur Folge. Tödliche Unfälle waren zwar selten, aber die Auswirkungen der Luftembolie zwangen zum Abbruch der Einsätze. Wegen der militärischen Bedeutung der Flüge in großer Höhe stellte man in Deutschland, Großbritannien und in den Vereinigten Staaten noch gründlichere Forschungen an. Man machte erhebliche Anstrengungen, um durch Tests in der Dekompressionskabine das für solche Flüge geeignete Personal auszusuchen. Dieses Programm ermöglichte wohl eine sehr vollständige, aber nicht risikolose Erforschung der Probleme. Es gab dabei nämlich einhundertfünfzig Fälle von neurozirkulatorischem Kollaps, darunter sieben mit tödlichem Ausgang auf eine Million fiktiver Aufstiege in der Dekompressionskammer. Die Entwicklung dieser Druckkabine führte die Forscher seit 1939 dazu, die Untersuchungen über die direkte Wirkung einer Dekompression auf den Organismus fortzusetzen. Besonders interessierten die Auswirkungen einer plötzlichen Ausdehnung der Gase in der Lunge. Die Arbeiten führten zu den Sicherheitskriterien, die noch heute in der Luftfahrtindustrie gelten. Diese gegen Hypoxie und Luftembolie wirksame Schutzmethode gestattet uns heute in Höhen von 1500 bis 2500 Meter bequem zu reisen und dient auch zur Reinigung der Luft in der Kabine und zu einer wirksamen Klimatisierung. Dies war bei den Flugzeugen des Zweiten Weltkriegs nicht der Fall: die Kälte war ein schwieriges Problem, besonders für die Besatzungen der Bombenflugzeuge. Erfrierungen waren häufig, und um sich zu schützen, mußten die Flieger elektrisch beheizte Anzüge tragen. Wegen der besonderen Aspekte bei Flügen in großer Höhe, beispielsweise des Wärmeaustausches durch Strahlung, des niedrigen Luftdrucks, der Lufttrockenheit usw., wurden in verschiedenen Ländern ergänzende Studien über die Klimatisierung unternommen.

Als 1954 die französische Luftfahrtindustrie Abfangjäger konstruierte, die für den Flug in mehr als 15 000 Meter Höhe geeignet sind, war die Kabine technisch noch nicht entwickelt, und es stellte sich vordringlich das Problem des Schutzes des Piloten im Falle eines Druckverlusts. Die Beatmung mit

*Abbildung 3435*
*»Die Douglas-DC-3-Flotte der amerikanischen Gesellschaft TWA, die den transkontinentalen Dienst versieht. 4500 km in 15 bis 16 Stunden.« 1936.*

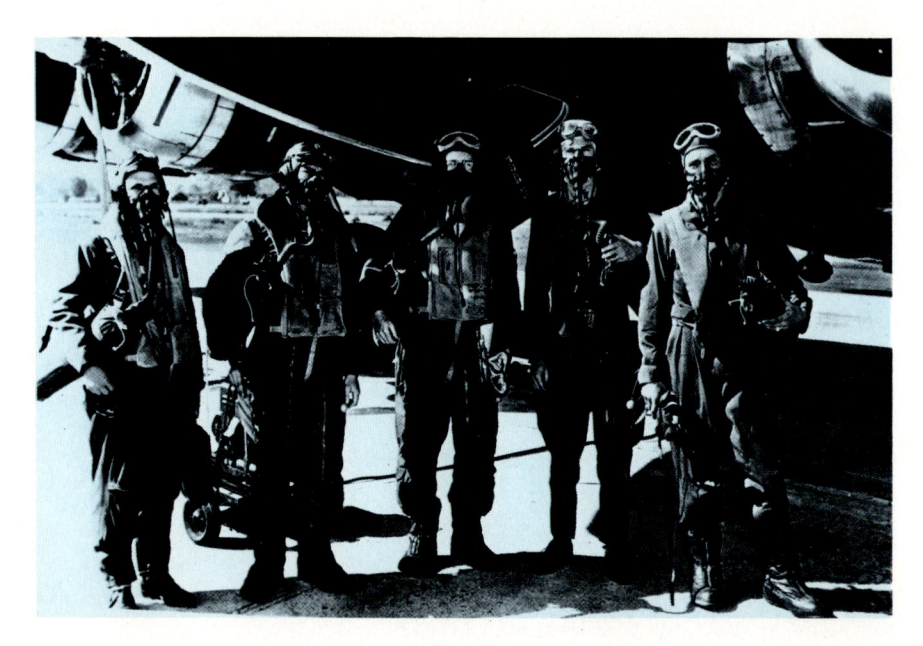

*Abbildung 3436
Besatzungsmitglieder der Boeing
B 17* The Shadow, *die am
12. Juli 1945 den Höhenrekord
schlug, indem sie 12 730 Meter
erreichte. Sie sind mit tragbaren
Sauerstoff-
flaschen ausgerüstet.*

Sauerstoff bei Überdruck gibt keine Gewähr für einen Schutz oberhalb von 15 000 Metern. Es mußte daher entweder ein Druckgerät oder ein Druckanzug entwickelt werden, der durch mechanischen Druck auf den Körper die kardiovaskulären und respiratorischen Störungen herabsetzt, die durch die Beatmung bei Überdruck verursacht werden; auf diese Weise konnte letztere oberhalb der 15 000-Meter-Grenze angewandt werden. Die Untersuchung eines solchen Anzugs, eine Verbesserung der 1944 von den Engländern verwandten Atmungsweste, hatte 1946 in den Vereinigten Staaten begonnen. In Frankreich begann man 1954 mit einem Projekt für einen stratosphärischen Anzug, mit dem man sich ungefähr eine Stunde in 30 000 Meter Höhe aufhalten konnte.

Der Schutz der Piloten gegen die Wirkungen einer längeren Beschleunigung vom Steiß zum Kopf hin fand während des Zweiten Weltkriegs eine Lösung. Es handelte sich um einen Anzug mit pneumatischen Blasen an Abdomen und unteren Gliedmaßen; sie wurden durch Preßluft über ein Anti-

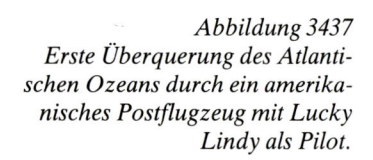

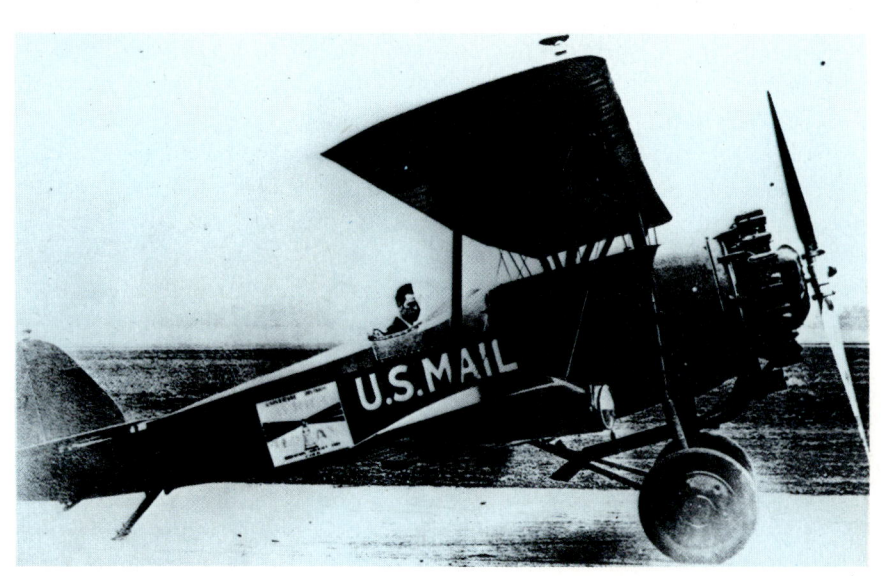

*Abbildung 3437
Erste Überquerung des Atlantischen Ozeans durch ein amerikanisches Postflugzeug mit Lucky Lindy als Pilot.*

G-Ventil, das auf Beschleunigungen reagiert, aufgeblasen. Diese Ausrüstung wird heute noch benutzt. Man erprobte auch verschiedene Maßnahmen, die eine wirksame Muskelspannung ermöglichen, wie auch die nach vorn gekrümmte Stellung. Weil die Querbeschleunigungen verträglicher sind, hat man daher untersucht, welche Vorteile ein Sitz bringt, der entsprechend der Beschleunigung kippt. Wegen technischer Probleme war dieses Verfahren, das die Verträglichkeit bis ungefähr 12 g erhöhen könnte, noch nicht anwendbar. Die Untersuchungen über die Zusammenhänge des Grau- und Schwarzsehens, die Ohnmacht und die Verträglichkeitsschwellen wurden intensiviert.

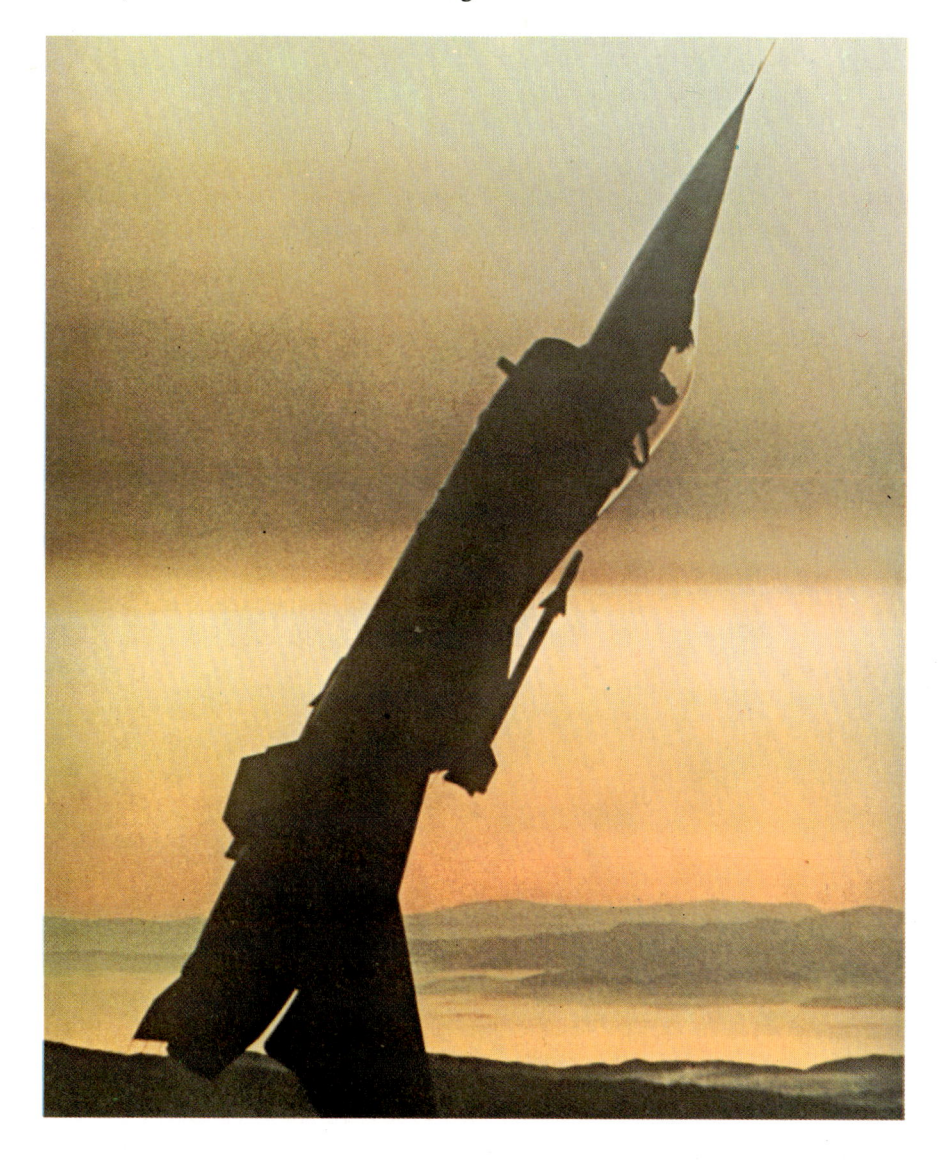

*Abbildung 3438*
*Jäger der amerikanischen Luftstreitkräfte (YF 16) im Flug.*

Die Erforschung der Querbeschleunigungen von langer Dauer bekam mit der Entwicklung der Flüge von Menschen in den Weltraum neue Impulse, denn um die Beschleunigungen beim Verlassen und beim Wiedereintritt in die Atmosphäre besser ertragen zu können, werden die Astronauten quer zur Achse dieser Beschleunigungen untergebracht. Da es respiratorische Störungen sind, welche die Verträglichkeit beschränken, wurden sie Gegenstand neuer Forschungen. Die bei Abflug und Rückkehr der Raumschiffe beobachteten Beschleunigungen haben sich in der Folge glücklicherweise als geringer als die menschliche Verträglichkeit in dieser Stellung erwiesen (12 g). Dagegen bleiben die lateralen Querbeschleunigungen fast unbekannt. Die Ärzte begannen im Zweiten Weltkrieg mit den Untersuchungen über die Auswirkungen der kurzzeitigen intensiven Beschleunigungen auf den Organismus: sie wollten die Überlebenschancen bei Flugzeugunfällen verbessern und den Absprung aus schnellen Flugzeugen gewährleisten.

S. Ruff zeigte an einer gebremsten Schaukel, daß die Beschleunigung von der Brust zum Rücken, die man bei Bauchlandungen beobachtet, bis 20 g mit den damals benutzten Gurten ausgehalten werden können. Um diese Untersuchungen zu vertiefen, baute man in Berlin eine angetriebene Kabine auf Schienen, die plötzlich gebremst werden konnte, aber ein Bombardement der Alliierten zerstörte die Einrichtung, bevor sie einsatzbereit war. Die Chancen, sich durch einen Fallschirmabsprung aus einem Flugzeug zu retten, verringern sich rasch mit der Geschwindigkeit. Bei etwa 325 Stundenkilometern fallen diese Chancen auf 50 Prozent. Aus diesem Grunde veranlaßten die Deutschen ab 1939 die Erforschung von Schleudersitzen, um den Zusammenstoß des Piloten mit dem Leitwerk zu verhindern. So stellte sich das Problem, den Piloten einer plötzlichen Beschleunigung vom Steiß zum Kopf hin auszusetzen wegen der Geschwindigkeit, die notwendig ist, um in die gewünschte Flugrichtung zu kommen. Bei dieser Art der Beschleunigung bildet die Wirbelsäule den schwachen Punkt. Daher untersuchte S. Ruff ihre Widerstandsfähigkeit und kam zu dem Schluß, daß zwischen 15,7 und 18,2 g Frakturen auftreten können. Die ersten Versuche am Menschen auf einer vertikalen Rampe bei schwächeren Beschleunigungen (11 bis 12 g beim Sitz Heinkel HE 280 zum Beispiel) führten dennoch zu Rückgratbrüchen. Eine wichtige Größe war nämlich unberücksichtigt geblieben: die Geschwindigkeit, mit der die Beschleunigung hergestellt wird. Wenn sie zu hoch ist, erscheinen Resonanzen, und es entwickeln sich zu starke lokale Kräfte.

1944 nahm das Institut für Luftfahrtmedizin von Farnborough in England seine Forschungen wieder auf. Und einen entscheidenden Schritt tat 1946 F. Latham, der auf die Idee kam, die Resonanzfrequenzen des menschlichen Körpers zu untersuchen, der sinusoiden Vibrationen von 2 bis 20 Hz ausgesetzt ist. Daraus leitete er die Beschleunigungswerte ab, die nicht überschritten werden dürfen, nämlich 25 g und 300 g/sek. Die Anfangsbeschleunigung stellt nicht das einzige Problem dar, denn sobald der Sitz und der Pilot abgestoßen werden, unterliegen sie gleichzeitig einer starken Abbremsung und der Einwirkung der direkten Atmung. Die berühmten Versuche des Oberarztes J. Stapp, die er 1947 bis 1951 mit einem Bremsschlitten auf Schienen durchführte, brachten entscheidende und genaue Angaben auf diesem Gebiet. Heroisch stellte er sich selbst für die Versuche zur Verfügung, und es gelang ihm, die Grenzen der menschlichen Verträglichkeit zu definieren; zum Beispiel zeigte er, daß man bei einer negativen Querbeschleunigung von 50 g, die bei 500 g/sek. erreicht wird, nur reversible Läsionen beobachtet. Er hat außerdem nachgewiesen, daß es, sobald der dynamische Luftdruck 0,32 kg/cm$^2$ erreicht, nicht mehr möglich ist, die Gliedmaßen durch Muskeltätigkeit in einer korrekten Lage zu halten; darüber hinaus ist ein Stützsystem nötig. All dies erklärt, daß bei hohen Geschwindigkeiten schwere oder sogar tödliche Läsionen durch das Ausschleudern verursacht werden können, und etwa 1000 Stundenkilometer gelten als Sicherheitsschwelle.

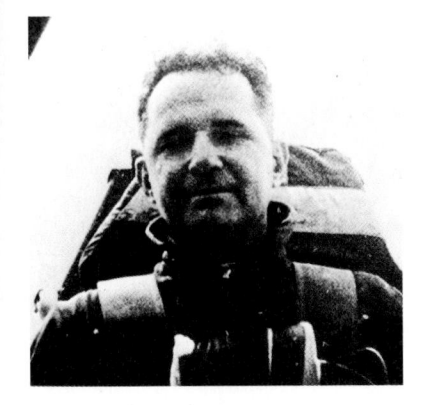

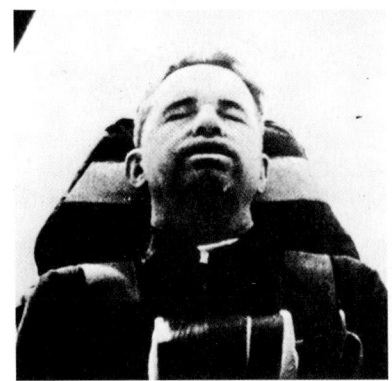

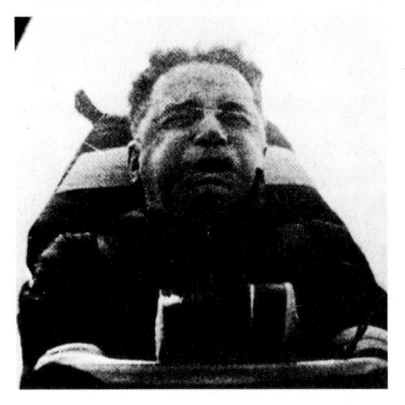

*Abbildungen 3439–3444 (oben und gegenüber) Diese sechs Fotos zeigen die Auswirkung positiver und negativer Beschleunigung auf Major Stapp während eines simulierten Schleudertests. Fig. 1 bis 3: während der ersten fünf Beschleunigungssekunden; Geschwindigkeit des Schlittens: 675 Stundenkilometer. Fig. 4 bis 6: Negative Initialbeschleunigung durch Anhalten des Schubs, wenn die Raketen leergebrannt sind und der Schlitten die Wasserbremsvorrichtung erreicht.*

Auch die Rotationen, die auf die Ausschleuderung folgen oder beim freien Fall auftreten, stellen eine Gefahr dar und waren Gegenstand von Forschungsarbeiten. Auch nach unten auszuschleudernde Sitze wurden untersucht, aber schnell wieder aufgegeben. Im Rahmen der Beschleunigungen, die man beim Fallschirmabsprung beobachtet, interessiert die Heldentat des Oberstarztes Lovelace, der 1943 aus einer Höhe von 12 000 Metern absprang. Als er sofort seinen Fallschirm öffnete, erhielt er einen außergewöhnlich starken Stoß, der ihn bewußtlos machte. Er hatte eine negative Beschleunigung von 33 g aushalten müssen und wies auf diese Weise ein Phänomen nach, das damals noch unbekannt war: der Schock beim Öffnen des Fallschirms nimmt mit der Höhe zu.

Bevor wir diese Probleme der Beschleunigungen abschließen, dürfen wir nicht die Vibrationen vergessen. Sie werden an Bord von Hubschraubern und beim Flug mit großer Geschwindigkeit in niedriger Höhe bedenklich. Obwohl es sich dabei nicht um ein spezifisches Problem der Luftfahrt handelt, haben sich Forscher der Luftfahrtmedizin einen Namen bei der Untersuchung der menschlichen Widerstandsfähigkeit gegen diverse Vibrationsarten gemacht.

Unter den fünf Sinnen hat das Sehen für den Flieger eine besondere Bedeutung. Daher gibt es auch eine große Zahl von Arbeiten über visuelle Probleme. Außer den Studien über die Wirkung, welche die schon beschriebenen schädlichen Faktoren beim Fliegen auf das Sehvermögen ausüben, zum Beispiel Hypoxie, Beschleunigungen, Dysbarismus usw., treten neue oder neue Bedeutung erlangende Erscheinungen auf. Dies war zunächst der Fall bei Feststellung der Nachtsehtauglichkeit der bei Dunkelheit eingesetzten Bomben- und Jagdflugzeugpiloten. Das waren außerdem die Anfänge der Zusammenarbeit zwischen Ärzten und Ingenieuren bei der Entwicklung von Cockpits. Die optischen Qualitäten der durchsichtigen Teile der Kabinen, das Anbringen der Beleuchtung am Instrumentenbrett, die Farben der Schalter usw. wurden gemeinsam untersucht. Auf diese Weise entstand die Ergonomie der Pilotenkanzeln; in der Folge sollte sie sich auch an andere Spezialisten wie Anthropometristen, Psychologen usw. wenden. Das Tiefensehen und die Heterophorie zogen ebenso wie der Schutz der Augen gegen die Sonnenstrahlen ganz besonders die Beachtung der Augenärzte auf sich. 1947 fand das Werk von A. Mercier und J. Duguet, *Physiopathologie oculaire de l'aviateur,* das diese Fragen erörterte, einen weltweiten Widerhall. Dann erschienen neue Forschungsrichtungen. So sind die visuellen Probleme der Radarbedienung Ausgangspunkt vieler Arbeiten, ebenso das Fliegen in großer Höhe, bei dem die Kurzsichtigkeit im Raum entdeckt wurde, und auch das Fliegen mit hoher Geschwindigkeit, bei dem der Akzent auf den Kollisionsrisiken und auf deren Vermeidung durch Signallampen liegt. Die Bedeutung des Sehens für den Flieger zog eine Verbesserung der verschiedenen Verfahren zur Prüfung des Sehvermögens und der visuellen Fähigkeiten nach sich, die zur Auswahl und Überwachung des fliegenden Personals notwendig sind.

Die Periode von 1939–1961 ist durch die Entwicklung der Düsenflugzeuge gekennzeichnet. Diese Maschinen sind sehr geräuschvoll, wovon das Bodenpersonal besonders betroffen ist. Ein Flugzeugmechaniker kann einer Lautstärke von mehr als 140 Dezibel ausgesetzt sein. Die Düsentransportflugzeuge sind ein echtes Problem wegen des Lärms, dem die in Flugplatznähe wohnende Bevölkerung ausgesetzt ist. Daher gibt es eine Vielzahl von Arbeiten über den Lärm der Maschinen und die Mittel, die man zum Schutz anwen-

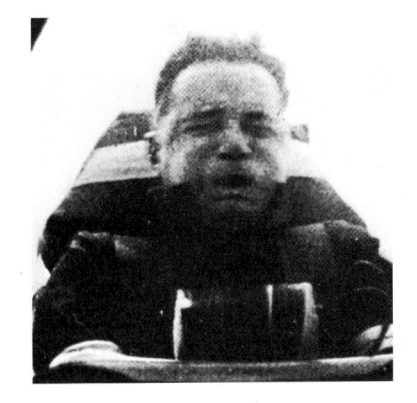

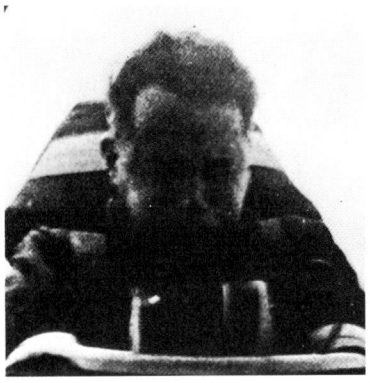

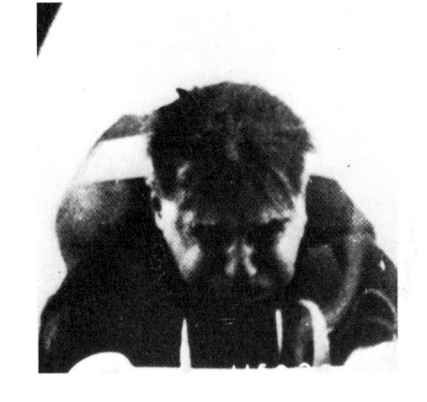

*Abbildung 3445
Steuerungsübung in einem Flugsimulator im Forschungszentrum der NASA in Hampton, Virginia.*

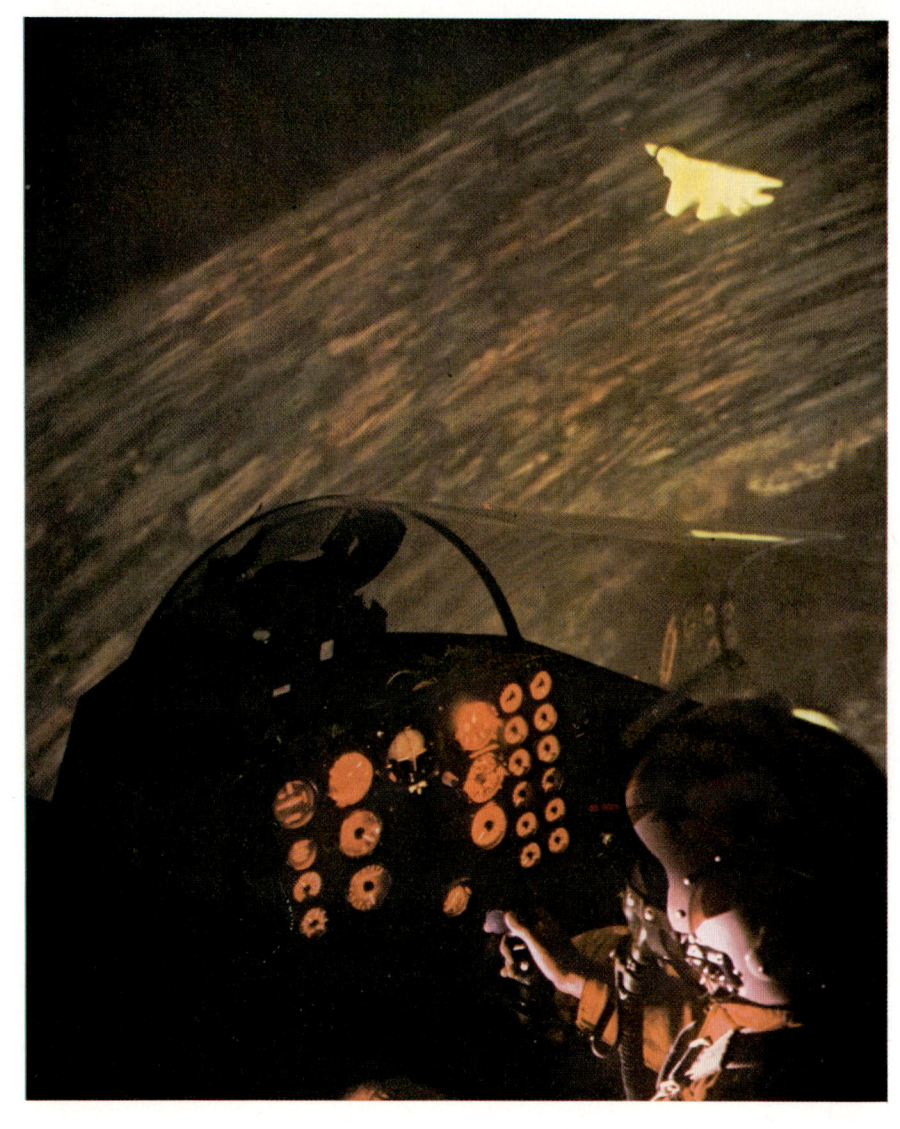

*Abbildung 3446 (unten)
Erprobung von Druckanzügen für den Fall einer Dekompression in großer Höhe. Diese Versuche führt man in einer Höhenkammer durch, die den Druck in 15 000 Meter Höhe simuliert.*

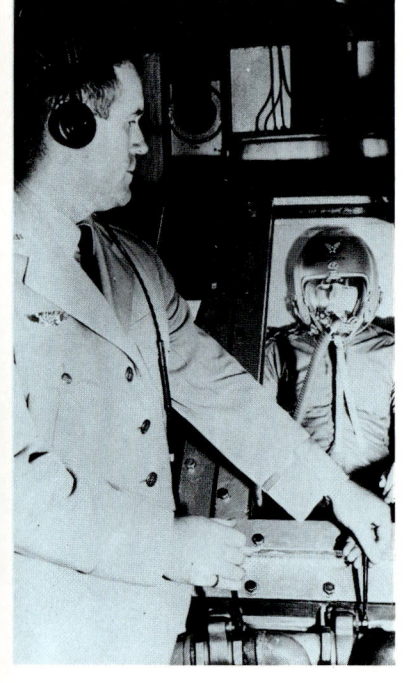

den kann. Wie oft bei der Einführung neuer Technik ergaben sich auch hier zunächst falsche Probleme. Viele Übel führte man auf den Ultraschall und den Infraschall der Düsen zurück. Die auf diesem Gebiet durchgeführten Forschungen gestatten, die Risiken wieder auf ihre wahre Dimension einzuschränken. Die Untersuchung der Prüfungsverfahren und der Gehörmessungen bei der medizinischen Auswahl und Überwachung der Eignung des Flugpersonals sowie die Studie der barotraumatischen Otitis und Sinusitis sind weiterhin Gegenstand zahlreicher Arbeiten. Auch die Herstellung des Gleichgewichts wurde analysiert, sowohl unter dem Gesichtspunkt der Desorientierung im Flug oder der Sinnestäuschungen als auch unter dem Gesichtspunkt der Zusammenhänge und der Untersuchungstechniken, die eine Rolle spielen. Eine größere Personenbeförderung im Flugzeug ergab – zuweilen in akuter Weise – Probleme wie die Luftkrankheit, und noch heute werden Studien über ihren Verlauf und die geeignete Vorsorge betrieben.

Der Zweite Weltkrieg und die weiteren militärischen Operationen führten zur Entwicklung des Luftfahrt-Sanitätsdienstes, der sich auf dem Gebiet der Organisation und der Technik perfektionierte (Vorbereitung der Kranken und Verletzten, Reanimation und Intensivpflege im Flugzeug). Er hat heute auf dem zivilen Gebiet eine große Bedeutung.

Während des Ersten Weltkriegs hatten die Ärzte bemerkt, daß eine psychologisch-physiologische Auslese die medizinische Auswahl ergänzen mußte. Nach einigen Versuchen zu Beginn des Kriegs entstand während des Kriegs in den Vereinigten Staaten eine Serie von Tests zur Feststellung der psychologischen Qualitäten der Kandidaten, die aufgrund dieser Eignungsprüfung als gute Piloten ausgewählt werden konnten. Die Resultate dieser Tests schufen für die Ausbildung wie auch für die Praxis Voraussetzungen, die zum Erfolg führten und sich bewährten. Weil so viele Mißerfolge in der Ausbildung vermieden werden konnten, erzielten die Streitkräfte eine Einsparung. In der Folge verbesserte man die Tests und ergänzte sie aufgrund von zwischenzeitlichen Erfahrungen. Die Operationen des Luftkriegs be-

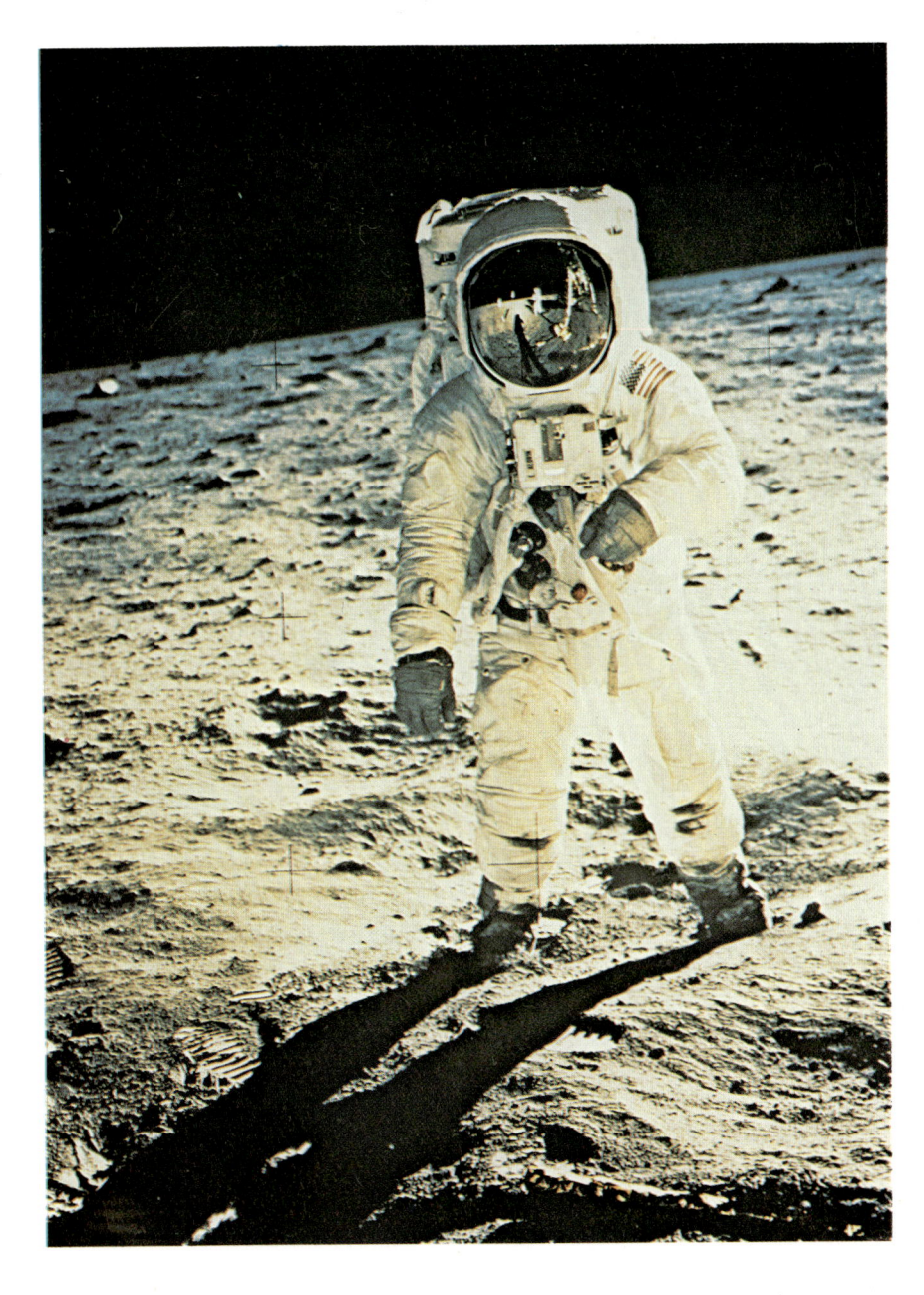

*Abbildung 3447*
*Der erste Mensch auf dem Mond: Neil Armstrong, fotographiert von Aldrin am 21. Juli 1969.*
*»Ein ganz kleiner Schritt für mich, ein großer für die Menschheit.«*

lasteten die Besatzungen und setzten sie einer gewaltigen Nervenanspannung aus. Die Erschöpfung nach den Einsätzen war verbunden mit entsprechenden psychischen und psychosomatischen Symptomen, denen oft echte Psychoneurosen folgten. In Friedenszeiten wurde die Aufmerksamkeit der Psychologen und Psychiater auf die Anpassungsschwierigkeiten gelenkt, die zu einer wahren Furcht vor dem Fliegen führen können und sich durch Geistes- oder psychosomatische Störungen wie dem »Unbehagen im Flug« ausdrückten. Diese Störungen, die bei Flugschülern wie auch bei erfahrenen Piloten auftreten können, erfordern viel Aufmerksamkeit seitens der Luftwaffenärzte; nur so können die Störungen entdeckt und Vorsorge dagegen getroffen werden.

Nach dem Krieg hat die Ausweitung der zivilen Luftfahrt die Luftfahrtmediziner veranlaßt, die gesundheitlichen Folgen der Reisen von Osten nach Westen und umgekehrt zu untersuchen. Der schnelle Übergang in eine andere Zeitzone verursacht nämlich eine Zeitverschiebung für den 24-Stunden-Rhythmus des Organismus gegenüber der gewohnten Ortszeit und erhöht so die Ermüdung.

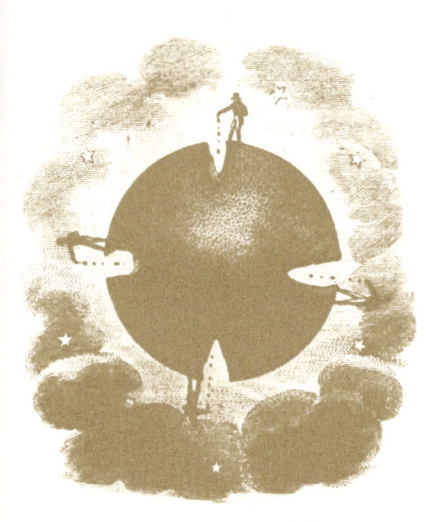

*Abbildung 3448*
*Die Schwerkraft. Vignette des 19. Jh.s.*
*(Paris, Musée Carnavalet, Sammlung Nadar)*

*Abbildung 3449*
*Start der gigantischen Rakete Saturn V von Cap Kennedy am 9. November 1967; sie entwickelt einen Schub von 3,4 Millionen Kilogramm. Die 111 Meter hohe Rakete wog 2800 Tonnen. Es ist der schwerste Flugkörper, der bis zu diesem Datum jemals in die Luft geschickt wurde.*

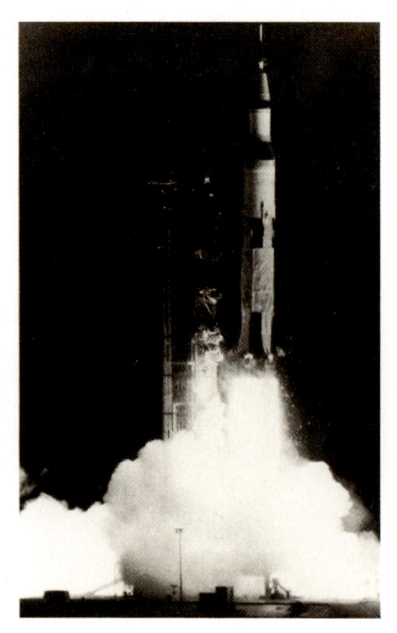

# Das Raumfahrtzeitalter

Am 12. April 1961 kreist der Sowjetrusse Gagarin eine Stunde und achtundvierzig Minuten auf seiner Umlaufbahn um die Erde. Dieser historische Flug eröffnet nun wirklich das Zeitalter der Raumfahrt. Das erste lebende Wesen, das auf eine Umlaufbahn gebracht wurde, war am 3. November 1957 die Hündin Laika. Aus dieser Zeit datieren die wichtigen Forschungen der Raumfahrtmedizin. Die erste Sorge bestand darin, die Wirkung der Schwerelosigkeit auf einen lebenden Organismus kennenzulernen; daher kam es in der Sowjetunion, in den Vereinigten Staaten und Frankreich zu Studien über die Reaktionen von Tieren in Raketen. Für die Experimente am Menschen griff man auf einen parabolischen Flug im Flugzeug, lange Bettruhe und Eintauchen ins Wasser zurück. Auch die Wirkung der kosmischen Strahlung auf die Lebewesen mußte erforscht werden, und zwar sowohl in der Raumfahrt als auch beim Flug von Überschallflugzeugen. Dank dieser ersten Forschungen, aber auch aller übrigen Kenntnisse, welche die Luftfahrtmedizin vorher gesammelt hatte, konnte dem Menschen der Weg in den Weltraum geebnet werden.

Es gibt eigentlich keinen Unterschied zwischen der Luftfahrtmedizin und der Raumfahrtmedizin, denn letztere bildet lediglich eine Erweiterung des Gebiets der ersten. Man kann sagen, daß sich 1961 einfach ein neues Kapitel des Bereichs öffnet, der jetzt besser als Luft- und Raumfahrtmedizin bezeichnet werden sollte. Heißt dies nun, daß das Kapitel der Luftfahrtmedizin abgeschlossen ist? Gewiß nicht, aber der Hauptteil der Kenntnisse ist erworben, und es wird sich eine gewisse Verschiebung ihrer Ziele beobachten lassen. Bisher dominierte das Wissen um die Wirkung schädlicher Faktoren auf den Menschen beim Flug im Flugzeug und um die Mittel, sich dagegen zu schützen. In der Zukunft werden die Beziehungen zwischen Mensch und Maschine die Aufmerksamkeit der Wissenschaftler beanspruchen.

Die Forschung in der Luftfahrtmedizin, die bisher eine klassische physiologische Dominante besaß, wendet sich der Psychophysiologie und der sensoriellen Physiologie zu. Dagegen macht im Weltraum das Leben in Schwerelosigkeit in einer hermetisch abgeschlossenen, relativ engen Kabine, die den schädlichen Strahlungen des Raums ausgesetzt ist (eine zum Leben geeignete Umgebung wird dort künstlich aufrechterhalten), die Mobilisierung aller Disziplinen der medizinischen Forschung nötig. Ihr Erfolg ist bekannt. Die Fläche im Weltraum mit so berühmten Daten wie dem ersten Verlassen des Raumschiffs, dem Ausflug ins Weltall, durch Alexei Leonow am 18. März 1965, oder den ersten Menschen auf dem Mond mit Neil Armstrong und Edwin Aldrin am 21. Juli 1969, belaufen sich bis jetzt auf mehr als 50 000 Stunden. Eine beträchtliche Zahl medizinischer, physiologischer und biologischer Daten ist gesammelt worden; sie bilden mehrere dicke Bände und beweisen die Vitalität dieses jungen medizinischen Fachgebiets, nämlich der Luft- und Raumfahrtmedizin.

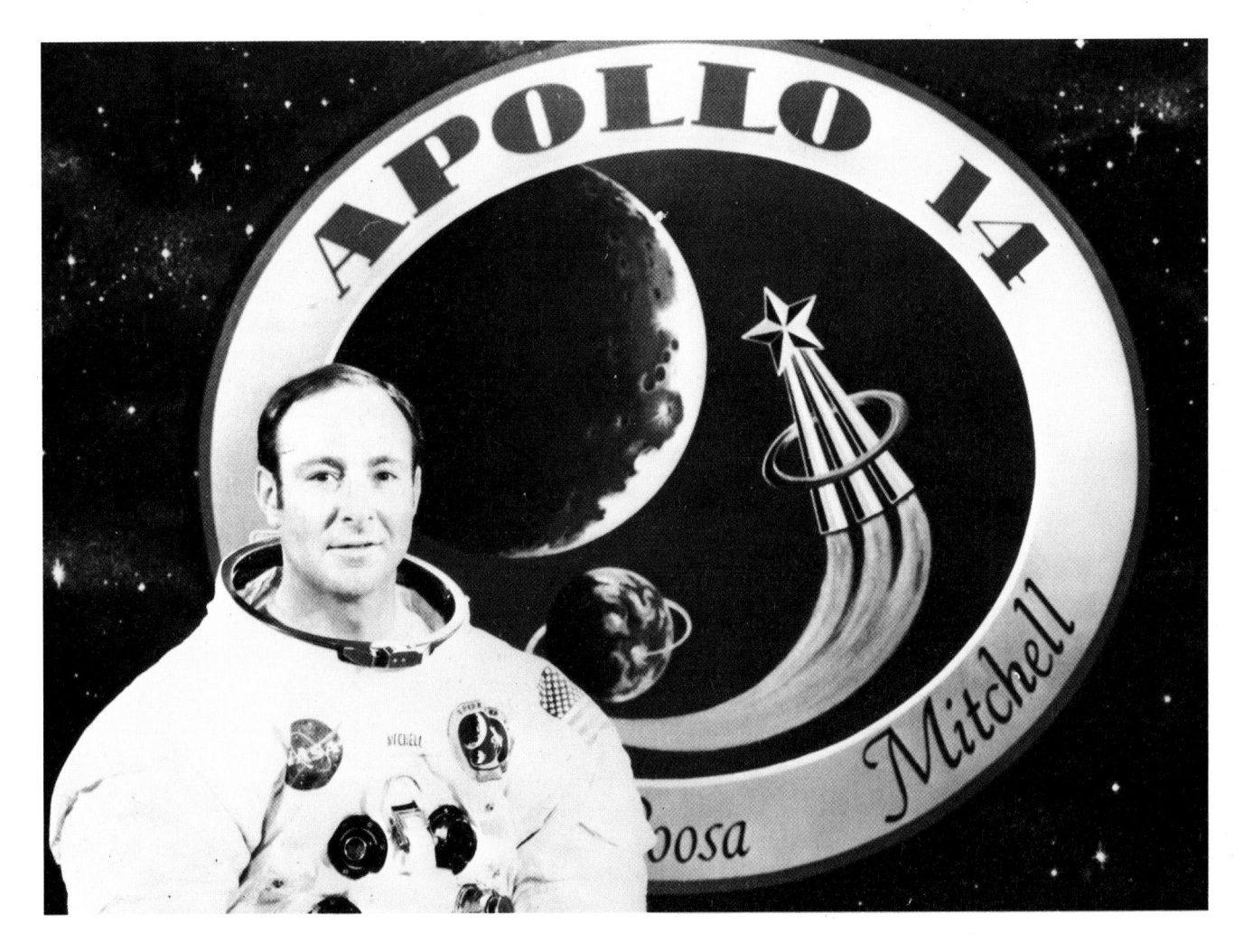

*Abbildung 3450*
*Edgar Mitchell, Pilot der Mondlandefähre* Apollo 14.

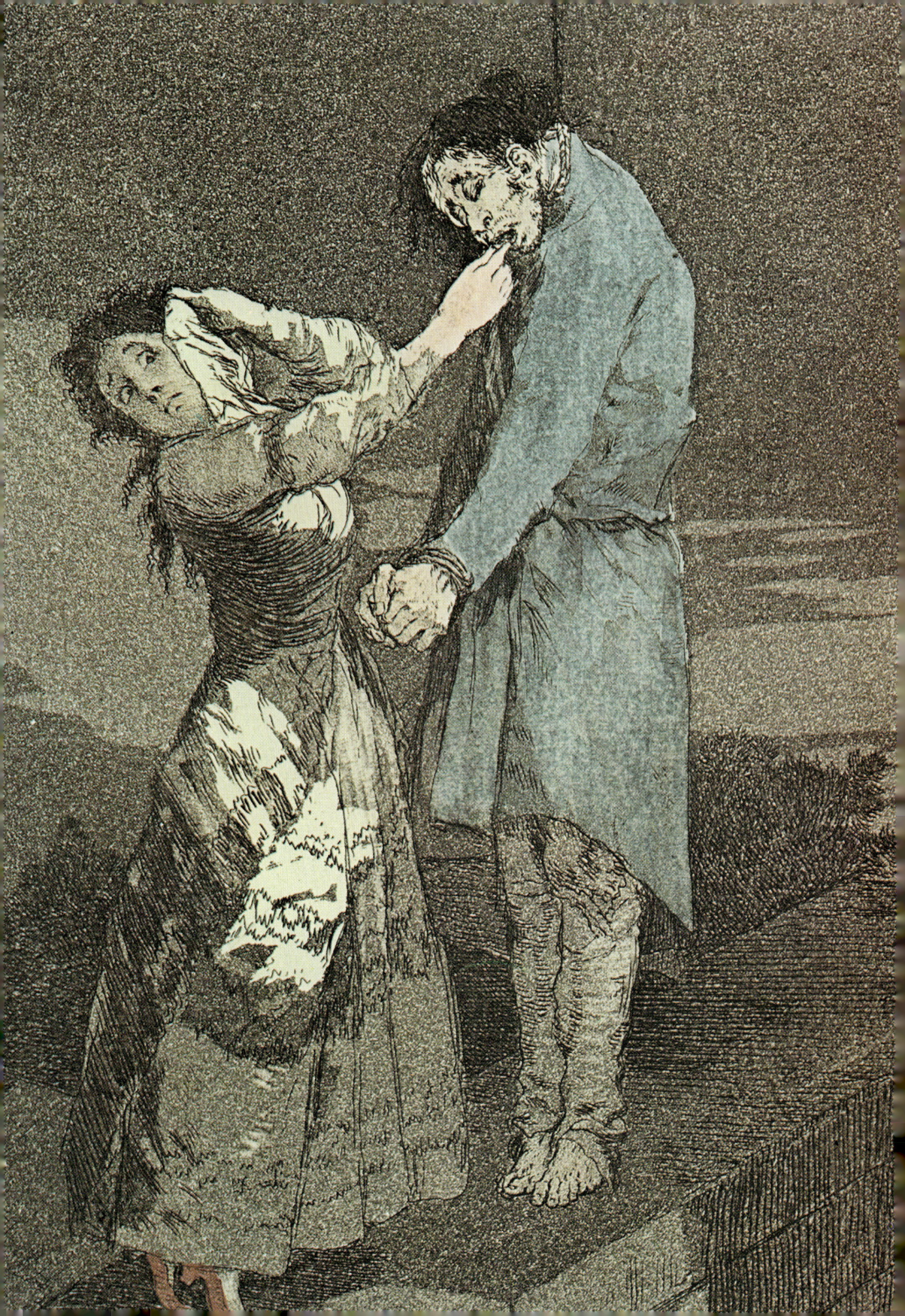

# Die Zahnmedizin vom 18. Jahrhundert bis zur Gegenwart

*von A. Besombes*

Das Jahrhundert der Aufklärung und der Vernunft war in allen Bereichen der Künste und der Wissenschaften, die einen ständigen Austausch pflegten, außergewöhnlich fruchtbar. Es stellt die allmähliche Wende zwischen dem Ende eines von den Überresten des Empirismus der vorangegangenen Jahrhunderte geprägten Zeitabschnittes und dem Beginn der »Jahrhunderte der Wahrheit«, zu welchen das 19. und 20. Jahrhundert werden sollten, dar.

Im 18. Jahrhundert sehnten sich die Menschen nach Vernunft und nach Tugend, sie interessierten sich für die »mechanischen Künste« und waren »aufgeklärte Bürger«. Es war das Jahrhundert Voltaires ebenso wie das Diderots, des Enzyklopädismus, welcher die rationalen Philosophien kritisierte, und das der Physiologie (mit von Haller, Priestley, Lavoisier, Réaumur, Spallanzani usw.), die eine Gegenüberstellung der physiologischen und der klinischen Anatomie ermöglichte; Giambattista Morgagni schuf die pathologische Anatomie. 1756 stellt der Marquis de Mirabeau (1715–1789), der Vater des berühmten Mitglieds der Verfassungsgebenden Versammlung (Honoré Gabriel de Mirabeau, 1749–1791) folgenden Grundsatz auf: »Der Staat ist für die Gesundheit des Volkes verantwortlich.« Im Jahrhundert Ludwigs XIV. entwickelte sich die Zahnchirurgie, wenn auch nur in Form der zahlreichen Eingriffe, welche der Sonnenkönig erdulden mußte. Ohne auf die Zahnbeschwerden des Monarchen eingehen zu wollen, sei doch festzuhalten, daß er schon mit vierunddreißig Jahren die Zähne des linken Oberkiefers verloren hatte und zwischen Mund- und Kieferhöhle eine Verbindung entstand, durch welche Getränke und Speisen eindringen konnten. Dubois versuchte, ihm mit vierzehn Kauterverfahren zu helfen, die er sehr mutig ertrug. Kurz vor seinem Tod verlor er seinen letzten Zahn.

Die Regelung der Chirurgie durch Ludwig XIV. hatte die lange und fruchtbare Regierungszeit von Ludwig XV. vorbereitet. Nach dem Werk von Pierre Fauchard erschienen im 18. Jahrhundert zahlreiche Schriften. *Le Chirurgien Dentiste ou Traité des dents* (Der Zahnchirurg oder Abhandlung über die Zähne), 1728, war ein Ereignis, nicht nur, weil Fauchard (1678–1761) darin beklagte, daß es weder einen Unterricht noch ein Berufsreglement gab, sondern weil es zu erfreulichen Nachahmungen anregte. Die Dentisten reihten sich in die von den Enzyklopädisten hervorgerufene Bewegung ein. Die immer zahlreicher werdenden Zahnärzte nutzten so gut wie möglich die Kenntnisse ihrer Zeit. Die Zahnmedizin wurde ein selbständiger, ernstzuneh-

*Abbildung 3451 (gegenüber)*
*»A caza de dientes« (Auf der Jagd nach Zähnen).*
*Radierung mit Aquatinta, von Francesco Goya für die Caprichos.*
*(Paris, Privatsammlung)*
*Eine junge Frau, die sich erschrocken das Gesicht mit ihrem Taschentuch bedeckt, versucht einem Gehängten einen Zahn auszureißen. Der Aberglaube des Volkes schrieb den Zähnen von Gehängten eine unheilvolle Kraft zu, und sie wurden dazu benützt, andere zu behexen.*

## Das 18. Jahrhundert

*Abbildung 3452*
*»Al conde palatino«.*
*Stich von Goya für die Caprichos, 1792–1799.*
*(Paris, Nat. Bibl., Kupferstichkabinett)*

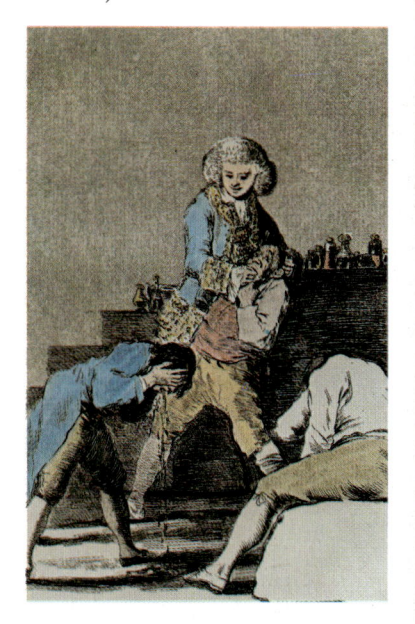

mender Berufszweig. Im Jahrhundert der Aufklärung wurde die Zahnheilkunde geboren. Doch es gab weiterhin Scharlatane, die Marktschreier der öffentlichen Plätze, die durch ihre Unwissenheit dem Ruf der Berufsdentisten schadeten.

## Die Praktiker des 18. Jahrhunderts

Wenn man an die Jahrmarktsdentisten denkt, die Jongleure, die Gaukler, welche manchmal Zähne zogen (oder zumindest so taten, als ob), und vor allem an die Verkäufer von »Heilmitteln« mit klingenden Namen, wie »Elixier von Mekka«, »betäubendes und berauschendes Pulver« und in erster Linie an das Allheilmittel »Orvietan«, dessen Verkauf unter Oberaufsicht von »Inspektoren von Allheilmitteln«, unter der hohen Autorität des ersten Hofarztes des Königs stand, wenn man sich vorstellt, daß Händler mit den verschiedensten Pulvern und Elixieren Geschäfte machten, dann wird man verstehen, warum das Erscheinen des Werkes von Pierre Fauchard ein so großes Ereignis war. Die erhabenen Gedanken, die Aufrichtigkeit und Offenheit, die aus den beiden kleinen Bänden (klein im Vergleich zu unseren modernen Abhandlungen) sprechen, brachten ihnen viele Anhänger und riefen die Bewunderung selbst und vor allem jener Zeitgenossen hervor, die eifersüchtig waren. So wünschte sich Bunon 1743, »die Ansichten von M. Fauchard zu unterstützen und, seinem Beispiel folgend, zur Ehre der französischen Chirurgie beizutragen, die von allen Nationen so hoch geschätzt wird«. Die »Zustimmungen«, die vierzehn Seiten des zweiten Bandes umfassen, wurden von den bedeutendsten Ärzten und Chirurgen seiner Zeit unterschrieben.

Diese echte Begeisterung setzte sich bei den unmittelbaren und späteren Nachfolgern fort. Audibran, »Königlicher Diplomdentist und Gesundheitsoffizier«, schrieb 1821 in seinem *Traité historique et pratique sur les dents* (Historische und praktische Abhandlung über die Zähne): »Die Schriften von Fauchard stellen noch heute das Beste aus der Kunst der Dentisten dar. Wie groß auch die Fortschritte sein mögen, die seither erzielt wurden, so kann man doch kein Werk mit der Abhandlung von Fauchard vergleichen.« Der Amerikaner Weinberger erklärt in seinem Werk *Pierre Fauchard, Surgeon Dentist* (1941, Minneapolis): »Dieses Buch hat aus der Zahnheilkunde einen Beruf gemacht.« In den Vereinigten Staaten gibt es übrigens eine Akademie Pierre Fauchard, die in fast allen Ländern Niederlassungen hat. So wird dieser berühmte Vorläufer in der ganzen Welt geehrt.

Wir möchten darauf hinweisen, daß die erste Auflage von 1728 »rasch vergriffen war und für würdig befunden wurde, in eine Fremdsprache übersetzt zu werden« (Vorwort der 2. Auflage, 1746), daß dieses Werk 1733 in Deutschland erschien und 1786 (fünfundzwanzig Jahre nach dem Tod des Autors) ein drittes Mal aufgelegt wurde; der genaue Titel lautete: *Le Chirurgien Dentiste ou Traité des Dents* (Der Zahnchirurg oder Abhandlung über die Zähne), »worin Mittel angeführt werden, um sie sauber und gesund zu halten, sie zu verschönern, ihrem Verlust entgegenzuwirken und ihre Krankheiten, jene des Zahnfleisches, und die Unfälle, welche den an die Zähne angrenzenden Teilen zustoßen könnten, zu heilen«. Dieser lange Titel zeigt uns, ohne die 38 Kapitel des ersten und die 26 Kapitel des zweiten Bandes zu analysieren, daß nacheinander der Anatom, der Pathologe, der Therapeut und der Hygienefachmann Fauchard seine gesamten Kenntnisse darlegt, wobei er »Spezialisierungen« beschreibt, so die Kieferorthopädie, fest ver-

*Abbildung 3453 (gegenüber, oben links)*
*»Künstliche Teile einer Prothese. Fig. 1 zeigt eine Ober- und Unterkieferprothese, die an zwei Federn gehalten wird. Fig. 3 zeigt eine emaillierte Prothese . . . ganz geschlossen, mit Zähnen, die von Zahnfleisch bedeckt sind.«*
Stich aus Le Chirurgien dentiste ou Traité des dents . . . (Der Zahnchirurg oder Abhandlung über die Zähne . . .) von Pierre Fauchard, Paris 1728, Band II. (Bibliothek der Alten Med. Fakultät)

*Abbildung 3454 (gegenüber, oben Mitte)*
*»Doppelte Schraubzwinge für die linke Seite des Unterkiefers und die rechte Seite des Oberkiefers«.*
*(Paris, ebd.)*
*An den beiden Enden bemerkt man die Stoffpolsterung zum Schutz des Zahnfleisches und zur Minderung der Schmerzen des Patienten; diese Vorrichtung drückt die für seine Zeit wirklich außergewöhnliche Besorgnis von Fauchard aus.*

*Abbildung 3455 (gegenüber, oben rechts)*
*Darstellung des Gaumengewölbes und des Oberkiefers mit dem Zäpfchen, bei c.*
*Illustration aus dem* Academicarum annotationum liber primus. . . , *von B. S. Albinus, Leyden 1754.*
*(Bibliothek der Alten Medizinischen Fakultät)*

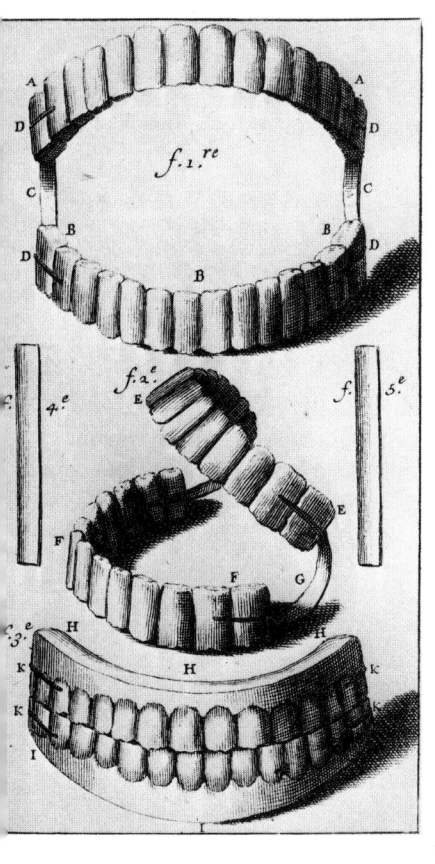

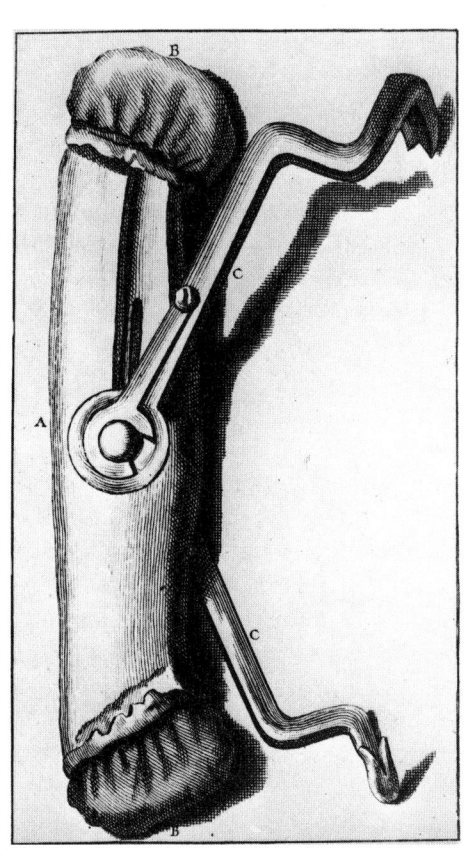

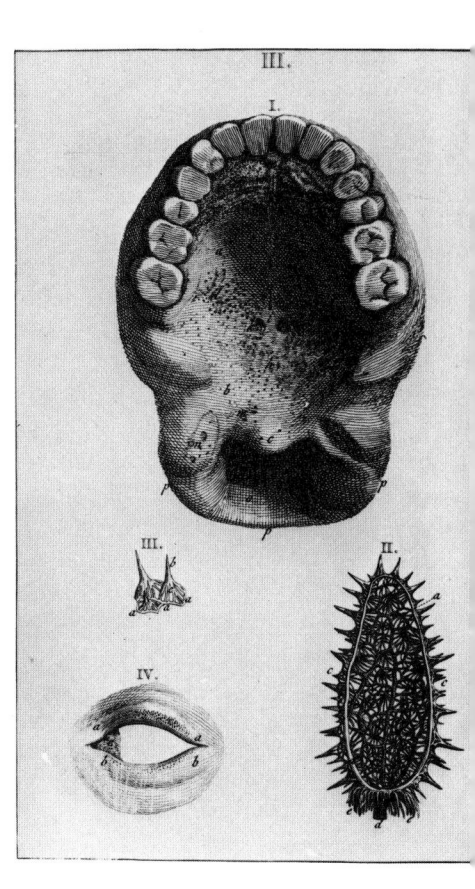

bundene und herausnehmbare Prothesen, Orthodontie, Diätetik, Hygiene, Endodontie, Plombieren, Parodontologie (Krankheit von Fauchard, Parodontitis marginalis) und Stomatologie, wobei diese meist nicht dieselben Namen tragen, unter denen wir diese Erkrankungen heute kennen. Auch die psychosomatische Medizin (Bd. 1, S. 100 und 101), die Reihenuntersuchung und die Zahnpflege in den Schulen wurden nicht vergessen.

Man muß sich vorstellen, wie unzulänglich zu jener Zeit die Mittel – Material, Beleuchtung, Instrumente – waren, um zu verstehen, wie notwendig die genaue Beschreibung der Stellungen sowohl des Kranken als auch des Zahnarztes bei gewissen Operationstechniken war, damit ein rascher und geschickter Eingriff ermöglicht wurde; denn damals gab es ja noch keine Anästhesie. Das rotierende Instrument war beschränkt auf »einen nicht schwenkbaren Bohrer, der auf einem Gerüst befestigt ist und mit der linken Hand gehalten wurde, während man mit dem Bügel, den die rechte Hand führt, den Kanal durchbohrt und öffnet, soweit dies nötig erscheint, wobei man der Richtung folgt . . .« Die entscheidende Suche nach dem »Stützpunkt«, der Grundlage jeder präzisen Zahnheilkunde, muß ziemlich schwierig gewesen sein. Die in der zweiten Auflage des Werkes von Fauchard (Bd. 1, S. 275) erschienene Beschreibung dieser »Art von Skorbut, über die, wie ich glaube, noch kein Arzt sich zu schreiben bemüht hat . . .«, ist die erste über jene Krankheit, der man später seinen Namen beigefügt hat: die Krankheit von Fauchard (Parodontitis marginalis).

Alle, die über Fauchard schrieben, berichteten, er sei als Assistenzarzt »an Bord der Schiffe des Königs gefahren«. In seinem Vorwort schrieb er sogar selbst: »Ich war Schüler von M. Alexandre Poteleret, dem ersten Arzt der

*Abbildung 3456 (unten) Stich aus dem 18. Jh., der einen der berühmtesten Scharlatane jener Zeit, den großen Thomas, zeigt, wie er gerade auf der Pariser Brücke Pont-Neuf operiert. (Paris, Museum Carnavalet)*

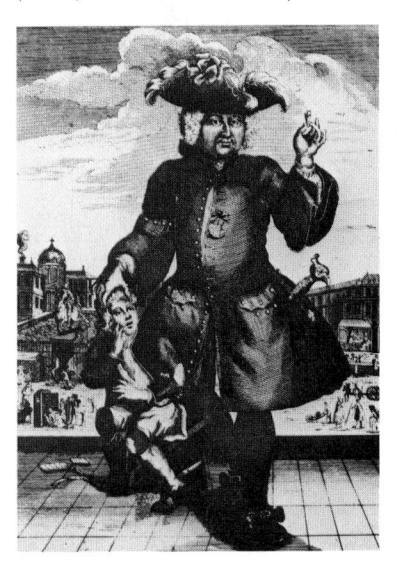

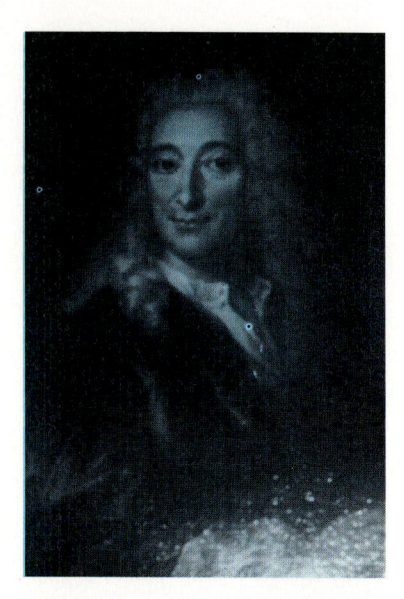

*Abbildung 3457*
*Pierre Fauchard (1678–1761).*
*Gemälde aus der Schule von Hyacinthe Rigaud (1659–1743). Dieses Gemälde ist jetzt im Besitz der Nachkommen von Fauchard.*
*(Vom Autor zur Verfügung gestelltes Dokument)*

## Die Entdeckung neuer Techniken

Schiffe des Königs, der in den Krankheiten des Mundes sehr erfahren war...« Niemand hat jedoch bisher einen Poteleret, Poterlet oder einen ähnlichen Namen im Gesundheitsdienst der Marine erwähnt gefunden. Außerdem war Fauchard 1696, als achtzehnjähriger, in Angers. Er wurde dorthin »bestellt«, um M. de Crespy de La Mabilière zu behandeln. Sicherlich waren die Menschen damals früher reif als heute, doch vor 1696 hatte er wohl kaum Zeit für Schiffahrten gehabt. Oft wurde auch berichtet und geschrieben, Fauchard sei der Zahnarzt Ludwigs XIV. gewesen; doch Fauchard kam erst 1719 nach Paris, wodurch diese Behauptung widerlegt ist: der König war zu dieser Zeit bereits vier Jahre tot.

Was seine »offiziellen oder legalen« Kollegen anbelangt, so zeigt uns eine Liste der Namen und Adressen der Pariser Dentisten aus dem Jahr 1761, daß in der französischen Hauptstadt drei »Meister der Chirurgie« und 30 »Zahnexperten« praktizierten. Leider können wir hier nicht den »Jahrmarkt« und den außerordentlichen Aufzug des Karrens und des Großen Thomas beschreiben noch seine hervorragenden Leistungen und Werbemontagen bei der Geburt des Dauphin (4. September 1727); weder die Streitereien der Dubeuf (oder Tubeuf), Vater und Sohn, mit der Gemeinschaft der Pariser Chirurgen, noch ihre verschiedenen Aufenthalte im Gefängnis: das Unglück von Gaulard, dem »assoziierten Schüler« von Fauchard, der am 29. Oktober 1740 wegen Einbruch mit Diebstahl am Place de Grève im Alter von siebenundzwanzig Jahren aufgehängt wurde. Denn wir müssen uns darauf beschränken, die Dentisten und Verfasser von Werken anzuführen, die Fauchard gekannt haben.

Claude Géraudly hieß in Wirklichkeit Jacquier. Sein Vater, Chenier, Herr von Martinière, ebenfalls Géraudly genannt, war Barbier des Herzogs von Orléans, des Bruders von Ludwig XIV. Claude übernahm als Erbe diese Aufgabe und war Zimmerdiener und Dentist des Sohnes des Herzogs. 1737 veröffentlichte er das Werk *L'Art de conserver les dents* (Die Kunst, die Zähne zu erhalten), das drei Auflagen erfuhr, davon 1754 eine in Straßburg. Géraudly zog als einer der ersten die Aufmerksamkeit der Öffentlichkeit auf die Zahnpflege in Schulen: »Familienväter, die Kinder in Pensionen oder

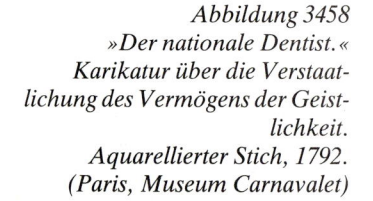

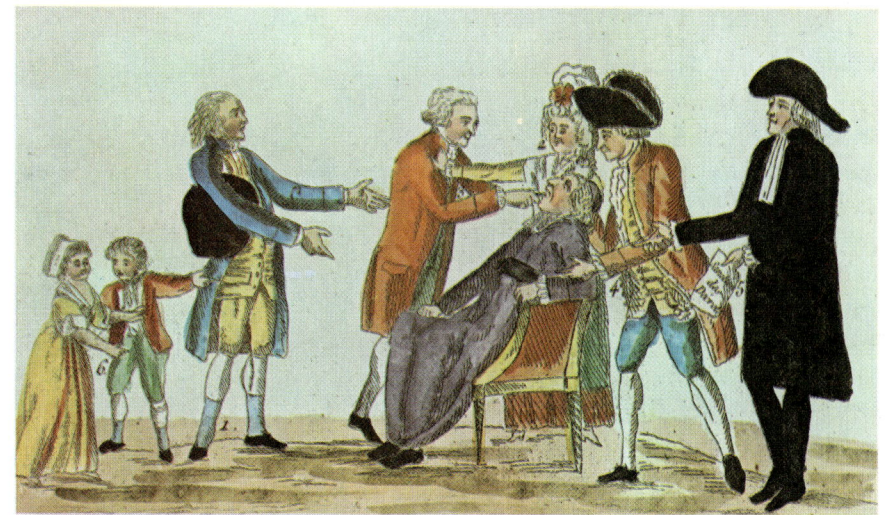

*Abbildung 3458*
*»Der nationale Dentist.« Karikatur über die Verstaatlichung des Vermögens der Geistlichkeit.*
*Aquarellierter Stich, 1792.*
*(Paris, Museum Carnavalet)*

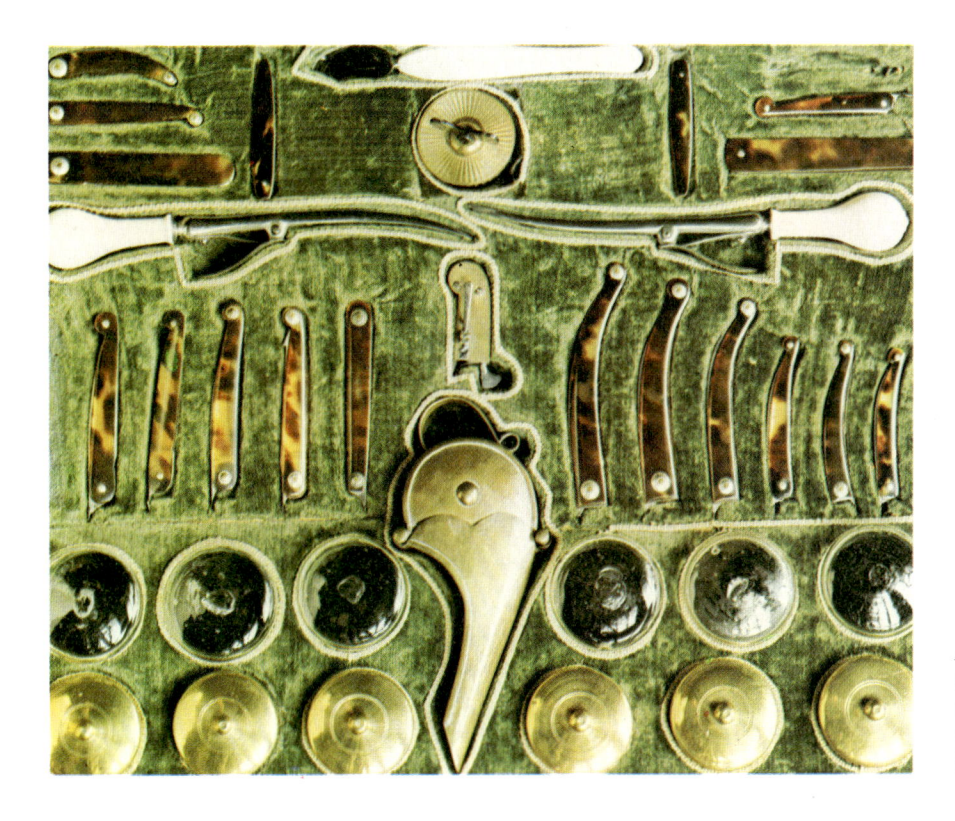

*Abbildung 3459*
*Chirurgisches Besteckkästchen vom Ende des 18. Jh.s.*
*(Italien, Florenz, Museum der Geschichte der Medizin)*

Schulgemeinden haben, sollten von Zeit zu Zeit einen Zahnarzt hinschicken, der sich ihre Münder ansieht.«

Nachdem er seine Praxis in der Rue de Jour aufgegeben hatte, gegenüber der Kirche Saint-Eustache, übersiedelte er 1738 in die Rue de Grenelle-Saint-Honoré, wo Mademoiselle Calais, die erste Zahnärztin, die 1740 offiziell in Saint-Côme aufgenommen wurde, seine Schülerin war. Er starb am 14. Oktober 1753 in der Rue des Deux-Écus.

Robert Bunon wurde 1702 in Chalon-sur-Saône geboren und starb 1748 in Paris. Er war wirklich begeistert, als während seines Aufenthaltes in Antwerpen – die Zahnärzte jener Zeit wechselten häufig den Wohnsitz – das Werk von Fauchard erschien. Als er jedoch auch noch vom Werk von Géraudly erfuhr, war er äußerst enttäuscht, denn er fürchtete, daß seine eigene Arbeit, die noch in Vorbereitung war, dadurch nutzlos würde. Diese Angst war unbegründet, und Bunon veröffentlichte 1741 die *Dissertation sur un préjugé très pernicieux concernant les maux de dents qui surviennent aux femmes grosses* (Abhandlung über ein sehr schädliches Vorurteil über Zahnbeschwerden bei schwangeren Frauen). 1743 und 1746 folgten zwei weitere Veröffentlichungen.

Bunon war auf den großartigen Gedanken gekommen, die Spuren zu untersuchen, welche allgemeine Erkrankungen der verschiedenen Altersstufen auf den Zähnen hinterlassen. Aus zahlreichen Untersuchungen in Krankenhäusern, Schulen, Dörfern und städtischen Wohnvierteln arbeitete er Statistiken aus, die sicher noch ungenau waren, jedoch für jene Zeit eine echte Neuerung darstellten. Er interessierte sich auch für Kieferbrüche und verband bei einem beidseitigen Unterkieferbruch die Fragmente erfolgreich.

Claude Mouton gab 1746, im gleichen Jahr, in dem die zweite neu bearbeitete Auflage der *Abhandlung* von Fauchard erschien, ein *Essay d'odontologie*

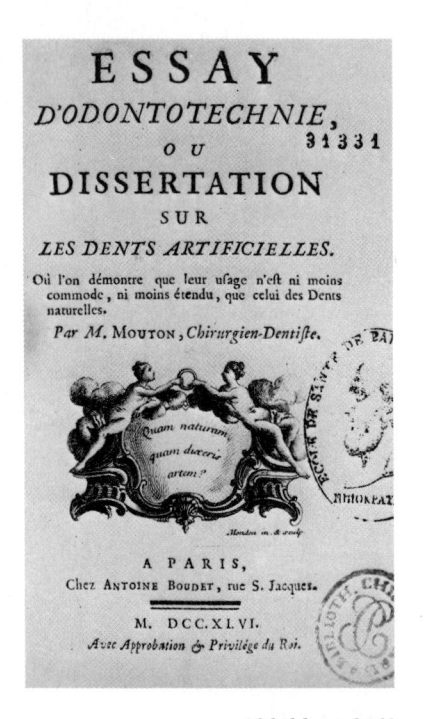

*Abbildung 3460*
*Titelseite des Werkes von M. Mouton, Paris 1746. (Paris, Bibliothek der Alten Med. Fakultät)*
*Mouton kam bei der Herstellung von künstlichen Zähnen auf den Gedanken, seine »Goldkappen« (unsere heutigen Kronen) zu emaillieren, um ihnen das Aussehen von natürlichen Zähnen zu verleihen.*

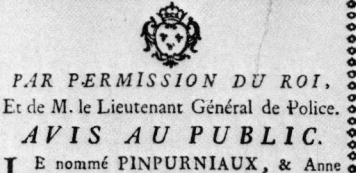

*ou dissertation sur les dents artificielles* (Odontologischer Essay oder Abhandlung über die künstlichen Zähne) heraus. Dieses Werk »ist für alle verständlich, und ich habe mich bemüht, die volkstümlichen Vorurteile über die künstlichen Zähne zu zerstören«. Er versuchte, die Prothese zu verbessern und perfektionierte die Stiftzähne, Zahnprotesen mit einfachen oder doppelten Federn, Fixierbänder bei wackeligen Zähnen, Transplantationen und Reimplantationen sowie das Plombieren eines Zahnes mit Blattgold. Er schrieb, er habe eine Methode erfunden, »den verbrauchten Zahn mit einer Zahnkrone aus Gold zu bedecken, wobei die gesamte äußere Oberfläche überzogen und derart berichtigt wird, daß keinerlei Speiseteilchen eindringen können«. Doch auch bei diesem Verfahren stellte sich das Problem der Farbe, und Mouton löste es, indem er »die Außenseiten mit derselben Farbe wie die Nachbarzähne emaillierte«. Das könnte unsere modernen Prothetiker, die Experten der »Metall-Keramik«, vor Neid erblassen lassen.

Louis Lécluze, der l'Écluze de Tilloy und manchmal zu Unrecht Lécluse genannt wurde, soll in Wirklichkeit Fleury geheißen haben. Er wurde 1711 geboren und führte ein außerordentlich vielseitiges Leben, das sich durch erstaunliche Tätigkeiten auszeichnete. Er war Schauspieler und Schriftsteller, wirkte bei der Komischen Oper, den Jahrmärkten von Saint-Germain und Saint-Laurent und 1737 bei der Truppe von Favart mit, schließlich findet man ihn 1747 während des Österreichischen Erbfolgekriegs in einer der beiden Theatergruppen des Marschalls von Sachsen wieder. Doch neben dieser Beschäftigung übernahm er auch die zahnärztliche Betreuung des Marschalls und seiner Truppen, titulierte sich »Chirurg des Herzogs von Sachsen« und übte diese Tätigkeit in fünf aufeinanderfolgenden Feldzügen aus, in deren Verlauf »mehr als 80000 Münder durch meine Hände gegangen sind. Ich hatte Gelegenheit, mehr als 300 Zahntransplantationen durchzuführen.«

Als im Oktober 1748 der Krieg zu Ende war, wurde die Theatertruppe aufgelöst. Im Dezember bekam Lécluze vom ersten Hofarzt des Königs Stanislaus von Polen in Nancy eine »Bescheinigung« für den »Sirup gegen Skorbut« und wurde in Lunéville mit dem Titel »Dentist des Königs von Polen« ausgezeichnet; er schrieb selbst mit Humor, daß er genau an jenem Tage berufen wurde, an dem Seine Majestät seinen letzten Zahn verloren hatte.

1750 wurde in Nancy sein *Traité utile au public* (Nützliche Abhandlung für alle) veröffentlicht und 1753 neuerlich verlegt. 1754 erschienen die *Nouveaux Eléments d'odontologie et pratique abrégée* (Neue Grundlagen der Odontologie und kurze Zusammenfassung der Praxis); schließlich, 1782, seine *Art du dentiste et anatomie de la bouche* (Kunst des Dentisten und Anatomie des Mundes).

Wir verdanken Lécluze die Erfindung mehrerer Instrumente: ein »Zungen-Kratzer«, der »aus Gold oder aus Silber sein muß und aus keinem anderen Metall«, Hebel zum Zahnziehen, eine Hebevorrichtung ist noch heute nach ihm benannt: »die Karpfenzunge«. Ebenso wie die meisten anderen Ärzte konnte auch er es nicht unterlassen, sein von Chicoyneau genehmigtes »Elixier gegen Skorbut« anzupreisen, desgleichen seine Schwämme und Wurzeln, die er zur Reinigung der Zähne »zubereitet« hatte. Erwähnenswert sind auch die zahlreichen Reisen Lécluzes nach Ferney, wo er auf den von Voltaire erbauten Bühnen spielte und wo er dessen »Nichte«, Madame Denis, behandelte. Wir wissen, daß es Voltaire großes Vergnügen machte, Lécluze in seinen *»Marktweibergeschichten«* zu hören; unser Zahnarzt – Schauspieler –

Schriftsteller soll darin ganz hervorragend gewesen zu sein. Als »Inspektor für den Verkauf des Allheilmittels« reiste er in die Provinz, und er erhielt 1772 die Erlaubnis, selbst das Allheilmittel auszuliefern. 1778 kehrte Lécluze auf die Bühne zurück, spielte im Theater Waux-Hall von Torré, später im Dreigroschentheater, das ein amüsantes Variéte geworden und in das Palais Royal übersiedelt war. Nach einem abenteuerlichen und bewegten Leben starb Lécluze 1792 allerdings dennoch in größtem Elend.

Étienne Bourdet (1722–1789) wurde 1760 Nachfolger von Claude Mouton als Zahnarzt des Königs. Er übte diese Aufgabe neunundzwanzig Jahre lang bis zu seinem Tod aus. 1757 veröffentlichte er zwei Bände: *Recherches et observations sur toutes les parties de l'art du dentiste* (Forschungen und Beobachtungen über alle Bereiche der Kunst des Zahnarztes). Er empfahl, eine Nadel bis zur Rotglut zu erhitzen und sie in den Kanal einzuführen, bevor ein Stiftzahn eingesetzt wird.

Bourdet befaßte sich besonders mit der Zahnmorphologie und gab 1759 den *Traité d'hygiène dentaire* (Abhandlung über Zahnhygiene) heraus. Darin legt er seine Vorstellungen über zahnärztliche und orthodontische Prophylaxe dar: »Um für eine schöne Ordnung bei den Zähnen zu sorgen, genügt es, wenn der Zahnarzt über den Mund des Kindes wacht und ab dem Alter von sieben Jahren bis zu seinem 14. oder 15. Lebensjahr das Gebiß jeden dritten Monat einmal überprüft. Dadurch könnte der Gebrauch von Fäden, Platten und anderen Instrumenten, die dem Zurechtrücken der Zähne dienen, vermieden werden.«

Bourdet hatte eine große Vorliebe für Zahnplomben aus Gold. »Wenn es weich, gut gehämmert und mit Sorgfalt erhitzt ist, hält es ebensogut wie Zinn. Außerdem hat es den Vorteil, nicht schwarz zu werden und die Farbe des Zahnes nicht zu verändern.« Er empfahl den Zahnärzten, beim Aufbau von Prothesen zur Überbrückung des Gaumens Bänder aus Gold zu verwenden. Diese können als Vorläufer unserer Prothesengerüste angesehen werden. Ebenso wie Fauchard, emaillierte auch er den sichtbaren Teil des Zahnersatzes. Schließlich beschrieb Bourdet 1771 in seinem Werk *Soins faciles pour la propreté de la bouche* (Einfache Mittel zur Reinhaltung des Mundes) ein Verfahren zur Stabilisierung des Gaumenverschlusses mit Häkchen an den Zähnen.

Anthelme Jourdain (1734–1816) war einer der ersten bekannten Stomatologen. 1786 beschrieb er die Entwicklung des Zahnfollikels. Wir verdanken ihm auch die erste bildliche Darstellung der Krankheit, die er »Exostose des Sinus maxillaris« nannte und die von Virchow (1821–1902) den Namen »Leontiasis ossea« bekam. 1778 veröffentlichte er sein *Traité des maladies et des opérations réellement chirurgicales de la bouche* (Abhandlung über die echten chirurgischen Krankheiten und Operationen des Mundes), und in seinem Vorwort liest man: »*Der Zahnchirurg von Herrn Fauchard verdient zweifellos das größte Lob.*« Trotz seiner umfassenden wissenschaftlichen Arbeiten war Jourdain Mitarbeiter des *Année litéraire* (Literarisches Jahr). Er stammte aus einer Familie von Gelehrten: die *Encyclopédie* hatte eine Biographie seines Vaters (Sekretär von d'Hozier) und seines Großvaters veröffentlicht. Von all den erwähnenswerten Persönlichkeiten wie weibliche Dentisten, Zahnärzte von Prinzen und Königen müssen wir uns darauf beschränken, Dubois-Foucou (1747–1830) zu nennen, der nacheinander Zahnarzt von Ludwig XVI., von Napoleon I. (von 1806–1814), von Ludwig XVIII.

*Abbildung 3461 (gegenüber, unten)*
*Dieses Rezept für ein Zahnpulver auf der Basis von Karneol (Karneol ist eine Art rot oder rosa durchscheinender Achat mit gelben Schattierungen), das von einem einfachen Heilmittelverkäufer und nicht von einem Dentisten hergestellt wurde, zeigt ganz deutlich die Mischung aus Scharlatanerie und echter Wissenschaft, welche die Ausübung der Zahnheilkunde im 18. Jh. kennzeichnete.*

*Abbildung 3462 (unten)*
*»Fig. 1: Plattenhalter zur Blutstillung nach gewissen Operationen in der Gaumenhöhle. Fig. 2: Platte, die am Gaumen angebracht wird. Fig. 4: Kleines, abgerundetes Skalpell, das umgebogen wurde, zum Abtragen der Spongiosa am Gaumen.«*
*Illustration aus der* Traité des maladies chirurgicales de la bouche *(Abhandlung der chirurgischen Krankheiten des Mundes . . .) von A. Jourdain, Paris 1778, Band I.*
*(Paris, Bibliothek der Alten Med. Fakultät)*

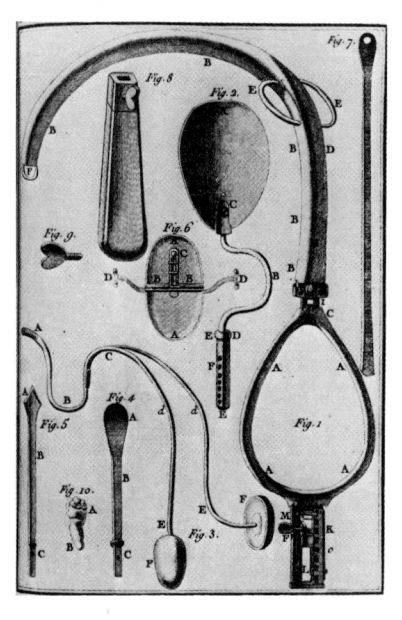

und später von Karl X. war. Er war ein Meister der Chirurgie in Paris und beschrieb 1789 Versuche mit Wachsabdrücken zur Modellierung von Prothesen aus Porzellanmasse. 1808 kam er darauf zurück, nachdem er 1806 sein Verfahren zur Herstellung von Zähnen aus mineralischen Stoffen bekanntgemacht hatte. In diesem Zusammenhang müssen wir unbedingt auf die langwierigen Forschungen über die Nachteile von Prothesen hinweisen, deren Grundstoff und Zähne aus Knochen und Zähnen von Haustieren (Rind, Pferd, Hirsch) oder exotischen Tieren (Walen, Nilpferden, Elefanten) bestanden und die im Mund schrecklich zu riechen begannen und die Farbe veränderten. Es blieb daher ein ständiges Bemühen, »nicht verwesende« Zähne herzustellen.

Duchateau (1714–1792), ein Apotheker aus Saint-Germain-en-Laye, dessen Zahnprothese aus Nilpferdbestandteilen einen unerträglichen Geruch und eine abschreckende Farbe angenommen hatte, kam auf den Gedanken, eine Prothese ganz, also Grundstoff und Zähne, aus mineralischem Stoff herzustellen, und zwar mit Hilfe des Porzellanfabrikanten Guérard (1770). Die Ergebnisse waren enttäuschend: die Teile schrumpften nach dem Brennen stark und wurden viel zu klein. Gemeinsam mit dem Pariser Zahnarzt Nicolas Dubois de Chemant (1753–1824) versuchte er, den Stoff von Guérard derart zu verändern, daß er mit niedriger Temperatur gebrannt werden konnte. Das Verfahren wurde 1786 der Königlich Chirurgischen Akademie vorgestellt. Dubois de Chemant erhielt 1788 und 1790 ein Patent für »Zähne und Prothesen aus mineralischen Stoffen« und 1791 ein englisches Patent, das ihn veranlaßte, sich mit Claudius Ash, dem Gründer einer Fabrik für künstliche Zähne, zusammenzuschließen.

Nachdem wir nun schon so nahe an die Jahrhundertwende herangekommen sind, müssen wir nochmals zurückblicken und daran erinnern, daß König Ludwig XV. 1724 im Kollegium von Saint-Côme fünf »königliche Demonstratoren« eingesetzt hatte, die er unter den Ärzten auswählte und die dadurch offiziell von der Medizin getrennt wurden. 1731 wurde die Königlich Chirurgische Akademie gegründet. Sie ermöglichte, das zu verwirklichen,

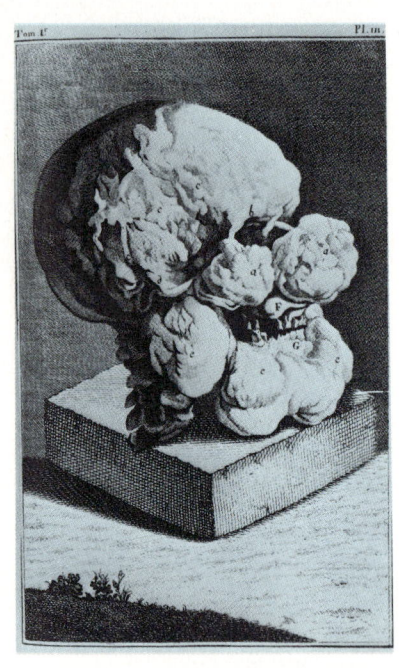

*Abbildung 3463*
*»Exostosen der Kieferhöhle.« Illustration aus demselben Werk wie die vorangegangene, Band I. Es handelt sich wahrscheinlich um die erste Darstellung dessen, was Virchow später »Leontiasis ossea« oder diffuse Hyperostose nannte.*

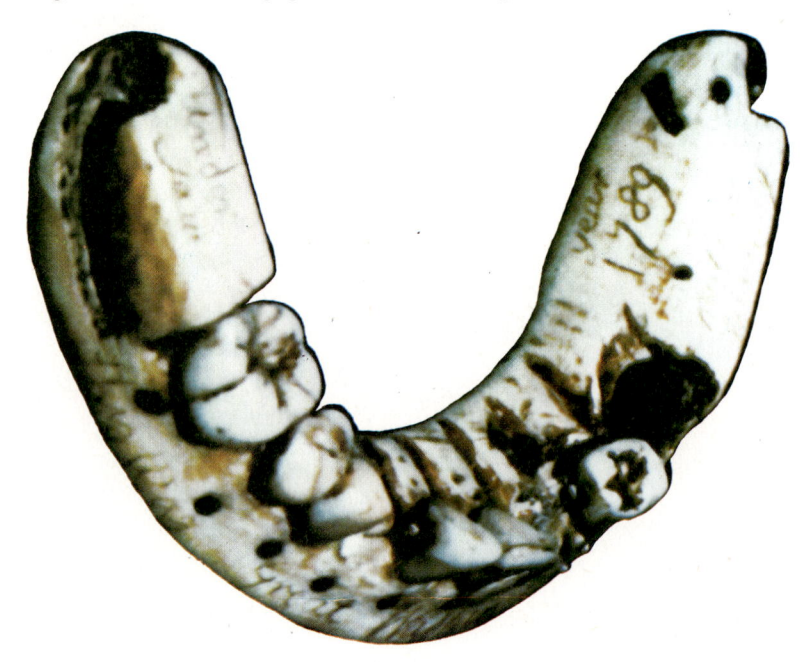

*Abbildung 3464*
*Prothese aus einem Nilpferdzahn, die George Washington gehörte. Auf der Stütze waren auch menschliche Zähne mit Goldnieten befestigt. Bemerkenswert ist auch die Öffnung, welche es dem einzigen verbliebenen Zahn, dem linken Backenzahn, ermöglichte, sich in das Gesamtgebilde einzufügen. Diese Prothese wurde 1789 von J. Greenwood hergestellt. (Baltimore, College of dental Surgery).*

was den Chirurgen von Saint-Côme fehlte: die berufliche Einheit. Ihr stand für das ganze Land der erste Hofarzt des Königs vor. 1743 forderten die Chirurgen, die nach höherer Einstufung ihres Standes strebten, in einem Edikt den Titel »Meister der Künste«, was ihnen auch gestattet wurde. Und somit war die Trennung zwischen Ärzten und Barbieren endgültig vollzogen. 1749 wurde ein Doktorat für Chirurgen mit einer Dissertation in lateinischer Sprache eingeführt, das bis 1892 bestand. Im Mai 1768 hielten Patentbriefe Einzelheiten zur Organisation des Chirurgenkollegiums fest. Zwischen 1750 und 1775 entstanden in der Provinz ungefähr fünfzehn chirurgische Schulen. Einige trugen den Titel »Königliche Schule«. Angesichts all dieser positiven Veränderungen beklagten sich die »Fachleute für Zähne«, vor allem Fauchard, daß es keinerlei Unterricht für Zahnheilkunde gab. »Es ist im übrigen weder eine öffentliche noch eine private Ärzteausbildung bekannt, bei der die Theorie der Zahnkrankheiten ausführlich gelehrt wird und bei welcher man die Grundlagen über die Praxis dieser Kunst lernen kann.« Und Fauchard begründete seine Forderung, daß ein Zahnarzt in der Prüfungskommission anwesend sein müsse: »Obwohl die Herren Prüfer über alle anderen Teile der Medizin sehr gut Bescheid wissen, wäre es doch nicht schlecht, einen fähigen und erfahrenen Zahnarzt beizuziehen.«

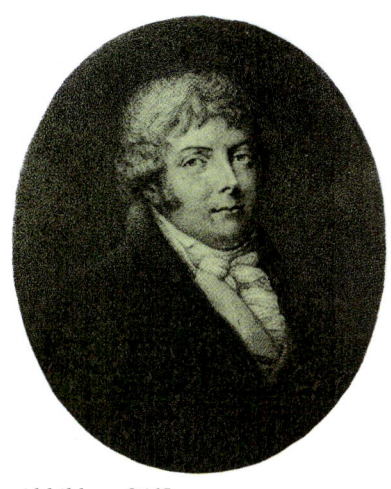

*Abbildung 3465*
*Nicolas Dubois de Chémant.*
*Stich von P. Condé nach einem Gemälde von Charles Dufretay, 18. Jh.*
*(Paris, ikonogr. Sammlung der Alten Med. Fakultät)*

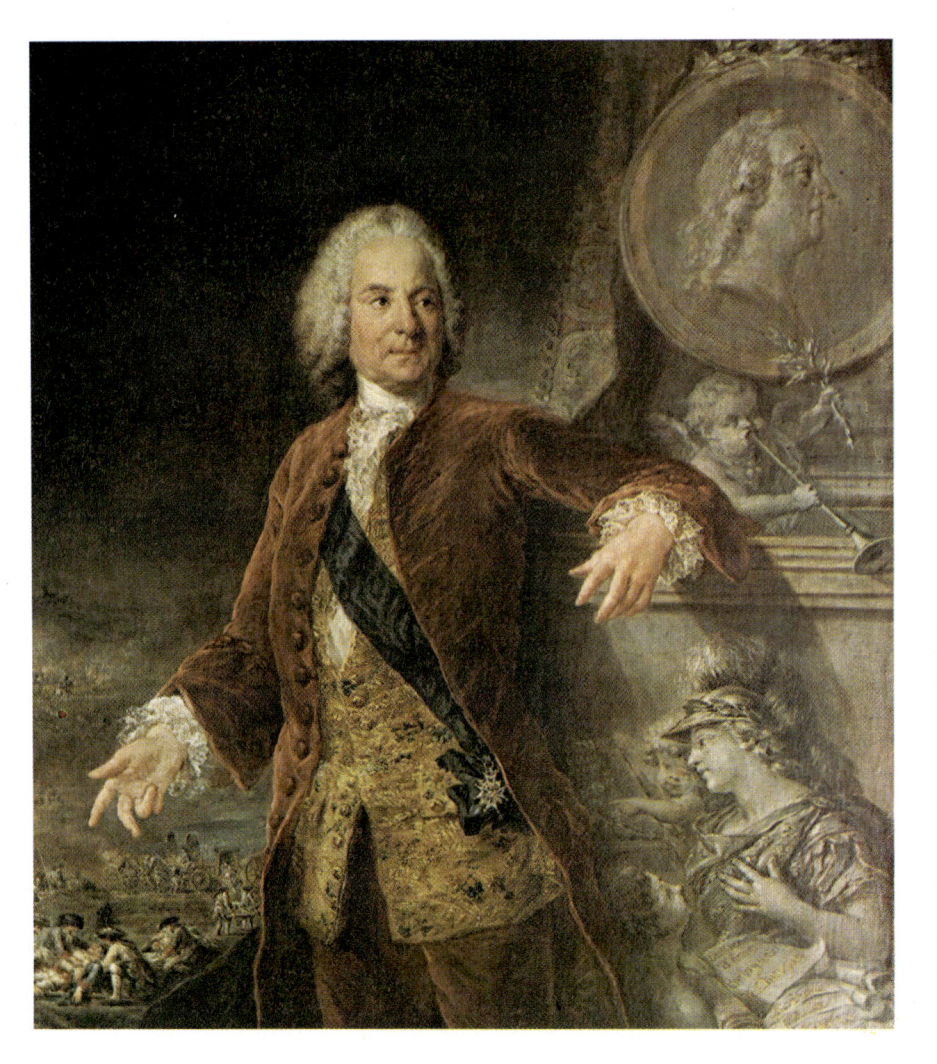

*Abbildung 3466*
*Germain Pichaut de La Martinière (1696–1783).*
*Gemälde von François Latinville († 1774), königlicher Maler.*
*(Paris, Museum Val-de-Grâce)*
*La Martinière war der erste Chirurg von Ludwig XV. und Präsident der königlichen Akademie der Chirurgie. Er trug aktiv zum Bau der Gebäude der Akademie bei, in die sie 1775 einzog, und schoß sogar Beträge vor, um den Arbeitsrhythmus nicht absinken zu lassen.*

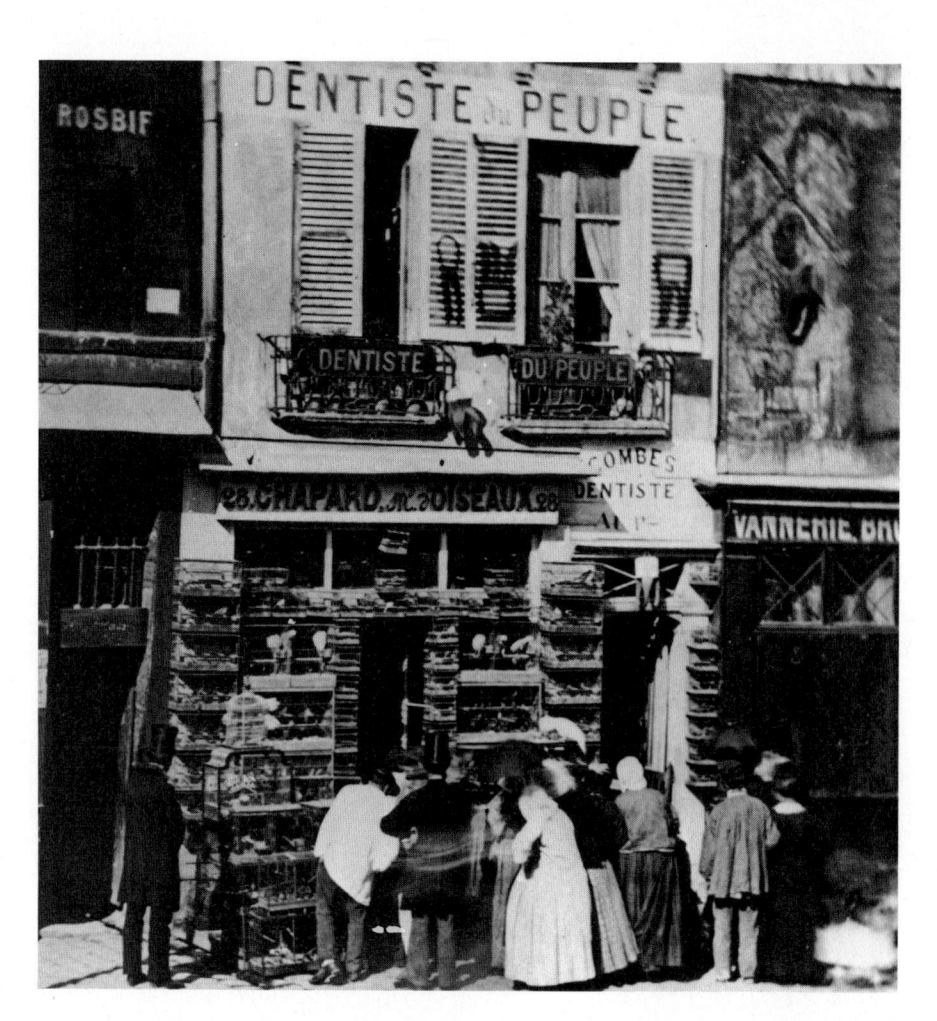

*Abbildung 3467*
*»Der Volksdentist«.*
*Photographie, aufgenommen in Paris um 1860.*
*(Paris, Museum Carnavalet)*

Doch leider sollten die Hoffnungen auf einen zahnärztlichen Unterricht, der durch seine Spezialisierung besondere Erfolge versprach, unerfüllt bleiben, zunächst im Königreich wie später auch im Empire. Ein Dekret vom 18. August 1792 hob die Universitäten, Fakultäten und wissenschaftlichen Körperschaften auf. Das Ergebnis dieser unglaublichen Liberalisierung, welche den ärgsten Mißbräuchen Tür und Tor öffnete, waren der schamloseste Scharlatanismus, eine höchst gefährliche Quacksalberei, was alle ziemlich rasch bemerkten: das Gesetz vom 19. Ventôse XI (10. März 1803) sollte diesem Mißstand wirksam entgegentreten.

# Das 19. Jahrhundert

Wir werden nun nacheinander die Organisation des zahnärztlichen Berufes, die Entdeckung neuer Techniken und das Leben und Werk der berühmtesten Praktiker des 19. Jahrhunderts untersuchen.

## Die berufliche Organisation

Im Laufe dieses »Jahrhunderts der Wahrheit« sollte sich das Leben der beruflichen und wissenschaftlichen Organisationen, das durch die Französische Revolution und die unheilvollen Dekrete von 1791 und 1792 bis in die ersten Jahre nach der Jahrhundertwende erschüttert war, wieder normalisieren. Für einige zumindest. Denn das Gesetz über die Ausübung der Medizin vom 19. Ventôse des Jahres XI schuf zwei Kategorien von Ärzten: die Ärzte und Chirurgen einerseits und die Gesundheitsoffiziere anderersits.

Die Zahnärzte wurden nicht einmal erwähnt! Wurden sie absichtlich vergessen? Wie dem auch sei, die »zahnärztliche Kunst« wurde weiterhin frei ausgeübt, mit allen nur vorstellbaren Mißbräuchen. Einige jedoch versuchten, den ärgerlichen Mangel des Gesetzes zu beheben, während andere sich dagegen bemühten, Nutzen daraus zu ziehen!

Zu Beginn des 19. Jahrhunderts praktizierten einige Überlebende des Ancien Regime ganz »legal«. Es handelte sich um Ärzte, die sich »Arzt-Dentisten« nannten, um ihr Fachgebiet zu präzisieren, wie Delabarre und Goblin, ehemalige »Meister der Chirurgie«, die vor 1792 in das Kollegium der Chirurgie aufgenommen worden waren und sich »Chirurgen Dentisten« nannten, wie Duval, Debois-Foucou usw. Es waren ehemalige »Fachleute für Zähne«, die ihren ungültig gewordenen Titel gegen jenen eines »Dentisten« oder »Chirurgen Dentisten« austauschten, einige militärische Gesundheitsoffiziere (Absolventen der Gesundheitsschulen, welche 1794 gegründet wurden, um den Bedarf der Armeen zu decken) und schließlich – davon gab es am

*Abbildung 3468*
*Zahnärztliche Praxis im 19. Jh.*
*Zeitgenössischer Stich.*
*(Paris, Nat. Bibl., Kupferstichkabinett)*

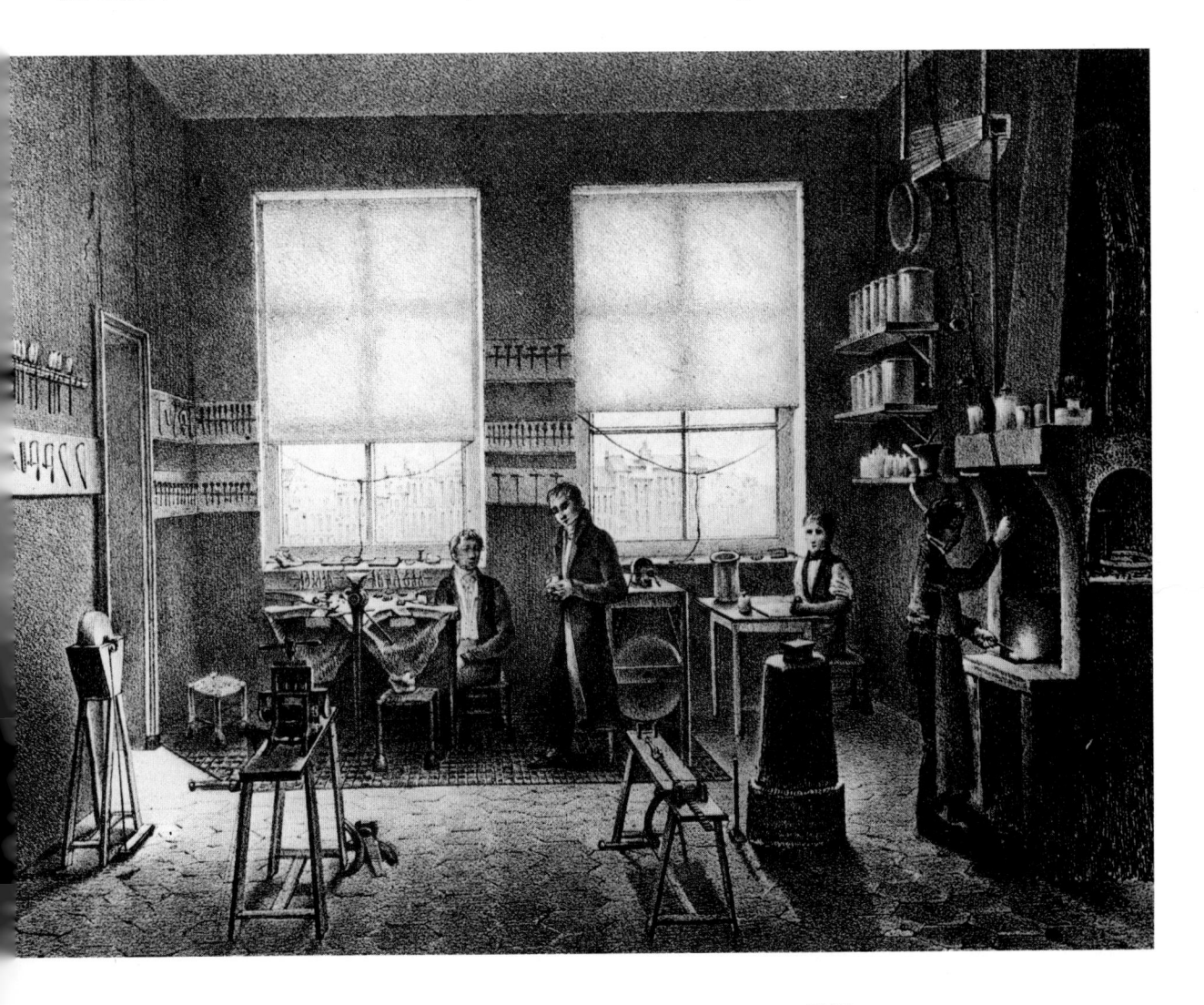

meisten – jene, die seit 1792 praktizierten und nicht »anerkannt« worden waren.

Erst im letzten Jahrzehnt des 19. Jahrhunderts wurde diese verworrene Situation mehr oder weniger glücklich geregelt (Gesetz von 1892). Dieser lange Weg war durch zahlreiche Zwischenfälle gekennzeichnet, und man brauchte ein großes Durchhaltevermögen, um durch diese, von der öffentlichen Hand aufrechterhaltene Unordnung zum Ziel zu gelangen.

Einige Zahnärzte, wie Gariot, drückten schon 1805, bald nach der Verkündung des Gesetzes vom 19. Ventôse des Jahres XI ihre Überraschung darüber aus, daß der Unterricht in Zahnheilkunde von den neuen medizinischen Schulen vergessen worden war. Einige versuchten auf privater Ebene diesen bedauerlichen Fehler zu beheben. So veröffentlichte Christophe François Delabarre (1787–1862) 1817 den *Discours d'ouverture d'un cours de médecine dentaire* (Eröffnungsrede eines zahnmedizinischen Kurses) und 1825 einen *Cours de stomatologie* (Kurs der Stomatologie), den er in den Hörsälen

*Abbildung 3469*
*Werbeplakat eines Pariser Dentisten, der die sofortige Heilung von Zahnweh durch ein Mittel verspricht, das »weder medizinisch, noch chirurgisch« ist. Mitte 19. Jh.*
*(Paris, Nat. Bibl. Kupferstichkabinett)*

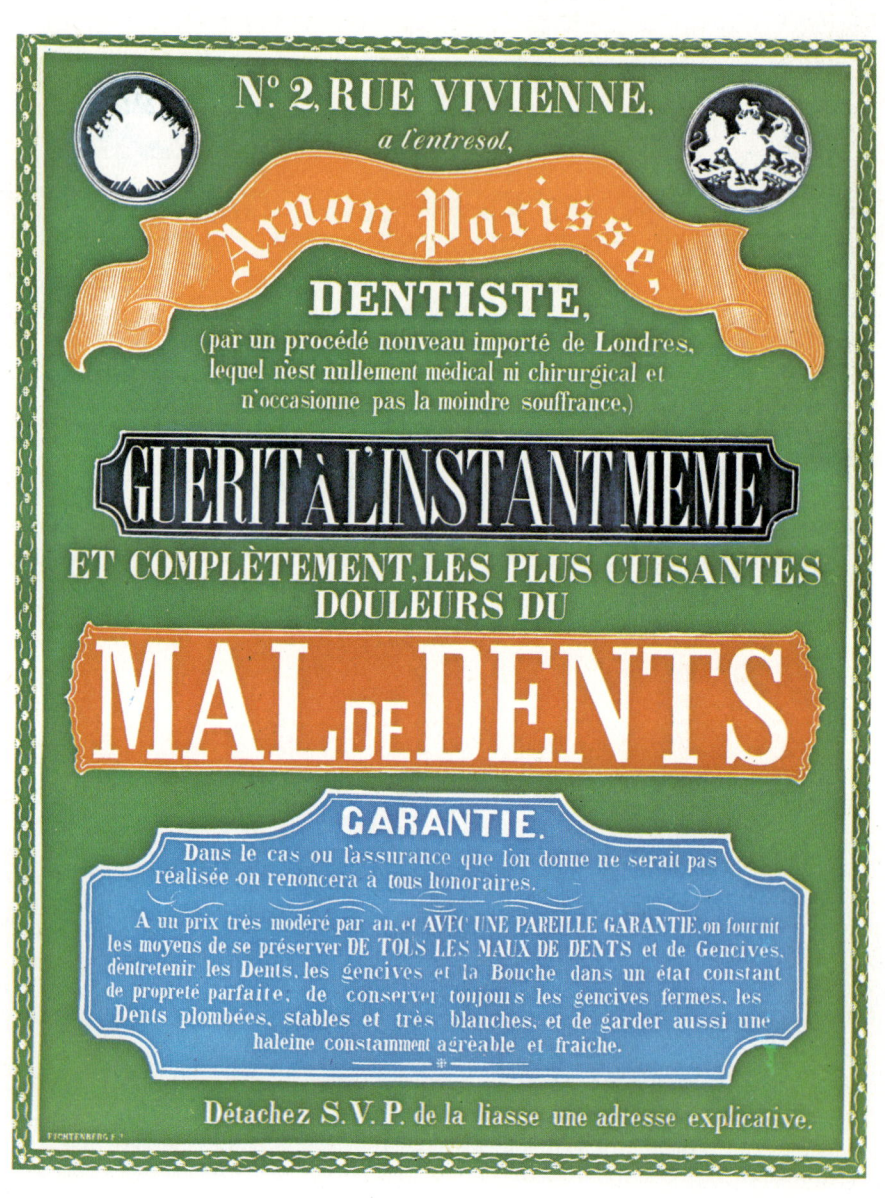

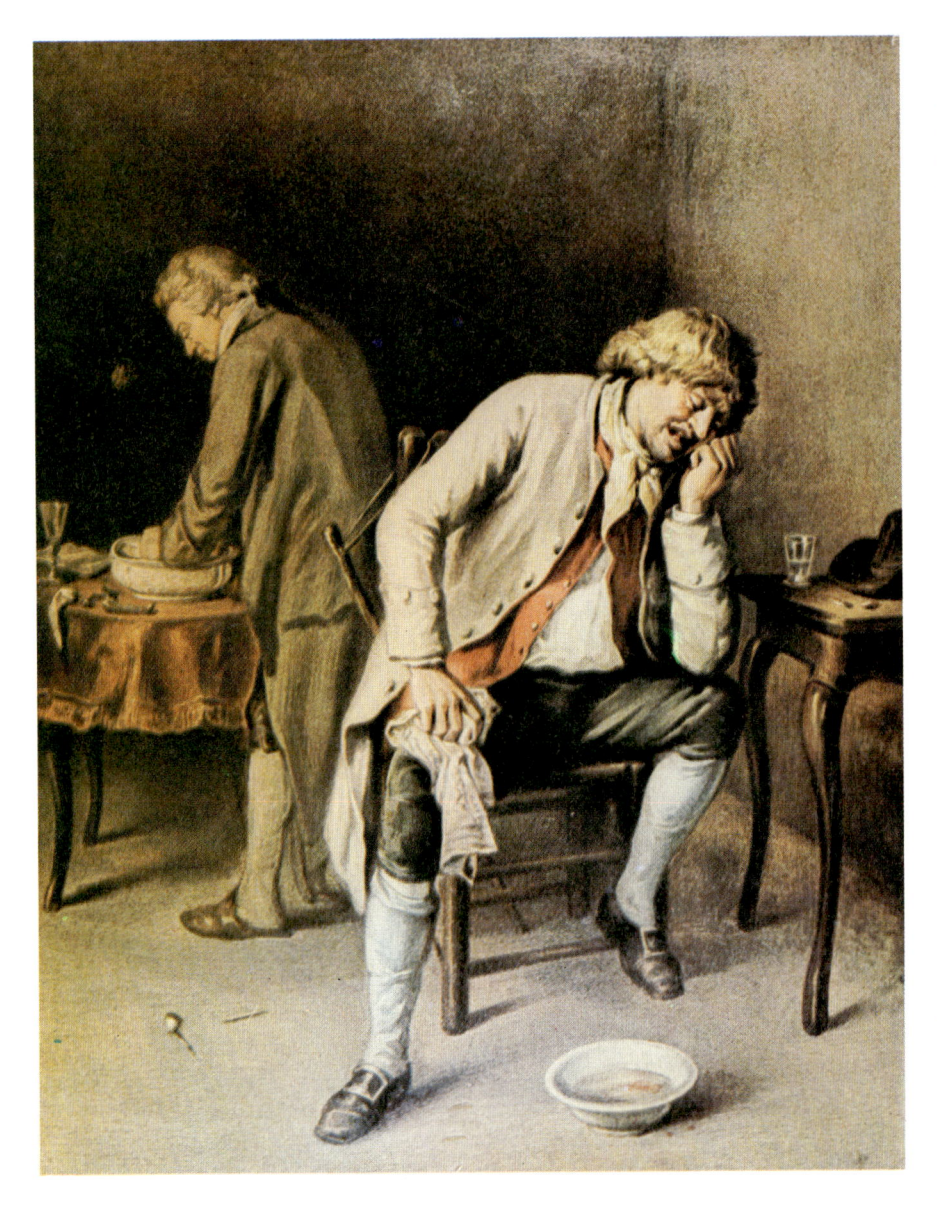

*Abbildung 3470*
*»Beim Zahnarzt.«*
*Farbdruck aus dem 19. Jh. nach einem Gemälde des 18. Jh.*
*(Paris, Museum der Gesellschaft der zahnärztlichen Schule)*

*Abbildung 3471*
*»Elektrischer Apparat von Georges zur Zahnanästhesie«.*
*Stich aus dem* Arsenal der zeitgenössischen Chirurgie *von G. Gaujot und E. Spillmann. Paris 1867.*
*(Paris, Bibliothek der Alten Med. Fakultät)*

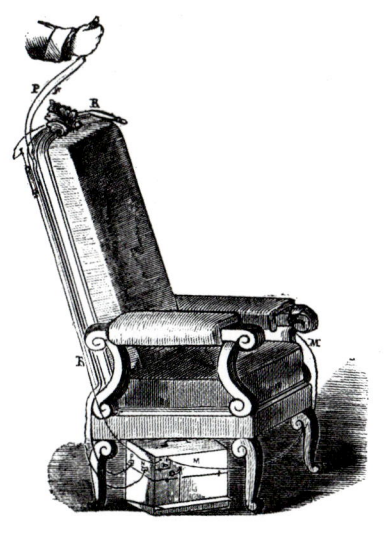

der Bürgerspitäler von Paris gehalten hatte. Andere gaben im selben Jahr Privatkurse: Régnard über »die Kunst des Zahnarztes«, Théault über »Zahnprotesen«. Später hielt Delastre, ein Gesundheitsoffizier, Vorträge am Krankenhaus der Charité, in der Rue Jacob 47.

*Das Manuel du dentiste à l'usage des examens* (Handbuch des Zahnarztes zur Anwendung bei Untersuchungen) von Goblin (1827) verhalf zur Erlangung der unerläßlichen theoretischen Kenntnisse. Die medizinische Fakultät von Paris führte zum Beispiel drei Prüfungen durch:
– Die erste über die Anatomie des Mundes und der angrenzenden Teile;
– die zweite über die Krankheiten der Zähne und des Zahnfleisches;
– die dritte über die Operationen, die bei diesen Krankheiten notwendig sind, und über die Medikamente, deren Einnahme der Zahnarzt verschreiben kann.

Nach Bestehen dieser drei Prüfungen wurde ein »Zeugnis über die Anerkennung als Zahnarzt« ausgestellt. Das französische Dokumentationszen-

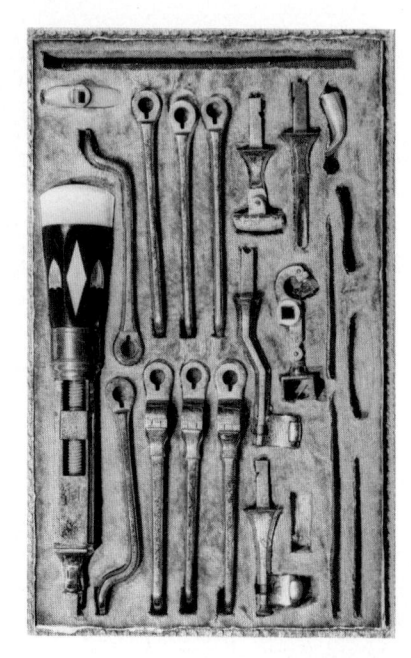

*Abbildung 3472
Zahnärztlicher Besteckkasten der Königin Hortense, 1783–1837.
(Paris, Museum der Öffentlichen Fürsorge)*

*Abbildung 3473
Die erste amerikanische zahnärztliche Schule.
Illustration aus der* Revue d'histoire de l'art dentaire, *Juni 1963, S. 25.
Diese Schule wurde in Bainbridge, Ross Country, in den Vereinigten Staaten, am 21. Februar 1828 von John M. Harris, gegründet.*

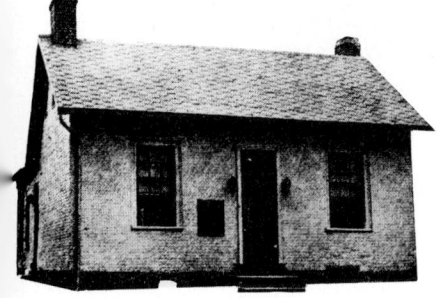

trum für Zahn-, Mund- und Kieferkrankheiten besitzt ein solches Zeugnis mit den Unterschriften von Cruveilhier, Richerand und Andral, das am 6. Mai 1837 ausgestellt worden war.

Die Gesellschaft der Zahnärzte von Paris, die am 7. Mai 1845 von Audibran gegründet wurde, hatte sich zum Ziel gesetzt, »Mißbräuche zu bekämpfen, welche durch Unwissenheit und Scharlatanerie den Berufsstand entehren, und alle Mittel einzusetzen, um sämtliche Bereiche der Wissenschaft, die mit der Zahnheilkunst in Zusammenhang stehen, zu vervollkommnen«. Die Gesellschaft stellte Diplome aus, mit einem Porträt von Fauchard. Eines dieser Diplome, das von Leymarie, das am 8. Dezember 1847 ausgestellt worden war, befindet sich im Museum der Universität von Utrecht.

Audibran hatte übrigens 1844 einen »Bericht an die Herrn Minister für öffentliche Erziehung, für Handel und Landwirtschaft und an den Herrn Doyen der Medizinischen Fakultät« veröffentlicht mit dem Titel: *Die Kunst des Zahnarztes, chirurgisch betrachtet, oder die Notwendigkeit, die neuen Dentisten, die ohne Diplom praktizieren, dazu zu zwingen, nach Ablegung der in den Reglements vorgeschriebenen Prüfungen, ein Zeugnis zu erlangen.* Unter dem Namen des Autors und des Titels steht folgender Satz: »Früher konnte niemand die Zahnheilkunst ausüben, ohne aufgenommen worden zu sein oder ohne ein Diplom; heute genügt es, einfach den Titel anzunehmen und eine Gewerbesteuer zu zahlen, um Dentist zu werden.«

Da die neue Gesellschaft, von einigen auch Gesellschaft der Zahnchirurgen von Paris genannt, vom Bevollmächtigten des Königs nicht erreichen konnte, daß er alle Dentisten, die in Paris ohne legalen Titel praktizierten, verfolgen ließ, machte sie vier von ihnen einen aufsehenerregenden Prozeß wegen illegaler Berufsausübung: William Rogers, Erfinder des »osanore« und Verfasser der *Buccomancie* (1851), Besitzer eines Diploms von Edinburg, sowie Paul Simon, André de Nevers und Rubelk. Die Gesellschaft erringt im Dezember 1845 einen ersten Erfolg: die Angeklagten werden zu 15 Franc Strafe verurteilt. Rogers, der einzige mit Diplom führt den Prozeß weiter, das Urteil wird in der Berufungsinstanz bestätigt. Der Kassationshof jedoch hebt das Urteil auf und gibt die Angelegenheit an das Gericht von Amiens weiter, das am 25. Juni 1846 »den Berufungskläger von den gegen ihn ausgesprochenen Verurteilungen freispricht«.

Dieser unglückliche Ausgang bestätigt den Präzedenzfall der Angelegenheit Delpuech, verwitwete Audomar, Dentistin in Limoges, die 1826 »auf Antrag des Ministeriums für öffentliche Angelegenheiten« vor das Gericht der Ordnungspolizei dieser Stadt geladen wurde, weil sie die Zahnheilkunde ohne Genehmigung ausübte. Das Gericht sah in dieser Tatsache nur eine einfache Übertretung und erklärte sich für nicht zuständig. Auf die Berufung des Generalstaatsanwaltes hin wurde das Urteil aufgehoben, doch »die Tat, für welche Marie Delpuech verfolgt wird, ist nicht Gegenstand irgendwelcher in Kraft befindlicher Sonderbestimmungen«. Auf die Nichtigkeitsbeschwerde hin entschied das Gericht 1827: »Die Personen, welche nur die Zähne heilen wollen, fallen nicht unter die Bestimmungen des Gesetzes des 19. Ventôse des Jahres XI.« So bestätigte der Kassationshof zwanzig Jahre später, daß dieses Gesetz auf Dentisten nicht angewandt werden kann.

Audibran und seine Kollegen gaben sich nicht geschlagen. 1847 legte der Graf von Salvendy, Minister für öffentliche Erziehung, dem Oberhaus einen Gesetzentwurf zur Regelung der Zahnheilkunde vor. Er beruhte auf den

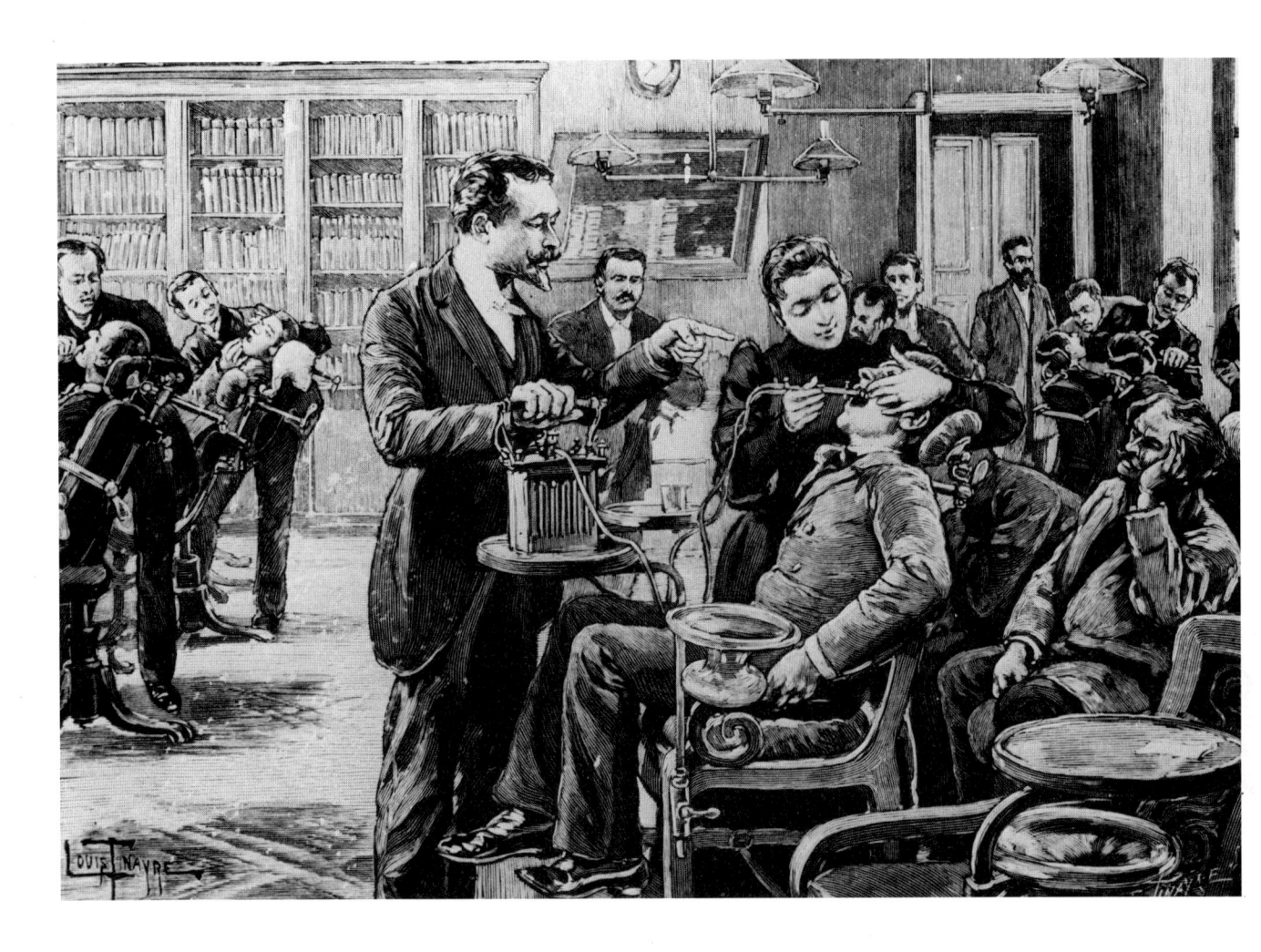

Berichten von Kommissionen, vor allem der medizinischen Fakultät. Diese betonte, daß »die Zahnheilkunde ein Teil der Chirurgie ist, deren Ausübung den freien Berufen und nicht dem Handel zuzuordnen ist. Der Entwurf wurde angenommen, doch seine Verkündung wurde durch die Revolution von 1848 verhindert! Somit mußte wieder von vorne begonnen werden – durch unaufhörliche Interventionen bei Parlamentariern und öffentlichen Stellen. Als Reaktion auf den Erfolg bei den Patienten der »amerikanischen Dentisten« (darunter Evans) und auf die Schaffung von zahnärztlichen Schulen, gelang es 1880, 1889 und 1890 Gesetzentwürfe einzubringen. Schließlich erging im Gesetz vom 30. November 1892, Abschnitt II »Bedingungen zur Ausübung des zahnärztlichen Berufes«, unter Artikel II, folgender Erlaß: »Niemand kann den Beruf eines Dentisten ausüben, wenn er nicht das Diplom eines Doktors der Medizin oder eines zahnärztlichen Chirurgen besitzt.« Das Dekret von 1893 legt die Dauer des Studiums auf drei Jahre fest. Erst das Dekret von 1909 verlängerte diese Dauer auf fünf Jahre, davon mußten zwei als »Praktikum« absolviert werden.

Wir haben die Regelung der Berufsausübung an den Beginn dieses Abschnittes über das 19. Jahrhundert gestellt, weil sie die Bemühungen der Ärzteschaft sowohl auf nationaler wie auf internationaler Ebene veranschaulicht, die sich der Unzulänglichkeit ihrer Kenntnisse und somit auch ihrer Möglichkeiten voll bewußt war.

*Abbildung 3474*
*»Die Klinik der zahnärztlichen Schule.«*
*Stich Ende 19. Jh.*
*(Paris, Nationales Institut für Pädagogische Forschung, geschichtliche Sammlung)*

*Abbildung 3476 (gegenüber links)*
*»Gesamtansicht der Drüsen und Papillen der Mundhöhle«. Illustration aus* Traité complete de l'anatomie chirurgicale et la médecine operatoire ... *(Vollständige Abhandlung der Anatomie des Menschen, einschließlich der chirurgischen Anatomie und der Operationsmedizin ...) von J. M. Bourgery und Cl. Bernard, Paris, 1866–1867, Band III, Abb. 86 (Paris, Bibliothek der Alten Med. Fakultät)*

*Abbildung 3477 (gegenüber, rechts)*
*»Fig. 1: Die Musculi Styloglossus, Stylohyoideus und Stylopharyngeus. Die Musculi Hyoglossus, Genioglossus, Geniohyoideus und Thyreoideus, und bei Fig. 2: die Schließmuskeln des Pharynx der linken Seite und der Buccinator, der durch Luft ausgedehnt wird.« Illustration aus* Manuel d'anatomie descriptive du corps humain ... *(Handbuch der beschreibenden Anatomie des menschlichen Körpers ...) von Jules Cloquet, Paris 1825. (Paris, Museum der Geschichte der Medizin)*

Im 19. Jahrhundert wurden in rascher Aufeinanderfolge zahlreiche Fortschritte erzielt, die das Ergebnis von Arbeiten und Entdeckungen der Zahnheilkunde, der Medizin und deren verschiedener Fachgebiete, wie Physiologie, Anatomie, Pharmakologie und Toxikologie waren.

So bestätigte der Marinearzt Amédée Lafèvre (1798–1869), daß in zahlreichen Fällen von Bleivergiftung, die er an Bord von Schiffen festgestellt hatte, der Burtonsche oder Bleisaum vorhanden war. In diesem Jahrhundert wurden auch verschiedene spezifische Zahnfleischveränderungen festgestellt, die durch Vergiftungen mit Arsen, Silber, Antimon, Wismut oder Quecksilber entstanden waren.

Ebenso wie die anderen Zweige der Medizin, profitierte auch die Zahnheilkunde von den beachtlichen Errungenschaften auf den Gebieten der Allgemein- und später der Lokalanästhesie, der Antiseptis und der Asepsis, die wir den Arbeiten von Pasteur, Lister und anderen verdanken. Im speziellen Fall wurden Fortschritte bei den Einrichtungen (Stühle mit Kopfstützen und Hebeln 1860, später mit Pumpen 1877, solche, die in die verschiedensten Richtungen schwenkbar waren, Spucknäpfe und das Mobiliar) und den Instrumenten (das rotierende Instrument wurde verbessert, indem der vom Bügel bewegte Bohrer von Fauchard durch John Lewis 1838 mit Hilfe einer Kurbelwelle verlängert wurde). 1844 erfand Wiesner einen mittels eines Uhrwerkes rotierenden Bohrer; diese Idee wurde 1864 von Harrington aufgegriffen. 1870 schlug Morisson eine fußbetriebene Welle vor. 1890 fand der von der Decke hängende elektrische Rotor Williamsons Verbreitung (der später, 1900, durch einen Balken unterstützt oder an der Wand befestigt wurde, 1904). Die Beweglichkeit der rotierenden Instrumente, die in die verschiedensten Richtungen schwenkbar waren, und der Gebrauch von »Handstük-

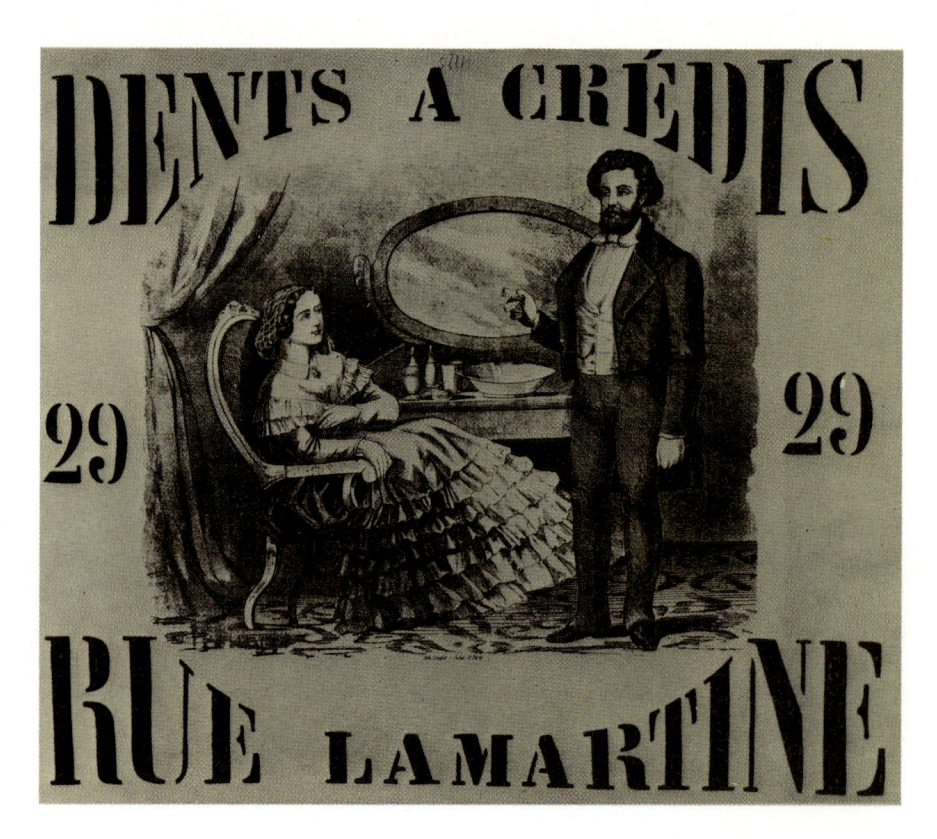

*Abbildung 3475*
*Plakat um 1850–1860. (Paris, Nat. Bibl., Kupferstichkabinett).*

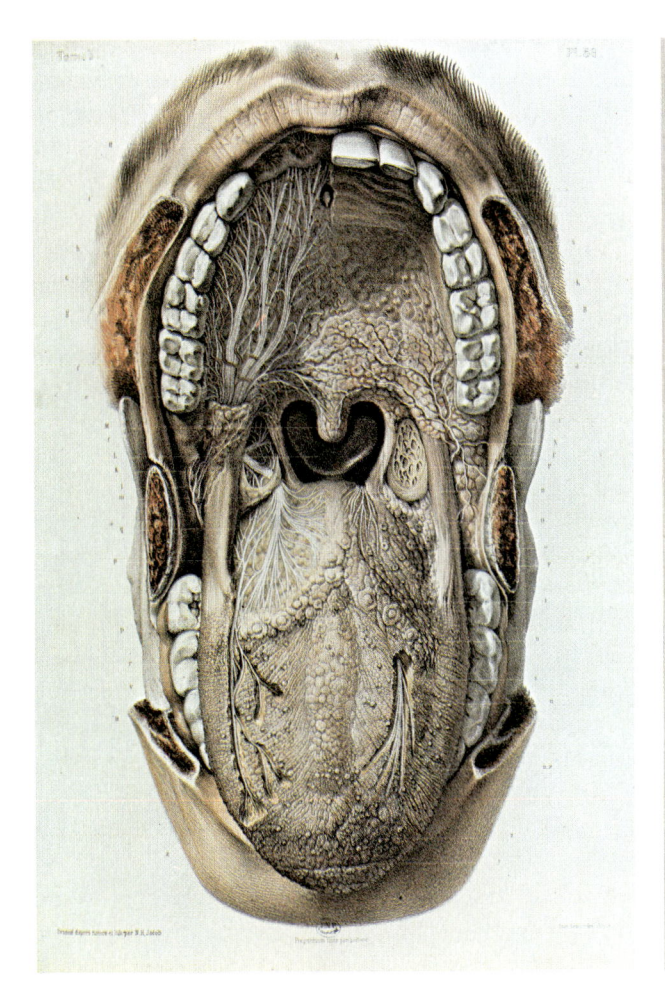

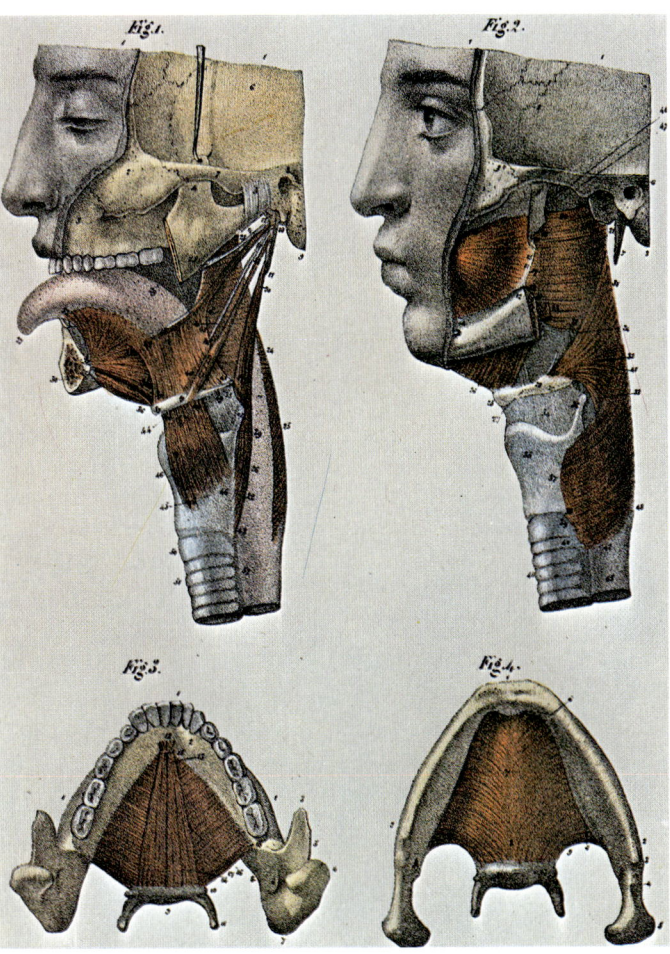

ken« (zur Verwendung in der Achse des Fräsers) und der »rechtwinkeligen« oder »gegenwinkeligen« Aufsätze (Winkelstücke zur Verwendung des Fräsers bei 90 Grad zur Achse) erleichterten die Reinigung, die Zurichtung und die endgültige Ausformung der Höhle um vieles.

## Die Allgemeinanästhesie

Wir sollten auf die von den Zahnärzten erfundene Allgemeinanästhesie näher eingehen. 1776 entdeckte Priestley das Oxydul des Stickstoffs, in dem Humphrey Davy ab 1799 betäubende Eigenschaften vermutete: das Lachgas, das auf den Brettern der Jahrmärkte verwendet wurde. Seine Verleumder brachten ihn davon ab, diese wertvollen Eigenschaften besser zu erforschen. 1818 untersuchte Faraday die Eigenschaften von Äther, die denen des Oxyduls ähnlich waren. 1842 setzte W. E. Clarke zum erstenmal in der Zahnchirurgie eine Vollnarkose mit Äther ein.

Am 10. Dezember 1844 wohnte Horace Wells (1815–1848), ein junger Dentist aus Hartford (Connecticut), einer Vorführung bei. Einer der jungen Freiwilligen, die sich bereit erklärt hatten, Versuche mit Lachgas an sich durchführen zu lassen, fiel hin und verletzte sich, doch als er wieder erwachte, war er sich der durch den Unfall hervorgerufenen Schmerzen nicht bewußt. Am nächsten Tag ließ sich Wells von John Riggs einen Zahn ziehen, nachdem er Lachgas eingeatmet hatte, das ihm von Colton verabreicht worden war. Als er wieder erwachte, rief er aus: »Ein neues Zeitalter der Zahnchirurgie

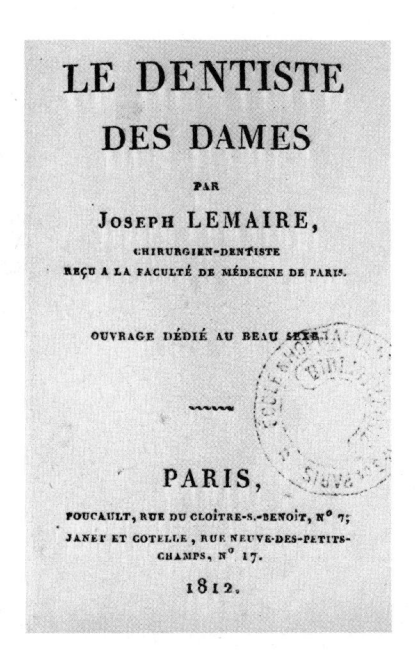

*Abbildung 3478*
*Titelseite des Werkes von Joseph Lemaire, Paris 1812.*
*(Paris, Museum der Gesellschaft der zahnärztlichen Schule)*

*Abbildung 3479*
*Titelbild desselben Werkes.*
*(Paris, ebd.)*

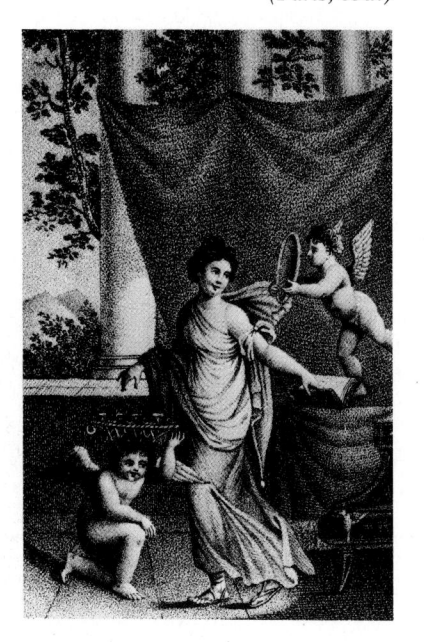

ist angebrochen, das tut nicht mehr weh, als ein Nadelstich . . .« Und ohne länger zu zögern, wandte er dieses Verfahren bei seinen persönlichen Patienten an. Als Wells das Experiment 1845 in einer öffentlichen Sitzung im Krankenhaus von Boston vorführte, erlitt er einen Mißerfolg. Seine Enttäuschung war um so größer, als sein Schüler Morton (1819–1868) 1846 erfolgreich Schwefeläther anwandte. Morton überzeugte seinen Kollegen J. Collins Warren, einen berühmten Chirurgen aus Boston, der am 16. und 17. Oktober 1846 mit Erfolg unter Vollnarkose operierte. Warren war begeistert und überredete seine Kollegen Hayward und Bigelon, der die Ärzteschaft über die Wirksamkeit der Entdeckung im *Boston Medical and Surgical Journal* vom 18. November 1846 informierte. Ganz Europa folgte diesem Beispiel. Morton hatte gesiegt.

Die Begeisterung war ungeheuer groß, trotz einiger Gegner und gewisser Zweifler. Velpeau schrieb sogar: »Wenn man bei chirurgischen Eingriffen den Schmerz vermeiden will, so ist dies ein Trugbild, dem wir uns heute nicht hingeben dürfen.« Hingegen erklärte Gensoul: »Die Anästhesie wird die Chirurgie töten, sie macht dem chirurgischen Charakter ein Ende.«

Doch der Erfolg und die Fortschritte auf dem Gebiet der Anästhesie sollten sich zum Wohle aller vermehren. 1847 wurden die Eigenschaften von Chloroform, das von Jean-Baptiste Dumas entdeckt und von Soubeiran hergestellt wurde, auf dem Gebiet der Anästhesie von James Simpson aus Edinburg bestätigt. Und damit verdanken wir die »Entdeckung« der Allgemeinanästhesie zwei Zahnärzten: Wells, der sie als erster durchgeführt hat, und Morton, der bei ihrer Ausführung erfolgreich war. Beide jedoch nahmen ein trauriges und frühzeitiges Ende.

Wells, den die Undankbarkeit Mortons anwiderte, hatte versucht, seine Rechte geltend zu machen – vergeblich. In seiner Verzweiflung beging er eines Abends im Januar 1848 Selbstmord, indem er sich die Oberschenkelarterie öffnete, doch gleichzeitig zu seiner Entdeckung Zuflucht nahm, denn er starb, während er betäubende Dämpfe einatmete. Morton war über die Machenschaften seines Mitarbeiters Jackson, der Artikel veröffentlichte, in denen sein Name nicht einmal angeführt war, so sehr aufgebracht, daß er zu ihm fahren wollte. Er sprang in seinen Wagen und machte sich auf nach New York. Doch blind vor Wut, trieb er sein Pferd derart an, daß es scheute und er getötet wurde.

Um 1860 übernahmen Evans und Préterre in Paris das Stickstoffoxydul in die Zahnchirurgie. 1894 führte Carlsen das Äthylchlorid für Vollnarkosen ein.

Die Geschichte der lokalen und regionalen Anästhesie ist für die Odonto- und die Stomatologie besonders interessant, da sie ständig darauf zurückgreift. Einfache Verfahren, wie die Kompression, die Vereisung (Äthylchloridstrahl, Redard, 1894) oder das Bepinseln mit betäubenden Lösungen wurden seit mehr oder weniger langer Zeit verwendet. Doch vor allem wurde die Lokalanästhesie durch Infiltration angewandt. Das Kokain (Ritter von Schroff, 1862) wurde ab 1890 durch weniger gefährliche Derivate ersetzt. Ab 1906 tauchte das Novokain oder Prokain auf.

Glücklicherweise wurden die Spritzen zur subkutanen Injektion von Neuner (1827) und Pravaz (1853) verbessert. Die Spritze aus Glas ermöglichte die unerläßliche Sterilisation (Debove, 1882).

Die Zahnheilkunde profitierte von den Entdeckungen jener, die sie ausübten, oder derer, die in angrenzenden Gebieten tätig waren.

Das Amalgam, »das am häufigsten verwendete Material« (Marmasse), verdanken wir Louis Régnart. In seinen *Mémoire sur un nouveau moyen d'obturation des dents* (Bericht über ein neues Mittel zum Plombieren der Zähne), 1818, schlug er vor, die Legierung von Darcet durch das Beimengen von Quecksilber leichter schmelzbar zu machen. 1826 fügte Taveau dieser Legierung Silber bei, was eine Verwendung in kaltem Zustand ermöglichte. Daraus entstanden in Europa und in Amerika leidenschaftliche Kontroversen, welche sich durch die Ungleichheit der verschiedenen Amalgame erklären lassen. Zwischen 1819 und 1850 fand ein richtiger »Krieg um das Amalgam« statt. Die Formeln wurden ständig verbessert (G. V. Black).

Die »Schlüssel« (»Pelikane«) wurden glücklicherweise durch anatomische Zahnzangen ersetzt. Ab 1840 standen die Zahnzangen von Evrard (1800–1882), einem ehemaligen Arbeiter von Charrière, zur Verfügung. Dieser war nach London geflüchtet und gestaltete dort die Zangen nach Angaben von Tomes so individuell, daß sie jedem Zahntypus genau angepaßt werden konnten. Ebenso wurden auch die Porzellanzähne ständig verbessert. Es wurden Platinklammern angefügt (Fonzi, 1768–1840), welche es ermöglichten, sie an die Metallplatten anzulöten. In London stellte die erste Fabrik für künstliche Zähne von Cl. Ash »Röhrenzähne« her, welche auf die Metallgrundlagen paßten. Maury erfand 1820 den Abdrucklöffel aus Holz. Der Abdrucklöffel aus Metall tauchte 1846 auf. Für Prothesen wurde das Zelluloid eingeführt (Mac Intosh, 1859). Die ersten Zahnprothesen aus Hartgummi wurden 1854 von Ninck in Paris gearbeitet. Die ersten künstlichen Zähne ohne Klammern für Zahnprothesen aus Gummi oder Zelluloid wurden jedoch erst 1871 hergestellt. Für Abdrücke wurde der Brei von Stent vorgeschlagen.

Um 1856 führte Jonas Bruck (1813–1883) den Galvanokauter in die Zahnheilkunde ein. Zur gleichen Zeit kam Taft auf den Gedanken, die freigelegte Zahnhöhle mit heißer Luft zu trocknen. Doch erst 1893 tauchte das turbinengetriebene Heißluftgebläse auf. S. C. Barnum (1838–1885) wies auf die Bedeutung des Abdämmens mittels Kautschuk hin. Um 1880 führte Waston den Zinkoxidphosphatzement ein. E. M. Miel (1774–1830) erfand einen Bohrer, der abgebrochene Stiftzähne entfernen konnte. Witzel empfahl um 1872 die partielle Pulpektomie. Walkhoff schlug 1891 eine Chlor-Phenol-Kampfer-Menthol- und Thymol-Mischung zur Desinfektion des Zahnkanals vor. Spooner machte 1840 die Devitalisation durch Arsen-Anhydride bekannt, die antiseptisch und betäubend wirken. Witzel nahm dieses Problem 1855 wieder auf. Emile Magitot (1833–1897) befürwortete die Chromsäure als antiseptisches Ätzmittel für das Zahnfleisch.

Die anatomischen und wissenschaftlichen Errungenschaften vermehrten mehr oder weniger direkt die Kenntnisse der Zahnärzte. Der Knorpel des ersten Kiemenbogens wurde 1802 von Meckel (1781–1833) beschrieben, der Canalis palatino-maxillaris 1816 von Meglin (1756–1824), die Sharpeyschen Fasern 1848 von Sharpey (1802–1880), die Zahnbeinfasern 1848 von John Tomes (1815–1895), die Hutchinson-Trias 1861 von J. Hutchinson (1828–1913), die parodontalen Epithelreste 1885 von Malassez (1842 bis 1909), die Theorie der mikrobiellen Bedingtheit der Karies 1889 von W. Miller (1842–1907).

# Andere Errungenschaften und Verbesserungen

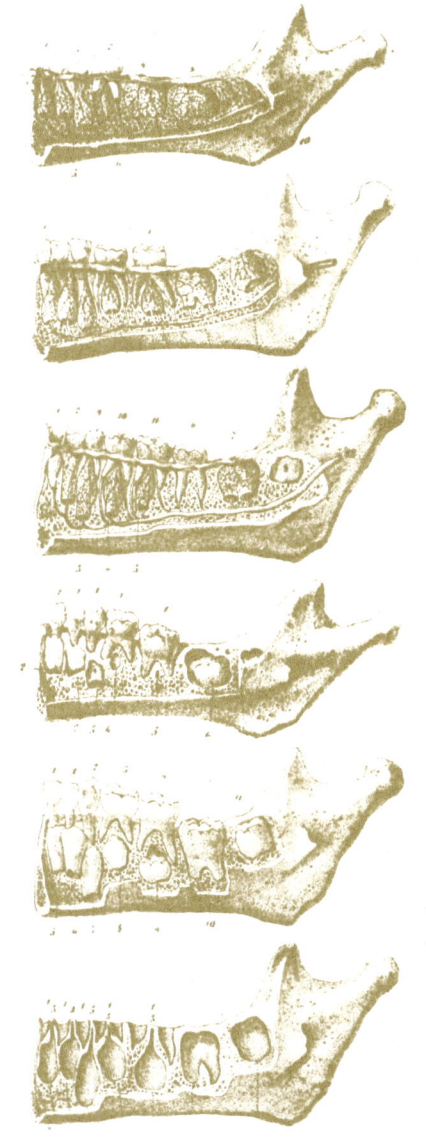

*Abbildung 3480*
*Verschiedene Kieferknochen von Kindern zwischen zwei und sieben Jahren, welche die Milchzähne und die zweiten Zähne, ihre Bildung und ihre Beziehung zueinander zeigen, Abbildung aus* Manuel d'anatomie descriptive du corps humaine . . . *(Handbuch der beschreibenden Anatomie des menschlichen Körpers . . .) von Jules Cloquet, Paris 1825.*
*(Paris, Bibliothek der Alten Med. Fakultät)*

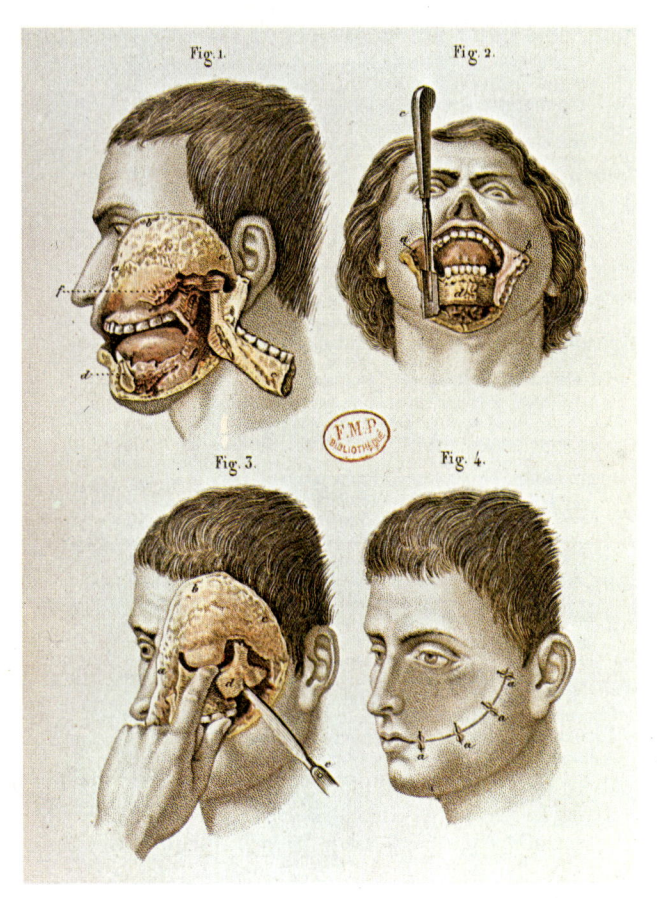

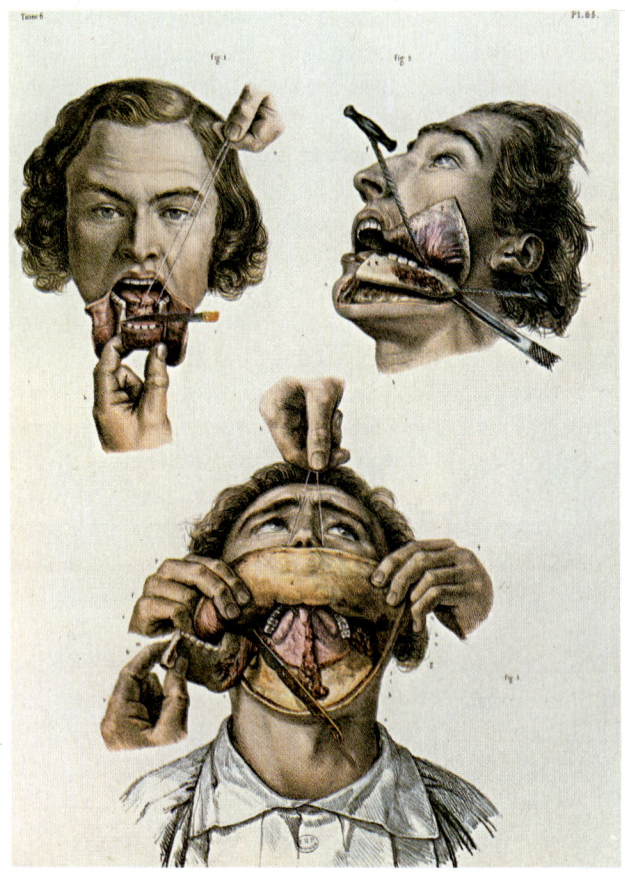

*Abbildung 3481 (oben links)*
*»Fig. 1: Resektion einer Seite des Unterkiefers. Verfahren von Lisfranc. Fig. 2: Resektion der Medianregion des Unterkiefers. Verfahren von Dupuytren. Fig. 3: Abnahme des Oberkiefers. Verfahren von Velpeau. Fig. 4: Die beendete vorherige Operation.*
*Abbildung aus* Précis iconographique de médecine opératoire et d'anatomie chirurgicale *(Genaue Darstellungen der Operationsmedizin und der chirurgischen Anatomie) von Cl. Bernard und Ch. Huette. Paris 1856. (Paris, Bibliothek der Alten Med. Fakultät)*

*Abbildung 3483 (gegenüber) Die Zahnärztliche Schule. Kopie eines Gemäldes von Maurice Utrillo (1883–1955). (Paris, Museum der Gesellschaft der zahnärztlichen Schule)*

Die Arbeiten von Pasteur und Lister zeigten, daß die Zahnärzte mit der Verwendung ihrer Essenzen (vor allem der Gewürznelke) unbewußt antiseptisch arbeiteten. Die Abdämmung durch Kautschuk erlaubte es, das Operationsfeld von Speichel freizuhalten. Es wurden Formeln für Flüssigkeiten zur Desinfektion der Pulpahöhle und des Wurzelkanals sowie für das Material zum Plombieren vorgeschlagen, die ermöglichen sollten, Zähne, die bis dahin gezogen werden mußten, zu behandeln und zu konservieren.

Die Entdeckung der Röntgenstrahlen durch Röntgen 1895 wurde in der Odonto- und Stomatologie erst in den ersten Jahren des 20. Jahrhunderts angewandt, nachdem Charles Godon und Richard-Chauvin bei einem Kongreß im Jahr 1897 schon Röntgenaufnahmen des Kiefers gezeigt hatten.

# Das 20. Jahrhundert

Die Zahnheilkunde sollte sich wie alle anderen medizinischen Fachrichtungen dank der Errungenschaften der Biologie, der Therapie und auf Grund der Forschung auf allen Gebieten weiterentwickeln, häufig wurde sie von den verschiedenen Industrien finanziert: die mechanische Industrie sorgte für die Instrumente und die technischen Einrichtungen, die pharmazeutische und chemische Industrie für neue Medikamente und Produkte, welche sie verbesserte, indem sie sie leichter und »verläßlicher« machte, für Techniken zur

Abnahme von Abdrücken, für Protheseverfahren, das Plombieren und zur Wiederherstellung der Zähne.

Der Austausch zwischen den verschiedenen Fachgebieten ist für alle von Nutzen. Dies gilt zum Beispiel auch für die Verwendung des elektrischen Antriebs und der Zahnfräser in der Knochen-, Wiederherstellungs- und Prothesenchirurgie. Welch langer Weg wurde vom ersten Fußantrieb bis zu unseren heutigen Turbinen zurückgelegt, die sich mit astronomischer Geschwindigkeit bewegen und es ermöglichen, Eingriffe schneller durchzuführen als wir sie beschreiben können, Eingriffe, die durch mangelnde Wirksamkeit der alten rotierenden Instrumente endlos lange dauerten.

Die Schulen für Zahnheilkunde entstanden zwar schon in den beiden letzten Jahrzehnten des 19. Jahrhunderts und die *Revue für Stomatologie* im Jahr 1894, doch die Schule für Stomatologie wurde erst 1908–1909 gegründet. Bald danach wurde das Studium der Zahnheilkunde auf fünf Jahre verlängert. Dieser scheinbare Stillstand wurde jedoch 1962 durch die Eröffnung des Institutes für Stomatologie von Paris innerhalb des Krankenhauszentrums La Pitié-Salpêtrière wettgemacht.

*Abbildung 3482 (gegenüber rechts)*
*Resektion des Kinnbackens. Die totale Resektion wird von den Autoren als »gewagte Operation, die schon als Erfolg gilt« eingestuft.*
*Illustration aus* Traité complet de l'anatomie de l'homme comprenant l'anatomie chirurgicale et la médecine opéraoire . . . *(Vollständige Abhandlung der Anatomie des Menschen, einschließlich der chirurgischen Anatomie und der Operationsmedizin . . .) von J. M. Bourgery und Cl. Bernard Paris, 1866–1867, Band VI. (Paris, Bibliothek der Alten Med. Fakultät)*

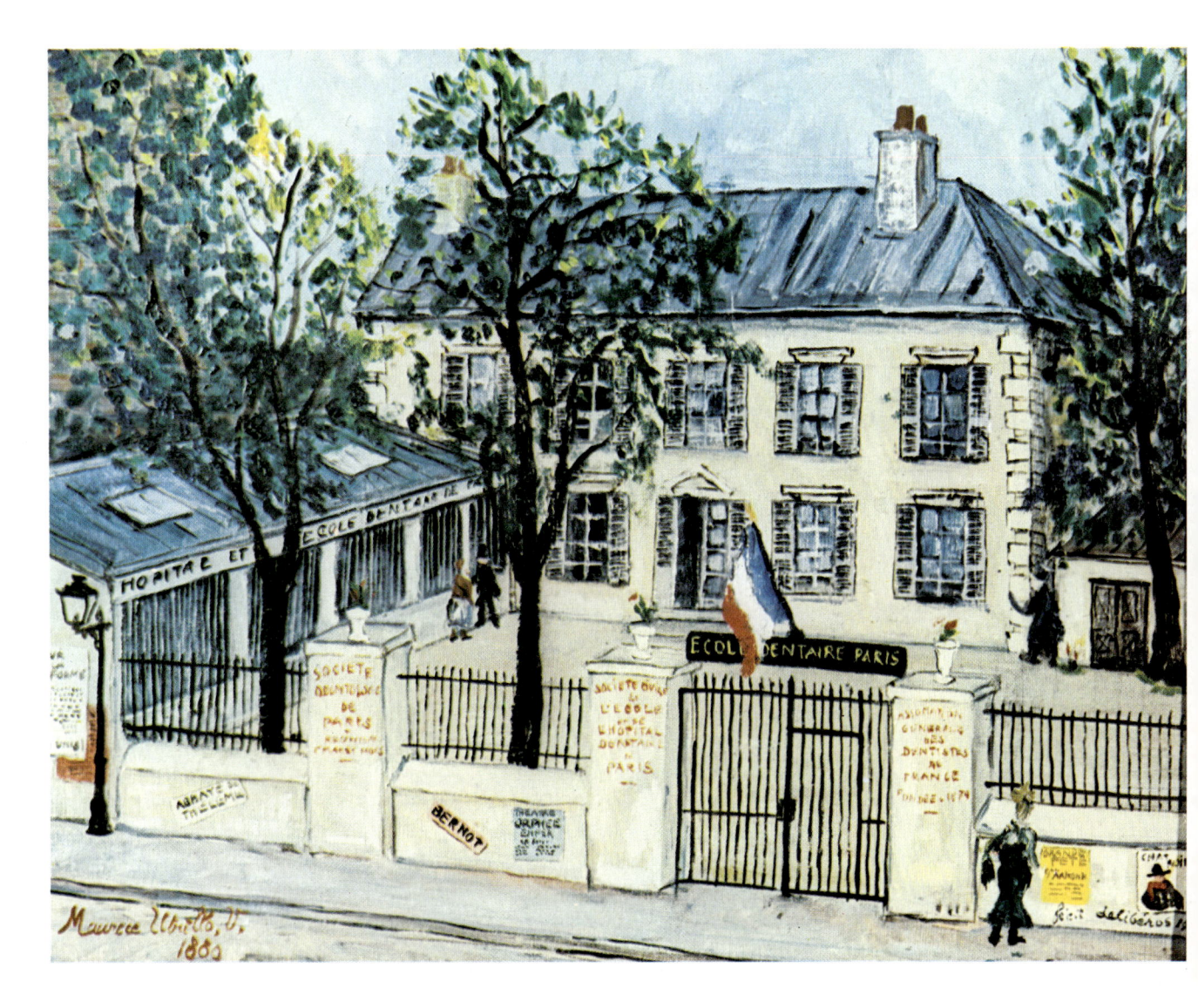

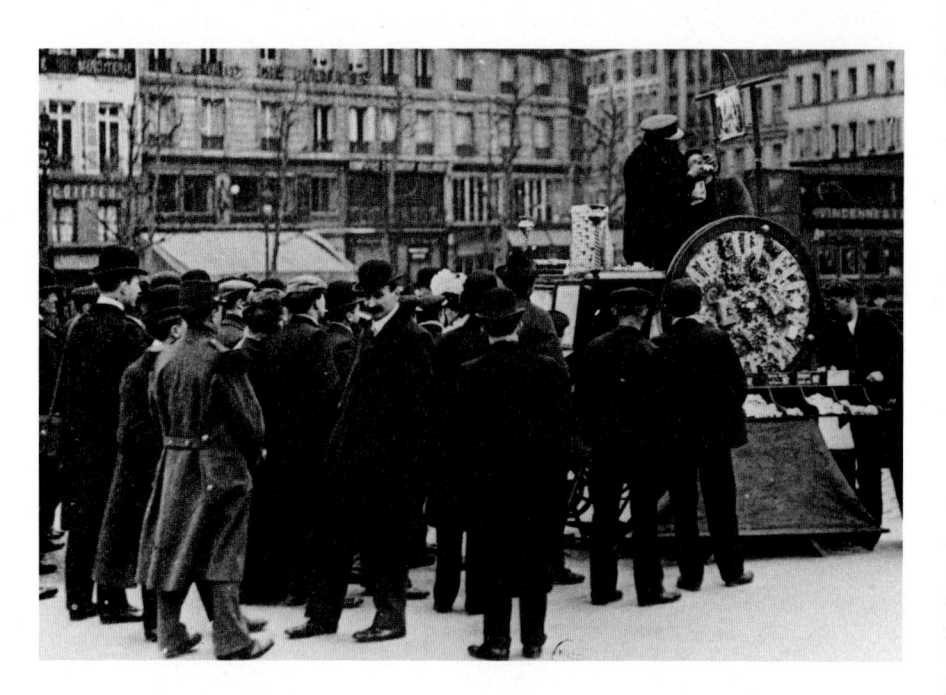

*Abbildung 3484*
*Zahnzieher, die auf Pariser Plätzen operierten, Beginn des 20. Jh.s*
*Fotographie von Vert.*
*(Paris, Museum Carnavalet)*

Mit Geduld und Beharrlichkeit erreichte die Stomatologie, daß 1920 die medizinische Fakultät von Paris eine Stelle für einen Lehrbeauftragten einrichtete. Frey und Ruppe nahmen hintereinander diese Stelle ein. 1944 wurde statt dessen ein offizieller Lehrstuhl geschaffen, auf den zunächst Dechaume und nach ihm Cernéa berufen wurden. Sie bildeten künftige Fachärzte aus. Professoren ohne Lehrstuhl wurden ernannt. Die erste dazu berufene Frau war Andrée Chaput.

Nach dem Wortlaut des Claude-Martin-Preises definiert die Nationale Akademie für Medizin 1914 die *Zahnheilkunde* als einen Zweig, der die Odontologie, die Stomatologie und die bucco-facialen Prothesen umfaßt. Unsere höchste berufliche Instanz hatte die Vielfalt und steigende Anzahl der Stomatologen vorhergesehen und die Zahnheilkunde in drei Gebiete unterteilt. Es muß daran erinnert werden, daß die Stomatologie als zahnärztlicher Beruf in der Regel von einem Doktor der Medizin ausgeübt wurde und wird.

Die »vollständigen« Stomatologen, beratende Ärzte oder Mund-, Kiefer- und Gesichtschirurgen, behandeln gewöhnlich nicht die Zähne und führen keine Prothesenarbeiten durch; von ihnen gibt es nur wenige. Durch die schwierige Abgrenzung der Tätigkeiten zwischen Stomatologen und »HNO-Ärzten« kommt es zu »Grenzzwischenfällen«. Wessen Aufgabe ist es, jene Gebiete zu behandeln und zu operieren, welche die Zahnhöhle der Ober- und Unterkiefer überschreiten: die der heilenden, der wiederherstellenden oder der Schönheitschirurgie? Unter wohlerzogenen Kollegen arrangiert man sich schließlich.

Zur Zeit der Okkupation wurde im Jahre 1941 der Nationale Stand der Ärzte gegründet; auf nationaler, regionaler und departementaler Ebene wurden ihm zahnärztliche Abteilungen angegliedert, die auch die Zahnchirurgie umfaßten. Die Verordnung vom 24. September 1945 schuf dann den Nationalen Stand der Zahnchirurgen. Sein erster Präsident, der ebenfalls die Präsidentschaft der zahnärztlichen Abteilung des Nationalen Standes der Ärzte innehatte, Dr. Chactus Hulin, richtete seinen Sitz in der Privatvilla, 22 Rue Émile-Ménier, ein, wo er sich noch heute befindet.

Zahlreiche rechtliche und administrative Bestimmungen wurden nacheinander herausgegeben, um die berufliche Fähigkeit, das Rezeptrecht und den Berufstitel festzulegen.

Die Zahnheilkunde wurde am 21. April 1969 folgendermaßen definiert: »Die Zahnheilkunde wird durch die Ausübung der Diagnose und der Behandlung von Krankheiten der Zähne, des Mundes und des Kiefers definiert. Zur Zahnheilkunde gehört auch die Abnahme von Abdrücken, die Vermessung der Artikulation, die Probe oder Proben, das Einsetzen und die Anpassung der neuen, abgeänderten oder reparierten Hilfs- oder Verbindungsvorrichtungen.«

Eine Beschwerde gegen diese Definition führte zum Gesetz vom 13. Juli 1972 (Artikel L 373 der Gesundheitsordnung): »Die Ausübung der Zahnheilkunde umfaßt die Diagnose und die Behandlung der angeborenen oder erworbenen Krankheiten des Mundes, der Zähne und des Kiefers, die tatsächlich vorhanden sein oder vermutet werden können, unter den Bedingungen, welche durch das Gesetzbuch der Deontologie (Pflichtenlehre) der Zahnchirurgen vorgesehen sind.«

Der Erlaß vom 11. Mai 1948, auch Poinso-Chapuis-Erlaß genannt, beschränkte das Rezeptrecht der Zahnärzte stark; sie durften nur Medikamente verschreiben aus einer durch Verfügung des Ministeriums für öffentliche Gesundheit festgelegten Liste.

Heute ist dieses Rezeptrecht durch den Artikel L 368 der Gesundheitsordnung vom 24. Dezember 1971 geregelt: »Die Zahnärzte können alle Medikamente verschreiben, die zur Ausübung der Zahnheilkunde notwendig sind.« Dieser Artikel wurde am 17. Mai 1972 bekräftigt.

## Rechtliche Bestimmungen

*Abbildung 3485*
*»Ausstellung von Gebissen von Louis Ernest, Zahnarzt, Rue de la Chaussée-d'Antin, welche bei der Weltausstellung gezeigt wurde.«*
*Stich aus der* Illustration, *1878. (Paris, Bibliothek des arts décoratifs)*

Das Dekret vom 10. Oktober 1971 schuf das Doktorat der Zahnheilkunde. Verschiedene Bestimmungen wurden in das Gesetzbuch für öffentliche Gesundheit (1953), in das Gesetzbuch der Deontologie (1967) und in die Gesundheitsordnung (1972) aufgenommen. 1973 wurde die UER für Odontologie geschaffen. 1975 gab es 14, davon 3 in Paris. An den Krankenhäusern entstanden neue Stellen für Odontologie. Gleichzeitig mit all diesen Veränderungen, mit der Errichtung von Unterrichtszentren und mit der starken Zunahme neugeschaffener Lehrstellen mit vorwiegend hierarchischer Prägung (ganze oder Halbtags-Lehrstellen) kann man auch ein rasches Ansteigen der Studentenzahl feststellen, wahrscheinlich als Folge der »Ereignisse« von 1968 und der sozialen Entwicklung. Dieser Andrang ist so stark, daß der Abschluß des zweiten Studienjahres eine Schwierigkeitsgrenze, einen echten »Numerus clausus« darstellt.

*Abbildung 3486*
*Plakat von Bir-Gel, um 1930.*
*(Paris, Privatsammlung)*

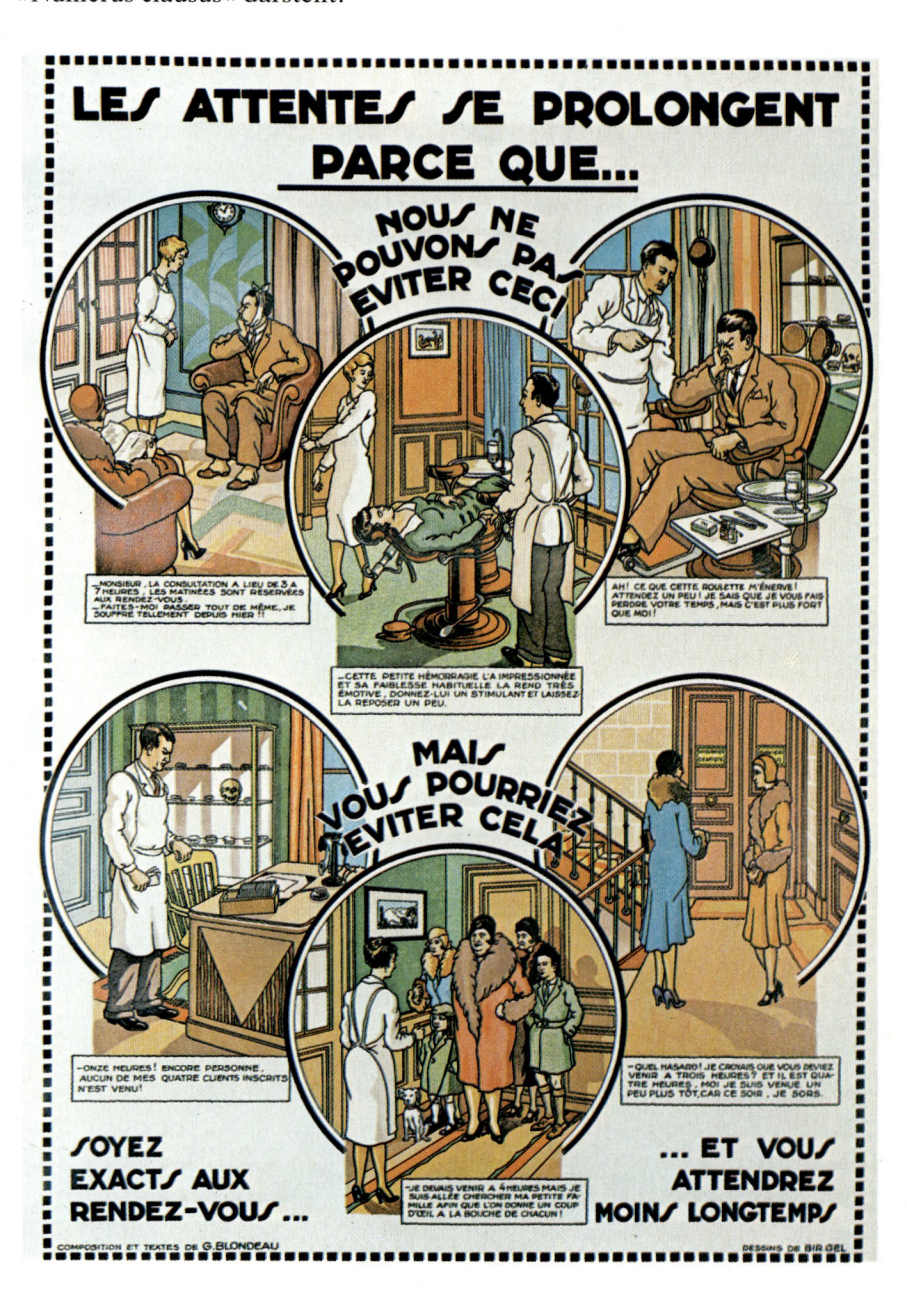

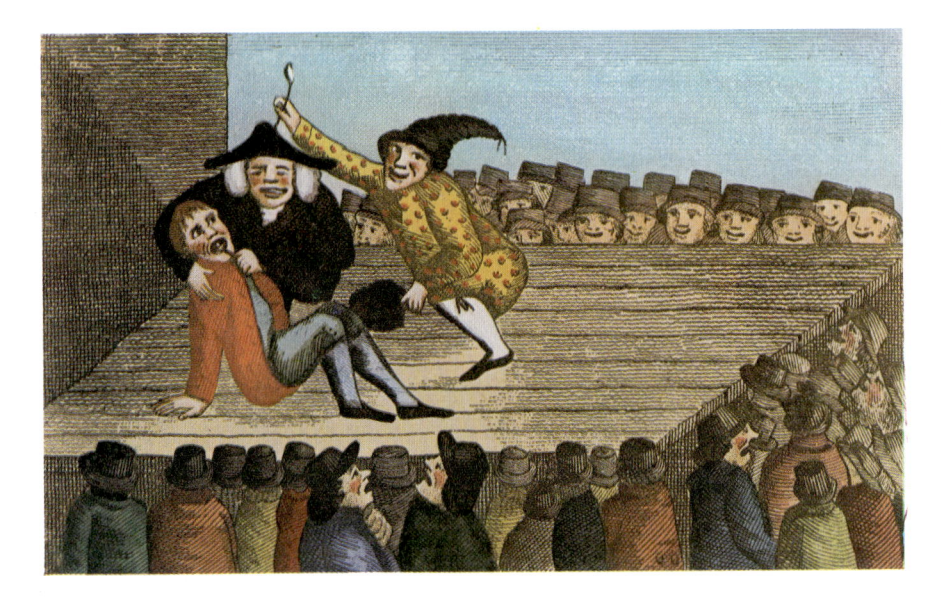

*Abbildung 3487*
*Englische Karikatur, Ende 18. oder Anfang 19. Jh.*
*(Paris, Nat. Pharmazeutenstand, Sammlung Bouvet)*

Die zahnärztliche Sektion der Weltgesundheitsorganisation (WHO) hat mit ihren epidemiologischen Arbeiten und Untersuchungen aufgezeigt, daß die Zahnkaries aufgrund ihrer Häufigkeit und ihrem akuten Verlauf die dritte Geißel der Menschheit ist. Die Berufsorganisationen nehmen Anregungen von diesen Arbeiten auf und setzen die Schlußfolgerungen in die Tat um. Als 1956 die Akademie der Zahnärzte geschaffen wurde, hofften ihre Gründer, damit dem drängenden Bedürfnis des odonto-stomatologischen Berufsstandes nachzukommen und, unabhängig von Theorien und materiellen Mitteln, den Fortschritt unserer Disziplin vorantreiben zu können und der öffentlichen Hand die gewünschten Angaben liefern zu können. Diese Akademie, die schon acht Jahre nach ihrer Gründung als gemeinnützig anerkannt wurde, möchte multidisziplinär sein und rechnet es sich zur Ehre an, die größten Persönlichkeiten der Wissenschaft und Kultur zu ihren Ehrenmitgliedern, freien oder Titularmitgliedern zu zählen. Somit hofft sie, zum Fortschritt, zum

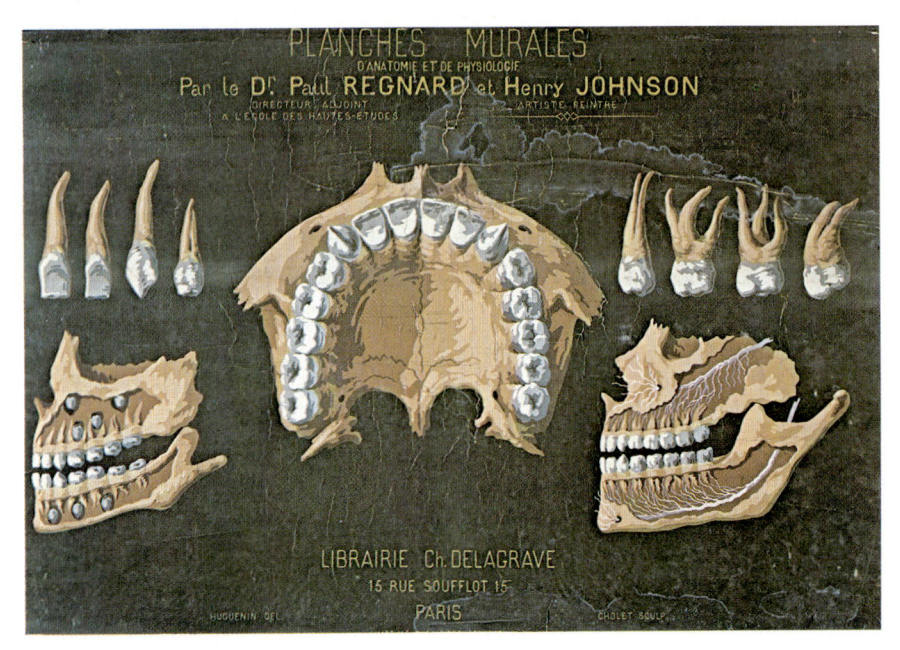

*Abbildung 3488*
*Didaktische Abbildung aus dem 19. Jh.*
*(Paris, La Salpêtrière, Bibl. Charcot)*

*Abbildung 3489 (rechts)
Dentistin in ihrer Ordination.
Mademoiselle Hélène Purkis galt
als »ehrenhaft bekannte Künstlerin und Schülerin ihres Onkels«,
die neben ihrer zahnärztlichen
Tätigkeit auch noch einen Heiltrank gegen Zahnweh herstellte.
Stich aus dem 19. Jh.
(Paris, Nat. Bibl. Kupferstichkabinett)*

*Abbildung 3490 (ganz rechts)
Stomatologische Sprechstunde
im Krankenhaus von Beaujon,
22. April 1956.
(Paris, Photothek der Öffentlichen Fürsorge)*

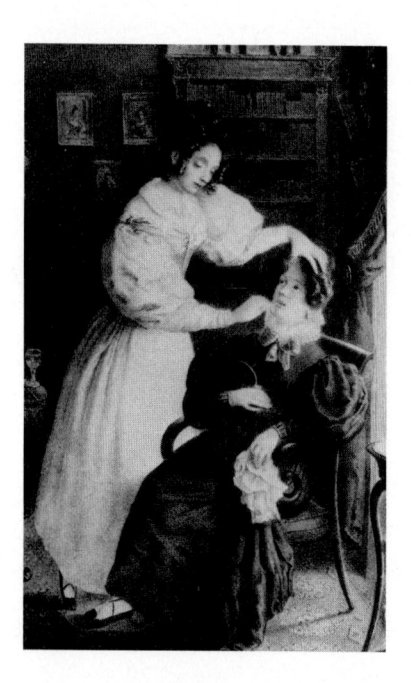

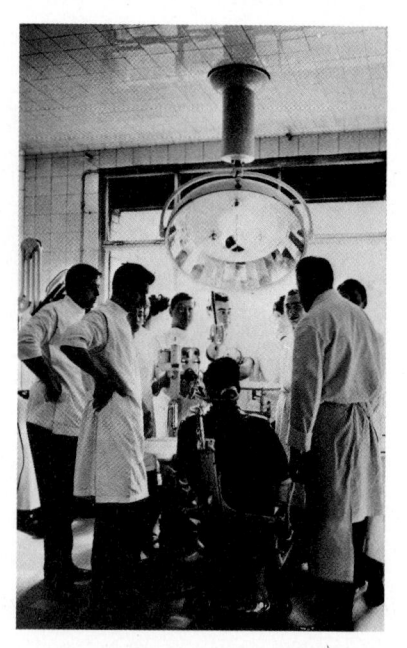

Schutz und zum Ruhm der Zahnheilkunde beizutragen und ihr wissenschaftliches Ideal und ihre großmütige Menschlichkeit weiterverfolgen zu können. Ihre Stellungnahmen wurden sowohl beim Rezeptrecht und bei Befähigungsnachweisen als auch bei den therapeutischen Auswirkungen (zum Beispiel Gelbverfärbung der Zähne durch Tetracycline) zufriedenstellend befolgt, manchmal war sie sogar ausschlaggebend.

Somit ist es keine Übertreibung zu behaupten, daß die Odontologie und die Stomatologie, nachdem sie ihre »Identität« vor fast 250 Jahren durch die Veröffentlichungen von Pierre Fauchard und seiner Zeitgenossen gefunden hatten, zunächst nur langsame Fortschritte machten, die sich jedoch im 20. Jahrhundert in immer rascherer Aufeinanderfolge abzeichneten, wobei sie sich die Errungenschaften zahlreicher anderer Disziplinen aneigneten, um sie ihren ständig sich verfeinernden Techniken anzupassen.

Die Forschung auf dem Gebiet der Ätiologie der Zahnkaries und der Parodontose, die Prophylaxe, der Verhütung und schließlich der Therapie entwickeln sich in allen Ländern ständig weiter. Frankreich befindet sich dabei auf einem Vorposten. Die Gesundheitserziehung hinsichtlich des Mundes und der Zähne bemüht sich, ein »Bewußtsein für die Zähne« zu schaffen, damit jeder endlich einsieht, daß die »Qualität und die Zukunft seiner Zähne« von ihm selbst abhängen. Auf dem Gebiet der Gesundheit des Mundes und der Zähne wird untersucht, wieviele Krankheiten bei entsprechender Kontrolle dem Menschen erspart werden können.

Die damit befaßten Berufsorganisationen bieten im Rahmen ihrer materiellen Möglichkeiten zahlreiche Dienste an: belehrende Informationen »ab der Kindheit«, Schulreihenuntersuchungen des Mundes und der Zähne ab dem Kindergartenalter, zusammen mit unerläßlichen frühzeitigen Behandlungen schon beim Auftreten von Schäden, Unterweisung im Zähneputzen (Häufigkeit und Technik), Verwendung der Fluoride in ihren verschiedensten Formen, diätetische Ratschläge, um den Verbrauch von kariesbildendem Zucker einzuschränken und zu vermindern. Derartige Organisationen sind das Nationale Komitee für Hygiene und für die Gesundheit des Mundes und der Zähne sowie die französische Union für die Gesundheit des Mundes und der Zähne.

1979 war das Internationale Jahr des Kindes, das eine besonders günstige Gelegenheit zur Verbreitung dieser Prinzipien bot. Die Bevölkerung wurde deutlich auf dieses Problem aufmerksam gemacht durch die Ausstellung ›*Der Zahn heute*‹ im Palais de la Découverte, die unter dem Patronat des Gesundheitsministeriums, des Komitees für Gesundheit und soziale Tätigkeit der französischen Pharmazie (Präsident Prof. Le Moan) und des Nationalen Komitees für Hygiene und Gesundheit des Mundes und der Zähne (Präsident Prof. O. Emilie Cunin, Generalsekretär Prof. A. Besombes) organisiert wurde. Diese Ausstellung, welche von unzähligen Besuchern gesehen wurde, soll in den nächsten Jahren in ganz Frankreich gezeigt werden. Mit allen diesen Bemühungen möchte der Berufsstand durch immer verstärktere Aktivitäten auf dem Gebiet der Prophylaxe zu einem bedeutenden Richtungswechsel in der Berufsausübung gelangen und nach und nach die späte, ersetzende Therapie durch eine vorbeugende, heilende und frühzeitige konservierende Therapie ersetzen. Somit soll der Verlust der Zähne und gleichzeitig die physiologische, menschliche, ästhetische und sozialökonomische Folge hinausgezögert werden, und man möchte alle davon überzeugen, welchen Schatz ein vollständiger Gesichts-, Kiefer- und Zahnbereich in gutem Zustand ein Leben lang darstellt.

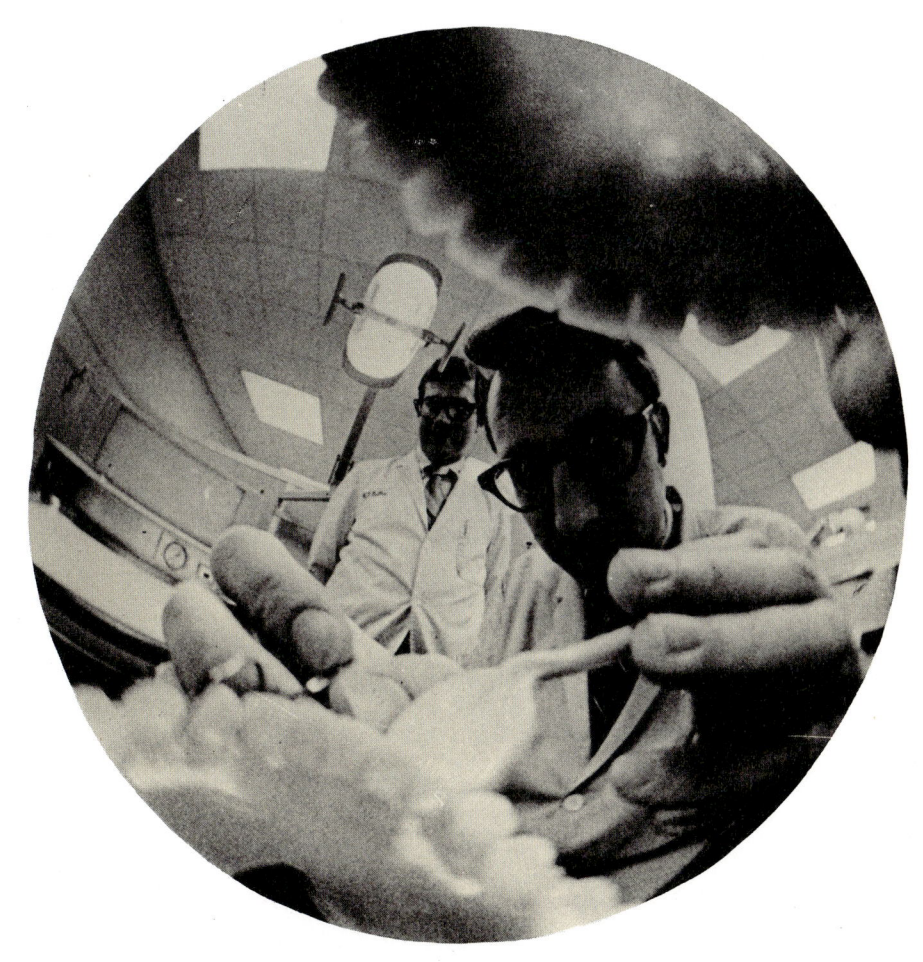

*Abbildung 3491*
*Professoren und Studenten in der zahnärztlichen Schule der Universität von Missouri in Kansas City.*
*Die Photographie wurde mit Weitwinkel durch eine Prothese aufgenommen.*

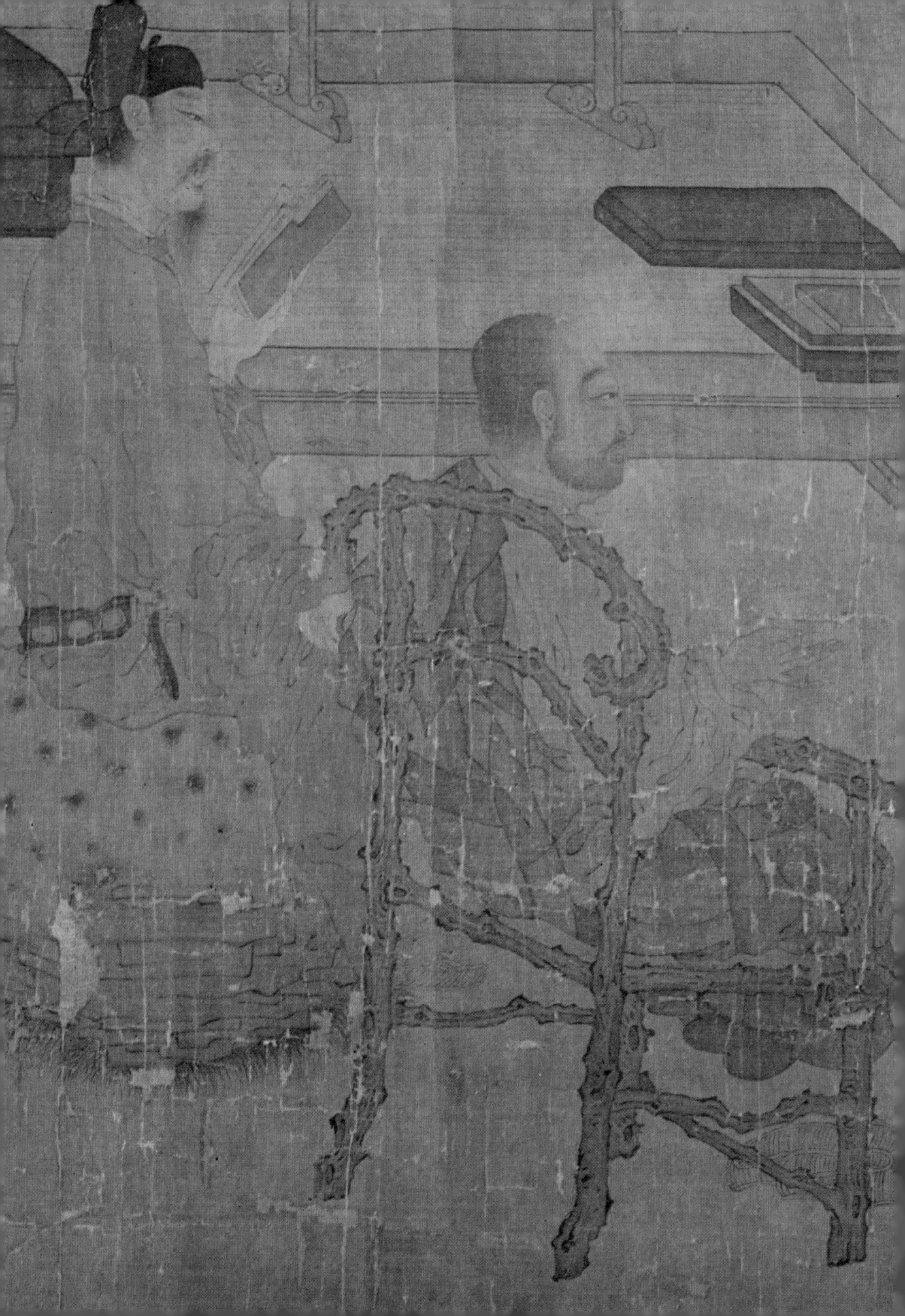

# Geschichte der Akupunktur

*von Marcel Martiny*

Das Pfropfreis eines orientalischen Zweiges der Medizin diente schon vor mehr als einem halben Jahrhundert dem nüchternen und rauhen Stamm der westlichen Therapie zur Veredlung. Seither hat sich herausgestellt, daß die Akupunktur mit erstaunlichem und außergewöhnlichem Erfolg verwendet wird. Aus diesem Grund muß über sie in einem abgeschlossenen Kapitel berichtet werden.

Zu jener Zeit war dieser Zweig noch keine Modeerscheinung, die teils als wertvoll angesehen, teils bezweifelt wurde, sondern sie war ein Mittel zur Heilung, das einige sehr neugierige und vorsichtige Ärzte ins Auge faßten, die im Prinzip wissen wollten, welche Wirksamkeit einige Elemente der traditionellen Medizin enthalten. Trotz teilweiser wissenschaftlicher Erklärungen waren die Heilbäder eines davon und ist es bis heute geblieben. Doch in unserer Zeit verlangen eher die Kranken als die Ärzte nach Kuren. Unter den Kurärzten in Thermalbädern beschäftigten sich zwei Männer von internationalem Ruf mit der wichtigen Rolle des Empirismus in der Therapeutik: die Doktores P. Ferreyrolles aus La Bourboule und G. Monod aus Vichy.

Damals war die Medizin jedoch noch nicht mit den wirkungsvollen Waffen des heutigen Wissens ausgestattet. Diese beiden Äskulapjünger kamen in aller Bescheidenheit – die Zeit dafür war noch nicht reif – auf den Gedanken, eine kleine Organisation zur Erforschung der in Vergessenheit geratenen medizinischen Verfahren zu gründen. Eine Gruppe von ersten Forschern nannte sich »Carrefour de Cos«. Ist nicht diese griechische Insel, die durch Hippokrates zu Berühmtheit gelangte, das Zentrum eines Propellers, dessen drei Flügel Europa, Afrika und Asien sind?

Schon ziemlich bald – dabei spielte wohl auch der Zufall mit – untersuchten sie die alten Praktiken der Akupunktur in China. Dank einiger Schilderungen von Reisenden und Bewohnern aus dem Reich der Mitte war diese therapeutische Methode in Frankreich sicher schon seit Jahrhunderten bekannt. Es wäre schwierig, eine chronologische Liste von Namen anzuführen, sie wäre keineswegs vollständig. Wir möchten jedoch ein Beispiel nennen: der Jesuitenpater Hul war von den spektakulären Heilungen einiger choleraartigen Diarrhöen so begeistert, daß er erklärte, es sei eigentlich besser, einfältig geheilt als wissenschaftlich getötet zu werden.

1816 unternahmen Doktor Berlioz, der Vater des Komponisten, und 1825 Doktor Cloquet, ein Chirurg der Krankenhäuser von Paris, einige Versuche, jedoch ohne die Anleitung und ohne Anwesenheit eines chinesischen Arztes. Sie erlitten einen Mißerfolg, wie der Marinearzt Doktor Régnault feststellte,

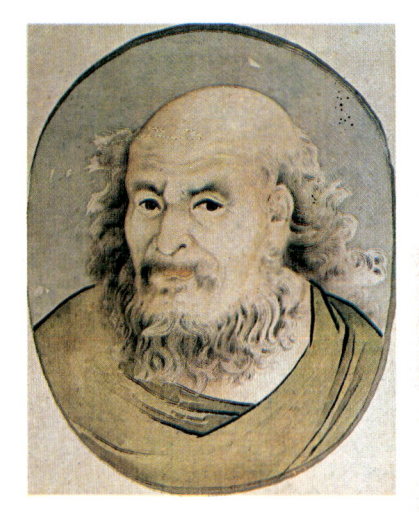

*Abbildung 3493*
*Japanische Darstellung des Hippokrates.*
*Tuschzeichnung aus einem japanischen Werk, in dem die bildlichen Darstellungen des Hippokrates aus dem Fernen Osten gesammelt sind, 1971.*
*(Paris, Lehrstuhl für Geschichte der Medizin)*

*Abbildung 3492 (gegenüber)*
*Gelehrte von Lieou-Li T'ang, von Tcheou Wen Kiu.*
*Mit Tusche bemalte Seidenrolle. China, Song-Dynastie, 10. Jh. (London, Sammlung Sir. P. David)*

*Abbildung 3494 (links)*
*Illustration aus* Clavis medica ad chinarum doctrinam de pulsibus . . . *von Pater Michel Boym SJ, 1686.*
*(Paris, Nationalbibl.)*
*Dieser Jesuitenpater schrieb als erster eine Zusammenfassung über die chinesische Sphygmologie mit Abbildungen, welche die verschiedensten Arten, den Puls zu fühlen, aufzeigen sollten.*

*Abbildung 3495 (rechts)*
*Die Akupunkturpunkte.*
*Stich aus dem 19. Jh. nach einer chinesischen anatomischen Abbildung.*
*(Paris, Bibl. des arts décoratifs)*

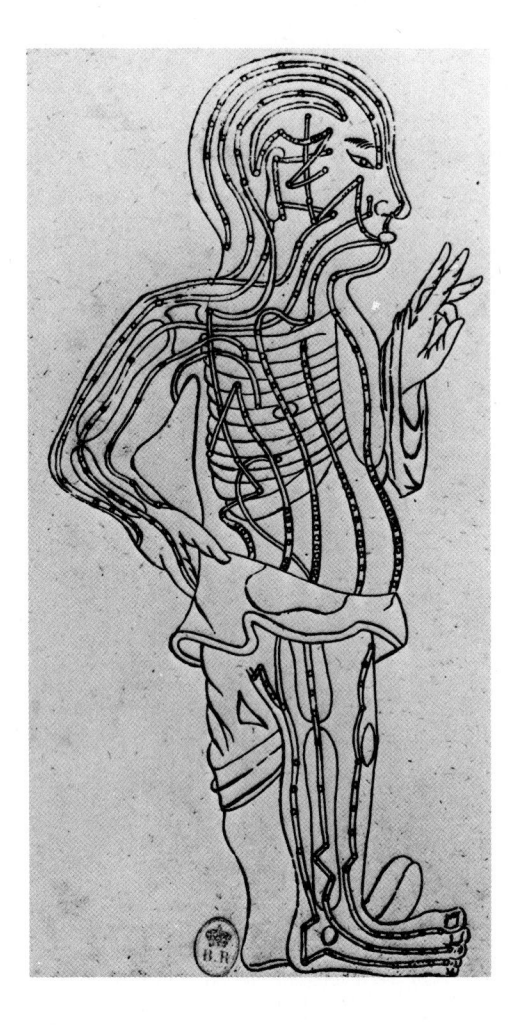

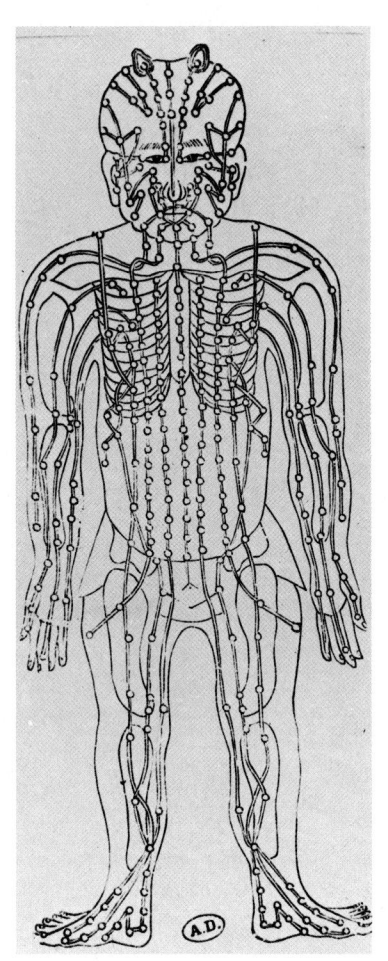

der jedoch in den chinesischen Häfen schon gelungene Unternehmungen gesehen hatte.

Unter den zahlreichen Werken und Berichten muß die bedeutende Arbeit des Konsuls Dabry über die chinesische Medizin angeführt werden. Die enthielt schon genaue Angaben über die Akupunktur.

Die zweite, erfolgreiche Einführung dieser Praxis in Frankreich verdanken wir ebenfalls einem Mitglied des diplomatischen Corps. Georges Soulié de Morant lernte 1927 Doktor P. Ferreyrolles kennen und vertraute ihm seine Tochter für eine Kur in La Bourboule an. Er erzählte ihm, was er in China über die Akupunktur selbst gesehen hatte.

Ein seltsamer Akt der Barmherzigkeit trug stark zum Ansehen von Théophile Gautier bei. Er bemerkte eines Tages am Pariser Bahnhof Montparnasse eine Ansammlung von Menschen um einen Chinesen, der Zöpfe und seidene Gewänder trug und von Gepäckstücken umgeben war. Es handelte sich um den Sekretär eines französischen Bischofs, der in China gelebt hatte und vor kurzem plötzlich gestorben war. Obwohl dieser Chinese recht gute Kenntnisse der französischen Sprache besaß, war er einsam und verzweifelt. An diesem Tag hatte Judith, die Tochter von Théophile Gautier, Geburtstag. Der Schriftsteller nahm den Chinesen als Geschenk mit zu sich nach Hause. Dort lebte dieser frei und glücklich bis zu seinem Tod. Er unterwies Judith in seiner Muttersprache, und deren Haus wurde somit zur ersten Botschaft, einer Art Haus der chinesischen Kultur. Zudem verbrachte Georges Soulié de Morant als Kind seine Sommerferien immer in Saint-Enogat, wohin die Familie Gautier ebenfalls kam. Judith interessierte sich für ihn und lehrte ihn die Sprache von Peking. Auf diese Weise ist die Biographie von Georges Soulié de Morant mit dem Beginn der Geschichte der Akupunktur in Europa eng verbunden. Vor allem ihm verdanken wir seit einem halben Jahrhundert eine Therapie, deren Möglichkeiten und Grenzen man erst jetzt kennenzulernen beginnt.

Georges Soulié de Morant wurde am 2. Dezember 1878 in Paris geboren. Sein Vater war Ingenieur und hatte am Feldzug nach Mexiko teilgenommen; seine Frau, die Tochter eines französischen Emigranten, lernte er in New Orleans kennen. Soulié de Morant wurde bei den Jesuiten in der Rue de Madrid erzogen und hatte die Absicht, Medizin zu studieren. Doch der frühe Tod seines Vaters zwang ihn zur Aufgabe dieses Plans.

Im Alter von 20 Jahren wurde Soulié de Morant von einer großen Bank nach China geschickt. Dank seiner Kenntnisse der chinesischen Sprache wurde er bald vom Außenministerium angestellt, war französischer Konsul in Shanghai und danach in Jünnan und konnte dort anläßlich einer Epidemie von choleraartiger Diarrhöe feststellen, daß die Kranken nach der Behandlung mit Nadeln schneller gesund wurden als durch Einnahme der Medikamente, über die man damals verfügte.

## Soulié de Morant

*Abbildungen 3496/97 (unten links und rechts)*
*Stiche aus* Specimen medicinae sinicae, *von Andreas Cleyer, Frankfurt, 1682.*
*(Paris, Nationalbibl.)*
*In diesem Werk mit 30 Stichen, welche die Erkennung der chinesischen Anatomie ermöglichen, erklärt A. Cleyer die chinesische Doktrin des Pulses und verschiedene andere Punkte dieser Medizin.*

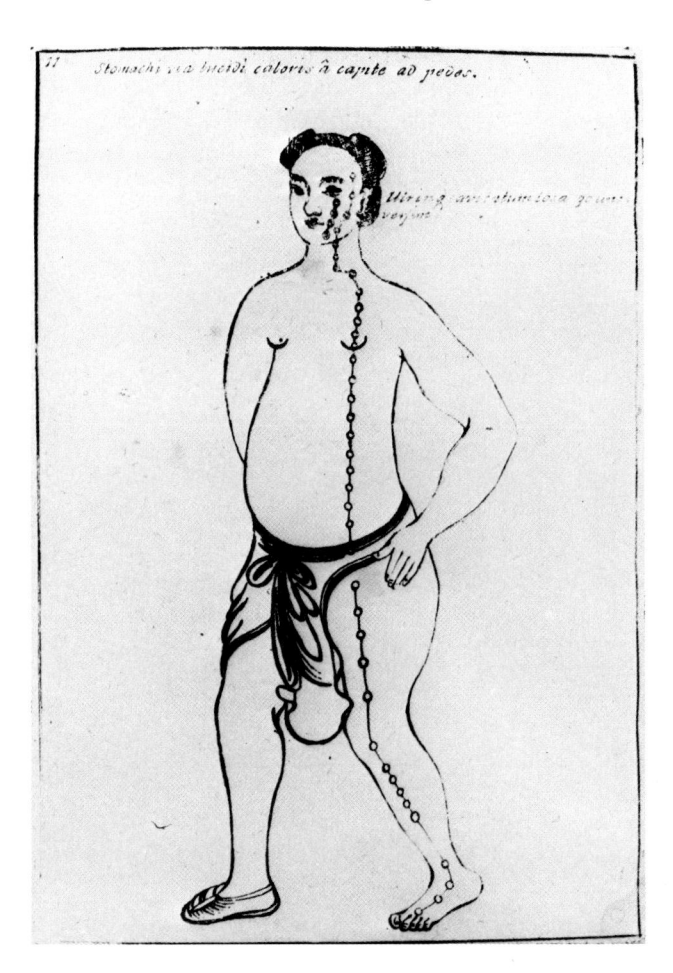

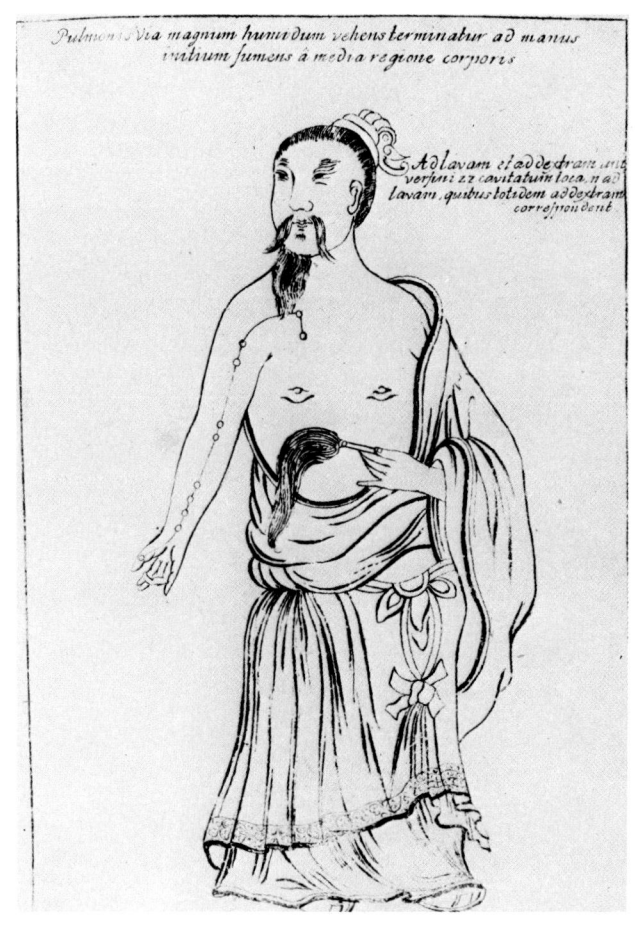

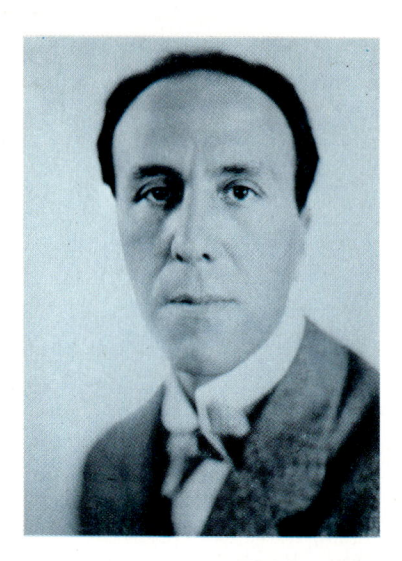

*Abbildung 3498*
*George Soulié de Morant,*
*1878–1955.*

*Abbildung 3499*
*Arzt, der einen Kranken durch Akupunktur behandelt. Chinesisches Aquarell um 1780. (Paris, Nationalbibl., Kupferstichkabinett)*

Er studierte daraufhin diese neue Therapie sehr genau, ebenso chinesische Geschichte, Kunst und Literatur. Seine Schriften zu diesen Themen waren sehr bedeutend und verschiedenartig; von der Akupunktur fühlte er sich jedoch am meisten angezogen. Von P. Ferreyrolles ermutigt, machte er sich daran, einige der Dokumente über diesen Gegenstand zu übersetzen, von denen er annahm, daß sie die Ärzte besonders interessieren könnten. Dies waren die ersten Versuche, deren erstaunliche Resultate, gemeinsam mit einer Untersuchung über die Akupunktur, im medizinischen Journal von 1929 veröffentlicht wurden.

Charles Flandin öffnete P. Ferreyrolles und H. Khoubesserian, der schon sein Assistent war, seine Abteilung in Bichat. Der Chefarzt des Krankenhauses Léopold-Bellan tat das gleiche für Soulié de Morant, der mit Thérèse Martiny zusammenarbeitete.

Die medizinischen Erfahrungen wuchsen gleichzeitig mit der Zahl der übersetzten Werke. Auf Grund der ständig zunehmenden Kenntnisse gab Georges Soulié de Morant 1933 im »Mercure de France« eine Studie über die Diagnose von Krankheiten durch Untersuchung des Pulses heraus. 1934 erschien sein *Précis de la vraie acupuncture chinoise* (Übersicht über die echte chinesische Akupunktur), zwischen 1939 und 1941 veröffentlichte er die beiden ersten Bände des Werkes *Chinesische Akupunktur,* in denen er seine Theorie über die Energie und deren Nutzung auf therapeutischem Gebiet darlegte (Erstveröffentlichung im »Mercure de France«). Ohne Soulié de Morant gäbe es sowohl in Frankreich als auch in ganz Europa keine Schulen, Gesellschaften oder Kongresse für dieses medizinische Fachgebiet.

Vor fünfzig Jahren war die Medizin trotz Claude Bernard, Pasteur und der großen Kliniker, Anatomen und Pathologen noch immer in der Tradition des Empirismus befangen. Alles, was beobachtet wurde, mußte ausgewertet wer-

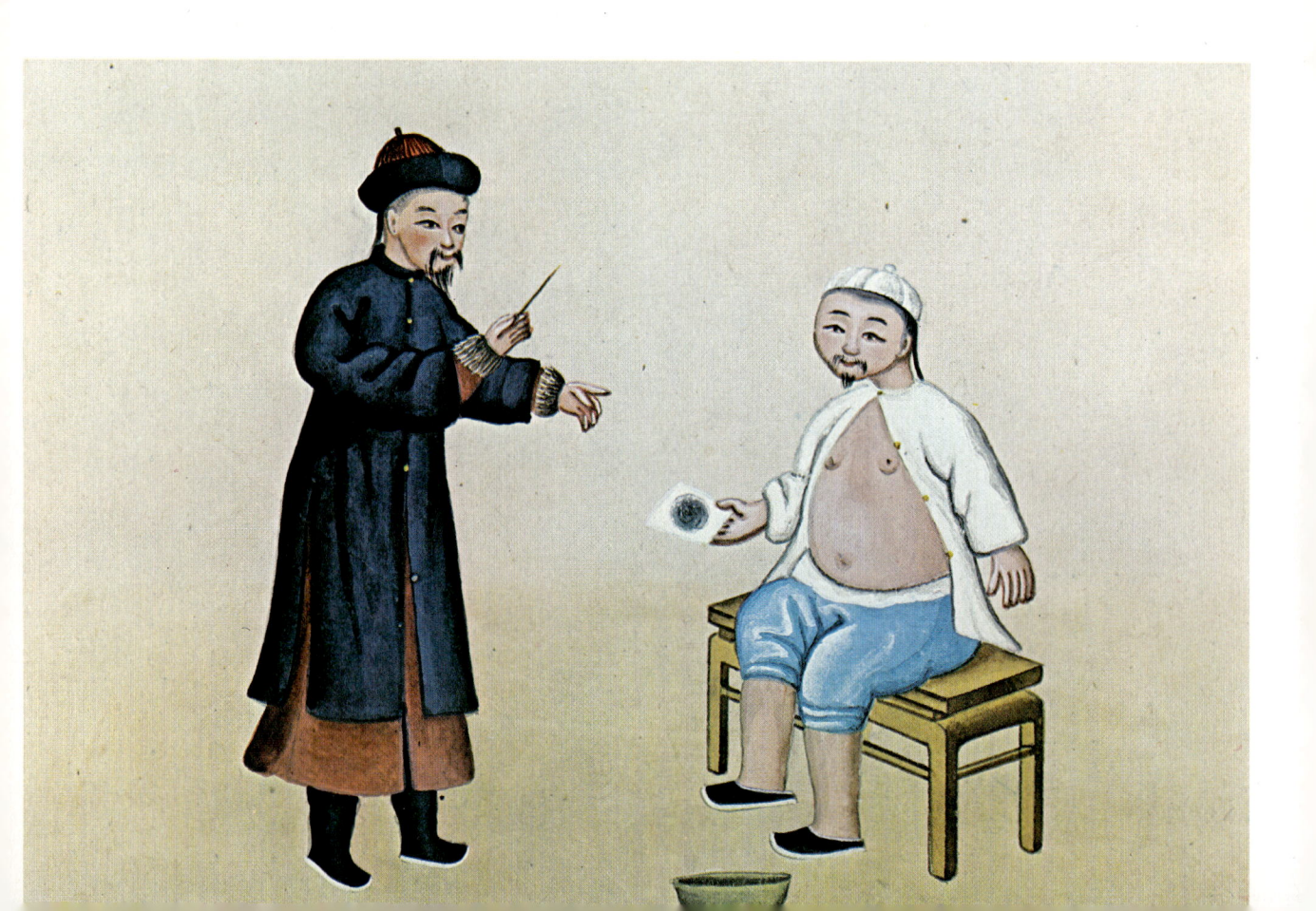

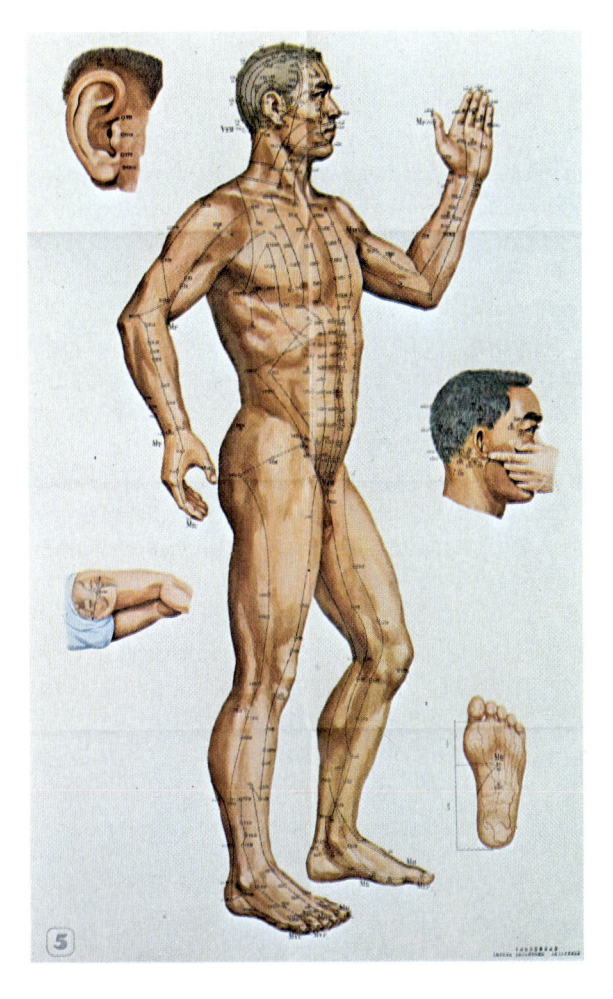

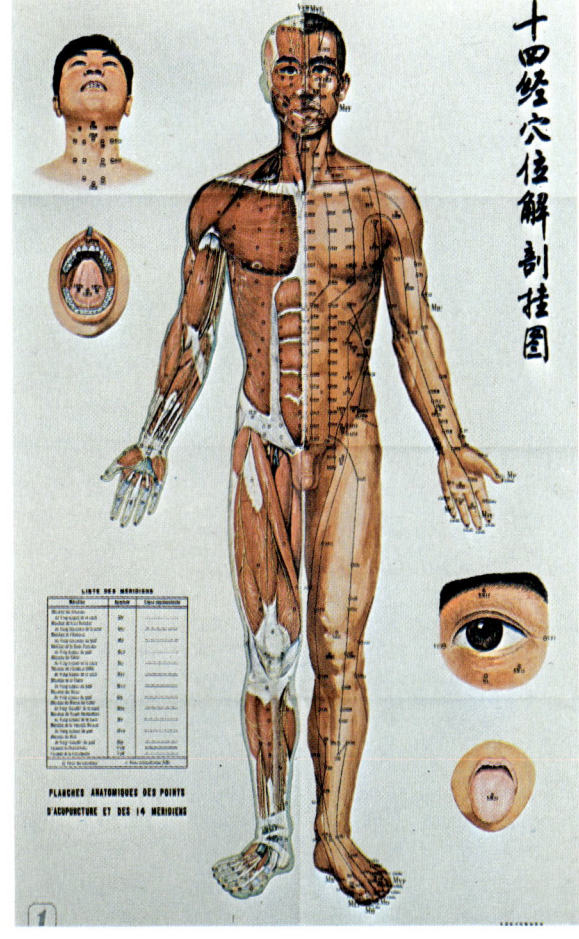

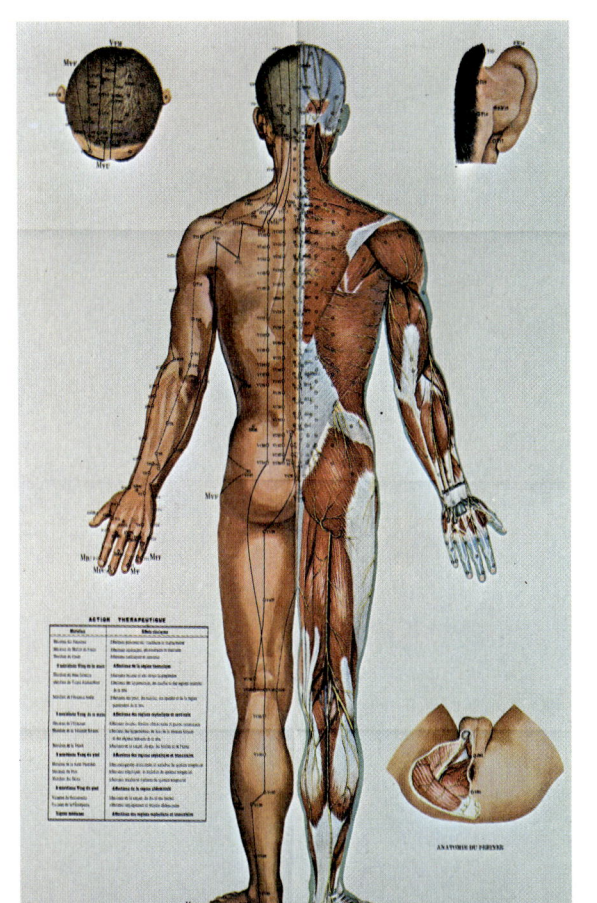

*Abbildung 3500 (oben links)*
*Anatomische Abbildung, welche die verschiedenen Akupunkturpunkte aufzeigt. Herausgegeben vom Institut für traditionelle chinesische Medizin, 1975.*

*Abbildung 3501 (oben rechts)*
*Eine andere Abbildung, die außer den Akupunkturpunkten auch den Verlauf der vierzehn Meridiane und ihre Liste zeigt. Herausgegeben von demselben Institut.*

*Abbildung 3502 (unten links)*
*Dasselbe didaktische Bemühen leitete diese Abbildung, welche die therapeutischen Auswirkungen der Akupunktur entsprechend den verschiedenen ausgesuchten Meridianen illustriert.*

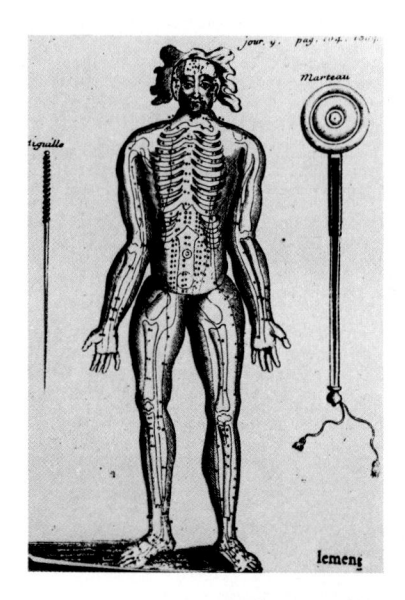

*Abbildung 3503
Akupunkturpunkte.
Französischer Stich aus dem
18. Jh.
(Paris, Museum der Geschichte
der Medizin)*

den, selbst wenn es rationell nicht erklärbar war. Doch die heutige Wissenschaft besitzt derart viele Möglichkeiten auf den Gebieten der Biologie und der Therapie, daß alle, die sie studieren oder anwenden, einigermaßen erstaunt darüber sind, daß es noch Ärzte gibt, die das archaische Gebiet des medizinischen Wissens erforschen. So hinderte die Skepsis, welcher Soulié de Morant bei seiner Rückkehr nach Europa begegnete, ihn daran, von diesem therapeutischen Verfahren zu sprechen.

Seine Begegnung mit Paul Ferreyrolles änderte jedoch sein Verhalten. In seinen *Précis* (Übersicht) schrieb er: »Nachdem ich seit 1901 in China die Methode der Nadeln und der Moxas studiert habe, war ich der erste in der Welt der Weißen, der sie, schon vor sechs Jahren, in Frankreich eingeführt hat. Und weil Europa und Amerika nur ungenaue Kenntnisse davon hatten, sie aber nun endlich anwenden konnten, wurden die Untersuchungen seither umfangreicher. Die Erfolge wurden bestätigt, und man kann sie heute nicht mehr ignorieren. Ich muß zugeben, daß Europa darüber noch immer unwissend wäre, hätte nicht Doktor Paul Ferreyrolles mich zu Beginn veranlaßt, über das zu berichten, was ich in China gelernt hatte.«

In Wirklichkeit hatte er sich als Konsul, Sinologe und Literat nur deshalb für die chinesische Medizin interessiert, weil er »von der Wirkung, welche durch so schwache Mittel erreicht wurde, begeistert war und keinen anderen Gedanken hatte, als eine in seinen Augen fast wundertätige Kunst zu studieren«. Er schrieb jedoch auch: »Doktor Charles Flandin vom Krankenhaus

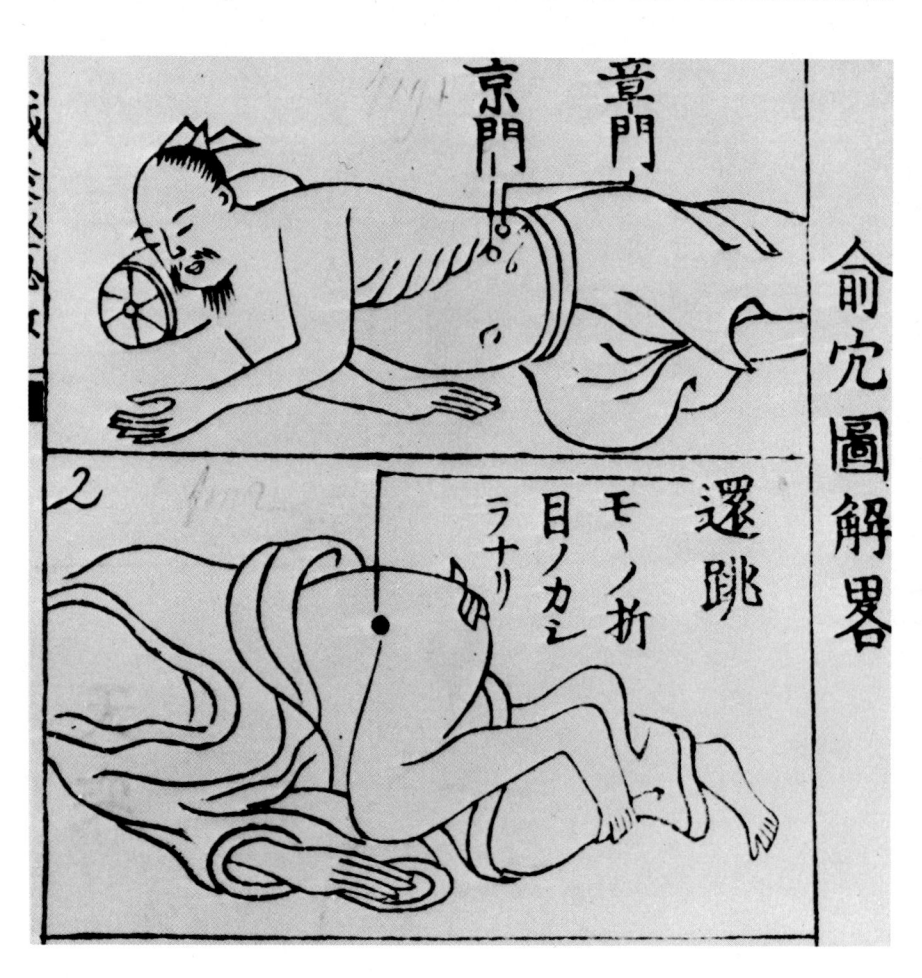

*Abbildung 3504
Akupunkturpunkte. Illustration
aus* Tchen-Kieou-Pi-Tch'ao
*(Geheime Dokumente über die
Nadeln und die Moxas, um
1772). (Paris, Bibliothek der
Alten Med. Fakultät)
Diese kleine japanische Abhandlung über die Akupunktur und
die Moxibustion beruft sich auf
Techniken, die von Generation
zu Generation weitergegeben
wurden. Es ist eine Zusammenstellung der traditionellen chinesischen Theorien.*

Bichat und seine engsten Mitarbeiter [. . .] verwenden meine Aufzeichnungen und das, was ihnen Doktor P. Ferreyrolles darüber mitteilte; sie unterziehen die Methode der strengen Untersuchung der Fakultät und berichten unseren großen wissenschaftlichen Gesellschaften über die Erfolge und Mißerfolge.« Mit Unterstützung von Soulié de Morant und seiner sinologischen Kenntnisse behandelte die Ärztin, Madame Martiny, täglich Kranke im Spital Léopold-Bellan, wobei sie buchstabengetreu den gründlich geprüften Lehren der chinesischen Autoren folgte. Manchmal wohnten J. Landowski, M. Lavergne, Sauvageot und Bonnet-Lamaire diesen Behandlungen bei. Soulié de Morant stellte damals fest, daß einigen mutigen Ärzten, die nach seinen Artikeln oder jenen seiner Anhänger vorgingen, unerwartete Heilungen geglückt waren. Etwas melancholisch fügte er hinzu: »Angesichts der Erfolge dieser Methode wird deren Erfindung von anderen für sich in Anspruch genommen, ohne daß diese sie auch nur oberflächlich studiert haben.« Diese Behauptung gründete Soulié de Morant auf eine Tatsache: Diese Ärzte hielten nicht nur an dem fest, was er zu Recht geschrieben hatte, sondern auch an seinen Fehlern in der Übersetzung und Auslegung. Heute ist jede Polemik überflüssig, denn unsere vorstehenden Ausführungen betreffen nur die ersten Anfänge der Akupunktur in Paris. Diese Bemerkung weist einfach darauf hin, daß es zunächst nur eine einzige Informationsquelle gab. »Es ist an der Zeit«, schrieb Soulié de Morant übrigens, »die in zahlreichen Dokumenten verstreuten Kenntnisse zu präzisieren und zu sammeln, damit

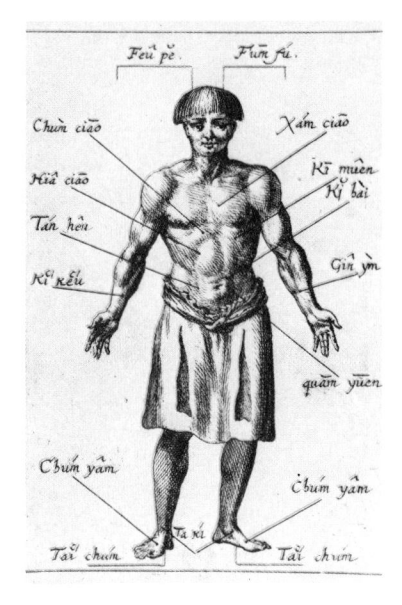

*Abbildung 3505*
*Anatomischer Stich aus Japan, 18. oder Anfang 19. Jh. Alte Sammlung Deveria. (Paris, Nationalbibl., Kupferstichkabinett)*

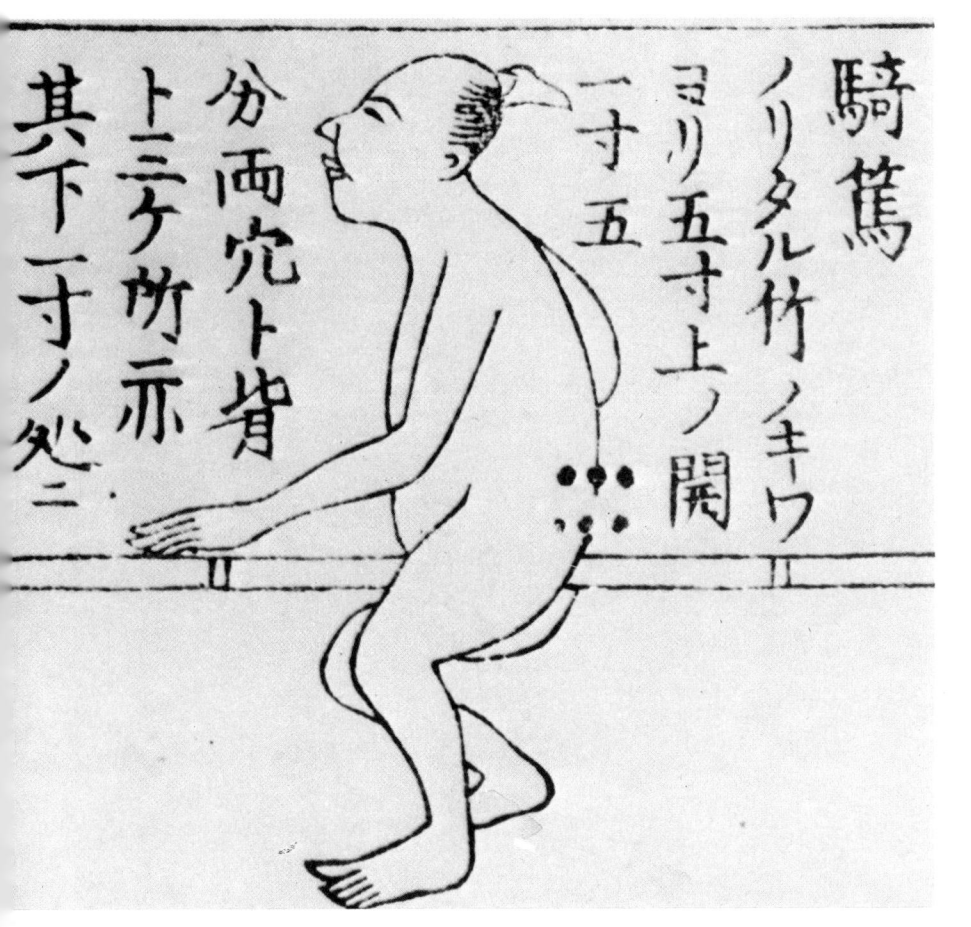

*Abbildung 3506*
*Illustration aus derselben japanischen Abhandlung, welche die anatomischen Anhaltspunkte für die Einstichstellen zeigt. Die Akupunktur und die Moxibustion wurden im Jahr 562 in Japan eingeführt.*

die von den Chinesen, die ja fast ein Drittel der Menschheit ausmachen, seit so vielen Jahrhunderten gesammelten Erfahrungen nicht durch das Unverständnis ihrer wichtigsten Prinzipien unbrauchbar werden und um den ehrlichen und gewissenhaften Forschern ein Mittel mehr in die Hände zu geben, ihre Kranken zu heilen.«

Dank persönlicher Kontakte haben seither die westlichen Ärzte noch andere Methoden der chinesischen Akupunktur studiert, zum Beispiel jene der fünf Elemente, eine, die sich auf die Therapie am Ohr konzentriert, und eine weitere, bei welcher der Puls ohne Bedeutung ist. Soulié de Morant schrieb 1934: »Wie kommt es, daß die Akupunktur so lange brauchte, um in Europa bekanntzuwerden? Warum mußte ein Sinologe und nicht einer unserer Ärzte sie bekanntmachen? Zunächst war sie ja nicht unbekannt. Die Missionare und vor allem die gelehrten Jesuiten von der wissenschaftlichen Mission in Peking berichteten schon im 17. Jahrhundert über die wunderbare

*Abbildung 3507*
*Traditioneller Arzt, der einen Vertreter der westlichen Medizin lehrt, wie die durch den Puls erhaltenen Angaben zu werten sind.*

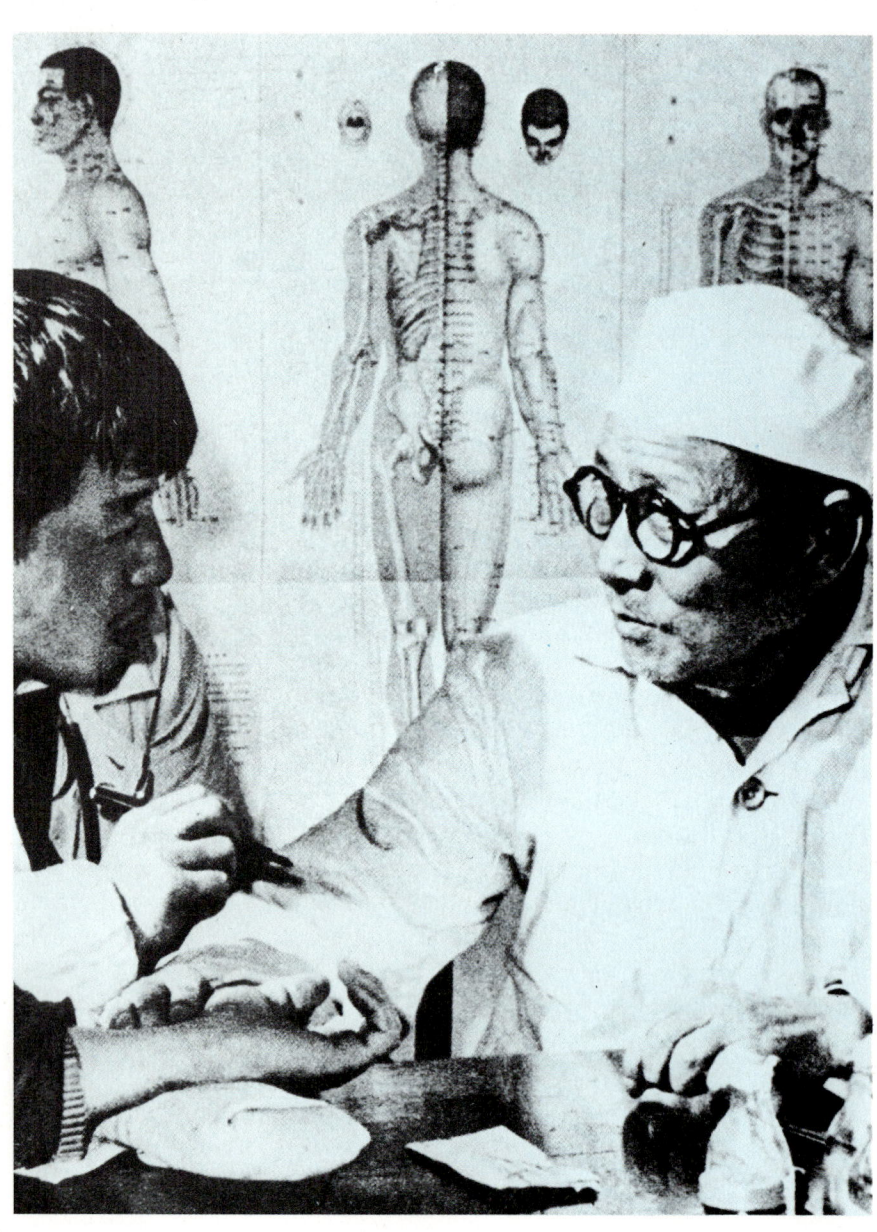

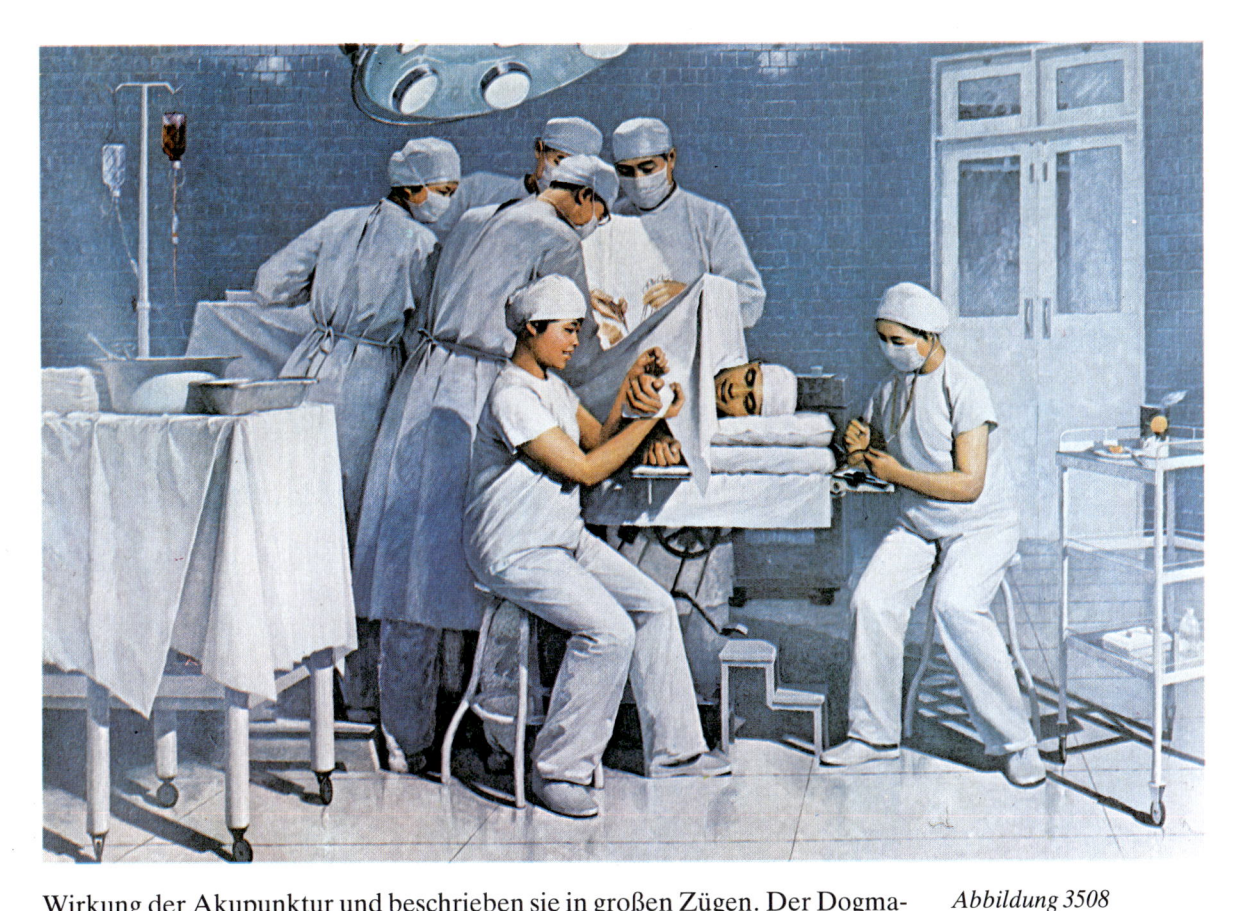

Wirkung der Akupunktur und beschrieben sie in großen Zügen. Der Dogmatismus des menschlichen Geistes hat jedoch immer wieder verhindert, eine neue Formel zu übernehmen, die dazu zwang, die geistig und materiell bezogenen Standpunkte zu ändern.«

Obwohl die von den Missionaren mitgebrachten Kenntnisse sehr begrenzt waren, begannen die französischen Ärzte schon Mitte des 19. Jahrhunderts, Kranke mit Nadelstichen zu behandeln. Was sie anwandten, war jedoch nicht die chinesische Akupunktur; sie führten sehr lange Nadeln bis in die Organe ein und ließen sie zwanzig bis dreißig Stunden dort stecken. Trotz bemerkenswerter Erfolge setzte die Grausamkeit dieser Behandlung, welche diese Ärzte einige Jahre hindurch kannten, ein Ende.

Aufgrund dieser Irrtümer geriet die chinesische Akupunktur in Verruf und Europa hörte auf, sich dafür zu interessieren. Und Soulié de Morant fügt hinzu: »Unsere Ärzte, die seit jener Zeit nach China geschickt werden, um diese Methode unterrichten zu können, beherrschen die chinesische Sprache nicht. Sie sind dort, um zu lehren und nicht, um zu lernen. Können sie, ohne das Gesicht und das Ansehen zu verlieren, in die Schule eines einheimischen Meisters gehen, selbst wenn dieser einverstanden wäre, sie zu unterweisen? [...] Zwar war ich von den Missionaren, die das Spital, das ich besuchte, leiteten, dort eingeführt worden, doch ich mußte erst die echten Wunder sehen, die unter meinen Augen geschahen. Der chinesische Arzt erklärte sich bereit, mich zu unterrichten und mir die nötigen Bücher zu verschaffen. Später, als Richter am gemischten Gerichtshof von Shanghai, fand ich in der Gesundheitsdirektion einen ausgezeichneten Experten der Akupunktur, der

*Abbildung 3508*
*Operation unter Schmerzbetäubung durch Akupunktur.*
*Chinesisches Poster um 1973.*
*(Paris, Privatsammlung)*

# Die Kunst der Nadeln

*Abbildungen 3509–12
Akupunkturpunkte. Ming-Zeit,
1346–1644. Stempel mit den
Meridianpunkten und Massage-
punkten der Akupunkteure.
(Paris, Nationalbibl., Kupferstichkabinett)*

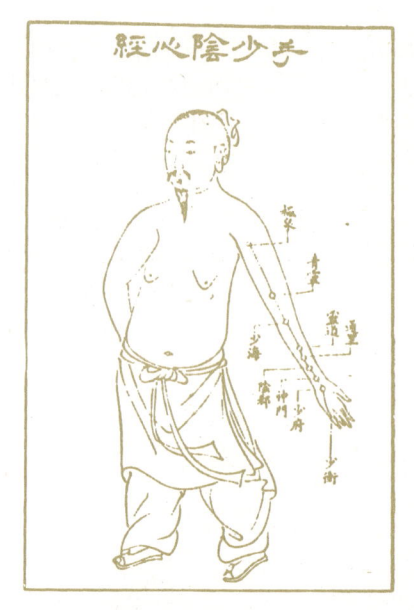

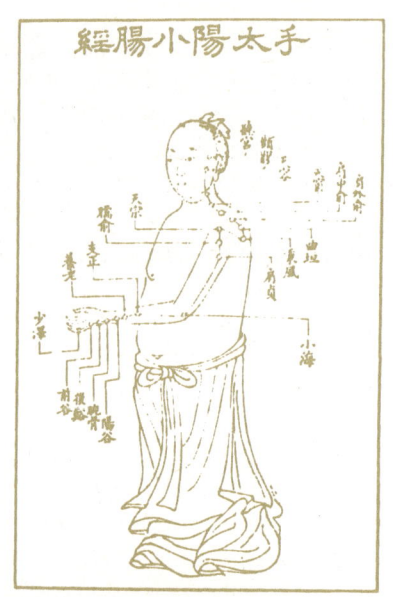

*Abbildung 3513 (unten)
Illustration aus einer Sammlung
von alten Texten über verschiedenste Gegenstände, die auf
Anweisung des Kaisers Cheng-
Tsou (Ts'ing-Dynastie, 17. Jh.)
zusammengetragen und nach seinem Tod mit einem Vorwort aus
dem Jahr 1726 veröffentlicht wurden.
(Paris, Nationalbibl., Abteilung
für östliche Manuskripte)*

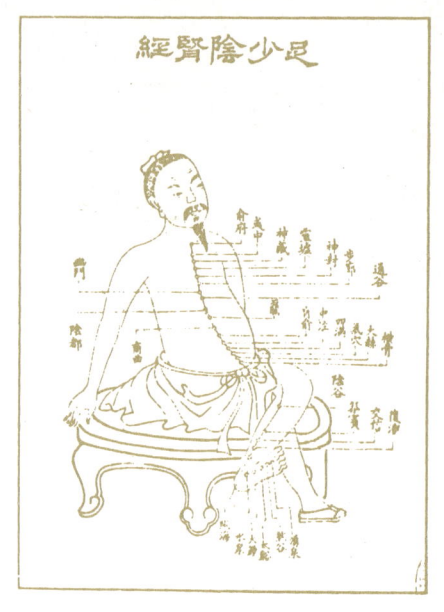

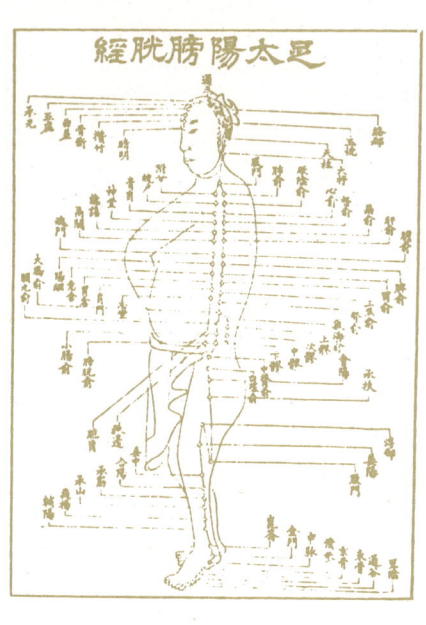

meine Unterweisung zu Ende führte. [...] In China scheint diese Methode seit dem 28. Jahrhundert v. Chr., dem Zeitabschnitt, welcher auf die Entdekkung des Kupfers folgte, bekannt zu sein und angewandt zu werden. [...] Japan hatte seit dem Altertum die medizinische Kunst der Chinesen übernommen. 1884 wurden dort medizinische Fakultäten gegründet. [...] Die Kliniker bemerkten jedoch, daß zahlreiche Krankheiten, denen unsere Kunst hilflos gegenüberstand, durch Akupunktur sofort geheilt werden konnten und verwendeten diese Methode immer häufiger. Die im europäischen Sinn erzogenen Wissenschaftler studierten daher die Kunst der Nadeln entsprechend unseren wissenschaftlichen Prinzipien. Die Ergebnisse wurden bestätigt und teilweise erklärt. Heute setzt sich diese große Bewegung weiter durch, und die Akupunktur tritt wieder die Vorherrschaft an. Berühmte Wissenschaftler, wie die Doktoren Savada, Nakayama, Fujii usw. überwachen ihre Unterweisung.«

In Europa war 1929, dank des Spitalarztes Charles Flandin, das Krankenhaus Bichat fest in der Hand von P. Ferreyrolles. Wie dieser große Amtsarzt schrieb, war dies »die heroische Zeit der Akupunktur, jene der systematischen Anwendung der ›chinesischen Punkte‹, ohne Suche nach den Krankheitsursachen. Man konnte halbseitige Lähmungen beheben – leider nur für kurze Zeit; man machte es möglich, daß an Aphasie Leidende sprachen. Mit verschiedenen Modulationen wurde eine Sehnensklerose resorbiert, eine paroxysmale Tachykardie hörte auf usw. Nach einiger Zeit hatten wir jedenfalls genügend Material gesammelt, um der medizinischen Gesellschaft der Krankenhäuser interessante Ergebnisse vorlegen und den Tag bestimmen zu können.« (Mai 1933).

»Als ich 1934 von Bichat nach Saint-Louis kam«, schreibt Ch. Flandin weiter, »richtete ich in meinem neuen Krankenhaus eine Praxis für Ferreyrolles und seine Freunde ein, die zweimal pro Woche besucht werden konnte. Diese übernahm ich auch nach Beaujon, und der ständig wachsende Zustrom von Kranken unterstrich den Erfolg. Um Ferreyrolles hatten sich einige Ärzte gesammelt: der alte Baratoux, immer auf der Suche nach neuen Ideen, der Enthusiast Bétuel, Le Corre, Labonnette und Khoubesserian, mein offizieller Akupunkturassistent, ein Armenier, dessen großes Wissen und Feingefühl ebensoviel Lob verdient wie sein Verantwortungsbewußtsein, seine Hingabe und vieles mehr.«

Schließlich faßte Charles Flandin zusammen: »Man kann nicht genug betonen, wieviel die Akupunktur Soulié de Morant verdankt, der das große Verdienst hat, dieses Fachgebiet im Land selbst studiert und dort alle nur irgendwie erreichbare Literatur hiezu gesammelt zu haben. Er hat wirklich Unvorstellbares geleistet und uns alles geliefert, was ein Hochgebildeter geben kann. Nun ist es an den Ärzten, sich dessen richtig zu bedienen.«

Zu dieser Zeit schlägt Paul Mériel, Professor der medizinischen Fakultät von Toulouse, Georges Soulié de Morant im Namen Frankreichs für den Nobelpreis vor.

Am 30. Oktober 1945 gründet Charles Flandin, Spitalsarzt von Paris, die erste Gesellschaft für Akupunktur und übernimmt ihren Vorsitz bei den sehr gut besuchten, an Beobachtungen und positiven Diskussionen überaus reichen Sitzungen.

So wurde die Akupunktur in Frankreich eine anerkannte Therapie, die jedoch nicht offiziell unterrichtet wird.

Sie wird immer häufiger mit gewissem Erfolg ausgeübt, ohne daß jedoch der Anteil der Psychosomatik und jener der Auswirkung der Hautstiche auf den Organismus genau bestimmt werden könnten. Die pathophysiologische Untersuchung dieses alten Fachgebietes wird vielleicht eine Quelle neuer Erkenntnisse.

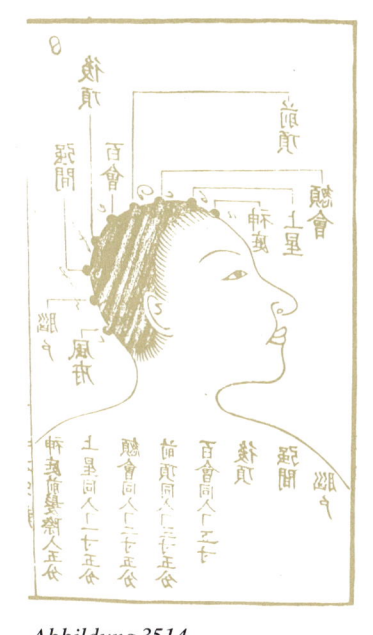

*Abbildung 3514*
*Illustration aus* Tchen-Kieou-Pi-Tch'ao. *Geheime Dokumente über die Nadeln und die Moxas, um 1772.*
*(Paris, Bibliothek der Alten Med. Fakultät)*

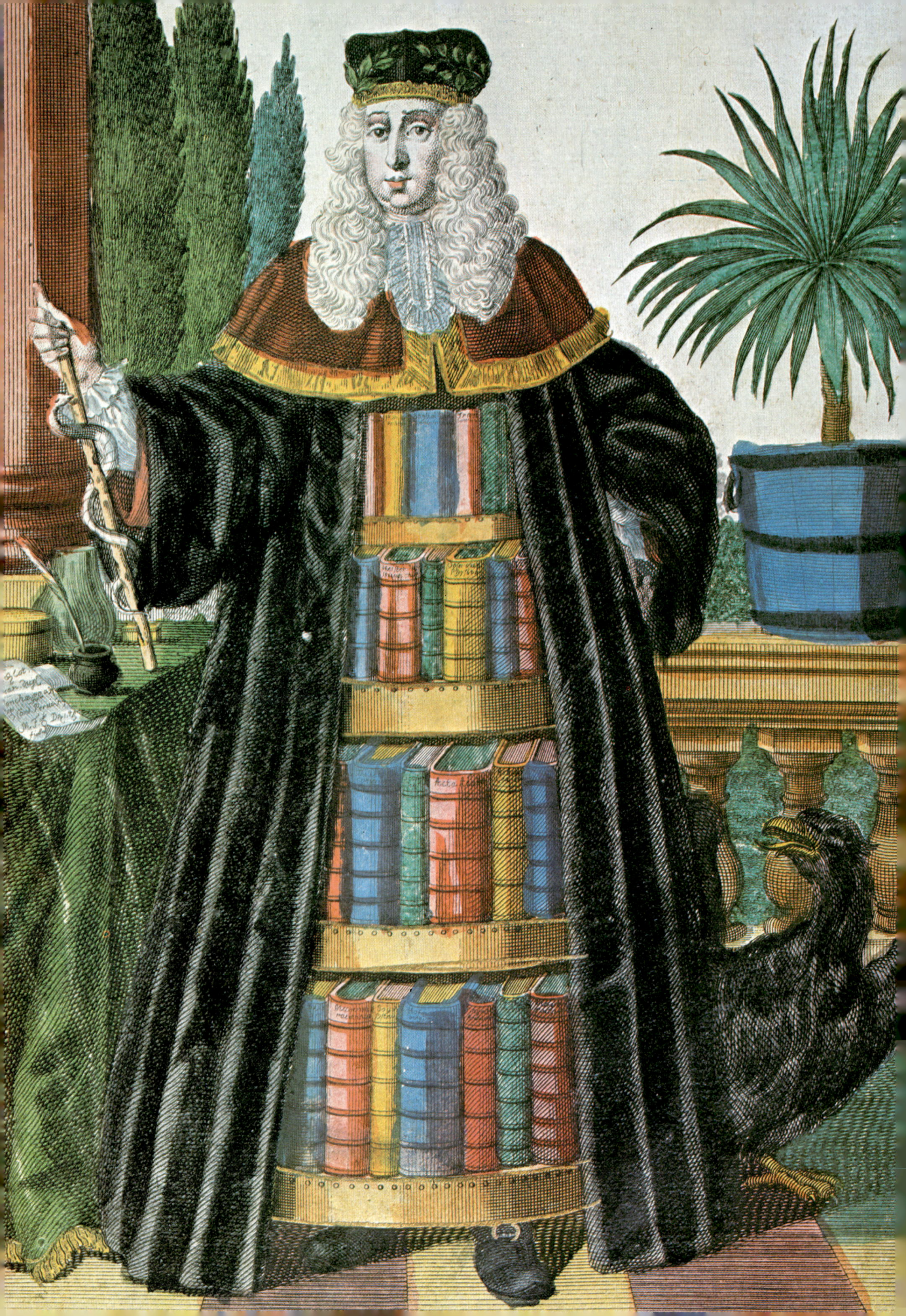

# Geschichte der medizinischen Fachsprache

*von Jean-Charles Sournia und Alexandre Manuila*

Im Lauf der Jahrhunderte haben zahlreiche Ärzte die Geschichte ihrer Kunst, ihrer Therapeutik oder ihrer Vorläufer geschrieben, doch alle haben ihre Fachsprache vernachlässigt. Dabei ist kein Werkzeug für Überlegungen, Regelungen und die Kommunikation derart unentbehrlich wie die Sprache, denn sie regt Gedanken an oder bremst oder hemmt sie. Naturforscher, Chemiker und Anthropologen haben sich mit ihrem Ausdrucksmittel befaßt, aber nur wenige Ärzte mit dem ihrigen. Daher können wir uns bei unserem Versuch, die großen Züge der medizinischen Fachsprache aufzuzeigen, nur auf wenige Vorläufer stützen. Es wäre sicher leicht nachzuweisen, daß die viele Jahrhunderte dauernde Entwicklung der Medizin sich nicht ohne gleichzeitige Entwicklung ihrer Fachsprache vollzogen haben kann.

In der Geschichte der Wissenschaftssprache schlägt sich die Entwicklung der Wissenschaften nieder. Wurde an französischen und italienischen Universitäten bereits im 16. Jahrhundert Medizin nicht mehr nur in lateinischer Sprache gelehrt, so verfaßte man in Deutschland noch vor 50 Jahren medizinische Dissertationen in Latein. Vom Griechischen waren die »Grundformen wissenschaftlichen Denkens geprägt mit ihren Definitionen und ihrer gedanklichen Ordnung«, und Latein hat dem Wissenschaftler immer den unschätzbaren Vorteil geboten, einen Sachverhalt kurz, präzise, einfach und prägnant zu formulieren. Aber es war nicht eine Erfindung der abendländischen Gelehrten, die graeco-latinische Terminologie zu verwenden und weiterzuentwickeln, vielmehr leitet sich die Sprache der Naturwissenschaften und der Medizin vom Griechischen und Lateinischen her. Im klassischen Altertum wurden sie begründet, und während Griechisch damals die Sprache der Gebildeten war, hatte das Imperium Romanum die lateinische Sprache in weite Teile Mittel- und Westeuropas getragen, wo sie noch lange nach seinem Fall gesprochen wurde. In den großen Epochen der goldenen, silbernen, späten und mittelalterlichen Latinität hat das über Europa verbreitete Latein seine Flexibilität und Anpassungsfähigkeit erhalten können.*

Der folgende Beitrag soll, beispielhaft für die medizinische Fachsprache in Westeuropa, die Terminologie und die Lexikographie der französischen medizinischen Fachsprache untersuchen. Wir werden daher im ersten Abschnitt auf die Entwicklung des medizinischen Vokabulars eingehen, uns im zweiten Teil mit den einzelnen Etappen der Lexikographie, vor allem im 18. und 19. Jahrhundert, befassen und abschließend die Sorgen und Problemstellungen beschreiben, mit welchen die Ärzte heute konfrontiert werden.

*Die Grundzüge der Entwicklung der medizinischen Fachsprache von ihren Anfängen an haben Markwart Michler und Jost Benedum dargestellt in dem bemerkenswerten Werk »Einführung in die Medizinische Fachsprache«, Springer Verlag, Berlin 1972.

*Abbildung 3515 (gegenüber) Der Arzt. Allegorischer Stich von M. Engelbrecht. Deutschland, um 1735. (Paris, Bibl. des arts décoratifs)*

# Die Bildung der französischen medizinischen Fachsprache

Alle Kapitel dieser allgemeinen Geschichte der Medizin beweisen, daß kein Abschnitt ihrer Entwicklung von ihrem kulturellen und historischen Zusammenhang getrennt betrachtet werden darf, auch nicht von der Gesellschaft, in der sie ausgeübt wurde, herausgelöst werden kann. Mit dem medizinischen Wortschatz verhält es sich ebenso: Das Leben seines eigenen Körpers stellt dem Menschen täglich so viele gewöhnliche Probleme, daß er ihm schon immer eine eigene Terminologie zugeordnet hat. Daher kann man sicher sagen, daß es im Französischen schon einen volkstümlichen medizinischen Wortschatz gab, noch bevor die Ärzte sich zu Körperschaften zusammengeschlossen und ihre Wissenschaft ausgearbeitet hatten, ebenso, daß das Leben der französischen medizinischen Fachsprache eng mit der Geschichte der französischen Sprache verbunden ist. Daher kann auch das Gebiet der medizinischen Fachsprache nicht genau abgegrenzt werden.

Im *Rolandslied,* einem der frühesten Denkmäler der französischen Sprache, stößt man auf einen anatomischen Wortschatz, von dem sich einige Ausdrücke bis heute nicht verändert haben, während andere in den Gebrauch der Volkssprache übergegangen sind. Einige gibt es immer noch, doch mit einer abgeänderten Bedeutung; andere hingegen sind ganz verschwunden, weil die nachfolgenden Jahrhunderte neue Ausdrücke brauchten. Wenn wir uns einzig auf die anatomische Beschreibung der Verwundungen der Helden Karls des Großen beschränken, können wir beobachten, daß ein Ausdruck sich in der Folge in vier mögliche Richtungen entwickeln kann: Entweder er bleibt durch Jahrhunderte hindurch unverändert oder er ändert sich in Gebrauch oder Bedeutung, entweder er wird schon bald vergessen oder er erlebt eine spätere Neuentdeckung.

Zunächst besteht die Schwierigkeit darin, daß ein Arzt die im Volk gebräuchlichen Ausdrücke für Körperteile und Krankheiten nicht außer acht lassen darf; der medizinische Wortschatz ist nicht allein auf das Vokabular der Ärzte beschränkt. Schon immer hatte jedes Gewerbe seine eigene Sprache, die dem unterschiedlichen Bildungsniveau entsprach. So verwendet die einfache Frau aus dem Volk nicht dieselben Worte wie die Hebamme, deren Vokabular sich wieder von jenem des Fleischers unterscheidet; und dieser drückt sich seinerseits anders aus als ein Advokat, dessen Vokabular wiederum weniger präzise ist als jenes des Arztes. Diese Unterschiede gab es in jeder Gesellschaft, und daran haben auch die modernen Massenmedien nichts geändert. Die medizinische Fachsprache einer Epoche umfaßt daher immer sowohl die volkstümlichen Wörter wie auch jene Ausdrücke, die nur von einer begrenzten Anzahl von Berufsständen verwendet werden.

Ein weiteres Problem bei der Untersuchung des Wortschatzes entsteht durch die Bedeutungsänderung. So fällt es uns heute, am Ende des 20. Jahrhunderts, schwer, uns von der gegenwärtigen Bedeutung des Wortes »Fieber« zu befreien, welches einem Ansteigen der inneren Temperatur entspricht, die durch ein in Grade unterteiltes Thermometer nachgewiesen werden kann. Vor einigen Jahrhunderten war diese Bedeutung noch unvorstellbar. Dieses Beispiel bestätigt wieder einmal, daß ein Wort nur im soziologischen, sprachlichen, kulturellen und beruflichen Zusammenhang – wir wagen

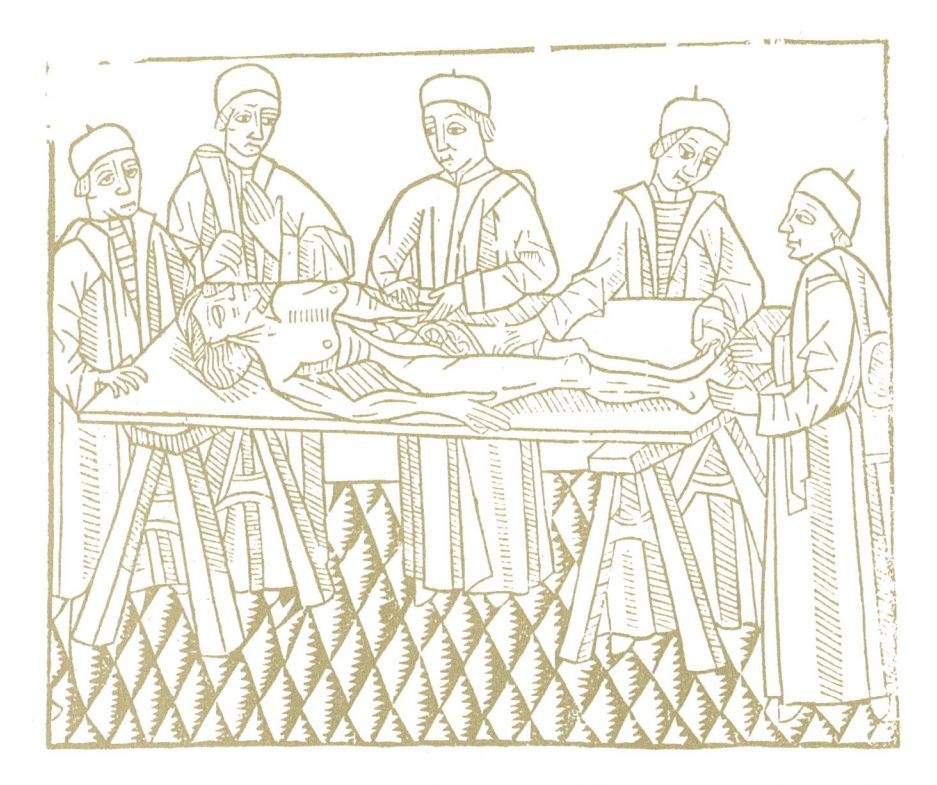

*Abbildung 3516*
*Erste gedruckte Darstellung einer Sektion. Französische Erstausgabe von* Propriété des choses *(Die Eigenschaften der Dinge) von Bartholomäus dem Engländer, Lyon 1482.*
*(Maisons-Alfort, Bibl. d. Nationalen Veterinärschule)*

es nicht, auch den »wissenschaftlichen« anzuführen – verstanden werden kann. Daher ist es ein sehr gefährliches Unternehmen, einen medizinischen Text aus vergangenen Jahrhunderten zu interpretieren, ohne genauestens über die Medizin und den Sprachgebrauch jener Zeit unterrichtet zu sein; dies erklärt auch die Irrtümer von Ärzten ohne historisches Wissen und von Historikern ohne medizinisches Wissen.

Im Mittelalter unterrichteten und disputierten die Wissenschaftler der Medizin an den Universitäten offiziell in lateinischer Sprache. Und doch mußten diese Ärzte mit ihren Kranken wohl in der Landessprache reden, und auch die Vertreter jener Berufsstände, welche für die Gesundheit des Volkes nicht weniger wichtig waren, wie die Barbiere, die Chirurgen, die Hebammen, die Drogisten und die Apotheker, sprachen kein Latein. In den Handschriften finden sich nur wenige Spuren der Landessprache, außer in der französischen Übertragung der chirurgischen Abhandlung von Henri de Mondeville und später von Guy de Chauliac.

Es gab also schon ein technisches Vokabular, als im 16. Jahrhundert die Erfindung des Buchdrucks, verbunden mit einer Senkung des Papierpreises, die außerordentliche Verbreitung von Büchern ermöglichte. Aus dieser Zeit stammt die französische medizinische Fachsprache. Am Ende des Jahrhunderts übertraf die Anzahl der in französischer Sprache gedruckten Bücher bei weitem jene in lateinischer Sprache. Die französische medizinische Fachsprache beschränkte sich zunächst auf chirurgische Ausdrücke; die Ärzte bedienten sich erst später – und nur sehr vorsichtig – der französischen Sprache. In ihrer Eigenschaft als Gelehrte und Universitätsprofessoren waren sie es sich schuldig, Latein zu sprechen, sich nicht auf das Niveau der Ungebildeten herabzulassen, die des Lateins nicht mächtig waren; dies traf auf die Chirurgen zu. Die Traditionsbewußten vertraten die Ansicht, daß sich die ernsthafte Medizin nur in lateinischer Sprache ausdrücken könne.

Der heftigste Widerstand gegen den Druck medizinischer Bücher in französischer Sprache kam von der Universität; wir besitzen zahlreiche Erklärungen für diese Opposition. Vor allem stellte die Französisierung der Medizin das Ende einer Ära dar und mußte deshalb bekämpft werden, um die Privilegien dieser Kaste und die Aufrechterhaltung einer Bildung zu verteidigen. Drei Jahrhunderte lang war das Leben an den medizinischen Fakultäten durch aufsehenerregende Kundgebungen und heimtückische Vorgänge, welche durch das Aufeinanderstoßen dieser beiden Geisteshaltungen ausgelöst wurden, gekennzeichnet.

Der Standpunkt der Kirche in diesem Streit änderte sich, je nach Epoche und Prälat. Prinzipiell hätte sie die Haltung der Universität teilen müssen, doch sie erkannte auch, daß die Gemüter durch die Propaganda der reformierten Prediger in volkstümlicher Sprache aufgebracht waren, und wenn sie selbst ihre Wirksamkeit nicht einbüßen wollte, konnte sie nur auf dieselbe Art und Weise antworten. Daher konnten die traditionsbewußten Mediziner der Sorbonne kaum mit einer festen Unterstützung durch die Kirche rechnen.

Schließlich übten die Könige einen entscheidenden Einfluß aus und verhalfen der französischen Sprache zum Sieg. Als Gegenpol zur Sorbonne schufen sie das Collège de France und, auf einem anderen Gebiet, das Collège der Chirurgen von Saint-Côme; durch das Edikt von Villers-Cotteret (1539) vereinheitlichten sie die Gerichtssprache im ganzen Königreich, und sie ermutigten die Autoren und Drucker, französisch zu schreiben und zu drucken. Damit drückte das Königtum ebenso seine Entscheidung gegen die Privilegien der Kirche und der Universitäten wie auch gegen die Eigenständigkeiten der Regionen und der Berufsstände aus. Während das Reich und die Kirche aus unterschiedlichen Gründen lateinisch sprechen mußten, stand die Autorität und die Verbreitung des Französischen für die Einheit des Königreichs von Frankreich und für die Macht seines Herrschers.

Dazu trugen auch die französisch schreibenden Ärzte, wie sie selbst sagten, verdienstvoll bei. Denn da es ihrer Sprache an entsprechenden Ausdrücken in der Anatomie, der Pharmakopöe und der Botanik fehlte, mußten ihre Gedanken, ihre Gesten und ihre Techniken unter diesem Mangel an Ausdrucksmöglichkeiten leiden, weshalb sie dafür neue Ausdrücke erdachten.

Die Entwicklung der medizinischen Terminologie beginnt im 16. Jahrhundert; sie entsprang dem Wunsch der Ärzte, in neuen, französischen Ausdrücken das darzulegen und zu übermitteln, was sie die Anatomie lehrte und was sie von einer neuen Pharmazie unterrichten wollten. Die medizinische Fachsprache entstand aus der Notwendigkeit, ein Wissen zu verbreiten, nicht aber eine Macht aufzuerlegen.

Um in der Lage zu sein, das in Französisch auszudrücken, was sie so lange in lateinischer Sprache – oder überhaupt nicht – gesagt hatten, wandten die Autoren, die sich ein Ausdrucksmittel zurechtschmieden mußten, zahlreiche Methoden an. Am einfachsten war natürlich, die Übernahme der schon in der Volkssprache gebräuchlichen Ausdrücke. Gewöhnliche Wörter wie Arm, Bein, Oberschenkel, Schluckauf, Drüse, Furunkel, Nerv, Trokar, Lanzette usw. hielten Einzug in den an den Universitäten gebräuchlichen Wortschatz. Diese Integration volkstümlicher Ausdrücke in eine Terminologie, die ebenso neue wissenschaftliche Ausdrücke aufnahm, kann auch in den darauffolgenden Jahrhunderten beobachtet werden und nahm in der Medizin einen weitaus größeren Platz ein als in irgendeinem anderen Wissensgebiet.

Dieser wesentliche Kern des medizinischen Vokabulars, der dem der französischen Sprache im großen und ganzen entspricht und somit aus dem Vulgärlatein, dem Keltischen und verschiedenen germanischen Dialekten stammt, wurde mit den Neuerungen jener Zeit durch zahlreiche Ausdrücke aus dem Latein bereichert, wie zum Beispiel Plexus, Relaxation, Prozeß, Revulsion, Serum, Vesicans, Virus, Sakrum usw., die aus jener Zeit stammen. Oft reichte das Latein nicht aus, und man nahm die griechische Sprache zu Hilfe, wobei zahlreiche Wörter schon den Weg über das Latein genommen hatten, das selbst im Griechischen Anleihen gemacht hatte, so zum Beispiel Hygiene, Nephritis, Pankreas, Paraplegie, Phlegmone, Thyreoidea und vieles mehr. Wenn es ein Wort nicht gab, wurde es mit lateinischen oder griechischen Komponenten gebildet, und ab dem 16. Jahrhundert tauchten lateinisch-griechische Mischungen auf, welche die Puristen zum Stöhnen brachten, sich aber nichtsdestoweniger vermehrten wie Caecostomie, Ovarektomie usw. Schließlich hatte auch die arabische Medizin im Mittelalter im Unterricht der Fakultäten einen so großen Platz eingenommen, daß auch sie einige gebräuchliche Wörter beigetragen hat, selbst wenn diese zunächst ins Lateinische übersetzt worden waren: Alkohol, Sirup usw. sowie Bezoar, welches die Araber aus dem Persischen übernommen hatten.

In der Renaissance fand also eine beträchtliche Bereicherung der medizinisch-technischen Fachsprache statt. Obwohl Vaugelas im 17. Jahrhundert diese Entwicklung kritisierte, war sie unaufhaltsam. Das Interesse, das die Medizin in den verschiedensten Schichten der Bevölkerung (Bürger aus Paris und der Provinz, Wissenschaftler oder Gelehrte, Höflinge oder Junker, welche über die Gesundheit ihrer Bauern wachten) weckte, kann durch den großen Raum, die sie in Briefwechsel, Pamphleten, Almanachen, Schmähschriften, Abhandlungen, Wörterbüchern, in Prosa und Poesie mit ihren Sonetten, Oden oder Epen über ein Medikament oder eine Krankheit einnahm, bewiesen werden. Überall wurde von der Medizin gesprochen; auch außerhalb der Fakultäten und von Saint-Côme wurde seziert, und in den Salons zeigte man anatomische Präparate.

Diese »Verweltlichung« der Medizin (allerdings war man noch nicht bei der Populärwissenschaft angelangt) entsprach keineswegs dem Geschmack der Universitäten, doch ab 1665 wurden das *Journal der Gelehrten* und später die »Journale der Medizin« verbreitet.

Im 18. Jahrhundert wurde diese Entwicklung nur beschleunigt. Lange noch beklagten die Ärzte den Verlust des Lateins und damit eine gewisse Verbundenheit mit der Vergangenheit und der medizinisch-literarischen Kultur; doch immer häufiger korrespondierten die Gelehrten untereinander in französisch und veröffentlichten ihre Schriften in dieser Sprache. Die Debatten an der Akademie fanden in französisch statt, und nach einigem Zögern wurde auch die Enzyklopädie in dieser Sprache geschrieben.

Während des ganzen Jahrhunderts besprachen die Gelehrten die Berechtigung von Neologismen. Während einige der Ansicht waren, das französische Vokabular reiche aus, um alles auszudrücken, fanden jedoch die meisten, daß die alten Wörter mit zu vielen Nebenbedeutungen belastet waren, die der neuen Wissenschaft nicht entsprachen und deshalb nicht beibehalten werden konnten; es wurden abstrakte Ausdrücke benötigt, die es bis jetzt nicht gab, also solche, die neu waren und nur eine einzige Bedeutung haben sollten und auch im ganzen Land verstanden wurden.

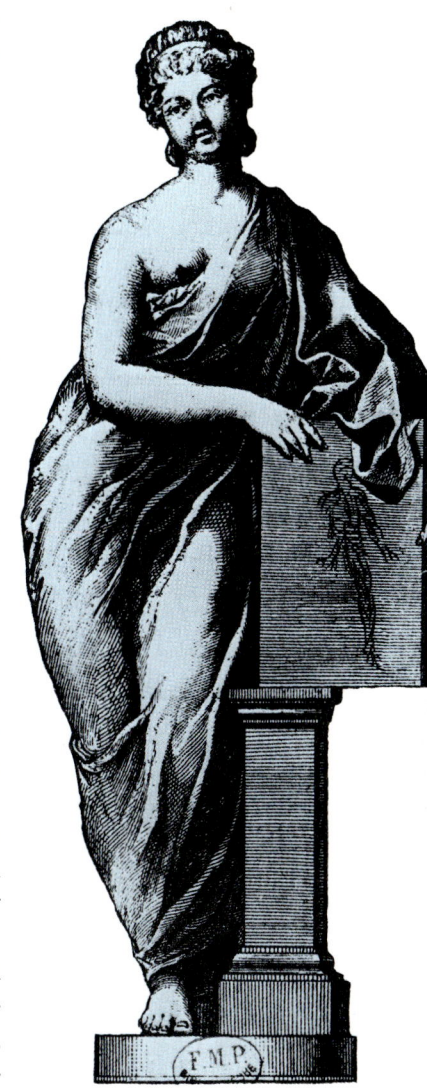

*Abbildung 3517*
*»Die Angeiologie«.*
*Stich aus dem 18. Jh., der eine Statue darstellt, die »den Innenraum der Schule für Chirurgie« ziert. Im Jahr 1692 tauchte dieser Ausdruck mit C. de La Duquerie in der Bedeutung von »Untersuchung der Gefäße« auf.*

Die Enzyklopädisten wie Lavoisier, Saussure, gaben ihren Theorien, den Körpern, die sie entdeckten, und den Apparaten, die sie herstellten, neue Namen. Nach dem Beispiel von Linné wurden die Klassifizierungen allgemein in die verschiedenen naturwissenschaftlichen Gebiete übernommen und gelangten schließlich auch in die Medizin. Die erste systematische Klassifizierung der Krankheiten scheint jene des aus Montpellier stammenden Boissier des Sauvages von 1759 gewesen zu sein; zahlreiche weitere folgten ihr.

Die Medizin nahm auch einige alte, volkstümliche Ausdrücke wieder auf, die im 17. Jahrhundert abgelehnt worden waren. Die Anatomie wurde schließlich genauer und schloß endgültig andere Vokabeln aus. Im allgemeinen beriefen sich die Wortneuschöpfer vor allem auf griechische Wurzeln. Am Ende des »Ancien Régime« unterrichteten alle französischen medizinischen Fakultäten in französischer Sprache; ihre Professoren veröffentlichten ihre Zeitschriften, ihre Bücher und die Berichte ihrer gelehrten Gesellschaften in Französisch.

Diese Entwicklung verlief nicht in allen Ländern Europas gleich. In Frankreich vollzog sich der Übergang vom Lateinischen, einer toten Sprache, zur volkstümlichen, völlig erneuerten Sprache am schnellsten; Italien folgte auf dem Fuß; Ende des 15. Jahrhunderts hatte man in Padua und in Florenz damit begonnen, medizinische Schriften in italienisch zu drucken, und an diesen beiden Universitäten, ebenso in Bologna, wurde immer häufiger in italienischer Sprache beziehungsweise in deren toskanischer Färbung unterrichtet.

In England dauerte die Entwicklung etwas länger. Die Zeitschrift *Philosophical Transactions* erschien 1665 in englischer Sprache; der Grund für das lange Festhalten der Medizin an der lateinischen Sprache war zweifellos der, daß Englisch in Europa weniger verbreitet war als Französisch.

Doch in Deutschland blieb man dem Mittelalter am längsten verbunden. Dabei hatte Brunschwig schon 1490 eine Kriegschirurgie in deutscher Sprache veröffentlicht, lange bevor Paré dies in französisch tat; und im 18. Jahrhundert besaß Deutschland auf den verschiedensten Gebieten der Medizin Gelehrte, die zu den größten der Welt zählten. Sicher wäre die moderne Medizin niemals das geworden, was sie heute ist, hätte sie nicht im 19. Jahrhundert Virchow und Koch gehabt. Während es schon unzählige und hochwertige Schriften in deutscher Sprache gab, mußten die medizinischen Dissertationen in Deutschland bis zum Zweiten Weltkrieg oft noch in Latein geschrieben werden.

# Die Wörterbücher im Dienste der Vernunft

Seit dem Mittelalter wurde es zur Gewohnheit, die alphabetische Reihenfolge zu verwenden, um Kenntnisse auf eine didaktische und leicht lesbare Art zusammenzufassen; die Medizin stand darin nicht nach, und seit dem 16. Jahrhundert wurden Werke in dieser Weise gedruckt. Diese Wörterbücher sind ein unschätzbares Untersuchungsgebiet, um die Geschichte einer Sprache aufzuzeigen, doch ihr dokumentarischer Wert muß genau festgelegt werden.

Ihr Inhalt ist sehr unterschiedlich, je nachdem, welche Ziele sich die Autoren gesteckt haben. Einige beschränken sich auf ein einziges medizinisches Fachgebiet, wie zum Beispiel die Diätetik, die Verabreichung von Heilpflanzen, die Physiologie oder sogar die poetische Prosodie von medizinischen Ausdrücken. Neben kleinen Glossaren entstanden dicke Werke, welche nicht das gleiche enthielten, sondern sich ergänzten.

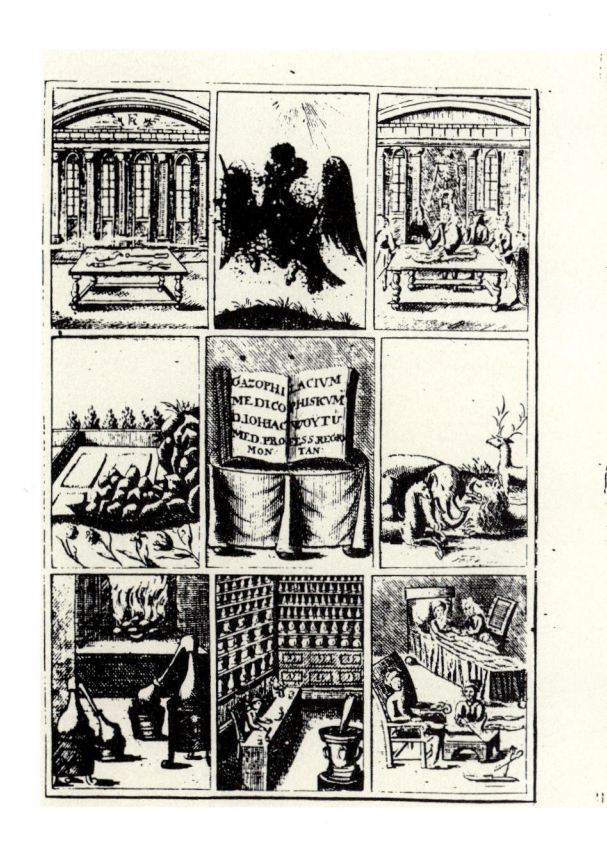

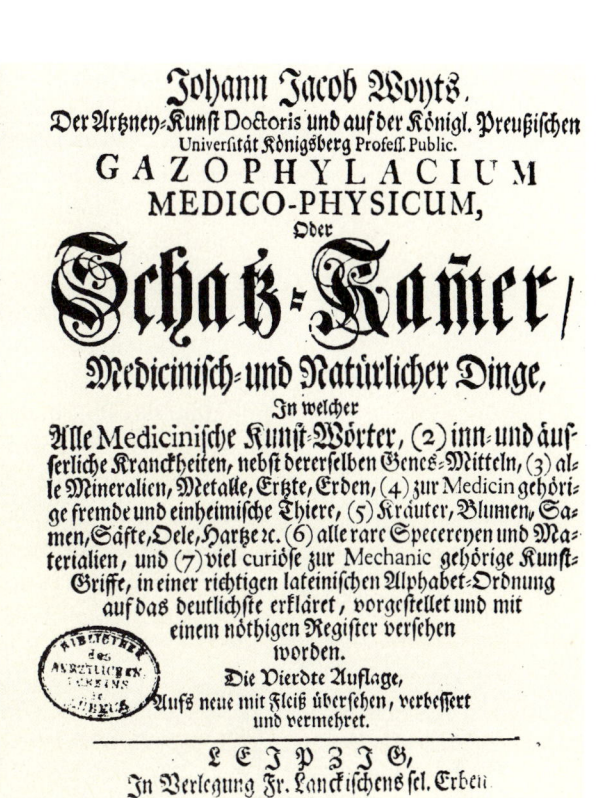

Ohne auf den Begriff der »Lebensdauer« eines Wortes zurückzukommen, möchten wir doch daran erinnern, daß ein Wort lange Zeit in der gesprochenen Sprache verwendet wurde, bevor es in einem Lexikon erschien, das dadurch immer im Rückstand für den Gebrauch war. Andererseits enthalten die Lexika auch veraltete Ausdücke, damit der Leser eines alten Buches, der auf ein derartiges Wort stößt, es verstehen kann, aber auch, weil der Autor nicht unbedingt über die tägliche Entwicklung jedes Gebietes auf dem laufenden ist. Aufgrund seiner Ausdrücke ist das Wörterbuch ein historisches Dokument, dessen Wert und dessen Grenzen man richtig einschätzen sollte.

Die Produktion von gedruckten Wörterbüchern ist im Lauf der letzten fünf Jahrhunderte der Erweiterung der medizinischen Kenntnisse, der Vielfalt der aufeinanderfolgenden Meinungen und der Inflation von wissenschaftlichen und populärwissenschaftlichen Veröffentlichungen genau gefolgt. Doch unsere chronologische Aufzählung umfaßt nur die speziellen medizinischen Lexika.

Während im 16. Jahrhundert nur einige Titel anzuführen sind, ist die Liste des 17. Jahrhunderts weitaus reichhaltiger: Quemada gibt neun in französischer Sprache erschienene Wörterbücher an, wobei jenes von Thomas Burnet (Lyon, 1691) hervorzuheben ist.

Wir müssen etwa fünfzehn lateinisch geschriebene medizinische Lexika hinzufügen, wovon einige zweisprachige Tabellen enthalten, die für uns von großem Nutzen sind.

*Abbildung 3518*
*Titelblatt und Titelkupfer des Buches* Schatzkammer medicinisch- und natürlicher Dinge *von Johann Jacob Woyts, Leipzig 1724. Dieses Wörterbuch repräsentiert den Stand der Medizin um 1700. (Münster, Inst. f. Theorie und Geschichte der Medizin)*

Die Lexika des 18. Jahrhunderts werden vom englischen Wörterbuch von James beherrscht, das nach einer Übersetzung von Diderot, Eidous und Toussaint 1746 in französischer Sprache veröffentlicht wurde. Diderot erklärt in einem langen Vorwort die Absichten des Autors: die notwendigen Kenntnisse zu verbreiten und die Praxis zu korrigieren. Schon James stieß auf eine Schwierigkeit, die mit der Zeit nur noch größer wurde, nämlich »die verschiedenen Namen, die ein und derselben Sache gegeben wurden, anzuführen und den Unterschied zwischen mehreren Dingen, die mit demselben Namen belegt wurden, aufzuzeigen«. Da er keine medizinische Disziplin vernachlässigte, sei es die Anatomie, die Diagnose, die Prognose, weder die Therapie mit Hilfe der Pharmazie noch jene durch die Chirurgie, trug er auch viel zur Geschichte der Medizin bei, da bei zahlreichen Krankheiten illustre verstorbene Personen aufgeführt werden und ein biographischer Anhang jene Ärzte hervorhebt, die würdig sind, von der Nachwelt nicht vergessen zu werden.

Schließlich muß auch darauf hingewiesen werden, daß dieses sechsbändige, großformatige Werk mit sechzig vorzüglichen Stichen illustriert war. Später sollten nur wenige Wörterbücher diesem kostspieligen Beispiel folgen.

*Abbildung 3519*
*Titelblatt und Titelkupfer der* Onomatologia Medica Completa, *einem Wörterbuch aus dem Jahre 1758. (Münster, Institut für Theorie und Geschichte der Medizin)*

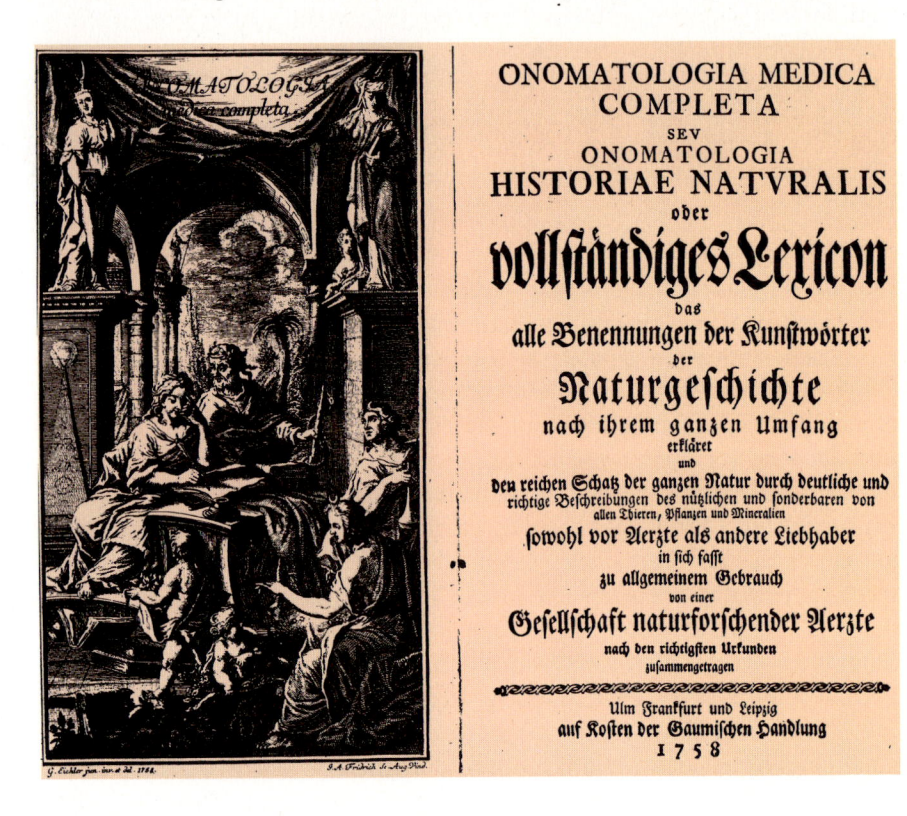

Das 19. Jahrhundert ist durch eine besonders üppige Blütezeit der Lexikographie gekennzeichnet. Zeitlich das erste war 1806 jenes von Capuron, dessen Nachfolger bis heute überlebt haben. Zwar war die erste Auflage nur mittelmäßig, doch bald tauchte der Name Nysten auf, der aus Lüttich stammte und ein Freund und Schüler Bichats war; und während des ganzen 19. Jahrhunderts erschienen zahlreiche Neuauflagen.

Die zweite Auflage desselben Wörterbuches aus dem Jahr 1865 war mit Littré und Robin gezeichnet. Sie war mit 1800 Seiten weitaus umfangreicher, sollte enzyklopädisch sein und stellte ein genaues und vollständiges Bild dieser Wissenschaft dar, einschließlich »der öffentlichen Hygiene und Gesundheitspflege, welche die allgemeine Aufmerksamkeit immer mehr auf sich zog«. Robin war ein Materialist (übrigens ebenso Littré), und er hatte Schwierigkeiten mit der Justiz, denn seine originellen Definitionen von der Seele und dem Bewußtsein waren derart, daß sie »die Jugend verderben« konnten.

Von 1812 bis 1822 erschien ein *Dictionnaire de médecine,* das von einer »Ärztegesellschaft« veröffentlicht wurde, der in alphabetischer Reihenfolge zuerst Adelon und Alard angehörten; in weiterer Folge findet man Bayle, Laennec, Larrey, Pinet . . .

Ab der zweiten Auflage, 1833, wurden neue Rubriken für die Bibliographie und vor allem die medizinische Statistik eingeführt, die eine ganz junge Disziplin war. 1812 waren zwanzig Bände vorgesehen; es wurden schließlich sechzig daraus.

1864 erschien der erste Band eines *Nouveau Dictionnaire de médecine et de chirurgie pratique* (Neues Wörterbuch der Medizin und der praktischen Chirurgie), das von sechsunddreißig Mitarbeitern unter der Leitung von Jaccoud herausgegeben wurde. Es verwahrte sich dagegen, enzyklopädisch zu sein und erhob vor allem den Anspruch, der »Praxis« nahezustehen.

Im gleichen Jahr kam auch der erste Band des *Dictionnaire encyclopédique des sciences médicales* (Enzyklopädisches Wörterbuch der medizinischen Wissenschaften) heraus, an dem hundertneunundsiebzig Autoren, darunter Pasteur und Littré, unter der Leitung von A. Dechambre, mitarbeiteten: dieses monumentale Werk, welches hundert Bände umfaßt, ist seither unter diesem Namen bekannt und stellt das gesamte medizinische Wissen der zweiten Hälfte des 19. Jahrhunderts dar.

In einer langen Einführung macht Dechambre eine Bestandsaufnahme aller nunmehr für die Medizin unerläßlichen wissenschaftlichen Gebiete: die Chemie (die eine sehr lange Entwicklung durchmacht), die Physik, die Anatomie, die Physiologie, die medizinische Naturkunde ebenso wie die Botanik. Ihr Anteil ist sehr groß, während die Erwähnung der Therapeutik, der experimentellen Methode (wobei Claude Bernard die Ehre erwiesen wird), der Hygiene, der Gerichtsmedizin, der medizinischen Geographie und der Statistik mit folgendem Satz bekräftigt wird: »Vielleicht ist die soziale Rolle des Arztes nirgendwo so offensichtlich und so groß.«

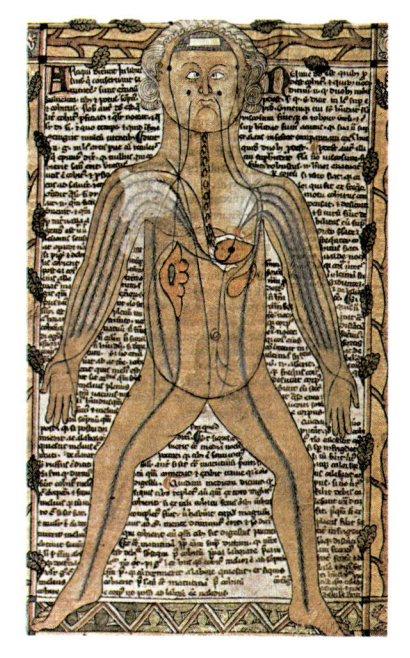

*Abbildung 3520*
*Miniatur aus einer Handschrift des 12. Jahrhunderts, welche die Gefäße und Muskeln darstellt.*
*(Oxford, Bodleian Library, Ms. Ashmole Nr. 399, fol. 18)*

# Sorgen und Bemühungen im 20. Jahrhundert

Gegen Ende unseres 20. Jahrhunderts können wir ein vorläufiges Bild der medizinischen Fachsprache zeichnen.

Das Vokabular hat vor allem in den letzten fünfzig Jahren eine außerordentliche Erweiterung erfahren, und dafür gibt es zahlreiche Gründe. Ärzte und Forscher haben neue Gebiete erforscht oder die alten erneuert: die Mikrobiologie, die Genetik, die Nuklearmedizin, die Immunologie, die Allergologie, die Informatik, die medizinische Statistik, die Hormonologie, die Gehirnchemie usw. Eine ebenso große Rolle hat die Internationalisierung gespielt, denn sie bot den daran interessierten Ärzten immer häufiger die

Möglichkeit, auf Kongressen, Diskussionsrunden, Symposien, Versammlungen und Zusammenkünften zu sprechen und miteinander zu korrespondieren. Auf die Anhäufung des Wissens folgte dessen Aufteilung; die großen Fachgebiete der Medizin wurden in einzelne Spezialgebiete unterteilt, und jeder dieser Spezialisten neigt dazu, sich in seinem Aufgabenbereich sein eigenes Vokabular zu schaffen.

Dieser Aufteilung der Medizin, verbunden mit ihrer wissenschaftlichen Bereicherung und ihrer weltweiten Verbreitung, folgte eine große sprachliche Verwirrung; wir möchten auf die wichtigsten Schwierigkeiten eingehen.

Die französische medizinische Sprache leidet zunächst an innerer Inkohärenz, deren historische Gründe wir teils schon erklärt haben, als wir die Vermengung der volkstümlichen mit der wissenschaftlichen Sprache und die Integrierung von Wörtern zu verschiedenen Zeitpunkten besprachen; alles, was mit dem Herzen zu tun hat, nennt man »cardialis«, obwohl Cardia auch den Magenmund bezeichnet; dieselbe Etymologie besitzen auch die französischen Wörter »colère« (deutsch: Zorn, Wut) und Cholera, Melancholie und Choledochus (Galle aufnehmend), Phrenicus (zum Zwerchfell gehörend) und Frenesie (Raserei). Hierbei muß man sich verwahren, in diesen Unregelmäßigkeiten oder gehäuften Anomalien nur Launen der Schrift oder historische Überreste zu sehen, welche nur oberflächliche Phänomene ohne wirkliche Bedeutung darstellen. Dies wäre ein Irrtum, denn sie spiegeln echte Unsicherheiten und Widersprüchlichkeiten der Medizin wider, welche um Rationalität bemüht ist.

Das Drama der Sinnverwandtschaft ist das Hauptproblem einer Wissenschaft, die, wie die Medizin, ständig in Bewegung ist. Dafür gibt es zahlreiche Erklärungen. Wenn eine Krankheit gleichzeitig oder innerhalb von einigen Wochen von Wissenschaftlern, die weit voneinander entfernt sind, abgegrenzt wird, muß ihr jeder von ihnen eine andere beschreibende Bezeichnung geben. Wenn der eine Anatom und Pathologe ist, wird er sie mit ihren anatomisch-pathologischen Kennzeichen benennen; ist der andere ein Kliniker oder ein Röntgenologe, wird er sie mit ihrem wichtigsten klinischen Symptom oder dessen bildlicher Übertragung bezeichnen. Diese Benennungen können nicht völlig übereinstimmen, denn sie reflektieren die besonderen Blickpunkte ihrer Entdecker.

Eine Gruppe von Experten aus sieben Ländern, die 1967 in Amsterdam auf Einladung des Europarates zusammentrat, hat eine Warnung ausgerufen: »In der Medizin wird die Kommunikation immer unzusammenhängender, denn die Autoren und Lehrer bezeichnen dasselbe Konzept mit verschiedenen, dem Durchschnittsleser oft nicht vertrauten Namen, die unkorrekt oder veraltet sind oder aus anderen Gründen zur Verwirrung beitragen.«

Ein anderes Übel, das noch verhältnismäßig jung ist, weil es aus dem 19. Jahrhundert stammt, besteht darin, daß ein anatomisches Organ, ein Symptom oder eine Verbindung von Symptomen mit dem Namen jenes Mannes bezeichnet werden, der sie als erster beschrieben hat oder von dem dies angenommen wird. Somit wurde die Fachsprache mit Eigennamen überhäuft, die von Land zu Land verschieden sind, denn die Graves-Krankheit in England heißt in Frankreich und Deutschland Basedow; oft sind die Benennungen sogar von Stadt zu Stadt unterschiedlich.

Ein letztes Merkmal des medizinischen Vokabulars in diesem Jahrhundert ist die Anleihe aus Fremdsprachen. Dieses Phänomen gibt es schon immer in der Geschichte der Sprachen: die Einführung einer Sitte, eines Gegenstandes, einer Technik oder einer Idee von einem Land in ein anderes bringt oft die Einführung der fremdsprachlichen Bezeichnung mit sich, bis der Gegenstand wieder verschwindet und sein Name mit ihm oder bis er endgültig mit der ausländischen Bezeichnung benannt oder diese in die eigene Sprache übersetzt wird. Auch in der medizinischen Fachsprache finden wir diese drei Lösungen.

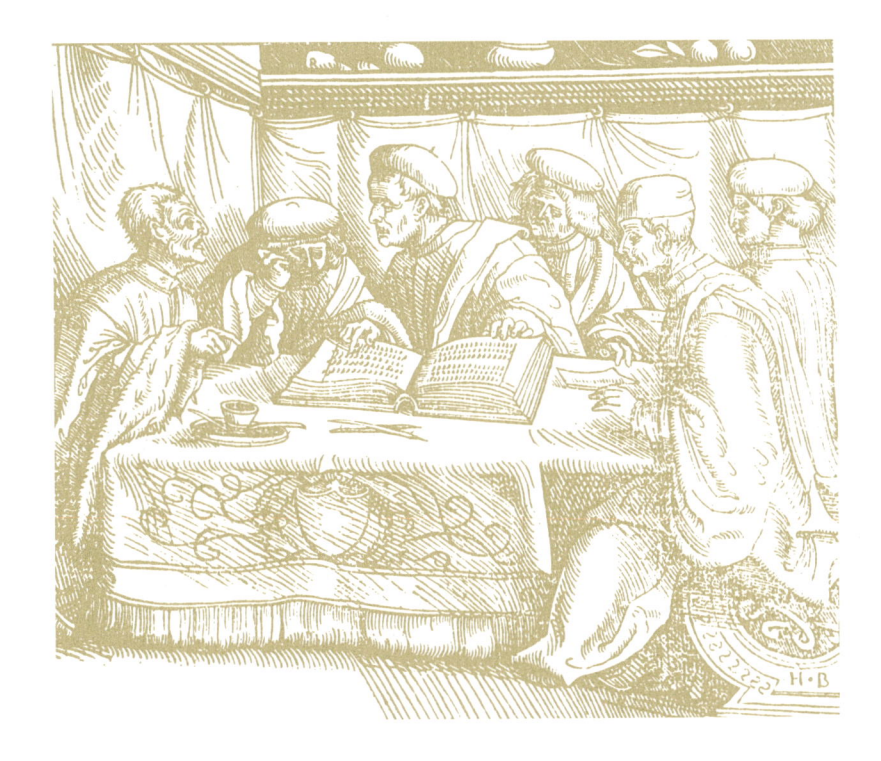

*Abbildung 3521*
*»Die weisen Doktoren.«*
*Holzschnitt von Hans Burgkmair*
*(1473–1531), aus einer Ausgabe des* De officiis *von Cicero, Augsburg 1531.*
*(Philadelphia, Museum der Künste)*

Die Terminologie der Röntgenstrahlen wurde in französischer Sprache entwickelt, nicht jedoch jene der Phthiseologie, welche die nosographische Vorstellung Rankes und seine anatomisch-pathologischen »Komplexe« in Frankreich einführte. Dieses Wort war schon in den französischen Sprachgebrauch übergegangen, als die Psychoanalyse von Freud importiert wurde. Nach dem Ausdruck Komplexe wurden »Gestalt«, »Ego« und »Libido« eingeführt. Diese beiden letzten Beispiele zeigen deutlich, wie lange die deutschen Ärzte dem Latein treu blieben, denn das lateinische Wort fließt ihnen ganz selbstverständlich aus der Feder.

Nach 1945 wird das Gewicht der angelsächsischen Ausdrucksweise auch in der Medizin spürbar, und die jüngere Geschichte der französischen Terminologie ist durch die große Anzahl englischer Anleihen gekennzeichnet. In drei Jahrzehnten ist keine Disziplin diesem Druck an Fremdwörtern, die oft zu Hunderten kamen, entgangen. Doch es war nicht allen dasselbe Schicksal beschieden; einige wurden nur wenige Jahre verwendet, andere sind am Absterben, und wieder andere schließlich werden am Leben bleiben. Die sprachliche Anleihe ist kein gutes Verfahren zur Bereicherung einer wissenschaftlichen Sprache, denn sie zieht Reaktionen der Intoleranz nach sich.

Die Entwicklung des modernen medizinischen Vokabulars ist daher nicht frei von Fehlern, Synonymen, Eponymie und Anleihen, welche ihrer wissen-

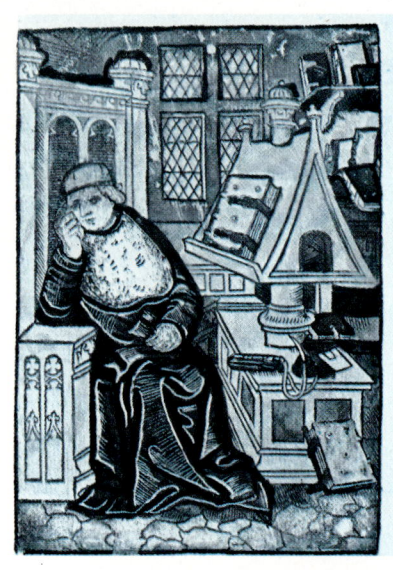

*Abbildung 3522*
*Aquarellierter Holzschnitt aus einer französischen Ausgabe der* Chirurgia *von Wilhelm von Saliceto mit dem Titel* Chirurgia de Maistre Guillaume de Salicet, *gedruckt in der Universität von Paris, 1505, für Geoffroy de Mauners.*
(Paris, Museum Val-de-Grâce)

schaftlichen Genauigkeit schaden. Trotzdem beweisen sie die Lebendigkeit der Wissenschaft, der sie zugehören, deren Veränderungs- und Erneuerungsvermögen sowie deren internationalen Charakter. Weiter unten werden wir noch sehen, daß sich die Ärzte der Vorteile und Nachteile dieser raschen und unkoordinierten Bewegung bewußt geworden sind.

Auch die moderne Lexikographie hat diese Entwicklung aufgezeigt. Sie hat sich ebenfalls verändert, obwohl ihre Produktion in diesem Jahrhundert nicht die große Anzahl des vorangegangenen erreicht.

1900 publizierten M. Garnier und V. Delamare ein *Dictionnaire des termes techniques de médecine* (Wörterbuch der medizinischen Fachausdrücke), welches einen riesigen Erfolg erleben sollte. Durch seine Beliebtheit sahen sich die Autoren veranlaßt, in rascher Folge Neuauflagen erscheinen zu lassen. Seine 19. Auflage im Jahr 1972 wird noch immer von einem direkten Nachfahren eines der beiden Autoren von 1900 gezeichnet, was in der Geschichte der Lexikographie eine ziemlich seltene Erscheinung ist.

Diese lange Kontinuität in der Ausstattung und im Inhalt, der im Wörterbuch Garnier-Delamare ständig erneuert wird, macht daraus ein einzigartiges Dokument, das die Geschichte der medizinischen Fachsprache über drei Viertel des Jahrhunderts zusammenhängend vorlegt; verständlicherweise hat es die Neugierde der Forscher geweckt, und Y. Ghazi stützte 1976 seine Dissertation an der Sorbonne auf die genaueste Durchsicht dieser 19 Auflagen. Wir können diese Arbeit nicht im Detail analysieren noch die Geburt und Entwicklung neuer Fachgebiete, wie der Radiologie und der Immunologie, mitverfolgen, welche die 4800 Ausdrücke von 1900 zu 19000 im Jahr 1972 hat anwachsen lassen, noch das Auftauchen neuer Ausdrücke aufspüren. Zu diesem Punkt können wir nur feststellen, daß 11 Prozent unseres gegenwärtigen Vokabulars aus dem 16. Jahrhundert stammen, 26 Prozent aus dem 19. Jahrhundert und 42 Prozent aus dem 20. Jahrhundert. Dies beweist, wie weitgehend die Geschichte der Medizin sich aus der Geschichte ihrer Sprache wiederherstellen läßt.

Das *Dictionnaire de médecine Flammarion*, erschienen 1975 unter der Leitung von J. Hamburger, ist noch ehrgeiziger. Mit seinen 20000 Stichwörtern und einem kleinen englisch-französischen Lexikon am Ende ist es wissenschaftlicher als das vorherige und ausschließlich für Ärzte bestimmt.

Das umfangreichste Werk des Jahrhunderts war zweifellos das *Dictionnaire français de médecine et de biologie,* herausgegeben unter der Leitung von A. Manuila, L. Manuila, M. Nicole und H. Lambert, und dessen erster von vier Bänden im Jahr 1970 erschien. Für die Redaktion seiner 150000 Stichwörter wurden 253 Mitarbeiter und elf Fachberater herangezogen: der Definition jedes analysierten Ausdrucks folgen Erklärungen und historische und nosologische Kommentare, und der vierte Band enthält zahlreiche Register und etymologische Hinweise. Doch die wissenschaftlichen Schwierigkeiten, die mit einem derartigen Unternehmen verbunden sind, und die wirtschaftlichen Probleme, welche ein solches Werk aufwirft, machen es unwahrscheinlich, daß in Frankreich auf lange Sicht ein Abenteuer dieser Art erneuert wird.

Wir haben diese drei Wörterbücher nur aufgrund ihres Erfolges und ihres Wertes angeführt, doch die medizinische Lexikographie, die einige Zeit hindurch recht schwerfällig war, hat in den letzten beiden Jahrzehnten viele Werke hervorgebracht. Neben einigen Wörterbüchern, die wie die vorange-

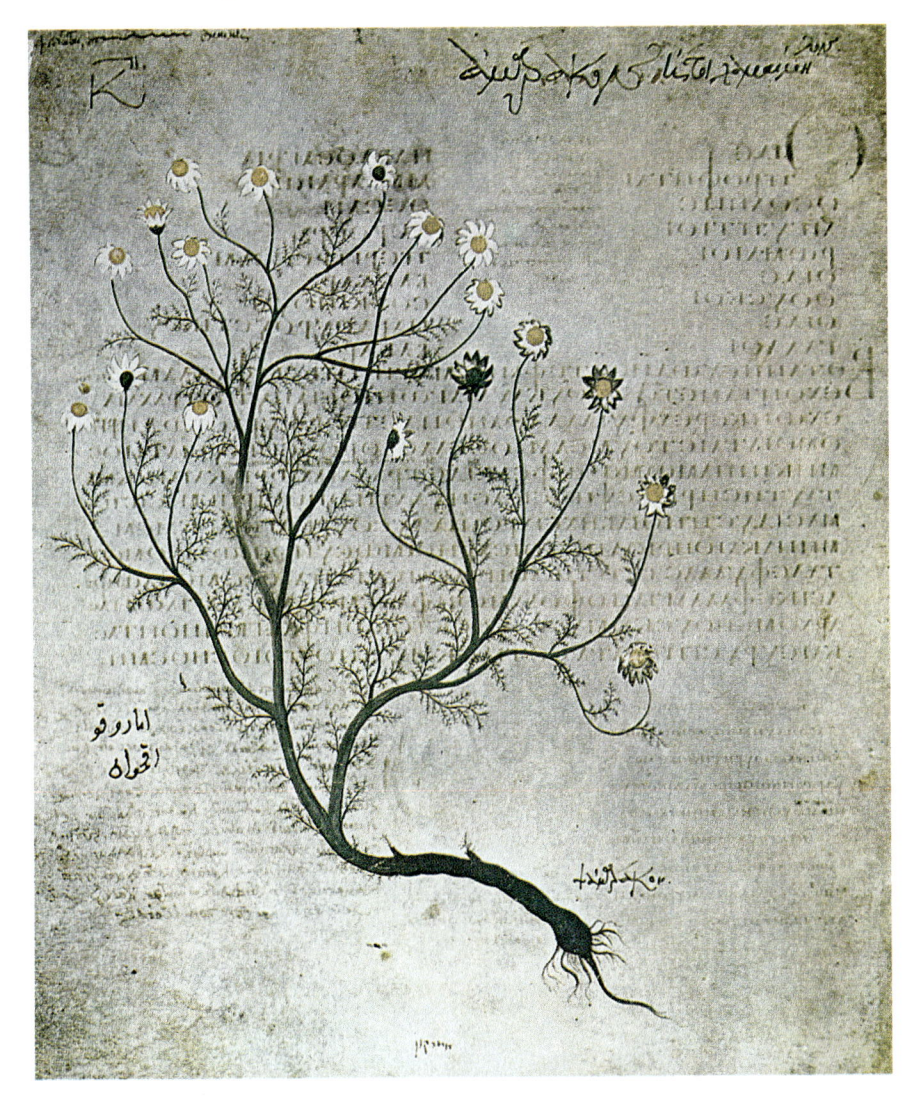

*Abbildung 3523*
*Eine Seite aus der Materia medica des berühmten griechischen Arztes Dioskurides. Die Handschrift wurde zwischen 485 und 512 n. Chr. in Konstantinopel angefertigt. Die Bezeichnungen der Pflanzen in arabischer Schrift stammen aus späterer Zeit.*

gangenen die gesamte Medizin umfaßten, ohne jedoch denselben Erfolg zu haben, oder die in alphabetischer Reihenfolge einen allgemeinen Überblick über die Diagnose oder die Therapeutik gaben, wurden zahlreiche Lexika veröffentlicht, die nur einem Fachgebiet gewidmet sind.

Gleichzeitig mit der Internationalisierung des Wissens und der wissenschaftlichen Beziehungen stieg auch die Nachfrage nach zwei- oder mehrsprachigen medizinischen Wörterbüchern. Das vollständigste war jenes von Kostitch mit sieben Sprachen und 119 000 Stichwörtern. Ebenso wie die französischen Wörterbücher sind auch die mehrsprachigen in Umfang und Qualität unterschiedlich und wurden nicht immer gleich bewertet.

Der Rat der internationalen Organisationen der medizinischen Wissenschaften (Paris, 1965), der Europarat (Amsterdam, 1967) und der Internationale Rat für französische Sprache (Paris, 1974) haben jeder eine Gesprächsrunde über die medizinische Terminologie und Lexikographie organisiert. Sie legten fest, was ein medizinisches Wörterbuch sein sollte und seinem Inhalt nach als Wörterbuch, Wörterverzeichnis oder Nachschlagwerk bezeichnet wird. Auch erinnerten sie daran, daß die allgemeine Anordnung des Werkes, die typographische Ausstattung, die Wahl der Rubriken, die Anzahl und der

Wert der Hinweise usw. gewissen Regeln unterworfen sind. Somit entstand eine echte Methodik des Wörterbuches.

Es gibt viele, die bedauern, daß der augenblickliche Stand der Berufssprache der Kommunikation und dem Fortschritt derartige Hindernisse in den Weg legen: »Die medizinische Fachsprache mußte aus veralteten und deformierten Wörtern, welche auf zufälligen und verfrüht übernommenen Begriffen beruhen, Neues schaffen.« So schrieb Hamburger im Vorwort zu seinem Wörterbuch. Damit waren die letzten zwanzig Jahre von den verschiedensten Bemühungen gekennzeichnet, dem Unbehagen in der medizinischen Fachsprache entgegenzuwirken.

Zunächst wurden innerhalb jeder Nation Komitees zur Festlegung einer Nomenklatur gegründet, mit dem Ziel, diese zu vereinfachen und zu vereinheitlichen. In Frankreich widmeten Gesellschaften von Gelehrten der Terminologie unzählige Sitzungen. Dies traf für die Anästhesisten, die Kardiologen, die experimentelle Chirurgie und die Hämatologen zu. Auf internationaler Ebene ist die Übereinstimmung zwar weit schwieriger, doch nicht unmöglich. Ab 1895 besprachen sich die Anatomen ihre Nomenklatur, und nach

*Abbildung 3524*
*Titel einer Abhandlung über die Urine und die Pulse, Anfang 16. Jh.*
*(Paris, Bibliothek der Alten Med. Fakultät)*

mehreren Revisionen gelang es ihnen, 1955 die Nomenklatur von Paris (Parisiensa Nomina Anatomica, PNA) herauszugeben, die sich überall durchgesetzt hat.

Es erschienen Handbücher und schriftliche Ratgeber für die englisch oder französisch schreibenden Ärzte mit der Aufforderung, ihre Schriften klar, nüchtern und verständlich abzufassen und alle wissenschaftlichen Zeitschriften aufeinander abzustimmen, deren Redaktionsausschüsse ebenfalls an ihre Aufgabe erinnert wurden. Etymologische medizinische Handbücher (Skinner, Roberts, Chevalier) wurden ausgearbeitet, die zwei Ziele hatten: einerseits sollten sie den Neulingen in der Medizin die Bedeutung der lateinischen und griechischen Präfixe, Stämme und Suffixe in Erinnerung rufen, eine um so wichtigere Aufgabe, weil die jungen Ärzte diese Sprache nie gelernt haben und nicht einmal mit dem griechischen Alphabet vertraut sind; andererseits sollten sie der sprachlichen Erneuerung helfen.

In Frankreich wurden einige Organisationen gegründet, die sich zwar in ihren Merkmalen und Arbeitsmethoden unterscheiden, jedoch alle bemüht sind, Anleihen, schlecht fundierte Neologismen und üppige Synonyme einzudämmen. 1963 wurde das Komitee zur Untersuchung der französischen medizinischen Ausdrücke (»Clair-Dire«) gebildet, welches mehrere Listen mit französischen Äquivalenten für fremdsprachige Anleihen herausgegeben hat. Die Nationale Medizinische Akademie hat ihre ständige Kommission für die medizinische Fachsprache neu belebt und die medizinische Abteilung der Akademie der Wissenschaften folgte diesem Beispiel.

Im Bestreben, die französische Sprache zu stärken und sie über die frankophonen Länder hinaus zu entwickeln, hat die französische Regierung eine Hochkommission der französischen Sprache und einen internationalen Rat der französischen Sprache geschaffen und gleichzeitig jedes Ministerium angewiesen, eine Kommission für Terminologie zu gründen. Nach den Arbeiten seiner eigenen Kommission hat das Gesundheitsministerium 1975 und 1979 zwei Verfügungen veröffentlicht, zusammen mit einem Rundschreiben, das die Verwendung gewisser Ausdrücke in allen öffentlichen Dokumenten, reglementierten Texten, Unterrichtsbüchern oder öffentlichen Märkten vorschreibt oder empfiehlt und gewisse andere verbietet. In Quebec gab das Büro der französischen Sprache ein medizinisches Wörterverzeichnis heraus.

Die Weltgesundheitsorganisation veröffentlicht in regelmäßigen Abständen *Listen mit gemeinsamen internationalen Bezeichnungen für Pharmazeutische Präparate* (ein Gebiet, das wir nicht anschneiden wollen), und sie schlug sogar eine gewisse Anzahl von international annehmbaren Definitionen für verschiedene Ausdrücke der Medizin und des öffentlichen Gesundheitswesens vor.

Die internationale Verwendung von Registern und bibliographischen Kartotheken macht eine anerkennenswerte terminologische Strenge notwendig, damit diese für alle verständlich werden.

Diese wenigen Seiten über die französische medizinische Fachsprache können nur einen kurzen Überblick geben. Da es auf diesem Gebiet keine Vorläufer und Wegweiser gibt, haben wir uns vor allem der Entwicklung des Vokabulars und der Lexikographie gewidmet, obwohl auch noch viele andere Gebiete untersucht werden müßten. Wir haben die Sprache der Pharmazie absichtlich beiseite gelassen, über die es auch sehr viel zu sagen gäbe. Außerdem müßten auch die verschiedenen Arten studiert werden, wie wissenschaftliche Artikel von unterschiedlichen Autoren und die diversen Zeitschriften, in denen sie erscheinen, redigiert werden; denn schon seit langem wird für praktische Ärzte und Mitglieder der Akademie nicht in gleicher Weise geschrieben. Weil wir uns auf die Wörterbücher und die geschriebene Sprache zurückzogen, konnten wir auch die gesprochene Sprache nicht behandeln, denn die Ärzte sprechen jeweils eine andere Sprache, wenn sie sich an einem Tisch mit Kollegen, im Hörsaal vor Studenten oder in den Gängen eines Krankenhauses bei ihren Mitarbeitern befinden. Doch woher soll man wissen, welche Ausdrücke Desault in der Charité verwendete?

Die medizinische Fachsprache spiegelt einen Zeitabschnitt, eine Person, eine Doktrin, einen Augenblick in der Geschichte der Medizin wider. Außer diesem Sofortbild stellt sie auch ein dynamisches Bild der Geschichte der Ideen, deren Übergang, der Aufnahme, die ihnen in einer Provinz oder einer Bevölkerungsschicht bereitet wurde und ihrer grenzüberschreitenden Bedeutung dar. Sie ist nicht nur ein Abbild der Medizin, sondern darüber hinaus einer Zivilisation und einer Gesellschaft. Und da dieses Leben ständig in Bewegung ist, muß sich auch die Sprache ständig verändern, selbst was die Bezeichnung von Strukturen betrifft, die ebenso unwandelbar sind wie die Anatomie des Menschen.

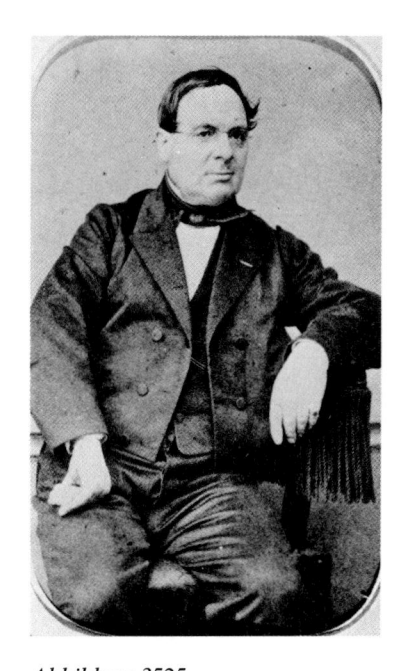

*Abbildung 3525*
*Amédée Dechambre (1812–1886), um 1870. Er leitete die Herausgabe der medizinischen Enzyklopädie des 19. Jh.s von ihrem Erscheinen 1864 bis 1885. Ihm folgte Léon Lereboullet (1842–1914).*

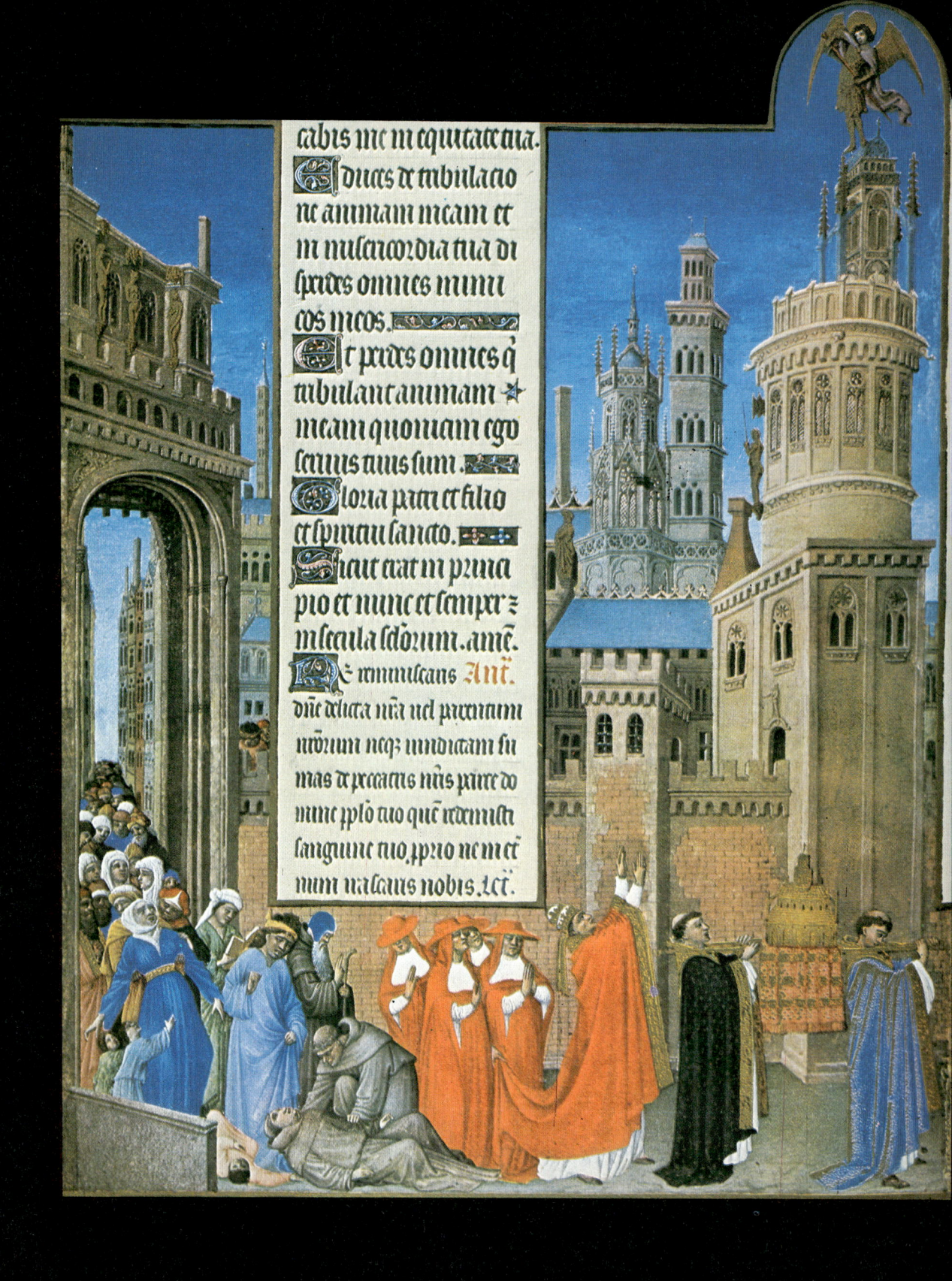

cabis me in equitate tua.
Educes de tribulacio
ne animam meam et
in misericordia tua di
sperdes omnes inimi
cos meos.
Et perdes omnes q
tribulant animam
meam quoniam ego
seruus tuus sum.
Gloria patri et filio
et spiritui sancto.
Sicut erat in princi
pio et nunc et semper z
in secula seculorum. amen.
Ne reminiscaris Ant.
dne delicta nra vel parentum
nrorum neqz uindictam su
mas de peccatis nris parce do
mine pplo tuo quem redemisti
sanguine tuo, ꝓpio ne in et
num irascaris nobis. lct.

# Geschichte der internationalen Gesundheitsbehörden

*von Henrick Beer, Pierre Dorolle und Norman Howard-Jones*

## Von 1851 bis zum Ersten Weltkrieg

Von den dreißiger Jahren des 19. Jahrhunderts an schlug der Sekretär des Obersten Gesundheitsrates von Frankreich eine internationale Vereinigung zur Vereinheitlichung der Schutzmaßnahmen gegen die Tropenkrankheiten vor, nachdem er, auf Ersuchen des Handelsministeriums hin, die Gesundheitsverhältnisse des Mittelmeerraumes erforscht hatte. Offenbar hat die französische Regierung zu jenem Zeitpunkt erfolglos versucht, eine derartige Konferenz zustande zu bringen. Erst 1850 war einem neuerlichen Versuch Erfolg beschieden.

Die Internationale Sanitätskonferenz, die auf Einladung der französischen Regierung am 23. Juli 1851 eröffnet wurde, kann daher als das früheste internationale Vorgehen auf dem Gebiet des öffentlichen Gesundheitswesens angesehen werden. Während des Zeitabschnittes, mit dem wir uns befassen, sollten zwölf internationale Konferenzen, zwei weitere in der Zeit zwischen den beiden Weltkriegen, stattfinden.

Dieses historische Ereignis – die erste Konferenz – fand zu einer Zeit statt, als der internationale Handelsaustausch voll im Aufschwung begriffen war. Es war das Jahr der ersten großen internationalen Ausstellung in London, der Zeitpunkt, als die Quarantänemaßnahmen einseitig von den meisten Großmächten zum Schutz gegen Epidemien – Gelbfieber, Pest, Cholera – ergriffen worden waren und hohe Ausgaben erforderten, weil einerseits die großen Handelsschiffe nicht auslaufen konnten, andererseits wegen der Dauer der Isolierung der Passagiere und der Frachten. Die beiden ersten Krankheiten hatte man in Europa schon fast vergessen. Hingegen hatte die Cholera in den zwanzig vorangegangenen Jahren zweimal Tod und Panik gebracht, nicht nur in Europa, sondern auch in Amerika. Zwar war sie von Asien nach Europa auf dem Landweg gekommen und hatte zuerst in Rußland zugeschlagen, doch wurden trotzdem dieselben Schutzmaßnahmen ergriffen wie gegen die Einschleppung der Pest über die Seehäfen. (Einige glaubten übrigens damals noch an die Möglichkeit einer »Umwandlung« von Pestilenzen.) Die Gesundheitsverordnungen für die verschiedenen Häfen schrieben vor, daß Frachten konfisziert oder vernichtet, Passagiere in Gewahrsam genommen und die Kleidung, die Ausrüstung und das Verhalten peinlich

---

*Abbildung 3526 (gegenüber) »Die Prozession des heiligen Gregor.« Miniatur der Brüder Limbourg aus* Très Riches Heures du duc de Berry *(Stundenbuch des Herzogs von Berry), 15. Jh. (Chantilly, Museum Condé) Papst Gregor ordnete diese Prozession an, um mit Gottes Hilfe das Ende der Pestepidemie, welche 590 in Rom wütete, herbeizuführen. Neben allen Arten religiöser Manifestationen veranlaßte die Epidemie die Behörden, Gesundheitsmaßnahmen zu ergreifen, die je nach Epoche unterschiedlich waren.*

## Die ersten elf Konferenzen

genau den Vorschriften unterworfen werden müßten; alles war von der Gesundheitspolizei festgelegt und beweist, daß man keinerlei wissenschaftliche Kenntnisse über Art und Übertragung dieser Krankheit besaß. Dies ging so weit, daß eine Kommission, die mit der Untersuchung der Quarantänemaßnahmen und deren Anwendung gegen Cholera beauftragt worden war, nicht nur entschied, daß »die Politik auszuschließen sei«, sondern auch, daß »Gespräche über reine Wissenschaft und Theorie zu vermeiden seien«; ohne das Wort Ansteckung oder Infektion auszusprechen, schloß sie, daß »es menschlich unmöglich sei, überhaupt etwas Nützliches und Wirksames gegen eine solche Geißel zu unternehmen, die wie ein Gewitter vom Himmel fällt«. Dieser Glaube an die sogenannte »Epidemizität« der Cholera wurde von Frankreich, Österreich und Großbritannien leidenschaftlich vertreten. Die Mehrheit der Konferenzteilnehmer entschied jedoch, ohne sich übrigens auf etwas anderes als auf Theorien zu stützen, die Cholera in die vorgeschlagenen Gesundheitsregelungen einzubeziehen. Dies änderte nichts, weil das angenommene Abkommen niemals ratifiziert wurde.

Diese erste Konferenz dauerte fast sechs Monate und ist charakteristisch für jene Zeit. Zunächst durch die begrenzte Teilnehmerzahl: nur zwölf Länder und nur aus Europa – vier davon bildeten weniger als zwanzig Jahre später nur noch ein einziges: Italien. Erst zur dritten Konferenz kamen andere Länder Europas und Persien dazu, die Vereinigten Staaten jedoch nahmen erst dreißig Jahre später – an der fünften Konferenz in Washington – daran teil, ebenso China, Japan, Liberia und sieben amerikanische Republiken. Ein weiteres Merkmal blieb bis zur Zwischenkriegszeit dominierend: der völlig defensive Charakter der internationalen Maßnahmen zum Schutz gegen die Einschleppung ansteckender Krankheiten. Ein drittes Merkmal bis zum Ende des 19. Jahrhunderts war die Wirkungslosigkeit der Konferenzen, die vor allem nicht fähig waren, sich über die von Adrien Proust auf der Konferenz von Wien 1874 vorgeschlagene Schaffung einer ständigen internationalen Gesundheitsbehörde zu einigen.

Das Scheitern dieser ersten Versuche ist sicher durch das Fehlen von gültigen wissenschaftlichen Grundlagen zu erklären. So wurden weder 1854 die Entdeckung des Vibrio der Cholera durch Pacini noch die Konsequenzen, die er daraus für die Ätiologie und die Übertragung ableitete, noch die epidemiologischen Folgerungen von Snow, die er ab 1849 veröffentlichte, beachtet. Selbst nach der 1884 durch Koch erbrachten Bestätigung hielten die spitzfindigen Diskussionen über die wirkliche Rolle des Vibrio bis 1893 an. Bezüglich der Pest nahmen die Gespräche erst ab 1897 eine Wendung zum Wissenschaftlichen, nämlich mit der Entdeckung der Pestbakterien durch Yersin (1896) und der Erkenntnis, daß Nagetiere dafür empfänglich sind. Die Ausführung Finlays über das Gelbfieber und seine Hypothese der Vektorenübertragung blieben bei der Konferenz von 1881 unbeachtet. Erst 1903 wurde auf eine Intervention von Gorgas, eingebracht von Émile Roux, die Übertragung des Gelbfiebers durch eine Mücke als bewiesen angenommen.

## Internationales Büro für öffentliches Gesundheitswesen

Eine Grundsatzentscheidung auf der Konferenz von 1903 führte am 3. Dezember 1907 in Rom zur »Konferenz für die Gründung eines Internationalen Büros für das öffentliche Gesundheitswesen« unter dem Vorsitz des Botschafters von Frankreich in Rom, Camille Barrère, an der zwölf Länder, darunter Brasilien und die Vereinigten Staaten, teilnahmen. Ein von der fran-

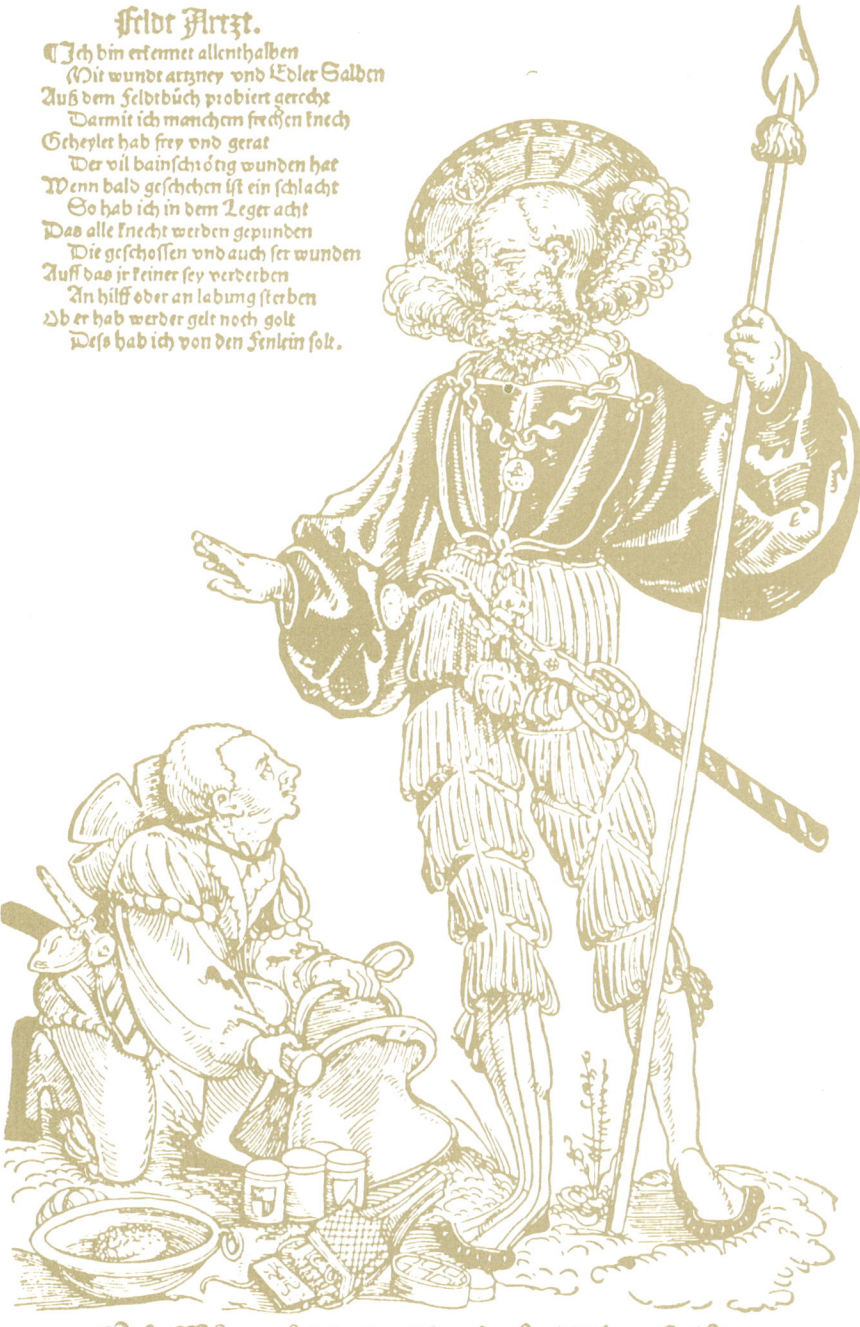

**Feldt Artzt.**
Ich bin erkennet allenthalben
Mit wundt artzney vnd Edler Salben
Auß dem Feldtbüch probiert gerecht
Darmit ich manchem frechen knecht
Geheylet hab frey vnd gerat
Der vil bainschrötig wunden hat
Wenn bald geschehen ist ein schlacht
So hab ich in dem Leger acht
Das alle knecht werden gepunden
Die geschossen vnd auch ser wunden
Auff das ir keiner sey verderben
An hilff oder an labung sterben
Ob er hab weder gelt noch golt
Des hab ich von den Fenlein solt.

Niclas Meldeman briefmaler zu Nürnberg bey der Langen Brücken.

*Abbildung 3527*
Verwundetenpflege. *Ein Holzschnitt von Niclas Meldemann, der einen Feldarzt und seinen Gehilfen im 16. Jahrhundert zeigt. (Münster, Institut für Theorie und Geschichte der Medizin)*

zösischen Regierung vorgeschlagenes Projekt wurde mit wenigen Änderungen in Form eines Abkommens angenommen, mit dem sich die Regierungen verpflichteten, das Office international d'hygiène publique (OIHP – Internationales Büro für das öffentliche Gesundheitswesen) mit Sitz in Paris und französisch als Arbeitssprache, zu gründen. Diesem sollten als Budget 150 000 Franc zur Verfügung stehen, und als Ziel wurde festgelegt, »die Tatsachen und Dokumente allgemeinen Charakters, welche das öffentliche Gesundheitswesen betreffen, und besonders jene, die sich mit Infektionskrankheiten, vor allem der Cholera, der Pest und dem Gelbfieber befassen, zu sammeln und den teilnehmenden Staaten zur Kenntnis zu bringen«. Innerhalb von zwei Jahren stieg die Zahl der Mitgliedsländer auf zweiundzwanzig, und 1910 begann das Büro mit einem Direktor und einem Generalsekretär sich technischen Fragen zuzuwenden; es empfahl, insbesondere hinsichtlich der Pest, die Bekämpfung der Ratten und der Flöhe.

Bei derselben Sitzung setzte sich das Komitee des Büros für die gleiche Wirksamkeit der in den verschiedensten Ländern hergestellten Diphtherieseren und für eine biologische Standardisierung ein und leistete damit Pionierarbeit. Auf der Tagesordnung dieser Sitzung stand auch die Cholera, weil in Süditalien eine Epidemie ausgebrochen war. Zwei Jahre hindurch, 1910 und 1911, sollte sich das Komitee des Büros besonders der Vorbereitung einer Internationalen Gesundheitskonferenz widmen, welche die Bestimmungen des Abkommens von 1903 auf den neuesten Stand bringen sollte und auf die wir später noch eingehen werden. Ab diesem Zeitpunkt wurde den Gesunden als Trägern von Keimen eine große Bedeutung zugemessen, nachdem Calmette auf das Vorhandensein von asymptomatischen Cholerafällen hingewiesen hatte. Das Interesse galt auch dem Vibrio El Tor, dessen krankheitserregende Wirkung heftig diskutiert wurde.

In Anbetracht der bevorstehenden internationalen Konferenz wollte das Komitee des Büros bezüglich der Pest Empfehlungen zur Bekämpfung der Ratten auf allen Handelsflotten ausgeben, und der argentinische Delegierte versuchte hinsichtlich des Gelbfiebers vergeblich, das Komitee für die Vorschläge des amerikanischen Planes zu interessieren.

Außer mit ansteckenden Krankheiten beschäftigte sich das Büro auch mit zahlreichen anderen Themen: der Brucellose, der Rindertuberkulose, der Meldepflicht von Tuberkulose, der Lepra und ihrer Prophylaxe, den Geschlechtskrankheiten (und dem »Heilmittel von Ehrlich«), der Typhus-Schutzimpfung und der Wasserverschmutzung und -reinigung.

Das Sekretariat des Büros veröffentlichte regelmäßig epidemiologische Nachrichten, vor allem aber das monatliche Bulletin, welches über alle Themen des öffentlichen Gesundheitswesens, die gerade behandelt wurden, berichtete. Dieses Blatt erschien bis 1946. Während des Ersten Weltkriegs waren diese Veröffentlichungen so ziemlich die einzige Tätigkeit des Büros, das im April 1914 zum letztenmal vor dem Krieg eine Versammlung hatte.

## Die regionalen Gesundheitsbehörden

Einige teils internationale Gesundheitsorganisationen, welche in diesem Zeitraum oder sogar schon vorher entstanden, müssen ebenfalls erwähnt werden. *Der Oberste Gesundheitsrat in Konstantinopel* wurde 1839 durch Entscheidung des Sultans gegründet, der in seinen Staaten eine Quarantäne für die Pestkranken einführen wollte; die Seemächte hatten zu bedenken gegeben, daß ein derartiger Entschluß nicht einseitig gefaßt werden könne. Er bestand aus Mitgliedern des ottomanischen Gesundheitsrates und aus Delegierten der Seemächte und gebot über sechzig Gesundheitsbeamte, welche 191 Quarantäne- und Überwachungsstationen kontrollierten. Dieser Rat wurde 1851 von der ersten Internationalen Konferenz anerkannt und war bis zum Kriegsausbruch 1914 tätig.

*Der Ägyptische Rat für Quarantänefragen* wurde 1843 in Alexandria gegründet und war in seinen Merkmalen und seiner internationalen Zusammensetzung dem Rat von Konstantinopel ähnlich; er verdankte seine Entstehung einer »Gesundheitsaufsicht«, die 1831 zum Schutz des Landes vor Epi-

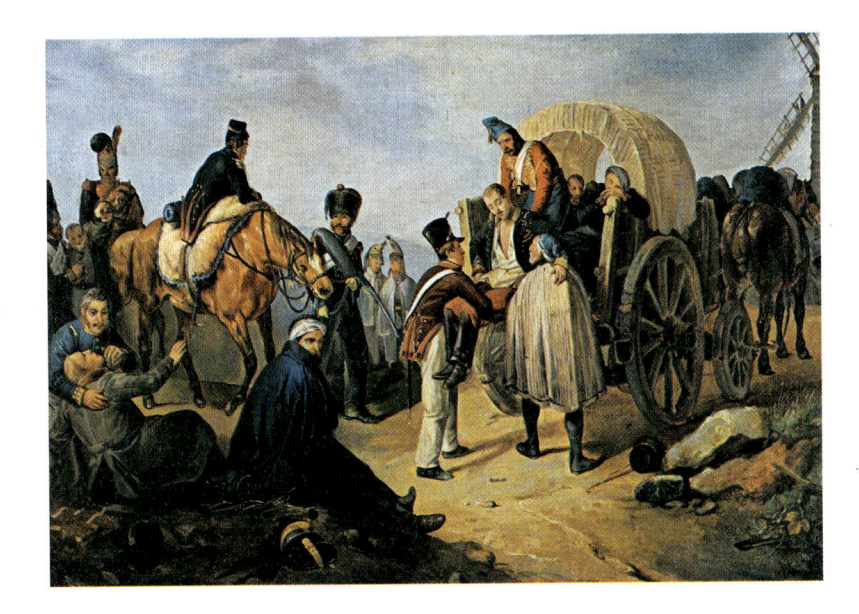

*Abbildung 3528*
*Transport von Verwundeten auf Pferdewagen.*
*Gemälde, Anfang 19. Jh.*
*(Paris, Museum Val-de-Grâce)*

demien eingerichtet worden war. Durch die Eröffnung des Suezkanals gewann er im letzten Viertel des Jahrhunderts noch an Bedeutung. Später wurde er vom OIHP als Regionalbüro für epidemiologische Information anerkannt, eine Tätigkeit, die er zum Zeitpunkt unserer Untersuchung noch immer ausübte.

*Der Gesundheitsrat von Tanger* wurde 1840 vom Herrscher Marokkos eingerichtet, der damals die »Vertreter der christlichen Mächte« an seinem Hof damit beauftragte, in den Küstenstreifen seines Reiches das öffentliche Gesundheitswesen zu überwachen. Zu Beginn des Ersten Weltkrieges verschwand dieser Rat, ohne jemals eine praktische Rolle in der internationalen Quarantäne gespielt zu haben.

*Der Gesundheitsrat von Teheran* entstand »im Prinzip« 1867, er wurde 1904 von einem nationalen Rat mit ausländischen Mitgliedern abgelöst und lieferte vor seiner Auflösung im Jahr 1914 dem OIHP epidemiologische Informationen.

*Das Pan American Sanitary Bureau (PASB – Panamerikanisches Gesundheitsbüro)* wurde 1902 gegründet und ist die wichtigste und dauerhafteste regionale Gesundheitsbehörde. Zunächst wurde es als *Internationales Gesundheitsbüro* (bis 1923) bezeichnet, hatte aber seinen Sitz immer schon in Washington. Zwei Drittel seines übrigens bescheidenen Budgets wurden von den Vereinigten Staaten aufgebracht, und sein Direktor war der Surgeon General des »United States Public Health Service«, einer bedeutenden Einrichtung, deren technisches Personal praktisch alle Tätigkeiten außerhalb des Büros sicherstellte. Das PASB wurde unmittelbar nach der Entdeckung der Übertragungsart des Gelbfiebers und dem Ausrottungsfeldzug, den Major Gorgas in Havanna unternahm, gegründet. Der Kampf gegen das Gelbfieber, eine wesentliche und traditionsgebundene Arbeit dieser Organisation, beruhte daher auf soliden wissenschaftlichen Grundlagen, welche ihr zahlreiche Unterstützungen einbrachten, vor allem vom *International Health Board*, der 1913 als private Institution gegründet worden war. Ab diesem Zeitpunkt richtete das PASB einen Beratungsdienst für Regierungen ein, ein System, das von schon bestehenden Organisationen übernommen werden sollte.

## Die zwölfte internationale Gesundheitskonferenz

Wir haben gesehen, daß das OIHP eine wichtige Rolle bei ihrer Planung und Vorbereitung gespielt hat, obwohl es keine offiziellen Verbindungen zu dieser Konferenz hatte, die auf Einladung der französischen Regierung in Paris zusammentrat. Auf dieser Konferenz vom 7. November 1911 bis zum 17. Januar 1912 waren einundvierzig Länder vertreten, darunter Siam, China und sechzehn amerikanische Republiken; sie fand mit wissenschaftlich hochqualifizierten Teilnehmern und in einer Atmosphäre frei von den einstigen doktrinären Kontroversen statt und zog Bilanz über die drei Krankheiten, die auf der Tagesordnung standen: Cholera, Pest und Gelbfieber.

An der letzten zeigten sich die Europäer der Kommission wie üblich uninteressiert, und trotz der Vorschläge von Émile Roux, die amerikanischen Vorschläge von 1905 zu übernehmen, beschränkte sich die Konferenz darauf, das Gelbfieber als quarantänepflichtige Krankheit einzustufen. Was die Pest betrifft, so wurde die Bedeutung des Flohs bei der Übertragung (Simond, 1897, und Ogata, 1897, unabhängig voneinander) zur Kenntnis genommen, die von der Kommission für die Erforschung der Pest (Indien 1908) bestätigt worden war, doch Roux selbst war der Ansicht, daß diese Entdeckung keine Veränderung der Konvention von 1903 nötig mache. Ebenso wurde in einer Unterkommission ein Bericht der »Internationalen Konferenz über die Lungenpest der Mandschurei« nur zur Kenntnis genommen.

Die Konferenz befaßte sich vor allem mit der Cholera und den klaren Darstellungen von Santoliquido (Italien), Ruffer (Großbritannien/Ägypten) und Roux (Frankreich) über die Bedeutung von Gesunden als Träger bei der Verbreitung dieser Krankheit. Diese Ansichten wurden in den Jahren um 1960 bestätigt, als die Experten neuerlich entdeckten, daß »die Cholera nicht nur das Erscheinungsbild einer akuten Infektion aufweist«. Die Konferenz legte jedoch in der Konvention keine Richtlinien für die Träger von Keimen fest, sondern überließ die Sorge dafür den verschiedenen Regierungen. Das Endergebnis war eine Konvention mit 160 Artikeln, welche die vorangegangenen Konventionen ergänzten.

Trotz aller festgestellten negativen Elemente muß der Historiker jedoch unterstreichen, daß die 12. Internationale Gesundheitskonferenz vor dem Ersten Weltkrieg so ganz allmählich, obwohl noch etwas verschwommen, ein Gefühl der internationalen Solidarität auf dem Gebiet des Gesundheitswesens geschaffen hat, welches für spätere Verwirklichungen die Tore öffnete. Obwohl Adrien Proust einige Tage vor der Annahme der Konvention von 1903, welche die Gründung des Internationalen Büros für das öffentliche Gesundheitswesen vorsah, starb, begann damit doch ein Keim zu treiben, den er in einem Vorschlag bei der Konferenz in Wien (1874) bezüglich einer ständigen Kommission für Epidemien gelegt hatte.

## Das Rote Kreuz von 1863 bis 1919

Zu jener Zeit war das Internationale Rote Kreuz der direkte Erbe des Internationalen Komitees zur Hilfe von Verwundeten; es wurde 1863 im Rahmen der Genfer Gesellschaft zum öffentlichen Nutzen auf Initiative von Henry Dunant hin gegründet. Anregung dazu war sein Buch *Eine Erinnerung an Solferino* über seine persönliche Erfahrung und seine Reaktion auf die Schmerzen der Verwundeten beider Lager in dieser blutigen Schlacht.

Die Geschichte der Annahme des Emblems sowie des Namens Rotes Kreuz und das sofortige Einschreiten auf diplomatischer Ebene zur Erreichung einer Konvention zum Schutz von Verwundeten und später auch von

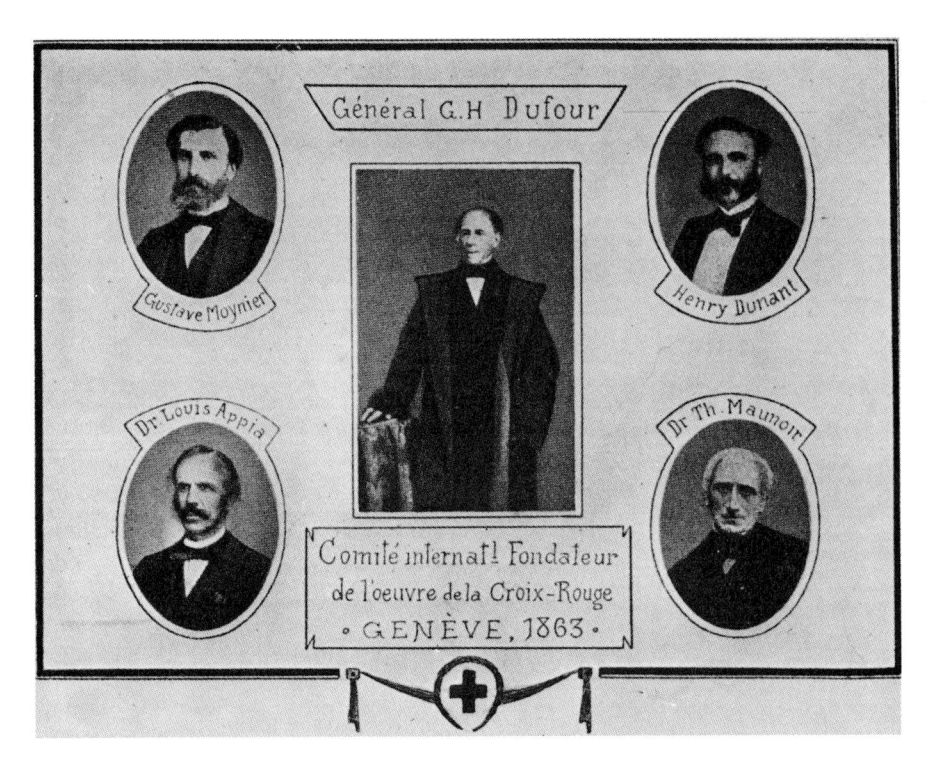

*Abbildung 3529
Die Unterzeichner der Genfer Konvention: General G. H. Dufour – Gustave Moinier – Dr. Louis Appia – Henri Dunant – Dr. Th. Maunoir. (Münster, Institut für Theorie und Geschichte der Medizin)*

Gefangenen geht über den Rahmen dieses Werkes hinaus. Jedoch muß unbedingt erwähnt werden, daß schon früh nationale Komitees gegründet wurden, die zu den heutigen *nationalen Rotkreuzgesellschaften* geworden sind. Ebenfalls eine neue Errungenschaft, die 1869 auf der zweiten Internationalen Rotkreuzkonferenz in Berlin – zunächst nicht ohne einigen Widerstand – angenommen und 1892 auf der Konferenz von Rom bestätigt wurde, war die *freiwillige Hilfe,* nicht nur für Kriegsverwundete, sondern auch für die *Zivilbevölkerung,* wenn sie zum Beispiel unter Katastrophen oder Epidemien zu leiden hatte. Zahlreiche nationale Gesellschaften entwickelten diese Rolle in Friedenszeiten schon rasch und wirkungsvoll. Entsprechend der Resolution der Konferenz von Berlin bildeten sie nicht nur Hilfskräfte für die erste Hilfe aus, sondern wirkten auch im Sinne der Resolution der Konferenz von Rom 1892 und errichteten die ersten *Schulen für Krankenschwestern* und die ersten *Rotkreuz-Spitäler.*

# Die Zwischenkriegszeit – ein schwer zu findendes Gleichgewicht

Gegen Ende 1918 und Anfang 1919, kurz nach Unterzeichnung des Waffenstillstandes, war die gesundheitliche Lage Europas beklagenswert: Typhus in Polen (1919 mit 250 000 Fällen) und in Rußland (1 600 000 Fälle), Grippe-Pandemie (an die 15 Millionen Opfer auf der ganzen Welt).

Das Internationale Büro für das öffentliche Gesundheitswesen hatte den Krieg untätig überstanden, erst am 2. Juni 1919 berief es sein ständiges Komitee wieder ein. Auch das Panamerikanische Gesundheitsbüro überlebte, konnte jedoch nur auf dem amerikanischen Kontinent tätig werden. Auf bei-

*Abbildung 3530
Jean Henri Dunant
(1828–1910). Aufnahme aus der
Zeit des Abschlusses der Genfer
Konvention. (Münster, Institut
für Theorie und Geschichte der
Medizin)*

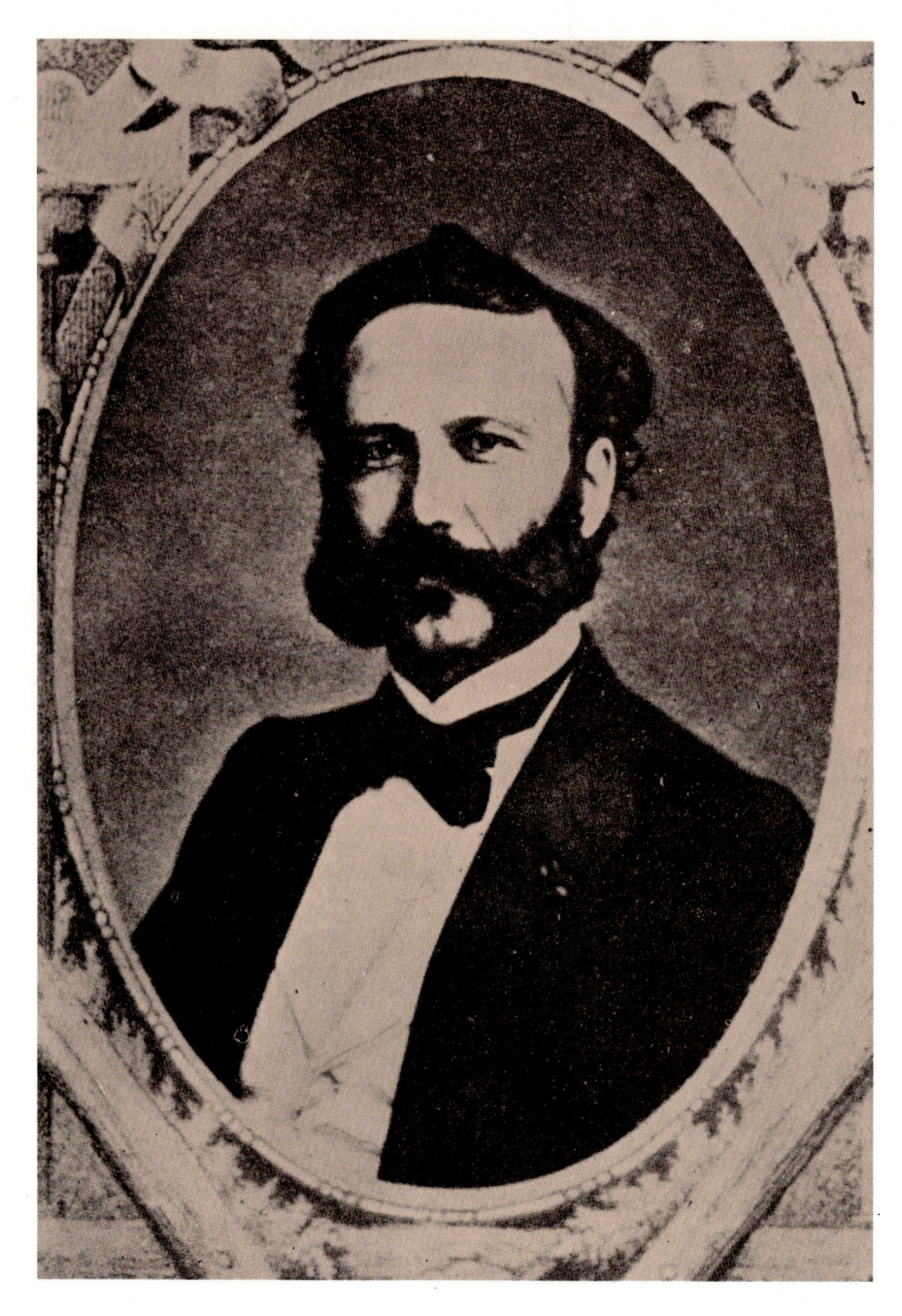

den Seiten des Atlantik spürte man das dringende Bedürfnis nach einer weltweiten Organisation für das öffentliche Gesundheitswesen, die in der Lage sein würde, wirksam und schnell zu handeln. Diese Arbeit wurde zunächst nicht von den Regierungen in Angriff genommen, sondern von den Rotkreuzgesellschaften der fünf großen Alliierten, also von Frankreich, Großbritannien, Italien, Japan und den Vereinigten Staaten, und zwar auf Initiative von Henry P. Davison, dem ehemaligen Präsidenten des Kriegsrates des amerikanischen Roten Kreuzes.

Ermuntert durch die Unterstützung von Präsident Wilson, konnte er Anfang 1919 die vier anderen Gesellschaften dazu bewegen, sich mit dem Amerikanischen Roten Kreuz zu einem *Komitee der Rotkreuzgesellschaften* zusammenzuschließen und einen Internationalen Verband der Rotkreuzgesellschaften zu gründen, der seinerseits ein ständiges internationales Büro für das öffentliche Gesundheitswesen einrichten sollte.

Gleichzeitig entwarfen die verbündeten Regierungen, die in Paris zur Ausarbeitung eines Friedensvertrages zusammengekommen waren, das Völkerbundabkommen, das am 28. Juni 1919 in Versailles angenommen wurde und am 20. Januar 1920 in Kraft trat. Artikel 23f bestimmte, daß die Mitglieder dieses Völkerbundes »sich bemühen werden, auf internationaler Ebene Maßnahmen zu ergreifen, um den Krankheiten vorzubeugen und sie zu bekämpfen«. Doch ohne dies abzuwarten, hielt das Komitee der Rotkreuzgesellschaften vom 1. bis 11. April 1919 in Cannes eine »medizinische Konferenz« ab, an der sechzig Delegierte aus fünf betroffenen Ländern teilnahmen.

Diese Konferenz legte den Grundstein für die *Liga der Rotkreuzgesellschaften*. Am 5. Mai 1919 wurde ein ehrgeiziges Programm vorgelegt, das von allen Teilnehmern unterstützt wurde. Darauf werden wir noch zurückkommen, doch nun müssen wir etwas über diese weniger bekannte Gesundheitskonferenz sagen. Sie vereinte die bedeutendsten Gelehrten, deren Namen in der Geschichte der modernen Medizin hervorstechen. Mit Golgi, Laveran, Ross – alle drei Nobelpreisträger – und Marchiafava waren Männer anwesend, die einen wesentlichen Beitrag zur Erkennung des Parasiten der Malaria und ihrer Übertragung geleistet hatten, außerdem nahmen Calmette, dessen Name durch den BCG-Impfstoff unsterblich geworden ist, Émile Roux, damaliger Direktor des Institut Pasteur, Widal, Castellani, Ducroy, Welch und viele andere Berühmtheiten der akademischen Kreise und der Administrationen des öffentlichen Gesundheitswesens daran teil.

Am 7. April 1919 konnte Henry Davison der Konferenz ankündigen, daß er Informationen aus Versailles erhalten habe, wonach ein neuer Artikel 25 des Völkerbundabkommens bestimme, daß die Mitglieder »sich verpflichten, die Errichtung und Zusammenarbeit der nationalen, freiwilligen und ordnungsgemäß zugelassenen Organisationen des Roten Kreuzes zu fördern, die sich zum Ziel gesetzt haben, die Gesundheit zu verbessern, Präventivmaßnahmen gegen die Malaria zu ergreifen und das Leid auf der Welt zu lindern«. So überrascht es nicht, daß die Gesundheitskonferenz einige Tage später, am 11. April 1919, als sie aus Paris einen Bericht über die außerordentlich schwere Typhusepidemie in Polen erhielt, noch bevor sie sich trennte, einen Appell an Clemenceau, Lloyd George, Orlando und Wilson, die maßgebenden Männer der Friedenskonferenz, sandte. Das Telegramm verwies auf das verheerende Ausmaß der Typhusepidemie in Zentraleuropa und erklärte, daß das »Komitee der Rotkreuzgesellschaften der verbündeten Nationen« im Augenblick als *einzige Institution naturgemäß dazu bestimmt war*, dieser Situation entgegenzuwirken, wenn sich die in Paris versammelten Regierungen bereiterklärten, die notwendigen materiellen Mittel zur Verfügung zu stellen.

In der Tat versammelte der Gesundheitsminister Großbritanniens am 29. Juli 1919 die Delegierten Frankreichs und der Vereinigten Staaten. Dazu wurden auch der Präsident des OIHP (Dr. O. Velghe aus Belgien) und Colonel Strong, der Präsident und medizinische Direktor der jungen Liga der Rotkreuzgesellschaften der Vereinigten Staaten, zu einer halboffiziellen Sitzung in London eingeladen. Dabei erinnerte der letztgenannte an den aus Cannes erhaltenen Aufruf zur Hilfe für Polen und schlug vor, eine Kommission für

Epidemien dorthin zu senden. Diese Kommission, an der vor allem Doktor Ludwik Rajchman, Direktor des Hygieneinstitutes von Warschau, teilnahm, hatte eine Art autonomen Status.

Die Initiative entglitt ziemlich rasch und endgültig der Liga der Rotkreuzgesellschaften, und das *Amtsblatt des Völkerbundes* gab die Zusammensetzung der »Völkerbundskommission für Epidemien« bekannt.

Das bedeutete das Ende des vom Roten Kreuz 1919 entworfenen großartigen Plans, der seiner Zeit weit voraus war und von einem Weitblick zeugte, der nur von den berühmtesten Medizinern geteilt wurde.

Mit dem Abschnitt von 1919 bis 1921 treten wir in eine Phase der Verwirrung ein. Das Internationale Büro für das öffentliche Gesundheitswesen war zu neuem Leben erwacht. Mitte 1919 schien sein scheidender Präsident, Rocco Santoliquido, wie auch die Mitglieder der Konferenz von Cannes eine neue Ära ankündigen zu wollen; in einem positiven Gesundheitskonzept, das die Quarantäne für veraltet erklärte, schlug er statt dessen nationale Gesundheitsstellen vor, die den lokalen Bedingungen angepaßt und von der Öffentlichkeit, die durch einen Gesundheitsunterricht aufzuklären sei, unterstützt werden sollten.

Leider verhinderten persönliche, oft gleichgültige Einstellungen, nationale Prestigefragen sowie politische Haltungen, daß Artikel 23 f des Abkommens vollständig verwirklicht wurde und daß unter der Ägide des Völkerbundes eine weltweite Gesundheitsorganisation entstand, die ihrem Ziel schon so nahe zu sein schien. Zunächst ratifizierten die Vereinigten Staaten weder den Vertrag von Versailles noch das Völkerbundabkommen, das ein integrierender Bestandteil davon war. Nicht nur, daß sie weder dem Völkerbund noch seiner Gesundheitsorganisation beitraten; sie ließen auch durch Vermittlung Frankreichs wissen, daß sie gegen die Integrierung einer Institution, der sie angehörten (das Internationale Büro für das öffentliche Gesundheitswesen), in diese neue Organisation seien. Damit leisteten sie den Mitgliedern des Komitees des Büros einen großen Dienst, die um die Beibehaltung seiner Identität und seiner Unabhängigkeit besorgt waren. Man denke nur an Léon Bernard, der für die Erhaltung von zwei unterschiedlichen Organisationen plädierte und sich dabei »mehr auf den Unterschied, als auf die Gemeinsamkeit ihrer Funktionen« stützte. Obwohl es selbst bei einer »Internationalen Gesundheitskonferenz«, die im April 1920 vom Rat des Völkerbundes einberufen worden war, noch schien, als sei die Integrierung des OIHP sichergestellt, stieß schon kurze Zeit danach der Versuch, ein provisorisches Komitee der neuen Gesundheitsorganisation durch den Generalsekretär des Völkerbundes im Mai 1921 einzuberufen, auf ein Verschleppungsmanöver des Büros.

Somit war klar, daß es nun zur Koexistenz – einerseits des OIHP, das seine Zusammensetzung und seine Zuwendungen aus dem Jahr 1907 beibehielt, und andererseits der Gesundheitsorganisation des Völkerbundes – kommen mußte ohne die Teilnahme der Vereinigten Staaten, die ihrerseits weiterhin die Vorherrschaft im Panamerikanischen Sanitätsbüro beibehielten.

Das Büro behielt zwar gewisse Kontakte mit der Gesundheitsorganisation des Völkerbundes bei, von denen noch die Rede sein wird, doch in der Zwischenkriegszeit verfolgte es hauptsächlich seine traditionellen Tätigkeiten, und zwar in Verbindung mit dem Panamerikanischen Gesundheitsbüro und

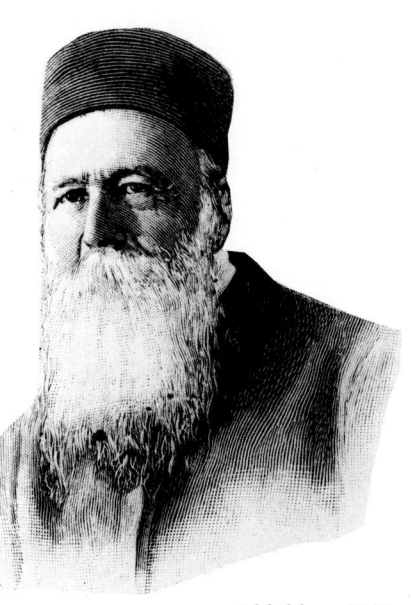

*Abbildung 3531*
*Henri Dunant (1828–1910).*
*Eine 1901 in der* Illustration *veröffentlichte Photographie.*
*(Paris, Bibl. des arts décoratifs)*

## Das Internationale Büro für das öffentliche Gesundheitswesen

dem Quarantänebüro von Ägypten sowie mit Versammlungen seines ständigen Komitees, die alle zwei Jahre stattfanden. Es sammelte Fakten und veröffentlichte wöchentlich einen Bericht (telegraphisch, denn noch 1931 war das Komitee des Büros der Ansicht, daß sich der Rundfunk für die allgemeine Verbreitung epidemiologischer Informationen schlecht eigne) und ein monatliches Bulletin.

Diese Publikation beweist, daß das OIHP auch andere Aktivität kannte – oft parallel zu Genf – zum Beispiel die biologische Standardisierung, den Kampf gegen den Drogenmißbrauch usw. Vor allem blieb das Büro dem alten System der periodischen Erneuerung der internationalen Konventionen verbunden. So bereitete das Büro die 13. Internationale Konferenz vor, von der wir später berichten werden, und es sollte auch mit der Anwendung der Konvention von 1926, die daraus hervorging, beauftragt werden. Außerdem leitete dieses Büro ab 1928 Quarantänerichtlinien für die Luftfahrt in die Wege, die durch eine Konvention von 1932 angenommen wurden und 1935 in Kraft traten. Weiter war das Büro seit 1924 beauftragt, das Übereinkommen von Brüssel über die Behandlung von Geschlechtskrankheiten bei Seeleuten zu überwachen. Seit 1940 nahmen die Tätigkeiten des Büros ab, außer der Veröffentlichung des Bulletins, die erst 1946 eingestellt wurde.

## Die regionalen Gesundheitsbehörden

Nach Friedensschluß 1919 lieferte der *Ägyptische Rat für Quarantänefragen* weiterhin dem OIHP epidemiologische Auskünfte und führte für dieses die gesundheitliche Überwachung des Pilgerstroms nach Mekka durch – diese Aufgabe wurde durch die Gesundheitskonvention von 1926 bestätigt – und lieferte jährlich einen Bericht. Es wurde jedoch immer deutlicher, daß Ägypten die Beibehaltung einer internationalen Behörde auf seinem Staatsgebiet ablehnte, die mit Aufgaben befaßt war, welche die Regierung selbst ausüben zu können glaubte. Sie wurde zufriedengestellt, als die 14. – und letzte – Internationale Gesundheitskonferenz am 28. Oktober 1938 in Paris zusammentrat und beschloß, den Quarantänerat von Alexandria aufzulösen und dessen Funktionen dem ägyptischen Gesundheitsministerium zu übertragen. Die arabische Liga richtete 1946 in Alexandria neuerlich ein regionales Quarantänebüro ein, das 1946 in die WHO integriert wurde.

*Das Panamerikanische Gesundheitsbüro* hatte während des Ersten Weltkrieges seine Aktivitäten in Washington weitergeführt und während der ganzen Zwischenkriegszeit eine beachtliche Rolle bei der Entwicklung von Dienststellen für die öffentliche Gesundheit in den lateinamerikanischen Republiken und bei der Lösung ihrer vordringlichsten Probleme gespielt. Eines ihrer wichtigsten Ziele war die Bekämpfung des Gelbfiebers und der Malaria sowie die Berufsausbildung usw., immer in Zusammenarbeit mit der *International Health Division* der Rockefeller Foundation.

Während des Zweiten Weltkrieges übte das Panamerikanische Gesundheitsbüro weiterhin eine beachtenswerte Tätigkeit aus, und 1946 finden wir seinen Direktor in jenen Instanzen wieder, die der Gründung der WHO vorausgingen. Die *Pan American Sanitary Organization (PASO – Panamerikanische Gesundheitsorganisation),* wie das Büro ab 1923 genannt wurde, blieb also ein wesentliches Element in der internationalen Gesundheitspolitik.

## Die letzten internationalen Konferenzen

Die Einberufung einer großen Internationalen Konferenz vom 10. Mai bis 20. Juni 1926 in Paris durch die französische Regierung, welche die Gesund-

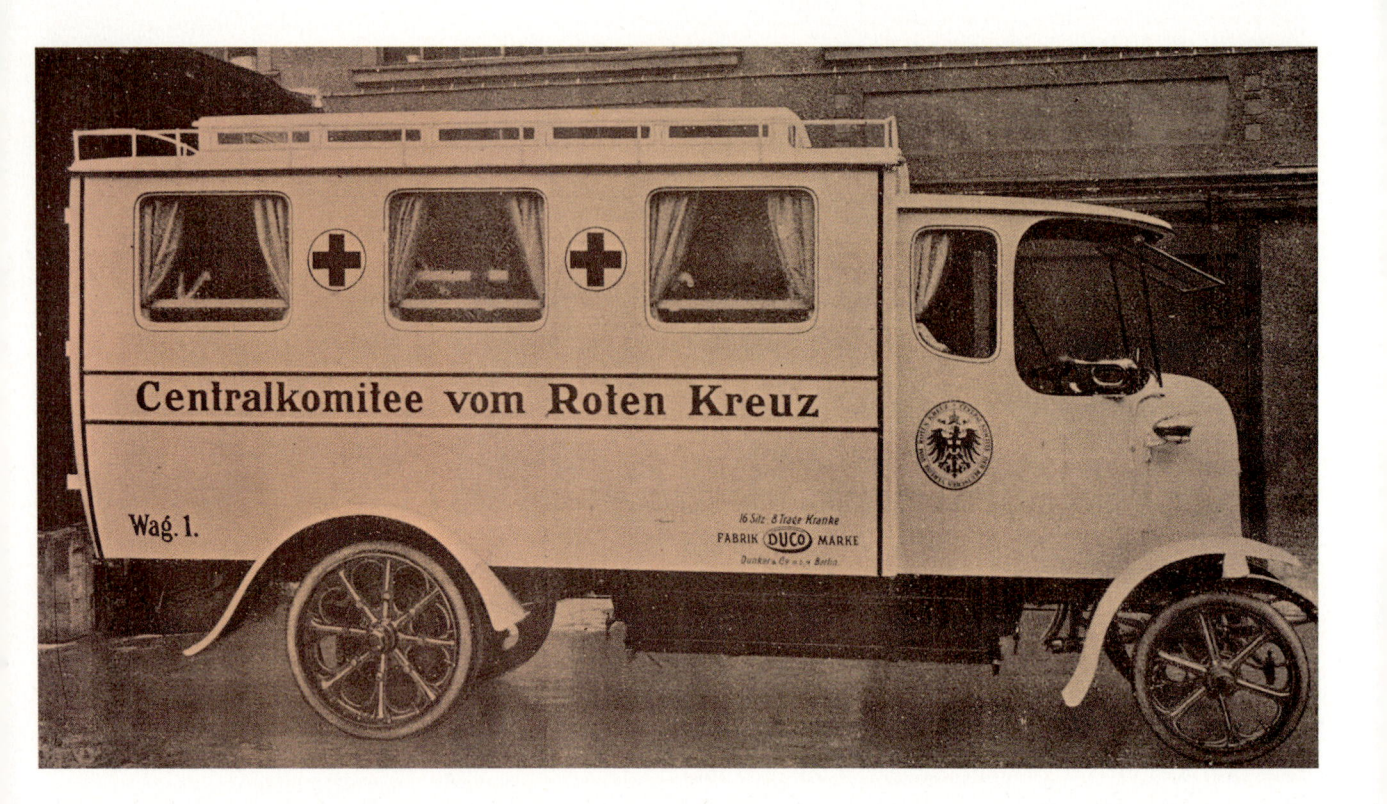

*Abbildung 3532
Sanitätsauto für acht liegende und sechzehn sitzende Kranke, eingesetzt im Transportdienst der freiwilligen Heimat-Krankenpflege im Ersten Weltkrieg. (Münster, Institut für Theorie und Geschichte der Medizin)*

heitskonvention von 1912 revidieren sollte, zeigt die Zwiespältigkeit jener Zeit; schon einige Jahre zuvor hatte Frankreich gemeinsam mit seinen Verbündeten eine Gesundheitsorganisation des Völkerbundes geschaffen, von der man hätte annehmen sollen, daß sie sich mit internationalen Regelungen befassen würde.

Das war, fünfundsiebzig Jahre nach der ersten Konferenz von Paris, die letzte große Manifestation der internationalen Gesundheitspolitik auf dem traditionellen diplomatischen Weg. Die allerletzte Konferenz, die 14., sollte 1938 nur drei Tage dauern, und wie wir bereits gesehen haben, nur die Aufhebung des ägyptischen Rates für Quarantänefragen beschließen. Die Konferenz von 1926 wurde als letzte Wiederbelebung zu einem großen Erfolg. Fünfzig souveräne Staaten Europas und der übrigen Welt waren vertreten. Bedeutende Wissenschaftler waren anwesend, fast alles Männer, die ebenfalls im OIHP und in der Gesundheitsorganisation des Völkerbundes saßen – ein weiteres Zeichen für die Zwiespältigkeit –, darunter Albert Calmette und Léon Bernard für Frankreich, Carlos Chagas (Brasilien), Madsen (Dänemark), Cantacuzène (Rumänien), weiter Nicolas Semashko (UdSSR), Ricardo Jorge (Portugal), Sir George Buchanan (Großbritannien) und Hugh S. Cumming, Surgeon General der Vereinigten Staaten und Direktor der Panamerikanischen Gesundheitsorganisation.

An den Bestimmungen der Pestkonvention von 1912 änderte die Konferenz nicht viel, sie setzte den Hauptakzent in die Rattenbekämpfung auf großen Schiffen. Hinsichtlich der Cholera wurde die Bedeutung der Keimträger neuerlich bestätigt, und man wies mit Calmette und Cantacuzène nachdrücklich auf »die sichere und wohlfundierte Wirkung« der Impfungen hin, eine Ansicht, die heute stark bestritten wird. Beim Gelbfieber, dessen bevorstehende Ausrottung Chagas optimistisch ankündigte, verblieb die Konferenz, obwohl sie die Übertragung durch die *Stegomya calopus,* heute *Aedes aegypti,* schon richtig erkannte, weiterhin auf einem historischen Irrtum der medizinischen Wissenschaft. Sie nahm einstimmig an, daß der spezifische Keim die *Leptospira icteroides* sei, obwohl seit über fünfundzwanzig Jahren die amerikanische Kommission den viralen Ursprung nachgewiesen hatte und dies auch schon der Konferenz 1911–1912 von Vasconcellos (Brasilien) bestätigt worden war. Schließlich entschloß man sich, allerdings mit Vorbehalten und Einschränkungen, auch die Pocken und das Fleckfieber zu quarantänepflichtigen Krankheiten zu zählen. Traditionsgemäß beschloß die Konferenz auf Empfehlung von Cumming und Barrère, das OIHP und nicht den Völkerbund mit der Durchsetzung dieser Konvention zu beauftragen.

Im OIHP wurde übrigens bis zu seinem Ende ausschließlich die französische Sprache verwendet. Der Völkerbund in Genf jedoch war zweisprachig. Dadurch kam es häufig zu Unstimmigkeiten, die anekdotenhaften Charakter haben.

## Die Gesundheitsorganisation des Völkerbundes

1920 entstand die Gesundheitsorganisation des Völkerbundes in einem Klima von Verwirrung, Widersprüchen und provisorischen und opportunistischen Lösungen. Damit verbunden war der Zwiespalt einer Übergangsperiode, die noch durch die Tatsache verstärkt wurde, daß die vom Völkerbund zu den Sitzungen einberufenen Delegierten zum großen Teil dieselben waren, die im Rat der OIHP vertreten waren. Sie erhielten vom Büro ein imperatives Mandat, das, wie schon erwähnt, ein gewisses Maß an Opposition und Verschleppungsmanövern brachte. Wir haben auch schon auf die Unfähigkeit der ersten Sitzungen des provisorischen Komitees hingewiesen. Ein Versuch, diese Mitglieder als »private Teilnehmer« an den Sitzungen anzusehen, brachte nicht den erwarteten Erfolg. Eine andere Lösung, die 1923 von einem Komitee, das zur Hälfte aus Mitgliedern des OIHP und aus Mitgliedern des Gesundheitskomitees bestand, vorgeschlagen wurde, führte zu einer erschreckend komplizierten Struktur: das Gesundheitskomitee sollte aus dem Präsidenten des OIHP, neun vom Büro ernannten und sechs vom Komitee des Völkerbundes bestellten Mitgliedern bestehen und sich mit dem Gesundheitskomitee selbst beraten.

Glücklicherweise waren die Männer dieses Komitees erstrangige Persönlichkeiten. Unter ihnen finden sich dem Leser schon jetzt geläufige Namen: Thorwald Madsen, Sir George Buchanan und Neville Goodman, Ricardo Jorge, René Sand (Belgien), Cantacuzène, Carlos Chagas und für Frankreich Léon Bernard und Jacques Parisot, die beide dem Komitee vorstanden.

Ein weiteres Glück war, daß eine andere Behörde der Gesundheitsorganisation, die *Hygieneabteilung,* die das Sekretariat darstellte, ab 1921 unter der Leitung von Ludwik Rajchman (1921–1939) gebildet worden war. Diese Abteilung bestand zunächst aus einem Kern von zwölf und später aus dreißig Vertretern des öffentlichen Gesundheitswesens. Außerdem wurde diese Abteilung von zahlreichen außenstehenden Experten unterstützt, die in einer ganzen Reihe von Fachkommissionen zusammentraten, von denen nur einige Beispiele genannt werden können. So gab es Fachkommissionen für die verschiedenen Aspekte der Ernährung, die ständige Fachkommission für Malaria, die Kommission für Krebsforschung, Geschlechtskrankheiten, die biologische Standardisierung, die Vereinheitlichung von Arzneibüchern usw., insgesamt an die dreißig Kommissionen.

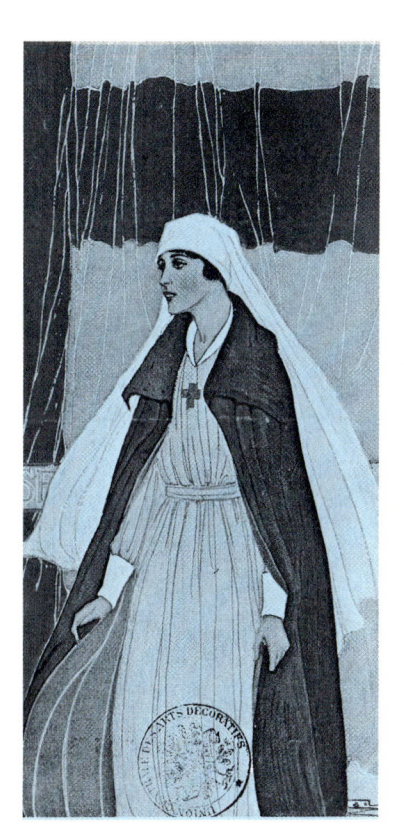

*Abbildung 3533
Rotkreuzkrankenschwester.
Titelblatt der* Vogue *vom Mai 1918.
(Paris, Bibl. des arts décoratifs)*

Eine sehr wichtige Tätigkeit war die Gesundheitsstatistik; die Gesundheitsorganisation nahm bei der vierten (1929) und fünften (1938) Revision der Nomenklatur der Todesursachen, zusammen mit dem Internationalen Institut für Statistik, das sich seit 1891 mit diesem Thema befaßte, teil. Der epidemiologische Informationsaustausch mit dem OIHP funktionierte seit 1921 und selbst während des Zweiten Weltkrieges. Ab 1926 erschienen alle entweder direkt oder über das OIHP erhaltenen Informationen über ansteckende Krankheiten in einem »Monatsbericht«, dessen fünfzigjährige ununterbrochene Publikation 1976 von der nachfolgenden WHO gefeiert wurde; ursprünglich war er für die Gesundheitsbüros der Häfen bestimmt. Dieser Bericht war in einem Bulletin zusammengefaßt, das jede Woche verschlüsselt per Funk verbreitet und danach im Klartext über verschiedene Stationen gesendet wurde. So negativ und defensiv die internationale Gesundheitspolitik in der Vergangenheit gewesen sein mag und selbst heute im Büro von Paris noch ist, hatte sie doch, wie man sieht und wie sie sich die Gesundheitsorganisationen des Völkerbundes auch vorstellte, dadurch sehr positive Aspekte, daß sie sich die Vermehrung und Verbreitung der Erkenntnisse zugunsten der nationalen Gesundheitsbehörden zum Ziel gesetzt hatte.

Die Tätigkeit ging übrigens über die engen Grenzen des klassischen öffentlichen Gesundheitswesens hinaus. Die Gesundheitsorganisation befaßte sich daneben allein oder in Zusammenarbeit mit anderen Organen des Völkerbundes oder mit dem Internationalen Arbeitsamt mit den Problemen des Drogenhandels und mit den Wohnverhältnissen in der Stadt und auf dem Land. Weiter interessierte sie sich, nicht ohne auf Widerstand zu stoßen, für das Problem der medizinischen und paramedizinischen Berufsausbildung und der bis dahin vernachlässigten Hygiene auf dem Land einschließlich der Errichtung von ländlichen Gesundheitsdiensten und Gesundheitszentren. Dieser Bereich wurde weitgehend von der Konferenz der europäischen Regierungen für Hygiene auf den Land in Madrid, 1931, und von jener der Länder des Fernen Osten, 1937, in Bandung (Niederländisch Indien) behandelt.

Eine weitere von der Gesundheitsorganisation ins Auge gefaßte Form der Gesundheitspolitik war die vorerst noch beschränkte direkte Hilfe für die Regierungen. Wir haben schon von der Kommission für Epidemien von Polen gesprochen, die die Bekämpfung des Typhus als präzises Ziel hatte. Es gab weitere mehr oder weniger wichtige Missionen für mehrere Fachgebiete, zum Beispiel in Griechenland und ab 1930 in China, wohin bis 1937 mehrmals ein Berater entsandt wurde. Aufgrund des Antrags der Regierung, die eine gleiche Beteiligung anbot, richtete schließlich 1937 der Rat des Völkerbundes eine Kommission für Epidemien in China ein, die über ein Budget von zwei Millionen Schweizer Franken verfügte. Zunächst folgte sie mit drei »Kommissaren« dem traditionellen Modell, wurde dann jedoch nach einem neuen Modell völlig revidiert: Eine begrenzte Anzahl von Experten wurde dem lokalen Ministerium für öffentliche Gesundheit zur Verfügung gestellt, gleichzeitig sollten nationale Arbeitsgruppen aufgestellt werden und anschließend das oder die Projekte übernehmen; dazu stellte der Völkerbund die Ausrüstungen zur Verfügung, die nach Ablauf der Mission in den Besitz des Landes übergehen sollten. Die moralische und fördernde Wirkung auf das Personal des Gesundheitsdienstes war ungeheuer; es gab echte positive Resultate. Ein Beispiel: Nach dem Zweiten Weltkrieg, 1947, konnte China

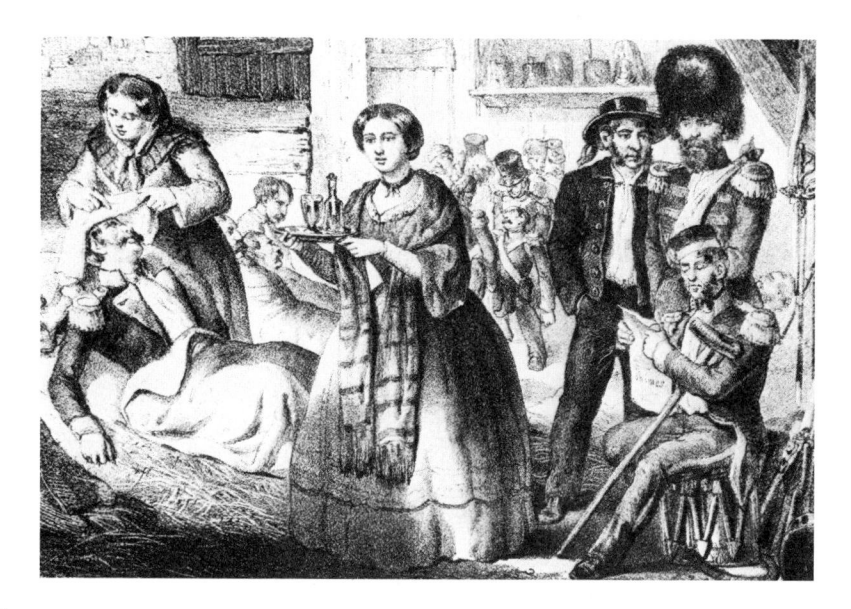

*Abbildung 3534*
*Florence Nightingale versorgt die Verwundeten im Krimkrieg. Deutscher Stich, 1855. (Paris, Museum d. Gesch. d. Medizin)*

Ägypten Impfstoff gegen Cholera anbieten. Er wurde im Institut für Mikrobiologie, das in der Provinz Jünnan unter der technischen Mitarbeit des Völkerbundes aufgebaut und ausgerüstet worden war, hergestellt. Diesem Institut stand ab 1939 ein erstklassiger chinesischer Mikrobiologe vor.

## Das Internationale Rote Kreuz von 1919 bis 1940

Wie schon angedeutet, hat seit Anfang 1919 eine Gruppe von hervorragenden Persönlichkeiten bei der Konferenz von Cannes rückhaltlos den Vorschlag unterstützt, eine Liga der Rotkreuzgesellschaften zu gründen, die eine internationale Organisation für öffentliche Gesundheit sein und aus einem Internationalen Rat für Hygiene und öffentliche Gesundheit, einem Exekutivrat und einem Vorstand mit einem ständigen Sekretariat und einem Generaldirektor bestellen sollte. Diese Organisation sollte nicht nur die in dringenden Fällen von den nationalen Rotkreuzgesellschaften gewährten Hilfeleistungen anregen und koordinieren, sondern auch die Forschung fördern und die Dokumentation über Präventivmethoden und Bekämpfungsmittel von Krankheiten verbreiten, internationale Fachgruppen zur Ausarbeitung technischer Empfehlungen bilden, technische Informationen – einschließlich der Gesundheitsstatistiken und der rechtlichen Gesundheitsbestimmungen – veröffentlichen und schließlich Material und Literatur für eine Gesundheitserziehung vorbereiten.

Diese *Liga der Rotkreuzgesellschaften,* die sich zu einer internationalen Vereinigung der nationalen Gesellschaften vom Roten Kreuz, vom Roten Halbmond und vom Roten Löwen mit der Roten Sonne entwickelt hat, wurde am 5. Mai 1919 von den nationalen Rotkreuzgesellschaften der fünf großen Alliierten gegründet. Sie hat ihren Sitz in Genf – von 1922 bis 1939 war er in Paris – und setzt sich im wesentlichen aus den anerkannten nationalen Gesellschaften und dem »Gouverneurrat«, bis 1924 dem »allgemeiner Rat« zusammen, der den Präsidenten und den Generalsekretär wählt, ferner aus einem Generalsekretariat für das technische und das administrative Personal. Die Liga ist ein Teil des Internationalen Roten Kreuzes mit dem Internationalen Komitee vom Roten Kreuz und hat unter Aufsicht der Internationalen Konferenz des Roten Kreuzes mit dieser Abkommen über die Zusammenarbeit, die wir hier, ebenso wie andere interne Vorgänge des Internationalen Roten

Kreuzes, nicht besprechen können. Wir befassen uns ausschließlich mit den Tätigkeiten der Liga auf dem Gebiet der internationalen öffentlichen Gesundheit, die übrigens nur einen Teil ihres Wirkens neben den humanitären Hilfs- und Unterstützungsaktionen bei Naturkatastrophen, der Koordination und der Unterstützung bei der Entwicklung nationaler Gesellschaften und der Jugendarbeit darstellen.

Die Liga nahm ihre Aktivitäten im Sinne ihrer Begründer in Angriff und entwickelte sie. Entsprechend einer ihrer Empfehlungen über die Rolle der Gesundheitsstatistiken ergriff die Liga zum Beispiel seit 1920 die Initiative und forderte die französische Regierung auf, eine Konferenz zur dritten Revision der internationalen Nomenklatur der Sterbefälle einzuberufen, die sie dann auch teilweise finanziell unterstützte. Doch die Liga bemühte sich vor allem von Anfang an um sozialmedizinische Fragen, und das mit einer Einsatzbereitschaft, die den Beobachter jener Zeit erstaunte.

Während die Liga 1919 an den Versammlungen teilnahm, bei denen die Modalitäten für die Einsetzung der Gesundheitsorganisation des Völkerbundes besprochen wurden, verfolgte sie auch das Ziel, internationale und von den Regierungen unabhängige Organisationen auf dem Gebiet der Sozialmedizin zu gründen.

Die erste dieser Art war die *Internationale Union gegen die Gefahren der Geschlechtskrankheiten,* deren Sekretariat die Liga bis 1931 beherbergte; von 1921 bis 1925 war der Direktor der Abteilung für Geschlechtskrankheiten der Liga gleichzeitig ihr Generalsekretär. Eine weitere Organisation war die *Internationale Union zum Schutz des Kindes,* deren Sekretariat die Liga seit 1921 aufnahm und vom Vorstand der Hygieneabteilung der Liga unter der Verantwortung von Léon Bernard, des Generalsekretärs der Union, geleitet wurde. Ähnliches galt für die *Internationale Union gegen die Tuberkulose* von 1921 bis 1931 und, während desselben Zeitabschnittes, für den *Internationalen Verband zur Vorbeugung gegen Blindheit,* deren Gründungen von der Liga angeregt worden waren. Ein medizinischer Beamter der Liga setzte sich für die Errichtung des *Internationalen Verbandes der Krankenhäuser* ein und war zu Beginn auch dessen Präsident, was das lebhafte Interesse der Liga für die Krankenhäuser der nationalen Rotkreuzgesellschaften und für andere gesundheitsfördernde Einrichtungen bezeugt.

Diese Haltung gegenüber den internationalen Gesellschaften auf dem Gebiet der Sozialmedizin wurde vor allem vom Gouverneurrat der Liga bei seiner 3. Sitzung im Jahr 1924 bestätigt und empfohlen, wobei er sogar vorschlug, das Sekretariat der Liga solle eine Verbindung zwischen den verschiedenen Unionen sicherstellen.

An den Bezeichnungen der erwähnten internationalen Unionen kann man schon die vorrangigen Anliegen der Liga erkennen. Dazu kam die Krebsbekämpfung – 1922 hatte die Liga vorübergehend das Sekretariat der Internationalen Union übernommen –, wofür der Gouverneurrat ab 1924 ausdrückliche Empfehlungen abgab, weiter die *geistige Gesundheit,* welche zur selben Zeit von diesem Rat erwähnt wurde; die *Gesundheit der Seeleute,* in Zusammenarbeit mit dem Internationalen Arbeitsamt und seinem permanenten Ausschuß für Seeleute, dem Völkerbund, dem OIHP und dem norwegischen Roten Kreuz, Gastgeber der Internationalen Konferenz von 1926.

Weitere Beispiele der Zusammenarbeit sind die *Tuberkulose* mit dem OIHP, das Problem des *Rauschgifts* und der *Giftstoffe,* ab 1923, mit dem Völ-

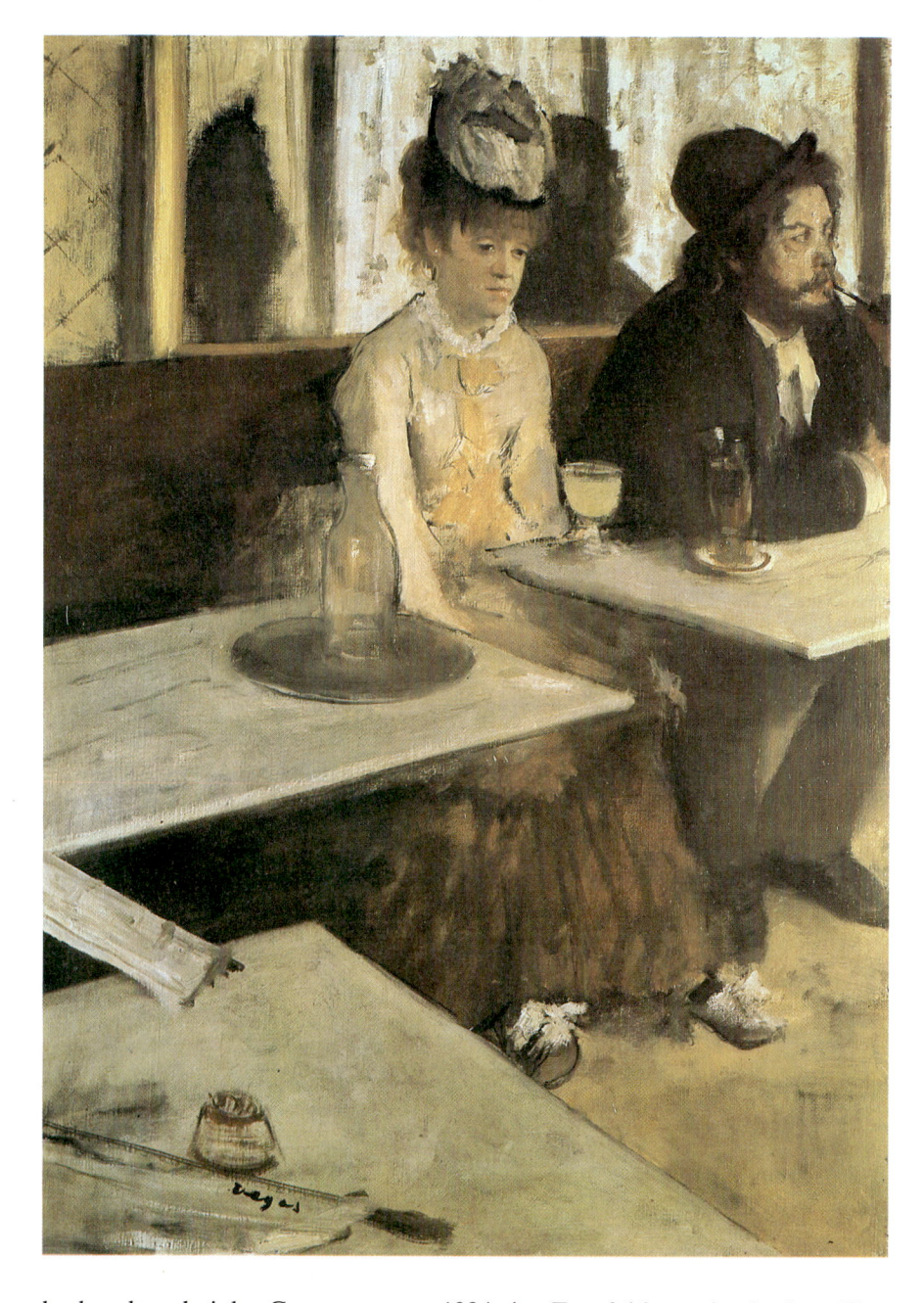

*Abbildung 3535*
*„Der Absinth" (1876, Louvre), Gemälde von Edgar Degas (1834–1917). Mit der Darstellung alltäglicher Szenen wurde die vom wirklichen Leben abgehobene Salonmalerei zunehmend konfrontiert. Gesellschaftliche Aspekte, auch des sozial niederen Milieus, wurden in der Kunst thematisiert (vgl. Abb. S. 3062). Absinthin, Bitterstoff aus den Blättern des Wermuts, verleiht dem grünlich gefärbten, alkoholischen Getränk ein bitteres Aroma. Der wegen seines Thujongehalts gesundheitsschädliche Absinth löst bei chronischem Mißbrauch (Absinthismus) körperliche und seelische Zerrüttung sowie epilepsieähnliche Krämpfe aus. Thujon (Tanaceton) ist ein im ätherischen Öl des Lebensbaums, Wermuts, Salbeis und Rainfarns enthaltenes Nervengift, das bei Extraktion von Wermutpflanzen in Wermutwein und Absinth gelangt. In Deutschland wie in den meisten europäischen Staaten ist heute die Herstellung von Absinth verboten. Noch zur Jahrhundertwende erfreute sich der Absinth in Frankreich und in der Schweiz großer Beliebtheit. Die Zeit von 16 bis 18 Uhr nannte man „l'heure de l'absinthe" ("die Stunde des Absinth").*

kerbund, wobei der Gouverneurrat 1924 eine Empfehlung abgab, den *Alkoholismus* miteinzubeziehen, weiter die *Hygiene auf dem Land,* mit Beteiligung der Liga an der Vorbereitung der Konferenz der Gesundheitsorganisation des Völkerbundes über Hygiene auf dem Land in Europa (1931) und im Fernen Osten (1937).

Ebenfalls in Zusammenarbeit mit der Gesundheitsorganisation des Völkerbundes verfolgte die Liga auf dem Gebiet des *Typhus* weiterhin ihre Tätigkeit, die sie sofort nach ihrer Gründung aufgenommen hatte. Die Liga befaßte sich auch mit einem der vorrangigen Probleme des Völkerbundes, der *Malaria,* und organisierte seit 1920 den Kampf gegen sie in Spanien.

Auf einigen Gebieten konnte die Liga sogar Pionierarbeit leisten, was der Fall war bei der *Bluttransfusion,* mit der sich das Rote Kreuz schon seit 1921 in London befaßte. Am Vorabend des Zweiten Weltkrieges hatte die Liga in siebenundfünfzig Zentren von zwölf nationalen Gesellschaften die Anwendung der Transfusion angeregt.

Das Rote Kreuz hatte als erste Organisation damit begonnen, sich mit der Gesundheitsbetreuung der Zivilluftfahrt zu befassen, mit einer Empfehlung der 13. Internationalen Rotkreuzkonferenz im Jahr 1928; unter dem Patronat der Liga fand 1929 die erste Konferenz für Luftfahrtmedizin statt.

Ein anderes Gebiet, auf dem die Liga ebenfalls Vorarbeit leistete, war die *Erziehung zur Gesundheit.* Seit 1922 unterstrich der Gouverneurrat die Wichtigkeit der »Gesundheitserziehung der Öffentlichkeit« und setzte Grundsätze dafür fest. Weitere erwähnenswerte Tätigkeiten gehen auf die ältesten Anliegen der Bewegung des Roten Kreuzes zurück: Krankenpflege und Hilfeleistungen auf den verschiedensten Gebieten.

Was die *Krankenpflege* anbelangt, so befaßte sich eine 1919 im Hauptsitz gegründete Sonderabteilung mit der Ausbildung von Führungskräften und Lehrkräften; in London wurde ein Sonderkurs eingerichtet, für den Stipendien vergeben wurden. 1924 gab der Gouverneurrat an die nationalen Gesellschaften Richtlinien zur Schaffung und Entwicklung von Krankenschwesternstationen heraus und förderte die Einrichtung von Schwesternschulen, deren Lehrprogramm von einem speziell dafür bei der Abteilung für Krankenschwestern geschaffenen beratenden Ausschuß ausgearbeitet werden sollte. 1930 legte die 14. Internationale Rotkreuzkonferenz die Unterrichtsprinzipien vor, die vom *Internationalen Rat der Krankenschwestern* angenommen worden waren, mit dem die Liga eng zusammenarbeitete. 1932 gründeten sie gemeinsam die Florence Nightingale Foundation für internationale Kurse und gaben nochmals ihrem Wunsch Ausdruck, die nationalen Gesellschaften mögen eigene Schulen einrichten. Sie bestanden auf der Bedeutung eines vom Staat anerkannten Diploms.

Die *Erste Hilfe* war 1924 Gegenstand einer ausdrücklichen Empfehlung des Gouverneurrates, der das Sekretariat damit beauftragte, die »Einheitlichkeit und Standardisierung der wichtigsten Methoden im Hinblick auf ihre internationale Anwendung zu untersuchen, die für die Ausbildung von Samaritern verwendet werden sollten«. Der Gouverneurrat empfahl 1938 dem Sekretariat, die Erste Hilfe auch bei Autounfällen (Budapest 1935, Estland 1938),

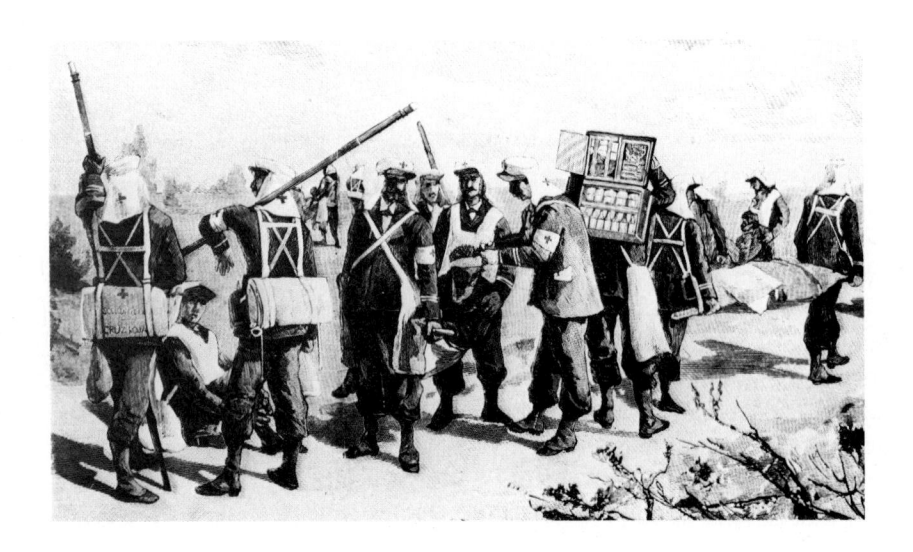

*Abbildung 3536*
*Erstes Feldlazarett des Roten Kreuzes in Peru, Lima, 1879.*
*(Paris, Bibl. des arts décoratifs)*

als Rettungsdienst am Meer, beim Bergrettungsdienst sowie in Bergwerken und bei Massenveranstaltungen auszubauen.

Diese letzten Tätigkeiten führen uns bis zum Vorabend des Zweiten Weltkrieges, das heißt, zu dem Augenblick, als das Sekretariat der Liga wieder nach Genf zurückverlegt wurde. Während des Krieges arbeitete die Liga bei den Hilfsprogrammen mit der Internationalen Rotkreuzkonferenz zusammen.

Zusammenfassend kann man sagen, daß allen Aktivitäten der Liga in der Zwischenkriegszeit das ständige Bemühen um eine Verbesserung der *öffentlichen Gesundheit* zugrunde lag. Somit hat die Liga die Aufgabe erfüllt, welche ihr der Gouverneurrat schon 1920 in der 2. Resolution seiner 1. Sitzung übertragen hatte und die darin bestand, »das allgemeine Interesse für Fragen der öffentlichen Gesundheit zu fördern und zu unterstützen«.

# Von 1943 bis heute

Einige Tage nach der Deklaration der Vereinten Nationen in Moskau (Vereinigte Staaten, UdSSR, Großbritannien, China) wurde am 9. November 1943 von vierundzwanzig Nationen in Washington ein Abkommen zur Schaffung der *Hilfsorganisation UNRRA* – United Nations Relief and Rehabilitation Administration – unterzeichnet, deren Ziel es war, »nach dem Krieg den befreundeten Staaten zu Hilfe zu kommen«. Ihr Sitz in Washington besaß auch eine bedeutende Gesundheitsabteilung, welcher Doktor W. A. Sawyer von der Rockefeller Foundation vorstand und die bei allen Regionalverwaltungen der Länder, denen geholfen werden sollte, vertreten war. Obwohl die Gesundheitspolitik nur einen kleinen Teil des umfassenden Werkes der UNRRA ausmachte, so gab doch diese Gesundheitsabteilung in weniger als zwei Jahren insgesamt 168 Millionen Dollar aus – im Vergleich dazu hatte die Gesundheitsorganisation des Völkerbundes jährlich ungefähr 400 000 Dollar zur Verfügung, und das Jahresbudget der WHO belief sich 1949 auf 5 Millionen Dollar. 1946 standen in neunzehn Ländern mehr als eintausendeinhundert Ärzte, Krankenschwestern, technisches Personal sowie Dentisten aus sechsunddreißig verschiedenen Nationen im Dienst der UNRRA. Ein Beispiel: Der Völkerbund hatte 1939 in China fünf Experten zur technischen Zusammenarbeit auf dem Gebiet der öffentlichen Gesundheit; die UNRRA hatte 1946 174 Experten in China stationiert.

Mehr als 85 Prozent der Ausgaben dienten zur Anschaffung medizinischer und gesundheitstechnischer Ausrüstungen, von Medikamenten (gegen Malaria, Penicillin), von Desinfektionsmitteln und von DDT.

Die Tätigkeit umfaßte alle Probleme, auf die man in den kriegsverwüsteten Ländern stieß, angefangen vom Typhus, der Malaria (mit Beginn der Methode zur Unterbrechung der Übertragung durch die remanente Wirkung des DDT), der Cholera bis zur Tuberkulose, zu den Geschlechtskrankheiten und der Diphtherie. Selbst die Berufsausbildung wurde nicht vernachlässigt; es wurden Stipendien gewährt und Studienlehrgänge eingerichtet. Schließlich übernahm die UNRRA auch die Aufgabe, durch eine Fachkommission die internationalen Gesundheitskonventionen von 1926 bis 1933 zu revidieren und auf den neuesten Stand zu bringen. Die revidierten Konventionen wurden 1945 in Washington von siebzehn Regierungen angenommen und blieben

Die Hilfsorganisation der Vereinten Nationen

bis 1951 in Kraft, als die WHO eine internationale Gesundheitsordnung herausgab. Von der Gesundheitsorganisation des Völkerbundes übernahm die UNRRA auch die Verbreitung epidemiologischer Informationen.

Gegen Ende 1946 beendete die Gesundheitsabteilung der UNRRA ihre Tätigkeit und übergab dem Vorläufigen Ausschuß der WHO zirka 3 Millionen Dollar, um diesem zu ermöglichen, einige der wichtigsten Programme noch zwei Jahre weiterzuführen.

## Die Errichtung der Weltgesundheitsorganisation

Der Entwurf der Charta der Vereinten Nationen, welcher auf der Konferenz zur internationalen Organisation 1945 in San Francisco vorgelegt wurde, enthielt keinen Hinweis auf die Gesundheit. Zwei Delegationen, Brasilien und China, ließen den Gesundheitsbereich in Artikel 55 unter die Probleme, um deren Lösung sich die Vereinten Nationen annehmen sollten, und in Artikel 57 unter die Gebiete, für welche besondere Einrichtungen geschaffen werden und Beziehungen zu den Vereinten Nationen unterhalten sollten, einfügen. Weiters ließen sie eine Erklärung annehmen, welche die Einberufung einer Konferenz zur Errichtung einer Weltgesundheitsorganisation (World Health Organization – WHO) empfahl.

Der Wirtschafts- und Sozialrat (ECOSOC) berief schon in seiner ersten Sitzung im Februar 1946 für den 19. Juni 1946 eine *internationale Gesundheitskonferenz* ein und schuf einen *technischen Vorbereitungsausschuß* mit sechzehn Mitgliedern, die vom 18. März bis 5. April 1946 unter dem Vorsitz von Doktor René Sand (Belgien), einem ehemaligen Mitglied des Gesundheitsausschusses des Völkerbundes, in Paris zusammentraten und einen Entwurf zur Schaffung der *Weltgesundheitsorganisation* ausarbeiteten.

Am 19. Juni wurde in New York die Weltgesundheitskonferenz eröffnet, an der Delegationen von einundfünfzig Mitgliedsländern der Vereinten Nationen und Beobachter aus dreizehn Nichtmitgliedsstaaten sowie der Alliierten Kontrollkommissionen für Deutschland, Japan und Korea teilnahmen. Zahlreiche Sondereinrichtungen der Vereinten Nationen und andere Behörden, wie das OIHP, die Panamerikanische Sanitätsorganisation, die Liga der Rotkreuzgesellschaften und noch weitere, sandten ebenfalls Beobachter. Die Konferenz wurde von Doktor Thomas Parran, Surgeon General der Vereinigten Staaten, präsidiert. Sie befaßte sich mit dem Entwurf einer Satzung, die vom Vorbereitungsausschuß ausgearbeitet, dann praktisch ohne Veränderungen vom ECOSOC angenommen und vom Berichterstatter des Ausschusses, Doktor Brock Chrisholm (Kanada) vorgelegt worden war. Nach einmonatigen intensiven Besprechungen, sowohl in den Kommissionen als auch in der Vollversammlung, nahm die Konferenz am 22. Juli 1946 die *Verfassung der Weltgesundheitsorganisation* an und stellte ihr eine Deklaration voran, welche die »Gesundheit« als »den Zustand des uneingeschränkten körperlichen, geistigen und sozialen Wohlergehens und nicht nur das Nichtvorhandensein von Krankheiten und Gebrechen« definiert; sie reiht die Gesundheit in die Grundrechte der Menschen ein und gibt zu bedenken, daß »die Gesundheit aller Völker eine grundlegende Voraussetzung für Frieden und Sicherheit in der Welt ist«.

Die Satzung wurde von einundsechzig Regierungen unterzeichnet, davon nur von zwei bedingungslos und von fünf unter Vorbehalt der Ratifizierung. Sie sollte in Kraft treten, sobald sie von der Mehrheit der Mitgliedsstaaten der Vereinten Nationen (sechsundzwanzig) angenommen worden war.

Die Konferenz nahm ein weiteres Abkommen an, das mit sofortiger Wirkung die Einrichtung eines *Vorläufigen Ausschusses* vorsah, sowie ein Protokoll zur OIHP, das nur von achtzehn Ländern bedingungslos unterzeichnet wurde.

Der *Vorläufige Ausschuß*, bestehend aus achtzehn Staaten, von denen jeder eine qualifizierte Persönlichkeit auf dem Gebiet der Gesundheit bestimmte, sollte die Aufgaben erfüllen, die zuvor der Gesundheitsorganisation des Völkerbundes, dem Internationalen Büro für das öffentliche Gesundheitswesen und der UNRRA zugefallen waren; ferner sollte er die Integrierung der bestehenden nationalen Organisationen vorbereiten und Notsituationen der internationalen Gesundheit entgegenwirken. Das Sekretariat, das zunächst sehr klein war und erst 1948 an die zweihundert Beamten umfaßte, zog schon bald in das »Palais des Nations« in Genf ein, wo vier der fünf Sitzungen des Ausschusses abgehalten wurden. Er erfüllte seine Pflicht voll und ganz, indem er auf allen Gebieten den Weg für eine ständige Organisation bereitete und bei Notlagen, wie der Cholera in Ägypten, handelte.

Am 7. April 1948 lagen siebenundzwanzig Ratifikationen durch Mitgliedstaaten der Vereinten Nationen vor, und die Verfassung der WHO trat damit in Kraft. Mit der Sitzung vom 24. Juni desselben Jahres, der ersten Weltgesundheitskonferenz unter Vorsitz von Doktor Stampar, der ersten Sitzung des Exekutivrates, der Wahl von Doktor Brock Chisholm zum Generaldirektor und dem *Beschluß, den Sitz in Genf einzurichten,* nahm die Weltgesundheitsorganisation den Charakter einer Daueinrichtung an.

Nun ergab sich das *Problem der Stellung zu den bisherigen Organisationen,* die zum Zeitpunkt der Schaffung der WHO noch legal existierten.
– *Die Gesundheitsorganisation des Völkerbundes* verschwand rechtlich gleichzeitig mit dem Völkerbund; ihre Aufgaben waren schon seit Juli 1946 der neuen Organisation zugefallen.
– Dasselbe gilt für die Wirkungsbereiche der *UNRRA* auf dem Gebiet der Gesundheit, die ebenfalls schon gegen Ende 1946 aufgehoben worden waren, was wir schon erwähnt haben.

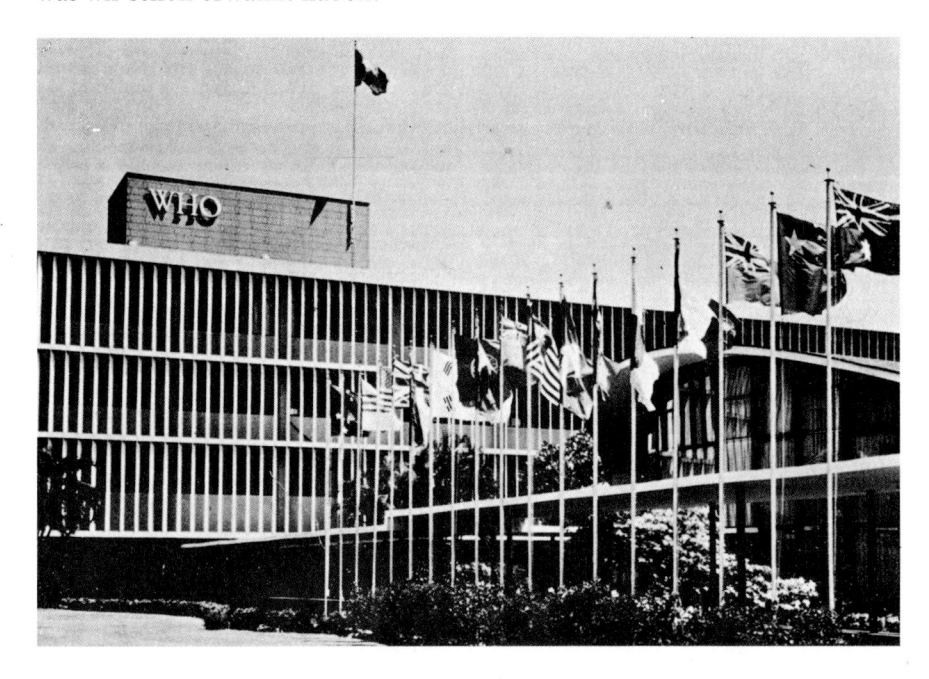

*Abbildung 3537*
*Eines der sechs Regionalbüros der WHO, das Regionalbüro für den Westlichen Pazifik in Manila (Philippinen).*

– Bezüglich des *Internationalen Büros für das öffentliche Gesundheitswesen* dauerte es fast vier Jahre, bis das Protokoll vom Juli 1946 rechtlich durchführbar war, doch waren seine Funktionen de facto schon seit 1948 von der WHO übernommen worden.

– Die Funktionen des ehemaligen *Gesundheitsbüros von Alexandria* wurden ohne Schwierigkeiten in jene der WHO integriert, und seit 1949 gingen seine Räumlichkeiten und Archive in den Besitz des neugegründeten Regionalamtes der WHO über.

– Die *Panamerikanische Gesundheitsorganisation,* die zur Panamerikanischen Organisation für Gesundheit (PAHO – Pan American Health Organization) geworden war, verursachte schon zu Zeiten des technischen Vorbereitungsausschusses und noch weit mehr bei der Konferenz von New York schwierige Probleme; einige Mitglieder wünschten ihre völlige Integration, andere unterstützten den Wunsch der Vereinigten Staaten und der amerikanischen Staaten und setzten sich für eine unabhängige PAHO ein. Die Satzung nahm schließlich eine Kompromißformulierung an.

## Beschaffenheit und Struktur der WHO

*Abbildung 3538*
*Plakat der Nationalen Liga gegen den Krebs.*
*(Von Prof. Cabanne zur Verfügung gestelltes Dokument)*

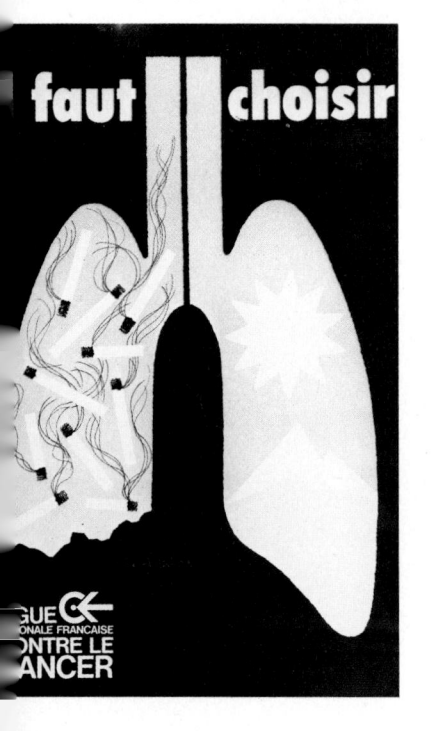

Die WHO ist zwar ein Teil der Vereinten Nationen, doch sie *ist der UNO nicht untergeordnet.* Sie ist eine der in der Charta der Vereinten Nationen vorgesehenen Sonderorganisationen und wurde mit der Organisation der Vereinten Nationen durch ein offizielles Abkommen verbunden, das vor allem die gegenseitige Vertretung, den Informationsaustausch und gemeinsame administrative Verfahren vorsieht. Es bestehen auch offizielle Abkommen zwischen der WHO und den wichtigsten anderen Organisationen des Systems der Vereinten Nationen.

Im Gegensatz zur *Gesundheitsorganisation des Völkerbundes* besitzt die WHO ihre eigenen Vorstandsorgane, ihre eigenen Mitglieder und ihr eigenes Budget. Obwohl die meisten Länder der Welt gleichzeitig Mitglieder der UNO, der WHO und anderer Sonderorganisationen sind, gibt es einige Unterschiede. Die Schweiz ist zum Beispiel Mitglied der WHO, nicht jedoch der UNO. Die Mitglieder aller Organisationen des Systems der Vereinten Nationen sind Staaten, deren Regierungen die für das gewöhnliche Budget der Organisationen notwendigen Geldmittel zur Verfügung stellen. Während jener Staat, der den höchsten Beitrag leistet, etwas mehr als ein Viertel des Gesamtbudgets der WHO deckt, kommen die kleinsten Teilnehmer jeweils für eine Summe auf, die nur fünf Tausendsteln des Budgets entspricht. Jedes Mitglied verfügt jedoch über eine Stimme. Man kann fast sagen, daß durch das System der »Blöcke« oft die Länder, welche den geringsten Beitrag leisten, eine ausschlaggebende Rolle bei den Entscheidungen der Organisation spielen.

Jeder Staat kann *Mitglied* der WHO werden. Die Weltgesundheitskonferenz stimmt mit einfacher Mehrheit unanfechtbar über die Aufnahme ab, ohne vorherige Benachrichtigung irgendeiner anderen Autorität und vorbehaltlich der Hinterlegung eines Dokuments über die Anerkennung der Satzung. Bei der Eröffnung der 30. Weltgesundheitskonferenz am 3. Mai 1977 zählte die WHO hundertfünfzig Mitglieder.

Die WHO besitzt drei Organe: die Weltgesundheitskonferenz, den Exekutivrat und das Sekretariat.

Die Sitzungen der *Weltgesundheitskonferenz* finden gewöhnlich im Monat Mai in Genf statt. Jeder Mitgliedstaat ist durch drei Delegierte vertreten, welche von Stellvertretern und Ratgebern begleitet werden. Die Hauptaufgaben der Gesundheitskonferenz sind die Annahme des Budgetvorschlages und die Entscheidung über wichtige Fragen der allgemeinen Absichten.

Der *Exekutivrat* besteht aus Personen, die von einem der dreißig Mitgliedsländer als Gesundheitsexperten nominiert und zu einem Drittel auf drei Jahre von der Weltgesundheitskonferenz gewählt werden, wobei eine ausgewogene geographische Verteilung beachtet wird. Der Rat besitzt also keine ständigen Mitglieder. Trotzdem ist es zur Tradition geworden, daß die Delegierten der vier »Großmächte« (Vereinigte Staaten, Frankreich, Großbritannien und die UdSSR) ein Jahr nach Erlöschen ihres Mandats erneut in den Rat gewählt werden, so daß drei von ihnen immer vertreten sind. Der Exekutivrat handelt im Namen aller Mitglieder der Organisation und nicht nur für die gewählten Länder, wenn er die Persönlichkeiten bestimmt, die den Rat bilden. Seine wichtigsten Aufgaben sind: als Exekutivorgan der Gesundheitskonferenz zu handeln, ihr für eine bestimmte Periode ein allgemeines Arbeitsprogramm vorzulegen und den Budgetentwurf zu prüfen, der sich augenblicklich noch über ein Jahr erstreckt, doch schon bald für zwei Jahre gültig sein soll.

Das *Sekretariat* setzt sich aus den Beamten der WHO zusammen; der von der Gesundheitskonferenz auf Vorschlag des Exekutivrates gewählte Generaldirektor ist sein technischer und administrativer Vorstand. Die Belegschaft wird nicht nur hinsichtlich der Wirksamkeit des Sekretariats, sondern auch entsprechend der internationalen Vertretung ausgewählt; sie darf von keiner Autorität, die außerhalb der WHO steht, Weisungen entgegennehmen.

Ein Merkmal der WHO ist ihre *konstitutionelle Regionalisierung*, welche die Aktivitäten dorthin verlegt, wo sie den Ländern am nötigsten erscheinen und wo sie den Gesundheitsverwaltern die Möglichkeit geben, sich auf regionaler Ebene zur Untersuchung ihres Programmes und zur Abwägung der Ergebnisse abzusprechen. Es gibt sechs *regionale Organisationen* mit je einem *Regionalkomitee* für die umliegenden Länder und mit einem *Regionalbüro*, an dessen Spitze ein vom Exekutivrat in Übereinstimmung mit dem Regionalkomitee ernannter Regionaldirektor steht. Regionalbüros gibt es in den Städten Alexandria, Brazzaville, Kopenhagen, Manila, Neu-Delhi und Washington.

Diese Regionalisierung ermöglicht eine Kompromißlösung für das Problem einer schon vorher bestehenden regionalen Organisation, nämlich für Nord- und Südamerika; das Panamerikanische Sanitätsbüro erfüllt die Aufgaben eines Regionalbüros und die Panamerikanische Gesundheitskonferenz (und in den Interimsjahren der Direktionsausschuß der PAHO) die des Regionalkomitees.

## Programm und Finanzierung

Die Ausarbeitung des Programms beruht auf einem Verfahren von Beratungen und Diskussionen einschließlich der genauesten Überprüfung der regionalen Tätigkeiten und der Projekte durch die betroffenen Regionalkomitees. Dies dauert jeweils drei Jahre, danach wird das Programm von dem Exekutivrat durchgesehen, schließlich in der Gesundheitskonferenz nochmals besprochen, und dann wird endgültig darüber entschieden.

Die Höhe des jährlichen, regelmäßigen Budgets stieg von fünf Millionen Dollar 1949 auf 165 Millionen 1978. Dazu kommen noch »außerordentliche Haushaltsmittel« für die Aktivitäten, die zum Beispiel aus dem Budget der PAHO oder zu einem großen Teil durch die *UNICEF (Kinderhilfswerk)* finanziert werden, mit denen die WHO seit ihrer Gründung erfolgreich zusammenarbeitet.

## Tätigkeiten der WHO

Entsprechend der Satzung ist das *Ziel der Organisation, alle Völker auf das höchstmögliche Gesundheitsniveau zu bringen.* Von den *Funktionen*, welche die Satzung ausdrücklich erwähnt, möchten wir folgende nennen: Hilfe beim Aufbau nationaler Gesundheitsdienste und deren Unterstützung sowie ein weitreichender technischer Beistand auf Antrag der betroffenen Regierungen, der Betrieb epidemiologischer und statistischer Abteilungen, die Bekämpfung epidemischer, endemischer und anderer Krankheiten; ferner Förderung der Unfallverhütung und Verbesserung der Ernährung, der Wohn- und der gesundheitlichen Verhältnisse, der Erholung, der wirtschaftlichen und Arbeitsbedingungen, ebenso wie aller anderen hygienischen Umweltfaktoren, Förderung der Zusammenarbeit zwischen wirtschaftlichen und beruflichen Fachkreisen zur Verbesserung der Gesundheitspflege, Ausarbeitung internationaler Gesundheitskonventionen und -ordnungen, Förderung der Gesundheit von Mutter und Kind ebenso wie der geistigen Gesundheit, Verbesserung der Aus- und Fortbildung des medizinischen Fachpersonals, Erstellung internationaler Nomenklaturen, Vereinheitlichung diagnostischer Verfahren und Entwicklung internationaler Normen für Nahrungsmittel, biologische und pharmazeutische Erzeugnisse und schließlich der Beitrag zur Gesundheitserziehung.

Wir beschränken uns auf eine Aufzählung und verzichten weitgehend auf Kommentare, weil die wichtigsten Tätigkeiten den historischen Funktionen der WHO entsprechen.

## Arbeitsmethoden

*Die wichtigsten Tätigkeiten*

Die WHO traf eine historische Entscheidung, als sie 1959 ein intensives Forschungsprogramm veröffentlichte und einen *beratenden Ausschuß zur medizinischen Forschung* einsetzte, der sich aus den berühmtesten Experten der medizinischen Wissenschaft aus der ganzen Welt zusammensetzt. Dieser Ausschuß untersucht die von den spezialisierten *wissenschaftlichen Arbeitskreisen* veröffentlichten Berichte und bestimmt die wissenschaftliche Politik der WHO. Dies gibt dem Austausch, der zwischen den Forschern schon immer bestanden hat, eine neue Dimension, da nun auf Regierungsebene anerkannt wurde, daß die Gesundheit der Völker letztendlich von den Gelehrten der ganzen Welt abhängt. Die Regionalbüros besitzen ihr eigenes beratendes Forschungskomitee.

Von Anfang an hatte die WHO das vom Völkerbund eingesetzte System der Beratung durch internationale Expertenkommissionen übernommen; sie führte es jedoch flexibler in Form von ungefähr vierzig *Expertenverzeichnissen* weiter, aus denen nach Bedarf Mitglieder für *Expertenkomitees* ausgewählt werden. Ihre Berichte werden in der *Fachbericht-Serie* gesammelt.

*Länder- und Regionalprojekte*

Ein Länder- oder Regionalprojekt ist eine Tätigkeit, deren Ziel und Dauer genau festgelegt sind und die auf Antrag einer oder mehrerer Regierungen in einem oder mehreren Ländern ausgeübt wird. Sie beruht auf einem Abkommen über die Art der Hilfeleistung, welche die WHO erbringen kann, und die Verantwortung, welche die Regierung übernimmt.

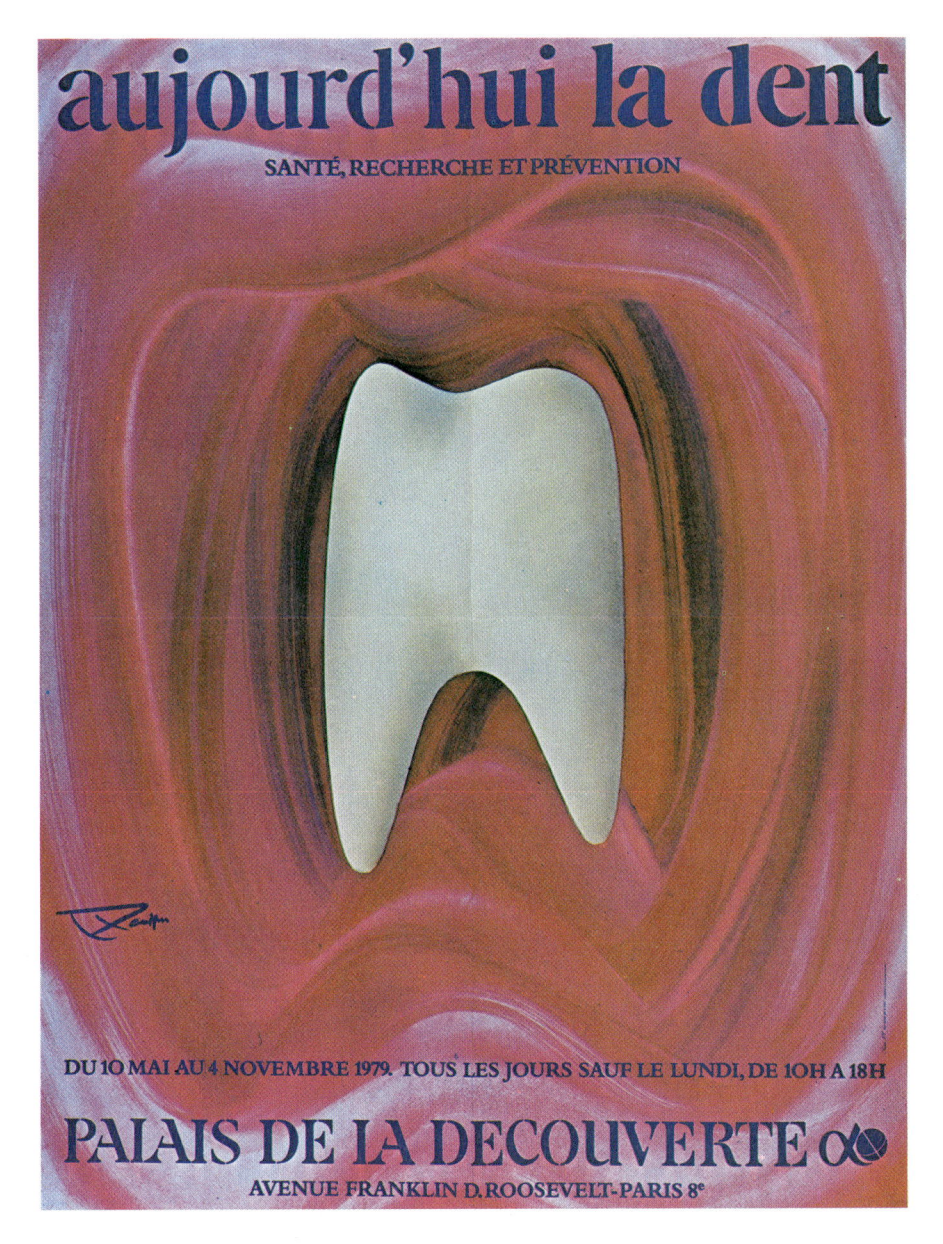

*Abbildung 3539*
*Plakat der Pädagogischen Ausstellung im Palais de la Découverte vom 10. Mai bis 4. November 1979, die das Ziel hatte, die Öffentlichkeit zu informieren und für die Probleme der Zahnhygiene zu interessieren. Diese Ausstellung wurde vom Aktionskomitee für Gesundheit und soziale Dienste des französischen Pharmazeutenstandes und vom Nationalen Komitee für Hygiene und Gesundheit des Mundes und der Zähne organisiert.*

Die Länder- und Regionalprojekte nehmen im Programm der WHO einen größeren Platz ein als in den anderen Einrichtungen der Vereinten Nationen, weil die Satzung der WHO ihr die Aufgabe stellt, den Regierungen »entsprechende technische Hilfe zu leisten«.

*Zusammenarbeit, Mitarbeit, Koordination*
Die WHO führt einen Großteil ihrer Tätigkeit in mehr oder weniger enger Mitarbeit mit anderen Einrichtungen des sogenannten »Systems« der Vereinten Nationen durch, entweder auf zwischenstaatlicher Ebene (zum Beispiel Internationaler Ausschuß für Militärmedizin, Arabische Liga usw.) oder auf nichtstaatlicher Ebene, die 111 Organisationen umfaßt. An erster Stelle steht die Liga der Rotkreuzgesellschaften und das Internationale Komitee vom Roten Kreuz, deren enge Zusammenarbeit mit der WHO später besprochen wird. Die anderen sind entweder große Verbände nationaler Gesellschaften

(Öffentliche Gesundheit, Kardiologie, Chirurgenkollegium, Verband der Zahnärzte, Verband für Zuckerkranke usw.) oder sehr spezialisierte Gesellschaften.

*Aufgabenstellung und Ziele*
»*Es allen Bürgern der Welt zu ermöglichen, sich im Jahr 2000 eines Gesundheitszustandes zu erfreuen, der zu starker sozialer und wirtschaftlicher Produktivität beiträgt*« – das ist die Bestätigung des konstitutionellen Ziels der WHO, die ihr Generaldirektor, Doktor H. Mahler, der 30. Gesundheitskonferenz im Mai 1977 vorgelegt hat. Dieses Ziel wird eine »weltweite Mobilisierung aller Quellen der Gesundheit« und gleichzeitig ein allgemeines Wirtschaftswachstum erfordern.

Das Interesse gilt immer mehr der *besseren, gleichmäßigeren Verteilung von Gesundheitsdiensten* auf die ganze Völkergemeinschaft, Weiterentwicklung der Erste-Hilfe-Einrichtungen, aktive Beteiligung der Gemeinden, Korrektur einer Gesundheitstechnologie, deren Wirksamkeit nicht erwiesen ist, die zu kompliziert und zu kostspielig ist und die den Bewohnern der Großstädte zu einem hohen Preis und auf Kosten einer beachtlichen Gruppe der Bevölkerung angeboten wurde.

Parallel zu dieser strukturellen Revolution will die WHO auch den *Kampf gegen die großen Tropenkrankheiten* intensivieren. Außerdem ruft sie zu einer weitreichenden Kampagne auf mit dem Ziel, bis 1990 *alle Kinder der Dritten Welt* durch *Impfungen*, deren Wirksamkeit bekannt ist, zu schützen; gleichzeitig soll die Konservierung von Impfstoffen durch eine wirtschaftlich arbeitende Kette von Kühleinrichtungen untersucht werden.

Es ist zu wünschen, daß die Vorstandsorgane der WHO in ihrem Bestreben, die gesundheitlichen Quellen unseres Planeten gerechter zu nutzen, nicht die grundlegende Bedeutung der traditionellen, zentralen Tätigkeiten der WHO aus den Augen verliert, nämlich die Dokumentation, Ausarbeitung von Normen und die informativen Aufgaben, ein Gebiet, auf dem ihre weltweite Berufung sie unentbehrlich macht.

## Das Kinderhilfswerk der Vereinten Nationen (UNICEF)

Bei der Auflösung der UNRRA (United Nations Relief and Rehabilitation Administration) schlug Doktor Ludwik Rajchman, polnisches Mitglied des Rates, vor, die Restsummen der Kredite, die zum Schutz der Kinder bestimmt waren, einem noch zu gründenden Fond für Kinder zu übergeben; dieser Vorschlag wurde vom Rat angenommen und dem Wirtschafts- und Sozialrat unterbreitet. Angespornt von M. La Guardia, dem Präsidenten der UNRRA, schuf dieser Rat am 11. Dezember 1946 im Rahmen der UNO den *United Nations International Children's Emergency Fund* mit dem Auftrag, den Kindern und Jugendlichen in jenen Ländern zu helfen, die im weitesten Sinn Opfer von Aggressionen geworden sind, doch unter besonderer Beachtung der Gesundheit. Abgesehen von den Geldmitteln der UNRRA sollte die UNICEF durch freiwillige Beiträge von Regierungen, freiwilligen Verbänden und Privatpersonen finanziert werden.

Dies entsprach auch der amerikanischen Vorstellung von einem *Children Buro,* das, unabhängig vom nationalen Gesundheitsdienst, eine Art »Internationales Büro für das Kind« darstellen sollte, und zwar neben der Weltgesundheitsorganisation, die ebenfalls vom Wirtschafts- und Sozialrat kurz zuvor, am 22. Juli 1946, gegründet worden war.

Von vornherein war zu befürchten, daß es zu Konflikten kommen könnte, die durch persönliche Feindschaften sich noch zu verschärfen drohten. Dem wirkte die Weisheit der ersten Weltgesundheitskonferenz und des Exekutivrates der UNICEF dadurch entgegen, daß sie im Juli 1948 einen *gemischten Ausschuß UNICEF/WHO mit gesundheitlichen Richtlinien* gründeten, der die Ausführung von gesundheitlichen Projekten, die von der UNICEF finanziert und in Übereinkunft mit der WHO realisiert wurden, »regeln« sollte. Der gemischte Ausschuß war als vorübergehende Einrichtung geplant und sollte wieder aufgelöst werden, sobald alle Gesundheitätigkeiten der UNICEF »aufgehört hätten oder von der WHO übernommen worden wären«. Doktor Ludwik Rajchman (1881–1965) wurde der erste Präsident des Rates der UNICEF. Später wurde er Direktor des Internationalen Zentrums für das Kind, einem Untersuchungs- und Unterrichtszentrum, welches von der französischen Regierung und der UNICEF in Paris eingerichtet wurde.

Nachdem die UNICEF als temporäre Organisation (der englische Titel beinhaltete ursprünglich das Wort »emergency«) zweimal verlängert worden war, wurde sie 1953 ein ständiges Organ der Vereinten Nationen. Somit setzte auch der gemischte Ausschuß seine Arbeit regelmäßig jedes Jahr fort. Dank des guten Willens auf beiden Seiten und des – oft überschrittenen – Prinzips, das die UNICEF die materielle und die WHO die technische Hilfe beitragen soll, kam, wie auch an höherer Stelle zu vernehmen ist, eine fruchtbare Zusammenarbeit bei umfangreichen und wichtigen Projekten zustande. Die jährlichen Ausgaben der UNICEF betrugen 1975 120 Millionen Dollar, 1976 an die 150 Millionen, das heißt, sie erreichen dieselbe Größenordnung wie das gewöhnliche Budget der WHO.

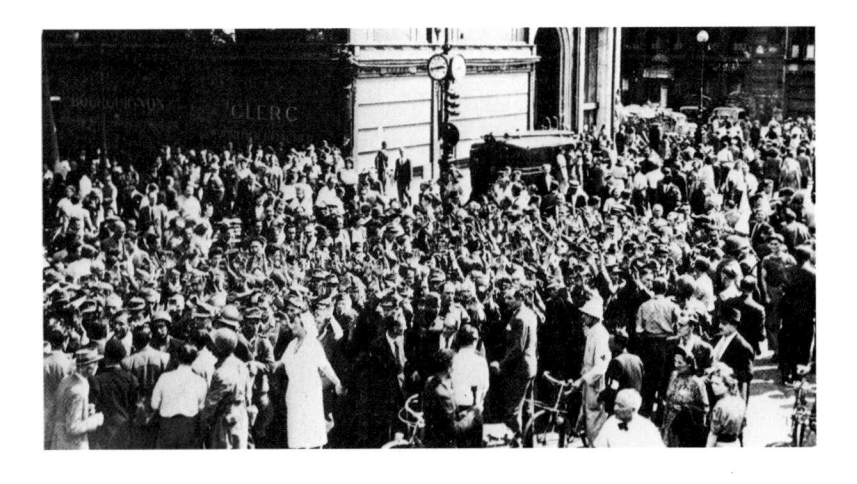

*Abbildung 3540*
*Deutsche Kriegsgefangene werden vom Französischen Roten Kreuz am Place de l'Opéra in Paris geschützt, August 1944.*
*(Paris, Archiv des Französischen Roten Kreuzes)*

## Das Internationale Rote Kreuz von 1945 bis heute

Als die Liga während der Kriegsjahre ihren Sitz wieder nach Genf zurückverlegt hatte, setzte sie trotz aller Schwierigkeiten ihre Tätigkeiten auf dem Sektor der öffentlichen Gesundheit weiterhin fort, vor allem durch wissenschaftliche Information und im Rahmen von Hilfsmaßnahmen. Soweit wie möglich wurde der internationale Charakter der Liga beibehalten, und die Kontakte mit den südamerikanischen Gesellschaften konnten aufrechterhalten werden.

1945 war die Liga zum großen Wiederaufbau ihres Werkes bereit. Hier muß nochmals darauf hingewiesen werden, daß die Tätigkeiten auf dem Gebiet des Gesundheitswesens, so bedeutend sie auch sein mögen, nur einen

Teil ausmachen und daß wir uns in diesem Werk ausschließlich mit diesem Gebiet befassen. Die Liga begann diesen Abschnitt ihrer Geschichte mit derselben Anzahl von nationalen Gesellschaften (61), wie 1938. Einige waren aufgrund der politischen Verhältnisse verschwunden, während andere neu aufgenommen worden waren. Die Einnahmequellen waren noch immer sehr bescheiden – das Jahresbudget für 1945 betrug 400 000 und für 1946 schon 800 000 Schweizer Franken – und das Sekretariat am Hauptsitz bestand aus fünfundvierzig Mitarbeitern.

Während sich die Liga dem Wiederaufbau widmete, der rasch voranschritt, umfaßte sie 1948 siebenundfünfzig Gesellschaften und hatte ein Budget von 120 000 Franken; sie wußte andererseits auch genau, daß die Welt nun in das Zeitalter der Vereinten Nationen eintrat, und sie bekräftigte ohne Zögern ihre Position auf der internationalen Szene. Zuvor hatte sie mit dem Völkerbund und dem OIHP auf verschiedenen Gebieten zusammengearbeitet und an einigen Versammlungen dieser Organe aktiv oder passiv teilgenommen. 1946 war die Liga auch durch Beobachter bei der Internationalen Gesundheitskonferenz vertreten, welche die Weltgesundheitsorganisation ins Leben rief. (Der Vorstand des Vorbereitungsausschusses für diese Konferenz war übrigens ein Veteran des Roten Kreuzes, René Sand.) Diese Anwesenheit auf der Internationalen Konferenz ermöglichte es der Liga, schon frühzeitig Kontakte anzubahnen bezüglich Stipendien zur medizinischen Ausbildung und Spezialisierung auf dem Gebiet der öffentlichen Gesundheit. Die Liga baute auch sehr bald Verbindungen mit der UNICEF auf (1948), welche einen *internationalen Feldzug gegen die Tuberkulose* (mit dem BCG-Impfstoff) durchführte, der die Tuberkulose-Kampagne des dänischen Roten Kreuzes fortführte. Als die WHO im darauffolgenden Jahr diese Impfkampagne übernahm, arbeitete die Liga weiterhin mit, wie der Gouverneurrat 1950 billigend feststellte.

Im Gegensatz zum halboffiziellen Charakter der Beziehungen in den Zwischenkriegsjahren, sollte nun die Liga eine formelle Bestätigung erhalten, denn sie war die erste nichtstaatliche Organisation, deren *offizielle Beziehungen mit der Weltgesundheitsorganisation* durch einen Beschluß des Exekutivrates der WHO in seiner ersten Sitzung im Juli 1948 anerkannt wurden.

Im übrigen beschränkte die Liga ihre Arbeitsbeziehungen innerhalb des Systems der Vereinten Nationen nicht auf die WHO und die UNICEF. Ihre Verbindungen zu den Vereinten Nationen selbst gehen ebenfalls auf die anfänglichen Jahre zurück; bei ihnen unterhält die Liga eine freiwillige Vertretung in New York, sie besitzt auch eine bei der UNESCO in Paris und möchte nun weitere bei der FAO und dem Welternährungsprogramm in Rom einrichten. In Genf hat sie direkte Kontakte mit der Flüchtlingshochkommission und eine enge Verbindung (die den Rahmen dieses Werks überschreitet) mit dem Koordinator der UNO für Katastrophenhilfe.

Auf dem Gebiet der internationalen, nichtstaatlichen Organisationen ging die Liga zwar nicht mehr so weit wie früher, Schirmherrschaften zu übernehmen, aber sie knüpfte Beziehungen zu sozialmedizinischen Organisationen oder führte bestehende weiter. Hierbei muß besonders der *Nationale Rat der Krankenschwestern* hervorgehoben werden.

Dasselbe Interesse zur Zusammenarbeit bezeugte sie auch gegenüber der *Internationalen Union zum Schutz des Kindes* und der *Internationalen Gesellschaft für Bluttransfusion*. Mehr braucht darüber wohl nicht gesagt zu werden; die wichtigsten anderen Organisationen wurden schon weiter oben angeführt.

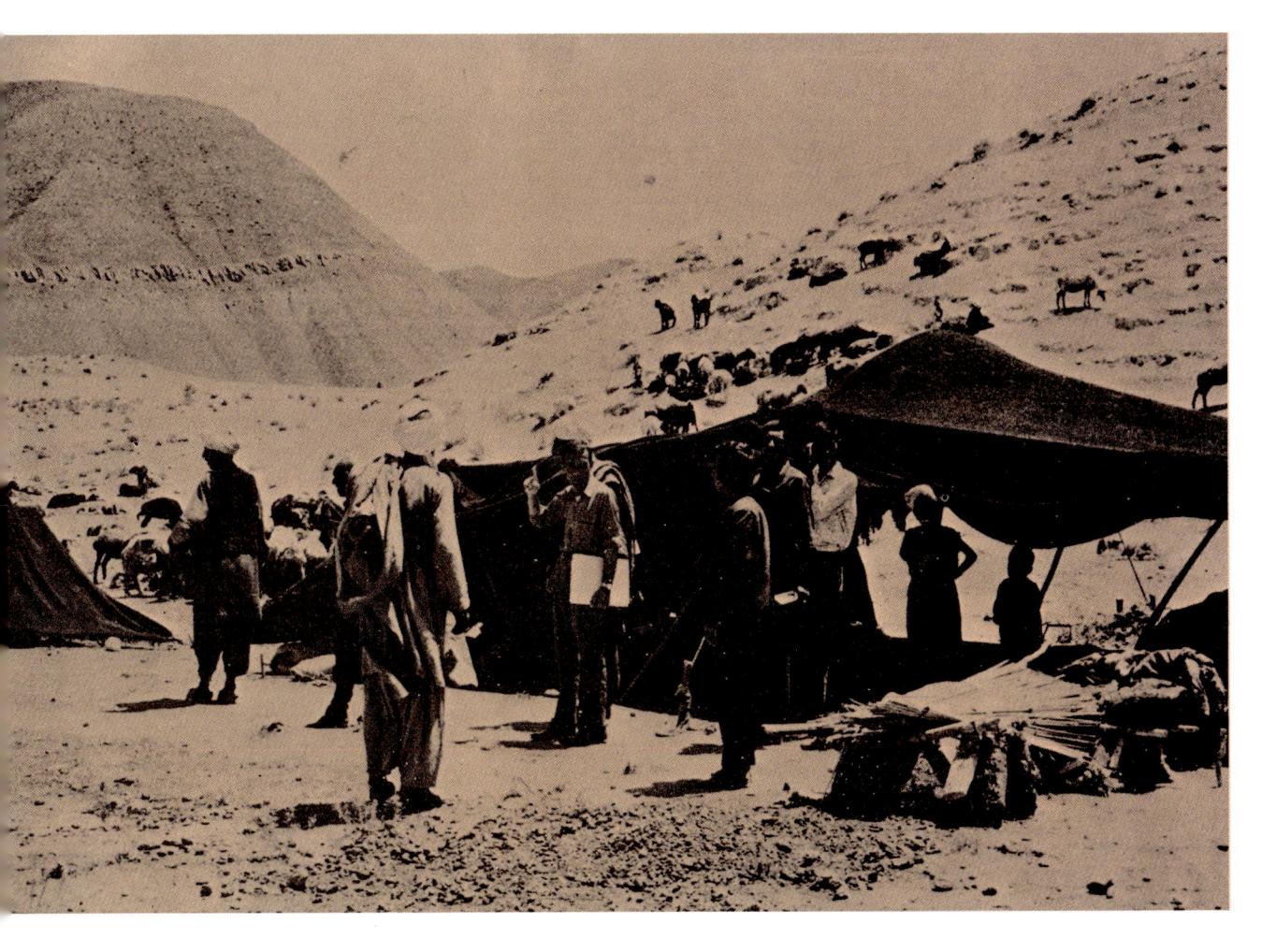

Die vorrangigen Ziele dieses ersten Abschnittes wurden übrigens auch von den Legislativorganen in den ersten Sitzungen nach dem Krieg bestätigt. Eine ihrer formellen Empfehlungen ist ganz besonders wichtig: die Bestätigung der entscheidenden Wichtigkeit der *Bluttransfusion,* die feierliche Proklamation des Prinzips der *Freiwilligkeit* der Blutspende und die klugen Ratschläge über die Notwendigkeit, Techniken und Ausrüstungsgüter zu standardisieren.

Eine weitere wichtige Sorge galt, wie wir schon angeschnitten haben, der *Ausbildung von Krankenschwestern,* der Vereinheitlichung des Unterrichtes, der Gleichwertigkeit der Diplome, der Spezialisierung, der Perfektionierung und der Entwicklung eines Systems von Stipendien sowie der Statusbestimmung der Krankenschwestern.

Als Folgeerscheinung der Krankenschwesternausbildung taucht der neue Begriff der *Heimpflege* auf, welche den Familienmüttern von diplomierten Krankenschwester-Helferinnen beigebracht werden soll.

Diese Betätigung fällt in dasselbe Gebiet wie das erneute Interesse für das *Propagieren der Hygiene* und für die Vorbereitung des nötigen Lehrmaterials; ein angrenzendes Gebiet ist das der *Ersten Hilfe,* das sich manchmal mit dem der Heimpflege und des Gesundheitsunterrichtes deckt. An diesen Komplex

*Abbildung 3541*
*Bild von der WHO-Kampagne gegen die Pocken, aufgenommen in Afghanistan. Dieses Land wurde am 29. November 1976 für pockenfrei erklärt.*

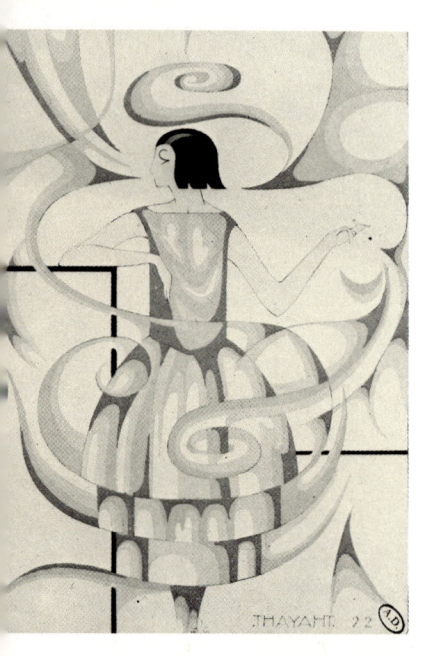

*Abbildung 3542*
*Frau mit Zigarette.*
*Komposition von Thayant für die* Gazette de bon ton, *1922.*
*(Paris, Bibl. des arts décoratifs)*

schließt das Problem der *Sicherheit auf den Straßen* an, welches die Liga schon in der Zwischenkriegszeit ins Auge gefaßt hatte. Auf dem Gebiet des *Schutzes für Mutter und Kind* setzte die Liga aufgrund ihrer reichen Erfahrung, die sie bei den vom Krieg betroffenen Völkern gesammelt hatte, den Hauptakzent auf die Ernährung der gefährdeten Gruppen (Kinder und schwangere Frauen) und auf die *Erziehung zur richtigen Ernährung.*

Einerseits hat die Liga ihr Interesse immer mehr auf die Randgebiete, die Übergänge von der medizinischen zur sozialen Tätigkeit, gerichtet, ohne jedoch von ihrer traditionellen sozialmedizinischen Linie abzuweichen, ganz im Gegenteil. Beispiele dafür sind das *Wohlbehagen im Krankenhaus,* vor allem der Behinderten und der alten Menschen, die *Rehabilitation,* die *Umschulung,* gewisse *Kinderprobleme,* Sprachstörungen, Asthma, Diabetes, Bluterkrankheit, Epilepsie, Herzkrankheiten – alles Probleme, um deren Lösung sich die nationalen Gesellschaften in Institutionen, Zentren oder Sanatorien bemühen auf den Grundlagen von Studien und Dokumenten, welche sie vom Sekretariat bekommen.

Andererseits interessiert sich die Liga ganz allgemein immer mehr für die Probleme von *Gemeinschaften* und, auf dem Gebiet der Gesundheit, für ihre Aspekte *auf dem Land* und die *Erste Hilfe.*

Was die Art der Tätigkeiten anbelangt, so wäre es falsch, sie mit dem zu vergleichen, was eine Organisation wie die UNICEF oder in besonderen Fällen auch die WHO machen kann, das heißt eine direkte Aktion vom Sitz der Liga oder dem Sekretariat aufzunehmen. Die Liga bemüht sich, für die von der WHO organisierten Tätigkeiten mit Hilfe der direkten Propaganda und vor allem über Vermittlung der nationalen Gesellschaften die Unterstützung der Öffentlichkeit zu bekommen. Ein schönes Beispiel dafür war die rückhaltlose Unterstützung der Liga und der nationalen Gesellschaften im Feldzug zur *Ausrottung der Pocken.*

Ausnahmsweise gab es natürlich auch hin und wieder direkte Aktionen der Liga. Dies war der Fall, als sie zu Beginn mit der UNICEF an der Kampagne gegen die Tuberkulose teilnahm oder mit der WHO den Flüchtlingen in der Türkei zur Hilfe kam. Später, 1960, gab sie ein Beispiel für Schnelligkeit und Wirksamkeit, als sie einem Aufruf folgte, den die Weltgesundheitsorganisation an das Internationale Rote Kreuz mit der Bitte um *sofortige Hilfe für den Kongo* (heute Zaire) richtete, nachdem fast alle dort praktizierenden Ärzte das Land verlassen hatten. Nur ein Beispiel sei angeführt: Entsprechend den Weisungen der Liga boten die nationalen Gesellschaften praktisch sofort dreiunddreißig Ärzteteams auf.

Abgesehen von diesen wenigen Ausnahmen handelt die Liga auf dem Gebiet der Gesundheit wie auch auf ihren anderen Tätigkeitsbereichen, die, wie schon gesagt, beträchtlich sind, als *ein Verband und nicht als ein Leitungsorgan.* So betrachtet sie als ihre wesentliche Rolle die Unterstützung der jüngsten Gesellschaften durch Anregung, Koordination und vor allem durch Information: die Veröffentlichung des *Internationalen Bulletins für Hygiene* von 1945 bis 1951, das 1955 durch die *sozialmedizinische Dokumentation* ersetzt wurde, dasselbe gilt für die *Gesundheit zu Hause,* welche das *Bulletin der Krankenschwestern* ablöste, und die Informationszeitschrift für die Öffentlichkeit *Panorama.*

Das alles, was wir in wenigen Worten aufgezeigt haben, wird mit sehr bescheidenen Geldmitteln verwirklicht: für 1976 betrug das ordentliche Budget etwas über acht Millionen Schweizer Franken, das Sekretariat besitzt hundertzwanzig Mitarbeiter aus siebenundzwanzig verschiedenen Staaten. Diese Größenordnung unterscheidet sich stark von dem, was man anderweitig sieht, teilweise aufgrund dessen, was wir über die Durchführung der Aktionen der Liga der Rotkreuzgesellschaften in ihrer Eigenschaft als Verband gesagt haben.

# Allgemeine Schlußfolgerungen

Wenn man die Situation auf dem Gebiet der öffentlichen Gesundheit in der Welt zur Zeit der Eröffnung der Ersten Internationalen Konferenz 1851 mit jener vergleicht, die wir heute haben, muß man erkennen, daß trotz des oft recht mühsamen Weges ein ungeheurer Fortschritt erzielt wurde. 1851 nahmen an der Konferenz in Paris, die weder Aussicht auf baldige Fortführung noch irgendeine Infrastruktur besaß, zwölf Länder teil. 126 Jahre später sind 150 Nationen in einer ständigen, mächtigen Organisation vereint, um nur von der WHO zu sprechen. Es scheint, daß der Traum von Adrien Proust von einem permanenten internationalen Gesundheitsorgan, das er 1874 vorschlug, und der 1919 entstandene Plan von Henry Davison zu einem ständigen internationalen Büro für das Öffentliche Gesundheitswesen, zur Förderung der Forschung, Versammlung von Experten, Verbreitung von Informationen und Unterweisung der Öffentlichkeit, Wirklichkeit geworden sind: der erste mit dem Internationalen Büro für das öffentliche Gesundheitswesen, der zweite mit dem Völkerbund, doch beides waren nur Etappen, welche noch keinen Anspruch auf Universalität erheben konnten. Heute könnte dieses Ziel voll und ganz erreicht sein, wenn man den Vorkämpfern, die 1945 die WHO gründeten, gefolgt wäre. Sie hatten aus den Erfahrungen der Vergangenheit gelernt und forderten eine internationale Organisation, welche sich vereinen sollte »mit anderen nationalen und internationalen Institutionen, die es schon gibt oder *die später* auf dem Gesundheitssektor *geschaffen werden könnten*«.

Dieselben Staaten jedoch, welche die WHO gegründet haben, um auf internationaler Ebene als »wegweisende und koordinierende Autorität auf dem Gebiet der Gesundheit« zu wirken, gaben anderen Institutionen der Vereinten Nationen Befugnisse, welche einige Bereiche der Gesundheit stark beeinträchtigen. So zum Beispiel das Kinderhilfswerk, die Internationale Arbeitsorganisation und die Internationale Atomenergiebehörde. Außerdem beeilten sich einige Staaten, Mitglieder der WHO, bei der sie die Regionalisierung der Weltgesundheitsorganisation beschlossen und die dafür nötigen Strukturen geschaffen hatten, innerhalb ihrer eigenen regionalen, wirtschaftlichen und politischen Organe Komitees oder Abteilungen für die öffentliche Gesundheit einzusetzen, deren Tätigkeiten sich oft in unnützer Weise mit jenen der Hauptstelle oder der Regionalämter der WHO überschneiden. Beispiele dafür sind der Europarat und das Teilabkommen, das er mit der Westlichen Union hat, die EWG und die OECD, die Organisation der Arabischen Staaten, die Afrikanische Union und regionale Gruppierungen in Asien und im Pazifikgebiet.

Trotzdem gibt es weiterhin viele divergierende Haltungen, zahlreiche Doppelgleisigkeiten und unnütze Aufwendungen an Kräften und Geld. Die heutige Generation wird daher noch nicht erleben, daß auf dem Gebiet der Gesundheit endlich eine wirklich universelle Organisation geschaffen wird, welche ihre Aufgabe mit verstärkter Wirksamkeit erfüllt.

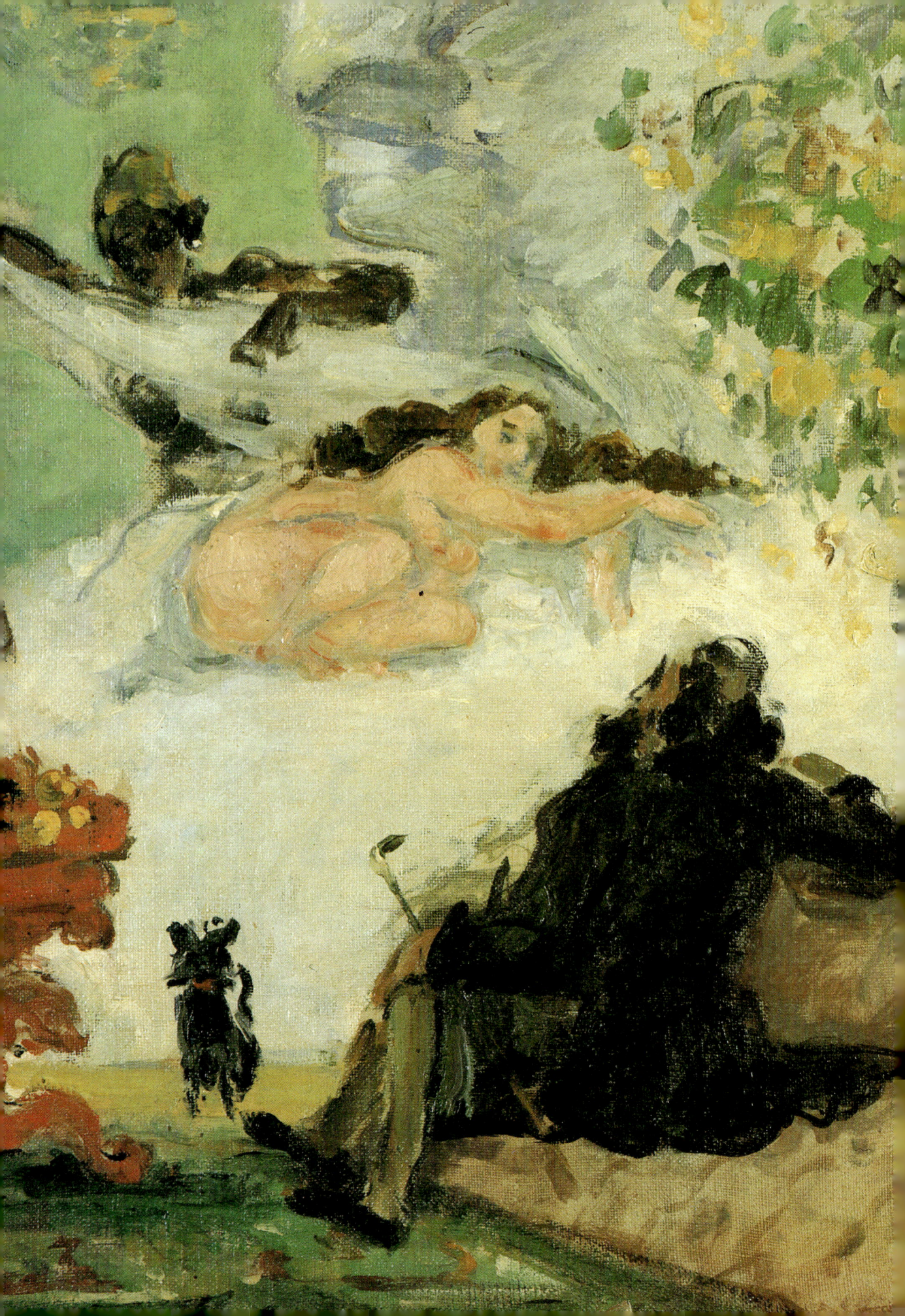

# Geschichte der Endokrinologie nach dem Zweiten Weltkrieg

*von Jean Vague*

Die Periode nach dem Zweiten Weltkrieg wurde von einem noch nie gekannten Strom des technischen Fortschritts fortgerissen, so daß der Taumel, in den sich einige versetzt fühlten, bisweilen dazu veranlaßte, eine Bremsung zu fordern. Die Endokrinologie wie auch die Biochemie und die anderen Zweige der Medizin kamen eine gewaltige Strecke voran.

Drei Nobelpreise, und zwar zwei in Physiologie und Medizin sowie einen in Chemie, konnte die Endokrinologie seit der Stiftung dieses Preises im Jahr 1901 bis zum Zweiten Weltkrieg erringen, und seitdem ehrte man sie als Zweig der Medizin noch zehnmal: siebenmal in Physiologie und Medizin sowie dreimal in Chemie. Sechs andere Nobelpreise verlieh man überdies für Arbeiten, die ebenfalls mit Endokrinologie und Stoffwechselforschung zu tun haben.

Gleichzeitig mit dem Aufkommen der Atomenergie, von Computern, Kybernetik, Fernsehen, Radar, Laser, Polyester, der Düsenflugzeuge und der Astronautik entstanden neue Techniken, welche die endokrinologischen Forschungsbedingungen von Grund auf umgestalten sollten.

In der Chemie, insbesondere in der Biochemie, nahmen die Möglichkeiten der Analyse wie auch der Synthese neuer Stoffe rapide zu; man verfügte über Elektrophorese, Ionenaustauschchromatographie, differentielle Ultrazentrifugierung, molekulare Filtertechniken und Elektrofokalisierung.

Die Ausbreitung der Isotopenmarkierung hat die Molekularbiologie einen gewaltigen Schritt vorangebracht; sie ermöglichte es, das Schicksal eines Moleküls *in vivo* und *in vitro* zu verfolgen sowie eine Lokalisation, seinen Stoffwechsel und seine Wirkung zu präzisieren. Die Markierung hat darüber hinaus der Diagnostik und Behandlung ein wertvolles Instrument zur Verfügung gestellt.

Die lichtmikroskopische Histologie hat ihre technischen Mittel durch spezifische Färbungen und die Entwicklung der Histochemie, der Histoenzymologie und der Autohistoradiographie bedeutend ausgebaut. Das Elektronenmikroskop ist den Komponenten der Zellstrukturen weit über das Mikrometer hinaus gefolgt, und die Abtasttechniken (das sogenannte *scanning*) haben die Zelloberflächen dreidimensional veranschaulicht, so daß wertvolle Erkenntnisse gesammelt werden konnten. Einerseits betreffen sie Strukturen, andererseits aber auch den Stoffwechsel an den Zellmembranen. Die Zellkultur, die aus den älteren Arbeiten Harrissons (1907) und Carrels (1910) hervorging, wurde lange Zeit vernachlässigt. Ihre Ausbreitung mit

*Abbildung 3543 (gegenüber) Ausschnitt aus dem Gemälde „Eine moderne Olympia" (1873, Louvre) von Paul Cézanne (1839–1906). Das Werk ist auch als eine Antwort auf den Skandal um Edouard Manets (1832–1883) „Olympia" (1863) zu sehen, welche lebhaften Spott auslöste. Manet hatte bei der sich dem Betrachter darbietenden Kurtisane (das Gemälde geht auf Tizians „Venus von Urbino" zurück) auf mythologische Verbrämung verzichtet. Die schwarze Katze mit aufgebäumtem Rücken und erhobenem Schwanz zu Füßen der liegenden Olympia Manets hat Cézanne durch das schwarze, schwanzwedelnde Hündchen ersetzt. Der Betrachter, der für den Reiz des Anblicks bezahlt hat, lehnt in voyeuristisch-genießerischer Pose am Kanapee. „Die Ableitung aus dem Gebiet des Sexualempfindens scheint gesichert", sagte Freud zur Aktdarstellung, die dann ein „vorbildliches Beispiel einer zielgehemmten Regung" wäre. Die moderne naturwissenschaftliche Betrachtung sieht das erotische Verhalten des Menschen dagegen mehr als eine Folge chemisch-mechanischer Prozesse (mit gewisser Eigengesetzlichkeit) auf psychosozialem Hintergrund.*

dem Karyotyp und der Zytogenetik (Barr und Bertram, 1950; Tijo und Levans, 1956) lieferte die Mittel zur Erforschung *in vitro* von Hormonproduktion, -metabolismus, -fixierung und -wirkung an den Membranrezeptoren. Die Entwicklung der immunologischen Technik hat einerseits dazu beigetragen, das ätiologische Kapitel der Endokrinopathien zu bereichern; andererseits hat sie durch die Radioimmunologie (Berson und Yalow, 1960) die präzise Bestimmung aller Hormone in Konzentrationen bis 1 pg pro Milliliter geliefert.

Neue radiographische Techniken (wie Tomographie, Szintigraphie, Arteriographie, Phlebographie und Gasinsufflation) und die Fortschritte in der Endoskopie, welcher die selektive Entnahme von Arterien- oder Venenabschnitten zu Hilfe kommt, haben tief gelegene Läsionen geringen Volumens erkennbar gemacht. Die Fortschritte in Anästhesie und Reanimation, ferner die Antibiotikatherapie, die Antikoagulantien, die intraoperative Mikroskopie und Radiographie, die Schnellschnittechnik, das Fernsehen und der Bildverstärker haben der Chirurgie der endokrinen Drüsen Mittel geliefert, die ihren Wagemut und ihre Resultate stark gefördert haben.

Isolierung, Reinigung, Strukturbestimmung und Synthese der Hormone schreiten immer schneller voran, in gleichem Maße wie unsere Kenntnisse über ihre Biosynthese und ihre Wirkung.

Ihre chemische Klassifizierung wird insgesamt aufrechterhalten, obwohl sie inzwischen als überwunden gelten muß.

## Die Monoamine

Die Arbeiten von Takamine und Aldrich sowie von Stolz und Dakin in der vorigen Periode führten zur Isolierung des vielseitigen Systems der Monoamine; dabei wird heute weit über das Nebennierenmark hinausgegangen: das System umfaßt das ganze Nervensystem, vertreten durch die Neurotransmitter, die humoralen Vermittler der Nervenleitung.

Blaschko (1939–1942) entdeckt und synthetisiert das Noradrenalin, dessen Biosynthese er in die metabolische Sequenz Tyrosin–Dihydroxyphenylalanin (L-Dopa)–Dopamin–Noradrenalin–Adrenalin einfügt.

U. von Euler (1949) zeigt die Rolle des Noradrenalins in der Neurotransmission (katecholaminerges System). In derselben Zeitspanne weist Axelrod die periphere Neutralisierung des freien Noradrenalin durch Katechol-O-Methyltransferase nach; ihre Rolle ist zweifellos wichtiger als jene der Monoaminoxydase im Monoaminkatabolismus.

Man identifiziert nun noch eine andere Monoamingruppe, nämlich die Indolamine. 1948 isolieren Rapport, Green und Page den gefäßverengenden Faktor des Serums und nennen ihn Serotonin. Es handelt sich um 5-Hydroxytryptamin, dessen Biosynthese mit der Sequenz Tryptophan-5-Hydroxytryptophan-5-Hydroxytryptamin aufgeklärt werden wird. Ähnlich verhält es sich mit seinem Katabolismus zu N-Azetyl-serotonin und Melatonin (Lerner, 1958), einem Hormon, dessen Wirkung derjenigen des melanotropen Hormons MSH in der Zirbeldrüse entgegengesetzt ist. Im übrigen wird sein Katabolismus zur inaktiven 5-Hydroxyindolessigsäure nachgewiesen (Wurtman und Axelrod, 1963–1967).

Teilweise hat diese Tatsache die physiologische Aktivität der Zirbeldrüse und ihren Zusammenhang mit Riechhirn und Hypothalamus in den endokri-

*Abbildung 3544 und 3545
Carl Ferdinand und Gerty Theresa Cori, Washington-Universität, St. Louis. Nobelpreis 1947 für ihre Entdeckung des katalytischen Glykogen-Stoffwechsels.*

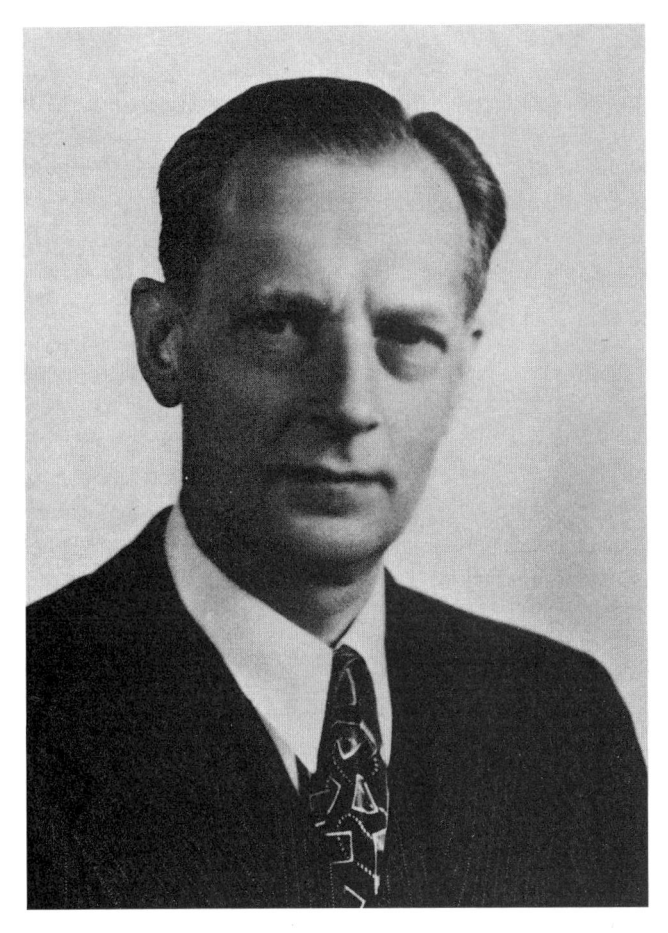

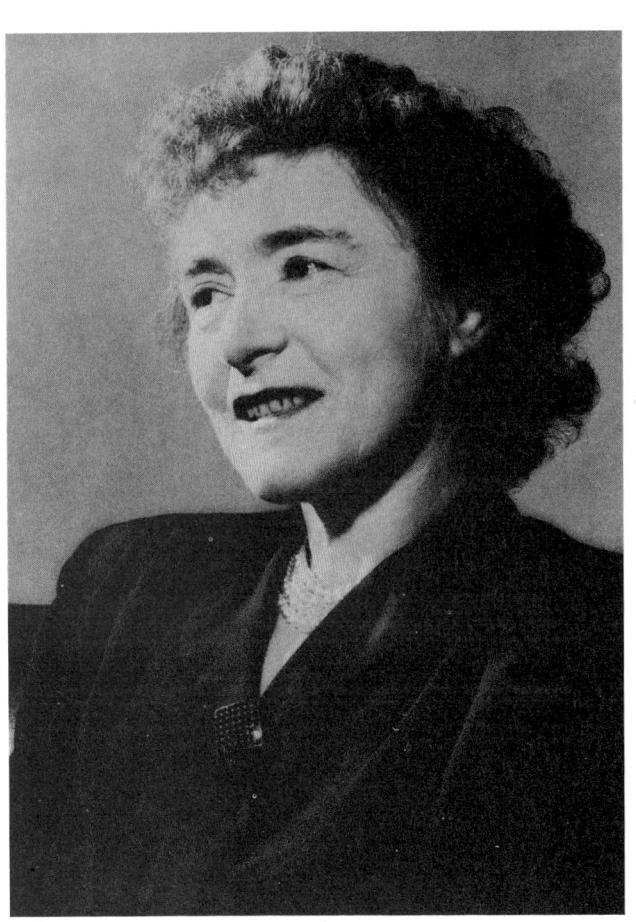

nen Regulationen erhellt (Simonnet und Thieblot, 1950–1965; Kitay und Altschule, 1954; S. und I. Milcou, 1956–1968; A. und M. Souleirac, 1963; Ariens Kappers und Shade, 1965; Miline, 1966).

Die katecholaminergen und indolaminergen Systeme spielen eine Hauptrolle im gesamten Nervensystem, namentlich in der Hypothalamus- und Hypophysenaktivität, bis zu einem gewissen Grad bei allen Organen. Dieses komplexe Zusammenwirken läßt sich pharmakologisch trennen. Auf der Basis älterer Arbeiten von Langley (1905) und Dale (1906) unterschied Alquist (1948) die $\alpha$- und $\beta$-Rezeptoren der Katecholamine mit pharmakologischen Mitteln, die sie selektiv blockieren.

Diese beiden Neurotransmittersysteme werden durch ein breiteres cholinerges System ergänzt, das alle motorischen Nerven umfaßt. Es interveniert hier ein Stickstoffalkohol, d. h. vielmehr sein Essigsäureester, das Azetylcholin, das nach einem selbstregulierenden Mechanismus (Katz, 1940–1950) während der Nervenreizung frei und durch Cholinesterase zersetzt wird.

## Die Thyronine

Zum Thyroxin, chemisch 3,5,3′,5′-Tetrajodthyronin, gesellte sich das 3,5,3′-Trijodthyronin (Roche, Lissitzky und Michel in Frankreich; Gross und Pittrivers in Großbritannien, 1952), ein Hormon, das schneller wirkt als das Thyroxin. Später kamen das inverse und sehr schwach wirkende 3,3′,5′-Trijodthyronin (Chopra, 1971), die Isomere des Dijodthyronins (Roche, 1956;

*Abbildung 3546 (gegenüber) Hormone des Nebennierenmarks. Das Schema zeigt die Stimulierung der Adrenalin- (engl. Epinephrine-) und Noradrenalin- (engl. Norepinephrine-)Sekretion aus dem Nebennierenmark durch neurale Reize von Gehirn und Rückenmark, die unterschiedlichen Wirkungen beider Hormone auf Blutdruck, Herzaktion, Atmung, Bronchial- und Verdauungstrakt, Leberstoffwechsel, ZNS-Erregbarkeit, Fettgewebe, Blutbild sowie die Ausscheidung ihrer Abbauprodukte Metanephrin, Vanillinmandelsäure (VMA) und Normetanephrin durch die Niere.*

Ogawara, 1971), das 2-Monojodhistidin (Roche, 1952; Savoie, 1973) und das 2,4-Dijodhistidin (Savoie, 1973) hinzu. Diese letzteren Verbindungen scheinen keine hormonale Wirkung auszuüben; ihre geringe Konzentration in normalen oder pathologischen Thyreoglobulinen scheint anzudeuten, daß sie eher als »Nebenprodukte« der Aminosäurenjodierung im Laufe der biologischen Vorgänge bei der Jodierung anfallen.

Trijodthyronin und inverses Trijodthyronin werden normalerweise durch Dejodierung des Thyroxins gebildet. Im pathologischen Zustand ergibt sich zwischen diesen drei Substanzen ein Gleichgewicht mit verschiedenen Proportionen.

Die Bindung des Jods in Form von Jodid durch die Schilddrüsenzelle, seine Oxydierung unter dem Einfluß der Schilddrüsenperoxydasen, seine Anlagerung an die Tyrosinreste des Thyreoglobulins, die Synthese der Schilddrüsenhormone, die Speicherung dieser Hormone und ihre Freisetzung sowie die Dejodierung der Jodtyrosinreste führen zur Konzeption eines Jodzyklus, der offensichtlich dieses Spurenelement einspart und Gegenstand vieler Arbeiten gewesen ist (z. B. Roche, Derrien, Michel, Nunze, 1948 bis 1967; Robbins, Rall, 1960; Salvatore, 1964; Lissitzky, Rolland, 1965–1970).

## Die Polypeptide

Die Zahl der isolierten und synthetisch hergestellten Polypeptidhormone, die aus drei bis 300 Aminosäuren bestehen, hat zugenommen und wächst ohne Unterlaß weiter. Die kleinsten dieser Hormone werden vom Zentralnervensystem abgesondert und haben erstrangige physiologische Bedeutung.

Fromageot, Acher, Clauser und Mayer-Huser trennen 1953 im Extrakt des Hypophysenhinterlappens das Vasopressin und das Oxytocin. Du Vigneaud isoliert und synthetisiert 1954 das Argininvasopressin und das Oxytocin, zwei Nonapeptide, die sich nur durch zwei Aminosäuren in Position 3 und 8 unterscheiden. Dies ist die erste Synthese eines Polypeptidhormons. Das Argininvasopressin oder antidiuretische Hormon hat eine starke gefäßverengende und antidiuretische Wirkung; seine Wirkung auf die Uterusmuskulatur ist gering. Beim Oxytocin verhält es sich umgekehrt. Beide sind durch nichtkovalente Bindungen an Proteine mit ungefähr 100 Aminosäuren, nämlich die Neurophysine (Acher und Fromageot, 1955), gebunden; letztere sorgen für ihren Transport innerhalb des Hypothalamus-Neurohypophysen-Systems (Sayer, 1961). Zwei davon sind bekannt: es handelt sich um die Neurophysine I und II, die beim Rind jeweils an Oxytocin und Vasopressin gebunden sind; umgekehrt sind sie beim Menschen gelagert (Legros, 1969–1974). Die Neurophysine werden wie Oxytocin und Vasopressin ins Blut abgegeben, und ihre Konzentration ist meßbar (Legros, Franchimont, 1970–1975).

Die Synthese des Argininvasopressins und des Oxytocins orientierte die Forschung auf Isolierung und Synthese der Hormonfreimacher der im Hypothalamus nachgewiesenen Hypophysenhormone. Fast gleichzeitig gelang aufgrund angestrengter Arbeiten und unter Aufwendung immenser Mittel die Isolierung und Synthese des Freisetzers des Thyreotropins und des luteinisierenden Hormons. Im Labor benutzte dafür Guillemin Millionen von Schafshirnen und Schally dieselbe Menge von Schweinehirnen.

Im Dezember 1968 isolieren Guillemin und Burgus aus dreihunderttausend Schafshypothalami 1 Milligramm thyreotropinfreisetzendes Hormon

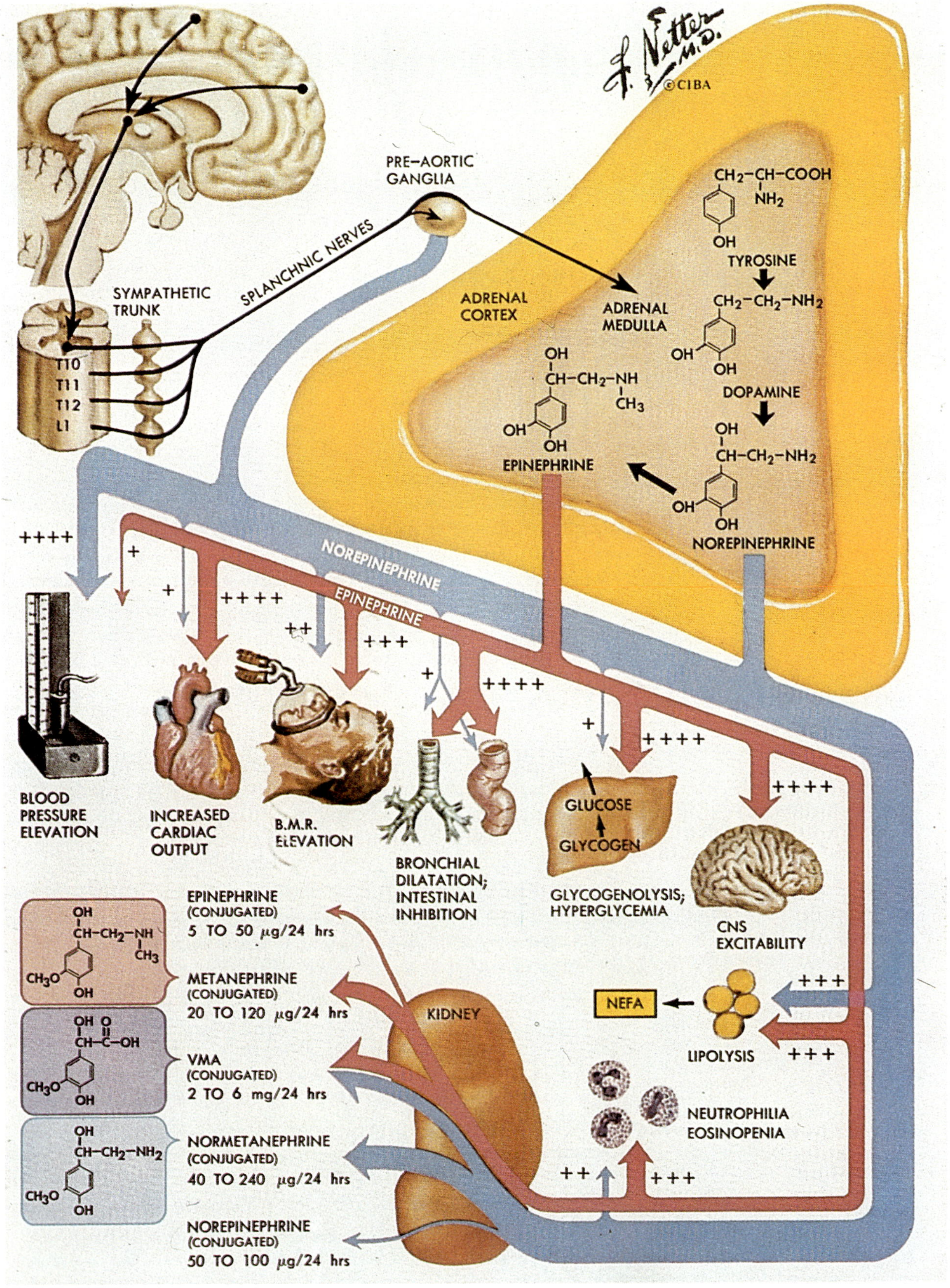

F. Netter M.D.
©CIBA
PRE–AORTIC GANGLIA
SPLANCHNIC NERVES
SYMPATHETIC TRUNK
T10
T11
T12
L1
ADRENAL CORTEX
ADRENAL MEDULLA
TYROSINE
DOPAMINE
NOREPINEPHRINE
EPINEPHRINE
NOREPINEPHRINE
EPINEPHRINE
BLOOD PRESSURE ELEVATION
INCREASED CARDIAC OUTPUT
B.M.R. ELEVATION
BRONCHIAL DILATATION; INTESTINAL INHIBITION
GLUCOSE
GLYCOGEN
GLYCOGENOLYSIS; HYPERGLYCEMIA
CNS EXCITABILITY
NEFA
LIPOLYSIS
NEUTROPHILIA EOSINOPENIA
KIDNEY
EPINEPHRINE (CONJUGATED) 5 TO 50 µg/24 hrs
METANEPHRINE (CONJUGATED) 20 TO 120 µg/24 hrs
VMA (CONJUGATED) 2 TO 6 mg/24 hrs
NORMETANEPHRINE (CONJUGATED) 40 TO 240 µg/24 hrs
NOREPINEPHRINE (CONJUGATED) 50 TO 100 µg/24 hrs

*Abbildungen 3547 und 3548 Severo Ochoa, Universität New York (links) und Arthur Kornberg, Stanford-Universität, Palo Alto, Kalifornien (rechts). Ochoa und Kornberg erhielten einen Nobelpreis 1959 für ihre Entdeckung des Mechanismus in der biologischen Synthese der Ribonukleinsäuren und der Desoxyribonukleinsäuren.*

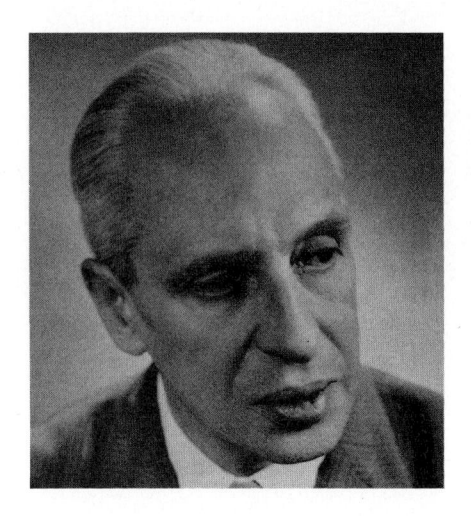

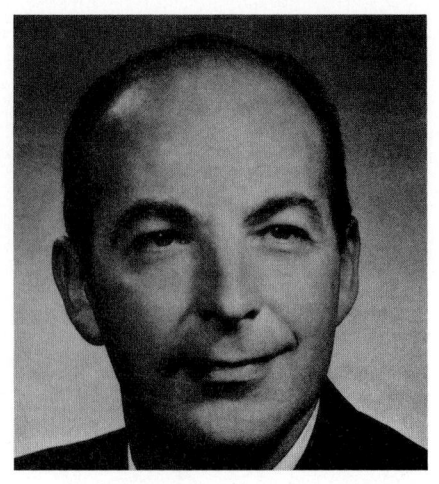

(abgekürzt TRH). Im folgenden Jahr entdeckt man im gleichen Laboratorium durch Massenspektroskopie die äußerst einfache Struktur dieses Hormons, eines Tripeptids, und man stellt es künstlich her. Das Präparat, das parenteral und oral wirksam wird, benutzt man sogleich. Es steigert nicht nur die Freisetzung von TSH, sondern auch von Prolaktin. Wenig später weist Schally nach, daß das TRH vom Schwein mit dem des Schafs identisch ist.

Sawyer (1950) und Harris (1955) ebneten den Weg zur Identifizierung eines hypothalamischen Faktors, der die hypophysären Gonadotropine freisetzt. Guillemin hatte schon 1962 am Collège de France mit Sakiz eine erste unvollständige Reinigung des LH-RH durchgeführt. Gleichzeitig isolieren nun 1971 Guillemin am Salk-Institut in La Jolla, Kalifornien, und Schally in New Orleans die neue Substanz – der erste aus dem Hypothalamus des Schafs, der zweite aus jenem des Schweins. Die erhaltene Substanz bewirkt die Freisetzung von FSH und LH in der Hirnanhangdrüse. Dieses Mal ist es Schally, dem es als erstem gelingt, die Struktur des Dekapeptids aufzustellen. Wenig später zeigt Guillemin, daß das LH-RH vom Schaf dem des Schweins gleicht. Gleichzeitig gelingt auch die Synthese, so daß der Stoff bei der Erforschung der gonadotropen Wirkung angewandt werden kann.

Beim Versuch, den Freisetzungsfaktor des Wachstumshormons abzutrennen, isoliert, charakterisiert und synthetisiert Brazeau aus Guillemins Gruppe ein Tetradekapeptid, das die umgekehrte Wirkung hat; es hemmt nämlich die Absonderung dieses Hormons. Die Substanz erhält den Namen Somatostatin oder SRIF *(somatotropin release inhibiting factor)* oder GHRIH *(growth hormone release inhibiting hormone)*. Sie hemmt außerdem die Absonderung von TSH (Weeke, 1976), Insulin (Lundbaek, 1973), Glukagon (Leblanc, 1975), Gastrin (Bloom, 1974) und Sekretin (Boden, 1975). Das Somatostatin kommt im Hypothalamus und seinen Nebenregionen vor, aber man findet es auch in den D-Zellen der Langerhansschen Inseln, des Magens und des Darms (Orci und Unger sowie Polak, 1975).

Krivoy und Guillemin hatten 1959 gezeigt, daß das $\beta$-MSH die elektrische Tätigkeit bestimmter Neurone im Rückenmark der Katze verändert und daß Morphin diesem Effekt entgegenwirkt. In den folgenden Jahren identifizieren mehrere Gruppen (u. a. Snyder, Hughes und Terenius) die Morphinrezeptoren an den Synaptosomen verschiedener Neurone. 1972–1975 zeigen dieselben Gruppen, daß auch Substanzen, bei denen es sich wahrscheinlich um Peptide handelt und die aus dem Hirn und der Hypophyse stammen, sich an diese Rezeptoren binden können.

Hughes isoliert 1975 zwei dieser Substanzen – es sind Pentapeptide – und nennt sie Enkephaline; ihre Wirkung erinnert an jene des Morphins *in vitro*. Ihrerseits isolieren Guillemin, Ling und Burgus 1976 die vier Endorphine (die Bezeichnung schlug Eric Simon vor) $\alpha$, $\beta$, $\gamma$ und $\delta$, die aus jeweils 16, 31, 16 und 28 Aminosäuren bestehen. Chrétien (1976) findet diese Peptide in der menschlichen Hypophyse auf. Sie haben eine Morphinwirkung, die innerhalb einiger Sekunden unter dem Einfluß eines Morphinantagonisten, nämlich des Naloxons, verschwindet.

Das Neurotensin (13 Aminosäuren), das Carraway (1973–1975) im Hypothalamus isolierte und synthetisch herstellte, verursacht niedrigen Blutdruck, Darmkontraktionen, Absondern von ACTH, LH und FSH, Senkung des Glykogenspiegels in der Leber und Hyperglykämie.

Ein anderes Polypeptid geringer Dimension (11 Aminosäuren) wurde im Hypothalamus von Susan Leman 1975 isoliert. Es entspricht der Substanz P, die 1936 von Euler und Gaddum in der Darmschleimhaut und dann auch im gesamten Hirn feststellten. *In vitro* verhält es sich wie ein Endorphinantagonist.

Zweiundsechzig Jahre nachdem Legendre und Piéron Hunde dadurch in Schlaf versetzten, daß sie ihnen Zerebrospinalflüssigkeiten von am Schlafen gehinderten anderen Hunden einspritzten, isolierte Schoenenberger am Kaninchen unter ähnlichen Bedingungen ein Nonapeptid, das die elektroenzephalographischen Wellen des Einschlafstadiums auslöst (1974).

Alle diese Hormone haben gemeinsame Merkmale, die sie von den meisten anderen unterscheiden. Sie werden vom Nervensystem und anderen Zellen ektodermaler Herkunft abgesondert. Sie wirken dicht bei ihrem Entstehungsort und breiten sich über fünf Wege aus, drei davon sind am wichtigsten.

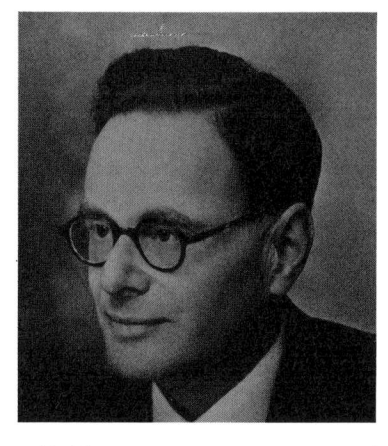

*Abbildung 3549*
*Hans Adolf Krebs, Universität Oxford. Nobelpreis 1953 für seine Entdeckung des Zitronensäurezyklus.*

*Abbildung 3550*
*Biosynthese der Schilddrüsenhormone $T_3$ und $T_4$ aus der Aminosäure Tyrosin und Jod.*

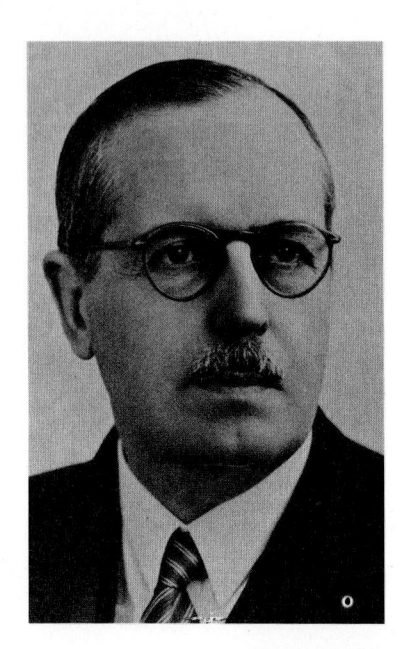

*Abbildung 3551
Bernardo Alberto Houssay, Institut für Biologie, Buenos Aires. Nobelpreis 1947 für seine Entdeckung der Bedeutung des Hypophysenvorderlappen-Hormons für den Zuckerstoffwechsel.*

*Der axonische Weg* (Collin, 1934; Picard und Stahl, 1950) wurde in bemerkenswerter Weise an Wirbellosen von Berta Scharrer (1944) und an Fischen von Ernst Scharrer untersucht; seine Erstbeobachtung war 1924.

Der zweite Weg geht über das Pfortadersystem zwischen *Hypothalamus und Hypophysenvorderlappen,* was Collin 1934 vermutet hatte; die Richtung vom Hypothalamus zur Hypophyse wiesen Houssay (1935), Harris (1946) und Green (1947) nach.

Eine *lokale Ausbreitung* mit kurzem Aktionsradius von den sekretorischen Zellen zu den Zielzellen gilt für das Somatostatin, zweifellos aber auch für andere Hormone.

Eine *Hydrenzephalokrinie,* d. h. den Transport durch die Zerebrospinalflüssigkeit, hatte schon Vesal im 16. Jahrhundert erwogen (»das Infundibulum ist ein Trichter, durch den die Hirnsäfte zum Hirnanhang strömen«); Collin, Roussy und Mosinger (1934) beachteten zwar diesen Transport, jedoch bestimmte man seine Rolle nicht näher.

Den *Übertritt in den allgemeinen Kreislauf,* den man am Beispiel der Katecholamine, des Argininvasopressins und des Oxytocins gut kennt, ist für andere Substanzen weniger eindeutig nachgewiesen.

Die Neurohormone, die wie Monoamine als Neurotransmitter wirken, spielen eine Hauptrolle in der vegetativen Aktivität und im Verhalten. Wiener hatte 1947 das Wort Kybernetik (im Sinne von Steuerung) erfunden, um die Untersuchung der automatisch geregelten Systeme zu bezeichnen. Die Biologen wollten dieses Wort auch auf den Informations- und Kontrollmechanismus der lebenden Organismen angewandt wissen. Guillemin gibt 1976 den Neurohormonen den Namen Kybernine.

Eine neue Wissenschaft ist geboren; sie befaßt sich mit der nervalen Kontrolle der inneren Sekretion und auch mit der Wirkung von Hormonen auf das Verhalten. Es handelt sich um die Neuroendokrinologie, die aus der ersten Beobachtung Scharrers, 1924, entstand; mit ihr verbunden bleiben die Namen Roussy und Mosinger, 1946; Pende, 1952; Bajusz und Jasmin, 1964; Martini und Ganong, 1966.

Zu den Polypeptiden mit geringem Molekulargewicht gehört auch das Angiotensin (Tobian, 1959). Im Anschluß an Goldblatts Arbeiten, die zeigten, daß die partielle Ligatur der Nierenarterie erhöhten Blutdruck bewirkt (1934), untersuchte Braun-Menende aus der Schule Houssays (1943–1945) die Sequenz, durch die ein eiweißabbauendes Nierenenzym, nämlich das Renin aus Goormaghtigs juxtaglomerulärem Apparat, vom hepatischen Hypertensinogen, das zu Angiotensinogen wird, Hypertensin abspaltet (Tobian, 1959); letzteres wird zu Angiotensin 1, einem Dekapeptid, das ein anderes Enzym in Angiotensin 2 umwandelt. Dieses Oktapeptid, das viel gefäßverengender wirkt als das Noradrenalin, verursacht die Sekretion von Aldosteron aus der Nebennierenrinde und von antidiuretischem Hormon aus dem Hypothalamus (Bonjour und Malwin, 1970).

## Die Polypeptide mittlerer Dimension

Hierzu gehören die gastrointestinalen Hormone.

Das erste bekanntgewordene Hormon, das Sekretin, ist ein solches. Noch viele andere folgten seitdem. Von mehreren kennen wir inzwischen Struktur, Absonderungsort und Wirkung, z. B. des Sekretins (27 Aminosäuren), des

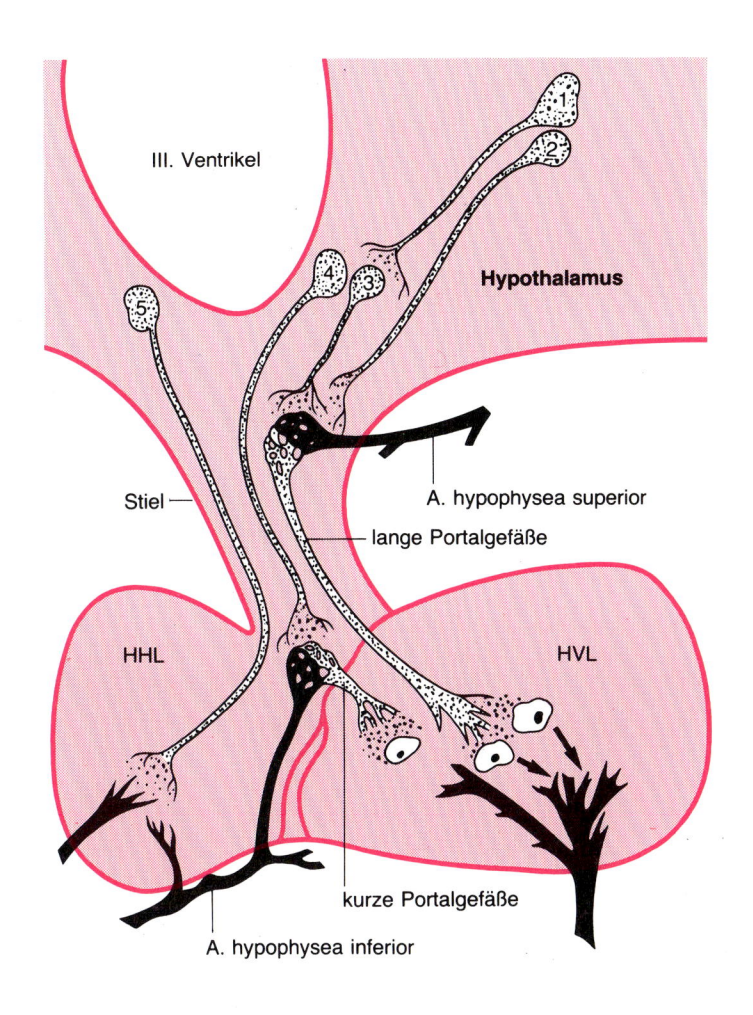

*Abbildung 3552
Hypothalamisch-hypophysäre
Einheit mit dem Pfortadersystem
(Portalgefäßsystem).*

Cholezystokinin-Pankreozymins (33 Aminosäuren) sowie des Gastrins (17 Aminosäuren), das sowohl vom Magen als auch von den α-Zellen der Langerhansschen Inseln abgesondert wird (Gregory, 1974). Andere gastrointestinale Polypeptide, die Grossman (1976) Hormonkandidaten nannte, sind weniger gut identifiziert und haben noch nicht ihre Qualifikation als Hormone erhalten.

Das kortikotrope Hormon oder Kortikotropin, abgekürzt ACTH, haben Li, Evans und Myriam Simpson 1942 im Hypophysenvorderlappen isoliert und gereinigt. 1961 synthetisierten Hoffmann, Schwyzer und Kapeller die Teilkette aus 24 Aminosäuren, die für seine hormonale Wirkung maßgeblich ist. Schwyzer und Sieber haben die Synthese des Schweine-ACTH mit seinen 39 Aminosäuren 1963 durchgeführt; Bruckner und Bajusz synthetisierten 1967 menschliches ACTH mit einer fast identischen Zusammensetzung. Das oder die melanotrope(n) Hormon(e), d. h. α- und β-MSH, Verwandte des ACTH, isolierten 1955 Lerner und Lee.

Seit den ersten Arbeiten von Anselmino und Hoffmann über das Adipokinin 1934 bildete der fettmobilisierende Effekt von Extrakten des Hypophysenvorderlappens oder des Hypothalamus mehrfach den Gegenstand von Isolierungsversuchen. 1958 wiesen Chalmers, Pawan und Kekwick im menschlichen Harn eine fettmobilisierende Substanz nach. Seitdem hat sich eine bedeutende Zahl von Hypophysenhormonen, vor allem das GH, aber

*Abbildung 3553*
*Edward Calwin Kendall, Mayo-Klinik. Kendall erhielt mit Hench und Reichstein 1950 einen Nobelpreis für ihre Entdeckungen bezüglich des Aufbaus und der biologischen Wirkungen der Hormone der Nebennierenrinde.*

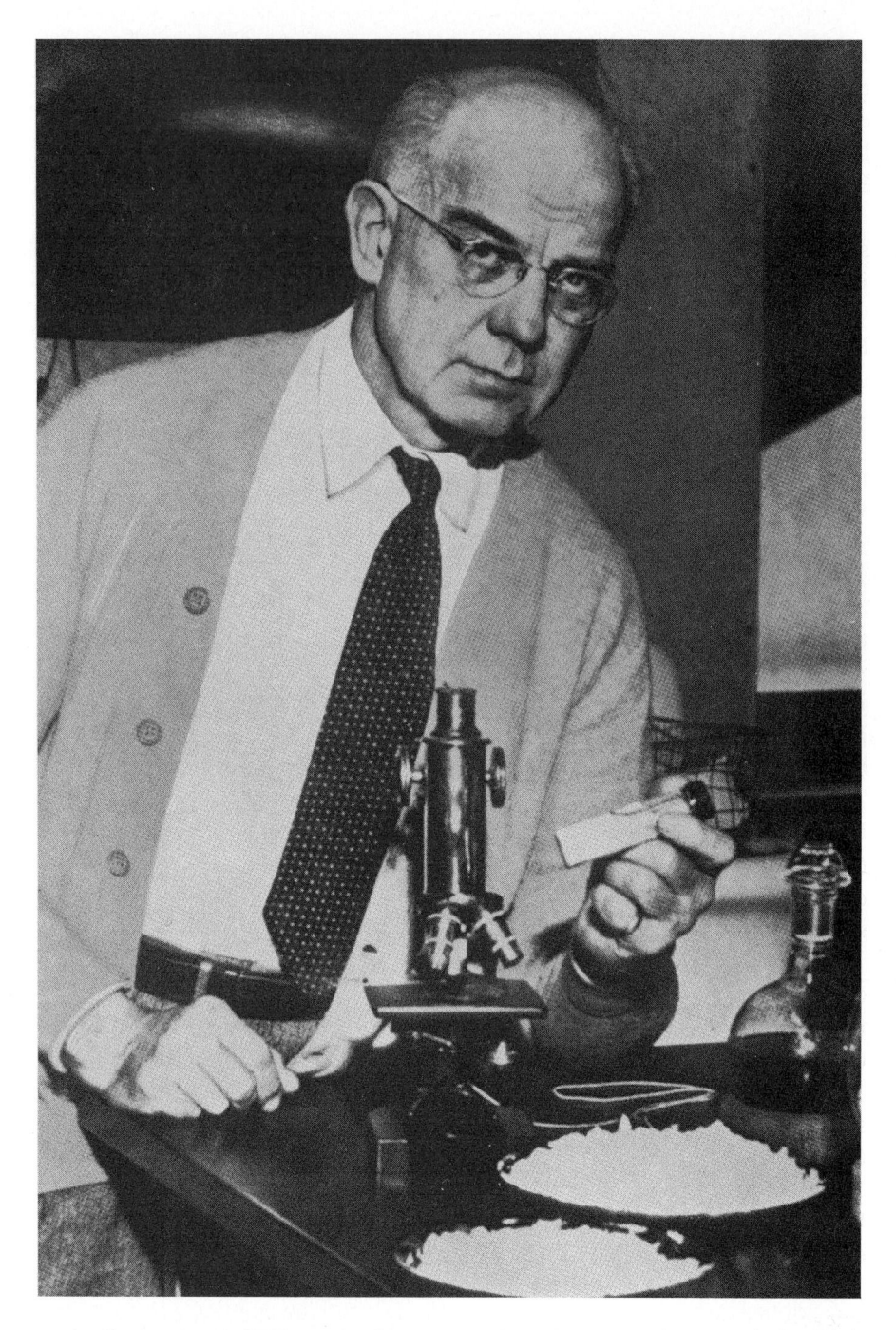

auch direkt das ACTH und TSH, ungeachtet ihrer Wirkung auf die Zieldrüsen als lipolytisch erwiesen.

Im Laufe der Purifizierung von ACTH des Schafs isolieren Birke und Li 1964 ein $\beta$-Lipotropin. Im folgenden Jahr bestimmt Li seine Struktur: es besteht aus 90 Aminosäuren. Der Autor stellt eine doppelte lipolytische und melanozytenstimulierende Wirkung fest. Chrétien (1967–1970) weist nach, daß das $\beta$-Lipotropin des Schafs mit 90 Aminosäuren die Vorstufe eines $\gamma$-Lipotropins mit 58 Aminosäuren und vielleicht auch des $\beta$-MSH darstellt; letzteres findet sich vollständig im Molekülinneren. Jedoch stellt das menschliche $\beta$-MSH, das man radioimmunologisch identifiziert hat, vielleicht ein

Artefakt dar (Blomfield, 1974; Bachelot, 1977). Die vier Endorphine, die Ling, Burgus und Guillemin (1976) identifizierten und synthetisierten, sind ebenfalls Bestandteile des $\beta$-Lipotropins, das sich zur Zeit eher als ein Prähormon denn als ein Hormon darstellt; eine physiologische Rolle dieser Substanz in der Lipolyse ist nicht nachgewiesen worden.

In der vorherigen Periode hatte man Insulin extrahiert, purifiziert und kristallisiert. Sanger (1955) beschrieb die Struktur seiner A- und B-Ketten, die jeweils 21 und 30 Aminosäuren besitzen und nur durch zwei Disulfidbrücken vereinigt sind. Eine erste Synthese führten 1964 gleichzeitig die Gruppen Katsoyannis (USA), Zahn (Deutschland) und Wang (China) durch. In Basel gelang Sieber und seinen Mitarbeitern 1974 die Totalsynthese des menschlichen Insulins mit allen chemischen und biologischen Merkmalen.

Steiner (1967) verdanken wir die Entdeckung des Proinsulins, das zunächst von den $\beta$-Zellen synthetisiert wird, zwei durch eine Peptidverbindung vereinigte Ketten besitzt und aus dem das Insulin entsteht.

Die Kristallisation des Glukagons (Bromer, Staub, Sinn und Behrens, 1954) und seine Synthese (29 Aminosäuren; Wünch, 1967) geschah gleichzeitig mit derjenigen des Insulins. In der Zwischenzeit hatte Sutherland (1948) das oder die Enteroglukagon(e) erkannt. Orci (1968) lokalisiert die Absonderung von Glukagon in den $\alpha$-2-Zellen der Pankreas- und Duodenojejunum-Inseln. Die Bedeutung des Glukagons für die Regulierung des Energiestoffwechsels zeigen Lefèbvre, Luycks, Unger, Assan und Tchobrutsky (ab 1970).

Neben Insulin, Glukagon und Gastrin isolierte man ein viertes Hormon im Pankreas, das von besonderen Zellen zwischen den azinösen gebildet wird (Gepts, 1971–1977). Es handelt sich um das Pankreaspolypeptid, dessen erhöhte Absonderung nach den Mahlzeiten die Säurebildung im Magen stimuliert (Kimmel, 1968; Lin und Chance, 1974).

Aurbach (1959), Rasmussen und Craig (1961) reinigten das Nebenschilddrüsenhormon und erkannten seine Struktur. Es steigert die Phosphorexkretion über den Harn (Samiy, 1965; Takeuchi, 1969; Amiel, 1970), senkt jene des Kalziums durch eine vermehrte Rückabsorption in den Tubuli (Widrow, 1962), steigert die Absorption dieses Ions im Darm (Cramer, 1961) und stimuliert die Knochen-Resorption sowie die osteoklastische Tätigkeit (Kroon, 1954; Gaillard, 1961). Während das Nebenschilddrüsenhormon die Rückabsorption des Kalziums in den Nierentubuli steigert, verursacht ein Überschuß an dieser Substanz durch verstärkte Filtration (Widrow, 1962) eine Hyperkalzurie.

Im Gegensatz zu diesen Erscheinungen, die zur Erhöhung des Kalziumspiegels führen, identifizierte Copp 1961 durch Perfusion isolierter Schild- und Nebenschilddrüsen von Hunden mit Hyperkalzämie einen kalziumsenkenden Mechanismus. Das hormonale Zwischenglied, das man Kalzitonin nennt, schreibt man zunächst der Nebenschilddrüse zu.

Hirsch und Munson (1963) erkennen dann, daß es aus der Schilddrüse stammt und nennen es Thyrokalzitonin. Baghdiantz (1964) zeigt, daß es sich um dasselbe Produkt handelt, und daß dieses ausschließlich in der Schilddrüse gebildet wird. Endgültig behält es dann die Bezeichnung Kalzitonin.

1967 lokalisiert es Copp in den C- oder parafollikulären Zellen, die Nonidez schon 1932 identifiziert und als hormonal tätig vermutet hatte. Copp zeigt gleichzeitig die Herkunft dieser Zellen aus dem Ultimobranchialkörper der niederen Wirbeltiere. Die Struktur des Kalzitonins (32 Aminosäuren) wird – mit einigen Unterschieden von einer Art zur andren – 1968 von Neher festgelegt. Die Synthese führt im selben Jahr Sieber durch.

Die neueren Fortschritte in der Kenntnis des Kalziumstoffwechsels haben die Zusammenhänge zwischen Vitaminen und Hormonen in einem neuen Licht erscheinen lassen. Carlsson (1952) und die Luca (1957) haben gezeigt, daß das Cholekalziferol oder Vitamin D nur ein Prähormon ist, das in der Leber in das viel aktivere 25,26-Dihydroxycholekalziferol umgesetzt wird; (Blunt und de Luca, 1968); die Niere wandelt es in ein noch aktiveres Hormon um, nämlich in 1,25-Dihydroxycholekalziferol (Lawson, 1971; Semmler, 1972; Fraser und Kocidek, 1970). Diese Synthese wird geregelt durch einen Rückkopplungsmechanismus, der von der Höhe der Kalzämie und der Absonderung von Nebenschilddrüsenhormon abhängt (de Luca und Mitarbeiter, 1972).

Auch die großen hormonalen Polypeptide analysiert man; zur Zeit arbeitet man an ihrer Synthese.

Drei dieser Hormone bestehen aus einer einzigen langen Aminosäurenkette mit zwei bis drei Disulfidbrücken. Die ersten beiden sondert der Hypophysenvorderlappen ab.

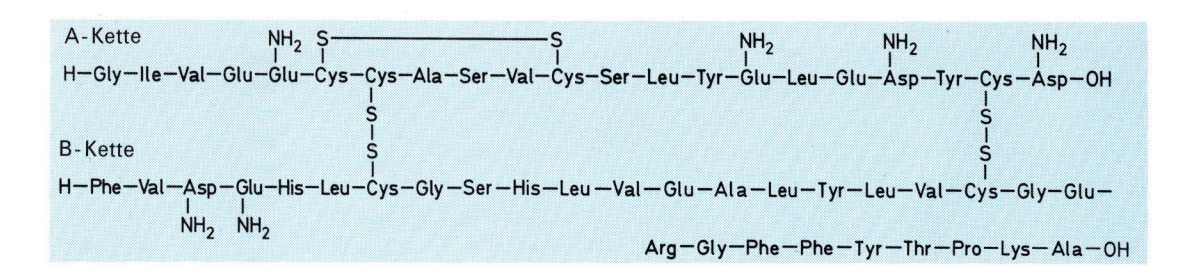

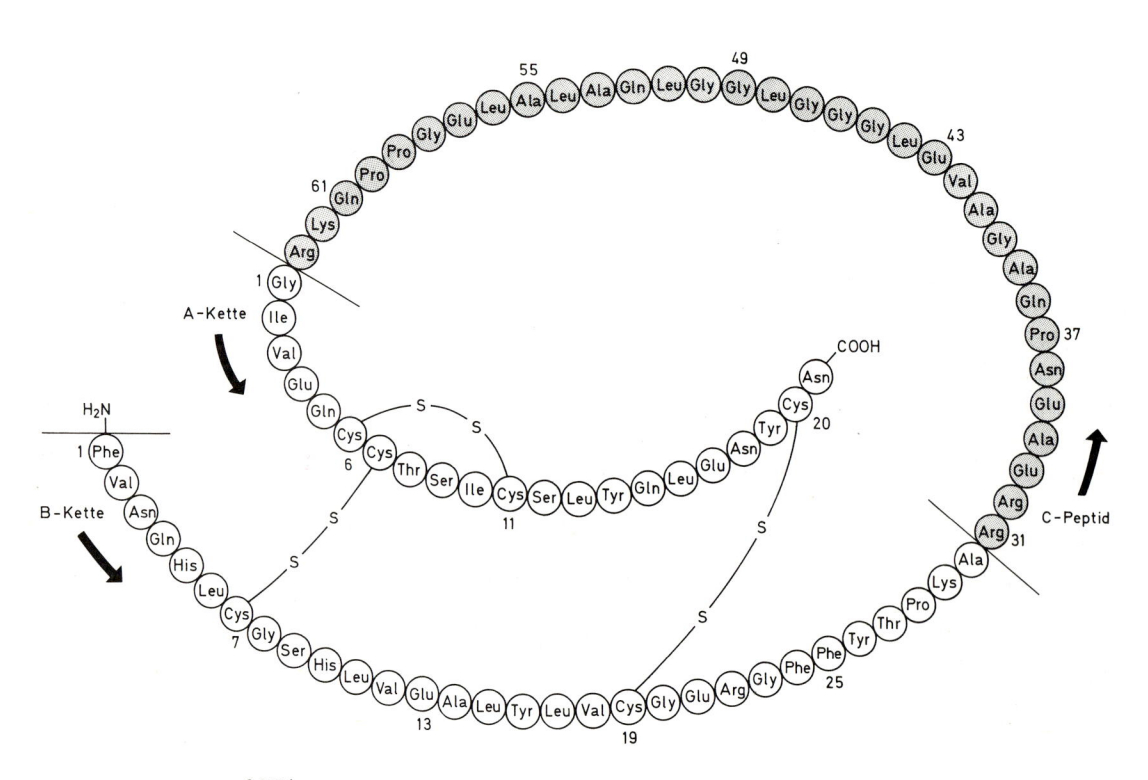

*Abbildung 3554
Chemische Struktur von menschlichem Insulin (oben), aufgebaut aus Aminosäurebausteinen wie Glycin (Gly) und Cystein (Cys); unten primäre Struktur von Schweineproinsulin, der Vorstufe des Insulins beim Hausschwein.*

Das sehr spezifische Wachstumshormon (190 Aminosäuren beim Menschen), das durch die Arbeiten von Li identifiziert wurde (die Extraktion geschah 1932–1944, die Purifizierung 1948, und die Struktur fand man 1956), stimuliert das Wachstum über den Eiweißanabolismus, ferner die zelluläre Phosphor-, Kalium-, Natrium- und Kalziumretention, es steigert die Lipolyse und vermindert die Glykolyse.

Das Prolaktin (190 Aminosäuren; Dixon und Li, 1969), das Lewis (1972) in der menschlichen Hypophyse isolierte, regt die Milchabsonderung an und hemmt die Gonadotropinsekretion.

Das laktogene Plazentahormon (191 Aminosäuren)/Li, 1966; Niall, 1971) hat deutlich denselben Effekt.

Die Glykoproteidhormone, bei denen das Molekulargewicht bis um 30000 ansteigt, enthalten gewichtsmäßig 10–20 Prozent Kohlehydrate. Das follikelstimulierende Hormon, abgekürzt FSH (Papkoff, 1967), das luteinisierende Hormon, LH (Ward, 1959–1968) sowie das thyreotrope Hormon, TSH (Fontaine, 1967), die alle drei vom Hypophysenvorderlappen gebildet werden, ferner auch das Choriongonadotropin der Plazenta (Canfield und Bell, 1969) haben viele Gemeinsamkeiten. Ihre unspezifische $\alpha$-Kette ist mehreren unter ihnen gemeinsam; ihre $\beta$-Kette ist spezifisch für ihre biologische Wirkung und ihre immunologischen Reaktionen. Das in der Niere gebildete Erythropoetin ist für die Differenzierung der roten Blutkörperchen notwendig (Jacobson, 1957; Goldwasser, 1971); mit einem Molekulargewicht von 46000 übertrifft es zweifellos alle Proteohormone bei weitem an Ausdehnung.

Auf die Synthese des Desoxykortikosterons durch Steiger und Reichstein kurz vor dem Zweiten Weltkrieg folgte jene des Kortikosterons (von Euw, Lardon und Reichstein, 1944), des Kortisons (Kendall, Sarret und Reichstein, 1948) und des Hydrokortisons (Lardon und Reichstein, 1953), für das Shoppee die Benennung Kortisol vorzieht; es ist das Haupthormon der menschlichen Nebennierenrinde.

Desoxykortikosteron hat zahlreiche Addison-Kranke gerettet, doch ist es nicht das Hormon, das beim gesunden Menschen die Natriumreabsorption regelt. 1953 extrahieren Grundy, Samuel Simpson und Tait aus 60 Kilo Rindernebenniere 1 Milligramm »Elektrokortin«, das vierundfünfzigmal aktiver ist als das Desoxykortikosteron. Zwei Jahre später synthetisiert es Schmidlin unter der neuen Bezeichnung Aldosteron.

Seit dieser Epoche haben die organischen Chemiker mehr und mehr diverse Formen von Synthesesteroiden der Kortisolreihe hervorgebracht; für die Geschlechtshormone gilt dies ebenfalls. An anderer Stelle werden wir darauf zurückkommen.

Die Anfänge der Cholesterinbiosynthese mit Azetat (Lynen, 1942) als Ausgangssubstanz, später auch des Cholesterins selbst (Bloch, 1950), veranlaßten viele Forscher, aufbauend auf den Arbeiten Bongiovannis und Eberleins (1958), die sich anschließenden Stufen mit ihren jeweiligen Enzymen zu analysieren, wobei sie bis zu den Glukokortikoid-, Mineralokortikoid- und Geschlechtshormonen der Nebennierenrinde, der Hoden und der Eierstöcke gelangten; jede Stufe kann zu einer pathologischen Veränderung führen, für die dann schließlich eine palliative Behandlung mehr oder weniger unerläßlich wird.

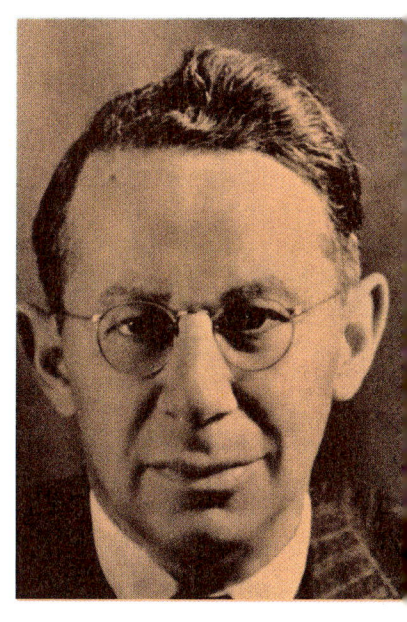

*Abbildung 3555*
*Tadeusz Reichstein, Universität Basel (vgl. Abb. 3553).*

# Die Prostaglandine

1931 hatten Goldblatt in England und von Euler in Schweden gezeigt, daß ein Extrakt aus menschlichem Sperma die glatten Muskeln zusammenzieht und den Blutdruck senkt. In derselben Nummer der *Klinischen Wochenschrift* vom 17. August 1935 und sogar auf derselben Seite 1182 schlagen Allen, Butenandt, Corner und Slotta die Bezeichnung Progesteron für ein Steroid vor, dessen Extraktion aus dem Gelbkörper und dessen Synthese soeben geglückt sind, während seinerseits U. von Euler den Namen Prostaglandin für eine andere Substanz vorschlägt.

Sie ist als Fettsäure identifiziert, im Sperma und in den Samenbläschen vorhanden und scheint aus der Vorsteherdrüse zu stammen. Während die Pathophysiologie des Progesterons sofort bearbeitet und das Hormon in der Therapeutik benutzt wird, werden die Prostaglandine noch über zwanzig Jahre ruhen.

1957 extrahiert Bergström 1800 Milligramm Prostaglandin aus zwei Tonnen Samenbläschen vom Schaf. Im folgenden Jahr isolierten Bergström und Sjövall die beiden ersten Prostaglandine als Fettsäuren mit zwanzig Kohlenstoffatomen. 1962 werden es sechs sein, 1976 im menschlichen Organismus zwölf, aber es sollten an die fünfhundert werden, die man in den folgenden Jahren synthetisieren wird.

Während bei den Säugern das menschliche Sperma als die reichste Prostaglandinquelle gilt (300 $\mu$g/ml), entdecken 1908 Weinheimer und Spraggins 1 bis 2 Prozent Isomere dieser Substanzen im Trockenextrakt der karibischen Koralle *Plexaura hormonella;* dadurch werden nun ausgedehnte synthetische Arbeiten und die pharmakodynamische Untersuchung möglich. Wir kennen heute die Herkunft der Prostaglandine (Samuelson und Bergström, 1969): es sind mehrfach ungesättigte Fettsäuren, z. B. Arachidonsäure, namentlich Phospholipide, die in den meisten Geweben vorkommen, einschließlich jenen, die der Fortpflanzung dienen. Daß der Anteil im Sperma und in den Samenbläschen am größten ist, kann nicht ohne physiologische Bedeutung sein.

Die erwiesenen pharmakologischen Wirkungen der Prostaglandine mehren sich täglich. Darunter befinden sich folgende: Blutdrucksenkung und Kontraktion der glatten Muskulatur im allgemeinen (Goldblatt und von Euler, 1935), Tachykardie (Bergström, 1959), Gebärmutterkontraktionen mit ihrem Einfluß auf die Wehentätigkeit und den Abortus (Karin, 1970), antikatecholaminerge Wirkung auf die Lipolyse und allgemeiner in den Reaktionen der Adenylzyklase mit Hormonen (Bergström, Steinberg und Vaugan, 1962), ein Antivasopressineffekt (Orloff, 1965), Senkung der Magensekretion und Schutzeffekt gegen Magengeschwüre (Smith und Lands, 1971), Stimulierung entzündlicher Reaktionen und der Blutplättchenaggregation (Willoughby und di Rosa, 1970); die Wirkung von Aspirin und Indometazin auf diese Erscheinungen hängt vielleicht mit einer Hemmung der Prostaglandinsynthese zusammen (Vane, Smith und Ferrara, 1971). Ein besonderes Prostaglandin, das $P_gX$ oder Prestozyklin, wirkt umgekehrt, also der Blutplättchenaggregation entgegen (Vane, 1976). Durch ihre manifeste Synthese in den meisten Geweben und ihre zahlreichen Wirkungen heben sich die Prostaglandine von den Hormonen im allgemeinen ab. Sie sind jedoch wie diese »chemische Boten«.

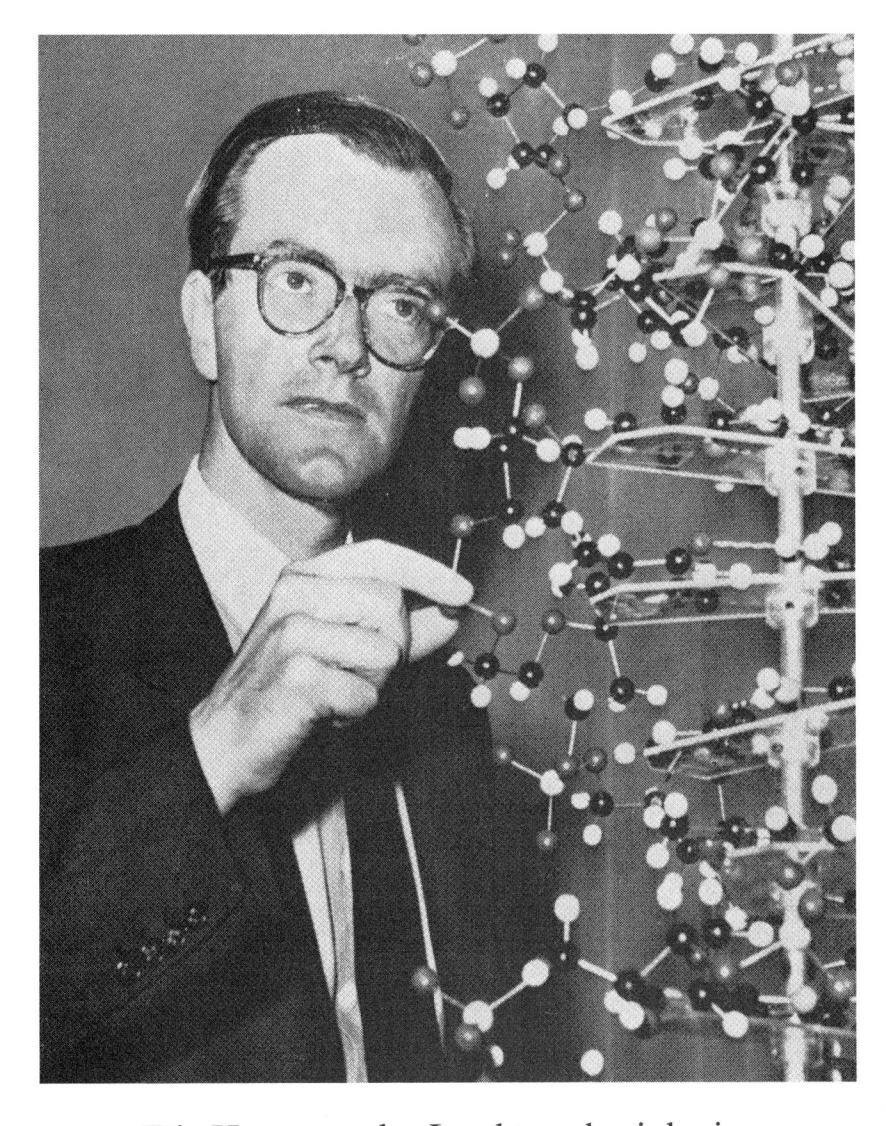

*Abbildung 3556*
*Hugh Frederick Wilkins, Kings-College London. Wilkins erhielt mit Watson und Crick 1962 einen Nobelpreis für ihre Entdeckung auf dem Gebiet des molekularen Aufbaus der Nukleinsäuren und seiner Bedeutung für die Erforschung des lebenden Organismus.*

## Die Hormone der Insektenphysiologie

Bei den Wirbeltieren erscheint die Hypophyse gemeinsam mit der Chorda dorsalis, und man hat zunächst angenommen, daß für diese Verzweigung Hormone verantwortlich sind. Höchstwahrscheinlich greift ein hormonaler Bote auf allen Stufen des Aufbaus der Lebewesen ein. An Insekten hat man im Laufe der letzten dreißig Jahre vielfältige Arbeiten durchgeführt. 1954 isolieren Butenandt und Karlson aus 500 Kilo Seidenraupen 25 Milligramm Ekdyson, ein von der Prothoraxdrüse abgesondertes $C^{27}$-Steroid, das Häutungshormon. Williams (1951) extrahiert aus den *Corpora allata* das Juvenilhormon, ein unverseifbares, nicht steroidisches Lipid, das den umgekehrten Effekt hat und das man später auch im Gelee royale wiederfindet (Schneiderman, 1958). Die Sekretion dieser Hormone wird von einer oder mehreren nervalen Absonderungen gesteuert (Ernst und Bertha Scharrer, 1948–1962; Bounhiol und Lavenseau, 1966).

Besser bekannt wurde die Hormonbildung in der produzierenden Zelle und die Wirkung auf die Zielzellen u. a. durch die Elektronenmikroskopie, welche die zuvor nur flüchtig beachteten interzellulären Organellen identifizierte; dies gilt auch für die differentielle Zentrifugation (Claude, Palade und de Duve, 1945–1965), die es ermöglichte, alle Organellen zu isolieren und eine ausreichende Menge für die Analyse ihrer biochemischen Wirkung zu gewinnen, ferner auch für die Benutzung radioaktiver Isotopen.

Jede dieser intrazellulären Organellen ist wie die Zelle selbst von einer oder mehreren Membranen umgeben, deren Zusammensetzung den metabolischen und energetischen Austausch regulieren. Die Mitochondrien sind der Sitz der Energieproduktion (Lehninger, 1960; Hoch, 1962; Tata, 1963; Roche, Rall und Michel, 1963). Die Ribosomen, in denen die Protein- und somit die Enzymsynthese vonstatten geht, sind an das endoplasmatische Retikulum gebunden. Die entstandenen Substanzen bilden im internen retikulären Golgi-Apparat Bläschen, die Sekretkörnchen enthalten. Sie wandern zur Zelloberfläche, von der sie sich durch Abschnürung ablösen. Mikroskopische Kanälchen und Filamente sind an diesen Erscheinungen beteiligt (Claude, de Duve und Palade, 1945–1965). Die Hormonsynthese erfolgt im allgemeinen in mehreren Etappen; es handelt sich um Kettenreaktionen, die ein oder mehrere Prähormone produzieren, die heute in den meisten endokrinen Drüsen identifiziert sind.

Der Umfang der Reservehaltung der auf diese Weise gebildeten Hormone schwankt von Drüse zu Drüse: vier Minuten dauert die Testosteron- und Kortisolproduktion, vier Tage jene des Insulins und zwei Monate jene des Thyroxins, dessen Speicherung als Kolloid einmaligen Charakter hat.

Für die Spezifität des genetischen Codes jeder Proteinsynthese gilt die Regel: ein Gen für jedes bekannte Enzym. Da in Biosynthese und Wirkung jedes Hormons mehrere Enzyme eingreifen, muß man mit eben sovielen

*Abbildung 3557*
*Schematische Darstellung eines Regelkreises (links) und Steuerung und Regelung der Sekretion glandotroper Hormone (rechts).*

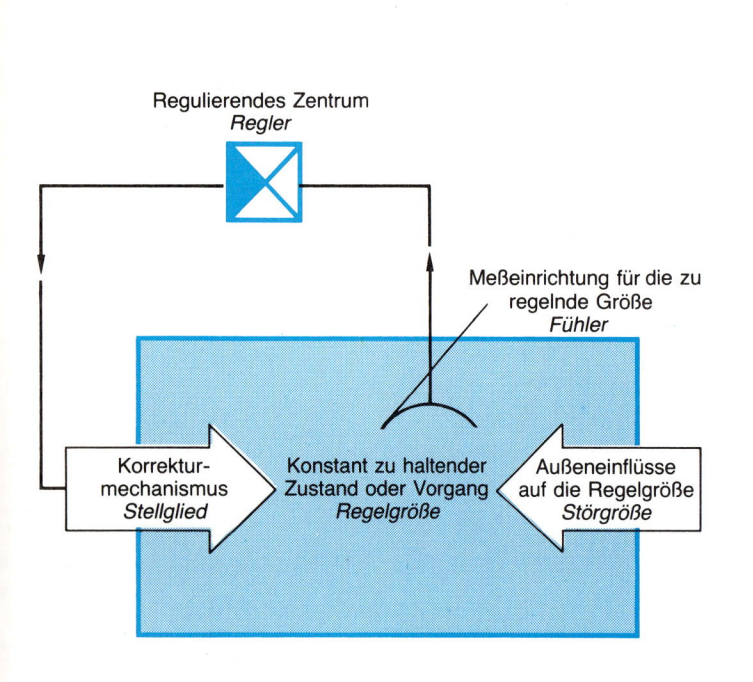

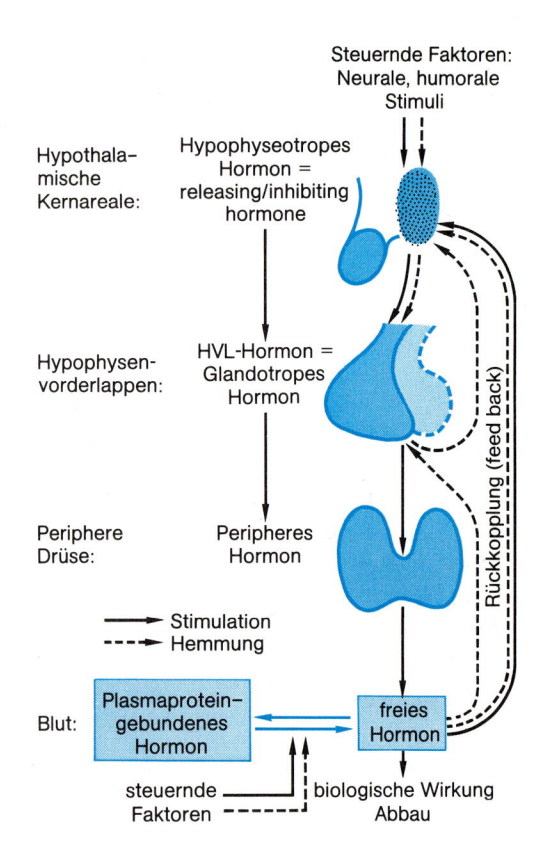

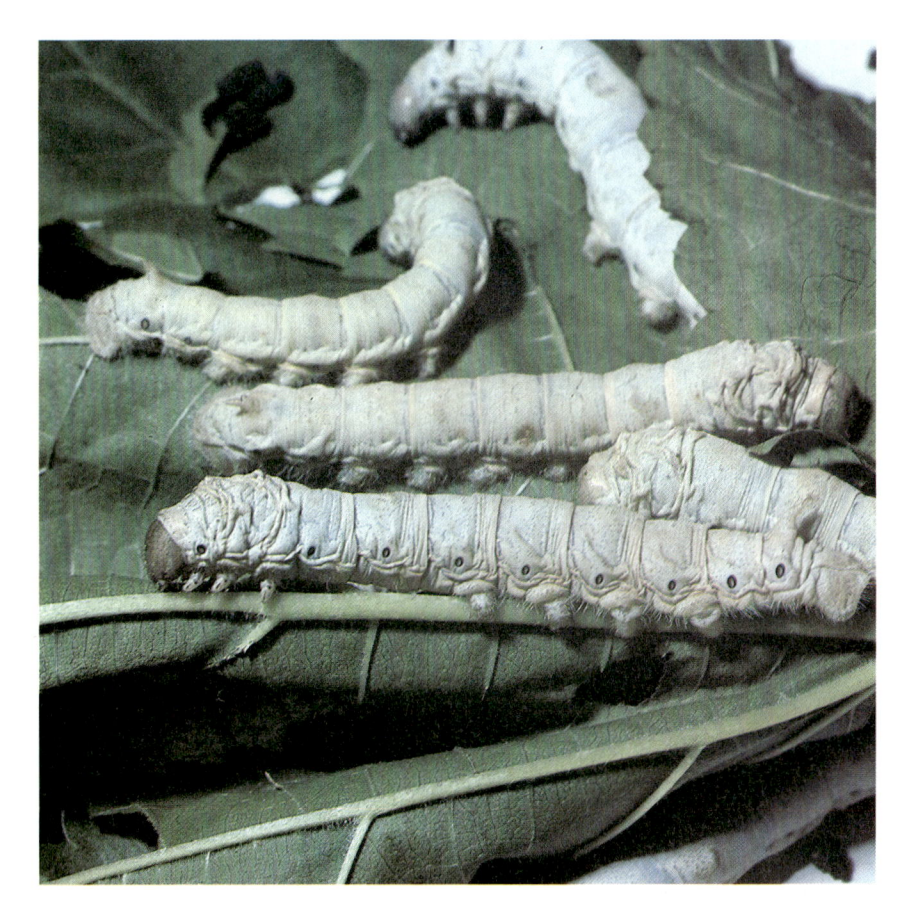

*Abbildung 3558
Seidenspinnerraupen. Seidenraupen sondern das Häutungshormon Ekdyson ab (vgl. S. 3155). In Asien werden die für die Seidenproduktion wichtigsten Arten der Seidenraupen gehalten.*

verschiedenen genetischen Faktoren der hormonalen Physiologie rechnen. Im allgemeinen sammeln sich diese Faktoren, die zur Biosynthese eines Hormons führen, in einer spezialisierten Zelle an, für die es zahlreiche Beispiele gibt, u. a. im Pankreas und im Hypophysenvorderlappen. Diese Spezifität ist jedoch nicht absolut. Zum Beispiel kann im Hypophysenvorderlappen dieselbe Zelle zwei Hormone absondern (Westphal, 1971). Ebenso gilt dies für die Schilddrüse, die Hoden und die Eierstöcke.

Sobald ein Hormon an das Blut abgegeben ist, wird es von einem Protein gebunden (Larson, Robbins, Winzler, Gordon und de Vischer, 1952; Rall, 1954; Daughaday, 1958; Mercier, Alfsen und Beaulieu, 1965; Sandberg, 1966), das es zeitweise unwirksam macht, bisweilen auch wasserlöslicher. Ein einziger Teil bleibt weiterhin frei; ein anderer wird im Kontakt mit den Rezeptoren frei (Jensen und Jacobsen, 1962; Edelman, 1963; Keir, 1971). Die Fixierung geschieht an allosterische Rezeptoren, die an der zytoplasmatischen Membran der Zielzellen gelegen sind; diese hatten Paul Ehrlich (1890) und Clark (1933) schon vermutet, bevor man sie vor kurzem identifizierte (Samuels, Beaulieu, Liao, King und Mainwaring etc., 1970). Die Untersuchung mit Isotopen hat es ermöglicht, die Halbwertszeit der Hormone im Blut zu kennen; sie hängt von Produktion, Fixierung und vom Stoffwechsel der Hormone ab.

Einmal an ihre Rezeptoren fixiert, wirken die Monoamin- und Polypeptidhormone, indem sie Adenylzyklase freisetzen, die Adenosintriphosphat in zyklisches Adenosinmonophosphat (zyklisches AMP) umwandelt. Letztere Substanz liefert die nötige Energie für die ausgelöste Reaktion. Eine Phos-

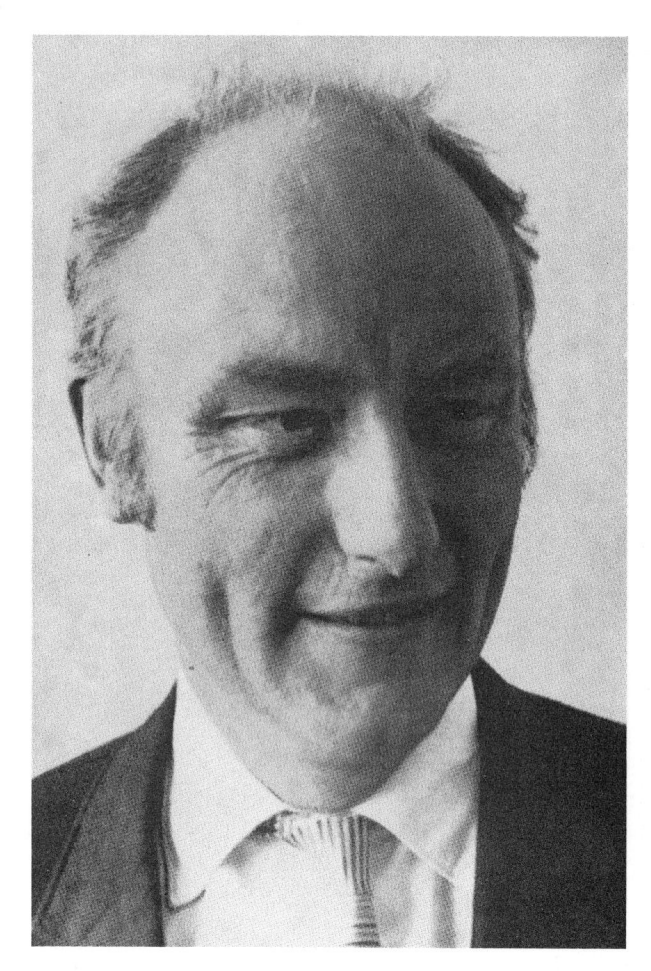

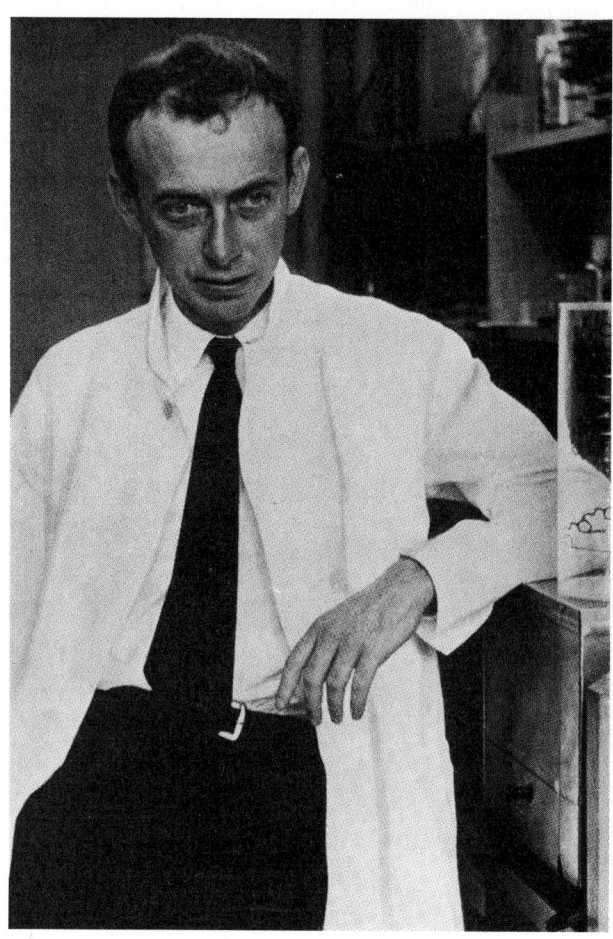

*Abbildungen 3559 und 3560 Harry Compton Crick, Institut für Molekularbiologie des medizinischen Forschungsrats Cambridge (links), und James Dewey Watson, Harvard-Universität, Cambridge/USA (rechts), s. a. Abbildung 3556.*

phordiesterase senkt den Gehalt an zyklischem AMP, indem sie dieses in unwirksames 5'-AMP umsetzt (Sutherland, 1960–1969). Parallel dazu bildet eine Guanylzyklase zyklisches Guanylmonophosphat (zyklisches GMP; Ashman, 1963). Die Reaktionen, die jeweils zyklisches AMP und GMP benutzen, sind im allgemeinen antagonistisch (Goldberg, 1974), ebenso die $\alpha$-und $\beta$-adrenergischen Reaktionen (Schultz und Sutherland, 1975).

Die hauptsächliche intrazelluläre Hormonwirkung besteht dank der so gelieferten Energie aus der Kontrolle über die Synthese der spezifischen Enzyme, die für die eingeleiteten Reaktionen nötig sind. Diese Synthese gehorcht dem Code, den die Messenger-RNS überträgt (Jacob, Lwoff und Monod, 1960).

Nachdem die Steroide, die Schilddrüsenhormone und vielleicht auch die anderen Hormone die Plasmamembran und dann das Zytoplasma durchquert haben, werden sie von einem Zytosolprotein als Rezeptor fixiert. Es transportiert sie zur Kernmembran, wo an einem Akzeptor derselbe allosterische Erkennungsvorgang mit Fixierung und Auslösung einer Kettenreaktion abläuft; in diese Reaktionen schalten sich wiederum spezifische Enzyme ein (Jensen und Jacobsen, 1962; Edelman, 1963; Liao, 1969; King und Mainwaring, 1974).

Wenn ein Hormon auch im allgemeinen in seiner definitiven Form abgesondert wird, in der es nach Umwandlung eines oder mehrerer Prähormone wirksam wird, kann es sich doch zumindest teilweise als Prähormon verhalten und im Zytosol zu einem wirksamen Hormon umgesetzt werden. Auf diese Weise wandelt die 5-α-Reduktase Testosteron in Dihydrotestosteron um (Forchielli und Dorfman, 1956; Tomkins, 1957), oder es wird zu Östradiol aromatisiert (West, 1956; Naftolin, 1971).

Die Analyse der Hormonwirkung auf die Zellen hat von der Benutzung radioaktiver Isotopen und der Radioimmunologie profitiert. Das Gesetz von der Proportionalität der Effekte und vom Aktivitätsminimum sowie das Alles-oder-Nichts-Gesetz vom Jahrhundertbeginn hat man komplettiert. Michaelis' alte Gleichung, nach der die Geschwindigkeit einer Enzymreaktion von Substrat- und Enzymkonzentration abhängt, kann man auch auf die Hormone anwenden. Zwischen einem Wirkungsmechanismus aufgrund der Sättigung aller Rezeptoren und einem Nulleffekt, bei dem die Chancen zum Erreichen dieser Rezeptoren unerheblich sind, verhält sich der Effekt als Ganzes proportional zur Hormonkonzentration. Große Abweichungen sind eine Folge des Eingriffs diverser Faktoren, insbesondere der Affinität des Hormons für seine spezifischen Rezeptoren, der Zahl oder des Aufnahmevermögens dieser Rezeptoren und des Wirkungsgrads nach der Fixierung.

Letztere Erscheinung wird durch Bestimmung der ausgeübten Wirkung gemessen, die beiden können auch getrennt gemessen werden. Nach Inkubation der Rezeptorproteine mit steigenden Dosen eines mit Tritium markierten Hormons gibt das Schema nach Scatchard (1949) auf der Abszisse die molare Hormonproportion an, die pro Proteineinheit gebunden vorliegt; auf der Ordinate erscheint das Verhältnis zwischen gebundenem und frei gebliebenem Hormon. Die Koordinaten beschreiben eine Gerade, deren Ausgangspunkt auf der Ordinate die Affinität, deren Ende auf der Abszisse aber das Aufnahmevermögen des Rezeptors mißt. Fast alle Hormonrezeptoren bildeten den Gegenstand biochemischer Forschungen, ab 1968 wurden am meisten jene der Fettgewebe untersucht (Renold, Jeanrenaud, Quatrecasas, Shafrir, Bray, Fain und Saperstein, Braun, Hetcher, Wenke, Clausen sowie Ball), der Leber (Sutherland und Freychet) sowie die gonophorischen Rezeptoren der Sexualhormone (Samuels und Beaulieu).

Zwischen Hormonen und Rezeptoren verläuft eine komplexe Steuerung. Eine optimale Hormondosis kann die Aufnahmefähigkeit der Rezeptoren induzieren und steigern; dies ist die positive Kooperativität (Lehninger, 1970), für welche die positive Wirkung des Testosterons auf die Auslösung der 5-α-Reduktase (Kutten und Mauvais-Jarvis, 1975) ein Beispiel darstellt. Eine hormonale Überschußkonzentration kann den entgegengesetzten Effekt ausüben (negative Kooperativität) und das Aufnahmevermögen des Rezeptors verringern; bei den Insulinrezeptoren ist dies zum Beispiel der Fall (Freychet, 1974).

Wenn die Hormone nach Ausübung ihrer Wirkung die Rezeptoren verlassen, werden sie abgebaut und ihre Überreste eliminiert.

Synthese, Sekretion, Transport, Fixierung, physiologische Wirkung, Hormonkatabolismus und Eliminierung ihrer Reste werden durch eine komplexe, äußerst sensible Homöostase geregelt, deren Irrtümer sich in der Pathologie wiederfinden. Eine negative Rückkopplung ist seit der vorhergehenden Periode für die Gonadostimuline bekannt. Sie ist bei allen endokrinen Drüsen nachgewiesen und untersucht worden. Seltener kommt es aber auch zu einer positiven Rückkopplung, die man auf bestimmten Sektoren identifiziert hat (Östradiol auf dem LH-Maximum: Ross, 1970; Yates, 1971;

MUSCLE

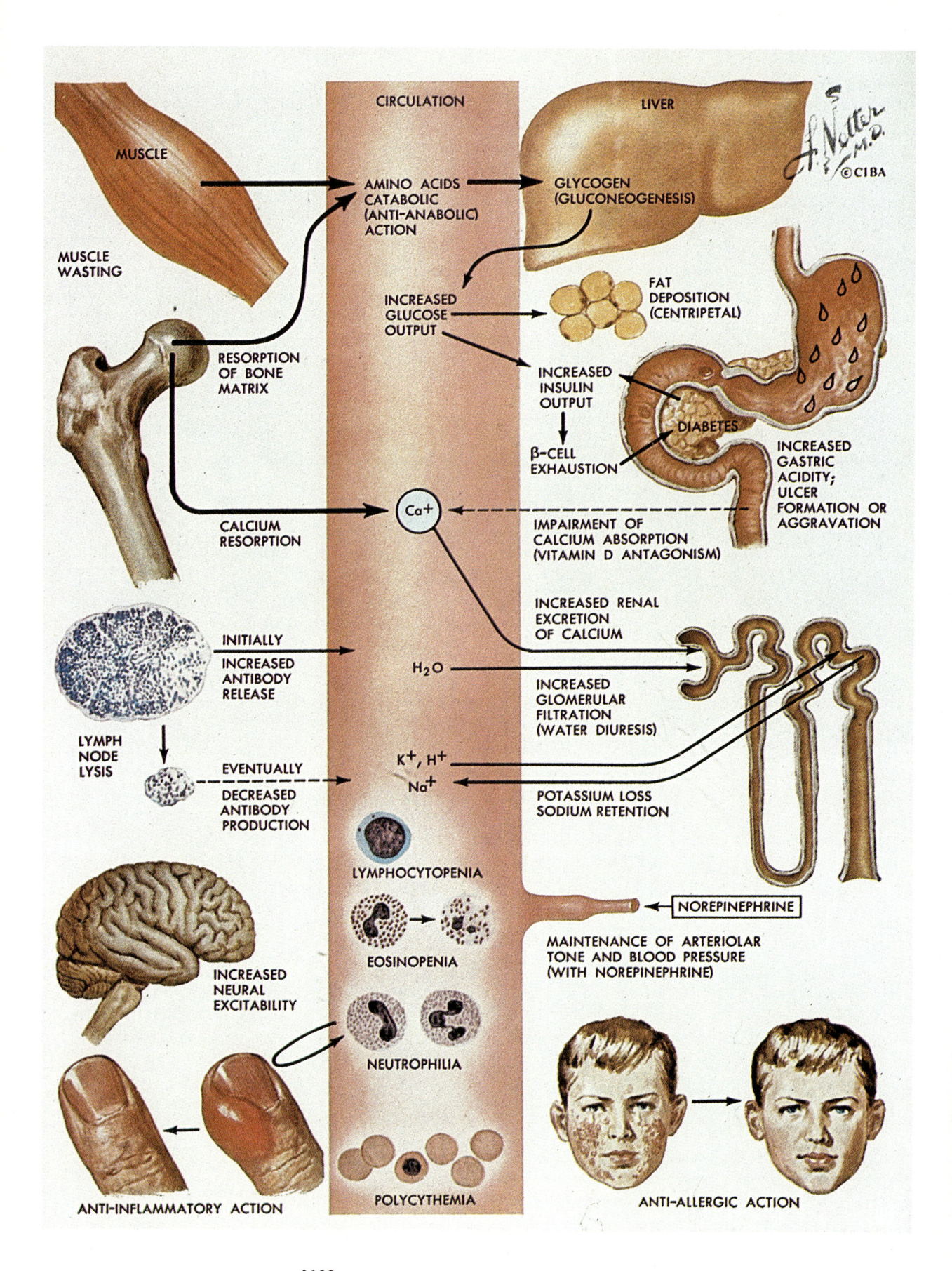

CIRCULATION

LIVER

MUSCLE WASTING

AMINO ACIDS CATABOLIC (ANTI-ANABOLIC) ACTION → GLYCOGEN (GLUCONEOGENESIS)

RESORPTION OF BONE MATRIX

INCREASED GLUCOSE OUTPUT → FAT DEPOSITION (CENTRIPETAL)

INCREASED INSULIN OUTPUT
β-CELL EXHAUSTION
DIABETES

INCREASED GASTRIC ACIDITY; ULCER FORMATION OR AGGRAVATION

CALCIUM RESORPTION

Ca⁺ ← IMPAIRMENT OF CALCIUM ABSORPTION (VITAMIN D ANTAGONISM)

INCREASED RENAL EXCRETION OF CALCIUM

INITIALLY INCREASED ANTIBODY RELEASE

H₂O → INCREASED GLOMERULAR FILTRATION (WATER DIURESIS)

LYMPH NODE LYSIS

EVENTUALLY DECREASED ANTIBODY PRODUCTION

K⁺, H⁺
Na⁺
POTASSIUM LOSS SODIUM RETENTION

LYMPHOCYTOPENIA

EOSINOPENIA

NOREPINEPHRINE
MAINTENANCE OF ARTERIOLAR TONE AND BLOOD PRESSURE (WITH NOREPINEPHRINE)

INCREASED NEURAL EXCITABILITY

NEUTROPHILIA

ANTI-INFLAMMATORY ACTION

POLYCYTHEMIA

ANTI-ALLERGIC ACTION

Testosteron auf dem Erscheinen der 5-α-Reduktase: Shimazaki, 1969; Kutten und Mauvais-Jarvis, 1975).

Zu dieser Autoregulation der hormonalen Sekrete und der Enzyme mit ihrem Substrat gesellen sich rhythmische Erscheinungen, die sich hauptsächlich in der Hypophyse abspielen und deren Mechanismus noch unzureichend definiert ist, obwohl sie im einzelnen gut analysiert sind; ihr Rhythmus schwankt zwischen einigen Stunden und mehreren Jahren und berechtigt zur Ausbildung einer echten Chronobiologie (Halberg, Reinberg, 1964), einer Chronopathologie und einer Chronopharmakologie (Reinberg, 1973), in der es um Produktion und Wirkung der Hormone geht.

In der Einschlafphase, die den Tag- und Nachtrhythmus überlagert, ist die Absonderung bestimmter Hormone, z. B. des Wachstumshormons, des Prolaktins und des LH gesteigert (Parker und Sassin, 1975; Passouant, 1976).

Die initialen hormonalen Regulationsmechanismen gehen auf das genetische Potential zurück, das die Entwicklung der hormonabsondernden Zellen, die Biosynthese der für die Hormonsynthese nötigen Enzyme, die nachfolgenden Faktoren der Hormonfixierung und ihre Wirkung bestimmt (Wilkins, 1940–1950; Prader, 1955; Stanbury, 1960; Beaulieu, 1966; Gardner, 1969).

Die Analyse der embryonalen und fetalen Entwicklung der Gonaden und der Genitalwege – sie ist heute sehr weit vorangeschritten – ermöglicht ein besseres Verständnis sexueller Anomalien und Differenzierungen. Bisher untersucht wurden die Rolle des fetalen Testosterons und des antimüllerschen Prinzips in der frühen sexuellen Differenzierung der Geschlechtswege (Jost, 1947), die Rolle der X- und Y-Chromosomen in Bildung und Entwicklung der Fortpflanzungsorgane (Darlington und Koller, Tijo und Levans, 1956), die verschiedenen Segmente des Y-Chromosoms in Konstitution und Entwicklung der Hoden und der Spermatogenese (Jacobs und Ross, 1966; Pearson, Bobrow und Vosa, 1970); identifiziert wurde der mittlere Abschnitt des langen Arms des Y-Chromosoms durch Fluoreszenz nach Einwirkung des *Chinakrinsenföls* (Caspersson, 1968) sowie des HY-Antigens auf den kurzen Arm des Y-Chromosoms (Wachtel und Koo, 1975).

Parallel dazu schreitet das Wissen über die Mechanismen der späteren sexuellen Differenzierung voran. Zu den bearbeiteten Themen gehören: der perinatale Effekt des Testosterons auf die spätere Vermännlichung der Hypothalamusmechanismen und des sexuellen Verhaltens, zumindest bei Nagetieren (Harris und Levin, 1962; Grady und Phoenix, 1963; Dörner, 1967–1976), aber auch beim Menschen (Dörner, 1976); der förderliche Effekt des Testosterons auf die Spermatogenese durch Diffusion aus den Leydigschen Zellen in die Hodenkanälchen (Schmidt und Tonutti, 1956; Lindner, 1967); die Wirkung des Testosterons und des Dihydrotestosterons auf die verschiedenen Androgenrezeptoren (Imperato-McGinley, 1974); die Produktionsspiegel der Sexualhormone beim Neugeborenen und beim Kind (Bertrand und Forrest, 1974); den Effekt von Testosteron und Kortisol auf die topographische Verteilung des Fettgewebes (J. Vague, 1968–1970).

## Die Explorationsmittel

Seit Morgagni und Laennec bestand der Zweck der Klinik darin, durch Befragung und Untersuchung pathologische Störungen zu entdecken. Das gesamte 19. Jahrhundert hindurch ging es um die anatomische Läsion. Seit

*Abbildung 3561 (gegenüber) Biologische Wirkungen des Cortisols. Das Schema zeigt (von oben nach unten): Wirkungen auf Muskulatur (Gewebsabbau), Leberstoffwechsel, Blutzucker (Anstieg mit Stimulierung der Insulinsekretion und Beanspruchung des Inselorgans der Bauchspeicheldrüse), Magenschleimhaut (Begünstigung von Geschwüren), Knochengewebe (Abbau), Lymphknoten (Verminderung der Antikörper-Produktion), Niere (vermehrte Ausscheidung von Calcium und Kalium, Natrium-Retention), ZNS (erhöhte Erregbarkeit), Blutbild (Neutrophilie, Lympho- und Eosinopenie, Polycythaemie), entzündungswidrige und antiallergische Wirkungen.*

dem Beginn des 20. Jahrhunderts bemüht man sich immer mehr, chemische Abweichungen zu identifizieren und nach Möglichkeit zu bekämpfen. Es resultierte daraus eine Vertiefung der klinischen Daten durch jene der paraklinischen Untersuchung, die immer häufiger, zuverlässiger und exakter wurde:

— Man perfektionierte die bereits in der vorhergehenden Periode sich abzeichnenden Methoden der Radiographie wie Tomographie, Pneumoenzephalographie, Pneumoretroperitoneum, Angiographie, Scanning, Isotopenfixierung (Hamilton, 1938) und Szintigraphie an Schilddrüse (Taylor, 1951) und Nebennieren (Cohn, 1970).

— Vielseitige dynamische Tests über Hemmung und Stimulierung wurden von Werner (1954) und Querido (1950) für die Schilddrüse sowie von Thorn (1953) und Little (1959) für die Nebennierenrinde eingeführt; man hat sie seitdem noch mehr vervielfältigt und sie wurden auf alle hormonalen Sekrete erweitert.

— Man bestimmte die Metaboliten im Harn und trennte sie chromatographisch (Liebermann und Dobringer, Zimmermann, 1947; Porter und Silber, 1947; Jayle, 1947; Talbot, 1947); auch die plasmatischen Schilddrüsenhormone trennte man chromatographisch nach Verabreichung von $^{131}$Jod (Blanquet, Meyniel und Savoie, 1962).

— Man machte Vaginalabstriche (Papanicolaou, 1917–1940) und zytohormonale Biopsien vom Endometrium; beides gab es schon in der vorhergehenden Periode (Cotte, 1930; Klinger und Bürch; 1932; Reifferscheid, 1941). Die letztgenannte Untersuchung perfektionierte man mit der Novakschen Sonde (1950). Nach Einführung von Spuren markierter Hormone konnte die gebildete Hormonmenge, die Halbwertszeit und die Hormonclearance gemessen werden.

— Mit einer Präzision von einem Picogramm pro Milliliter identifizierte und bestimmte man im Blut und in den Geweben zunächst Proteohormone, dann alle anderen Hormone und viele andere, nichthormonale Moleküle (Yalow und Berson, 1960).

— Die histologischen Verfahren machten Fortschritte durch die spezifische Färbung von Sekretkörnern (Romels, 1940; Pearse und Russfield, 1953; Herlant, 1960; Racadot, 1962), durch Immunofluoreszenz, Erforschung und Messung der Autoantikörper, Untersuchung der Hormonentstehung *in vitro* nach Biopsie und der Fixierung der Hormone an ihre Rezeptoren (Milgrom und Beaulieu, 1969; Bayard, da Milano, Levy, Robel und Richard-Foy, 1975).

— Die Zytogenetik (Barr und Bertram, 1949; Tijo und Levans, 1956) ebnete der Chromosomenpathologie den Weg und brachte die Analyse der genetischen Pathologie ein beträchtliches Stück voran. Es entstand die Adipozytometrie (Hirsch, 1966; Bonnet, 1970; Salans, 1971; Björntorp und Sjöstrom, 1970; Apfelbaum, J. Vague et Rubin, 1972; Guy-Grand, 1973; Krotkiewski, 1976).

Die hier aufgeführten Explorationsmethoden ermöglichen es, präzise Zusammenhänge zwischen hormonalen Sekreten und der klinischen Morphologie festzustellen, namentlich auf dem Gebiet der sexuellen Differenzierung und des Wachstums (Decourt und Doumic, 1950; J. Vague, 1947–1953).

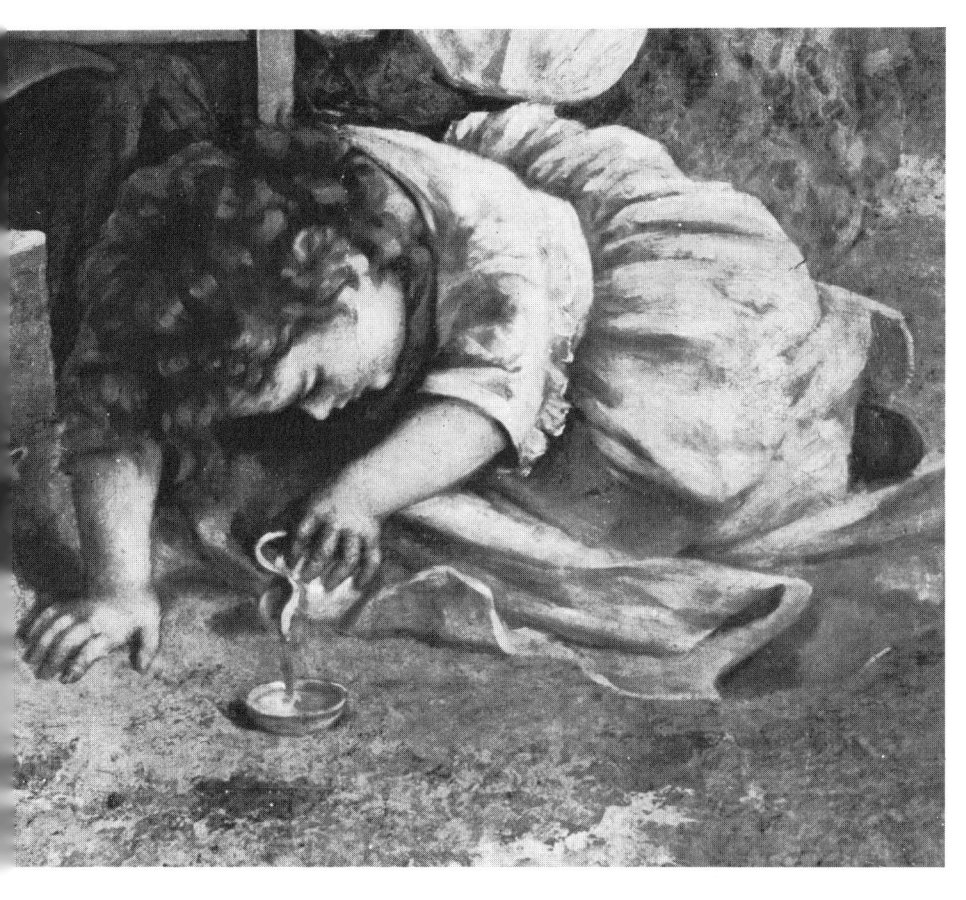

*Abbildung 3562
Das jüngste Kind von Pierre-Joseph Proudhon (1809–1865), Ausschnitt aus einem Gemälde von Gustave Courbet (1819–1877) aus dem Jahr 1865 (Louvre). Bereits im pränatalen und im frühkindlichen Stadium bewirken die Sexualhormone eine Differenzierung zu geschlechtsspezifischen Merkmalen. In Courbets Gemälde symbolisiert das gießende kleine Mädchen das Quelle-Motiv, das auf den Ursprung des Lebens hinweist. Auch in der christlichen Ikonographie findet sich das Motiv vom Kind, das mit einem Löffel das Meer in eine Grube schöpfen möchte.*

# Die Ätiologie

Die seit fünfunddreißig Jahren erarbeiteten Untersuchungsmethoden haben sehr oft ermöglicht, die Ursachen endokriner und metabolischer Krankheiten zu klären.

a) Das Fehlen, eine angeborene Hypotrophie oder eine vorzeitige Atrophie verschiedener Drüsen kann leicht durch eine Bilanz der hormonalen Sekrete festgestellt werden. Die Schilddrüsenszintigraphie (Taylor und Stewart, 1951) hat die sehr häufig vorkommende Verlagerung oder Unterfunktion dieser Drüse nachgewiesen (Neimann, 1961).

b) Als Folge der relativ hohen Zahl totaler chirurgischer Entfernungen von verschiedenen endokrinen Drüsen erkannte man die exakte Hormondosis, die für ihren Ersatz nötig ist. – Die Häufigkeit von Schädeltraumen und neurochirurgischen Operationen hat die Fälle von traumatischem Diabetes insipidus in allen möglichen Entwicklungsstadien vervielfacht. – Nachdem Sheehan am Ende der vorigen Periode die ischämische posthämorrhagische obstetrische Hypophysennekrose beschrieben hat, beobachten Harvey (1957), Brenner (1955) und Brennan (1956) die vaskulär bedingte Hypophysennekrose, die zur Heilung eines früheren Diabetes führt (Houssay-Effekt). Jarvis und Seaman (1959) beschreiben die bilaterale Nebennierenrindenhämorrhagie, die 1935 schon Snelling und Erb mitgeteilt hatten.

c) Die chromosomalen Abweichungen, die durch die zytogenetische Untersuchung identifiziert werden, bilden – besonders in der sexuellen Endokrinologie – eine wichtige Gruppe (Tijo und Levans, Ferguson-Smith, 1956;

Ford, Puck, Lejeune, de Grouchy, Makino, Hamerton, Maynard-Smith, ab 1958; Vorträge von Denver, 1960, London, 1963, Chicago, 1966, und Paris, 1971).

d) Siebenunddreißig Jahre nach dem Werk Garrods fassen 1960 Stanbury, Wyngaarden und Fredrickson, und zwar unter demselben Titel, die vielen genetischen Enzymopathien zusammen, die schon identifiziert sind. Viele andere sind inzwischen entdeckt worden. Die häufigste Übertragungsart ist die autosomal-rezessive.

e) Der Anteil der Tumoren in der endokrinen Pathologie ist gewachsen. Man hat zwischen vereinzelten, isolierten Tumoren sowie Mikroadenomen unterschieden. Man kennt jetzt folgende Krankheiten: Struma basedowificata (Gilbert-Dreyfus und Sebaoun, 1965), Polymikroadenomatose der Nebennierenrinde (Bricaire, 1970), diffuse Hyperplasie der Bauchspeicheldrüse (Polak, 1972) oder der Nebenschilddrüse (Reiss, 1969), Hyperplasie einer einzigen Drüse oder Drüsengruppe, multiple endokrine Adenomatose (Wermer, 1963; Ballard, 1964; Steiner, 1968) und die häufigen latenten Mikroadenome in der Hypophyse (Mosca, 1973).

Die histologische, licht- und elektronenmikroskopische, biochemische und embryologische Untersuchung der endokrinen Tumoren hat Pearse (1963) dazu veranlaßt, von der Gruppe der mesodermalen Zellen in der Nebennierenrinde und den Genitalien die sogenannten APUD-Zellen (englisch: *amine precusor uptake and decarboxylation*) abzutrennen; es sind Zellen, die allgemein die Funktion ausüben, Aminosäuren als Vorstufen von Aminen zu binden und zu dekarboxylieren. Diese Zellen, die so verschiedene Hormone wie Serotonin, Kalzitonin, Gastrin, Insulin, Glukagon usw. absondern, stammen, wie man es seit langem von den dazu gehörenden chromaffinen Zellen wußte, von der Neuralleiste. Die Tumoren, die oft mehrere dieser Drüsen zugleich oder nacheinander befallen, sind häufig mit Neuroektodermosen verbunden und ihre gemeinsame Auswirkung ist bedeutend; sie erhielten die Bezeichnung Apudome.

f) Die Wirkungen des Jodmangels bilden den Gegenstand klinischer und biochemischer Untersuchungen (Uehlinger, 1958; Bastenie, de Vischer und Beckers, 1959–1961; Roche und Lissitzky, 1960; Fraser, 1961; Ramalingaswami, 1964). Die Weltgesundheitsorganisation realisiert seit 1960 in großem Ausmaß die Prophylaxe gegen diesen Mangel, der die Hauptursache –

*Abbildungen 3563 und 3564 Hypophysenatrophie und chromophobes Hypophysenadenom.*

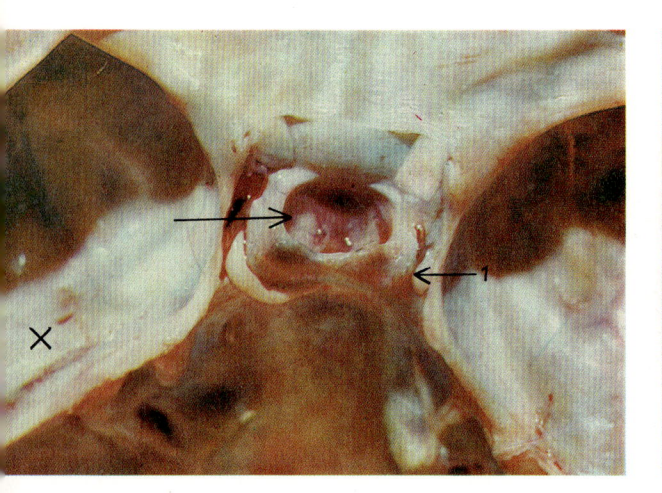

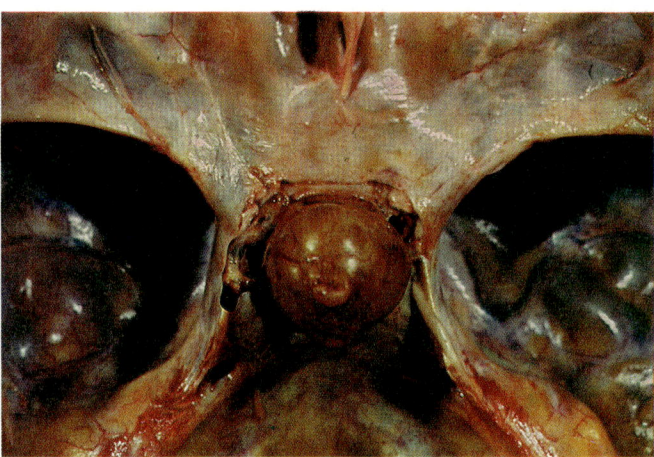

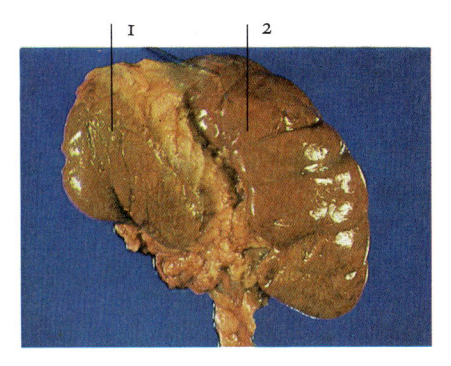

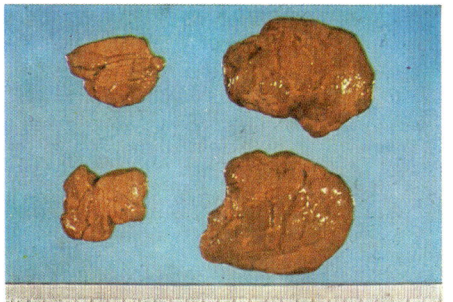

*Abbildungen 3565 und 3566 Nebennierenhyperplasie bei Morbus Cushing (links und rechts außen). Im rechten Bild links normal große Nebennieren.*

wenn auch nicht die einzige – der endemischen Struma darstellt (Ceresa, 1949; Guy Laroche, 1951; Costa, 1960–1970).

g) Während die Giftigkeit des Alkohols seit Jahrhunderten bekannt ist, hat man die steinbildende und kalzifizierende Bauchspeicheldrüsenentzündung, bei deren Verursachung der Alkoholismus eine sehr wichtige Rolle spielt, erst neuerdings identifiziert. Die Hälfte aller Fälle umfaßt einen mehr oder weniger ausgeprägten Diabetes (Duncan, 1958; Darnaud, 1955; E. Martin, 1963).

h) Obwohl die infektiösen Krankheiten zurückgehen, verschonen sie die endokrinen Drüsen keinesfalls. Die Tuberkulose, die in Nordamerika und Skandinavien fast verschwunden ist, verursacht in anderen Gegenden noch häufig die Addisonsche Krankheit. Eine akute virale Erkrankung scheint für de Quervains Schilddrüsenentzündung verantwortlich zu sein; es kommt dabei mit großer Sicherheit zum Hyperthyreoidismus, gefolgt von einem mehrere Wochen dauernden Hypothyreoidismus; beide sind subklinischer Natur (Eylan, 1957; Volpe, 1966). Gepts (1966) zeigt die Häufigkeit einer zweifellos viralen Pankreasinselnentzündung am Beginn des juvenilen Diabetes.

i) Die autoimmunologischen Mechanismen mit ihren genetischen Anlagen (Roth und Doniach, 1967) scheinen mehr und mehr in die endokrine Pathologie einzugreifen, wenn eine einzige Drüse betroffen ist; noch mehr gilt dies bei mehrfachen endokrinen Läsionen, abgesehen von den Tumoren, so dem Pseudopanhypopituitarismus, dem scheinbaren Mangel an sämtlichen Hypophysenhormonen, beschrieben 1954 von Guinet und Pommatau.

j) Hormonüberproduktion kann – wie auch eine hormonale Insuffizienz – nach der primären Läsion einer Drüse oder nach Ruptur der negativen oder positiven Rückkopplungsregulation dieser Absonderungen auftreten. Durch Arbeiten der letzten Jahre wurde abgegrenzt, welche Erscheinungen sich auf gut- oder bösartige Tumoren beziehen, auf eine anscheinend autonome oder primäre Hyperplasie, eine erhöhte Aktivität durch Überstimulierung seitens der Hypophyse, der darüber gelegenen Zentren (Cushingsche Krankheit; Riggs und Sprague, 1961) oder extrahypophysär lokalisierter, paraneoplastischer Herde. Es kommt dabei zu Hyperkortizismus, d. h. zu einer übermäßigen Funktion der Nebennierenrinde (Thorn, 1952; Linquette und Lepras, 1965), Hyperthyreoidismus (L. de Gennes und Bricaire, 1956), Hypervasopressinismus (Schwartz und Bartter, 1957) sowie einer übermäßigen Absonderung von blutzuckersenkenden Substanzen (Lipsett, 1968). Bei der Basedowschen Krankheit, die lange einem TSH-Überschuß zugeschrieben wurde, hat sich die Konzentration dieses Hormons im Plasma – soweit sie wirklich radioimmunologisch bestimmbar war – als vermindert erwiesen (Odell,

*Abbildung 3567*
*Akromegalie: Sella-Vergrößerung bei Hypophysenadenom.*

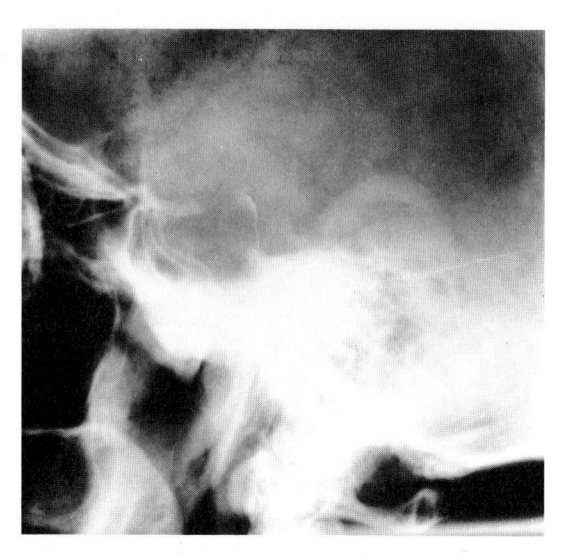

1965; Lemarchand, Béraud und Vanotti, 1966; Freychet, 1969); die exzessive Stimulierung stammt von einer anderen Substanz, nämlich dem LATS, englisch *long acting thyroid stimulator* (Adam und MacKenzie, 1958; Pinchera, 1965; Hoffmann und Hetzel, 1965; Savoie, Massin, Mornex, 1968–1972); vielleicht wird sie auch von anderen Immunglobulinen verursacht.

Die Ursache des Fehlens oder der Insuffizienz der hormonalen Sekrete, angefangen von angeborener Abiotrophie (allgemeinem Mangel an Lebenskraft) bis hin zur autoimmunitären Selbstzerstörung, wird immer besser identifiziert.

k) Die verbindenden Proteine, die den Hormontransport durchführen, spielen beim Stoffwechsel eine Rolle, die noch nicht genau feststeht. Es zeichnet sich jedoch schon eine Pathologie ab, die Anomalien aufgrund von Überschuß oder Mangel an diesen Proteinen betrifft.

l) Veränderungen des Hormonstoffwechsels an der Peripherie können deren Wirkung beeinflussen. Imperato (MacGinley) hat 1974 den $5\text{-}\alpha\text{-}$Reduktase-Mangel definiert, der die Bildung von Dihydrotestosteron aus Testosteron verhindert, so daß beim Jungen Pseudohermaphroditismus vorliegt. – Das Fehlen oder die Verminderung der hormonalen Rezeptoren an der Peripherie, ein Zustand, den zum ersten Mal Albrecht 1941 am Pseudohypoparathyreoidismus zeigte, findet sich bei vielen endokrinen Krankheiten, hauptsächlich bei der testikulären Feminisierung, die Morris 1953 beschrieb, und beim nephrogenen erblichen Diabetes insipidus, der durch Unempfindlichkeit des Nephrons gegenüber dem antidiuretischen Hormon zustandekommt (Waring, 1945; Williams, 1947).

m) Die polyendokrinen pathophysiologischen Reaktionen, die in der vorhergehenden Periode Reilly (1930) und Cannon (der 1932 das Wort »Weisheit des Körpers« prägte) voraussahen, analysierte Selye (1940–1946) im »allgemeinen Adaptionssyndrom«, bei dem das System Hypothalamus – Hypophyse – Nebennierenrinde einbezogen ist und das von einem unspezifischen Angriff, einem »Streß«, ausgelöst wird. Dieser Ausdruck ist inzwischen in die internationale Sprache eingegangen. Die Identifizierung der Reaktion führte, zumindest teilweise, zur Kortikotherapie, welche die Arbeiten von Hench (1948) einleiteten.

Das Zentralnervensystem, insbesondere im Bereich des Hypothalamus und des Rhinenzephalons, deren Neurohormone sich mehren, wie wir gesehen haben, erwies sich immer häufiger als Hauptsitz der physiologischen und pathologischen neuroendokrinen Regulierung. Kallmann (1944) beschreibt den Hypogonadismus, der mit einer Aufhebung des Geruchsvermögens durch fehlende Riechlappenanlage einhergeht; de Morsier und Gauthiér (1955–1963) haben diese am Menschen und am Tier gründlich untersucht. Ihr neurohypophysärer Mechanismus, ihre Weitergabe und ihre Behandlung wurden von Henkin (1965), Martin (1967), Nowakowski (1961), J.-L. de Gennes, Turpin und de Grouchy (1970), Bricaire, Franchimont und Luton (1972) präzisiert.

Soulairac (1958) und Coujard (1958) analysieren beim Tier die Zusammenhänge zwischen der Spermatogenese und dem Nervensystem; die neurogerminalen Entartungen (J. Vague und P. Bernard, 1960; Boulard und Scotto, 1963) stellen ihren pathologischen Ausdruck dar.

Nelson (1965) weist in der Cushingschen Krankheit das basophile Hypophysenadenom nach, das auf eine Entfernung der Nebennierenrinde hin auftritt oder durch diese Operation entdeckt oder verstärkt wird. Die Kenntnis der stimulierenden oder hemmenden Faktoren am Hypothalamus in bezug auf die Hypophysenhormonabgabe stellt die Rolle dieser Faktoren in der Genese von Hypophysentumoren in Frage.

## Die klinischen Syndrome

Dank der biologischen Exploration hat sich die Klinik mit einer Menge neuer Syndrome bereichert, von denen wir bereits einige Beispiele zitiert haben.

a) Bekannt sind die oligo- oder monotropen Hypopituitarismen (Tronchetti und Marescotti, 1963), darunter der ausschließliche, autosomal rezessive Mangel an somatotropem Hormon (Rimoin, 1966). Auf dem Gebiet der Akromegalie, die man gegenüber früher unter weniger karikaturenhaften Symptomen diagnostiziert, wurde das Carpaltunnelsyndrom isoliert (Woltman, 1941; O'Duffy, 1973; Low, 1974).

Ein Jahrhundert nach den ersten Arbeiten von Chiari (1852) und Frommel (1882) erscheint die Geschichte der Hyperprolaktinämie bemerkenswert. Schachter veröffentlicht 1942 einen prophetischen Artikel mit dem Titel: »Die Galaktorrhöe, möglicherweise ein partielles Hyperpituitarismussyndrom.« Forbes und Albright beschreiben 1951 kurz, was Argonz und del Castillo 1953 ausführlicher schildern, nämlich das Amenorrhöe-Galaktorrhöe-Syndrom mit Hypogonadotropinurie außerhalb der Stillzeit; 1954 erkennen Forbes und Albright seine tumorale Herkunft. Herlant, Fossati und Linquette beschreiben 1962 das erste Prolaktinadenom. Die radioimmunologische Bestimmung dieses Hormons (Hwang, 1971) ermöglicht die Klassifizierung der Hyperprolaktinämien. Die Diagnose sehr zahlreicher Prolaktinadenome und -mikroadenome sowie die Resultate ihrer chirurgischen Behandlung oder jener mit Bromocriptin werfen die Frage nach ihrer Abhängigkeit vom Hypothalamus (Jacobs und Daughaday, 1973) bzw. ihrer Autonomie auf (Jaquet, 1977).

Nach der Beschreibung der Hypophysenbasophilie durch Cushing 1932 und der hyalinen basophilen Hypophysenzelle durch Crooke 1935 fand man diese Zelle anschließend bei der Addisonschen Krankheit wieder. Dieses Faktum sprach für ihre ACTH-Absonderung. Aber man fand sie auch beim therapeutischen Hyperkortizismus, so daß über ihre Bedeutung Zweifel bestehen (Racadot, 1966). Marañon und Richet (1934–1940), Albright (1942) und Kepler (1945) machen alle klinischen Zeichen des Hyperkortizismus bekannt. Die Unterscheidung zwischen dessen primären und sekundären Formen (Greene, 1946) kann nur durch radioimmunologische ACTH-Bestimmung geschehen (Bergson und Yalow, 1968).

In der Zwischenzeit hat Thorn 1952 den paraneoplastischen Hyperkortizismus beschrieben, Nelson 1964 den basophilen Hypophysentumor nach Entfernung der Nebennierenrinde.

Die Ursache für die Cushingsche Krankheit scheint – zumindest in bestimmten Fällen – noch höher als in der Hypophyse gelegen zu sein, nämlich in Hypothalamuszentren, in denen ACTH-freisetzendes Hormon abgegeben wird (Racadot, Girard, Peillon und Binoux, 1967).

Der hemmbare induzierte Hyperkortizismus (Schteingart, 1963; J. Vague, Boyer und P. Vague, 1967) der allgemein androiden Fettsucht ist durch ihre Evolution völlig verschieden von der Cushingschen Krankheit, trotz einiger Zwischenformen.

Die letzten dreißig Jahre sahen die Exploration und die Aufteilung des Diabetes insipidus (Carter und Robbins, 1947; Decourt – induzierter Diabetes insipidus –, Gilbert-Dreyfus, Linquette, Albeaux-Fernet und Randall, ab 1950; Legros, 1974), die Kenntnis des familiären Diabetes insipidus (Blotner, 1942), des erblichen nephrogenen Diabetes insipidus (Waring, 1945; Williams, 1947) und die Identifizierung des Hypervasopressinismus (Schwartz und Bartter, 1957–1967; Linquette, 1966).

b) Unsere Erkenntnisse über die Schilddrüsenpathologie haben sich um die familiären Enzymopathien bereichert (Stanbury, 1950), ferner mit der Einordnung des Pendredschen Syndroms unter den letzteren (Fraser, Morgan und Trotter, 1960; Decourt, J.-L. de Gennes und Savoie, 1962), den Anomalien des Thyreoglobulinmoleküls (Lissitzky, 1970) sowie der Rolle der autoimmunen Schilddrüsenentzündung als Ursache des Myxödems bei Erwachsenen (Doniach, Bastenie, 1955; Cassano, Andreani, Andreoli, Baschieri, 1963; Decourt, 1963); dasselbe gilt für den Zusammenhang der Riedelschen Schilddrüsenentzündung mit der retroperitonealen Fibrose (Turner-Warwick, 1966) und für das aktive solitäre Schilddrüsenadenom, bei dem es sich um das Anfangsstadium des toxischen Adenoms handelt (Cope, Rawson, McArthur, 1947).

Hinzu kommen weiter das prätibiale Myxödem bei toxischer Struma (Trotter und Eden, 1942), die klinische und therapeutische Unterscheidung der Krebsarten in undifferenzierte, nichtsezernierende und in differenzierte vesikuläre und papilläre, sezernierende Formen, deren Metastasen empfindlich auf Radiojod reagieren. Vertraut sind wir nun auch mit den Zusammenhängen zwischen Schilddrüsenkrebs und endemischer Struma (Guinet und Dargent, 1957), der Identifizierung des medullären Krebses mit Kalzitonin absondernder amyloider Struma (Azard, 1959; Williams, 1966), dessen Verbindung mit dem Phäochromozytom (Sipple, 1961) und einem Adenom der Nebenschilddrüse sowie der Cushingschen Krankheit (Steiner, 1961), und der Anwendung der Informatik auf die Symptomatologie der Schilddrüse (Simonin, 1975).

*Abbildung 3568
Aspekt bei Cushing-Syndrom.*

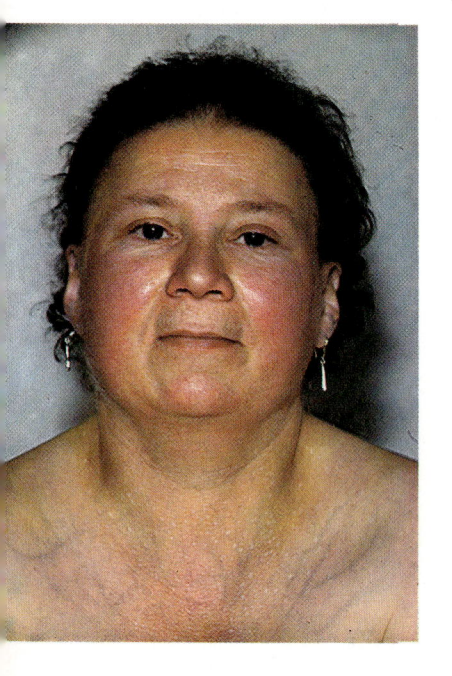

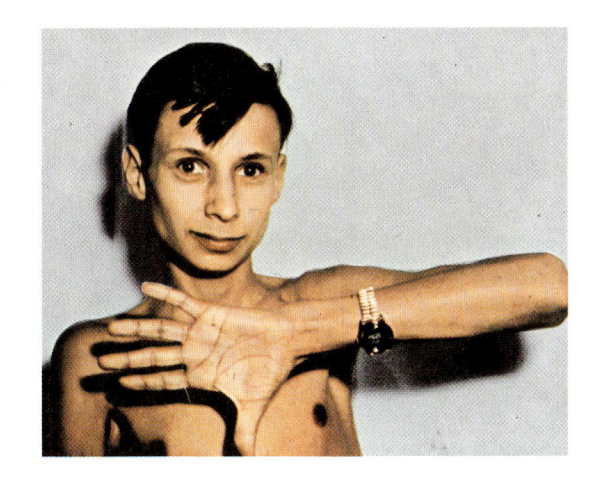

*Abbildung 3569*
*Unbehandelter Morbus Addison:*
*Verstärkte Pigmentierung der*
*Haut und der Handlinien.*
*17jähriger Patient.*

c) Die Diagnose des Hyperparathyreoidismus ist so früh möglich, daß zur Diagnostizierung seine Auswirkungen auf die Knochen oder Nierensymptome nicht mehr nötig sind (Norris, 1947; Lièvre, 1966; Williams, 1968) und daß man ihn sogar bei normaler Kalzämie entdeckt (Nichols und Flanagan, 1967). Immer häufiger beobachtet man sekundären Hyperparathyreoidismus (Albright und Reifenstein, 1948).

Der chronische, familiäre und autosomal rezessive Hypoparathyreoidismus (Sutphin, 1943) ist identifiziert; häufig bringt man ihn in Zusammenhang mit anderen endokrinen Krankheiten wie Nebennierenschrumpfung mit Moniliasis (Witaker, 1956) und Diabetes (Kuntadter, 1966). Klotz prägt die Bezeichnung Spasmophilie und präzisiert ihre Symptomatologie (1948).

Der Pseudohypoparathyreoidismus wird 1942 von Albright aufgrund seiner Unempfindlichkeit gegenüber dem Parathormon isoliert, der diese Krankheit auch als Grundlage für dieselben Dystrophien, aber ohne erkennbare metabolische Anomalie beschreibt (1952).

d) In der Nebennierenrindenpathologie haben sich die Enzymopathien mit ihren klinischen Auswirkungen durch die Arbeiten von Lewis (1949), Prader (1955), Eberlein und Bongiovanni (1955), Pincus (1955), Tomkins (1958), Biglieri (1966), Goldsmith (1967) und Mantero (1971) gemehrt; als erste dieser Krankheiten beschrieb 1949 Wilkins den Mangel an 21-Hydroxylase.

Bricaire (1970) und Hartmann (1971) analysieren die komplexen Zusammenhänge zwischen Hyperplasie, Mikropolyadenomatose oder dem solitären Adenom und hypophysärer Basophilie. – Conn schildert 1955 den Nebennierenrindentumor, der Aldosteron abgibt; Liddle beschreibt 1964 den Pseudohyperaldosteronismus durch mangelnde Sensibilität; währenddessen mehren sich die sekundären Hyperaldosteronismusarten aufgrund von Veränderungen des Natrium- und Wasserhaushalts, die auf verschiedenen Ursachen beruhen (Wolff, 1967). Unter ihnen findet man einen Hyperaldosteronismus mit Hypokaliämie, normalem Blutdruck und Hyperplasie der benachbarten Glomeruli (Bartter, 1962).

Das seit Picks Beschreibung von 1912 bekannte Phäochromozytom bildet den Gegenstand von Arbeiten, welche trotz verschiedener Sitze seine Diagnose und Behandlung ermöglichen (Crout, 1960; Pisano, 1960; Engelman, 1964; Hermann und Mornex, 1964). Andere Autoren zeigen sein familiäres Auftreten (Hume, 1960; Carman, 1960; Tisherman, 1962).

e) Vier Faktengruppen, von denen weiter oben die Rede war, werden richtungweisend für die Pathologie der Fortpflanzungsorgane sein: die Gesetze der sexuellen Differenzierung des Fetus (Jost, 1947), die Bestimmung der Gonadotropine (z. B. der urinalen Gesamtgonadotropine – Albright und Heller, 1940), die radioimmunologische Messung von FSH und LH (Franchimont, 1966; Rosselin, 1967), die Daten der Zytogenese und jene der Nebennieren-Gonaden-Enzymologie.

Hermaphroditismus und Pseudohermaphroditismus waren vor dem Zweiten Weltkrieg nur unter anatomischen Gesichtspunkten bekannt, von den meisten ihrer Formen kennen wir heute den chromosomalen und besonders den enzymatischen Mechanismus. Es handelt sich um Enzymopathien der Nebennierenrinde oder der Hoden (Saez, de Peretti und Bertrand, 1971; Tournière, Laubie, Rivière, Guinet, 1973). Die Gonadendysgenesie hat Sharpey-Schafer 1941 identifiziert; er betrachtet sie als primäre genitale Ursache für den »pterygonuchalen Infantilismus«. Im folgenden Jahr stellen Varney, Kenion und Koch einerseits sowie Albright, Smith und Fraser andererseits das fibröse Bändchen, das anstatt des Eierstocks vorliegt, und eine Hypergonadotropinurie fest. Dasselbe Jahr 1942 wurde auch Zeuge der Beschreibung der primären testikulären Hypotrophie in Verbindung mit Hypergonadotropinurie durch Klinefelter, Reifenstein und Albright.

Den chromosomalen Mechanismus entdeckt man später (Barr und Bertram, 1949; Tijo und Levans, 1956), und zwar gleichzeitig mit der Vermehrung der zytogenetischen Formen und ihrer klinischen Aspekte. Cl. Laroche und Aubert beschreiben die Gonadenagenesie normaler Größe (1964). Die Häufigkeit des Gonoblastoms bei diesen Fortpflanzungsstörungen wird von Teter (1965), Guinet und Putelat (1967) festgestellt.

Del Castillo, Trabucco und de La Balze beschreiben 1947 die Keimdrüsenatrophie unter Erhaltung des sertolischen Epithels. Das Aussetzen der Spermatogenese wird in diversen Stadien identifiziert (Hotchkiss, 1944; Engle, 1947; Nelson, 1947; Moricard, 1950; Clermont, 1963). Parallel dazu identifiziert man Hodenhypotrophien und deren letzte Ursachen. (Heller und Nelson, 1948; Decourt, 1952). MacCullagh macht den isolierten Hypoleydigismus der »fruchtbaren Eunuchen« bekannt (1953). De la Chapelle (1964–1972) isoliert den Fall der Männer mit Karyotyp 46 XX ohne ersichtliches Y.

Für die klinische Analyse zugänglich sind auch die Anovulation, Dysovulation und Gelbkörperinsuffizienz (Reifenstein, 1946; Netter, 1950), die Hyperandrogenie des Eierstocks (Plate, 1958; J. Vague, 1958; Klotz, 1960; Jayle, 1962; Greenblatt, 1963; Finkelstein und Simmer, 1963; Zander, 1963) und die Endometriose mit ihren zahlreichen Formen (Kistner, 1959).

f) Die Geschichte des Diabetes wird in einem anderen Kapitel dieser Abhandlung von M. Derot dargestellt; erwähnt werden sollen also nur die Begriffe, die sich auf dem Weg zum Diabetes ergeben. Dank der technischen Präzision kann der latente Diabetes früh erkannt werden (Conrad und Bastenie, 1957; Conn und Fajans, 1958), ebenso eine diabeteserzeugende androide Fettsucht, überwiegend im oberen Teil des Körpers, (J. Vague und Codaccioni, 1949–1960), ferner ein Hyperinsulinismus bei Fettdiabetes (Karam, 1963) sowie eine verspätete und anhaltende Reaktion der Insulinsekretion auf Glukose, die anscheinend charakteristisch für den diabetischen Zustand ist, selbst wenn dieser nur ein geringes Ausmaß hat (Yalow, 1965;

Bagdade, 1967; Cerasi und Luft, 1967; Luycks und Lefebvre, 1969; Ph. Vague, 1966–1974).

Lawrence (1946) verdanken wir die Kenntnis des lipatrophischen Diabetes, Sament und Schwartz, de Graeff und Lipps (1957) jene vom hyperosmolaren Koma sowie Lewon (1959) und Daughaday (1962) jene von der Laktazidose. Kimmelstiel fährt mit seiner elektronenmikroskopischen Analyse der diabetischen Glomerulosklerose fort (1962–1967).

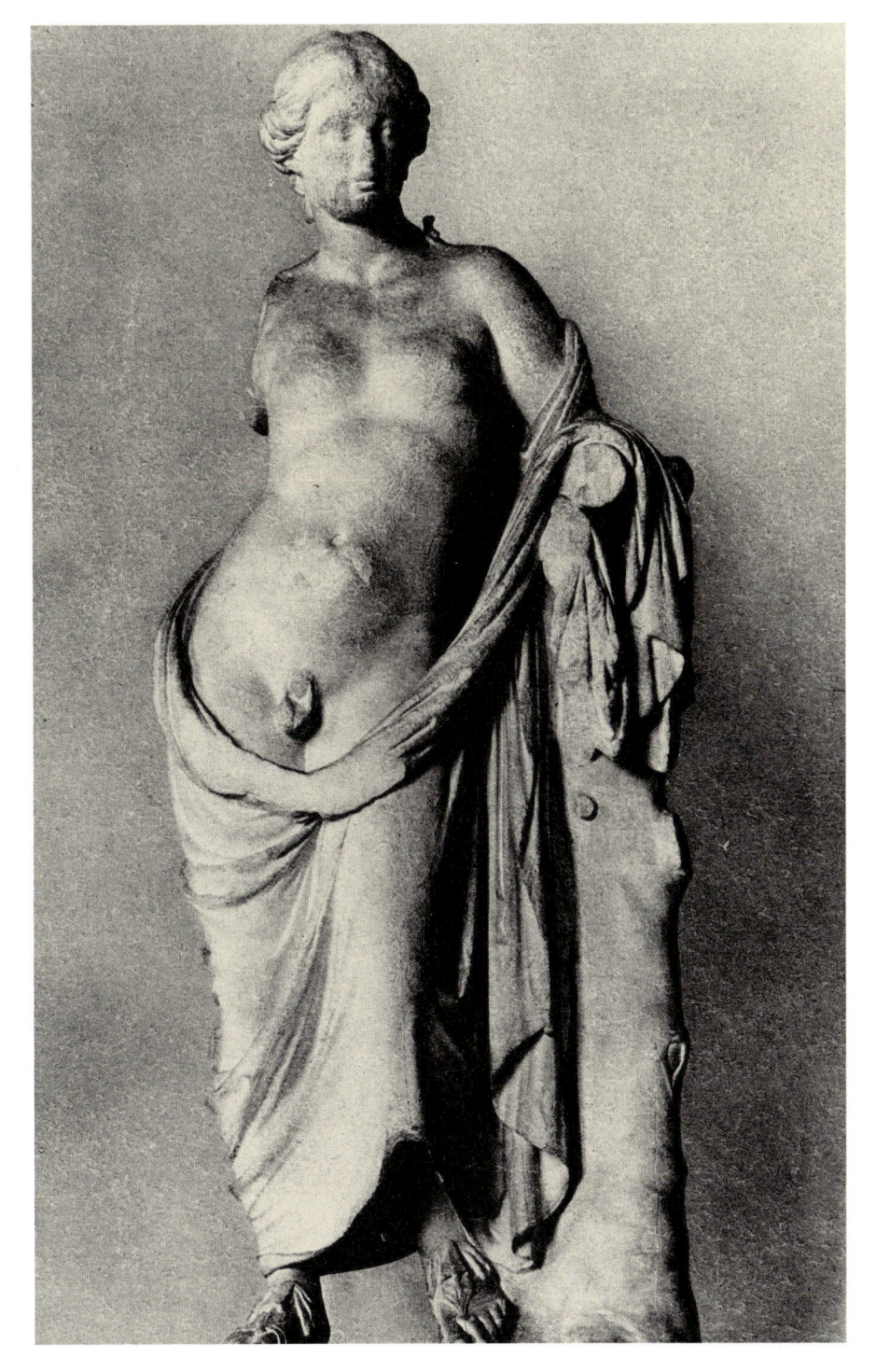

*Abbildung 3570*
Hermaphrodit *aus dem 2. Jahrhundert v. Chr. (Archäologisches Institut Istanbul). In Ovids „Metamorphoses" war Hermaphroditus der schöne Sohn des Hermes und der Aphrodite. Er erwiderte nicht die Liebe der Wassernymphe Salmacis, die darum ihren Körper mit dem seinen verschmelzen ließ: „. . . die Leiber der beiden / Mischten und einten sich, und sie bekamen ein einziges Antlitz / . . . man kann nicht / Knabe es nennen noch Weib, denn es zeigt sich keines und beides" (IV, 375 ff).*

*Abbildung 3571 (gegenüber) „Oidipus und die Sphinx" (1808, Louvre) von Jean-Auguste-Dominique Ingres (1780–1867). Der französische Klassizist rückt von der „antiken" Darstellungsweise seines Lehrers Jacques-Louis David ab durch dramatische Effekte wie Beleuchtung und die Abbildung des Fußes eines Opfers der Sphinx. Mit ödipaler Phase wird in der psychoanalytischen Theorie die kindliche Entwicklungsphase inzestuöser Triebregung bezeichnet, die der Latenzphase vorausgeht und die von der libidinösen Bindung an den andersgeschlechtlichen Elternteil herrührt. In der griechischen Mythologie löste Ödipus vor Theben das Rätsel der Sphinx, wodurch er die Stadt befreite. Er wurde der Gemahl der verwitweten Mutter –, den von ihm unerkannten Vater hatte er auf dem Weg nach Theben erschlagen.*

Ashton (1958) entwickelt den Begriff der diabetischen Mikroangiopathie. Die Bedeutung des übermäßigen Eindringens von Glukose in Zellen, die nicht insulinabhängig sind (z. B. im Gehirn, in der Augenlinse, den roten Blutkörperchen und im Endothel der Gefäße) zeigt Winegrad (1970) am Sorbitolüberschuß und Spiro (1967–1970) an den Disacchariden der Polypeptidketten in der Basalmembran der Nierenglomeruli.

Der juvenile Diabetes und der Diabetes im reifen Alter weisen zwar klare Zwischenformen auf (Plauchu, 1970; Tattersall und Fajans prägen den Ausdruck MODY, englisch: *maturity onset diabetes in the young,* 1975), doch unterscheiden sie sich durch ihre offensichtlichen Ursachen. Beim ersten, aber im allgemeinen nicht beim zweiten, beobachtet man nämlich folgendes: eine lymphozytäre Insulitis mit Verschwinden der $\beta$-Zellen (Gepts, 1965) und Hyperplasie der Glukagon-, Somatostatin- und Polypeptidzellen im Pankreas (Orci, 1975), ferner häufiges Auftreten von Antikörpern, die sich gegen die Schilddrüse und den Magen richten (Irvine, 1970), wie auch die Häufigkeit von Antikörpern, die sich gegen Viren richten (Gamble, 1969), am häufigsten findet man, zumindest in den ersten Monaten, Inselzellenantikörper (Bottazzo und Doniach, 1976; Irvine, 1976); ferner einen statistischen Zusammenhang mit bestimmten Spezifitäten des HLA-Systems (Abkürzung für: humane leukozytäre Antigene), namentlich B 8, BW 15 und B 18, bei denen es sich anscheinend um genetische Anzeichen der Entwicklung des insulinabhängigen Diabetes handelt (Singal, 1973; Nerup, 1974; Ludworth, 1974, Sveygaard, 1975; Thomasen, 1975; Dausset, Canivet, Lestradet, Cathelineau und Seignalet, 1976 usw.).

1955 berichten Zollinger und Ellison über Befunde von multiplen, rezidivierenden gastroduodenalen Geschwüren, die mit Diarrhöe, Überproduktion von Magensäure und Langerhansschen Tumoren einhergehen. Gregory identifiziert 1960 in diesen Tumoren $\alpha$-Zellen, die Gastrin absondern. MacGavran schildert den Bauchspeicheldrüsenkrebs mit $\alpha^2$-Zellen, die Glukagon absondern (1966). Mallinson (1964) und Bloom (1976) beschreiben den Hautausschlag mit Nekrolyse des Stratum granulosum, das an ein Glukagonom erinnert.

Das Syndrom des Ileumkarzinoids oder – in der Regel – seiner Metastasen mit Stauungswallungen (Flush), Diarrhöe und Bauchschmerzen wird von Thorson, Biork, Borkman und Waldenström (1954) beschrieben, nachdem Lembeck (1953) die Bedeutung des Serotoninüberschusses und seiner Manifestation gezeigt hat.

Wir haben verfolgt, wie 1891 die endokrine Therapeutik mit der Benutzung von Schilddrüsenextrakt durch Murray entstand; weniger als ein Jahrhundert später bestehen unendliche Möglichkeiten, und sie macht konstant Fortschritte.

## Die Hormontherapie

Ihre Errungenschaften sind denen der Biochemie und der Physiologie proportional.

a) Die Kortikotherapie nimmt allmählich Gestalt an, als 1941 Hench sich entschließt, extrahiertes Kortison (Compound E von Kendall) zur Behandlung rheumatischer Arthritis auszuprobieren, und zwar wegen der spontanen Besserung dieser Krankheit in der Schwangerschaft und bei Gelbsucht.

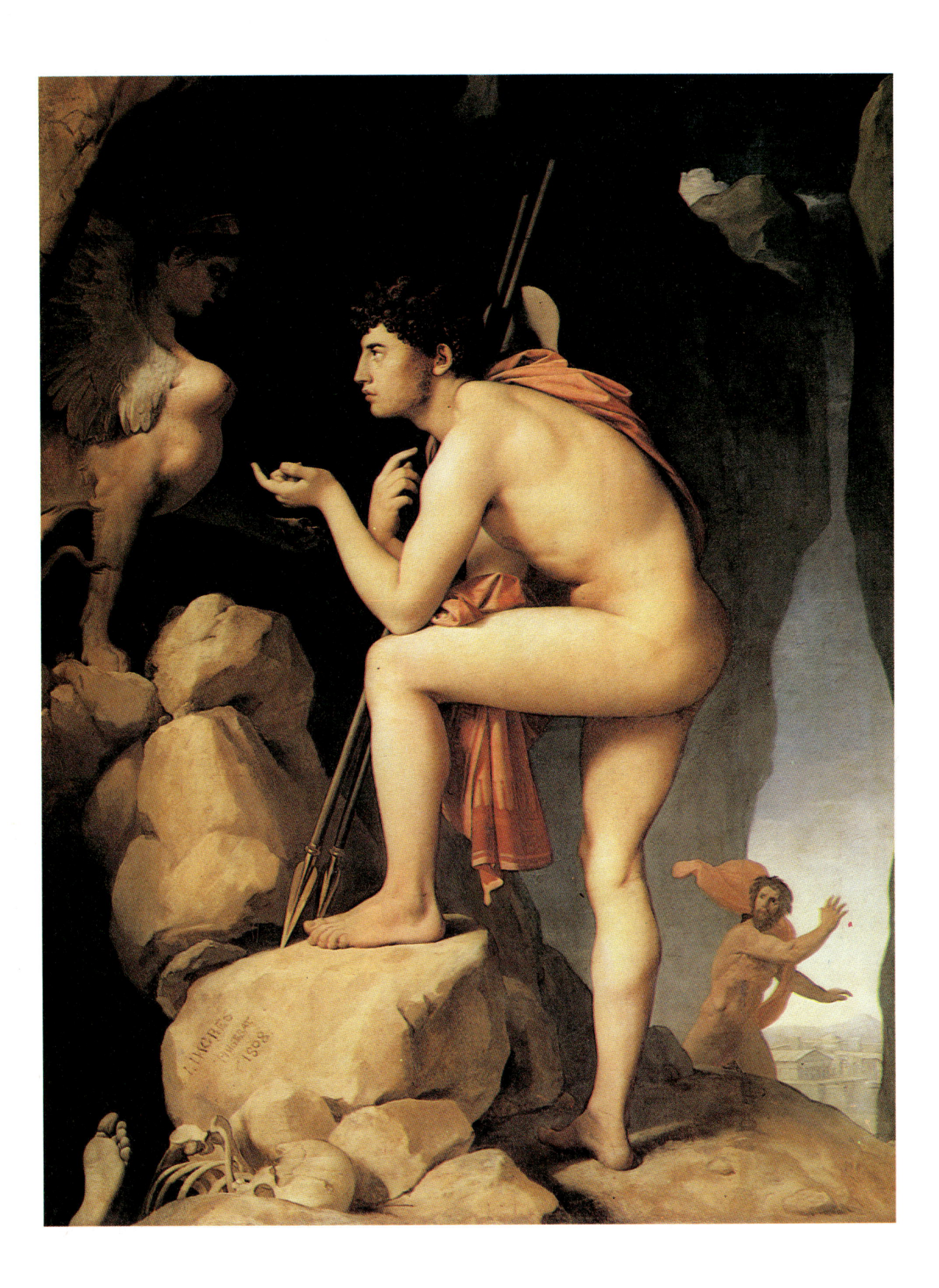

*Abbildung 3572*
*Stich von François Boucher zu Jean-Baptiste Molières (1622–1673) „Der eingebildete Kranke" aus dem Jahr 1769. Die Ballettkomödie, uraufgeführt am 10. Februar 1673 (in der vierten Aufführung am 17. Februar erlitt Molière als Darsteller des Titelhelden einen Blutsturz und starb wenige Stunden später), ist Molières fünftes Stück, in dem er die die „Kunst der Medizin" Ausübenden dem Spott preisgibt. Im Bild vorne rechts das Allheilmittel, die Klistierspritze mit Zubehör. Im dritten Zwischenspiel (Doktorpromotion) erklärt der Baccalaureus das Mittel gegen Schwindsucht und Asthma: „Clysterium donare, Postea schröpfare, Sodanno purgare . . ." (Ein Klistier geben, dann schröpfen, sodann purgieren").*

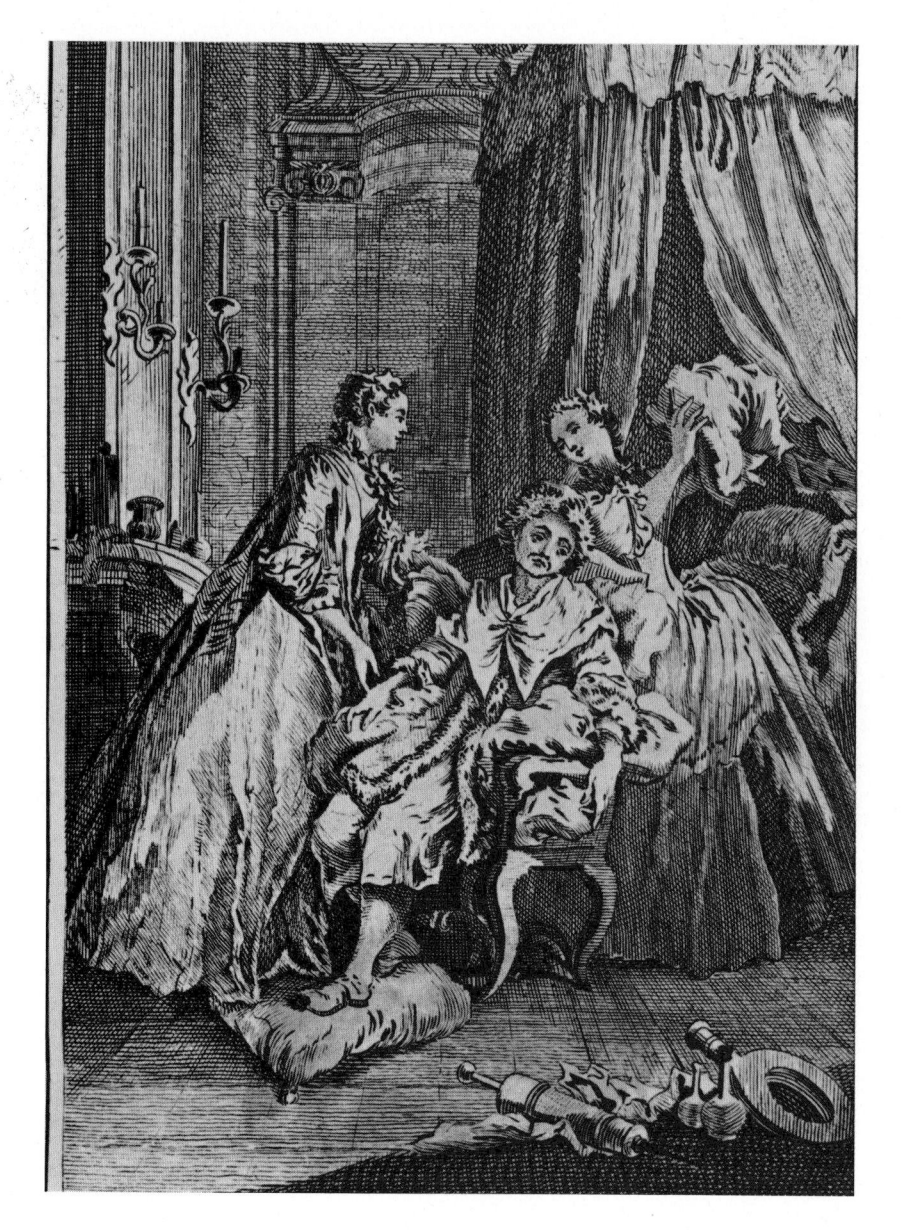

Abgesehen von Menkins Arbeit (1942), welche die entzündungswidrige Wirkung des Compounds E zeigt, beginnt der wirkliche Versuch erst 1948, nach der Kortisonsynthese durch Sarett und Reichstein; auch das extrahierte ACTH wendet man dabei an. Der Erfolg ist beeindruckend und bringt seinen Autoren den Nobelpreis ein.

Die Synthese des Hydrokortisons oder des Kortisols, eines natürlichen Hormons des Menschen (Lardon und Reichstein, 1953), ermöglicht zum einen den perfekten Ersatz bei spontanem Mangel (bei primärem Hypokortizismus und Hypopituitarismus), zum anderen ergänzt sie eine entzündungswidrige Kortikotherapie. Weitere Fortschritte werden durch die Synthese neuer Kortikoide gemacht, die mit dem Kortisol verwandt sind, aber nicht seine Nachteile aufweisen (Fried und Sabo, 1954).

Aus der Synthese der 24 ersten Aminosäuren des ACTH (Kappeler und Schwyzer, 1961) ging ein wirksames Hormon hervor, das die meisten schädlichen Effekte des extrahierten ACTH ausschließt.

b) Das Wachstumshormon, ein voluminöses Molekül, das für jede Art spezifisch und noch nicht synthetisch hergestellt worden ist, kann nur aus der menschlichen Hypophyse extrahiert werden. Eine Hypophyse am Tag braucht man für einen annehmbaren Wachstumsschub eines hypophysären Zwergs.

c) Da die 1964 realisierte Insulinsynthese noch nicht industriell ausgewertet wird, bleibt hier die Extraktion die einzige Quelle, jedoch sicher nur noch für kurze Zeit. Ein Fortschritt wurde durch eine bessere Purifizierung mit Einkomponenteninsulin erzielt (Schlichtkrull, 1973). Extrahiertes Glukagon ist in der Hypoglykämiebehandlung wertvoll.

Während man die Pankreasverpflanzung (Najarian, 1976) noch nicht für sofort erwarten kann, hat die künstliche $\beta$-Zelle in fünf Jahren vielversprechende Fortschritte gemacht (über die künstliche Bauchspeicheldrüse wurden Arbeiten von Albisser, Clemens, Pfeiffer und Mirouze, 1972, geliefert).

Den Arbeiten Loubatières', ab 1941, verdanken wir die Entdeckung und Entwicklung der glykämiesenkenden Sulfamide sowie die Analyse ihrer Wirkung. Diese Substanzen rufen Insulinabsonderung hervor, und sie ermöglichen einer großen Zahl von Diabetikern auf eine Insulinbehandlung zu verzichten, soweit die $\beta$-Zellen der Langerhansschen Inseln noch stimulierbar sind.

d) Die Synthese und die therapeutische Anwendung natürlicher Sexualhormone und nichtsteroidscher Östrogene, die über den oralen Weg wirken, gehören noch zur vorhergehenden Periode. Danach kamen die wirksamen Steroidöstrogene wie Äthinylöstradiol und Mestranol (Pincus, 1958) auf, die auch über den oralen Weg wirken.

In ähnlicher Weise haben die synthetischen Progesteronnachahmer, die man aus Nortestosteron (Pincus, 1958) gewann, zum größten Teil die Progesteronanwendung verdrängt.

Die Kombination aus Östrogen und Progesteron zur Verhinderung des Eisprungs kam durch das erste Experiment von Oncus in Puerto Rico 1959 auf. Hier richtet sich die Entwicklung auf die Ovulationshemmung mit geringer Dosis und besserer Verträglichkeit.

Die heute anwendbaren Testosterone und 5-$\alpha$-Dihydrotestosteron bleiben die Androgene par excellence. Die benachbarten Steroide haben einen schwachen, aber niemals völlig fehlenden androgenen Effekt und eine beträchtliche proteinanabolisierende Wirkung (Camerino und Sala, 1960; Gross, 1962); sie werden häufig angewandt, bekanntlich auch – ohne jede Überlegung – von Athleten.

e) Das Kalzitonin, das Sieber 1968 synthetisierte, ist oft wirksam bei der Behandlung von Hyperkalzämie, Pagetscher Krankheit und Algodystrophie.

f) Auch das Trijodthyronin (Roche, Lissitzky und Michel-Gross, Pitt-Rivers, 1952) wird therapeutisch verwendet. Verfügbar sind heute L-Thyroxin und L-Trijodthyronin mit doppelter Wirksamkeit gegenüber ihren razemischen Formen.

g) Reines follikelstimulierendes und luteinisierendes Hormon aus Extrakten finden therapeutisch keine Anwendung. Gemzell, Diczfalusy und Tillinger haben jedoch 1958 einen menschlichen Hypophysenextrakt erhalten, der reich an FSH und LH ist und sich als sehr aktiv bei Sterilität durch Anovulation erwiesen hat. Aus dem Harn von Frauen in der Menopause haben Porth, Lunenfeld und de Watteville (1954) eine Substanz extrahiert, die

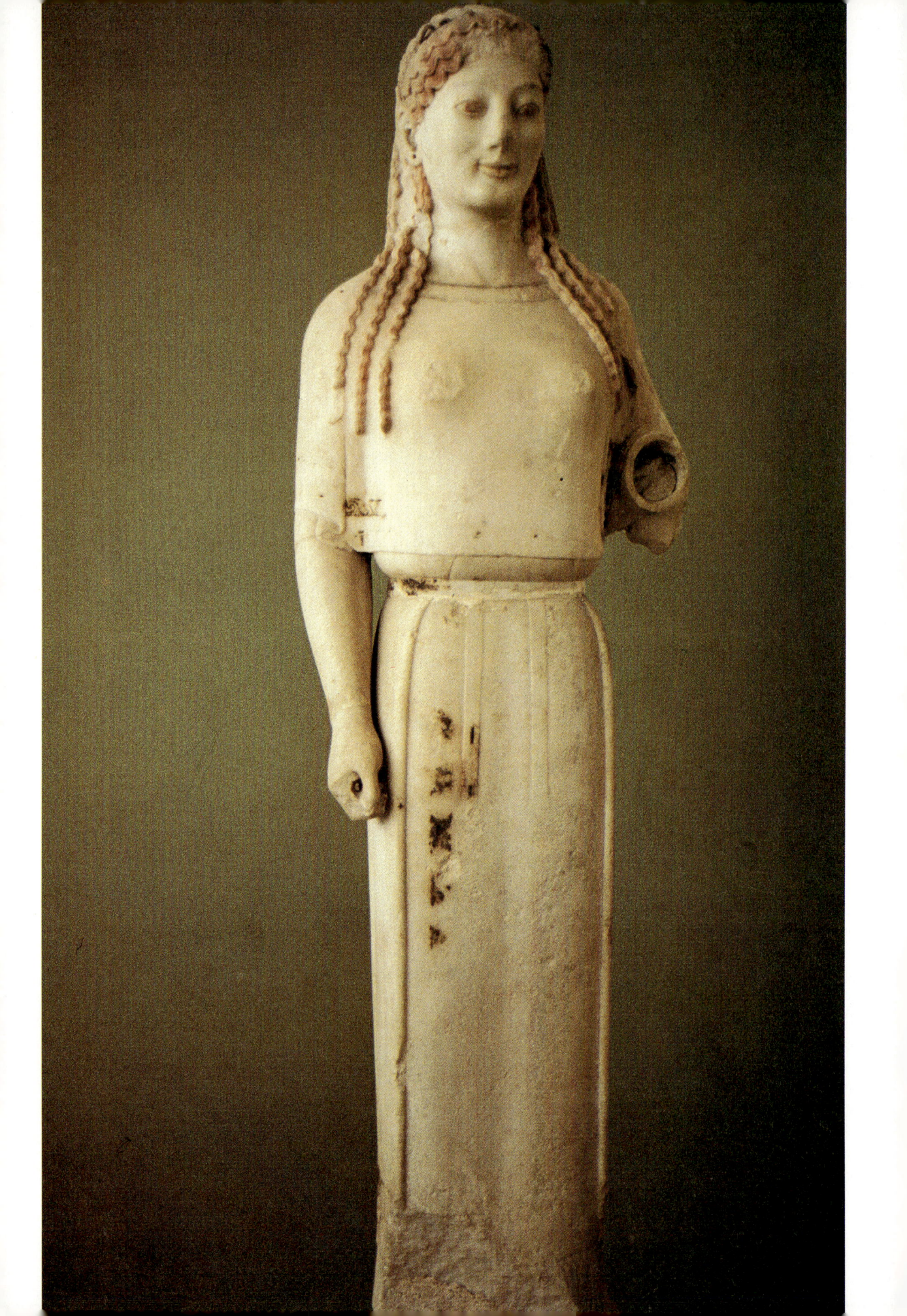

besonders reich an FSH ist und die man breit in der sequentiellen Behandlung mit Choriongonadotropin (CGT) anwendet; dieses stammt aus der Plazenta und wird aus dem Harn von schwangeren Frauen gewonnen. HMG und CGT werden außerdem gegen Oligospermie (verminderte Samenabsonderung) und Hypoleydigismus benutzt.

LH-RH (Schally, 1971) und TRH (Guillemin, 1970) finden zur Zeit wenig therapeutisches Interesse, werden aber täglich für Stimulierungstests benutzt.

In der Obstetrik hat das synthetische Oxytocin (du Vigneaud, 1954) den Extrakt aus dem Hypophysenhinterlappen ersetzt. Synthetisches Lysin-Vasopressin (du Vigneaud, 1954), das lange Zeit bei der Behandlung des Diabetes insipidus wenig Anwendung fand, ersetzt (als Nasenspray oder ölige Retardinjektion) mehr und mehr das Hypophysenhinterlappenpulver.

Diverse Substanzen üben dieselbe antidiuretische Wirkung aus, die beim Diabetes insipidus zum Einsatz kommt, zum Beispiel ein glukosesenkendes Sulfamid, das Chlorpropamid (Arduino, 1966; Meinders, 1967; Hocken, 1968; Bricaire, Salteil und Schaison, 1969; Gilbert-Dreyfus und Sebaoun, 1969), und der Lipidsenker Clofibrat (Bertrand und J.-L. de Gennes, 1969).

## Die ätiologische Behandlung

Die ätiologische Behandlung der destruktiven Läsionen im endokrinen Gewebe ist bisweilen äußerst wirksam, zum Beispiel bei der Behandlung des tuberkulosebedingten Morbus Addison (G. Laroche und Trémolières, 1950; Milcou, 1960; J. Vague, Codaccioni, Simonin, 1963) sowie in der Kortikotherapie der de Quervainschen Thyreoiditis (Skillern, 1960).

## Der Hormonüberschuß

Der Hormonüberschuß wird heute auf verschiedene Weise bekämpft:

a) Die Chirurgie der endokrinen Drüsen hat auf allen Gebieten von den Fortschritten der Reanimationstechniken und der Operation unter radiologischer Kontrolle profitiert. Ganz vorn steht zweifellos die Hypophysenchirurgie; ihren Zugang über das Keilbein, zu dem Cushing 1914 den Auftakt gab, hatte man aufgegeben, bevor Guyot (1958) und Hardy (1968) ihn unter mikroskopischer Kontrolle wiederentdeckten; so wurde die selektive Ausschneidung bei Schonung der gesunden Gewebe ermöglicht.

b) Die Anwendung radioaktiver Isotope in der Sella turcica, zum Beispiel Gold und Yttrium, (Kjellberg, 1968; Talairac, 1968) hat ihre eigenen Anzeigen.

Hamilton und Lawrence (1942) sowie Hertz (1944) haben die Möglichkeit gezeigt, Schilddrüsengewebe mit radioaktivem Jod zu zerstören, das selektiv gebunden wird. Infolge der präzisen Anzeigen und Gegenanzeigen wird die Methode seitdem breit bei der Behandlung von Hyperthyreose und Schilddrüsenkrebs angewandt.

c) Chesnay (1929) hatte die kropfbildende Wirkung bestimmter Pflanzen, zum Beispiel des Kohls, beobachtet. Da gewisse Schwefelverbindungen denselben Effekt zeigten, dienten diese erfolgreich zur Behandlung gesteigerter Schilddrüsentätigkeit, zum Beispiel Thioharnstoff (Rawson, 1941; Atwood, 1943) und Aminothiazol (Jeantet, 1944). Diese Substanzen blockieren den Aufbau der Schilddrüsenhormone und wirken so als Palliativ, mit

*Abbildung 3573 (gegenüber) Attische Kore, ca. 530 v. Chr. (Akropolis-Museum, Athen). Die reich bemalten Mädchenstatuen (Koren) aus der späten archaischen Zeit sind Weihegaben an die Göttin Athena. Sie verherrlichen Jugend und Schönheit, die in ihrer freundlich-vornehmen und schlichten Haltung der Zeit entrückt scheinen.*

dem man häufig die Heilung erzielt. Ihre Wirksamkeit und ihre Verträglichkeit haben sich gebessert; die neueste Schöpfung stellt das Carbimazol dar. Die bereits langjährige Erfahrung mit Chirurgie, radioaktivem Jod und antithyreoidalen Präparaten erlaubt die Beurteilung ihrer jeweiligen Indikationen und ein besseres Verständnis der Schilddrüsen- und der außerhalb vorkommenden Mechanismen bei Basedow (Jaffiol, 1975).

Gewisse Substanzen, die auf dieselbe Weise wie die antithyreoidalen Stoffe wirken, blockieren die Synthese der Nebennierenrindenhormone und sind von Nutzen bei einer Überfunktion dieses Organs. Es handelt sich um Chlorphenyldichloräthan, o,p-DDD, ein Derivat des Insektizids DDT (Southern, 1967), und Aminoglutethimid (Schteingart und Conn, 1967). Diazoxid, ein dem Chlorthiazid naher Blutdrucksenker, der die insulinotrope Wirkung der Glukose hemmt und die Glykämie steigert, sowie Streptozotozin, ein Zytostatikum für $\beta$-Zellen und weniger toxisch als Alloxan (Schein, Braser, 1973), sind wirksam bei inoperablen Insulinomen und schwerer Hypoglykämie beim Kind (Black, 1941; Eggert, 1962; Drash und Wolff, 1964).

d) Die Unterdrückung eines Hormons durch ein anderes, das im normalen Zustand in seine Regulierung eingreift, ist ein übliches Verfahren bei der Blockierung des Eisprungs durch Östrogen und Progesteron. Das Medroxyprogesteron allein bremst die vorzeitige Pubertät und ermöglicht die Wiederaufnahme des Wachstums. Die Rolle der Monoamine in der Hirnphysiologie wird immer besser analysiert. Die Agonisten des Dopamins hemmen die Prolaktinabsonderung. Einer von ihnen, nämlich das 2-Brom-$\alpha$-ergokryptin (Pasteels, 1972; Fluckiger, 1975) ist sehr wirksam in der Behandlung von Hyperprolaktinämie und etwas weniger wirksam in der Akromegaliebehandlung (Chiodini, 1975; Thorner, 1975; Bricaire, 1976; Fossati, 1977).

e) Hormonantagonisten oder »Antihormone« richten sich laut Definition gegen die Wirkung eines Hormons, und zwar meistens durch Wettbewerb mit diesem an demselben Membranrezeptor. Bestimmte Phenolsubstanzen (Mer 25) haben sich als Antiöstrogene (Kistner und Smith, 1959) und als wirksam bei Hyperplasie des Endometriums und Brustkrebs erwiesen. Seitdem sind aktivere und verträglichere Moleküle entwickelt worden, zum Beispiel Nafoxidin (Terenius, 1971) und Tamoxifen (Code, 1971).

Mehrere dieser Antiöstrogene haben einen zweiten Effekt, der gewissermaßen entgegengerichtet ist, zum Beispiel Clomiphen (Tylar, 1960; Kistner und Smith, 1961; Goldblatt, 1961), Cyclophenil (Hellinger, 1967) sowie Tamoxifen (Klopper, 1971). Indem sie den Östrogenrezeptor des Zwischenhirns blockieren, ermöglichen sie den Wiederbeginn der FSH-Sekretion und somit des vom Zwischenhirn gesteuerten Eierstockzyklus.

Auch Antiandrogene, die man bei Hyperandrogynie (Vermännlichung bei Frauen) benutzen kann, sind definiert und synthetisiert worden; es sind Steroide wie Cyproteron (Fang und Liao, 1969) oder Nichtsteroide wie Flutamid (Neri, 1972).

## Die Hormonabhängigkeit

Die häufige Hormonabhängigkeit der Karzinome hat in den letzten Jahren zu ihrer Hormontherapie berechtigt, insbesondere im Hinblick auf zwei Richtungen, nämlich bei genitalem und paragenitalem Krebs und Schilddrüsenkrebs.

Huggins schlägt 1941 zur Behandlung des Vorsteherdrüsenkrebses Kastration und Östrogen vor. Die Behandlung erweist sich als sehr wirksam, insbesondere in bezug auf die Metastasen, und ihre unmittelbaren Resultate, aber auch die Forschungswege, die sie damit eröffnet, rechtfertigten fünfundzwanzig Jahre später den Nobelpreis. Testosteron, Progesteron-Norsteroide, Medroxyprogesteron und Antiöstrogene werden bei Brustkrebs und genitalem Krebs der Frau angewandt (Dorfman, 1962). Die Hormonabhängigkeit des Schilddrüsen- sowie vesikulären oder papillären Krebses und seiner jodbindenden Metastasen hat bemerkenswerte therapeutische Konsequenzen. Nach einer totalen Schilddrüsenentfernung hat die regelmäßige Verabreichung von Thyroxin oder Trijodthyronin in geeigneten Dosen mit dem Ziel, die TSH-Sekretion völlig zu unterbinden, einen beachtlichen prophylaktischen und kurativen Effekt.

Die Geschichte einer Wissenschaft mündet nicht in eine Schlußfolgerung, sondern nur in Perspektiven auf die Zukunft, über die jede Spekulation anmaßend wäre.

Werfen wir jedoch einen Blick auf die Vergangenheit der Endokrinologie seit ihren ersten schüchternen Anfängen vor zwei Jahrhunderten, die Bestätigung ihres Namens 1912, ihren Aufschwung in den Jahrzehnten, die um dieses Datum liegen, und ihre außergewöhnliche Ausbreitung nach dem Zweiten Weltkrieg, so tritt klar zutage, daß sich ihr Platz in Biologie und Medizin trotz der Fortschritte in allen anderen Disziplinen sehr erweitert hat.

Lucien de Gennes schrieb 1949, die Endokrinologie liefere »das eindrucksvollste Beispiel für die Geschichte des medizinischen Fortschritts«. Bariety und Coury, die 1963 in dem Werk *Histoire de la médecine* auf vierzig Seiten die Geschichte der Endokrinologie behandeln, betrachten sie als »eine Geschichte der Medizin in knapper Form«.

So steht es mit ihrer Entwicklung. Obwohl sie dem Namen nach jünger als ein Menschenleben ist, wurde die Endokrinologie zunächst eine deutlich abgegrenzte Wissenschaft. Anschließend wurde sie durch ihre Entwicklung gezwungen, sich in mehrere Aktionsbereiche zu teilen. Aber wichtiger erscheint, daß sie auf die anderen medizinischen Gebiete übergriff, so daß sie an jedem teilhatte und dazu neigte, in diesen aufzugehen und sich unter dem Einfluß ihrer eigenen Ausweitung aufzulösen.

Hormone werden von den meisten Zellen abgesondert. Das Konzept des hormonalen Boten, dessen Definition lange Zeit seinen großen Aktionsradius implizierte, muß modifiziert werden; wir kennen jetzt nämlich zahlreiche Fälle, in denen die Wirkung über kurze Distanz oder sogar im Kontakt mit den absondernden Zellen ausgeübt wird.

Chemische Boten, allosterische Identifizierung, Kettenreaktionen, sukzessive molekulare Umsetzungen, selektive Veränderungen der Membranpermeabilität, Rückkopplungsregulierung, genetischer Determinismus der Biosynthesen, die durch die Gegebenheiten modifiziert werden können, alle diese Begriffe verdanken wir der Endokrinologie. Die gesamte Medizin berücksichtigt sie.

Ohne Zweifel werden morgen, wenn noch mehr wirksame Moleküle identifiziert sind – ein Ende dieser Tendenz ist nicht abzusehen –, die Forschungen noch weit subtilere Themen zum Gegenstand haben: es geht dabei um Energie und Materie, und eine neue Welt wird sich öffnen.

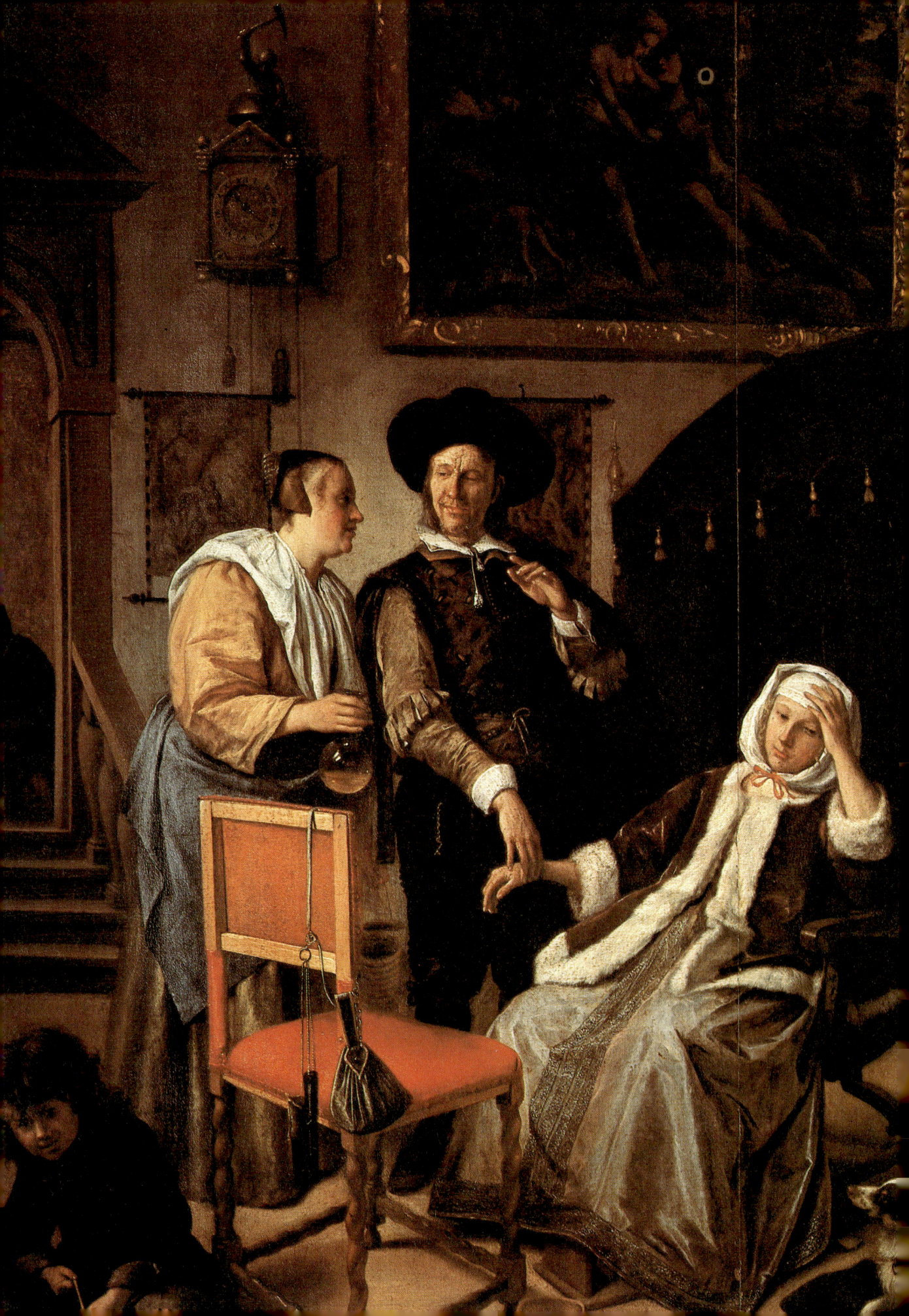

# Lexikon

## Abbe, Ernst
*deutscher Physiker, 1840–1905*

Als Direktor der Sternwarte von Jena konnte sich Abbe Problemen und Forschungen der Optik widmen. Sein Verdienst liegt in der entscheidenden Verbesserung des Mikroskopbaus und der Herstellung opti-

*Ernst Abbe (Optisches Museum der Zeiss-Werke, Oberkochen)*

scher Gläser. Nach anfänglicher Zusammenarbeit mit Carl Zeiss wurde er 1875 dessen Teilhaber und nach Zeiss' Tod Alleininhaber der Firma Zeiss. Abbe ist auch als Gründer des Glaswerks Schott (optische Gläser) bekannt.

## Abtreibung

Geplante Schwangerschaftsunterbrechungen wurden bereits in der Antike und in nahezu allen Kulturen streng bestraft. Nichtsdestoweniger wurden sie von Medizinern, Hebammen und bezeichnenderweise von Quacksalbern vorgenommen. Vor Einführung von Antisepsis und Asepsis hatten die operativ durchgeführten Eingriffe verheerende, oft tödliche Folgen für die Frau. Die Bestrebungen, den Abortus medikamentös herbeizuführen, reichten meist in das Gebiet von Aberglauben und Zauberei. Erst seit kurzem werden die diesbezüglichen Gesetze gelockert, und in etlichen Staaten ist der Schwangerschaftsabbruch bis zum dritten Monat straffrei – eine Regelung, die wegen der Möglichkeit zum Mißbrauch nicht ohne Widerspruch und Polemik durchgesetzt werden konnte.

## Acquapendente, Fabrizio d'
*italienischer Anatom und Philosoph, 1537–1619*

Girolamo Fabrizio, nach seinem Geburtsort unter dem Namen d'Acquapendente besser bekannt, konnte, obwohl Sohn armer Eltern, nach Padua ziehen und seine medizinische Ausbildung beginnen. Seine Begabung

*Fabrizio d'Acquapendente*

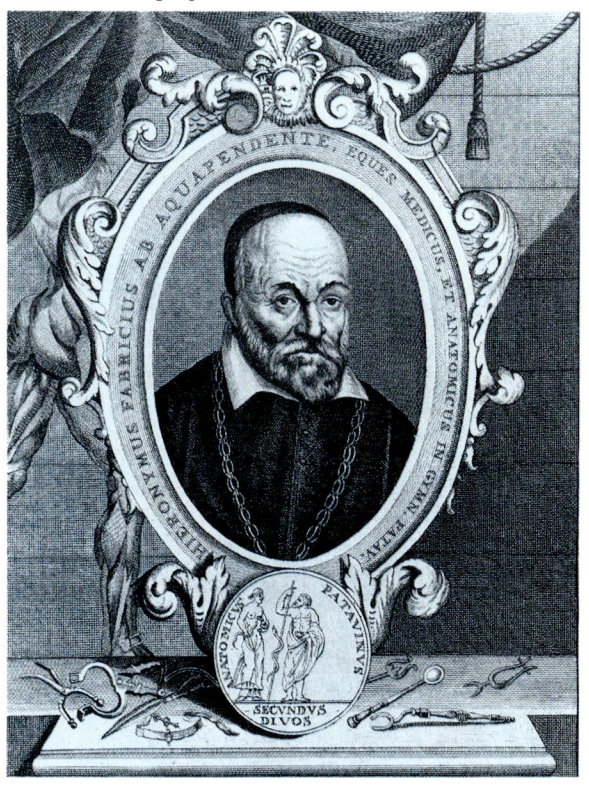

---

*Abbildung gegenüber: »Der Besuch des Arztes«, Gemälde von Jan Steen, 1626–1679*

wurde frühzeitig erkannt, auch von seinem Lehrer →Falloppio, der bald sein Freund wurde. Nach der Promotion praktizierte er jahrelang in Padua und folgte schließlich 1562 Falloppio auf den Lehrstuhl für Anatomie nach. Er ließ ein Theater erbauen, in dem er seine Sektionen durchführte. Diese Unterrichtsmethode zog Studenten aus ganz Europa an. 1565 berief ihn die Universität von Venedig als Professor für Anatomie und Chirurgie; beide Ämter übertrug er 1604 seinem Schüler →Casserio. Sein berühmtester Schüler war übrigens →William Harvey. Das wissenschaftliche Forschungsgebiet von d'Acquapendente umfaßt zahlreiche Themenkreise. Ein Irrtum soll hier allerdings berichtigt werden: die Entdeckung der Venenklappen ist nicht sein Verdienst; bereits →Estienne hatte sie vor ihm beschrieben, →Vesal, Lusitanus oder Sylvius zumindest erahnt. Die erste exakte Beschreibung und naturgetreue Abbildung stammt jedoch zweifelsohne von ihm. Neben Verdiensten auf dem Gebiet der Anatomie sind d'Acquapendente vor allem in der Embryologie einige hoch anzurechnen. In seinem berühmten Werk *De formatu foetu,* das mit zahlreichen guten Illustrationen versehen ist, beschreibt er die Entwicklung des Embryos vieler Tierarten und vergleicht sie untereinander. Besonders genau untersuchte er den Hühnerembryo. Anatomische und physiologische Werke liegen uns über die Sinnesorgane, Lunge und Atmung, Muskel und Gelenke, Magen und Eingeweide und die Haut vor.

## Adams, Robert
*irischer Chirurg und Kliniker, 1791/1793–1875*

Seit 1810 studierte Adams an der Universität seiner Heimatstadt Dublin, wo er 1814 Baccalaureus, 1832 Magister artium und 1842 schließlich Doktor der Medizin wurde. Bereits zu Studienbeginn trat er auch eine Stelle als Lehrling bei dem damals berühmtesten Chirurgen Dublins an; nach dessen Tod arbeitete er beim Generalchirurgen der irischen Armee. Im Jahr 1818 ernannte man ihn zum Mitglied des Irish College of Surgeons. Nach der Gründung der Peter Street School of Medicine, die er im Verein mit zwei anderen Medizinern eröffnet hatte, trennte er sich bald wieder von ihr und errichtete zusammen mit Carmichael und →MacDowell eine medizinische Schule, die in Verbindung mit dem Richmond-Hospital in Dublin unter dem Namen Carmichael School bekannt ist. Hier wirkte Adams viele Jahre hindurch als Lehrer; hier entstanden auch die Arbeiten, die seinen Platz in der Geschichte begründeten. Darunter fallen die Werke über Arthritis deformans, Gelenkserkrankungen, Herzkrankheiten und pneumatische Leiden. Besonders die Forschungen über die Arthritis machten ihn berühmt – er selbst war jahrelang von ihr befallen. Die bei manchen Herzrhythmusstörungen auftretende mangelnde Sauerstoffversorgung des Gehirns nennt man noch heute nach ihm und seinem Mitarbeiter William Stokes Adams-Stokessches Syndrom. 1861 wurde er Inhaber der Lehrkanzel für Chirurgie an der Dubliner Universität.

## Addison, Thomas
*englischer Arzt, 1793–1860*

Nach der Promotion im Jahre 1815 in Edinburg zog Addison nach London und trat eine Stelle als Spitalsarzt an. Dabei konnte er die Hautkrankheiten eingehend untersuchen. Um 1820 trat er, zunächst als Schüler, in das berühmte Guy's Hospital ein. 37 Jahre lang teilte und beeinflußte er das Schicksal dieses Instituts. 1827 begann seine Lehrtätigkeit, 1829 erschienen seine ersten schriftlichen Arbeiten. 1837 wurde er vom Spi-

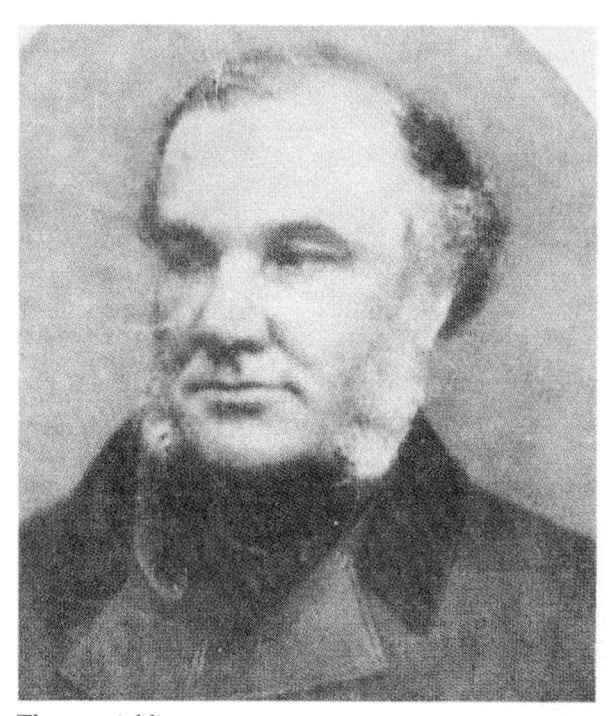

*Thomas Addison*

tal fest angestellt und begann Vorlesungen über praktische Medizin zu halten. Im Jahre 1855 erschien die Schrift, die dem Namen Addison zu Weltruhm verhalf. In diesem Werk beschreibt er die nach ihm benannte →Addisonsche Krankheit, eine Nebennierenrinden-Unterfunktion mit charakteristischer Bronzefärbung der Haut. Wertvoll sind auch seine Untersuchungen der Anatomie und Pathologie der Lungen, der Lungenschwindsucht und der Pneumonie.

## Addisonsche Krankheit

Das 1855 von →Thomas Addison beschriebene, auch unter dem Namen Bronzehautkrankheit bekannte

Leiden wird durch eine Nebennierenrindeninsuffizienz hervorgerufen. In seltenen Fällen trägt auch eine endokrine Erkrankung die Schuld. Durch Zerstörung eines Großteils der Nebennierenrinde infolge von Nebennierenatrophie, Tuberkulose, manchmal auch Tumormetastasen oder Traumen, kommt es zu einer Verringerung der Hormonproduktion. Die Folge davon sind die Hyperpigmentierung der Haut, Muskelschwäche durch Störung des Kohlehydratstoffwechsels, erhöhte Insulinempfindlichkeit, Veränderungen der chemischen Blutzusammensetzung, Anämie und Lymphozytosen. Eine Sonderform der Krankheit stellt der sogenannte weiße Morbus Addison dar.

## Aderlaß

Blutentnahme durch Eröffnung einer Vene zu therapeutischen Zwecken. Er wurde seit dem Altertum als Allheilmittel angesehen und führte oftmals durch mangelnde Kenntnisse (so etwa durch die falsche Einschätzung der Blutmenge des Körpers) zu Mißerfolgen. Man gebrauchte den Aderlaß auch zur Vorbeugung gegen etwaige Leiden. In der modernen Medizin wird er selten bzw. sehr bestimmt eingesetzt.

*Alfred Adler*

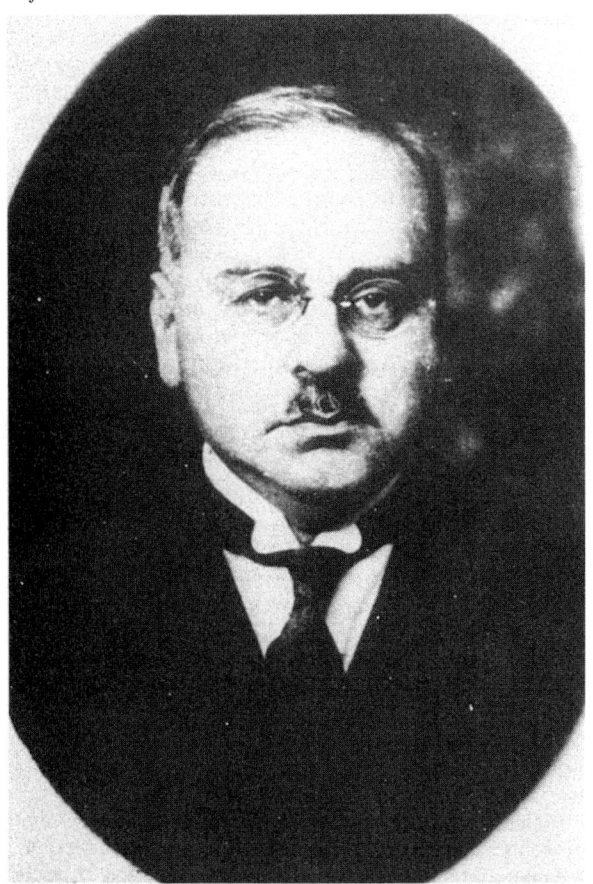

## Adler, Alfred
*österreichischer Psychoanalytiker, 1870–1937*

Nach dem Medizinstudium in Wien promovierte Adler 1895, befaßte sich vorerst mit Innerer Medizin und Neurologie, interessierte sich aber auch für pädagogische Probleme. Er war einer der ersten und bedeutendsten Schüler →Freuds, wandte sich aber 1910 von ihm ab und begründete seine eigene Richtung, die sogenannte Individualpsychologie. Ab 1925 wirkte er als Dozent am Pädagogischen Institut der Stadt Wien, wo er Lehrer ausbildete. In der Erwachsenenbildung war er bereits seit 1912 tätig. Das Grundprinzip seiner Lehre ist das Streben nach Geltung innerhalb der Gesellschaft, das aber oft zu Konflikten mit dieser führt. Adler gründete das wichtigste Organ seiner Lehre, die Zeitschrift *Individualpsychologie*. In Wien eröffnete er mehrere Erziehungsberatungsstellen, die als Vorbild für die Schaffung von Institutionen dieser Art im Ausland dienten. Der Themenkreis seiner schriftlichen Werke erstreckt sich von der Nervosität über Menschenkenntnis und erotische Abhandlungen bis zur Homosexualität.

## Adrenalin

Das erste rein dargestellte (1901) und vier Jahre später synthetisierte Hormon entsteht im chromaffinen Gewebe, das heißt in den Paraganglien des Sympathikus sowie im Nebennierenmark. Die Nervi splanchnici regen die Adrenalinausschüttung an, die Depots liegen im Nebennierenmark. Die Ursachen für die Adrenalinausschüttung sind meist emotionell bedingt, auch durch Muskelarbeit oder Sauerstoffmangel. Das Hormon wirkt auf das sympathische System erregend, steigert die Pulsfrequenz und den systolischen Blutdruck; die Bronchien und ihre Muskulatur erschlaffen, die Darmperistaltik wird vermindert, die Pupillen erweitert, die Haarmuskel erigiert. Der Sauerstoffverbrauch erhöht sich, und die Glykogenreserven in der Leber werden aktiviert, der Insulinantagonismus angeregt, die Lipolyse vermehrt. Der Adrenalinausstoß löst zudem nervöse Symptome wie Angstgefühle und Nervosität aus.

## Aetios von Amida
*griechischer Arzt, 6. Jahrhundert*

Aetios wurde zu Beginn des 6. Jahrhunderts n. Chr. in der mesopotamischen Stadt Amida geboren, erhielt seine Ausbildung an der Schule von Alexandria und wirkte später als Hofarzt in Byzanz. Sein literarisches Hauptwerk ist das *Tetrabiblon*, in dem er neben seinen eigenen vor allem die Kenntnisse von →Galen und →Oreibasios zusammenfaßt. Als eigenständige Schrift dieses christlichen Autors ist uns seine Beschreibung der Diphtherie überliefert.

## Akromegalie

Die von →Pierre Marie 1886 beschriebene Krankheit ist eine Erkrankung des Hypophysenvorderlappens, bei der es zu einer vermehrten Produktion des Wachstumshormons kommt. Die Ursache ist meist in einem Adenom zu suchen. Äußerliches Erscheinungsbild ist die Vergrößerung von Händen, Füßen, Nase, Kinn, Ohren, Unterkiefer, Zunge und Lippen. Sie wird durch Steigerung bzw. Wiederaufnahme des Knorpelwachstums hervorgerufen. Auch einzelne Skeletteile sind von dieser Vergrößerung betroffen. Als Nebenerscheinungen treten Kopfschmerz, Apathie, Verminderung von Libido und Potenz, bei Frauen Amenorrhöe, durch Tumorwachstum gelegentlich auch Störungen des Nervus opticus auf. Bei Auftreten der Akromegalie vor Ende der Wachstumsperiode kommt es zu proportioniertem Riesenwuchs.

## Aktuarios, Johannes
*byzantinischer Arzt, 13. Jahrhundert*

Dieser letzte bedeutende byzantinische Arzt ist der Autor eines berühmt gewordenen uroskopischen Werks, das bis weit ins Mittelalter in Verwendung war. Es bestand aus sieben Bänden und enthielt alle Bedingungen für eine korrekte Harnbeschau, darunter Form und Größe des Glases usw. Neben der Beurteilung des Urins legte Aktuarios großen Wert auf die Untersuchung des Pulses, was in seinem Werk ebenfalls zum Ausdruck kommt. Ein weiteres Buch, das als sein Hauptwerk angenommen wird – er bestätigt wohl die Bedeutung der Harnuntersuchung, vernachlässigt darüber jedoch andere Diagnosemethoden nicht –, ist unter dem Titel *Behandlungsmethoden* bekannt. Darin vertritt er die Hippokratische Lehre von der Behandlung des einzelnen Patienten als Individuum und nicht als ein Fall einer Krankheit, die generell eine Behandlungsart erfordert. Aktuarios ist deutlich von der pneumatischen Richtung beeinflußt, unter anderem wahrscheinlich deshalb, weil er diese Lehre am leichtesten mit der christlichen vereinen konnte. Auf dem Pneuma beruhen sowohl die seelischen als auch die organischen Funktionen. Auf alle Fälle ist dieser Autor nicht nur als Arzt, sondern auch als Philosoph zu bezeichnen; durch seine exakten Beobachtungen und Schlußfolgerungen ragt er aus der Vielzahl zeitgenössischer Mediziner deutlich hervor.

## Akupunktur

Durch Punktion bestimmter Hautpunkte oder Reizung ganzer Bezirke sollen verschiedene Organleiden günstig beeinflußt werden. Diese Methode wird seit dem Altertum vornehmlich in China angewendet und erreichte dort technische Perfektion. Man ging von zwölf King-Gefäßen aus, die den Körper durchziehen und die Akupunkturmeridiane bilden, auf denen spezielle Punkte liegen. Acht Hauptakupunkturpunkte wurden durch die acht Trigramme des legendären Kaisers Fu-hi bezeichnet. Diese therapeutische Methode war der chinesischen Philosophie sehr verbunden. Sie wurde von Japan übernommen. Dort begann man zu Beginn des 20. Jahrhunderts die Akupunktur wissenschaftlich zu erforschen (Okubo Tekisai). Man erkannte die Beziehung zwischen Akupunkturpunkt und Headscher Zone. 1972 gelang die erste Akupunkturnarkose, sie setzte sich aber nicht entscheidend durch.

## Albarran y Dominguez, Joaquin
*kubanischer Urologe, 1860–1912*

Nach dem Medizinstudium und der Promotion in Spanien begab sich Albarran nach Paris, wo er unter →Ranvier und →Guyon weiterstudierte und sich vorerst der Bakteriologie widmete sowie als Chirurg tätig war. Als Mitglied einer wissenschaftlichen Mission bekämpfte er in Spanien eine Choleraepidemie und erlangte nach der üblichen Laufbahn das Amt des Vorstands der Klinik für Harnkrankheiten als Nachfolger von Guyon. Er verfaßte einige sehr bemerkenswerte Abhandlungen, von denen eine über urologische Chirurgie besonders herauszustreichen ist. Er entwickelte eine Methode der experimentellen Polyurie, teilte nach embryologischen Gesichtspunkten die Blasentumoren neu ein und verbesserte die Zystoskopie, indem er den sogenannten Albarranschen Hebel erfand, eine Vorrichtung zur Verfeinerung der Bewegungen des Zystoskops beim Katheterisieren der Harnröhre.

## Albers-Schönberg, Heinrich Ernst
*deutscher Röntgenologe, 1865–1921*

Der Hamburger begann das Medizinstudium in Tübingen, kam dann nach Leipzig und promovierte hier 1891. Im Jahr darauf wurde er Assistenzarzt am Allgemeinen Krankenhaus Hamburg-Eppendorf und arbeitete hier bis 1894. Danach wirkte er ein Jahr in Leipzig und ließ sich dann als praktischer Arzt in Hamburg nieder. 1897 gründete er zusammen mit einem Kollegen das erste röntgenologische Institut, das er später allein leitete. Seine Privatpraxis gab er auf, um sich völlig der neuen Wissenschaft widmen zu können. 1903 erhielt er auch eine Stelle als Röntgenologe an einem Hamburger Spital. An dieses wurde ein von ihm geplantes Röntgenhaus angeschlossen, das zum Vorbild ähnlicher Bauten wurde. 1919 wurde er als ordentlicher Professor an die Universität Hamburg berufen und war damit der erste Lehrstuhlinhaber der Röntgenologie. 1910 machten sich die ersten schweren Strahlenschädigungen bemerkbar, der linke Arm mußte ihm abgenommen werden; die Krankheit war aber nicht mehr aufzuhalten, und somit zählt auch Albers-Schönberg zu den ersten Opfern dieser Wissenschaft. Fast alle

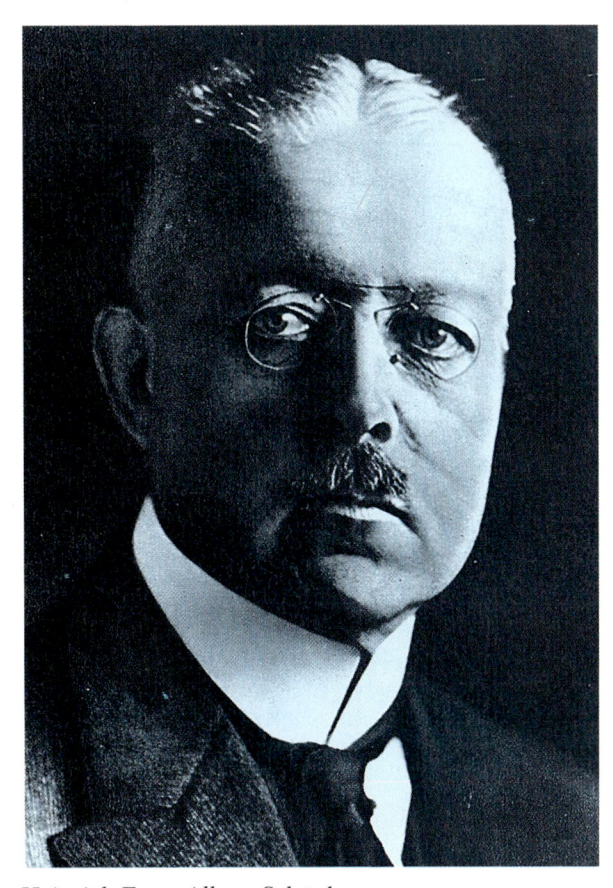

*Heinrich Ernst Albers-Schönberg*

Gebiete der Röntgenologie bereicherte er mit seinen Forschungen. Er entwickelte die Aufnahmetechniken und veranlaßte durch seine Behandlung der Myome und der Metropathie die Gynäkologen, sich mit der Radiotherapie auseinanderzusetzen. Auch die Hautkrankheiten entgingen seiner Aufmerksamkeit nicht, und nach der Entdeckung der Strahleneinflüsse auf die Keimdrüsen (1903) konnte endlich ein wirkungsvoller Schutz entwickelt werden. In der Pathologie ist sein Name in der Albers-Schönberg-Krankheit verewigt, die auch als Marmorknochenkrankheit bekannt ist.

## Albertus Magnus
*deutscher Philosoph, Theologe und Naturforscher, 1193–1280*

Dieser berühmte Gelehrte des Mittelalters stammte aus der Familie von Bollstädt aus Lauingen in Schwaben, was seine verschiedenen Namen erklärt (Albert Graf von Bollstädt, Albert von Lauingen). Sein Vater war ein kaiserlicher Beamter, der seinem Sohn eine gute Schulbildung ermöglichen konnte. In Begleitung seines Onkels zog Albertus Magnus nach Padua, wo er die Universität besuchte. Hier hatte er die ersten Kontakte mit dem Werk des →Aristoteles, das ihn sein Leben lang beeinflussen sollte. Um sich ganz den Wissenschaften hingeben zu können, trat er um 1223 dem Dominikanerorden bei, dessen Hauptaufgabe das Lehren war. Schon einige Jahre später wurde er als Lehrer in die Klosterschulen verschiedener deutscher Städte entsandt; eine wichtige Station war Köln. Er unterrichtete Theologie, Physik, Metaphysik, Mathematik, Logik und Astronomie. Sein berühmtester Schüler war Thomas von Aquin. 1245 reiste Albertus Magnus nach Paris, 1248 verlieh man ihm dort das Doktorat der Theologie. Drei Jahre lehrte er in Paris; von 1248 bis 1254 leitete er das neugegründete Generalstudium in Köln. Dann begannen wieder Wanderjahre, in denen er die Provinz Teutonia zu Fuß durchwanderte, die Klosterschulen inspizierte und seine Lehren verbreitete. 1256 setzte er bei Papst Alexander IV. die Lehrfreiheit der Dominikaner gegenüber der Universität durch. Der Papst war von ihm so beeindruckt, daß er ihn mit einem Ehrenamt betraute, das er aber drei Jahre später wieder mit seiner Lehrtätigkeit in Köln vertauschen konnte. 1260 ernannte ihn der Papst zum Bischof von Regensburg, allerdings gegen seinen Wil-

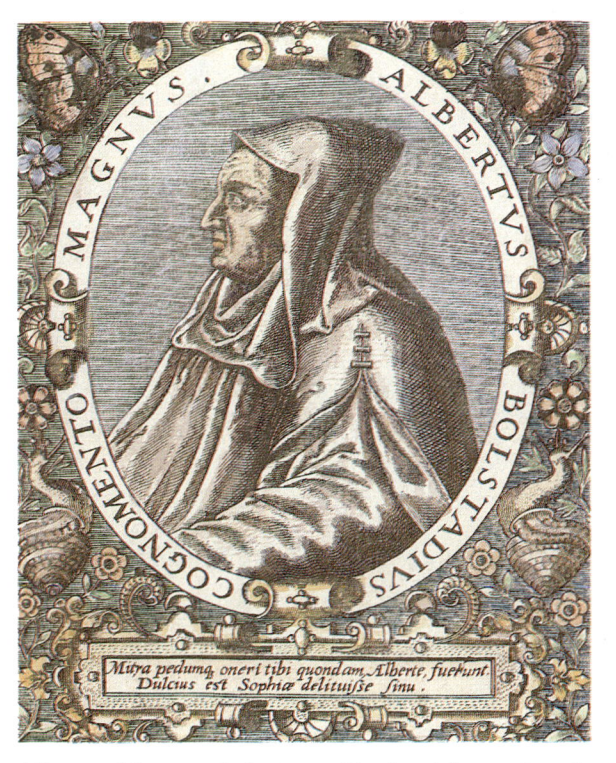

*Albertus Magnus, kolorierter Kupferstich von Jan de Bry, 16. Jh.*

len, da Albertus Magnus sich dem Lehrberuf verpflichtet fühlte. Nach dem Tod Alexanders IV. konnte er das Amt zurücklegen und begab sich wieder auf Wanderschaft. Er nahm unter anderem am Konzil von Lyon 1247 teil und reiste noch im Alter von 85 Jahren nach Paris, wo er die angefeindeten Thesen seines

Schülers Thomas von Aquin verteidigte. Als er am 15. November 1280 in Köln starb, waren sowohl die Geistlichkeit als auch das Laienvolk betroffen; 1622 sprach ihn Papst Gregor XV. selig. Die große Bedeutung dieses Mannes lag darin, daß er das Abendland mit den Schriften des Aristoteles vertraut machte. Er verfaßte zu jeder der Arbeiten des Philosophen einen Kommentar, erweiterte das Original, schrieb auch verlorengegangene Werke neu und ergänzte unvollständige. Dabei versuchte er sich in den Geist seines großen Vorbilds zu versetzen und in seinem Sinne zu schreiben. Er ging, obwohl Geistlicher, so weit, die Aristotelische Lehre gleichberechtigt neben die Theologie zu stellen. Die naturwissenschaftlichen Forschungen des Albertus Magnus haben unterschiedlichen Wert. Jeder der urteilenden Historiker oder Bearbeiter mißt ihnen ein anderes Gewicht bei. Eindeutig kann man sagen, daß er sich von scharfem Verstand und guter Beobachtungsgabe sowie von einer großen Liebe zur Natur leiten ließ; inwieweit ihm Irrtümer angekreidet werden können, liegt im Ermessen jedes einzelnen. Das erhaltene schriftliche Material umfaßt 21 Foliobände. Einzelne Abhandlungen gingen bereits im 15. Jahrhundert in Druck.

*Augsburger Wochenstube um 1500, Titelblatt der Bearbeitung von Albertus Magnus von B. Morling, 16. Jh.*

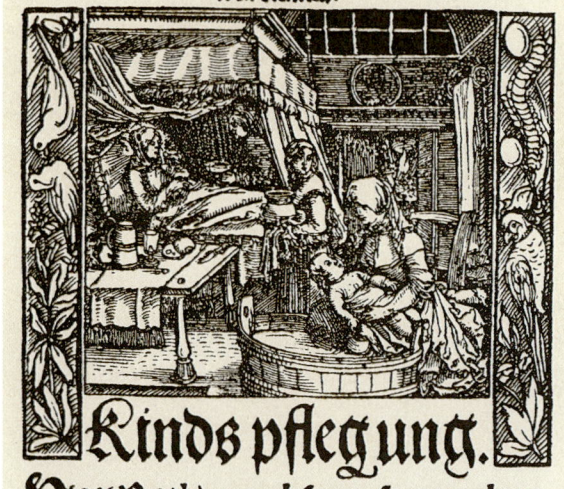

# Albucassis von Cordoba
*spanisch-arabischer Mediziner, 936–1013*

Wie alle arabischen Gelehrten ist auch Albucassis unter verschiedenen Namen bekannt: sein Geburtsname lautet Abul Kasim Chalaf Ben Abbas el-Zahrawi; wir kennen ihn auch als Abulkasim oder Alzaharavius. Besondere Bedeutung erlangte er als Chirurg, vor allem, weil er dieses arg vernachlässigte Fachgebiet wieder zu Ansehen zu bringen suchte. Seine Erfahrungen und Anschauungen sind in seinem Hauptwerk *Al Tasrif* enthalten. Das Werk gliedert sich in zwei Teile, einen medizinischen und einen chirurgischen. Dieser chirurgische Teil ist das einzige wesentliche Werk der arabischen Medizin auf diesem Fachgebiet. Die Schrift unterteilt sich wieder in drei Teile, von denen der erste die Anwendungsmöglichkeiten des Glüheisens, der zweite chirurgische Operationen und Arzneikunde, der dritte Frakturen und Luxationen behandelt. Besondere Selbständigkeit entfaltet Albucassis in der ophthalmologischen Chirurgie; sonst lehnt er sich stark an andere Autoren wie etwa →Paulus von Ägina an. Historische Bedeutung erlangten seine Abbildungen vieler Instrumente, die sonst wohl in Vergessenheit geraten wären. Vermutlich gerade wegen der Betonung der Chirurgie fand der *Al Tasrif* im arabischen Raum keinen großen Beifall, in Europa hingegen sehr wohl. Bereits im 12. Jahrhundert erschien die erste lateinische Übersetzung, die bis ins 14. Jahrhundert das beste chirurgische Lehrbuch darstellte.

# Alexander, William
*englischer Chirurg, 1815–1902*

1881 gelang es Alexander, ohne Eröffnung der Bauchhöhle eine Lagekorrektur des Uterus durchzuführen. Nach ihm und seinem Mitarbeiter wurde diese Operation daher Alexander-Adams-Operation benannt.

# Alexander von Tralles
*griechischer Arzt, 525–605*

Vielfach wird dieser Arzt auch zu den byzantinischen gezählt, obwohl er nicht in Byzanz praktiziert hat, zumindest nicht während des Großteils seines Lebens. Nach seiner Ausbildung in Alexandria und Griechenland machte sich Alexander auf die Wanderschaft und bereiste in langen Studien- und Arbeitsjahren ganz Europa. Insbesondere praktizierte er längere Zeit in Rom. In höherem Alter kehrte er nach Konstantinopel zurück und verfaßte hier seine *Zwölf Bücher über die Medizin*. In ihnen beschrieb er nicht allgemeine Kenntnisse, sondern vor allem seine gesammelten Erfahrungen. Dieses Werk machte ihn berühmt und wurde noch im Mittelalter als Lehrbuch geachtet. Sein Bruder Anthemios von Tralles war übrigens der Architekt der Hagia Sophia in Konstantinopel.

## Alexandria / Alexandrien

332/331 v. Chr. gründete Alexander der Große im äußersten Westen des Nildeltas die Hafenstadt Alexandria. Die ursprünglich als Handelsstützpunkt geplante Stadt wurde unter dem ägyptischen König Ptolemäus I. Soter zur Hauptstadt des Reiches erhoben und war im gesamten ptolemäischen Zeitalter der Mittelpunkt von Kultur und Wissenschaft jenes Raumes. Ihre höchste Blüte war erreicht, als sie 30 v. Chr. in das Römische Reich eingegliedert wurde. Lange behielt Alexandria die geistige Vormachtstellung vor Rom. In bezug auf die Medizin trat es diesen Rang erst im 2. Jahrhundert n. Chr. an die Hauptstadt des Reiches ab. Die Alexandrinische medizinische Schule wurde von →Erasistratos von Keos und →Herophilos von Chalkedon an der Wende vom 4. zum 3. Jahrhundert v. Chr. gegründet. In der Folge lieferten sich Herophileer und Erasistrateer hitzige Streitigkeiten, bis sich eine dritte Richtung formierte: die Empiriker, begründet von Serapion von Alexandria und Philinos von Kos. Die bedeutendsten Vertreter dieser Richtung waren Krateuas, →Nikandros von Kolophon und →Mithridates VI. Eupator. Von ihnen wurde die Arzneimittellehre entscheidend erweitert.

## Alhacen
*Abu Ali al Hasan Ibn al Haytam;*
*arabischer Naturwissenschaftler, 965–1030*

Alhacen war der bedeutendste Entdecker auf dem Gebiet der Optik seit Ptolemäus und erwarb sich große Verdienste um die Augenheilkunde. Als Philosoph vertrat er die Theorie von den neun konzentrischen Himmelssphären, die später im Mittelalter große Bedeutung erlangen sollten.

## Alibert, Jean Louis Baron
*französischer Dermatologe, 1766–1837*

Im Alter von 26 Jahren kam Alibert nach Paris, um das Medizinstudium aufzunehmen. Er war Schüler vieler berühmter Mediziner, darunter →Desault, →Bichat, →Pinel oder →Corvisart. Bereits während seiner Studienzeit war er an der Gründung einer medizinischen Gesellschaft beteiligt, deren Sekretär er jahrelang blieb. Für diese Gesellschaft war er auch literarisch und journalistisch tätig. Seine 1799 erschienene Dissertation wurde ein großer Erfolg und erlebte mehrere Auflagen sowie eine Übersetzung ins Englische. Im Jahre 1803 wurde er als Arzt am Hôpital Saint-Louis angestellt. Seit dieser Zeit konzentrierte er seine Forschungen auf das bis dahin sehr vernachlässigte Gebiet der Dermatologie. 1806 erschien sein bedeutendes Werk, klassisch vor allem wegen seiner Abbildungen. Bald konnte Alibert eine eigene Hautklinik eröffnen, die sowohl Patienten als auch Studenten in großer Zahl anzog. Er klassifizierte die Dermatosen – ein Begriff, der übrigens von ihm geprägt wurde – nach dem äußeren Erscheinungsbild, teilte sie in Familien, Genera und Species. Viele Bezeichnungen gehen auf ihn zurück, so etwa der Name Asbestflechte. Manche seiner Beschreibungen muten übertrieben an, dies mag aber durch seine Begeisterung für ein praktisch unerforschtes Fachgebiet zu erklären sein. Neben dieser grundlegenden Bedeutung für die Entwicklung der Dermatologie sind Alibert auch große Verdienste um die Verbreitung der Pockenimpfung anzurechnen. Sein umfangreiches literarisches Werk umfaßt neben dermatologischen Schriften auch Biographien berühmter Ärzte wie etwa →Spallanzani und Abhandlungen über die verschiedensten allgemeinmedizinischen Themen. 1818 ernannte ihn König Ludwig XVIII. zu seinem Leibarzt, 1821 berief man ihn als Professor für Therapie an die Universität von Paris.

## Alkmaion von Kroton
*griechischer Arzt und Philosoph, um 500 v. Chr.*

Der Schüler des →Pythagoras verfaßte ein Werk mit dem Titel *De natura*, das als erste naturwissenschaftliche Schrift der Griechen gilt. Sogar →Aristoteles fand es eines Kommentars und einer Kritik wert. Alkmaion sammelte seine medizinischen Erfahrungen nicht nur theoretisch, sondern auch durch Autopsien und Vivisektionen an Tieren. Besonders das Sehorgan erregte sein Interesse, und man schreibt ihm die Entdeckung der Sehnerven und auch der Eustachischen Röhre zu. In seiner Naturphilosophie beschreibt er als erster den Weg der Viersäftelehre. Danach beruht die Gesundheit des Menschen auf dem Gleichgewicht aller inneren und von außen einwirkenden Kräfte, der sogenannten Isonomie. Aus einer Störung dieses Gleichgewichts leitet er die Krankheitsursachen ab. Ebenfalls eine Neuerung im philosophischen Denken seiner Zeit war die Annahme Alkmaions, der Sitz der Seele, der Wahrnehmung und des Denkens sei nicht das Herz, sondern das Gehirn. Diese Theorie wurde aber allgemein vehement abgelehnt.

## Allergie

Dieser 1906 von →Clemens von Pirquet geprägte Begriff bezeichnet eine veränderte Reaktionsform des Organismus, die durch eine Antigen-Antikörper-Reaktion hervorgerufen wird. Voraussetzung ist eine vorhergegangene Sensibilisierung durch Antigene. Den Mechanismus einer allergischen Reaktion bezeichnet man als Histamineffekt: durch die Vereinigung von Antigen und Antikörper entstehen durch enzymatische Vorgänge in den Zellen Histamine, die an Blut und Lymphe weitergegeben werden. Dadurch gelangen sie mit den reaktionsfähigen Geweben in Kontakt; die letzte Phase ist das allergische Erscheinungsbild.

Dieses kann vielerlei Formen aufweisen. Wir erinnern an Haut-, Inhalations-, Nahrungsmittel-, bakterielle oder Injektionsallergien. Immunität kann durch längere Verabreichung kleiner Dosen von Allergenen erzielt werden.

## Aloe

Das bereits seit dem Altertum in verschiedenen Kulturen bekannte Heilmittel wird aus den Blättern der Aloepflanze, die zur Gattung der Liliengewächse zählt, gewonnen. Unter anderem wurde es als entzündungshemmendes Medikament verwendet. In der modernen Medizin ist seine abführende Wirkung anerkannt.

## Alraune
*Mandragora officinalis*

Um die oft menschenähnliche Gestalt der Alraunwurzel ranken sich in den verschiedensten Kulturkreisen viele Legenden. Die Wurzel wurde seit der Antike zu

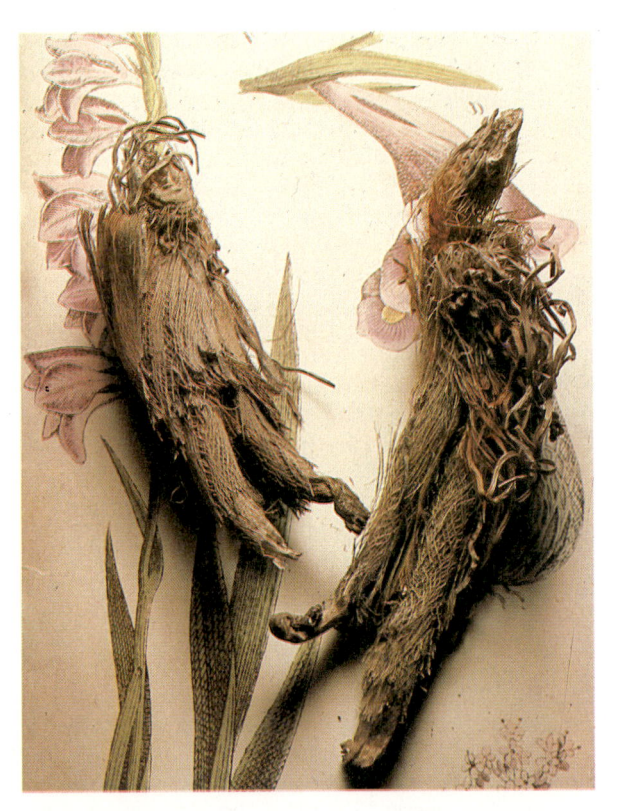

*Alraunwurzeln*

medizinischen Zwecken verwendet, die allerdings eher abergläubischen Charakter hatten. Orientalische Händler und Gelehrte brachten das Gewächs und damit den Glauben an seine Wunderkraft nach dem Abendland. Als Beweis für die Hartnäckigkeit des Aberglaubens dürfte die Tatsache dienen, daß in manchen Gegenden bis ins 20. Jahrhundert die Alraune als Schutzmittel gegen die Behexung des Viehs angesehen und verehrt wurde.

## Alzheimer, Alois
*deutscher Psychiater, 1864–1915*

An den Universitäten von Würzburg, Tübingen und Berlin verbrachte Alzheimer seine Studienjahre, promovierte 1887 in Würzburg und übersiedelte dann nach Frankfurt, wo er 14 Jahre lang an der Irrenanstalt tätig war. Unter dem Einfluß →Nissls wandte er sich der Gehirnpathologie zu, folgte seinem Lehrer nach Heidelberg, lernte hier →Kraepelin kennen, dessen Lehren ihn mehr interessierten, und ging mit ihm nach München, wo er sich habilitierte und die Leitung des anatomischen Laboratoriums an der psychiatrischen Klinik übernahm. 1912 folgte er einer Berufung nach Breslau, wo er die Lehrkanzel für Psychiatrie erhielt und hier die letzten Lebensjahre verbrachte. Alzheimers wichtigste Leistungen liegen auf dem Gebiet der Histopathologie des Gehirns. Er untersuchte die anatomischen Veränderungen bei Paralyse, Hirnarteriosklerose, Epilepsie sowie der senilen Gehirnkrankheiten. In diese Gruppe fällt die nach ihm benannte Alzheimersche Krankheit, eine meist im sechsten Lebensjahrzehnt auftretende Degenerationskrankheit der Großhirnrinde. Kraepelin verdankt ihm die anatomische Grundlage seiner Systematisierungsversuche. Daneben war Alzheimer auch als Redakteur tätig.

## Anaphylaxie

Die von →Charles Richet 1902 besonders untersuchte Form einer allergischen Krankheit wird durch Injektionen artfremden Eiweißes ausgelöst. Im Tierversuch wurde mit hohen Eiweißdosen bei Meerschweinchen der anaphylaktische Schock ausgelöst, beim Menschen ist er selten und kommt als Transfusionszwischenfall vor. Die Anaphylaxie hat das klinische Erscheinungsbild der Serumkrankheit und wird wie diese durch Überempfindlichkeit gegen die Begleiteiweiße von Heilseren hervorgerufen.

## Anaxagoras von Klazomenai
*griechischer Philosoph, 509–428 v. Chr.*

Anaxagoras war Schüler der milesischen Naturphilosophen, auch →Alkmaion von Kroton zählte zu seinen Lehrern. Durch ihn wurde Athen endgültig zum Zentrum der griechischen Philosophie. Seine Naturphilosophie ist dem Atomismus zuzuordnen; er entwarf auch die Vorstellung vom Nous (griechisch: Verstand, Geist, Sinn), dem reinsten Stoff, der als beseelende Kraft alles belebt und lenkt.

## Anaximander von Milet
*griechischer Philosoph und Naturforscher, 611 bis nach 546 v. Chr.*

Als Schüler des →Thales von Milet führt er in seiner Naturphilosophie das Apeiron (griechisch: das Unsichtbare) als nicht physisch erfaßbare Ursubstanz ein.

## Anaximenes von Milet
*griechischer Philosoph, 580–520 v. Chr.*

Er sucht – im Gegensatz zu seinem Lehrer →Anaximander von Milet – eine empirisch faßbare Ursubstanz und faßt unter dem Begriff Aer (griechisch: Luft) alle Bewegungen und Zustände der Luft zu diesem Urprinzip zusammen.

## Andry, Nicolas
*französischer Arzt und Orthopäde, 1668–1741*

In seiner Jugend fühlte sich Andry für eine geistliche Tätigkeit berufen und studierte daraufhin zwei Jahre lang Theologie. Er hatte bereits eine Stelle als Lehrer und einen Kreis von Schülern, als er 1690 den geistlichen Stand verließ und das Medizinstudium aufnahm. 1693 promovierte er in Reims, 1697 wurde er Mitglied der Pariser medizinischen Fakultät. Danach folgte eine Laufbahn mit verschiedenen Ehrenämtern. Uns ist Andry vor allem wegen seiner grundlegenden Leistungen auf dem Gebiet der Orthopädie bekannt. Der Begriff »Orthopädie« stammt von ihm. Obwohl natürlich bereits vor ihm Ärzte mit körperlichen Verformungen und Mißbildungen befaßt waren, spricht man doch ihm das Verdienst zu, dieses Fachgebiet zu einem solchen erklärt zu haben. Seine Methode, Haltungsfehler und Mißbildungen durch Stützapparate und Korsetts aller Art zu korrigieren, entwickelte sich zu einer richtigen Modeerscheinung seiner Zeit. Das erste bedeutende orthopädische Werk stammt ebenfalls aus seiner Feder. Neben diesen Erfolgen trat Andry nicht weiter positiv in Erscheinung. →Vallisnieri beispielsweise bezeichnete ihn spöttisch als »Homo vermiculosis«, weil er in seinem ersten medizinischen Buch die Theorie vertritt, daß jede Körperregion des Menschen eine bestimmte Art von Würmern besäße, die die entsprechenden Krankheiten verursachten. Außerdem scheint er nicht gerade von liebenswürdigem Charakter gewesen zu sein; verschiedene polemische Schriften zeugen davon. Historisch interessant ist auch sein Kampf gegen die Gleichstellung der Chirurgen mit den Ärzten. So setzte er beispielsweise durch, daß einige der vom König den Chirurgen gewährten Privilegien wieder aufgehoben wurden, so etwa, daß ein Chirurg nur in Gegenwart eines Arztes Operationen durchführen durfte. Diese Beschlüsse betrafen auch so berühmte Persönlichkeiten wie →Garengeot oder →Morand. Daß durch dieses Treiben der Frieden innerhalb der Fakultät erschüttert war, ist leicht einzusehen. So lebt dieser Mediziner in unserer Erinnerung einerseits als seriöser Wissenschaftler, andererseits als intriganter Querulant weiter.

## Antibiotikum

Die Wissenschaft definiert Antibiotikum als Stoffwechselprodukt unterschiedlicher Organismen, die eine Aktivität gegen andere – pathogene – Organismen wie Bakterien, Pilze, Viren, Protozoen usw. haben können. Sie wirken bereits in sehr geringer Dosis und sind in dieser nicht toxisch. Diese Eigenschaften wurden von →Pasteur 1877 zum erstenmal beobachtet. →Sir Alexander Fleming gilt allerdings als der Entdecker des ersten wirklichen Antibiotikums, des Penicillins (1928). Seit dieser Zeit werden mehr als 50 natürlich oder halbsynthetisch gewonnene Arten von Antibiotika in der Medizin eingesetzt.

## Antidotarium Nicolai

Der Autor dieser Pharmakopöe ist zwar nicht sicher identifiziert, dennoch gilt das *Antidotarium Nicolai* als wichtigstes und umfassendstes Arzneibuch des Mittelalters. Seine Veröffentlichung fand wahrscheinlich im 12. Jahrhundert statt. Bis zum 18. Jahrhundert diente es als Vorbild für alle Antidotarien und Arzneibücher.

## Antisepsis

Im Gegensatz zur →Asepsis zielt die Antisepsis darauf ab, bereits bestehende Keime in einer Operationswunde zu vernichten. Sie wurde von →Joseph Lister

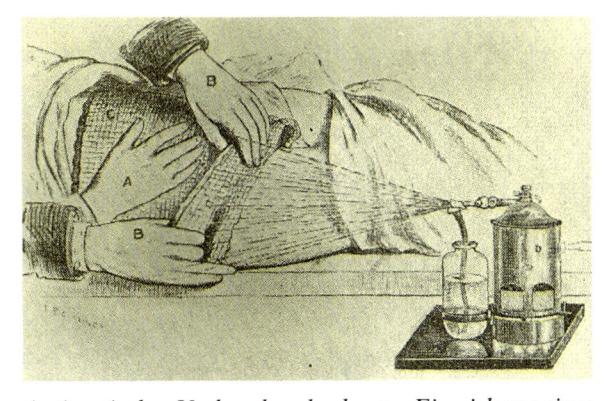

*Antiseptischer Verbandwechsel unter Einwirkung eines Karbolsprays*

nach langen Versuchen 1867 in den englischen Spitälern unter Verwendung von Karbolsäure eingeführt. Später wurde sie von der Asepsis als Schutzmaßnahme verdrängt.

## Apollonios von Kition
*griechischer Mediziner, 1. Jahrhundert v. Chr.*

Zusammen mit Dexippos von Kos ist er ein bedeutender Vertreter der dogmatischen Schule, die außer der Naturphilosophie →Platons und der Pneumalehre auch die Erfahrungen des →Hippokrates verbreitete und das Corpus Hippocraticum zu kommentieren und erklären trachtete.

## Archigenes von Apameia
*griechischer Arzt, 1. Jahrhundert n. Chr.*

Archigenes gilt als bedeutendster Chirurg der eklektischen Schule, die sich kurz vorher von der pneumatischen Schule abgespalten hatte. Er hinterließ viele Schriften, von denen auch →Galen profitierte. Durch Archigenes erreichte die griechische Pulslehre ihren höchsten Stand, da er zehn Pulsarten unterschied, die er nach unterschiedlichen Kriterien bewertete. Er führte die Hippokratische Theorie von den kritischen Tagen weiter und ordnete die Schmerzen in verschiedene Kategorien ein.

## Aretaios von Kappadokien
*alexandrinischer Arzt, 1. Jahrhundert n. Chr.*

Die Lebensumstände dieses bedeutenden Mediziners sind weitgehend unbekannt; verschiedene Indizien sprechen dafür, daß er seine Ausbildung in Alexandria erhalten hat. Ebenso konnte nachgewiesen werden, daß er sich einige Zeit in Syrien aufgehalten haben muß. Uns ist ein teilweise unvollständiges Werk überliefert, das, in zwei Teile gegliedert, die gesamte Heilkunde umfaßt. Aretaios teilt die Krankheiten dabei zum erstenmal in akute und chronische ein. Verschiedene andere Abhandlungen über Fieber, Chirurgie und Arzneimittel sind verlorengegangen. Aretaios' philosophische Auffassung liegt zwischen pneumatischer und methodischer Schule. Kaum ein anderer antiker Mediziner ist in seinen Abhandlungen so frei von überkommenen Vorstellungen wie er. Das erklärt auch die große Bedeutung, die er für die griechische Medizin hat. Das einzige deutlich erkennbare Vorbild ist →Hippokrates, von dem er aber hauptsächlich die Methoden, weniger die einzelnen Theorien übernommen hat. Vor allem in der Diätetik lehnt er sich an ihn an; er beschränkt den Arzneimittelschatz und läßt sich von eigenen Erfahrungen leiten. Die Beschreibungen verschiedener Krankheiten wie etwa Darmgeschwüre, Rachendiphtherie, Aussatz, Lungenschwindsucht, Tetanus und sogar Lähmungen bei Gehirnverletzungen zeugen von eingehenden pathologisch-anatomischen Studien. Da sein chirurgisches Werk nicht erhalten geblieben ist, können wir seine Fähigkeiten auf diesem Gebiet nicht beurteilen. Bemerkenswert ist der Umstand, daß die Schriften des Aretaios im Altertum lange nicht so bekannt und angesehen waren, wie wir das nach heutiger Einschätzung annehmen könnten. Nur bei einigen wenigen Autoren finden sich Anmerkungen, die sich auf ihn beziehen.

## Argellata, Pietro d'
*italienischer Anatom und Chirurg, erste Hälfte des 16. Jahrhunderts*

Argellata kann als einer der eigenständigsten und unabhängigsten Ärzte des Mittelalters angesehen werden, obwohl natürlich auch er die arabische Medizin zum Vorbild hatte. In seiner Heimat Bologna lehrte er Philosophie und Medizin; dabei ging er meist nach dem *Canon medicinae* des →Avicenna vor. Sein Hauptwerk, eine sechsbändige Schrift über Chirurgie, beruht bereits mehr auf eigenen als auf überlieferten Beobachtungen und Erfahrungen. Es stand bald in hohem Ansehen und wurde innerhalb von 40 Jahren fünfmal neu aufgelegt. Besonders die Abschnitte über urologische und gynäkologische Operationen hinterlassen Eindruck. Als Papst Alexander VI. im Jahre 1503 starb, erhielt Argellata den Auftrag, die Leiche einzubalsamieren.

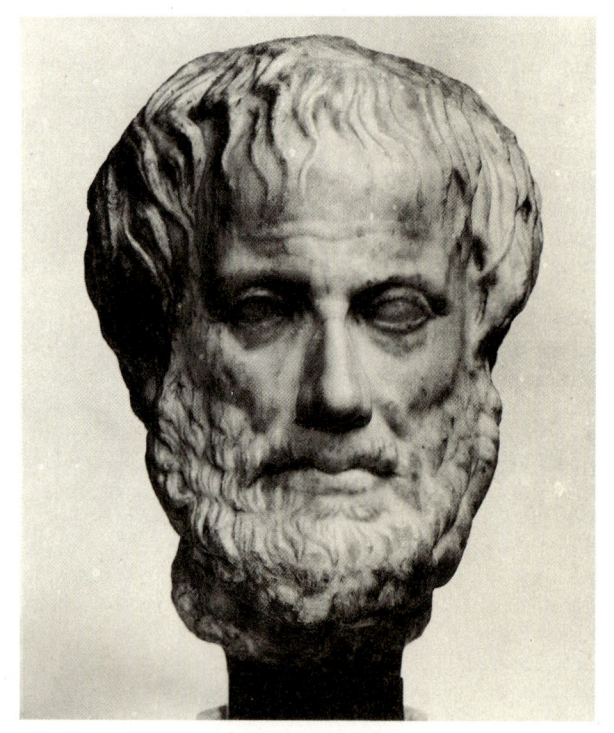

*Aristoteles*

## Aristoteles
*griechischer Philosoph, 384–322 v. Chr.*

Der Geburtsort des Aristoteles lag in Makedonien, von wo er nach Athen kam, von Platon ausgebildet wurde und ihm später mit seiner eigenen Philosophie entgegentrat. Von Philipp II. von Makedonien wurde er als Erzieher seines Sohnes Alexander (des Großen) an den makedonischen Königshof berufen. 334 v. Chr. gründete er, wieder nach Athen zurückgekehrt, die »Peripatetische Schule« und lehrte hier zwölf Jahre. Dann mußte er Athen wegen politischer Unruhen verlassen und zog auf seinen Landsitz Chalkis auf Euböa, wo er bald danach starb. Er ist der eigentliche Begründer der Naturwissenschaften und hat der Nachwelt zahlreiche Werke hinterlassen. In seiner *Historia animalium* gelingt ihm die erste Klassifizierung der wirbellosen Tiere. Als Mediziner sieht er das Herz als wichtigstes Organ und Sitz der Seele und des Denkens an. Aristoteles beeinflußte die Philosophie bis ins Mittelalter (Thomas von Aquin) und gilt als einer der größten Philosophen aller Zeiten.

## Arnaud de Villeneuve
*französischer Mediziner, 1245–1315*

Der gebürtige Katalane begann seine Studien, die sich neben der Medizin auch auf Theologie und Chemie erstreckten, in Barcelona. Bald zog er aber nach Montpellier, wo er das Doktorat erlangte. Er wirkte und forschte ziemlich eigenständig, was in Anbetracht der üblichen Nachahmung der arabischen Medizin bemerkenswert ist. Zusammen mit seinem Schüler Raimundus Lullus machte er auf dem Gebiet der Chemie einige Entdeckungen; zum Beispiel errang er bei der Untersuchung der Salz-, Schwefel- und Salpetersäure sowie einiger ätherischer Öle und des Alkohols Erfolge. Diese wissenschaftlichen Arbeiten wurden aber nach und nach von Magie und Mystik beeinflußt, und auch dem Einfluß astrologischer Lehren konnte er sich nicht entziehen. Dennoch kann man sagen, daß seine alchimistischen Versuche einen Fortschritt für die Iatrochemie bedeutet haben. Wegen verschiedener theologischer Differenzen mit der Pariser Universität mußte Arnaud nach Sizilien fliehen, wo er beim König von Neapel Aufnahme fand. Auch die Päpste Bonifazius VIII. und Klemens V. konsultierten ihn; letzterer berief ihn zu sich nach Avignon. Seine literarischen Werke sind weniger als Lehrbücher denn als Sammlungen seiner Beobachtungen, Memoiren und Ratschläge gedacht. Auch ein interessanter Kommentar über die medizinische Schule von →Salerno ist uns erhalten.

## Arteriitis

Die Entzündung der Schlagadern wird in verschiedene Gruppen eingeteilt: die Arteriitis acuta tritt als Begleiterscheinung mancher Infektionskrankheiten auf; es kommt zu heftigen Schmerzen im befallenen Gebiet, in weiterer Folge zu mangelnder Blutversorgung des Bereiches mit der Gefahr einer (spontanen) Gangrän.

Häufig tritt die Arteriitis bei Typhuskranken auf. Die Arteriitis temporalis wird auch als Riesenzellarteriitis oder Arteriitis cranialis bezeichnet. Sie befällt als Thrombangiitis obliterans die Temporalarterien, verursacht Kopfschmerz, Temperaturanstieg, rheumatische Beschwerden und manchmal Ulzerationen und Nekrosen der Kopfhaut. Falls die Arteria ophthalmica in Mitleidenschaft gezogen ist, kommt es auch zu Beeinträchtigungen des Sehvermögens.

## Aschheim, Selmar
*deutscher Gynäkologe, 1878–1965*

In seiner Heimatstadt Berlin sowie an der Universität von Freiburg studierte Aschheim Medizin, beendete sein Studium 1902 in Freiburg, verbrachte die Assistentenzeit an Krankenhäusern in Berlin, München und Hamburg und erhielt nach seiner Rückkehr nach Berlin die Leitung des Laboratoriums an der Universitäts-Frauenklinik der Charité. Er befaßte sich vor allem mit der gynäkologischen Histologie und Hormonforschung, wurde 1930 mit der Lehrkanzel für biologische Forschung betraut und erhielt ein Jahr später den Ehrentitel Professor. Aschheim entdeckte den Hormongehalt im Harn schwangerer Frauen und entwickelte ein Verfahren zur Früherkennung der Schwangerschaft. Daneben verfaßte er Arbeiten über den Glykogen- und Lipoidgehalt der Uterusschleimhaut, Schwangerschaftshormon, Hormon und Funktion des Ovariums sowie dessen Zusammenhang mit der Hypophyse.

## Aschoff, Ludwig
*deutscher Pathologe, 1866–1942*

Ab 1903 wirkte Aschoff als Pathologieprofessor in Marburg, von 1906 bis 1935 in Freiburg. Durch seine Forschungen über das Reizleitungssystem des Herzens, die Ursachen von Gelbsucht, Appendizitis, Gallensteinen und Magengeschwüren sowie die Entdeckung der nach ihm benannten Aschoff-Geipel-Knötchen (rheumatische Knötchen im interstitiellen Herzmuskelgewebe nach Gelenksrheumatismus und rheumatischer Endokarditis) wurde er einer der bedeutendsten Pathologen seiner Zeit.

## Asepsis

Die Keimfreiheit aller Gegenstände, die mit einer Operationswunde in Berührung kommen könnten, macht die →Antisepsis unnötig. Sie geht auf →Ignaz Philipp Semmelweis zurück, der unter schwersten Bedingungen, da er auf keinerlei Verständnis stieß, die Desinfizierung der gynäkologischen Abteilungen durchsetzen wollte. Obwohl ihm selbst dabei kein Erfolg beschieden war, trat die Asepsis doch von dort aus ihren Siegeszug durch die Operationssäle an. Heute ist sie eine der wichtigsten Voraussetzungen überhaupt, um Operationen mit positivem Ausgang durchführen zu können. Bereits kurz nach ihrer allgemeinen Anerkennung, in der zweiten Hälfte des vorigen Jahrhunderts, nahm man bei der Planung neuer Hospitäler auf die Möglichkeiten zum Einsatz der Asepsis Rücksicht.

## Asklepiades von Prusa
*griechischer Arzt, 124 – 56 v. Chr.*

Nach seiner Studienzeit in Alexandria zog Asklepiades 91 v. Chr. nach Rom, wo er allerdings erst nachdem er sich viele einflußreiche Freunde geschaffen hatte (u. a. Marc Anton, Cicero und Crassus), als Arzt in Erscheinung trat. Er wurde sehr beliebt, da er die eher brutalen römischen Behandlungsmethoden durch angenehmere ersetzte. Durch ihn wurde die Medizin auch in Rom zu einer Wissenschaft. Die Basis seiner Krankheitslehre liegt im Atomismus: solange die Teilchen des Körpers in geordneter Bewegung sind, ist der Mensch gesund; bei einer Störung dieser Bewegung tritt eine Krankheit auf. Man gab ihm den Beinamen »Kaltwasserarzt«, da er Waschungen und Bäder als Heilmittel propagierte. Die Bewunderung und Verehrung für ihn war so groß, daß etliche seiner Nachfolger sogar seinen Namen annahmen.

## Äskulap / Asklepios

Um die Person dieses ursprünglich thessalischen Heilheros ranken sich viele Legenden. So soll er als Sohn des Apollon vom weisen Kentauren →Chiron aufgezogen und ausgebildet worden sein und als Arzt an der Argonautenfahrt teilgenommen haben. Seine historisch bewiesene Geburt war um 1260 v. Chr. in Thessalien. Gegen Ende des 6. Jahrhunderts v. Chr. wurde er in das griechische Pantheon als Gott aufgenommen. Aus dieser Zeit stammt auch sein bekanntes Heiligtum, das Asklepieion von Epidauros. Von dort verbreitete sich sein Kult, der um 420 v. Chr. Athen erreichte, wo sich die Ärzte im Andenken an ihn Asklepiaden nannten. Die Schlange als medizinisches Wahrzeichen tritt zwar schon vor Äskulap auf, wurde aber bald mit ihm in Verbindung gebracht (Äskulapnatter), da er 291 v. Chr. den von der Pest bedrängten Römern in Schlangengestalt zu Hilfe gekommen sein soll.

*Äskulap und zwei heilungsuchende Kranke, griechisches Relief*

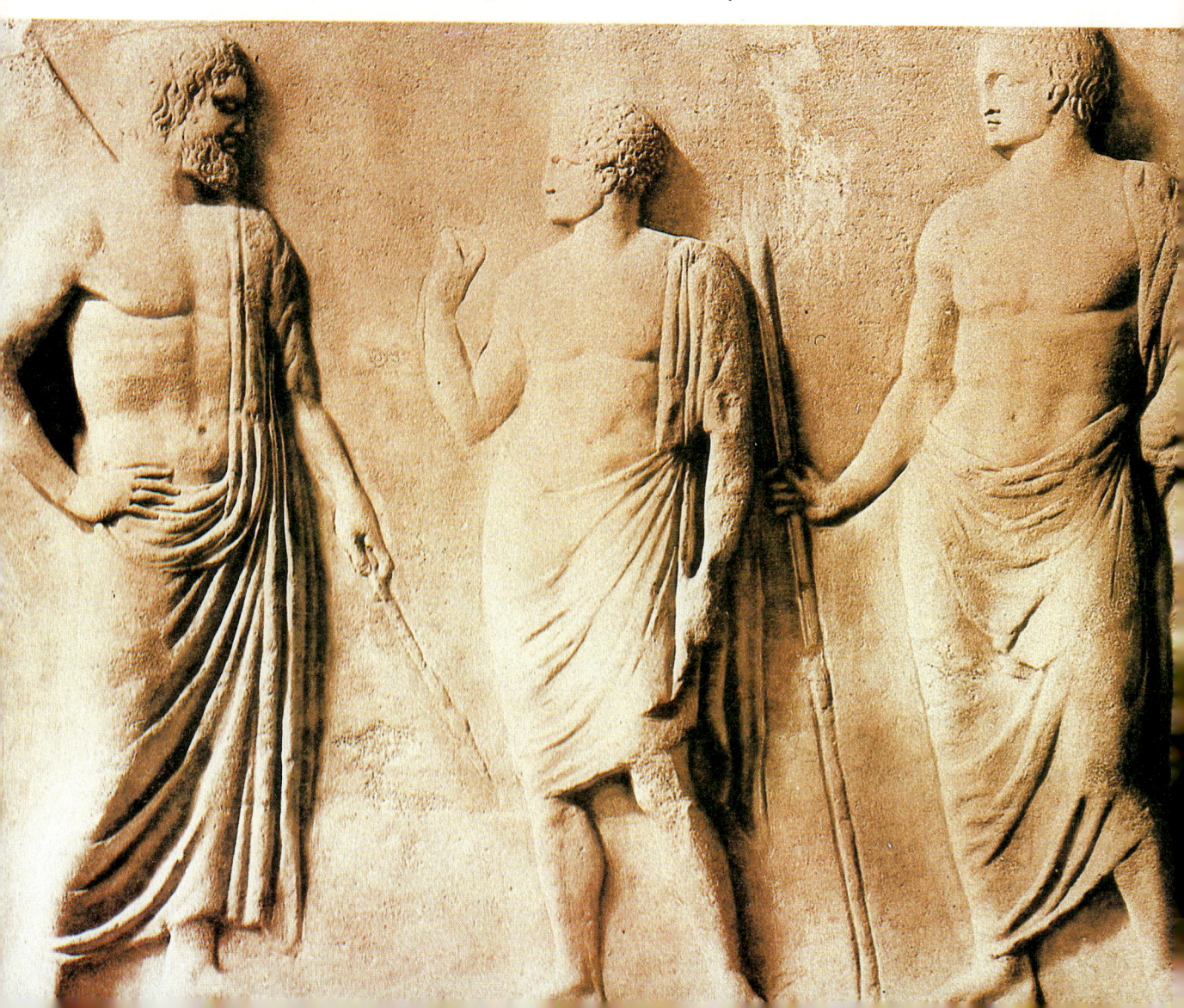

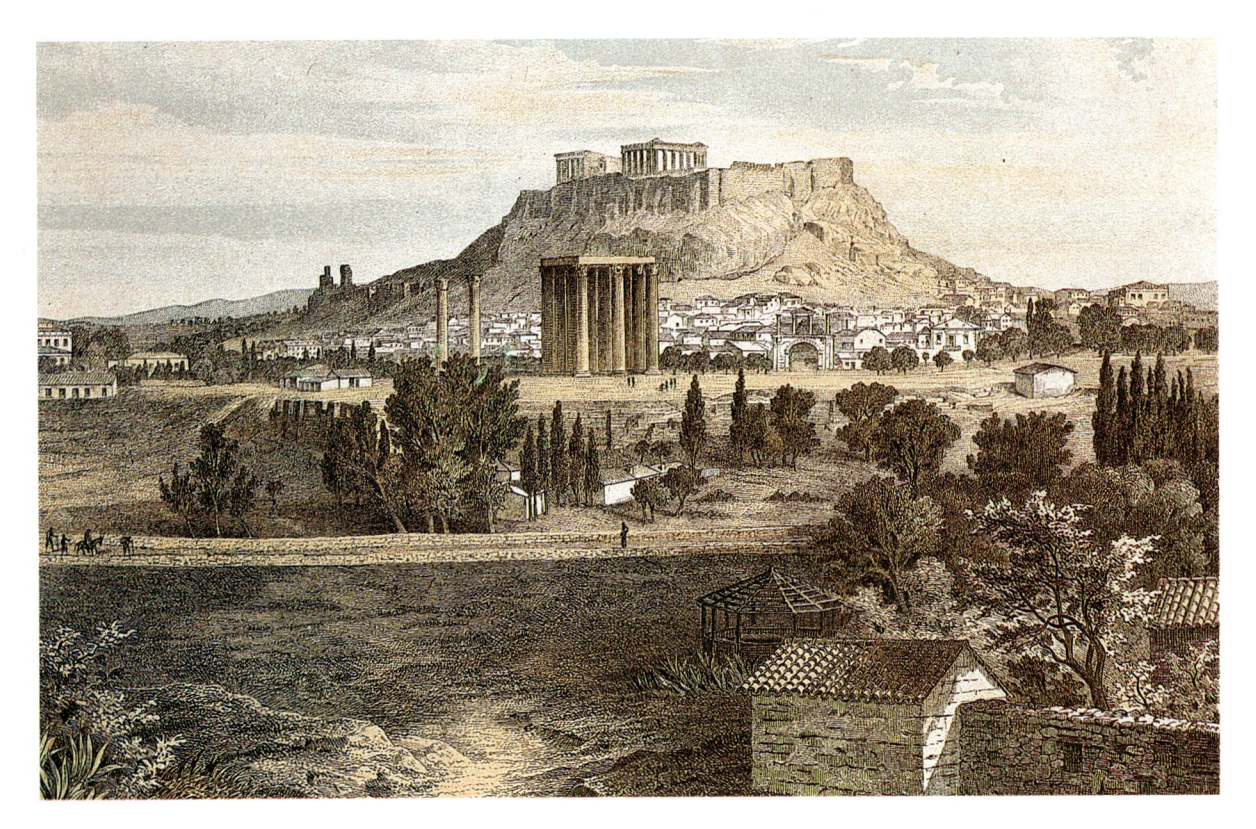

## Assaph Ha-Yehoudi
*hebräischer Arzt, 7. Jahrhundert*

Assaph Ha-Yehoudi, der vorwiegend in Syrien und Palästina wirkte, verfaßte das erste medizinische Werk in hebräischer Sprache, zeigt darin aber seine Beeinflussung von →Hippokrates, →Galen und der Medizin ihrer Kulturkreise. Daneben beschreibt er allerdings auch eigene Erfahrungen. Dieses Werk diente noch lange Zeit jüdischen Ärzten und Gelehrten als Vorbild. Von Assaph stammt auch die hebräische Formulierung des hippokratischen Eids, den er etwas veränderte und ergänzte.

## Astruc, Jean
*französischer Arzt, 1684–1766*

Nach seinem Studium in Montpellier wirkte Astruc in Paris, wo er als bedeutender Gynäkologe galt, obwohl er in der Praxis nie die Tätigkeit eines Geburtshelfers ausübte. Seine Forschungen erstreckten sich auch auf das Gebiet der Geschlechtskrankheiten, wobei er den amerikanischen Ursprung der →Syphilis vehement zu beweisen suchte. Er hielt die Quecksilbertherapie für die einzig wirksame. Aus seiner Feder stammen mehrere Werke, so auch ein *Tractatus pathologicus*, in dem er die Tumoren unterscheidet und in verschiedene Klassen einordnet. Die Schriften verraten ihn allerdings als Dogmatiker, der von der Theorie mehr hielt als von der Praxis.

*Athen, Akropolis, Propyläen; Rekonstruktionsversuch, Lithographie von C. Votteler, 1860*

## Athen

Bereits im 8. Jahrhundert v. Chr. war Athen die Hauptstadt Attikas. Unter der Herrschaft Solons wurde der Grundstein für die Demokratie gelegt, ganz im Gegensatz zum ewigen Rivalen Sparta, das von einer strengen Aristokratie regiert wurde. Nach den Perserkriegen, aus denen Athen zwar sehr geschwächt, aber doch als Sieger hervorging, erreichte es unter Perikles seine höchste Blüte. Nach dem beide Städte nahezu vernichtenden Peloponnesischen Krieg übernahm Alexander der Große von Makedonien die Regierungsgewalt in Griechenland. Damit begann auch das Ende von Athens kultureller Vormachtstellung.

## Atropin

Alkaloid in Nachtschattengewächsen wie →Tollkirsche, Stechapfel oder Bilsenkraut. Seine Wirkungen sind in den verschiedensten Kulturen von alters her bekannt. Interessant ist die Verwendung als Kosmetikum, da durch die Erweiterung der Pupillen die Augen glänzender erscheinen. In Mittelamerika erlangte es durch seine halluzinogenen Eigenschaften in der Magie große Bedeutung. Seit der wissenschaftlichen Entdeckung des Atropins (1833) ist es in Kardiologie, Ophthalmologie, Endokrinologie, Magen-Darm-

Heilkunde und anderen Fachgebieten unentbehrlich geworden. Es lähmt die Nervenendigungen des parasympathischen Systems. Dies führt im Auge zur genannten Pupillenerweiterung und zur Steigerung des intraokularen Drucks; weiters verursacht es die Erweiterung der Bronchien, hemmt die Speichelsekretion und im Magen-Darm-Bereich die Peristaltik. Außerdem wird es als Spasmolytikum bei Blasen- und Mastdarmerkrankungen eingesetzt.

## Auenbrugger, Joseph Leopold, Edler von Auenbrugg
*österreichischer Arzt, 1722–1809*

In Wien legte der gebürtige Grazer die medizinischen Prüfungen ab und war von 1751 bis 1762 am Spanischen Hospital angestellt, zuletzt als Primarius. Er gilt als Begründer der Perkussion, dem Abklopfen des Körpers, um durch den Schall auf den Gesundheitszustand der darunterliegenden Organe schließen zu können. Schon 1754 erkannte er dieses Diagnosehilfsmittel, doch erst 1761 publizierte er sein berühmtes Werk *Inventum novum ex percussione thoracis humani, ut signo, abstrusos interni pectoris morbus detegendi*, in dem er die Methoden, die Bedeutung des gedämpften Tons und verschiedene Krankheiten, bei denen die Perkussion zur Erkennung eingesetzt werden kann (besonders Herzleiden), beschrieb. Das Werk fand vorerst nicht den erwarteten Beifall; Auenbrugger durfte den Siegeszug seiner Methode aber doch miterleben, den →Corvisart einige Zeit später auslöste. 1784 wurde er geadelt; sein Ruf als Arzt war in Wien sehr verbreitet.

*Joseph Leopold Auenbrugger*

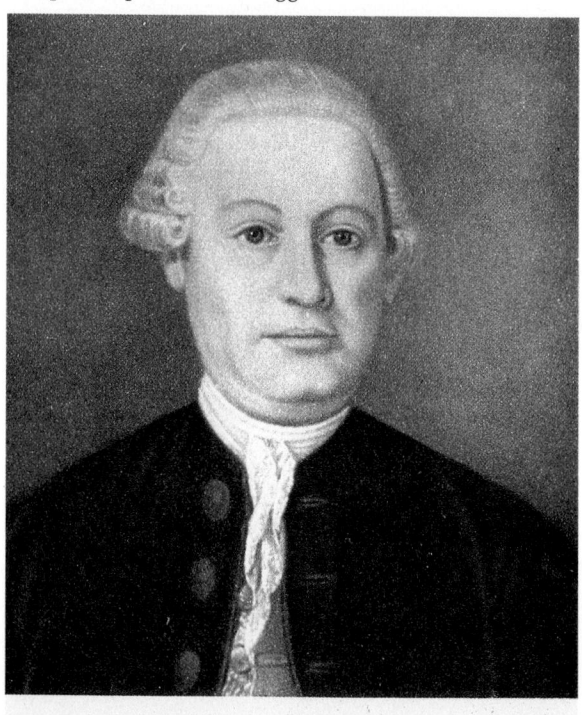

## Auerbach, Leopold
*deutscher Physiologe, 1828–1897*

Auerbach betrieb sein Medizinstudium, ehe er 1849 promovierte, in drei deutschen Städten, nämlich in Breslau, Berlin und Leipzig. Während seiner verschiedenen Ämter als Privatdozent oder Professor (1872) befaßte er sich mit neuropathologischen Problemen. Er hinterließ eine Anzahl Schriften zu diesen Themen; sein Name ist noch heute mit dem von ihm entdeckten Plexus myentericus Auerbachi verbunden, einer Schicht von Ganglienzellen, die von ihrem Sitz zwischen den Muskelschichten aus die Bewegungen des Magen-Darm-Kanals regelt. Daneben erschienen Schriften über Muskelreizung, Studien über die Lymphgefäße verschiedener Organe und Muskelhypertrophie.

## Autopsie

Die Unterschiede und auffälligen Irrtümer in den anatomischen Darstellungen und Lehren sind zum Großteil darauf zurückzuführen, daß die Leichenöffnung entweder verboten war oder sich die Mediziner gar nicht die Mühe machten, ihre Theorien an Ort und Stelle zu überprüfen. Die Berichte von Autopsien aus dem Altertum sind eher selten. →Herophilos dürfte einer der ersten gewesen sein, der eine Sektion durchführte. Seit die Medizin den philosophischen Charakter verloren und einen rein wissenschaftlichen angenommen hatte, erkannte man auch die Bedeutung der Autopsie für die Ausbildung der Studenten und zur Feststellung der Todesursache.

## Avenzoar
*spanischer Arzt, 1090–1160*

Als einer der ersten wagte es Avenzoar, die unumstrittenen Vorbilder →Galen und →Avicenna anzugreifen und zu kritisieren. In seinem Werk *Al Teisir* beschreibt er unter anderem die Krätze sehr präzise. Er war Zeitgenosse und Lehrer von →Averroës. Der Spanier stand zwischen den Schulen der Dogmatiker und der Empiriker, schien sich aber mehr zu letzterer hingezogen zu fühlen.

## Averroës
*spanisch-arabischer Arzt und Philosoph, 1126–1198*

Averroës gilt als wichtigster Vertreter der arabischen Philosophenschule in Spanien. Als Richter in Sevilla und Cordoba genoß er hohes Ansehen und vor allem das Wohlwollen der Kalifen, bis er unter Kalif Al-Mansur in Ungnade fiel, verbannt, knapp vor seinem Tod allerdings rehabilitiert wurde. Er betrieb Studien in nahezu allen Bereichen von Wissenschaft und Philosophie. Seine Verehrung für →Aristoteles ließ ihn alle überlieferten Werke kommentieren. Diese Kommentare zählen mit Recht zum Bedeutendsten der mittelalterlichen Philosophie. Sein medizinisches Werk steht, wie bei den meisten Arzt-Philosophen, im Schatten des philosophischen Werks.

## Avicenna
*arabischer Philosoph und Arzt, 980–1037*

Avicennas Werk *Canon medicinae* wurde im Mittelalter als bedeutende Schrift geschätzt. Er war der Vermittler zwischen griechischer und orientalischer Philosophie und verband den Aristotelismus mit dem Neuplatonismus. Seine Metaphysik beeinflußte Thomas von Aquin und →Albertus Magnus entscheidend. Auch er war ein Wissenschaftler, der auf vielen Fachgebieten seine Forschungen betrieb. Dabei stand die Medizin etwas im Hintergrund. Dennoch wurde sein *Canon* bald ein wesentlicher Bestandteil des Lehrplans an den meisten Universitäten und blieb es bis ins 16. und sogar 17. Jahrhundert.

## Babcock, William Wayne
*amerikanischer Chirurg, 1872–1963*

Der gebürtige New Yorker studierte in Baltimore, wo er 1893 promovierte; danach setzte er die Studien in Pennsylvania und Philadelphia fort, wo er ebenfalls Prüfungen ablegte. Nach Anstellungen an verschiedenen Krankenanstalten, Lehrtätigkeiten für Bakteriologie und Pathologie, nahm er 1903 eine Professur für Chirurgie an der Universität von Pennsylvania an. Dieses Fach verdankt ihm einige Verbesserungen und Änderungen. So führte er etwa eine besondere Methode zur Operation von Varizen (Krampfadern) ein, korrigierte andere, besonders im Bereich der Bauchoperationen, oder entwickelte chirurgische Instrumente. Auch seine Publikationen behandeln hauptsächlich diesen Themenkreis.

## Babinski, Joseph François Félix
*französischer Neurologe, 1857–1932*

Der aus einer polnischen Familie stammende Babinski war einer der bedeutendsten Schüler von →Charcot

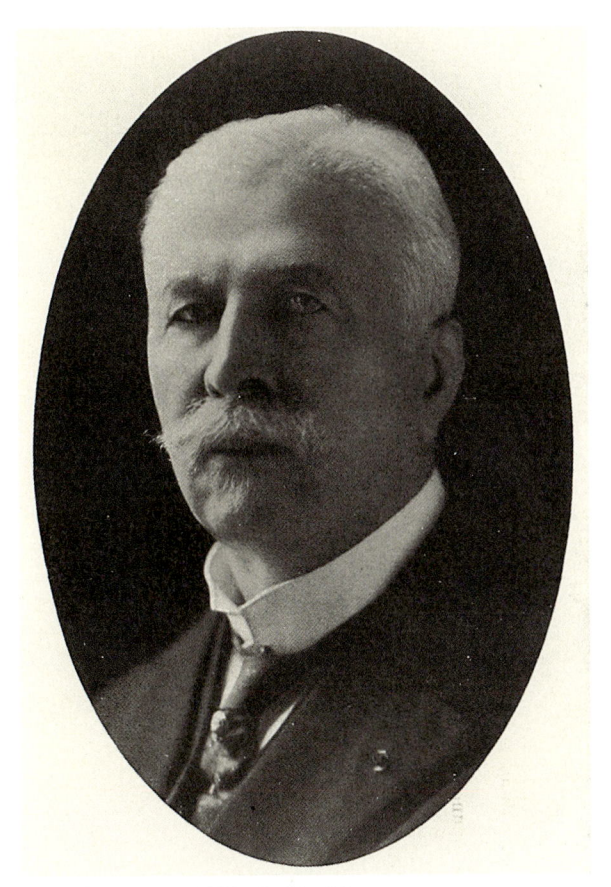

*Joseph François Félix Babinski*

und erhielt später unter ihm die Leitung einer Klinik an der Salpétrière. 1914 ernannte man ihn zum Mitglied der Medizinischen Akademie. Seine wichtigsten Arbeiten betreffen das Gebiet der Neurologie. Verschiedene Begriffe tragen noch heute seinen Namen. So verstehen wir etwa unter Babinski-Reflex oder Babinskischem Symptom (Großzehenzeichen) das Aufwärtsbiegen der großen Zehe bei Bestreichen der Fußsohle; es tritt bei bestimmten Nervenleiden auf. Auch das Babinski-Ohrphänomen ist nach ihm benannt. Weitere Untersuchungen betrafen die Physiopathologie des Kleinhirns, die Reflexe, die Kraniektomie, die Tabes. Durch seine Arbeiten wurde die Auffassung von der Hysterie geändert: er beschränkte sie auf Phänomene, die durch Suggestion hervorgerufen oder unterdrückt werden können.

## Bacchus
*Bakchos, Dionysos; griechischer und römischer Gott*

Ursprünglich stellte Dionysos (wie seine eigentliche, griechische Bezeichnung lautet) einen Fruchtbarkeitsgott dar, der wahrscheinlich von Thrakien und Phrygien eingewandert ist. In späterer Zeit wurde er insbesondere zum Gott des Weines.

## Bacon, Francis
*englischer Philosoph und Politiker, 1561–1626*

Als hervorragender Advokat und später als Staatsmann hatte Bacon alle Höhen und Tiefen einer bewegten Politikerlaufbahn mitzuerleben. Als Philosoph und Wissenschaftler betätigte er sich auf vielen Gebie-

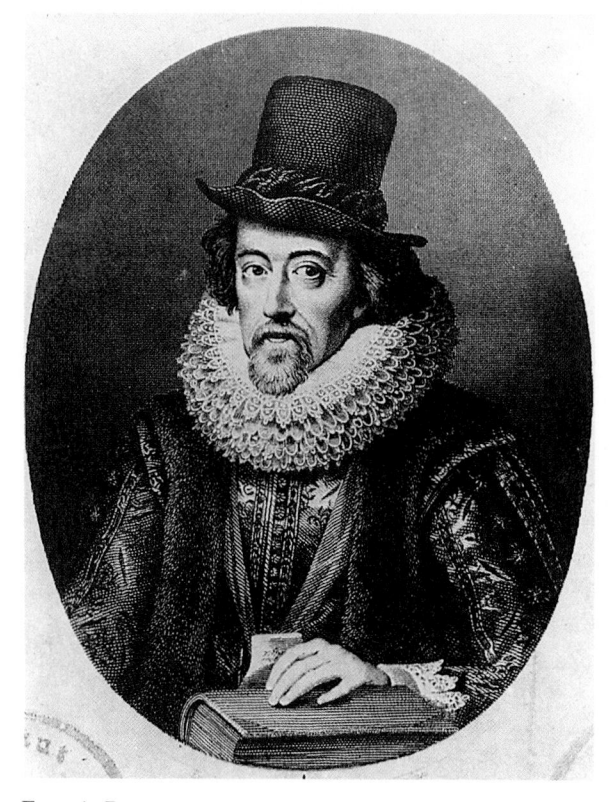

*Francis Bacon*

ten und hinterließ eine große Anzahl von Schriften. In seinem 1623 erschienenen Werk *De dignitate et augmentis scientiarum,* das eine Art Enzyklopädie und Einteilung aller wissenschaftlichen Leistungen darstellt, betonte er die Bedeutung der Anatomie für die Medizin. Von ihm stammt die Devise »Wissen ist Macht«. Er bekämpfte die Scholastik und forderte von der Wissenschaft, aus Einzelbeobachtungen zu einer allgemeinen Theorie zu gelangen und nicht umgekehrt, wie das seiner Zeit entsprach. 1627 erschien sein Werk *Nova Atlantis,* eine utopische Darstellung eines technisch perfekten Zukunftsstaates.

## Baelz, Erwin von
*deutscher Mediziner und Anthropologe, 1849–1913*

Nach seiner Promotion (1872) und einigen Jahren als Assistenzarzt in Leipzig folgte Baelz 1875 einer Berufung nach Japan, wo er fast 30 Jahre lang blieb. Er lehrte hier vorerst Physiologie, wandte sich dann jedoch der Inneren Medizin und der Gynäkologie zu. Die japanischen Medizinstudenten und seine ärztlichen Kollegen bewunderten ihn; durch ihn erfuhr die japanische Medizin Aufschwung durch die Verbindung europäischer und asiatischer Erkenntnisse. Baelz war von tiefem Verständnis und großer Liebe zu Japan erfaßt (seine Frau war Japanerin); viele seiner Arbeiten beziehen sich auf anthropologische oder pathologische Eigentümlichkeiten dieses Volkes. Unter anderem verdankt ihm die Erforschung der →Beriberi-Krankheit viel; daneben befaßte er sich mit der Balneotherapie, die er seiner Heimat näherbringen wollte, und mit der Parasitologie. Sein Ruhm war so groß, daß ihn der japanische Kaiser zu seinem Leibarzt ernannte. Im Jahre 1905 kehrte Baelz nach Stuttgart zurück, wo er die Jahre bis zu seinem Lebensende verbrachte.

## Baer, Karl Ernst von
*deutscher Naturwissenschaftler und Embryologe, 1792–1876*

Der Begründer der modernen und vergleichenden Embryologie stammte aus Estland, wo er eigentlich die militärische Laufbahn einschlagen sollte. 1810 begann er aber an der Universität von Dorpat das Medizinstudium. Nach seiner Promotion 1814 reiste er nach Deutschland. Hier studierte er in Würzburg Zoologie und Embryologie, lebte 1816/1817 in Berlin, wo er sich der Anatomie widmete und an verschiedenen Kliniken arbeitete. 1817 ließ sich Baer zuerst als Prosektor am Anatomischen Institut in Königsberg nieder, wurde 1819 außerordentlicher und 1822 ordentlicher Professor für Zoologie und genoß hohes Ansehen. Während dieser Zeit machte er sich in der Embryologie einen großen Namen. Zusammen mit →Heinrich Christian Pander beschrieb er die Entwicklung des Kükens. Er gilt als eigentlicher Entdecker des menschlichen Eis, da er erkannte, daß der Graafsche Follikel nur dessen Hülle darstellt. Als Zoologe identifizierte er die Corda dorsalis und unterteilte die Tiere in die vier Klassen Vertebrata, Articulata, Mollusca und Radiata. Außerdem schuf er eine Theorie über die Gleichheit der frühen embryonalen Entwicklungsstadien. 1819 folgte Baer einer Berufung nach St. Petersburg, kam ein Jahr später wieder nach Königsberg, zog 1834 aber zurück nach St. Petersburg, wo er Zoologie lehrte. Später unterrichtete er Anatomie und Physiologie, danach vergleichende Anatomie. Daneben fungierte er auch als Vorstand der Bibliothek der Petersburger Akademie, an der er lehrte. Diese Zeit im zaristischen Rußland war in bezug auf seine anthropologischen Arbeiten sehr fruchtbar, die Embryologie mußte er hier allerdings stark vernachlässigen. Verschiedene weite Reisen durch Rußland und Europa gaben ihm neue Anregungen zu seinem Spezialgebiet, der Kraniologie. Deutschland verdankt ihm die Gründung der ersten Anthropologischen Gesellschaft, Rußland die der kaiserlich-russischen Geographischen Gesellschaft. 1867 übersiedelte Baer nach Dorpat, wo er 1876 starb.

*Karl Ernst von Baer*

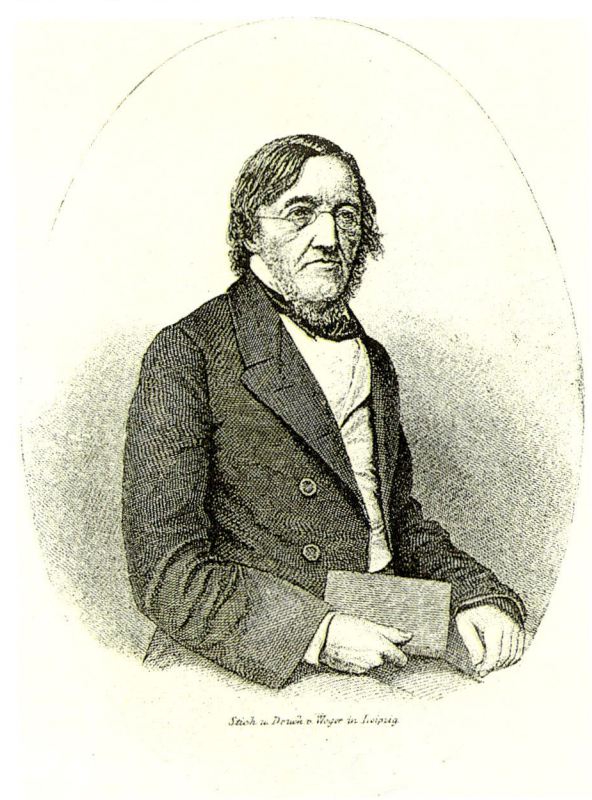

## Bailey, Percival
*amerikanischer Chirurg, geb. 1892*

Im Jahre 1918 promovierte Bailey nach dem Besuch der Universität von Chikago und wirkte danach an einem Spital dieser Stadt; dann kam er nach England und nach Paris, wo er ebenfalls an Krankenhäusern tätig war. Seit 1928 arbeitete er wieder in Chikago. Nach vorhergehendem zweijährigem Unterricht der Chirurgie an der Harvard Medical School berief man ihn im Jahre 1929 an die Universität von Chikago als Professor seines Fachs. Sein bevorzugtes Operationsgebiet war das Gehirn. Einige seiner Arbeiten wurden von →Cushing unterstützt. In späteren Jahren widmete er sich auch der Psychiatrie und griff die Lehren →Sigmund Freuds heftig an.

## Baillarger, Jules Gabriel François
*französischer Psychiater, 1806–1890*

Dieser bedeutende französische Irrenarzt ging seinen Studien in Paris unter →Esquirol nach, arbeitete schon während der Ausbildungszeit an einer Anstalt für Geisteskranke und promovierte 1837. Drei Jahre später erhielt er eine Anstellung an der Salpêtrière, die er aber bald gegen die Leitung einer von seinem Lehrer gegründeten Irrenanstalt eintauschte. 1842 errang er mit einer Arbeit seines Fachs einen von der Medizinischen Akademie ausgesetzten Preis. Ein Jahr später war er mit einigen anderen Begründer einer eigenen Gesellschaft; in deren Journal erschienen die meisten seiner Arbeiten. Daneben hinterließ er noch einige physiologische Untersuchungen.

## Baillie, Matthew
*schottischer Pathologe, 1761–1823*

Der Sohn eines Pfarrers und Neffe der berühmten Mediziner →John und →William Hunter kam 1779 nach Oxford, um hier die in Glasgow begonnenen Studien zu vollenden. Ab 1780 hielt er sich jedoch mehr bei seinem Onkel William Hunter in London auf und wurde von ihm so beeinflußt, daß er das Studium der Theologie und der Rechte abbrach und sich der Anatomie zuwandte. Das Erbe, das ihm Hunter hinterließ, umfaßte neben beträchtlichen Geldsummen auch Gebäude, ein anatomisches Theater und ein Museum mit zahlreichen Präparaten. Es verpflichtete Baillie, sich ganz auf die pathologische Anatomie zu spezialisieren. An seinem Lebensende umfaßte seine Präparatesammlung etwa 1000 Exemplare, größtenteils von ihm selbst hergestellt. Nach Hunters Tod übernahm Baillie seine anatomischen Vorlesungen, promovierte aber erst 1789. Ab dem Jahre 1787 hatte er für 13 Jahre die Stelle eines Arztes am Georgs-Hospital inne. Aus dieser Zeit stammen seine bedeutendsten Arbeiten. Er veröffentlichte das erste englischsprachige Pathologielehrbuch, *Morbid Anatomy*. Es erhielt großen Beifall, vor allem wegen seiner unkomplizierten und undogmatischen Anschauungen. Besondere Stärken zeigen Beschreibungen pathologischer Organveränderungen; bei pathologischen Neubildungen scheint der Autor manchmal unsicher. Er vermutete bereits, daß Alkoholmißbrauch Hepatitis hervorrufen kann, beschrieb den Zusammenhang von Lungenemphysem mit Asthma und Bronchitis, führte das Melano- und das Hodensarkom an. Ebenso beschrieb er die verschiedenen Lagemöglichkeiten von Arteria pulmonalis und Aorta. 1799 mußte er seine Stelle am Spital aufgeben, da sich seine Praxis derart vergrößert hatte, daß sie seinen ganzen Einsatz verlangte. Selbst der König konsultierte ihn. Mit 62 Jahren erkrankte Baillie an Lungenschwindsucht, der er bald erlag.

## Baillou, Guillaume de
*französischer Arzt, 1538–1616*

Dieser berühmte Mediziner war einer der ersten, die die arabische Medizin in Frankreich abzulehnen begannen und sich wieder auf die griechische und damit weniger dogmatische besannen. Baillou promovierte

1570 in Paris. In seinen Lehren hielt er sich sehr an →Hippokrates; in diesem Sinne verfolgte er seine Studien mit logischer Präzision, gestützt auf exakte Beobachtungen. Natürlich konnte er sich noch nicht ganz den Einflüssen von Magie und Mystik seiner Zeit – so etwa der Macht der Gestirne – entziehen. Baillous Bedeutung liegt vor allem in der praktischen Medizin; so beschrieb er den Krupp und untersuchte den Einfluß von Jahreszeiten und Klima auf das Auftreten verschiedener Krankheiten. Daneben verdankte ihm die Stadt Paris während einer Pestepidemie viele weitblickende Maßnahmen. Er trat energisch gegen die verbreiteten Kurpfuscher und Scharlatane auf, die dem Ansehen der Medizin sehr schadeten. Im Jahre 1580 wurde er zum Dekan der medizinischen Fakultät ernannt. Sein literarisches Werk erschien postum, besonders zwei Schriften über Epidemiologie sind von Bedeutung. Der Themenkreis ist weit gestreut; erste Beschreibungen des Keuchhustens, die erste Trennung zwischen Gicht und Rheumatismus und auch gynäkologische Abhandlungen wären hier zu nennen. Der berühmte englische Arzt →Thomas Sydenham ließ sich von Baillous Werk in seinen Forschungen anregen.

## Bandl, Ludwig
*österreichischer Gynäkologe, 1842–1892*

Die medizinische Ausbildung erhielt Bandl in Wien, wo er zum Beispiel unter Carl von Braun studierte. Nach der Promotion 1867 begann er als Frauenarzt zu praktizieren, 1875 wurde er Privatdozent für Gynäkologie und Geburtshilfe, im Jahre 1878 übernahm er die Leitung der Frauenabteilung an der Allgemeinen Poliklinik in Wien. 1880 erfolgte die Ernennung zum außerordentlichen Professor für Geburtshilfe und Gynäkologie; sechs Jahre später folgte Bandl einer Berufung als ordentlicher Professor nach Prag. Diese Stelle hatte er infolge einer rasch eintretenden Geisteskrankheit nicht lange inne; er mußte nach Wien in eine Anstalt gebracht werden, wo er einige Jahre danach starb. Bandl, ein Vertreter der berühmten →Wiener Schule, war ausschließlich auf dem Gebiet der Frauenheilkunde tätig. Er hinterließ zahlreiche Schriften zu seinem Spezialgebiet; außerdem ist nach ihm der Muskelring an der Grenze von Uteruscorpus zu Uterusisthmus benannt. Man bezeichnet ihn als Bandlschen Kontraktionsring, der sich während der Schwangerschaft und des Geburtsvorgangs besonders deutlich entwickelt.

## Bang, Bernhard Laurits Frederik
*dänischer Mediziner, 1848–1932*

Nach Studien an der Universität Kopenhagen und an der veterinärmedizinischen Schule gelangte Bang 1880 zur Promotion. Bald darauf konnte er einen Posten als Lehrer für Geburtshilfe und Chirurgie an der königlichen Veterinär- und Landwirtschaftshochschule Kopenhagen übernehmen; daneben betraute man ihn mit der Leitung der ambulatorischen Klinik. Seine schriftlichen Werke behandeln unter anderem Untersuchungen über Aktinomykosen, Embolien und Thrombosen der Lungenarterien.

## Barbiturate

Salze der Barbitursäure, die die Grundsubstanz vieler Schlafmittel bilden. Ihre Wirkungsweise ist noch nicht restlos geklärt. Eines der ersten Barbiturate ist das im Jahre 1903 von →Emil Fischer hergestellte Veronal (Diäthylbarbitursäure), aus dem eine ganze Anzahl verschiedener Präparate entwickelt wurden, von denen etwa 30 noch heute verwendet werden.

## Bard, Louis
*französischer Anatom und Pathologe, 1857–1930*

Nach dem Medizinstudium, das Bard 1879 in Lyon beendete, ließ er sich in dieser Stadt nieder und durchlief die akademische Laufbahn, bis er 1895 den Lehrstuhl für Hygiene erhielt. 1899 folgte er einer Berufung nach Genf als Professor für klinische Medizin und wechselte 1920 auf die Lehrkanzel für das gleiche Fach in Straßburg. In dieser Stadt war er für die Ablösung der deutschen medizinischen Einrichtungen durch französische verantwortlich. 1923 kehrte er nach Lyon zurück, trat vier Jahre später in den Ruhestand und starb auch in dieser Stadt. Seine hauptsächlichen Arbeitsgebiete waren die Pathologie, die Hygiene und die Anatomie. Er untersuchte die Krankheiten von Atmungsapparat, Gefäßsystem, Verdauungstrakt und Nieren sowie Herzleiden. Hygienische Forschungen betrafen die Übertragbarkeit der Masern und Arbeiten über die Diphtherie; außerdem wirkte er auch auf dem Gebiet der Neurologie. Über seine Ergebnisse sind uns eine Reihe von Abhandlungen erhalten.

## Bard, Samuel
*amerikanischer Arzt, 1742–1821*

Nur nach Hindernissen konnte dieser Mediziner das Studium aufnehmen: mit 19 Jahren verließ Bard seine Heimat Philadelphia, um in London die Ausbildung zu beginnen. Durch die Kriegswirren zwischen Frankreich und England geriet er aber noch vor der Ankunft in England in französische Gefangenschaft, aus der er erst fünf Monate später entlassen wurde. 1761 erreichte er schließlich sein Ziel; ein Jahr danach zog er nach Edinburg, dessen Universität in hohem Ansehen stand. Hier promovierte er 1765 und kehrte nach Amerika zurück, um seinen Vater in der Praxis zu unterstützen. Bald gründete er mit Kollegen eine eigene medizinische Schule, die mit dem Kings College vereinigt wurde. Bard übernahm den Lehrstuhl für praktische Medizin. 1791 wurde auf seine Veranlassung ein Krankenhaus errichtet, in dem er lange als Arzt tätig war. Eine große Ehrung wurde ihm mit der Ernennung zum Dekan der medizinischen Fakultät von Philadelphia zuteil. 1798 wollte er sich schließlich aus der Praxis zurückziehen und die Stadt verlassen; eine Gelbfieberepidemie in Philadelphia rief sein ärztliches Pflichtgefühl noch einmal wach, und er unterstützte die Stadtverwaltung bei der Bekämpfung der Seuche. Danach konnte er sich endlich dem Landleben und der Landwirtschaft widmen. Im Jahre 1813 ernannte man ihn zum Präsidenten des College of Physicians, ein Ehrenamt, das er bis zu seinem Tod ausübte.

## Bardenheuer, Bernhard
*deutscher Chirurg, 1839–1913*

Mit seinem Namen wird eine Operationstechnik bezeichnet, bei der durch einen halbkreisförmigen Schnitt das Aufklappen der weiblichen Brust bei Mastitis (Milchdrüsenentzündung) ermöglicht wird. Bardenheuer führte 1887 die erste vollständige Zystektomie durch.

*Bernhard Bardenheuer*

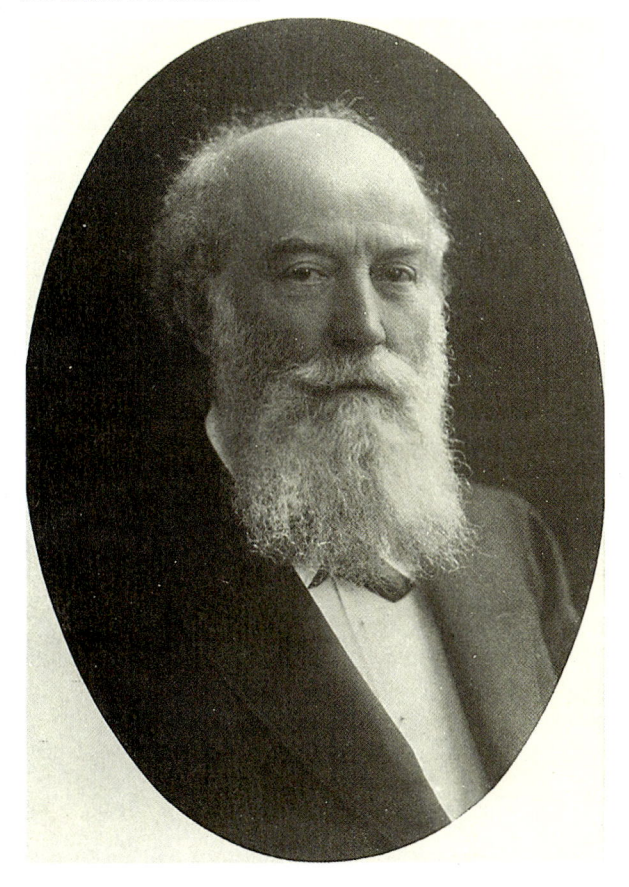

## Bärensprung, Friedrich Wilhelm Felix von
*deutscher Dermatologe, 1822–1864*

Der Sohn des Oberbürgermeisters von Berlin begann 1840 in seiner Heimatstadt das Medizinstudium, zog zwei Jahre später nach Halle und vollendete es dort

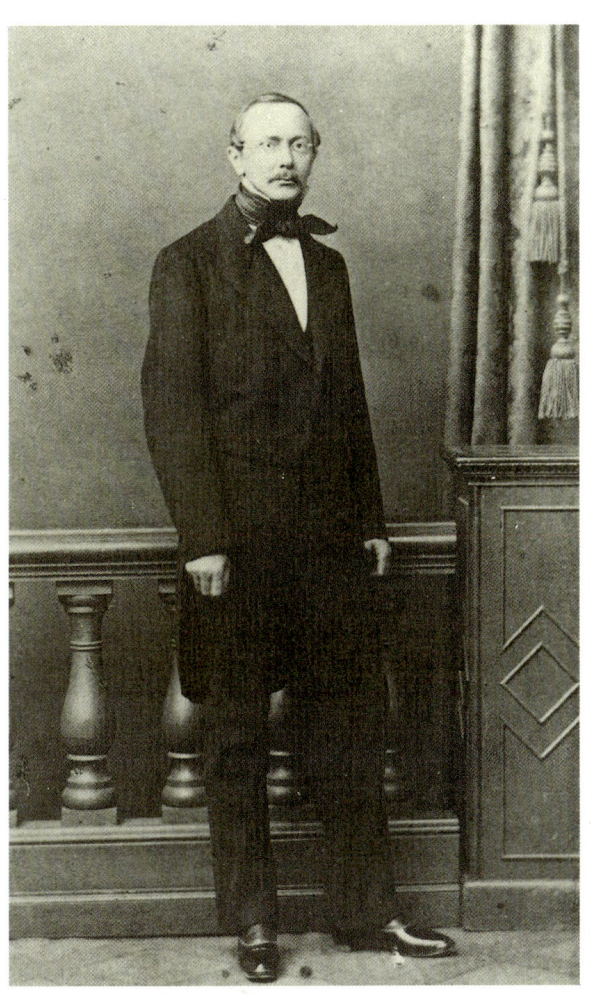

*Friedrich Wilhelm Felix von Bärensprung*

1845. Danach trat er eine Stelle als Assistenzarzt an der Klinik für Innere Medizin an und verblieb dort mit einjähriger Unterbrechung bis 1850. Während dieser Zeit habilitierte er sich zum Dozenten. Obwohl er sich schon früh für das Fach Dermatologie entschieden hatte, befaßte sich Bärensprung auch mit anderen Bereichen, so etwa der Epidemiologie. 1850 ließ er sich in Halle nieder, hielt dort Vorlesungen und gründete eine bald sehr bekannte Privatklinik. Aus dieser Zeit stammen bemerkenswerte epidemiologische Arbeiten. 1853 wurde Bärensprung zum Leiter der Syphilisabteilung an der Berliner Charité ernannt und zog infolgedessen nach Berlin. Drei Jahre später erhielt er eine außerordentliche Lehrkanzel und eine zweite Abteilung, diesmal eine dermatologische. Nun hatte er alle Möglichkeiten zu Untersuchungen, wie dies eine große Zahl von Schriften beweist. Nur sein Hauptwunsch, Gesamtleiter eines deutschen Krankenhauses zu werden, erfüllte sich nicht. 1859 erschien der erste Teil eines umfassenden dermatologischen Lehrbuchs, das auch wohlwollend aufgenommen wurde – bis 1860 →Ferdinand von Hebra sein Lehrbuch veröffentlichte. Diese unglückliche Terminwahl und die größere Qualität des Wiener Werkes ließen Bärensprungs Buch schnell in Vergessenheit geraten, so daß er sich enttäuscht nicht an die Fertigstellung wagte. Nur noch einzelne Arbeiten erschienen in Fachzeitschriften, darunter wichtige über Herpes zoster, Syphilis, Area Celsi und anderes. Er bewies den neuritischen Ursprung einiger Dermatosen, indem er den Zusammenhang zwischen Gürtelrose und Spinalganglienerkrankung entdeckte. Eine eigentümliche, immer stärker werdende Feindseligkeit gegen Kollegen, vornehmlich gegen →Rudolf Virchow, und seine Untersuchungen der Syphilis dürften wohl das erste Anzeichen seiner schweren Krankheit gewesen sein, die nach einer harmlosen Verletzung voll zum Ausbruch kam: an Dementia paralytica erkrankt, verbrachte Bärensprung einige Zeit in einer Anstalt und starb durch einen Unfall.

*Christiaan Barnard*

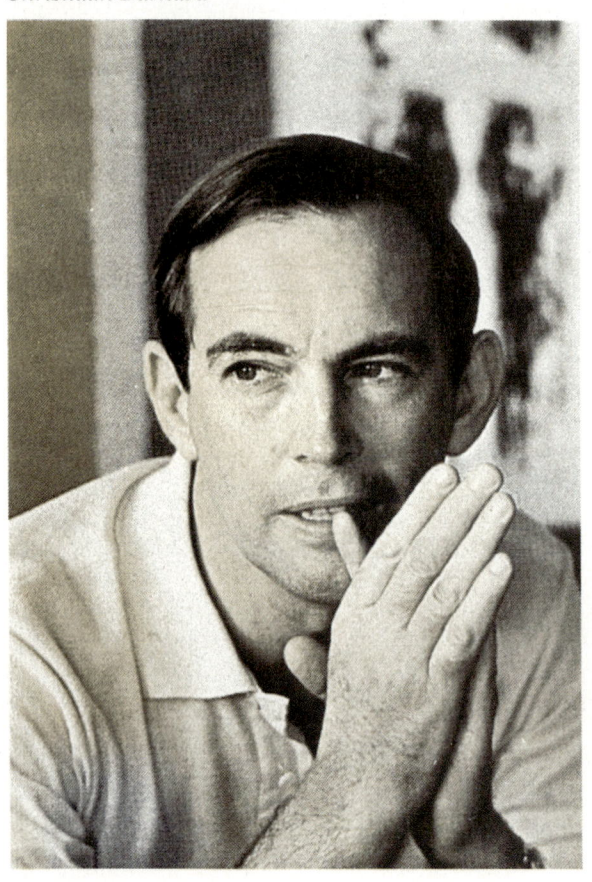

# Barnard, Christiaan
*südafrikanischer Herzchirurg, geb. 1922*

Durch seine spektakuläre erste Herzverpflanzung im Jahre 1967 erlangte er schlagartig den Ruf des populärsten Chirurgen unserer Zeit. Er führte das Kapstädter Groote Schuur Hospital zu Weltruhm.

# Barthez, Paul Joseph
*französischer Arzt, 1734–1806*

Dieser Mediziner, der zu den berühmtesten französischen Ärzten des 18. Jahrhunderts zählt, stammte aus der Universitätsstadt Montpellier, wo er auch nach vorherigen Studien in Mathematik, Physik, Rhetorik und Philosophie auf Wunsch des Vaters Medizin zu studieren begann, obwohl er eigentlich Geistlicher werden wollte. Bereits mit 19 Jahren erlangte Barthez das Doktorat; ein Jahr darauf ging er nach Paris, wo er bald die Freundschaft berühmter Gelehrter erlangte und mit deren Hilfe einen einflußreichen Posten als Militärarzt erhielt. Er begleitete die Armee nach Westfalen, erkrankte dort schwer an Typhus und kehrte nach der Genesung nach Paris zurück. Von Geldsorgen geplagt, mußte er in der französischen Hauptstadt hauptsächlich von journalistischen Tätigkeiten leben. 1761 berief man Barthez als Professor für Medizin nach Montpellier, und er verhalf der Universität durch sein Können als Lehrer und praktischer Arzt zu großem Aufschwung – mit Recht nimmt er einen der hervorragendsten Plätze der Schule von Montpellier ein. Seine Unstetigkeit und sein Ehrgeiz veranlaßten ihn 1778, diese Position aufzugeben und das Studium der Rechte zu beginnen. Auch darin war ihm Erfolg beschieden; bald konnte er eine angesehene Stelle antreten, strebte aber nach einer bedeutenden Position in Paris, wohin er 1781 zog. Bei seinen alten Freunden fand er Aufnahme und Unterstützung, wurde zum Leibarzt des Herzogs von Orleans ernannt, später zum Mitglied der Akademie der Wissenschaften und 1785 zum Kanzler der Universität. Als die Revolution ausbrach, verließ Barthez Paris wieder und kam nach Montpellier zurück, wo er zuerst privat praktizierte, in der Folge jedoch eine Lehrkanzel an der medizinischen Schule übernahm. Von 1802 bis 1805 hatte er zusammen mit →Corvisart die höchste zivile medizinische Stellung im Staat inne. Nach seiner Rückkehr nach Paris begann er unter Blasensteinen zu leiden; da er die Operation verweigerte, starb er nach langem Leiden. Man kennt Barthez als Begründer des wissenschaftlichen Vitalismus, der sich auf →Hallers Theorien stützt. Dabei spricht er der lebenden Materie ein nicht näher definiertes »Lebensprinzip« zu; auf dieses Prinzip führte er auch die Entstehung der Krankheiten zurück. Aus der metaphysischen Auffassung leitete er Physiologie und Pathologie ab und führte diese Ableitung mit äußerster Logik durch. Er versuchte auf dieser Basis die Lebensvorgänge zu analysieren, darunter auch das Gehen, Stehen usw. Eine Arbeit über die eben genannten Untersuchungen ist als sehr bedeutend anzusehen. Ebenso entwickelte er aus seiner Theorie ein bekanntes Werk über die Gicht. Der Vitalismus, der von →Bichat zur höchsten Blüte gebracht wurde, erfreute sich in der Schule von Montpellier lange Zeit hindurch großen Ansehens.

## Bartholin, Kaspar d. J.
*dänischer Anatom, 1655–1738*

Der letzte der berühmten Medizinerfamilie wurde von seinem Vater →Thomas Bartholin schon frühzeitig zu medizinischen Studien angehalten. Unter seinem Namen erschien 1668 eine anatomische Abhandlung, die man einem dreizehnjährigen Knaben nicht zutrauen kann; sie dürfte von seinem Vater stammen, der damit dem Sohn zu Ansehen verhelfen wollte. 1671 nahm Bartholin das Studium auf, bereits 1674 ernannte ihn der König zum Professor der Philosophie. Danach bereiste er drei Jahre lang Europa und begann nach seiner Rückkehr nach Kopenhagen als Professor der Physik zu lehren und auch Anatomie zu unterrichten. 1678 promovierte er bei seinem Vater zum Doktor der Medizin. Die bevorzugten Arbeitsgebiete der nächsten Zeit waren Anatomie, Physik und Physiologie. Obwohl sein schriftliches Werk eher Bearbeitungen anderer Autoren darstellt, enthält es doch viel Eigenständiges; nach ihm sind etwa die Sekretionsdrüsen im unteren Drittel der großen Schamlippen benannt. Nach der Jahrhundertwende scheint Bartholins naturwissenschaftliche Tätigkeit sehr reduziert oder gar abgeschlossen gewesen zu sein. Nur noch wenige Werke erschienen. Dafür bekleidete er verschiedene hochangesehene Posten in der Finanz und der Justiz. Wie schon sein Vater und sein Großvater wurde auch er mit Ehrenbezeigungen überhäuft und 1731 mit seiner gesamten Familie in den Adelsstand erhoben.

## Bartholin, Thomas
*dänischer Anatom, 1616–1680*

Nach dem Tode seines ebenfalls berühmten Vaters, Kaspar Bartholin d. Ä., übernahm Ole Worm die Vormundschaft über den jungen Bartholin. Anfangs widmete er sich dem Theologiestudium, drei Jahre später konnte er mit Unterstützung seines Vormunds und durch ein Stipendium des Königs neun Jahre lang die Universitäten Europas besuchen. Dabei kam er unter anderem nach Paris, Leiden, Basel, Montpellier und Padua. Wie es in der Familie üblich war, studierte auch er neben der Medizin Philosophie, Archäologie, die Rechte, Arabisch und Philologie. Sein Hauptaugenmerk lag aber immer auf der Anatomie. 1641 gab er das von seinem Vater verfaßte Lehrbuch der Anatomie verbessert neu heraus. Während seiner Zeit in Leiden befaßte er sich vornehmlich mit den Lymphgefäßen und dem Blutkreislauf. In Neapel bot man ihm die Stelle als Professor der Philosophie an, die er aber ausschlug; er zog nach Basel, um dort unter →Bauhin zum Doktor der Medizin zu promovieren. Danach kehrte Bartholin nach Kopenhagen zurück, wo er an der Universität eine Professur für Philosophie übernahm und daneben seinen Großvater, einen ebenfalls berühmten Mediziner, zu vertreten begann. Außerdem lehrte er Mathematik und Philologie. 1648 konnte er eine Professorenstelle der medizinischen Fakultät antreten, und zwar die der Anatomie. Zugleich wurde er Leiter der angeschlossenen Anatomischen Anstalt. Nun setzte er seine Studien intensiv fort; die Entdeckung des Ductus thoracicus war ein Ergebnis dieser Zeit. Maßgeblich beteiligt war er auch an Untersuchungen der Lymphgefäße und ihrer Verbindung zu Chylus- und Blutgefäßen. Dazu kamen noch seine Leistungen bei der Berichtigung der Auffassung →Galens von der blutbildenden Funktion der Leber. Als er das Bestreben des Familienclans, möglichst viele einflußreiche Stellen der Universität mit Familienmitgliedern zu besetzen, gelungen sah, zog sich Thomas Bartholin auf sein Landgut zurück, leitete von hier aus die Fakultät und organisierte das Gesundheitswesen des Staates. 1670 fiel seine Bibliothek einem Brand zum Opfer; der Schaden kann nicht abgeschätzt werden, da dabei auch zahlreiche Manuskripte vernichtet wurden. Ein Jahr später wurde Bartholin Bibliothekar der Universität und deren Rektor. Kurze Zeit darauf erhielt er einen hohen Gerichtsposten und lehnte aufgrund dessen eine Berufung als Anatomieprofessor nach Padua ab. Nach seinem Tode wurden er und seine Familie geadelt. Sein umfangreiches schriftliches Werk umspannt Arbeiten aus allen medizinischen Gebieten, dazu philosophische, medizinhistorische und pharmakologische Themen.

## Bartisch, Georg
*deutscher Ophthalmologe, 1535–1607*

Dieser berühmte Pionier der Augenheilkunde entstammte einer armen Familie und konnte daher keinen akademischen Bildungsweg einschlagen, war aber an der Medizin so interessiert, daß er sich umherziehenden Wundärzten und Barbieren anschloß und von ihnen lernte. Die Lehrzeit war für ihn gewiß hart und beschwerlich, dennoch konnte er sich genauso viele Kenntnisse aneignen wie die Studenten. Sein Beruf ließ ihn den ganzen deutschen Raum durchwandern; einige Zeit war er als Hofokulist des Herzogs von Sachsen in Dresden ansässig und sehr angesehen. Dennoch zog er das Wanderleben vor. Seine Verdienste um die Augenheilkunde sind durchaus erwähnenswert, vor allem um die operative Ophthalmologie. Dieses Gebiet wurde von den akademischen Ärzten arg vernachlässigt; sie überließen es sogar freiwillig den Wundärzten und Barbieren, die mit ihren brutalen Methoden oft mehr Schaden anrichteten als Heilung erzielten. Das

Interesse der Ärzte an der Augenheilkunde war zu der Zeit nur gering. Dieser Auffassung stellte sich Bartisch vehement entgegen und suchte die Ophthalmologie mit anderen medizinischen Fachgebieten auf die gleiche Stufe zu stellen. Dennoch glückte es ihm nicht, trotz seines hohen Ansehens als Augenarzt, das Unwesen der »fahrenden Okulisten« abzuschaffen. Aber auch das Werk Bartischs ist nicht frei von Aberglauben und Irrtümern. Wenngleich seine Chirurgie auf diesem Gebiet grundlegend war, so stehen Diagnostik und medikamentöse Behandlung doch weiterhin ganz unter dem Einfluß seiner Zeit, die dem Glauben an Mystik und Magie, der Macht der Sterne und der Scholastik anhing. In seinem berühmten Werk *Ophthalmoduleia, das ist Augendienst* tritt diese Einstellung im Kapitel über die Medikamentenzubereitung besonders deutlich zutage. Das Werk erschien in der ersten Ausgabe 1583 in Dresden und beeindruckt vor allem durch die von Bartisch selbst entworfenen Holzschnitte, die Operationen, Instrumente und anatomische Darstellungen zeigen. Dadurch ist auch der historische Wert dieser Schrift bedeutend. Auf dem Gebiet der Operationen verbesserte Bartisch die Techniken und Instrumente, so etwa bei Liderkrankungen (Symblepharon) oder bei der Ptosis (Herabhängen des Augenlids), für die er einen eigenen Klemmapparat erfand, der jahrhundertelang in hohem Ansehen stand. Mit großem Mut wagte Bartisch sich zum erstenmal an die Ausschälung des gesamten Augapfels, für die er ebenfalls ein eigenes Instrument erfand. Diese spektakulären Methoden und Erfolge rechtfertigen seinen Ruf als Begründer der wissenschaftlichen Augenheilkunde.

## Barton, John Rhea
*amerikanischer Chirurg und Orthopäde, 1794–1871*

Der Wagemut und die Geschicklichkeit, mit denen Barton Operationen durchführte, erregten den Neid und die Bewunderung seiner Kollegen und waren Inhalt vieler Anekdoten. Sein Ruhm erreichte den Höhepunkt, als er 1826 in einem Fall von Ankylose (Gelenksversteifung) innerhalb von sieben Minuten eine Osteotomie der Hüfte vornahm. Außerdem untersuchte er die Möglichkeiten, bei unverheilten Knochenbrüchen die Bruchstücke durch Ätzmittel aneinander zu binden.

## Basedow, Karl von
*deutscher Arzt, 1799–1854*

Aus seiner Geburtsstadt Dessau, wo sein Vater eine bedeutende Position innehatte, zog Basedow zum Studium nach Halle. Nach der Ausbildung ließ er sich in Merseburg nieder und verbrachte hier sein gesamtes Leben. Er starb 1854, nachdem er sich an einer Leiche mit Fleckfieber infiziert hatte. Neben chirurgischen

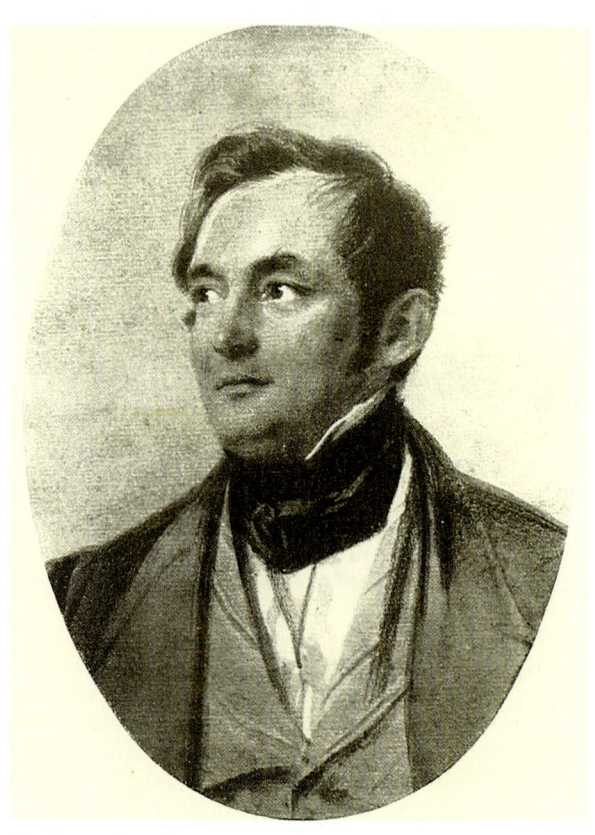

*Karl von Basedow*

Erfolgen und einigen Veröffentlichungen ist sein Name durch die (häufige) Basedowsche Krankheit weiterhin populär: 1840 erschien in einer medizinischen Zeitschrift ein Artikel, in dem er die Entstehung von Exophthalmus (Hervortreten des Augapfels) durch Hypertrophie des Zellgewebes in der Augenhöhle beschreibt. Später gelangte er zur Definition der »Merseburger Symptomentrias«, die das äußere Erscheinungsbild der Schilddrüsenüberfunktion darstellt. Neben dem Exophthalmus kommt es dabei zur Kropfbildung und Steigerung der Herzfrequenz.

## Basheilac, Jean
*französischer Chirurg und Urologe, 1703–1783*

Bekannter als unter seinem Geburtsnamen ist dieser Arzt wohl unter seinem geistlichen Namen, Frère Côme. Er stammte aus einer Chirurgenfamilie, begann seine Ausbildung in Lyon bei seinem Onkel und kam 1726 schließlich nach Paris, wo er am Hôtel-Dieu aufgenommen wurde. Nach einigen Jahren, die er als Leibarzt des Bischofs von Bayeux verbrachte, trat er 1729 in den Orden der Bernhardiner ein, vereinbarte dabei aber gleichzeitig, an der Ausübung der Chirurgie nicht gehindert zu werden. Er war ein äußerst anerkannter und beliebter Arzt, dessen Spezialgebiet vor allem die Steinoperation war. Nach zweijährigen Versuchen setzte er ein von ihm erfundenes Lithotom beim Menschen ein und hatte damit großen Erfolg. Obwohl dieses Lithotom von anderen Seiten angefeindet wurde, nennt Basheilacs Neffe später die große Zahl von etwa 3000 Patienten, die mit dem Instrument operiert worden sein sollen. Nach diesen ermutigenden Erfolgen konstruierte Frère Côme noch weitere Geräte, darunter einen Trokar für den Blasenstich und eine Zange, mit der der Stein innerhalb der Blase zertrümmert werden konnte. Insgesamt konnte er auf die Erfindung und Verbesserung von 20 chirurgischen Instrumenten zurückblicken, wobei nicht alle urologischen Operationen dienten. Auf diesem Gebiet erwarb er sich um die Operationstechniken große Verdienste, befaßte sich daneben aber auch mit dem Fachgebiet der Ophthalmologie, wobei er den grauen Star mit eigenen Instrumenten durch Linsenextraktion behandelte. Außerdem beschrieb er neue Therapiemethoden bei Tränenfisteln und Geschwüren der Augenlider. Seine soziale Gesinnung stellte er unter Beweis, als er die ihm von bemittelten Patienten gezahlten Honorare zum Bau eines Krankenhauses für Bedürftige verwendete, das 1753 eröffnet wurde.

## Baudelocque, Jean Louis
*französischer Gynäkologe, 1745–1810*

Der berühmte Geburtshelfer stammte aus einer Ärztefamilie und wurde daher schon früh von seinem Vater zur Medizin geleitet. Er zog zum Studium nach Paris, wo er sich bereits während der Ausbildungszeit für die Gynäkologie entschied. Am Hôpital de la Charité erhielt Baudelocque chirurgischen und geburtshilflichen Unterricht von →Solayrès. Dann übernahm er die Kurse seines Lehrers, nach dessen Tod auch offiziell. In seinen schriftlichen Werken aus jener Zeit wandte er sich gegen die Symphyseotomie (Schamfugenschnitt) zur Entbindungserleichterung. 1798 erhielt er eine Lehrkanzel für Geburtshilfe und wurde gleichzeitig Chefarzt einer Klinik, an der er Hebammen unterrichtete. Seine eigene Praxis war groß und bekannt, sein Ansehen dementsprechend. Ein Wermutstropfen in seiner Karriere war die Verdächtigung, den Tod einer werdenden Mutter und ihres Kindes verschuldet zu haben. Der Verleumder wurde zwar verurteilt und Baudelocque freigesprochen, dennoch blieb dieser Zwischenfall ein Stachel in seinem Herzen. Knapp vor seinem Tod erfuhr er noch die Auszeichnung, von Napoleon zum Gynäkologen der Kaiserin Marie Louise erwählt zu werden. Seinem ersten Einsatz kam allerdings der Tod zuvor. In seinem umfangreichen Werk korrigierte er manche Irrtümer seiner Zeit, außerdem hinterließ er ein lange verwendetes Hebammenlehrbuch und erfand einen Zirkel zur Messung des Beckendurchmessers; der äußere dieser Durchmesser wird noch heute nach ihm benannt. Ebenso untersuchte er die Vorgänge bei der Lösung der Plazenta; man bezeichnet sie als Baudelocquescher Mechanismus.

## Baudens, Jean-Baptiste Lucien
*französischer Militärarzt, 1804–1857*

Im Krimkrieg entfaltete Baudens seine militärchirurgische Tätigkeit, die ihn weitum bekannt machte. Vor allem entwickelte er Operationsmethoden zur Fußamputation und zur Resektion der Schulter. Nach seiner Rückkehr nach Frankreich machte er sich an die Aufzeichnung seiner Erfahrungen, erlag aber bald den Folgen seiner aufreibenden Tätigkeit im Krieg.

## Bauhin, Kaspar
*Schweizer Anatom und Botaniker, 1560–1624*

Dieser Wissenschaftler war der berühmteste einer sechs Generationen umfassenden Familie von Forschern. Die ersten Studienjahre verbrachte er in seiner Heimatstadt Basel, wo er neben Anatomie auch Botanik studierte. 1577 zog Bauhin nach Padua, bereiste danach fast ganz Italien und kam 1579 nach Montpellier. Zwei Jahre später kehrte er nach Basel zurück und promovierte hier. Im gleichen Jahr, 1581, nahm er unter dem Vorsitz von →Felix Plater die Sektion einer Leiche vor, der etwa 70 Zuschauer beiwohnten. Dies ist um so bemerkenswerter, als seit zehn Jahren keine Sektionen mehr durchgeführt worden waren. Seit dieser Zeit lehrte er Anatomie und zugleich Botanik; ab 1582 war er auch Professor für Griechisch. 1589 erhielt Bauhin die Stelle als Professor für Anatomie und Botanik, 1596 ernannte ihn der Herzog von Württemberg zu seinem Leibarzt, 1614 übernahm er nach Platers Tod dessen Lehrkanzel für praktische Medizin. Auf botanischem Gebiet hinterließ er eine große Anzahl von Schriften, die genaue Beschreibungen enthalten und vor allem Ordnung in das unübersichtliche Benennungssystem brachten, indem er die Genera einführte und die Bezeichnungen zu vereinheitlichen suchte. Auch auf medizinischem Gebiet sind Bauhins Leistungen bemerkenswert. Neben der von ihm entdeckten und nach ihm benannten Klappe an der Mündung vom Dünndarm in den Dickdarm machte er sich um die anatomische Nomenklatur verdient. Seine Prinzipien werden teilweise noch heute angewandt. Besonders bei der Benennung der Muskel führte er andere, logischere Bezeichnungen ein. Nebenbei war er auch auf dem Gebiet der Zahnheilkunde tätig, ließ sich dabei aber noch stark von Schriften des →Galen und →Aristoteles beeinflussen.

## Bayle, Antoine Laurent Jessé
*französischer Psychiater, 1799–1858*

Ab 1815 studierte Bayle als Mitglied einer Ärztefamilie in Paris Medizin und promovierte hier 1822 mit einer Dissertation über Arachnoiditis. Darin beschreibt er schon die progressive Paralyse, was seinen Platz in der Geschichte rechtfertigt. Nach verschiedenen Aufgaben an der Universität bekleidete er schließlich das Amt des Arztes am Irrenhaus Charenton bei Paris. Er veröffentlichte zahlreiche Werke über Geisteskrankheiten und gilt als Begründer der organischen Psychiatrie. Ebenso verdanken wir ihm die ersten wissenschaftlichen Untersuchungen der Geisteskrankheiten.

## Bayliss, William Maddock
*englischer Physiologe, 1860–1924*

Die Medizin verdankt diesem Gelehrten, der in Oxford und London wirkte, verschiedene grundlegende Entdeckungen. Zusammen mit Ernest Henry Starling führte er Untersuchungen durch, die ihn zur Entdeckung des Sekretins und wichtigen Beobachtungen über die Darmperistaltik brachten. Auch die Hormonologie erlebte durch ihn einen großen Aufschwung. Zeit seines Lebens war Bayliss bestrebt, in die physiologische Forschung physikalische und chemische Methoden einzuführen. Während des Ersten Weltkriegs untersuchte er an Verwundeten die physiologischen Vorgänge des traumatischen Schocks. Nach seiner Berufung nach London hatte er bis zu seinem Tod 1924 die Lehrkanzel für Physiologie an der Universität inne.

## Bazin, Pierre Antoine Ernest
*französischer Dermatologe, 1807–1878*

Als Sohn eines Arztes verbrachte Bazin die Ausbildungszeit in Paris, wo er auch an einem Spital arbeiten konnte. Mit einer Dissertation über Lungenkrankheiten promovierte er 1834, nachdem er schon zwei Jahre zuvor einen Preis gewonnen hatte. In der nächsten Zeit war ihm das Glück nicht mehr hold: Bewerbungen um Professuren wurden abgeschlagen, und auch die Gründung medizinischer Fachzeitschriften schlug fehl. Nach Anstellungen an mehreren anderen Spitälern kam Bazin 1847 an das Hôpital Saint-Louis und begann sich mit der Dermatologie zu befassen. Kurz vor seinem Eintritt hatte →Alibert dieses Spezialgebiet am selben Spital bearbeitet. 25 Jahre lang war Bazin hier tätig. Zuerst untersuchte er die Skabies, danach die Akne necroticans. Später widmete er sich parasitären Erkrankungen, wobei er einige Leiden als solche nachwies. Wir verdanken ihm die Identifizierung des Erythema induratum, eine Form der Hauttuberkulose; außerdem gründete er ein Museum am Hôpital Saint-Louis. Bazin war ein ebenso strenger wie guter Lehrer und stand bei den Studenten in hohem Ansehen, jedoch erlangte er nie das Amt eines Professors.

## Bechterew, Wladimir
*russischer Neurologe und Psychiater, 1857–1927*

Nach Abschluß der medizinischen Ausbildung im Jahre 1878 trat Bechterew eine Stelle an der Psychiatrischen Klinik in St. Petersburg an. Hier wandte er sich dem Fach zu, das ihn berühmt machen sollte: der Gehirnanatomie und -physiologie. 1881 wurde er Dozent für Neurologie und Psychiatrie; drei Jahre später verließ er Rußland und kam nach Leipzig, wo er mit dem Psychiater und Neurologen Paul Flechsig, und dann nach Paris, wo er mit →Charcot zusammenarbeitete. Nach seiner Rückkehr nach Rußland, 1885, erhielt Bechterew eine Professur für Psychiatrie in Kasan; 1893 folgte er seinem Lehrer auf den Lehrstuhl für Psychiatrie an der Universität von St. Petersburg. Er gründete unter erheblichen Opfern aus eigenen Mitteln ein psychoneurologisches Institut, das später mehrere Tochteranstalten erhielt und dann in die Staatliche Psychoneurologische Akademie umgewandelt wurde. Daneben wirkte Bechterew als Herausgeber einiger Fachzeitschriften und ging einer erfolgreichen Lehrtätigkeit nach. Dennoch fand er Zeit zu einer stattlichen Anzahl wissenschaftlicher Arbeiten. Sie befassen sich hauptsächlich mit seinen Ergebnissen der Gehirnforschung, Untersuchungen von Geistes- und Nervenkrankheiten, dazu mit Hypnose, Reflexologie und auch psychologischen Themen. Von seinen Entdeckungen zeugen noch heute mehrere Begriffe, die seinen Namen tragen. Am bekanntesten ist wohl die Bechterewsche Krankheit (chronisch entzündlicher Wirbelsäulenrheumatismus); daneben sprechen wir auch von Bechterewschen Reflexen, dem Bechterewschen Kern, Streifen oder Phänomen.

*Antoine Béclère*

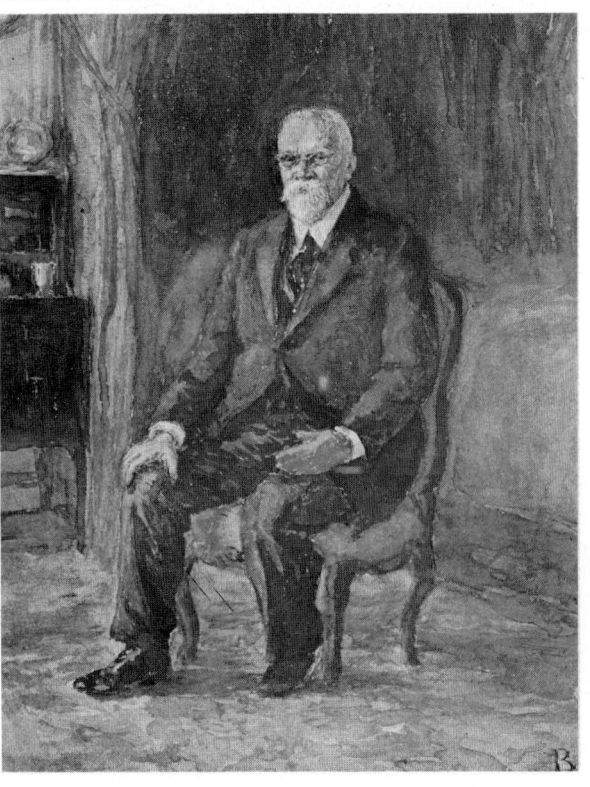

## Béclère, Antoine
*französischer Radiologe, 1856–1939*

In seiner Heimatstadt Paris beendete Béclère 1882 seine medizinische Ausbildung mit dem Doktorat. Er betrieb Untersuchungen über die Unterschiede zwischen der Immunität durch Variation und der durch Impfung mit Vakzinen. Besonders trat er aber als Begründer der französischen Radiologie in Erscheinung. Er veröffentlichte Arbeiten über Tumoren des Uterus und der Hypophyse, um nur einige zu nennen; aus eigenen Mitteln gründete er das erste französische röntgenologische Krankenhauslabor und führte hier die systematische Röntgenisierung zur Früherkennung von Lungentuberkulose ein. 1908 verlieh ihm die Medizinische Akademie ihre Mitgliedschaft.

## Behring, Emil von
*deutscher Arzt und Naturforscher, 1854–1917*

Der berühmte Hygieniker und Immunologe promovierte 1878 in Berlin, nachdem er die Studienjahre an der Charité verbracht hatte. Danach war er als Militärarzt in verschiedenen Teilen Deutschlands tätig und

*Emil von Behring*

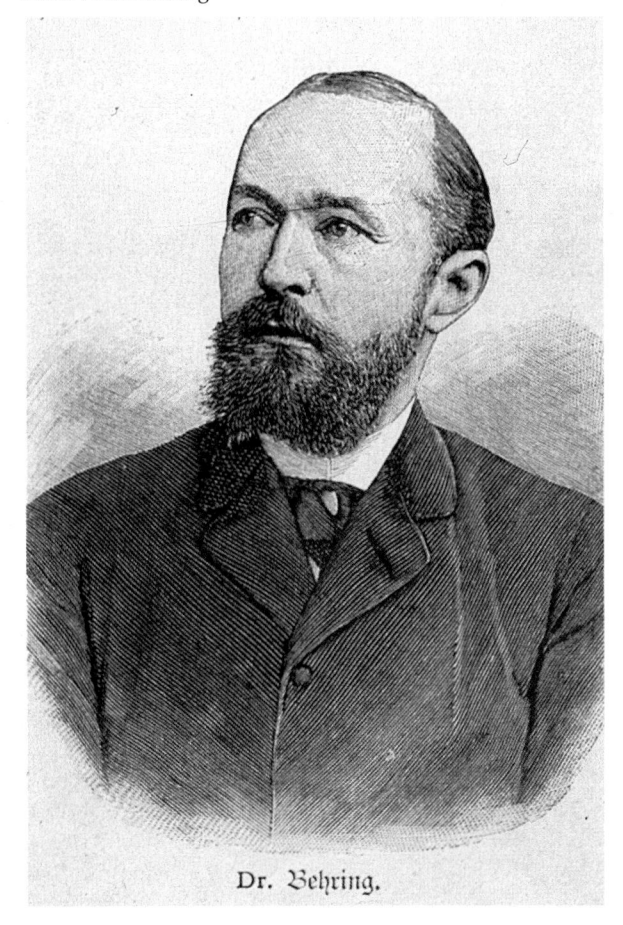

nahm 1889 den Abschied, um seinen wissenschaftlichen Arbeiten nachgehen zu können. Zuerst wirkte er am Hygiene-Institut, wechselte aber 1890 ans Institut für Infektionskrankheiten zu →Robert Koch. Hier befaßte er sich zunächst mit der Untersuchung verschiedener Desinfektionsmittel und ihren Anwendungsmöglichkeiten. Als Behring die antibakterielle Wirkung des Blutserums erkannte, gab das für ihn den Ausschlag, sich auf die Erforschung immunologischer Probleme zu verlegen und diese später mit Versuchen zur Bekämpfung von Infektionskrankheiten zu verbinden. Im Zuge dieser Arbeiten kam er schließlich zur Entdeckung des Diphtherieserums und des Tetanusserums, über die er 1890 der Öffentlichkeit Mitteilung machte. Schon ein Jahr später wurden die ersten erfolgreichen Behandlungen durchgeführt. 1893 erfolgte die Ernennung Behrings zum Professor; ein Jahr später kam er einer Einladung nach Halle nach, 1895 nach Marburg, wo er neben der Forschungs- und Lehrtätigkeit mehrere Laboratorien gründete, aus denen die späteren Behring-Werke hervorgingen. Mit dem Empfang des Nobelpreises 1901 hatte er in seinem Leben den Höhepunkt erreicht. Nach Untersuchungen über die Nebenwirkungen der Seren befaßte er sich schließlich mit der Tuberkulose, besonders der Rindertuberkulose, und entwickelte eine Methode zur Immunisierung junger Rinder, die er »Jennerisierung« nannte. In seinen späteren Lebensjahren wandte sich Behring wieder der Diphtheriebekämpfung zu und empfahl die Schutzimpfung für Kinder mit dem ungiftigen Toxin-Antitoxin-Gemisch. Er hinterließ eine Reihe von Schriften, die sich auf seine Forschungsgebiete beziehen.

## Bell, Sir Charles
*schottischer Physiologe, Chirurg und Anatom, 1774–1842*

Durch das Vorbild seines Bruders John, der ein bekannter Anatom war, angespornt, begann auch Charles Bell das Medizinstudium in Edinburg. Bereits während der Ausbildungszeit unter der Leitung seines Bruders hielt er anatomischen Unterricht und veröffentlichte ein mit seinen hervorragenden Zeichnungen ausgestattetes anatomisches Werk. Nach Ende des Studiums wirkte er einige Zeit als Chirurg und befaßte sich mit der Herstellung von Wachspräparaten. 1802 und 1804 erschienen die Bände 3 und 4 der *Anatomy of the human body,* des von John und Charles Bell gemeinschaftlich herausgegebenen Werkes, in dem Charles die Gebiete Neurologie, Sinnesorgane und Eingeweide behandelt hat. Nach der Veröffentlichung weiterer Schriften begab sich Charles Bell nach London, da die Lehrtätigkeit der Brüder durch die Feindseligkeit der medizinischen Fakultät von Edinburg, der die beiden nicht angehörten, erschwert war. Im Jahre 1804 zog Charles daher die Konsequenzen und verließ seine Heimat, um seiner Berufung ungestört

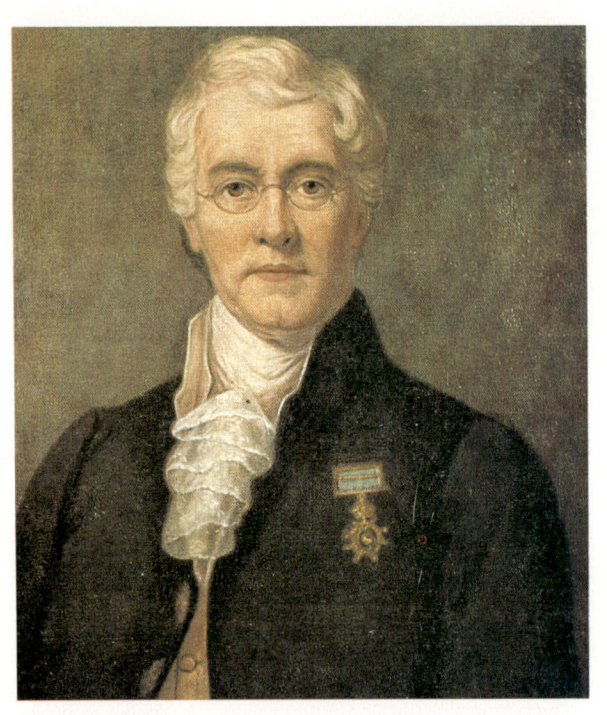

*Charles Bell*

nachgehen zu können. In London vervollständigte er zuerst ein anatomisches Lehrwerk für Maler, danach befaßte er sich mit urologischen Problemen und mit der Versorgung der Verwundeten, die nach einem Feldzug nach London gebracht worden waren. Schließlich beteiligte er sich an einer medizinischen Lehranstalt und verhalf ihr durch seine Tätigkeit als Chirurg zu vermehrtem Ansehen. 1814 nahm er auch eine Anstellung an einem anderen Spital an. In diese Zeit fallen seine wichtigsten Arbeiten auf dem Gebiet der Gehirn- und Nervenforschung, vor allem *New Idea of Anatomy of the Brain* (1811), die »Magna Charta der Neurologie«. Bell erkannte den Unterschied zwischen motorischen, sensorischen und gemischten Nerven. Eine Zeitlang unterbrach er seine Arbeiten und zog nach Belgien, wo er anhand vieler Verwundeter in der Schlacht von Waterloo die Schußverletzungen genau untersuchen konnte. Nach der Rückkehr nach London betrieb er neben den physiologischen weiterhin chirurgische Arbeiten; so verfaßte er etwa Beschreibungen der Harnleiter- und Uterusmuskulatur. Nach einer spektakulären Demonstration an einem lebenden Esel, an dem er bei freigelegtem Rückenmark die Funktionen der vorderen und hinteren Wurzel zeigte, hielt er einen berühmt gewordenen Vortrag vor Mitgliedern der Royal Society, der seine neurologischen Entdeckungen zum Thema hatte. 1824 übernahm Bell die Lehrkanzeln für Chirurgie und Anatomie am College of Surgeons, 1828 erhielt er bei der Eröffnung der Londoner Universität und nach Schließung seiner medizinischen Schule die Professur für Physiologie. Bald jedoch legte er diese Würde wieder nieder und widmete sich vor allem seinen Forschungen. Er hinterließ Abhandlungen über die Sinnesorgane, Gehirnfunktionen, Aufgaben des Rückenmarks und bestimmter Nerven. All die ihm erwiesenen Ehrungen und Anerkennungen, wie etwa die Verleihung der Ritterwürde 1833, vermochten ihn nicht in London zu halten, als die Universität von Edinburg ihm 1836 eine Lehrkanzel für Chirurgie anbot. Von hier aus begab er sich auch auf Reisen durch Europa, die für ihn zu Siegeszügen wurden. Mehrere schriftliche Werke aus dieser Zeit sind uns erhalten.

# Bellini, Lorenzo
*italienischer Anatom und Physiologe, 1643–1704*

Durch die Unterstützung von Großherzog Ferdinand konnte Bellini, der aus einer unbemittelten Familie stammte, die Universität Pisa besuchen, an der er unter →Giovanni Alfonso Borelli und →Francesco Redi sein Medizinstudium aufnahm. Schon im Alter von 19 Jahren veröffentlichte er jene Arbeit, die seinen Namen verewigen sollte: eine Schrift über die Struktur der Niere, in der er dieses Organ zum erstenmal nicht als fest, sondern aus Kanälchen aufgebaut ansieht. Diese Kanälchen werden noch heute als Bellini-Tubuli bezeichnet. In diesem wichtigen Werk beweist Bellini nicht nur seine Kenntnisse über die Anatomie der Niere, sondern auch über deren Funktion. Etwas geschmälert wird der Wert dadurch, daß er schon früher gemachte Entdeckungen →Eustachis einfach übergeht und später angibt, er habe sie nicht gekannt. Ähnliches unterläuft ihm auch bei einer anderen Arbeit; in diesem Falle ist →Marcello Malpighi betroffen. Das diesbezügliche Werk behandelt den Geschmack; im ersten Teil bespricht Bellini das Wesen der Geschmacksempfindung als solche, im zweiten untersucht er die Geschmacksorgane. Er erkennt bereits die Bedeutung der Zungenpapillen und erforscht auch ihre Verbindung zu den Nerven. Ein Jahr nach dem Erscheinen seines Werks über die Niere berief man ihn, wieder durch Fürsprache seines Gönners Ferdinand, als Professor für Anatomie nach Pisa. Hier lehrte er 30 Jahre lang mit großem Erfolg und verhalf der iatromechanischen Lehre zu Ansehen. 1693 verließ er Pisa und begab sich in seine Heimatstadt Florenz, wo er eine Praxis eröffnete und unter anderem von Papst Klemens III. konsultiert wurde. Mit der praktischen Arbeit konnte er sich aber nicht recht anfreunden; er vermißte die Lehrtätigkeit sehr, und auch die Erfolge als Arzt sollen nicht bedeutend gewesen sein. So kam es, daß gegen Ende seines Lebens sein großer Ruf bereits im Schwinden war. Bellini hinterließ einige Schriften, die sich hauptsächlich mit der Verbreitung der Iatromechanik befassen. Vor allem die Kreislauffunktionen suchte er durch die Mechanik zu erklären, die Lebensgrundlagen berechnete er mit mathematischen Methoden. Er unterscheidet sich aber von den allzu dogmatischen Iatromechanikern dadurch, daß er ein sogenanntes Ferment für die Auslösung der Körperfunktionen verantwortlich macht. Dieses Ferment ist für ihn die Luft. Eine weitere Arbeit, die unser Interesse weckt, ist eine Abhandlung über den Aderlaß. Sie enthält Ratschläge für Anwendungsmöglichkeiten, Methoden der Phlebotomie und verschiedene Theorien. In einem umfangreichen Buch über therapeutische und physiologische Themen vertritt er energisch die Bedeutung der Harnbeschau für die Diagnose. Diese Schriften, obwohl durchaus bemerkenswerten Inhalts, verfaßte Bellini in einem äußerst komplizierten Stil, der den Sinn oft kaum verständlich erscheinen läßt.

## Belot, Joseph
*französischer Radiologe, 1876–1953*

Als einer der Pioniere der Radiologie führte Belot sie in der Dermatologie zur Bekämpfung verschiedener Dermatosen ein. Dabei ging er sogar so weit, sie auch gegen Krankheiten wie etwa Syphilis oder Epilepsie einzusetzen, was natürlich nicht den gewünschten Erfolg brachte.

## Benedetti da Legnano, Alessandro
*italienischer Arzt, 1460–1512*

Benedetti war neben →Benivieni einer der ersten Mediziner, die die Doktrinen →Galens in Zweifel zogen. Seit 1490 wirkte er als Anatomieprofessor in Padua. In seinem kurzen Werk *De dentibus* faßt er neben aristotelischen und galenischen auch eigene Kenntnisse zusammen. Als Arzt der venezianischen Truppen warnt er diese eindringlich vor den Geschlechtskrankheiten, ohne dabei zwischen Syphilis und →Gonorrhöe zu unterscheiden. Bereits ein Jahrhundert vor →Acquapendente ließ er für seine beliebten Vorlesungen ein Amphitheater aus Holz bauen. Er hinterließ ein 30bändiges Lehrbuch der Chirurgie und ein Werk über Anatomie. Berühmtheit erlangten auch seine Tagebücher aus dem Feldzug gegen Karl VIII., an dem er teilgenommen hatte.

## Benedikt von Nursia, hl.
*Begründer des abendländischen Mönchtums, um 480 bis nach 542*

Über seinen Lebenslauf gibt es keine direkten Zeugnisse; Papst Gregor I. führt namentlich vier der Schüler Benedikts an, wodurch eine ungefähre Skizzierung seines Lebens möglich wird. Danach stammte Benedikt aus einer angesehenen Familie aus Nursia (heute Norcia). Er lehnte die Erziehung in römischen Schulen ab, da ihm der leichtfertige Lebenswandel der Römer mißfiel, und schloß sich in Affile (Enfide) einer Mönchsgemeinde an. Sein Einfluß wurde bald so groß, daß reiche Römer ihre Söhne zur Erziehung zu ihm sandten. Doch um das Jahr 529 verließ er mit einigen wenigen auserwählten Schülern die von ihm gegründeten zwölf Klöster in der Gegend von Rom und ließ sich endgültig in Monte Cassino nieder, wo er das Kloster errichtete, das mit seinem Namen untrennbar verbunden ist. Aus diesem Kloster, der Keimzelle der späteren Benediktiner, gingen in den folgenden Jahrhunderten eine Reihe berühmter Wissenschaftler und Philosophen hervor.

## Benivieni, Antonio
*italienischer Anatom und Pathologe, 1440–1502*

Als einer der ersten bekämpfte Benivieni den scholastischen Standpunkt der Medizin seiner Zeit und versuchte exakte Beobachtungen und Schlußfolgerungen als grundlegende Elemente einzuführen. Damit kann er als Grenzstein zwischen mittelalterlicher und neuzeitlicher Medizin betrachtet werden. Man bezeichnet ihn auch oft als Begründer der pathologischen Anatomie, ein Titel, der prinzipiell berechtigt ist; das Fundament, das Benivieni legte, ist aber noch reichlich schwach, beruht es doch nur auf 20 Autopsien. Er verfaßte das erste schriftliche Werk über pathologische Anatomie, in dem er besonders auf die Ätiologie der Krankheiten eingeht, daneben Symptome, Krankengeschichte und Methoden der Diagnose aber nicht vergißt. Die Behandlung wird von ihm stark vereinfacht; sie weicht von den üblichen mittelalterlichen Methoden ab und kann bereits wissenschaftlich genannt werden. Verschiedene Kapitel seines Werks *De abditis morborum causis* verdienen hier erwähnt zu werden: Untersuchungen über die angeborene Syphilis, Blasensteine und Herzkrankheiten sowie klinische Beobachtungen über die Würmer im Menschen. Das Werk besteht aus 111 Krankheitsprotokollen und den erwähnten Autopsieberichten; es erschien erst fünf Jahre nach Benivienis Tod.

## Benninghoff, Alfred
*deutscher Anatom, 1890–1953*

Der Verfasser eines der wichtigsten Lehrbücher unserer Zeit verbrachte seine Studienjahre an den Universitäten Heidelberg und München. 1919 promovierte Benninghoff. Danach kam er nach Frankfurt, später nach Marburg, wo er seine Ausbildung vervollkommnete. In Marburg habilitierte er sich 1921 zum Dozenten für Anatomie. Nach seiner Übersiedlung nach Kiel erlangte er 1925 eine außerordentliche Professur, die 1927 in eine ordentliche umgewandelt wurde. 1941 folgte er einer Berufung nach Marburg. Benninghoffs Spezialgebiet war die Erforschung von Anatomie und Physiologie der funktionellen Systeme, der Stützgewebe sowie der Kreislauforgane. Sein Name ist in den Benninghoffschen Spannmuskeln verewigt, die als

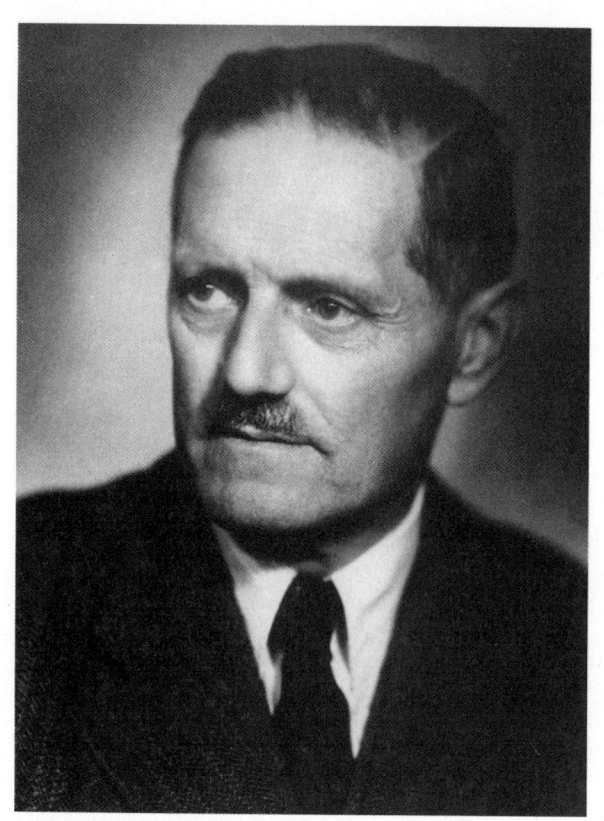

*Alfred Benninghoff*

glatte Muskelbündel in der Media der Aorta die Wandspannung der Aorta regeln.

## Berengario da Carpi
### *italienischer Arzt, 1460–1530*

Als Sohn eines Chirurgen war Berengario der Beruf des Arztes schon in die Wiege gelegt worden. Nach seinem Studium in Bologna wurde er 1498 graduiert. Sein Lebenswerk war hauptsächlich Anatomie und Chirurgie. 1502 ernannte man ihn zum Professor für Chirurgie in Bologna. Zahlreiche Entdeckungen sichern ihm einen Platz in der Geschichte der Medizin. So verdanken wir ihm die erste Erwähnung des Wurmfortsatzes, die erste Beschreibung der Gehörknöchelchen, der Kehlkopfknorpel und des Trommelfells. Er gilt als Vorläufer →Realdo Colombos, dem durch seine Beobachtungen die Entdeckung des kleinen Kreislaufs gelang. In literarischer Hinsicht trat Berengario durch die Herausgabe einer verbesserten Neuauflage von →Mondino dei Luccis *Anatomie* in Erscheinung. Ein eigenes Werk über Schädelbrüche und deren Behandlung wurde bis ins 18. Jahrhundert verwendet. 1527 verließ Berengario etwas überstürzt Bologna. Nach einer Zeit in seiner Heimatstadt Carpi kehrte er zwar wieder zurück, verließ Bologna aber bald wieder und starb in Ferrara.

## Berger, Hans
### *deutscher Neurologe und Psychiater, 1873–1941*

Im Jahre 1900 wurde Berger zusammen mit →Korbinian Brodmann und →Oskar Vogt als Assistent von Binswanger an die Psychiatrische Klinik von Jena berufen; 1919 ernannte man ihn zum Leiter derselben. Damit begann eine großartige Forscherlaufbahn. Sein Ziel als Psychiater war es, die organischen Grundlagen für die psychischen Aktivitäten des Menschen zu erkennen. Er hatte Erfolg: 1924 konnte er das erste Elektroenzephalogramm eines menschlichen Gehirns vorweisen. Etliche Begriffe aus dem Bereich der Enzephalographie gehen auf ihn zurück; er untersuchte die $\alpha$-Wellen (Veränderung der Intensität von $\alpha$-Wellen beim Augenöffnen und -schließen) und die Kurvenunterschiede bei Stimulation des Gehirns oder Gehirnhautverletzungen sehr genau.

## Bergmann, Ernst von
### *deutscher Chirurg, 1836–1907*

Dieser deutsche Wissenschaftler gilt als einer der bedeutendsten Chirurgen seiner Zeit. Geboren in Riga,

*Ernst von Bergmann*

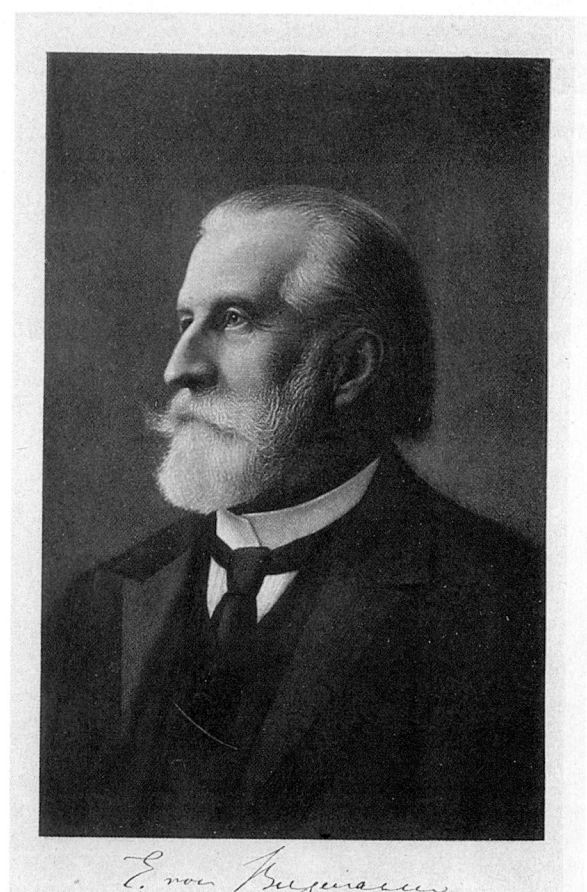

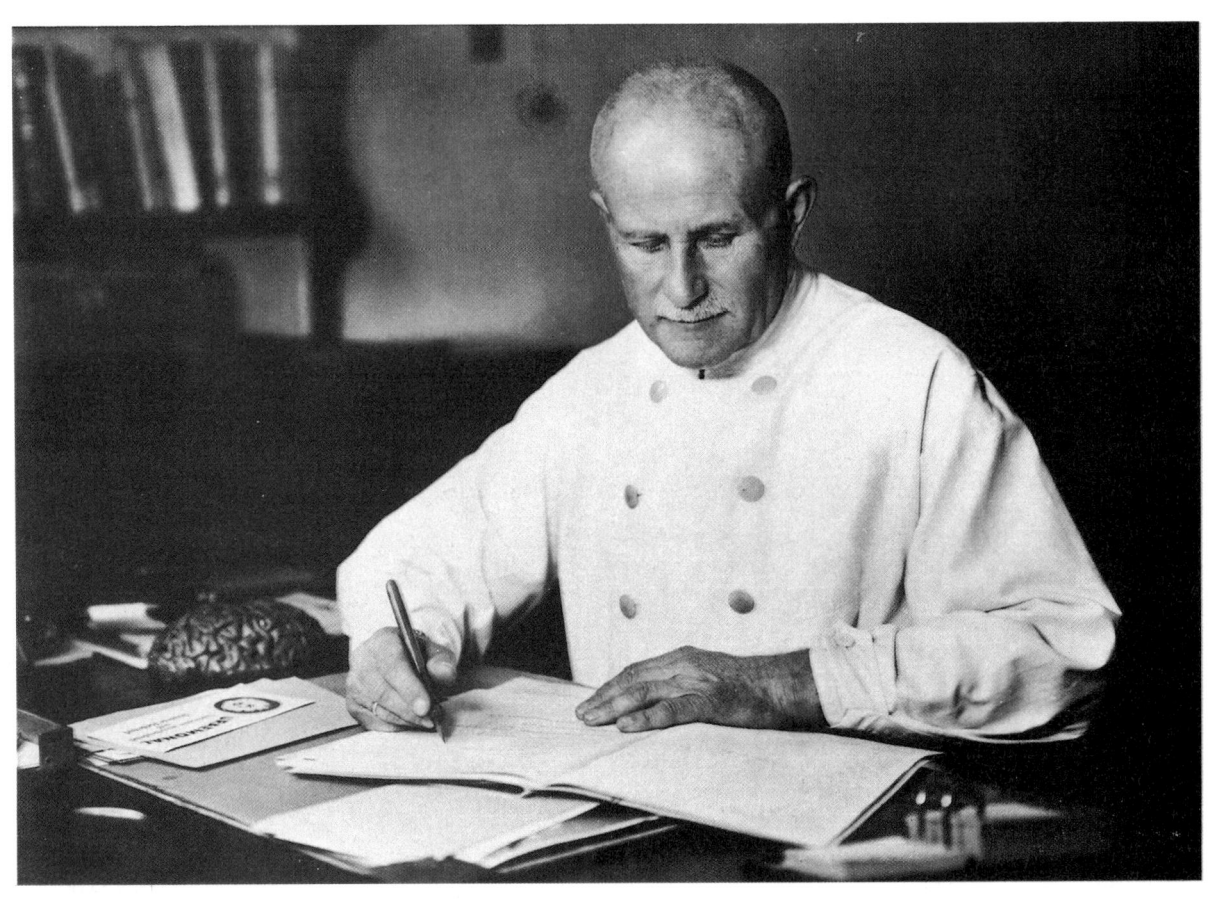

*Abbildung oben: Hans Berger, Fotografie von Alfred Bischof*

*Abbildung unten: Ernst von Bergmann unmittelbar vor einer Armamputation in der Universitätsklinik Berlin*

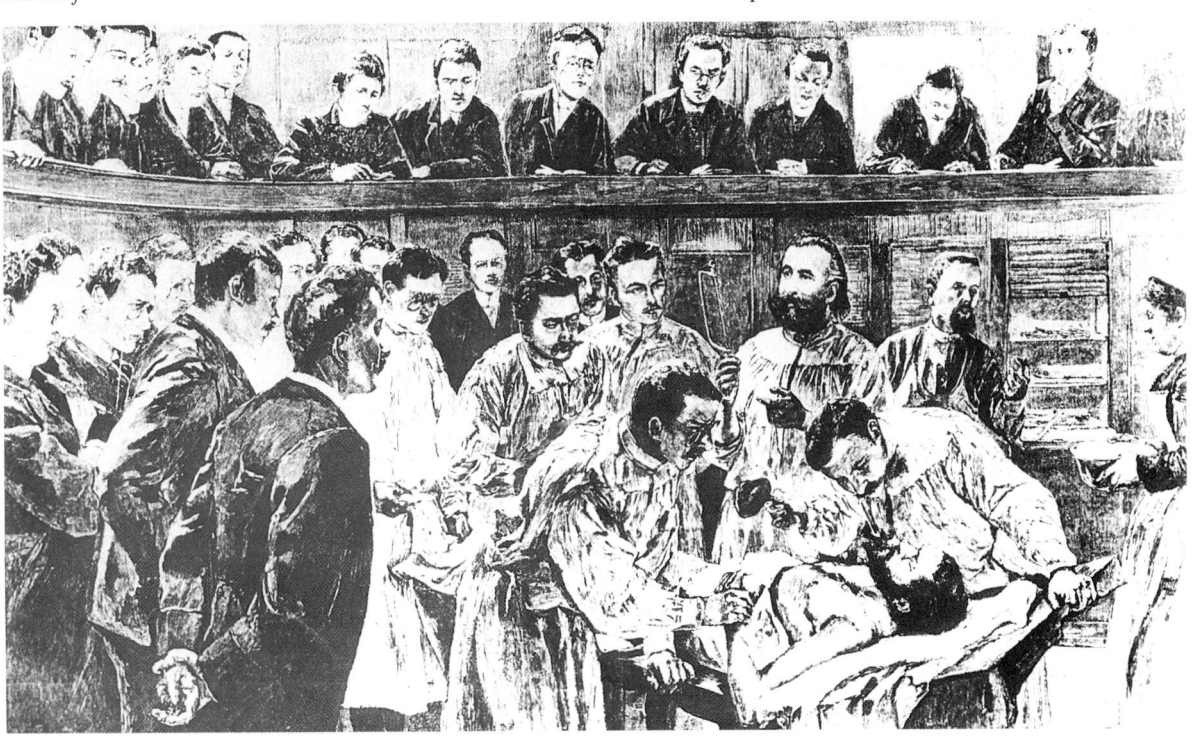

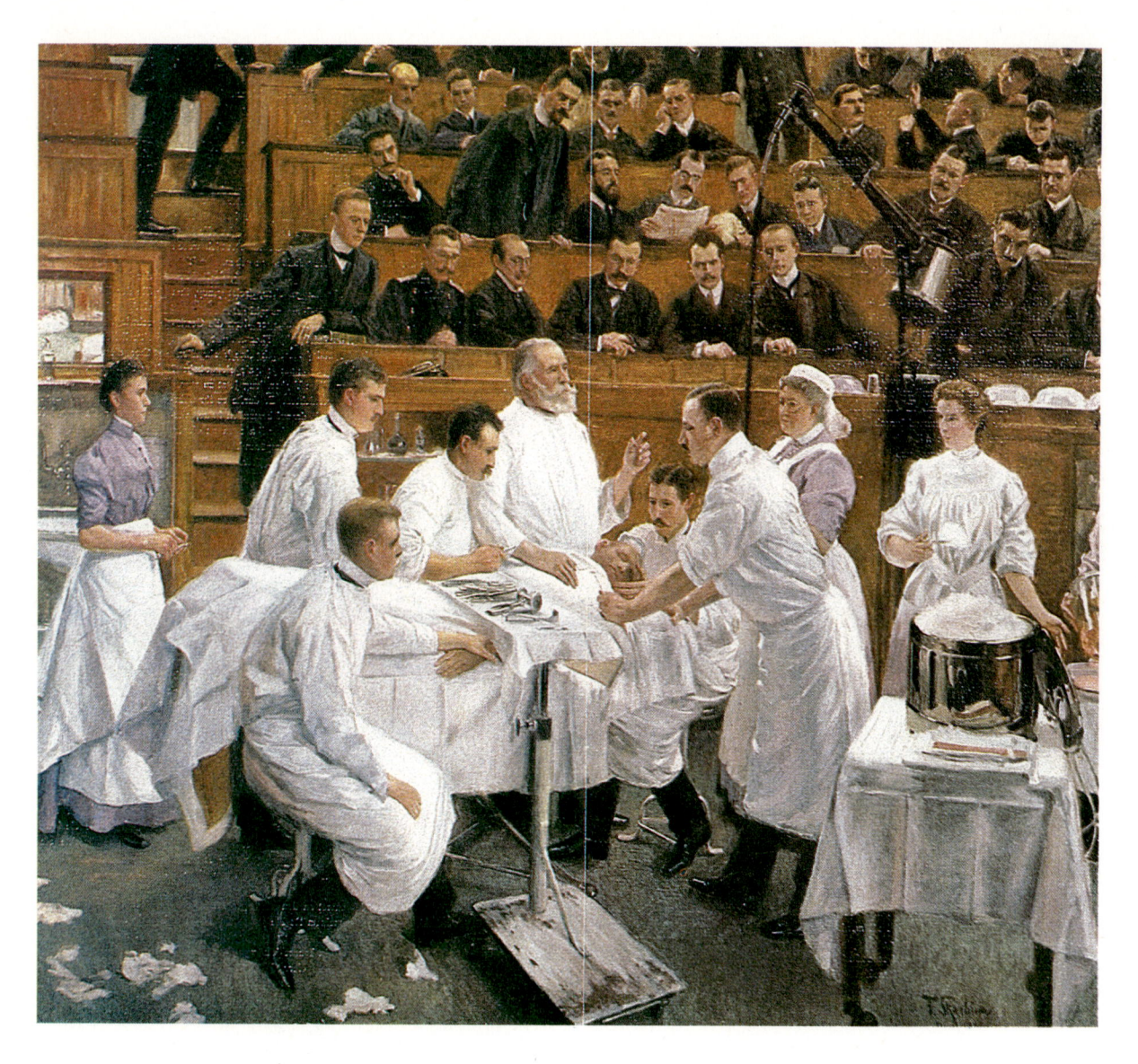

*Ernst von Bergmann vor einer Operation in der Königlichen Chirurgischen Universitätsklinik Berlin*

studierte er in Dorpat, wo er von 1871 bis 1878 Professor für Chirurgie war. Dann wurde Bergmann an die Universität von Würzburg berufen, und schließlich übernahm er die Nachfolge von →Bernhard von Langenbeck als Vorstand der Chirurgischen Universitätsklinik von Berlin. Bergmann war ein Zeitgenosse →Behrings und kämpfte mit ihm, nur mit anderen Methoden, gegen die Diphtherieepidemien. Nach anfänglicher Skepsis konnte er von der Wirksamkeit des Antidiphtherieserums überzeugt werden. Seine größten Verdienste liegen auf dem Gebiet der Schädelchirurgie; sein Werk *Die chirurgische Behandlung der Hirnkrankheiten* gilt noch heute als vielbeachteter Klassiker. Ihm zu Ehren wurde eine spezielle Methode der Operation der Hydrozele Bergmannsche Operation benannt.

## Beriberi-Krankheit

Mangelkrankheit, verursacht durch Kost, die zuwenig Vitamin $B_1$ enthält. Vor allem in Asien ist sie weit verbreitet, in Gegenden, in denen polierter Reis die Hauptnahrung darstellt. Die Entdeckung der Krankheitsursache begann 1897, als →Christiaan Eijkman versuchsweise Küken nur mit poliertem Reis aufzog und sich bei ihnen ähnliche Symptome wie beim Menschen zeigten. Einige Jahre später bewiesen Versuchsreihen mit Menschen, von denen einige nur polierten, andere aber überbrühten Reis aßen, die Theorie von der Schädlichkeit des ersteren. 1912 konnte Casimir Funk von Beriberi befallene Tauben durch Fütterung mit den Abfällen des Poliervorgangs heilen. Die dafür verantwortliche Substanz wurde bald darauf isoliert und allgemein Vitamin $B_1$ genannt. Heute ist die Krankheit durch Verabreichung dieses Vitamins zwar eingedämmt, kann aber jederzeit wieder akut werden, da das Vitamin sehr schnell aus dem Körper ausgeschieden wird und die Reserven nicht allzu groß sind.

## Bernard, Claude
*französischer Physiologe, 1813–1878*

Nach anfänglichen Erfolgen als Schriftsteller entschied sich Bernard doch für das Studium der Medizin in Paris. Er arbeitete unter →François Magendie am berühmten Hôtel-Dieu, wurde 1848 sein Assistent und schließlich, 1855, sein Nachfolger als Professor für Physiologie. Einige Zeit zuvor hatte man ihn zum ersten Inhaber des neugegründeten Lehrstuhls für Physiologie an der Sorbonne gewählt. Bernard war außerdem Mitglied der Académie Française. Seine bedeutendsten Untersuchungen betrafen die Funktion der Bauchspeicheldrüse und das vasomotorische System. Die größte Ehre verdient er aber durch die Entdeckung der Zuckerbildung in der Leber, wodurch die Suche nach der Ursache des Diabetes wesentlich vorangetrieben wurde. Außerdem studierte er die Wirkung von Giften wie Kurare oder Kohlenmonoxid auf den Organismus. Die Fülle seiner Erkenntnisse und Forschungen wird in 17 schriftlichen Werken dargestellt.

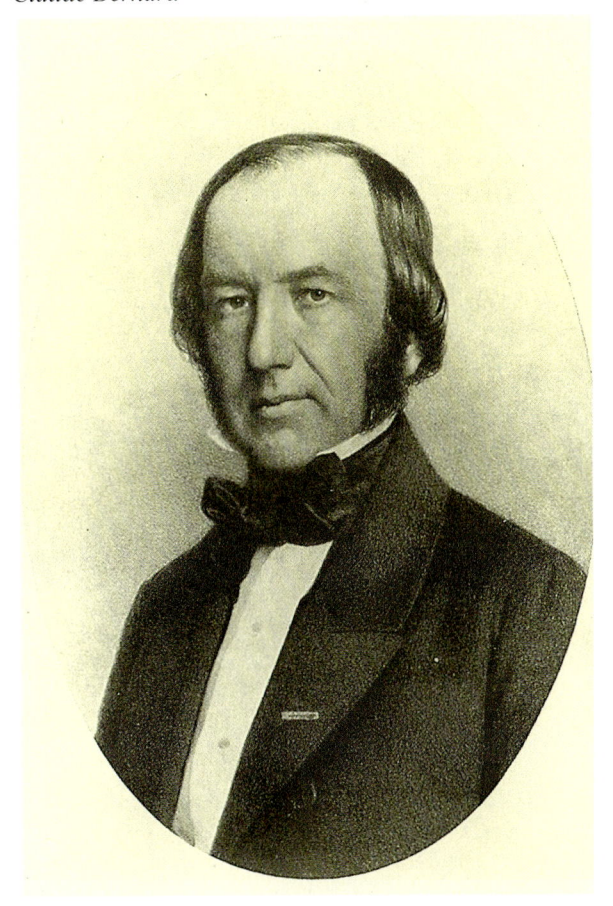

*Claude Bernard*

## Bert, Paul
*französischer Physiologe und Politiker, 1833–1886*

Nach einer juristischen Ausbildung schlug Bert nach einigen richtungsweisenden Erlebnissen die medizinische Laufbahn ein; von Anfang an war er von der Physiologie begeistert. Seine Promotion erfolgte 1863 in Paris; 1868 berief ihn →Claude Bernard als Assistent an die Sorbonne, wo er 1869 zum Professor der Physiologie ernannt wurde. Er übte dieses Amt allerdings nie praktisch als Lehrer aus. Als Freund Gambettas und Mitglied der radikalen Partei erreichte er während des Deutsch-Französischen Krieges von 1870/1871 die Stelle des Präfekten des Department du Nord. Sein Hauptaugenmerk galt der Verfolgung der Kaisertreuen und dem Kampf gegen den Katholizismus. Ab 1877 verließ Bert die wissenschaftliche Laufbahn zugunsten der politischen nahezu völlig. Er konnte einige radikale Maßnahmen gegen die religiöse Erziehung der Kinder in den Elementarschulen durchsetzen. Für kurze Zeit bekleidete er sogar das Amt des Unterrichts- und Kulturministers. Während dieser Periode ernannte er sich selbst zum Mitglied der Akademie der Wissenschaften. Seine einzige wesentliche Arbeit in dieser Zeit befaßt sich mit dem Versuch, die schädliche Wirkung von Sauerstoff auf den tierischen Organismus zu beweisen. 1886 wurde er als Diplomat nach Asien gesandt, wo er an Dysenterie starb.

## Beschneidung

Der Ursprung dieses Brauches, der von vielen Völkern geübt wird, ist noch ungeklärt. Man unterscheidet drei Arten: bei der Zirkumzision wird die gesamte Vorhaut des Penis abgeschnitten; diese Methode wird von den jüdischen Völkern angewendet und ist durch den Islam verbreitet worden. Bei der Inzision wird die Vorhaut nur eingeschnitten; sie ist bei den amerikanischen, ozeanischen und indonesischen Völkern anzutreffen. In Australien schneidet man die Harnröhre durch einen Längsschnitt an der Unterseite des Gliedes auf (Subzision). Unter den Begriff Beschneidung fallen auch jene Zeremonien, bei denen Mädchen entweder die Klitoris oder die kleinen Schamlippen entfernt werden. Die bekannteste Art der Beschneidung wird im Judentum und im Islam vorgenommen, wo sie bereits wenige Tage nach der Geburt an den Knaben durchgeführt wird. In verschiedenen anderen Kulturen findet sie bei den Initationsfeiern statt.

## Besnier, Ernest
*französischer Dermatologe, 1831–1909*

Nach seinen auffallend erfolgreichen Studien unter →Bazin promovierte Besnier 1857 und begann danach in Paris zu wirken. Er hatte Stellungen an verschiedenen Krankenhäusern inne, war besonders am Hôpital

Saint-Louis tätig, dessen Leitung er 1872 übernahm. 1881 erhielt er die Mitgliedschaft der Medizinischen Akademie. In seinem Spezialgebiet, der Dermatologie, versuchte er die Differenzen zwischen französischer und →Wiener Schule auszugleichen; er übersetzte die Vorlesungen von →Moritz Kaposi ins Französische. Daneben veröffentlichte er zahlreiche eigene Arbeiten, in denen er seine Entdeckungen beschrieb. Die Stachelflechte ist auch unter der Bezeichnung Besniersche Krankheit bekannt; der Ausdruck Biopsie für Gewebsentnahme stammt von ihm. Neben der Dermatologie befaßte sich Besnier auch mit anderen Gebieten, wie eine Schrift über den Rheumatismus beweist.

## Bezoarstein

Haarbalg mit mineralischen Einschlüssen, der durch das Belecken des Fells im Magen verschiedener Tiere zu finden ist. Bezoar ist ein aus dem Persischen übernommenes Wort, das »Gegengift« bedeutet. Von den Arabern wurde der Bezoarstein als heilkräftiges Wundermittel nach Europa eingeführt. Es gab verschiedene Arten dieser Steine, so aus Persien, Indien, Peru oder Chile. Die begehrtesten waren die orientalischen. Auch ihre Zusammensetzung variierte je nach Herkunftsland. Die Bezoarsteine wurden erstaunlich lange Zeit als wundertätig verehrt. Normalerweise wurden sie als Amulette getragen, man nahm sie aber auch in verschiedener Form ein. Die schönsten Exemplare können heute in etlichen Museen bewundert werden.

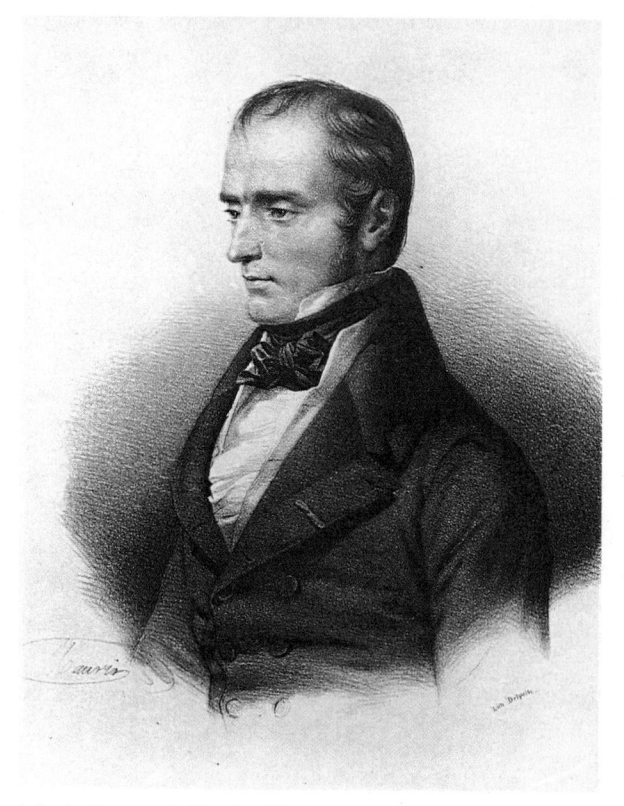

*Marie François Xavier Bichat*

*Theodor Bilharz*

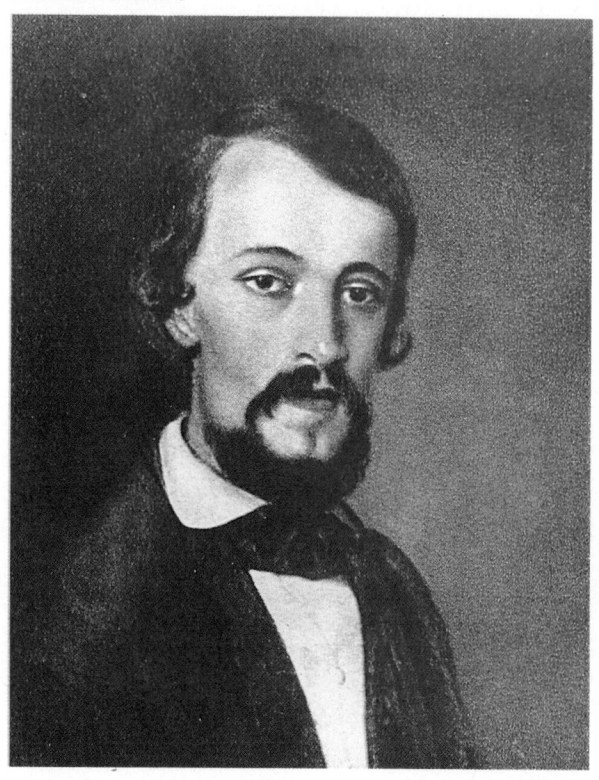

## Bichat, Marie François Xavier
*französischer Anatom, 1771–1802*

Trotz seines frühen Todes im Alter von 31 Jahren prägte Bichat die französische Medizin seiner Zeit. Er hatte in Lyon studiert und kam nach kurzer Dienstzeit bei der Armee nach Paris, wo er zum Assistenten von →Desault ernannt wurde. Er gilt als Begründer der modernen Histologie, obwohl er sich nie des Mikroskops bediente. Das Gewebe ist für ihn der wichtigste Bestandteil des Körpers, da die Organe aus verschiedenen Geweben aufgebaut sind. Durch unterschiedliche Behandlungsmethoden konnte Bichat über 20 Gewebe identifizieren, denen er bestimmte Funktionen zuschrieb. 1797 begann er anatomische Demonstrationen durchzuführen und Chirurgie- und Physiologievorlesungen abzuhalten. Sein Werk *Anatomie descriptive* enthält eine Aufstellung der Organe nach der Bedeutung, die er ihnen im Körper gab. Der Tod verhinderte zwar die Fertigstellung dieses Buches, aber so wie Bichat etliche Werke seines Lehrmeisters Desault vollendet hatte, führten auch seine Schüler seine Schriften zu Ende und veröffentlichten sie postum. Das Corpus adipositum buccae, der Wangenfettpfropf, wurde nach ihm benannt.

## Bilharz, Theodor
*deutscher Arzt, 1825–1862*

Der Entdecker des Schistosomum haematobium, der einer ganzen Krankheitsgattung seinen Namen aufprägte, begann 1843 in Tübingen mit dem Medizinstudium. Zwei Jahre später führte ihn dieses nach Freiburg. Hier gewann er 1847 ein Preisausschreiben der Universität mit einer Arbeit über wirbellose Tiere. 1849 promovierte Bilharz in Tübingen, nachdem er sich eingehend mit der vergleichenden Anatomie niederer Tiere befaßt und nebenbei als Prosektor gearbeitet hatte. Einer seiner wichtigsten Lehrer war →von Siebold. Kurz nach der Erlangung der Doktorwürde zog Bilharz als Assistent eines früheren Lehrers nach Ägypten, wo er verschiedene Stellen an der Klinik in Kairo innehatte. Ab 1853 war er Chefarzt der internen Abteilung, 1855 übernahm er einen Lehrstuhl an der medizinischen Schule in Kairo, zwei Jahre danach eine Professur für deskriptive Anatomie. Einige Jahre später spezialisierte er sich auf Haut- und Geschlechtskrankheiten und fungierte daneben als Gerichtsanatom. Die zahlreichen Aufgaben und die schlechten Lebensbedingungen, denen er sich auch wegen seiner Forschungsarbeiten zu unterwerfen hatte, zehrten so an seiner Gesundheit, daß er schon im Alter von 37 Jahren starb.

## Bilharziosis

Wurmerkrankung, die durch verschiedene Schistosoma-Arten hervorgerufen wird. Schistosomen sind Saugwürmer, die den Menschen z. B. beim Baden oder über das Trinkwasser befallen, sich in den Blutgefäßen einnisten und paaren. Die Eier gelangen durch die Exkremente des Menschen wieder ins Freie – der Kreislauf beginnt von neuem. Es gibt verschiedene Arten der Bilharziosis (auch Ägyptisches Blutharnen genannt), die alle das Urogenitalsystem angreifen. Schäden in Nieren, in der Leber, der Milz, im Darm oder im Pfortadersystem sind die Folgen. Diese Krankheit tritt vor allem in Afrika, Asien, aber auch in Portugal auf. Ihre Bekämpfung kann nur durch Verbesserung der hygienischen und sanitären Verhältnisse, vor allem bei der Landbevölkerung dieser Gebiete, gewährleistet werden.

## Billroth, Theodor
*österreichischer Chirurg, 1829–1894*

Die Familie Billroths stammte aus Schweden, wo auch er geboren wurde. Das Studium begann er an der Universität von Göttingen und beendete es in Berlin. Als Mitarbeiter von → Bernhard von Langenbeck an der Chirurgischen Klinik blieb er dort von 1853 bis 1860. Anschließend berief man ihn als Professor für Chirurgie wie auch als Leiter der Chirurgischen Klinik der

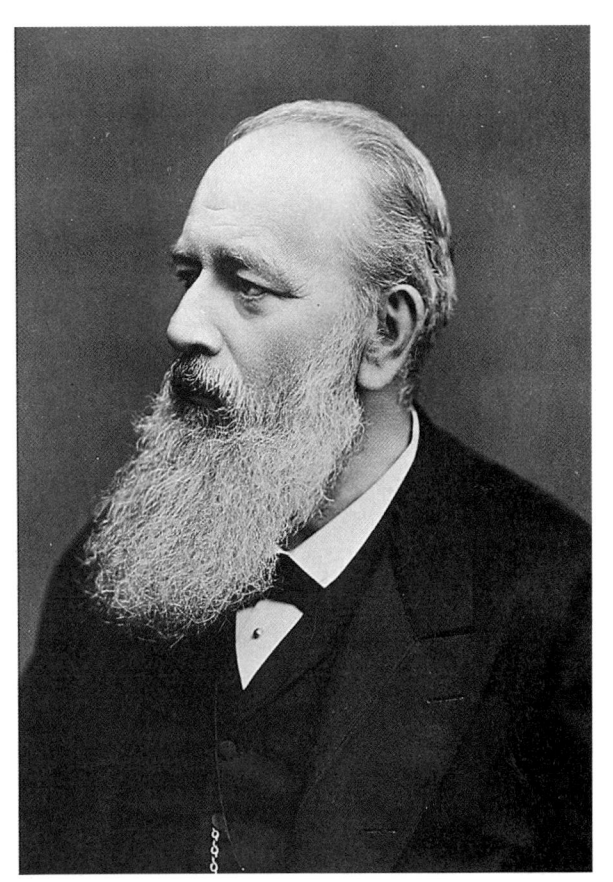

*Theodor Billroth*

Universität Zürich in die Schweiz, bis er schließlich 1867 nach Wien kam. Die größten Verdienste um die Chirurgie erwarb er sich auf dem Gebiet der Unterleibschirurgie, wodurch auch die Pathologie dieser Organe vorangetrieben wurde. Außerdem führte er die erste Resektion von Speiseröhren und wegen Krebs auch des Magenpylorus durch. Er wagte die erste Totalexstirpation des Kehlkopfs. Auf dem Gebiet der Kriegschirurgie wurde er als Autorität angesehen und führte die Mischnarkose aus Äther und Chloroform ein. Billroth förderte die Pathologie, indem er die Bedeutung der Histologie propagierte. Nach ihm benannte man verschiedene Begriffe vor allem aus dem Bereich der Chirurgie.

## Bleuler, Eugen
*Schweizer Psychiater, 1857–1939*

Von 1889 bis 1927 war Bleuler Professor für Psychiatrie an der Universität Zürich und Leiter einer psychiatrischen Heilanstalt. Er stellte sich selbst vor schwierige Probleme, nachdem er sich einerseits von den Theorien →Freuds, andererseits von denen Wilhelm Wundts angesprochen fühlte und daher die Lehren dieser beiden miteinander in Einklang bringen wollte, obwohl sie mehr Unterschiedliches als Gemeinsames haben. Bleuler befaßte sich mit der Frage, ob Geisteskrankheiten psychischen oder organischen Ursprungs seien. Seine Bedeutung liegt in der Erforschung der Dementia praecox, der er den auch heute noch gebräuchlichen Namen Schizophrenie gab. Er trat der Meinung entgegen, daß die Schizophrenie ihre Ursache in einer irreversiblen Hirnschädigung hätte, glaubte aber noch nicht an eine Möglichkeit der Heilung. Sein Einsatz für diese Kranken ging so weit, daß er sogar ihre Ausdrucksweise zu verstehen und interpretieren lernte. Bleulers 1916 erschienenes *Lehrbuch der Psychiatrie* erlebte zahlreiche Neuauflagen und hat ebenso wie das Bleuler-Psychosyndrom seinen Namen bis heute nicht in Vergessenheit geraten lassen.

fen beliefert, das Blut und sandte es über die Venen zum Herzen. Die Lunge bezog aus dem Herzen das Blut und erhielt zusätzlich Luft aus den Lungenvenen. Dieses Gemisch strömte über die Aorta zu den Organen. 1628 veröffentlichte →William Harvey sein Werk *De motu cordis et sanguinis,* in dem er die galenische Theorie für immer der Vergangenheit zuordnete. Aber schon vor ihm widerlegten die Entdeckungen von →Vesal, →Michel Servet, →Realdo Colombo und →Andrea Cesalpino die althergebrachten Lehren, ohne im Bewußtsein der Öffentlichkeit verankert werden zu können. So ging Harvey als Entdecker des Blutkreislaufs in die Geschichte ein. Er vermutete auch das Kapillarsystem, das erst 1661 von →Malpighi mikroskopisch unter Beweis gestellt werden konnte.

## Blutgruppen

Das im menschlichen Blut enthaltene Serum hat die Eigenschaft, mit den roten Blutkörperchen im Blut von Menschen anderer Blutgruppen zu agglutinieren (sich zu verklumpen). Da nun Bluttransfusionen schon vor der Entdeckung der Blutgruppen durchgeführt worden sind, ist die Häufigkeit der tödlich endenden Blutübertragungen verständlich. 1901 erkannte →Karl Landsteiner diese Reaktionsfähigkeit des Blutes nach langwierigen Versuchen und unterschied die Agglutinine Anti-A und Anti-B. Nach weiteren Untersuchungen unterteilte er die vier Hauptgruppen A, B, AB und 0. Die Bezeichnung hängt davon ab, mit welchem Testserum die jeweiligen roten Blutkörperchen agglutinieren. Auf diesem Prinzip beruht auch die moderne Blutgruppenbestimmung. Sie ist in der heutigen Medizin in vielen Fachbereichen unentbehrlich geworden: für die Bluttransfusion, in der Kriminalistik (Untersuchung unbekannter Blutspuren), in der Vaterschaftsuntersuchung und in der Anthropologie. Anzumerken ist, daß es sich bei diesen Untersuchungen immer um ein ausschließendes Verfahren handelt, da zwei Blutproben der gleichen Gruppe nicht voneinander unterschieden werden können.

## Blutkreislauf

Die uns heute so natürlich erscheinende Vorstellung vom Kreislauf des Blutes im Körper konnte sich erst ab dem 16./17. Jahrhundert durchsetzen. Bis zu dieser Zeit berief man sich auf →Hippokrates, →Aristoteles und →Galen. Das Gemeinsame an ihren Theorien ist die Vorstellung vom Versickern des Blutes in den Organen. Das System der zum Herzen zurückführenden Venen war noch nicht erkannt. Hippokrates und Aristoteles sahen das Herz als blutbildendes Organ an, von dem aus die Organe versorgt wurden. Laut Galen produzierte die Leber, von der Pfortader mit Nährstof-

## Boerhaave, Hermann
*holländischer Kliniker, 1668–1738*

Dieser berühmte Reformator des medizinischen Unterrichts sollte eigentlich Geistlicher werden und begann 1648 an der Universität Leiden Theologie, Philosophie und Mathematik zu studieren. 1690 promovierte er. Nach dem Tod seines Vaters konnte Boerhaave dann doch das Medizinstudium durchsetzen; seine schlechte finanzielle Lage zwang ihn, seinen Unterhalt durch mathematischen Unterricht selbst zu erwerben. Seine Begabungen verschafften ihm manchen Auftrag der Universität, und schließlich fand er einen Gönner, der ihm die Ausbildung erleichterte. Nach einem fast autodidaktischen Studium wurde er 1693 promoviert. Durch eine Streitigkeit auf theologischem Gebiet und anschließende Schwierigkeiten wandte sich Boerhaave nun endgültig von der Theologie ab und widmete sich ganz der Medizin. Er eröffnete in Leiden eine Praxis und unterrichtete daneben weiterhin Mathematik. 1701 übertrug ihm die Universität ein Lehramt für theoretische Medizin als Nachfolger seines Lehrers →Drelincourt. Einige Jahre später lehnte er eine Berufung nach Groningen ab und erhielt dafür in Leiden zusätzlich die Lehrkanzel für praktische Medizin, später auch für Botanik und Chemie. Die beiden wichtigsten Werke Boerhaaves sind *Institutiones medicae in usus annuae exercitationis domesticos digestae* und *Aphorismi de cognoscendis et curandis morbis.* Das erste Werk behandelt theoretisch alle Gebiete der Heilkunde mit ihrer Geschichte, das zweite befaßt sich mit den akuten und den wichtigsten chronischen Krankheiten. Lange Zeit hindurch verkörperte Boerhaave die gesamte medizinische Fakultät der Universität Leiden. Er las Pathologie, Physiologie, Chirurgie, Botanik, Pharmazie, Ophthalmologie und Chemie. Seine Fähigkeiten als Lehrer zogen Schüler von weit her an und verhalfen der Universität zu hohem Ansehen. Sie dankte es ihm 1714 mit der Wahl zum Rektor, eine Wiederwahl 1730 lehnte er aber ab. Eine langwierige Erkrankung an Gicht bewog Boerhaave, nach und nach seine Lehrkanzeln abzugeben, nur die medizinischen behielt er. Besondere Anerkennung verdient er durch die Einführung des Unterrichts am Krankenbett, was eine bedeutende Reform darstellte. Obwohl seine Lehren nicht als absolut eigenständig anzusehen sind, sondern die iatromechanische Linie klar verfolgen, beschreiten sie doch hinsichtlich Formulierung und Aufbau neue Wege. Statt weitschweifige philosophische Abhandlungen zu verfassen, beschreibt Boerhaave knapp und exakt die beobachteten Tatsachen und die daraus folgenden Schlüsse. Nach iatromechanischen Grundsätzen erklärt er die meisten körperlichen Vorgänge; seinem Lieblingsgebiet Chemie räumt er auch einen gewissen Platz ein. Die Nerven entspringen aus dem Gehirnmark und leiten in ihrem Hohlraum den »Nervenspiritus« zu den Organen. Die Krankheiten teilt er in drei Hauptkategorien ein: die erste umfaßt die Leiden der festen, aus Fasern bestehenden Körperteile, die zweite die der flüssigen, und die dritte setzt sich aus den beiden ersteren zusammen. Prinzipielle Krankheitsursache ist nach iatrophysikalischem Grundsatz die Veränderung der Form der kleinsten Teilchen der Körperbestandteile. In seiner wesentlich vereinfachten Therapie suchte Boerhaave die Heilungsvorgänge der Natur zu verstärken; auf Diät und körperliche Ertüchtigung legte er großen Wert. Als selbständige und wissenschaftlich vielleicht wertvollste Arbeit hinterließ Boerhaave ein Werk über Nervenkrankheiten. Zu seinen berühmtesten Schülern zählen →Anton de Haen, →Gerard van Swieten und →Albrecht von Haller, der etliche Schriften seines Lehrers nach dessen Tod, der fast zu einem holländischen Nationaltrauertag wurde, veröffentlichte.

## Bohr, Niels (Hendrik David)
*dänischer Physiker, 1885–1962*

Bohr gilt als einer der genialsten theoretischen Physiker unserer Zeit. Seine Begabung zeigte sich schon früh; im Alter von 22 Jahren verfaßte er eine preisgekrönte Arbeit über die Oberflächenspannung des Wassers. Nach Abschluß seines Studiums in Kopenhagen arbeitete er in Manchester mit Sir Ernest Rutherford zusammen. 1916 ernannte man Bohr zum Professor für theoretische Physik an der Universität Kopenhagen, 1920 wurde er der Leiter der Technischen Hochschule. Seine bedeutendste Leistung besteht in der Vereinigung der Theorien Max Plancks und Albert Einsteins über das allgemeine Wirkungsquantum mit dem Rutherfordschen Atommodell; dadurch gelangte er zum sogenannten Bohrschen Atommodell, das die Grundlagen der modernen Atomtheorie darstellt. Er erarbeitete eine systematische Einteilung der Elemente und betrieb Forschungen im Bereich der Quantenmechanik. 1922 wurde er mit dem Nobelpreis für Physik ausgezeichnet.

## Bologna, Schule von

Diese medizinische Schule war der große Rivale der →Schule von Salerno. Obwohl sie von gleichen Voraussetzungen ausgingen – beide von den Lehren des →Hippokrates und →Galen –, vermieden sie doch in der Auslegung jede Gemeinsamkeit. So versuchte Bologna etwa der unseligen Doktrin vom »nützlichen« Eiter ein Ende zu machen; man hielt Wunden trocken und sauber. Die Universität war das Zentrum der Stadt Bologna. Zehntausend Studenten aus ganz Europa studierten hier. Die Stadtverwaltung stellte der Hochschule schier unglaubliche finanzielle Mittel zur Verfügung. Zu Beginn des 13. Jahrhunderts wurde die Autopsie gestattet – im Gegensatz zu Salerno, wo weiterhin nur Schweine seziert werden durften. Ihren Höhepunkt erreichte die Schule im 13. Jahrhundert unter →Ugo Borgognoni und →Rolando Capelluti. Bedeutende Vertreter waren außerdem Theoderich und →Bruno de Lamburgo, →Wilhelm von Saliceto und →Mondino dei Lucci.

## Bonet, Theophile
*französischer Arzt und Kardiologe, 1620–1689*

Der Sohn eines ebenfalls bedeutenden Arztes begab sich von seiner Heimatstadt Genf aus auf eine lange Studienreise, die er 1643 mit der Promotion abschloß. Danach ließ er sich in Genf als praktischer Arzt nieder, folgte später einer Berufung als Leibarzt des Herzogs von Orleans und befaßte sich nach dem Rückzug aus der Praxis nur mehr mit pathologich-anatomischen Studien. Besondere Bedeutung erlangte Bonet durch seine Arbeiten auf dem Gebiet der Herzkrankheiten; er gilt als wichtigster Kardiologe seiner Zeit. Ebenso kann er das Recht in Anspruch nehmen, der Vorläufer →Morgagnis in der pathologischen Anatomie gewesen zu sein. Sein Hauptwerk ist das *Sepulchretum anatomicum*, das eine Sammlung von Krankengeschichten und Autopsieprotokollen darstellt, die allerdings nicht alle von ihm stammen. Damit vermindert sich der Wert dieses Lehrbuchs ganz erheblich, denn die historische und dokumentarische Bedeutung übersteigt die wissenschaftliche durch kritiklose Zusammenfassungen und Übertragungen bei weitem.

## Bordet, Jules
*belgischer Bakteriologe, 1870–1961*

Nach dem Abschluß des Studiums in Brüssel arbeitete Bordet von 1894 bis 1901 in Paris am Institut Pasteur, kehrte wieder nach Brüssel zurück und gründete hier ein Institut Pasteur, das er auch leitete. Zugleich wirkte er an der Universität Brüssel als Professor für Bakteriologie. Dies ist auch das Gebiet, in dem er die hervorragendsten Leistungen erbrachte. Bordet erforschte zusammen mit Octave Gengou das Vorhandensein von Komplement im Blut und die Komplementbindungsreaktion (Antigen-Antikörper-Reaktion, bei der Komplement verbraucht wird). Dadurch können Antikörper im Blutserum erkannt, unbekannte identifiziert oder vermutete nachgewiesen werden. Diese Methode wird heute noch unverändert angewendet und trug viel zur Erforschung von →Tuberkulose, →Syphilis und →Typhus bei. 1906 konnte Bordet mit seinem Mitarbeiter Gengou den Keuchhustenbazillus (Bordetella pertussis) isolieren. Für seine Leistungen auf dem Gebiet der Immunologie konnte er 1919 den Nobelpreis in Empfang nehmen.

## Bordeu, Théophile de
*französischer Arzt, 1722–1776*

Als Mitglied einer Ärztefamilie begann auch Bordeu in Montpellier Medizin zu studieren; danach wirkte er einige Jahre als Lehrer in dieser Stadt, verbrachte dann eine Zeitlang in Paris, wurde 1749 zum Leiter der Pyrenäenbäder bestellt und lebte ab 1752 wieder in Paris. Seiner Ausbildungsstadt gemäß, die ein Zentrum des Hippokratismus war, gehörte Bordeu neben →Paul Joseph Barthez zu den Begründern des Vitalismus. Sein wichtigstes Werk handelt von den Drüsen, deren Aufbau und Beziehungen zu den anderen Organen er darstellte, die Funktionen allerdings nicht erkannte. Er ordnete ihnen lebendige Eigenschaften zu und leitete daraus ab, daß jedes Organ ein Eigenleben besitze. Daraus entwickelte sich später die Lehre →Bichats. Aus der ungenügenden Tätigkeit der Drüsen folgerte Bordeu »Kachexien« der Organe. Auch das Gehirn zergliederte er in Teile, deren Zahl der der Körperorgane entsprach. Daneben entwickelte er eine Pulslehre, da er eine für jede Krankheit charakteristische Pulsveränderung annahm. Bordeu nimmt ein Lebensprinzip an, die sogenannte »Natur«, die der →Stahlschen »Anima« entspricht. Zu seinen bedeutendsten Schülern gehörte →Barthez.

## Borelli, Giovanni Alfonso
*italienischer Physiologe und Physiker, 1608–1679*

Nach der medizinischen Ausbildung in Neapel kam Borelli nach Rom; nach einiger Zeit, während der er sich weiterbildete, folgte er einer Berufung als Professor für Mathematik nach Messina und beschrieb 1649 eine Fieberepidemie in dieser Stadt. Als Professor für Mathematik in Pisa veröffentlicht er später mehrere wichtige naturwissenschaftliche Werke, die seinen Anteil an den bedeutenden Entdeckungen jener Zeit bezeugen. Zu seinen engsten Mitarbeitern und Freunden zählte der Physiker und Mathematiker Evangelista Torricelli. 1667 kehrte Borelli nach Messina zurück, wo er sich verschiedenen wissenschaftlichen Arbeiten widmete. Aufgrund seines politischen Engagements im Aufstand Siziliens gegen die spanische Herrschaft mußte er ohne Vermögen nach Rom fliehen, wo er in einem Kloster aufgenommen wurde, Mathematik zu lehren begann und schließlich das Amt des Leibarztes der schwedischen Königin Maria Christina erhielt. Diese Herrscherin gewährte ihm die Mittel zur Veröffentlichung seines berühmten Werks *De motu animalium*. Darin versucht Borelli, Körper- und vor allem Muskelbewegungen und -funktionen durch Grundsätze aus Statik und Mechanik zu erklären. Der zweite Teil des Werks, der erst nach seinem Tod erschien, behandelt in Verfolgung seiner Theorien auch Blutkreislauf, Atmung, Fortpflanzung und Ernährung. Borelli erkannte bereits, daß Eizelle und Sperma bei der Fortpflanzung eine gleichwertige Rolle spielen. Sein Konzept der Iatromechanik diente vielen berühmten Medizinern, darunter →Hermann Boerhaave, als Vorbild.

## Borgognoni, Ugo
*italienischer Arzt, 1160–1258*

Dieser bedeutende Militärchirurg ist nach seinem Geburtsort auch unter dem Namen Hugo von Lucca bekannt. Nach der militärmedizinischen Laufbahn, die ihn unter anderem nach Syrien führte, ließ er sich in Bologna nieder und wurde zum Begründer des chirurgischen Zweiges der dortigen medizinischen Schule. Neben dem Amt des Stadtarztes bekleidete er auch das des Gerichts- und Feldarztes. Borgognoni trat weniger durch außergewöhnliche Neuerungen in Erscheinung als vielmehr durch seine praktische Tätigkeit als Militärchirurg. Diese scheint ihm keinerlei Zeit für schriftstellerische Aktivitäten gelassen zu haben; jedenfalls ist uns kein Werk erhalten geblieben.

## Botallo, Leonardo
*italienischer Anatom, 1530–1580*

Nach seinem Studium, das er als Schüler von →Gabriele Falloppio absolvierte, promovierte Botallo in Pavia, wo er auch – alternierend mit Paris – lebte und wirkte. Neben seinen bedeutenden anatomischen Leistungen erlangte er als Wundarzt Ruhm. Als solcher widerlegte er die Theorie von der Giftigkeit der Schußwunden und verwarf die üblichen Therapiemethoden. In einem diesbezüglichen Werk befaßt er sich mit Schußverletzungen von Schädel, Brust, Gliedmaßen und Unterleib. Botallo vertrat noch die später angegriffene Lehre von der Nützlichkeit häufigen Aderlasses, bei dem auch möglichst viel Blut entnommen werden sollte. Er hinterließ daneben Werke über Geschlechtskrankheiten, frühe Neurologie und Kardiologie. Vor allem letztere verhalf ihm zu historischer Bedeutung: er entdeckte die Öffnung zwischen Aorta und Arteria pulmonalis beim Embryo, die nach Einsetzen der selbständigen Atmung des Neugeborenen bis zum dritten Lebensmonat verwachsen muß. Etwa 10 Prozent aller angeborenen Herzkrankheiten sind auf einen offenen Ductus arteriosus Botalli zurückzuführen.

## Bouillaud, Jean-Baptiste
*französischer Arzt, 1796–1881*

Nach Beendigung seiner Studien wurde Bouillaud in Paris Doktor der Medizin und erhielt nach Erscheinen mehrerer bedeutender Arbeiten auf verschiedenen Gebieten im Jahre 1831 den Lehrstuhl für praktische Medizin an der Pariser Charité. Bald besaß er den Ruf eines hervorragenden Diagnostikers. 1848 wurde er zum Dekan der medizinischen Fakultät gewählt, gab dieses Amt aber nach Schwierigkeiten mit der Verwaltung wieder ab. 1868 ernannte ihn die Akademie der Wissenschaften zu ihrem Mitglied. Er befaßte sich mit vielen medizinischen Fachgebieten; so veröffentlichte er Arbeiten über den Hermaphroditismus, über Cholera, Enzephalitis, Herzkrankheiten, Krebs und verschiedene Formen des Fiebers. Sein Hauptaugenmerk galt aber dem Gebiet des Rheumatismus. Der akute Gelenksrheumatismus wird noch heute im allgemeinen französischen Sprachgebrauch als Bouillaudsche Krankheit bezeichnet. Er erkannte die Knorpel- und Synovialläsionen dieser Krankheit und beschrieb sie zum erstenmal. Durch seine Untersuchungen der Herzkrankheiten kam er den Schädigungen, die durch den Gelenksrheumatismus verursacht werden, auf die Spur. Seine Ergebnisse wurden 1904 von →Aschoff und Geipel durch die Entdeckung der nach ihnen benannten rheumatischen Knötchen im Herzmuskel bestätigt.

## Bourgery, Marc Jean
*französischer Anatom, 1797–1849*

Aus finanziellen Gründen mußte Bourgery seine praktische medizinische Ausbildung unterbrechen, obwohl er für seine Leistungen bereits ausgezeichnet worden war. Er trat daher in den staatlichen Gesundheitsdienst ein und erhielt eine Stellung in französischen Kupferhütten, die er zehn Jahre lang innehatte. Danach kehrte er nach Paris zurück und promovierte 1827. Nun konnte er sich seinem Spezialgebiet Anatomie wieder voll widmen, und die Nachwelt verdankt ihm und seinem Freund →Claude Bernard das schönste und wertvollste anatomische Lehrbuch des 19. Jahrhunderts, *Anatomie élémentaire* (1842). Seinen Ruhm erlangte das Werk nicht zuletzt durch die hervorragenden Stiche des Malers und Lithographen Nicolas Henri Jacob. Das Team arbeitete 15 Jahre lang an dem Buch. Bourgery und Jacob brachten zusammen auch mehrere kleinere anatomische Schriften heraus. Neuerungen finden sich etwa bei der Beschreibung der Milzstruktur oder des Aufbaus der Zunge. Bourgery starb an Cholera, noch bevor sein großes Werk ganz vollendet war.

## Bouvier, Sauveur Henri Victor
*französischer Orthopäde, 1799–1877*

Nach anfänglichen Arbeiten in Anatomie und Physiologie beschloß Bouvier, sich der sehr vernachlässigten Orthopädie zu widmen. Er gründete ein eigenes Spital, das er lange Jahre leitete; daneben wirkte er bis zu seinem Lebensende an einem Kinderspital und lange auch an einem Findelhaus. Außerdem hatte er eine wichtige Position im staatlichen Gesundheitswesen inne. Er vertrat die Ansicht, daß die Ursache von Mißbildungen der Wirbelsäule in Deformationen der Wirbel und Schäden der Bänder, nicht aber der Muskel zu suchen seien, und trat daher gegen die Myotomie auf. Er bevorzugte als einer der ersten die subkutane Tenotomie der Achillessehne, untersuchte die Pottsche Krankheit und die Muskelatrophie, nur bei der angeborenen Hüftluxation hielt er noch am Irrtum der Unheilbarkeit fest. Aber auch auf anderen Gebieten war Bouvier durchaus erfolgreich tätig. So hinterließ er Abhandlungen über die Cholera oder die Phosphornekrose, Beiträge zum Unterricht Taubstummer und zu den Schutzimpfungen.

## Bowman, Sir William
*englischer Arzt, 1816–1892*

Als Schüler des Chirurgen →Joseph Hodgson erhielt Bowman durch diesen ersten Zugang zu einem Mikroskop. Dieses sollte ihn sein Leben lang begleiten. 1837 verließ er Hodgson in Birmingham, um nach London an das King's College zu gehen. Bereits im Jahre 1841 wurde er in die Royal Society aufgenommen. Zu dieser Zeit befaßte er sich mit dem Aufbau der Leber, dem der Nieren (Bowmansche Kapsel – becherförmiger Anfang der Harnkanälchen) und der Struktur und Funktion der willkürlichen Muskulatur. Später wandte er sein Hauptaugenmerk der Ophthalmologie zu. 1851 wurde er leitender Chirurg an der Augenklinik, an der er bereits seit 1846 arbeitete. Unter anderen Ehrungen ernannte man ihn zum Präsidenten der Ophthalmologischen Gesellschaft Großbritanniens, und 1884 erhob man ihn in den Adelsstand.

## Boyle, Robert
*englischer Chemiker und Physiker, 1627–1691*

Nach seiner Erziehung in Eton konnte Boyle, der aus einer reichen Familie stammte, Europa bereisen. Er hielt sich einige Zeit in Florenz auf und studierte die Forschungen Galileo Galileis an Ort und Stelle. Das bestärkte ihn in seinem Entschluß, sich ganz der Naturwissenschaft zu widmen. Wieder in England, konnte er mit seinem Assistenten Robert Hooke die

Luftpumpe von Otto von Guericke bedeutend verbessern. Darauf begann er eine Reihe von Untersuchungen über die Eigenschaften der Gase. Bereits etliche Jahre vor Mariotte (1676) konnte er 1662 das Boyle-Mariottesche Gesetz formulieren: »Das Produkt aus Druck und Volumen eines Gases bleibt konstant.« Er entdeckte die Rolle der Luft bei der Übertragung des Schalls und untersuchte die Ausdehnung des Wassers beim Frieren, die Kristallstrukturen und die Elektrizität. Interessant sind auch seine Versuche, Metalle in andere umzuwandeln. Sein Ziel war dabei natürlich, Edelmetalle gewinnen zu können. Abgesehen von seinen wissenschaftlichen Leistungen ist Boyle durch die Gründung der Königlichen Gesellschaft für Naturwissenschaften (Royal Society of London for improving natural knowledge) in der Geschichte verankert.

## Braille, Louis
*französischer Blindenlehrer, 1809–1852*

Im Alter von drei Jahren verlor Braille durch das Eindringen einer Messerklinge ins Auge das Sehvermögen. 1819 kam er nach Paris an die Schule von Valentin Haüy, der die erste Blindenschrift in Form von erhabenen Buchstaben geschaffen hatte. 1828 wurde Braille Hilfslehrer an dieser Schule und verbesserte das Blindenschriftsystem, das Charles Barbier 1821 auf der Basis von zwölf Punkten, die nach einem bestimmten Code auf Papier geprägt wurden, erfunden hatte. Er wandelte dieses System ab und verwendete statt zwölf Punkten nur noch sechs. Seine Schrift ist heute die allgemein verwendete Blindenschrift.

## Bramann, Fritz Gustav von
*deutscher Chirurg, 1854–1913*

Der gebürtige Ostpreuße begann im Jahre 1875 in Königsberg das Medizinstudium, promovierte 1883 und kam nach der Assistentenzeit an der Königsberger Chirurgischen Klinik 1884 nach Berlin, wo er an der Chirurgischen Klinik als Assistent von Ernst von →Bergmann eintrat. Hier wirkte er bis 1890. Zwei Jahre vorher hatte sich Bramann zum Dozenten habilitiert; ebenfalls 1888 nahm er eine Operation am deutschen Kaiser Friedrich vor, der an einem bösartigen Kehlkopfleiden litt. 1889 wurde er zum außerordentlichen, im Jahr darauf zum ordentlichen Professor für Chirurgie in Halle ernannt. In dieser Stadt lebte und wirkte Bramann bis zu seinem Tod. Das Gebiet, auf dem er die bedeutendsten Leistungen erbrachte, war

*Tracheotomie bei Kaiser Friedrich, 1888*
*V. l. n. r.: Sir Morell Mackenzie, der Laryngologe Hermann Krause, Fritz Gustav von Bramann, operierend, und die Doktoren Hovell und Schräder*

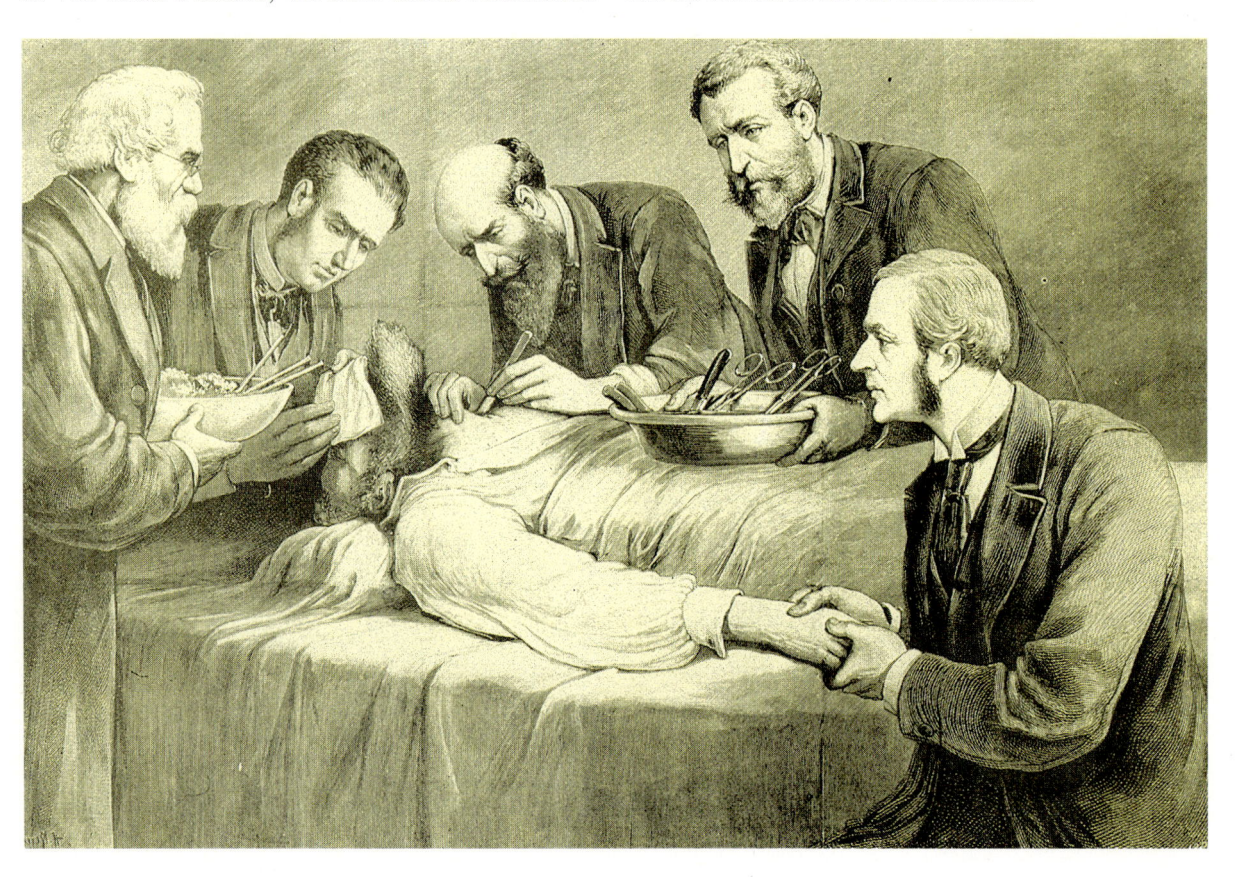

die Gehirnchirurgie. Eine von ihm entwickelte Operationsmethode ist der sogenannte Bramannsche Balkenstich, mit dem er verschiedene angeborene und erworbene Gehirnkrankheiten behandelte. Ferner widmete er sich der Operation von Chyluszysten, Aneurysmen und Urachusfisteln (Blasen-Nabel-Fisteln). In Anerkennung seiner Leistungen wurde Bramann im Jahre 1890 geadelt.

## Brechwurzel

Die Brechwurzel ist die Wurzel der brasilianischen Pflanze Uragoga ipecacuanha. Durch ihre Alkaloide Emetin und Cephaelin bewirkt sie Brechreiz. 1672 wurde die Pflanze unter dem Namen Ipeca nach Europa eingeführt und erlangte bald große Beliebtheit. Als Heilmittel gegen Ruhr wird sie noch heute verwendet; daneben besitzt sie Eigenschaften, die sie ein Mittel zur Förderung des Auswurfs werden lassen.

## Breschet, Gilbert
*französischer Anatom, 1774–1845*

Nach den medizinischen Studien an der Pariser Universität promovierte Breschet 1812 und ließ sich in Paris nieder. 1836 ernannte man ihn zum Professor für Anatomie als Nachfolger →Cruveilhiers. Am bedeutendsten sind seine Untersuchungen des Arterien- und Venensystems, bei denen er zur Entdeckung der Venen des Rückgrats und der Schädelknochen gelangte. Der Begriff »Phlebitis« wurde von ihm geprägt, die Krankheit von ihm beschrieben. Darüber hinaus verfaßte er Arbeiten über die Entwicklungsgeschichte der Kinderkrankheiten sowie der Anatomie des Auges, des Ohrs und der Haut.

## Bretonneau, Pierre Fidèle
*französischer Epidemiologe, 1778–1862*

Im Jahre 1798 kam Bretonneau nach Paris, um hier das Medizinstudium zu beginnen, und gab schon im gleichen Jahr eine schriftliche Arbeit heraus. Nach einer mißglückten Prüfung brach er aber die Studien ab und wandte sich der militärmedizinischen Ausbildung zu, wo er sich bald eines solchen Rufes erfreute, daß man ihn doch dazu brachte, die akademischen Würden zu erringen. 1815 promovierte er in Paris, stellte ein Jahr später Forschungen über die anatomischen Organveränderungen bei Typhus an, die er nach den Darmschleimhautschädigungen »Dothienenteritis« nannte. Er unterschied bereits zwischen Typhus und Typhoid, prägte die Bezeichnung »Diphtherie« und verfaßte die erste exakte Beschreibung dieser Krankheit. Auf diesem Gebiet gründet sein Ruhm: als erster nahm er eine Tracheotomie (Luftröhrenschnitt) als rettende Maßnahme vor. Seine Forschungen erstreckten sich bis auf das Gebiet des Scharlachs, wo er Unterschiede der Intensität feststellen konnte; er untersuchte auch die Ansteckung der Infektionskrankheiten, behandelte die Pocken durch Verätzung sowie die Verkrümmungen der Wirbelsäule. Bretonneau suchte überdies nach einem Weg, die Krankheiten zu klassifizieren und sie mit experimentell erprobten Heilmitteln zu behandeln. Er stellte eine Theorie auf, die den Keim als Krankheitsursache vorausahnte.

## Bright, Richard
*englischer Arzt, 1789–1858*

Nach Erlangung des Doktortitels 1812 in Edinburg hielt sich Bright etliche Jahre zu Studienzwecken in Europa auf. 1824 wurde er im Guy's Hospital von London aufgenommen. Wir verdanken ihm die Entdeckung der Nierensklerose sowie des Zusammenhangs mit Eiweißausscheidung im Harn und Wassersucht. Sie wird in der englischsprachigen Welt noch immer »Bright's disease« genannt. Von ihm stammt ein beachtenswerter neurologischer Atlas, in dem sich auch Abbildungen von Gehirnschädigungen finden.

## Broca, Paul
*französischer Arzt und Anthropologe, 1824–1880*

Den Beginn von Brocas wissenschaftlicher Karriere legten mathematische und physikalische Studien in seiner Heimatstadt Bordeaux. 1841 kam er nach Paris, wo er das Medizinstudium aufnahm. Sieben Jahre später erhielt er eine Anstellung als Prosektor, und im Jahr darauf promovierte er. Vorerst lagen seine Interessen auf den Gebieten Anatomie, Pathologie und Chirurgie; 1853 erhielt er neben seiner praktischen Tätigkeit einen Lehrauftrag an der medizinischen Fakultät. Nach und nach wandte er sich der Anthropologie zu und wurde zu einem der Begründer dieses Wissenschaftszweiges. 1866 ernannte man ihn zum Professor für Chirurgie, ein Jahr später auch für Pathologie. In Anerkennung seiner Verdienste hatte er verschiedene Ehrentitel und -ämter inne, war beispielsweise Mitglied des Senats und Vizepräsident der Medizinischen Akademie. Broca hinterließ ein umfangreiches schriftliches Werk, das einiges über Anatomie und Chirurgie, mehr und Bedeutenderes über Anthropologie und Gehirnuntersuchungen enthält. Die chirurgischen Werke handeln von der Therapie eingeklemmter Hernien, von Aneurysmen und Krebs. Bahnbrechend sind seine Arbeiten über die Lokalisation von Gehirnfunktionen. Anhand eines Falles von motorischer Aphasie konnte er 1861 das Sprachzentrum in der linken Großhirnhemisphäre (bei Rechtshändern) lokalisieren. Dieses motorische Sprachzentrum wird nach ihm Brocasches genannt. Spätere Forschungen ergaben, daß der von Broca entdeckte Ort nicht exakt mit dem des tatsächlichen Sprachzentrums übereinstimmt; dies tut

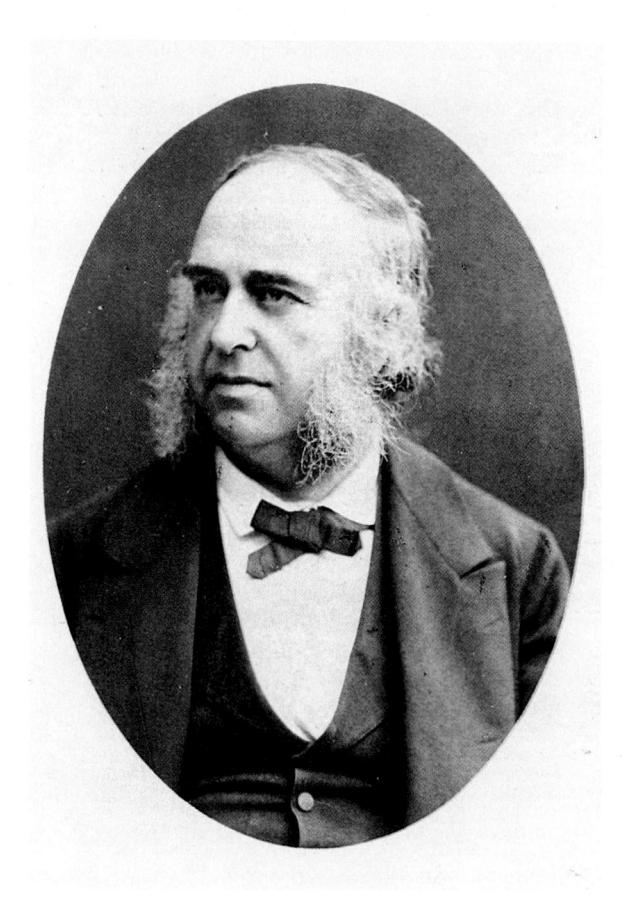

*Paul Broca*

aber dem Ruhm dieses großen Forschers keinen Abbruch. Mit seinen Arbeiten gab er den Anstoß zur systematischen Erforschung der Gehirnfunktionen. Genauso wichtig sind Brocas anthropologische Arbeiten. Er gründete mehrere Laboratorien, Gesellschaften und Zeitschriften, die dieses Arbeitsgebiet zu einer eigenen Wissenschaft machten. Sein Name ist auch mit der Kraniologie und der Erforschung der Arthrosen eng verbunden.

## Brocq, Louis
*französischer Dermatologe, 1856–1928*

Zu seiner Zeit war Brocq der führende Mediziner in seinem Fach. Abgesehen von seiner großartigen Begabung, den Studenten sein Wissen näherzubringen, verdankt ihm die Wissenschaft noch einige Entdeckungen. So wird eine Form der Schuppenflechte (Parapsoriasis) nach ihm Brocqsche Krankheit genannt. Von ihm stammt auch die erste Beschreibung der angeborenen Erythrodermie. Seine Einteilung der Hautkrankheiten in zwei Klassen wurde lange Zeit anerkannt: danach bildeten Dermatosen mit einheitlichem Krankheitsbild die eine Kategorie, Hautschädigungen als Reaktion auf organische Leiden die andere.

## Brodie, Sir Benjamin Collins
*englischer Chirurg, 1783–1862*

Das Hauptaugenmerk dieses großen Chirurgen lag auf den Gelenkserkrankungen. Er arbeitete dreißig Jahre lang am selben Hospital und wurde 1810 Mitglied der Royal Society. Trotz seiner manuellen Geschicklichkeit vermied er die Amputation, wo immer er konnte. Brodie trachtete danach, den Ursprung der Krankheit oder der Verletzung zu erkennen und zu beseitigen. Dieser Auffassung verdanken viele Patienten die Erhaltung ihrer Gliedmaßen oder gar des Lebens, da Asepsis und Antisepsis noch nicht eingeführt waren. In seinem wichtigsten Werk, *Pathological and Surgical Observations on the Diseases of the Joints,* vertritt Brodie seine Meinung mit Nachdruck. 1834 wurde er aufgrund seiner Verdienste geadelt und zum ersten Präsidenten des General Medical Council gewählt.

## Brodmann, Korbinian
*deutscher Neurologe, 1868–1918*

Nach medizinischen Studien an den Universitäten München, Würzburg, Berlin und Freiburg wurde Brodmann 1898 in Leipzig promoviert, nachdem er schon drei Jahre zuvor die Erlaubnis zu praktizieren erhalten und an verschiedenen Nervenheilanstalten gewirkt und geforscht hatte. Nach der Promotion kam er 1900 nach Jena, wo er zusammen mit →Oskar Vogt und →Hans Berger in Binswangers psychiatrische Klinik eintrat. Spätere Jahre sahen ihn in Frankfurt und Berlin; ab 1910 wirkte er an der psychiatrischen Klinik von Tübingen, wo er sich auch habilitierte. Nach einiger Zeit als Prosektor einer Heilanstalt bei Halle folgte er schließlich im Jahre 1918 einem Ruf nach München, wo er die Leitung der topographisch-histologischen Abteilung am Forschungsinstitut für Psychiatrie übernahm. Er veröffentlichte wichtige Arbeiten über den Zellaufbau des Gehirns und das Vorkommen sowie die Verteilung der unterschiedlichen Nervenzellen in der Großhirnrinde. Viele seiner Untersuchungen wurden von Oskar Vogt unterstützt.

## Broussais, François Joseph Victor
*französischer Arzt, 1772–1838*

Der Sohn eines Arztes widmete sich zuerst der soldatischen Laufbahn; dann wurde er Militärarzt, Oberarzt am Vâl-de-Grace und lehrte ab 1831 Pathologie an der Pariser Universität. Seine Theorien lehnen sich an den sogenannten Brownianismus an, die Begriffe »Irritation« für Reizung und »Abirritation« für Mangel an Reizung sind Beispiele dafür. In Reizungen sieht Broussais die Krankheitsursache; das Leiden verbreite sich von Organ zu Organ. Aus der Reizung wurde im Lauf der Zeit dann die »Entzündung« und daraus die »Gastro-Entérite«, von der alle übrigen Erkrankun-

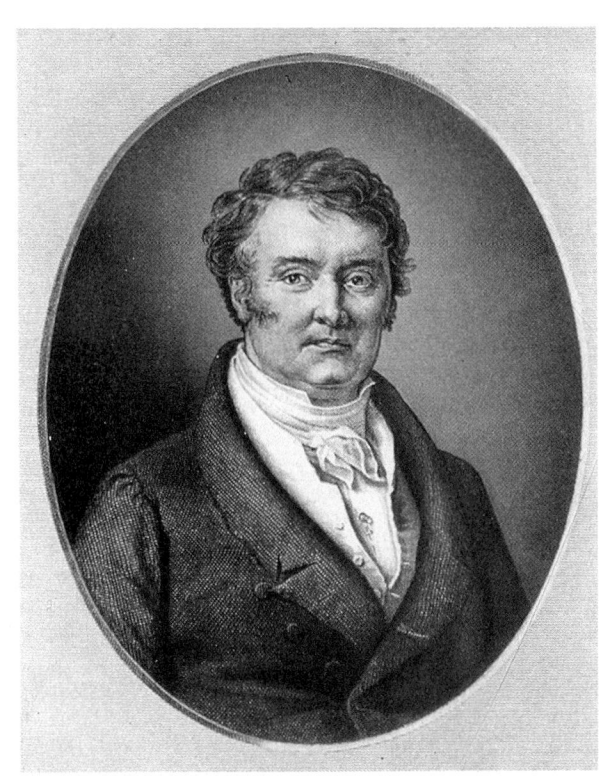

*François Joseph Victor Broussais*

gen ausgingen. Broussais' Therapie entspricht den vitalistischen Prinzipien: im Gegensatz zu den Mechanisten versuchte diese Richtung die Kraft des Organismus zu unterstützen; die Mechanisten suchten die Krankheitsursache und bekämpften diese. So arbeitete Broussais mit Diäten und Schröpfköpfen und propagierte das Fasten. Diese Lehren gewannen bald eine große Zahl von Anhängern wie von Gegnern, die die hohe Sterblichkeit an der von ihm geleiteten Abteilung am Vâl-de-Grace ins Treffen führten. In späteren Jahren widmete sich Broussais der Phrenologie.

## Brown-Séquard, Charles Edouard
*französischer Physiologe und Neurologe, 1817–1894*

Seinen Doktortitel erhielt Brown-Séquard 1848 in Paris; danach unterrichtete er an der Harvard-Universität und auch in Paris, wo er schließlich die Nachfolge von →Claude Bernard als Professor für experimentelle Medizin übernahm. Er veröffentlichte die ersten Untersuchungen über die Physiologie des Rückenmarks und bewies, daß die Kreuzung der sensiblen Fasern im Rückenmark liegt. Im Zuge dieser Untersuchungen beschrieb er die nach ihm Brown-Séquardsches Syndrom benannte Krankheit: bei halbseitiger Querdurchtrennung des Rückenmarks kommt es unterhalb der Trennstelle auf der gleichen Seite zu Lähmungserscheinungen spastischer Art und Störungen der Tiefensensibilität, auf der Gegenseite aber zum Ausfall der Temperatur- und Schmerzempfindung. Einen großen Namen machte er sich auch durch die Untersuchung der endokrinen Drüsen, wie überhaupt die Begründung des Spezialgebiets Endokrinologie zum Teil auf ihn zurückgeht. Unter anderen Versuchen zeigte er an Kaninchen, daß bei Entfernung der Nebennieren der Tod eintritt. 1889 setzte er seinen Ruf als Naturwissenschaftler aufs Spiel, als er in publikumswirksamen Selbstversuchen durch Injektionen von Hodenextrakten verschiedener Tiere zu beweisen suchte, daß dadurch das Leben verlängert und geistige wie körperliche Kräfte aufgefrischt werden könnten.

## Bruce, Sir David
*englischer Militärarzt, 1855–1931*

1887 konnte Bruce in der Milz eines auf Malta verstorbenen Soldaten den Erreger des Maltafiebers isolieren. Er wurde ihm zu Ehren →Brucella benannt. Dieser Erreger verursacht mehrere verwandte Krankheitsarten, die Bruzellosen genannt werden.

## Brucella

Von →Bruce entdeckte Gattung von Bakterien. Man unterscheidet drei Hauptarten: die Brucella abortus (von →Bernhard Bang 1897 isoliert) befällt das Rind und verursacht bei ihm häufig den Abortus. Die Übertragung auf den Menschen erfolgt meist durch Milch und Milchprodukte. Die Brucella melitensis (von Bruce 1887 entdeckter Maltafiebererreger) ist bei Schafen und Ziegen anzutreffen, verursacht auch hier den Abortus; die Übertragung auf den Menschen geschieht wie beim Rind. Die dritte Art ist die Brucella suis mit ähnlichen Eigenschaften wie die beiden vorhergehenden. Alle Brucellatypen sind höchst invasiv. Dem Befall des Viehs folgt sehr bald eine Ansteckung des Menschen; diese Kettenreaktion ist nur durch äußerst drastische Maßnahmen aufzuhalten.

## Brücke, Ernst Wilhelm Ritter von
*deutscher Physiologe, 1819–1892*

Die Studienjahre verbrachte Brücke an den Universitäten seiner Heimatstadt Berlin und in Heidelberg. 1842 promovierte er, wurde zwei Jahre später Privatdozent an der Berliner Universität und unterrichtete Physiologie. 1843 erhielt er eine Anstellung am Museum für vergleichende Anatomie, das unter der Leitung von →Johannes Müller stand, und arbeitete hier inoffiziell als Prosektor. Später kam noch eine Lehrstelle für Anatomie an der Akademie der bildenden Künste dazu. 1848 erhielt Brücke einen Ruf als außerordentlicher Professor für Physiologie nach Königsberg, wo er →Burdach ablöste; im folgenden Jahr kam er als ordentlicher Professor nach Wien. Hier über-

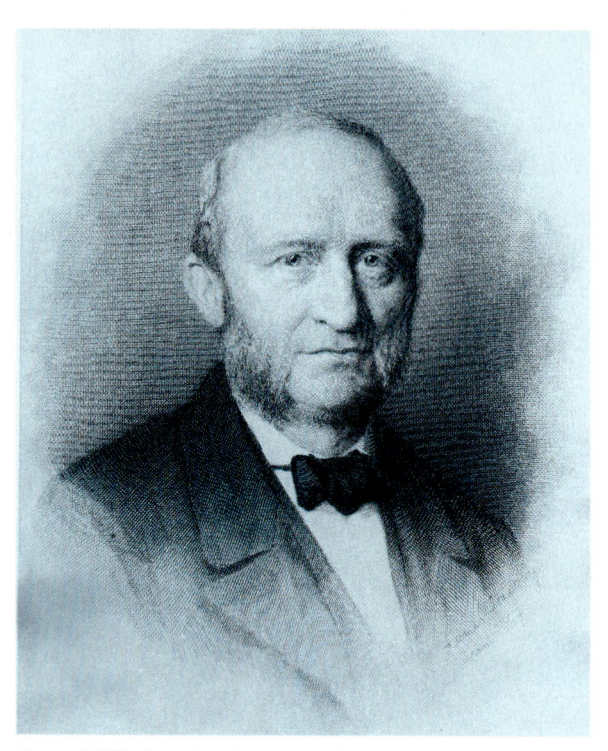

*Ernst Wilhelm Ritter von Brücke*

nahm er auch die Leitung des physiologischen Instituts, wurde 1849 in die Wiener Akademie der Wissenschaften aufgenommen und erhielt noch etliche andere Auszeichnungen und Ehrungen. Er befaßte sich mit einem weiten Themenkreis der Physiologie, unternahm chemische, optische und physikalische Untersuchungen, erforschte die Physiologie der Nerven und Muskel, der Sprachorgane, des Blutes, der Verdauung und anderer Gebiete. Seine optischen Arbeiten gaben den Anstoß zu →Helmholtz' Entwicklung des Augenspiegels. Auf chemischem Gebiet regte er die Eiweißforschung an; ferner entwarf er eine Kunstsprache, deren Laute mit den Sinnelementen in direktem Zusammenhang stehen und nicht willkürlich erfunden sein sollten. Dadurch erhoffte er sich eine Verständigung anderssprachiger Menschen untereinander sowie eine Verbesserung der Ausdrucksmöglichkeiten für Taubstumme. 1873 entschloß er sich, seine Wiener Vorlesungen zu veröffentlichen, die mehrere Auflagen erlebten. Sein schriftliches Werk enthält seine Untersuchungsergebnisse, darunter solche über den Augapfel, die Gallengänge, die Chylusgefäße, die Blutkörperchen, die Wirkung von Strom auf die Muskel sowie den Farbenwechsel des Chamäleons.

## Bruno de Lamburgo
*Brunus; italienischer Arzt, 13. Jahrhundert*

Um 1252 verfaßte er ein Werk mit dem Titel *Chirurgia magna,* das die Bedeutung der Chirurgen für die Medizin hervorhob und sie aus ihrem Stand als Bader und Handwerker herausheben und zu Mitgliedern der Ärztegemeinschaft machen wollte. Bruno praktizierte zuerst in Padua und ließ sich dann in Bologna nieder, wo er zusammen mit Theoderich der →Schule von Bologna zu ihrer höchsten Blüte verhalf.

## Brunschwig, Hieronymus
*deutscher Arzt, 1450–1533*

Brunschwig praktizierte in Straßburg und betätigte sich besonders in den Bereichen Traumatologie und Chirurgie. Er gilt als einer der bedeutendsten Autoren der deutschsprachigen Medizin seiner Zeit. Besonders ein Werk ist uns überliefert: das 1497 veröffentlichte *Buch der Chirurgia,* das sich vor allem mit der Traumatologie und Amputation der Gliedmaßen befaßt; es ist wegen seiner schönen Holzschnitte fast bemerkenswerter als wegen seiner medizinischen Aussagen.

## Brunton, Sir Thomas Lauder
*schottischer Arzt, 1844–1916*

Nach seiner Ausbildung in Edinburg, die er mit der Promotion 1868 abschloß, sammelte Brunton drei Jahre lang Erfahrungen in Europa, bevor er an einem Londoner Hospital Medizin und Pharmakologie zu lehren begann. Drei Jahre später ließ er sich endgültig wieder in Schottland nieder. Er gilt als bedeutender Forscher auf dem Gebiet der Kreislaufprobleme, und in der Kardiologie schlug er als erster die Verwendung von Amylnitrit bei Angina pectoris vor. Im Jahre 1900 wurde er geadelt, 1908 machte man ihn zum Baron.

## Buchanan, Sir George
*englischer Hygieniker, 1830–1895*

Nach der in London erfolgten Promotion praktizierte Buchanan an verschiedenen Spitälern, bis er sich ab 1869 nur mehr dem öffentlichen Gesundheitsdienst widmete. Er erlangte die Position des obersten Hygienebeamten. Seine Leistungen wurden unter anderem mit einem Ehrendoktorat der juridischen Fakultät der Universität Edinburg belohnt. Auch eine George-Buchanan-Medaille wurde von der Royal Society gestiftet. Seine wissenschaftlichen Arbeiten galten vielfach dem Gebiet der Epidemiologie. So liegen uns wertvolle Schriften über Typhus, Ruhr, Tuberkulose und Scharlach vor. Interessant und von großem praktischen Nutzen war, daß Buchanan Rückschlüsse auf die Ätiologie derartiger Krankheiten nicht theoretisch, sondern aufgrund praktischer Untersuchungen und Erfahrungen an Ort und Stelle zog. So untersuchte er den Zusammenhang zwischen Bodenfeuchtigkeit und Tuberkulose oder erkannte den Ursprung einer Scharlachepidemie in den schlechten hygienischen Bedingungen einer Molkerei. Die Übertragung von Seuchen von Schiffen auf das Festland und die Entwicklung des englischen Hospitalwesens bildeten ebenfalls Themen seiner Werke. Als Buchanan 1892 aus dem Staatsdienst in den wohlverdienten Ruhestand trat, wurde er in Anerkennung seiner Dienste in den Ritterstand erhoben.

## Budin, Pierre
*französischer Gynäkologe und Geburtshelfer, 1846–1907*

Die medizinische Ausbildung erhielt Budin in Paris, wo schon seine Dissertation 1876 ein geburtshilfliches Thema zum Inhalt hatte: die Deformation des Kindsschädels während der Austreibungsperiode. Nach verschiedenen anderen Anstellungen wurde er 1895 zum Direktor der Maternité ernannt; drei Jahre später erfolgte die Berufung zum Professor für Geburtshilfe. Sein literarisches Werk ist ziemlich umfangreich. Verdienste erwarb sich Budin um die Entwicklung einer Säuglingsphysiologie und um die Durchführung sozialmedizinischer Maßnahmen in Frankreich. Er gründete die *Liga gegen Kindersterblichkeit*, verbesserte die Mütterberatung und führte die kostenlose Verteilung von Säuglingsnahrung an bedürftige Familien ein.

## Buerger, Leo
*amerikanischer Chirurg, 1879–1943*

Der gebürtige Wiener legte seine medizinische Ausbildung an der Columbia University ab und promovierte hier 1901, bildete sich danach an der chirurgischen Klinik von Breslau weiter und erhielt 1905 eine Berufung nach New York als Professor für urologische Chirurgie an einer medizinischen Schule. Buerger befaßte sich intensiv mit der Röntgenologie und entwickelte eine Radiumtherapie gegen maligne Blasentumoren. Sein Name ist in der Pathologie als andere Bezeichnung für die Thrombangiitis obliterans bekannt. Diese Krankheit, die schon Thukydides erwähnte und die von Winiwarter als erstem beschrieben wurde, aber dennoch Buergers Namen trägt, befällt vor allem Männer zwischen 20 und 45 Jahren. Der Tabakgenuß begünstigt sie nachweislich. Infolge von Verklebungen der Intima der Extremitätengefäße treten schwere Durchblutungsstörungen auf, die manchmal sogar eine Amputation notwendig machen.

## Buffon, Georges Louis Leclerc
*französischer Naturforscher, 1707–1788*

Nach seinem Studium der Rechte in Dijon besuchte Buffon in Begleitung eines englischen Freundes Großbritannien. Nach Übersetzungen von Werken von →Stephen Hales und Sir Isaac Newton aus dem Englischen ins Französische nahm man ihn in die Royal Society auf. Wieder in Frankreich, wurde er Verwalter des Jardin du Roi und stellte seine Kenntnisse über Nutzhölzer der französischen Marine zum Schiffbau zur Verfügung. Sein bedeutendstes Werk, *Histoire naturelle générale et particulière (Naturgeschichte),* war das erste umfassende naturgeschichtliche Werk. Es erlebte verschiedene Auflagen und wurde in mehrere Sprachen übersetzt. Nicht zuletzt erregten die Illustrationen Bewunderung. Einer seiner Mitarbeiter war →Daubenton. Buffons Sohn, den er als Nachfolger vorgesehen hatte, wurde im Alter von 30 Jahren wegen verschiedener Verbrechen hingerichtet.

## Bumm, Ernst
*deutscher Gynäkologe, 1858–1925*

Bumm studierte und promovierte in seiner Heimatstadt Würzburg. Fünf Jahre nach der Promotion (1880) habilitierte er sich zum Dozenten für Gynäkologie und Geburtshilfe und gründete mit →Hoffa eine Privatklinik, in der er mit seinen bedeutenden bakteriologischen Versuchen begann. Als erstem gelang es ihm, eine Gonokokkenkultur zu züchten und zu untersuchen. 1894 folgte er einem Ruf nach Basel, 1900

*Ernst Bumm*

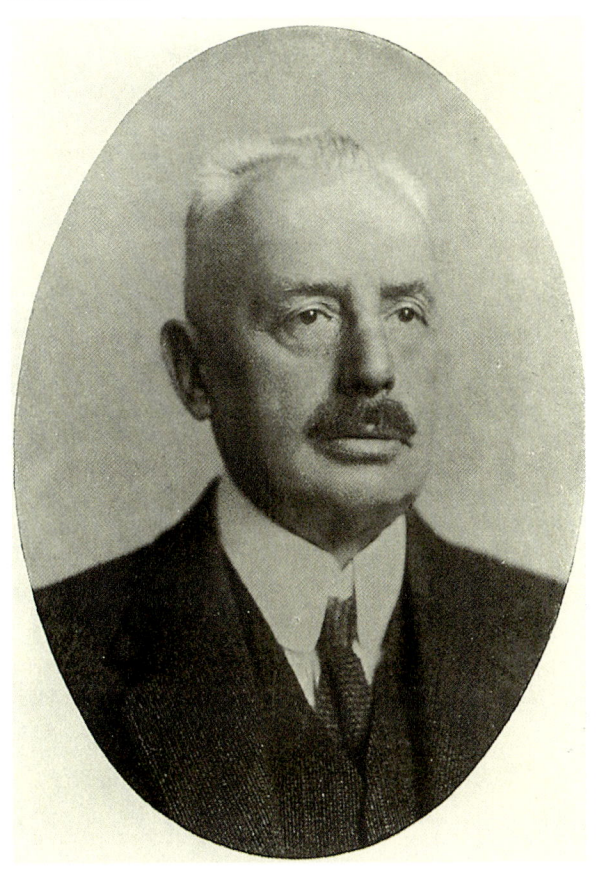

3145

nach Hamburg und 1904 nach Berlin, wo er zuerst an der Charité wirkte und 1910 den Lehrstuhl für Gynäkologie und Geburtshilfe übernahm. Diese Stellung hatte Bumm bis zu seinem Tode inne. Neben seinen wichtigen bakteriologischen Arbeiten, die sich auch auf die Erforschung des Puerperalfiebers bezogen, machte er sich auf dem Gebiet der operativen Gynäkologie verdient, befaßte sich mit Erkrankungen der Harnwege, der Eklampsie und dem Uteruskrebs. Er entwickelte die sogenannte hohe Zange. Zu seinen schriftlichen Werken gehört ein hervorragendes geburtshilfliches Lehrbuch, das vor allem wegen seiner Abbildungen bemerkenswert ist. Ein Lehrbuch über gynäkologische Operationen blieb unvollendet.

## Burdach, Karl Friedrich
*deutscher Anatom, Physiologe und Embryologe, 1776–1847*

Als Mitglied einer Ärztefamilie studierte Burdach in seiner Heimatstadt Leipzig Medizin, wo er promovierte und sich auch habilitierte. Sodann unternahm er eine Reise nach Wien und ließ sich nach der Rückkehr in Leipzig als Arzt nieder. Seine ersten Schriften hatten meist historischen Inhalt oder befaßten sich mit Naturerscheinungen. 1811 folgte Burdach einer Berufung als Professor für Anatomie, Physiologie und Gerichtsmedizin nach Dorpat. Hier begann er mit seinen bedeutenden Gehirnforschungen. Seine Vorlesungen brachten seinen Hang zur Naturphilosophie zum Vorschein, was aber von den Hörern mit Beifall

*Karl Friedrich Burdach*

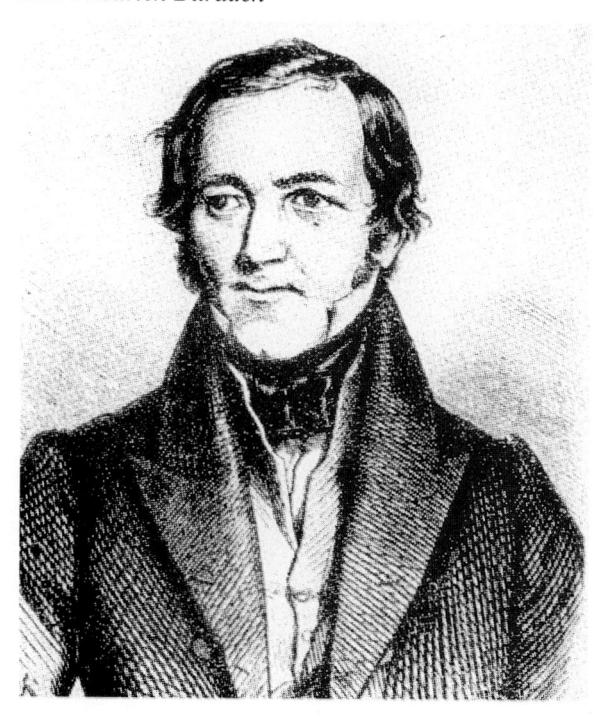

aufgenommen wurde. 1814 nahm er eine Einladung nach Königsberg an, wo er die Lehrkanzeln für Anatomie und Physiologie erhielt und eine anatomische Anstalt und Sammlung begründete. Die Leitung dieser Institute hatte er bis 1827 inne, danach beschränkte er sich auf seine Lehr- und Forschungstätigkeit. Burdach befaßte sich mit entwicklungsgeschichtlichen Untersuchungen des Gehirns, erforschte insbesondere den 5. und den 7. Gehirnnerv, verfaßte Schriften über die Gehirnanatomie, über Pathologie, Diätetik, Heilmittellehre und andere allgemeinmedizinische Themen. Er prägte den Begriff »Morphologie« und konnte als erster den Globus pallidus vom Putamen trennen. Außerdem entdeckte er den nach ihm benannten Burdachstrang (Fasciculus cuneatus), eine aufsteigende Bahn, die zusammen mit dem Fasciculus gracilis (Goll) die Hinterbahn des Rückenmarks bildet.

## Bürger, Max
*deutscher Internist, 1885–1966*

Der gebürtige Hamburger absolvierte das Medizinstudium in Würzburg, Kiel, Berlin und München; die Promotion fand 1911 in Hamburg statt. 1918 habilitierte er sich in Kiel für Innere Medizin, arbeitete danach als leitender Arzt am Krankenhaus von Osnabrück und folgte 1931 einer Berufung als ordentlicher Professor nach Bonn. Sein Forschungsgebiet bildeten vor allem die Stoffwechselerkrankungen, die Wirkung der Muskelarbeit auf den Kohlehydratstoffwechsel, die Osmotherapie, sportphysiologische Untersuchungen sowie die pathologische Physiologie und die Gerontologie, die er zu einem medizinischen Spezialgebiet machte.

## Burnet, Sir Frank MacFarlane
*australischer Arzt und Virologe, geb. 1899*

Zusammen mit Peter Brian Medawar konnte Burnet 1960 den Nobelpreis für Medizin und Physiologie in Empfang nehmen. Beider Leistung war die Entdeckung der erworbenen Immunität gegenüber Gewebetransplantaten. Burnet verbrachte sein Leben teils in England, teils in Australien. 1944 wurde er Professor für experimentelle Medizin an der Universität Melbourne. Abgesehen von seinen Leistungen in der Transplantationsforschung konnte er 1935 die Grippeviren isolieren, die später in drei Arten unterteilt wurden. Er entwickelte eine Methode, um Viren in lebenden Hühnerembryos zu kultivieren, und eine andere, durch die er Bakterien mittels der sie angreifenden Bakteriophagen identifizieren konnte. Er machte sich auch durch seine Untersuchungen des Querryfiebers und der Myxomatosis einen Namen. Zahlreiche Ehrungen waren der Lohn für seine Arbeit: die Royal Society nahm ihn 1942 auf; er erhielt neben zahlreichen anderen Auszeichnungen den Nobelpreis und wurde 1951 geadelt.

# Caelius Aurelianus
*antiker Arzt aus Numidien, vermutlich 5. Jahrhundert*

Caelius' Lebenslauf konnte nicht rekonstruiert werden; auch seine Daten sind ungewiß, nicht einmal das Jahrhundert gilt als bewiesen. Bedeutung erlangte er durch seine Übersetzung von Texten des →Soranos von Ephesos ins Lateinische. Es handelt sich dabei um fünf Bücher, von denen sich drei mit akuten, zwei mit chronischen Krankheiten befassen. Caelius ergänzte seine Übersetzungen durch eigene Erfahrungen, Entdeckungen und Beobachtungen. Eines seiner Hauptanliegen war der Krankheitsursprung, den er zu erforschen trachtete, um in der Behandlung erfolgreicher sein zu können. Verschiedene Krankheiten, die allgemein als Einheit betrachtet wurden, konnte er schon unterscheiden: so etwa Hysterie und Epilepsie oder Aszites und Peritonitis. Er bearbeitete noch ein zweites Werk seines Vorbilds Soranos: *Medicinales Responsiones*, das Heil- und Diätvorschriften und Untersuchungen über innere Krankheiten enthielt.

# Calmette, Léon Charles Albert
*französischer Mikrobiologe, 1863–1933*

Seinem Wunsch entsprechend begann Calmette mit der Ausbildung an der Marineschule, trat nach einer Typhuserkrankung jedoch wieder aus und beschloß 1881, sich der medizinischen Laufbahn zu widmen. Sein Traum von der Marine ließ ihn jedoch nicht los, und er ging nach Brest an die Schule für Marineärzte. Schon während der Ausbildung machte er von sich reden. So entwickelte er beispielsweise einen neuen Zerstäuber für antiseptische Lösungen. 1883 folgte die praktische Ausbildungszeit bei der Flotte. Seine erste Station war Hongkong; dort lernte er →Patrick Manson kennen, machte sich mit dessen Studien über die Malariaerreger vertraut und übersetzte sie ins Französische. Calmettes Dissertation (1886) behandelt dieses Thema. Im Jahr der Promotion reiste er nach Westafrika, erforschte dort →Malaria, Schlafkrankheit und Pellagra, kam zwei Jahre darauf wieder nach Frankreich und wurde später nach Neufundland geschickt. 1890 kehrte er nach Paris zurück. Nun begann seine systematische Beschäftigung mit Mikrobiologie. Er belegte einen Kurs am Institut Pasteur und erhielt von seinem Lehrer →Emile Roux bald den Auftrag, in Saigon eine Impfanstalt gegen →Pocken und →Tollwut einzurichten. Diesem Vorhaben widmete er sich ab 1891. Daneben befaßte er sich mit der Erforschung der Schlangengifte, der Pflanzengifte, des Kurare und des Bienengifts. Bei der Untersuchung der alkoholischen Reisgärung fand er als Erreger einen Pilz, den er nach seinem Lehrer Roux benannte. Mit Hilfe dieses Pilzes vermochte die Industrie nach seiner Rückkehr besseren Alkohol herzustellen. 1893 kam Calmette nach einer schweren Ruhrerkrankung nach Frankreich zurück. Hier war er wieder am Institut Pasteur tätig, entwickelte ein Serum gegen verschiedene Schlangengifte gleichzeitig und beteiligte sich auch an der Entwicklung eines Antipestserums. 1895 betrauten ihn →Pasteur und Roux mit der Leitung des Institut Pasteur in Lille. Unter ihm erlangte das Institut große Bedeutung. 1899 sandte man unter anderen auch Calmette nach Portugal, wo sich eine Beulenpestepidemie auszubreiten drohte. Ein Jahr später nahm er seine Tuberkuloseforschungen auf. Er befürwortete spezielle Heilanstalten, deren erste 1905 eröffnet wurde, förderte die Prophylaxe und die Ausbildung von Schwestern, die für gefährdete Familien zuständig waren. Daneben suchte er nach einem Impfstoff. Die Tuberkulinbehandlung →Kochs hatte entscheidende Nachteile. Nach dem Nachweis beim Rind, daß sich kleine Dosen injizierter Tuberkelbazillen in den mesenterialen Ganglien ansetzen, ohne pathogen zu wirken, kam er zur Erkenntnis, daß diese Bakterien auf gallehaltigem Nährboden ihre Virulenz einbüßen. Bei diesen bahnbrechenden Arbeiten unterstützte ihn Camille Guérin. Damit war die erste systematische Tuberkuloseimpfung möglich geworden. Nach dem Ersten Weltkrieg, durch den seine Forschungen zeitweise bedroht waren, ging Calmette an die Herstellung größerer Mengen BCG (Bacille bilié Calmette-Guérin), mit dem ab 1924 Kinder geimpft wurden. 1930 kam es zu einem Zwischenfall in Deutschland, wo durch unsachgemäße Herstellung des Impfstoffs virulente Bakterien verabreicht worden waren und eine Anzahl von Kindern erkrankten. Glücklicherweise erwies sich bald, daß bei korrekter Serumzubereitung derartige Risiken ausgeschaltet werden konnten. Schon 1914 war Calmette von seiner Lehrkanzel für Bakteriologie und Hygiene in Lille zurückgetreten, um sich der Tuberkuloseforschung widmen zu können. 1916 wurde er Vizepräsident des Institut Pasteur; zahlreiche andere Ehrungen folgten.

# Cannon, Walter Bradford
*amerikanischer Physiologe, 1871–1945*

Cannon studierte an der berühmten Harvard University, an der er später als Professor wirkte. Er gilt als einer der größten Physiologen Amerikas. Als einer der ersten verwendete er zu physiologischen Untersuchungen die Röntgenstrahlen. Nach dem Ersten Weltkrieg veröffentlichte er ein Werk über den traumatischen Schock. Später folgten Arbeiten über Homöostase und das sympathische Nervensystem. Er untersuchte auch die chemischen Vorgänge bei der Reizübertragung in den Nerven. Von ihm stammt die Methode, Wismut als Röntgenkontrastmittel einzusetzen.

# Canon medicinae

Bedeutendstes medizinisches Werk des arabischen Philosophen und Arztes →Avicenna. Es handelt sich dabei um ein Lehrbuch, das Krankheiten, geordnet von Kopf bis Fuß, nach ihren Symptomen beschreibt. Es enthält alle Fachgebiete der Medizin und wurde bald ein fester Bestandteil des Lehrplans an vielen Universitäten. Obwohl ein Großteil des Werks eine Sammlung bereits bekannter Kenntnisse darstellt, gehen doch einige neue Errungenschaften auf das Konto Avicennas. Er beschreibt etwa die →Meningitis oder den Diabetes.

## Cardano, Geronimo
*Hieronymus Cardanus; italienischer Arzt und Gelehrter, 1501–1576*

Nach seinem Studium in Venedig, wo er zum Doktor der Philosophie graduiert wurde, zog Cardano nach Padua. In dieser Stadt wurde er zum Arzt ausgebildet. Bald ernannte man ihn zum Rektor der Universität Padua. Diese Seßhaftigkeit ließ sich mit seinem unsteten Charakter aber nicht vereinen, und so bereiste er zu Studienzwecken Europa, bis er sich schließlich in Rom niederließ. Er war in allen Naturwissenschaften bewandert, vertrat aber eine eigenwillige Linie zwischen exakter Wissenschaft und finsterstem Aberglauben. Unter anderem vertraute er der Astrologie zur Urteilsfindung bei Gerichtsverfahren (!). Zu seiner Zeit war er allerdings sehr geachtet und wurde von etlichen Päpsten und Fürsten zum Hofarzt bestellt. Sein literarisches Werk ist umfassend: 222 Schriften sind uns überliefert. Darunter sind Werke über Teratologie, Anatomie oder praktische Medizin. Er unterschied bereits zwischen Krankheiten, die allgemein noch als Einheit angesehen wurden, so etwa zwischen Masern und Petechien. Von ihm stammt auch der erste Hinweis auf eine Bluttransfusion.

## Carman, Russell Daniel
*kanadischer Röntgenologe, 1875–1926*

1901 promovierte Carman in St. Louis zum Doktor der Medizin und verließ dann seine Heimatstadt, um sich an der Harvard University zum Röntgenologen ausbilden zu lassen. Nach seiner Rückkehr nach St. Louis bekleidete er einen Lehrstuhl für sein Fach, bis er an die Universität von Washington berufen wurde. 1913 erreichte er den Höhepunkt seiner Karriere: er erhielt das Amt des Chefröntgenologen an der weltberühmten Mayoklinik. Zudem wirkte er als Professor für Röntgenologie an der Universität von Minnesota.

## Carrel, Alexis
*französischer Chirurg, Pathologe und Physiologe, 1873–1944*

Nach seiner Promotion im Jahre 1900 entschloß sich Carrel 1904, in die USA auszuwandern. Zuerst arbeitete er in Chikago, 1906 wurde er ans Rockefeller Institute for Medical Research in New York berufen. Hier begann eine Serie von Forschungsarbeiten, die so bedeutend waren, daß Carrel 1912 der Nobelpreis verliehen wurde. Er entwickelte eine spezielle Gefäßnaht, die nach ihm benannt wurde. Die Organtransplantation stellte eines der Gebiete dar, die ihn besonders faszinierten. So fand er eine Methode, die Lebensfähigkeit der Organe und Gefäße bis zu einer späteren Transplantation zu gewährleisten. Weitere Forschungen bezogen sich auf die Wundbehandlung und das Anlegen von Gewebekulturen.

## Carswell, Sir Robert
*schottischer pathologischer Anatom, 1793–1857*

1826 beendete Carswell in Aberdeen sein Studium, das ihn vorher an die Universitäten von Glasgow, Edinburg, Paris und Lyon geführt hatte. In Paris gab er mit seinem Kollegen →William Cullen verschiedene pathologisch-anatomische Studien heraus, die mit Zeichnungen von makroskopischen und mikroskopischen Objekten ausgeschmückt waren. 1831 zog er nach London, wo er bald darauf Professor für Pathologie wurde. 1833 veröffentlichte er ein berühmtes illustriertes Werk über Anatomie.

*Carl Gustav Carus*

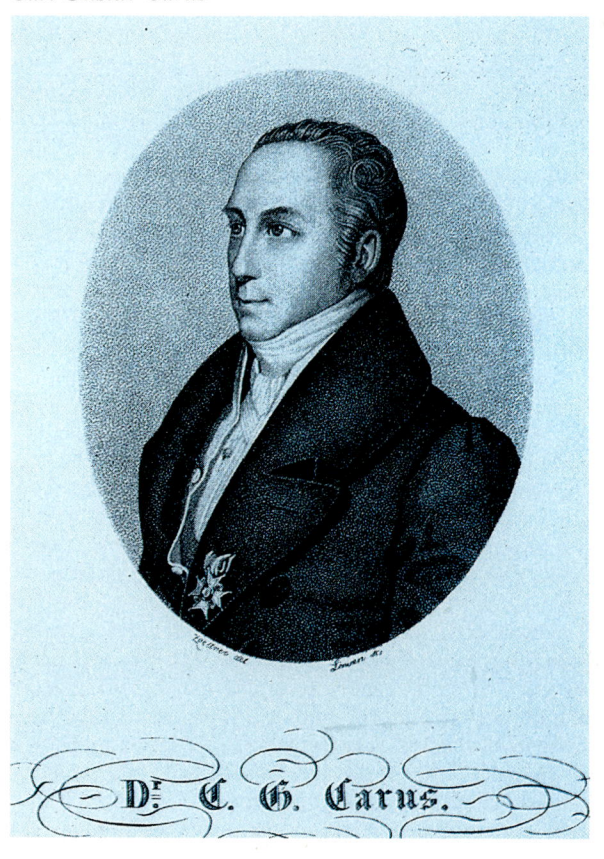

## Carus, Carl Gustav
*deutscher Mediziner und Philosoph, 1789–1869*

In seiner Geburtsstadt Leipzig promovierte Carus 1811 zum Doktor der Medizin und wurde bald darauf zum Dozenten an der Universität Leipzig ernannt. 1814 berief man ihn als Professor für Geburtshilfe an die Universität Dresden. Hier wirkte er bis 1827. Von nun an hatte er verschiedene Lehrstühle für Gynäkologie und Physiologie inne. Seine wichtigsten Fachgebiete waren außer der Gynäkologie die Anatomie, die Kranioskopie und die Psychiatrie. Zudem beschäftigte er sich mit Philosophie und Malerei.

## Casserio, Giulio
*italienischer Arzt, 1545–1605*

Seine Karriere begann als Diener von →Fabrizio d'Acquapendente. Schließlich wurde Casserio dessen Schüler und später sogar sein Nachfolger auf dem Lehrstuhl für Chirurgie. Das Hauptaugenmerk legte er auf die Erforschung der Sinnesorgane, wie sein Werk *Penthaesthesion* beweist. Er lieferte eine präzise Beschreibung der Stimm- und Gehörorgane und gilt als Entdecker des Paukenfellnervs. Ein Werk über die Entwicklung des Embryos wurde nach seinem Tode veröffentlicht.

## Cassiodor[us], Flavius Magnus Aurelius
*römischer Staatsmann, Gelehrter und Schriftsteller, um 490 bis um 583*

Nach einer glänzenden politischen Laufbahn, die ihn 507 zum Quästor, 514 zum Konsul machte, zog sich Cassiodorus 537 aus der Politik zurück und gründete ein Kloster. Wahrscheinlich war er selbst allerdings nie Mönch. Im Kloster Vivarium, das nach den von ihm angelegten künstlichen Fischteichen benannt ist, hatten die Mönche Gott zu dienen. Dies geschah durch die Erhaltung von antiken Schriften und Werken der Kirchenväter. Seine Anhänger waren die ersten, die das Abschreiben von Werken zu einem ihrer Lebensinhalte machten. Außerdem betrieben sie das Studium der Himmelskörper.

## Caventou, Joseph Bienaimée
*französischer Pharmakologe, 1795–1877*

Nachdem er bei seinem Vater, der eine Apotheke besaß, einige Vorkenntnisse gesammelt hatte, verdingte sich Caventou in Paris bei einem Apotheker als Gehilfe, um das Studium der Pharmakologie aufnehmen zu können. Nach Napoleons Rückkehr von der Insel Elba ließ er sich beim Heer als Pharmakologe anwerben, verließ aber bereits 1815 die Armee wieder und ging nach Paris. 1816 veröffentlichte er eine neue chemische Nomenklatur, die auch dem Anfänger verständlich sein sollte. Im gleichen Jahr stellte man ihm an einem Spital ein eigenes Labor für seine Forschungen zur Verfügung. 1830 wurde er zum Professor für Chemie ernannt. Mit seinem Mitarbeiter Pierre Joseph Pelletier, der 1816 Mitverfasser eines Werks war, verband ihn weiterhin die Zusammenarbeit. Auf sie geht die Entdeckung des grünen Farbstoffs in den Pflanzen zurück, den sie Chlorophyll benannten.

## Celsus, Aulus Cornelius
*römischer Enzyklopädist, wahrscheinlich auch Arzt, 1. Jahrhundert n. Chr.*

Trotz seines unbekannten Lebenslaufs und unsicherer Daten gilt Celsus als Autor eines der wichtigsten medizinischen Werke der Antike. Seine Bedeutung wurde erst im 15. Jahrhundert nach der Veröffentlichung seiner monumentalen Enzyklopädie *Artes* erkannt. In diesem Werk faßt er aus allen Bereichen der Wissenschaft die Kenntnisse der damaligen Zeit zusammen. Ein großer Teil ist uns leider nicht überliefert, seine wichtige Schrift *De medicina libri octo* hingegen schon. Lange dauerte die bis heute nicht abgeschlossene Diskussion, ob Celsus nun selbst praktizierender Arzt gewesen sei oder nicht. Vieles deutet darauf hin, daß er ein auf allen Wissensgebieten bewanderter Gelehrter war, der sich unter anderem auch mit Medizin beschäftigte. Der Hauptanteil besteht allerdings aus zusam-

*Aulus Cornelius Celsus*

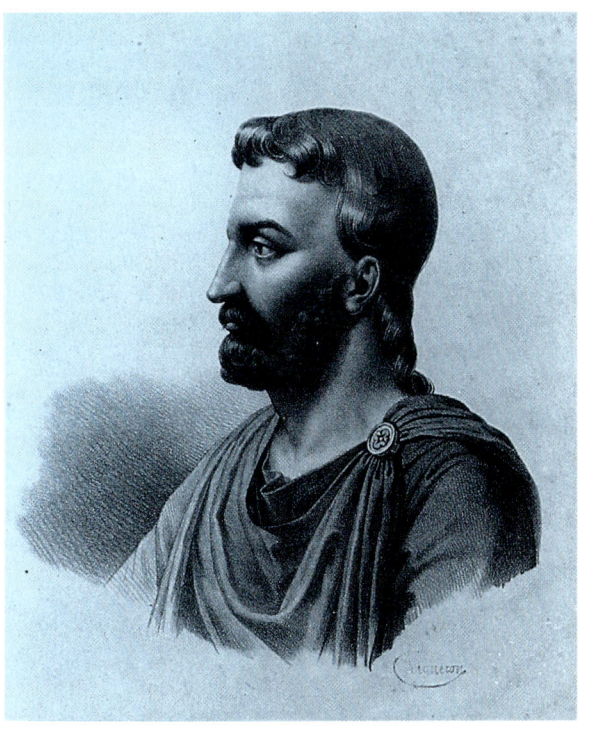

mengetragenem Material, vor allem griechischem. Selten findet man neue Erkenntnisse. Die acht Bücher gliedern sich in drei große Themenkreise: Diätetik, Pharmazeutik und Chirurgie. Vereinzelt finden sich auch Bemerkungen über die ärztliche Ethik. Er klassifiziert die Krankheiten nach lokalisierten und den gesamten Organismen befallenden. Celsus und sein Werk waren im Altertum nahezu unbekannt. Nach der Entdeckung der Manuskripte durch Papst Nikolaus V. und der Veröffentlichung in Florenz als eine der ersten medizinischen Schriften, die von der neuerfundenen Buchdruckkunst profitieren konnten, erlebte dieses Werk bis zum Jahre 1800 fünfunddreißig lateinische Ausgaben und etliche verschiedensprachige Übersetzungen. Damit war die Bedeutung Celsus', des »Cicero der Medizin«, für immer anerkannt.

## Cesalpino, Andrea
*italienischer Arzt, Botaniker und Philosoph, 1519–1603*

An der Universität von Pisa brachte Cesalpino das Studium der Philosophie wie auch das der Medizin hinter sich und promovierte 1551. Schon 1555 wurde er zum Professor für Medizin ernannt und übernahm dazu die Leitung des botanischen Gartens in Pisa. Im Jahre 1592 folgte er einem Ruf von Papst Klemens VIII. nach Rom, wo er dessen Leibarzt wurde und zugleich das Amt eines Professors für Medizin bekleidete. Hier verbrachte Cesalpino den Großteil seines Lebens bis zu seinem Tode. Er war ein genialer Charakter, den Erkenntnissen seiner Zeit sowohl in der Botanik als auch in der Medizin so weit voraus, daß er keinen unmittelbaren Einfluß auf die Wissenschaften seiner Zeit nahm. Er vertrat im Prinzip die aristotelischen Lehren, befreite sie aber von den scholastischen Dogmen. Das Urprinzip des Lebens ist für ihn ein immaterielles Wesen, das alles lenkt. Auf dem Gebiet der Medizin machte er sich vor allem um die Physiologie und die Blutbewegung verdient. Manche Historiker sehen in ihm den wahren Entdecker des großen →Blutkreislaufs und in →Harvey einen Dieb geistigen Eigentums; obwohl einige von Cesalpinos Bemerkungen darauf hinzuweisen scheinen, fehlte ihm aber doch die letzte Konsequenz, seinen durchaus richtigen Gedankengängen zu folgen. Die Entdeckung des kleinen Blutkreislaufs kann ihm allerdings zugeschrieben werden; dazu kommen hervorragende Beschreibungen der Herzklappen, der Herz-Lungen-Gefäße, der Arterien-Venen-Anastomosen und die Erkenntnis des Herzens als Mittelpunkt der Blutbewegung. In der praktischen Medizin befaßte sich Cesalpino mit der →Syphilis sowie mit Herz- und Brustkrankheiten. In der Botanik führte er eine neue Klassifikation der Gewächse ein, und zwar orientierte er sich an den Früchten der Pflanzen. In seinem Werk *De plantis libri XVI* (1593) schuf er eine Grundlage, auf der die späteren Botaniker weiterarbeiten konnten.

## Chacon, Dionisio Daca
*spanischer Chirurg, 1503–1576*

Bereits mit 20 Jahren begann Chacon als Mediziner zu praktizieren. Seine Studien betrieb er in Valladolid, wo er auch als graduierter Arzt tätig war. Er erlangte bereits nach kurzer Zeit solchen Ruhm, daß er von Karl V. als Wundarzt nach Deutschland berufen wurde. 1548 kehrte er nach Spanien zurück. Bald wurde er an den spanischen Hof als Wundarzt von Don Carlos berufen; nach dessen Tod nahm er dieses Amt bei Don Juan de Austria ein. Mit ihm unternahm er einige Feldzüge. Einer seiner Freunde und Kollegen war →Andreas Vesal, mit dem Chacon mehrere Operationen durchführte. In seinen schriftlichen Werken läßt sich seine Verehrung für die griechische Medizin deutlich erkennen, die arabische steht im Hintergrund. Unter anderen Charakteristiken vertritt er die Ansicht, daß bei Amputationen statt einer Gefäßligatur das Glüheisen angebracht sei.

## Chamberlen
*englische Ärztefamilie im 17. Jahrhundert*

Die Ärztefamilie Chamberlen brachte etwa zwei Jahrhunderte lang bedeutende Geburtshelfer und Gynäkologen hervor. Der Stammvater des Geschlechts war von Geburt Franzose, einer seiner Söhne war Peter I., der vermutlich die berühmte Geburtszange erfand. Dieses Instrument wurde generationenlang als Familiengeheimnis bewahrt und sicherte den Chamberlens einen gewissen Wohlstand. Der wichtigste Vertreter der Dynastie war Hugh Chamberlen, der 1670 in Frankreich mit →Mauriceau in Verbindung trat. Obwohl der Franzose seinen Widerwillen gegen die Methoden Chamberlens und gegen den Kaiserschnitt deutlich zum Ausdruck brachte, erarbeitete Chamberlen doch eine gewissenhafte und äußerst wohlwollende Übersetzung von Mauriceaus Werk *Beobachtungen über die Schwangerschaft und die Entbindung der Frauen*. Der Ruhm Mauriceaus gründete sicherlich zu einem gewissen Teil auf dieser Übersetzung.

## Charcot, Jean Martin
*französischer Neurologe, 1825–1893*

Schon vor seiner Dissertation im Jahre 1853 wirkte Charcot an der berühmten Salpêtrière als Assistenzarzt unter →Rayer. Das Thema seiner Doktorarbeit, die bahnbrechend war, betraf Untersuchungen über die Arthritis nodosa (deformierender Rheumatismus). An der Salpêtrière, wo er auch weiterhin arbeitete, gründete er eine neurologische Abteilung, eine der ersten für dieses junge Fach. 1872 trat Charcot die Nachfolge →Vulpians als Professor für pathologische Anatomie an der Universität Paris an. 1882 erhielt er einen Lehrstuhl für Nervenleiden an der Salpêtrière; zu sei-

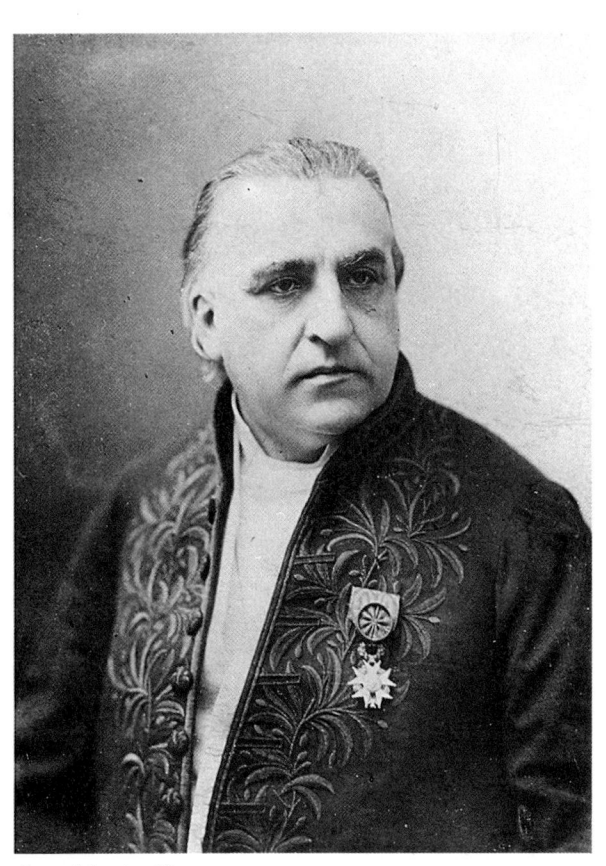

*Jean Martin Charcot*

nen bedeutendsten Schülern zählte →Babinski. Die Liste seiner Leistungen und Entdeckungen ist sehr lang: so führte er Untersuchungen über das Hinterhorn des Rückenmarks durch und erkannte darin Schädigungen von Nervenzellen, die von Kinderlähmung verursacht waren. Mit C. J. Bouchard betrieb er Forschungen über verschiedene Arten der Rückenmarksdegeneration. Er beschrieb eine Art von neurogenen Arthropathien, die nach ihm Charcotsche Krankheit benannt wurden, und unterschied unter Mitarbeit von →Pierre Marie die Parkinsonsche Krankheit von der Muskelatrophie (Charcot-Marie-Amyotrophie). Außerdem liegen uns Beschreibungen von Decubitalgeschwüren, Symptomen der multiplen Sklerose und der →Tabes dorsalis sowie der Tabes spastica vor. Er übernahm die Verbreitung der Arbeiten von →Jackson über die →Epilepsie und die von →Parkinson über die →Paralysis agitans. Er betrieb auch Forschungen über die Hysterie, wobei er mehrere Formen unterschied. Diese Arbeiten erlangten in der Psychiatrie große Bedeutung. Außerdem war er ein Vorläufer der Wissenschaft von der Lokalisation der Gehirnfunktionen. Nahezu unbekannt ist, daß Charcot auch der Begründer der Metallotherapie ist. Dieser allzu kurze Abriß zeigt wohl das fast unglaublich große Gebiet, über das sich seine Forschungen erstreckten.

## Charpy, Albert
*französischer Anatom, 1857–1907*

Sein Studium absolvierte Charpy in Lyon als Schüler von Bouchard. Der Höhepunkt seiner Laufbahn war die Ernennung zum Professor für allgemeine und vergleichende Pathologie. Abgesehen von diesem Fach befaßte er sich auch mit experimenteller Medizin, mit Hygiene und Bakteriologie.

## Charrière, Joseph
*französischer Chirurg, um 1650–1690*

Nach seinem Studium in Paris ließ sich Charrière dort als Chirurg nieder. Seine geschichtliche Bedeutung erlangte er durch die Veröffentlichung des ersten schriftlichen Werks über die Chirurgie.

## Chassaignac, Charles Marie Edouard
*französischer Chirurg, 1805–1879*

In seiner Heimatstadt Nantes begann Chassaignac das Medizinstudium, setzte es dann in Paris fort und promovierte hier 1835 mit einer Dissertation über den Oberschenkelhalsbruch. Verschiedene Ämter folgten, seine Laufbahn wurde jedoch unterbrochen, als es ihm trotz siebenmaligen Anlaufs nicht gelingen wollte, eine Lehrkanzel an der Universität zu erringen. Erst 1869 nahm ihn die Fakultät auf, nachdem sein Name bereits über die Grenzen Frankreichs hinaus bekannt geworden war. Er erfand eine unblutige Operationsmethode, führte die chirurgische Drainage ein, die bei der antiseptischen Verbandsmethode von großer Bedeutung ist. Daneben verbesserte er die Tracheotomie (Luftröhrenschnitt), erforschte die Osteomyelitis (Knochenmarksentzündung) und veröffentlichte seine Ergebnisse in der Zeitung einer Gesellschaft, deren Präsident er war.

## Chauliac, Guy de
*französischer Arzt und Chirurg, um 1300–1368*

Von der Persönlichkeit dieses Mannes war die Medizin des ganzen 14. Jahrhunderts geprägt. Chauliac begann erst nach mehreren harten Jahren als Bauernknecht das Studium der Medizin mit Unterstützung der Kirche. Die Studienjahre verbrachte er nach anfänglichem Unterricht in Toulouse in Montpellier, Bologna sowie in Paris und beendete sie schließlich in Montpellier. Während des Schwarzen Todes 1348 in Paris leistete er gewissenhaft ärztliche Dienste, wie aus einem seiner Werke hervorgeht. Sein Ruf verbreitete sich sehr rasch, so daß er in Avignon zum Leibarzt der Päpste Klemens VI., Innozenz VI. und Urban V. ernannt wurde. 1363 erschien sein bedeutsames Werk *Collecto-*

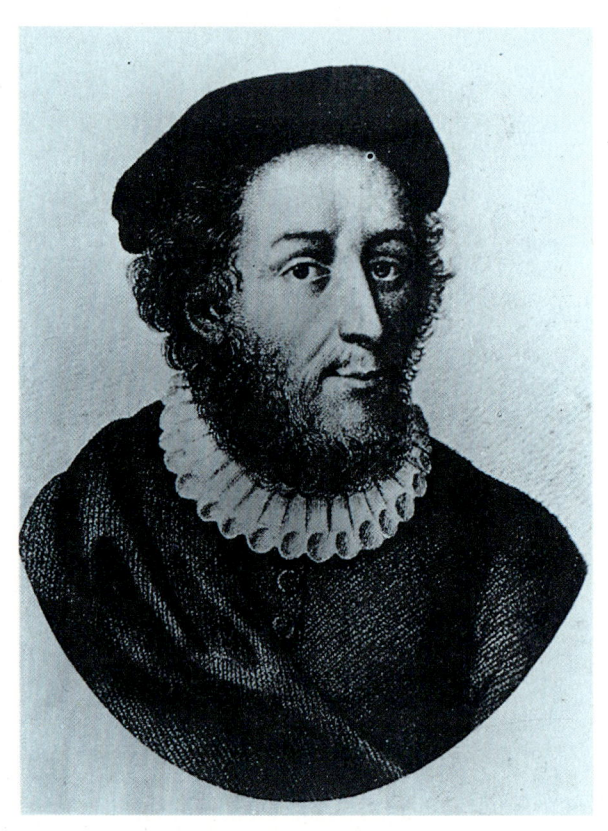

*Guy de Chauliac*

rium artis chirurgicalis medicinae (gedruckt 1478), das jahrhundertelang als Lehrbuch verwendet wurde. Es teilt sich in sieben Traktate, von denen der erste von Anatomie, die nächsten fünf von Chirurgie und der letzte von chirurgischen Methoden, Aderlaß und Schröpfköpfen handelt. Man erkennt leicht den Einfluß der bedeutenden antiken Mediziner, ohne jedoch den Wert des Buches schmälern zu können. Ein zweites Werk ist uns ebenfalls erhalten, Chirurgia parva genannt. Chauliac vertrat vehement die Ansicht von der Zusammengehörigkeit von Medizin und Chirurgie.

## Cheselden, William
*englischer Chirurg und Anatom, 1688–1752*

Die grundlegenden Kenntnisse wurden diesem berühmten Mediziner von seinem nicht weniger berühmten Lehrer →William Cowper vermittelt, bei dem er ab 1703 lernte. Bereits mit 23 Jahren hielt Cheselden eigene anatomische Vorlesungen. Fast noch schneller verbreitete sich der Ruf seiner chirurgischen Geschicklichkeit. 1727 ernannte man ihn zum Leibarzt der englischen Königin. Auch aus anderen Ländern kamen Ärzte, um seine Operationsmethoden zu studieren. Besonderes Augenmerk legte er auf die Blasensteinoperationen; jahrelang hatte er mit einem anderen Chirurgen wegen urheberrechtlicher Fragen zu kämpfen. Cheselden beendete diesen Streit aber dadurch, daß er eine andere Methode dieser Operation vorzog. Sein 1713 erschienenes Lehrbuch *The anatomy of the human body* erlebte bis 1778 elf Auflagen und galt lange als das Lehrbuch schlechthin. Auch die Ophthalmologie profitierte vom Können dieses Mannes, vor allem die ophthalmologische Chirurgie: auf Cheselden geht nämlich die künstliche Pupillenbildung zurück. Diese Operation wurde zwar schon früher erwähnt, ist von ihm allerdings im Jahre 1728 zum erstenmal präzisiert und ausgeführt worden. 1729 ernannte ihn die französische Akademie der Wissenschaften zu ihrem Mitglied und die neugegründete Chirurgische Akademie zu ihrem ersten ausländischen Mitglied. Auch in seiner Heimat wurden Cheselden viele Ehrungen zuteil.

## Chiari, Hans
*österreichischer Anatom und Pathologe, 1851–1916*

Der Sohn des berühmten →Johann Chiari studierte unter Heschl und →Rokitansky und konnte nach seiner Promotion 1875 als Assistent von beiden Persönlichkeiten weiterarbeiten. Im Jahre 1878 wurde er Dozent für pathologische Anatomie, von 1879 bis 1882 arbeitete er als Prosektor am Rudolfsspital in Wien. In diesem Jahr berief man ihn als Professor für pathologische Anatomie nach Prag; später folgte er einer Einladung nach Straßburg, wo er den gleichen Posten erhielt und bis zu seinem Tod bekleidete. Er hinterließ eine beachtliche Anzahl von Schriften aus seinem Fachgebiet; die vielen von seinen Anschauungen beeinflußten Arbeiten seiner Schüler zeugen von seiner Bedeutung als Lehrer.

## Chiari, Johann Baptist
*österreichischer Gynäkologe, 1817–1854*

Unter großen finanziellen Schwierigkeiten studierte Chiari in Wien, wo er 1841 promovierte. Schon während der Ausbildung war er an geburtshilflichen Abteilungen tätig; nach der medizinischen Promotion 1841 und der chirurgischen ein Jahr später erhielt er eine Assistentenstelle an der Gebärklinik unter →Klein. Damit war sein Spezialgebiet bestimmt. 1853 folgte er einer Berufung als Professor für Geburtshilfe nach Prag, ein Jahr später kam er nach Wien zurück und erhielt hier eine adäquate Stelle an der Josephs-Akademie. Im gleichen Jahr starb er an Cholera. 1855 erschien ein bedeutendes geburtshilfliches Werk, an dem Chiari mitgearbeitet hatte; es enthält ein von ihm verfaßtes Kapitel über Uteruserkrankungen. Verschiedene andere Artikel erschienen während seiner aktiven Zeit in mehreren Wiener Zeitschriften. Bedeutung erlangte er auch durch sein großes Operationstalent, das ihm einen gewissen Ruhm verschaffte.

## Chinarinde
*Cortex Chinae*

Die Chinarindenbäume sind in den Anden von Peru bis Bolivien heimisch. Sie tragen immergrüne Blätter und weiße bis rote Blüten. Die Frucht ist eine Kapselfrucht. Die Chinarinde enthält 22 Alkaloide, das wichtigste davon ist Chinin. Die pulverisierte Rinde bzw. die daraus hergestellten Substanzen nehmen in der Heilkunde breiten Raum ein. In Form von Sulfat, Chlorhydrat oder Bichlorhydrat ist das Chinin Hauptbekämpfungsmittel der Malaria, daneben dient es als wehentreibendes und fiebersenkendes Medikament.

## Chirac, Pierre
*französischer Arzt und Chirurg, 1650–1732*

Nach seiner Erziehung bei den Jesuiten begann Chirac mit dem Studium der Theologie in Montpellier, hatte danach eine Anstellung als Hauslehrer und wandte sich ab 1680 endgültig der Medizin zu. 1683 promovierte er, und nach einigen Jahren, in denen er als Anatomielehrer tätig war, erhielt er einen Lehrstuhl für Medizin an der Universität von Montpellier. Ab 1692 war er als Militärarzt mit der Armee unterwegs, fungierte als Begleiter verschiedener Prinzen auf einigen Feldzügen und erreichte schließlich Paris, wo er die Gründung einer medizinischen Akademie vorantrieb, damit jedoch keinen Erfolg hatte. So kehrte er wieder nach Montpellier zurück, setzte sich energisch für die Gleichstellung der Chirurgen mit den Medizinern ein, hatte aber auch hier nicht die Genugtuung, sein Ziel erreicht zu sehen. Daneben befaßte er sich wissenschaftlich mit Fragen und Möglichkeiten der Wundheilung, unternahm Experimente an lebenden Tieren über die Respiration und die Magenperistaltik und trat als Stifter von Geldpreisen für hervorragende Forschungsarbeiten in Erscheinung. Er hinterließ eine stattliche Anzahl von Werken über die Herzbewegungen, über verschiedene Epidemien sowie allgemeinmedizinische Themen.

## Chiron
*Cheiron; griechische Sagengestalt*

Chiron gilt als weisester der Kentauren, der Sagenfiguren mit der Gestalt eines Halbrosses, und soll Sohn des Kronos und der Philyra gewesen sein. Er bewohnte eine Höhle auf dem thessalischen Berg Pelion und gilt als Lehrer vieler antiker Helden. Auf allen Gebieten bewandert, unterrichtete er unter anderen die Dioskuren, Aeneas und Odysseus, Peleus und Theseus. Selbst Apollon sandte ihm seinen Sohn →Asklepios, den er medizinisch unterwies. Das tragische Thema des weisen Arztes klingt in seinem Schicksal an, als er, von einem vergifteten Pfeil des Herakles getroffen, seine Wunde nicht zu heilen vermochte. So verzichtete er auf seine Unsterblichkeit, die ihm immerwährendes Leiden gebracht hätte, rettete dadurch den zu ewigen Qualen verurteilten Prometheus und wurde von Zeus unter die Sterne versetzt.

## Cholera

Der Name dieser schweren Infektionskrankheit kommt aus dem Griechischen, wo das gleiche Wort in seiner Bedeutung Traufe und Dachrinne vermutlich an den auftretenden Durchfall erinnern sollte. Der Erreger ist das Cholera-Vibrio, das entweder als Vibrio El-Tor oder als Vibrio comma auftritt. Die Infektion erfolgt durch verunreinigtes Wasser und Nahrung sowie von Mensch zu Mensch. Der Erreger dringt nicht in die Darmwand ein, sondern bleibt im Lumen des Darms und vermehrt sich dort. Die Inkubationszeit beträgt einige Stunden bis einige Tage. Schon kurze Zeit nach

*Choleravibrionen; mikroskopische Präparate von verschiedenen Stämmen des Erregers der Cholera, der von Robert Koch entdeckt wurde (aus: Lehmann, K. B., und Neumann, R. O.: »Bakteriologische Diagnostik«, München 1907)*

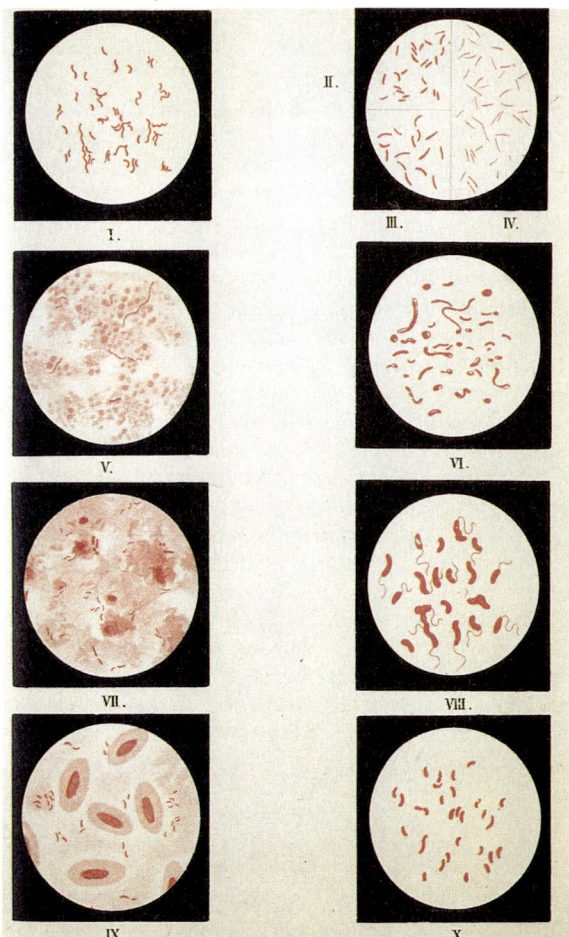

Ausbruch der Krankheit zeigt der Kranke das typische Choleragesicht. Die Krankheit verläuft in fünf Stadien. Charakteristisch sind die starken Brechdurchfälle sowie die Harnverminderung, die durch Anurie eine der möglichen Todesursachen darstellt. Daneben hat der Patient meist Untertemperatur. Oft fallen Krankheitsausbruch und Tod an einem einzigen Tag zusammen; die Krankheitsverläufe sind unterschiedlich und hängen vom Zustand des Befallenen sowie der Menge der aufgenommenen Keime ab. Die Cholera war eine der gefürchtetsten Seuchen vergangener Zeiten. In Europa ist sie nach Verbesserung der sanitären Bedingungen und dem Anstieg des Lebensstandards schon lange nicht mehr aufgetreten; sehr wohl stellt sie aber in Afrika und vor allem Asien noch immer eine große Gefahr dar. In Entwicklungsländern wie Indien, Pakistan, Vietnam oder Thailand ist sie noch nicht unter Kontrolle zu bringen. Im Jahre 1973 wurde die Seuche sogar nach Italien eingeschleppt, wo sie 277 Kranke und 24 Todesopfer forderte, aber bald wieder zum Verschwinden gebracht werden konnte. Der häufigste Erreger, das Vibrio comma, wurde 1883 von →Robert Koch entdeckt; eine Unterart davon stellt das Vibrio El-Tor dar, das 1905 identifiziert wurde.

## Chopart, François
*französischer Chirurg, 1743–1795*

Die medizinische Ausbildung des gebürtigen Parisers fand am Hôtel-Dieu und anderen Spitälern statt; unter anderen war Moreau sein Lehrer. 1770 promovierte Chopart, nachdem er schon drei Jahre zuvor einen Preis der Chirurgischen Akademie in Empfang nehmen konnte. Ein Jahr nach der Dissertation erhielt er ein Lehramt für Chirurgie, und 1780 veröffentlichte er mit seinem Freund →Desault ein bedeutendes chirurgisches Werk. Nach der Bekleidung mehrerer ehrenvoller Posten wurde Chopart schließlich 1790 zum Professor für Physiologie an der Universität von Paris ernannt. Große Verdienste erlangte er durch seine Mithilfe bei der Neuorganisierung des medizinischen Ausbildungssystems. Von 1790 bis zu seinem Tod war er neben seiner Lehrtätigkeit auch als Chirurg an einer pathologischen Anstalt tätig. Auf diesem Gebiet erbrachte Chopart seine bedeutendsten Leistungen: unter anderem nennen wir hier seine Methode der Exartikulation des Vorderfußes, die noch heute seinen Namen trägt. Daneben sind uns Arbeiten über Tumoren der Dura mater oder Beschreibungen von Skorbutschäden überliefert. Bei seinen Londonbesuchen schloß er Freundschaft mit →John Hunter, die beide Wissenschaftler in ihren Arbeiten anregte.

## Chorea

Die auch als Veitstanz bekannte Krankheit ist eine infektiös-toxische Nervenerkrankung, die meist mit allergisch-rheumatischen Symptomen einhergeht. Sie kann psychopathischen wie neuropathischen Ursprungs sein; betroffen ist in diesem Fall das Corpus striatum, das Degenerations- und Entzündungserscheinungen aufweist. Charakteristisch sind rasche, unwillkürliche Bewegungen als die Folge widersinniger, unkoordinierter cortikaler Automatismen. Die Chorea minor oder Sydenham-Chorea tritt vor allem bei Mädchen nach infektiösen Kinderkrankheiten wie Scharlach auf; die Chorea gravidarum befällt junge Frauen in den ersten Schwangerschaftsmonaten, und die Chorea maior, die Huntington-Chorea, ist eine chronisch fortschreitende Erbkrankheit, die von psychischer Veränderung bis zu schwerer Demenz führt.

## Chromosomen

Auf diesen fadenförmigen, leicht färbbaren Zellbestandteilen sind die Gene linear angeordnet. Chemisch gesehen besteht das Chromosom aus einer DNS-Doppelhelix und Proteinen, die diese umgeben. Während der Zellteilung können die Chromosomen sichtbar gemacht werden. Jedes besitzt ein Zentromer, an dem bei der mitotischen oder meiotischen Zellteilung die Kernspindel ansetzt, um die Tochterchromosomen auseinanderzuziehen. Dadurch entstehen identische Tochterzellen. Die genetische Information ist durch die Aufeinanderfolge der die Querverbindung zwischen den beiden Längsachsen der Doppelhelix bildenden Aminosäurekombinationen gegeben; diese nennt man »genetischer Code«. Der Mensch besitzt 46 Chromosomen, von denen zwei Heterosomen sind, nämlich die Geschlechtschromosomen. Die anderen 44 sind Autosomen. Somit besitzt jede menschliche Zelle einen diploiden Chromosomensatz mit Ausnahme der Ei- und Samenzellen, die einen haploiden Satz haben. Hier sind 22 Autosomen, aber nur ein Heterosom vorhanden. Abweichungen von der normalen Chromosomenanzahl oder Gestaltsveränderungen ziehen schwerwiegende Folgen nach sich. Ein Beispiel dafür ist der Mongolismus.

## Chrysippos von Knidos
*griechischer Arzt, 4. Jahrhundert v. Chr.*

Chrysippos gehörte der dogmatischen Schule an und war Anhänger der pneumatischen Pathologie. Sein bedeutendster Lehrmeister war →Philistion von Lokris. Chrysippos vertrat die Ansicht vom Blut als lebenserhaltendem System und Sitz der Seele; infolgedessen trat er entschieden gegen Aderlässe ein. Er befürwortete hingegen Einläufe und Brechmittel und empfahl das enge Einbinden von Armen und Beinen, um das Blut von den Extremitäten zum Körpermittelpunkt zurückzutreiben. Zu seinen berühmtesten Schülern gehörten →Herophilos von Chalkedon und →Erasistratos von Keos.

## Clarke, Jacob Augustus Lockart
*englischer Physiologe und Histologe, 1817–1880*

Nach seiner Ausbildung am Guy's und am St. Thomas Hospital in London ließ sich Clarke als Arzt nieder und begann neben der praktischen Tätigkeit seine berühmten Forschungsarbeiten über das Zentralnervensystem. Schon 1864 erhielt er eine Auszeichnung der Royal Society, drei Jahre später wurde er Ehrenmitglied einer irischen Gesellschaft. Im Jahre 1871 trat Clarke seine wichtigste Anstellung an, die er bis zu seinem Lebensende bekleidete und die ihm die Möglichkeit zu ausgedehnten Untersuchungen bot: am Spital für Epilepsie und Paralyse in London. Seine zahlreichen Werke erschienen in verschiedenen medizinischen Fachzeitschriften; die früheren behandeln Anatomie und Physiologie von Medulla oblongata und Rückenmark sowie Gehirn – aus dieser Zeit stammt auch die Entdeckung der nach ihm benannten Clarke-Säule, eine Ansammlung von Ganglienzellen im hinteren Teil des Rückenmarks zwischen siebtem Halswirbel und drittem Brustwirbel, auch Nucleus dorsalis genannt. Die späteren Arbeiten befassen sich mehr mit pathologischen Forschungen auf seinem Arbeitsgebiet; dazu kamen Abhandlungen über →Tetanus, Diabetes, Paraplegien oder Muskelatrophie.

## Cloquet, Jules Germain
*französischer Anatom und Chirurg, 1790–1883*

Nach anfänglichem Studium der Naturwissenschaften kam Cloquet 1810 nach Paris, wo er sich der Medizin widmete. Ein Jahr später war er bereits anatomischer Präparator, 1815 Prosektor, 1817 promovierte er mit einer Dissertation über Abdominalhernien, für die er an die 300 Stück seziert hatte. Die Hernien bildeten auch weiterhin einen wesentlichen Bestandteil seiner Forschungen. 1819 erhielt Cloquet eine Stelle am Hôpital Saint-Louis. Während dieser Zeit veröffentlichte er eine Arbeit über Zwerchfell- und Lungenhernien sowie über Frakturen der Luftröhre. 1821 ernannte ihn die Medizinische Akademie zu ihrem Mitglied; 1824 erhielt er eine Lehrkanzel für Chirurgie, zehn Jahre später eine Professur an der chirurgischen Klinik, die er aber 1842 wieder aufgeben mußte, da seine Gesundheit praktische Tätigkeiten nicht mehr zuließ. 1851 übergab ihm der Kaiser ein Ehrenamt, 1855 wurde er schließlich Mitglied der Akademie der Wissenschaften. Im Jahre 1821 begann Cloquet mit der Veröffentlichung seiner berühmten *Anatomie,* die sich über mehrere Jahre hinzog. Das gesamte Werk enthält etwa 1300 Abbildungen, die großteils von Cloquet selbst gezeichnet worden sind. Er reformierte den theoretischen Unterricht durch die Verwendung von Bildern und Präparaten. Seine Vorlesungen wurden von →Larrey gesammelt und publiziert. Neben einer großen Anzahl chirurgischer und anatomischer Abhandlungen verdankt die Medizin Cloquet die Erfindung mehrerer Operationsinstrumente, darunter einer Arterienpinzette und eines Geräts zur Entfernung von Fremdkörpern.

## Clowes, William
*englischer Arzt und Chirurg, 1540–1604*

Bis zum Jahr 1570 war Clowes als Marinearzt tätig; ab dieser Zeit lebte und wirkte er in London, wo er sich eine angesehene Praxis aufbaute. Um 1586 verließ er London wieder und zog als Militärchirurg mit der englischen Armee nach Holland. Auf seinen dortigen Erfahrungen beruht sein 1588 erschienenes Werk über die Schußwunden. Nach dem Feldzug kehrte er nach London zurück, erlangte bald wieder große Beliebtheit und wurde 1596 sogar königlicher Leibarzt. Seine größten Leistungen lagen auf dem Gebiet der Chirurgie, was aus vielen seiner schriftlichen Werke zu ersehen ist.

## Cobbold, Thomas Spencer
*englischer Helminthologe, 1828–1886*

In seiner Heimatstadt Edinburg studierte und promovierte Cobbold; nach der Dissertation erhielt er eine Stelle an einem Spital und konnte sich hier seinen Forschungen widmen. Er lehrte Parasitologie und unterrichtete einige Zeit später an einem anderen Krankenhaus auch vergleichende Anatomie und Zoologie. Danach wurde er Professor an einem veterinärmedizinischen College und ließ sich 1857 in London nieder, wo er Botanik zu lehren begann; ab 1861 übernahm er an einem anderen Spital auch den Unterricht in vergleichender Anatomie und in Zoologie. 1873 wurde Cobbold zum Professor für Botanik ernannt und erhielt bald darauf auch eine eigene helminthologische Lehrkanzel. Seine schriftlichen Arbeiten behandeln ausschließlich dieses Gebiet. Er untersuchte die von Makroparasiten und Entozoen hervorgerufenen Krankheiten und gilt als einer der bedeutendsten Fachleute seiner Zeit.

## Coffein

Das Purinderivat, das in den Samen des Kaffeebaums, in den Blättern des Teestrauchs, in Mate, Kolanuß und anderen Pflanzen enthalten ist, zählt zu den ältesten Genuß- und Arzneimitteln der Welt. Es hat ein breites Wirkungsspektrum. Grundsätzlich regt es das Zentralnervensystem an, Hirnrinde, Atem- und Gefäßzentrum; die Herztätigkeit wird beschleunigt, die glatte Muskulatur erschlafft. Die Gehirndurchblutung nimmt ab, daher wird Coffein zur Behandlung der Migräne eingesetzt. Durch die Steigerung der glomerulären Filtrationsrate der Niere entfaltet das Coffein auch diuretische Wirkung.

## Cohn, Ferdinand Julius
*deutscher Botaniker und Bakteriologe, 1828–1898*

An der Universität seiner Heimatstadt Breslau sowie an der von Berlin studierte Cohn ab 1844 Naturwissenschaften. Besonders die Botanik zog ihn in ihren Bann, und er spezialisierte sich auf dieses Fach. Im Jahre 1850 konnte er sich zum Dozenten habilitieren, 1859 ernannte man ihn zum außerordentlichen und 1872

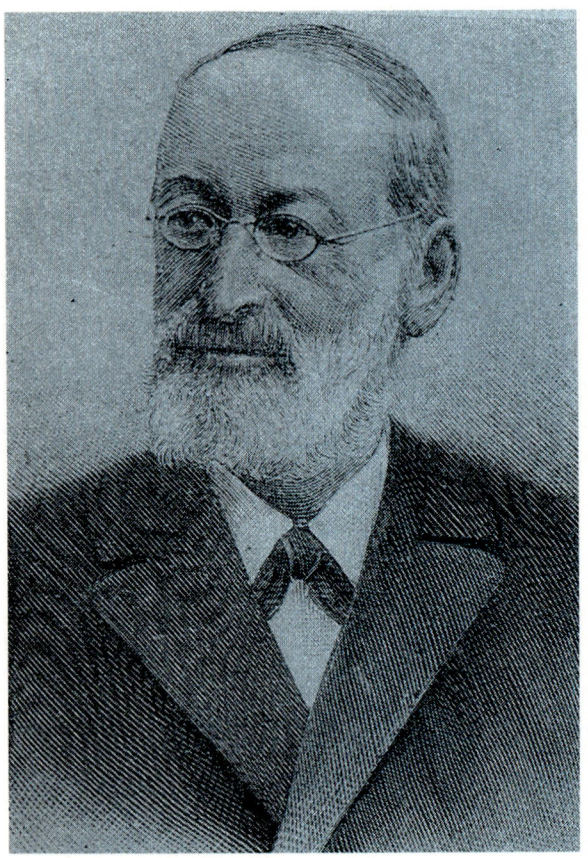

*Ferdinand Julius Cohn*

endlich zum ordentlichen Professor der Botanik an der Universität von Breslau. Diese Universität verdankt ihm die Gründung des pflanzenphysiologischen Instituts im Jahre 1866. Das wichtigste Werk Cohns, *Beiträge zur Biologie der Pflanzen,* beschreitet auf dem Gebiet der Bakteriologie neue Wege und enthält eine neue Einteilung der Spaltpilze, die die Grundlage für die modernen Systeme bildete.

## Cohnheim, Julius
*deutscher Pathologe, 1839–1884*

Nach den Studienjahren, die Cohnheim an den Universitäten von Würzburg, Marburg, Greifswald und Berlin verbracht hatte, promovierte er 1861 in Berlin mit der Dissertation *Über die Entzündung seröser Häute.* Cohnheim wirkte kurze Zeit in Prag, trat 1864 dem Heer bei und nahm noch im selben Jahr eine Assistentenstelle am Berliner Pathologischen Institut an. Vorerst befaßte sich Cohnheim mit Untersuchungen auf physiologischem und biochemischem Gebiet; er erforschte unter anderem die Fermente. Nach einiger Zeit wandte er sich vor allem der pathologischen Anatomie und der Histologie zu, verfaßte Abhandlungen über die Innervation der Muskeln, den Bau der Muskelfasern und die sensiblen Nerven der Haut. In diesem Zusammenhang sei an die nach ihm benannten Cohnheimschen Muskelfelder erinnert, die beim Querschnitt quergestreifter Muskelfasern sichtbar werden. Eine weitere Errungenschaft der Histologie, die auf diesen Forscher zurückgeht, ist die Methode des Gefrierens frischer Objekte, um dadurch ihre Untersuchung zu ermöglichen, ohne die länger dauernden Fixiervorgänge vorzunehmen. Seine Theorien über das Wesen der Eiterung riefen heftige Reaktionen hervor; von großer Bedeutung wurden auch Cohnheims Arbeiten über Trichinenerkrankungen. Um 1867 wandte er sich von der Histologie mehr der pathologischen Anatomie zu, folgte 1868 einer Berufung auf den Lehrstuhl für pathologische Anatomie und allgemeine Pathologie nach Kiel und ging von hier 1872 nach Breslau, wo er die gleichen Lehrämter übernahm. Nach krankheitsbedingter Unterbrechung seiner Tätigkeiten verließ er Breslau im Jahre 1878 und übersiedelte nach Leipzig, da er dort die Lehrkanzel für pathologische Anatomie erhielt. Wichtige Arbeitsthemen waren die Untersuchung der Entzündungen, der Stauungen und Embolien. Auch mit Experimenten über die Tuberkuloseübertragung von Tier zu Tier war er befaßt. Neben seinen wissenschaftlichen Leistungen besaß Cohnheim ein besonderes Talent, sein Wissen an die Studenten weiterzugeben; er sammelte eine große Schar von Schülern um sich und ließ sie an seinen eigenen Arbeiten teilnehmen.

## Colombo, Realdo
*italienischer Anatom, 1516–1559/1577*

Nach anfänglichen pharmazeutischen Studien wandte sich Colombo der Medizin zu und studierte unter →Vesal Anatomie und Chirurgie. 1542 mußte Vesal nach Deutschland reisen, daraufhin erhielt Colombo vertretungsweise seine Lehrkanzel; später, als sein Lehrer 1544 endgültig die Universität Padua verließ, ernannte man Colombo zu seinem Nachfolger als Professor für Anatomie. 1546 berief man ihn nach Pisa, drei Jahre später kam er auf Aufforderung von Papst Paul IV. nach Rom, wo er bis an sein Lebensende blieb. Colombo gilt als Entdecker des kleinen Blutkreislaufs, obwohl vor ihm bereits →Michel Serveto diesen erkannt hatte. Servetos Werk wurde von der Geistlichkeit verbrannt, der Autor selbst aufgrund seiner religiösen Anschauungen wegen Ketzerei mit dem

Feuertod bestraft. Eine Verbindung zwischen den beiden Gelehrten ist nicht nachzuweisen, daher kann Colombo eine eigenständige Entdeckung wohl zugesprochen werden. Er war ein eifriger Anatom, der sich neben der Sektion menschlicher Leichen auch mit Vivisektionen von Hunden befaßte und daraus Rückschlüsse ziehen konnte. So erkannte er Systole und Diastole des Herzens, beobachtete Verengungen und Erweiterungen der Arterien, betrachtete die Herzscheidewand als nicht durchlässig und entdeckte, daß die Lungenvene nicht Luft, sondern Blut führt. Das wesentliche Werk zu diesen Entdeckungen erschien 1559 in Venedig. Die Erkenntnis des großen Blutkreislaufs mußte Colombo noch versagt bleiben, da für ihn die Leber weiterhin blutbildendes Organ war und der Blutstrom in den Venen sich in Richtung der Extremitäten bewegte.

## Constantinus Africanus
*christlicher Arzt und Gelehrter, 1020–1087*

Von seiner Heimatstadt Karthago aus unternahm Constantinus, bereits medizinisch gebildet, etwa vier Jahrzehnte lang Studienreisen durch ganz Europa und bis weit in den Orient hinein. Neben medizinischen Erfahrungen konnte er sich auf diesen Reisen auch sprachliche Kenntnisse aneignen, was seiner späteren Tätigkeit als Übersetzer sehr zugute kam. Schließlich ließ er sich für einige Zeit in Byzanz nieder; als er aber in den Verdacht geriet, ein Zauberer zu sein, zog er nach Salerno. Hier nahm ihn Robert Guiscard, Herzog von Apulien, als Sekretär auf; 1086 ließ er sich endgültig nieder, und zwar im Kloster Monte Cassino. Constantinus Africanus trat dem Orden der Benediktiner bei und verbrachte hier den Rest seines Lebens. Er gilt als der erste, der die Schriften der arabischen Mediziner ins Lateinische übersetzte und sie dadurch dem Abendland zugänglich machte. Außerdem übersetzte und bearbeitete er die Aphorismen des →Hippokrates sowie verschiedene Werke des →Galen. Sein Einfluß auf die →Schule von Salerno ist nicht zu übersehen. Er trug maßgeblich zu ihrem Aufschwung bei. Durch ihn wurde die Medizin dieser Schule, die Elemente der praktischen empirischen Volksmedizin enthielt, mit der arabischen verbunden und erlangte dadurch ihre große Bedeutung während des gesamten Mittelalters.

## Corbeil, Gilles de
*französischer Arzt, 12./13. Jahrhundert*

Der auch unter seinem lateinischen Namen Aegidius Corboliensis bekannte Gelehrte stammte vermutlich aus einem Grafengeschlecht und trat dem Orden der Benediktiner bei. Er zog nach Salerno, wo er die medizinische Ausbildung erhielt und von der Schule so geprägt wurde, daß er als einer ihrer wichtigsten Vertreter gilt. Nach einiger Zeit als Lehrer in Salerno reiste er nach Paris. Hier war er neben seiner Berufung als Domherr auch Leibarzt des Königs. Auch in dieser Stadt lehrte er nach salernitanischen Prinzipien. Seine zwei bedeutendsten Werke behandeln die Pulslehre, die Wichtigkeit der Harnbeschau, die Arzneimittel sowie Krankheitssymptome, Therapie und Pathologie. Die Schriften sind in äußerst elegantem Latein abgefaßt, teilweise sogar in Gedichtform.

## Cor pulmonale

Unter dieser Bezeichnung versteht man die Rechtsvergrößerung des Herzens infolge akuter oder chronischer Druckbelastung der rechten Herzkammer, verursacht durch eine krankheitsbedingte Drucksteigerung des Lungenkreislaufs. Ursache sind Krankheiten, die Struktur oder Funktion der Lunge beeinträchtigen; ausgenommen sind jedoch jene Leiden, die durch primäre Erkrankungen der linken Herzhälfte oder durch angeborene Herzfehler verursacht werden. Das Cor pulmonale manifestiert sich in einer Vergrößerung der rechten Herzkammer, die später zur Herzinsuffizienz der rechten Seite führen kann. Im Röntgenbild ist die Längen- und Breitenzunahme der Herzkammer deutlich zu erkennen, ebenso die Drehung des Herzens um die Längsachse und die Erweiterung der Pulmonalarterie.

## Corti, Alfonso
*italienischer Anatom, 1822–1876*

Der gebürtige Italiener studierte in Wien Medizin, wo er auch lange Jahre wirkte. Sein Name ist mit dem von ihm entdeckten Corti-Organ verbunden, einem bei Vögeln und Säugetieren – also auch dem Menschen –

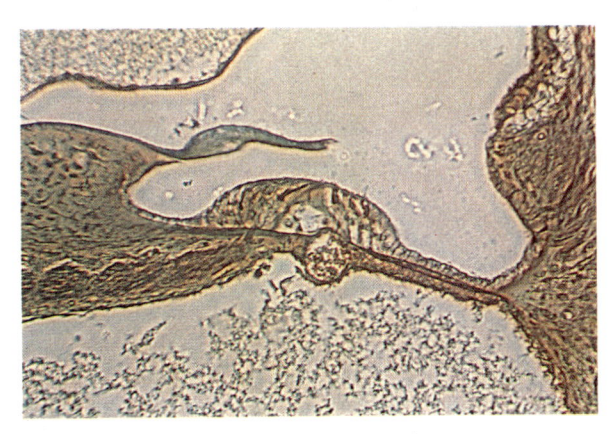

*Cortisches Organ*

im Schneckengang des Innenohrs längs verlaufenden Zellenwulst. Im Jahre 1851 erschien eine Abhandlung darüber. Weitere Untersuchungen befaßten sich mit dem Aufbau der Netzhaut sowie zoologischen Fragen.

## Corticoide

Die Hormone der Nebennierenrinde unterteilt man in drei große Gruppen. Die Mineralcorticoide, deren wichtigster Vertreter das Aldosteron ist, wirken auf den Mineralhaushalt des Körpers. Die Glukocorticoide regulieren hauptsächlich den Kohlehydrathaushalt und haben als wichtigsten Vertreter das Cortisol. Außerdem besitzen sie antiallergische, antiphlogistische und antiexsudative Wirkung. Die Androcorticoide, deren Hauptvertreter das Dehydroepiandrosteron ist, bewirken Wachstum und Eiweißaufbau und haben maskulinisierende Eigenschaften.

## Corvisart des Marest, Jean Nicolas
*französischer Arzt und Anatom, 1755–1821*

Im Jahre 1794 wurde Corvisart als erster Professor an die neugegründete medizinische Klinik von Paris berufen, in der er mit fundiertem Wissen und Begabung zum Lehrberuf die Studenten anzog. Diese Stelle gab er 1807 auf, als er von Napoleon I. zum Leibarzt bestellt wurde. Während der Restauration stand Corvisart an der Spitze des staatlichen französischen Gesundheitswesens. Besondere Bedeutung erlangte er durch zweierlei: erstens durch die Wiederbegründung der pathologischen Anatomie, die zu jener Zeit etwas vernachlässigt schien; zweitens durch seine Bekanntmachung der von →Auenbrugger erfundenen Perkussion. Diesem war es nicht gelungen, über die Grenzen Österreichs hinaus das Interesse für seine Erfindung zu wecken; Corvisart hingegen erkannte die Bedeutung dieser Diagnosehilfsmethode, veröffentlichte in einer Übersetzung Auenbruggers *Inventum novum* in Frankreich und trug dadurch zur Verbreitung wesentlich, wenn nicht sogar entscheidend bei. Die Perkussion steht auch im Zusammenhang mit Corvisarts Arbeiten auf dem Gebiet der pathologischen Anatomie, auf dem er sich sehr intensiv mit den Herzkrankheiten beschäftigte.

## Cowper, William
*englischer Anatom und Chirurg, 1666–1709*

Der Entdecker der nach ihm benannten Drüsen der Harnröhre erbrachte bedeutende Leistungen als Anatom und Chirurg, war aber auch ein begabter Zeichner. Dadurch zählt sein Hauptwerk, ein Lehrbuch über den Muskelapparat, mit seinen Abbildungen und Entdeckungen sowie Korrekturen veralteter Anschauungen zu einem der wertvollsten seiner Zeit. Ein merkwürdiger Charakterzug kam zum Vorschein, als Cowper eine Auflage der *Anatomie* von Godfried Bidloo aufkaufte und mit nur wenigen Ergänzungen als sein eigenes Werk publizierte. Darin erscheinen zum erstenmal auch die von ihm entdeckten Cowperschen Drüsen in Wort und Bild. Angriffen seitens Bidloos wußte er mit einer Verteidigungsschrift zu begegnen. Neben diesen zwei wesentlichen Werken sind uns noch etliche kleinere Abhandlungen über chirurgische Fragen erhalten.

## Credé, Karl Sigismund Franz
*deutscher Geburtshelfer und Gynäkologe, 1819–1892*

Die Studienjahre verbrachte Credé in Heidelberg und Berlin, wo er 1842 promovierte. Nach einer einjährigen wissenschaftlichen Reise durch Europa wurde er als Assistenzarzt an der Berliner geburtshilflichen Klinik angestellt. 1850 konnte er sich als Privatdozent an der Universität Berlin habilitieren, 1852 wurde er Direktor der Berliner Hebammenschule und einer von ihm gegründeten Abteilung an der Berliner Charité. Im Jahre 1856 erhielt er eine Berufung als Professor für Geburtshilfe an die Universität Leipzig. Dort übertrug man ihm auch die Leitung der Hebammenschule. Er gründete hier eine eigene Poliklinik mit einer separaten Abteilung für Frauenkrankheiten. Neben seiner praktischen Tätigkeit hatte er noch zu zahlreichen schriftlichen Werken Zeit. So bearbeitete er ein bekanntes Lehrbuch der Hebammenkunst jener Zeit und gab es neu heraus. Sein Name wird in zwei Begriffen

*Karl Sigismund Franz Credé*

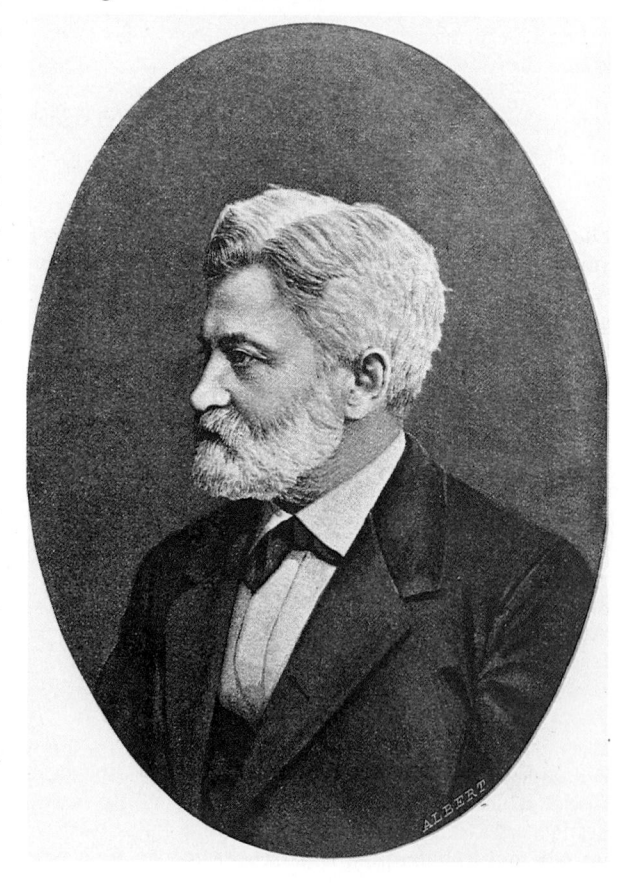

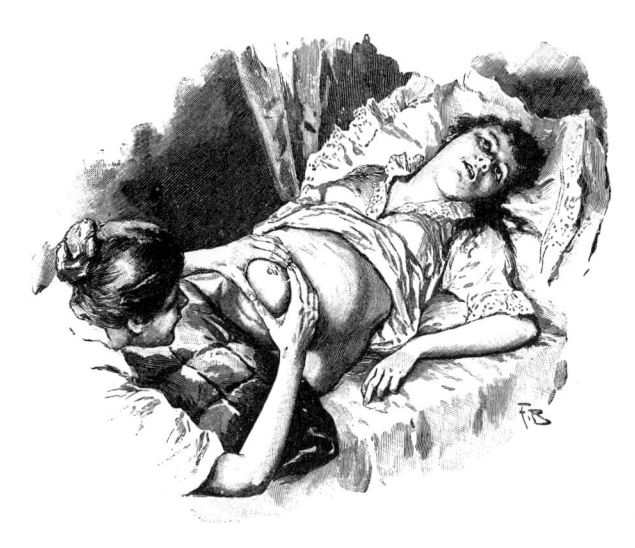

*Der Credésche Handgriff in einer Darstellung um die Jahrhundertwende*

verewigt bleiben: der Credésche Handgriff ist eine 1860 von ihm publizierte Methode, die Lösung der Plazenta zu erleichtern; unter Credéscher Prophylaxe versteht man das Einträufeln von Silbernitratlösung in die Augen Neugeborener, um der Gefahr einer Augenentzündung durch die Ansteckung während des Geburtsaktes bei einer geschlechtskranken Mutter zu entgehen. Diese Methode wandte man ab dem Jahr 1884 systematisch an.

## Croce, Giovanni Andrea della
*italienischer Chirurg des 16. Jahrhunderts*

Dieser Venezianer wurde oft mit →Ambroise Paré verglichen, vor allem als in den verschiedenen europäischen Ländern der Wettstreit ausbrach, nationale Gegenstücke zum französischen Genie zu finden. Croce hinterließ zwei bedeutende chirurgische Werke; eines trägt den Titel *Chirurgiae libri septem,* das andere, bedeutendere, ist das berühmte und schön illustrierte Buch *Chirurgiae universalis opus absolutum.* Neben vielen eigenen Beobachtungen und Erfahrungen bemerkt man auch den Einfluß der griechischen wie der arabischen Mediziner. Interessant sind die Kapitel über die durch die Schußwaffen hervorgerufenen Verletzungen. Außerdem beschreibt er die Trepanation ausführlich und schließt seinem Werk hervorragende Abbildungen des chirurgischen Instrumentariums aller Epochen an.

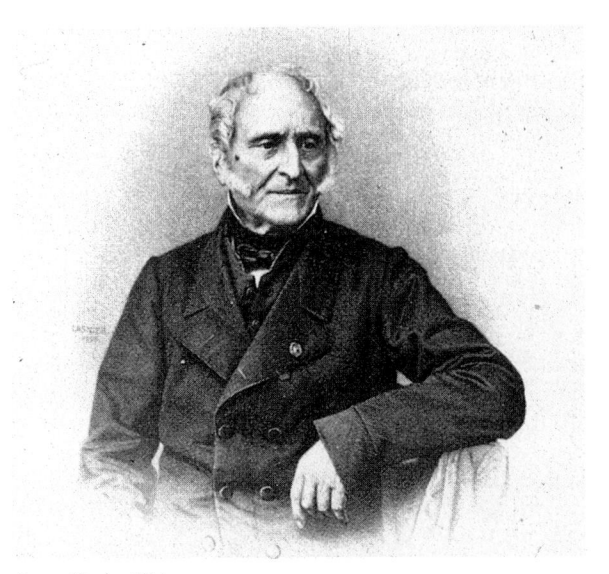

## Cruveilhier, Jean
*französischer Arzt, 1791–1874*

Sein Vater, der als Militärchirurg der Armee folgen mußte, ließ die Familie notgedrungen oft allein. So wurde Cruveilhier von seiner Mutter aufgezogen, was seine tiefe Religiosität erklärt. Sein Berufswunsch war es, Geistlicher zu werden, was aber dem Vater mißfiel, der aus seinem Sohn einen würdigen Nachfolger machen wollte. Daher mußte er 1810 von Limoges nach Paris übersiedeln, um unter →Guillaume Dupuytren das Studium der Medizin zu beginnen. Sein Widerwille war so groß, daß er sich heimlich einem Orden anschloß und theologische Studien betrieb. Als das dem Vater zu Ohren kam, reiste er nach Paris und brachte seinen Sohn wieder zur Medizin zurück. 1816 promovierte Cruveilhier in dieser Stadt. In seiner Dissertation traf er eine neue Einteilung der Organe nach ihren pathologischen Veränderungen. Er kehrte nach Limoges zurück und gewann 1823 einen Wettbewerb um eine außerordentliche Professorenstelle. 1824 wurde er in Montpellier ordentlicher Professor, 1825 berief man ihn als Professor für deskriptive Anatomie nach Paris; 1836 konnte er den Lehrstuhl für pathologische Anatomie, der von seinem Lehrer Dupuytren geschaffen worden war, einnehmen. Dieses Amt bekleidete er mehr als dreißig Jahre lang. Cruveilhier war ein sehr bekannter Arzt in Paris, unter anderem wurde er von

*Jean Cruveilhier*

Talleyrand konsultiert. Der Umfang seines literarischen Werks ist recht bedeutend, obwohl man über dessen Wert fallweise streiten kann. Der größte Mangel besteht darin, daß Cruveilhiers Kenntnisse anderssprachiger, aber bedeutender Werke sehr gering waren; ebenso war er in Chemie und Histologie nicht bewandert. Somit ist auch sein berühmter Atlas nicht ganz vollständig, als Nachschlagewerk für seltene Krankheitsfälle und wegen seiner Beschreibungen der Krankheiten des Nervensystems aber doch bedeutend. 1840 veröffentlichte er im Andenken an seinen großen Lehrer Dupuytren ein Werk mit dem Titel *Das Leben des Dupuytren.*

## Cuba, Johann von
*deutscher Arzt, 15. Jahrhundert*

Cubas genaue Lebensdaten sind nicht überliefert; er scheint als Stadtarzt von Augsburg und von 1484 bis 1495 als Stadtarzt von Frankfurt auf. Er wurde durch die Verfassung eines Kräuterbuches bekannt, das Heilmittel aus den drei Reichen der Natur umfaßte und als sogenannte Armenpharmakopöe konzipiert war. Dieses Werk kam 1484 unter dem Titel *Herbarium* heraus und wurde 1485, leicht gekürzt, unter dem Namen *Ortus sanitatis* wiederaufgelegt. Es erlangte große Beliebtheit und wurde in mehrere Sprachen übersetzt.

## Cullen, William
*schottischer Arzt, 1710–1790*

Cullen begann seine Laufbahn 1740 als Landarzt in seiner Heimat. Als sehr geachteten Arzt ernannte man ihn sogar zum Bürgermeister. Durch seinen Freund →William Hunter ermutigt, bewarb er sich um eine Lehrkanzel an den Universitäten Glasgow und Edinburg. In weiterer Folge erhielt er an beiden Universitäten Professuren für Chemie, Pharmakologie und schließlich für theoretische Medizin. Später lehrte er für kurze Zeit auch praktische Medizin. Ab 1757 hielt er seine Vorlesungen nicht mehr in lateinischer, sondern in englischer Sprache. Er suchte die Krankheitsursachen im Nervensystem, das für ihn von einem Fluidum erfüllt und in ständiger Bewegung war. Bei Störung dieser Bewegungen tritt eine Krankheit auf, die zum betreffenden Organ weitergeleitet wird. Cullen trifft eine Einteilung des Fiebers nach verschiedenen Kriterien von stark bis schwach. Interessant erscheint uns auch seine Theorie über die Gicht: er betrachtet sie als Krankheit, die den gesamten Organismus befällt, insbesondere aber das Gehirn betrifft und von hier zu den Gelenken ausstrahlt. Die Wirksamkeit von Medikamenten geht für ihn vom Magen aus. 1774 veröffentlichte er eine bearbeitete Neuausgabe der *Edinburger Pharmakopöe;* 1775 legte er den klinischen Unterricht nieder, um sich nur mehr seinen Theorien zu widmen.

## Curie, Marie
*französische Physikerin und Chemikerin, 1867–1934*

Die berühmte Madame Curie wurde als Marja Sklodowska in Warschau geboren und kam durch ihren Vater zum erstenmal mit den Naturwissenschaften in Berührung. Durch ihre Kontakte zu den revolutionären Studenten sah sie sich veranlaßt, Warschau zu verlassen und vorerst in Krakau weiterzustudieren. Den Abschluß ihres Studiums machte sie in Paris an der Sorbonne. Durch Zufall, auf der Suche nach einer Stelle, um nebenbei etwas Geld zu verdienen, lernte sie

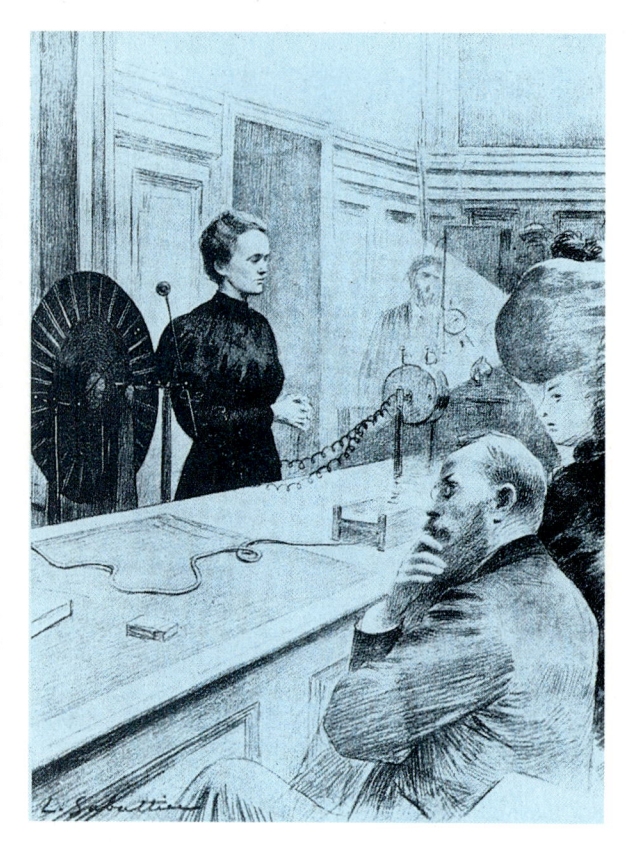

*Marie Curie*

→Pierre Curie kennen. Im Jahre 1895 heirateten sie. Als Antoine Henri Becquerel 1896 das Uran entdeckte, begannen die Curies mit ihren Forschungen über die Radioaktivität. 1898 konnten sie einen großen Erfolg verbuchen: die Entdeckung zweier neuer Elemente, des Poloniums (nach Polen, dem Heimatland Marie Curies, benannt) und des Urans. Für diese Leistung erhielten sie gemeinsam mit Becquerel 1903 den Nobelpreis für Chemie. Marie Curie konnte ihn 1911 nochmals in Empfang nehmen, diesmal für die Gewinnung von Radium aus riesigen Mengen von Joachimsthaler Pechblende und ihre Untersuchungen über die Eigenschaften dieses Elements. 1934 starb Madame Curie, seit 1914 Leiterin des »Institut du radium« in Paris, an einer perniziösen Anämie, als deren Ursache Schädigungen des Rückenmarks durch die radioaktive Strahlung, der sie während ihrer Versuche ausgesetzt war, vermutet wurden.

## Curie, Pierre
*französischer Physiker, 1859–1906*

Die Ausbildungszeit verbrachte Curie an der Sorbonne, der Institution, an der er später Professor für

Physik werden und Marja Sklodowska kennenlernen sollte. Seine Forschungen betrafen vorerst die piezoelektrischen Erscheinungen der Kristalle, und er unternahm Versuche mit den magnetischen Eigenschaften von Körpern bei verschiedenen Temperaturen. Dabei entdeckte er den unterschiedlichen Magnetismus bei Temperaturwechsel. Unter Curiepunkt versteht man die Temperatur, oberhalb der ein ferromagnetisches oder ferroelektrisches Material seine Eigenschaften verliert. Im Unterschied zum ferromagnetischen besitzt ferroelektrisches Material auch einen unteren Curiepunkt. Nach seiner Heirat verband Curie seine Forschungsarbeiten eng mit jenen seiner Frau, was ihm 1903 gemeinsam mit ihr und Antoine Henri Becquerel den Nobelpreis eintrug. Als Pierre Curie 1906 unerwartet starb, folgte ihm seine Frau auf den Lehrstuhl für Physik an der Sorbonne. Die Tochter des Ehepaares, Irène Joliot-Curie, und ihr Mann, Frédéric Joliot, empfingen 1935 den Nobelpreis für Chemie.

## Cushing, Harvey
*amerikanischer Chirurg, 1869–1939*

Cushing stammte aus einer Ärztefamilie aus Cleveland und studierte zuerst an der Yale University, später an der Harvard University. Dort schloß er sein Studium 1895 ab. Nach vierjähriger Tätigkeit am John Hopkins Hospital verließ er Baltimore, um in Bern und Liverpool seine Kenntnisse zu vertiefen. Nach seiner Rückkehr bekleidete er zahlreiche Posten an der John Hopkins University; unter anderem ernannte man ihn zum außerordentlichen Professor für Chirurgie, speziell für Fälle des Nervensystems. Cushing verfaßte eine Anzahl von Monographien über Gehirnchirurgie und entwickelte die Anwendungsbereiche der Lokalanästhesie bei Operationen. Sein Werk über die Hypophyse brachte ihm internationale Anerkennung. Wichtige Untersuchungen über Tumoren am Gehörnerv und im Gehirn machten ihn berühmt. Bis 1932 war er Professor an der Harvard University, von 1933 bis 1937 an der Yale University. Ein von ihm erforschtes Syndrom, dessen Ursache in einem Hypophysenadenom liegt, trägt seinen Namen: die Cushing-Krankheit.

*Harvey Cushing*

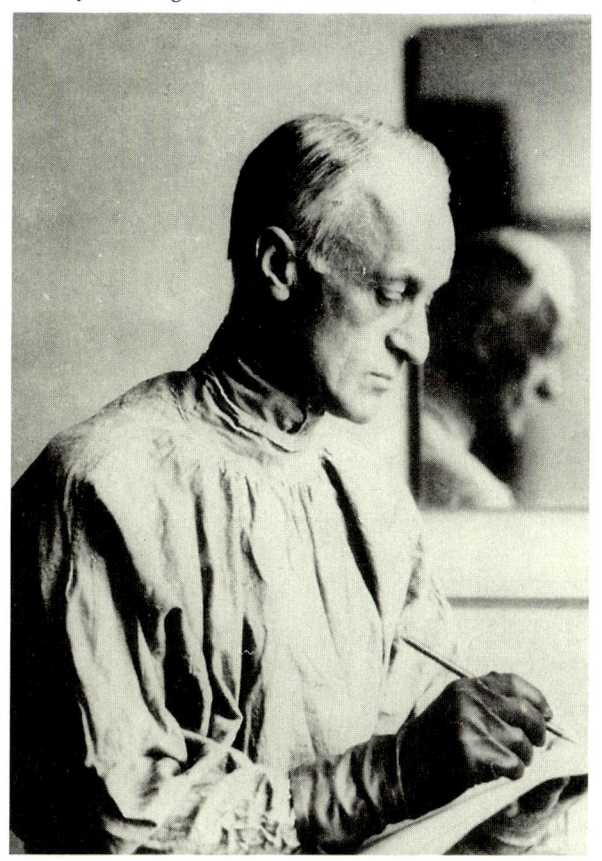

## Cuvier, Georges Baron de
*französischer Naturforscher, 1769–1832*

Nach seinem Studium in Stuttgart widmete sich Cuvier der vergleichenden Anatomie und der Zoologie; er formulierte das Naturgesetz von der funktionellen Einheit der Körperorgane, nicht nur in bezug auf ihre Aufgabe, sondern auch auf ihre Form und Lage. Seine Theorie begründete die Paläologie der Tiere und wurde dadurch bestätigt. Auch für die Wissenschaft von der menschlichen Anatomie ist seine Arbeit von Bedeutung.

## Czerny, Vincenz von
*deutscher Chirurg, 1842–1916*

Czerny begann das Studium in Prag und schloß es 1866 als Doktor der Medizin in Wien ab. Er begann kurz darauf an der Hautklinik von →Hebra zu arbeiten und wurde 1867 Assistent von Oppolzer, 1868 von →Billroth, den er in diesem Amt auch an die Kriegsschauplätze des Jahres 1870 begleitete. 1871 habilitierte er sich in Wien zum Dozenten für Chirurgie, im Winter des gleichen Jahres bot man ihm eine Stelle als Ordinarius in Freiburg i. Br. an. 1877 bekam er eine Professur in Heidelberg, und als er 1906 in den Ruhestand trat, leitete er das Institut für experimentelle Krebsforschung und das Samariterheim in dieser Stadt weiter. Seine Bedeutung für die Wissenschaft liegt einerseits in der Entwicklung von Operationstechniken bei der Krebschirurgie und in der Behandlung inoperabler Krebspatienten; andererseits widmete er sich auch allen anderen Gebieten der Chirurgie, darunter der Abdominalchirurgie und der plastischen Chirurgie. Er führte spektakuläre Operationen durch, so die erste Uterustotalexstirpation, und konnte 1880 die erste vollständige operative Heilung einer Nephrolithiasis (Nierensteinkrankheit) erzielen.

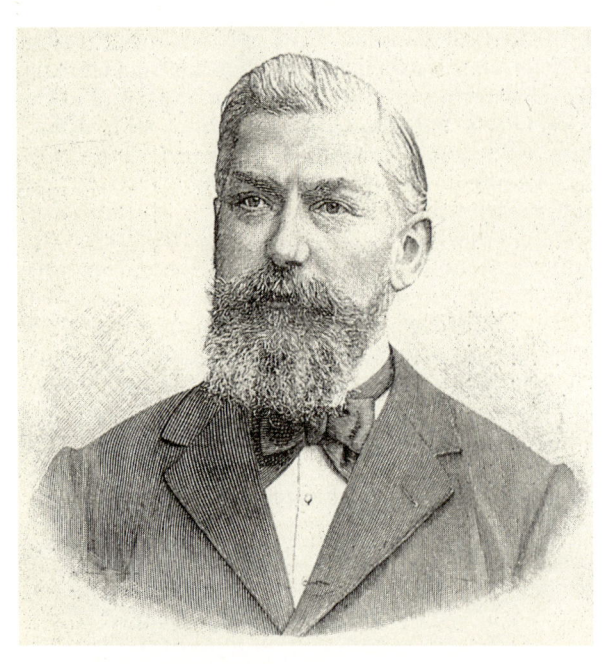

*Vincenz von Czerny*

## Dalechamp, Jacques Joseph
*französischer Arzt, 1513–1588*

1547 promovierte Dalechamp zum Doktor der Medizin in Montpellier und praktizierte 36 Jahre lang in Lyon. Er veröffentlichte medizinische Werke über die Pest, chronische und akute Krankheiten und über Chirurgie. In erster Linie war Dalechamp jedoch als Botaniker von Bedeutung: er veröffentlichte ein bekanntes Werk, *Historia generalis plantarum*. Von ihm stammt auch eine lateinische Neuauflage von →Dioskurides und →Plinius.

## Danlos, Henri Alexandre
*französischer Dermatologe, 1844–1912*

In seiner Geburtsstadt Paris absolvierte Danlos das Studium, das er 1874 mit dem Doktortitel abschloß, nachdem er sich bereits seit 1869 auf Innere Medizin spezialisiert hatte. Ab 1881 arbeitete er als Spitalsarzt am Hôpital Saint-Louis. Seine Bedeutung liegt in der Entwicklung und Verbesserung bereits bestehender Therapien der Haut- und Geschlechtskrankheiten. Die moderne Medizin verdankt ihm die Einführung der organischen Arsenpräparate und der Radiumtherapie in der Dermatologie.

## Daremberg, Charles Victor
*französischer Medizinhistoriker, 1817–1872*

1841 promovierte Daremberg in Paris zum Doktor der Medizin, um sich danach für einige Jahre beim Heer zu verdingen. 1846 erhielt er eine Stelle als Bibliothekar der Académie médecine, 1871 wurde er Professor für Geschichte der Medizin an der Universität von Paris. Seine mangelnde Kontaktfähigkeit zu seinen Studenten ließ ihn sich immer mehr in das Studium alter Handschriften vertiefen. Um besonders seltene oder wertvolle Manuskripte bearbeiten zu können, unternahm er mehrere Reisen durch ganz Europa. Dadurch konnte er sich auch eine eigene wertvolle Sammlung zulegen. Er gilt als einer der wichtigsten Medizinhistoriker.

## Darier, Ferdinand Jean
*französischer Dermatologe, 1856–1938*

Darier war zwar von Geburt Ungar, wanderte aber bald nach Paris aus und verbrachte hier sein Leben. An ihn erinnert uns das Dariersche Syndrom (Dyskeratosis follicularis vegetans), eine Hautkrankheit mit papillomatösen Wucherungen, die dominant vererblich und manchmal von Schwachsinn begleitet ist. Große Anerkennung brachte ihm die Veröffentlichung seines Werkes *Précis de dermatologie* (1908).

## Darwin, Charles Robert
*englischer Naturwissenschaftler, 1809–1882*

Darwin ist der Begründer der Evolutionstheorie, die in seinem monumentalen Werk *Origin of Species by Means of Natural Selection* (1859) erläutert wird. 1825 begann er an der Universität Edinburg Medizin zu studieren; nach drei erfolglosen Jahren brach er das Studium ab und ging nach Cambridge, um Geistlicher zu werden. 1831 schloß er, nicht sehr glanzvoll, dieses

*Charles Robert Darwin*

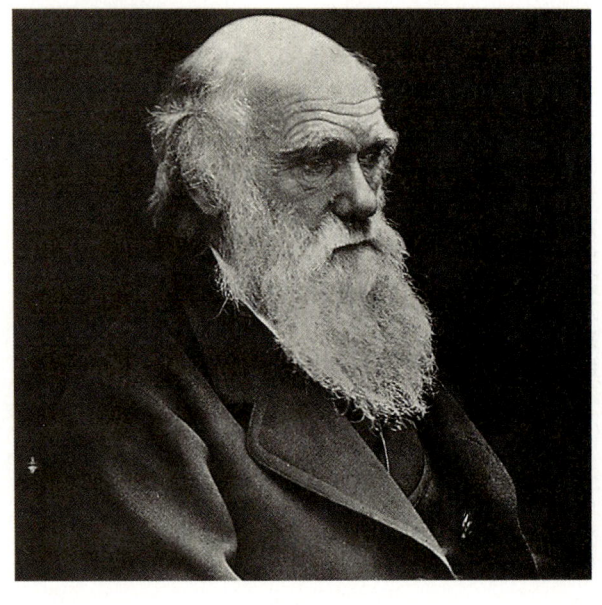

Studium ab. Von 1831 bis 1836 unternahm er eine wissenschaftliche Reise, die sein weiteres Leben bestimmen sollte. Sie führte ihn über Brasilien zu den Galapagos-Inseln, an die südamerikanische Küste, nach Neuseeland, Australien und auf die Malediven, um nur einige der Stationen zu nennen. Hier studierte er die Geologie der Landschaften und veröffentlichte nach seiner Rückkehr Schriften darüber. Darwin untersuchte die Beziehung zwischen Tierarten, deren Entwicklung durch eine örtliche Isolation bedingt ist, und Tieren, die auf einer früheren Entwicklungsstufe stehengeblieben sind. Besonderen Eindruck machten auf ihn die südamerikanischen Fossilien und die Tierarten auf den Galapagos-Inseln. Seine Evolutionstheorie von der natürlichen Auslese beeinflußte als Sozialdarwinismus sogar die Politik. 1930 konnten durch Sir Ronald Fisher die Rätsel der Evolution erklärt werden, indem er die Darwinsche Theorie mit der Mendelschen Vererbungslehre verband.

## Daubenton, Louis Jean Marie
*französischer Zoologe, 1716–1800*

Gegen seinen Willen war Daubenton nach Paris gesandt worden, um hier Theologie zu studieren; heimlich betrieb er jedoch medizinische Studien. Nach dem Tod seines Vaters konnte er die Theologie gänzlich aufgeben und sich ausschließlich den Naturwissenschaften widmen. Besonders die Anatomie fesselte ihn. 1741 erlangte er in Reims das Doktorat. Bereits 1742 wurde er von →Buffon nach Paris berufen und als sein Mitarbeiter am Jardin du Roi angestellt. Dadurch kam er mit der Zoologie in Kontakt und betrieb mit Buffon mancherlei Studien. 1745 erhielt er eine Stelle am Naturhistorischen Museum. In all seinen Arbeiten betonte Daubenton die Bedeutung des Vergleichs zwischen tierischen und menschlichen Formen. Ab 1783 bekleidete er die Stelle eines Professors für landwirtschaftliche Ökonomie in Alfort.

## Davaine, Casimir Joseph
*französischer Arzt, 1812–1882*

1837 promovierte Davaine zum Doktor der Medizin, widmete sich allerdings nur der Wissenschaft und war nie praktisch tätig. Man ernannte ihn zum Mitglied der Société de Biologie und 1868 auch der Medizinischen Akademie. Seine Forschungen befaßten sich mit den Entozoen. 1850 gelang ihm und →Rayer die Entdeckung des Milzbrandbazillus im Blut eines Schafes.

## Daviel, Jacques
*französischer Ophthalmologe, 1696–1762*

Nach seinem Studium in Rouen und Paris zog Daviel 1719 als Arzt in die Provence, wo er an der Bekämpfung der Pest mitwirkte. Er erwarb sich dabei große Verdienste und erhielt verschiedene Auszeichnungen vom König. Marseille nahm ihn in die berühmte Zahl seiner Wundärzte auf. Während seiner Zeit in Marseille praktizierte Daviel auch als Chefchirurg auf einer Galeere. Ab dem Jahr 1728 übte er nicht mehr die Praxis der allgemeinen Chirurgie aus, sondern widmete sich nur mehr der Augenheilkunde. Bald erlangte er auch da große Berühmtheit, was zu Einladungen in mehrere Länder führte: 1736 nach Lissabon, 1745 nach Spanien, 1750 nach Mannheim und später an den bayerischen Hof, wo man ihn vergeblich festzuhalten versuchte. 1746 ließ er sich endgültig in Paris nieder und wurde 1749 zum Augenarzt Ludwigs XV. ernannt. Ab 1750 konnte er sich endlich der Augenchirurgie widmen, der er vor allem seine Bedeutung für die Nachwelt verdankt. So machte er sich unter anderem durch die Erfindung einer wirksamen Operationstechnik zur Heilung des grauen Stars mittels Linsenextraktion einen Namen.

## Davy, Sir Humphry
*englischer Chemiker und Mediziner, 1778–1829*

Der Sohn eines unbemittelten Künstlers begann sich während der medizinischen Ausbildung mit der Chemie zu befassen und verband in seiner beruflichen Laufbahn beide Wissenschaften miteinander. Davy gründete eine Lungenheilanstalt bei Bristol, gilt als

*Sir Humphry Davy*

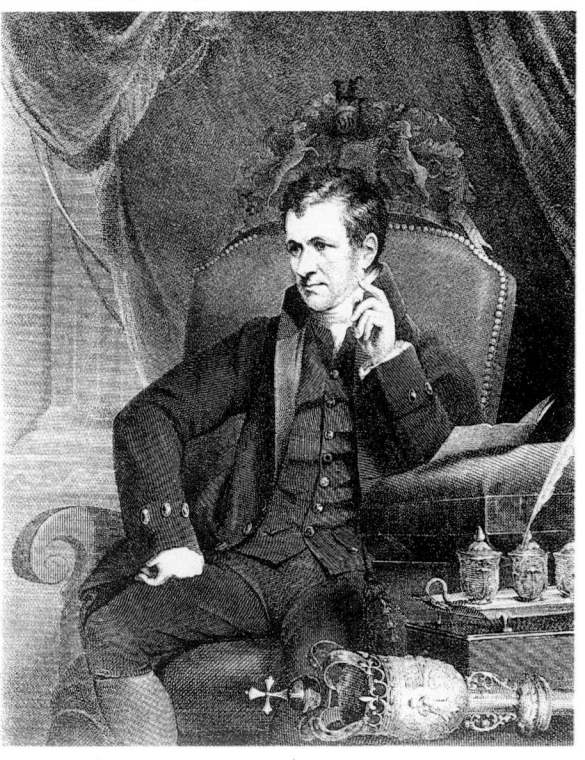

Entdecker der anästhesierenden Wirkung des Lachgases, untersuchte die Respiration der Seepflanzen und isolierte einige Metalle. Auch der Landwirtschaft erwies er durch seine Forschungen große Dienste.

## Dejerine, Joseph Jules
*französischer Neurologe, 1849–1917*

Dejerine verließ Genf, wo sich seine ursprünglich französische Familie niedergelassen hatte, und begann 1871 in Paris zu studieren. Nach seiner Ernennung zum Assistenzarzt 1874 bestand er 1879 das Doktorexamen als Schüler von →Vulpian. Ab 1895 arbeitete er an der Salpêtrière. 1901 folgte die Berufung zum Professor für Geschichte der Medizin und 1907 für Innere Medizin. Von 1910 bis 1917 war Dejerine Direktor der neurologischen Klinik in Paris. Seine Frau, Augusta Dejerine-Klumpke, war seine wichtigste Mitarbeiterin. Seine Untersuchungen erstreckten sich auf ein schier unüberschaubares Gebiet der Neurologie. So befaßte er sich unter anderem mit der Claudicatio intermittens und mit Sensibilitätsstörungen. Auch durch Untersuchungen über verschiedene Formen der Aphasie und Ataxie erlangte er Bedeutung. Zahlreiche neurologische Lehrbücher stammen aus seiner Feder, außerdem war er Mitarbeiter an einigen anderen Werken. Dejerine gilt daher mit Recht als einer der wichtigsten und produktivsten Neurologen seiner Zeit.

## Delirium tremens

Dieses schwere Erscheinungsbild bei Alkoholismus wird entweder durch Entzugsmaßnahmen oder durch Alkoholvergiftung hervorgerufen. Neben psychischen Veränderungen wie Halluzinationen, Verwirrtheit und Wahnvorstellungen kommt es zu schweren körperlichen Begleiterscheinungen, die die Prognose entscheiden können. Fieber, Zittern und Schweißausbrüche setzen dem durch die Sucht geschwächten Organismus weiter zu, und der Ausgang des Delirium tremens ist in vielen Fällen tödlich. Als Medikament kommen Vitamine, Strophantin und Haloperidol in Frage.

## Delpech, Jacques Mathieu
*französischer Anatom und Chirurg, 1772–1832*

Sein Studium beendete Delpech 1801 in Paris mit dem Doktortitel für Medizin. An der Schule für Chirurgie und Pharmakologie in Toulouse erhielt er seine erste Stelle als Anatomielehrer. Von hier berief man ihn 1812 nach Montpellier an die Lehrkanzel für Chirurgie. Er war ein fabelhafter Chirurg, der neben seiner Lehrtätigkeit noch Leiter eines Hospitals war und eine Spezialklinik für orthopädische Krankheiten gründete. Sogar für ein umfangreiches schriftliches Werk fand er noch Zeit.

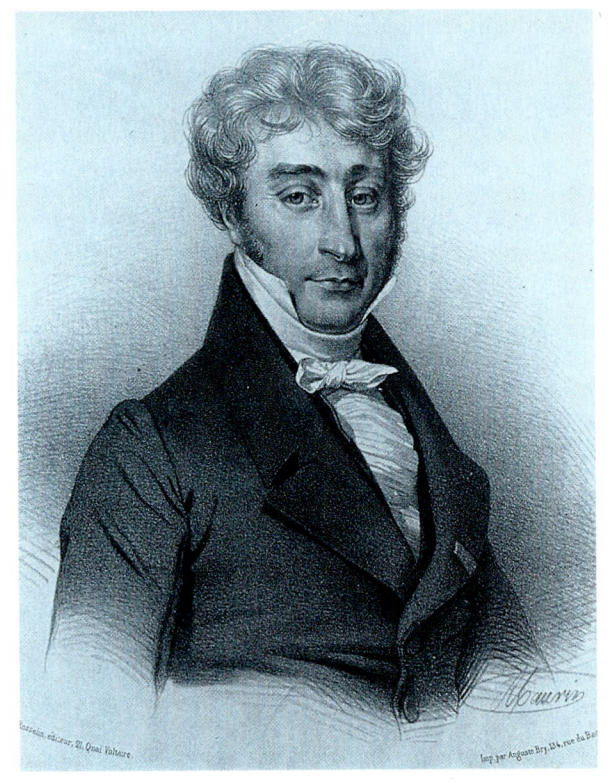

*Jacques Mathieu Delpech*

## Demetrios von Apameia
*griechischer Arzt, um 150–100 v. Chr.*

Dieser alexandrinische Arzt ist vor allem für die Gynäkologie jener Zeit von Bedeutung. Er gehörte der Richtung der Herophileer an. →Soranos von Ephesos zitiert einen Teil seines geburtshilflichen Werks. Danach ist diese Schrift hauptsächlich eine Neuordnung von alten und neuen Kenntnissen und Beobachtungen, wobei einige interessante, von ihm erdachte Handgriffe auffallen.

## Demokedes von Kroton
*griechischer Arzt, 6. Jahrhundert v. Chr.*

Vor allem →Herodot ist es zu verdanken, daß wir von diesem Arzt als erstem mehr wissen, als Sagen und Grabinschriften verraten. Danach wanderte Demokedes von seinem Geburtsort Kroton in Unteritalien an den Hof des Polykrates von Samos aus, der ihn hochbezahlt in seine Dienste nahm. Nach dessen Ermordung geriet Demokedes in persische Gefangenschaft und wurde als Sklave an den Hof des Dareios gebracht. Die Heilung des persischen Königssohnes von einer Unfallverletzung am Bein brachte ihm zwar Ruhm und auch Reichtum, vernichtete aber seine Hoffnung auf Freilassung fast völlig. Zufällig konnte er auch die Gemahlin des Königs von einem Brustgeschwür heilen und erhielt dafür ihr Versprechen, ihm durch ihre Fürsprache einen Besuch in seiner Heimat zu ermöglichen. Sie wußte es so einzurichten, daß Demokedes wirklich als Kundschafter für einen möglichen Feldzug des Dareios gegen Griechenland in seine Heimat entsandt wurde. Kaum angelangt, ließ er aber die persischen Begleiter gefangensetzen und floh nach Kroton. Die Mitbürger bewahrten ihn vor einer gewaltsamen Entführung nach Persien. Aus Herodots Erzählung ist natürlich wenig Medizinisches herauszulesen; immerhin gilt der im Jahre 504 v. Chr. verstorbene Demokedes als bedeutendster Arzt seiner Epoche und muß bereits zu Lebzeiten sehr berühmt gewesen sein. Auch über seine therapeutischen Methoden erfahren wir nicht viel, in der Wundbehandlung scheint er jedoch sehr erfahren gewesen zu sein.

# Demokrit von Abdera
*griechischer Philosoph, 460–370 v. Chr.*

Demokrit unternahm weite Bildungsreisen, die ihn bis nach Persien und Ägypten führten. Die überlieferten Schriften belaufen sich auf etwa 300 Fragmente. Sie umfassen nahezu alle Gebiete der Wissenschaft. Berühmt wurde Demokrit als Begründer des Atomismus, der Lehre von der Zusammensetzung aller Materialien aus Kügelchen, den Atomen. Sogar die Seele besteht für ihn daraus. Die geordnete Bewegung dieser Atome garantiert die Gesundheit des Menschen. Im Bereich der Ethik vertritt Demokrit das Prinzip der Mäßigung. Durch ihn erlebte die Schule von Abdera einen entscheidenden Fortschritt, vor allem durch die Gründung einer Bibliothek in dieser Stadt. Seine Verknüpfung der atomistischen Theorien mit den medizinischen Forschungen wurde jahrhundertelang verfolgt.

# Denman, Thomas
*englischer Gynäkologe, 1733–1815*

Als Sohn eines Apothekers war Denman zuerst der Gehilfe seines Vaters; nach dessen Tod 1752 führte er einige Zeit mit seinem älteren Bruder das Geschäft, ging aber 1754 nach London, um das Medizinstudium aufzunehmen. Bald darauf diente er in der königlichen Marine und kehrte erst 1763 wieder nach London zurück, wo er unter →Smellie und →Hunter zum Gynäkologen ausgebildet wurde. Nach seiner Promotion zog er als Arzt nach Winchester, kam aber bald wieder nach London zurück. Mit Hilfe einflußreicher Freunde erhielt er eine Stelle auf einem der königlichen Schiffe. Nach seiner Dienstzeit hatte Denman endlich die Möglichkeit, sich eine gynäkologische Praxis aufzubauen. Er gründete eine private Entbindungsanstalt, der eine Heilanstalt für Frauenkrankheiten angeschlossen war. Sein Ruf verbreitete sich bald, und mit etlichen Auszeichnungen und Ehrentiteln konnte er sich 1791 ins Privatleben zurückziehen.

# Denonvilliers, Charles Pierre
*französischer Anatom und Chirurg, 1808–1872*

Nach seinem Medizinstudium erwarb Denonvilliers 1837 den Doktortitel. Bereits 1839 wurde er Professor für Chirurgie, 1840 Chirurg im Zentralbüro der Hospitäler. Nach →Breschets Tod ernannte man ihn auch zum Professor für Anatomie. Seine Bedeutung liegt in der Verbesserung der Methoden der plastischen Chirurgie. Er verfertigte zahlreiche anatomische Präparate und war als Lehrer sehr beliebt.

# Desault, Pierre Joseph
*französischer Chirurg und Anatom, 1744–1795*

1764 begann Desault in Paris das Studium als Schüler von →Petit. Zur Aufbesserung seiner Finanzen erteilte er nebenbei Mathematikunterricht und ab 1766 auch Kurse in Anatomie und Chirurgie. Nach Abschluß des Studiums erhielt er eine Stelle als Chirurg am Hôtel-Dieu. Er wurde bald als großartiger Chirurg anerkannt und gilt als Schöpfer des Unterrichts am Krankenbett, der von den Studenten natürlich begeistert aufgenommen wurde. In späterer Zeit machte die anatomische Forschung dem praktischen Operieren

*Pierre Joseph Desault*

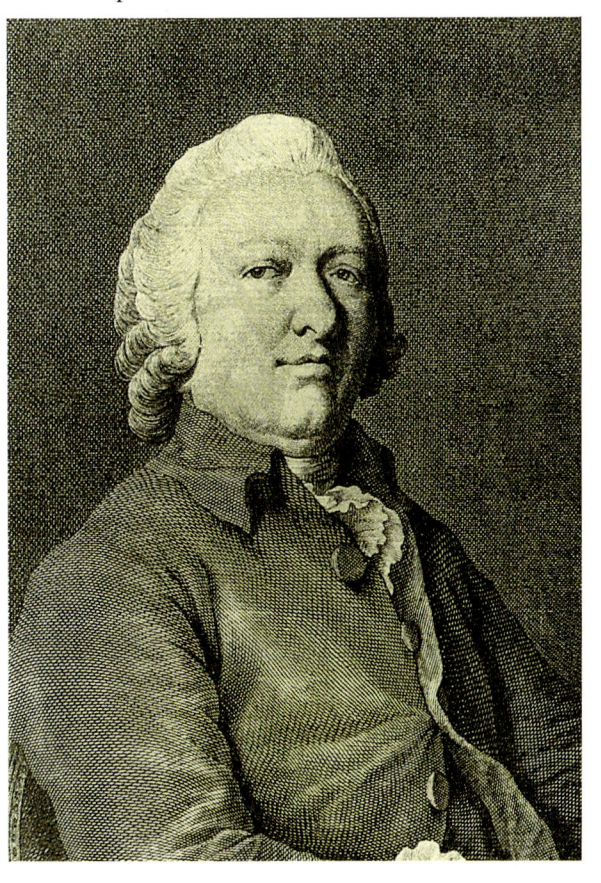

mehr und mehr Platz. Seine Aufmerksamkeit galt vor allem den verschiedenen Frakturen. Für die gebrochene Clavicula erfand er einen speziellen Verband (Achsel-Schulter-Ellbogen-Verband), der bis heute unter seinem Namen bekannt ist. Wichtige Untersuchungen über Frakturen der Kniescheibe und des Ellbogens sind uns erhalten. In seinen Schriften, die er zum Großteil in Zusammenarbeit mit seinem Freund →Chopart verfaßt hat, tritt Desaults Wunsch, die Amputation so oft wie möglich verhindert zu sehen, klar zutage. Auch gegen die Trepanation hatte er mancherlei Einwände. Weitere Forschungsarbeiten befaßten sich mit der Chirurgie der Unterleibsorgane beim Mann, der Behandlung von Aneurysmen und der Abbindung von Arterien. 1782 wurde Desault zum Chefchirurgen an der Charité ernannt, 1788 auch am Hôtel-Dieu; ab 1794 lehrte er als Professor an der Pariser chirurgischen Klinik, die aus seiner großen Privatpraxis hervorgegangen war. Seine gesamte Lehre erschien 1791/1792 in einer von ihm gegründeten vierbändigen Zeitschrift.

## Desormeaux, Antonin Jean
*französischer Arzt, 1815–1894*

1844 promovierte Desormeaux in Paris zum Doktor der Medizin und wurde daraufhin als Krankenhauschirurg angestellt. Sein Hauptgebiet waren urologische Operationen. 1853 legt er der Akademie für Medizin, noch vor der Erfindung der Glühbirne, das erste Endoskop vor. Eine Mischung aus Alkohol und Terpentinöl war der nötige Brennstoff zur Beleuchtung. Damit wurde die Untersuchung der Harnröhre und der Blase wesentlich erleichtert. 1865 veröffentlichte Desormeaux ein Lehrbuch über die Endoskopie. Auch ein Werk über Embryologie, allerdings weniger bedeutend, ist uns von ihm überliefert.

## Desparts, Jacques
*französischer Arzt, 1380–1458*

Neben seinen Verpflichtungen als Leibarzt von König Karl VII. und des Herzogs von Burgund hatte Desparts auch die Stelle eines Professors an der medizinischen Fakultät in Paris inne. Durch große Geldspenden trug er viel zum Ausbau der beengten räumlichen Verhältnisse der Universität bei. Außerdem vermachte er ihr testamentarisch seine Bibliothek und sein Mobiliar. Er studierte die griechischen und arabischen Gelehrten und hinterließ eine der seltenen Ausgaben des →Avicenna, die mit seinen Kommentaren versehen ist. In seinen Vorlesungen wetterte Desparts so heftig gegen das Baderwesen, daß der daraus entstehende Streit mit der Baderzunft ihn dazu brachte, Paris zu verlassen. Er zog nach Tournay, wo er 1458 als Kanonikus und Schatzmeister der dortigen Kathedrale verstarb.

## Deventer, Hendrik van
*niederländischer Gynäkologe und Orthopäde, 1651–1724*

In seiner Heimatstadt Den Haag lebte Deventer bis zu seinem 17. Lebensjahr als Goldarbeiter. Dann begann er das Studium der Medizin und Pharmakologie, das ihn nach Westfalen und Altona führte. Ab 1675 war er als Chirurg in Friesland tätig und ab 1679 auch als Geburtshelfer neben seiner Frau, einer Hebamme. Durch sie konnte er das Vertrauen vieler Patientinnen gewinnen, die männlichen Geburtshelfern noch eher feindselig gegenüberstanden. Große Bedeutung haben auch seine orthopädischen Untersuchungen jener Zeit, die ihm viel Anerkennung einbrachten. Um die Jahrhundertwende konstruierte er etliche Apparate, die Mißbildungen und Verformungen des Bewegungsapparates korrigieren sollten. Angesichts seiner Berühmtheit wurde es ihm 1694 ermöglicht, in Holland die Promotion zu erhalten, ohne Latein zu beherrschen. Den Doktortitel benötigte er, um in Den Haag eine eigene geburtshilfliche Praxis eröffnen zu können. Die Konkurrenzangst seiner Kollegen wußte dies aber immer wieder zu verzögern. Daraufhin befaßte er sich weiterhin mit der Orthopädie und gründete in Voorburg das Haus »Sionlust«, in dem er sich mit wissenschaftlichen Methoden der Behandlung der verschiedensten orthopädischen Leiden widmete. So gilt Deventer als Begründer der holländischen Orthopädie. Im Jahre 1695 konnte er seinen Traum in Erfüllung gehen sehen, seine geburtshilfliche Praxis wurde eröffnet. Sein Name ist uns noch heute durch die Erfindung des nach ihm benannten Gebärstuhls bekannt, ferner durch seine Erforschung des verengten Beckens, von dem er die erste wissenschaftliche Beschreibung lieferte. Er formulierte auch eine Klassifizierung der abnormen Größenverhältnisse im Becken. In seinen Werken – zwei davon, *Operationes chirurgicae* und *Neues Hebammenlicht,* werden als besonders bedeutend erachtet – vertritt Deventer immer wieder die Ansicht, beim Geburtsvorgang möglichst wenig Instrumente zu verwenden. Unter seinen Schriften, die oft übersetzt und neu aufgelegt wurden, findet sich auch ein Werk über die homöopathische Pharmakopöe.

## Dezeimeris, Jean Eugène
*französischer Arzt und Medizinhistoriker, 1799–1851*

Dezeimeris stammte aus einer Ärztefamilie und begann 1819 in Paris das Studium der Medizin. Schon während der Studienzeit stellte man ihn als Unterbibliothekar der Bibliothek der Medizinischen Fakultät an. 1832 wurde er promoviert. Neben seiner Tätigkeit als Gynäkologe befaßte er sich mit der Geschichte der Medizin. Seine Bemühungen, den aufgelassenen Lehrstuhl für dieses Fach wieder einzuführen, schlugen fehl. Zusammen mit →Littré gründete er eine Zeitschrift mit dem Titel *L'Expérience.*

## Dieffenbach, Johann Friedrich
*deutscher Chirurg, 1795–1847*

Dieffenbach stammte aus Königsberg und begann ab 1814 in Greifswald und Rostock Theologie zu studieren. Bald wurde er aber zum Heer eingezogen; nach der Entlassung wandte er sich der Medizin zu, die er von 1816 bis 1820 in Königsberg studierte. Besonders die Anatomie und die Chirurgie fesselten ihn. Schon früh befaßte er sich mit Transplantationsversuchen und war mit Operationen erfolgreich. Trotz einer Anstellung als Prosektor verließ er Königsberg und zog nach Bonn, später weilte er ein halbes Jahr in Paris. Dort traf er mit bedeutenden Medizinern zusammen. 1822 wurde Dieffenbach in Würzburg promoviert. Ein Jahr später ließ er sich in Berlin nieder und wandte seine Aufmerksamkeit der plastischen Chirurgie zu, speziell der Rhinoplastik. Bald fand er die nötige Anerkennung. In den folgenden Jahren veröffentlichte er eine große Zahl von Schriften, in denen er seine Operationen beschreibt, vornehmlich auf dem Gebiet der wiederherstellenden Chirurgie. 1829 wurde er Chefarzt der chirurgischen Abteilung der Berliner Charité und 1832 außerordentlicher Professor an der Universität. Zu diesem Zeitpunkt lenkte er sein Augenmerk auch auf die vor kurzem eingeführten subkutanen Operationen wie Tenotomien und andere Methoden zur Heilung orthopädischer Leiden. Des weiteren befaßte er sich mit der Bluttransfusion, mit der Heilung von Stottern und Schielen und verfaßte kurz vor seinem Tod als letzte von vielen medizinischen Abhandlungen das Werk *Der Äther gegen den Schmerz*.

*Johann Friedrich Dieffenbach*

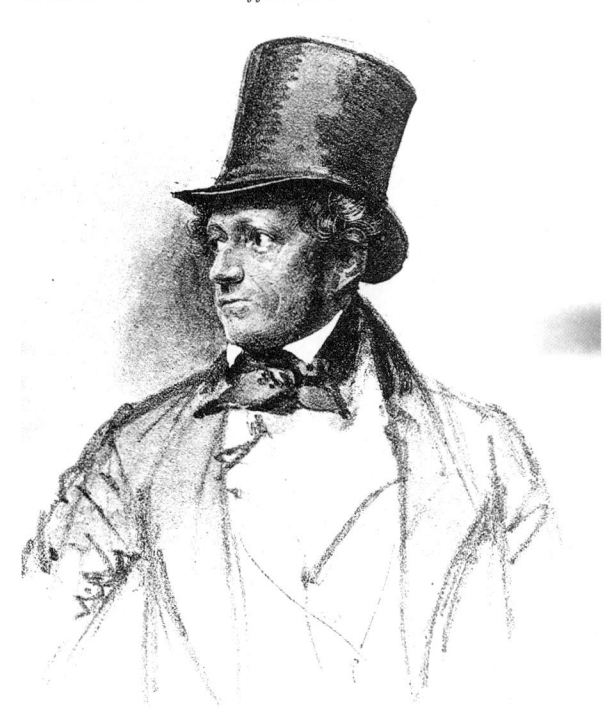

## Diels, Hermann
*deutscher Historiker, 1848–1922*

Schon in seiner Dissertation 1870, die →Galen zum Thema hat, legte Diels den Grundstein zu dem dann bevorzugten historischen Gebiet. An den Universitäten von Berlin und Bonn legte er die Prüfungen in Philologie und Altertumswissenschaft ab und wirkte später als Gymnasialprofessor in Hamburg. Als Universitätsprofessor sowie Sekretär der Akademie der Wissenschaften kam er nach Berlin und übernahm die Leitung eines monumentalen Werks, das von den Akademien von Berlin, Leipzig und Kopenhagen gemeinsam in Angriff genommen wurde: die Herausgabe des *Corpus medicorum Graecorum*, das den Namen Diels' in der Medizingeschichte verewigt.

## Diemerbroeck, Ysbrand van
*holländischer Arzt, 1609–1674*

Nach seiner Studienzeit an der Universität Leiden promovierte Diemerbroeck 1627 in Angers, Frankreich, zum Doktor der Medizin und Philosophie. Während der 1636/1637 wütenden Pest versah er als Arzt Dienst und konnte 1644 seine Erfahrungen und Beobachtungen darüber in seinen *Libri de peste quatuor* veröffentlichen. 1649 ernannte man ihn zum außerordentlichen Professor für Anatomie und Medizin an der Universität Utrecht und 1651 zum ordentlichen Professor. Sein Hauptwerk, die *Anatomia corporis humani*, erschien 1672 in Utrecht und erlebte verschiedene Auflagen und Übersetzungen in mehreren Ländern Europas. Eine Zusammenfassung seiner Werke wurde 1685 in Utrecht von seinem Sohn veröffentlicht.

## Diepgen, Paul
*deutscher Arzt und Medizinhistoriker, 1878–1966*

Neben dem Studium der Medizin widmete sich Diepgen auch dem der Philosophie, besuchte die Universitäten von Tübingen, Leipzig, Bonn und Freiburg, promovierte 1902 zum Doktor der Medizin und 1908 zum Doktor der Philosophie. Zuerst befaßte er sich mit der Gynäkologie, war Assistent bei →Alfred Hegar, später an einem Spital in Frankfurt und in Freiburg. Hier wurde er 1919 Chefarzt der geburtshilflichen Abteilung. Auch seine medizingeschichtliche Tätigkeit trug in dieser Stadt ihre ersten Früchte. 1910 habilitierte sich Diepgen für dieses Fach, 1915 erfolgte die Ernennung zum außerordentlichen und 1920 zum ordentlichen Professor. 1929 folgte er einem Ruf nach Berlin, wo er die Leitung des Instituts für Geschichte der Medizin und der Naturwissenschaften sowie den Lehrstuhl für dieses Fach übernahm. Sein bevorzugtes Arbeitsgebiet war die Beziehung zwischen Medizin und Kultur; besondere Aufmerksamkeit schenkte er dabei dem Mittelalter und dem 19. Jahrhundert.

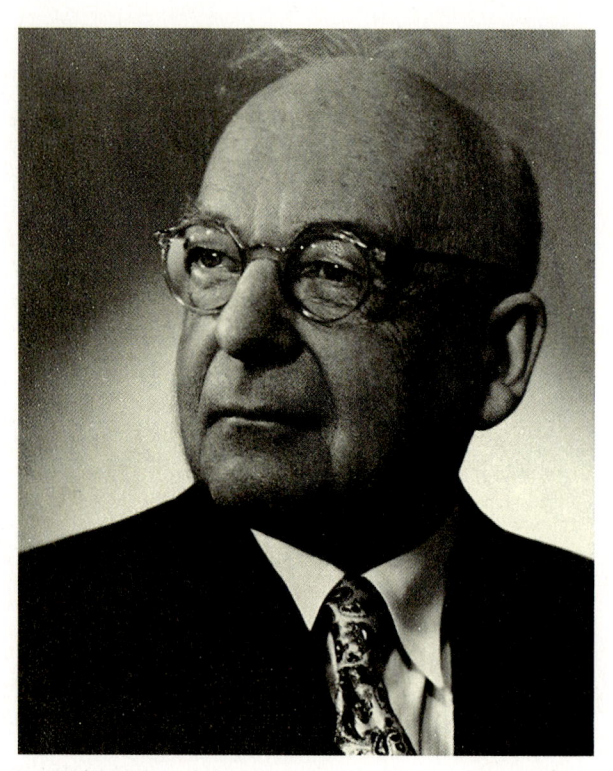

*Paul Diepgen*

## Diokles von Karystos
*griechischer Arzt, 4. Jahrhundert v. Chr.*

Diokles gilt als berühmtester Arzt seiner Zeit. Sein Leben dürfte er hauptsächlich in Athen verbracht haben, da die Fragmente seiner Schriften im attischen Dialekt abgefaßt sind. Von ihm stammt das wahrscheinlich erste Anatomiebuch, das aber nur von historischem Wert ist und nicht viel Eigenes enthält. Von größerer Bedeutung ist seine Lehre von der Diätetik. Hier empfiehlt er zahlreiche Maßnahmen zur Gesunderhaltung des Körpers, die von sportlichen Betätigungen bis zu Vorschriften über die Nahrung reichen. Diokles ist deutlich von der westgriechischen Medizin geprägt. Er sucht nach dem Ursprung der Krankheiten und erkennt bereits, daß Fieber kein einheitliches Krankheitsbild darstellt, sondern nur eines von möglicherweise mehreren Erscheinungsbildern ist. Von ihm stammt auch das *Rhizotomikon,* das erste griechische Kräuterbuch. Trotz mancher abergläubischer Spekulationen gebührt ihm doch Anerkennung für dieses Werk, das wegweisend für die griechische medizinische Botanik werden sollte.

## Dionis, Pierre
*französischer Anatom und Chirurg, 1650–1718*

Ab 1673 bekleidete Dionis das Amt eines Professors für Anatomie und Chirurgie am Jardin du Roi. Er war bei seinen zahlreichen Schülern sehr beliebt. 1680 enthob ihn König Ludwig XIV. seiner Lehrverpflichtungen und betraute ihn mit mehreren Ehrenämtern und einer Leibarztstelle bei der königlichen Familie. Dadurch konnte sich Dionis vermehrt seinen Forschungen widmen. So beauftragte ihn der König zum Beispiel, die Entdeckung →Harveys, die Kenntnis des Blutkreislaufs, in Frankreich populär zu machen. Er befaßte sich auch eingehend mit orthopädischen Problemen, vor allem mit dem Klumpfuß, und empfahl die Verwendung eines leichten Korsetts zur Korrektur von Haltungsschäden bei Wirbelsäulenverformungen.

## Dioskurides von Anazarbus
*griechischer Arzt, 1. Jahrhundert n. Chr.*

Dioskurides ist durch sein fünfbändiges Werk über Arzneimittellehre in der Geschichte verankert. Durch seinen Beruf als Militärarzt konnte er viele Länder bereisen und kam dabei mit den Heilpflanzen dieser Gegenden in Berührung. Sein Werk enthält alle damals bekannten Heilmittel aus den drei Bereichen der Natur, befaßt sich aber besonders ausführlich mit den Pflanzen. Er ordnete sie nicht, wie damals üblich, nur nach dem Alphabet, sondern nach ihren äußeren

*Dioskurides von Anazarbus*

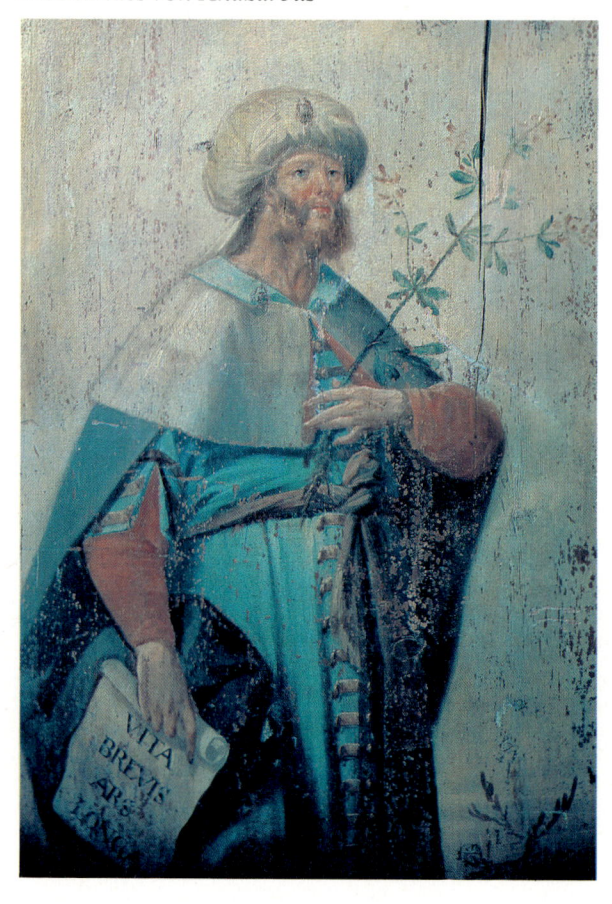

Merkmalen und der Wirkung. Ferner zählt er einige Medikamente auf metallischer Basis zur Behandlung von Haut- und Augenkrankheiten auf. Bis zum 16. Jahrhundert blieb dieses Werk das Vorbild für sämtliche Arzneibücher und das meistverwendete Lehrbuch an den Universitäten. Die älteste und wertvollste Handschrift befindet sich in der Österreichischen Nationalbibliothek in Wien. Sie stammt aus der Spätantike und ist reich illustriert, was das Original höchstwahrscheinlich nicht war. Sie wurde um das Jahr 512 in Byzanz als Geschenk für die Tochter des Kaisers von den Bewohnern eines Stadtteils in Auftrag gegeben. 1569 konnte das Werk für Wien erworben werden. Es enthält allerdings nur zum Teil Auszüge aus dem Original des Dioskurides, der Großteil des Textes geht auf verschiedene andere Autoren zurück. 1966 wurde nach eingehender Restaurierung der Handschrift eine Faksimileausgabe veröffentlicht.

## Diphtherie

Eine durch Bakterien hervorgerufene Infektionskrankheit, gekennzeichnet durch Bildung von Pseudomembranen aus nekrotischen Zellen, Bakterien und Leukozyten auf den Mund- und Rachenschleimhäuten. Weiters sind Fernschädigungen wie Herzmuskelerkrankungen oder Nervenlähmungen möglich. Der Diphtheriebazillus wurde 1883/1884 von →Edwin Klebs und →Friedrich August Johannes Löffler entdeckt. Die Geschichte seiner Erforschung reicht allerdings weiter zurück. 1818 erkannte →Pierre Fidèle Bretonneau das einheitliche Krankheitsbild der Ra-

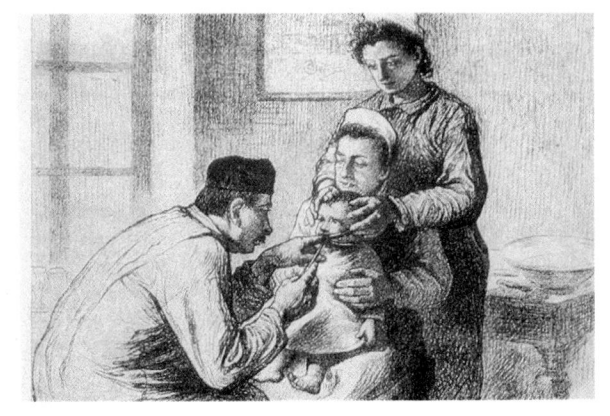

*Intubation bei Diphtherie, Szene aus dem Pariser Kinderkrankenhaus, Ende des 19. Jh.s*

chen- und Kehlkopfdiphtherie. Von ihm stammt die Bezeichnung Diphtheritis, die sein Schüler und Mitarbeiter →Armand Trousseau in Diphtherie änderte. 1883 isolierte Edwin Klebs in den Pseudomembranen die stäbchenförmigen Diphtheriebakterien, die dann 1884 von Friedrich Löffler kultiviert wurden. 1888 erkannten →Emile Roux und →Alexandre John Emile Yersin die Bedeutung der Diphtherietoxine bei der Entwicklung der Krankheit. Bald darauf gelang →Emil von Behring die Darstellung eines Antidiphtherieserums, das schon kurze Zeit später seinen Siegeszug antrat. Seit 1924 wird die systematische Impfung durch Injektion von Antitoxinen weltweit angewandt. Dadurch ist das Auftreten der Krankheit vergleichsweise selten geworden, die Gefahr einer plötzlichen Epidemie darf aber nicht außer acht gelassen werden.

## Diuretika

Unter dieser Bezeichnung versteht man Medikamente, die die Harnproduktion vermehren und dadurch zur Ausschwemmung von Ödemen führen. Man unterscheidet indirekte und direkte Diuretika. Die direkten Diuretika sind die eigentlichen, sie wirken auf die Niere durch Einschränkung der Primärharnrückgewinnung. Die indirekten Diuretika wirken durch ihren Einfluß auf andere Organe, zum Beispiel Digitalisglykoside durch ihre Steigerung der Herztätigkeit, verschiedene anorganische Salze durch Azidose und verschiedene organische Verbindungen durch ihre osmotischen Eigenschaften.

## Divini, Eustachio
*römischer Optiker, 1620–1695*

Die Entwicklung und Verbesserung der frühen Mikroskope hat Divini viel zu verdanken. Er gilt als erster, dem die Herstellung einwandfreier Linsen gelungen ist. 1668 konstruierte und baute er ein eigenes Mikroskop, einen äußerst umfangreichen Apparat, der Vergrößerungen bis auf etwa das Hundertvierzigfache erlaubte.

## Dodoens, Rembert
*niederländischer Botaniker und Arzt, 1516–1585*

Dodoens beendete im Jahre 1535 das Studium in Löwen und unternahm daraufhin Reisen nach Deutschland, Italien und Frankreich, wo er mit den wichtigsten Ärzten Kontakt aufnahm. Maximilian II. und Kaiser Rudolf II. ernannten ihn zu ihrem Leibarzt. Trotzdem kehrte er um das Jahr 1550 von Wien nach Holland zurück. 1557 wurde ihm eine Lehrkanzel an der Universität Löwen angeboten, die er jedoch ablehnte. Später wurde er zum Professor für Botanik in Leiden ernannt. Aus dieser Zeit stammen viele interessante botanische Werke. Auch als Medizinhistoriker machte sich Dodoens einen Namen. In seinem medizinischen Hauptwerk *Praxis medica* findet man die erste Beschreibung der verheerenden →Ergotismusepidemie in Brabant. Er suchte ihren Ursprung im Import kranken Getreides zu erklären.

## Domagk, Gerhard
*deutscher Chemiker und Pathologe, 1895–1964*

Neben →Sir Alexander Fleming, der das →Penicillin entdeckte, steht gleichrangig jener Mann, der die →Sulfonamide in die Medizin einführte: Gerhard Domagk. Er stammte aus Lagow in Brandenburg; das Studium absolvierte er an der Universität von Kiel, wo er 1921 die Promotion erlangte. Die Universität von Greifswald berief ihn 1924 als Privatdozenten, 1925 kam er an das Pathologische Institut von Münster. 1928 erfolgte die Ernennung zum außerordentlichen Professor für Pathologie und pathologische Anatomie;

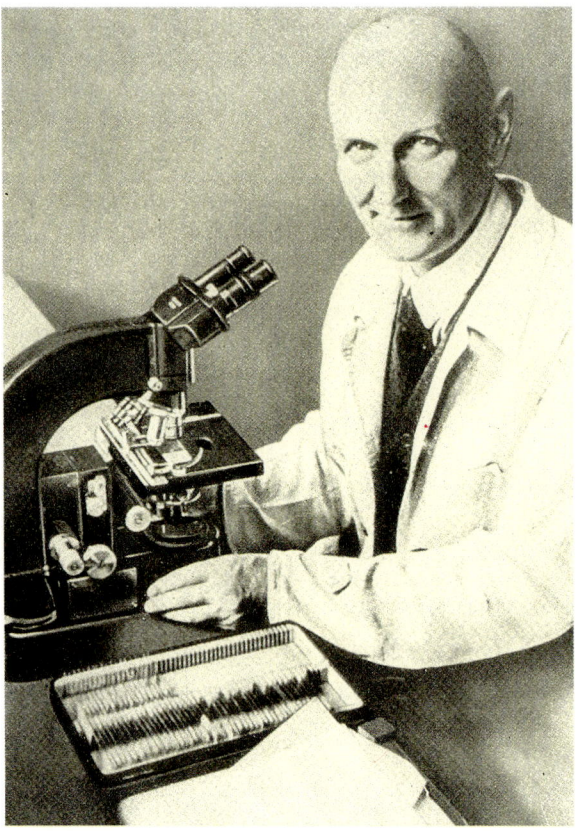

*Gerhard Domagk (aus: Bernt Karger-Decker: »Unsichtbare Feinde«, Leipzig 1973)*

schon ein Jahr zuvor hatte Domagk seine bedeutenden chemischen Arbeiten als Forschungsdirektor der Farbenindustrie von Wuppertal in Angriff nehmen können. Domagk erkannte bald die außergewöhnlichen Wirkungskräfte des Sulfanilamids und entwickelte daraus als erstes Sulfonamid das Prontosil, dessen antibakterielle Eigenschaften die Chemotherapie revolutionierten. Neben der Chemotherapie im allgemeinen widmete sich Domagk besonders der Krebs- sowie der Tuberkulosebehandlung. Im Jahre 1939 wurde ihm der Nobelpreis für Medizin zuerkannt; das Naziregime in Deutschland jedoch verhaftete Domagk und zwang ihn, den Preis abzulehnen. Erst 1947 konnte er die ihm gebührenden Ehren empfangen.

## Donders, Frans Cornelis
*niederländischer Arzt und Ophthalmologe, 1818–1889*

Mit 17 Jahren kam Donders als Schüler an das Reichshospital für Militärmedizin. Nach seinen Studien in Den Haag und Vliessingen arbeitete er bis 1848 als Lehrer an seiner ehemaligen Schule in Utrecht. Hier ernannte man ihn auch zum außerordentlichen Professor für Medizin. Seine Untersuchungen der tierischen Gewebe mit makroskopischen und mikroskopischen Methoden veröffentlichte er in einer seiner Schriften. Donders sah die Haut als Wärmeregulator an. Bald darauf wandte er sich der Augenheilkunde zu und erforschte die Regeneration der Hornhaut. 1852 wurde er ordentlicher Professor an der Universität Utrecht und unterhielt daneben eine ophthalmologische Praxis. Dies stellte in Holland eine Neuerung dar, da die Augenheilkunde bislang von den Chirurgen ausgeübt wurde und keine Spezialdisziplin darstellte. Sein literarisches Werk ist sehr umfangreich. 1863 stellte man ihm auch eine Lehrkanzel für Physiologie in Utrecht zur Verfügung, und 1866 konnte er ein neues physiologisches Laboratorium eröffnen, was seinen Aktivitäten sehr entgegenkam. Mit seinem Namen sind etliche Begriffe bis heute verbunden: wir nennen nur das Donderssche Glaukom, den Donderssche Druck, das Gesetz, die Magengrübchen oder den Donderssche Versuch zum Nachweis des blinden Flecks.

## Donné, Alfred
*französischer Mediziner, 1801–1878*

Sein Studium absolvierte Donné an der Universität von Paris, wo er bald nach Abschluß, 1829, eine Stelle als Klinikchef an der Charité antrat. 1831 promovierte er zum Doktor der Medizin. Sein vornehmliches Interesse galt mikroskopischen und chemischen Untersuchungen. Er veranstaltete Kurse für Mikroskopie und war eine Zeitlang Bibliothekar der Medizinischen Fakultät von Paris. Vor der Revolution war er sehr angesehen und hatte mehrere Ehrenämter inne. Seine Bedeutung für die heutige Medizin liegt in der Entwicklung von Mikroskopie und Mikrofotografie.

## Douglas, James
*schottischer Arzt und Gelehrter, 1675–1742*

Von Douglas ist uns ein umfangreiches literarisches Werk überliefert, das sich mit der Materia medica befaßt und in der allgemeinen Medizin speziell auf dem Gebiet der Blasensteinoperationen Neues bringt. Er war sehr geachtet und brachte es bis zum Leibarzt der Königin.

## Dreckapotheke

Unter dieser Bezeichnung versteht man Medikamente, die medizinisch wertlos sind, aber im Volksglauben Bedeutung für die Bekämpfung böser Geister und Dämonen haben. Wir kennen sie aus vielen Kulturen, von den Babyloniern über die Ägypter und Griechen bis hin ins europäische Mittelalter. In verschiedenen primitiven Stämmen ist sie noch heute aktuell. Sie bestand vor allem aus ekelerregenden Materialien und Substanzen wie Urin, Staub, Exkrementen, tierischem oder menschlichem Blut, Tierfett, pulverisierten Knochen, Spülwasser oder Spinnweben. Ziel dieser Mittel war es, die bösen Geister zum Verlassen des Körpers des Erkrankten zu bringen.

## Drelincourt, Charles
*französischer Arzt, 1633–1697*

Drelincourt studierte unter dem berühmten →Riolan Anatomie und beendete sein Studium 1650 als Doktor der Philosophie; 1654 promovierte er auch zum Doktor der Medizin an der Universität von Montpellier. Nach einer Dienstzeit in der Armee in gehobener Stellung kehrte er 1658 nach Paris zurück. Bald ernannte man ihn zum Arzt am königlichen Hof, doch 1668 verließ er Paris, um eine Lehrkanzel für praktische Medizin in Leiden zu übernehmen. Zwei Jahre später bot man ihm auch die Professur für Anatomie an. Er verhalf dem Anatomieunterricht zum Aufschwung, indem er durchsetzte, daß die Leichen Hingerichteter von der Fakultät erworben und den Studenten zum Sezieren zur Verfügung gestellt wurden. 1687 machte er aus gesundheitlichen Gründen seinem Schüler →Antonius Nuck auf seinem Lehrstuhl Platz, las aber bis zu seinem Lebensende weiter theoretische Medizin, wobei er seine Verehrung für die antike griechische Medizin und insbesondere →Hippokrates nicht verbergen konnte.

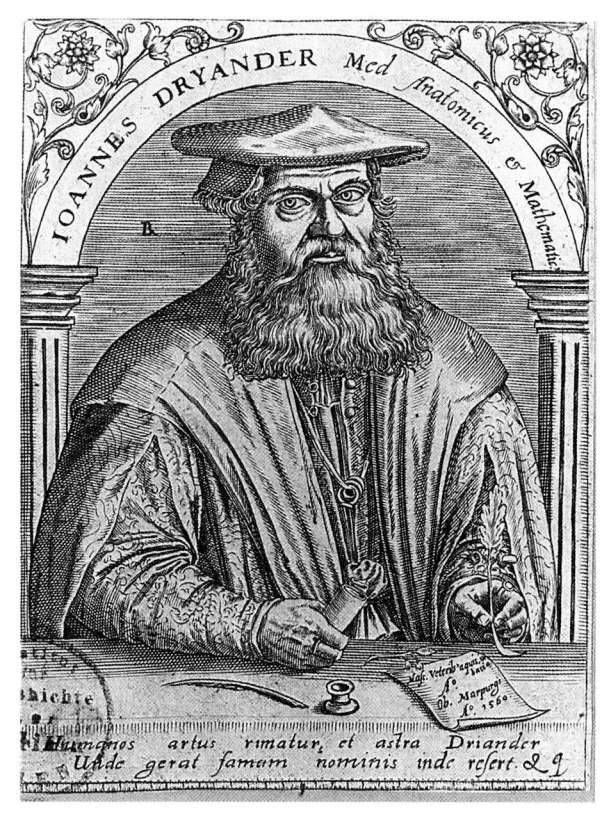

*Johann Dryander*

## Dryander, Johann
*Johann Eichmann; deutscher Arzt,
Ende des 15. Jahrhunderts bis 1560*

Nach einem Studium der Mathematik und Astronomie in Erfurt zog Dryander nach Paris, um hier Medizin zu studieren. Seine Dissertation legte er in Mainz vor. Nach bedeutenden anatomischen Arbeiten ernannte man ihn 1535 zum Professor für Medizin an der Universität Marburg. Nach nur zwei vollständigen Sektionen hatte er den Mut, seinem ehemaligen Freund →Andreas Vesal heftig, ja polemisch zu widersprechen. Sein Hauptwerk ist die *Anatomia mundini,* die er als einer der ersten mit Illustrationen nach eigenen Autopsien versah. Die Stiche sind zwar nicht meisterhaft ausgeführt, sind aber als direkte Abbildungen nach der Natur relativ genau. Der Erzbischof von Trier ernannte Dryander zum kurfürstlichen Medicus in Koblenz. Seine Beliebtheit läßt sich auch daraus ersehen, daß er siebenmal hintereinander zum Rektor der Universität Marburg gewählt wurde. In diesem Amt trug er wesentlich zur Verbesserung der Unterrichtsmethoden bei.

## Dubini, Angelo
*italienischer Arzt, 1813–1902*

Dubini wirkte sein ganzes Leben am Ospedale Maggiore in Mailand, wo er auch im Jahre 1838 in der Leiche einer Bäuerin das Ancylostomum duodenale isolieren konnte. Dieser Hakenwurm ist der Verursacher der Ankylostomiasis, der Hakenwurmkrankheit. Er dringt über unbekleidete Hautpartien in den Organismus ein, gelangt über das Gefäßsystem in die Lunge, über die Bronchien, Luftröhre und Larynx in den Dünndarm und löst dort einerseits schwere Anämie, andererseits Unterernährung durch Verdauungsstörungen aus. Diese Krankheit tritt in tropischen Gebieten gehäuft auf und fordert noch immer eine Million Opfer pro Jahr. 1850 veröffentlichte Dubini in Mailand seine *Entozoografia umana* und ein Werk über die Kunst des Sezierens. Sein Name ist mit der Dubinischen Krankheit, der Cholera electrica, verbunden, bei der es sich um eine Erscheinungsform der epidemischen Zerebralmeningitis handelt.

## Dubois, Antoine Baron de
*französischer Gynäkologe und Anatom, 1756–1837*

Im Jahre 1776 kam Dubois zum Studium nach Paris, wo er sich mehr schlecht als recht durch Nachhilfeunterricht ernährte. Seine finanzielle Lage besserte sich, als er 1778 eine Stelle als Famulus bei →Desault erhielt. Bereits während des Studiums widmete er sich vor allem der Anatomie, Gynäkologie und auch Chirurgie. Bald ernannte man ihn zum Professor für Anatomie an der neugegründeten École de Santé. Nach Desaults Tod, 1795, wurde er dessen Nachfolger als Professor für Chirurgie. Sein Ruf als Geburtshelfer war so groß, daß man ihn konsultierte, als Kaiserin Marie-Louise entbunden werden sollte. Zum Dank für das Gelingen der schweren Geburt, bei der es sich um eine Steißlage handelte, wurde er von Napoleon zum Baron erhoben.

## Dubois, Paul
*französischer Geburtshelfer, 1795–1871*

Als Sohn des berühmten →Antoine Dubois war sein Lebensweg vorgezeichnet. Nach dem Medizinstudium in Paris promovierte Dubois 1818. Er befaßte sich ausschließlich mit der Geburtshilfe. 1823 wurde er zum außerordentlichen, 1834 zum ordentlichen Professor für dieses Fach ernannt. Er war ein guter und sehr beliebter Lehrer. Eine größere Abhandlung über Geburtshilfe und zahlreiche Artikel in verschiedenen Zeitschriften bilden sein literarisches Werk. Er zählte zu den bekanntesten jener Ärzte, die sich vehement den Bestrebungen →Semmelweis' widersetzten, Maßnahmen gegen die Puerperalfieberinfektionen in den geburtshilflichen Abteilungen der Hospitäler zu ergreifen.

## Duchenne, Guillaume Benjamin
*französischer Arzt, 1806–1875*

Duchenne stammte aus Boulogne sur Mer, verließ seine Heimat, um in Paris Medizin zu studieren, und kehrte nach Beendigung der Ausbildung im Jahre 1831 wieder zurück, um sich als Arzt niederzulassen. Bald richtete sich seine Aufmerksamkeit auf die vor kurzem von →Magendie und →Sarlandière erfundene Elektropunktur. Nach kurzer Zeit war er so von der Bedeutung dieser Sache überzeugt, daß er seine Heimat verließ und von 1842 bis zu seinem Lebensende in Paris seinen Forschungen nachging. Er bekleidete nie ein öffentliches Amt irgendeiner Art, weder als Lehrer noch als Spitalsarzt; doch trugen ihm seine Untersuchungen und Experimente einen gewissen Ruf ein, und es war ihm gestattet, in den Spitälern Patienten mit für ihn interessanten Krankheitsgeschichten zu untersuchen. Er gilt als Schöpfer der Elektrodiagnostik und der Elektrotherapie und hat durch seine Versuche wesentlich zur Erforschung der Muskelphysiologie beigetragen. Durch seine ebenfalls bedeutenden Arbeiten auf dem Gebiet der Neurologie ist sein Name mit etlichen Begriffen aus diesem Themenkreis verbunden: mit dem Namen Duchenne-Aran-Krankheit bezeichnet man die progressive Muskelatrophie und unter Duchenne-Erb-Lähmung versteht man die Teillähmung des Plexus brachialis, eine der häufigsten Geburtslähmungen.

## Ducrey, Agosto
*italienischer Dermatologe, 1860–1932*

Ducrey wirkte als Professor für Dermatologie in Rom und Pisa und ist durch seine 1889 erfolgte Entdeckung und Beschreibung des Erregers des weichen Schankers in der Geschichte verankert. Dieses Streptobakterium wird ihm zu Ehren Hemophilus Ducreyi genannt.

## Duhring, Louis Adolph
*amerikanischer Dermatologe, 1845–1913*

Duhring wirkte von 1906 bis 1913 als Professor für Dermatologie an der Universität von Pennsylvania in Philadelphia. Er definierte und beschrieb 1884 die nach ihm benannte Duhringsche Krankheit, die Dermatitis herpetiformis. Er hat zahlreiche schriftliche Werke über sein Fachgebiet hinterlassen, darunter das erste amerikanische Dermatologielehrbuch.

## Dujardin, Félix
*französischer Zoologe, 1801–1860*

Von 1827 bis 1834 arbeitete Dujardin in Tours als Lehrer für Chemie und Geometrie; erst im Anschluß daran fand er zur Zoologie, die ihn berühmt machen sollte. Er widmete sich besonders den niederen Tieren. Seine bedeutende *Naturgeschichte der Würmer* erschien 1844. Im Jahre 1841 hatten er und →Siebold die einzelligen Lebewesen entdeckt, wodurch die Lehre von der Zelle als Ureinheit des Lebens einen großen Aufschwung nehmen konnte. Zwei Jahre zuvor war Dujardin zum Professor für Mineralogie und Geologie an der Fakultät der Wissenschaften in Toulouse ernannt worden, verließ aber diese Stadt, um nach Rennes zu gehen, wo er bis an sein Lebensende als Professor für Zoologie wirkte.

## Dumas, Jean-Baptiste André
*französischer Chemiker, 1800–1884*

Als ausgebildeter Pharmazeut kam Dumas nach Genf, wo er bald mit ausgedehnten Blutuntersuchungen und Experimenten über Muskelkontraktionen unter der Leitung von →Jean Louis Prévost begann. Später verlegte er seine Forschungen immer mehr in den Bereich der Chemie. Erst im Jahre 1832 promovierte Dumas zum Doktor der Chemie, wurde 1843 Mitglied der Medizinischen Akademie und übte seine Lehrtätigkeit bis 1849 aus, als er seine Entlassung einreichte. Als ständiger Sekretär der Akademie spielte Dumas in den folgenden Jahrzehnten sowohl in Gelehrtenkreisen als auch in der Politik eine Rolle; 1850 hatte er beispielsweise für kurze Zeit das Amt des Landwirtschafts- und Handelsministers inne. Mehrere Werke über biologische und physiologische Chemie sind uns von ihm erhalten.

## Dunant, Henri
*Schweizer Humanist und Philanthrop, 1828–1910*

Der berühmte Gründer des Internationalen Roten Kreuzes und Mitbegründer der World's Young Men's Christian Association stammte aus Genf. In der Schlacht von Solferino, an der er nicht teilnahm, die er jedoch beobachtete, berührte ihn das Elend der Verwundeten derart, daß er Notdienste zu organisieren begann. 1862 erschien sein Werk *Un Souvenir de Solférino*, in dem er seine Vorschläge für eine freiwillige Hilfsorganisation darlegte, die ohne Unterschiede der Rasse oder Religion und sowohl im Krieg als auch im Frieden für die Hilfe Kranker und Hilfloser tätig sein sollte. 1863 konnte er tatsächlich in Genf das Internationale Rote Kreuz gründen und im Jahr darauf auch

*Unterzeichnung der Genfer Konvention, 2. 8. 1864*

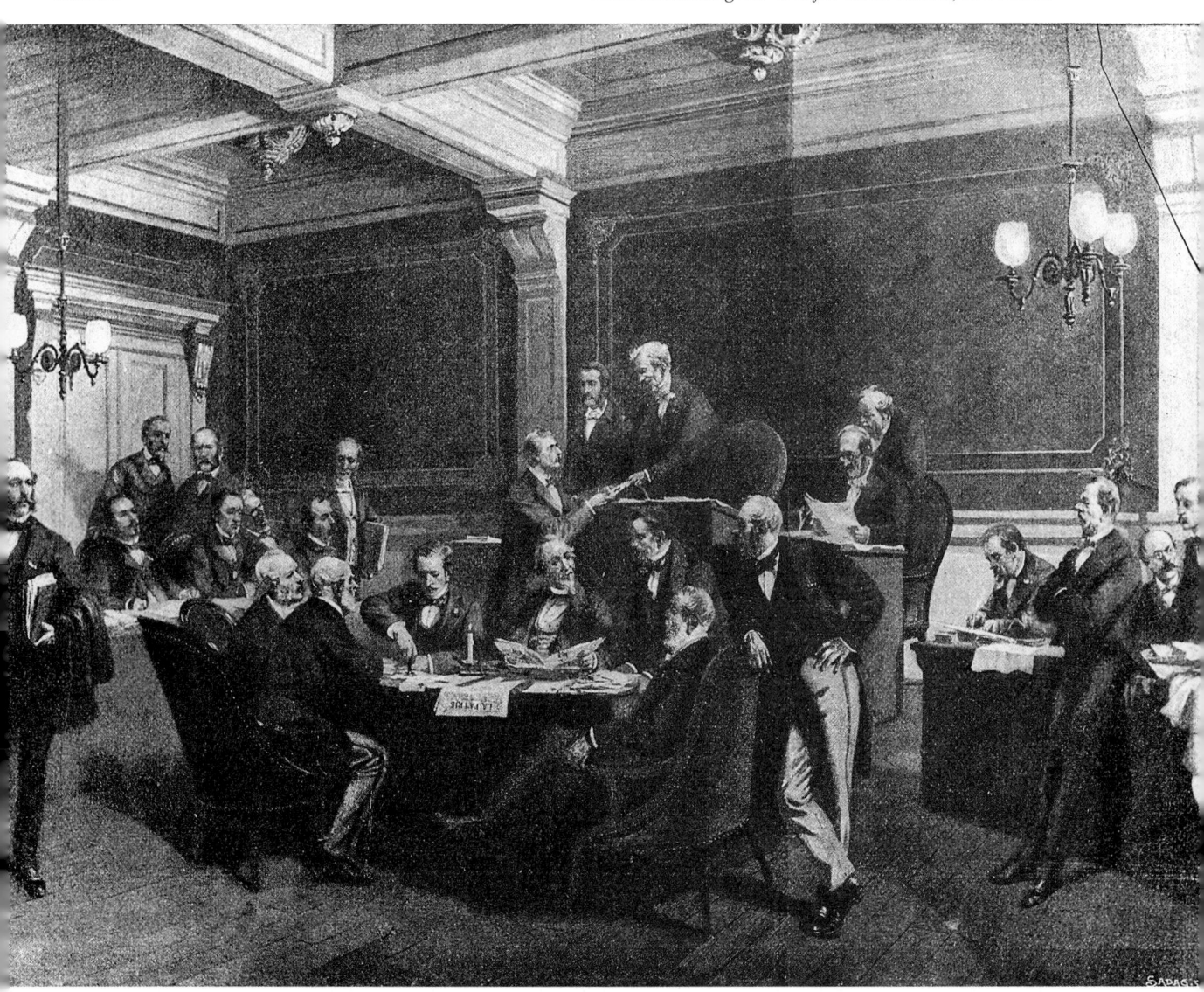

die erste internationale diplomatische Konferenz einberufen. Drei Jahre später allerdings war Dunant finanziell am Ende. Seine Menschenliebe ließ sich nicht mit Geschäftssinn vereinbaren; so mußte er Genf verlassen und verbrachte die nächsten Jahre in Armut, kämpfte aber weiterhin für eine bessere Behandlung von Kriegsgefangenen, gegen die Sklaverei und für ein Heimatland für die Juden. 1895 erfolgte schließlich seine »Wiederentdeckung« für die breite Öffentlichkeit durch einen Schweizer Journalisten. Bald erhielt Dunant die ihm schon längst zustehenden Ehrungen, unter denen sich auch die Verleihung des ersten Friedensnobelpreises 1901 befand.

*Henri Dunant*

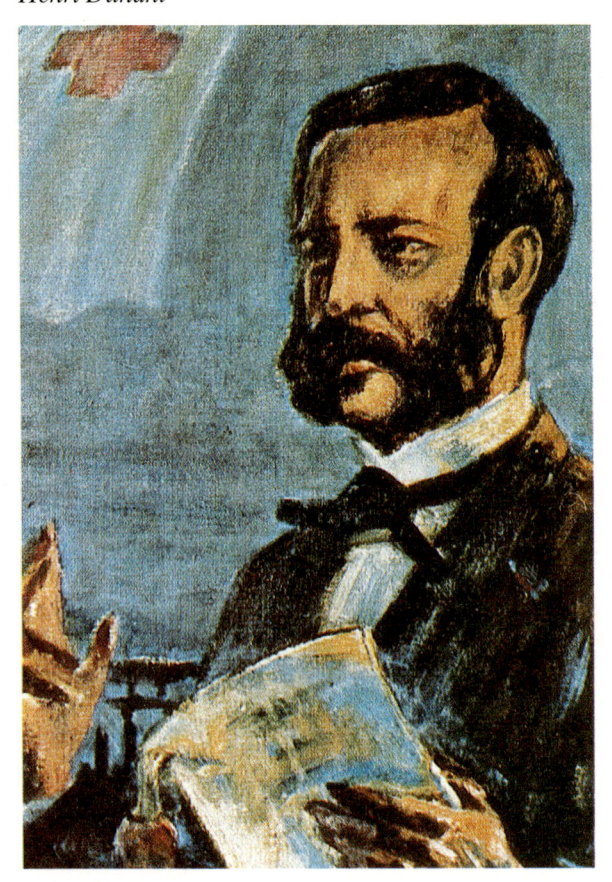

## Dupuytren, Guillaume
*französischer Chirurg, 1777–1835*

Bereits mit zwölf Jahren begann Dupuytren in Paris mit seinen ersten medizinischen Studien, 1794 war er schon als Prosektor angestellt und hielt Vorlesungen. Bald erwählte er die pathologische Anatomie zu seinem Hauptgebiet. 1802 wurde er als Chirurg am Hôtel-Dieu aufgenommen, 1808 ernannte man ihn zum Assistenten des Chefchirurgen, und 1815 endlich erhielt er in der Nachfolge von →Pelletan das Amt des Chefchirurgen. Drei Jahre zuvor hatte man ihm die Lehrkanzel für operative Chirurgie, die durch →Sabatier besetzt gewesen war, übergeben. Zu dieser Zeit hatte er bereits zahlreiche Werke über die verschiedensten Gebiete der Chirurgie veröffentlicht. Unter seiner Leitung gelangte das Hôtel-Dieu an die Spitze der europäischen Hospitäler. Dupuytren war ein sehr strenger und gerechter Lehrer, der seinen Schülern den gleichen Einsatz abverlangte, der ihn auszeichnete. Obwohl Chirurg, nahm er Operationen doch nur vor, wenn sie ihm als unumgänglich erschienen. Seine Sorgfältigkeit beim Studium der Krankengeschichte und bei der operativen Nachbehandlung war beispielhaft. Sein Ruf drang bis an den königlichen Hof, wo er Leibarzt von Karl X. und Ludwig XVIII. wurde. Aufgrund seiner medizinischen Verdienste wurde er auch geadelt. Nach einem leichten Schlaganfall 1833 mußte er seine Lehrtätigkeit unterbrechen und begab sich auf eine Italienreise, bei der ihm überall hohe Ehrungen und Auszeichnungen zuteil wurden. Nach seiner Rückkehr nahm er den Unterricht wieder auf, sein Gesundheitszustand verschlechterte sich aber immer mehr, bis er 1835 schließlich starb. Er hinterließ der medizinischen Fakultät 200.000 Francs, um damit einen Lehrstuhl für pathologische Anatomie zu gründen. Diese Gründung erfolgte allerdings knapp vorher durch den Staat, und so konnte das Geld zur Schaffung eines Dupuytren-Museums verwendet werden.

*Guillaume Dupuytren*

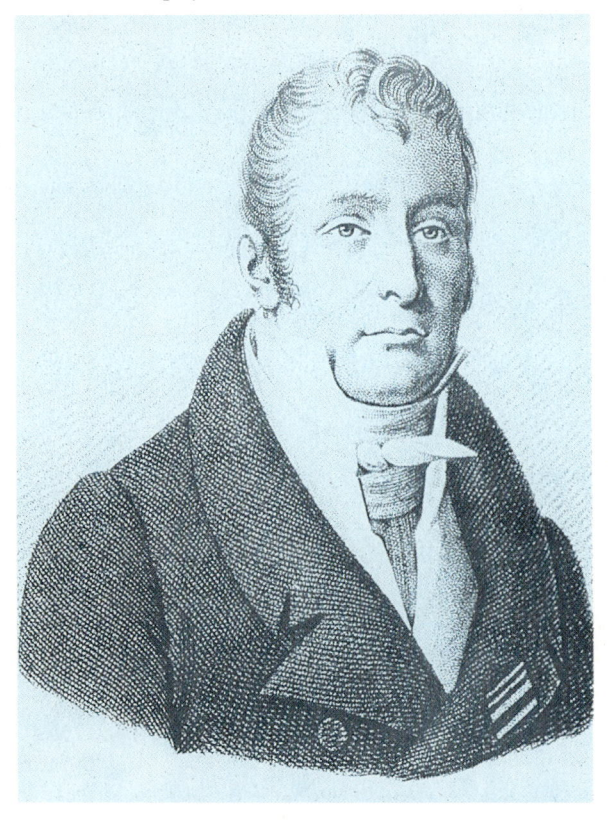

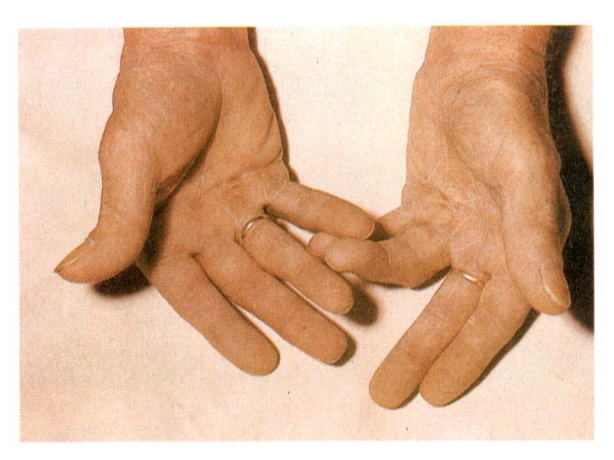

*Dupuytrensche Fingerkontraktur*

## Durand-Fardel, Charles Louis Maxime
*französischer Anatom, 1815–1899*

Ab 1840 wirkte Durand-Fardel als Arzt in Paris und verfaßte etliche Schriften über Physiologie und Pathologie des Gehirns. Aus späterer Zeit stammen einige Werke über das Thermalwasser von Vichy, das seiner Aufsicht unterstand. Daneben war Durand-Fardel auch im klinischen Fach schriftstellerisch tätig; am bedeutendsten ist sein Buch über Alterskrankheiten, in dem er die Leiden, unterteilt nach Organen, beschreibt.

## Duval, Mathias
*französischer Histologe, 1844–1915*

Nach seiner Dissertation 1869 wurde Duval bald zum außerordentlichen Professor bestellt. Er verfaßte verschiedene Werke über Anatomie und Physiologie, darunter die Spermatogenese bei verschiedenen Amphibien. Auch eine Biographie von →Claude Bernard stammt aus seiner Feder. Seine wichtigste Leistung war die Erfindung der Zelloidineinbettung von Objekten, wodurch auch großflächige histologische Schnitte ermöglicht wurden.

## Duval, Vincent
*französischer Orthopäde, 1796–1876*

Das Medizinstudium schloß Duval in Paris 1820 mit dem Doktortitel ab und entschloß sich bald, dasselbe Fachgebiet wie sein Schwiegervater Guillaume Jalade-Lafond zu wählen, die Orthopädie. Zusammen mit diesem gab er 1832 ein Werk über dieses Gebiet heraus. Sie versuchten beim Streckbett die permanente Extension durch eine unterbrochene oder gar oszillierende zu ersetzen, was aber keinen Erfolg mit sich brachte. So verlegte Duval sein Interesse auf die Behandlung des Klumpfußes, wobei er wesentlich bessere Erfolge erzielte. So führte er als erster in Frankreich die subkutane Tenotomie der Achillessehne durch. Auch bei der Behandlung von Knieankylosen konnte er Erfolge verbuchen. In seinem Werk, in dem er seine Therapie beschrieb, konnte er von Auflage zu Auflage mehr gelungene Operationen aufzählen. Im Jahre 1830 übernahm er von seinem Schwiegervater dessen orthopädische Anstalt, 1831 wurde er zum »Direktor der orthopädischen Behandlung an den Hospitälern« ernannt. Ab 1839 war Duval auch Herausgeber einer monatlich erscheinenden Fachzeitschrift über sein Spezialgebiet.

## Duverney, Guichard Joseph
*französischer Anatom und Otologe, 1648–1730*

Das Studium absolvierte Duverney in Avignon, von wo er nach der Dissertation 1667 nach Paris übersiedelte und dort bereits nach kurzer Zeit als Anatom bekannt wurde. 1674 wurde er in die Königliche Akademie der Wissenschaften aufgenommen, 1679 ernannte man ihn zum Professor für Anatomie am Jardin du Roi. Ab dieser Zeit verlagerte er sein Interesse zunehmend auf das Gehörorgan. Er erkannte als erster den Zusammenhang zwischen Warzenzellen und Paukenhöhle und verfaßte das erste Lehrbuch über Ohrenheilkunde, dessen physiologischer Teil von dem berühmten Physiker Edme Mariotte bearbeitet worden war. Außerdem erkannte er die Funktion der Schnecke. In der allgemeinen Anatomie versteht man unter Duverney-Fraktur einen Bruch der vorderen Darmbeinschaufel. Er war auch der eigentliche Entdecker der später nach →Kaspar Bartholin benannten Drüsen.

## Eberth, Karl Josef
*deutscher Pathologe und Bakteriologe, 1835–1926*

Eberth studierte in Würzburg, wo unter anderen →Kölliker und →Virchow seine Lehrer waren. 1859 promovierte er zum Doktor der Medizin; 1865 berief man ihn als Professor für pathologische Anatomie an die Universität Zürich. Von 1874 bis 1881 bekleidete er neben diesem Amt auch die Lehrstellen für Pathologie, Histologie und Entwicklungsgeschichte an der tiermedizinischen Schule von Zürich. 1881 schließlich folgte er einer Berufung nach Halle, wo er zuerst die Lehrkanzeln Histologie und vergleichende Anatomie innehatte, ab 1895 auch die für Pathologie und pathologische Anatomie. Daneben war er Direktor des pathologischen Instituts der Universität Halle. Von ihm sind uns viele Werke überliefert, die die verschiedensten Fachgebiete betreffen. Darunter befinden sich Themenkreise wie die Mikroskopie, Bakteriologie, die Helminthologie und der Tuberkulosebazillus. Sein

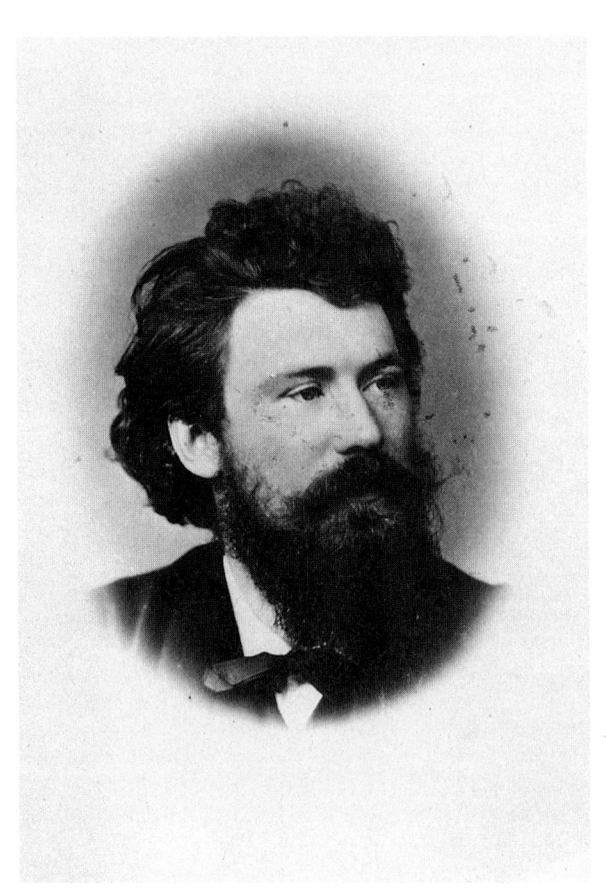

*Karl Josef Eberth*

Name findet sich in der Bezeichnung Eberthella typhosa wieder, dem 1880 (gleichzeitig mit →Robert Koch) entdeckten Typhusbakterium.

## Economo, Konstantin von
*rumänisch-österreichischer Neurologe, 1876–1931*

Nach dem Studium in Wien, Paris und München verfaßte Economo 1900 seine Dissertation in Wien. Hier erfuhr er auch seine Ausbildung für Innere Medizin und war bis 1906 Assistent an der Klinik von →Wagner-Jauregg. 1913 wurde er Dozent für Psychiatrie und Neurologie, 1921 erhielt er eine außerordentliche Professur. Er befaßte sich mit verschiedenen Problemen der Anatomie, Physiologie und Pathologie des Nervensystems. Unter anderem beschrieb er die Enzephalitis lethargica epidemica, entdeckte das Kau- und Schluckzentrum in der Substantia nigra und das Schlafzentrum im Mittelhirn. Kurz nach der Gründung eines eigenen Hirnforschungsinstituts verstarb er. Neben seinen vielen medizinischen Leistungen vollbrachte Economo auch als Flugzeugpilot anerkennenswerte Leistungen, die ihm etliche Auszeichnungen und Ehrungen eintrugen.

## Edinger, Ludwig
*deutscher Neurologe, 1855–1918*

Die Studienjahre verbrachte Edinger in Heidelberg und Straßburg, wo er 1876 zum Doktor der Medizin promovierte. Bereits während des Studiums hatte er sich vornehmlich den Krankheiten des Nervensystems gewidmet. Ein Jahr nach seiner Dissertation nahm ihn →Adolf Kußmaul als Assistent auf. 1881 erlangte Edinger in Gießen seine Habilitation und lehrte hier, bis er 1883 nach Frankfurt übersiedelte, um sich in dieser Stadt als Nervenarzt niederzulassen und eine Praxis zu eröffnen. Neben der praktischen Arbeit befaßte er sich sowohl mit der wissenschaftlichen als auch mit der Lehrtätigkeit und hielt von 1883 bis 1888 zahlreiche gutbesuchte Vorlesungen über den Bau der nervösen Zentralorgane. Er war mit dem Histologen →Carl Weigert befreundet, dessen Färbemethoden er in der Hirnanatomie anwandte. 1903 erhielt er eine eigene Abteilung für seine Forschungen am Senckenbergschen Institut in Frankfurt a. M. (das heute seinen Namen trägt), und 1914 ernannte man ihn zum Professor für Neurologie an der Universität dieser Stadt. Sein Name ist in dem von ihm entdeckten Nucleus Edinger-Westphal und in der Edingerschen Bahn (Tractus spinothalamicus) verewigt.

## Edwards, Henri Milne
*belgischer Physiologe und Zoologe, 1800–1885*

Edwards absolvierte sein Medizinstudium in Paris, wo er später mehrere Lehrstellen für Naturgeschichte innehatte. 1862 erhielt er die Professur für Zoologie am Naturhistorischen Museum, 1864 rückte er zum Vizedirektor auf. Während seiner zoologischen Forschungen vergaß er doch nie, den Vergleich zum Menschen zu ziehen. Etliche seiner Werke beweisen dies. Auch für die Physiologie ist Edwards von Bedeutung: er untersuchte die Einflüsse des Nervensystems auf die Verdauung sowie die Aktivitäten des Nervus vagus. Zusammen mit →Breschet betrieb er Studien über die Auswirkungen von Umwelteinflüssen wie Temperatur oder Feuchtigkeit auf Säuglinge.

## Egas Moniz, António
*portugiesischer Neurologe, 1874–1930*

Das Medizinstudium, das er zum Großteil in Coimbra abgelegt hatte, schloß Egas Moniz in Lissabon mit dem Doktortitel ab. Auch seine Habilitation erfolgte hier. Den Höhepunkt seiner Karriere erreichte er mit der Stelle als Professor für Neurologie an der Universität von Lissabon und der Leitung der neurologischen Abteilung eines Spitals. Seine Forschungsarbeiten galten der Pachymeningitis, den Gehirn- und Rückenmarkstumoren und der Entwicklung der Enzephalographie zur Lokalisation dieser Tumoren.

## Ehrlich, Paul
*deutscher Pathologe und Chemiker, 1854–1915*

Ehrlich gilt mit Recht als eines der größten Genies auf dem Gebiet der medizinischen Chemie. Bereits während seines Medizinstudiums fühlte er sich zur Chemie hingezogen, die er hauptsächlich als Autodidakt erlernte. Nach Abschluß des Studiums 1878 war er einige Jahre lang Assistenzarzt, baute sich ein kleines Laboratorium auf und erregte bald Aufsehen durch seine Arbeiten über die Blutkörperchen. Einige Zeit später nahm er eine Stelle am Robert-Koch-Institut für Infektionskrankheiten an und wurde 1896 Direktor eines serologischen Instituts. 1898 übersiedelte er nach Frankfurt, um ein ähnliches Amt zu übernehmen. Seine bedeutendsten Studien befaßten sich mit den Blutkörperchen, Histologie, Immunologie und Chemotherapie. Die Arbeit an jedem dieser Hauptgebiete umfaßte eine Zeitspanne von etlichen Jahren. Durch Ehrlich erfuhren auch die Bakteriologie, die Krebsforschung und die Pharmakologie wesentliche Fortschritte. Bekannt wurden seine Arbeiten über Färbemethoden. Er untersuchte die Eigenschaften der verschiedenen zellfärbenden Substanzen und ist der Begründer der modernen Hämatologie. Er entwickelte Farbstoffe, die Zellen in lebenden Organismen ohne Schädigungen färben können; das bekannteste ist das Methylenblau für Nervenfasern. Mit anderen Farbstoffen konnte er den unterschiedlichen Sauerstoffgehalt der einzelnen Körpergewebe nachweisen. Von Ehrlich stammt die Ausarbeitung eines Verfahrens zum Nachweis von Tuberkelbakterien. Durch seine serologischen Forschungen verhalf er der Immunologie zu einer neuen wissenschaftlichen Basis, die Seitenkettenreaktion genannt wird. Als Schöpfer der modernen Chemotherapie trug er viel zur Herstellung hochwertiger neuer Heilseren bei. Das berühmteste ist das Salvarsan, das erfolgreich gegen die Syphilis angewendet, später aber nicht mehr eingesetzt wurde. 1908 erhielt Ehrlich zusammen mit →Ilja Metschnikow den Nobelpreis für Medizin für seine Forschungen im Bereich der Immunologie.

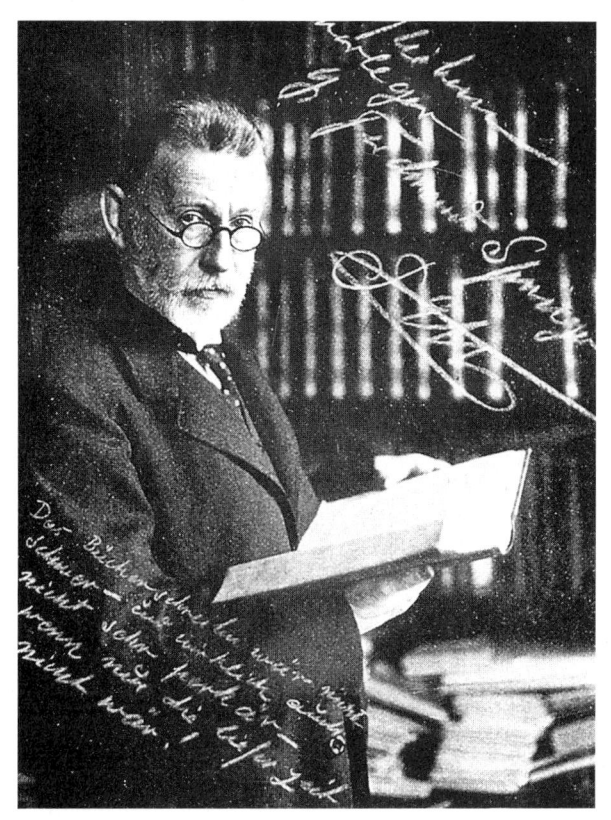

*Paul Ehrlich*

## Eijkman, Christiaan
*holländischer Bakteriologe, 1858–1930*

Im Jahre 1883 legte Eijkman seine medizinische Dissertation vor, verließ bald darauf als Militärarzt Amsterdam, kehrte aber nach kurzer Zeit zurück und ließ sich in Berlin von →Robert Koch zum Bakteriologen ausbilden. 1886 nahm er an einer Expedition zur Erforschung der Beriberi-Krankheit in Niederländisch-Ostindien teil. Zehn Jahre lebte und lehrte er in Batavia als Leiter eines pathologischen Instituts und einer medizinischen Schule organische Chemie und Physiologie. 1896 kehrte er nach Holland zurück, 1898 ernannte man ihn zum Professor für Hygiene und Ge-

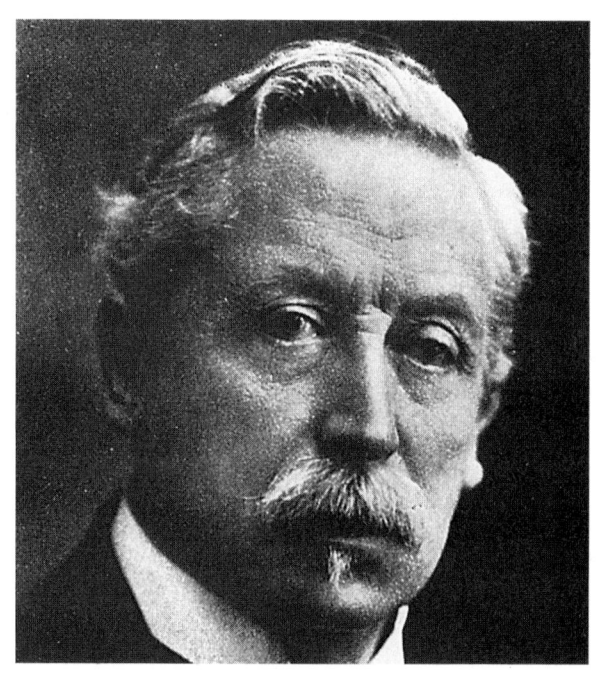

*Christiaan Eijkmann (aus: Robert Herrlinger: »Die Nobelpreisträger der Medizin«, Heinz Moos Verlag, Gräfelfing–München 1963)*

richtsmedizin an der Universität Utrecht. Seine bedeutendsten Leistungen bestehen in der Entdeckung der Ätiologie der Beriberi-Krankheit durch Versuche mit poliertem Reis an Hühnern; außerdem untersuchte er die Lebensbedingungen der Bakterien und veröffentlichte Studien über die Physiologie der Tropenbewohner, die er während seiner Zeit in Batavia kennengelernt hatte. 1929 konnte er zusammen mit Frederick Hopkins den Nobelpreis in Empfang nehmen.

## Einhorn, Max
*deutsch-russischer Internist, 1862–1953*

Aus seinem russischen Geburtsort Grodno kam Einhorn nach Kiew, wo er das Medizinstudium aufnahm, und später nach Berlin, wo er es fortsetzte. Hier promovierte er 1884. Einige Zeit verbrachte er noch in Berlin bei →Ehrlich und reiste im nächsten Jahr nach New York, wo er eine Stelle am Deutschen Hospital erhielt. Vier Jahre später übernahm er an einem anderen Krankenhaus einen Lehrauftrag für Innere Medizin, der 1896 in eine Professur umgewandelt wurde. Diese Position hatte er bis 1922 inne. Das Gebiet der Krankheiten des Verdauungstraktes verdankt ihm zahlreiche Errungenschaften. Vor allem die Diagnostik wurde von ihm bereichert. Er erfand ein Gärungssaccharometer, die Magendurchleuchtung, die Gastrographie, ein Stuhlsieb, eine Magendusche, einen Radiumträger für Magen, Ösophagus und Rektum, einen Pylorusdilatator und eine Methode zur Erkennung der Lage von Blutungen im Darmbereich. Verschiedene Magenleiden verdanken ihm ihre genauere Beschreibung und Untersuchung.

## Einthoven, Willem
*holländischer Physiologe, 1860–1927*

Von seinem Geburtsort in Niederländisch-Indien kam Einthoven nach Utrecht, um hier Medizin zu studieren. 1885 promovierte er. Seine weiteren beruflichen Stationen waren Professuren für Physiologie und Histologie an der Universität Leiden. Durch die Konstruktion eines Seitengalvanometers konnte Einthoven das Elektrokardiogramm des Menschen aufzeichnen. Für diese Leistung erhielt er 1924 den Nobelpreis. Er beschäftigte sich außerdem mit der Aufnahme und Auswertung der Herztöne und der Erforschung der Vagusströme.

## Elea, Schule von

Ihr Merkmal ist die dialektische Philosophie, die Altvertrautes angreift und Neues, Eigenes einzuführen sucht. Sie wurde von dem Dichter Xenophanes von Kolophon um 536 v. Chr. gegründet. Die bedeutendsten Vertreter dieser Schule waren Parmenides und Zenon von Elea. Das Weltbild dieser Philosophen ist rein materialistisch, und sie formulierten das Gesetz vom Widerspruch: Sein und Nichtsein können nicht nebeneinander existieren, sie schließen einander aus. Das Sein wird als unvergänglich und völlig abgeschlossen angesehen. Es gibt keine Entstehung und keine Zerstörung, alle Bewegung ist subjektive Täuschung. Der Mensch ist eine Verbindung aus Wärme und Kälte, auch seine Eigenschaften hängen vom Verhältnis dieser Zustände ab. Das Alter ist eine Folge der Abkühlung. Auch die anderen medizinischen Theorien gehen von der eleatischen Philosophie aus. Ihr letzter bedeutender Vertreter, Melissos von Samos, verbreitete die eleatische Dialektik in Griechenland.

## Elephantiasis

Durch Verlegung eines großen Lymphgefäßes an den Extremitäten kommt es bei dieser Krankheit zur Blokkade des Lymphabflusses. Dadurch wird peripherwärts das Gefäß ausgeweitet und das Gewebe massiv durchtränkt. Die Extremitäten verlieren ihre Konturen und werden plump, was den Namen des Leidens erklärt. Die Ursache ist meist in radikaler Lymphknotenentfernung, Tumorausbreitung und Tumormetastasen, in Fibrose durch Bestrahlung oder in Parasitenerkrankungen zu suchen.

*Johann Sigismund Elsholtz*

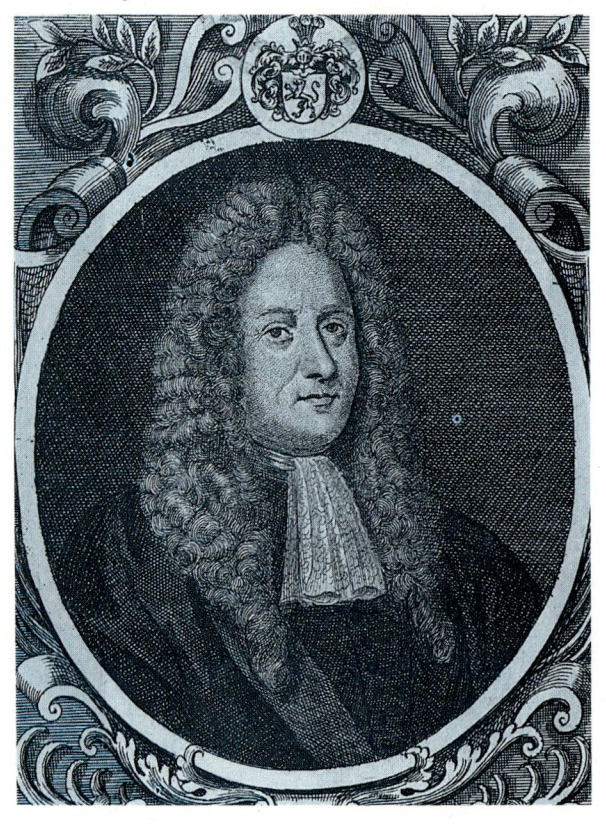

## Elsholtz, Johann Sigismund
*deutscher Arzt, 1623–1688*

Elsholtz begann sein Medizinstudium in Frankfurt, seiner Heimatstadt, setzte es in Wittenberg und Königsberg fort und promovierte nach einer Studienreise durch Holland, Frankreich und Italien 1653 in Padua.

*»Der Arzt«, Gemälde von Gerard Dou, 1613–1675*
*Dieses Bild dokumentiert, welch große Bedeutung die Ärzte auch zu Zeiten Elsholtz' der Urinuntersuchung beimaßen*

Später lebte und wirkte er in Berlin als Hofarzt des Kurfürsten. Eine ganze Reihe medizinischer Werke stammt aus seiner Feder, darunter Abhandlungen über die Injektion von Medikamenten in die Venen.

## Empedokles von Agrigent
*griechischer Philosoph und Arzt, 490–430 v. Chr.*

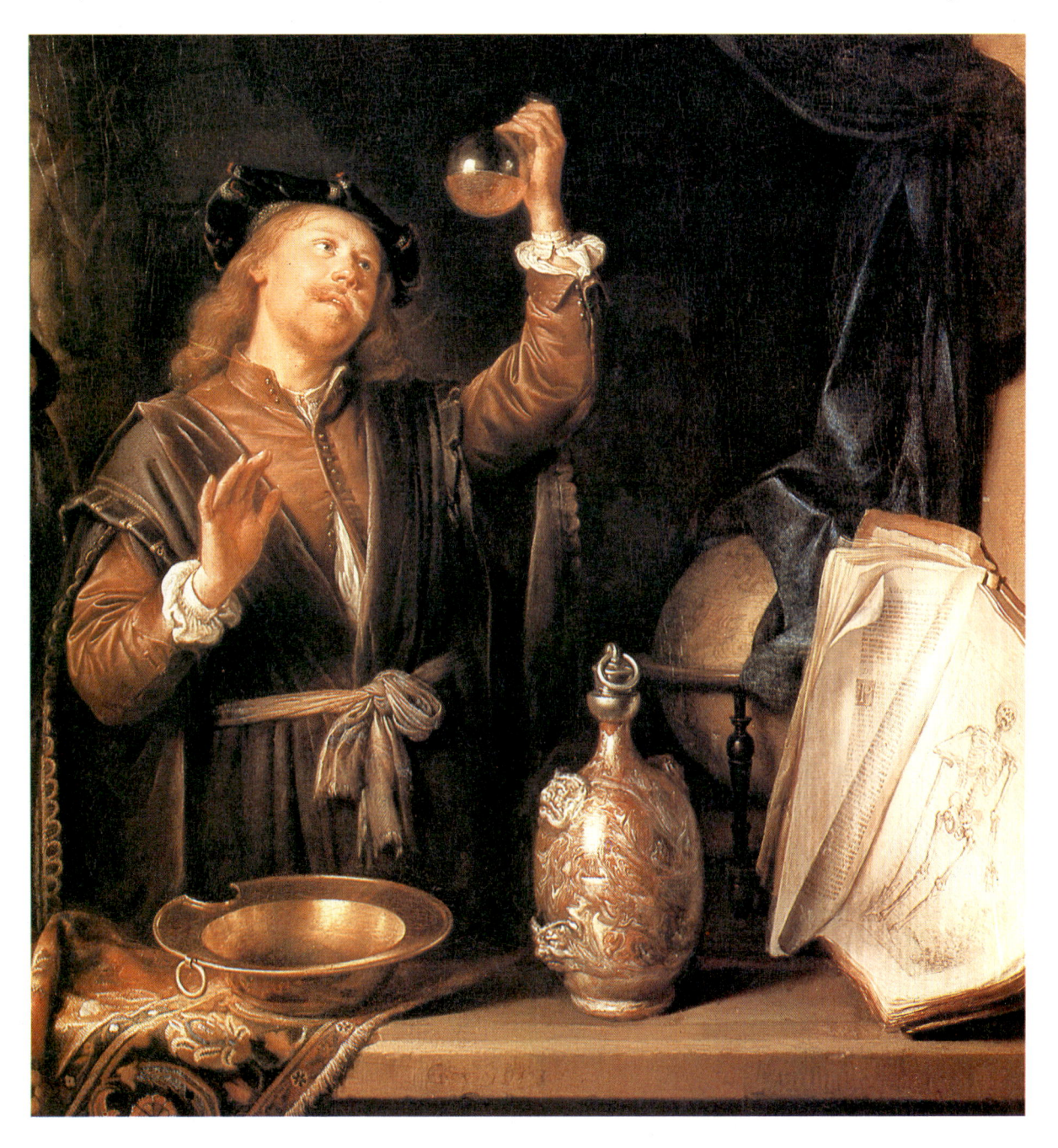

Obwohl seine Persönlichkeit historisch als erwiesen gilt, ist Empedokles doch einer der legendärsten griechischen Mediziner. So soll er aus einer Königsfamilie stammen und die Thronfolge abgelehnt, aber dennoch nicht auf politische Anteilnahme verzichtet haben. Nach politischen Streitigkeiten wanderte er schließlich nach der Peloponnes aus, wo er den Rest seines Lebens verbrachte. Er befaßte sich mit nahezu allen Gebieten der Wissenschaft. Für ihn besteht die Welt aus den vier Elementen Erde, Wasser, Luft und Feuer. Alle Materialien setzen sich, nur durch das Verhältnis der Menge der Elemente unterschieden, aus ihnen zusammen. Von Empedokles stammt auch die Porenlehre. Mit dieser versuchte er den Magnetismus und physiologische Vorgänge zu erklären. Er formulierte eine Atemlehre, bei der er die Hautatmung erkannte, eine Sinnesphysiologie, betrieb embryologische Studien und sah das Herz als Zentralorgan des Körpers an. Sicher gab er selbst zu Lebzeiten bereits Anlaß zur Bildung von Legenden um seine Wundertätigkeit; ebenso sicher ist aber auch, daß er wirklich ein bedeutender Arzt war, der der Schule von Agrigent zum Aufschwung verhalf.

## Enzephalitis

Die Gehirnhautentzündung tritt meist infolge einer infektiösen oder infektiös-toxischen Erkrankung auf und trägt die Merkmale entzündlicher Gewebsreaktionen. So tritt die ECHO-Viren-Enzephalitis, die Brucellosen-Enzephalitis und die Cosackie-Viren-Enzephalitis als Begleitung der entsprechenden Virenerkrankungen auf. Die epidemische Enzephalitis oder Encephalitis lethargica wird auch als Kopfgrippe und europäische Schlafkrankheit bezeichnet. Sie ist eine Viruserkrankung des Zentralnervensystems, die vor allem die graue Gehirnsubstanz in der Nähe des dritten Ventrikels befällt. Die Erkrankung verläuft in mehreren Stadien, die sich in Schlafsucht, Hirnnervenlähmungen, unwillkürlichen Bewegungen, psychischen Symptomen, Kopfschmerzen, Erbrechen und Fieber ausdrücken. Nur etwa 10 Prozent der Patienten können völlig ausgeheilt werden, oft tritt nach jahrelangem Ruhen der Krankheit als Folge Parkinsonismus auf. Die Mortalität liegt bei etwa einem Viertel der Erkrankten. Nach dem scheinbaren Abheilen des eben beschriebenen akuten Stadiums kann es nach vielen Jahren zum Ausbruch einer Folgeenzephalitis kommen, die sich an die harmlosesten Infektionskrankheiten anschließen kann. Die Enzephalitisviren sind meist Erreger von Tierseuchen, die durch Parasiten auf den Menschen übertragen werden. Nach ihrer Art und Größe werden sie in verschiedene Gruppen eingeteilt.

## Epikur
*griechischer Philosoph, 341–271 v. Chr.*

Nach bereits mehrjähriger Lehrtätigkeit begann Epikur auch in Athen eine Schule zu führen. Von seinen Schriften ist außer einigen Briefen und Fragmenten nicht viel erhalten, die Hauptquelle unseres Wissens über ihn ist Diogenes Laertius. Die Epikureische Lehre gliedert sich in drei Hauptteile: die Kanonik, die Physik und die Ethik. Dabei spielt die Wahrnehmung eine große Rolle. Sie ist die Grundlage jeder Erkenntnis. Epikur anerkennt die Atomtheorie, da sie durch keinerlei Wahrnehmung widerlegt werden kann. Auch die Idee von der ständigen Bewegung der Atome verfolgte er weiter. Die Seele besteht aus luftähnlichem Material und endet mit dem Tod des Menschen. Obwohl der Begriff Epikureismus bald den Beigeschmack einer genußorientierten Philosophie bekam, darf man ihn doch nicht mit dem Hedonismus, der Philosophie mit dem Ziel der körperlichen Genüsse, in zu nahe Verbindung bringen. Der Epikureismus empfiehlt Mäßigung der weltlichen Freuden, um zu einem dauerhaften Seelenfrieden zu gelangen. Ohne Tugend ist er nicht möglich. Die Lehre des Epikur hatte zahlreiche Anhänger und wurde während des ganzen späteren Altertums anerkannt, obwohl die Grundidee immer mehr von geistigen zu weltlichen Genüssen als Ziel ausgeweitet wurde.

## Epilepsie

Diese Krankheit gab bereits den Medizinern des Altertums Rätsel auf. Davon zeugen die Namen, die man ihr gab: Krankheit des Herakles, heilige Krankheit. In den einzelnen Kulturen waren verschiedene Anschauungen anzutreffen; sie reichten von positiven Beurteilungen, bei denen eine Gottheit den Befallenen durch die Krankheit auszeichnete, bis zu den negativen, bei denen der Kranke durch einen Gott bestraft worden war. Die ersten genauen Beschreibungen der Symptome liegen uns von →Hippokrates vor. Heute vertritt man allgemein die Auffassung, daß es sich bei der Epilepsie um eine erbliche Krankheit handelt. Durch die Möglichkeit zur Verwechslung mit symptomähnlichen Krankheiten muß bei der Diagnose mit allen zur Verfügung stehenden Mitteln gearbeitet werden. Man unterteilt die Epilepsie in mehrere Untergruppen: die genuine, die symptomatische, die Affektepilepsie und die psychomotorische Temporallappenepilepsie. Sie unterscheiden sich hinsichtlich ihrer Ursache und der Lokalisation der Hirnschädigung. Obwohl bereits Medikamente im Einsatz stehen, die Anfälle mildern oder ihre Anzahl verringern können, ist eine vollständige Heilung noch nicht möglich. Auch durch salzarme Diät soll dem Auftreten der Symptome entgegengewirkt werden. Diese Krankheit wird der Medizin wohl noch längere Zeit Rätsel aufgeben, da auch die Theorie von der Vererbung Lücken aufweist. So treten bei etlichen nichterblichen Krankheiten mitunter auch epileptische Anfälle auf, ebenso infolge von Unfällen mit Gehirnschädigungen. Diese Anfälle, Jackson-Epilepsie genannt, betreffen oft nur einzelne Körperregionen, die den betroffenen Gehirnbezirken zugeordnet sind.

## Erasistratos von Keos
*alexandrinischer Arzt, um 304 bis um 250 v. Chr.*

Von seinem Leben ist nicht allzuviel bekannt; sein Lehrer war ein Schüler des →Chrysippos von Knidos. Nach einer Zeit der ärztlichen Betreuung von König Seleukos I. Nikator in Antiochia zog Erasistratos nach Alexandria und ließ sich hier als Arzt nieder. Neben anatomischen befaßte er sich vor allem mit physiologischen Studien und erzielte hier bedeutende Resultate. So erkannte er bereits den Unterschied zwischen motorischen und sensiblen Nerven, ahnte die Rolle der Gehirnwindungen für die menschliche Intelligenz und sah das Kleinhirn als Zentrum der Koordination der Bewegungen an. Seine Erkenntnisse entsprachen dem Prinzip des »Horror vacui«, das auf Aristoteles zurückgeht. Erasistratos beschreibt Anastomosen zwischen Venen und Arterien, sieht diese aber als normalerweise geschlossen an. Die Arterien führen nach ihm das Pneuma, die Venen das Blut. Dieses dient gleichsam als Bewässerungssystem für die Körperorgane, in denen das zugeführte nährstoffreiche Blut versickert. Interessant sind auch seine Untersuchungen über Bau, Funktion und Krankheiten der Leber. Um wirkungsvoll heilen zu können, sucht er zuerst die Krankheitsursache. Meist sieht er diese in einer Überfüllung der Körperorgane durch Nahrungsstoffe, dagegen verordnet er gerne Fastenkuren und Diäten. Auch Schröpfungen ist er nicht abgeneigt. Nicht zuletzt die Chirurgie hat Erasistratos viel zu verdanken, ebenso die Urologie, die er um die Erfindung des S-förmigen Katheters bereicherte.

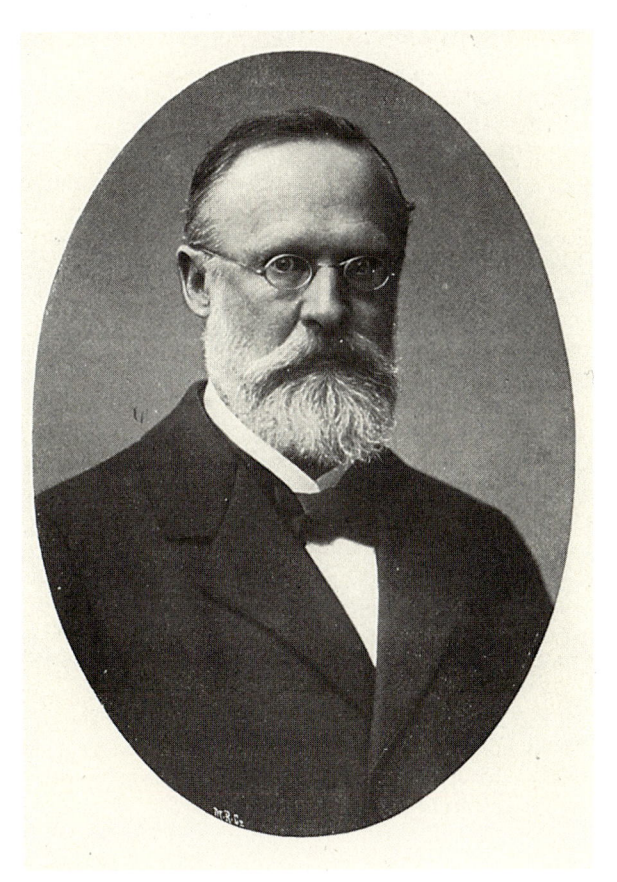

*Wilhelm Heinrich Erb*

## Erb, Wilhelm Heinrich
*deutscher Neurologe, 1840–1921*

Im Alter von 17 Jahren inskribierte Erb an der Universität Heidelberg, an der er 1864 zum Doktor der Medizin promovierte. Bereits ein Jahr später habilitierte er sich zum Dozenten für Innere Medizin, und 1869 ernannte man ihn zum außerordentlichen Professor. 1880 wurde ihm eine Lehrkanzel für spezielle Pathologie und Therapie an der Universität Leipzig übergeben, 1883 kehrte er in der gleichen Position nach Heidelberg zurück. Seine ersten Forschungsarbeiten betrafen vornehmlich die Gebiete Toxikologie, Histologie und Therapeutik. Später verlagerte er sein Interesse auf die Neurologie, in der wir ihm bedeutende Ergebnisse verdanken. So untersuchte er die Wirkung des elektrischen Stroms auf den menschlichen Organismus, wobei vor allem das sogenannte Erbsche Phänomen erwähnt werden muß: bei Tetanie ist eine gesteigerte elektrische Erregbarkeit der motorischen Nerven zu beobachten. In seinen Arbeiten über die →Tabes dorsalis (Rückenmarkschwindsucht) sucht er wiederholt einen Zusammenhang zwischen dieser Krankheit und der Syphilis zu erkennen. Weiters sind uns von ihm Forschungen über die Poliomyelitis, Claudicatio intermittens, verschiedene Gehirntumoren und die progressive Muskelatrophie erhalten. Unter seinen literarischen Werken erscheinen ein *Handbuch über die Elektrotherapie* und eine Abhandlung über die spastische Spinalparalyse besonders erwähnenswert. Viele neurologische Begriffe sind mit seinem Namen verbunden. So kennen wir etwa den Erbschen Punkt am Plexus brachialis, die Erb-Duchenne-Lähmung oder das Erb-Westphal-Symptom (Fehlen des Kniereflexes bei Tabes dorsalis).

## Ergotismus

Vergiftung durch die Alkaloide des Mutterkorns. Sie trat oft epidemieartig auf, was auf die Verwendung von verunreinigtem Getreide zurückzuführen ist. Im volkstümlichen Sprachgebrauch wurde diese Erkrankung auch Antoniusfeuer oder »Ignis sacer« genannt. Sie beginnt mit Kribbeln an Fingern und Zehen und entwickelt sich später zu einer der drei Formen: der gangränösen Form mit Gefühllosigkeit der Finger und Zehen und akuter Gangrän, der konvulsivischen Form mit Krämpfen der Beugemuskel oder der Ergotintabes, bei der Lähmungen, Aphasie und Psychosen auftreten.

## Escherich, Theodor
*deutscher Kinderarzt, 1857–1911*

Nach seinem Medizinstudium, das ihn an die Universitäten von Würzburg, Straßburg, Kiel und Berlin führte, promovierte Escherich 1881 in Würzburg. Nach der Fachausbildung in Innerer Medizin spezialisierte er sich auf die Kinderheilkunde und wurde 1885 erster Assistent an der Universitätskinderklinik in München. 1886 habilitierte er sich zum Dozenten in diesem Fach. Im Jahre 1890 übernahm er den Vorstand der Kinderklinik in Graz, wurde in weiterer Folge außerordentlicher und 1894 ordentlicher Professor. 1902 übersiedelte er nach Wien, wo er bis zu seinem Lebensende blieb. Seine Verdienste liegen auf den Gebieten Pädiatrie und Bakteriologie. Im Zuge seiner bakteriellen Forschungen entdeckte er das nach ihm benannte Bakterium Escherichia coli. Er gründete eine Neugeborenen- und Säuglingsstation und veranlaßte die Errichtung einer modernen Kinderklinik. Außerdem schuf er eine noch heute anerkannte Pädiaterschule und leistete einen wesentlichen Beitrag zur öffentlichen Kinderfürsorge. Unter seinen Studien der Gastroenterologie befinden sich auch Beschreibungen der Kolizystitis und der Streptokokkenenteritis der Säuglinge. Nebenbei experimentierte und veröffentlichte er Arbeiten über Säuglingsernährung, Diphtherie und Tuberkulose.

*Theodor Escherich*

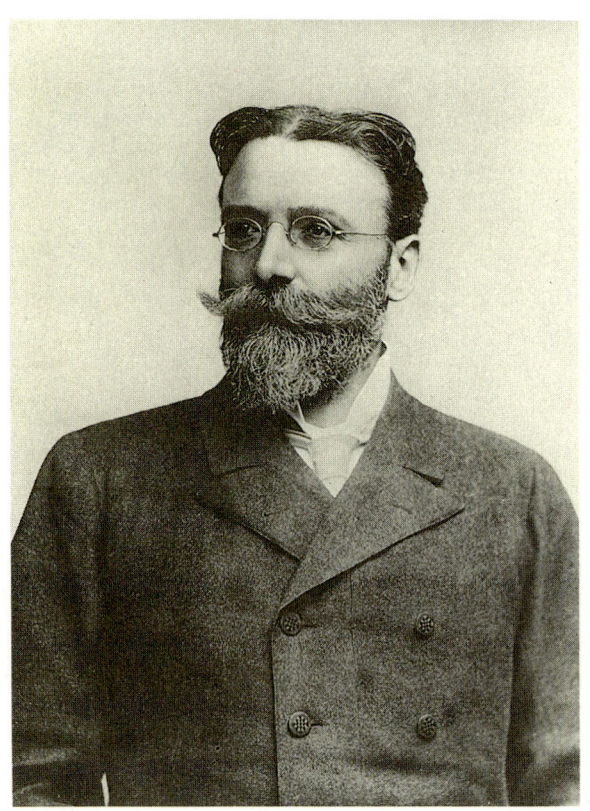

## Esmarch, Friedrich von
*deutscher Chirurg, 1823–1908*

Im Jahre 1848 promovierte Esmarch zum Doktor der Medizin, nachdem er an den Universitäten von Kiel und Göttingen studiert hatte. Ab 1854 war er Direktor des Chirurgischen Klinikums in Kiel, wo er sich besonders mit der Kriegschirurgie befaßte. Ab 1857 Profes-

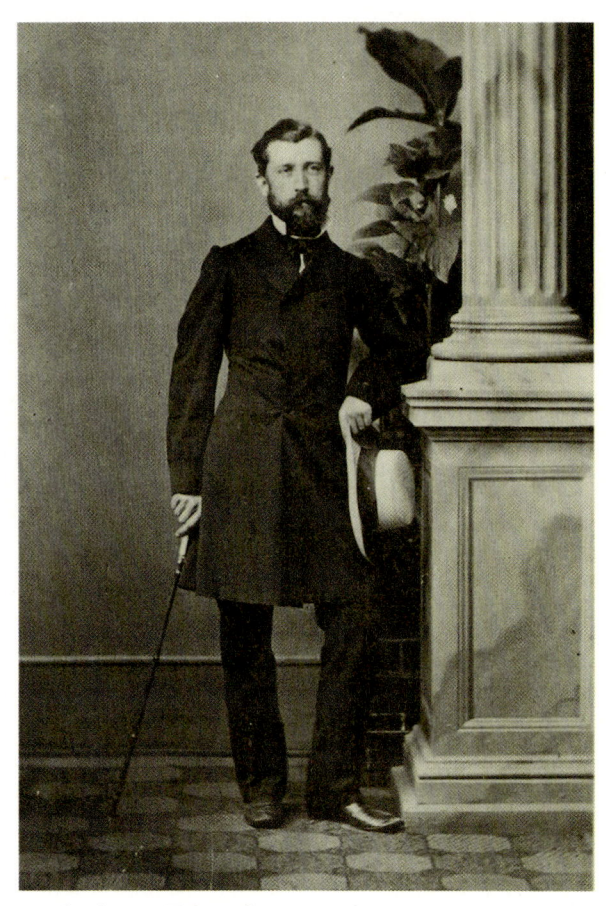

*Friedrich von Esmarch*

sor in Kiel, ab 1870 Generalarzt und beratender Chirurg der Armee, ging von Esmarch ein entscheidender Anstoß zur Verbreitung des Samariterwesens aus. Er veröffentlichte zahlreiche Werke über Kriegschirurgie und Erste Hilfe. Eine Art der Abbindung von Oberarm oder Oberschenkel zur Blutstillung wurde nach ihm Esmarchsche Blutleere benannt. In Anerkennung seiner Verdienste wurde er 1887 geadelt.

## Esquirol, Jean Etienne Dominique
*französischer Arzt, 1772–1840*

Mit dem Ziel, Geistlicher zu werden, begann Esquirol in Paris zu studieren; während der Revolution wurde aber sein Seminar geschlossen, und er kehrte in seine

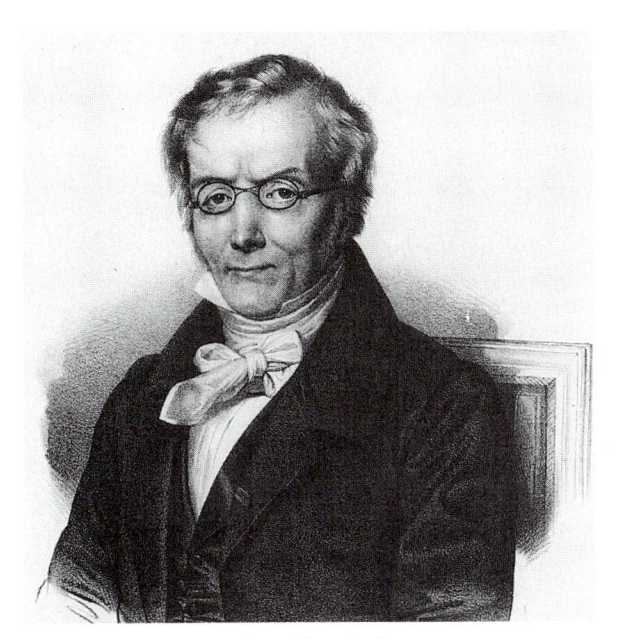

*Jean Etienne Dominique Esquirol*

Heimatstadt Toulouse zurück. Nach einiger Zeit entschloß er sich, das Studium der Medizin aufzunehmen, und kam wieder nach Paris. Im Anschluß an diese Ausbildung meldete er sich als Arzt zur Armee und verbrachte einige Jahre in den Ostpyrenäen, wo auch seine langjährige Freundschaft mit →Paul Joseph Barthez ihren Anfang nahm. Nach zwei Jahren verließ er die Armee und kam nach Montpellier, um hier vier Jahre lang seine Ausbildung zu vervollkommnen. Während dieser Zeit betrieb er neben medizinischen auch naturwissenschaftliche Studien und konnte diverse Preise für seine Arbeiten einheimsen. Schließlich zog Esquirol wieder nach Paris. Hier wurde er mit →Philippe Pinel bekannt. Dieser führte ihn in das Gebiet der Psychiatrie ein, und bald schon legte Esquirol sein Hauptaugenmerk auf dieses Fach. Um 1800 gründete er die erste private Anstalt für Geisteskranke, die bald berühmt wurde. Erst 1805 entschloß er sich, mit einer Dissertation über Geisteskrankheiten den Doktortitel zu erwerben. Dieses Werk erregte über Fachkreise hinaus einiges Aufsehen und wurde in mehrere Sprachen übersetzt. Im Jahre 1810 ernannte man ihn zum Nachfolger Pinels. Wir verdanken Esquirol auch die Gründung der ersten öffentlichen Klinik für Geisteskranke und wesentliche Verbesserungen in Behandlung und Verwahrung der Patienten. Ab 1825 Direktor der Irrenanstalt Charenton, bekleidete er verschiedene hohe Ämter und stiftete einen Preis, der alljährlich für Forschungsarbeiten auf seinem Gebiet vergeben werden sollte. Auf seinen Reisen durch Europa vertrat er seine Lehren und trug dadurch zum Bekanntwerden der von ihm reformierten Irrenanstalten in Frankreich bei. Eine große Anzahl literarischer Werke bewahrt seinen Namen für die Zukunft.

## Estienne, Charles
*französischer Arzt, 1504–1564*

Estienne stammte aus einer bekannten Buchdruckerfamilie und promovierte im Jahre 1542 zum Doktor der Medizin. 1551 mußte er, da viele Familienmitglieder wegen ihres lutherischen Glaubens verfolgt und gefangengenommen wurden, die Buchdruckerei übernehmen. Aber auch er entging diesem Schicksal nicht und starb 1564 im Kerker. In seiner vergleichsweise kurzen wissenschaftlichen Laufbahn verfaßte er eine beträchtliche Anzahl von Werken über Landwirtschaft, literarhistorische und botanische Themen. Von historischer Bedeutung ist für uns das anatomische Werk *De dissectione partium corporis humani libri III*. Interessant erscheinen darin seine →Galen widersprechenden Beschreibungen und Auffassungen sowie die Holzschnitte.

## Ettmüller, Michael
*deutscher Arzt, 1644–1683*

Nach Studien in Leipzig und Wittenberg unternahm Ettmüller eine Reise nach Italien, Frankreich, Holland und Großbritannien, nach deren Beendigung er 1668 zum Doktor der Medizin promovierte. 1676

*Michael Ettmüller*

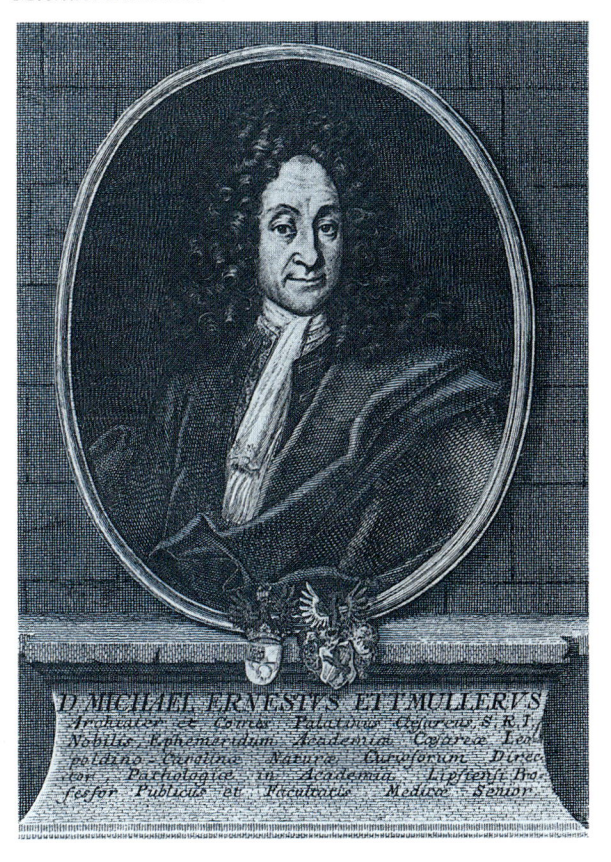

wurde er Privatdozent, 1681 Professor für Botanik, bald darauf außerordentlicher Professor für Chirurgie. Er gilt als bedeutender Vertreter der von Sylvius de la Boë begründeten Chemiatrie. Bald erlangte Ettmüller einen Ruf als großer Lehrer. Er hatte kaum Zeit, eigene Werke zu verfassen; viele der unter seinem Namen veröffentlichten Schriften sind Werke seiner Schüler. Von ihm stammt ein Lehrbuch für Chemie und Pharmazie. Im Jahre 1708 erschien eine dreibändige Ausgabe seiner Werke in Frankfurt, die von seinem Sohn veröffentlicht wurde.

## Eustachi, Bartolomeo
*italienischer Anatom, 1500–1574*

Nach einer Zeit als Leibarzt des Herzogs von Urbino folgte Eustachi Kardinal della Rovere nach Rom, wo er Stadtarzt und Professor für Anatomie wurde. Nach langer Lehrtätigkeit legte er aus gesundheitlichen Gründen sein Lehramt zurück und verstarb bald danach auf einer Reise zu Kardinal della Rovere. In seinen Werken ist seine Verehrung für →Galen und sein Widerspruch gegen →Vesal zu erkennen. Er betrieb minuziöse anatomische Forschungen, und wir verdanken ihm viele Entdeckungen und Richtigstellungen. So wird die von ihm entdeckte Klappe der Vena cava, die den fetalen Blutkreislauf regelt, nach ihm benannt, und die Ohrtrompete ist uns als Eustachische Röhre bekannt. Eustachi gilt als erster vergleichender Anatom, was in seinen Abhandlungen über die Nieren und die Zähne mit eigener Entwicklungsgeschichte zum Ausdruck kommt. Viele Entdeckungen, die →Bellini zugeschrieben werden, wurden bereits von Eustachi vorweggenommen.

*Bartolomeo Eustachi*

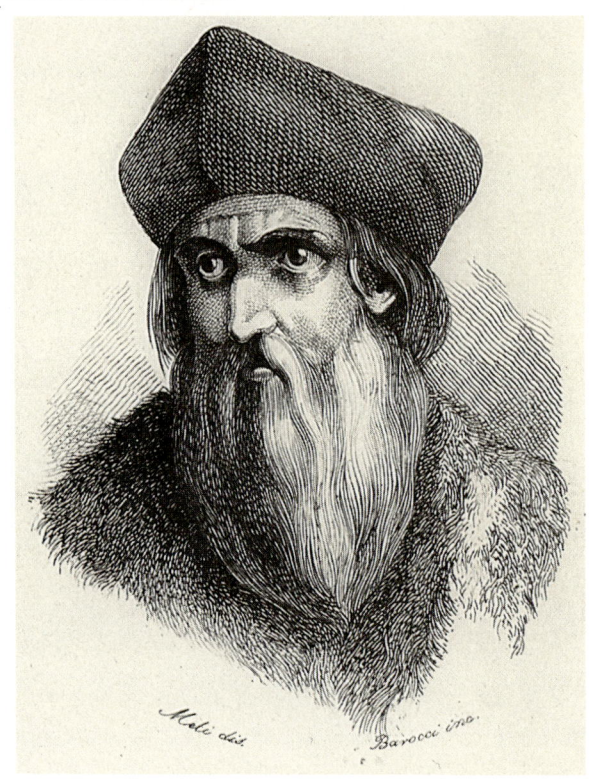

## Fabricius Hildanus, Wilhelm
*Wilhelm Fabry von Hilden; deutscher Chirurg, 1560–1634*

Als Sohn eines armen Gerichtsschreibers, der zudem bald starb, hatte Fabricius Hildanus nicht die Möglichkeiten zu einem akademischen Studium. Er absolvierte eine vierjährige Ausbildung bei einem Wund-

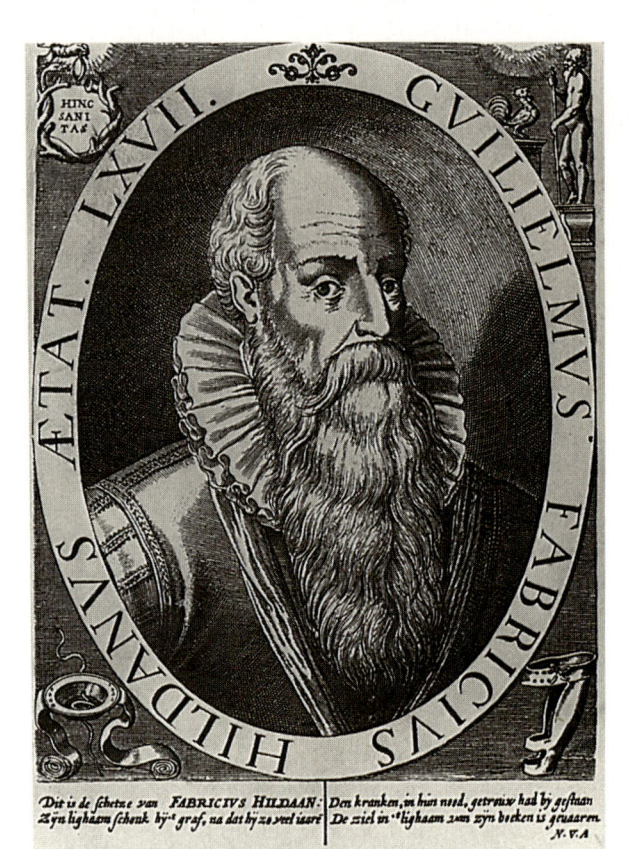

*Wilhelm Fabricius Hildanus*

arzt und wurde dann Schüler von Cosmas Slotanus. Nach dieser Zeit praktizierte er in Genf, wo er auch seine Frau kennenlernte. Darauf begann ein eher unstetes Wanderleben, denn er war aufgrund seiner Berühmtheit überall willkommen. Seine wichtigsten Stationen waren seine Heimatstadt Hilden und Köln, wohin er öfters zurückkehrte. Auch in Lausanne und im Waadtland praktizierte er, bis er sich schließlich 1615 in Bern als Stadtarzt niederließ und hier 20 Jahre lang, bis an sein Lebensende, blieb. Er gilt mit Recht als bedeutendster Chirurg seiner Zeit und wird auch »deutscher Paré« genannt. Er erfand eine Anzahl chirurgischer Instrumente und verbesserte Operationsmethoden, wie etwa die Amputation, bei der er ein Abtrennen des Gliedes im gesunden und nicht, wie üblich, im kranken Bereich befürwortete. Von einiger Bedeutung sind auch seine Werke über Schußwunden und Verbrennungen. Er kritisierte hart die Chirurgen, die ohne Kenntnisse der Anatomie ans Werk gehen, und verfaßte zu diesem Thema eine eigene Schrift. Seine Hauptwerke befassen sich mit Kriegsverletzungen und chirurgischen Problemen.

## Falloppio, Gabriele
*italienischer Anatom, 1523–1562*

Aus seiner Heimatstadt Modena kam Falloppio nach Ferrara, um hier das Medizinstudium aufzunehmen. Ab 1548 hatte er in dieser Stadt eine Lehrkanzel für sein Spezialgebiet Anatomie inne; später berief man ihn in gleicher Position nach Pisa, und ab 1551 war er in Padua als Professor für Anatomie und für Botanik tätig. Aus dieser Zeit stammt auch seine Freundschaft und Zusammenarbeit mit →Andreas Vesal. Wir verdanken Falloppio eine ganze Reihe äußerst wichtiger Entdeckungen; so sind uns von ihm die ersten Beschreibungen der Chorda tympani und des Sinus sphenoidalis überliefert. Außerdem erkannte er, daß sich die Tuben in die Bauchhöhle öffnen, und gab dem Eileiter seinen Namen: Falloppiosche Tube. Er entdeckte die Nervi trigeminus, glossopharyngeus und auditorius. Auf ihn gehen die Bezeichnungen für Vagina und Placenta sowie für die Muskel von Stirn, Zunge und Hinterkopf zurück. In seinen Schriften, in denen seine Bescheidenheit und Verehrung für Vesal, aber auch sein Widerstand gegen →Galen zum Ausdruck kommen, finden wir minuziöse anatomische Studien des gesamten menschlichen Körpers. Falloppio gibt wertvolle Beschreibungen des Knochensystems mit Entwicklungsgeschichte, chirurgische Anleitungen und Bemerkungen über die Syphilis. Ein einziges seiner Werke wurde von ihm selbst veröffentlicht, die *Observationes anatomicae* im Jahre 1561; alle anderen erschienen erst nach seinem Tod.

## Faure, Jean-François
*französischer Arzt und Chirurg, 1701–1785*

Im Alter von 16 Jahren begann Faure die chirurgische Ausbildung, die er mit der medizinischen vier Jahre lang in Nîmes und drei in Montpellier fortsetzte. Danach zog er nach Lyon, wo er 1733 Magister der Chirurgie wurde und bald hochangesehen praktizierte. Nachdem verschiedene Arbeiten Preise der Chirurgischen Akademie erhalten hatten, widmete er sich ab 1764 hauptsächlich der Sozialmedizin und damit den bedürftigen Patienten. Fünf Jahre später kehrte er in seine Heimatstadt Avignon zurück und setzte dort seine Tätigkeit auf diesem Gebiet fort. Mit 73 Jahren nahm er noch einmal an einem Preisausschreiben der Chirurgischen Akademie teil, wobei seine Arbeit auch ausgezeichnet wurde. Seine bedeutendsten Theorien gingen dahin, daß er den Salben und Pflastern eine natürliche Trocknung der Wunde vorzog, diese aber zu erwärmen empfahl.

## Fernel, Jean
*französischer Arzt, 1497–1558*

Nach seinen philosophischen und sprachwissenschaftlichen Studien erlangte Fernel so rasch einen großen Ruf, daß man ihm schon bald eine Professorenstelle für Logik in Paris antrug. Er lehnte allerdings ab und stürzte sich mit Eifer auf das Studium der Medizin und nebenbei auch der Mathematik. Nach der Promotion ernannte man ihn im Jahre 1534 zum Professor für Anatomie. Seine Praxis besuchten viele Patienten, sogar König Heinrich II. konsultierte ihn; später machte er ihn zu seinem Leibarzt. Man schreibt Fernel die Heilung von Heinrichs Gattin Katharina zu, die an Sterilität litt. Dadurch genoß er so hohes Ansehen beim König, daß er ihn auf seinen Reisen begleiten mußte. Auf einer dieser Reisen starb plötzlich Fernels Gattin; dieser Verlust traf ihn so schwer, daß er ihren Tod nur kurze Zeit überlebte. Das literarische Werk umfaßt Abhandlungen aus den verschiedensten Fachgebieten, die recht unterschiedlich bewertet werden.

## Ferrein, Antoine
*französischer Mediziner, 1693–1769*

Der Beginn seiner wissenschaftlichen Laufbahn lag nicht im Bereich der Medizin, sondern Ferrein betrieb vorerst bei den Jesuiten mathematische, theologische und juristische Studien. Erst als er ein bedeutendes Werk →Borellis kennenlernte, beschloß Ferrein, sich der Medizin zu widmen. Dazu zog er an die Universität von Montpellier, vervollkommnete dazwischen in Marseille seine chirurgischen Kenntnisse und legte schließlich in Paris seine Dissertation vor. 1732 schlug man ihn als Professor für Anatomie in Montpellier vor; als er aber nicht gewählt wurde, nahm er eine Stelle als leitender Arzt der Armee an. Diesen Posten bekleidete er bis 1733, stellte dann sein Können bei einer Epidemie in der Provinz unter Beweis und kehrte nach Paris zurück. 1738 ernannte man ihn zum Lizentiaten der medizinischen Fakultät, 1741 erhielt er die Stelle als Anatom an der Akademie der Wissenschaften. Ein Jahr später konnte er schließlich eine Lehrkanzel für Chirurgie und Medizin übernehmen. Ferrein befaßte sich zeitlebens mit allgemeinmedizinischen Problemen; dies ist auch in seinen schriftlichen Arbeiten zu erkennen, stammt doch von ihm ein Handbuch über praktische Medizin und praktische Chirurgie.

## Ferrier, David
*englischer Physiologe, 1843–1928*

Das Studium der Medizin führte Ferrier neben der Stadt Aberdeen zuerst nach Edinburg, dann nach London und Heidelberg. 1870 promovierte er in Edinburg. Sein Spezialgebiet, die Gehirnforschung, war damals schon bestimmt. Neben der Dissertation verfaßte er 1870 eine preisgekrönte Arbeit über die Vierhügelplatte im Gehirn. Ruhm erlangte er hauptsächlich durch seine experimentellen Untersuchungen der Physiologie und Pathologie des Gehirns. Seine Arbeiten wurden in verschiedene Sprachen übersetzt. Großen Wert legte Ferrier auch auf die Identifizierung bestimmter Lokalisationen in der Großhirnrinde.

## Fibiger, Johannes
*dänischer Pathologe und Krebsforscher, 1867–1928*

Aus seinem Heimatort auf Jütland zog Fibiger nach Kopenhagen, wo er nach Ende der Studienjahre 1890 promovierte. Danach erhielt er Stellen am Institut für Bakteriologie und an einem Spital für epidemische Krankheiten. Er war auch Mitarbeiter von →Koch und →Behring und genoß deren Freundschaft. Seine ersten Arbeiten befaßten sich mit Untersuchungen der →Diphtherie und der →Tuberkulose. Ab 1907 wandte er seine Aufmerksamkeit der Krebsforschung zu; drei Jahre später erschien seine erste schriftliche Arbeit über die Ergebnisse seiner Tierexperimente. Sie befaßten sich besonders mit der Krebserzeugung. 1913 veröffentlichte er seine 1926 mit dem Nobelpreis belohnte Beschreibung des Spiropterakrebses, eines bei Ratten und Mäusen durch Fütterung mit Küchenschaben, in denen sich die Larven der Nematode Spiroptera neoplastica entwickelt hatten, hervorgerufenen Magenkrebses. Daneben war Fibiger als Gründer und Mitherausgeber medizinischer Fachblätter auch journalistisch tätig.

*Johannes Fibiger*

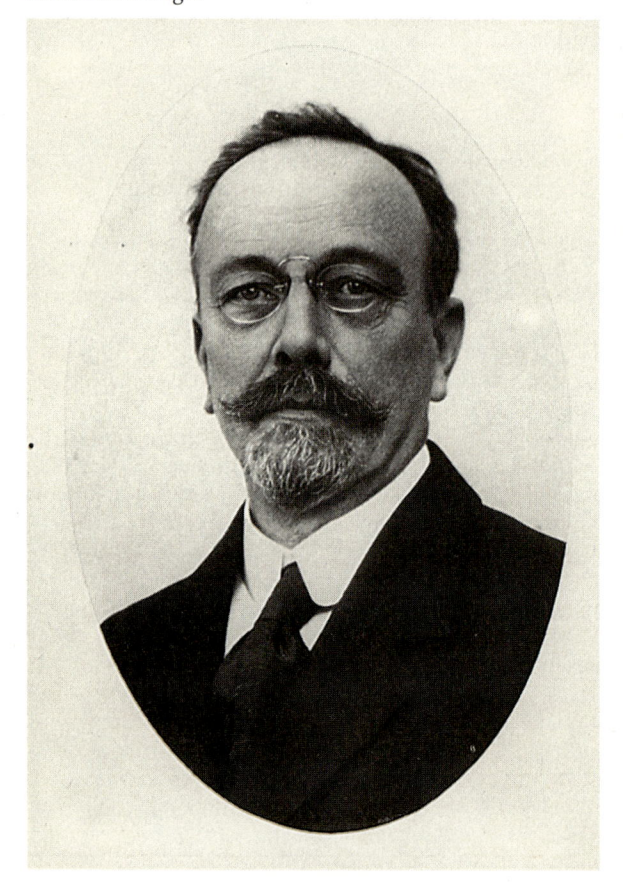

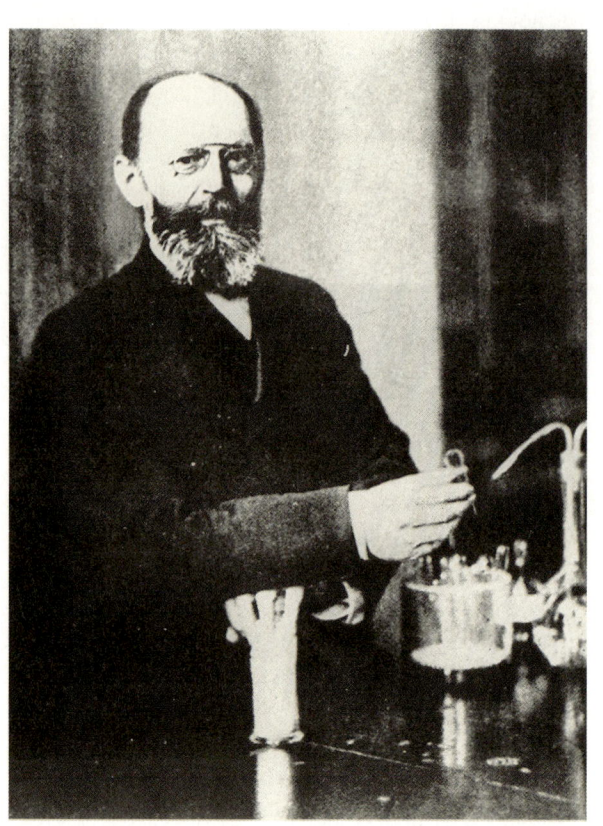

*Emil Fischer (aus: T. E. Keys: »Die Geschichte der chirurgischen Anästhesie«, Springer, Berlin 1968)*

## Fischer, Emil
*deutscher Chemiker, 1852–1919*

Nach dem Chemiestudium in Bonn und Straßburg, wo Fischer 1874 promovierte, erhielt er im Jahr darauf eine Assistentenstelle am Straßburger Chemischen Laboratorium und begleitete seinen Professor nach München. In dieser Stadt habilitierte er sich 1878. 1879 folgte die Berufung zum ordentlichen Professor, 1882 eine Einladung nach Erlangen, wo er die Lehrkanzel für Chemie übernahm. 1885 kam er in der gleichen Eigenschaft nach Würzburg und 1892 nach Berlin. Hier unternahm er die Forschungen, die ihm 1902 den Nobelpreis für Chemie eintrugen. Seine Synthetisierung des Traubenzuckers sowie Arbeiten, die zur Synthetisierung des Koffeins führten, gaben den Ausschlag. Außerdem untersuchte er die Kohlehydrate, die Glykoside, die Purine, die Gerbstoffe und Fermente und vermochte die Eiweiße auf Aminosäuren zurückzuführen. Die Pharmazeutik verdankt ihm die Medikamente Veronal, Sajodin und Elarson.

## Fitz, Reginald Heber
*amerikanischer Pathologe, 1843–1918*

Nachdem Fitz an der Harvard University studiert und hier 1868 promoviert hatte, unternahm er eine ausgedehnte Reise nach Europa, wobei er Wien, Paris und Berlin besuchte. Nach seiner Rückkehr in die Vereinigten Staaten lehrte er an der Harvard Medical School pathologische Anatomie und allgemeine Pathologie. Von 1879 bis 1892 hatte er die Lehrkanzel inne. Seine wichtigsten Forschungsarbeiten betrafen die Appendizitis (Blinddarmentzündung) und die Pankreatitis (Bauchspeicheldrüsenentzündung).

## Fleckfieber

Diese auch als Läusefleckfieber, Flecktyphus, Kriegs- oder Hungertyphus bekannte Infektionskrankheit wurde bereits 1546 von →Fracastoro eindeutig beschrieben und von Pest und Bauchtyphus unterschieden. Der Erreger ist die Rickettsia prowazeki, die hauptsächlich durch Läuse verbreitet wird. Gefährlich sind sowohl Kopf- als auch Kleiderläuse. Damit ist zur Prophylaxe vor allem das gründliche Entlausen von Kranken notwendig, da der Läusebefall schnell um sich greift. Durch die Verbesserung der hygienischen Verhältnisse und durch die Schutzimpfungen tritt das Fleckfieber in den Industrieländern nur sehr vereinzelt und schnell kontrollierbar auf. Nach Ausheilung der Krankheit besteht lebenslängliche Immunität. Das Fleckfieber ist eine allgemeine Gefäßerkrankung, die besonders die kleinen Arterien befällt. In schweren Fällen kann es sogar zur Gangrän der Gliedmaßen kommen. Das Blut ist von Keimen und deren Abfallprodukten überschwemmt, was schwere Krankheitserscheinungen auslöst. Das Fieber liegt zwischen 40 und 40,5° C. Charakteristisch sind die heftigen Kreuz- und Gelenkschmerzen und das »Fleckfiebergesicht«. Starker Kopfschmerz, Flimmern vor den Augen und Schwerhörigkeit gehen in das Stadium der Benommenheit über. Die zweite Krankheitswoche bringt in leichten Fällen die Besserung; in schweren Fällen treten zerebrale Störungen auf, die sich in Zittern, Kontraktionen und Krämpfen charakteristisch offenbaren. Nach 13 bis 16 Tagen beginnt das Fieber endlich nachzulassen. Verschiedene Arten des Fleckfiebers werden durch andere Parasiten übertragen: durch Zecken wird etwa das Marseillefieber oder das »Rocky Mountain spotted fever« hervorgerufen. Als Überträger wirken auch Milben. Die durch diese Überträger hervorgerufenen Formen des Fleckfiebers unterscheiden sich hinsichtlich ihres Krankheitsbildes nicht voneinander.

## Fleming, Sir Alexander
*englischer Bakteriologe, 1881–1955*

Fleming, der berühmte Entdecker des →Penicillins, begann seine Ausbildung in Schottland an der Kilmarnock Academy und kam dann nach London, wo er das Medizinstudium an der Universität und am St. Mary Hospital fortsetzte. Bereits als Student konnte er Preise einheimsen. Nach der Promotion wandte er sich bald der Forschung zu und begann unter Sir Almroth Wright mit Untersuchungen, die die Bakteriologie und die Antiseptik betrafen. Während des Ersten Weltkriegs diente Fleming im medizinischen Korps und hatte selbst hier Gelegenheit, seinen Forschungen nachzugehen. Nach seinem Abschied aus der Armee übernahm er wieder die Stelle im Laboratorium und lehrte daneben Bakteriologie. 1919 erhielt er den Titel Professor, 1928 einen Lehrauftrag am College of Surgeons. Seine Untersuchungen betrafen nun antibakterielle Substanzen und ihren Einfluß auf tierische Gewebe. Er gelangte zur Entdeckung antibiotischer Lysozyme, das heißt der bakteriziden Stoffe in den Drüsensekreten des Körpers. Dazu gehören zum Beispiel Speichel, Milch und die Tränenflüssigkeit. 1928 endlich gelang ihm die Leistung, für die er 1945 mit Sir Howard Walter Florey und Ernst Boris Chain mit dem Nobelpreis für Medizin ausgezeichnet wurde: bei einer Versuchsreihe über die Grippe hatte er auch Staphylokokkenkulturen angelegt und mußte eines Tages feststellen, daß sich in einer dieser Kulturen Schimmel angesetzt hatte. Bei näherer Untersuchung sah er, daß sich um die Staphylokokken ein keimfreier Ring gebil-

*Sir Alexander Fleming*

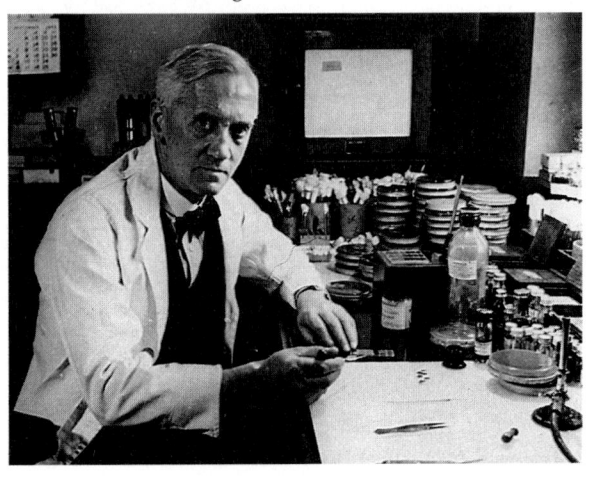

det hatte. Er erkannte, daß der Schimmelpilz das Wachstum der Staphylokokken behinderte. Das erste Antibiotikum war entdeckt. Fleming nannte es Penicillin, nach dem Schimmelpilz Penicillium. 1943 wurde er Mitglied der Royal Society, und auch die Ritterwürde wurde ihm verliehen.

## Flemming, Walther
*deutscher Physiologe, 1843–1905*

Die Studienjahre verbrachte Flemming an den Universitäten von Göttingen, Tübingen, Berlin und Rostock und promovierte in Rostock 1868. Zuerst fühlte er sich von der Inneren Medizin angesprochen und arbeitete

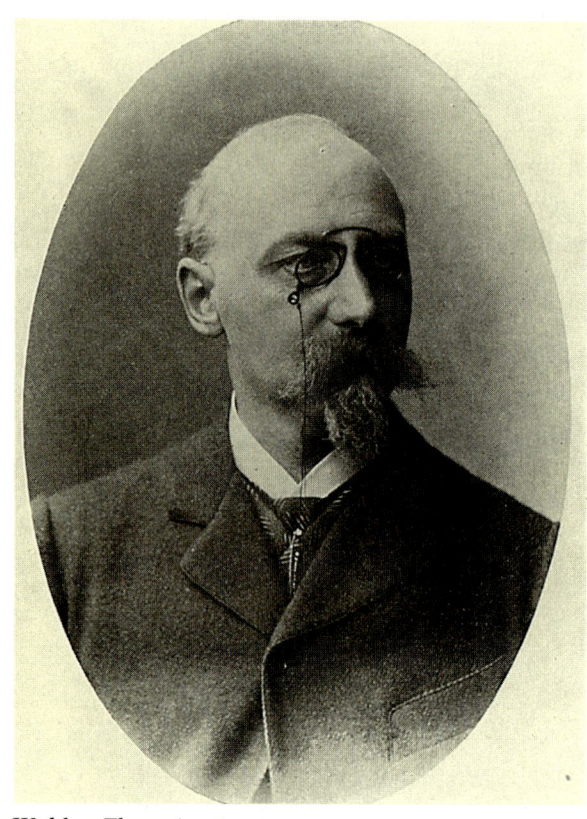

*Walther Flemming*

als Assistenzarzt in diesem Fach, dann wandte er sich aber der Physiologie zu, wirkte in Würzburg und später in Amsterdam. 1871 erhielt er eine Assistentenstelle in Rostock, wo er sich bald darauf habilitieren konnte und seinem Professor nach Prag folgte. In dieser Stadt wurde er 1873 zum außerordentlichen Professor ernannt; 1876 folgte er einem Ruf als ordentlicher Professor nach Kiel. Hier lebte er bis zu seinem Tode. Sein Forschungsgebiet erstreckt sich von der Anatomie über die Histologie und die Embryologie bis zur Biologie. Er untersuchte die Entstehung des Fettgewebes und lieferte besonders wichtige Arbeiten über die Zellvermehrung. Als erster beschrieb er die mitotische Zellteilung, entdeckte die Kernspindel, in deren Mitte sich die →Chromosomen in der Äquatorialplatte anordnen, und erkannte, daß sich Zentriolen auch in den Zellen der Säugetiere befinden.

## Flourens, Marie Jean Pierre
*französischer Physiologe und Naturforscher, 1794–1867*

Flourens nimmt unter den Wissenschaftlern seiner Zeit einen hervorragenden Rang ein, insbesondere durch seine entwicklungsgeschichtlichen Arbeiten. Lange Jahre hindurch hatte er den Lehrstuhl für vergleichende Anatomie der Universität Paris inne, dazu kam noch das Amt als ständiger Sekretär der Akademie der Wissenschaften. 1848 legte er alle Posten zurück und verbrachte sein Leben fortan als Privatmann. Im Jahre 1837 entdeckte Flourens das respiratorische Zentrum im Gehirn, was seinen Platz in der Medizingeschichte rechtfertigt. Bemerkenswert sind seine Arbeiten über das Gehirn, den Aufbau sowie die Ernährung der Knochen und embryologische Probleme. Er verfaßte eine medizinhistorische Schrift über die Entdeckung des Blutkreislaufs, die sehr populär wurde. Neben seinen wissenschaftlichen Leistungen waren auch sein rhetorisches Talent und sein eleganter Schreibstil wohlbekannt.

## Fodéré, François Emanuel
*französischer Arzt und Gerichtsmediziner, 1764–1835*

Obwohl dieser bedeutende Arzt aus bescheidenen Verhältnissen stammte, wurde seine Begabung so frühzeitig entdeckt, daß er dennoch Schulen und Universitäten besuchen konnte. Den medizinischen Unterricht erhielt er in Turin, wo er durch Protektion eine Freistelle belegen konnte. Schon damals wandte Fodéré sein Interesse der Untersuchung des Kretinismus zu: heimlich ließ er die Leiche eines Kretins ausgraben und sezierte sie. Nach der Promotion 1787 veröffentlichte er seine Untersuchungsergebnisse. Durch seine hervorragenden Zeugnisse wurde König Victor Amadeus III. auf ihn aufmerksam und sandte ihn zu Studienzwecken für drei Jahre ins Ausland, zuerst nach Paris, dann nach London. Nach der Rückkehr nach Italien befaßte sich Fodéré intensiv mit der gerichtlichen Medizin und der gerichtlichen Arzneikunde, was ihm bald die Stelle als vereidigter Gerichtsarzt der Provinz Aosta eintrug. Als Savoyen von der französischen Armee besetzt wurde, trat er dem Heer bei und machte als Militärarzt den Feldzug mit. 1793 kehrte die Armee nach Marseille zurück; bald darauf wurde Fodéré in dieser Stadt zum Arzt an der Irrenanstalt ernannt. Nebenbei konnte er sich wieder der Gerichtsmedizin und der Sozialmedizin widmen. Er verfaßte etliche Werke, die mit Beifall aufgenommen wurden. Außerdem lehrte er in Nizza Chemie und Physik; nach Aufhebung der Schule übernahm er die Leitung und den Philosophieunterricht an einer anderen Anstalt und daneben eine Arztstelle am Hospital. Diese und einige weitere Ämter übte er bis 1814 aus, als er einem Ruf als Professor für gerichtliche Medizin nach Straßburg folgte. Neben seinen Lehrverpflichtungen hielt Fodéré auch Vorlesungen über Epidemien und Hygiene. 20 Jahre lang währte seine Tätigkeit an dieser Universität, zahlreiche medizinische Gesellschaften des In- und Auslands verliehen ihm ihre Mitgliedschaft, und noch im Alter war er mit Hilfe seiner Kinder wissenschaftlich tätig.

## Foix, Charles
*französischer Neurologe, 1882–1927*

Der Sohn eines Arztes brachte in Paris das Medizinstudium hinter sich und ließ sich hier als Arzt nieder. Ab 1921 war er an einer Tuberkulosestation tätig, 1923 an einem anderen Spital, an dem er sich mit Innerer Medizin befaßte. Später wurde Foix von →Pierre Marie für die Neurologie begeistert, bildete sich an der Salpétrière für dieses Fach aus und hinterließ zahlreiche bedeutende Forschungsarbeiten auf klinischem wie auf pathologisch-anatomischem Gebiet. Er untersuchte die Reflexe, die Gehirn- und Rückenmarkskrankheiten und hielt darüber an der Salpétrière und an einem anderen Krankenhaus vielbesuchte Vorlesungen. Seinen Namen trägt noch heute das Foixsche Syndrom, eine Lähmung der Augennerven und des ersten Trigeminusastes sowie der sympathischen Nervenversorgung des Auges bei krankhaften Veränderungen in der lateralen Wand des Sinus cavernosus.

## Folli, Francesco
*italienischer Arzt, 1624–1685*

Folli stammte aus einer kleinen Stadt in der Toscana, wo er nach Abschluß seiner Studien acht Jahre als Arzt tätig war, ehe ihn die Familie Medici an ihren Hof in Florenz berief. Doch konnte er sich an die Lebensgewohnheiten nicht anpassen, so daß er bald wieder seinen Abschied nahm und in seine Heimat zurückkehrte, wo er bis zu seinem Lebensende blieb. Er hinterließ neben einem Werk über die Zirkulation des Blutes und der Körpersäfte ein Werk, in dem er die erste Bluttransfusion beschreibt, die er vor Ferdinand II. im Jahre 1654 vorgenommen hatte.

## Fontana, Felice
*italienischer Physiologe und Naturforscher, 1720–1805*

Nach seinen Studienjahren in Padua, Rom und Bologna lehrte Fontana zuerst Philosophie in Pisa, bis ihn der Großherzog der Toskana damit beauftragte, in Florenz ein naturhistorisches Museum einzurichten. Die Wachspräparate, die Fontana daraufhin anschaffte, sind noch heute die Attraktion jenes Museums. Er veröffentlichte zahlreiche Schriften, die physiologische, chemische und physikalische Themen behandeln. Außerdem erfand er eine Methode, die Luftqualität in den Krankenhäusern mit salpetriger Säure zu bestimmen.

## Forel, Auguste
*Schweizer Psychiater, 1848–1931*

Nach den Studienjahren, die Forel in Zürich, Wien und Lausanne verbrachte, promovierte er in Zürich und erhielt ein Jahr später eine Assistentenstelle an einer Irrenanstalt bei München, wo er sich 1877 habilitieren konnte. 1879 ernannte man ihn zum Professor für Psychiatrie in Zürich, und er erhielt die Leitung der Irrenanstalt Burghölzli. 1898 legte er alle Ämter nieder und lebte fortan als Privatgelehrter. Forels wichtigste Forschungen betreffen die Gehirnanatomie, wo er

*Auguste Forel*

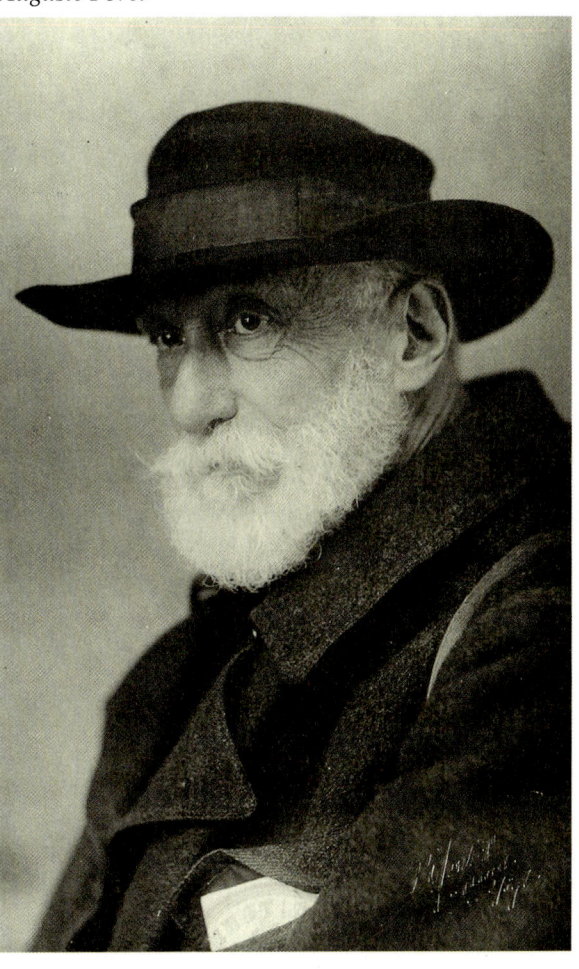

beispielsweise zur Entdeckung des Ursprungs des Nervus acusticus gelangte. Ihm zu Ehren benannte man den Nucleus hypothalamicus Forelscher Körper, und die von ihm untersuchte Haubenregion wurde nach ihm als Campus Foreli bezeichnet. Später verlegte sich Forel auf die Behandlung von psychischen Krankheiten durch Hypnose; er untersuchte ihre Phänomene und verfaßte Studien über die Zurechnungsfähigkeit, was ihn zu Vorschlägen zur Strafrechtsreform veranlaßte. Außerdem verdankt ihm die Schweiz die ersten Trinkerheilstätten und Trinkerasyle; er befaßte sich mit der Prostitution, mit der Volksbildung und -erziehung und setzte sich für den Völkerfrieden ein. Forel hinterließ ein umfangreiches literarisches Werk, das von seinem sozialen Engagement zeugt.

## Forestier, Pierre Gaspard
*französischer Chirurg, 1775–1847*

Im Jahre 1803 promovierte Forestier in seiner Heimatstadt Paris zum Doktor der Medizin, nachdem er seine Ausbildung an der medizinischen Fakultät und am Hôtel-Dieu hinter sich gebracht hatte. Er verbrachte sein gesamtes Leben praktizierend in Paris. Ab 1823 war er Mitglied der Medizinischen Akademie. Am bedeutendsten sind seine Arbeiten über Blutungen der Krampfadern an den Beinen.

## Forssell, Gösta
*schwedischer Röntgenologe, 1876–1950*

Nach der medizinischen Ausbildung in Uppsala und der Promotion 1913 begab sich Forssell auf eine Studienreise durch Österreich, Frankreich, England und Amerika. Nach der Rückkehr widmete er sich histologischen und röntgenologischen Studien. Von 1906 bis 1908 leitete er das chirurgische Röntgeninstitut eines Spitals und übernahm dann die Leitung des Zentralröntgeninstituts in Stockholm. Von 1910 bis 1926 war er Oberarzt am Stockholmer Radiumheim; 1916 erfolgte die Ernennung zum Professor für medizinische Radiologie. Forssell ist als einer der Pioniere der Radiotherapie anzusehen. Seine wesentlichsten Forschungsgebiete waren die Röntgenanatomie des Magen-Darm-Kanals und die Krebsbehandlung durch Bestrahlung.

## Fothergill, William Edward
*englischer Gynäkologe, 1865–1926*

Nach der medizinischen Ausbildung in Edinburg reiste Fothergill auf das Festland, wo er in Jena und Paris als Assistenzarzt tätig war und sich zum Gynäkologen und Geburtshelfer ausbildete. Nach seiner Rückkehr nach England ließ er sich in Manchester nieder und wirkte hier als gynäkologischer Chirurg an einem Spital sowie als Vortragender an der Universität. 1920 erfolgte die Ernennung zum Professor für systematische Geburtshilfe und Gynäkologie, 1925 die zum Professor für klinische Geburtshilfe. Seine Bedeutung liegt vor allem in der Chirurgie, die er mit der Entwicklung der Kolporrhaphie bereicherte. Er hinterließ einige Schriften zu seinem Fach.

## Fourcroy, Antoine François
*französischer Arzt und Chemiker, 1755–1809*

Schon als Kind fielen Fourcroys Begabungen auf, so daß →Vicq d'Azyr, ein Freund der Familie, ihn zum Medizinstudium überredete. Der junge Fourcroy folgte diesem Rat und begann in Paris die Ausbildung, die er sich durch Nachhilfeunterricht selbst verdiente. Seine Familie war mittellos, und da er die Kosten dafür nicht aufbringen konnte, bereitete ihm die Promotion Schwierigkeiten. 1780 schließlich wurde sie ihm nach Ablehnung eines Gesuchs um Freipromotion durch eine Sammlung der Königlichen Gesellschaft für Medizin, deren Sekretär Vicq d'Azyr war, ermöglicht. Zuerst widmete sich Fourcroy der Anatomie und der Zoologie; später wandte er sich der Chemie zu, und als er eines Tages in Vertretung seines Lehrers mit großem Beifall eine Vorlesung hielt, berief ihn →Buffon 1784 auf den Lehrstuhl für Chemie am Jardin du Roi. In dieser Stellung verblieb er 25 Jahre. Sein Unterricht war sehr beliebt und zog Studenten von weit her an. Seine Leistungen in der Chemie waren die Grundlagen für seine medizinischen Forschungen. Er war an der Entdeckung neuer Elemente beteiligt und unternahm wichtige analysierende Arbeiten. Der Medizin brachte er durch die Chemie großen Nutzen. So untersuchte er den Einfluß von Sauerstoff auf verschiedene Krankheiten. Bei seinen Analysen gelangte er zum Nachweis des Harnstoffs, untersuchte die Zusammensetzung von Blut, Sperma, Galle, Chylus, Milch, Albumin und Fibrin. Daneben erforschte er die Blasensteine und teilte sie anhand von 500 Exemplaren in fünf sorgfältig definierte Klassen ein. Auch den Schwefelbädern widmete er seine Aufmerksamkeit. Er hinterließ eine stattliche Anzahl von Schriften, die in verschiedenen medizinischen Zeitschriften erschienen sind.

## Fournier, Alfred
*französischer Arzt, 1832–1914*

Mit 20 Jahren begann Fournier in Paris Medizin zu studieren, 1860 promovierte er. Nach verschiedenen Anstellungen an Krankenhäusern, darunter am Hôtel-Dieu, wurde er Arzt am Hôpital Saint-Louis. In Anerkennung seiner Verdienste ernannte man ihn zum Professor und zum Mitglied der Medizinischen Akademie. Er befaßte sich vornehmlich mit der Erforschung der Syphilis und veröffentlichte darüber mehrere Abhandlungen. Daneben war er auf diesem Gebiet auch medizinhistorisch tätig, indem er Schriften älterer Mediziner neu herausgab. Darunter finden sich Werke von →Fracastoro, Béthencourt und →Jean de Vigo.

## Fracastoro, Girolamo
*italienischer Naturforscher, Arzt und Dichter, 1478/1483–1553*

Nach Beendigung seiner philosophischen Studien begann Fracastoro das Medizinstudium. Seine einflußreichste Stelle als Mediziner hatte er 1546/1547 als Arzt des Konzils von Trient inne. Fracastoros medizinische Schriften befassen sich mit ansteckenden Krankheiten; er trennte den Typhus von den übrigen epidemiologischen Krankheiten. Sein bekanntestes Werk ist *Syphilis sive de morbo gallico*, in dem er im Stil Vergils Symptome und Behandlung der seither Syphilis genannten Geschlechtskrankheit in eine mythologische Handlung einkleidet. In allen seinen Werken kommt Fracastoros Einstellung gegen den Wunderglauben seiner Zeit zum Ausdruck.

*Girolamo Fracastoro*

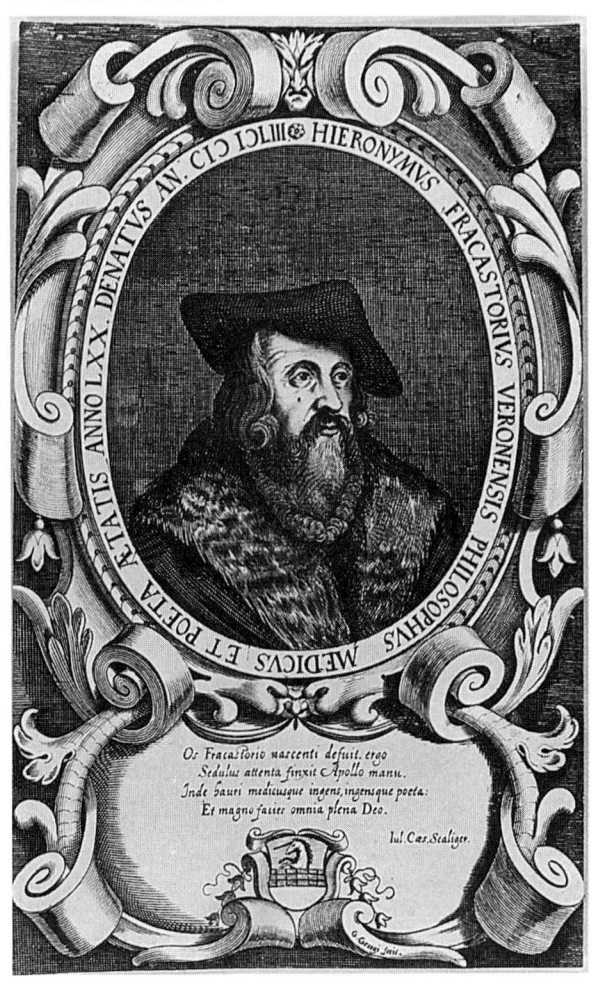

## Franco, Pierre
*französischer Chirurg, um 1500 bis um 1570*

Über diesen hervorragenden Chirurgen ist in bezug auf seinen Lebenslauf nicht viel bekannt. Franco stammte aus der Provence und gehörte zur Zunft der umherziehenden Bruch- und Steinschneider. In dieser Funktion bereiste er mehrere Länder; einige Zeit war er auch Mitglied der chirurgischen Schule von Lausanne und als solcher fest angestellt. Zwei bedeutende chirurgische Werke sind uns überliefert, ein kleines und ein umfangreicheres. Sie erschienen 1581 in Lausanne. Das Ziel der Schriften war es, den meist ungebildeten wandernden Wundärzten ein leichtverständliches Lehrwerk vorzulegen, damit dem Unwesen der Scharlatane ein Riegel vorgeschoben werden konnte. Die kleine Abhandlung befaßt sich hauptsächlich mit dem Blasensteinschnitt, bei dem Franco die Methode oberhalb des Schambeins propagierte, sowie mit der Behandlung von Hernien, wobei er zum erstenmal operative Methoden zur Heilung von Hernien mit eingeklemmtem Inhalt empfahl. Die größere Abhandlung hingegen befaßt sich mit allen Gebieten der Chirurgie, dazu mit Geburtshilfe und Augenheilkunde. Franco ließ sich nur von seinen eigenen Erfahrungen leiten und hat das Verdienst, vor der Beschreibung der Operationsmethode die anatomischen Gegebenheiten der jeweiligen Region dargestellt und erläutert zu haben. Das Werk stand mit Recht lange in hohem Ansehen; unter anderem sind in den Werken von →Ambroise Paré deutlich seine Einflüsse zu bemerken.

## Frank, Johann Peter
*deutscher Mediziner, 1745–1821*

Dieser berühmte Arzt war von seinen Eltern eigentlich zum Theologen bestimmt worden; Frank setzte jedoch durch, Medizin studieren zu dürfen, und zog dazu nach Heidelberg, wo er nach kurzer Unterbrechung der Ausbildung 1766 promovierte. Nach einigen Praxisjahren zog er nach Baden-Baden, 1769 kam er nach Rastatt in der Funktion des Garnisons- und Stadtarztes, drei Jahre später wurde er nach Bruchsal berufen. Hier wurde Frank Leibarzt des Fürstbischofs von Speier und außerdem Stadtarzt, hielt Vorlesungen für Wundärzte und gründete eine Hebammenschule, an der er selbst neun Jahre lang lehrte. 1779 erschien der erste der vier Bände seines berühmten Werkes *System einer vollständigen medizinischen Polizei*, ein Jahr darauf der zweite und 1783 der dritte. 1784 erhielt er eine Professur in Göttingen; zwei Jahre später ließ er sich in Pavia nieder, um neben der Funktion des Leiters des Hospitals bald auch mit der Leitung der medizinischen Versorgung der Lombardei betraut zu werden. 1788 übertrug man ihm die Aufsicht über sämtliche Krankenhäuser der Lombardei; außerdem erhielt er den Auftrag, eine neue Studienordnung für die italienischen Universitäten zu entwerfen. Während dieser

3191

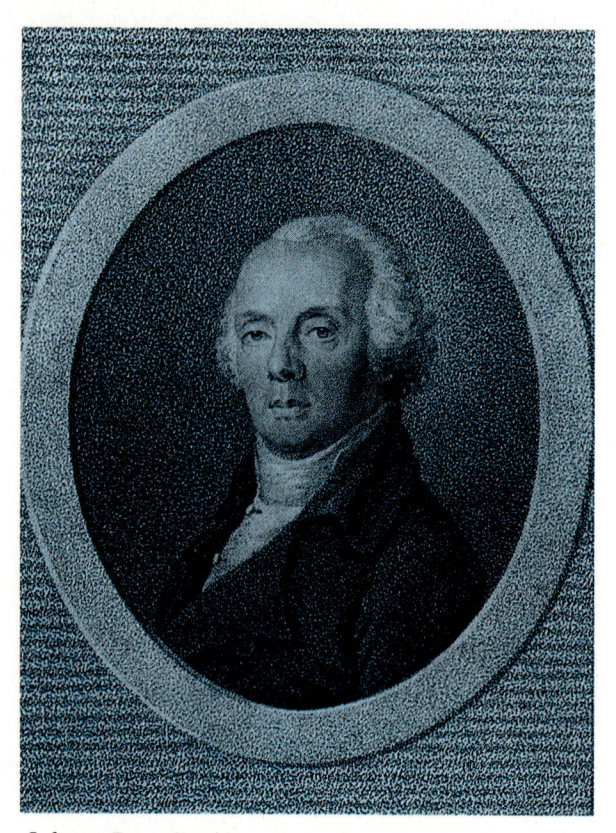

*Johann Peter Frank*

Zeit, in der er auch als Lehrer und Praktiker tätig war, erschien der vierte Band der *Medizinischen Polizei*. 1792 erschien der erste Band seines zweiten berühmten Werkes, *Epitome,* das ein umfassendes klinisches Lehrbuch darstellt. 1795 berief man ihn nach Wien, um das militärische Gesundheitswesen neu zu organisieren. Darüber hinaus nahm er die ihm angebotene Leitung des Allgemeinen Krankenhauses und die Professur für klinische Medizin an. Neben seinen hervorragenden Leistungen als Lehrer machte er sich vor allem durch seine Maßnahmen bei der Verwaltung der Krankenanstalt verdient, dazu verbesserte er die Situation anderer Spitäler, gründete ein pathologisch-anatomisches Museum und führte das Fach der pathologischen Anatomie an der Universität ein. Neben all diesen Tätigkeiten vernachlässigte er die praktische Arbeit nicht, was sich in der Zahl seiner Patienten ausdrückte. Trotz aller Erfolge verließ er Wien 1804, nachdem ihm die Geistlichkeit wegen seines Eintretens gegen den Zölibat Schwierigkeiten gemacht hatte und er von neidischen Kollegen angefeindet worden war. So folgte er einer Einladung als klinischer Professor nach Wilna, zugleich berief man Franks Sohn als Professor für Pathologie an die gleiche Universität. Schon zehn Monate später zog er als Leibarzt von Zar Alexander I. nach St. Petersburg, wo er auch eine Professur erhielt. Einige Jahre danach kehrte Frank allerdings aus gesundheitlichen Gründen nach Wien zurück, lebte dann einige Zeit bei seiner Tochter in Freiburg und ließ sich 1811 endgültig wieder in Wien nieder. Hier widmete er sich nun vor allem seinen *Epitomen* und seiner Praxis. Seine Leistungen auf dem Gebiet der medizinischen Ausbildung und des öffentlichen Gesundheitswesens sind grundlegend. Er förderte den praxisnahen Unterricht und vertrat die Auffassung, daß die Heilung einer Krankheit wichtiger sei als das rein intellektuelle Erkennen derselben. Sein diesbezügliches Werk, *De curandis hominum morbis epitome,* verdient noch heute Beachtung. Im Bereich der öffentlichen Gesundheitspflege war Frank insofern bahnbrechend, als er sie zum erstenmal als eigenes Spezialfach definierte und in seiner *Medizinischen Polizei* ein System zu ihrer Durchführung formulierte. Natürlich besitzen beide Werke ihre Mängel, doch werden diese durch die Genialität des Autors durchaus aufgewogen.

## Freud, Sigmund
*österreichischer Neurologe, 1856–1939*

Schon während der Studienzeit in Wien befaßte sich Freud mit neurologischen Problemen und war im physiologischen Laboratorium von →Ernst Brücke tätig. Hier nahm er histologische Untersuchungen des Nervensystems vor. 1881 promovierte er, trat eine Stelle am Allgemeinen Krankenhaus an und setzte hier unter →Meynert seine Forschungen fort. Etliche Arbeiten über histologische und neurologische Themen entstanden zu jener Zeit, darunter auch eine Abhandlung über die Kokapflanze, die für die Entdeckung des Kokains als Lokalanästhetikum grundlegend wurde. Dann erforschte er die Aphasie und die halbseitigen Zerebrallähmungen der Kinder. Freud gelangte schließlich zu Untersuchungen der Neurosen, befaßte sich mit ihrer Entstehung, ihrer Entwicklung und Behandlung. Zusammen mit dem Wiener Nervenarzt Josef Breuer gab er eine Studie über Hysterie heraus und begann damit sein großes Lebenswerk. Von der Theorie der Katharsis gelangte er zur Erkenntnis von der Bedeutung sexueller Erlebnisse, erforschte die Neurosen, die Verdrängung, formulierte Begriffe wie Widerstand, Unbewußtes und schließlich das System der Psychoanalyse. 1885 habilitierte er sich zum Dozenten, wurde 1902 zum Professor ernannt und emigrierte nach dem Anschluß Österreichs an Deutschland 1938 nach London, wo er ein Jahr später starb. In Freuds Therapie spielen die Suggestion und die Hypnose eine bedeutende Rolle. Dazu wurde er schon 1885/1886 von →Charcot und der Schule von Nancy angeregt. Später entwickelte Freud ein anderes psychotherapeutisches Verfahren, und zwar das der »Abreagierung«. Die Untersuchungen auf diesem Gebiet führten ihn zur Ein-

---

*Sigmund Freud, Ölgemälde von H. Frank (Institut für Geschichte der Medizin, Wien)*

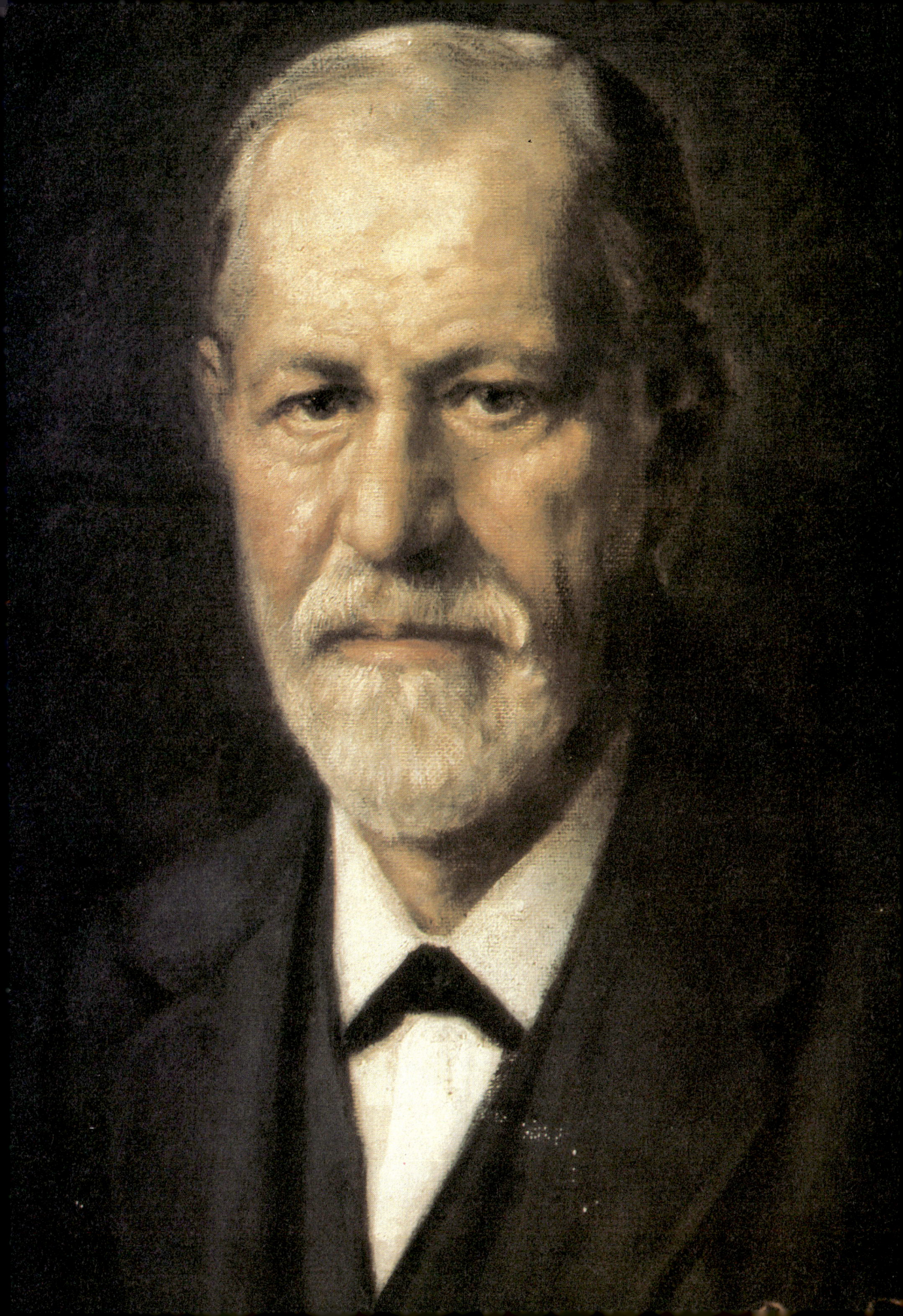

sicht in die Triebstruktur des Menschen sowie in das Unterbewußtsein, wobei er nach heutiger Auffassung diesen Theorien zu viel Bedeutung beimaß. Dieser Meinung schlossen sich auch etliche seiner Schüler und Mitarbeiter an und trennten sich von ihm; dazu zählten →Alfred Adler und →C. G. Jung. Im Jahre 1908 fand der erste psychoanalytische Kongreß in Salzburg statt, von 1911 bis 1914 erschien das *Zentralblatt für Psychoanalyse*. Freuds schriftliches Werk ist sehr umfangreich und populär. Bekannte Titel sind: *Traumdeutung, Zur Psychopathologie des Alltagslebens, Das Ich und das Es, Das Unbehagen in der Kultur, Jenseits des Lustprinzips* und *Massenpsychologie und Ich-Analyse*. Die Freudschen Lehren wurden, vielfach in abgewandelter Form, auf der ganzen Welt verbreitet; seine Tochter Anna war ebenfalls als Psychoanalytikerin tätig. Sie führte das Werk ihres Vaters fort und bezog die Psychoanalyse auch auf die Behandlung von Kindern.

## Friedreich, Nikolaus
*deutscher Arzt, 1825–1882*

Der Sohn eines ebenfalls bedeutenden Mediziners begann 1844 in seiner Heimatstadt Würzburg mit dem

*Nikolaus Friedreich*

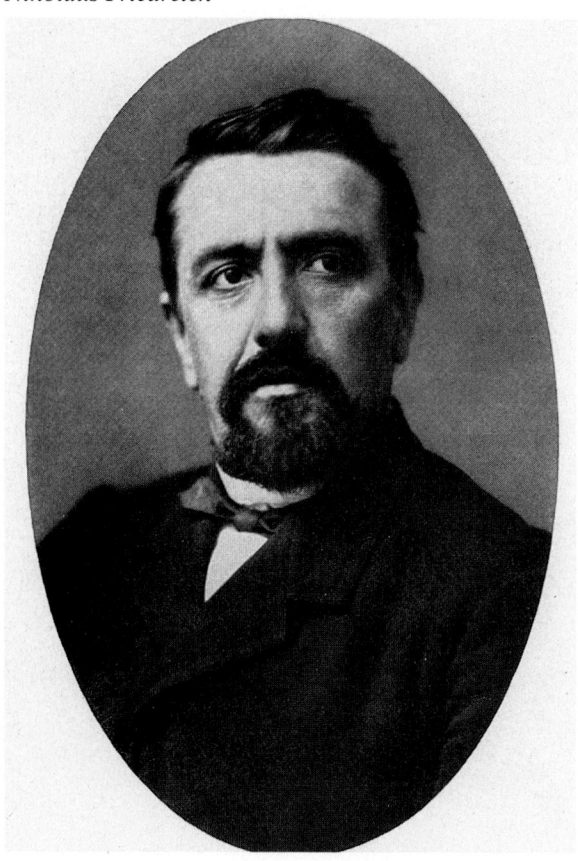

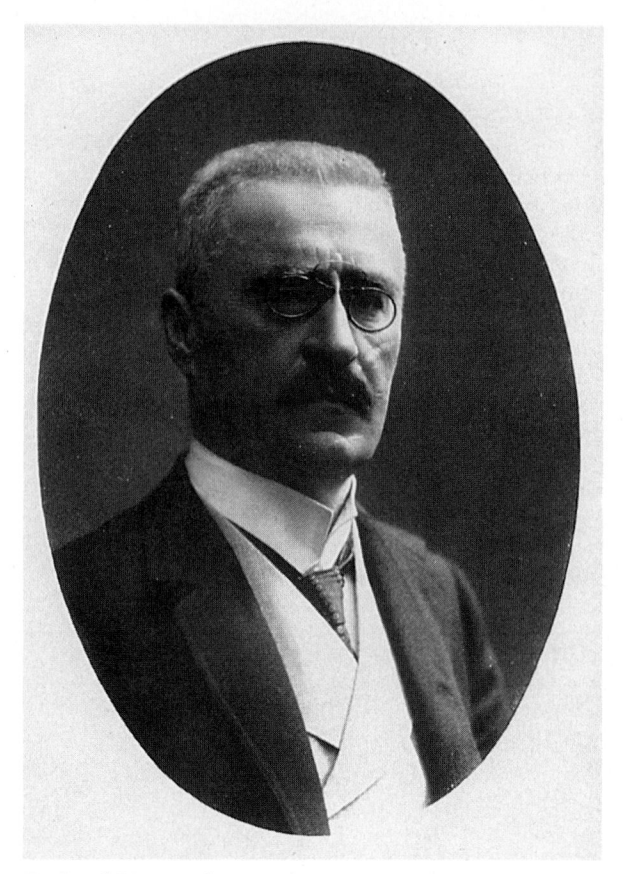

*Richard Frommel*

Medizinstudium, das ihn 1847 für einige Zeit nach Heidelberg führte. 1850 promovierte Friedreich in Würzburg und habilitierte sich 1853 als Privatdozent. Als im Jahre 1849 →Virchow nach Würzburg kam, dachte Friedreich daran, die klinische Medizin zugunsten der pathologischen aufzugeben. Er war ein treuer und eifriger Schüler dieses großen Pathologen. Als Virchow 1857 nach Berlin berufen wurde, ernannte man Friedreich zum außerordentlichen Professor für pathologische Anatomie; diese Stelle vertauschte er ein Jahr später mit der eines ordentlichen Professors für Pathologie und Leiters einer Klinik in Heidelberg. Sein wissenschaftliches Arbeitsgebiet umfaßt einen breiten Themenkreis. Acht große und etwa 50 kleinere schriftliche Werke sind uns von Friedreich überliefert. Darunter finden sich Abhandlungen über Herzkrankheiten, Nervenleiden, Krankheiten des Nasen-Rachen-Bereichs bis zur Schild- und Thymusdrüse, Untersuchungen der Blutgefäße, Arbeiten über Leukämie und Typhus und etliche weitere. Sein Name ist mit der von ihm beschriebenen Friedreichschen Ataxie noch den heutigen Klinikern bekannt. Zu seinem umfangreichen wissenschaftlichen Werk, das die Gebiete Anatomie, Physiologie und Pathologie aufs beste vereinte, kam die besondere Fähigkeit, Kenntnisse an die Studenten weiterzugeben.

## Frommel, Richard
*deutscher Gynäkologe, 1854–1912*

In Würzburg promovierte Frommel 1877, nachdem er die Universitäten von München, Göttingen und Würzburg besucht hatte. Von 1879 bis 1882 arbeitete er in Wien, wobei er sich mit gynäkologischen Studien befaßte, und kam dann nach Berlin, um hier als Assistenzarzt tätig zu sein. In München habilitierte er sich zum Dozenten und folgte 1887 einer Berufung nach Erlangen, wo er als Ordinarius für Geburtshilfe wirkte. In den späteren Jahren gab er die praktische Tätigkeit auf und ließ sich in München nieder. 1912 starb Frommel in der bayrischen Metropole. Eine große Zahl von schriftlichen Werken stammt aus seiner Feder. Sie behandeln besonders physiologische Untersuchungen über die Uteruskontraktionen, die Anatomie der Plazenta, die Behandlung der Puerperalinfektionen und des Gebärmutterkrebses. 1887 gründete er eine Zeitschrift, die in jährlichen Auflagen die Errungenschaften der Gynäkologie und der Geburtshilfe beschrieb.

## Fuchs, Leonhard
*deutscher Mediziner und Botaniker, 1501–1566*

Nach der Promotion zum Doktor der Medizin an der Universität von Ingolstadt begann Fuchs als Arzt zu praktizieren. Schon im Jahre 1526 erhielt er eine Berufung nach München und lehrte dort bis 1533; dann übernahm er eine Lehrkanzel an der Universität von Tübingen. Die Medizin verdankt Fuchs einen 1551 erschienenen anatomischen Atlas; wichtiger aber sind seine Werke über pflanzliche Medikamente. 1542 veröffentlichte er das Werk *De historia de stirpium,* das zum Teil auf →Dioskurides basiert, ein Jahr später ein

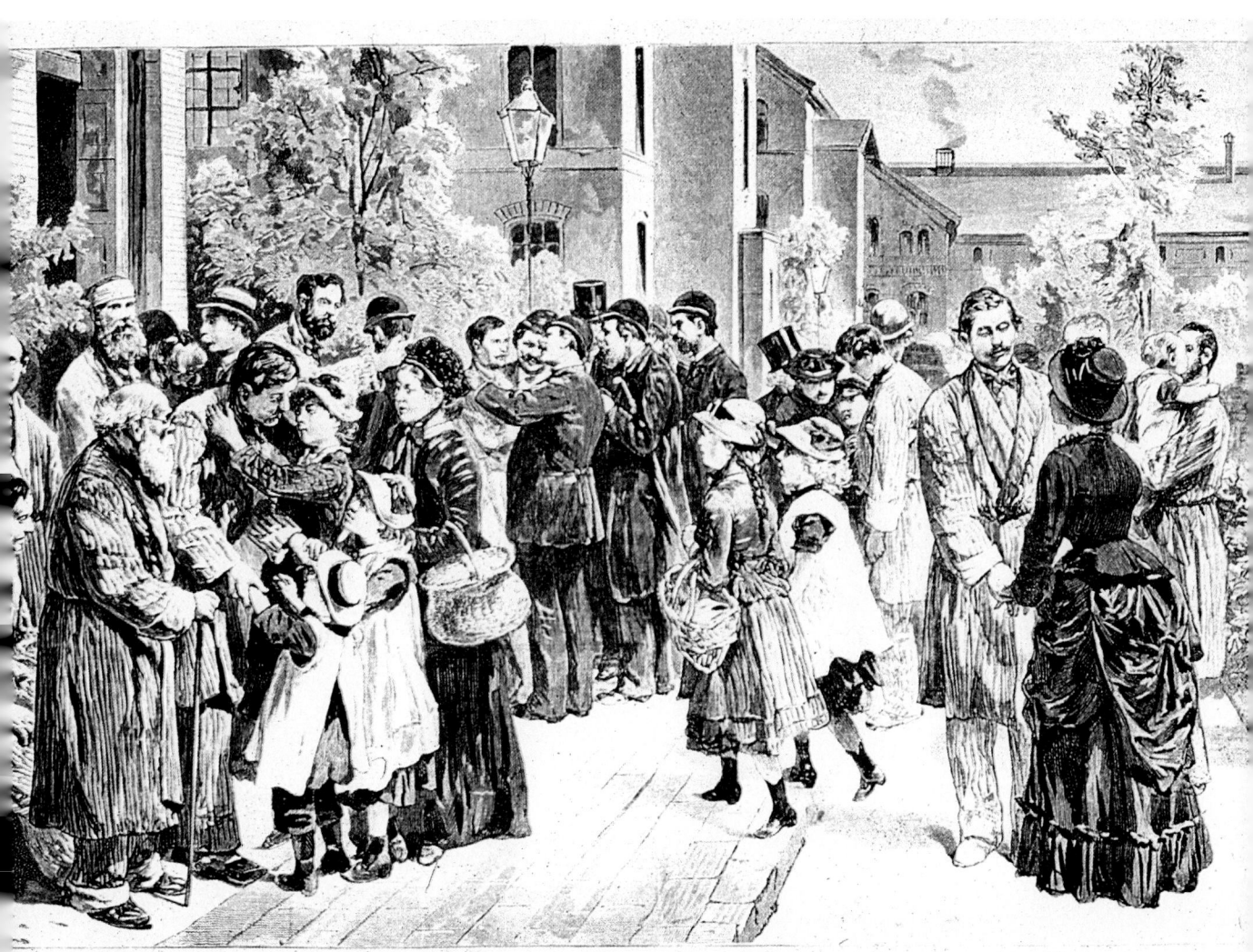

*Besuchszeit im Städtischen Allgemeinen Krankenhaus Berlin zur Zeit Frommels*

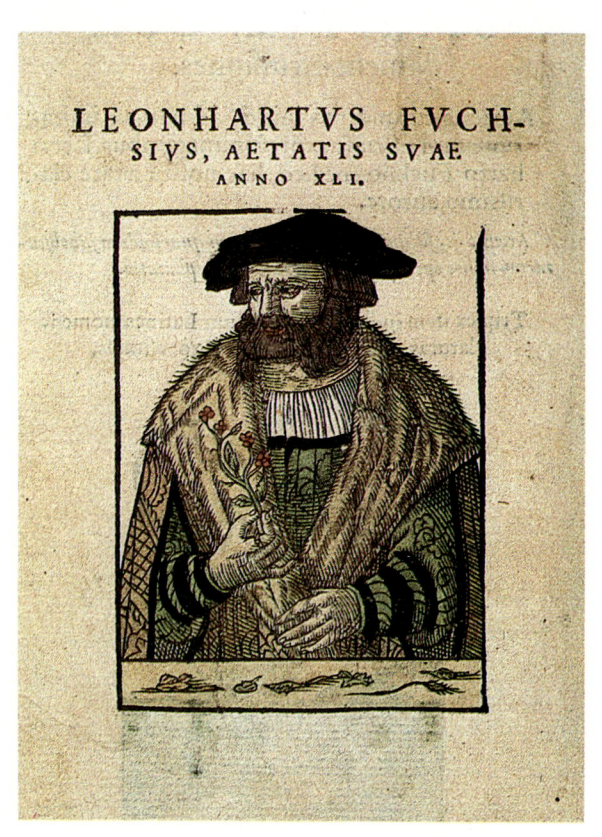

*Leonhard Fuchs, kolorierter Holzschnitt, 1542*

*Neu Kreutterbuch.* Größere Verdienste als um die Medizin erwarb er sich aber in der Botanik. Als einer der ersten verwendete Fuchs eine einheitliche Nomenklatur; auch verfaßte er das vollständigste und reich illustrierte Werk über die botanischen Kenntnisse seiner Zeit. Sein Name ist in der von ihm beschriebenen »Fuchsia« erhalten.

# Galen
*Claudius (Clarissimus?) Galenus; antiker Arzt, 130–201/210 n. Chr.*

Der bedeutendste der historisch belegbaren antiken Mediziner wurde in Pergamon als Sohn eines Architekten geboren. Von früher Kindheit an wachte sein Vater über seine Ausbildung. Galen wandte sich verschiedenen philosophischen Richtungen seiner Heimatstadt zu, widmete sich aber vor allem dem Studium der aristotelischen Lehren. Um 146 n. Chr. entschied er sich endgültig für die Medizin. Seine ersten Ausbildungsstätten waren Pergamon, Smyrna, Korinth und Alexandria. Im Jahre 157 kam er wieder nach Pergamon, wo er als Gladiatorenarzt wertvolle chirurgische Erfahrungen sammeln konnte. 162 besuchte er zum erstenmal Rom, gewann schnell Freunde und berufliches Ansehen, sah sich aber vier Jahre später veranlaßt, wegen anhaltender Feindseligkeiten seitens der römischen Ärzteschaft und einer drohenden Pestepidemie Rom zu verlassen. Er kehrte in seine Heimat zurück, folgte aber zwei Jahre später einer Berufung Mark Aurels an den römischen Hof. Hier hatte er die Stelle als Arzt des Kaisersohns Commodus inne; als jener Kaiser geworden war, blieb er sein Hofarzt und auch der seines Nachfolgers. Der Sterbeort und die näheren Umstände seines Todes sind nicht exakt nachweisbar. Das literarische Werk Galens ist nahezu unübersehbar. Es dürfte etwa 400 Einzelschriften umfassen, 150 davon behandeln medizinische Themen. Galen selbst teilte sie in sieben Gruppen ein und bestimmte, welche an die Öffentlichkeit, welche nur an seine Freunde kommen sollten. Als Verehrer des großen →Hippokrates verfaßte er zu dessen *Corpus Hippocraticum* Kommentare. Neben medizinischen Themen nahezu jeden Gebietes finden wir auch Werke über Philosophie, Logik, Grammatik, Mathematik und Ethik. Galen vereint die Ideen der aristotelischen und der platonischen Lehren, verschmilzt auch Naturwissenschaft und Philosophie. Sein hauptsächliches Forschungsgebiet war die Anatomie. Die Autopsie menschlicher Leichen war kaum möglich, somit mußte er sich mit tierischen begnügen. Meist untersuchte er Affenkadaver; Vivisektionen lehnte er wegen der Menschenähnlichkeit dieser Tiere allerdings ab. Viele anatomische Irrtümer, die bis ins Mittelalter nicht berichtigt wurden, gehen einfach auf die Tatsache zurück, daß man Galens anatomische Zeichnungen als nach der menschlichen Natur geschaffen erachtete. Erst →Vesal korrigierte diesen Irrglauben. Als eigene Fehler des Galen sind vor allem seine Überzeugung von der Existenz eines »Herzknochens« anzusehen, außerdem glaubte er an eine direkte Verbindung zwischen Nase und Gehirnventrikel. Eigenartig erscheint uns heute seine Auffassung von der Entstehung des Blutes: der Darmsaft wird der Leber zugeführt, in ihr durch das »pneuma« in Blut verwandelt; die Milz dient als Schmutzfilter. Das Blut gelangt darauf durch die Vena cava in die rechte Herzkammer; die Schadstoffe hingegen gelangen durch die Arteria pulmonalis in die Lunge und werden ausgeatmet. Ein Teil des Blutes tritt durch die irrtümlich angenommenen »Herzporen« in die linke Herzkammer, wird dort durch »pneuma« gereinigt und belebt und durch die Aorta dem Körper zugeführt. Erst →William Harvey kritisierte in seinem *De motu cordis et sanguinis* diese Theorie auf das heftigste. Besonders genaue Untersuchungen widmete Galen dem Gehirn und dem Nervensystem. Er unterteilt sieben Gehirnnerven. Die Spinalnerven haben ihren Ursprung im Rückenmark, wodurch eine zu große Länge vermieden wird. Auch die Myologie erfährt durch Galen einige Bereicherungen. Die Entdeckung etlicher Muskel geht auf ihn zurück; das Herz allerdings sieht er nicht als solchen an. Dafür entspringen die Arterien aus ihm, die Venen hingegen aus der Leber. Ein anderes wichtiges Gebiet stellt für Galen die Pulslehre dar, die er genau formuliert und präzisiert. Aderlaß, Blutegel und Schröpfungen spielen eine wichtige, doch maßvolle Rolle; größere Bedeutung hat die Diät. Galens Krankheitslehre kann man als Humoralpathologie bezeichnen – Veränderungen oder Zersetzung der Körpersäfte oder des Blutes bewirken Krankheiten. Dabei kommt es zu vier »Dyskrasien«; von Hippokrates übernimmt er die vier Kardinalsymptome. Obwohl Galen in späteren Jahren nicht mehr operiert haben dürfte, hat er doch die Kenntnisse von Frakturen und Luxationen, von Amputationen und Blutstillung sowie Aneurysmenbehandlung bereichert. Auch der Arzneimittelschatz erregte seine Aufmerksamkeit. Im Widerspruch zu seinem Vorbild Hippokrates führte er eine Menge neuer Heilmittel ein. Dabei schreckte er vor solchen, die eher unter die Rubrik »Dreckapotheke« fallen, nicht zurück. Obwohl man heute verleitet ist, Galens Irrtümer und Fehler zu belächeln, sollen und dürfen wir nicht vergessen, was dieser Wissenschaftler für die Medizin auf allen ihren Teilbereichen bedeutet hat.

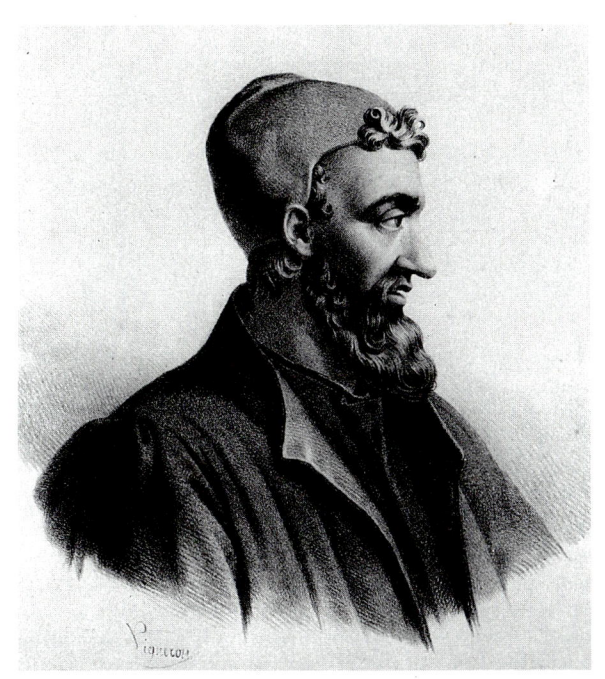

*Galen, Bildnis in mittleren Jahren in der Tracht des frühen 16. Jh.s*

*Englische Karikatur auf Franz Joseph Gall (Institut für Geschichte der Medizin, Wien)*

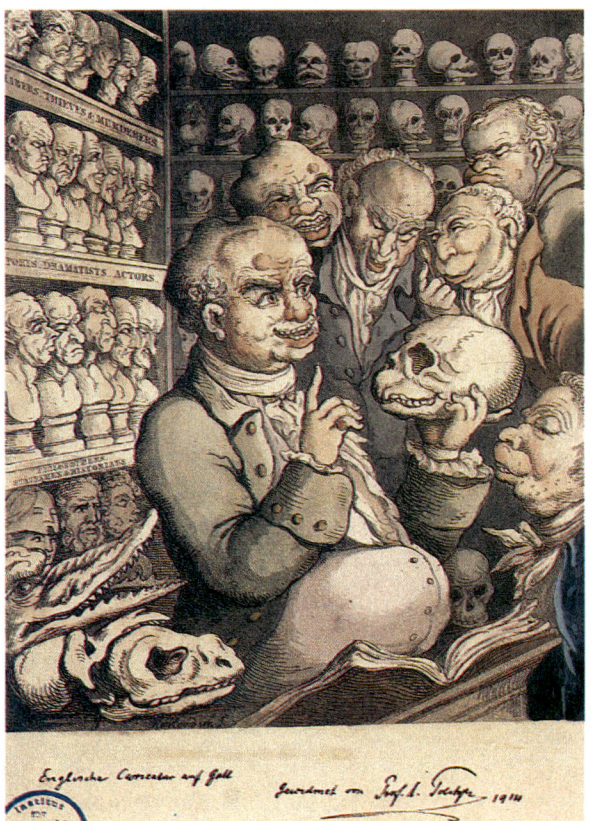

## Gall, Franz Joseph
*deutscher Arzt und Anatom, 1758–1828*

Bereits während seines Medizinstudiums befaßte sich Gall intensiv mit der Anatomie. 1781 kam er von Straßburg nach Wien, setzte das Studium unter →van Swieten fort, promovierte 1785 und ließ sich hier als praktischer Arzt nieder. Neben der praktischen Tätigkeit befaßte er sich mit der Untersuchung von Schädelformen, die später als Gallsche Schädellehre in die Geschichte eingegangen ist. Ähnlich wie Johann Kaspar Lavater, der aus den Gesichtszügen charakterliche und geistige Eigenschaften ablesen wollte, glaubte Gall an die Manifestation dieser Eigenschaften in der Kopfform. Er legte eine umfangreiche Sammlung von Schädeln, Gips- und Wachsabdrücken an, die er später der Pariser Universität vermachte. Seine Lehre wurde bald ziemlich populär, erregte aber mancherlei Widerspruch; 1802 wurden seine Vorlesungen kurzfristig als religionsgefährdend verboten, dann in beschränktem Umfang wieder zugelassen; wegen andauernder Schwierigkeiten verließ Gall aber 1805 Wien. Zwei Jahre später ließ er sich in Paris nieder, nachdem er vorher Vortragsreisen durch Europa unternommen hatte. Neben regem Widerspruch fand er auch manche Zustimmung, so zum Beispiel von →Christoph Wilhelm Hufeland in Deutschland. In Paris baute er sich eine Praxis auf, hielt aber daneben wieder Vorlesungen über seine Lehre, die in Frankreich zu seinem Leidwesen nicht sehr günstig aufgenommen wurde. In Paris erschienen mehrere Werke zu seiner Theorie. Auch eine Reise nach England (1823) brachte nicht die gewünschten Resultate; Gall kehrte nach Paris zurück und starb fünf Jahre später. Sein Schädel befindet sich unter jenen seiner Sammlung. Neben Untersuchungen auf dem Gebiet seiner Schädellehre befaßte sich Gall auch mit anatomischen Studien des Gehirns und des Rückenmarks, besonders mit der weißen Substanz, deren Verlauf er bis ins Gehirn zurückverfolgte. Diese Forschungen haben einen größeren wissenschaftlichen Wert als seine von ihm heftig verteidigte Schädellehre, der durch die Verbreitung im Laienpublikum bald das Odium der Scharlatanerie anhaftete. Tatsächlich wurde sie auch mißbraucht, ohne daß Gall darauf Einfluß nehmen konnte.

## Garengeot, René Jacques Croissant
*französischer Chirurg, 1688–1759*

Den ersten chirurgischen Unterricht erhielt Garengeot von seinem Vater, der ebenfalls Chirurg war. Danach war er als Marinearzt tätig und kam 1711 nach Paris, um seine chirurgische Ausbildung fortzusetzen. Ab 1720 verfaßte er einige Werke, die die Lehren der bedeutendsten Chirurgen seiner Zeit widerspiegeln. 1725 wurde er Mitglied der Genossenschaft der Chirurgen und begann mit dem Unterricht, der mit Beifall aufgenommen wurde. 1728 ernannte man ihn zum königlichen Demonstrator, mehrere Gesellschaften erwählten ihn zu ihrem Mitglied. 1742 trat er wieder in den Militärdienst und machte als leitender Chirurg eines Regiments mehrere Feldzüge mit. Fast das gesamte Gebiet der Chirurgie wurde durch die Arbeiten Garengeots bereichert. Besonders bemerkenswert sind die Operationen der Tränenfistel, der Hasenscharte und der Nasenpolypen; aber auch die Behandlung eingeklemmter Hernien und der Hydrozele entwickelte er. Dazu kommen verschiedene Erfindungen und Verbesserungen chirurgischer Instrumente.

## Gariopontus
*Mediziner der Schule von Salerno,
Ende 10./Anfang 11. Jahrhundert*

Vermutlich stammte Gariopontus aus Neapel, lebte und wirkte aber in →Salerno, dessen Schule von ihm nachhaltig beeinflußt wurde. Er ist der erste berühmte Lehrer und Autor Salernos. Sein Hauptwerk ist der *Passionarius Galeni Pergameni*, der als Zusammenfassung der Lehren von →Hippokrates, →Galen, →Alexander von Tralles und →Caelius Aurelianus erscheint, obwohl Gariopontus diese Autoren nur selten zitiert. Das Werk umfaßte zunächst fünf Bände und beschäftigte sich mit der praktischen Heilkunde; später erschien eine siebenbändige Ausgabe, die zwei Bände über Fieber enthält. Es stand lange Zeit in hohem Ansehen.

## Gasser, Johann Lorenz
*österreichischer Anatom, 1723–1765*

Nachdem Gasser noch während des Studiums anstelle seines Professors drei Jahre lang Anatomievorlesungen hielt und diese mit unerhörter Begeisterung aufgenommen wurden, waren →van Swieten und →de Haen so von ihm eingenommen, daß sie ihn ohne Prüfung zum Doktor promovierten. Im gleichen Jahr erhielt er auch eine eigene Lehrkanzel für Anatomie. Dennoch konnte er seine wissenschaftliche Laufbahn nicht lange ausbauen, da er bereits im Alter von 42 Jahren starb. Sein Name ist in dem von ihm entdeckten Ganglion semilunare Gasseri verewigt, einem Ganglion des Nervus trigeminus.

## Gerdy, Pierre Nicolas
*französischer Anatom, Physiologe und Chirurg,
1797–1856*

Im Jahre 1813 kam Gerdy, der Sohn eines Bauern, nach Paris, um mit der medizinischen Ausbildung zu beginnen. Trotz Geldmangels konnte er das Studium im Jahre 1823 mit dem Doktorat beenden; 1821 wurde er Prosektor, 1825 Chirurg des Zentralbüros und 1828 der Pitié. Noch in relativ jungen Jahren begann er seine erste Lehrtätigkeit, die sich auf Anatomie, Physiologie, Hygiene und Chirurgie erstreckte. Später lehrte er auch Anatomie für Maler und Bildhauer. Seine ersten und ein großer Teil seiner späteren schriftlichen Werke behandeln anatomische und chirurgische Themen. 1829 begann sein Kampf um eine Professur an der Akademie der Künste, die er jedoch nicht erhielt. Gegen die seiner Meinung nach ungerechte Vergabe der Professur schrieb er etliche offene Briefe. Aufsehen erregte er auch durch Werke, die sich auf eine Reform des Hospitalwesens und der Unterrichtsmethoden an der Fakultät bezogen. 1832 erschien ein physiologisches Werk, das die Grundlage für seine Ernennung zum außerordentlichen Professor für Physiologie im Jahr darauf war. Die nächste Zeit war für Gerdy vor allem mit physiologischen und chirurgischen Arbeiten ausgefüllt. 1837 ernannte man ihn zum Professor der chirurgischen Klinik und zum Mitglied der Medizinischen Akademie – beides mühsam erkämpfte Stellungen. Gerdys literarisches Werk wuchs weiterhin. Er zählt zu den selbständigsten und vielseitigsten Schriftstellern seiner Zeit. Sein Themenkreis erstreckte sich nicht nur auf medizinische Gebiete, sondern auch auf Politik, Geschichte, Literatur und bildende Künste.

## Gerhard von Cremona
*italienischer Arzt und Gelehrter, 12. Jahrhundert*

Ohne durch eigenständige Leistungen aufgefallen zu sein, behauptet Gerhard von Cremona doch seinen Platz in der Geschichte der Medizin: um 1170 veröffentlichte er lateinische Übersetzungen der berühmten arabischen Gelehrten →Avicenna und →Rhazes. Dadurch wurden diese der westlichen Welt zugänglich gemacht. Ein von ihm selbst verfaßtes Werk blieb uns erhalten: es handelt von Giften und ihren Gegengiften.

## Gerlach, Joseph von
*deutscher Histologe und Anatom, 1820–1896*

Das Studium der Medizin führte Gerlach in mehrere europäische Städte, insbesondere nach Wien, Paris und London. 1846 promovierte er in München, ließ sich danach in seiner Heimatstadt Mainz als praktischer Arzt nieder und wirkte hier bis 1850, als er einer Berufung nach Erlangen als Professor für Anatomie und Physiologie folgte. Zugleich traf eine Einladung nach Basel, etwas später eine nach Gießen ein; beide Berufungen lehnte er jedoch ab. Die Histologie verdankt Gerlach ab 1855 die Einführung verschiedener Färbemethoden, so die Karminfärbung; 1847 erfand er die Füllung der Kapillaren mit einer speziellen Gelatinemasse, ein Jahr später veröffentlichte er ein größeres histologisches Werk. Andere Forschungsarbeiten befaßten sich mit der Anatomie des Auges, Untersuchungen über die Nervenversorgung der Muskel, mikroskopischen und mikrofotografischen Studien sowie Beschreibungen bestimmter Krebsarten. Die Lehrkanzel für Physiologie gab er 1872 ab, auf die für Anatomie folgte ihm 1891 sein Sohn nach.

*Joseph von Gerlach*

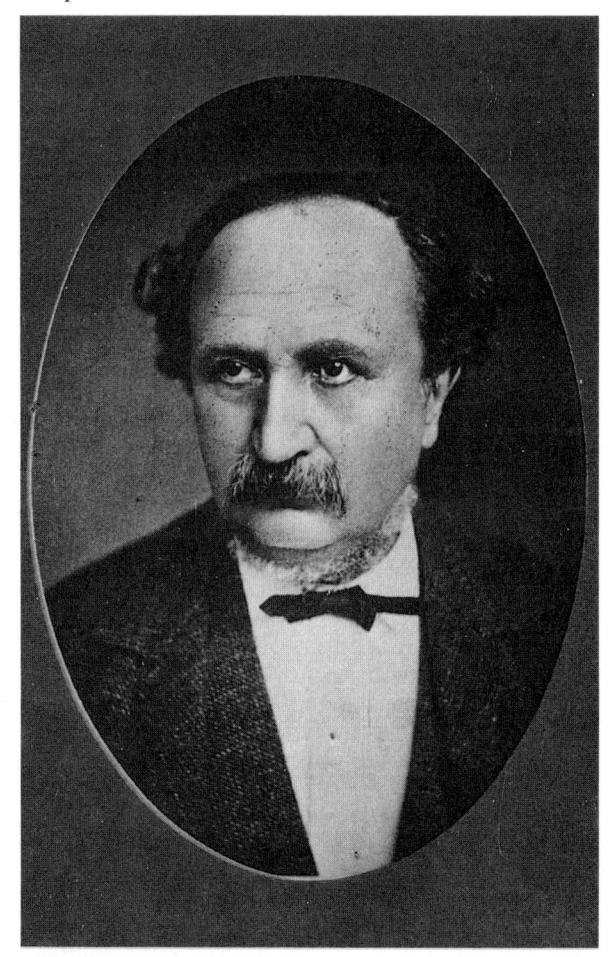

## Gersdorff, Hans von
*deutscher Wundarzt, Ende 15./Anfang 16. Jahrhundert*

Der Lebenslauf dieses bedeutenden Wundarztes, der neben →Hieronymus Brunschwig zu den wichtigsten Vertretern der deutschen Medizin des 15. und 16. Jahrhunderts zählt, ist nicht überliefert. Dem Stil sei-

*Titelseite des »Feldtbuchs der wundartzney« von Hans von Gersdorff*

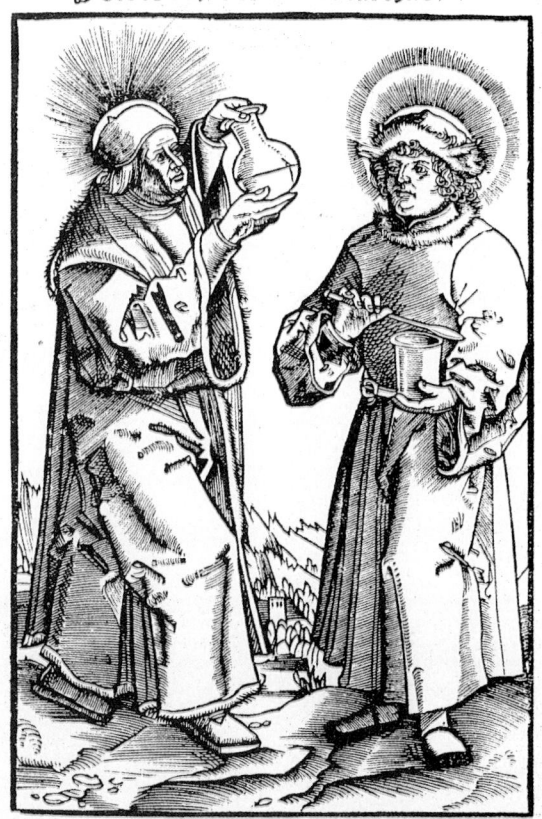

ner Zeit folgend, befaßte sich auch Gersdorff – nach eigenen Angaben von seinen Kollegen als »Schylhans« bezeichnet – mehr mit der praktischen Medizin als mit theoretischen Forschungen. Er hinterließ das bemerkenswerte *Feldtbuch der wundartzney*, das in knapper Form sämtliche Gebiete der Chirurgie behandelt. Zusätzlich nahm er den Themenkreis der Hautverletzungen in das Werk auf. Größte Aufmerksamkeit schenkte er der Kriegschirurgie. Als einer der ersten in Deutschland betrachtete er die Schußverletzungen nicht mehr als vergiftet, sondern als gewöhnliche Wunden. Auf dem Gebiet der Amputation wandte er sich von der gebräuchlichen Kauterisation ab, bedeckte den Amputationsstumpf mit einem Hautlappen und legte dann den Verband an. Das *Feldtbuch der wund-*

*artzney,* das nahezu 40jährige Erfahrungen enthält, kann mit Recht als wichtigstes chirurgisches Werk seiner Zeit in Deutschland betrachtet werden.

# Gicht

Auch unter der Bezeichnung Podagra ist diese dominant vererbliche Purinstoffwechselerkrankung bekannt. Charakteristisch sind die Ablagerungen von Salzen der Harnsäure an verschiedenen Körperstellen, vor allem in den Gelenken. Nach dem ersten akuten (meist nächtlichen) Anfall, der insbesondere das Zehengelenk betrifft, aber auch das Sprung-, Knie-, Hand- oder Schultergelenk in Mitleidenschaft ziehen kann, kommt es in den folgenden Nächten oft zu Wiederholungen. Oft ist nur ein Gelenk befallen. Bei der chronischen Gicht treten infolge der Ablagerungen Deformierungen des betreffenden Gelenks auf; Knochenschädigungen und Geschwüre können weitere Komplikationen sein. Ferner kennt die Medizin eine extraartikuläre Gicht, die innere Organe befällt. Bekannt ist der Begriff »Gichtniere«; auch der Magen-Darm-Trakt, der Respirationsapparat, die Leber und das Gefäßsystem (Arteriosklerose) können in Mitleidenschaft gezogen sein. Besserung des Leidens ist nur durch Einhaltung strengster diätetischer Regeln möglich, purinhaltige Nahrungsmittel wie Fleisch oder Hülsenfrüchte sind zu meiden. Daneben werden Medikamente verabreicht, die den Harnsäurespiegel durch Hemmung der Harnsäureproduktion senken.

# Ginseng

Diese asiatische Pflanze wurde schon seit langer Zeit als Medikament gegen Impotenz, Fieber und als stärkendes Mittel verwendet. Sie besitzt eine Hauptwurzel, aus der das Heilmittel gewonnen wird, vier Blätter, die fingerförmig zusammenstehen und dann fünfblättrig auseinanderweichen, sowie wenige grünliche Blüten, die Döldchen bilden. Die Wirkstoffe dieser Pflanze sind Saponine, Glykoside und Phytosterin. Die Ginsengwurzel (lateinisch: Panax ginseng) wurde durch die arabische Medizin nach Europa gebracht und steht noch heute volksmedizinisch in hohem Ansehen. Jedoch wird ihre Bedeutung als potenzförderndes Mittel oft überschätzt.

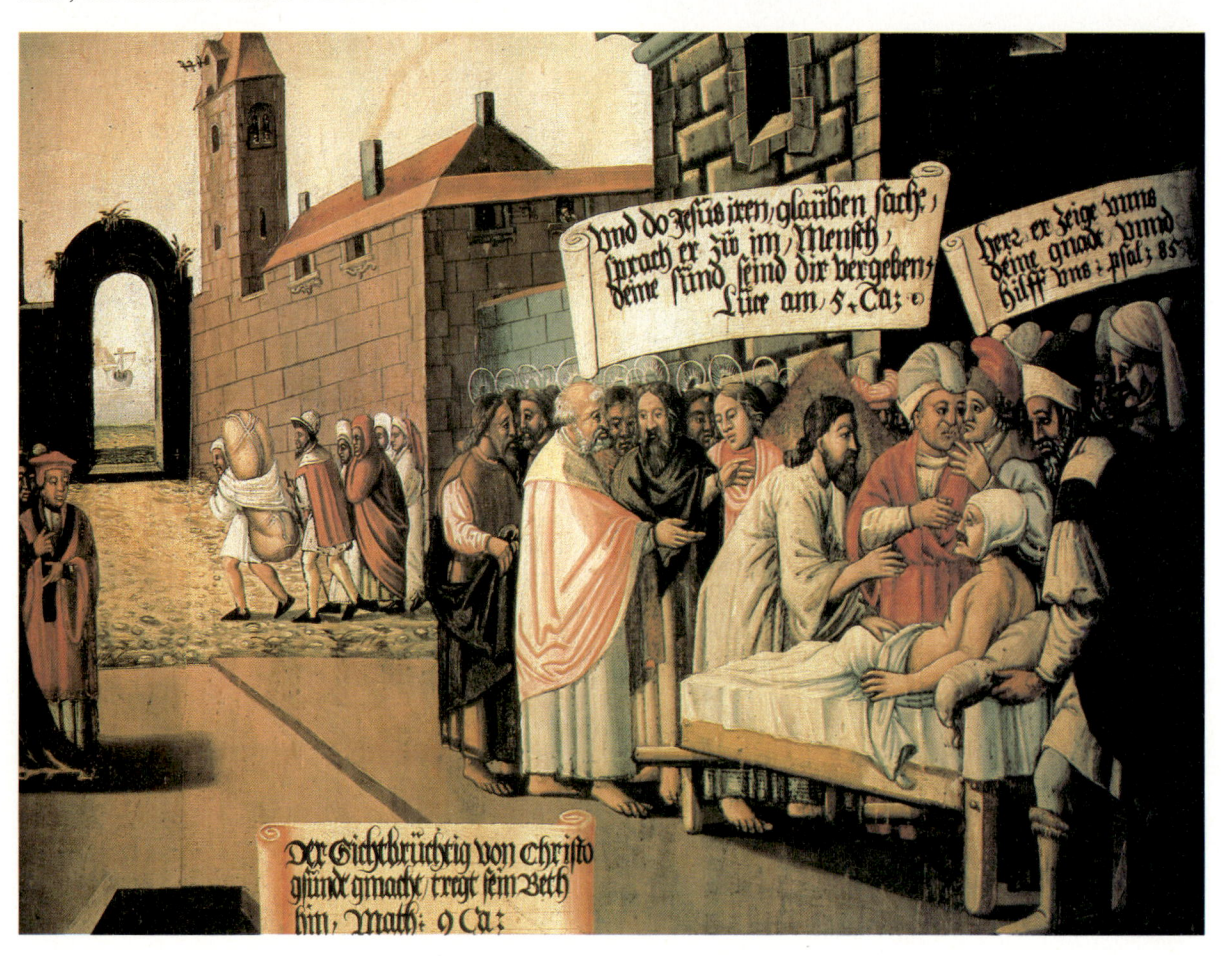

*»Der Gichtbrüchtig von Christo gsundt gmacht tregt sein Beth«, Mittelteil eines Epitaphs der Familie Kirchmair, unbekannter Meister des 16. Jh.s*

## Glisson, Francis
*englischer Anatom und Physiologe, 1597–1677*

Der berühmte Anatom, dessen Name mit der Kapsel an der Eintrittsstelle der Gefäße in die Leber verbunden ist, war Professor für Anatomie in Cambridge und ließ sich dann in London als Arzt nieder. Durch die bahnbrechende Entdeckung →Harveys begann gerade zu jener Zeit die genaue Erforschung der an der Blutbewegung und Blutbildung beteiligten Organe. Glisson verlegte sein Interesse vor allem auf den Aufbau der Leber und machte bei seinen Untersuchungen die oben genannte Entdeckung. Bedeutender jedoch sind seine Arbeiten über die elementaren Vorgänge des tierischen Lebens, hier vor allem der Bewegung. Darin ist er der wichtigste Vorläufer →Albrecht von Hallers, indem er dessen Lehre von der Irritabiliät und der Sensibilität vorwegnahm. Bei ihm ist die Irritabilität eine Eigenschaft des gesamten Organismus, wogegen Haller später zeigte, daß nur die Muskelfasern durch Reize zur Bewegung gebracht werden können. Neben diesen theoretischen Werken hinterließ Glisson auch Abhandlungen über praktische Medizin, von denen besonders eine über die Rachitis bemerkenswert ist.

## Goldflam, Samuel
*polnischer Neurologe, 1852–1932*

In seiner Heimatstadt Warschau studierte Goldflam und promovierte 1876. In der Folge erhielt er eine Anstellung an der Klinik für Innere Medizin und Nervenkrankheiten, wo er genügend Material für seine Forschertätigkeit vorfand. Er befaßte sich mit einem weitgefächerten Gebiet innerhalb der Neurologie; darunter finden wir Arbeiten über Haut-, Muskel- und Pupillenreflexe, Muskelschwäche, Wasserkopf, Blutungen innerhalb der Gehirnhäute und vieles andere. Seinen Namen tragen die Goldflamsche Krankheit, eine Art der Muskelschwäche, sowie das Goldflam-Zeichen.

## Golgi, Camillo
*italienischer Histologe, 1844–1926*

Nach der Beendigung seiner Studien im Jahre 1865 und einigen Jahren Praxis ernannte man Golgi 1875 zum außerordentlichen Professor für Histologie in Pavia. Eine Berufung nach Siena lehnte er ab, nahm aber 1876 eine ordentliche Professur für Histologie in Pavia an. 1881 übergab man ihm hier auch die Lehrkanzel für allgemeine Pathologie. Seine bedeutendsten Leistungen liegen auf dem Gebiet der Neurohistologie; für seine aufsehenerregende Erfindung der Färbung von Nervenfasern mit Silbernitrat erhielt er zusammen mit →Ramón y Cajal 1906 den Nobelpreis. Heftige Kontroversen zwischen den beiden Wissenschaftlern einer-

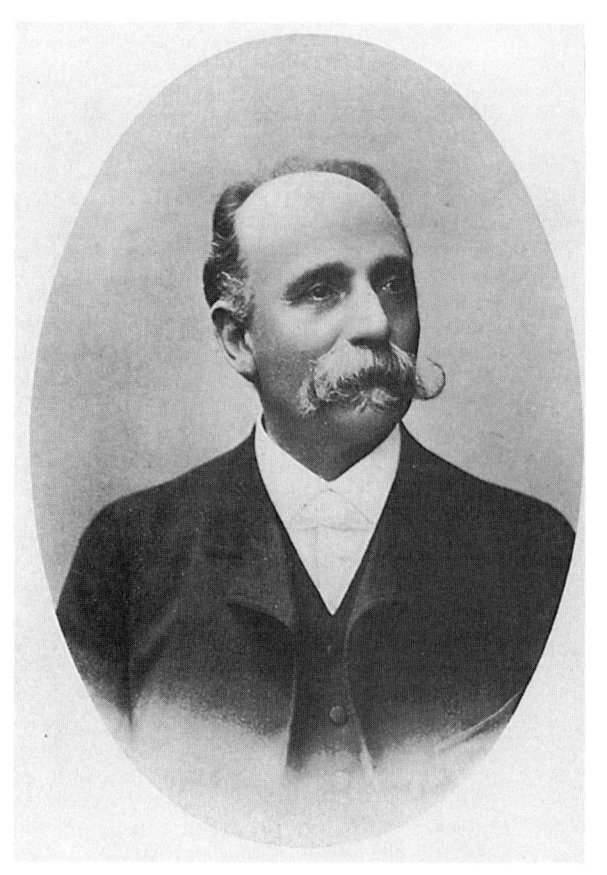

*Camillo Golgi*

seits und den Mitgliedern der Jury andererseits gingen der Verleihung voraus, da die Entdeckung Golgis schon länger zurücklag, die Arbeiten Ramón y Cajals aber so abhängig von dieser waren, daß er allein nie zu derartigen Ergebnissen gelangt wäre. Daneben befaßte sich Golgi mit Untersuchungen der mikroskopischen Anatomie des Zentralnervensystems, Veränderungen von Lymphgefäßen des Gehirns sowie Rückenmarksveränderungen bei Pocken oder ähnlichen Krankheiten. Sein Name ist im sogenannten Golgi-Apparat in der Zelle verewigt, der als Bestandteil des Zytoplasmas vermutlich der Sekretion dient.

## Goll, Friedrich
*Schweizer Physiologe und Neurologe, 1829–1903*

Die Studienzeit sah Goll an der Universität von Zürich, an der von Würzburg, wo er unter →Kölliker und →Virchow studierte, sowie an der von Paris, wo →Claude Bernard sein Lehrer war. 1853 promovierte er, zwei Jahre später habilitierte er sich in Zürich, 1862 erhielt er die Lehrerlaubnis. Sein Fach war vor allem die Pharmakologie, er unterrichtete aber auch andere Fächer. Besonders interessant sind seine Untersuchungen des Rückenmarks, wobei er sich vor allem auf

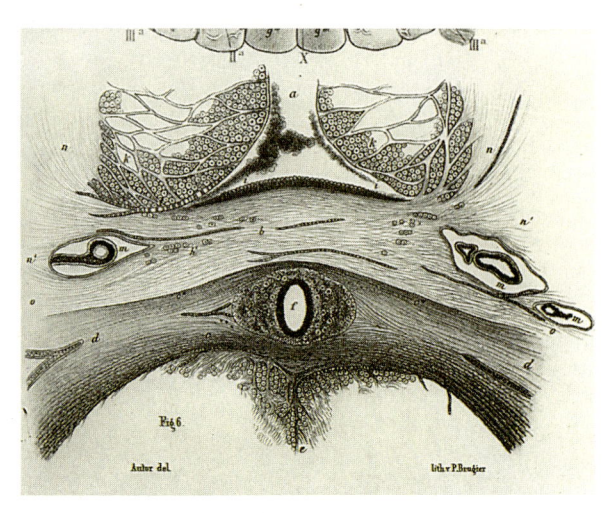

*Querschnitt durch das Rückenmark*

den Aufbau und die Gefäßversorgung konzentrierte. Seinen Namen trägt der nach ihm Goll-Strang benannte Fasciculus gracilis, ein Teil des Hinterstrangs.

## Gonin, Jules
*Schweizer Ophthalmologe, 1870–1935*

Nach Studien in seiner Heimatstadt Lausanne und einiger Zeit an der Universität Bern promovierte Gonin 1896 in Lausanne. Danach arbeitete er drei Jahre lang an der ophthalmologischen Klinik in dieser Stadt, wurde 1903 Privatdozent und schließlich 1920 Professor für Augenheilkunde an der Universität von Lausanne. Sein wichtigstes Arbeitsgebiet waren die Netzhauterkrankungen, wobei er sich intensiv mit den chirurgischen Möglichkeiten bei der Netzhautablösung befaßte. Daneben untersuchte er die Regeneration des Glaskörpers und die Bakteriologie der Konjunktivitis, um nur einige Beispiele zu nennen. Auch sein bedeutendes literarisches Werk behandelt diesen Themenkreis.

## Gonorrhöe

Die häufigste Geschlechtskrankheit wird durch Gonokokken aus der Gruppe der Diplokokken hervorgerufen. Der Erreger wurde 1879 von →Neisser entdeckt und wird heute Neisseria gonorrhoeae genannt. Die Übertragung erfolgt hauptsächlich durch den Geschlechtsverkehr; extragenitale Infektionen sind selten und vor allem als Augentripper bekannt. Die Erreger beginnen auf der Schleimhaut zu wuchern, beim Mann auf der Harnröhrenschleimhaut, bei der Frau auf der Schleimhaut des gesamten Urogenitaltraktes. Durch Erweiterung der Gefäße schwellen die befallenen Teile an, die Erreger durchdringen später die verschiedenen Epithellagen und wirken durch ihre Toxine entzündungserregend. Kommt es im akuten Stadium nicht zur Ausheilung, so entwickelt sich die chronische Gonorrhöe. Die Schleimhautwucherungen gehen zurück, einzelne versteckte Herde bilden sich. Falls die Erreger in die Blutbahn gelangen, kann sich eine allgemeine Infektion ausbilden, die Gonokokken siedeln sich auf den Herzklappen an und befallen die Synovialmembran der Sehnen und Gelenke. Durch die Entdeckung des Penicillins konnte die Verbreitung der Gonorrhöe (auch Tripper genannt) weitgehend eingedämmt werden.

## Gordon, John
*englischer Anatom, 1786–1818*

Der aus der Grafschaft Murray in Schottland stammende Gordon studierte ab dem Jahre 1801 unter der Leitung Thomsons in Edinburg Chirurgie; nach der Promotion 1805 ging er nach London, um unter Wilson spezielle anatomische Studien zu betreiben. Nach seiner Rückkehr wurde er in Edinburg zum Präsidenten der Society of Medicine ernannt und hielt ab 1807 osteologische Vorlesungen, zunächst in engerem Kreis, dann öffentlich unter großem Andrang von Schülern. Die schriftlichen Werke Gordons, der im jugendlichen Alter von 32 Jahren starb, waren der menschlichen Anatomie und dem Skelettaufbau, aber auch der Struktur des Gehirns gewidmet.

## Gorris, Jean de
*französischer Mediziner, 1505–1577*

Der gebürtige Pariser studierte in seiner Heimatstadt und promovierte hier 1541. Einige Jahre danach, um 1548, ernannte man ihn zum Professor für Medizin an der Pariser Universität. Geschichtliche Bedeutung erlangte Gorris weniger durch medizinische Großtaten als vielmehr durch seine hervorragende Bearbeitung der →Hippokratischen Schriften und von Werken des Pharmazeuten →Nikandros von Kolophon. Sein Hauptwerk, *Definitionum medicarum libri XXIV,* ist eine alphabetisch geordnete Aufstellung und Erklärung der griechischen medizinischen Fachausdrücke. Dieses Werk ist grundlegend für alle späteren medizinhistorischen Arbeiten.

## Gosset, Antoine
*französischer Chirurg, 1872–1944*

Der aus Fécamp gebürtige Gosset wurde 1919 zum Professor für klinische Chirurgie an der Pariser medizinischen Fakultät ernannt. Zusammen mit Reclus und Simon Emanuel Duplay gab er ein Lehrbuch der Chirurgie heraus und befaßte sich speziell mit neuen medizinisch-chirurgischen Praktiken. In der Anatomie galt sein Interesse vor allem der Niere und dem Urogeni-

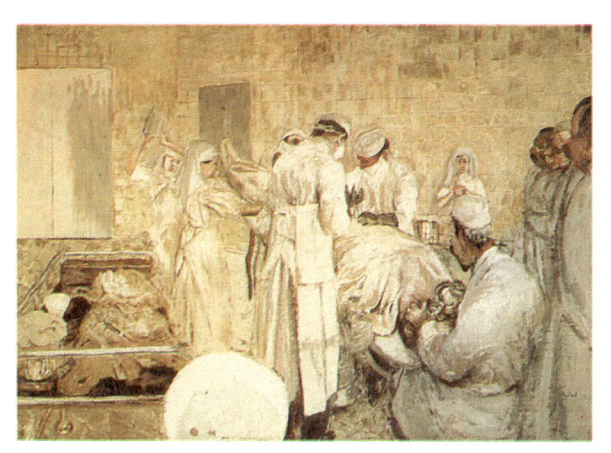

*Antoine Gosset bei der Operation; Pastellbild von Edouard Vuillard, 1912, Privatbesitz Paris*

taltrakt. Gastrotomie, Gastroenterostomie, Cholezystektomie und Duodenotomie haben Gosset verschiedene neue Techniken zu verdanken.

# Graaf, Reinier de
*holländischer Anatom, 1641–1673*

Das in Utrecht unter →Diemerbroeck begonnene Studium setzte Graaf in Leiden unter Sylvius de la Boë fort, zog dann nach Paris und erhielt schließlich 1665 in Angers den Doktortitel. Daraufhin ließ er sich in Delft nieder, verbrachte aber das Jahr 1667 in Paris und kehrte anschließend wieder nach Delft zurück, wo er 1673 frühzeitig starb. Graafs praktische Arbeit ist weniger bedeutend als seine wissenschaftliche; vor allem seine Untersuchungen der menschlichen Geschlechtsorgane sind richtungweisend. Sein Name ist in der Bezeichnung »Graafscher Follikel« verewigt; diesen Follikel entdeckte er, hielt ihn jedoch für das menschliche Ei. Neben seinen medizinischen Tätigkeiten war Graaf in einen unerfreulichen Streit mit →Jan Swammerdam verwickelt, mit dem er Zwistigkeiten wegen Prioritätsansprüchen um die Veröffentlichung anatomischer Entdeckungen ausfechten mußte. Eine Verteidigungsschrift de Graafs ist erhalten.

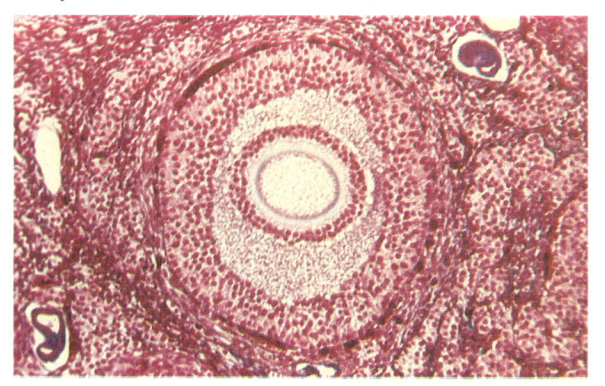

*Graafscher Follikel*

# Graefe, Albrecht von
*deutscher Ophthalmologe, 1828–1870*

Von seinem Vater, Karl Ferdinand von Graefe, ebenfalls ein berühmter Arzt, zum Studium der Medizin überredet, schloß Graefe schon mit 16 Jahren das Gymnasium ab und begann in Berlin an der Universität zu studieren. Zu seinen Lehrern zählten →Dieffenbach, →Schönlein und →Müller. 1847 promovierte Graefe; ein Jahr später zog er nach Prag, wo er sich endgültig für die Augenheilkunde entschied. Nach zwei weiteren Jahren in Paris und einiger Zeit in Wien kam er nach London, um mit →Bowman in Verbindung zu treten. Hier traf er auch seinen späteren Freund →Donders aus Utrecht, in dem er einen erfindungsreichen Forscherkollegen fand. 1850 kehrte er schließlich nach Berlin zurück, ließ sich als Augenarzt nieder und war in kurzer Zeit sehr gefragt. Er führte die bedeutende Erfindung →Helmholtz', den Augenspiegel, in die praktische Augenheilkunde Deutschlands ein. 1852 habilitierte er sich zum Dozenten; zwei Jahre später gründete er das berühmte *Archiv der Ophthalmologie*, an dem später auch Donders mitarbeitete. Hier veröffentlichte Graefe alle seine bedeutenden Entdeckungen. Sein wesentlichstes Arbeitsgebiet war die Schwachsichtigkeit ohne organische Schäden des Auges. Er erkannte die Entzündung der Sehnerven als Ursache für die Amblyopie (Schwachsichtigkeit) und den Zusammenhang zwischen Gehirn-

*Albrecht von Graefe im Operationssaal seiner Privatklinik, 1867*

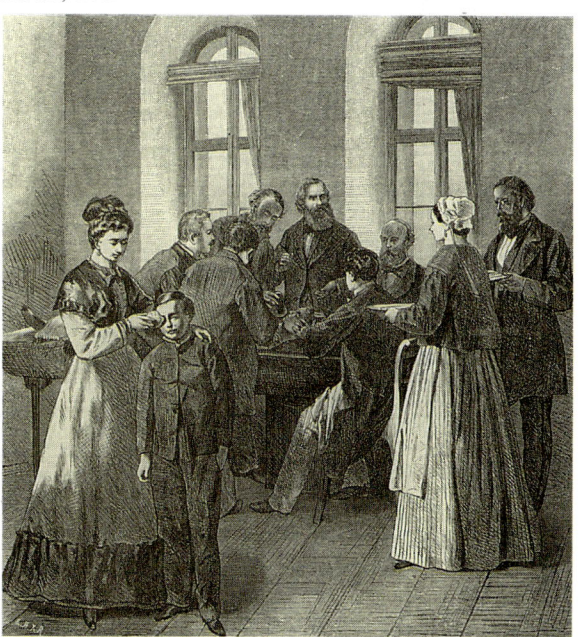

tumoren und der sogenannten Stauungspapille, einer Vorwölbung des Augenhintergrunds. Graefe überwand das der Schieloperation entgegengebrachte Mißtrauen und führte diese Methode erfolgreich durch, ebenso die Iridektomie beim Glaukom. Sein Ruhm verbreitete sich rasch; ein großer Teil seiner Hörerschaft waren Ärzte, die sich gerne von ihm in der Augenheilkunde unterweisen ließen. Nach ihm ist auch das Graefsche Zeichen benannt: bei Schilddrüsenüberfunktion und verschiedenen Tumoren folgt das obere Augenlid nicht der Bewegung des Augapfels nach unten, so daß das Weiß der Sklera sichtbar wird. Die wissenschaftliche Tätigkeit hatte Graefe so angezogen, daß er sich nicht um seine angegriffene Gesundheit kümmerte. Ab seinem 30. Lebensjahr litt er an Blutungen der Atmungsorgane, die schließlich nach langen Qualen mit 42 Jahren zum Tod führten.

## Grancher, Jacques Joseph
*französischer Arzt, 1843–1907*

Nach dem Medizinstudium in Paris promovierte Grancher 1873. Bis 1878 war er Leiter eines histologischen Labors. Diese Stelle konnte er schon vor seiner Promotion bekleiden. 1885 folgte, nach etlichen anderen Titeln, die Ernennung zum Professor für Pädiatrie. Grancher befaßte sich vornehmlich mit der Lungenheilkunde und spezialisierte sich hier auf die Tuberkulosebekämpfung, insbesondere bei Kindern. Er entwickelte ein Isolierungssystem bei der Therapie ansteckender Erkrankungen des Verdauungs- und Respirationstraktes. Seinen Namen tragen eine Form der Pneumonie und zwei Auskultationsphänomene bei beginnender Tuberkulose, die man Granchersche Trias bzw. Granchersches Zeichen nennt. Sein literarisches Werk enthält Themen seines Arbeitsgebietes, so die Möglichkeiten zur Tuberkuloseprophylaxe, Kinderkrankheiten und Lungenerkrankungen.

## Graves, Robert
*irischer Anatom, 1797–1876*

Die irische medizinische Schule war zur Zeit Graves' noch nicht sehr bedeutend; daher absolvierte er sein Studium an den Universitäten Berlin, Göttingen, Hamburg und Kopenhagen und ließ sich nach dem Ende der Ausbildung 1821 in Dublin nieder, um hier mit Kollegen eine medizinische Schule zu gründen. An dieser lehrte er pathologische Anatomie, gerichtliche und später auch Innere Medizin. Zugleich hatte Graves Stellungen an verschiedenen Hospitälern inne und war Mitglied medizinischer Gesellschaften. Einer seiner berühmtesten Schüler war →William Stokes, der bald sein Mitarbeiter wurde. 1827 ernannte man Graves zum Professor für Medizin am King's and Queen's College. Neben seiner fruchtbaren Lehrtätigkeit, der er neue Aspekte zu geben verstand, indem er ein in Irland ganz neues System einführte, war er auch praktisch tätig, so zum Beispiel im Kampf gegen eine Typhusepidemie in seiner Heimat. Mit Stokes zusammen arbeitete er nicht nur wissenschaftlich, sondern auch an einer medizinischen Fachzeitschrift. Er veröffentlichte eine größere Anzahl von Schriften zu verschiedenen Themen, darunter Untersuchungen über das Lymphgefäßsystem, physiologische und anatomische Arbeiten. Unter anderem stammt von ihm eine selbständige Beschreibung der Schilddrüsenüberfunktion, die aber meist unter dem Namen Basedowsche Krankheit bekannt ist. Zehn Jahre nach seinem frühen Tod mit 56 Jahren veröffentlichte sein Freund William Stokes in London eine Sammlung seiner Einzelwerke.

## Grew, Nehemia
*englischer Arzt und Naturwissenschaftler, 1641–1711*

Nach seiner allgemeinen Ausbildung in Cambridge zog Grew nach Leiden, wo er das Studium der Medizin aufnahm. Nebenbei befaßte er sich mit Botanik, vor allem mit dem Pflanzenaufbau. Ab 1664 arbeitete er an der Beweisführung dafür, daß die Struktur von tierischem und pflanzlichem Organismus im Prinzip identisch sei. Seine botanischen Werke sind bedeutender als seine medizinischen; interessant ist seine Entdeckung der Heilkraft magnesiumhaltigen Wassers.

## Gruby, David
*österreichischer Arzt, 1810–1898*

Als Jude hatte Gruby Schwierigkeiten, nach Ende des Studiums in Wien eine Stelle für die chirurgische Aus-

*David Gruby*

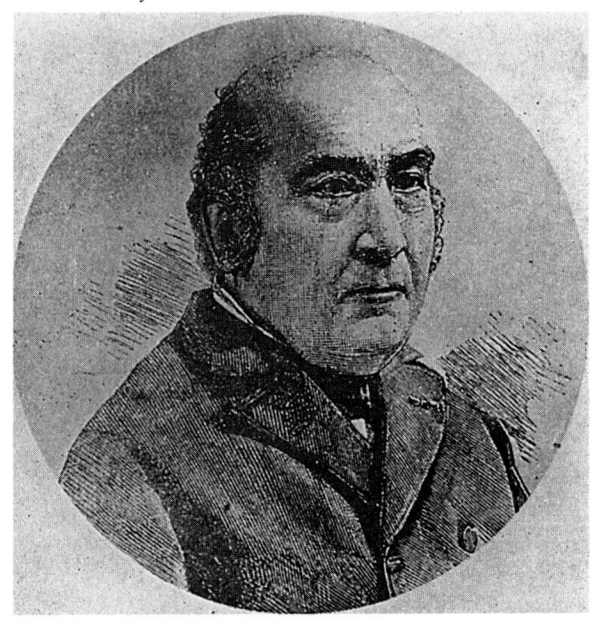

bildung zu finden; durch Protektion gelang ihm dies schließlich. Danach wandte sich Gruby vor allem der Mikroskopie zu, die zu seiner Zeit in Wien noch keine sehr anerkannte Wissenschaft war. Zu diesem Thema veröffentlichte er auch einige schriftliche Arbeiten. Nach dem endgültigen Abschluß der Ausbildung konnte er in Wien allerdings keinen passenden Posten finden, so daß er beschloß, diese Stadt zu verlassen und sich nach Paris zu begeben. Hier wurde er mit größerem Wohlwollen empfangen und konnte sich bald eines guten Rufes als Arzt erfreuen. Auch seine mikroskopischen Arbeiten wurden hier honoriert. Die Medizin verdankt Gruby im Zuge dieser Forschungen die Entdeckung des Trichophyton tonsurans, eines der Erreger der menschlichen Scherpilzflechte.

## Grünpeck, Joseph
*deutscher Arzt, um 1470–1531*

Der Sekretär Maximilians I. ließ sich durch die Lektüre einschlägiger Werke dazu anregen, selbst Untersuchungen über die zu jener Zeit gerade verstärkt ins Bewußtsein der Bevölkerung tretende Syphilis anzustellen. Sein erstes Werk zu diesem Thema erschien 1496. Weitere Schriften behandeln geschichtliche, astrologische und theologische Fragen. Doch seine Forschungen bewahrten auch Grünpeck nicht vor der Ansteckung mit Syphilis, wie aus einem anderen Werk ersichtlich ist, in dem er seine eigenen Krankheitssymptome beschreibt.

## Guajak

Dieser Baum, der hauptsächlich auf Kuba, aber auch in Südamerika zu finden ist, gehört zu den Jochblattgewächsen. Das zähe, harte Holz wird in der Kunsttischlerei verwendet. Durch Destillation wird ein ätherisches Öl daraus gewonnen, das vor allem zur Herstellung von Parfüm dient; es besitzt zarten Teerosengeruch. Zu medizinischen Zwecken wird aus dem Holz das Guajacol gewonnen, das als lösendes Mittel bei Bronchialerkrankungen und Tuberkulose verwendet wird. Daneben sind Bestandteile des Holzes in Salben enthalten. Die gerichtliche Medizin und die Biochemie kennen das Guajakholz auch für Untersuchungen, die sogenannte Guajakprobe. In früheren Jahrhunderten wurde das Guajakholz als Mittel gegen Syphilis verwendet.

## Guéniot, Alexandre
*französischer Chirurg, 1832–1935*

Schon knapp nach der Promotion im Jahre 1863 erhielt Guéniot in seiner Studienstadt Paris die Leitung einer geburtshilflichen Abteilung, stieg die Karriereleiter der akademischen Laufbahn hinauf und wurde 1869 außerordentlicher Professor. Sein bevorzugtes chirurgisches Gebiet waren gynäkologische und geburtshilfliche Operationen. Er veröffentlichte Abhandlungen über den Kaiserschnitt und die Zertrümmerung des Kindsschädels, über Plazentaabnormitäten, über die operative Behandlung verschiedener Frauenkrankheiten, außerdem über die angeborene Hüftgelenksluxation.

## Guérin, Jules René
*französischer Orthopäde, 1801–1886*

Nach Abschluß des Medizinstudiums wurde Guérin 1826 zum Doktor promoviert. Bereits zwei Jahre später gründete er eine eigene medizinische Fachzeitschrift, die er auch mit Artikeln versorgte. Daneben war er für medizinische Gesellschaften journalistisch tätig und arbeitete an der Formulierung neuer Gesetze bei der Unterrichtsreform mit. Dabei versuchte er die Unterrichtsfreiheit soweit wie möglich zu garantieren. Ab 1832 begann er sich mehr der wissenschaftlichen Arbeit zu widmen, untersuchte zuerst die Cholera und wandte sich schließlich der Orthopädie zu, die seinen Ruf begründete. Nach Veröffentlichung einiger Schriften zu diesem Themenkreis konnte er ein orthopädisches Krankenhaus gründen; ein Jahr später, 1839, vertraute man ihm die orthopädische Abteilung an einem Kinderspital an. Von 1838 bis 1843 erschienen 13 Werke über orthopädische Probleme. Die physiologischen darunter fanden nahezu ungeteilten Beifall, die therapeutischen und pathologischen hingegen wurden vielfach angefeindet, besonders die von Guérin empfohlene Teno- und Myotomie. Dennoch erhielt er mehrere Preise für seine Arbeiten. Die von ihm gegründete Zeitschrift leitete er über 40 Jahre lang, daneben arbeitete er an anderen mit, und auch als Mitglied der Medizinischen Akademie (seit 1842) entfaltete er rege Aktivität. Noch im hohen Alter reiste Guérin von Paris nach Marseille, wo eine Choleraepidemie wütete, um der Stadtverwaltung bei der Eindämmung der Seuche zu helfen.

## Guidi, Guido
*italienischer Arzt, 16. Jahrhundert*

Der auch unter seinem lateinischen Namen Vidus Vidius bekannte Mediziner praktizierte in seiner Heimatstadt Florenz, bis er 1542 einer Berufung als Professor der Medizin nach Paris folgte. Hier erlangte er sogar das Amt des Leibarztes von Franz I. Als dieser gestorben war, berief der Herzog der Toskana Guidi als Professor der Philosophie und Medizin nach Pisa, wo er bis zu seinem Tod im Jahre 1569 tätig war. Seine Schriften wurden alle erst postum veröffentlicht und bieten nichts absolut Neues. Ein siebenbändiges anatomisches Werk enthält einige Entdeckungen, die →Vesal und →Falloppio zuzuschreiben sind. Ein sicheres Urteil kann über dieses Werk schon wegen der verspäteten Veröffentlichung nicht erfolgen. Neben verschiedenen anderen medizinischen Sammelwerken trat Guidi auch als Übersetzer der Hippokratischen Schriften in Erscheinung; dazu übersetzte er die Kommentare des →Galen und fügte auch eigene hinzu.

## Guillemeau, Charles
*französischer Chirurg, 1588–1656*

Der Sohn des berühmten →Jacques Guillemeau studierte in Paris Medizin, wandte sich zuerst der Chirurgie zu und erhielt das Amt des Wundarztes König Ludwigs XIII. In späteren Jahren befaßte er sich mit der Inneren Medizin und verließ das Gebiet der Chirurgie völlig. 1634 erhob man ihn zum Dekan der medizinischen Fakultät; er spielte bei dem Streit zwischen Paris und Montpellier eine bedeutende Rolle. Sein schriftliches Werk befaßt sich hauptsächlich mit der Chirurgie.

## Guillemeau, Jacques
*französischer Chirurg und Gynäkologe, 1550–1613*

Zu den Lehrern dieses bedeutenden Chirurgen zählten → Ambroise Paré und →Jean Riolan. Paré nahm ihn als Gehilfen mit, als er als Militärarzt dem Heer auf einigen Feldzügen folgte. Guillemeau machte sich dabei einen Namen, so daß ihn Heinrich III. als selbständigen Arzt zur spanischen Armee nach Flandern entsandte. 1581 konnte Guillemeau nach Paris zurückkehren und ließ sich hier als Chirurg am Hôtel-Dieu nieder. Sein Ansehen als Chirurg war so groß, daß ihn Karl IX., Heinrich III. und Heinrich IV. konsultierten. Als einer der wenigen Chirurgen seiner Zeit besaß Guillemeau eine solide klassische Bildung, was es ihm ermöglichte, seine Kenntnisse nicht nur aus zeitgenössischen Lehrwerken, sondern auch aus Hippokratischen, Galenischen oder Schriften des Celsus zu beziehen. Dementsprechend waren Verstand und Auftreten dieses Mannes anders geschult als bei den einfachen Operateuren. Er hinterließ eine Anzahl Werke, von denen die über Augenheilkunde weniger, die über Chirurgie und Geburtshilfe dagegen desto bedeutender sind. 1594 erschien ein chirurgisches Werk, in dem er der Geburtshilfe bereits ein großes Kapitel widmet; 1609 veröffentlichte er ein eigenes Werk über dieses Fach, das zu den besten seiner Zeit zählt. Er bearbeitete und korrigierte die Lehren von Paré, beschrieb die Schwangerschaftszeichen, den Kaiserschnitt und Lagekorrekturen des Kindes im Mutterleib. Weitere geburtshilfliche Schriften folgten. Auf chirurgischem Gebiet behandelte er vor allem, seiner militärmedizinischen Laufbahn gemäß, die Schußverletzungen. Daneben galt seine Aufmerksamkeit den Methoden der Trepanation und den Aneurysmenoperationen. Er bevorzugte die primäre Amputation, bei bereits vorhandenen Gangränen empfahl er das Glüheisen. Ein Teil seines schriftlichen Werkes wurde von seinem Sohn nach seinem Tode veröffentlicht.

## Gullstrand, Allvar
*schwedischer Ophthalmologe, 1862–1930*

Der Sohn eines Arztes legte seine Studien in Uppsala und Stockholm ab, wo er 1890 promovierte. Sein gleichzeitiges Interesse für Mathematik führte Gullstrand zur Augenheilkunde, wo er bei seinen Forschungen Medizin und Mathematik vereinen konnte. Mit seinen Arbeiten über die Strahlenvereinigung im astigmatischen Strahlenbündel habilitierte er sich 1891 in Stockholm zum Dozenten; 1894 folgte er einer Berufung nach Uppsala. 1903 wurden seine Bemühungen, eine eigene Augenklinik eröffnen zu können, von Erfolg gekrönt. Die Augenheilkunde verdankt Gullstrand grundlegende Forschungen. Sein wesentliches Aufgabengebiet war die Untersuchung der Brechkraft des Auges. Er erforschte die Fähigkeiten der Linse, den Astigmatismus und die Akkommodation, stellte eine eigene Farbenlehre auf und lieferte neue Ideen sowohl zur klinischen als auch zur operativen Ophthalmologie. Auch die Optotechnik verdankt ihm einiges.

*Allvar Gullstrand*

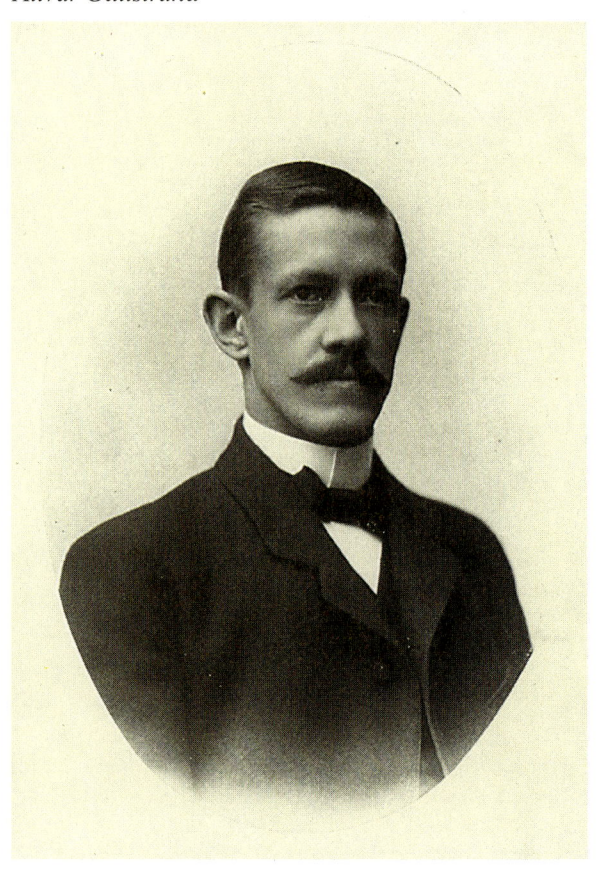

Er entwickelte spezielle Gläser für Starpatienten und ein stereoskopisches Ophthalmoskop. Gullstrand hinterließ eine große Anzahl von Schriften über seine Forschungsergebnisse und gab daneben eine überarbeitete Auflage von →Helmholtz' *Handbuch der physiologischen Optik* heraus. In Anerkennung seiner Verdienste konnte er 1911 den Nobelpreis in Empfang nehmen.

## Gurlt, Ernst Julius
*deutscher Chirurg, 1825–1899*

Der Sohn eines bedeutenden Berliner Veterinärmediziners studierte in seiner Heimatstadt Medizin und promovierte 1848 mit einer Dissertation über die rachitischen Knochenschäden. Anschließend begab sich Gurlt für eineinhalb Jahre auf eine Studienreise, die ihn durch Österreich, Frankreich und Großbritannien führte. Nach der Rückkehr erhielt er eine Assistentenstelle unter →Bernhard von Langenbeck, habilitierte sich 1853 zum Dozenten für Chirurgie und wurde 1862 zum außerordentlichen Professor ernannt. Neben diesem Amt war er während verschiedener Feldzüge als Kriegschirurg tätig. Neben seiner Bedeutung als Chirurg erfuhr auch die Medizingeschichte durch ihn große Bereicherung. Er war ein äußerst begabter und eifriger Schriftsteller; die beachtliche Anzahl seiner Werke zeugt davon. Die rein medizinischen Werke behandeln vor allem Kriegsverletzungen wie Knochenbrüche und Schußverletzungen und ihre Behandlung durch Gelenksresektion; dazu kommen Abhandlungen theoretischer Art, etwa über den Verwundetentransport im Krieg. Außerdem verfaßte Gurlt Werke über zivile Chirurgie, zum Beispiel über Gelenkserkrankungen. Sein umfangreicheres medizinhistorisches Werk behandelt ebenfalls kriegschirurgische Themen und gipfelt in dem dreibändigen Werk *Geschichte der Chirurgie*, das in seiner Vollständigkeit dieses Thema zum erstenmal wirklich erschöpfend behandelt. Neben diesen selbständigen literarischen Tätigkeiten fungierte Gurlt als Mitbegründer und Redakteur verschiedener Fachblätter und bekleidete lange Jahre das Amt des Schriftführers der Deutschen Gesellschaft für Chirurgie.

## Guthrie, George James
*englischer Chirurg, 1785–1856*

Mit 13 Jahren trat Guthrie bei einem Chirurgen in London in die Lehre und hatte danach Unterricht an einem Militärhospital, an dem er bald auch eine Stelle als Prosektor antrat. Im Jahre 1801 erhielt er das Chirurgendiplom und folgte darauf als Chirurg einem Regiment nach Nordamerika. 1807 kehrte er nach England zurück und zog 1808 mit der Armee unter Wellington nach Spanien und Portugal, wo er sich große Verdienste erwarb. Auszeichnungen und Beförderungen belohnten ihn. Nach der Schlacht bei Toulouse 1814 fand Guthries militärchirurgische Laufbahn ein Ende; er kehrte in die zivile Medizin zurück und fand endlich Zeit, seine reichen Erfahrungen schriftlich niederzule-

*Ernst Julius Gurlt*

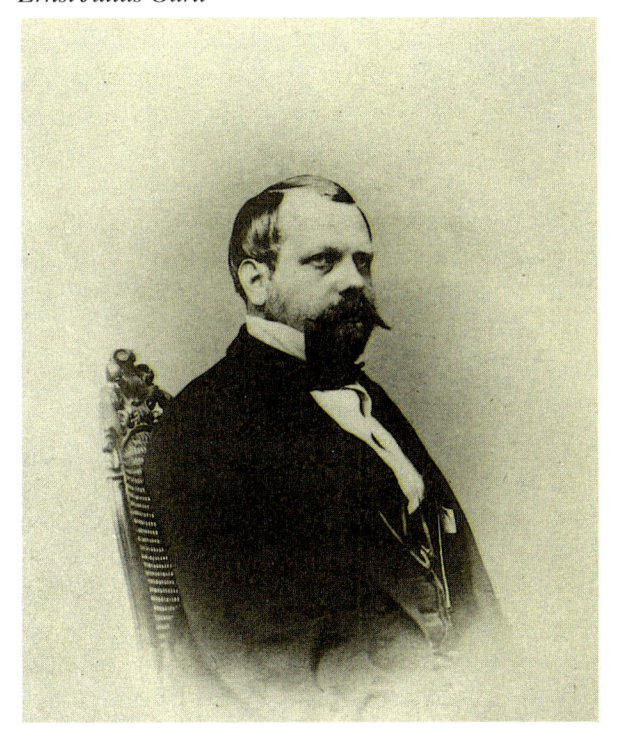

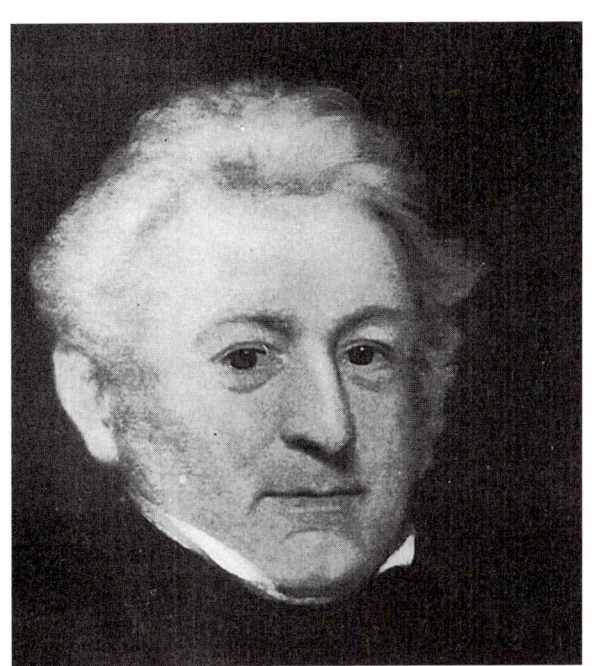

*George James Guthrie*

gen. 1815 nahm er als Privatmann an einem Feldzug teil und führte auch Operationen durch, offizielle Stellungen lehnte er ab. Im selben Jahr erschien sein berühmtes Werk über Kriegschirurgie, in dem er die Schußverletzungen, Amputationen und die Wundversorgung darstellte. Von diesem Werk erlebte er mehrere Auflagen, die er selbst noch ergänzen und verbessern konnte. 1816 begann er sein Wissen in Vorlesungen an Studenten weiterzugeben; diesen Unterricht hielt er 30 Jahre lang, wobei er zahlreiche Hörer hatte. Ebenfalls 1816 gründete er eine Augenklinik und gab bald Arbeiten über Ophthalmologie heraus. Verschiedene Ehrenämter folgten in den nächsten Jahren. Ab 1824 gehörte er dem College of Surgeons an; 1833 und 1842 war er Präsident der Gesellschaft; fünf Jahre hatte er einen Lehrstuhl für Anatomie und Chirurgie an der Universität London inne. Seine schriftlichen Werke über Chirurgie behandeln Themen wie Arterienleiden und -verletzungen sowie ihre Behandlung, Frakturen und Resektionen; dazu kommen Studien über diverse Hernien. Auf dem Gebiet der Augenheilkunde war Guthrie ebenfalls chirurgisch tätig; hier sind seine wesentlichen Leistungen vornehmlich in der Kataraktoperation zu sehen. Neben diesen praktischen Tätigkeiten war Guthrie auch bei der Verbesserung des Unterrichtsbetriebes aktiv, indem er die Prüfungsmodalitäten veränderte.

*Jean Casimir Félix Guyon*

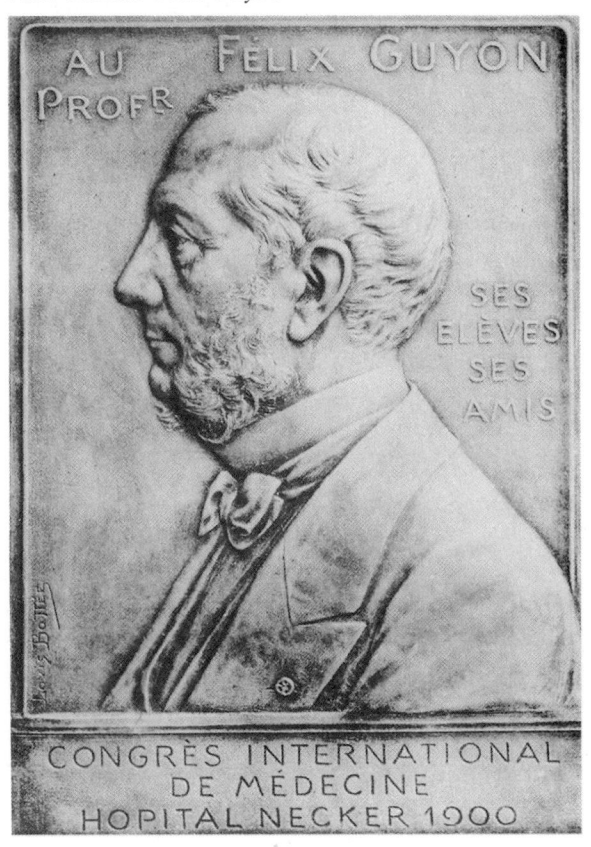

## Guyon, Jean Casimir Félix
*französischer Urologe und Chirurg, 1831–1920*

Nach dem Studium in Paris promovierte Guyon 1858 mit einer Dissertation über den Uterus zum Doktor der Medizin. Bald wandte er sich von der Gynäkologie ab und verlegte sein Interesse auf die Urologie, als deren Mitbegründer in neuerer Zeit er mit Recht gilt. Er bekleidete Stellungen an verschiedenen Spitälern und lehrte chirurgische Pathologie an der Universität. Die Medizinische Akademie nahm ihn als Mitglied auf. Neben zahlreichen Arbeiten auf seinem Spezialgebiet widmete er sich auch der Behandlung von Geschlechtskrankheiten.

## Haeberl, Franz Xaver von
*deutscher Arzt, 1759–1846*

Der gebürtige Bayer begann das Medizinstudium in Ingolstadt, setzte es 1783 in Wien unter →Stoll fort und schloß es 1784 wieder in Ingolstadt mit dem Doktorat ab. Haeberl ließ sich in München als praktischer Arzt nieder und gelangte bald zu großem Ansehen. Als Arzt an zwei Spitälern geistlicher Orden hatte er Gelegenheit, die schlechten Belüftungsverhältnisse zu untersuchen. Nach etlichen Schriften, die sich mit Möglichkeiten zur Verbesserung dieser Situation, die ja in nahezu allen Krankenhäusern gleich war, befaßten, machte er sich 1799 an die Planung eines eigenen Spitals. Tatsächlich konnte er die Stadtverwaltung von München von seinen Plänen überzeugen, und 1813 konnte er das neuerrichtete Krankenhaus übernehmen. Haeberl hatte auch Unterrichtsmöglichkeiten miteingeplant; zuerst erfolgte vor allem chirurgischer Unterricht, später nahm die Universität das Spital als Lehranstalt auf. Neben seinem Amt als Direktor lehrte Haeberl auch Arzneikunde an der landärztlichen Schule. Nach seinem Übertritt in den Ruhestand verbrachte er, mit Ehrungen und Auszeichnungen bedacht, etliche Jahre auf seinem Landgut.

## Haeckel, Ernst
*deutscher Naturwissenschaftler, 1834–1919*

Neben dem Studium der Medizin, zu dem er aus seiner Heimatstadt Potsdam nach Berlin gekommen war, befaßte sich Haeckel mit der Botanik. Später setzte er die Ausbildung in Würzburg fort, danach wieder in Berlin, wo er als Schüler von →Johannes Müller diesen auf eine wissenschaftliche Reise nach Helgoland begleiten durfte. 1857 promovierte er und übernahm auf Wunsch seines Vaters eine Praxis, die er aber schon ein Jahr später wieder aufgab, um eine Studienreise nach Neapel und Messina zu unternehmen, wo er zoologische Untersuchungen durchführte. Nach der Rückkehr ließ er sich in Jena nieder, habilitierte sich 1861 und erhielt schon im folgenden Jahr eine außeror-

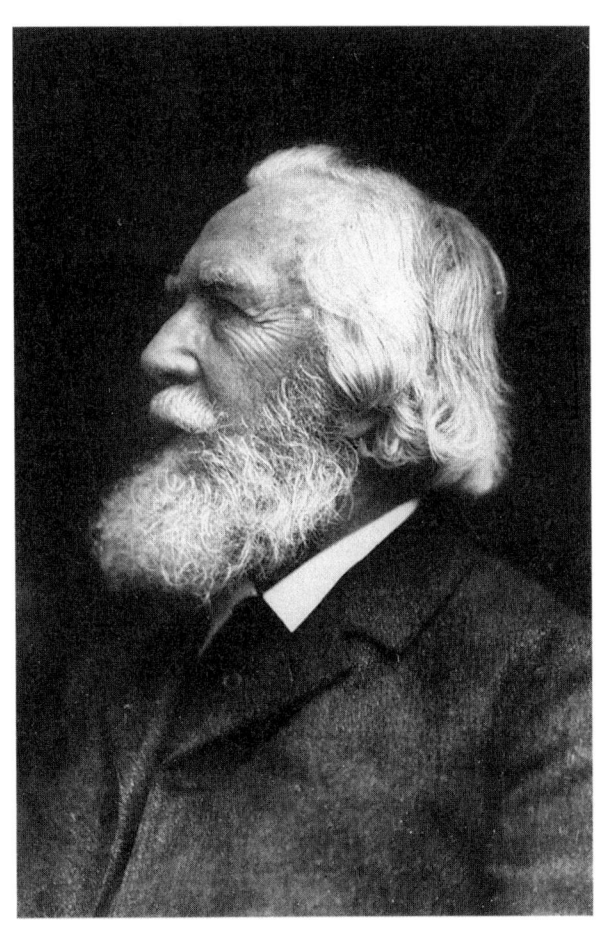

*Ernst Haeckel*

dentliche, 1865 eine ordentliche Lehrkanzel für Zoologie sowie die Direktion des zoologischen Instituts. Bis zu seinem Ruhestand 1909 hatte Haeckel diese Stellungen inne, unternahm noch mehrere Forschungsreisen, die ihn unter anderem zu den Kanarischen Inseln, den Sundainseln, nach Indien und in die Türkei führten. Neben der grundlegenden Bedeutung seiner zoologischen Arbeiten nahmen diese auch Einfluß auf die Entwicklungsgeschichte, die vergleichende Anatomie und die Biologie. Als Anhänger →Darwins stellte Haeckel ein eigenes biogenetisches Grundgesetz auf und verbreitete durch Vorträge und Publikationen die Lehren Darwins. Auf der Grundlage der Abstammungslehre erarbeitete Haeckel seine Theorie, die er Monismus nannte, da er jede Erscheinungsform auf ein einheitliches Prinzip zurückführte. Sein umfangreiches schriftliches Werk bezieht sich darauf.

## Haen, Anton de
*holländischer Kliniker, 1704–1776*

Dieser bedeutende Schüler →Hermann Boerhaaves wurde für die →Wiener Schule von großer Bedeutung. Sein Studienkollege →Gerard van Swieten, der sich schon vor ihm in Wien niedergelassen hatte, berief ihn in diese Stadt, als im Zuge der Neuorganisation des medizinischen Unterrichtswesens die Lehrkanzel für medizinische Klinik zu besetzen war. Haen konnte sich die großartige Lehrbegabung Boerhaaves aneignen; er zog Studenten von weit her an. Die Lehrtätigkeit war es auch, die seinen Platz in der Geschichte der Medizin sicherт. Dazu kommen noch einige Errungenschaften, wie etwa die Einführung des Fieberthermometers in die Diagnostik. Weniger ruhmreich nimmt sich dagegen seine prinzipielle Ablehnung aller Neuerungen aus, die sich zum Beispiel gegen die Pockenimpfung oder die Perkussion richtete.

## Hahnemann, Samuel
*deutscher Homöopath, 1755–1843*

Der berühmte Begründer der Homöopathie stammte aus Meißen, wo sein Vater als Porzellanmaler arbeitete. Nach der Reifeprüfung zog Hahnemann 1775 nach Leipzig und begann dort mit dem Studium der Medizin. Zwei Jahre später kam er nach Wien, konnte aber aus finanziellen Gründen die Ausbildung hier nicht abschließen, sondern mußte eine Anstellung als Hausarzt und Bibliothekar eines siebenbürgischen Statthalters annehmen. Dennoch fand er genug Zeit, sich weiterzubilden, so daß er 1779 in Erlangen mit einer Dissertation promovieren konnte. Nun begann sein unruhiges berufliches Leben. Nach Stationen in verschiedenen anderen Städten kam er 1789 wieder nach Leipzig, wo ihm angeblich bei der Übersetzung von →Cullens Werk der Materia medica die erste Idee zu seiner Homöopathie gekommen sein soll. 1792 versuchte sich Hahnemann in Gotha als Irrenarzt zu etablieren. Man stellte ihm auch Räumlichkeiten zur Verfügung; ein Jahr später gab er die Praxis allerdings wieder auf. In seinem Konzept war die Vorstellung einer menschenwürdigen Behandlung der Kranken bereits vorbildlich. Wieder folgten Jahre des Umherziehens von einer deutschen Stadt zur anderen. Dazwischen veröffentlichte er ein Apothekerlexikon, Werke über Arsenvergiftung, Arzneimittel, Behandlungsmethoden für venerische Krankheiten und Geschwüre sowie eine Anleitung zum Erkennen verfälschten Weins. 1810 erschien in Dresden sein Hauptwerk *Reine Arzneimittellehre*. Schließlich ließ sich Hahnemann in Leipzig nieder. 1812 wurde er Privatdozent an der Universität. 1821 erhielt er eine Stelle als Leibarzt am Hof des Herzogs von Köthen-Anhalt; dadurch waren seine materiellen Ansprüche befriedigt. Nach dem Tod seiner ersten Frau (1827) verheiratete er sich 1835 ein zweites Mal und folgte seiner Frau, einer Französin, nach Paris. Zu jener Zeit hatte sich der Bruch zwischen Hahnemann und einem Teil seiner Schüler bereits vollzogen. Zu starr und kompromißlos verfolgte er seine Theorien, die trotz aller bedeutenden Denkanstöße in mancher Hinsicht Phantastereien waren. Man

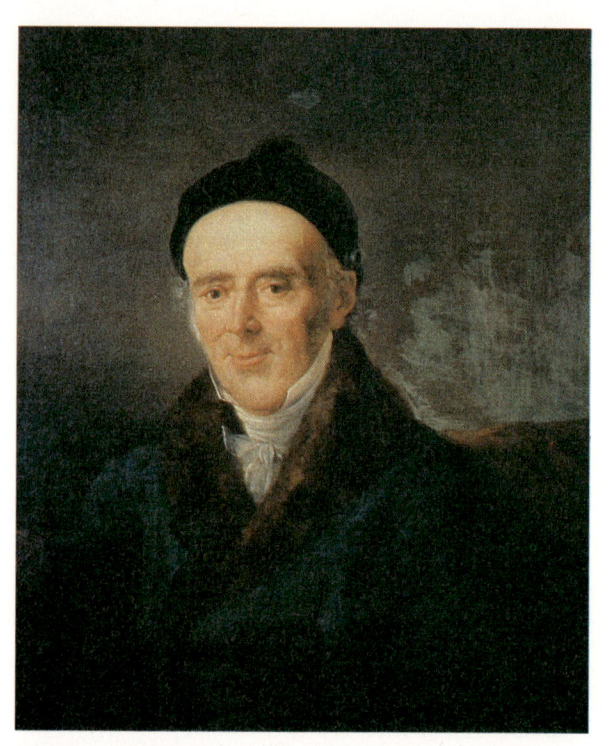

*Samuel Hahnemann, Öl auf Leinwand, unsigniert; Melanie Hahnemann ?, um 1835 (Homöopathie-Archiv im Institut für Geschichte der Medizin der Robert-Bosch-Stiftung, Stuttgart)*

darf zwar nicht vergessen, daß die Medizin jener Zeit von Spekulationen und unbewiesenen Theorien geprägt war; dennoch muß es uns verwundern, wenn ein so wissenschaftlich vorgehender Beobachter wie Hahnemann die Krankheit als immaterielles Wesen auffaßt oder etwa als Ursache schwerer chronischer Erkrankungen immer Syphilis, Räude oder Sykosis annimmt. Seine medizinische Lehre basiert auf der Wirksamkeit pflanzlicher Stoffe. Er beobachtete, daß bekannte Heilmittel in hohen Dosierungen ähnliche Erscheinungen hervorrufen können wie die Krankheit, gegen die sie angewendet werden. Davon ausgehend entwickelte er ein System der Wirkstoffkonzentration, das noch heute in abgewandelter Form Gültigkeit hat. Die heutige Wissenschaft steht dieser Form der Therapie natürlich wesentlich objektiver gegenüber, dennoch behandeln nach wie vor viele schriftliche Arbeiten dieses Thema.

## Hales, Stephen
*englischer Physiker und Naturwissenschaftler, 1677–1761*

Auf Wunsch seiner Eltern inskribierte Hales in Cambridge Theologie, widmete sich aber nebenbei mit Begeisterung der Anatomie, der Mathematik und der Astronomie. 1710 erhielt er eine Stelle als Pfarrer in einer englischen Grafschaft. Auch während er dieses Amt ausübte, verfolgte er seine Forschungen weiter, und zwar so erfolgreich, daß ihn die Royal Society zu ihrem Mitglied erwählte. Ein Jahr danach (1718) trug er in diesem Kreis zum erstenmal seine grundlegenden Untersuchungen über den Einfluß der Sonnenwärme auf die Pflanzensaftzirkulation vor; neun Jahre später erschien das Werk, das die gesamten diesbezüglichen Arbeiten enthält. Dieses Werk darf heute noch als grundlegend angesehen werden. Im Jahre 1731 veröffentlichte Hales sein zweites bedeutendes Werk über Hämostatik, das Bewunderung auch hinsichtlich der exakten physikalischen Untersuchungsmethoden verdient. Darin zeigt er zum Beispiel, daß die Einspritzung von Wasser in das Blutgefäßsystem Wassersucht hervorruft. 1733 wurde Hales von der Universität Oxford zum Doktor der Theologie promoviert, und 1751 ernannte ihn die Akademie der Wissenschaften in Paris zu ihrem ausländischen Mitglied. Bis zu seinem Lebensende war er zugleich geistlich und naturwissenschaftlich tätig.

## Haller, Albrecht von
*Schweizer Anatom und Physiologe, 1708–1777*

Die Familie dieses berühmten Wissenschaftlers hatte bereits seit Generationen anerkannte geistliche und weltliche Persönlichkeiten hervorgebracht. So war auch die Erziehung Hallers schon in der Kindheit auf Bildung ausgerichtet, so daß er bereits mit 15 Jahren die Universität von Tübingen besuchen konnte, um Medizin zu studieren. Zu dieser Zeit betrafen seine Kenntnisse vor allem Sprachen und Theologie, auch in der Dichtkunst hatte er erste Versuche unternommen. 1725 verließ er Tübingen und begab sich nach Leiden, wo er die Studien fortsetzte und zwei Jahre später mit der Promotion beendete. Zur weiteren Vervollkommnung seiner Kenntnisse ging Haller nach London, später nach Paris. In beiden Städten befaßte er sich vornehmlich mit der Anatomie unter der Leitung berühmter Persönlichkeiten wie etwa →Winslow in Paris. Nach Schwierigkeiten wegen einer heimlich sezierten Leiche zog Haller weiter nach Basel und begann bei Bernoulli Mathematik zu studieren; hier stellte er auch seine dichterische Begabung wieder unter Beweis. 1729 kehrte er in seine Heimatstadt Bern zurück, wo er sich als Arzt niederließ. Seine Bemühungen, am städtischen Spital einen Posten zu erhalten, waren nicht von Erfolg gekrönt. Schließlich konnte er eine Stelle als Bibliothekar antreten und eine Unterrichtsstätte für Anatomie einrichten. Nebenbei erschien ein Band mit seinen Gedichten, unter einem Pseudonym zwar, der mit Begeisterung aufgenommen wurde. Man darf mit Recht sagen, daß Haller für die deutschsprachige Literatur von großer Bedeutung war. Auch seine botanischen Studien brachten die Wissenschaft einen großen Schritt vorwärts. All dies wurde von seinen Zeitgenossen anerkannt, und so konnte er im Jahre

1736 einer Berufung als Professor für Anatomie, Chirurgie und Botanik an die Universität von Göttingen folgen. Bald sah man in ihm den bedeutendsten Mann der Hochschule. Hier schuf er ein »anatomisches Theater«, das als ältestes physiologisches Institut gelten kann, und eröffnete einen botanischen Garten. Auch verschiedene Auflagen seiner Gedichte konnte er erleben. Im Jahre 1753 verließ Haller Göttingen und kehrte nach Bern zurück, wo er mit einer vergleichsweise bescheidenen Stelle vorliebnahm. Für sechs Jahre verließ er diese Stadt wieder, um die Leitung der Salinen im Rhônetal zu übernehmen, kehrte 1764 wieder nach Bern zurück, um hier trotz lockender Angebote der Universitäten von Göttingen und Berlin bis zu seinem Tode zu bleiben. Die Studienjahre in Leiden und die Zeit in Göttingen waren zweifellos die fruchtbarsten Perioden in Hallers Leben. Vor allem in Göttingen begründete er das medizinische Fachgebiet der Physiologie. Zu diesem Thema erschien ein äußerst umfangreiches Werk. Möglicherweise muß man nicht den darin enthaltenen Ergebnissen und Erkenntnissen, sondern der Tatsache, daß Haller dem Experiment in der Naturwissenschaft zum Durchbruch verhalf, die größte Bedeutung beimessen. Wichtig sind seine Untersuchungen über die Bewegung der Muskel. Dabei ordnete er den Begriff »Sensibilität« den Nerven, »Irritabilität« den Muskel zu. 1752 veröffentlichte er eine Schrift über die Versuche bezüglich der Muskelbewegung, Experimente mit mechanischen Reizungen, Wärme, Elektrizität und verschiedenen Chemikalien. Dieses Werk rief sofort ein gewaltiges Echo hervor, im positiven wie im negativen Sinne. Obwohl wir heute natürlich ein anderes Bild von derartigen Vorgängen haben, können die grundlegenden Arbeiten Hallers doch nicht vernachlässigt werden.

*Albrecht von Haller*

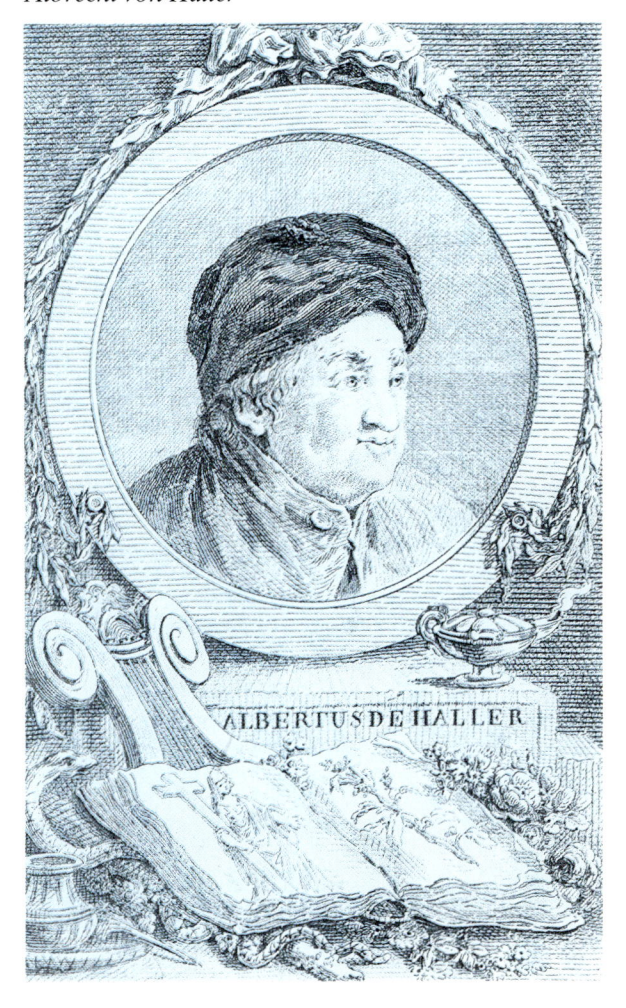

## Halsted, William Stewart
*amerikanischer Chirurg, 1852–1922*

In seiner Heimatstadt New York studierte Halsted bis 1877 Medizin und promovierte auch an der dortigen Universität. Danach wirkte er einige Zeit an einem Spital und begab sich dann auf eine Studienreise, die ihn nach Wien, Leipzig und Würzburg führte. Zwei Jahre später kehrte er in die Vereinigten Staaten zurück und erhielt eine Stelle als Anatomiedemonstrator an der Universität von New York. Um 1885 begannen seine Untersuchungen des Kokains, die in der Entwicklung der Leitungs- und Lumbalanästhesie gipfelten. Einige Jahre später wirkte Halsted an der John Hopkins University und wandte hier sein Interesse der Wundheilung zu. Als die Medizinische Schule von Baltimore gegründet wurde, übernahm Halsted hier die Lehrkanzel für Chirurgie, gab für diese Stelle später seine Privatpraxis auf und befaßte sich mit der Verbesserung und Weiterentwicklung der Darm-, Leber-, Kropf- und Brustchirurgie. Sein Name ist in der Halstedschen Operation verewigt, einer erweiterten Radikaloperation bei Brustkrebs, sowie in einer Nahtmethode.

## Haly Abbas
*persischer Arzt, vor 950–994*

Neben seinem persischen Namen Ali Ben El-Abbas trug dieser Arzt auch den Beinamen »der Magier«. Von seinem Lebenslauf ist nicht allzuviel bekannt, fest steht, daß er als Leibarzt eines Fürsten tätig war. Für die Medizingeschichte ist er vor allem im Hinblick auf sein literarisches Werk interessant. Wir besitzen von ihm zwei größere Abhandlungen, einen dreigeteilten *Tractatus de medicina* und das bedeutendere *Liber regius,* das seinem Fürsten gewidmet war. Darin faßt er sämtliche Bereiche der Medizin zusammen, ist hauptsächlich an →Galen orientiert, berücksichtigt aber auch andere Ärzte, wie etwa →Rhazes. Haly Abbas unterteilte das Buch in einen praktischen und einen theoretischen Teil. Interessant ist seine Darstellung der Gynäkologie, die uns historisch wertvolle Auf-

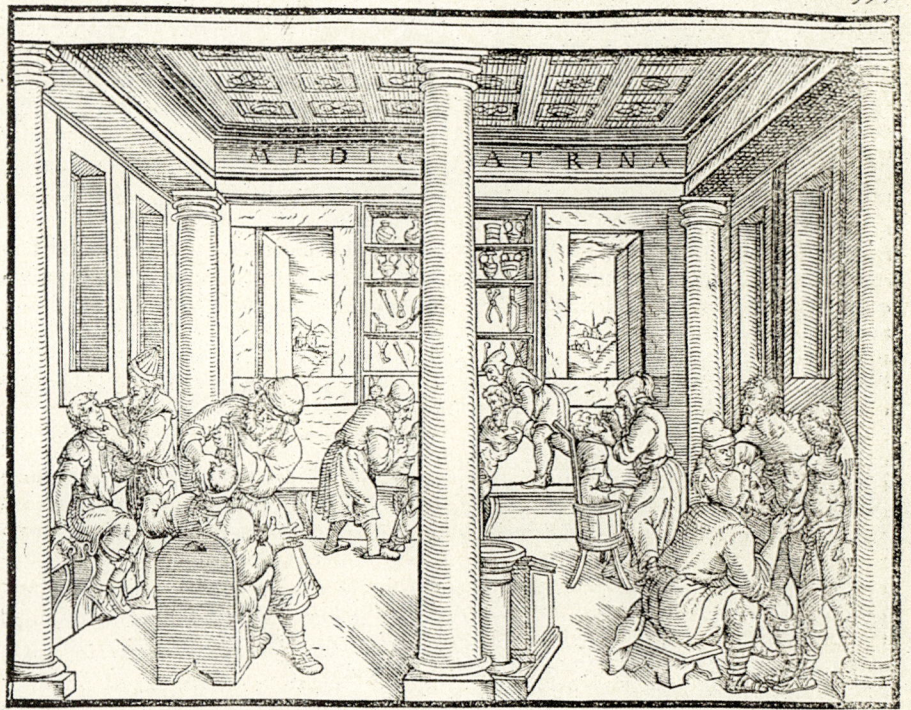

# GALENI IN LIBRVM
HIPPOCRATIS QVI, QVAE IN
MEDICATRINA FIVNT, INSCRIBITVR.
COMMENTARIORVM LIBRI TRES.

Ioanne Bernardo Feliciano interprete.

Nuper ab eodem & recogniti, & nouis quibusdam picturis illustrati.

ARGVMENTVM LIBRI PRIMI.

*Communi uniuscuiusq; artis dignotione constituta docet ex quibus constet, quibusq; munus eius medicinæ compleatur, quæ manuum opera exercetur. Liber autem hic de ijs quæ in medicatrina fiunt, aut Hippocratis, aut Thessali eius filij Galeno teste est, ad memoriam magis, quàm ad editionem compositus.*

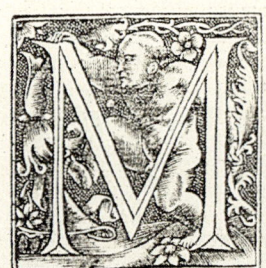

MEDICVM hunc librum, quæ in medicatrina fiunt, inscripsit, melius tamen erat, si dixisset, de ijs quæ in medicatrina fiunt. queadmodum nonnulli, Dioclis, nec non Philotimi, & Mantiæ libros inscribunt. nam cum hi quoq; de eodem argumento conscripserint, in plerisq; eorum exemplaribus absolute sine præpositione, de, & pronomine, ijs, hoc est, quæ in medicatrina fiunt, in paucis cum præpositione & pronomine, id est, de ijs quæ in medicatrina fiunt, inscriptio reperitur. Sed illorum libri plura continent documenta. hic uero Hippocratis, post enumerationem eorum quæ manuum operationem absoluunt ac complent, de ligandi ratione pertractat. id enim primum uir ille exercendum esse censet. Quæ sane exercitatio in lignis quoque ad hominum imitationem formatis fieri, sin minus, in puerorum certe corporibus non incommode potest. Atq; hæc quidem antequam ad singula particulatim exponenda uenerimus,
à libro

schlüsse geben kann. Bis zum Erscheinen des *Canon medicinae* von →Avicenna erfreute sich sein Werk großer Beachtung.

## Hannover, Adolf
*dänischer Arzt, 1814–1894*

Nach einigen Studienjahren in seiner Heimatstadt Kopenhagen zog Hannover 1838 nach Paris und anschließend nach Berlin, wo er seine Ausbildung abschloß und nach der Rückkehr promovierte. Nach verschiedenen Anstellungen war er ab 1850 als Militärarzt tätig, einige Jahre darauf bewährte er sich bei der Bekämpfung der Cholera. Daneben lehrte er Anatomie und allgemeine Pathologie sowie mikroskopische Anatomie als Privatdozent. 1856 und 1878 belohnte man ihn mit Preisen für seine ophthalmologischen Forschungen, 1852 erhielt er zudem das Ehrendoktorat der Universität Groningen und die Ehrenmitgliedschaft verschiedener Gesellschaften. Hannover war einer der wenigen Mediziner, die auf mehreren Fachgebieten zu großen Leistungen befähigt waren. So befaßte er sich mit Anatomie und Physiologie – hier vor allem des Nervensystems, der Zahn- und Schädelentwicklung – und betrieb die bereits genannten Untersuchungen der Anatomie, Physiologie und Pathologie sämtlicher Bestandteile des Auges. Er verfaßte etliche Schriften über pathologische Anatomie und Teratologie, über Helminthologie, Mikroskopie, dazu Abhandlungen über Resektionen und Amputationen sowie verschiedene andere Einzelarbeiten.

## Hartsoeker, Nicolaas
*holländischer Naturforscher und Mikrograph, 1656–1725*

Obwohl sein Vater, ein Geistlicher, ihn zum Studium der Theologie bestimmt hatte, konnte Hartsoeker doch durchsetzen, naturwissenschaftliche Studien, und zwar die der Mathematik und Astronomie, zu beginnen. Bereits während seiner Ausbildungszeit fesselte ihn die Konstruktion von Mikroskopen; die Erfolge auf diesem Gebiet festigten seinen Platz in der Geschichte. 1674 kam er zu Studienzwecken nach Leiden, wurde dort mit Huygens bekannt und folgte diesem nach Paris; dort begann seine Freundschaft mit dem Anatomen Cassini. Im Jahre 1679 kehrte Hartsoeker nach Holland zurück, fünf Jahre später zog er jedoch für weitere zwölf Jahre nach Paris. Als er nach dieser Zeit wieder in Amsterdam lebte und lehrte, zählte auch Zar Peter I. zu seinen Schülern. 1704 folgte Hartsoeker einer Berufung als Professor für Mathematik und Philosophie nach Düsseldorf und verbrachte hier zwölf Jahre. Daneben bekleidete er Ehrenposten als Honorarprofessor der Universität von Heidelberg und als Hofmathematiker des Kurfürsten von der Pfalz. Die letzte Station seines Lebens war schließlich Utrecht. Die Medizin verdankt Hartsoeker auf dem Gebiet der Mikroskopie einiges. Seine Mikroskope standen in bezug auf Präzision denen seiner Zeitgenossen →Swammerdam und →Leeuwenhoek um nichts nach.

## Harvey, William
*englischer Physiologe, 1578–1657*

Der weltberühmte Entdecker des großen →Blutkreislaufs begann in der Nähe seiner Heimatstadt, in Canterbury und später in Cambridge, mit philosophischen Studien, die er 1597 mit dem Titel Baccalaureus artium abschloß. Danach verließ Harvey England, um an der Universität von Padua mit dem Medizinstudium zu beginnen. Während dieser Zeit war er Schüler von →Fabrizio d'Acquapendente und →Giulio Casserio. Im Jahre 1602 wurde er sowohl in Padua als auch in Cambridge promoviert. Harvey kehrte wieder in seine Heimat zurück und ließ sich in London als Arzt nieder, wo er bald eine ausgedehnte Praxis zu führen hatte. 1607 nahm ihn das Royal College of Physicians auf, 1609 wurde er Arzt am St. Bartholomew's Hospital. Ab 1615 konnte er Vorlesungen über Anatomie und Physiologie halten. Zu dieser Zeit war er bereits seit Jahren mit seinen später so bedeutenden Forschungen über die Blutbewegung beschäftigt. Die endgültige Veröffentlichung erfolgte aber erst 1628 mit seinem berühmten Werk *Exercitatio anatomica de motu cordis et sanguinis in animalibus*. Bald darauf erhoben sich die ersten Gegenstimmen, die Harvey als »Circulator« beschimpften. Einer der bekanntesten Gegner war →Jean Riolan, dem Harvey 1649 mit zwei Verteidigungsschriften auf seine Widersprüche antwortete. König Jakob I. von England ernannte ihn 1623 zu seinem Leibarzt, ein Amt, das er ab 1632 unter König Karl I. beibehielt.Dieser Herrscher unterstützte Harveys Untersuchungen über die Zeugung außer mit Geldmitteln auch dadurch, daß er ihm trächtige Tiere zukommen ließ. Im Jahre 1636 unternahm Harvey mit einem Freund eine ausgedehnte Reise, die ihn nach Wien und Italien führte. Er traf dabei mit vielen Wissenschaftlern zusammen, die er aber nur teilweise von seiner Entdeckung überzeugen konnte. Nach seiner Rückkehr nach England begleitete Harvey die Prinzen auf die Schlachtfelder des Bürgerkriegs. 1642 wurde er in den Vorstand der Universität Oxford aufgenommen, 1645 wurde er Leiter eines College. Als Oxford 1646 von den Truppen des Parlamentsheers besetzt wurde, kehrte Harvey wieder nach London zurück, wo er in seiner geplünderten Wohnung den Verlust vieler wissenschaftlicher Notizen zur Kenntnis nehmen

---

*Galen war wohl einer der wenigen Mediziner, dessen Lehren mehr als ein Jahrtausend überlebten; auch Haly Abbas war sehr von Galen beeinflußt – hier eine Kapitelüberschrift einer Galen-Ausgabe*

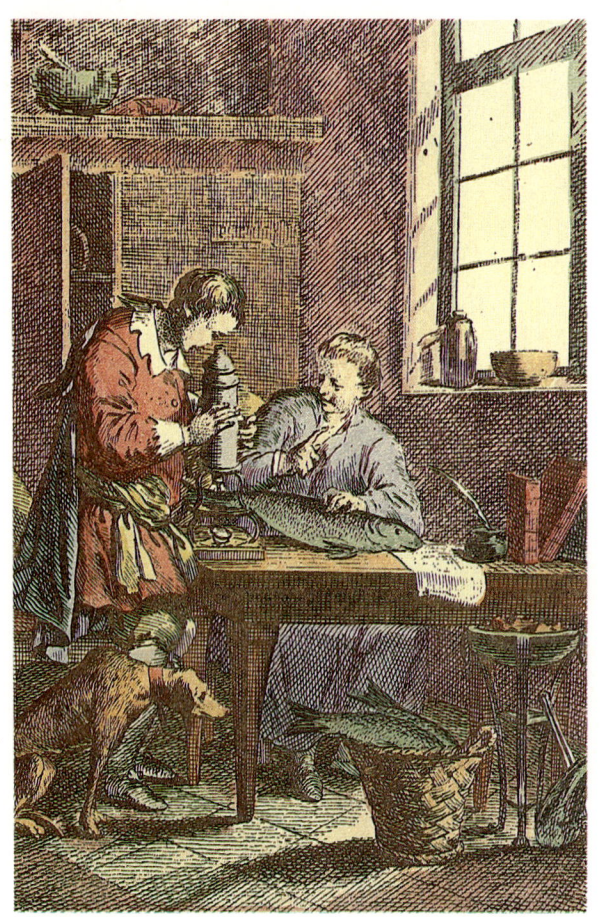

*William Harvey, kolorierter Kupferstich von J. C. Krüger nach B. Rode, 1781*

mußte. 1649 erlebte er die Hinrichtung des Königs, der sein Freund gewesen war; in der Folge zog er sich aus London zurück und vertiefte sich in seine Untersuchungen. 1651 überredete ihn ein Freund, sein zweites grundlegendes Werk, *Exercitationes de generatione animalium,* zu veröffentlichen. In dieser Schrift legte er aufgrund jahrelanger Beobachtungen erstmals dar, daß sich auch die Jungen von Säugetieren aus Eiern entwickeln. Einige Jahre vor seinem Tod vermachte Harvey dem College of Physicians ein Haus, das er zur Aufnahme von Präparaten, Büchern und Instrumenten bestimmte.

## Hata, Sahachiro
*japanischer Bakteriologe, 1873–1938*

Nach dem Medizinstudium an der Universität von Okajama und der Promotion 1886 arbeitete Hata noch zwei Jahre als Assistenzarzt an einer Universitätsklinik und betrieb nebenbei chemische Studien. 1888 kam er nach Tokio, wo er sich an →Kitasato anschloß und seine bakteriologischen Studien begann. 1907 reiste er für ein Jahr nach Berlin und anschließend nach Frankfurt, um hier mit →Paul Ehrlich zusammenzuarbeiten. 1910 kehrte er nach Japan zurück, übernahm wieder eine Stelle am Institut für Infektionskrankheiten in Tokio bei Kitasato, erhielt 1914 eine eigene Abteilung und wurde 1920 auf den Lehrstuhl für Mikrobiologie berufen. Zwei Jahre später ernannte man ihn zum Mitglied des Zentral-Gesundheitskomitees. Die bedeutendste Leistung Hatas war die zusammen mit Ehrlich vollbrachte Entwicklung des Salvarsans, das der Syphilis den Kampf ansagte. Er hinterließ zahlreiche Werke über Chemotherapie, Serologie, Bakteriologie und Fermentologie.

## Haudek, Martin
*österreichischer Röntgenologe, 1880–1931*

Der gebürtige Wiener studierte in seiner Heimatstadt Medizin und promovierte hier 1905. Im gleichen Jahr erhielt er eine Anstellung als Assistenzarzt am Allge-

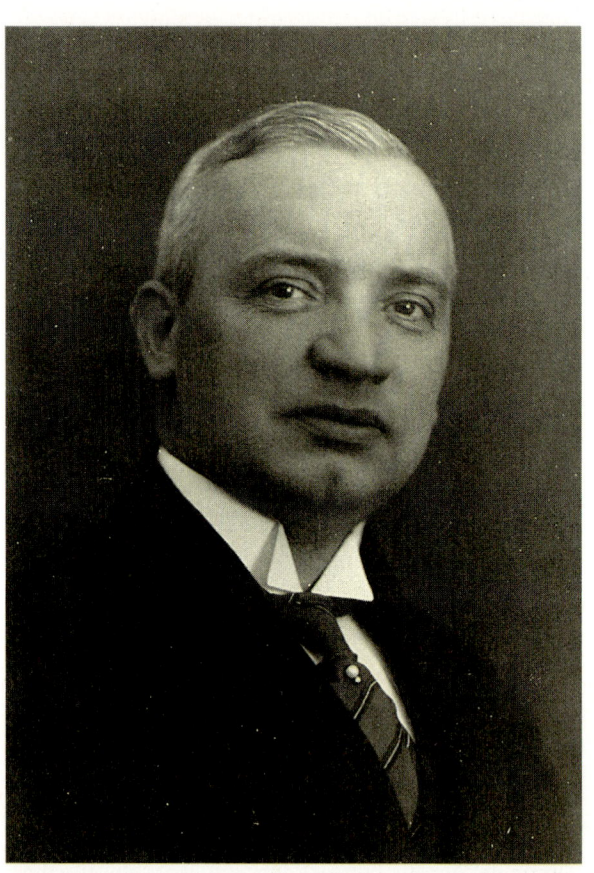

*Martin Haudek (Institut für Geschichte der Medizin in Wien)*

meinen Krankenhaus, an dem er bis 1920 wirkte. Ab 1914 war er auch am Zentralröntgeninstitut tätig und habilitierte sich ein Jahr später als Dozent für medizinische Radiologie. 1920 wechselte er an das Wilhelminenspital, wo er die Stelle eines Primarius für Röntgenologie und die Leitung des Röntgeninstituts übernahm. 1928 erfolgte die Ernennung zum außerordentlichen Professor. Haudek befaßte sich besonders mit der Röntgendiagnostik innerer Leiden, so etwa des Magen- und Zwölffingerdarmgeschwürs, mit dem Magenkrebs, der Lungen- und Nierentuberkulose und der Messung der Herzgröße. Sein Name ist in der sogenannten Haudekschen Nische verewigt, einer Methode der röntgendiagnostischen Erkennung von Magen- oder Zwölffingerdarmgeschwüren, bei der die Geschwürkrater mit Kontrastmittel gefüllt und dadurch im Röntgenbild als kleine Ausbuchtungen (»Profilnische«) sichtbar werden. Seine Schriften behandeln die eben genannten Themenkreise.

## Havers, Clopton
*englischer Anatom, um 1650–1702*

Die Bedeutung dieses Mediziners liegt vor allem in seinen Untersuchungen über den Aufbau der Knochen. Havers lebte und wirkte in London, wo er als Mitglied der Royal Society in diesem Rahmen erste Vorträge über seine Entdeckungen hielt. Sein literarisches Hauptwerk ist in fünf Teile gegliedert und behandelt die Knochenstruktur. Sein Name ist auch heute noch durch die nach ihm benannten Haversschen Kanälchen geläufig, Kanälchen, die, im Knochen gelegen, die Versorgung und Ernährung des Knochengewebes ermöglichen.

## Head, Sir Henry
*englischer Neurologe, 1861–1940*

Nach einem mehrmonatigen Sprachaufenthalt in Deutschland begann Head in Cambridge das Studium der Naturwissenschaften. 1884 ging er an die Deutsche Universität in Prag und befaßte sich hier zwei Jahre lang mit Untersuchungen über die Atmungsphysiologie. Nach der Rückkehr nach England entschloß er sich, nun das Medizinstudium aufzunehmen. Die theoretische Ausbildung erhielt Head in Cambridge, die klinische in London, und 1892 promovierte er. Verschiedene Anstellungen an Hospitälern folgten. 1916/1917 fungierte er als Vizepräsident der Royal Society, auch ein Amt als Vorsitzender einer medizinischen Gesellschaft hatte er inne. Daneben wirkte er 15 Jahre lang als Herausgeber der berühmten neurologischen Zeitschrift *Brain*. In Anerkennung seiner Verdienste wurde er 1927 in den Ritterstand erhoben. Bereits in seiner Dissertation, die er später in seiner Zeitschrift veröffentlichte, beschreibt Head die Entdeckung der sogenannten Headschen Zonen. Diese besagt, daß bei Erkrankung innerer Organe die von Nerven des gleichen Rückenmarkssegments versorgten Hautgebiete von reflektorischen Empfindungsstörungen betroffen sind. Diese Erkenntnis wird als Diagnosehilfsmittel angewendet. Im Zuge seiner Arbeiten untersuchte Head die Gürtelrose und fand ihre Ursache in einer Entzündung der hinteren Spinalwurzel. Die Erforschung der sensiblen Hautinnervation verdankt Head grundlegende Arbeiten. Er verfolgte die sensiblen Bahnen bis zur Hirnrinde, unternahm Selbstversuche und kam dieserart zur Unterscheidung der verschiedenen Empfindungsstufen. In späteren Jahren führte er Studien über die Querschnittlähmung durch und befaßte sich mit der Aphasie und ähnlichen Störungen. Neben der wissenschaftlichen Arbeit war Head auch literarisch tätig und ließ zwei Gedichtbände erscheinen.

## Heberden, William
*englischer Arzt, 1710–1801*

Heberden begann in seiner Heimatstadt London die medizinische Ausbildung, schloß sie in Cambridge ab und praktizierte dort zehn Jahre lang als Arzt. Nachdem ihn das Royal College of Physicians 1746 als Mitglied aufgenommen hatte, ließ er sich 1748 in London nieder. Während seiner 30jährigen Praxiszeit war er einer der bekanntesten Ärzte Londons. 1759 verlieh ihm die Royal Society ihre Mitgliedschaft. In den folgenden Jahren entstand eine Fülle wichtiger Forschungsarbeiten. Sie behandeln die Nachtblindheit, die Askariden, Windpocken, das Londoner Brunnenwasser und seine Reinigung, Leberkrankheiten, Pilze und Masern. Die Vielfalt seiner Themen ist schier unerschöpflich. Besondere Bedeutung erlangten Heberdens Untersuchungen der Angina pectoris, die noch heute Gültigkeit haben. Er grenzte sie als eigenständige Krankheit ab, präzisierte ihr Erscheinungsbild und stellte eine Therapie auf, die die Grundlage der heutigen Behandlung darstellt. Im Alter von 72 Jahren begann er seine Aufzeichnungen zu einer Geschichte der Medizin und der Therapien zusammenzustellen. Das Werk erschien erst nach seinem Tode in ursprünglich lateinischer Form, wurde aber später von seinem Sohn ins Englische übersetzt.

## Hebra, Ferdinand Ritter von
*österreichischer Dermatologe, 1816–1880*

Aus seiner Heimatstadt Brünn kam Hebra zu Studienzwecken nach Graz, zog von hier nach Wien und promovierte 1841. Im Anschluß daran erhielt er eine Stelle als Assistent an der Lehrkanzel für Staatsarzneikunde und trat 1842 mit einer geschichtlichen Darstellung der Chirurgie an die Öffentlichkeit. Bald darauf arbeitete er an der von →Skoda geleiteten Abteilung für Brustkrankheiten. Dieser Abteilung war eine Station für Hautkrankheiten angeschlossen, die aber unter den Ärzten wenig Beachtung fand, kaum medizinische Betreuung vermittelte und im Volksmund als »Krätzestation« bekannt war. Trotz aller Verdienste

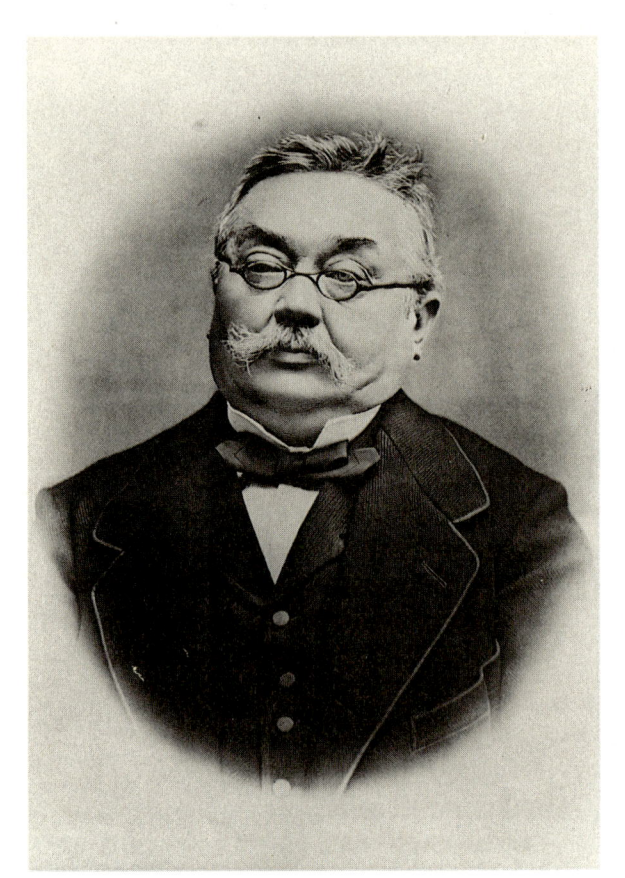

*Ferdinand Ritter von Hebra*

der →Wiener Schule war zu jener Zeit die Dermatologie ein höchst vernachlässigtes Fachgebiet. Skoda übergab seinem Assistenten die praktische Leitung der Station, blieb also nur dem Namen nach deren Vorstand. Hier konnte sich Hebra nun dem dermatologischen Studium hingeben. Die meisten Erkrankungen waren zwar Skabies, dennoch bot sich ihm ein so reichhaltiges Anschauungsmaterial, daß er bald viele verschiedene Hautleiden differenzieren konnte und die herkömmliche Therapie, die sich auf humoralpathologische Mittel beschränkte, als unzulänglich erkennen mußte. Entgegen der herrschenden Meinung, daß sich Erkrankungen der Haut als äußere Zeichen innerer Leiden oder Vergiftungen des Bluts manifestieren, erkannte er am Beispiel der Krätze, daß viele Dermatosen auf Parasitenbefall beruhen. 1860 erschien Hebras berühmtes Lehrbuch der Hautkrankheiten, dessen zweiter Teil fast zur Gänze von →Kaposi verfaßt wurde. Dieses Werk enthält eine völlige Neudarstellung der Dermatologie und verbreitete Hebras Ruf in ganz Europa. 1852 unternahm er eine Reise zur Untersuchung einer Lepraepidemie nach Norwegen. In Wien war er bereits 1845 zum Vorstand der selbständigen dermatologischen Abteilung ernannt worden; 1848 wurde er Primarius am Allgemeinen Krankenhaus, 1849 außerordentlicher und 1869 ordentlicher Professor. Während seiner Lehrtätigkeit wurde Wien das Zentrum der Dermatologie.

# Hecker, Ewald
*deutscher Psychiater, 1843–1909*

Das ursprüngliche Studienziel Heckers war die Architektur, bald schon wandte er sich aber der Medizin zu und promovierte 1866 in Königsberg. Kurze Zeit später trat er eine Stelle an einer psychiatrischen Anstalt an, wo auch →Karl Kahlbaum tätig war. Mit diesem hatte er bald engeren Kontakt, und als Kahlbaum die Leitung der Privatanstalt Görlitz erhielt, nahm er Hecker als Mitarbeiter mit sich. 1876 übertrug man diesem

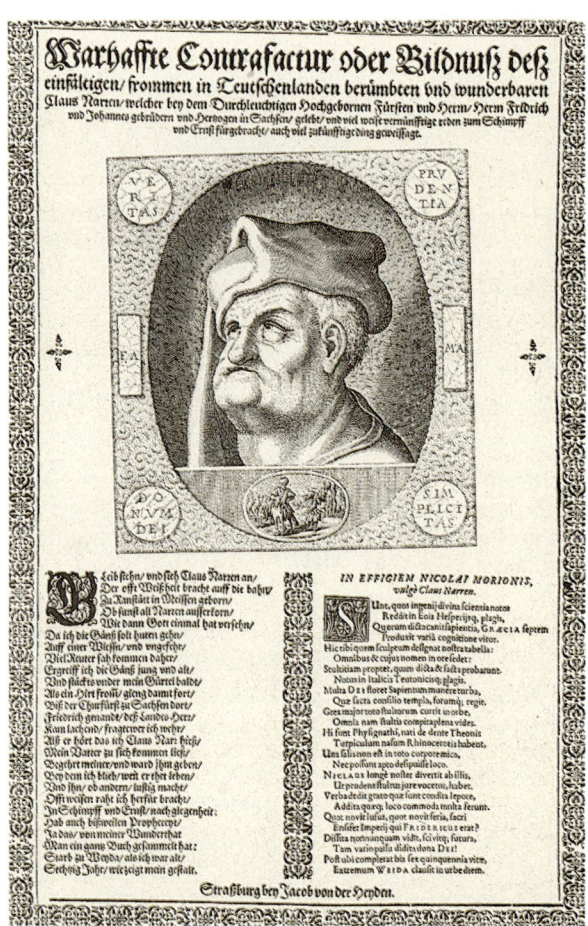

*Lange Zeit erfuhren die Geisteskrankheiten wenig Beachtung, Hecker war ein großer Förderer dieses Fachgebiets; diese Darstellung zeigt einen »Wahnsinnigen«, wie ihn das 17. Jh. sah*

die Leitung einer Heil- und Pflegeanstalt; 1881 erwarb Hecker eine eigene Anstalt, die er von einer Wasserheilanstalt in eine psychiatrische Klinik umwandelte. 1891 verlegte er seinen Wirkungskreis nach Wiesbaden und baute auch hier eine offene Nervenheilanstalt auf. 1907 wurde Hecker der Titel außerordentlicher

Professor verliehen. Sein Arbeitsgebiet umfaßte Themen wie die Hebephrenie – ein Begriff, der auf ihn und Kahlbaum zurückgeht –, die Katatonie und später die Anwendungsmöglichkeiten von Suggestion und Hypnose. Er verfaßte eine Abhandlung über Physiologie und Psychologie des Lachens, über das Verhältnis zwischen Nerven- und Geisteskrankheiten und einen Leitfaden für die Angehörigen von psychisch Erkrankten.

## Hecquet, Philippe
*französischer Arzt, 1661–1737*

Mit 17 Jahren kam Hecquet aus der Provinz nach Paris, um Theologie zu studieren. Einige Jahre später konnte ihn sein Onkel, ein Arzt, zum Medizinstudium überreden. 1684 schloß er die Ausbildung in Reims ab und kehrte danach in seine Heimatstadt zurück, wo er sich niederlassen wollte. Hier standen ihm aber für wissenschaftliche Forschungen so wenig Möglichkeiten zu Gebote, daß er wieder nach Paris ging. Nach einigen entmutigenden Versuchen, sich hier als Arzt niederzulassen, erhielt Hecquet endlich eine Stellung als Arzt einer religiösen Stiftung. So konnte er sich weiterbilden und 1697 promovieren. Die medizinische Fakultät von Paris, die ihm bis dahin feindselig gegenübergestanden hatte, nahm ihn in ihre Reihen auf und wählte ihn 1712 zu ihrem Dekan. Hecquet erlangte großen Ruf als praktischer Arzt, trotzdem zog er sich 1727 in ein Karmeliterkloster zurück. Dort verbrachte er den Rest seines Lebens. Aus dieser Zeit stammen viele seiner Schriften. In allen tritt seine iatrophysikalische Anschauung zutage. Sein Themenkreis umfaßt ein großes Gebiet. Interessant ist sein Widerstand gegen den Aderlaß am Fuß und gegen die von Männern ausgeübte Geburtshilfe. Andere Werke erläutern seine Theorien oder behandeln unter anderem die Pest und ähnliche Epidemien.

## Hegar, Alfred
*deutscher Gynäkologe, 1830–1914*

Seine Studienzeit brachte Hegar an den Universitäten Gießen, Heidelberg, Berlin und Wien hinter sich. Nach der Promotion 1852 kehrte er in seine Heimatstadt Darmstadt zurück und ließ sich hier als praktischer Arzt nieder, wobei er sich auch mit der Gynäkologie befaßte. 1864 berief man ihn nach Freiburg i. Br. als Professor für Geburtshilfe und Gynäkologie. In dieser Stellung trug er durch seine Publikationen Wesentliches zur Entwicklung dieses Fachgebiets bei. Darunter fallen Schriften über Methoden der Uterusoperationen, die Kolporrhaphie, Schwangerschaftsdiagnose und verschiedene gynäkologische Krankheiten. Dem großen Vorbild →Ignaz Philipp Semmelweis widmete er eine Biographie, auch über die Kindbettfieberinfektion ist uns eine Abhandlung erhalten. Sein Name ist dem Mediziner weiterhin geläufig, hat doch Hegar mehrere Instrumente erdacht. So konstruierte er einen Operationsnadelhalter und spezielle Stifte zur Erweiterung des Gebärmutterhalskanals. Auch ein Schwangerschaftsmerkmal ist als Hegarsches Zeichen bekannt.

## Heine, Jacob von
*deutscher Orthopäde, 1800–1879*

Erst mit 21 Jahren begann sich Heine, dessen Familie mehrere bedeutende Mediziner aufzuweisen hat, die notwendige Vorbildung für das Universitätsstudium anzueignen; zwei Jahre später kam er zu seinem Onkel nach Würzburg, wo er die Studien aufnahm. Anfangs fühlte er sich zur Theologie hingezogen, aber unter dem Einfluß seines Onkels, Johann Georg Heine, der eine orthopädische Klinik besaß, wandte er sich der Medizin zu. An dieser Anstalt war Heine fast während seines gesamten Aufenthalts in Würzburg tätig. 1827 promovierte er. Bis zu seiner Abreise 1829 arbeitete er neben der orthopädischen Tätigkeit auch am städtischen Spital an der medizinischen und chirurgischen Abteilung. Heines Ansehen war zu jener Zeit bereits so groß, daß ihn die Regierung mit der Organisation einer orthopädischen Anstalt in Cannstatt betraute. Diese führte er mit großem Erfolg. Er bezog seine chirurgischen Kenntnisse in die orthopädischen Behandlungsmethoden ein – vor allem die subkutane Achillessehnendurchtrennung –, praktizierte daneben jedoch eine Fülle verschiedener Therapien. Heine führte die Heilgymnastik in Deutschland ein, setzte das Schwimmen zu therapeutischen Zwecken ein und kannte auch die Wirkung von Schlammbädern. Neben seiner angestrengten Arbeit blieb ihm wenig Zeit für Veröffentlichungen; einige davon behandeln Lähmungserscheinungen verschiedener Ursache oder von ihm konstruierte Korrekturapparate. In Anerkennung seiner Verdienste erhielt Heine nach diversen anderen Titeln schließlich auch die Ritterwürde. 1865 gab er die Leitung seiner Anstalt ab und setzte sich zur Ruhe, da sein Sohn sich nicht der Praxis, sondern der Wissenschaft widmen wollte.

## Heister, Lorenz
*deutscher Anatom und Chirurg, 1683–1758*

Auch Heisters Studienzeit war, wie die vieler berühmter Mediziner, eine Zeit der Wanderschaft. 1702 begann er in Gießen zu studieren, zog bald darauf für vier Jahre nach Wetzlar, kam dann nach kurzem Aufenthalt in Leiden nach Amsterdam, wo er unter anderen →Frederick Ruysch zum Lehrer hatte. 1707 arbeitete Heister einige Zeit in den Feldlazaretten in Brüssel, um sich chirurgische Kenntnisse anzueignen; noch im gleichen Jahr reiste er nach Leiden. Hier besuchte er die Vorlesungen von Bidloo und Albinus über Anatomie, von →Boerhaave über Ophthalmologie und Chemie. Außerdem befaßte er sich mit Botanik und erlernte die Glasschleiferei. Nach der Promotion 1708 kehrte er zu Ruysch nach Amsterdam zurück, der ihm einen Teil des eigenen anatomischen Unterrichts anvertraute; kurz darauf nahm Heister allerdings eine Stelle als Militärarzt in der holländischen Armee an und war wieder in Belgien aktiv. Nach kurzer Zeit in Amsterdam berief man ihn 1709 als Professor für Anatomie und Chirurgie nach Altdorf. Hier begründete er seinen Ruf als Chirurg. 1719 nahm er eine Berufung als Professor für Anatomie nach Helmstedt an und ließ sich hier endgültig nieder. 1730 erhielt er die Lehrkanzeln für Botanik und theoretische Medizin, 1740 legte Heister letztere nieder und übernahm dafür den Lehrstuhl für praktische Medizin. Heister gilt als Begründer der wissenschaftlichen Chirurgie in Deutschland. Mehrere wichtige Werke in seinem Fach sind uns erhalten. Seine Gelehrsamkeit läßt sich an seiner Bibliothek ablesen, in der sich 12.000 Bände befanden. Dazu hinterließ er eine reichhaltige anatomische Präparatesammlung und ein nicht weniger reiches Herbarium, das seine botanischen Leistungen bezeugt. Neben der Chirurgie befaßte sich Heister mit der Augenheilkunde, worüber er auch einige Schriften verfaßte. Obwohl die Medizin ihm keine bahnbrechenden Entdeckungen verdankt, war er durch seine Lehrtätigkeit und seine literarische Arbeit doch von großer Bedeutung. Mehrere chirurgische Instrumente gehen auf ihn zurück und tragen seinen Namen. So erfand er einen Apparat, mit dem ein krampfhaft geschlossener Mund geöffnet werden kann.

## Heliodorus
*römischer Chirurg, 2. Jahrhundert n. Chr.*

Das 2. Jahrhundert brachte eine Reihe großer Mediziner hervor, unter denen Heliodorus der bedeutendste war. Ihm wird zum Beispiel die Erfindung der Arterienabbindung zur Blutstillung zugeschrieben, und die Eröffnung der Harnröhre von innen bei Verengungen soll ebenfalls auf ihn zurückgehen. In verschiedenen Dokumenten wird Heliodorus als bekannter Kastrator von Sklaven bezeichnet. Berühmt wurden seine Leistungen auf dem Gebiet der Trepanation bei Schädelverletzungen, der Verbandlehre und der Verbesserung der Amputationsmethoden.

## Helmholtz, Hermann Ludwig Ferdinand von
*deutscher Physiker und Physiologe, 1821–1894*

Dieser bedeutende deutsche Mediziner begann 1838 in Berlin mit dem Medizinstudium, das er 1842 mit der Promotion abschloß. Kurz darauf erhielt Helmholtz eine Stelle als Chirurg an der Charité; ein Jahr später bestellte man ihn zum Militärarzt in Potsdam, seinem Geburtsort. 1848 kam er wieder nach Berlin, wo er an der Kunstakademie Anatomie lehrte und daneben am anatomischen Institut als Assistent arbeitete. Ein Jahr später folgte er einem Ruf als Professor für allgemeine Pathologie und Physiologie nach Königsberg; 1855 ging er nach Bonn, um dort eine Lehrkanzel für Anatomie und Physiologie zu übernehmen. 1871 trat er wieder in Berlin die Stelle eines Professors für Physik und gleichzeitig eines Vorstands des physikalischen Instituts an. Bis 1888 wirkte Helmholtz in diesen Positionen, dann ernannte man ihn zum Präsidenten der Physikalisch-Technischen Reichsanstalt in Charlottenburg, wo er bis zu seinem Lebensende blieb. 1882 wurde er in Anerkennung seiner Verdienste geadelt, 1891 erhielt er den Ehrentitel Exzellenz. Besonders seine Leistungen auf dem Gebiet der Physiologie sind zu würdigen. Revolutionierend war die Erfindung des Augenspiegels zur Netzhautuntersuchung im Jahre 1851, die seinen Namen unvergeßlich machte. Neben optischen Fragen befaßte er sich auch mit anderen Problemen der Sinnesphysiologie, so mit der Akustik. In seiner ersten bedeutenden Schrift sucht Helmholtz zu beweisen, daß alle Naturvorgänge den Gesetzen der Mechanik gehorchen. Nach eingehender Beschäftigung mit der Elektrizitätslehre erforschte er durch Messungen die elektrische Reizleitungsgeschwindig-

*Lorenz Heister*

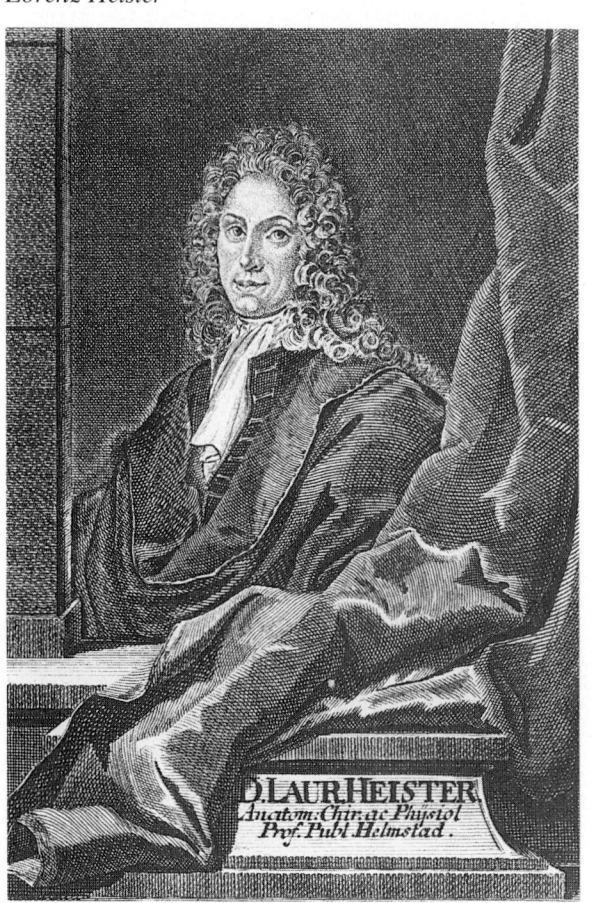

*Hermann Ludwig Ferdinand von Helmholtz*

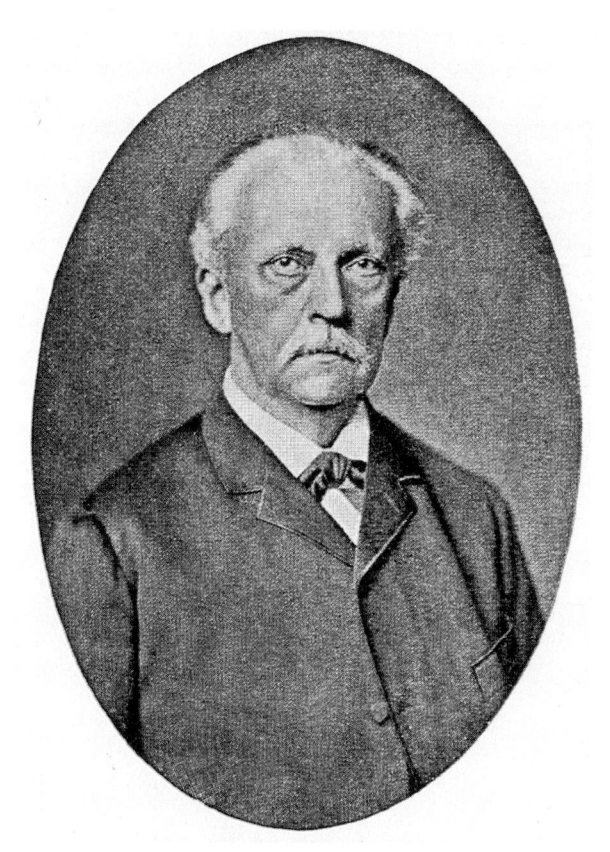

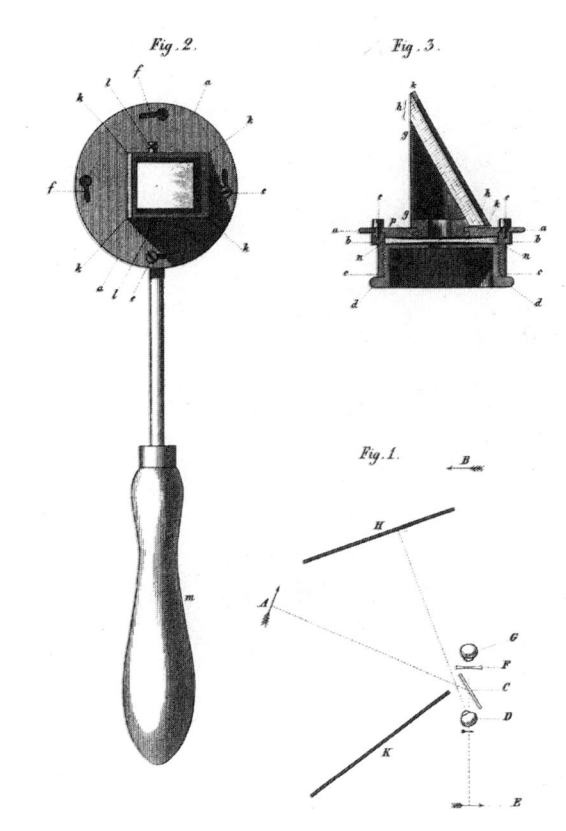

*Augenspiegel von Helmholtz*

keit der Nerven. Seine wesentlichen Werke liegen aber zweifellos auf den Gebieten Optik und Akustik. Etliche Schriften über diese Themen sind uns überliefert.

## Helmont, Jean-Baptiste van
*belgischer Mediziner und Chemiker, 1577–1644*

Nach dem Studium verschiedener Zweige der Wissenschaft wandte sich Helmont der Medizin zu und promovierte in diesem Fach im Jahre 1599. Danach lehrte er in Löwen Chirurgie, unternahm aber bald darauf ausgedehnte Studienreisen nach Italien, in die Schweiz, nach Frankreich und England, von denen er 1605 zurückkehrte. In der Nähe von Brüssel ließ er sich nieder und baute sich hier eine wohlbekannte Praxis auf, in der er bis zu seinem Tode tätig war. Tiefpunkt seiner Laufbahn war ein zweijähriger Gefängnisaufenthalt 1634/1635, zu dem er nach einer Anklage wegen Verleumdung der Heilkraft der Religion verurteilt worden war. Helmonts wissenschaftliche Linie läßt sich mit der des →Paracelsus vergleichen und ist als Weiterentwicklung des Neuplatonismus anzusehen. Die körperlichen Funktionen werden nicht durch die Seele direkt ausgelöst, sondern durch eine den Organen vorstehende Kraft, den »Archaeus influus«. Dieser hat seinen Sitz in Magen und Milz und dirigiert von hier aus die »Archaei isiti«, die die Organe beherrschen. Die Krankheit wirkt nicht direkt auf das Organ oder den Organismus ein, sondern veranlaßt den betreffenden Archaeus, das Organ falsch zu dirigieren. Die Krankheiten, die durch eine »Idea morbosa« gelenkt werden, teilt Helmont in zwei große Gruppen ein, abhängig davon, aus welchen Gründen der Archaeus befallen wird. Neben diesen Theorien hat Helmont der Wissenschaft auch heute noch anerkannte Dienste erwiesen: die Lehre von den Heilquellen trieb er voran, besonders durch seine Entdeckung der Kohlensäure und der Alkalien in den Heilwässern. Als einer der ersten erkannte er das Wesen des Asthmas richtig und trat für eine verminderte Anwendung von Abführmittel und Aderlaß ein. Neben der pathologischen Anatomie bereicherte Helmont auch die Heilmittellehre und die therapeutischen Methoden durch seine Erkenntnisse.

## Henle, Friedrich Gustav Jacob
*deutscher Anatom und Pathologe, 1809–1885*

Das Medizinstudium brachte Henle an den Universitäten von Heidelberg und Bonn hinter sich, wo er der Lieblingsschüler von →Johannes Müller war. 1832 promovierte er, begleitete Müller auf eine Reise nach

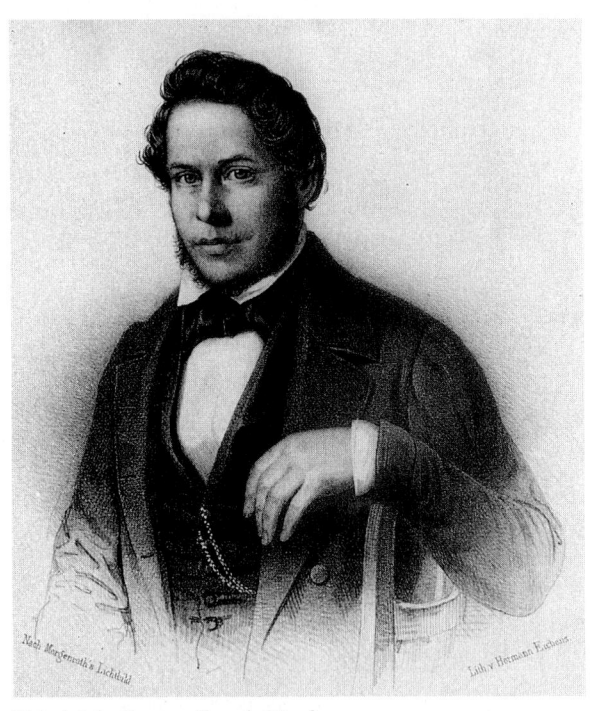

*Friedrich Gustav Jacob Henle*

Paris und trat nach der Berufung Müllers nach Berlin bei ihm als Prosektor ein. Hier wurde Henle auch politisch aktiv, was zu Schwierigkeiten führte, eine Verurteilung nach sich zog und die Habilitation erheblich verzögerte. 1837 konnte er mit der Lehrtätigkeit beginnen; Henle blieb aber nur bis 1840 in Berlin, folgte dann einer Berufung als Professor für Anatomie nach Zürich und übernahm später auch die physiologische Lehrkanzel. In Zürich erschien sein bedeutendstes Werk, ein Lehrbuch der Anatomie, das unter anderem deshalb von epochaler Bedeutung war, weil es die Zelltheorien →Schwanns und die grundlegenden Entdeckungen seiner Zeit berücksichtigte. In dieser Stadt gründete Henle auch eine Zeitschrift, die zu einer der wichtigsten im deutschen Sprachraum wurde. 1844 verließ er Zürich und kam nach Heidelberg, um hier als zweiter Professor für Anatomie auch Anthropologie und Physiologie zu unterrichten. Ab 1848 leitete er das anatomische Institut; 1852 folgte die letzte Station seines Lebens, die Lehrkanzel für Anatomie und die Direktion der anatomischen Anstalt in Göttingen, wo er bis zu seinem Tode verblieb. Zahlreiche Ehrungen und Auszeichnungen verschönerten ihm den Lebensabend; so verliehen ihm die Universitäten von Breslau und Edinburg Ehrendoktorate für Philosophie und Jus. Henle wird mit Recht zu den bedeutendsten deutschen Medizinern gezählt. Sein Hauptgebiet war die Anatomie; er widmete sich aber auch der vergleichenden Anatomie und der Pathologie. Henle entdeckte das Zylinderepithel des Darmkanals, untersuchte die Epithelien im gesamten Organismus, die Chylusgefäße, entdeckte die nach ihm benannte innere Wurzelscheide des Haares, die ebenfalls mit seinem Namen als Henlesche Schleife bezeichnete Umbiegung der Nierenkanälchen, die Leberzellen, das Epithel der Blutgefäße, das ausschließliche Vorkommen von Zäpfchen auf der Macula lutea im Auge, beschrieb als erster den Feinbau der Hornhaut – kaum ein Organ des menschlichen Körpers entzog sich seiner Aufmerksamkeit. In der vergleichenden Anatomie erforschte er den Kehlkopf sowie die Geschlechtsorgane von Anneliden (Ringelwürmern) und Schnecken; auf pathologischem Gebiet verfaßte er ein bedeutendes Lehrbuch und eine Schrift über die Eiterbildung, in der sich auch Abhandlungen über Entzündungsprozesse finden.

## Herakles
*Herkules; berühmtester Heros der griechischen Sagenwelt*

Herakles, die größte und tatkräftigste der griechischen Sagengestalten, wurde als Halbgott in den Olymp aufgenommen. Abgesehen von seinen legendären zwölf Heldentaten ist er für die Geschichte der Medizin als Schutzgott der heißen Quellen und später auch als Heilgott bedeutsam. Sein Lehrmeister soll der weise Kentaur →Chiron gewesen sein. Interessant ist die Beschreibung der von Hera veranlaßten Wahnsinnsanfälle, die als epileptische Anfälle gedeutet werden könnten. Während dieser Zustände brachte Herakles bekanntlich seine Kinder aus erster Ehe und später einen Freund um.

## Heraklit von Ephesos
*griechischer Philosoph, 535–475 v. Chr.*

Als eine der wichtigsten Persönlichkeiten der griechischen Philosophie war Heraklit bereits zu seinen Lebzeiten eine Legende. Man nannte ihn den »Dunklen«, da seine Lehren für seine Zeitgenossen schwer verständlich erschienen und er selbst kaum Interesse an zwischenmenschlichen Kontakten hatte. Sein bekanntester Aphorismus, der wahrscheinlich gar nicht von ihm formuliert worden ist, ist das »Panta rhei« („alles fließt"), das die Lehre vom ständigen Werden und Verändern aller Dinge umreißt. Nichts ist unveränderlich, auch die Naturgewalten, wie etwa die Sonne, sind Wandlungen unterworfen. Das Feuer ist das Urelement, aus dem die anderen, Wasser und Erde, entstehen. Durch diese ständigen Veränderungen erklärt sich auch die Relativität der Werte. So wertet die Krankheit die Gesundheit auf, und der Hunger macht das Gefühl der Sättigung bewußt. Eine andere wesentliche Aussage bezieht sich auf die Bildung der Harmonie durch Gegensätze und auf den Kampf als Lebensprinzip. Heraklits Naturphilosophie wurde beispielsweise vom deutschen Chirurgen August Bier begeistert wiederaufgenommen und vertreten.

## Herodikos von Selymbria
*griechischer Gymnast und Arzt,
5. Jahrhundert v. Chr.*

Ursprünglich dienten die Gymnasien als Ausbildungsstätten für Wettkämpfer und Krieger, erst später erhielten sie den Status von allgemeinen Ausbildungsorten. Die Gymnasten sind als Vorläufer der modernen Heilgymnasten und Sportmediziner anzusehen; sie unterwiesen die Schüler sportlich, unterrichteten sie aber auch medizinisch und diätetisch. Einer der bekanntesten dieser Lehrer war Herodikos. Er war ein Zeitgenosse →Platons, der ihn wiederholt scharf kritisierte. Seine wichtigste Theorie bestand in der Ausgewogenheit zwischen Nahrungsaufnahme und körperlicher Betätigung. Krankheiten suchte er durch Laufen, Ringkämpfe und andere körperliche Anstrengungen zu heilen. Zu Abführmitteln und Brechmitteln nahm er oft und gerne Zuflucht. Auch →Aristoteles äußerte sich ablehnend über ihn, da er die übertriebene Beschäftigung mit der Krankheit als besonders schädlich ansah.

## Herodot
*Herodotos; griechischer Geschichtsschreiber,
um 490 bis um 425 v. Chr.*

Mit Recht trägt Herodot den Namen »Vater der Geschichtsschreibung«, da er als einer der ersten dieser Wissenschaft nachgegangen ist. Seine Angaben erweisen sich gerade in neuerer Zeit immer wieder als korrekt. Sein Werk, die *Historiae*, im ionischen Dialekt abgefaßt, berichtet vor allem über die Perserkriege, umreißt aber darüber hinaus die ganze Geschichte Griechenlands bis 479 v. Chr. Nach ausgedehnten Reisen durch den Vorderen und Mittleren Orient sowie das nördliche Afrika schilderte Herodot in farbenreichen Bildern die von ihm besuchten Landschaften und Menschen. Besonders reizvoll sind die im Text enthaltenen Anekdoten und Erzählungen. Während seiner Zeit in Athen war er mit den bedeutendsten Staatsmännern und Gelehrten befreundet, darunter Sophokles und Perikles.

## Herophilos von Chalkedon
*griechischer Arzt, Ende des 4. Jahrhunderts v. Chr.*

Als Schüler der Schule von Kos und Knidos gilt Herophilos zusammen mit →Erasistratos von Keos als Gründer der berühmten medizinischen Schule von Alexandria. Nach seiner Ausbildung bei →Praxagoras von Kos und →Chrysippos von Knidos berief ihn Ptolemäus I. Soter an den alexandrinischen Königshof. Neben seinem Amt als königlicher Leibarzt konnte Herophilos anatomischen und physiologischen Forschungen nachgehen, da ihm durch das Wohlwollen des Herrschers praktisch alle Schwierigkeiten aus dem Weg geräumt waren. Herophilos gilt als der erste, der menschliche Leichen zu Untersuchungszwecken sezieren durfte. Nach einigen Quellen unternahm er sogar Vivisektionen (Eingriffe am lebenden Körper zu wissenschaftlichen Zwecken) bei verurteilten Verbrechern. Seine Schriften, von denen nur Fragmente erhalten sind – der Großteil besteht aus Zitaten bei anderen Autoren, denen die Originale bekannt waren –, umfassen ein weites Gebiet. So untersuchte und beschrieb Herophilos die Schädelhöhle mit Groß- und Kleinhirn, den Ventrikeln und den Blutgefäßen. Er erkannte den Zusammenhang zwischen Gehirn, Rückenmark und Nerven und unterschied zwischen Arterien und Venen, allerdings nur nach anatomischen Gesichtspunkten. Der Inhalt der Arterien bestand für ihn aus Pneuma und Blut, die Venen hingegen führten nur Blut. Herophilos gilt als Verfasser der ersten Beschreibung des Sehorgans. Interessant sind für uns auch seine Theorien über den Sitz der Seele: er verlegt diesen nämlich in den vierten Gehirnventrikel. In seinen pathologischen Studien versuchte Herophilos durch Auswertung der Symptome auf den Ursprung und die nötige Behandlung zu schließen. Er vertrat und erweiterte die Pulslehre. Schließlich müssen wir noch seine Verdienste auf dem Gebiet der Arzneimittellehre erwähnen. Weniger fruchtbar war hingegen seine Beschäftigung mit der Physiologie, da er sich hiebei zu sehr auf Spekulationen stützte. So machte er die Organe Gehirn, Leber, Herz sowie die Nerven durch den Einsatz ihrer Kräfte für den Ablauf der Körperfunktionen verantwortlich. Seine vorbildliche ärztliche Einstellung wird wohl durch seinen Ausspruch bewiesen, der perfekte Arzt müsse sowohl in der Theorie als auch in der Praxis bewandert sein.

## Hertwig, Oskar
*deutscher Anatom und Biologe, 1849–1922*

Nach Studienjahren in Jena, Zürich und Bonn promovierte Hertwig 1872 in letzterer Stadt. Drei Jahre später habilitierte er sich in Jena für Anatomie und Entwicklungsgeschichte, wurde 1878 zum außerordentlichen Professor für diese Fächer ernannt und übernahm 1881 als ordentlicher Professor für Anatomie auch die Leitung des anatomischen Instituts. 1888 leistete er einer Berufung als Professor für Anatomie und Entwicklungsgeschichte sowie als Direktor des neugegründeten anatomisch-biologischen Instituts nach Berlin Folge. Hier wirkte Hertwig bis 1921, trat dann in den Ruhestand und verbrachte auch den Lebensabend in Berlin. Ein Teil seiner Forschungen entstand in Zusammenarbeit mit seinem Bruder →Richard von Hertwig. Neben zoologischen Arbeiten befaßte sich Hertwig auch mit Studien über die Befruchtung, die Wirkung äußerer Einflüsse auf Ei und Samenzelle, die Entwicklung der Keimblätter, die Zellteilung sowie mit morphologischen und physiologischen Untersuchungen über die Zelle, die Vererbungslehre und den

Darwinismus. Dazu kommen Lehrbücher über Biologie und Entwicklungsgeschichte und verschiedene allgemeine Themen, die die Philosophie streifen.

## Hertwig, Richard von
*deutscher Biologe und Zoologe, 1850–1937*

In Jena begann Hertwig das Medizinstudium, wandte sich unter dem Einfluß →Haeckels aber bald mehr der Zoologie und der Biologie zu. 1871 kam er nach Bonn, wo er ein Jahr später promovierte, bis 1874 aber weiterstudierte und bei einem Anatomen als Assistent arbeitete. 1875 übersiedelte er nach Jena; hier habilitierte er sich und wurde 1878 zum außerordentlichen Professor ernannt. 1881 folgte er einer Berufung als

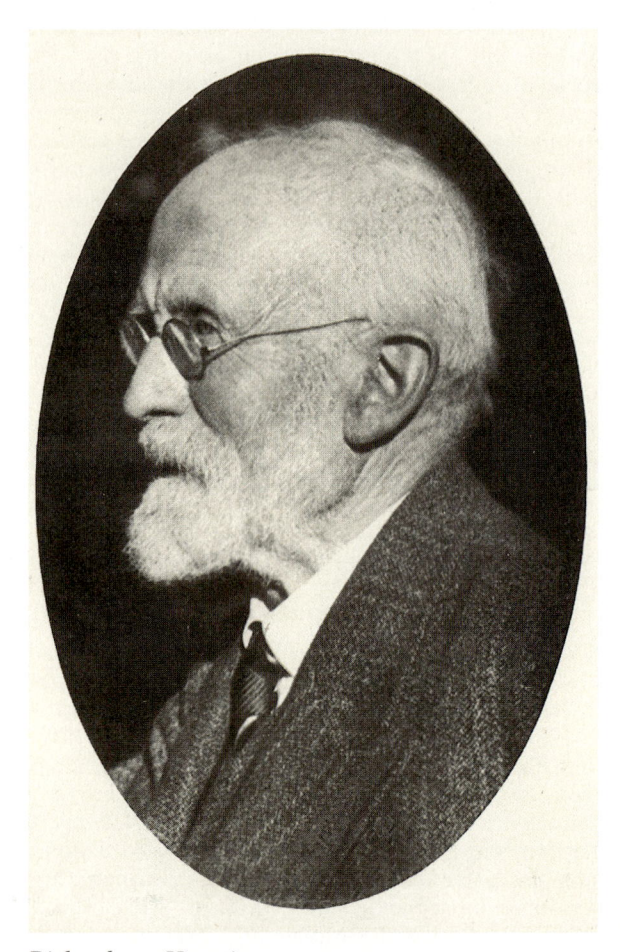

*Richard von Hertwig*

Professor für Zoologie nach Königsberg, 1883 nach Bonn und zwei Jahre später nach München. 1891 erschien in Jena sein wichtigstes Werk, das *Lehrbuch der Zoologie,* das bis 1931 15 Neuauflagen erlebte. Die ersten Jahre seiner Forschungstätigkeit waren der Zusammenarbeit mit seinem Bruder →Oskar Hertwig gewidmet; die bedeutendsten Untersuchungen betrafen die Befruchtung des Seeigeleis. In selbständiger Arbeit entdeckte Hertwig die Chromidien und stellte die Kernplasmatheorie auf, die ihn zu Untersuchungen über die Geschlechtsbestimmung führte. Außerdem bereicherte er die Zelltheorie durch seine Arbeiten über die Protozoen. Der Begründer der Zoologie wurde 1910 in den Adelsstand erhoben.

## Hesiod
*griechischer Dichter, um 700 v. Chr.*

Neben →Homer gilt Hesiod als einer der bedeutendsten Schriftsteller des Altertums. Sein Aufstieg begann mit dem Sieg in einem Dichterwettkampf zu Ehren eines chalkischen Königs. In seinem ersten großen Werk, *Theogonia,* bringt er System in die griechische Götterwelt, er berücksichtigt dabei auch die vorgriechischen Mythen. Sein zweites Werk, *Erga,* basiert auf einem Streit zwischen ihm und seinem Bruder; er erläutert darin den Unterschied zwischen feindseliger Streiterei und freundschaftlichem Wettkampf.

## Heubner, Otto
*deutscher Kinderarzt, 1843–1926*

Schon vor der Promotion 1867 in Leipzig konnte Heubner als Assistent an einer Klinik arbeiten. Ein

*Otto Heubner*

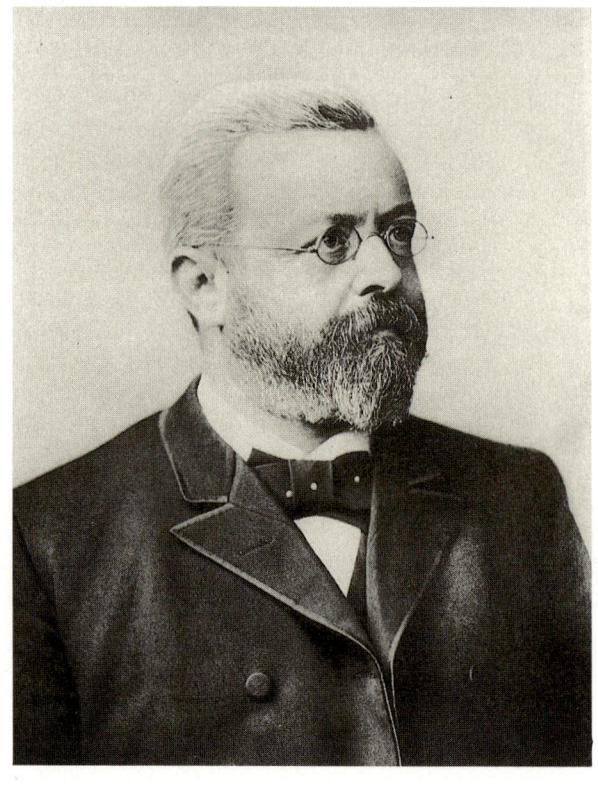

Jahr nach dem Studienabschluß habilitierte er sich bereits in der gleichen Stadt, wurde 1873 außerordentlicher Professor und übernahm 1876 die Leitung der Distriktspoliklinik. Ab dieser Zeit verlegte er sein Interesse auf die Kinderkrankheiten, die er zu erforschen begann, um seine Ergebnisse zu veröffentlichen. Er gründete ein der Poliklinik angeschlossenes Kinderambulatorium und später eine private Kinderklinik. 1891 folgte die Berufung zum Professor für Kinderheilkunde auf den neugegründeten Lehrstuhl. Drei Jahre später kam Heubner in gleicher Stellung nach Berlin, wo er bis zu seiner Emeritierung 1916 verblieb. Heubner bereicherte die Medizin in mehreren Fachgebieten. Seine ersten Forschungen auf dem Bereich der inneren Krankheiten ließen ihn zur Entwicklung der Stäbchenperkussion gelangen. Daneben widmete er sich der Hirnsyphilis und beschrieb die nach ihm benannte Heubnersche Krankheit, die chronische Verdauungsinsuffizienz älterer Kinder. In der Kinderheilkunde widmete er sich besonders der Diphtherie, die er auch experimentell untersuchte, der Säuglingsernährung und den Magen-Darm-Erkrankungen der Kleinkinder. 1896 gelangte er anhand eines Lumbalpunktats zur Entdeckung des Erregers der Zerebralmeningitis. Die genannten Themen sind auch Inhalt seines literarischen Werkes.

## Heurne, Otto van
*holländischer Arzt, 1577–1652*

Als Sohn eines ebenfalls berühmten Arztes begann auch Otto van Heurne das Medizinstudium. Er brachte es in Leiden hinter sich und promovierte 1601. Nach dem Tod seines Vaters folgte er diesem auf der medizinischen Lehrkanzel nach und erhielt 1617 die Professur für Anatomie. Seine Unterrichtsmethoden waren so erfolgreich, daß sie bis ins 19. Jahrhundert Gültigkeit besaßen. Heurne begründete den klinischen Unterricht an der Universität Leiden. Mehr als 50 Jahre lang wirkte er als Lehrer und gab daneben mehrere Werke heraus, die sich vor allem mit medizinhistorischen Themen auseinandersetzen. Seine schriftstellerischen Fähigkeiten stellte er auch als Autor medizinischer Gedichte unter Beweis.

## Heusinger, Karl Friedrich von
*deutscher Arzt und Naturforscher, 1792–1883*

Als Mitglied einer alten Gelehrtenfamilie zog Heusinger 1809 nach Jena, wo er das Studium der Medizin und das der Naturwissenschaften aufnahm; drei Jahre später promovierte er und begab sich zur Weiterbildung nach Göttingen. Schon während der Studienzeit zog die vergleichende Anatomie seine Aufmerksamkeit auf sich. In Göttingen verfaßte Heusinger seine erste selbständige Forschungsarbeit über den Bau der Milz. 1813 trat er als Militärarzt in die Dienste der preußischen Armee, kam 1818 nach Paris und leitete hier bis 1819 ein Hospital. Danach kehrte er nach Göttingen zurück, erhielt eine Assistentenstelle und 1821 eine Berufung als außerordentlicher Professor nach Jena; drei Jahre später kam er als ordentlicher Professor nach Würzburg, um anatomische, histologische, physiologische, zoologische, pathologische und anthropologische Vorlesungen zu halten. 1829 folgte er einer Einladung nach Marburg, wo er den Lehrstuhl für praktische Medizin und Klinik übernahm. Hier wirkte er bis zu seiner Emeritierung im Jahre 1867. 1876 wurde er in den Adelsstand erhoben. Heusinger wird als Gründer der medizinischen Geographie bezeichnet, da er den Krankheitsursprung und die Verbreitung der Leiden von ihrem geographischen Standpunkt aus betrachtete und untersuchte. Zu diesem Themenkreis veröffentlichte er eine große Zahl von Abhandlungen.

## Hippokrates
*griechischer Arzt, 460–377 v. Chr.*

Der Geburtsort dieses berühmtesten aller Ärzte lag auf der Insel Kos, wo noch heute die legendäre Platane

*Hippokrates, unsignierter Kupferstich*

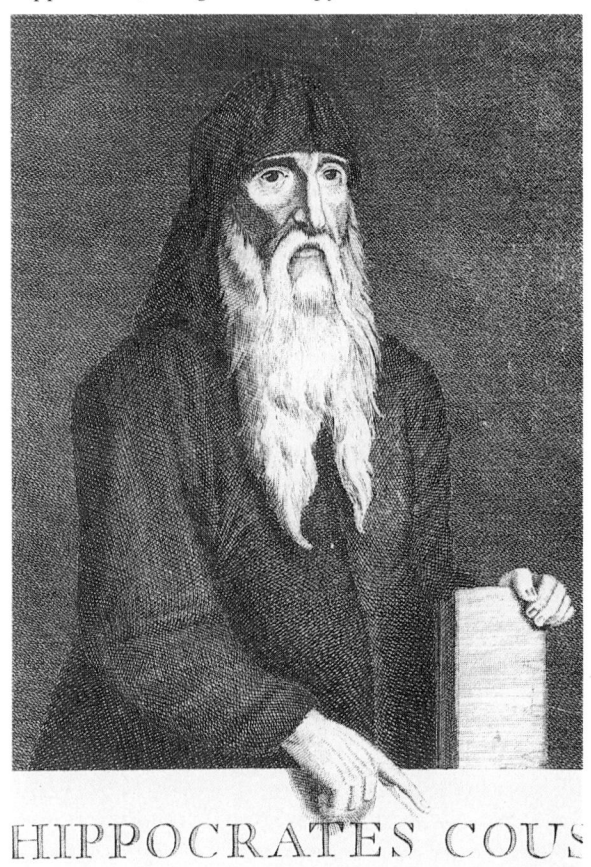

gezeigt wird, unter der er seine Schüler unterwiesen haben soll. Seine Abstammung wird auf Asklepios zurückgeführt, seine Mutter Phainarete sah als Ahnherrn Herakles an. Bereits sein Großvater und sein Vater waren Ärzte. Seine Söhne Drakon und Thessalos sowie sein Schwiegersohn Polybos gingen bei ihm in die Lehre und wurden bedeutende Ärzte und Vertreter der koischen Schule. Nach verschiedenen Studien, die ihm das gesamte Wissen der damaligen Zeit vermittelten, reiste Hippokrates nach Ägypten, um dort seine Kenntnisse zu vertiefen. Nach seiner Rückkehr nach Kos heiratete er, zeugte mit seiner Frau drei Kinder und begab sich dann erneut auf die Wanderschaft, einerseits um zu praktizieren, andererseits um Erfahrungen zu sammeln. Die Überlieferung bringt ihn in Zusammenhang mit der Eindämmung der verheerenden Pestepidemie in Athen 429 v. Chr.; der Wahrheitsgehalt bleibe aber dahingestellt. Bereits zu Lebzeiten scheint Hippokrates eine Legende gewesen zu sein. So soll er von vielen bedeutenden Herrschern konsultiert worden sein, darunter Perdikkas II. von Makedonien, an dessen Krankenbett er zusammen mit Euryphon von Knidos gerufen wurde und den er mit psychoanalytischen Methoden zu heilen verstand. Artaxerxes I. rief ihn zu Hilfe, als in seinem Heer die Pest wütete. Hippokrates lehnte aber ab, mit der Begründung, daß die Perser Feinde der Griechen seien. Während seiner Aufenthalte in Athen pflegte er Umgang mit zahlreichen Philosophen, sein besonderer Freund wurde dabei Sokrates. Nach dem Tod des Perikles begab sich auch Hippokrates, wie viele andere Anhänger dieses Staatsmannes, ins Exil. Er nahm seine Reisen wieder auf und zog in den Norden bis zu den Skythen und kehrte dann nach Kos zurück. Als jedoch im Jahre 378 v. Chr. der Tempel, in dem sich die Bibliothek der Insel befand, abbrannte und man ihm die Schuld dafür geben wollte, verließ er seine Heimat endgültig. Seine weiteren Ziele sind nicht exakt bestimmbar. Verschiedene Hinweise deuten auf Einladungen nach Thrakien, Böotien, Makedonien und Thessalien. Sein literarisches Werk ist unter dem Sammelbegriff *Corpus Hippocraticum* bekannt. Nicht alle der darin enthaltenen Abhandlungen stammen tatsächlich von ihm, nicht einmal seiner Schule sind alle zuzuschreiben. Somit ist das Werk eher als Gesamtübersicht über die griechische Medizin jener Zeit anzusehen.

# Hirsch, August
*deutscher Pathologe und Medizinhistoriker, 1817–1894*

Der als Aron Simon geborene und nach der Taufe in August Hirsch umbenannte Wissenschaftler war vor dem Medizinstudium mehrere Jahre als Kaufmann tätig, besuchte dann die Universitäten von Leipzig und Berlin und promovierte 1843 nach vierjährigem Studium. 1844 ließ er sich in einer deutschen Stadt als praktischer Arzt nieder, kam aber schon zwei Jahre

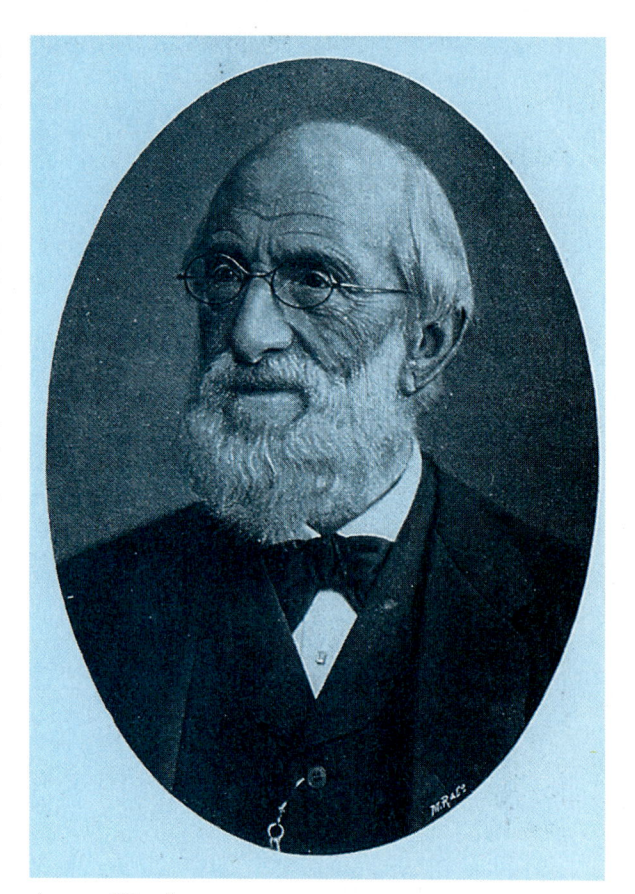

*August Hirsch*

später nach Danzig, um sich mit pathologischen Untersuchungen in bezug auf die geographische Verteilung der Krankheiten zu befassen. 1863 erfolgte seine Berufung nach Berlin an eine medizinische Lehrkanzel; 1865 entsandte ihn die Regierung nach Westpreußen, wo er die Meningitisepidemie untersuchte und nach der Rückkehr seine Ergebnisse veröffentlichte. Nach seiner Teilnahme am Feldzug gegen Frankreich wurde er 1873 mit Untersuchungen über die Cholera in Preußen betraut. Zusammen mit →Max Pettenkofer setzte sich Hirsch für eine Cholerakommission ein, als deren Mitglied er später Reisen unternahm und verschiedene Arbeiten publizierte. 1874 nahm er an der Internationalen Cholerakonferenz in Wien teil und reiste 1879 nach Rußland. Hier versuchte er in einer Provinz die Pest zu erforschen. Zusammenfassend kann man sagen, daß Hirsch und Pettenkofer zu den wichtigsten Vertretern der Hygiene in der Zeit vor der Gründung des Spezialgebietes Bakteriologie zählen. Als einer der ersten anerkannte Hirsch die Bedeutung der Entdeckung →Semmelweis' und bemühte sich, sie populär zu machen. Neben zahlreichen Schriften über seine hygienischen und epidemiologischen Erfahrungen, die er teilweise auch mit der Geschichte und der Geographie in Zusammenhang brachte, machte er sich durch die Herausgabe medizinhistorischer Werke und vor allem des *Biographischen Lexikons der hervorragenden Ärzte aller Zeiten und Völker,* das 1884–1888 erschien, einen Namen. Zahlreiche Ehrungen und die Mitgliedschaft bei verschiedenen Gesellschaften belohnten seinen Einsatz für die Wissenschaft.

## His, Wilhelm
*Schweizer Internist, 1863–1934*

Der Sohn eines ebenfalls berühmten Baseler Anatomen gleichen Namens erhielt seine medizinische Ausbildung an den Universitäten von Leipzig, Bern und Straßburg und promovierte 1889 in Leipzig. In dieser Stadt war er als Assistent an der Medizinischen Klinik tätig und habilitierte sich 1891 zum Dozenten für Innere Medizin. 1895 erfolgte die Ernennung zum außerordentlichen Professor. Im Jahre 1901 übernahm er die Stelle des Oberarztes an einem Krankenhaus in Dresden, ein Jahr später kam er einer Berufung als ordentlicher Professor für sein Fach in seiner Heimatstadt Basel nach. Schon 1906 aber verließ er die Stadt wieder und übersiedelte nach Göttingen, ein Jahr darauf nach Berlin. His verfaßte ein umfangreiches schriftliches Werk über Innere Medizin; sein wichtigstes Forschungsgebiet aber waren die Herzkrankheiten und die Stoffwechselerkrankungen. Seinen Namen tragen das His-Bündel, der Fasciculus atrioventricularis, ein Muskelbündel, das die Vorhofmuskulatur des Herzens mit der Kammermuskulatur verbindet und ein wesentlicher Bestandteil des Reizleitungssystems des Herzens ist. Unter Hisschem Winkel versteht man den beim Gesunden spitz erscheinenden Winkel zwischen Speiseröhre und Magenblase. Das Fünftagefieber, eine durch die Rickettsia quintana verursachte und durch Läuse übertragene Infektionskrankheit, wird auch als Werner-Hissche Krankheit bezeichnet. Neben der wissenschaftlichen Forschung war His auch auf medizinhistorischem Gebiet tätig und veröffentlichte eine *Geschichte der Medizinischen Klinik zu Leipzig.*

## Hodge, Hugh Lennox
*amerikanischer Gynäkologe, 1796–1873*

Ab 1814 studierte der Sohn eines Arztes an der Universität seiner Heimatstadt Philadelphia und promovierte 1817. Er spezialisierte sich auf Gynäkologie und Geburtshilfe und wurde 1835 zum Professor für diese Fächer an der Pennsylvania University ernannt. Diese Stellung hatte Hodge bis zu seiner Emeritierung inne. Daneben wirkte er als Mitherausgeber eines Fachblattes und veröffentlichte etliche Schriften, die vor allem sein Fachgebiet zum Inhalt haben. Sein Name ist in der Gynäkologie mit einem Pessar verbunden, das zur Aufrichtung der Gebärmutter bei Retroflexio uteri in die Scheide eingelegt wird.

## Hodgkin, Thomas
*englischer Arzt, 1798–1866*

Im Jahre 1823 promovierte Hodgkin an der Universität von Edinburg zum Doktor der Medizin, wurde 1825 Mitglied einer medizinischen Gesellschaft und Dozent der pathologischen Anatomie sowie Leiter des Museums am Guy's Hospital. Obwohl er an diesem Spital sehr eifrig tätig war, bei der Arbeit am Museum ebenso wie bei der Gründung einer eigenen Klinik, verließ er 1837 die Anstalt und begann seine Tätigkeit am St. Thomas Hospital, wo er wieder das Museum betreute und als Dozent lehrte, diesmal praktische Medizin. Weitere Mitgliedschaften diverser Gesellschaften belohnten seinen Einsatz; unter anderem gehörte er dem Senat der Universität von London an. In späteren Jahren befaßte sich Hodgkin vermehrt mit philosophischen, ethnologischen und philanthropischen Fragen und begleitete seinen Freund Montefiore, einen berühmten Philanthropen, auf seinen Orientreisen. Auf einer dieser Fahrten starb er an Dysenterie. Wir besitzen von ihm zahlreiche literarische Werke, die verschiedene Fachgebiete umfassen, so etwa Beschrei-

*Wilhelm His*

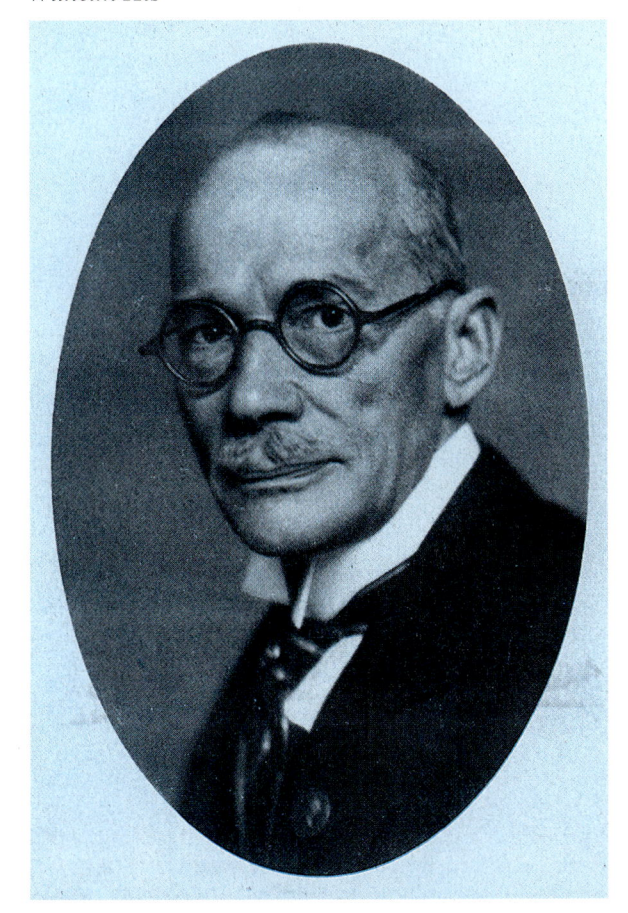

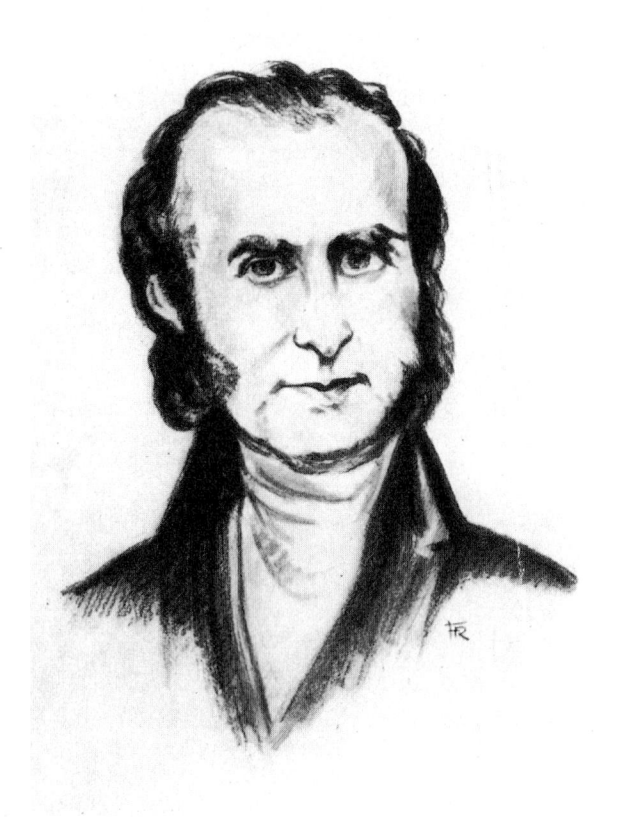

*Thomas Hodgkin*

bungen der Cholera, mikroskopische Untersuchungen von Haut und Blut und Schriften mit Ratschlägen zur Erhaltung der Gesundheit. Sein wichtigstes Werk behandelt die serösen und mukösen Membranen. In einer seiner Arbeiten findet sich auch die Beschreibung der Pseudoleukämie oder Lymphogranulomatosis maligna, einer mehr oder weniger bösartigen Lymphknotenschwellung, die seither unter der Bezeichnung Hodgkinsche Krankheit bekannt ist.

## Hodgson, Joseph
*englischer Chirurg, 1788–1869*

Nach erstem Unterricht in Birmingham zog Hodgson nach London, um dort Medizin zu studieren. Bereits während der Ausbildung am St. Bartholomew's Hospital befaßte er sich vornehmlich mit der Chirurgie. Da er aus einer armen Familie stammte, mußte er sich seinen Lebensunterhalt durch Erteilen von Unterricht und Schreiben von Zeitungsartikeln verdienen. 1811 gewann er ein Preisausschreiben mit einer Arbeit über die Erkrankungen von Arterien und Venen, die später in ergänzter Form nochmals erschien. Zugleich begann er als Arzt zu praktizieren, zunächst als Chirurg an einem Krankenhaus, bald darauf selbständig. Während dieser Zeit machte er sich auch durch seine Mitarbeit an einem Werk über Herzkrankheiten einen Namen. Im Jahre 1818 übernahm Hodgson einen Posten an einem Spital in Birmingham, wo er 30 Jahre lang blieb. Er lehnte alle Angebote, auch das einer Professur in London, ab und setzte sich 1848 zur Ruhe, da seine Sehkraft erheblich geschwächt war. Dafür widmete er sich weiterhin wissenschaftlichen Arbeiten und bereicherte die Untersuchungen und Versammlungen mehrerer medizinischer Gesellschaften. Sein literarisches Werk ist abgesehen von einer umfangreichen Schrift nicht besonders bemerkenswert.

## Hoffa, Albert
*deutscher Orthopäde, 1859–1907*

Als Sohn eines in Südafrika praktizierenden deutschen Arztes kam Hoffa als Kind wieder nach Deutschland und brachte in Marburg und Freiburg das Medizinstu-

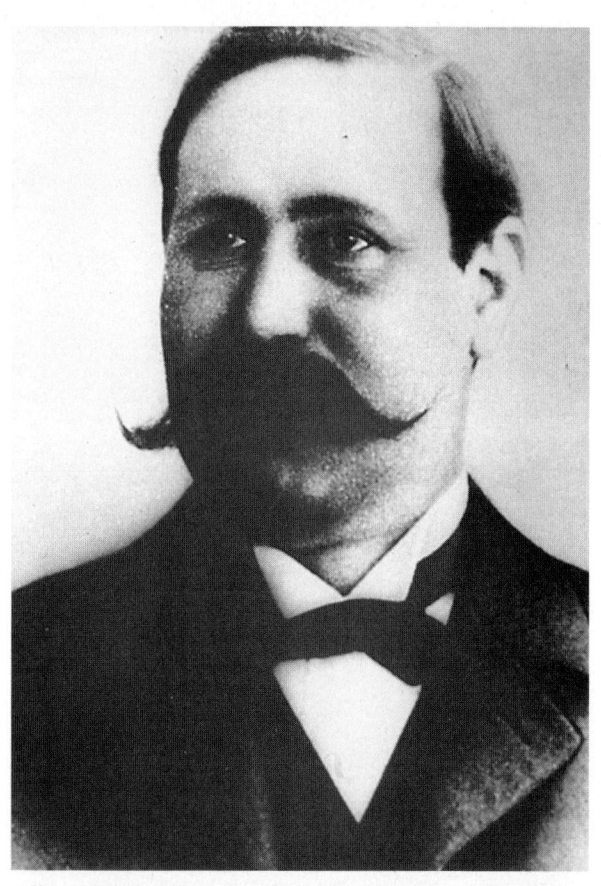

*Albert Hoffa (Deutsches Orthopädisches Geschichts- und Forschungsmuseum, Würzburg)*

dium hinter sich. 1883 promovierte er in Freiburg und erhielt eine Assistentenstelle bei einem Chirurgen. Diesen begleitete er nach Würzburg und war hier vier Jahre lang als Assistenzarzt tätig. 1886 habilitierte er sich in dieser Stadt für Chirurgie, erhielt 1895 neben der Ernennung zum außerordentlichen Professor für Orthopädie auch den Lehrauftrag und gründete eine chirurgisch-orthopädische Privatklinik, die sich bald eines großen Rufes erfreuen konnte. 1902 wurde Hoffa nach Berlin berufen, wo er die Leitung der chirurgisch-orthopädischen Universitätspoliklinik übernahm, die er bis zu seinem Lebensende innehatte. Hoffa war einer der ersten orthopädischen Chirurgen. Wichtigstes Gebiet war für ihn, wie für fast alle Orthopäden, die Behandlung der angeborenen Hüftgelenksluxation, für die er eine Operationsmethode erfand, die keine wesentlichen Verstümmelungen hinterließ. Ferner befaßte er sich mit der Skoliosetherapie, mit der Behandlung von Klump- und Plattfuß, tuberkulösen Gelenks- und Knochenerkrankungen, mit dem chronischen Gelenksrheumatismus und der Arthritis deformans. Er verfaßte ein Lehrbuch der Orthopädie, eines der Frakturen und Deformationen, einen Atlas über orthopädische Röntgenbilder und andere Werke. 1892 gründete er die erste regelmäßig erscheinende Zeitschrift für Orthopädie. Sein Name ist in der Hoffaschen Krankheit verewigt, einer traumatischen Fettgewebswucherung im Kniegelenk.

## Hoffmann, Erich
*deutscher Dermatologe, 1868–1959*

Nach dem Studium, das Hoffmann an der Kaiser-Wilhelm-Akademie in Berlin hinter sich brachte, promovierte er 1892 und schlug dann die militärmedizinische Laufbahn ein. Nach dem Ende der Dienstzeit kehrte er nach Berlin zurück, widmete sich hier der Dermatologie und habilitierte sich 1904 für dieses Fach; 1908 wurde er außerordentlicher Professor. 1909 kam er nach Halle, wo ihm die Leitung der Universitätspoliklinik für Hautkrankheiten übertragen wurde; ein Jahr später übersiedelte er nach Bonn, um dort die gleiche Position einzunehmen. 1905 gelang ihm zusammen mit →Schaudinn die Entdeckung, die seinen Platz in der Geschichte der Medizin begründet: die Identifikation der Spirochaeta pallida, die die →Syphilis hervorruft. Er entwickelte eine Drüsenpunktionsmethode, mit der er den Gehalt von Spirochäten in den Lymphdrüsen nachweisen konnte. Ferner untersuchte Hoffmann die angeborene wie die erworbene Syphilis, zeigte die Übertragbarkeit durch Injektionen von Blut und Liquor und entwickelte die Syphilistherapie weiter. Auf dermatologischem Gebiet nahm er histologische Untersuchungen vor, konnte einige Krankheitsbilder neu definieren und verfaßte eine Reihe von Schriften zu seinen Ergebnissen.

*Erich Hoffmann*

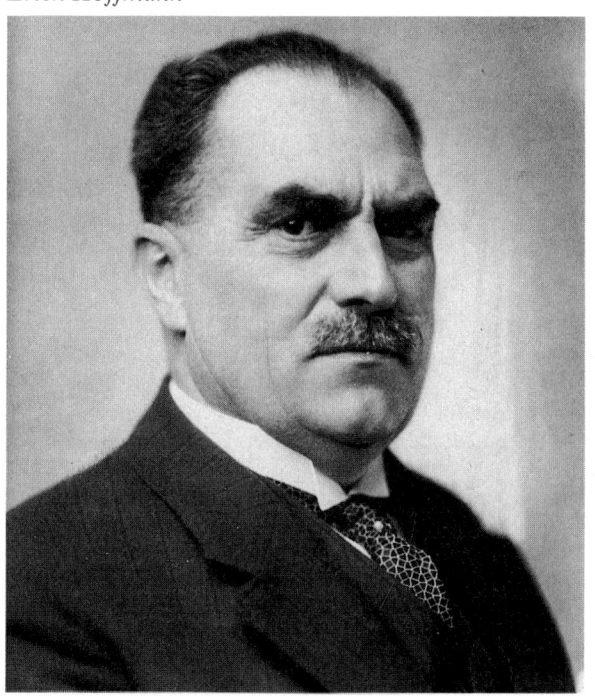

## Hoffmann, Friedrich
*deutscher Arzt, 1660–1742*

Der Sohn eines ebenfalls bedeutenden Mediziners zeigte schon früh Begabung für die Naturwissenschaften, und obwohl er schon im Alter von 15 Jahren plötzlich Waise wurde, konnte er mit Hilfe von Unterstützungen 1678 in Jena das Medizinstudium aufnehmen. Nach kurzer Zeit in Erfurt promovierte Hoffmann 1680 in Jena, habilitierte sich hier und hatte somit das Recht zu unterrichten. Seine Lehrtätigkeit hatte einen solch großen Erfolg, daß ihn Neid und Mißgunst der Professoren dazu brachten, Jena zu verlassen und sich in Minden als Arzt niederzulassen. Nach einer Studienreise nach Holland und England und wechselnden Ehrenämtern erfolgte schließlich 1693 ein Ruf des späteren Königs Friedrich I., der ihn zum Professor der Medizin an der neugegründeten Universität von Halle ernannte. Hier unterrichtete Hoffmann Anatomie, Chirurgie, praktische Medizin, Physik und Chemie mit großem Erfolg und verhalf damit der Universität schon bald zu erheblichem Ansehen. Hoffmann verließ Halle nur zweimal: als er von 1709 bis 1712 als Leibarzt von Friedrich I. in Berlin lebte und dann, als er 1734 dem König bei einer schweren Krankheit beistand. Wesentlichster Grund von Hoffmanns Bedeutung für die Medizin ist die Verbesserung der Pharmazeutik. Besonderes Augenmerk legte er dabei auf die Mineralwässer, auch setzte er sich für die Chinarinde ein. Er erfand und untersuchte verschiedene Medikamente, die unter seinem Namen teilweise noch heute bekannt sind (z. B. Hoffmannstropfen). Sein Prinzip war, die Natur beim Heilprozeß zu unterstützen; das führte ihn zur Verordnung von Ruhe und Diäten und hielt ihn von komplizierten Eingriffen ab. Hoffmann war ein erklärter Gegner der Chemiatrie, er vertrat die Iatromechanik und folgte darin →Boerhaave nach.

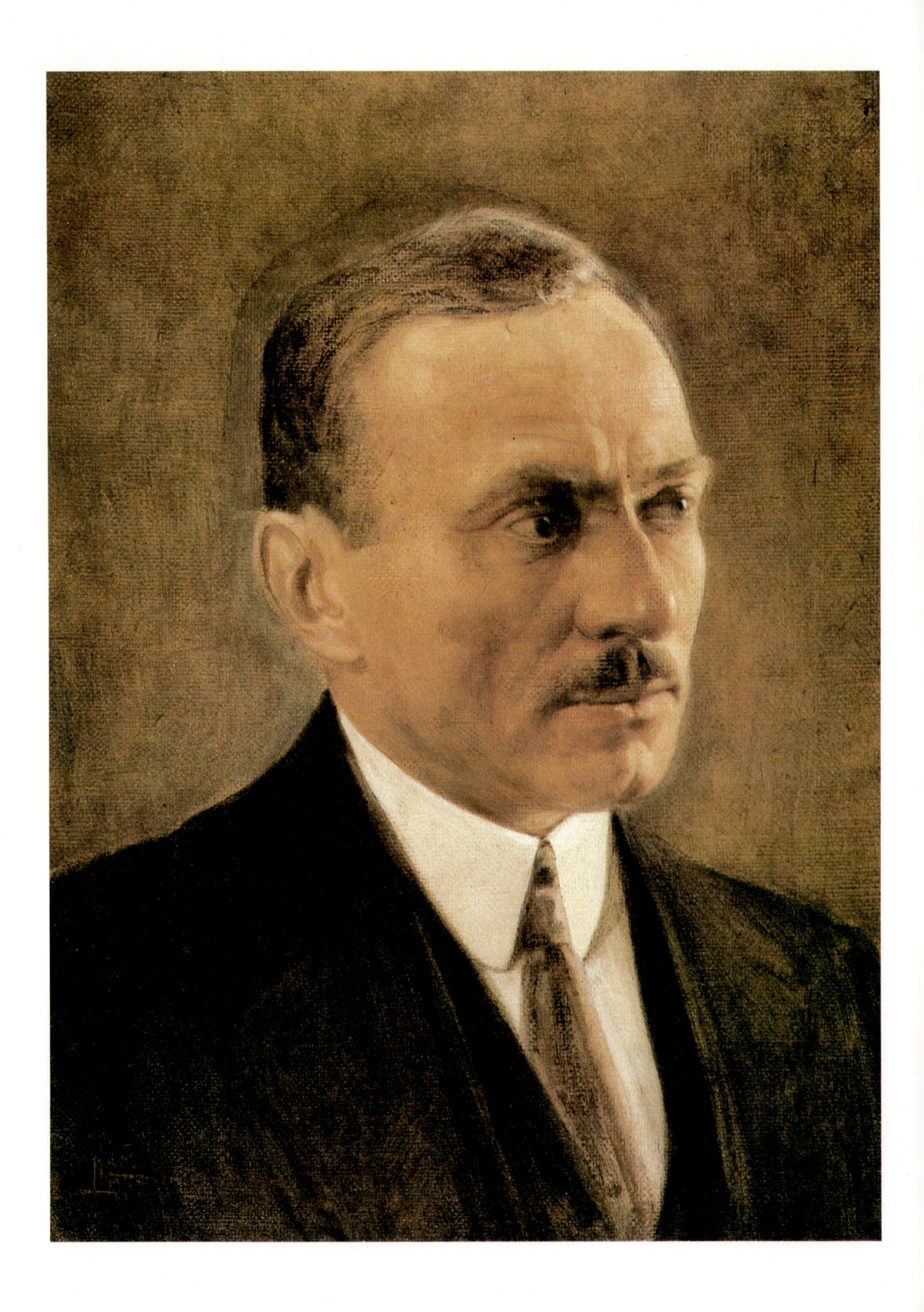

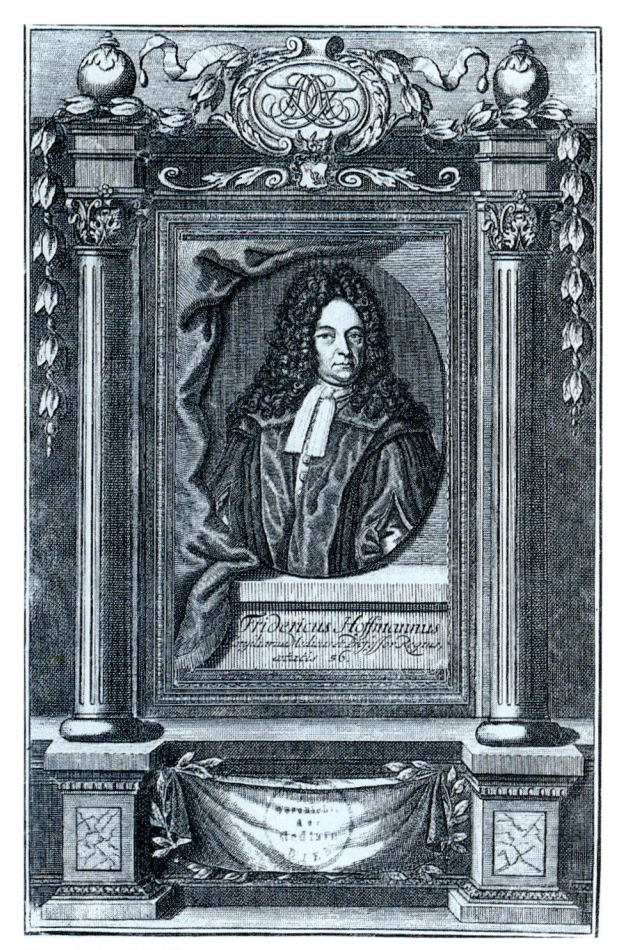

*Friedrich Hoffmann*

Auch er versuchte die Körperfunktionen mathematisch zu erklären. Das Lebensprinzip ist die Bewegung, die durch ständige Kontraktion und Dilatation der Körperteilchen gegeben ist. Die Bewegung wieder wird von einem »primum movens« verursacht, das im Blut enthalten ist und dem Gehirn entspringt. Eine Störung der Bewegung zieht eine Erkrankung nach sich. Das Fieber sah Hoffmann als Krampf des Herzens und der Gefäße an. Chronische Krankheiten wurden für ihn durch eine Erschlaffung der Bewegung, akute durch eine abnorme Beschleunigung verursacht. Daher besteht sein Arzneimittelschatz auch hauptsächlich aus beruhigenden und anregenden Medikamenten. Trotz all dieser dogmatischen Theorien führte Hoffmann, der Vernunft und Erfahrung als Basis der Medizin ansah, seine Lehren nicht allzu konsequent am Patienten durch. Dies war vermutlich den Kranken von Nutzen, ihm selbst aber brachte es keine bedeutenden Nachfolger seiner Anschauungen, da die praktische Erprobung fehlte. Hoffmann hinterließ eine stattliche Anzahl von Werken. Sie behandeln allgemeinmedizinische Fragen, Sammlungen von Krankengeschichten, Chemie und Pharmakologie; dazu kommen polemische Schriften gegen die Chemiatriker und theoretische Abhandlungen, in denen er den Studenten moralische und andere Ratschläge zur Gestaltung ihres Lebens gibt.

## Holzknecht, Guido
*österreichischer Röntgenologe, 1872–1931*

Der gebürtige Wiener legte die medizinischen Studien an den Universitäten Wien, Straßburg und Königsberg ab und promovierte 1901 in Wien. Nach einer Anstellung als Hilfsarzt an einer Wiener Klinik begann sich Holzknecht mit der neuen Wissenschaft der Röntgenologie zu befassen. 1905 konnte er sich ein kleines Institut aufbauen, aus dem später das Zentralröntgeninstitut des Allgemeinen Krankenhauses entstand. 1904 erfolgte seine Habilitation, 1914 die Ernennung zum Primarius und 1916 die zum außerordentlichen Professor. Zahlreiche Schüler aus aller Welt kamen nach Wien, um seinem Unterricht zu folgen. Um 1910 begannen sich die ersten schweren Strahlenschäden an Holzknechts rechtem Arm zu zeigen; im Verlauf von 20 Jahren mußte ihm nach und nach der Arm abgenommen werden, und die Krankheit forderte schließlich sein Leben. Die Röntgendiagnostik verdankt Holzknecht zahlreiche Errungenschaften. Er entwickelte die ersten Methoden zur Röntgentherapie bei bösartigen Geschwülsten. Ferner verbesserte er während des Ersten Weltkriegs die Methoden zur Auffindung und Entfernung von Fremdkörpern und Geschossen. Er erfand einen Tisch zur Röntgenuntersuchung und entwickelte das erste Dosierungsinstrument, das Chromoradiometer. Zahlreiche Begriffe aus der Röntgenologie tragen noch heute seinen Namen: wir nennen hier die Holzknecht-Skala und die Holzknecht-Einheit, die die Röntgenlichtmenge angibt. Außerdem ist nach ihm eine bestimmte Magenform benannt.

## Homer
*griechischer Dichter, 8. Jahrhundert v. Chr.*

Die Daten und Lebensumstände dieses größten griechischen Dichters sind nicht mit Sicherheit zu belegen; sogar seine Existenz wurde von manchen Historikern angezweifelt. Mittlerweile wird als sein Lebensbereich das ionische Kleinasien angesehen. Seit dem Altertum werden ihm die beiden berühmten Epen *Ilias* und *Odyssee* zugeschrieben. Die Legende sieht ihn gern als wandernden Sänger, der von Fürstenhof zu Fürstenhof zieht und dort seine Verse zum besten gibt. Um diesen Gesamteindruck zu verstärken, wird Homer auch oft mit Blindheit geschlagen dargestellt. Nach mancherlei Streitigkeiten der Historiker um die Urheberschaft der beiden Epen beginnt man sich jetzt darauf zu einigen,

*Guido Holzknecht*

die etwas ältere *Ilias* als sein Werk anzuerkennen; die *Odyssee* hingegen dürfte das Werk mehrerer Autoren, der sogenannten Homeriden, sein. Im Altertum wurde Homer uneingeschränkt verehrt. Er war der erste, der die griechische Mythologie in Worte kleidete und damit zu ihrer Erhaltung beitrug. Im Mittelalter wurde er von Vergil etwas verdrängt. Die berühmteste ältere Übersetzung ins Deutsche stammt von Johann Heinrich Voß (1781). Zahlreiche Dichter späterer Zeiten, darunter auch Goethe, wurden von ihm inspiriert. Die medizinhistorische Bedeutung Homers liegt darin, daß aus seinen Werken ziemlich genaue Angaben über die Militärmedizin seiner Zeit gewonnen werden können. Der Medizinhistoriker Hermann Frölich wagte sogar die Behauptung, Homers Beruf sei der eines Militärarztes gewesen. Er stellte auch genaue Zählungen der Kriegsverletzungen auf, die nach Körperteilen geordnet sind. Der berühmte französische Medizinhistoriker →Daremberg untersuchte gleichfalls die medizinischen Kenntnisse Homers und veröffentlichte ein Werk über dieses Thema. Homer benennt die wichtigsten Organe und Körperteile unverwechselbar, kennt auch die elementaren Funktionen. Manchmal überrascht die Präzision seiner Ausdrucksweise, so etwa bei der Beschreibung des Hüftgelenks. Aus etlichen Schilderungen von Symptomen kann der heutige Mediziner eindeutige Rückschlüsse auf die jeweilige Krankheit ziehen, etwa bei der Beschreibung des hinkenden Gottes Hephaistos. Auch der Beruf des Arztes wird in den Epen deutlich charakterisiert und stellt den ersten schriftlichen Beweis dieser Zunft dar.

# Homöopathie

Das von →Samuel Hahnemann entwickelte Therapieverfahren versucht Krankheiten durch die Verabreichung niedriger Dosen jener Mittel, die sie hervorrufen können, zu heilen. Hahnemann prägte den Satz: »Similia similibus curantur.« Sogenannte Potenzen bezeichnen den Grad der Verdünnung. Sie wird nach dem Dezimalsystem berechnet, wobei $D_1$ die zehnfache Verdünnung angibt. Verdünnungen über $D_{12}$ werden als hohe Potenzen angesehen, darunter liegen mittlere und tiefe. Die meisten der modernen Homöopathen wenden tiefe Potenzen an; sie halten sich an die Arndt-Schulz-Regel, die besagt, daß schwache Potenzen die Lebenstätigkeit anregen, mittlere sie fördern, starke sie hemmen und sehr starke sie auslöschen. Das gleiche Prinzip deutet →Virchow in seiner »Reizlehre« an. Im Gegensatz zur Homöopathie steht die Allopathie, wie Hahnemann die traditionelle Medizin nannte.

# Horner, Johann Friedrich
*Schweizer Ophthalmologe, 1831–1886*

Nach dem Abschluß des Studiums in seiner Heimatstadt Zürich zog Horner nach Wien und Berlin. Hier machte er die Bekanntschaft von →Albert von Graefe, erhielt eine Assistentenstelle bei ihm und wurde bald sein enger Freund. Nach kurzer Zeit in Paris kehrte Horner in die Schweiz zurück und ließ sich in Zürich als Augenarzt nieder. Etwa zur gleichen Zeit

*Samuel Hahnemann, der Begründer der Homöopathie*

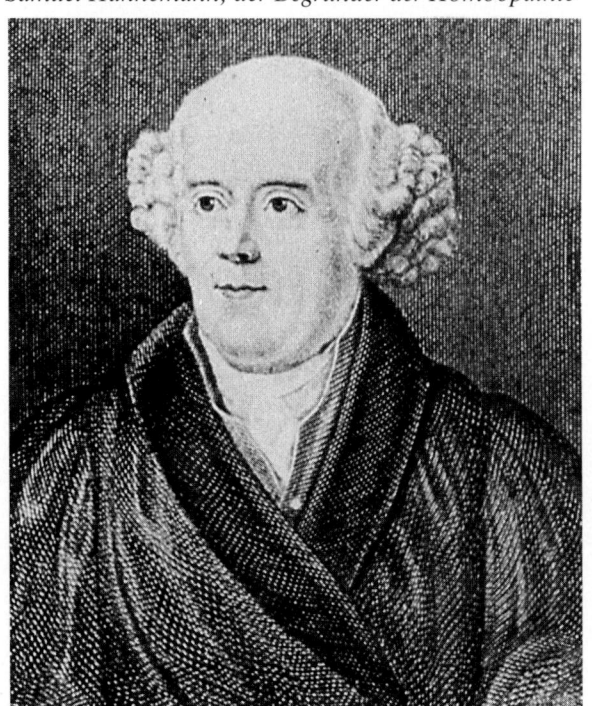

*Johann Friedrich Horner*

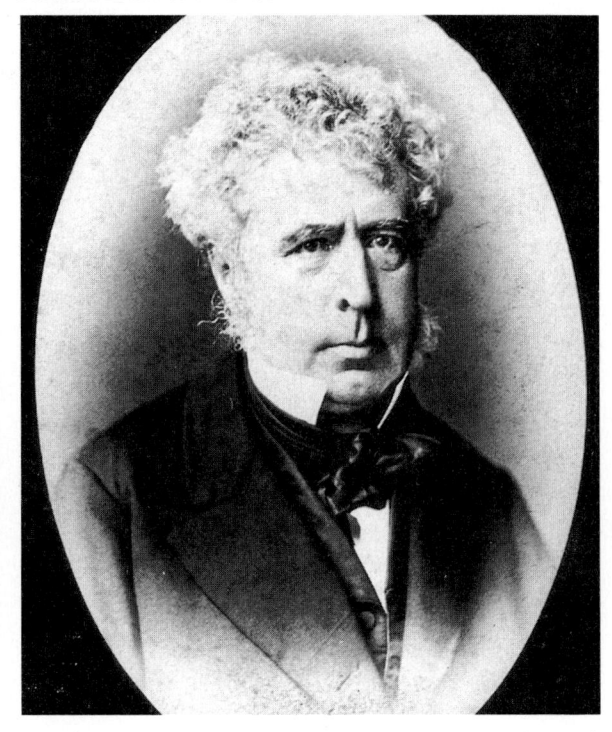

habilitierte er sich als Dozent an der Universität; 1862 erhielt er neben einer außerordentlichen Professur auch die Leitung einer ophthalmologischen Klinik, 1873 erfolgte die Ernennung zum ordentlichen Professor. Die von ihm sehr geliebte Lehrtätigkeit mußte er 1885 wegen eines Herz- und Nierenleidens aufgeben; ein Jahr später starb er an einem Gehirnschlag. Horners Bestreben war, die praktische und die theoretische Wissenschaft miteinander zu verbinden. Er war der erste, der die Antiseptik in die Augenheilkunde einführte; weiters untersuchte er die Herpes corneae und den Ulcus corneae. Er erkannte den Zusammenhang zwischen Schichtstar und rachitischen Zahnschäden. Sein literarisches Werk ist nicht sehr umfangreich; es enthält die Ergebnisse seiner Forschungen. Darunter sind Abhandlungen über Augentumoren, Schielen, Karzinome der Dura mater, Hornhauterkrankungen und Exophthalmus. Sein Name lebt im sogenannten Hornerschen Symptomenkomplex weiter, der bei einer Lähmung des Halssympathikus auftritt. Zur Symptomentrias gehören Zurücksinken des Augapfels (Enophthalmus), schmale Lidspalte (Ptosis) und kleine Pupille (Miosis).

## Horner, William Edmond
*amerikanischer Anatom, 1793–1853*

Noch während der medizinischen Ausbildung, die er 1809 begonnen hatte und ab 1812 in Philadelphia fortsetzte, trat Horner in den Dienst der Marine und beendete das Studium erst 1814 wieder in Philadelphia. Gleich nach der Promotion nahm er an einem Feldzug gegen Kanada teil, verließ ein Jahr darauf die Armee und kehrte zuerst in seine Heimatstadt Virginia, später aber wieder nach Philadelphia zurück, wo er Prosektor wurde. Im Jahre 1821 bereiste Horner zur Weiterbildung Europa. Nach der Rückkehr gab er verschiedene Schriften über seine noch heute unter seinem Namen bekannte Entdeckung heraus: den Hornerschen Muskel, der als Teil des Musculus orbicularis oculi für den Abtransport der Tränenflüssigkeit in den Tränensack sorgt. Zusammen mit dem damaligen Inhaber des Lehrstuhls für Anatomie, Wistar, gründete Horner eine anatomische Sammlung, die als eine der wertvollsten der Welt gilt. 1826 gab er ein vielbeachtetes Lehrbuch der speziellen Anatomie und Histologie heraus, später auch eines über pathologische Anatomie. 1831 erhielt er die Lehrkanzel für Anatomie, und ein Jahr darauf, während der Choleraepidemie, übernahm er die Leitung mehrerer Krankenhäuser und machte sich auch um die Erforschung der Krankheit verdient. Zu seinen Forschungsthemen zählten Untersuchungen des Nervensystems, der Achillessehnenruptur und der Gastritis; dazu verbesserte er chirurgische Instrumente, wie etwa ein Lithotom und ein Gerät zur Eröffnung des Brustbeins. Im Jahre 1839 trat Horner zum Katholizismus über und verfaßte daraufhin neben medizinischen auch theologische Abhandlungen.

## Horsley, Sir Victor
*englischer Chirurg, 1857–1916*

Der gebürtige Londoner studierte in seiner Heimatstadt und promovierte 1880. Nach der Anstellung an verschiedenen Spitälern wirkte Horsley ab 1886 am Hospital for the Paralysed and Epileptic als Chirurg. 1886 erhielt er die Professur für Pathologie, 1899 darüber hinaus die für klinische Chirurgie. Die wichtigsten Arbeiten Horsleys betrafen die Schilddrüsenfunktion und die Gehirnlokalisationen. Er erkannte die Möglichkeit, zur Behandlung von Myxödemen Schilddrüsenextrakte einzusetzen. Auch die chirurgische Behandlung des Zentralnervensystems verdankt ihm entscheidende Fortschritte. 1887 führte er die erste Operation eines Rückenmarktumors durch. Sein schriftliches Werk behandelt Themen wie das Kleinhirn und die Gehirnfunktionen, dazu kommen Untersuchungen über den Einfluß von Alkohol. Während seiner Teilnahme am Ersten Weltkrieg und seiner Tätigkeit in Ägypten starb Horsley an den Folgen der erlittenen Strapazen.

## Hufeland, Christoph Wilhelm
*deutscher Arzt, 1762–1836*

Der Grundstein zur Karriere dieses berühmten Arztes wurde schon von seiner Familie gelegt. Der Vater sowie der Großvater Hufelands waren Leibärzte am Weimarer Hof. So verbrachte er seine Kindheit in dieser Stadt und zog 1780 nach Jena, wo er das Medizinstudium aufnahm. Die Promotion fand 1783 in Göttingen statt; gleich darauf kehrte Hufeland nach Weimar zurück, um die Praxis seines Vaters zu übernehmen. Zehn Jahre verbrachte er praktizierend in dieser Stadt und hatte reichlich Gelegenheit, die berühmten Persönlichkeiten Weimars zu jener Zeit kennenzulernen. So wurde er beispielsweise von den »Weimarer Riesen« Herder, Schiller und Goethe konsultiert und unterhielt mit ihnen freundschaftliche Beziehungen. Aus dieser Periode stammen seine ersten literarischen Werke. Gleich im ersten tritt er als vehementer Gegner →Franz Anton Mesmers und des von ihm erfundenen animalischen Magnetismus auf. In den folgenden Schriften ist Hufelands Bestreben, seine Werke auch dem Laienpublikum zugänglich zu machen, deutlich erkennbar. Dementsprechend weit gefächert ist sein Themenkreis. Große Aufmerksamkeit widmete er den Pocken, die zu jener Zeit heftig grassierten; in schriftlichen Arbeiten darüber formulierte er die Absonderung der Kranken zum Schutz der Gesunden und setzte sich für die Durchführung ein. Ebenso gab er Anstoß zum Bau eines Leichenhauses in Weimar. 1793 wurde Hufeland als außerordentlicher Professor nach Jena berufen. Seine Vorlesungen wie seine Publikationen fanden hier großen Beifall. Wesentliche Themen waren die Makrobiotik, die Mütterberatung und lebensverlängernde Methoden.

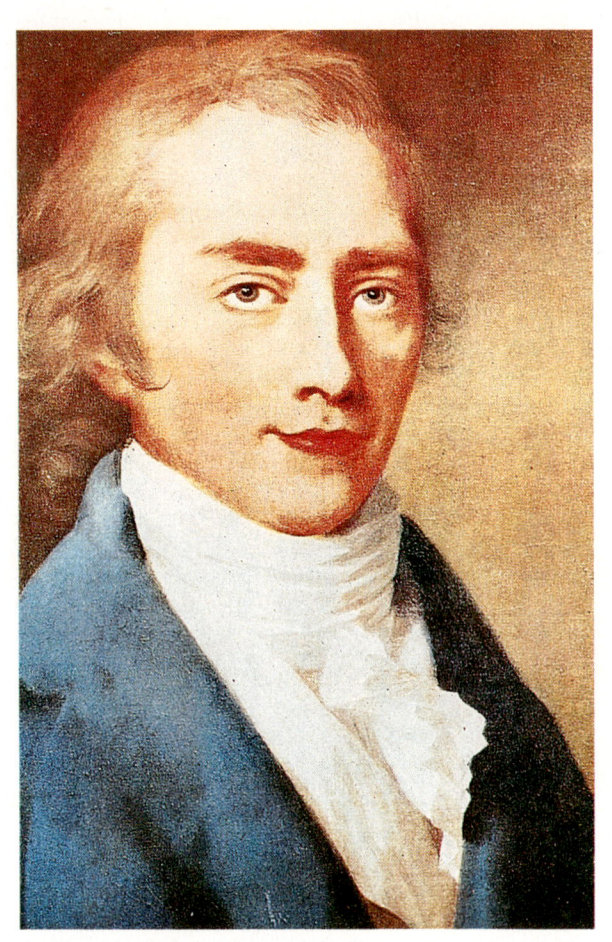

*Christoph Wilhelm Hufeland, Ölgemälde von Johann Friedrich August Tischbein, Freies Deutsches Hochstift/Frankfurter Goethemuseum*

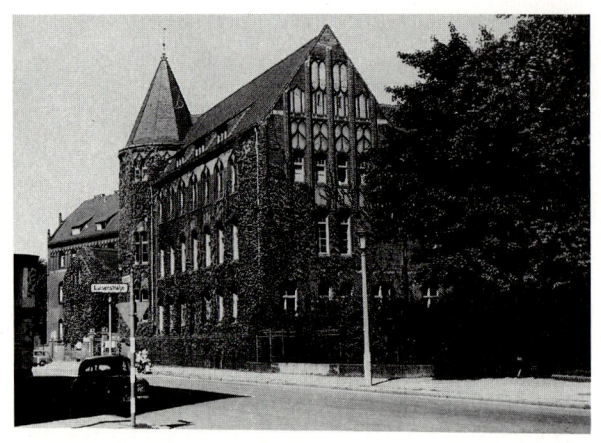

*Die Berliner Charité hat Hufeland große Verdienste zu verdanken, Aufnahme um 1955*

Schließlich setzte er seine schriftstellerische Begabung auch als Journalist ein; seit 1791 gab er verschiedene medizinische Zeitschriften heraus und arbeitete an anderen mit. Großen Dienst erwies er seiner Heimat dadurch, daß er die von →Jenner erfundene Pockenimpfung so rasch wie möglich einführte. Auch ist ihm die Errichtung einer Impfanstalt in Berlin zu verdanken, wohin er im Jahre 1800 berufen wurde. Hier erhielt er verschiedene Ehrenämter, darunter als königlicher Leibarzt und als erster Arzt der Charité. Über die Vorgänge in diesem Krankenhaus gab er etliche Jahre lang Jahresberichte heraus. Als die königliche Familie 1806 nach Ostpreußen flüchten mußte, wurde sie von ihrem Leibarzt begleitet. Nach drei Jahren Aufenthalt in Königsberg und Tilsit erfolgte die Rückkehr nach Berlin, wo Hufeland seine Tätigkeit als praktizierender Arzt aufgab und auf Wunsch des Königs Staatsrat und weiterhin sein Leibarzt blieb. Während seiner Abwesenheit von Berlin war Hufeland nicht müßig geblieben, sondern hatte wesentliche Konzepte zur Verbesserung des staatlichen medizinischen Systems und für die Neugründung der Berliner Universität erarbeitet. An dieser neuen Universität wurde er 1810 zum Professor für spezielle Pathologie und Therapie ernannt. Bald eröffnete Hufeland die Poliklinik, eine Anstalt für bedürftige Patienten. Um die Gesundheit dieser Leute war er sehr besorgt: der Philanthrop bereicherte das soziale Gesundheitswesen mit seinen Vorschlägen und arbeitete eine besondere Armenpharmakopöe aus. Die folgenden Jahre ließen Hufeland genug Zeit, sein literarisches Werk zu vollenden. Unter anderem befaßte er sich wieder mit dem animalischen Magnetismus und mit medizinischer Magie, mit anthropologischen Fragen und der Homöopathie. Seine Menschenfreundlichkeit stellte er erneut unter Beweis, als 1829 die Hufelandsche Stiftung zur Unterstützung bedürftiger Ärzte ins Leben gerufen wurde; 1836 wurden auch die Witwen von Medizinern in den Kreis der Unterstützten miteinbezogen. Auch als sich 1830 seine Sehkraft bedeutend verschlechterte, war Hufeland weiterhin tätig; bis zu seinem letzten Lebensjahr erschienen Veröffentlichungen, ein größeres Werk sogar wenige Wochen vor seinem Tod.

# Hunt, James Ramsey
*amerikanischer Neurologe, 1874–1937*

Nach der medizinischen Ausbildung an der Universität von Pennsylvania und der Promotion ebendort 1893 reiste Hunt nach Europa, wo er sich während Studienaufenthalten in Wien, Berlin und Paris weiterbildete. Seine größte Aufmerksamkeit galt der Neurologie. Er erhielt 1924 die Berufung zum Professor für dieses Fach an der Columbia-Universität und war auch an verschiedenen New Yorker Spitälern tätig. Seinen Namen tragen die Huntsche Handatrophie und die Huntsche Neuralgie, eine Viruserkrankung der Nervi trigeminus, facialis und statoacusticus, die Hör- und Gleichgewichtsstörungen, Herpes an der Innenseite der Ohrmuschel sowie im Gehörgang und Lähmungen des Nervus facialis hervorruft.

## Hunter, John
*englischer Chirurg, 1728–1793*

Der jüngere Bruder →William Hunters kam 1748 aus seiner Heimat Schottland nach London, wo er mit dem Medizinstudium begann. Er unterstützte seinen damals schon angesehenen Bruder bei dessen anatomischen Untersuchungen und fertigte exakte Präparate an. Bald entschied er sich für die Chirurgie. Hunter erhielt seine Ausbildung an verschiedenen Londoner Krankenhäusern; zu seinen Lehrern zählten →Sir Percival Pott und →William Cheselden. Ab 1755 übernahm er einen Teil der anatomischen Vorlesungen seines Bruders, erhielt 1756 eine Stelle als Chirurg an einem Spital und trat 1760 für drei Jahre in die Marine ein, um an verschiedenen Expeditionen teilzunehmen. Nach London zurückgekehrt, widmete er sich seinen anatomischen, physiologischen und vor allem chirurgischen Untersuchungen und Tätigkeiten und baute sich in kurzer Zeit eine große und sehr angesehene Praxis auf. 1767 ernannte ihn die Royal Society zum Mitglied; Hunter hatte nebenbei aber auch noch andere Ehrenämter inne. Als führender Chirurg an einem Londoner Spital verstarb er plötzlich im Alter von 65 Jahren. Für die Chirurgie, die er auf die gleiche Stufe wie die Innere Medizin stellte, ist Hunter von grundlegender Bedeutung; daneben befaßte er sich mit Anatomie, Physiologie und Pathologie und stellte diese Wissenschaften in den Dienst der Chirurgie. Er besaß eine wertvolle Sammlung von etwa 14.000 Präparaten, die großteils von ihm angefertigt worden waren. Diese vermachte er dem College of Surgeons, wo sie zu einem der bedeutendsten Museen für vergleichende Anatomie und Zoologie ausgebaut wurde. Auch als Begründer der experimentellen Pathologie kann John Hunter angesehen werden; ferner befaßte er sich mit Embryologie, Geologie, Botanik und vergleichender Anatomie. Seine Lehrtätigkeit war nicht so bedeutend wie die seines Bruders, und auch sein literarisches Werk läßt dessen Stil vermissen. Er bemühte sich, alles so knapp und nüchtern wie möglich auszudrücken. Zahlreiche Beobachtungen stammen von ihm, die hier nur kurz erwähnt werden können: er erkannte, daß die Samenbläschen nicht Sammelstätten des Spermas, sondern Drüsen sind, untersuchte den Descensus testiculorum und schloß daraus auf den Ursprung der angeborenen Inguinalhernien, unterschied die Formen des Schankers und war an verschiedenen anderen Untersuchungen wie etwa über die Verteilung der Nervenenden der Riechnerven auf der Geruchsschleimhaut, die Plazentaarterien und die Lymphgefäße der Vögel zumindest beteiligt. Er hinterließ auch Arbeiten über die tierische Anatomie, zum Beispiel über das Gefäßsystem der Tintenfische, die noch heute Gültigkeit haben.

## Hunter, William
*englischer Anatom, Chirurg und Geburtshelfer, 1718–1783*

Die akademische Laufbahn begann Hunter mit dem Theologiestudium in Glasgow, das er aber bald mit

*John Hunter*

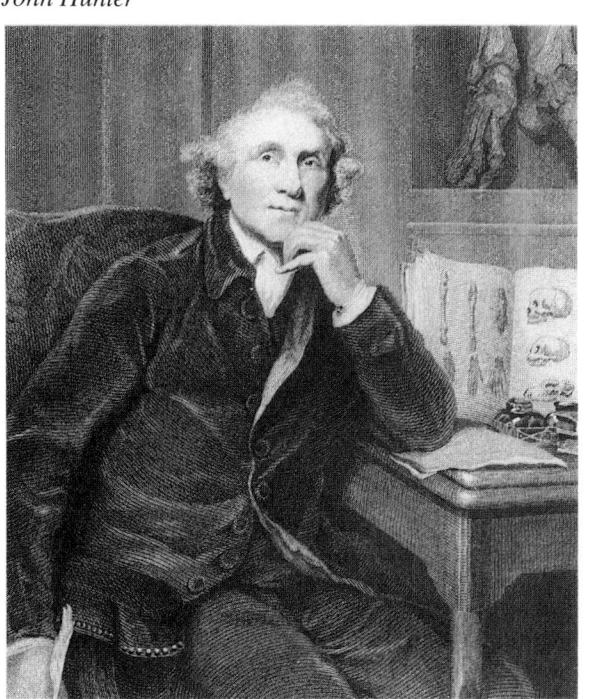

*William Hunter*

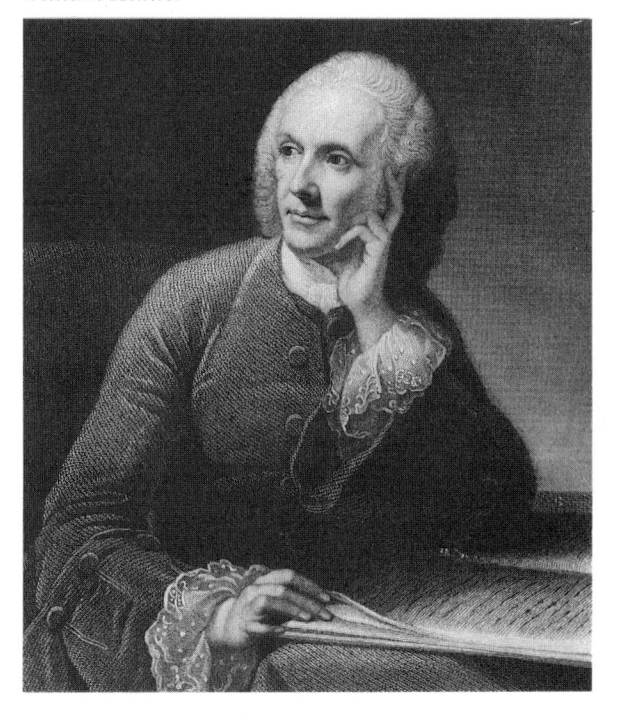

dem der Medizin vertauschte. In Edinburg war er Schüler von Alexander Monro senior, in London von →William Smellie und →James Douglas. Er bildete sich sowohl in Anatomie als auch in Gynäkologie und Chirurgie aus. Schon 1746 erhielt er den Lehrstuhl für Anatomie an einem College für Marinechirurgen. 1748 reiste er nach Europa und machte hier die Bekanntschaft von →Albinus in Leiden. Ein Jahr später erhielt Hunter eine Stelle an einem Spital, promovierte 1750 an der Universität Glasgow, um bald darauf seine vorwiegend chirurgische Tätigkeit aufzugeben und sich der Gynäkologie und Geburtshilfe zuzuwenden. 1756 nahm ihn das College of Physicians auf, 1760 wurde er zum Leibarzt der Königin ernannt, drei Jahre später zum Mitglied der Royal Society und 1768 zum Professor für Anatomie an der Akademie der Künste. 1781 wählte man ihn zum Präsidenten dieser Akademie. Hunter war nicht nur als Arzt, sondern auch als Lehrer sehr angesehen. Dazu kam seine uneigennützige Einstellung, die ihn dazu brachte, seine Einnahmen vorwiegend wissenschaftlichen Zwecken zur Verfügung zu stellen. Er richtete anatomische Institute ein und ergänzte seine anatomische Sammlung. Sein bevorzugtes Arbeitsgebiet war die gynäkologische Anatomie. Das wichtigste seiner schriftlichen Werke, an dem er 20 Jahre lang arbeitete, behandelt die Anatomie des schwangeren Uterus. Der Text zu den meisterhaften Tafeln wurde erst später von seinem Neffen und Schüler →Matthew Baillie verfaßt. Hunter lieferte wertvolle Beschreibungen der Eihäute, schuf den Begriff »Decidua« und erkannte verschiedene andere für die Schwangerschaft charakteristische Merkmale. Auf allgemeinanatomischem Gebiet untersuchte er die Lymphgefäße, den Bau von Tränendrüse und Hoden sowie der Venen. Außer in der Gynäkologie verdankt ihm die Medizin zwar keine bahnbrechenden Erkenntnisse, doch wurde seine Unterrichtsmethode geradezu legendär. Zu seinen Schülern gehörten neben seinem Bruder →John Hunter und seinem Neffen Baillie auch →Charles Bell und →Thomas Denman.

## Ingrassias, Giovanni Filippo
*italienischer Anatom und Arzt, 1510–1580*

Dieser berühmte Arzt, der den Beinamen »Hippokrates von Sizilien« trägt, zog aus seiner Heimatstadt Palermo nach Padua, wo er nach Abschluß des Medizinstudiums 1537 promovierte. Schon bald danach erhielt er eine Berufung als Professor für praktische und theoretische Medizin sowie Anatomie an die Universität von Neapel. Diese Zeit war für ihn sehr erfolgreich; sein Unterricht zog viele – auch ausländische – Studenten an. 1546 gelang ihm die Entdeckung des Steigbügels im Ohr. 1560 verließ er jedoch seine Stellung und begann in Palermo zu praktizieren. Drei Jahre später ernannte ihn Philipp II. zum obersten Mediziner Siziliens und der benachbarten Inseln. Als in den Jahren 1575 und 1577 schwere Pestepidemien Palermo heimsuchten, wurde Ingrassias seinem Ruf gerecht und trug wesentlich zur Bekämpfung der Seuche bei. Er gilt allgemein als der Begründer der neueren Osteologie; in diesem Fachgebiet zeugen noch heute viele Bezeichnungen von seinen Entdeckungen. Eine bedeutende Schrift, in der er die Theorien →Galens widerlegt und auch die →Vesals richtigstellt, erschien erst nach seinem Tode. Sein umfangreiches literarisches Werk umfaßt auch eine interessante Schrift über die Epidemiologie seiner Zeit, die vor allem historisch von Interesse ist. Ein anderes, chirurgisches Werk stellt gewissermaßen einen Kommentar zu Werken des →Avicenna dar.

## Isaak Judaeus
*arabischer Arzt, um 850–932*

Der aus Ägypten stammende jüdische Mediziner war besonders als Augenarzt bekannt. Ein Aghlabidenfürst berief ihn nach Kairuan in seine Dienste; hier konnte sich Isaak Judaeus auch weiterbilden. Nach dem Sturz der Aghlabidendynastie trat er 908 in die Dienste der Fatimiden. Neben seiner praktischen Tätigkeit fand er noch genügend Zeit, eine stattliche Anzahl von Schriften zu verfassen. Sie behandeln viele medizinische Themen und standen jahrhundertelang in hohem Ansehen. 1515 erschien eine lateinische Gesamtausgabe. Der *Führer der Ärzte* gibt uns noch heute Aufschluß über Ethik und Moral der arabischen Mediziner.

## Itard, Jean Marie Gaspard
*französischer Arzt und Otologe, 1775–1838*

Die medizinische Laufbahn dieses bemerkenswerten Arztes begann etwas ungewöhnlich. Nach Beendigung der entsprechenden Ausbildung nahm Itard einen Posten in einer Bank an. Als er aber diese angenehme Stellung aufgeben und zum Heer einrücken sollte, gab er sich als Mediziner aus und wurde daher als Unterarzt an einem Militärhospital eingesetzt. Dank seiner Begabung und einer plötzlich erwachenden Begeisterung konnte er in kürzester Zeit alle notwendigen Kenntnisse erwerben, die ihn zu einem angesehenen Chirurgen machten. Wieder in Paris, blieb er diesem Beruf treu, erhielt Stellungen an verschiedenen Krankenhäusern und wurde schließlich 1789 Arzt des Pariser Taubstummeninstituts. Seit dieser Zeit befaßte er sich intensiv mit dem Gehörorgan und seinen Krankheiten, Untersuchungen, die seinen Ruf bald verbreiteten. Daneben interessierte er sich auch für andere medizinische Probleme; so besitzen wir etwa Werke über das Stottern, die Wassersucht usw. Seine schriftstellerische Begabung stellte Itard auch als Redakteur mehrerer medizinischer Zeitschriften unter Beweis. Sein wichtigstes otologisches Werk erschien 1821 in

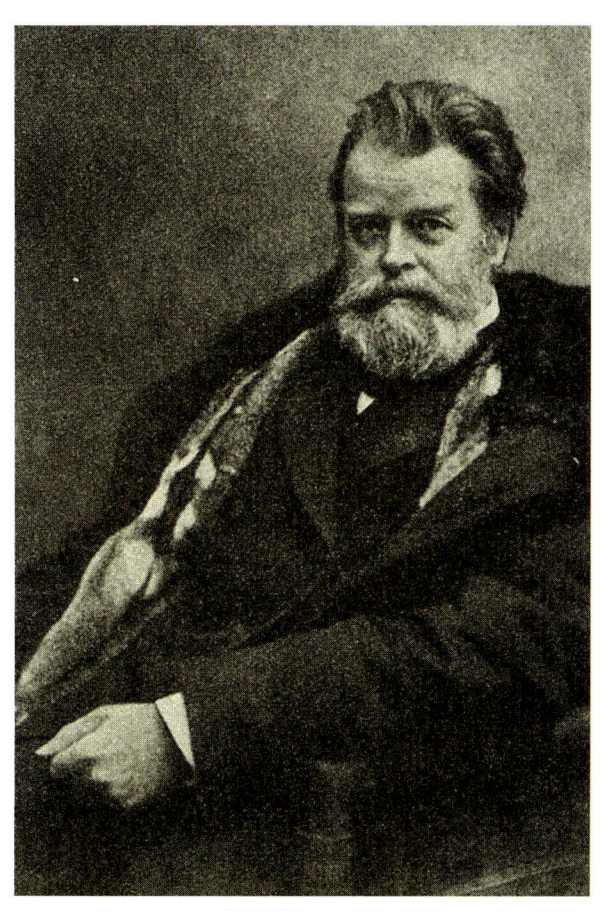

*Jean Marie Gaspard Itard*

Paris. Es enthält anhand von 172 Krankheitsgeschichten genaue Beschreibungen und Forschungsergebnisse seiner Untersuchungen. Noch heute steht es in hohem Ansehen, nicht nur in historischer Hinsicht. Die Otologie verdankt Itard außerdem die Erfindung oder Verbesserung zahlreicher chirurgischer Instrumente sowie Techniken, ebenso die Konstruktion von Gehörmeßgeräten und Hörhilfen für Schwerhörige. Sein Ansehen litt etwas, als er einem schwachsinnigen Jugendlichen, den er aufgenommen hatte, das Sprechen nicht beibringen konnte. In seinem Testament vermachte er dem Pariser Taubstummeninstitut eine gewaltige Summe; auch setzte er der Medizinischen Akademie einen alle drei Jahre zu verleihenden Preis für die beste Arbeit auf dem Gebiet der praktischen Medizin aus.

## Jackson, John Hughlings
*englischer Ophthalmologe und Neurologe, 1834–1911*

Nach Studien in seiner Heimatstadt York setzte Jackson die medizinische Ausbildung in London fort, bekleidete hier ab 1863 eine Assistentenstelle und wirkte ab 1874 als Arzt am Londoner Hospital. Daneben hatte er im Laufe seines Lebens verschiedene Ehrenämter inne, war Mitglied medizinischer Gesellschaften, erhielt 1860 das Doktorat der Universität St. Andrews und erteilte auch Unterricht. Sein Gebiet war die Augenheilkunde und die Neurologie, wobei er besonderen Wert auf Zusammenhänge zwischen beiden legte. Sein schriftliches Werk umfaßt dementsprechende Themen, so etwa Untersuchungen über epileptische und syphilitische Schäden des Nervensystems, Sehstörungen aufgrund von Gehirnschädigungen, wie Ataxie und ähnlichem. Daneben hinterließ er auch Studien, die nur Probleme der Gehirnforschung betreffen, so etwa die Bestimmung von Bewegungszentren im Großhirn. Nach ihm ist eine Form der Epilepsie Jacksonsche Epilepsie benannt, eine Rindenepilepsie, die durch Schädigung der vorderen oder hinteren Zentralregion der Gehirnrinde hervorgerufen wird.

## Jenner, Edward
*englischer Arzt, 1749–1823*

Nach dem Abschluß seiner Ausbildung zum Chirurgen zog der aus Gloucestershire stammende Sohn eines Geistlichen nach London, wo ihn eine enge Freundschaft mit →John Hunter verband. 1772 kehrte er nach Gloucestershire zurück und ließ sich hier als Landarzt nieder. In dieser ruhigen Gegend hatte er Muße, Untersuchungen und Experimente vorzunehmen, die seinen Namen unvergeßlich machen sollten. Die Pocken, gegen die immer noch kein entsprechendes Mittel gefunden worden war, befielen weiterhin ganze Landstriche. Die Variolation war zwar durch die Gemahlin des britischen Botschafters in Istanbul in Großbritannien als Schutzmaßnahme bekanntgemacht worden, erfüllte jedoch nicht alle Ansprüche. Die Todesrate bei dieser Art der Impfung lag noch viel zu hoch. Jenner begann nun die in ländlichen Gebieten bekannte Tatsache, daß an Kuhpocken Erkrankte gegen Pocken immun waren, zu untersuchen. 1796 führte er seinen legendären Versuch durch, bei dem er den Inhalt von Pusteln einer an Kuhpocken erkrankten Magd einem Knaben einimpfte und später durch Übertragung von Eiter eines Pockenkranken bewies, daß der Knabe immun war. Seine erste Arbeit über diese Entdeckung wurde von der Royal Society zurückgewiesen. Dennoch veröffentlichte Jenner 1798 sein Werk *An inquiry into the causes and effects of the vaccinae*. Die Reaktionen auf diese Schrift waren heftig, sowohl für als auch wider. Doch bereits 1800 wurde Jenners Impfung in der englischen Armee angewendet; einige Jahre später erhielt er zum Dank größere Summen zur Verfügung gestellt, mit denen er 1803 das Jenner-Institut, eine Impfanstalt für Arme, errichten konnte. Ihm wurde die Genugtuung zuteil, den Erfolg seiner Entdeckung miterleben zu können. Nach einer kurzen Zeit in London zog er wieder in seine Heimat

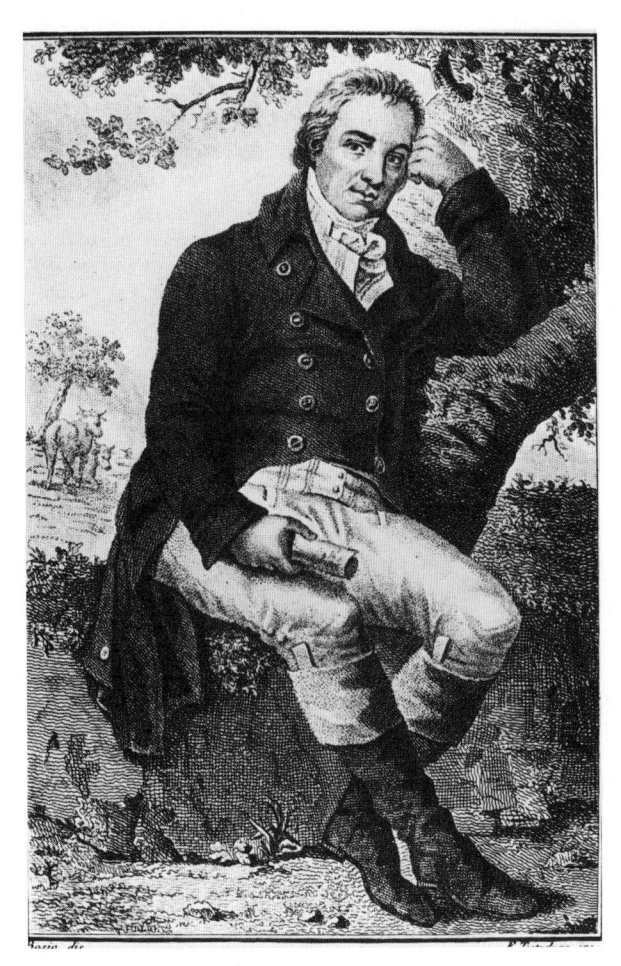

*Edward Jenner*

zurück, wo er auf seinem Landgut einem Schlaganfall erlag.

## Johannitius
### *arabischer Mediziner, 809–873*

Der Name dieses christlichen Sohns eines Apothekers lautet eigentlich Honein Ben Ishak, doch ist er uns unter dem Namen Johannitius bekannt. Seine medizinischen Studien absolvierte er in Bagdad; dann bereiste er mehrere griechische Städte, wo er sich die Kenntnisse aneignete, die ihn später zum bedeutendsten Übersetzer griechischer Literatur in der arabischen Welt machen sollten. Nach seiner Rückkehr nach Bagdad begann er mit großem Erfolg Vorlesungen zu halten; der Kalif el-Mutawakkil ernannte ihn bald darauf zu seinem Leibarzt und beauftragte ihn mit der Übersetzung griechischer Schriften. Um die entsprechenden Manuskripte zu beschaffen, unternahm Johannitius so häufige Reisen nach Byzanz, daß der Kalif ein Bündnis seines Arztes mit dem griechischen Kaiser witterte. Johannitius hatte große Mühe, diesen Verdacht zu entkräften. Später verlor er aber dennoch, vermutlich durch Verleumdung, die Gunst des Kalifen; dieser ließ ihn einkerkern, was die Lebenskraft des Arztes brach; er starb bald darauf. Das schriftliche Werk des Johannitius besteht hauptsächlich aus Übersetzungen diverser Autoren, darunter →Hippokrates, →Galen oder →Paulus von Ägina. Ein eigenständiges Werk umfaßt die gesamte Medizin und gibt guten Einblick in die arabischen Methoden und Anschauungen; es stand als Lehrbuch während des Mittelalters in hohem Ansehen.

## Jones, Ernest
### *englischer Psychoanalytiker, 1879–1958*

In London, München und Paris studierte Jones Medizin und beendete das Studium im Jahre 1900 mit der Promotion. 1906 erhielt er einen Lehrauftrag für Neurologie an einer Londoner medizinischen Schule; daneben war er Pathologe an einem Spital und Arzt an einem anderen. 1910 berief man ihn als Professor für Psychiatrie an die Universität von Toronto, ab 1926 war er Direktor der Londoner Psychoanalytischen Klinik. Jones war einer der wichtigsten Mitarbeiter von →Sigmund Freud und Herausgeber des *International Journal of Psycho-Analysis,* befaßte sich aber auch mit Neurologie und Psychiatrie.

## Jones, Sir Robert
### *englischer Chirurg, 1857–1933*

Nach dem Medizinstudium in Liverpool schloß Jones die Ausbildung 1878 ab, arbeitete bald nach der Promotion an einem Spital in Liverpool und erhielt schon im Alter von 30 Jahren die Stelle des leitenden Chirurgen. Zusammen mit seinem Onkel →Hugh Owen Thomas behandelte er vor allem die Patienten der unteren Einkommensschichten, die oft sogar keinerlei Zahlungen leisten mußten. Der Ruf dieser Klinik verbreitete sich rasch; selbst aus Übersee kamen Ärzte, um sich weiterzubilden und die Methoden der orthopädischen Chirurgie in Amerika zu praktizieren. 1888 wurde Jones zum obersten Chirurgen der Arbeiter beim Bau des Kanals von Manchester bestellt. Hier organisierte er den ersten Unfalldienst Englands. Im Ersten Weltkrieg wirkte Jones als ranghoher Mediziner und gründete ein orthopädisches Service in der Armee. Nach dem Krieg wandte er sich dem Problem des längeren Spitalsaufenthaltes von Kindern zu; zusammen mit einer Patientin, die ein privates Genesungsheim für Kinder betrieb, gründete er das Robert Jones and Agnes Hunt Orthopedic Hospital. Hauptanliegen des Spitals waren orthopädische Korrekturen im Kindesalter. 1918 wurde die Britische Orthopädische Vereinigung gegründet, deren Präsident Jones von 1920 bis 1925 war. An verschiedenen Spitälern Londons und Liverpools hatte er wichtige Posten inne; an der Universität Liverpool unterrichtete er orthopädische Chirurgie. Jones hinterließ etliche Schriften zu seinem Fachgebiet.

## Joubert, Laurent
*französischer Arzt, 1529–1582*

Die Studienzeit führte Joubert von Montpellier an die Universitäten von Paris, Padua und Bologna; erst nach langen Studienreisen, auf denen er bereits ärztlich tätig war, wurde er 1558 in Montpellier promoviert. Schon ein Jahr später bekleidete er stellvertretend das Amt eines Professors; 1566 trat er die Nachfolge seines Lehrers →Rondelet als Professor für Anatomie in Montpellier an. Damit begann Jouberts Laufbahn, die ihn zu einem der bedeutendsten Vertreter der Schule von Montpellier im 16. Jahrhundert machen sollte. 1569 folgte die ehrenhafte Ernennung zum obersten Armeechirurgen; mit dem Heer machte er anschließend einen Feldzug mit. Aus dieser Zeit stammen Schriften über Kriegsverletzungen. Im Jahre 1573 wurde Joubert zum Kanzler der Universität gewählt; Heinrich III. berief ihn nach Paris, um die Unfruchtbarkeit seiner Gattin zu behandeln. Joubert hatte allerdings keinen Erfolg und kehrte zu seiner Tätigkeit als Arzt und Lehrer in Montpellier zurück. Neben interessanten chirurgischen Werken befaßte er sich mit der Erforschung der Pest und gab Abhandlungen über verschiedene Einzelthemen heraus. Am bedeutendsten ist eine Schrift über die Fieberlehre, in der er die Theorien →Galens vehement angreift.

## Jung, Carl Gustav
*Schweizer Psychoanalytiker, 1875–1961*

In seiner Heimatstadt Basel sowie an der Universität Paris brachte C. G. Jung das Medizinstudium hinter sich und promovierte 1900 in Basel. Anschließend war er an der Psychiatrischen Klinik in Zürich tätig, wo er sich 1905 habilitierte, auf die Lehrtätigkeit jedoch verzichtete. 1944 berief man ihn als Professor für Psychiatrie an die Baseler Universität. In den Jahren 1907 bis 1912 arbeitete er eng mit →Sigmund Freud zusammen und bekleidete auch das Amt des Präsidenten der Internationalen Psychoanalytischen Gesellschaft. Dann aber trennten sich die Wege der beiden Psychoanalytiker, und C. G. Jung begründete seine eigene Lehre, die er »analytische Psychologie« nannte. Das Unbewußte ist der »schöpferische Mutterboden des Bewußtseins« und manifestiert sich in Träumen und Phantasien sowie in Sagen, Mythen und Kunstwerken. Im Individuationsprozeß kommt es zur Auseinandersetzung des Bewußtseins mit dem Unbewußten. Die Psyche ist das Resultat dieser Auseinandersetzung; sie enthält Elemente des Bewußtseins und des Unbewußten. C. G. Jung unterscheidet den extrovertierten Menschen, der sich an der Umwelt orientiert, und den introvertierten, der sich nur auf sich selbst bezieht. Die Lehre von den Neurosen und deren Behandlung erfuhr durch ihn manche Erweiterung; auch auf die Gebiete Ethnologie, Anthropologie und Religionsgeschichte griffen seine Lehren über.

## Kahlbaum, Karl Ludwig
*deutscher Psychiater, 1828–1899*

Nach Studienjahren in Königsberg, Würzburg und Leipzig promovierte Kahlbaum 1855 in Berlin und trat ein Jahr darauf eine Stelle an einer Irrenanstalt in Ostpreußen an; später war er gleichzeitig auch Privatdozent in Königsberg. Ab 1867 besaß und leitete er eine Heilanstalt für Geistes- und Gemütskranke in Görlitz. Diese Aufgabe hielt ihn bis zu seinem Tode gefangen. Kahlbaum zählt zu den wichtigsten Vertretern der Psychiatrie im Deutschland des 19. Jahrhunderts. Er betonte den Einfluß der Erziehung auf das sogenannte »jugendliche Irresein« und ordnete diese Krankheit nach verschiedenen Erscheinungsbildern ein. Für psychisch abnorme Kinder und Jugendliche hatte er seinem Krankenhaus eine gesonderte Abteilung angeschlossen. Sein literarisches Werk befaßt sich ausschließlich mit der Psychiatrie.

## Kaposi, Moritz
*österreichischer Dermatologe, 1837–1902*

Der gebürtige Ungar schloß sich bereits während seiner Studienzeit in Wien eng an →Ferdinand von

*Moritz Kaposi*

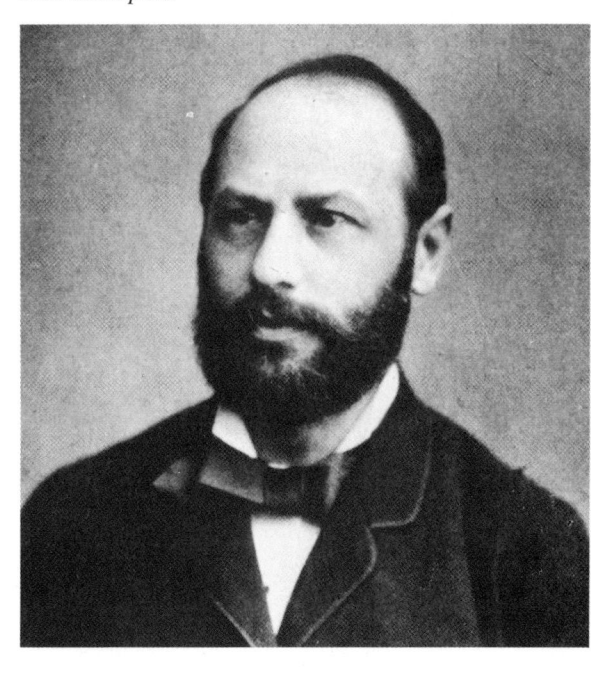

Hebra an, den er später als Mitarbeiter unterstützte. Fünf Jahre nach seiner Promotion im Jahre 1861 habilitierte er sich zum Dozenten für Dermatologie. In diesem Fach befaßte er sich vor allem mit der Syphilis, ihren Schäden auf Haut und Schleimhäuten sowie ihrer Ursache und Therapie. Zusammen mit Hebra gab er ab 1872 ein neubearbeitetes Lehrbuch der Hautkrankheiten heraus. 1875 wurde er Professor für Dermatologie und konnte 1879 die Leitung der Hautklinik in Wien übernehmen. Er hinterließ eine Reihe von Schriften zu seinem Spezialgebiet.

## Kerckring, Theodor
*deutscher Anatom, 1640–1693*

Der gebürtige Hamburger kam schon als Kind nach Amsterdam, wo er zur Schule ging und nach deren Abschluß an die Universität von Leiden zog. Soeben promoviert, kehrte er nach Amsterdam zurück, um sich als praktischer Arzt niederzulassen. Aus dieser Zeit datiert seine Freundschaft und Zusammenarbeit mit →Frederick Ruysch. Kerckring stand später vielfach im Verdacht, Ruyschs Entdeckungen für sich in Anspruch genommen zu haben. Um das Jahr 1675 verließ er jedenfalls Amsterdam, vermutlich wegen seines Übertritts zur katholischen Kirche. Nach langen Studienreisen durch Italien kam er in seine Geburtsstadt Hamburg und verbrachte hier den Rest seines Lebens. Kerckrings Bedeutung liegt vor allem auf dem Gebiet der Anatomie, wo er die nach ihm benannten Falten des Dünndarms entdeckte oder zumindest als erster beschrieb; außerdem schreibt man ihm die Entdeckung der Vasa vasorum zu. Daneben wies er die Venenklappen nach, befaßte sich mit der Knochenentstehung des menschlichen Embryos und war auch an

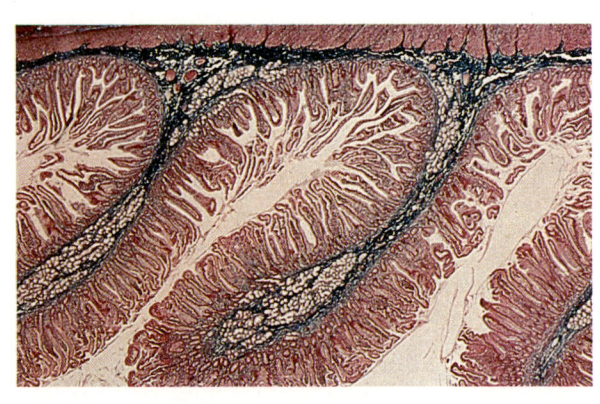

*Kerckringsche Falten*

*Robert Kienböck*

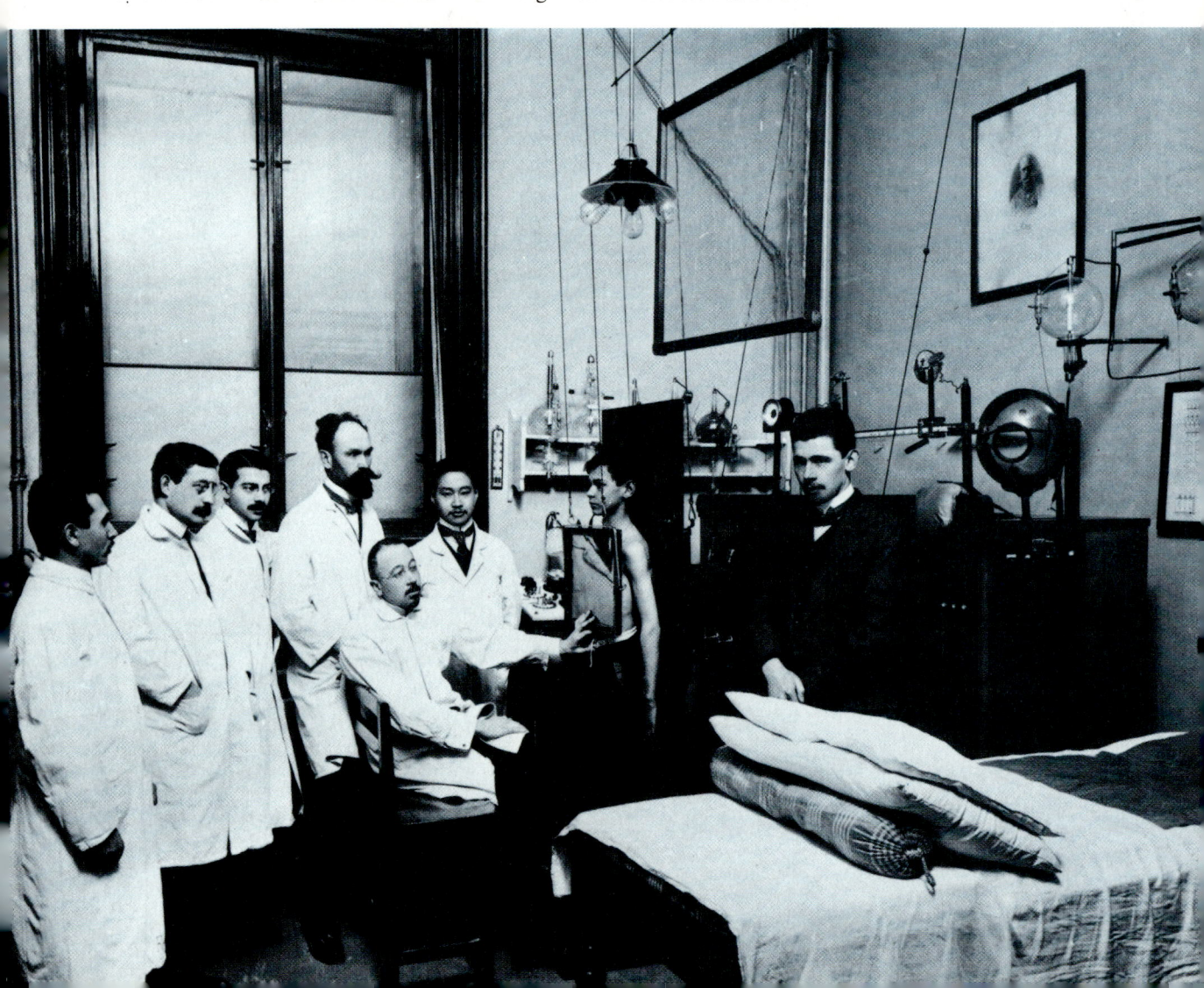

Chemie interessiert. In diesem Zusammenhang untersuchte er die Trinkwasserqualität von Amsterdam und entwickelte eine Methode zur Konservierung von Leichen mit flüssigem Bernstein.

## Kienböck, Robert
*österreichischer Röntgenologe, 1871–1953*

Der gebürtige Wiener studierte in seiner Heimatstadt Medizin, schloß die Ausbildung 1895 mit der Promotion ab und wandte sich schon während der ersten Zeit als Spitalsarzt der neuen Wissenschaft der Röntgenologie zu. 1899 konnte er an einem Sanatorium ein kleines Privat-Röntgeninstitut eröffnen. 1904 habilitierte er sich für medizinische Radiologie und erhielt zugleich die Leitung der radiologischen Abteilung am Allgemeinen Krankenhaus; 1926 wurde er außerordentlicher Professor für dieses Fach. Seine Leistungen liegen vor allem auf dem Gebiet der Knochenerkrankungen und ihrer Behandlung mit röntgenologischen Mitteln. Zahlreiche Begriffe aus der Pathologie tragen noch heute seinen Namen; wir erinnern beispielsweise an die Kienböcksche Krankheit, die Kienböcksche Knochentherapie oder die Kienböcksche Handluxation.

## Kirschner, Martin
*deutscher Chirurg, 1879–1942*

Die Studienjahre verbrachte Kirschner an den Universitäten von Freiburg, Straßburg, Zürich und München. Nach der Promotion in Straßburg 1904 kam er nach Berlin, um sich weiterzubilden; nach drei Jahren reiste er nach Greifswald, arbeitete hier zwei Jahre an der Chirurgischen Universitätsklinik und ging dann nach Königsberg. 1916 erfolgte die Berufung zum Professor für Chirurgie in Königsberg, 1927 kam Kirschner einer Einladung nach Tübingen nach. Seine bedeutendsten Leistungen waren die erste erfolgreiche Durchführung der Trendelenburgschen Operation bei Lungenembolie; außerdem entwickelte er eine neue Methode zur Bildung einer künstlichen Speiseröhre und ein Verfahren zur Eröffnung des Kniegelenks. Sein schriftliches Werk befaßt sich mit seinem Fachgebiet.

*Martin Kirschner, Gemälde von Hubert Grass, 1942 (Chirurgische Universitätsklinik, Heidelberg)*

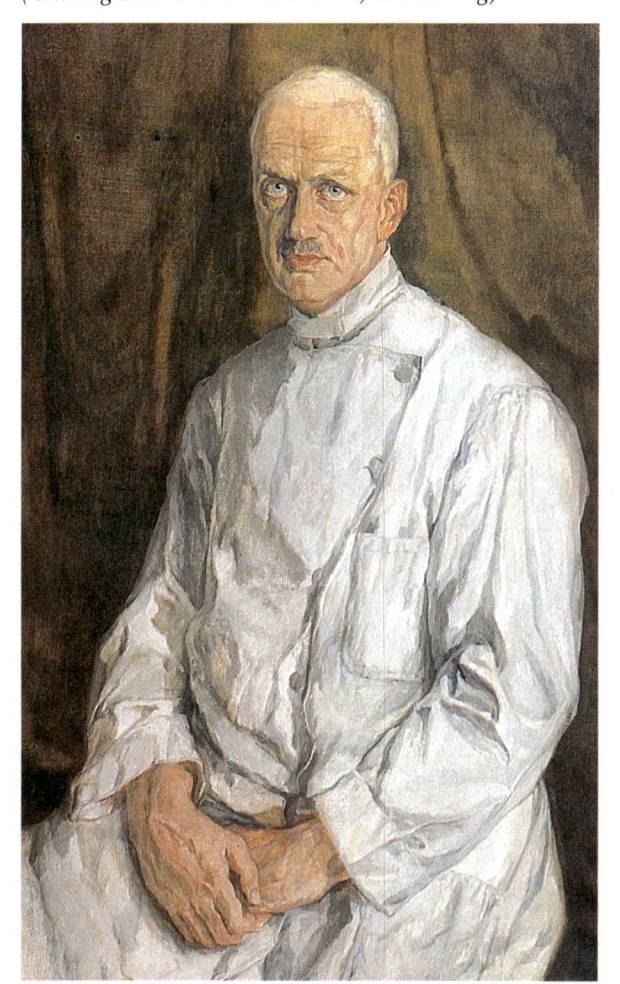

## Kitasato, Shibasaburo
*japanischer Bakteriologe, 1856–1931*

Nach seiner Ausbildung und Spezialisierung auf die Bakteriologie in seiner Heimat kam Kitasato 1885 nach Berlin und trat dort eine Stelle am Hygienischen Institut unter →Robert Koch an. 1891 erhielt er eine

*Shibasaburo Kitasato*

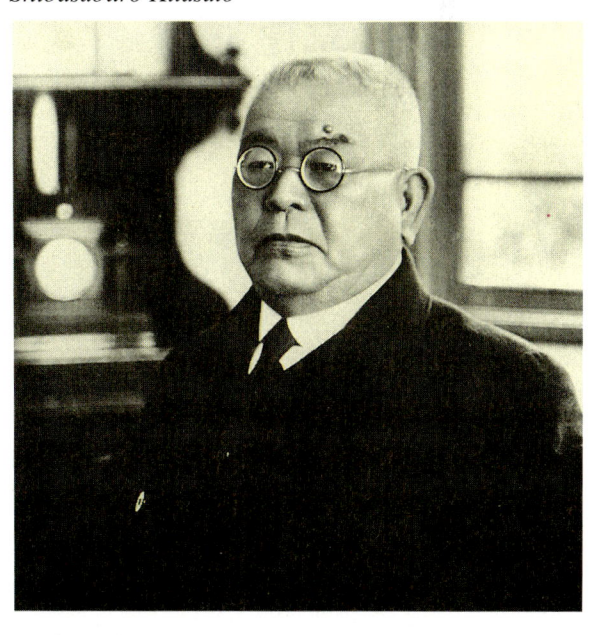

Anstellung am Institut für Infektionskrankheiten und verließ daher Koch und seine Anstalt. Ein Jahr später folgte die Ernennung zum Professor; Kitasato übte die Lehrtätigkeit allerdings nicht lange aus, sondern kehrte wieder nach Japan zurück und übernahm die Leitung eines neugegründeten Instituts für Bakteriologie in Tokio. 1896 zog er in eine Provinzstadt, um ein Institut für Infektionskrankheiten zu führen. Kitasatos größte Erfolge lagen auf dem Gebiet der Diphtherie, wo er mit →Emil von Behring eng zusammenarbeitete; dazu kamen die Erforschung der Cholera, des Tetanus und der Pest, deren Erreger er 1894 zur selben Zeit wie →Yersin identifizierte.

## Klebs, Edwin
*deutscher Pathologe, 1834–1913*

Das Leben des berühmten Vorläufers der Lehren →Robert Kochs verlief rastlos und ohne feste Heimat. Das Medizinstudium führte ihn an die Universitäten von Königsberg, Würzburg, Jena und Berlin, wo er 1856 promovierte. In Würzburg lernte er →Virchow kennen und wurde von ihm zum Studium der pathologischen Anatomie angeregt. Seinem Dissertationsthema, der Tuberkuloseforschung, widmete sich Klebs immer wieder in seinem Leben. 1858 ließ er sich in Königsberg als praktischer Arzt nieder, habilitierte sich

*Edwin Klebs*

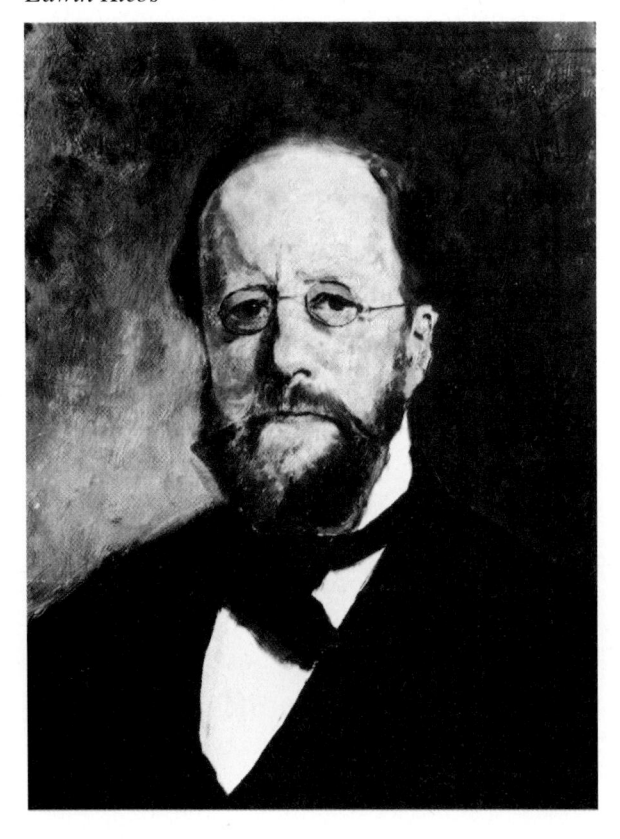

zum Dozenten für allgemeine Pathologie und kam drei Jahre später zu Virchow nach Berlin. Hier las er Anatomie für Künstler und veröffentlichte eine Reihe von Abhandlungen, darunter die über seine Erfindung der Paraffineinbettung. 1866 kam er als außerordentlicher Professor nach Bern; ein Jahr später wurde er ordentlicher Professor. 1870 wirkte er in Karlsruhe am Bahnhofslazarett, wo er die Schußverletzungen der Soldaten untersuchen konnte. Bald erschien eine Schrift darüber, in der er den Eiter als von einem Erreger verursacht ansieht. 1872 folgte er einer Berufung nach Würzburg als Professor für pathologische Anatomie, 1873 einer nach Prag in der gleichen Eigenschaft. Hier verbrachte Klebs die wohl erfolgreichsten Jahre. Er gründete einige Zeitschriften sowie eine Vereinigung deutscher Ärzte in Böhmen und begann endgültig mit seinen bakteriologischen Forschungen. Er entdeckte den Diphtheriebazillus und beschrieb auch die bakteriologische Ursache anderer Krankheiten. 1882 mußte er Prag aus politischen Gründen verlassen; er ging nach Zürich, gründete ein pathologisches Institut und ließ mehrere Werke erscheinen. Als das Tuberkulin entdeckt wurde, wandte sich Klebs wieder der Tuberkulose zu. Er hatte vor, das Tuberkulin in gereinigter Form als Impfstoff einzusetzen. Um diesen Forschungen nachgehen zu können, legte er sein Lehramt nieder und teilte seinen Aufenthalt zwischen Straßburg und Karlsruhe. 1894 reiste er nach Amerika, übernahm die Leitung eines Sanatoriums in North Carolina und führte später ein pathologisches Laboratorium in Chikago. 1900 kehrte er nach Deutschland zurück, wo er in Hannover ein Privatlabor errichtete und eine Zeitschrift gründete. Fünf Jahre später zog er nach Berlin, um am pathologischen Institut zu arbeiten, danach nach Lausanne und 1913 nach Bern. Hier starb er noch im gleichen Jahr. Seine Arbeiten sind von grundlegender Bedeutung für das Gebiet der Bakteriologie und der Pathologie. Klebs führte die Pilzlehre in die Pathologie ein, entwickelte die Theorie vom Zelltod, beschrieb und erforschte Neurogliom und Neuroblastom, Blutplättchenthromben, Magengeschwür, Endotheliome und die Pathologie des Pankreas. Seine bedeutendste Entdeckung ist jedoch die des Diphtherieerregers. Sein Name bezeichnet eine (häufig pathogene) Bakterienart, die sogenannte Klebsiella.

## Klein, Johann
*österreichischer Gynäkologe, 1788–1856*

Der legendäre Gegner von →Semmelweis' Theorien absolvierte das Medizinstudium in Wien, promovierte hier und wirkte ab 1815 als Assistent an der geburtshilflichen Lehrkanzel. Vier Jahre später erhielt er die Lehrkanzel dieses Fachs in Salzburg. 1822 kehrte er nach Wien zurück, wo er zum Professor für praktische Geburtshilfe ernannt wurde. Nach der Übernahme der geburtshilflichen Klinik führte Klein sofort den An-

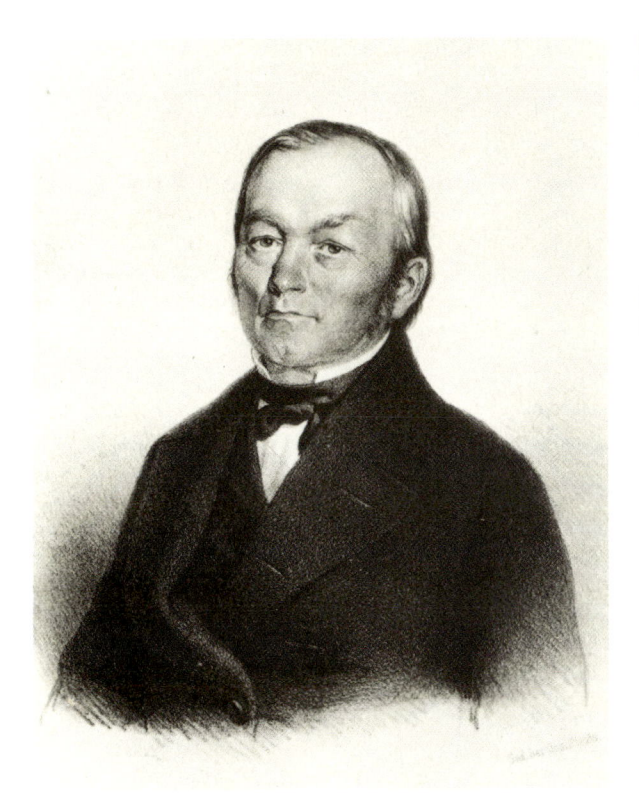

*Johann Klein*

schauungsunterricht für Studenten ein – sowohl an der Leiche als auch an der Wöchnerin. Die Puerperalfiebererkrankungen stiegen rapide, die Sterblichkeit war hoch. 1833 wurde ein Teil der Klinik abgeteilt und als zweite Gebärklinik eingerichtet, an der nur Hebammen am Werk waren; die Studenten erhielten hier keinerlei Unterricht. Die Sterblichkeitsrate beider Abteilungen war sehr unterschiedlich, was Klein aber nicht zu bemerken schien. Man schob die Schuld allgemein auf Miasmen oder epidemische Ausdünstungen. Der Mortalitätsunterschied trug letztendlich zu Semmelweis' Entdeckung bei, die aber von Klein nicht anerkannt und deren Maßnahmen von ihm bekämpft wurden. Literarisches hinterließ Klein außer Jahresberichten wenig. Seine Bedeutung ist nur historisch; auf dem Gebiet der Wissenschaft trat er nicht aufsehenerregend hervor.

## Knidos, Schule von

Diese Schule lag auf der kleinasiatischen Halbinsel Knidos mit direktem Blick zu ihrer Rivalin auf der Insel Kos. Auch ihre Vertreter waren Anhänger des Asklepios und nannten sich Asklepiden. Einer der berühmtesten Mediziner dieser Stadt war Ktesias, der Leibarzt Artaxerxes' II. Der zweite wichtige Arzt war Euryphon, der die anatomischen Kenntnisse seiner Zeit bereicherte. Die Mediziner hatten die Gewohnheit, die Krankengeschichten und ihre diesbezüglichen Beobachtungen zu notieren; daraus entstanden die dem *Corpus Hippocraticum* später angeschlossenen *Knidischen Sentenzen*.

## Koch, Robert
*deutscher Bakteriologe, 1843–1910*

Das Leben dieses glänzenden Mediziners kann aus Platzgründen hier nur in groben Umrissen behandelt

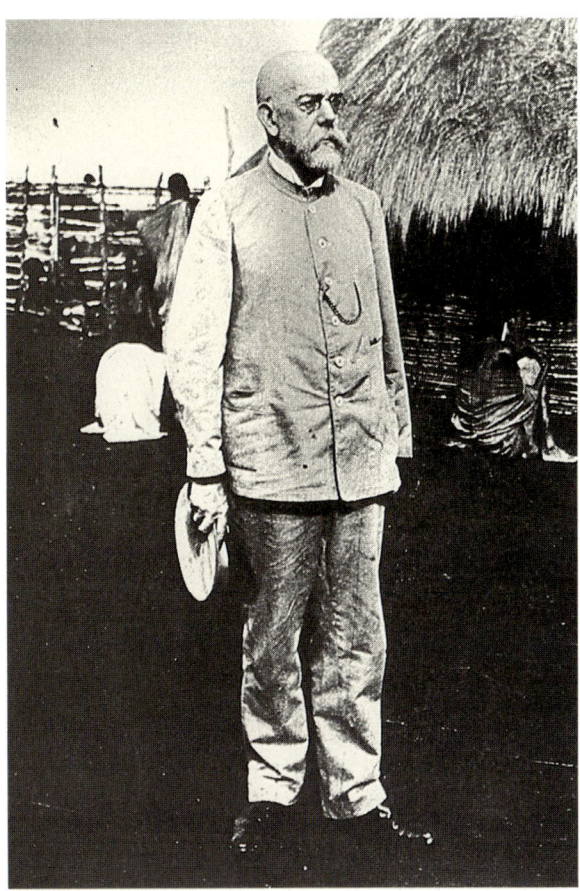

*Robert Koch auf einer seiner Forschungsreisen*

werden. Im Jahre 1862 bezog er die Universität Göttingen, wo er 1866 das Medizinstudium abschloß. Nach der Promotion ging Koch nach Hamburg, um als Assistent am Allgemeinen Krankenhaus zu arbeiten. Bald gab er diesen Posten auf und ließ sich kurze Zeit bei Hannover nieder, bis er eine Stelle in der Provinz Posen antrat, diese aber 1872 mit einer in Wollstein im Kreis Bomst vertauschte. Hier begann er mit seinen epochalen bakteriologischen Untersuchungen. Zuerst befaßte er sich mit der Wundinfektion, der Blutvergiftung und dem Milzbrand. Seine Arbeiten über die Forschungsergebnisse begründeten 1880 seine Berufung als ordentliches Mitglied des Reichsgesundheitsamtes nach Berlin. Hier widmete er sich nach einer Arbeit über die Milzbrandimpfung vor allem der Erforschung der →Tuberkulose; 1882 konnte er in einer Schrift die Entdeckung des Tuberkelbazillus vorlegen. Ein Jahr danach wurde er als Leiter der deuschen Choleramis-

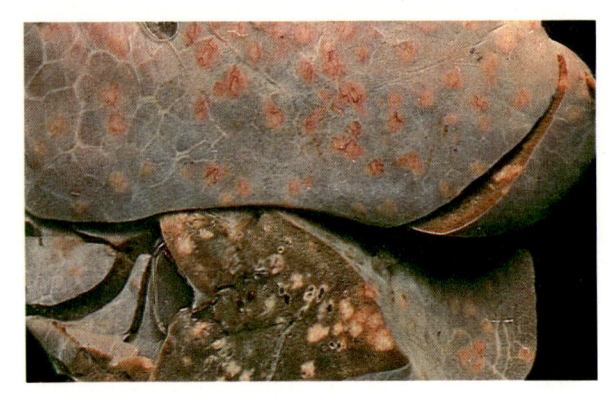

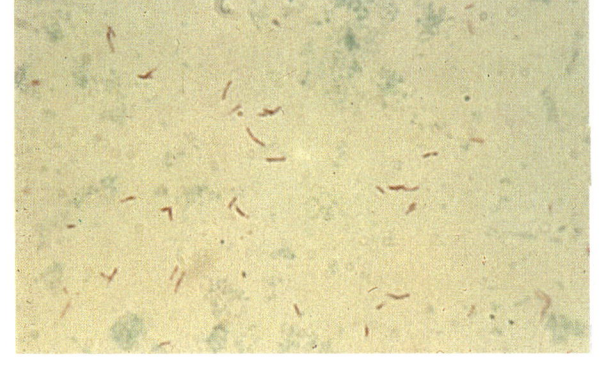

*Abb. oben, links: massive Streuung einer Lungen-Tbc*
*Abb. oben, rechts: das von Robert Koch entdeckte Tuberkulosebakterium*
*Abb. unten: Robert Koch in seinem Labor*

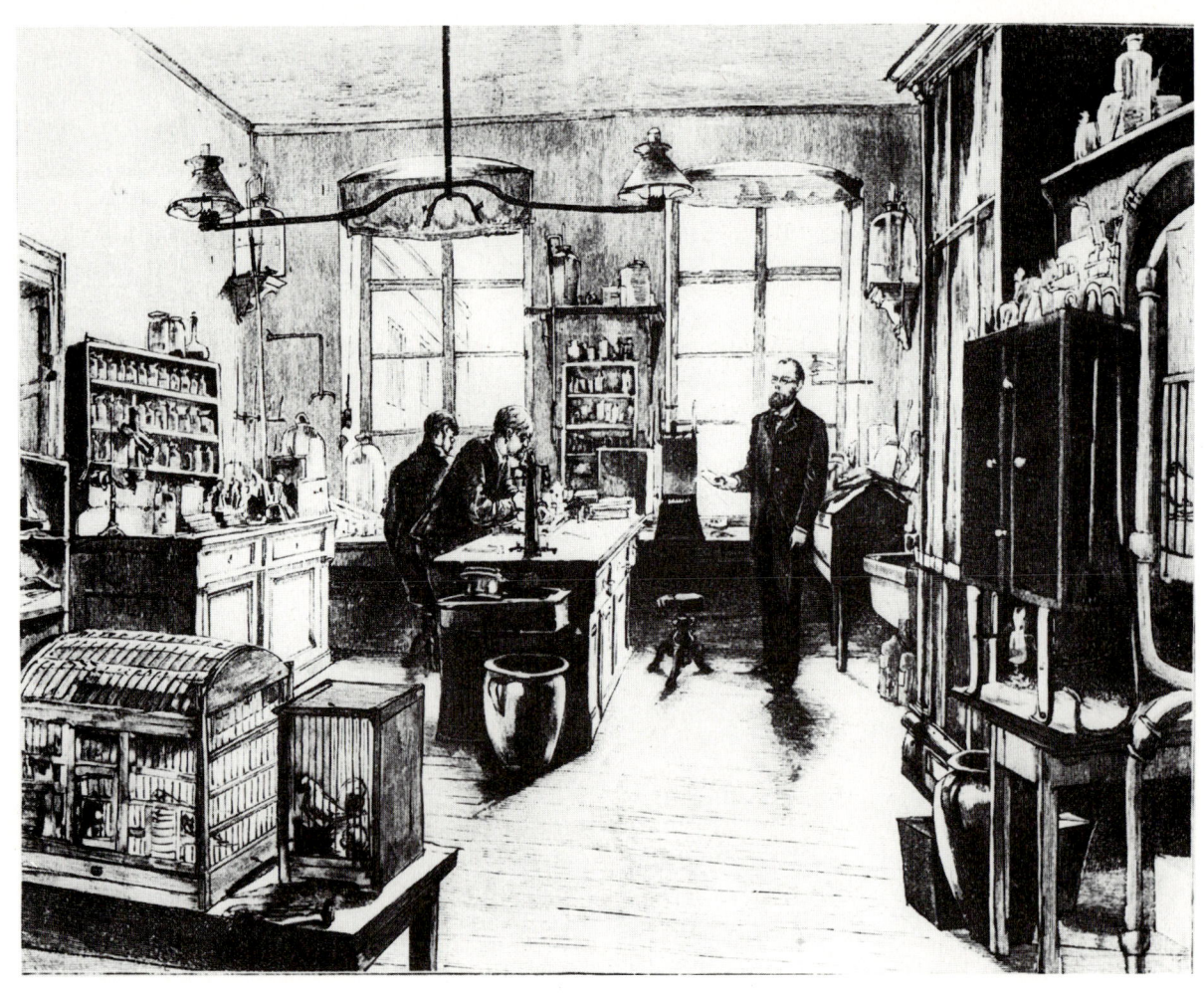

sion nach Ägypten entsandt; im Anschluß daran folgte eine Expedition nach Indien. Das Ergebnis seiner Untersuchungen war die Identifizierung des Vibrio comma, das als Erreger der →Cholera gilt. Nach der Rückkehr von dieser erfolgreichen Reise konnte Koch einen ansehnlichen Geldpreis in Empfang nehmen; ein Jahr später folgte er einer Berufung als Cholera-Kommissar nach Frankreich. 1885 endlich folgten die Ernennungen zum Professor an der medizinischen Fakultät und zum Direktor des neugegründeten Instituts für Tropenkrankheiten. Nun hatte er wieder Gelegenheit, sich mit der Tuberkulose zu befassen. Auf dem internationalen medizinischen Kongreß des Jahres 1890 in Berlin trat Koch mit der von ihm entwickelten Tuberkulinbehandlung an die Öffentlichkeit. Das als »Kochsche Lymphe« begeistert aufgenommene Präparat erwies sich allerdings wegen seiner Nebenwirkungen als nicht ganz zufriedenstellend, der Beginn der medikamentösen Tuberkulosetherapie wurde durch Koch aber zweifellos gelegt. 1896 sandte ihn die deutsche Regierung nach Kapstadt, wo er die Rinderpest untersuchen sollte. Koch nutzte die Gelegenheit zu Forschungen über die Malaria, von deren Ergebnissen er nach seiner Rückkehr der Öffentlichkeit Mitteilung machte. Kaum ein anderer Mediziner der modernen Wissenschaft hat auf seinem Gebiet so viele verschiedene Leistungen erbracht wie Robert Koch. Nach wie vor sind seine Entdeckungen aktuell und nur geringfügig korrigiert worden. Sein Name steht vor allem mit dem Tuberkelbazillus (Kochscher Bazillus) in Verbindung.

## Koeberlé Eugène
*französischer Chirurg, 1828–1915*

In seiner Eigenschaft als Professor für Chirurgie in Straßburg veröffentlichte Koeberlé etliche Schriften über seine Entwicklung und Verbesserung von Operationsmethoden. Er befaßte sich eingehend mit den Möglichkeiten der Uterusoperationen und befürwortete die totale Entfernung der Gebärmutter in vielen Fällen. 1863 gelang ihm die erste Radikaloperation des Uterus wegen eines Fibroms, 1869 nahm er die erfolgreiche Entfernung eines Uterus samt Adnexen vor. Neun Jahre später operierte er Myome einer Gebärmutter mit Erfolg. Seine chirurgischen Eingriffe waren der Wegweiser zu einer neuen Epoche der gynäkologischen Operationen. Koeberlé konstruierte auch eine spezielle Zange zur Blutstillung während einer Operation, wegen der es zu schweren urheberrechtlichen Streitigkeiten mit →Péan, dem Erfinder einer Arterienpinzette zur Blutstillung, kam.

## Köhler, Alban
*deutscher Röntgenologe, 1874–1947*

Nach der medizinischen Ausbildung an den Universitäten Berlin, Erlangen und einer längeren Zeit in Freiburg promovierte Köhler hier 1897. Im Jahr darauf kam er nach Dresden, wo er bei einem Pathologen arbeitete; später übersiedelte er nach Wiesbaden zu einem Chirurgen und faßte hier den Entschluß, sich der Röntgenologie zuzuwenden. 1913 wurde er zum Professor h. c. ernannt. Köhler bemühte sich, die Chirurgie mit der Röntgenologie in Zusammenhang zu bringen, und veröffentlichte zu diesem Thema ein Werk; daneben stammen Schriften über die kindliche Lungentuberkulose sowie über röntgenologisch erkennbare Knochenerkrankungen aus seiner Feder. Seine wichtigste Schrift ist das in viele Sprachen übersetzte Werk *Grenzen des Normalen und Anfänge des Pathologischen im Röntgenbilde*. Seinen Namen finden wir in zwei »Köhlersche Krankheit« benannten Leiden, aseptischen Epiphyseonekrosen des Os naviculare pedis einerseits und der Metatarsalköpfchen II, manchmal auch III und IV, andererseits.

## Kolletschka, Jakob
*österreichischer Pathologe, 1803–1847*

Der zur Wiener Schule zählende Arzt beendete 1836 das Studium in Wien. Schon im darauffolgenden Jahr begann er mit Vorlesungen über pathologische Anato-

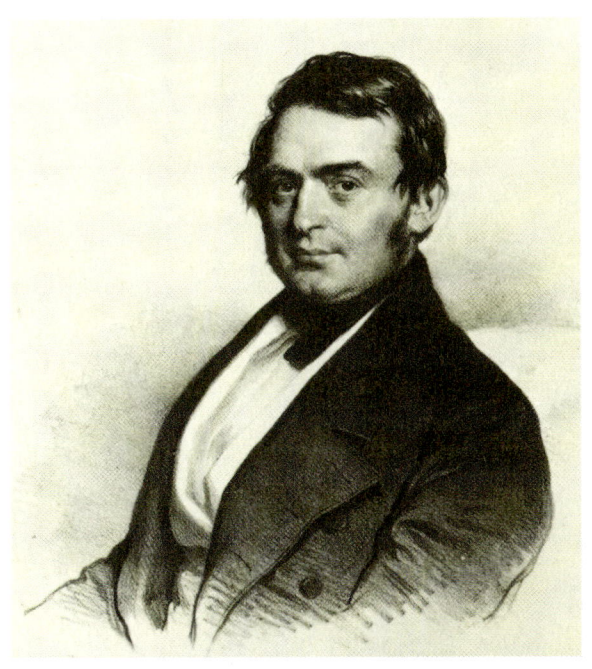

*Jakob Kolletschka*

mie am pathologisch-anatomischen Institut unter →Carl von Rokitansky, an dem er bereits seit 1830 tätig war. Zu seinen Freunden und Mitarbeitern zählte auch →Skoda, mit dem zusammen er 1839 eine bedeutende Arbeit über Perikarditis (Herzbeutelentzündung) veröffentlichte. Darin betont Kolletschka die Bedeutung der Autopsiebeobachtungen für die Behandlung des Patienten. Dieses Werk ist das einzige größere Kolletschkas; in seinem relativ kurzen Leben widmete er sich mehr der Praxis und dem Unterricht. 1840 trat er aus dem pathologisch-anatomischen Institut aus, nahm eine Anstellung als Primarius an einem Krankenhaus der Barmherzigen Schwestern an und erhielt 1843 schließlich den Professorentitel für Staatsarzneikunde und gerichtliche Medizin. Diese Lehrkanzeln hatte er bis zu seinem Tod – infolge einer Fingerverletzung bei einer Sektion – inne.

## Kölliker, (Rudolf) Albert von
*Schweizer Biologe und Mediziner, 1817–1905*

Nach seiner Studienzeit, die ihn an die Universitäten von Zürich, Bonn und Berlin führte, promovierte Kölliker in Zürich zum Doktor der Philosophie und 1842 in Heidelberg zum Doktor der Medizin. Nach seiner Rückkehr wurde er Assistent von →Henle, habilitierte sich 1843 zum Dozenten und wurde zwei Jahre später zum Professor für Physiologie und vergleichende Anatomie ernannt. 1847 verließ er seine Heimatstadt und folgte einer Einladung nach Würzburg, wo er die gleichen Lehrkanzeln übernahm und ab 1866 auch Anatomie, Mikroskopie und Entwicklungsgeschichte lehrte. Mit über 80 Jahren trat er in den wohlverdienten Ruhestand. Köllikers größte Bedeutung liegt in der Erforschung der normalen Gewebe. Im Jahre 1852 erschien sein berühmtes *Handbuch der Gewebelehre für Ärzte und Studierende,* in dem er zahlreiche Beobachtungen und Entdeckungen weitergibt. Nach eigenen Angaben verfaßte er etwa 245 Abhandlungen. Sie betreffen Physiologie, Embryologie, vergleichende Anatomie und Zoologie. Daneben befaßte er sich mit der Entwicklungsgeschichte im Sinne →Darwins und mit der Entwicklung einzelner Organe. Er gilt als Begründer der Zellularphysiologie; seine Untersuchungen über die Zelle im gesamten und den Zellkern im besonderen waren bahnbrechend. Mit seinem Namen wird noch heute die graue Rückenmarksubstanz bezeichnet, die den Zentralkanal umgibt (Köllikerscher Kern). Kölliker erfuhr zahlreiche Auszeichnungen, war Mitglied mehrerer Gesellschaften und hatte das Amt des Präsidenten einer Würzburger Gesellschaft inne. Als große Ehrung wurde ihm die Ernennung zum Ritter des Ordens pour le Mérite zuteil.

## Kos, Schule von

Diese Schule verdankt ihre Bedeutung vor allem →Hippokrates, der auf der Insel seine Heimat hatte. Seit dem 6. Jahrhundert v. Chr. wird die Schule erwähnt. Sie wurde von den Asklepiaden betrieben, die ihre Abstammung auf Herakles zurückführten. Neben Hippokrates sollen noch seine Söhne Thessalos und Drakon, sein Schwiegersohn Polybios und sein Onkel Ainaios als bedeutende Ärzte dieser Schule erwähnt werden; ferner wirkten hier Apollonides und Heraklit von Kos.

## Kraepelin, Emil
*deutscher Psychiater, 1856–1926*

Schon während des Medizinstudiums, das Kraepelin an den Universitäten von Leipzig und Würzburg hinter sich brachte, hatte er die Absicht, sein Leben der Psychiatrie zu widmen. Eine seiner diesbezüglichen Arbeiten errang noch während seiner Studienzeit einen Preis der Würzburger Fakultät, und Kraepelin wurde als Assistent zu einem Psychiater berufen. Nach der Promotion nahm er eine Stelle an der Münchner Kreisirrenanstalt an und folgte auf diesem Posten →Auguste Forel nach. 1882 kam er nach Leipzig, wo er bei Flechsig wirkte, später eine Stelle an der Poliklinik erhielt und sich noch im gleichen Jahr habilitieren konnte. Bald kehrte er wieder nach München zurück. Die nächsten Jahre sahen ihn an psychiatrischen Anstalten in Dresden und München; 1886 folgte er einer Berufung nach Dorpat, 1890 nach Heidelberg und 1904 nach München, um jeweils die Lehrkanzel für Psychiatrie zu besetzen. 1922 legte er das Lehramt in München zurück und widmete sich ganz seiner Tätigkeit als Leiter der 1917 von ihm gegründeten Deutschen Forschungsanstalt für Psychiatrie und seinen wissenschaftlichen Arbeiten. Die anfänglichen Forschungen lagen eher auf psychologischem und experimentellem Gebiet, die späteren auf klinischem. Durch seine neue Definition vieler Begriffe und das von ihm entwickelte neue Fundament, auf das er die Psychiatrie zu stellen versuchte, wurde München zu einem Zentrum für diese Wissenschaft. Die wichtigsten Themen, mit denen sich Kraepelin befaßte, waren die

*Albert von Kölliker*

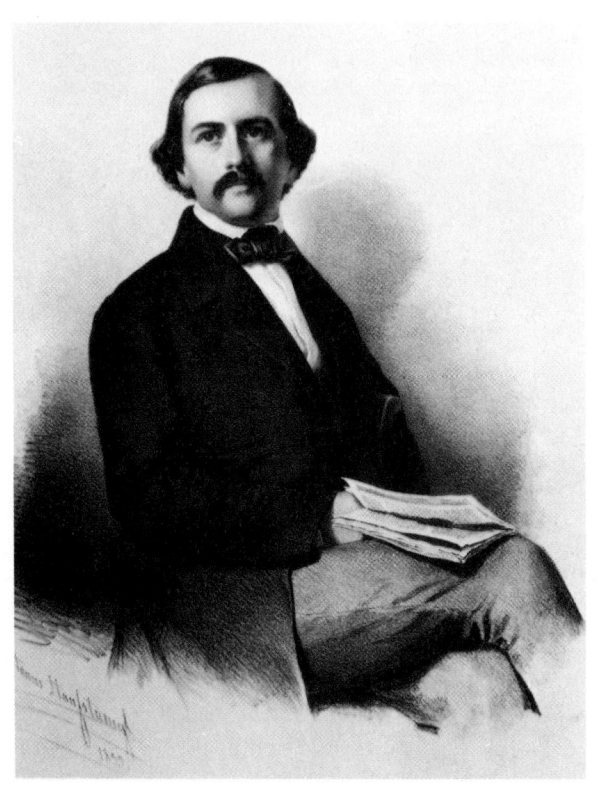

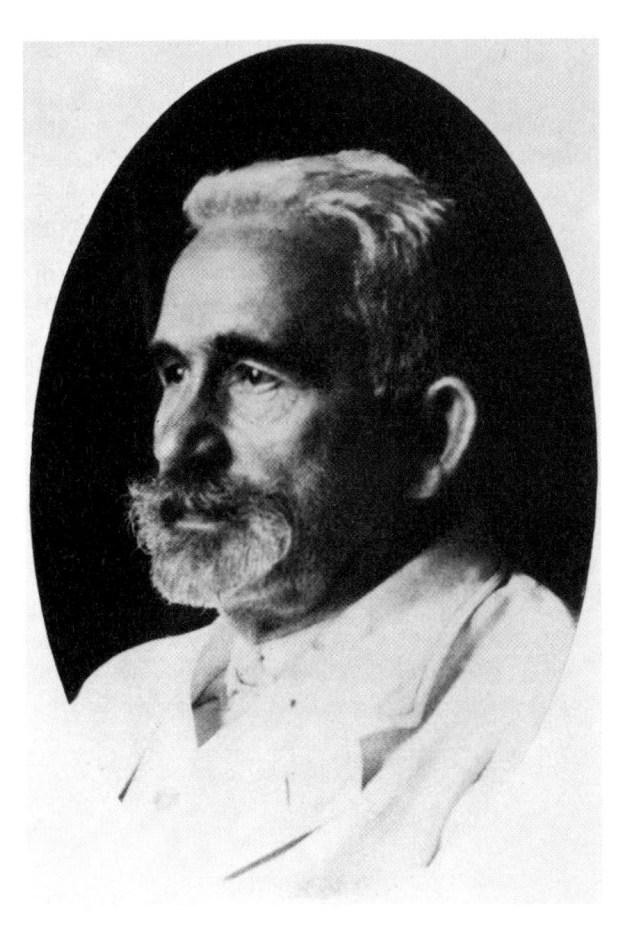

*Emil Kraepelin*

Dementia praecox, die Paranoia und das manisch-depressive Irresein. Sein Name ist noch heute in der Kraepelinschen Schreckneurose verewigt. Sein schriftliches Hauptwerk, *Lehrbuch der Psychiatrie*, wurde zu einem Standardwerk.

## Krafft-Ebing, Richard Freiherr von
*deutscher Psychiater, 1840–1902*

An den Universitäten von Heidelberg, Zürich, Wien und Prag erhielt Krafft-Ebing die medizinische Ausbildung, die er 1863 in Heidelberg mit der Promotion abschloß. Schon damals zur Psychiatrie hingezogen, trat er eine Assistentenstelle an der Irrenanstalt Illenau an, die er fünf Jahre lang bekleidete. Anschließend wirkte er in Baden-Baden als Psychiater und Neuropathologe in seiner Privatpraxis und folgte 1872 einer Berufung an die Universität von Straßburg. Ein Jahr darauf übersiedelte er nach Graz und erhielt hier die neugegründete Professur für Psychiatrie sowie die Direktion der steirischen Landesirrenanstalt. 1885 kam die Lehrkanzel für Neuropathologie hinzu. Krafft-Ebing konnte allerdings sein Ziel, die Vereinigung von Psychiatrie und Neurologie und die Einbeziehung der Vorgänge an der Irrenanstalt in den Lehrplan der Universität, nicht verwirklichen und nahm daher 1889 eine Berufung nach Wien an. Hier übernahm er vorerst die Nachfolge von Leidesdorf als Professor der I. Psychiatrischen Klinik an der Niederösterreichischen Landesirrenanstalt; 1892 erhielt er nach dem Tode →Meynerts dessen zweite Psychiatrische Lehrkanzel am Allgemeinen Krankenhaus. Diese Stellung behielt er bis zu seiner Emeritierung. Krafft-Ebings Arbeitsgebiet beschränkte sich nicht auf Psychiatrie und Neurologie, sondern erstreckte sich auch auf Kriminalpsychologie und gerichtliche Psychopathologie. In späteren Jahren wandte er seine Aufmerksamkeit der Psychopathologie des Geschlechtslebens zu. Er veröffentlichte zahlreiche Werke, darunter ein dreibändiges *Lehrbuch der Psychiatrie* (1879), das internationalen Erfolg hatte, und die *Psychopathia sexualis* (1886), die immer wieder neu aufgelegt wurde.

## Krause, Hermann
*deutscher Laryngologe, 1848–1921*

Nach einigen Studienjahren in Breslau kam Krause nach Berlin, setzte hier die Ausbildung fort und promovierte im Jahre 1872. In Berlin ließ er sich vorerst als praktischer Arzt nieder, verbrachte später einige Zeit zu Weiterbildungszwecken in Wien und wurde hier von der Laryngologie angezogen. Er spezialisierte sich auf dieses Fach und habilitierte sich nach seiner Rückkehr nach Berlin 1885. Im Jahre 1888 nahm er an der Behandlung des preußischen Kronprinzen Friedrich Wilhelm, des späteren Kaisers Friedrich, teil (siehe Abbildung bei →Bramann) und wurde im Anschluß daran zum Professor ernannt. Er erforschte die Larynxtuberkulose und trat für ihre Behandlung mit Milchsäure ein. Eine interessante Schrift befaßt sich mit den Stimmbanderkrankungen von Sängern und ihrer Therapie.

## Krukenberg, Georg Peter Heinrich
*deutscher Gynäkologe, 1856–1899*

Nach dem Medizinstudium in seiner Geburtsstadt Halle promovierte Krukenberg 1879. Ein Jahr danach konnte er seine erste Stelle an der Universitäts-Frauenklinik in Bonn antreten, habilitierte sich drei Jahre später zum Dozenten für Gynäkologie und wurde schließlich 1884 zum Professor ernannt. Daneben war er als Leiter einer gynäkologischen Privatklinik auch praktisch tätig. Alle Arbeiten Krukenbergs betreffen sein Spezialgebiet; er untersuchte den Einfluß von Bädern verschiedener Temperatur auf die Körperwärme, den Ursprung des Fruchtwassers sowie die Nierenabscheidung des Embryos. Außerdem schlug er Maßnahmen zur Vermeidung der angeborenen eitrigen Bindehautentzündung der Säuglinge vor und legte seine Beobachtungen über die Hysterie dar.

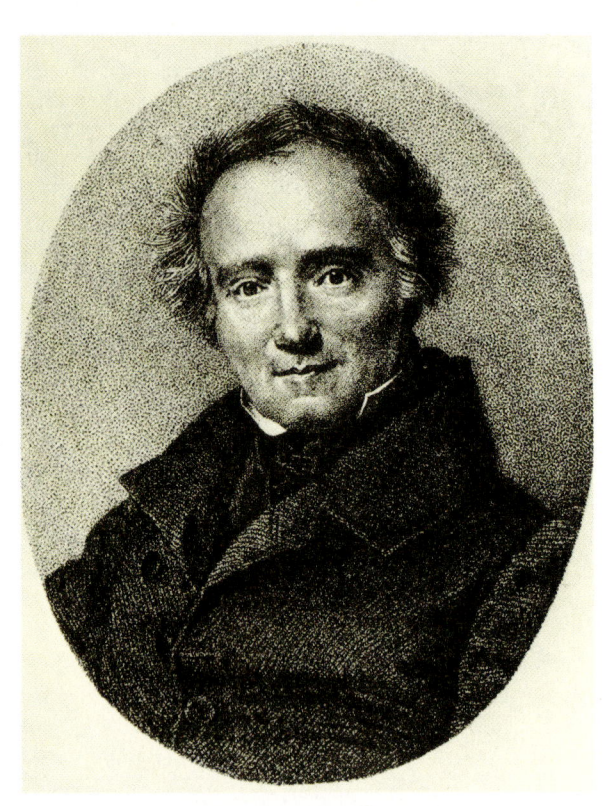

*Georg Peter Heinrich Krukenberg*

Sein Name ist weiterhin mit einer Form der Ovarialkarzinome verbunden, die Krukenberg-Tumoren genannt werden.

## Ktesias von Knidos
*griechischer Arzt und Geschichtsschreiber, 5./4. Jahrhundert v. Chr.*

Dieser knidische Arzt gilt neben Euryphon von Knidos als einer der wesentlichsten Vertreter dieser Schule. 401 v. Chr. nahm er am Feldzug Kyros' des Jüngeren gegen seinen Bruder Artaxerxes II. Mnemon teil, wurde von diesem gefangengenommen und an den persischen Hof gebracht. Hier diente er 17 Jahre lang als Arzt und erfreute sich beim Herrscher und dessen Familie eines großen Ansehens. Er hatte auch die Möglichkeit, geographische und medizinische Forschungen zu betreiben, die er im Anschluß an seine Rückkehr nach Griechenland in seinen Werken *Indika* und *Persika* aufzeichnete. Darin beschreibt er die Behandlung von Schlangenbissen und die Heilkraft indischer Quellen. Ktesias schrieb bestimmte Dosierungen für die Nieswurz vor, die bis dahin ohne Beschränkung verabreicht worden war und daher oft zum Tod geführt hatte. Daneben sind uns Teile seiner Polemik gegen seinen Zeitgenossen →Hippokrates erhalten, in der er zum Beispiel die Heilbarkeit der Hüftgelenksluxation bestreitet. Der persischen Gefangenschaft konnte er sich durch List entziehen, indem er sich einen diplomatischen Auftrag nach Sparta verschaffte und von diesem nicht mehr zurückkehrte. Sein schriftliches Werk ist nur noch in Fragmenten erhalten.

## Kümmell, Hermann
*deutscher Chirurg, 1852–1937*

Nach seiner Promotion 1875 erhielt Kümmell eine Assistentenstelle an der chirurgischen Abteilung eines Berliner Spitals, danach eine in Hamburg; von 1883 bis

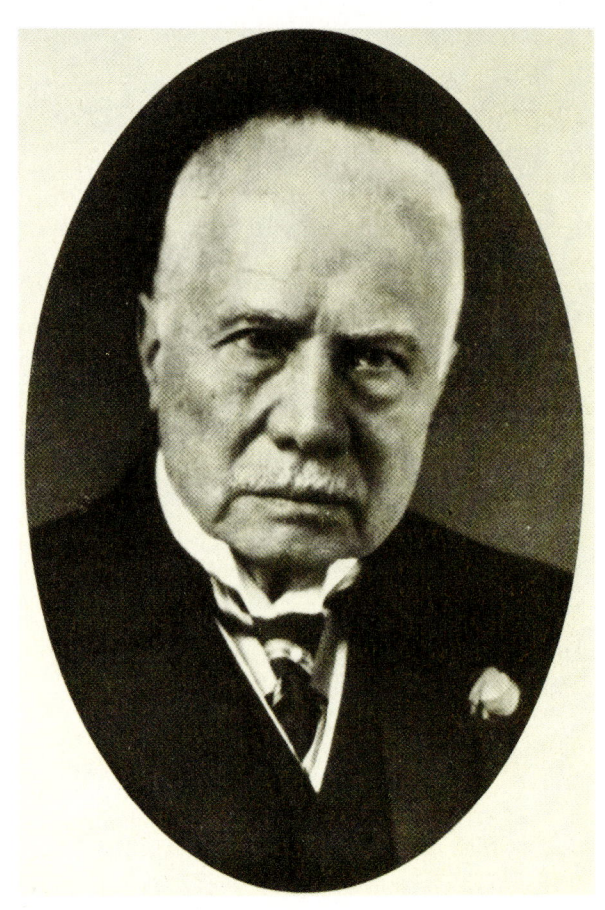

*Hermann Kümmell*

1896 war er leitender Chirurg eines Hamburger Krankenhauses und arbeitete danach an einem anderen Spital als chirurgischer Oberarzt. Die Medizin verdankt ihm eine stattliche Anzahl von hauptsächlich chirurgischen Schriften. Darin widmet er sich verschiedenen Arten der Behandlung von Frakturen, der Knochenimplantation und Wirbelsäulenerkrankungen; daneben untersuchte er Nieren- und Blasenleiden, Gallensteine, Brustkorberkrankungen und die Epilepsie. Sein Name ist in einer traumatischen Form der

Kyphose (Wirbelsäulenverkrümmung nach hinten) verewigt; ebenso bezeichnet man einen der Diagnosepunkte bei Appendizitis (Blinddarmentzündung) als Kümmellschen Punkt.

## Kußmaul, Adolf
*deutscher Internist, 1822–1902*

Kußmaul begann im Jahre 1840 das Medizinstudium in Heidelberg; 1845 kam er nach Wien und studierte in dieser Stadt wie auch in Prag weiter. Danach hatte er Stellungen als Militärarzt und praktischer Arzt inne. Aus gesundheitlichen Gründen sah er sich nicht imstande, die Praxis weiterzuführen; so kam er nach Würzburg, studierte hier noch ein Jahr und habilitierte sich 1855 in Heidelberg. Zwei Jahre später ernannte man ihn zum außerordentlichen Professor; 1859 folgte er einer Berufung nach Erlangen, wo er die Lehrkanzel für Innere Medizin übernahm. Nach einiger Zeit in Freiburg in gleicher Position kam Kußmaul 1876 nach Straßburg, um hier bis zu seiner Pensionierung zu leben. Kußmauls Arbeiten erstrecken sich auf mehrere Gebiete. Unter anderem befaßte er sich mit Untersuchungen des Auges, epileptologischen Arbeiten und solchen über Erkrankungen der Gebärmutter; dazu kommen Werke über Behandlungsmethoden bei Syphilis wie über die Muskelatrophie. Er führte die Magenpumpe in die Behandlung der Magenleiden ein und verfaßte auch eine Untersuchung über Sprachstörungen.

*Adolf Kußmaul*

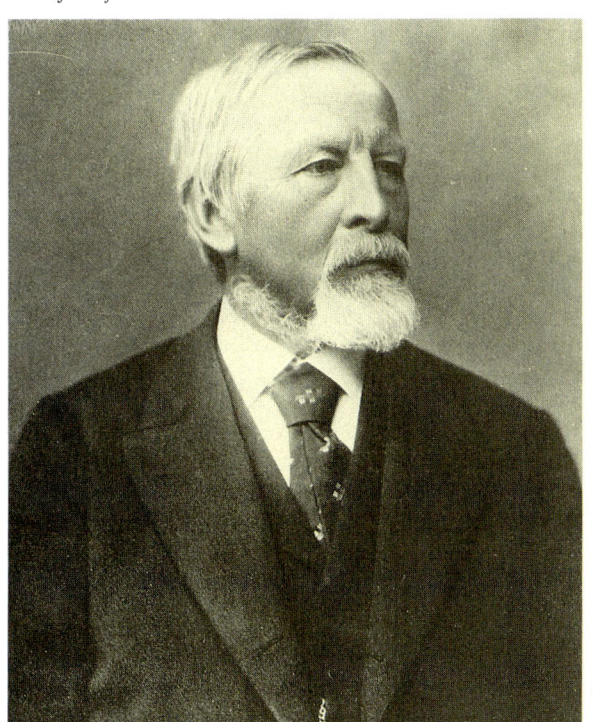

## Laennec, René Théophile Hyacinthe
*französischer Arzt, 1781–1826*

Die medizinische Laufbahn des Erfinders des Stethoskops begann unter der Leitung seines Onkels an einem Militärspital; dann begleitete er als Feldarzt das Heer nach Afrika. Nach seiner Rückkehr kam Laennec nach Paris, wo er 1804 promovierte. Seine Dissertation verrät seinen klassisch gebildeten Geist, der ihn viele Fachgebiete überschauen ließ: sie behandelt die Bedeutung der Hippokratischen Lehren für die moderne Medizin. Bald nach der Promotion begann er Unterricht in pathologischer Anatomie zu erteilen; ab 1812 Spitalsarzt, veröffentlichte er etliche Werke über seine Untersuchungen. 1814 erhielt er eine Stelle an der Sal-

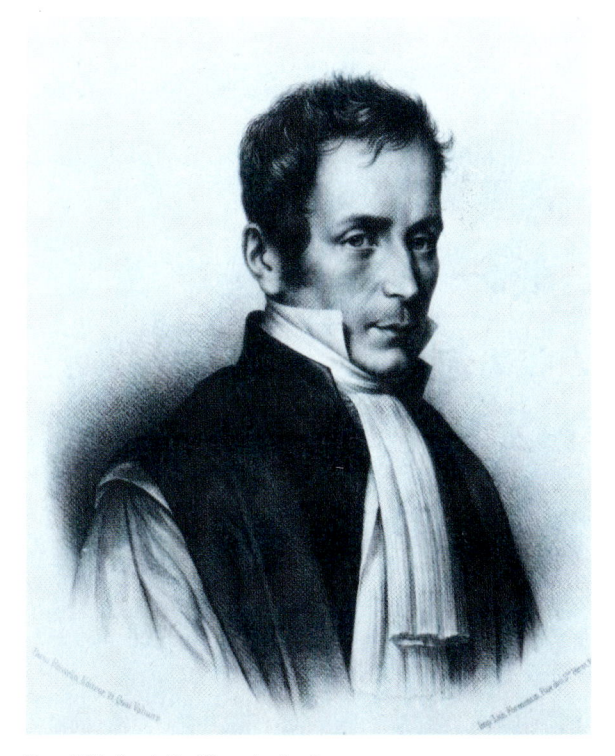

*René Théophile Hyacinthe Laennec*

pêtrière, 1823 die Lehrkanzel für medizinische Klinik an der Pariser Charité. Seine Lehrtätigkeit mußte er aus gesundheitlichen Gründen oft unterbrechen; bereits 1820 traten die ersten Zeichen von Tuberkulose auf, an der er im Alter von 45 Jahren verstarb. Laennecs Ruhm gründet sich sowohl auf die Erfindung des Stethoskops, über dessen Möglichkeiten als Diagnosehilfsmittel er nach ersten Versuchen sein berühmtes Werk *De l'auscultation médiate ou Traité du diagnostic des maladies des poumons et du cœur* (1819 in Paris; deutsch 1822/23 in Weimar) herausgab. Ebenso kennt ihn die Geschichte der Medizin als jenen Mann, der →Auenbruggers bis dahin jenseits der

Grenzen Österreichs unbeachtet gebliebene Entdeckung der Perkussion durch seine Arbeiten bekanntmachte und damit dem Österreicher zu dem ihm gebührenden Ruhm verhalf. Diese beiden Ärzte gelten als Pioniere der exakten physikalischen Diagnostik der Krankheiten der Brustorgane.

## Lallemand, Claude François
*französischer Arzt und Chirurg, 1790–1853*

Nach der Ausbildung am Militärhospital seiner Heimatstadt Metz zog Lallemand mit dem Heer nach Spanien. Nach der Rückkehr widmete er sich der akademischen Ausbildung zum Arzt und ging zu diesem Zweck nach Paris. Er konnte bald eine Stelle als Prosektor unter →Dupuytren antreten und hatte dadurch viele Möglichkeiten, die pathologische Anatomie des Gehirns zu untersuchen. 1819 promovierte er und erhielt schon im gleichen Jahr die Lehrkanzel für chirurgische Klinik an der medizinischen Fakultät von Montpellier wie auch eine Anstellung am dortigen Hospital neben →Delpech. Nach bedeutenden Untersuchungen zu pathologisch-anatomischen Fragen, den dazugehörigen Veröffentlichungen und einer erfolgreich ausgeübten Lehrtätigkeit mußte Lallemand infolge von Intrigen sein Amt abgeben und 1823 sogar Montpellier verlassen; kaum ein Jahr später wurde er jedoch voll rehabilitiert. In verschiedenen Fachzeitschriften finden sich Abhandlungen chirurgischen Inhalts, so etwa über Unterkieferamputation, Wangenplastik und künstliche Bildung der Pupille. Nach dem Tod Delpechs 1832 stand Lallemand an der Spitze der südfranzösischen Chirurgen; sein großer Ruf, der Studenten wie Patienten gleicherweise anzog, lag vor allem in seinen Arbeiten über das Gehirn begründet. 1845 ernannte ihn die Pariser Akademie der Wissenschaften zu ihrem Mitglied. Daraufhin verließ er Montpellier endgültig, um sich in Paris niederzulassen. Hier befaßte er sich bis zu seinem Lebensende vornehmlich mit philosophischen Studien.

## La Martinière, Germain Pichaut de
*französischer Chirurg, 1696–1783*

Nach dem Medizinstudium in Paris und der Ausbildung zum Chirurgen trat La Martinière in den Dienst der Armee und machte mehrere Feldzüge mit, darunter 1733 nach Italien, 1741 nach Böhmen, Flandern und Belgien. 1747 ernannte ihn König Ludwig XV. zu seinem ersten Chirurgen. Durch diese Stellung wuchs sein Einfluß natürlich gewaltig, und so konnte er wirksam in den Streit zwischen Ärzten und Chirurgen eingreifen. Er setzte es durch, daß eine Versöhnung angebahnt wurde. Mehrere chirurgische Schulen wurden von ihm gegründet, neue Professoren angestellt; außerdem konnte er den König zur Errichtung eines neuen Krankenhauses bewegen, an dem er selbst zehn Betten aus eigener Tasche bezahlte. 36 Jahre lang hatte La Martinière das Amt des Präsidenten der Königlichen Akademie für Chirurgie inne. Sein literarisches Werk ist nicht sehr umfangreich; verschiedene Arbeiten über Schußverletzungen des Schädels und des Gehirns sowie über Fremdkörper in der Luftröhre sind uns erhalten.

## Lamettrie, Julien Offray de
*französischer Arzt und Philosoph, 1709–1751*

Der bedeutende Vertreter des Materialismus fühlte sich zunächst zu theologischen und erst später zu medizinischen Studien hingezogen. Diese veranlaßten ihn, zu →Boerhaave nach Leiden zu ziehen. Nach Abschluß der Ausbildung trat er in den Dienst der Armee und verbrachte einige Jahre als Militärarzt. Nach seiner Rückkehr nach Paris verfolgte er eine derart feindselige und aggressive Politik gegen die medizinische Fakultät im allgemeinen und →Jean Astruc im besonderen, daß er schließlich gezwungen wurde, Frankreich zu verlassen. Lamettrie siedelte sich in Holland an. 1748 erschien in Leiden sein bekanntestes philosophisches Werk, *L'homme machine (Der Mensch eine Maschine,* deutsch 1875), das er allerdings nicht mit seinem Namen zu unterzeichnen wagte. Die Theorien schienen seinen Zeitgenossen dermaßen atheistisch und verwerflich, daß das Werk öffentlich verbrannt wurde. Auch in Holland hatte er bald viele Feinde; so folgte er einer Einladung König Friedrichs II. an die Preußische Akademie der Wissenschaften in Berlin, wo er mit dem Unterricht beginnen und den knappen Rest seines Lebens verbringen konnte. Als Philosoph und Schriftsteller von größerer Bedeutung denn als Arzt, hinterließ Lamettrie auch auf medizinischem Gebiet mehrere Schriften über einen weitgestreuten Themenkreis, darunter Abhandlungen über Dysenterien, Katalepsie und Geschlechtskrankheiten.

## La Motte, Guillaume Mauquest de
*französischer Chirurg und Geburtshelfer, 1655–1737*

In Paris, wo La Motte das Studium hinter sich brachte, war er nach der Ausbildung fünf Jahre am Hôtel-Dieu tätig. Danach kehrte er in die Provinz zurück und wirkte hier über 50 Jahre lang als Chirurg und Gynäkologe. Er hinterließ eine Anzahl schriftlicher Werke zu seinen Fachgebieten, die sich großen Ansehens erfreuen konnten, in mehrere Sprachen übersetzt wurden und mehrere Auflagen erlebten. Sein wichtigstes geburtshilfliches Buch umfaßt 400 Einzeluntersuchungen und Beobachtungen mit daraus resultierenden Schlußfolgerungen. Darin zeigt sich, daß La Motte der Natur so großen Spielraum wie möglich gewährte. Das Werk fand ungeteilten Beifall, ebenso ein chirurgisches, das aber, objektiv betrachtet, nicht so wertvoll ist.

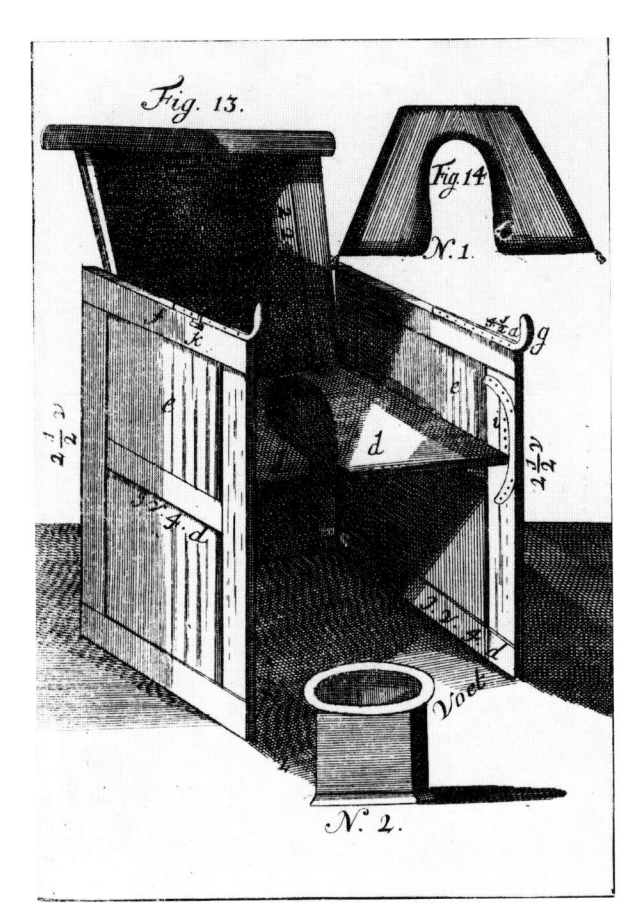

*Gebärstuhl, 1740*

## Lancisi, Giovanni Maria
*italienischer Anatom, 1654–1720*

Der gebürtige Römer begann in seiner Heimatstadt zuerst mit dem Theologiestudium, bevor er sich endgültig für die Medizin entschied. Bereits mit 18 Jahren promovierte er zum Doktor der Medizin. 1676 erhielt er eine Assistentenstelle am Hospital San Spirito. Dieses Spital verdankt ihm seinen Aufschwung. Neben der praktischen Tätigkeit befaßte sich Lancisi vornehmlich mit den Werken verschiedener klassischer Autoren, von denen er, für seine Zeitgenossen überarbeitet, Auszüge herausgab. 1684 erhielt er die Lehrkanzel für Anatomie, die er bis 1697 bekleidete. Etwa zur gleichen Zeit ernannte ihn Papst Innozenz XI. zu seinem Leibarzt, ein Amt, das er mit so großem Erfolg ausübte, daß ihn auch die Nachfolger auf dem Heiligen Stuhl in ihre Dienste nahmen. Jene Position hatte Lancisi bis zu seinem Tod inne. Er war vor allem auf den Gebieten Anatomie, praktische Medizin und Hygiene bedeutend. In einer 1707 erschienenen Schrift finden wir die ersten Beschreibungen von Gehirn- und Herzkrankheiten, die er noch genauer und fundamentaler in seinem sieben Jahre später veröffentlichten Werk *De motu cordis et aneurysmatibus* formulierte. Er unterscheidet darin erstmals zwischen echten und falschen Aneurysmen und erwähnt auch die Perkussion des Brustbeins. Daneben war er auf veterinärmedizinischem Gebiet bei der Untersuchung der Haustierseuchen aktiv. 1715 konnte er die Gründung einer klinischen Lehranstalt durchsetzen. Er veranlaßte auch eine Neuherausgabe der anatomischen Bildtafeln von →Bartolomeo Eustachi. In seinem Testament bedachte Lancisi das Hospital San Spirito mit seinem Vermögen, stellte aber die Bedingung, daß ein Krankenhaus für Frauen gebaut werde. Zu seinen bedeutendsten Hörern, die von ihm nachhaltig beeinflußt wurden, zählten →Marcello Malpighi und →Morgagni.

## Landry, Jean-Baptiste Octave
*französischer Neurologe, 1826–1865*

Dieser bedeutende Nervenarzt begann sich schon während seiner Studienzeit in Paris mit seinem späteren Spezialfach zu beschäftigen; seine 1854 verfaßte Dissertation behandelt Nervenkrankheiten. Nach der Promotion erhielt Landry eine Stelle an einem Hospital, wo er die wissenschaftliche Arbeit fortsetzen konnte. Besonderes Augenmerk legte er auf die Untersuchung verschiedener Lähmungen. Bereits mit 38 Jahren wurde er von einer heimtückischen Gehirnkrankheit befallen, die seinen Arbeiten ein Ende machte. Kurze Zeit darauf erkrankte er an Cholera und starb. Nach ihm ist die Landrysche Paralyse benannt, eine an den Beinen beginnende, über den Rumpf zu den oberen Extremitäten aufsteigende Lähmung, die in kurzer Zeit zum Tod führen kann.

## Landsteiner, Karl
*österreichischer Serologe, 1868–1943*

In seiner Geburtsstadt Wien studierte Landsteiner und promovierte 1891. Nach seiner weiteren Ausbildung am Hygienischen und am Pathologischen Institut nahm er 1908 eine Stelle als Prosektor am Wilhelminenspital in Wien an, habilitierte sich ein Jahr später für pathologische Anatomie und wurde 1911 außerordentlicher Professor. 1919 verließ er Wien und ging nach Den Haag; 1922 folgte er einer Berufung nach New York. Hier wirkte er als Mitglied des Rockefeller Institute for Medical Research. Landsteiners größte Leistungen, die seinen Namen unsterblich gemacht haben, sind seine Entdeckungen auf dem Gebiet der Blutuntersuchungen. 1901 kam er zu der Erkenntnis, daß sich das menschliche Blut in Gruppen unterteilen lasse, deren Seren verschiedene Neigung zur Agglutination mit den roten Blutkörperchen anderer Gruppen zeigen. Er stellte das AB0-System auf, bei dem man zwei Blutgruppenmerkmale unterscheidet, die einzeln (Gruppe A und B) oder zusammen (AB) oder gar nicht (0) vorkommen können. Die Landsteinersche Regel besagt, daß sich die Isohämagglutinine, die die Agglutinationsfähigkeit des Serums garantieren, erst im Laufe des zweiten Lebensjahres bilden, die Gruppenagglutinogene hingegen schon im dritten/vierten Fetalmonat vorhanden sind. 1904 führte er Untersuchungen über die Wirkung hämolytischer Sera durch, später über die paroxysmale Hämoglobinurie. An Affen experimentierte er mit Syphiliserregern und bewies, daß die Wassermannsche Reaktion auch mit Extrakten aus nicht von Syphilis befallenen Organen erzeugt werden kann. Gleichfalls an Affen führte er die Übertragung von Poliomyelitisviren durch. Er stellte Immunsera verschiedener Art her und widmete sich Untersuchungen über Antigene, Haptene und Lipoide. 1930 wurde ihm der Nobelpreis für Medizin in Würdigung seiner Entdeckung der →Blutgruppen zuerkannt. Landsteiner zählt zu den Forschern, die den Nobelpreis mit gutem Recht zweimal erhalten haben könnten: 1940 gelang ihm zusammen mit A. S. Wiener in New York die Entdeckung des Rhesusfaktors. Aus dem Blut von Meerschweinchen, denen Blut von Rhesusaffen injiziert worden war, gewann er ein Serum, mit dem die roten Blutkörperchen von 85 Prozent der weißen Bevölkerung agglutinieren. Diese haben positiven Rhesusfaktor (Rh), die restlichen 15 Prozent, bei denen es zu keinen Agglutinationserscheinungen kommt, werden als Rhesus-negativ (rh) bezeichnet. Diese Eigenschaft des Blutes ist für Transfusionen von Bedeutung; der unterschiedliche Rhesusfaktor der Eltern stellt auch eine besondere Gefahr für

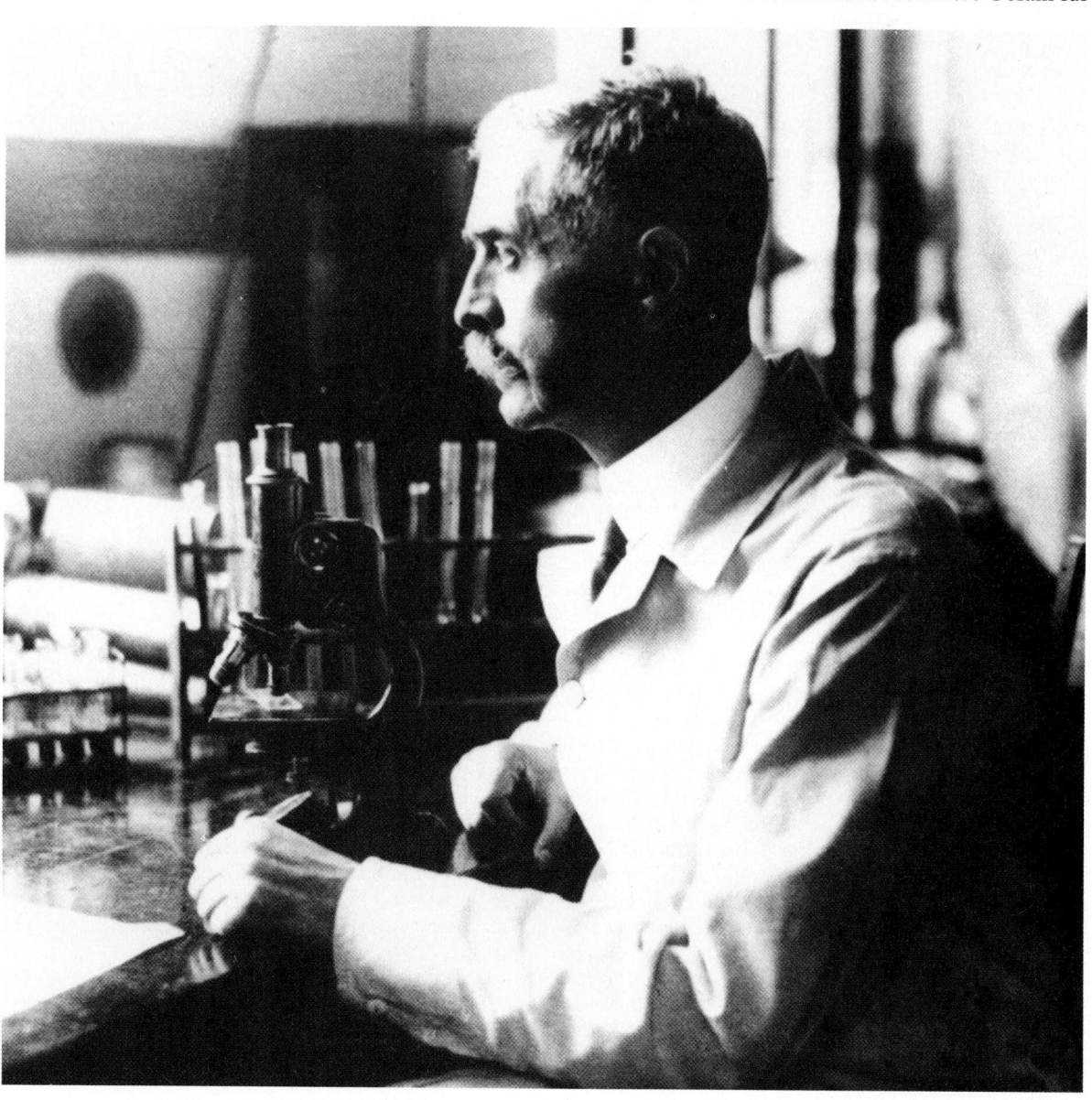

*Karl Landsteiner*

das Kind dar. Landsteiner fand neben seiner Forschungstätigkeit die Zeit, ein umfangreiches literarisches Werk über seine Ergebnisse zu verfassen.

## Lanfranchi, Guido
*italienischer Chirurg, um 1250 bis um 1305*

Die Daten dieses Arztes sind nicht genau festzustellen; er stammt vermutlich aus einer Gelehrtenfamilie. Seine Geburtsstadt war Mailand, deshalb ist er auch unter dem Namen Lanfranc de Milan bekannt. Zu seinen Lehrern gehörte →Wilhelm von Saliceto. Um 1300 mußte er wegen Streitigkeiten aus Mailand fliehen und kam nach Lyon; später ließ er sich in Paris nieder und wurde Mitglied des Collège de St. Côme. Durch seine Lehrtätigkeit schuf er sich bald einen großen Kreis von Schülern, die er nicht nur theoretisch, sondern auch praktisch unterwies. Lanfranchis Hauptwerk ist ein chirurgisches Lehrbuch, das in mehreren Auflagen erschien und für die mittelalterliche Chirurgie Frankreichs von Bedeutung war.

## Langenbeck, Bernhard von
*deutscher Chirurg, 1810–1887*

Der berühmte deutsche Kriegschirurg promovierte 1835 in Göttingen und begab sich von dort auf eine Studienreise nach Frankreich und England. Nach der Rückkehr habilitierte er sich 1836 zum Privatdozenten in Göttingen, erhielt eine außerordentliche Professur in dieser Stadt und wurde 1842 als ordentlicher Professor für Chirurgie nach Kiel berufen; daneben übertrug man ihm die Leitung einer Klinik. Im Jahre 1848 bekleidete er im Krieg gegen Dänemark den Posten des Generalstabsarztes und leitete die chirurgische Versorgung der Soldaten in den Lazaretten. Noch im gleichen Jahr wurde er nach Berlin berufen, wo er die Nachfolge von →Dieffenbach auf dem Lehrstuhl für Chirurgie sowie die Stelle des Direktors des klinischen Instituts für Chirurgie und Augenheilkunde antrat. Ab 1864 nahm er neuerlich an Feldzügen gegen Dänemark teil, bekleidete die ranghöchsten Posten und erwarb sich große Verdienste um die konservative Chirurgie und die Behandlung von Schußverletzungen, besonders der Schußfrakturen. 1872 gründete er eine chirurgische Gesellschaft, die er lange Jahre selbst leitete. Zahlreiche Ehrentitel belohnten den Einsatz dieses Arztes, der 1882 in den Ruhestand trat. Langenbecks Bedeutung liegt auf dem Gebiet der Chirurgie, und zwar in mehreren Richtungen. Seine Erfahrungen in den Lazaretten legte er in zahlreichen Schriften nieder; dabei widmete er den Gelenksresektionen großen Raum und befaßte sich mit Schußfrakturen und deren Behandlung, wobei er auf den erhaltenden Charakter großen Wert legte. Auch auf zivilem Gebiet verdankt ihm die Chirurgie viel. Wichtig ist hierbei die Entwicklung der Uranoplastik, der Cheiloplastik, der Rhino-

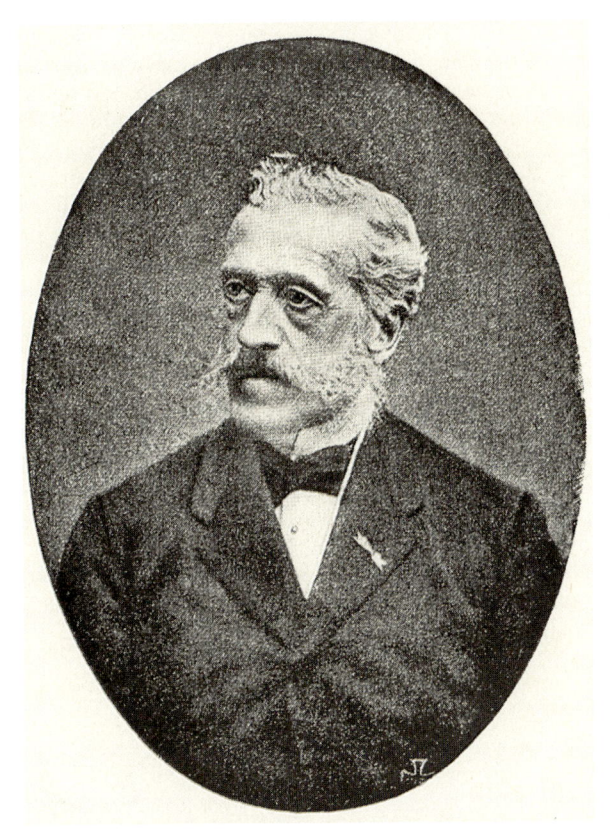

*Bernhard von Langenbeck*

plastik sowie von Methoden zur Oberkieferentfernung. Weiters empfahl er die gewaltsame Streckung des Kniegelenks bei Kontraktur, ohne die Sehnen zu durchtrennen. Langenbeck verfaßte Abhandlungen über die Venen und die Exstirpation des Kehlkopfs; er machte sich zudem um die Augenheilkunde verdient, wobei er ebenfalls neue Methoden entwickelte. Die Liste seiner Errungenschaften ließe sich noch lange fortsetzen. Im Jahre 1864 wurde er in den Adelsstand erhoben. Neben seinem praktischen Können war Langenbeck als Lehrer äußerst beliebt und anerkannt; daher erfuhr die Universität von Berlin während seiner Amtszeit großen Zulauf von Studenten. Sein Name ist weiterhin mit der Chirurgie verbunden: so kennt man eine nach ihm benannte Methode zur Entfernung von Hämorrhoiden und etliche von ihm entworfene Instrumente.

## Langerhans, Paul
*deutscher pathologischer Anatom, 1847–1888*

In seiner Heimatstadt Berlin absolvierte der Sohn eines Arztes das Medizinstudium als Schüler →Rudolf Virchows und promovierte 1869 mit einer Dissertation über die mikroskopische Anatomie der Bauchspeicheldrüse, einem Werk, das später auch ins Englische übersetzt wurde. Nach seiner weiteren Ausbildung in pathologischer Anatomie reiste Langerhans zu Studienzwecken mit einem Kollegen nach Syrien und Palästina, wo er vor allem Untersuchungen über die Lepra anstellte, daneben aber auch anthropologische und ethnologische Forschungen betrieb. 1871 erhielt er die Stelle als pathologischer Prosektor in Freiburg i. Br.; bald habilitierte er sich hier zum Dozenten für dieses Fach. In seiner Habilitationsschrift setzte sich Langerhans mit dem Bau der sympathischen Ganglienzellen auseinander. 1875 verließ er Deuschland aus gesundheitlichen Gründen und übersiedelte nach Madeira, um bis zu seinem Lebensende auf der Insel zu bleiben. Hier verfaßte er auch Abhandlungen über das Klima von Madeira und seine therapeutischen Möglichkeiten und veröffentlichte ein Handbuch zu diesem Thema. Die Medizin verdankt ihm histologische Untersuchungen über das Herz, den Knochenaufbau, die Haut sowie embryologische Arbeiten. Sein Name ist in den sogenannten Langerhansschen Inseln, dem innersekretorischen Teil des Pankreas (Bauchspeicheldrüse), verewigt.

*Paul Langerhans*

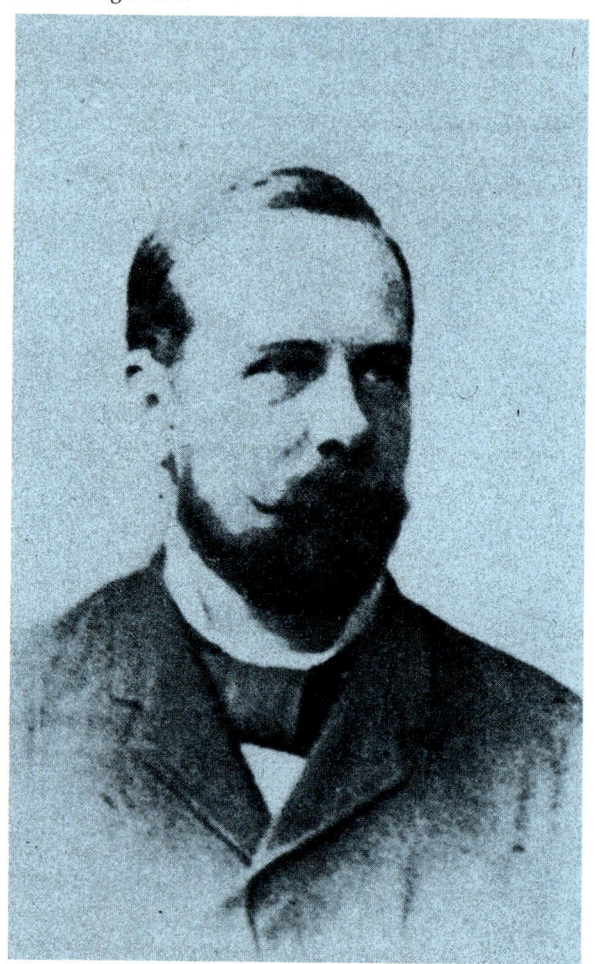

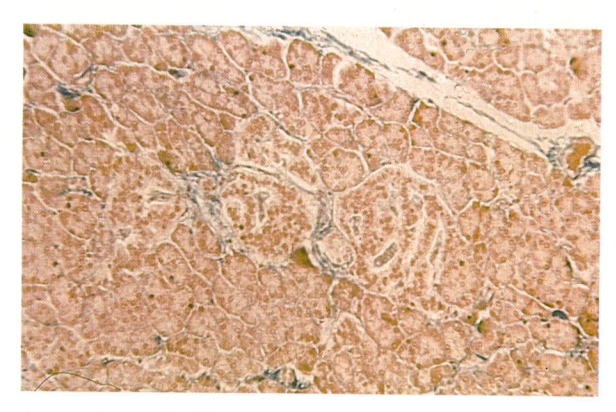

*Langerhanssche Insel*

# Lapeyronie, François de
*französischer Chirurg, 1678–1747*

In seiner Geburtsstadt Montpellier begann Lapeyronie Chirurgie zu studieren und setzte die Ausbildung in Paris fort, wo er den Unterricht von →Mareschal genoß; nach Montpellier zurückgekehrt, erteilte er mit großem Erfolg selbst Unterricht in Anatomie und Chirurgie. Verschiedene Anstellungen an Spitälern der Stadt folgten; daneben war er Demonstrator an der medizinischen Fakultät. 1704 trat er in den Dienst der Armee und folgte 1714 einer Berufung nach Paris, um in der Metropole an der Seine sein weiteres Leben zu verbringen. Er erhielt den Posten des leitenden Chirurgen an der Charité, trat die Nachfolge Mareschals im Amt des Ersten Chirurgen des Königs an und wurde 1721 in den Adelsstand erhoben. Schon bald verlegte Lapeyronie sein Interesse nicht nur auf die Wissenschaft, sondern auch auf das Universitätswesen. Er organisierte die chirurgischen Schulen neu und setzte Demonstratoren ein; 1731 gründete er die berühmte Königliche Akademie für Chirurgie. Auch in den Streit zwischen Ärzten und Chirurgen griff er ein und konnte beim König einige Erlässe zugunsten der Chirurgen durchsetzen. In seinem Testament vermachte Lapeyronie sein Vermögen den von ihm gegründeten und unterstützten Anstalten. Er hinterließ eine Reihe von Schriften zu den verschiedensten chirurgischen Themen.

# Larrey, Félix Hippolyte
*französischer Kriegschirurg, 1808–1895*

Der Sohn des ebenfalls berühmten Kriegschirurgen →Jean Dominique Larrey erhielt seine chirurgische Ausbildung ab 1829 in einem Militärlazarett in Straßburg und trat schon im gleichen Jahr eine Stelle an einem anderen Hospital an. Nach Veröffentlichungen über seine Beobachtungen an verwundeten Soldaten und Zivilisten wurde Larrey in Paris zum Doktor der Medizin promoviert, bekleidete danach verschiedene militärmedizinische Posten und begann 1835 mit Vorlesungen über Militärchirurgie. 1841 folgte die Ernennung zum Professor für Chirurgie am Vâl-de-Grace. In den folgenden Jahren hatte Larrey diverse Stellen und Ehrenämter inne, die in diesem Rahmen nicht detailliert aufgezählt werden können. Während des italienischen Krieges war er Chefarzt der Armee und als solcher stets in unmittelbarer Nähe des Kaisers. 1850 wählte man ihn zum Präsidenten der Medizinischen Akademie. Neben seinen Pariser Tätigkeiten unternahm er zusammen mit seinem Vater etliche Inspektionsreisen nach Algier. Larrey hinterließ eine Anzahl von Schriften, die sich hauptsächlich mit seinem Gebiet, der Chirurgie, auseinandersetzen.

## Larrey, Jean Dominique Baron
*französischer Militärarzt, 1766—1842*

Nach ersten medizinischen Studien in Toulouse unter der Leitung seines Onkels, der ebenfalls Militärarzt war, kam Larrey nach Paris, um seine Ausbildung fortzusetzen. 1787 erhielt er eine Stelle als Chirurg bei der Marine, studierte nach der Rückkehr weiter und trat 1792 wiederum eine Stelle in der Armee an. Er wurde auf die Mängel des Verwundetentransports aufmerksam und konnte ab 1793 die »fliegenden Lazarette« einsetzen. 1796 erhielt er einen Lehrauftrag am Vâl-de-Grace, reiste aber bald nach Indien; hier organisierte er die Feldlazarette und ging zwei Jahre später nach Ägypten. 1802 nach Paris zurückgekehrt, wurde Larrey Chefchirurg eines Spitals und promovierte endlich 1803. Er nahm an zahlreichen Feldzügen teil; im Jahre 1812, als Napoleon seine erste große Niederlage erfuhr, geriet er in russische Gefangenschaft. Auch nach dem Sturz des Kaiserreichs bekleidete er einflußreiche Posten; 1829 ernannte ihn die Medizinische Akademie zu ihrem Mitglied. Larrey gilt als Schöpfer der neuen Kriegschirurgie. Ihm sind nicht nur die Gründung der mobilen Lazarette und die Organisation des Sanitätsdienstes zu verdanken, sondern er machte sich auch um die chirurgischen Methoden verdient. Vor allem wandte er sein Augenmerk den Schußverletzungen und Resektionen sowie den Amputationen zu. Trotz seiner anstrengenden Tätigkeit fand Larrey noch Zeit, ein bedeutendes literarisches Werk zu verfassen, das sich neben kriegschirurgischen Themen auch mit Tollwut, Tetanus, Aneurysmen, Elephantiasis scroti, Hodenatrophie und anderem befaßt.

*Jean Dominique Larrey*

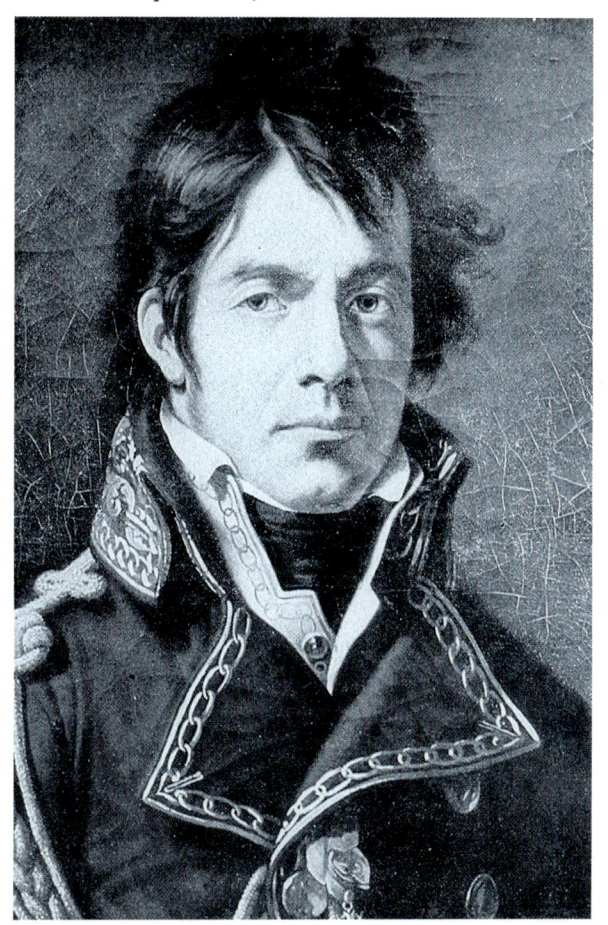

## Lasègue, Ernest Charles
*französischer Pathologe, 1816—1883*

In seiner Heimatstadt Paris brachte Lasègue das Medizinstudium hinter sich und promovierte hier mit einer Dissertation über →Georg Stahl. Ein Jahr später wurde er im Auftrag der Regierung nach Rußland entsandt, um die Cholera zu erforschen. 1853 habilitierte er sich und hielt in den folgenden Jahren Vorlesungen über Gehirnkrankheiten. 1869 erhielt Lasègue die Lehrkanzel für medizinische Klinik am Hôpital Necker und hatte diese Stellung bis zu seinem Tode inne. Lasègue hinterließ ein umfangreiches schriftliches Werk, das sich verschiedenen medizinischen Gebieten zuwendet. Wichtig sind die historischen und die epidemiologischen Schriften über Typhus, Ergotismus und Cholera, dann die psychiatrischen und neurologischen über Verfolgungswahn, partielle Atrophie, Kretinismus, Hysterie und Ataxie sowie über die gesetzliche Verantwortungsfähigkeit von Geisteskranken; außerdem veröffentlichte er therapeutische, pharmazeutische und anatomisch-pathologische Arbeiten, die Syphilis, Alkoholismus, Thrombosen, Embolien und Nebennierenerkrankungen zum Thema haben.

## Laurens, André du
*französischer Arzt, um 1550—1609*

Nach dem Studium der Medizin in Montpellier ab dem Jahre 1583 promovierte Laurens auch in dieser Stadt und erhielt bald danach den Lehrstuhl für Anatomie als Nachfolger →Jouberts. Außerdem hielt er Vorlesungen über Gicht, Pocken und Lepra. Im Jahre 1600 berief ihn der König nach Paris, wo er am Hofe wirkte; 1603 wählte ihn die Universität von Montpellier in Abwesenheit zu ihrem Kanzler; 1606 wurde er erster Leibarzt des Königs. Das schriftliche Werk Laurens' ist nicht weiter bemerkenswert, es enthält nichts Eigenes und übergeht sogar einige wichtige Entdeckungen seiner Zeit.

## Laveran, Charles Louis Alphonse
*französischer Bakteriologe, 1845–1922*

Als Sohn eines berühmten Militärarztes schlug Laveran vorerst die militärmedizinische Laufbahn ein, studierte in Paris und Straßburg und promovierte 1867 in letzterer Stadt. Danach wirkte er an mehreren Spitälern von Paris und ab 1874 am Vâl-de-Grace als Lehrbeauftragter. 1878 reiste er nach Algier, wo er bis 1883 tätig war und sich neben seinen militärärztlichen Aufgaben auch der Malariaforschung widmen konnte. 1880 gelang es ihm, den Erreger dieser Krankheit zu isolieren, seinerzeit Laverania malariae oder Laveranscher Körper genannt; heute nennt man ihn vereinheitlicht Plasmodium malariae. Nach Frankreich zurückgekehrt, wurde Laveran zum Professor für Militärhygiene am Vâl-de-Grace ernannt. Er bekleidete diese Stelle bis 1894, trat dann aus der Armee aus und widmete sich der zivilen Medizin. Nach anderen Stellungen trat er in das Institut Pasteur ein und wandte sich hier der Parasitologie zu. Die →Malaria beschäftigte ihn aber weiterhin, und er bereiste zu Forschungszwecken die Sumpfgegenden Frankreichs. In späteren Jahren untersuchte er die afrikanische Schlafkrankheit und die durch Trypanosomen hervorgerufenen Krankheiten. Sein umfangreiches schriftliches Werk behandelt die genannten Themen.

## Lebert, Hermann
*deutscher Kliniker, 1813–1878*

Der unter dem Namen Hermann Lewy geborene Breslauer kam zu Studienzwecken nach Berlin, wo er Medizin und naturwissenschaftliche Fächer belegte. Später ging er nach Zürich und promovierte hier 1834. Im Anschluß an botanische Studienreisen durch die Schweiz zog er nach Paris und bildete sich vor allem unter →Dupuytren und →Louis weiter. 1838 kehrte er in die Schweiz zurück, um sich im Kanton Waadt niederzulassen. Einige Jahre teilte er seine Aufenthalte zwischen der Schweiz und Frankreich, wo er bis 1845 die Wintersemester verbrachte und sich mit vergleichender Anatomie befaßte. Ab 1846 lebte er ausschließlich in Paris. Hier arbeitete er sowohl wissenschaftlich als auch praktisch. 1853 folgte er einer Berufung als Professor für medizinische Klinik nach

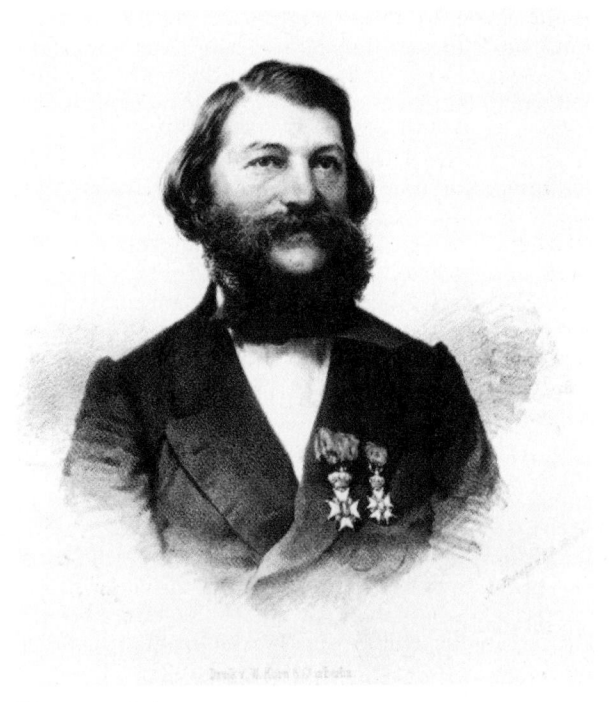

*Hermann Lebert*

Zürich und 1859 nach Breslau, von wo er aber 1874 endgültig nach Waadt zurückkehrte. Leberts Bedeutung für die Medizin liegt unter anderem darin, daß er als Schüler sowohl deutscher als auch französischer Lehrer die unterschiedlichen Auffassungen beider Richtungen zu verbinden imstande war. Daneben nahm er als einer der ersten für seine pathologischanatomischen Forschungen das Mikroskop zu Hilfe. Über dieses Gebiet erschienen von ihm etwa hundert Abhandlungen. Daneben war er mit Erfolg biologisch tätig: er untersuchte den Bau der Gasteropoden und den Pilzbefall von Fliegen. 1845 erschien sein großes anatomisch-pathologisches Werk, ein Atlas, der mit Kupferstichen ausgestattet ist. Schließlich erinnern wir an Leberts Untersuchungen über Aneurysmen, Karzinome, die Schutzimpfung gegen Tuberkulose sowie klimatische Arbeiten.

## Leeuwenhoek, Antoni van
*holländischer Naturforscher, 1632–1723*

Der berühmte Pionier der Mikroskopie stammte aus einer Handwerkerfamilie in Delft. Nach Schulabgang kam er nach Amsterdam, wo er bei einem Tuchhändler in die Lehre ging; nach deren Abschluß zog er wieder in seine Heimatstadt zurück, um hier einen kleinen Tuchhandel aufzuziehen. Sein Ansehen stieg bald, so daß er im Laufe der Zeit verschiedene Ämter der Stadtverwaltung übertragen bekam; unter anderem war er Landmesser, Bezirksinspektor und Gerichtsvollzieher. Nach seiner Pensionierung 1699 hatte er das Amt eines Weinfaßeichers inne, von dem er 1704 zurücktrat. Der Anstoß zu seiner naturwissenschaftlichen Tätigkeit kam von seiner zweiten Gattin, die eine gebildete Frau war. Bald erwachte Leeuwenhoeks Interesse an der Welt des Kleinen. Seine Geschicklichkeit ermöglichte es ihm, ohne fundierte wissenschaftliche Bildung selbst Mikroskope zu entwerfen und zu bauen. Im Lauf der Jahre soll er an die 200 Stück verfertigt haben. Mit diesen Instrumenten, die noch gewaltige Dimensionen hatten, machte er aufsehenerregende Entdeckungen. Er erkannte die Blutkörperchen und den Blutkreislauf im Schwanz der Kaulquappe, untersuchte das Kapillarsystem als Ergänzung zu →Harveys Theorien und entdeckte die Spermatozoen bei niederen und höheren Tieren. Daneben verdankt ihm die Botanik einige Errungenschaften. Seit 1673 wurden Leeuwenhoeks Arbeiten einem weiteren Kreis bekannt, da sein Freund →Reinier de Graaf sie der Royal Society nach London gesandt hatte. Die meisten Berichte erschienen in der Zeitschrift dieser

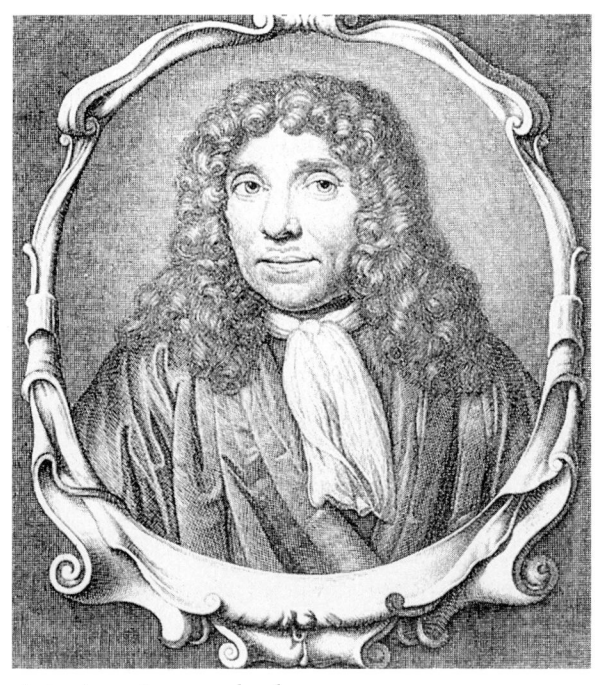

*Antoni van Leeuwenhoek*

Gesellschaft. Leeuwenhoeck verließ Delft nie; selbst als seine Entdeckungen in England sowohl gefeiert als auch angefeindet wurden, blieb er in seiner Heimatstadt.

## Lefèvre, Amédée
*französischer Marinearzt und Hygieniker, 1798–1869*

Bereits mit 14 Jahren trat der gebürtige Pariser in die Marine ein und begann zwei Jahre später mit der Ausbildung zum Marinearzt in Rochefort. 1818 erhielt er seine erste Anstellung und begleitete Marineexpeditionen nach dem Senegal und Guayana. Nach seiner Rückkehr wurde Lefèvre in Rochefort seßhaft und begann an der dortigen medizinischen Schule zu lehren; 1835 war er bei der Bekämpfung einer Choleraepidemie in Toulouse tätig. Er verfaßte mehrere epidemiologische Schriften, die preisgekrönt wurden. Nach seiner Ernennung zum Chefarzt 1854 erhielt er die Lehrkanzeln für innere Pathologie und Hygiene sowie für medizinische Klinik. 1856 ernannte man ihn zum Leiter des Gesundheitsdienstes im Hafen von Brest, worauf er sich immer mehr hygienischen Problemen zuwandte. Lefèvre hinterließ Arbeiten über seine Erfahrungen an Bord sowie Vorschläge zur Verbesserung sanitärer und hygienischer Bedingungen.

## Le Fort, Leon
*französischer Chirurg, 1829–1893*

Nach der medizinischen Ausbildung, die er hauptsächlich unter →Malgaigne und Laugier absolviert hatte, promovierte Le Fort 1858 in Paris. Schon bald konnte er Stellungen als Chirurgieprofessor an der Pariser Fakultät und als Chirurg am Hôtel-Dieu antreten. Wir verdanken ihm neben der Erfindung chirurgischer Instrumente, die teilweise noch heute seinen Namen tragen, die Verbesserung von Operationstechniken. Er befaßte sich mit folgenden Gebieten: Gelenksresektionen, Trepanationen bei Schädelbrüchen, Aneurysmen, Operationen im Bereich des Uterus und der Vagina; außerdem verfaßte er Werke über die hygienischen Verhältnisse in den Krankenhäusern Frankreichs und Großbritanniens, über Schwangerschaft und Militärchirurgie.

## Leidy, Joseph
*amerikanischer Anatom und Naturwissenschaftler, 1823–1891*

In seiner Heimatstadt Philadelphia begann Leidy das Medizinstudium, das er 1844 abschloß. Nach der Promotion befaßte er sich vornehmlich mit vergleichender Anatomie, erhielt 1846 eine Stelle als Prosektor und gab 1848 ein bedeutendes Werk über vergleichende Anatomie der Leber heraus. 1853 erhielt er eine Lehrkanzel für Anatomie an der Universität von Philadelphia, etliche Jahre danach auch eine für Naturwissenschaften. Leidys Arbeitsgebiet umfaßte einen weiten Themenkreis. Er erkannte als erster den Hakenwurm der Katze und setzte ihn in Beziehung zur menschlichen perniziösen Anämie, was erst viel später bewiesen werden sollte; im Schwein fand er die Trichina spiralis und erkannte die bakterielle Darmflora. Er versuchte als erster bösartige Geschwülste zu entfernen; außerdem gilt er als Begründer der Paläontologie der Wirbeltiere – auf diesem Gebiet wurden seine Arbeiten bis jetzt nicht wesentlich verbessert.

## Leishmania

Die Erreger der Leishmaniosen, die den Namen von Sir William Boog Leishman (1885–1926) tragen, gehören zu den Geißeltierchen und werden in mehrere Untergruppen eingeteilt. Wichtige Formen sind die Leishmania donovani, die Leishmania tropica und die Leishmania brasiliensis. Die erste Gruppe ruft die Leishmaniosis interna, auch Schwarzes Fieber genannt, hervor. Sie schädigt Milz, Leber, Knochenmark und Lymphknoten. Die zweite Gruppe führt zur Leishmaniosis furunculosa oder Orientbeule; sie ruft an den unbedeckten Körperteilen Geschwüre und blaurote Knoten hervor, die erst nach etwa einem Jahr abheilen. Die letzte Art verursacht die Espundia, eine Haut-Schleimhaut-Leishmaniosis. Der Beginn der Krankheit ähnelt der Orientbeule, die Geschwüre verbreiten sich aber auf Haut und Schleimhaut, rufen Wucherungen und flächige Zerstörungen der befallenen Bereiche hervor. Alle Arten der Leishmaniosen werden durch Stich der Phlebotomus-Mücke verbreitet; das Erregerreservoir sind meist Hunde, Katzen, Affen, Ratten und Mäuse. Vermutlich kann die Ansteckung auch durch Aufnahme verunreinigter Nahrungsmittel erfolgen.

## Leopold, Christian Gerhard
*deutscher Gynäkologe, 1846–1911*

Unter anderen war der berühmte Gynäkologe →Credé ein Lehrer Leopolds während seiner Studienzeit in Leipzig. Leopold promovierte im Jahre 1870 und habilitierte sich 1874. Von 1881 bis zu seiner Ernennung zum Professor für Gynäkologie wirkte er als Lehrer der Hebammen am Leipziger Entbindungsinstitut. Noch im Jahr seiner Leipziger Berufung, 1883, folgte er einer Einladung nach Dresden, wo er die Leitung der Hebammenschule und der Frauenklinik übernahm. Er hinterließ einige gynäkologische Schriften, zum Beispiel über verschiedene Beckenformen und den Kaiserschnitt. Außerdem entwickelte er vier Handgriffe, die die Lage des Kindes im Mutterleib feststellen helfen und die noch heute mit seinem Namen bezeichnet werden.

## Lépine, Raphael
*französischer Neurologe, 1840–1919*

Lépine begann in seiner Heimatstadt Lyon mit dem Medizinstudium, das er später in Paris unter →Charcot fortsetzte. Dann verbrachte er ein Semester bei →Virchow in Berlin und einige Zeit in Leipzig, wo er die ersten schriftlichen Arbeiten verfaßte. 1870 promovierte er in Paris. Bald danach begann sein Aufstieg, der ihm schließlich die Stelle eines Professors der medizinischen Klinik an der neugegründeten medizinischen Fakultät in Lyon einbrachte. Lépine gründete eine Fachzeitschrift, die er lange führte und in der die meisten seiner Publikationen erschienen. Das Arbeits- und Forschungsgebiet dieses Mannes bezog sich vor allem auf die Neurologie, aber auch auf andere Themen. So hinterließ er Schriften über die Gehirnlokalisationen, über die Vasomotoren sowie die Harnausscheidung. Dazu gesellen sich Arbeiten über Diabetes, therapeutische Werke und viele Einzelschriften. Lépine war ein hochgeachteter Mediziner, der sich der Mitgliedschaft bei zahlreichen Gesellschaften erfreuen durfte; daneben fungierte er als Präsident etlicher internationaler medizinischer Kongresse.

## Lepra

Die im Volksmund Aussatz genannte Infektionskrankheit wird durch das Mycobacterium leprae, das 1873 von dem Norweger Gerhard Henrik Armauer Hansen entdeckt wurde (Hansen-Bazillus), übertragen. Die Ansteckung erfolgt über den Respirations- und Verdauungstrakt. Der Erreger ist ein grampositi-

*»Der Aussatzschaumann«, kolorierter Holzschnitt aus dem »Buch der Natur«, 1482*

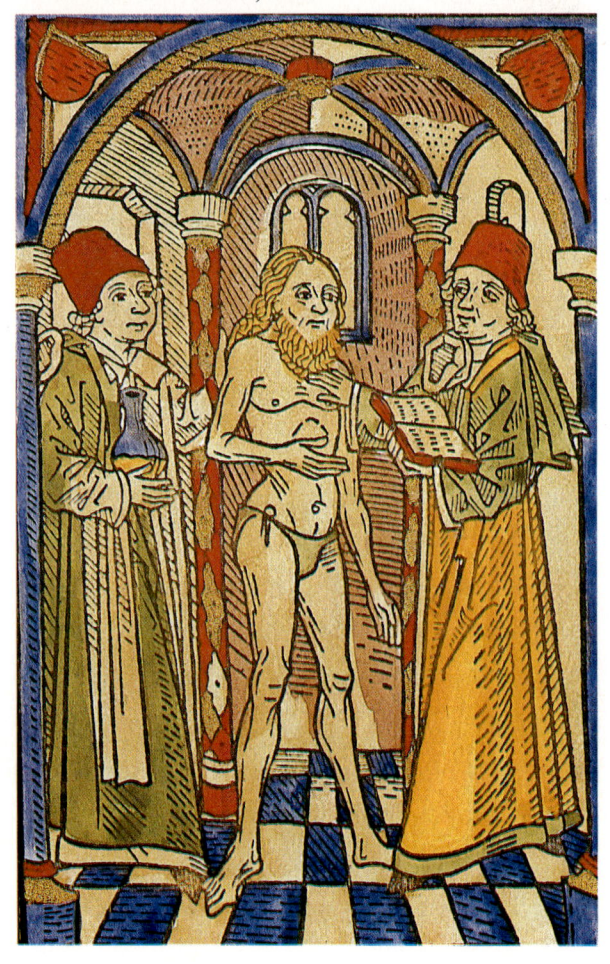

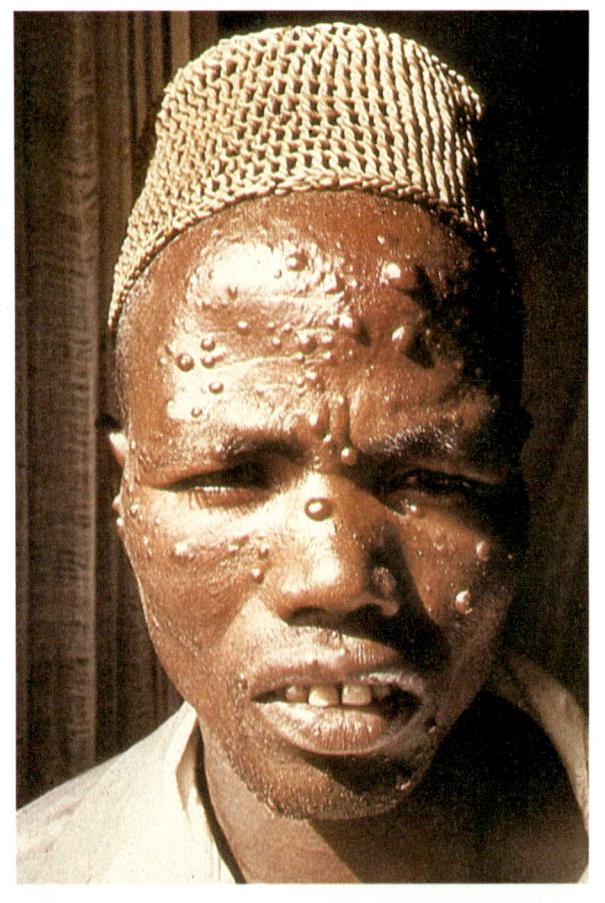

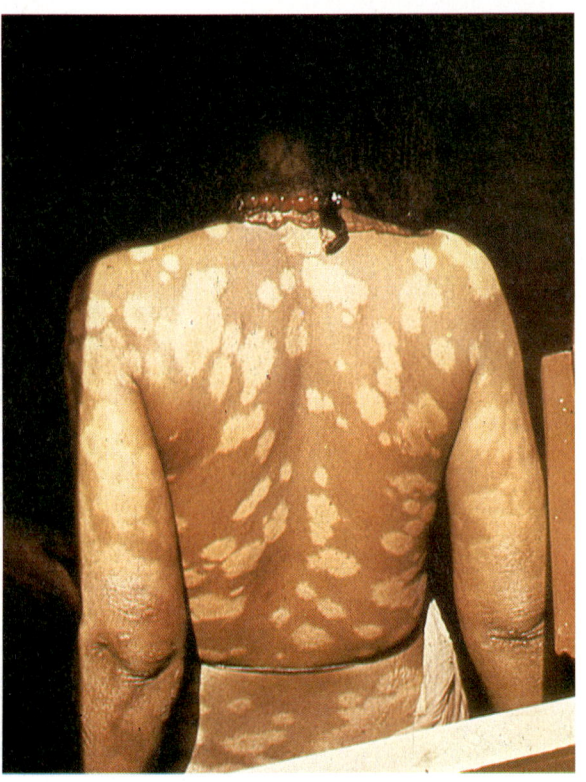

ves, säurefestes Stäbchen, das den menschlichen Tuberkelbakterien sehr ähnlich ist. Die Inkubationszeit beträgt mehrere Monate bis einige Jahre. Der Beginn der Krankheit ist oft ein unspezifischer Nasen-Rachen-Katarrh. Durch Eintritt der Erreger in die Blutbahn kommt es zu einer Keimverschleppung; perivaskuläre Granulationsgeschwülste bilden sich, befallen die Schleimhäute, innere Organe und das Nervensystem. Die toxische Wirkung auf das Zentralnervensystem bewirkt eine Degeneration des Rückenmarks und der peripheren Nerven. Die Ausscheidung erfolgt durch den Zerfall lepröser Neubildungen der Haut und Schleimhäute. Durch Verschmelzung der Geschwüre im Gesicht entsteht das typische Löwengesicht (Facies leontina). Außerdem kommt es zu Sensibilitätsstörungen, Paresen und Atrophien und später zum Verlust von Fingern und Zehen. Man unterscheidet drei Hauptformen der Lepra: die lepromatös-knotige, die tuberkuloide und die uncharakteristische Form. Die Lepra ist in Europa schon seit längerer Zeit nicht mehr aufgetreten, in den Entwicklungsländern stellt sie aber noch immer eine große Gefahr dar. Etwa sieben Millionen Kranke sind derzeit auf der ganzen Welt registriert (das Leiden unterliegt der Anzeigepflicht). Obwohl die Behandlung keine großen Probleme stellen würde, kann sie aus verschiedenen, auch finanziellen Gründen noch nicht überall durchgeführt werden.

## Leriche, René
*französischer Chirurg, 1879–1955*

Das Medizinstudium in Lyon beendete Leriche 1906 mit dem Doktortitel. Bereits kurze Zeit später erhielt er eine bedeutende Position als Chirurg, habilitierte sich 1910, übernahm 1920 die Lehrkanzel für Chirurgie in Lyon und folgte 1924 einer Berufung als Professor für klinische Chirurgie nach Straßburg. 1931 kam er wieder nach Lyon, wo er eine Lehrkanzel für Pathologie erhielt. Seine Aufmerksamkeit galt besonders der operativen Behandlung von Magenleiden, der Knochen- und Gelenkschirurgie sowie der Chirurgie des Sympathikus und der arteriellen Erkrankungen. Die sogenannte Lerichesche Operation, eine Art der Sympathektomie, sowie das Lerichesche Syndrom, ein Symptomenkomplex nach abdominalem Aortenverschluß, sind noch heute Zeugen seiner Verdienste.

## Lermoyez, Marcel
*französischer Hals-Nasen-Ohren-Arzt, 1858–1929*

Nach dem Medizinstudium, das er in Paris hinter sich brachte, promovierte Lermoyez 1886. Nach einer Zeit der Praxis reiste er 1892 nach Wien, wo er sich für die Hals-Nasen-Ohren-Heilkunde entschied und dement-

*Krankheitsbilder bei Lepra*

sprechend weiterbildete. Nach Paris zurückgekehrt, errichtete er eine Privatklinik für sein Spezialgebiet und konnte 1896 auch an einem Spital eine Abteilung dafür durchsetzen. Diese Abteilung zog bald Scharen von Studenten an, so daß Lermoyez auf eine eigene Schule blicken konnte, obwohl er nie einen offiziellen Lehrauftrag erhalten hatte. Seine wichtigsten Arbeiten betrafen die Tuberkulose des Ohrs, die Otosklerose und die otogene Meningitis. Er betätigte sich auch operativ auf seinem Gebiet, vor allem bei der Behandlung von Hirnabszessen, Sinusphlebitis und Meningitis. In einer seiner letzten Arbeiten bewies er, daß eine beiderseitige Posticuslähmung meist auf syphilitischen Ursprung zurückzuführen ist. Als einem von wenigen Otologen wurde ihm die Aufnahme in die Medizinische Akademie zuteil.

## Leroy, Jean-Jacques Joseph
*französischer Chirurg, 1798–1860*

Schon während seines Medizinstudiums, das er in Paris absolvierte, machte sich Leroys Interesse für sein späteres Spezialgebiet, die Lithotripsie, bemerkbar. Zwei Jahre vor der Promotion 1824 präsentierte er das erste Instrument für eine solche Operation, das er aber bald Verbesserungen unterzog. Durch das vervollkommnete Instrument wurde die Operation des Steinschnitts nun allmählich von der der Steinzertrümmerung abgelöst. Neben den berechtigten Auszeichnungen für Leroys Erfindung kam es zu einem langwierigen Kampf gegen Neider und Gegner. 1826 und 1831 erhielt er von der Akademie der Wissenschaften Preise für seine Arbeiten. Das literarische Werk befaßt sich zu einem großen Teil mit urologischen Problemen. Daneben war Leroy aber auch auf anderen Gebieten tätig. Er erfand verschiedene weitere chirurgische Instrumente, zum Beispiel für die Gaumenspaltenoperation oder die Behandlung der Blasenscheidenfistel. Neben praktischen Leistungen widmete er sich dem Experiment, nahm Untersuchungen über die Bluttransfusion, das Ersticken, den Lufteintritt in die Venen, die Anwendungsmöglichkeiten der Elektrizität und die Muskelkontraktion vor. Dazu kommen Vorschläge zur Behandlung eingeklemmter Hernien und Aneurysmen. Erstaunlicherweise ließ ihm die Wissenschaft noch Zeit zur Konstruktion von Hinterladern und dergleichen Geschützen. Sein schriftliches Werk ist äußerst umfangreich.

## Leuckart, Rudolf
*deutscher Zoologe, 1822–1898*

In seiner Studienstadt Göttingen erhielt Leuckart nach Abschluß der Ausbildung eine Stelle am physiologi-

*Die von Rudolf Leuckart entdeckte Entwicklung von Fasciola hepatica; Zeichnung von Dr. Hans A. Kreis. 1 Ei, 2 Ei mit Embryonalbildung, 3 Miracidium. Entwicklung in der Schnecke: a–c Bildung des Sporocysts, d Redie; 4 Cercarie, 5 Encystierte Cercarie; A–B Entwicklung zum Leberegel (im Schaf)*

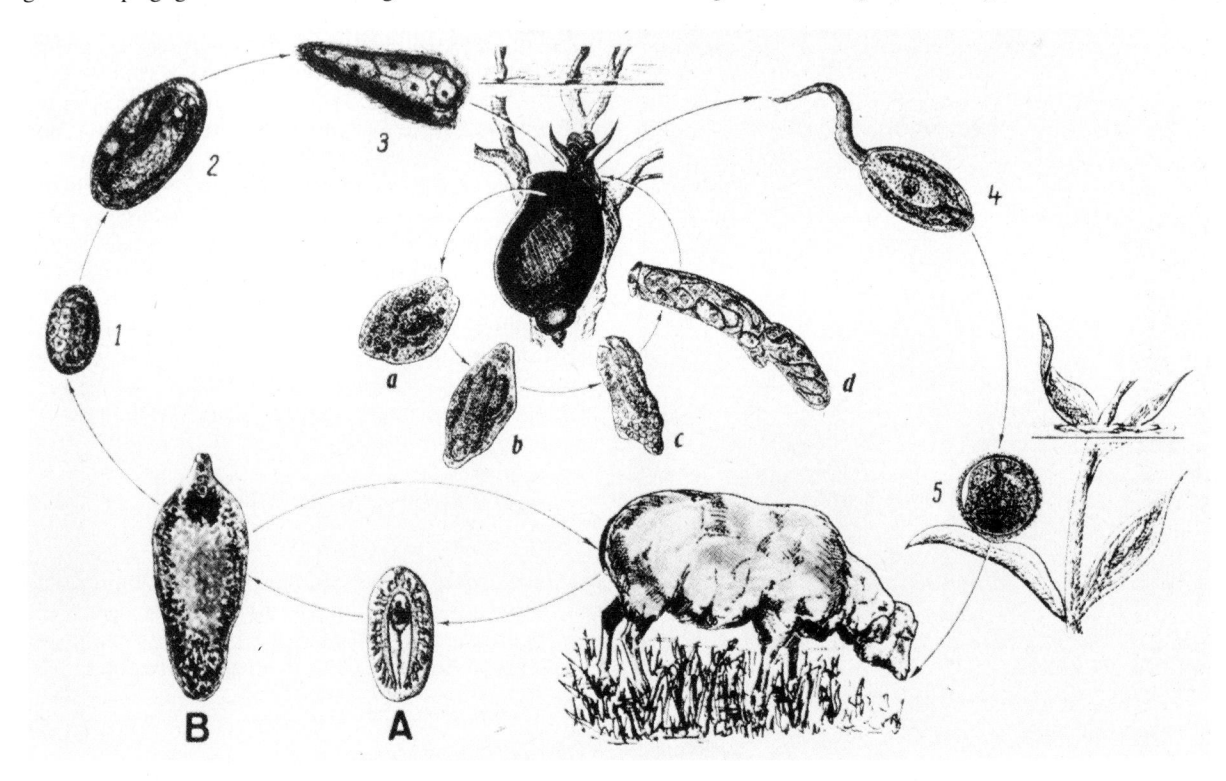

schen Institut. Zwei Jahre später habilitierte er sich zum Dozenten für Zoologie. 1850 berief man ihn für eine außerordentliche Professur nach Gießen, 1855 wurde er zum ordentlichen Professor für vergleichende Anatomie und Zoologie ernannt. In Gießen wirkte und lehrte Leuckart 15 Jahre lang, bis er 1869 einem Ruf nach Leipzig folgte, wo er die gleichen Lehrkanzeln übernahm. Hier lebte und lehrte er bis zu seinem Tode. Leuckart wird zu den bedeutendsten Zoologen seiner Zeit gezählt. Seine Studien über den Finnen- und Trichinenbefall des Fleisches gaben den Anstoß zur Einführung einer obligatorischen Fleischbeschau. Für die Humanmedizin sind vor allem seine Arbeiten über *Die menschlichen Parasiten* (2 Bände, 1863–1876) und die durch sie hervorgerufenen Krankheiten interessant.

## Leukippos von Milet
*griechischer Philosoph, 5. Jahrhundert v. Chr.*

Von seinem Leben ist nicht viel bekannt; aufgrund einer Behauptung Epikurs wurde zeitweise sogar seine Existenz bezweifelt. Heute scheint durch die Forschung von →Hermann Diels erwiesen, daß Milet seine Geburtsstadt war, von der Leukippos nach Elea zog, um von →Zenon ausgebildet zu werden. Um 450 v. Chr. wanderte er nach Abdera in Thrakien und gründete dort die berühmte Philosophenschule. Sein bedeutendster Schüler – und wohl auch ein wichtigerer Philosoph als er selbst – war →Demokrit von Abdera. Obwohl man diesem allgemein die Entwicklung der Atomtheorie zuschreibt, tut man Leukippos damit Unrecht, da dieser die Idee schon früher verfolgt hat. Leukippos, von dem nur wenige Zeilen erhalten sind, vertrat die Ansicht vom Aufbau aller Stoffe aus verschiedenen kleinsten, unteilbaren Körpern (Atomen), die sich aus sich selbst bewegen und daher auf keine von außen einwirkende Kraft angewiesen sind. Die naturphilosophische Richtung des »Atomismus« wurde von Demokrit ausgebaut und auf alle anderen Wissensgebiete übertragen.

## Levret, André
*französischer Geburtshelfer, 1703–1780*

Nach Abschluß der medizinischen Ausbildung in seiner Heimatstadt Paris, während der er sich besonders der Chirurgie widmete, verlegte Levret sein Interesse auf die Geburtshilfe, wobei er sich auf die geburtshilflichen Operationen spezialisierte. Er entwickelte eine verbesserte Geburtszange, die sich der Beckenkrümmung anpaßte, und gab genaue Instruktionen für die Anwendung dieses Instruments. Auch die Kaiserschnittoperation und die Wendung des Kindes bei der Geburt erfuhren durch ihn Verbesserungen. Als einer der ersten schenkte er der Placenta praevia Aufmerksamkeit und wagte die operative Entfernung von Uteruspolypen. Seine Begeisterung für die Chirurgie ließ ihn die unblutigen Therapiemethoden oft vergessen. Auch seine zahlreichen Schüler, die ihm aus allen Teilen Europas zuströmten und unter denen sich zum Beispiel Osiander befand, begingen diesen Fehler. Levrets Ansehen zu seiner Zeit manifestierte sich wohl darin, daß er die französische Königin von ihrem Sohn, dem späteren Ludwig XVI., entband.

## Liebig, Justus Freiherr von
*deutscher Chemiker, 1803–1873*

Nach mehrmonatiger Arbeit in einer Apotheke entschloß sich der gebürtige Darmstädter zum Studium der Chemie. Zu diesem Zweck ging er nach Bonn und Erlangen, wo er von 1819 bis 1822 studierte. Danach kam er nach Paris und erhielt durch die Fürsprache Alexander von Humboldts eine Stelle bei Joseph Louis Gay-Lussac. Liebig blieb der Universitätslaufbahn treu: 1824 erfolgte die Ernennung zum außerordentlichen Professor, zwei Jahre später die zum ordentlichen Professor in Gießen. Durch seine erfolgreiche Lehrtätigkeit, die schnell über die Grenzen Deutschlands hinaus bekannt wurde, wie durch die Gründung chemischer Laboratorien wuchs der Zulauf von Studenten beträchtlich. 1852 folgte er einer Berufung als Professor der Chemie nach München, wurde 1860 zum Präsidenten der Bayerischen Akademie der Wissenschaften berufen und hatte auch das Amt eines Generalkonservators der wissenschaftlichen Sammlungen Bayerns inne. In München wirkte Liebig bis an sein Lebensende. Die Chemie verdankt ihm grundlegende Errungenschaften. Er erhob sie zu einer selbständigen Wissenschaft, die nicht länger der Pharmazie angegliedert war. Sein Hauptaugenmerk lag auf der organischen Chemie. Liebig konstruierte einen Apparat, mit dem er die meisten Säuren untersuchen konnte; seine Ergebnisse veröffentlichte er in einem seiner berühmten Werke. Durch diese Untersuchungen kam er zur Entwicklung seiner Stoffwechsellehre. Die bedeutendsten Werke darüber sind *Die organische Chemie in ihrer Anwendung auf Physiologie und Pathologie* und *Die organische Chemie in ihrer Anwendung auf Agrikulturchemie und Physiologie*. In letzterem Buch beschreibt er seine Stoffwechseluntersuchungen der Pflanzen und die Mineraldüngung, durch die er wesentlich zur Verbesserung der landwirtschaftlichen Nutzung beigetragen hat. Mehrere andere Schriften zu diesem Themenkreis vervollständigen sein Werk. In seinen Forschungen auf dem Gebiet der allgemeinen organischen Chemie kam er zu neuen Entdeckungen, unter denen sich zum Beispiel das Chloral und das Chloroform befinden. Neben seinen Ratschlägen für den Landwirt verfaßte Liebig auch solche für den Mediziner. Er entwickelte einen Fleischextrakt und auf dieser Basis Kindernahrungsmittel, worüber er ebenfalls verschiedene Abhandlungen verfaßte. Die meisten Arbeiten erschienen in einer 1840 von ihm ge-

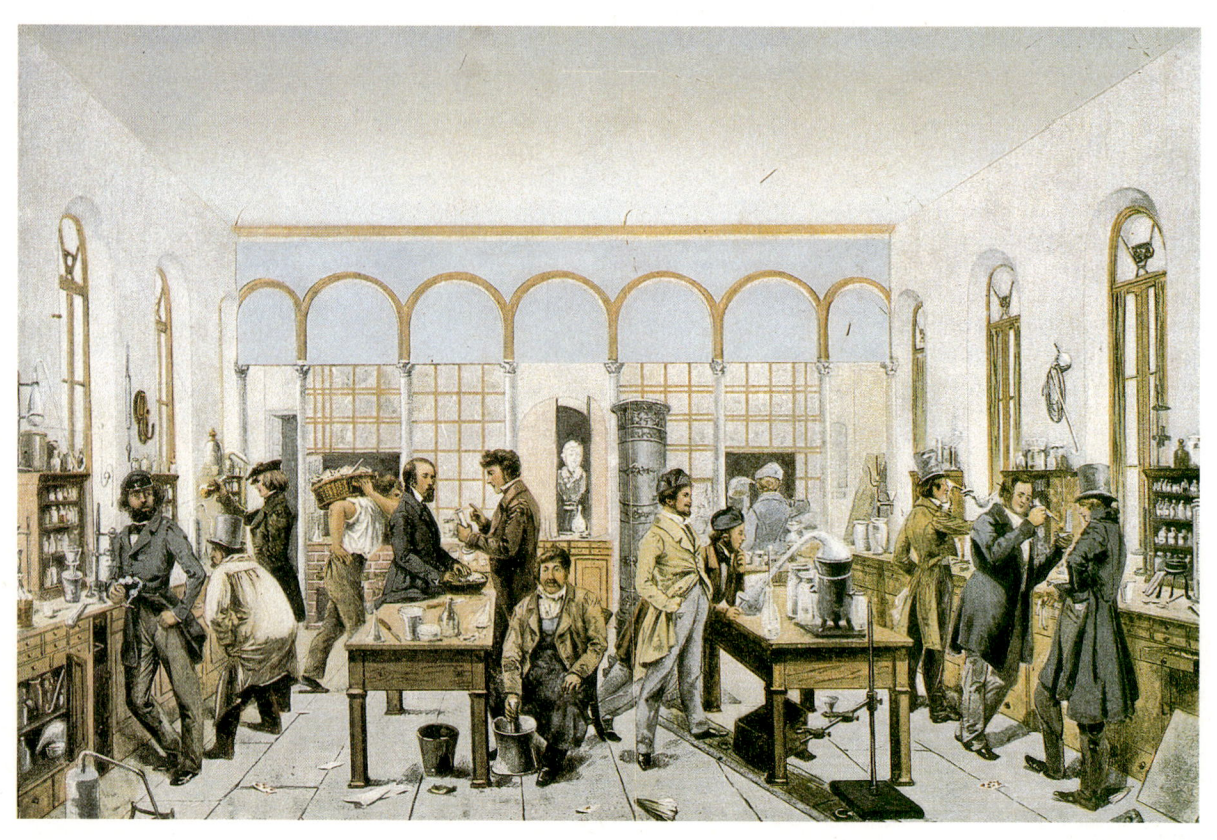

*Justus von Liebigs chemisches Laboratorium in Gießen, 1840*

*Justus von Liebig*

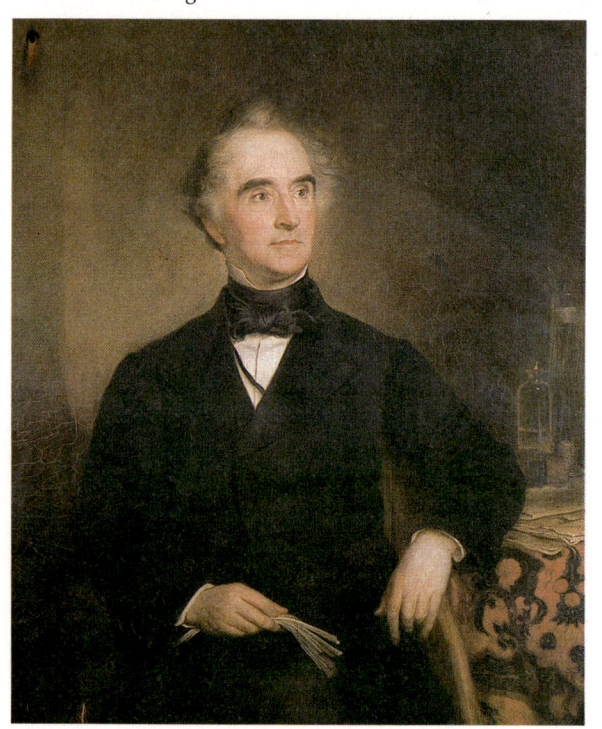

gründeten Fachzeitschrift. In Anerkennung seiner Verdienste wurde Liebig 1845 in den erblichen Adelsstand erhoben.

# Lieutaud, Joseph
*französischer Anatom, 1703–1780*

Aus seiner Heimat in der Provence kam Lieutaud nach Montpellier, wo er das Medizinstudium absolvierte. Danach erhielt er eine Anstellung am Hôtel-Dieu seiner Vaterstadt und brachte nach langen Studien und Forschungen 1742 ein wertvolles anatomisches Werk heraus. Der Empfehlung seines Freundes →Senac verdankte er eine Berufung an den Hof von Versailles; 1750 übernahm er das Amt des königlichen Leibarztes, diente zuerst Ludwig XV., dann Ludwig XVI. In Frankreich wird er als Begründer der pathologischen Anatomie angesehen; das Dreieck am Grunde der Harnblase trägt noch heute seinen Namen. 1767 erschien in Paris ein pathologisch-anatomisches Werk, das sich auf 1200 Autopsien stützte und seinen Ruhm begründete.

# Lind, James
*englischer Schiffsarzt, 1716–1794*

Der gebürtige Schotte studierte in Edinburg und promovierte 1748. Bereits von 1739 bis zur Promotion diente er als Schiffsarzt in der englischen Marine. Diese Zeit begründete seinen Ruf als Pionier der Schiffshygiene. Ihm ist es zu verdanken, daß die erste systematische Prophylaxe gegen den →Skorbut durchgeführt wurde, indem etwa bei der ersten Reise James Cooks 1768 außer der üblichen Kost auch Zitronen zum Schiffsproviant zählten. Nach 1748 kehrte Lind nach Edinburg zurück und hatte hier bis 1783 verschiedene Posten inne. Später zog er in die Nähe von London, wo er bis zu seinem Lebensende praktizierte. Lind, der sich auch um das öffentliche Gesundheitswesen verdient gemacht hat, hinterließ mehrere schriftliche Werke über verschiedene Themen.

## Linné, Carl von
*schwedischer Arzt und Naturwissenschaftler, 1707–1778*

Auf das botanische Werk dieses berühmten Wissenschaftlers soll in diesem Rahmen nicht näher eingegangen werden. Nach seinen anfänglichen Studien in Lund und Uppsala begab sich Linné nach Holland, um sich weiterzubilden. Aus dieser Zeit datiert seine Freundschaft mit →Hermann Boerhaave. 1735 promovierte er in Harderwyk. Dann ließ er sich in Stockholm nieder und hatte bald in seiner Eigenschaft als Marinearzt Gelegenheit, am Marinekrankenhaus seine bedeutenden Studien zu beginnen. Er beobachtete die Wirkung verschiedener Medikamente und wurde dadurch bei der Erstellung seines pharmakodynamischen Systems sehr unterstützt. Außerdem erreichte er, daß die pathologische Anatomie auch in Schweden endlich den ihr zustehenden Stellenwert erhielt; er führte so oft wie möglich Sektionen durch und empfahl dies ebenso allen Kollegen. 1741 nahm er eine Berufung nach Uppsala an die Lehrkanzeln für theoretische und praktische Medizin an, unterrichtete daneben ab 1742 Botanik, Arzneimittellehre, Naturgeschichte, Semiotik und Diätetik und hatte die Leitung des botanischen Gartens inne. Um diese Zeit verlagerte sich sein Interesse mehr auf die Naturwissenschaften und die Botanik, ohne daß er aber die Medizin aufgegeben hätte, wie seine im Jahre 1747 erfolgte Ernennung zum königlichen Leibarzt beweist. Er schränkte seine sehr große Praxis etwas ein und befaßte sich mehr mit theoretischen Untersuchungen. Linné hinterließ Schriften über Nosologie, Pharmakodynamik und Diätetik; darüber hinaus erarbeitete er eine systematische Krankheitslehre, die sich auf mechanische und chemische Auffassungen stützt: Erkrankungen der festen Körperteile gehen auf Störungen der verschiedenen Spannungszustände zurück, Krankheiten der flüssigen Körperbestandteile auf eine Veränderung der chemischen Zusammensetzung. Diese Schrift trug nicht unbedingt zu Linnés Ansehen in unserer Zeit bei; das Anerkennenswerteste daran ist, daß er als Ursache der meisten Hautkrankheiten Parasiten- und Wurmbefall ansieht. In seinen späteren Lebensjahren war er in unerfreuliche Streitigkeiten zwischen den Universitäten von Stockholm und Uppsala verwickelt, die sich um die Aufnahme der Chirurgen in den Ärztestand drehten.

*Carl von Linné*

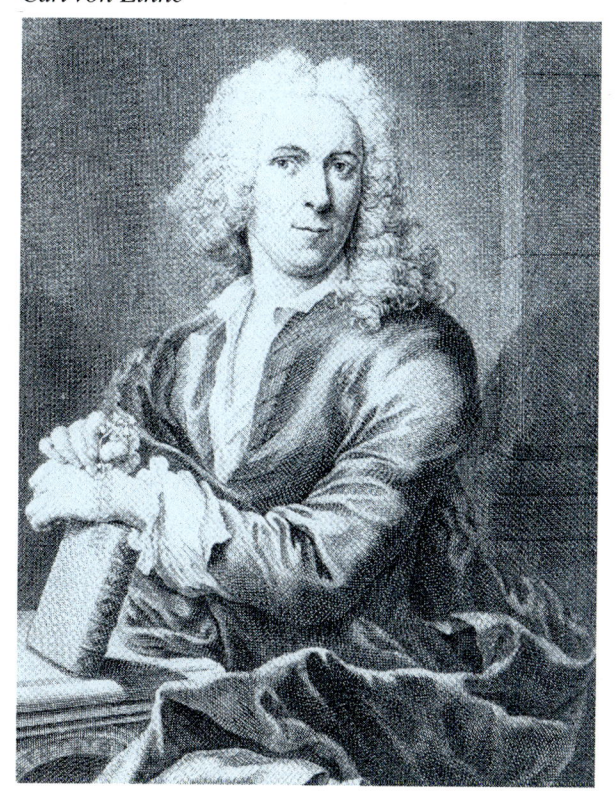

## Lisfranc, Jacques
*französischer Chirurg, 1790–1847*

Der berühmte Chirurg begann die Ausbildung in Lyon und kam dann nach Paris; er wurde Schüler von →Dupuytren und promovierte 1813. Anschließend war er kurze Zeit in der Armee tätig, trat aber bald wieder aus und befaßte sich mit der Entwicklung und Verbesserung von chirurgischen Methoden. 1826 erhielt er eine eigene Abteilung an einem der Pariser Spitäler, nachdem er sich schon zwei Jahre zuvor habilitiert hatte; an seiner Abteilung begann er mit dem klinischen Unterricht. Er befaßte sich mit der operativen Behandlung von Frakturen, zu deren Diagnostik er merkwürdigerweise das Stethoskop einzusetzen versuchte; des weiteren mit der Amputation der Portio vaginalis des Uterus, der Rektumexstirpation und mit Aneurysmen. Lisfranc verfaßte neben Schriften zu diesen Themen auch einige Lehrbücher. Trotz seiner anerkannten Eigenschaften als Lehrer und Chirurg war er nicht beliebt; sein streitsüchtiges Wesen ließ keinerlei Freundschaft zwischen ihm und seinen Kollegen aufkommen.

# Lister, Joseph Baron
*englischer Chirurg, 1827–1912*

Der berühmte Pionier der →Antisepsis und damit der modernen Operationsmethoden stammte aus einer Quäkerfamilie in der Nähe von London. Sein Vater war neben seinem Beruf als Weinhändler auch wissenschaftlich tätig und machte sich durch die Konstruktion eines achromatischen Mikroskops einen Namen. Daher war auch sein Sohn Joseph an derartigen Arbeiten interessiert und widmete sich ihnen schon während des Studiums in London. Nach Abschluß der Studien hatte Lister in Edinburg verschiedene Stellungen inne, so auch unter →James Syme, dessen Tochter er 1854 heiratete. Während dieser Zeit befaßte er sich intensiv mit der Augenheilkunde, veröffentlichte Arbeiten darüber und lehrte an der Universität. 1860 verlieh ihm die Londoner Royal Society ihre Mitgliedschaft; im gleichen Jahr folgte Lister einer Berufung als Professor für Chirurgie nach Glasgow, wo er verschiedene chirurgische Methoden verbesserte und Schriften darüber veröffentlichte. Die erste Beschreibung seiner fundamentalen Entdeckung, der antiseptischen Wundbehandlung, datiert aus dem Jahr 1867. Doch schon etliche Jahre früher hatte Lister seine Studenten auf seine Erkenntnisse und Theorien hingewiesen. Vor allem die Arbeiten von →Louis Pasteur lenkten seine Aufmerksamkeit auf diesen Themenkreis. Die Notwendigkeit, eine Wunde vor dem Kontakt mit der Luft zu schützen, stand für Lister außer Frage. Für ihn stellte sich nun die Aufgabe, Methoden zur Zerstörung der Luftkeime zu finden. Nach Versuchen mit Chlorzink und Sulfiten entschied er sich für die Karbolsäure. Er erfand einen eigenen Zerstäubungsapparat und war bestrebt, die Desinfektion so kostengünstig zu halten, daß sie ohne Schwierigkeiten überall eingesetzt werden konnte. Im Jahre 1869 erhielt er den Ruf, als Nachfolger seines Schwiegervaters James Syme die Lehrkanzel der klinischen Chirurgie in Edinburg zu übernehmen; also verließ er Glasgow und verhalf durch seine Tätigkeit der Universität von Edinburg zu großem Aufschwung. Sein Unterricht war sehr beliebt. 1877 allerdings folgte er einer Einladung nach London an das King's College; hier lehrte er bis 1892 und zog sich danach ins Privatleben zurück. Neben der Ernennung zum Baronet 1883 und zum Baron 1897 wurden Lister zahllose weitere Ehrungen und Auszeichnungen zuteil; darunter finden sich Ehrendoktorate etlicher Universitäten, die Mitgliedschaft bei zahlreichen Gesellschaften und die Wahl zum Präsidenten der Royal Society 1896.

# Liston, Robert
*englischer Chirurg, 1794–1847*

Nach seinem Studium in Edinburg war der gebürtige Schotte jahrelang Prosektor und Chirurg am Royal Infirmary unter George Bell. Dieser Position verdankte er seine hervorragenden Kenntnisse der Anatomie und Chirurgie. Im Jahre 1816 hielt er sich einige Zeit in London auf, wo er sich weiterbildete und Mitglied der Royal Society wurde. Nach seiner Rückkehr nach Edinburg eröffnete er 1818 eine chirurgische Praxis. Bald war Liston sehr angesehen und vor allem auf dem Gebiet der Lithotomie ein gefragter Arzt. Er begann Vorlesungen zu halten, zuerst anatomische, später hauptsächlich chirurgische. Daneben veröffentlichte er eine Anzahl bemerkenswerter Abhandlungen über die verschiedensten Fragen seiner Fachgebiete. Er beschrieb Aneurysmen, komplizierte Oberschenkelhalsbrüche, verschiedene Tumoren und die Rhinoplastik. 1833 folgte er einem Ruf als Chirurgieprofessor nach London und blieb hier bis zu seinem Lebensende. Eine Reihe von Ehrungen belohnten seinen Einsatz für die Medizin, vor allem für die Chirurgie. Liston gilt als einer der begabtesten und genialsten Operateure Englands, sowohl was seine solide Ausbildung und seine reiche Erfahrung, als auch was seine Kreativität und Spontaneität anbelangt.

# Littré, Maximilien Paul Emile
*französischer Mediziner, Medizinhistoriker und Philosoph, 1801–1881*

Die Vielseitigkeit dieses Gelehrten zeigte sich bereits während seiner Studienzeit, als er sich neben Medizin auch mit Philologie und mehreren Sprachen, wie Grie-

*Joseph Lister*

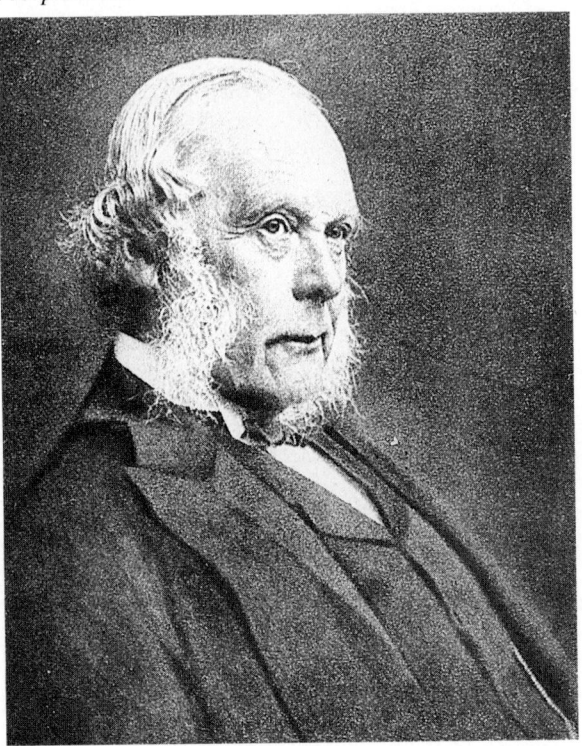

chisch, Arabisch und Sanskrit, befaßte. Zu seinen wissenschaftlichen Aufgaben gesellten sich politische und journalistische. Zusammen mit →Jean-Baptiste Bouillaud und Gabriel Andral gründete er 1828 eine medizinische Zeitschrift, 1837 eine weitere mit →Jean Eugène Dezeimeris. Daneben fungierte er von 1830 bis 1851 als Redakteur einer politischen Zeitung. Sein literarisches Werk umfaßt teils medizinische, teils philosophische oder philologische Themen. Große Bedeutung erlangte er durch seine zwischen 1839 und 1861 in zehn Bänden veröffentlichte Übersetzung und Bearbeitung des *Corpus Hippocraticum*, eine Ausgabe, die weiterhin zu den besten, wenn auch nicht ganz vollständigen zählt. Auch ihm gelang es nämlich nicht, die einzelnen Teilabschnitte des monumentalen Werkes eindeutig bestimmten Autoren zuzuordnen. Von Littré stammen darüber hinaus Übersetzungen der Werke von →Plinius, →Homer, Schiller und Goethe sowie ein bedeutendes, vierbändiges französisches Wörterbuch (Neuausgabe 1956–1958). Eine kurze politische Laufbahn nach der »Februarrevolution« 1848 brach er bald ab. Seit 1871 Mitglied der Académie française, wurde Littré 1875 in die Medizinische Akademie aufgenommen; im selben Jahr ernannte man ihn zum Senatsmitglied.

## Lobstein, Jean Frédéric
*französischer Chirurg und Anatom, 1736–1784*

Als Sohn eines Wundarztes schrieb er sich im Jahre 1752 an der Straßburger Universität ein und begann damit das Medizinstudium. Acht Jahre später promovierte Lobstein und machte sich anschließend auf eine Studienreise, die ihn nach Frankfurt, Holland und Paris führte. Zweck der Reise war die Vervollkommnung seiner anatomischen und chirurgischen Kenntnisse. 1762 kehrte er in seine Heimat Straßburg zurück, ließ sich hier als praktizierender Arzt nieder und gelangte bald zu großem Ansehen. Nach der Habilitation zum Privatdozenten folgte die Ernennung zum Prosektor am anatomischen Theater. Sein Talent zum Unterricht stärkte sowohl seinen eigenen als auch den Ruf der Universität; von weither kamen die Studenten, und selbst Goethe ließ es sich nicht nehmen, Lobsteins Vorlesungen zu besuchen. 1778 erfolgte die Ernennung zum außerordentlichen Professor für Anatomie und Chirurgie; im gleichen Jahr wurden diese Professuren in ordentliche umgewandelt. In Ermangelung einer chirurgischen Lehranstalt mit den dazugehörigen Behelfen konnte Lobstein die Operationstechniken nur an der Leiche demonstrieren, was dem Unterricht natürlich nicht förderlich war. Trotzdem war seine Begabung vor allem bei Katarakt- und Steinschnittoperationen berühmt. Seine vielfachen Verpflichtungen ließen ihm keine Zeit, viele schriftliche Werke zu verfassen; nur wenige sind uns daher erhalten. Seine Theorien und Lehren finden sich jedoch vielfach in den Dissertationen seiner Schüler wieder.

## Löffler, Friedrich August Johannes
*deutscher Arzt und Bakteriologe, 1852–1915*

Der Sohn eines ebenfalls berühmten Arztes studierte in Würzburg und Berlin, nahm noch während der Ausbildung am Feldzug gegen Frankreich teil und erhielt nach der Promotion 1874 eine Stelle an der Charité in Berlin, später als Militärarzt in Hannover und Potsdam. Danach arbeitete er bis 1884 unter →Koch und war dessen Mitarbeiter in vielen Untersuchungen; anschließend kam er an die Kaiser-Wilhelm-Akademie, wo er sich mit pathologischer Anatomie, Hygiene und Chemie befaßte und Vorlesungen über Militärgesundheitspflege hielt. 1888 leistete Löffler einer Berufung nach Greifswald Folge; hier wirkte er bis zu seinem Lebensende als Professor für Hygiene. Die Regierung beauftragte ihn wiederholt mit der Seuchenbekämpfung. Die Medizin verdankt ihm die Entdeckung mehrerer wichtiger Bakterien, so 1882 die des Rotzbazillus, 1884 die Identifizierung des Diphtheriebazillus, 1886 des Erregers des Schweinerotlaufs. Er verfaßte Abhandlungen über die Therapiemöglichkeiten der →Diphtherie und des Milzbrands, untersuchte die Trinkwasserqualität sowie die Klärung von Abwässern. 1891 entdeckte er den Bazillus typhi muris, den er zur Bekämpfung einer Mäuseplage in Thessalien einsetzte. Daneben entwickelte er eine neue Methode in der Histologie (Färbemethoden und Nährböden). Sein Name wurde vor allem in den histologischen Methoden zum Begriff.

*Friedrich August Löffler*

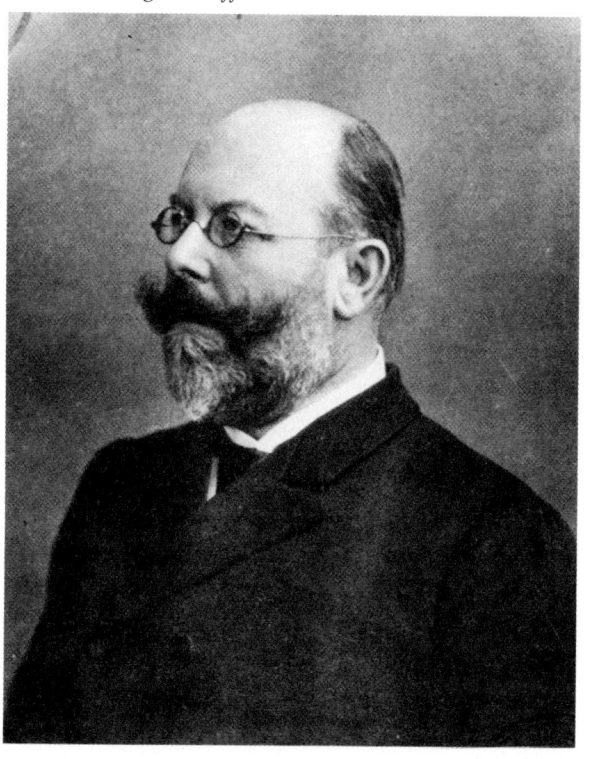

## Lorenz, Adolf
*österreichischer Orthopäde, 1854–1946*

Schon während seiner Studienzeit in Wien arbeitete Lorenz als Anatomiedemonstrator. 1880 promovierte er, trat eine Stelle als Assistenzarzt an einer chirurgischen Klinik an und begann sich bei dieser Tätigkeit auf die Orthopädie zu spezialisieren. Wegen seiner Allergie gegen Karbol widmete er sich bald nicht mehr so sehr der Chirurgie, sondern verlegte sein Interesse von orthopädischen Operationen auf unblutige Korrekturen. 1884 habilitierte sich Lorenz für Chirurgie und übernahm 1889 mit der Ernennung zum außerordentlichen Professor die Leitung der Orthopädischen Universitätsklinik, die er bis zu seiner Emeritierung führte. 1924 trat er mit dem Titel eines ordentlichen Professors in den Ruhestand. Seine ersten Arbeiten widmete Lorenz dem erworbenen Plattfuß; danach befaßte er sich mit der Skoliose, entwickelte zu ihrer Behandlung das Gipsbett, entwarf Behandlungsformen für den Klumpfuß, das Genu varum und valgum; schließlich seien seine Verbesserungen auf dem Gebiet der angeborenen Hüftgelenksluxation genannt. Zuerst entwarf er mit →Hoffa eine Operationsmethode, die den Kindern bleibende Mißbildungen ersparte; später wandte er sich aber von dieser Therapiemethode ab und erfand das Gipsbett, in dem das Kind in der Lorenzschen Stellung mit in 90° gebeugten und abduzierten sowie nach außen gedrehten Beinen fixiert wurde. Durch diese Froschstellung konnte das Ergebnis der Einrenkung bewahrt werden. Das schriftliche Werk enthält die Untersuchungsergebnisse und die Therapiemethoden, die Lorenz entwickelt hat. Lorenz' Sohn ist der Naturforscher und Nobelpreisträger des Jahres 1973 Konrad Lorenz, der als Begründer der Verhaltenspsychologie weltberühmt wurde.

## Louis, Antoine
*französischer Physiologe, 1723–1792*

Als Sohn eines Militärchirurgen machte Louis seine ersten medizinischen Erfahrungen unter der Leitung seines Vaters beim Militär. 1743 konnte er bereits eine Stelle als Chirurg antreten, vertauschte diese aber bald mit einer an der Salpêtrière. Aufgrund seines hervorragenden Abschneidens bei den Preisausschreiben der Chirurgischen Akademie ernannte man ihn 1746 zum Mitglied. 1750 wurde er Professor für Physiologie, eine Position, die er 40 Jahre lang einnahm. Kurze Zeit wirkte er als Chirurg an der Charité; wenige Jahre darauf, 1760, machte er als leitender Chirurg mehrere

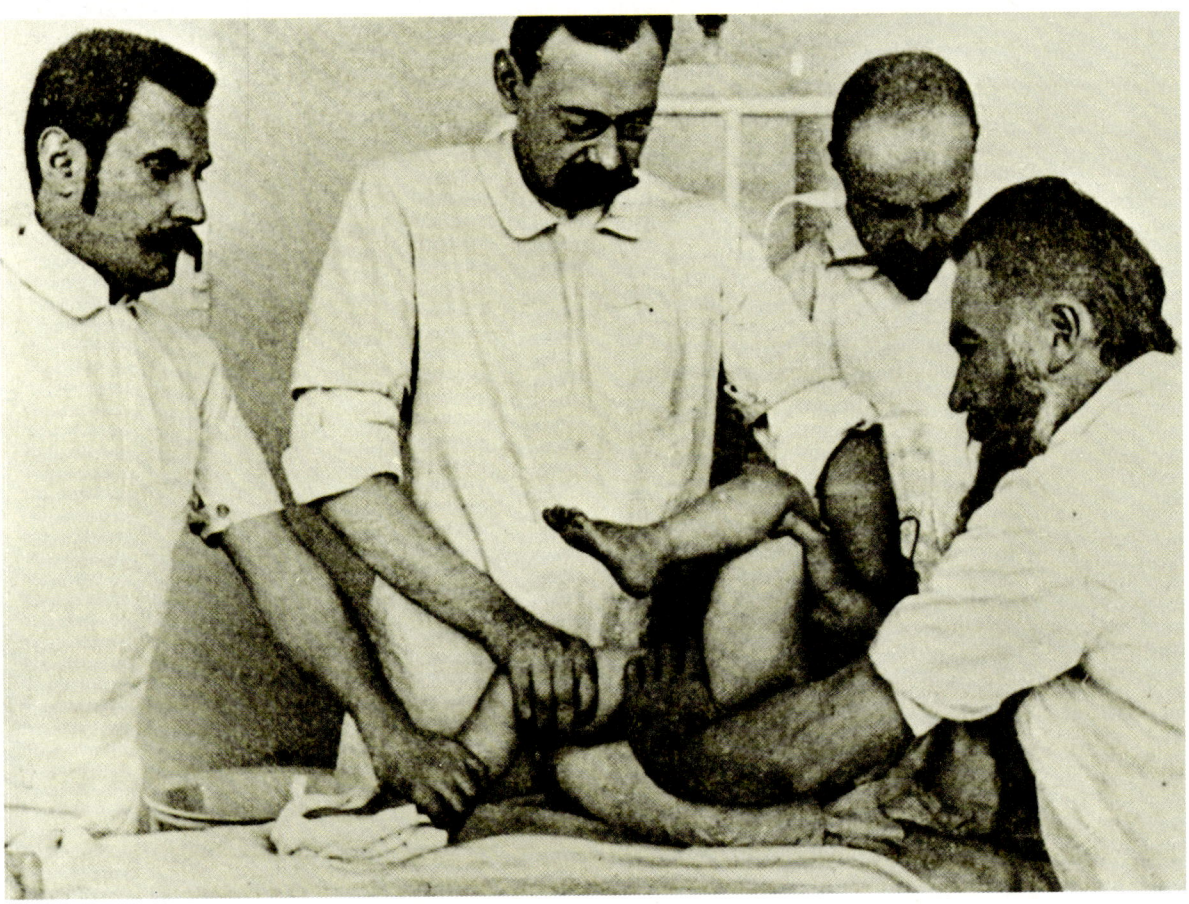

*Adolf Lorenz*

Feldzüge der Armee mit. 1764 ernannte man ihn zum Sekretär der Chirurgischen Akademie auf Lebenszeit, ein Ereignis, das seinen Platz in der Geschichte festigte. Aus dieser Zeit stammen seine bedeutendsten literarischen Werke. Neben zahlreichen chirurgischen Schriften verfaßte er Abhandlungen über die sicheren Todeszeichen, über erbliche und venerische Krankheiten sowie über gerichtsmedizinische Probleme. Eine große Zahl von Manuskripten wurde erst nach seinem Tod entdeckt und veröffentlicht. Neben all diesen Tätigkeiten und seinen Aufgaben bei der Leitung der Akademie fand Louis noch Zeit, sich mit der Schaffung und Verbesserung zahlreicher Instrumente zu befassen; kaum bekannt ist allerdings, daß er bei der Konstruktion der Guillotine mitwirkte.

## Louis, Pierre Charles Alexandre
*französischer Kliniker, 1787–1872*

Nach seiner Promotion in Paris im Jahre 1813 unternahm Louis sieben Jahre lang Reisen durch Rußland. Dann trat er eine Stelle am Hôpital de la Charité an, wo er mit seinem Freund Chomel mehr als 5000 Autopsien durchführen konnte. Die Ergebnisse seiner Forschungen liegen uns in Form zweier unvergänglicher anatomisch-pathologischer Werke vor. 1826 nahm ihn die Akademie der Medizin auf; 1828 wurde er in deren Auftrag nach Gibraltar gesandt, um das Gelbfieber zu untersuchen. Dabei konnte er sich von der Ansteckungsgefahr dieser Krankheit überzeugen. Einige Jahre nach seiner Rückkehr teilte man Louis eine eigene Abteilung am Hôtel-Dieu zu. Hier hatte er nun Gelegenheit, seinen Forschungen auf die ihm eigene Weise nachzugehen. Louis gilt als Pionier der medizinischen Statistik, eine Methode, die bald Anhänger fand. Nach dem Tod seines einzigen Sohnes 1854 legte er alle Ämter nieder.

*Pierre Charles Alexandre Louis*

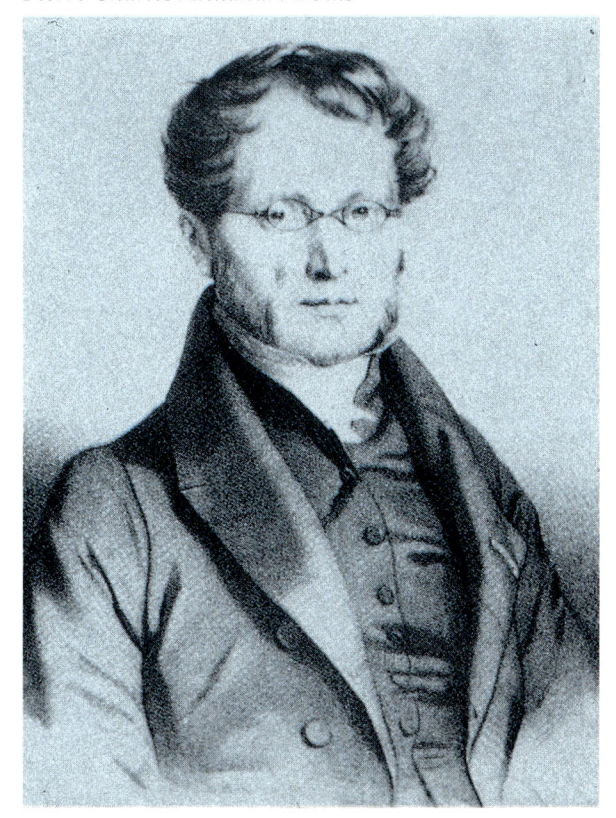

## Lower, Richard
*englischer Arzt, 1631–1691*

Aus seiner Heimat Cornwall zog Lower nach Oxford, um das Medizinstudium aufzunehmen und 1665 mit der Doktorwürde abzuschließen; 1666 habilitierte er sich in London. Sein Freund Thomas Willis unterstützte ihn bei der Eröffnung einer Praxis; bald darauf war er so bekannt, daß sich 1667 die Türen der Royal Society für ihn öffneten. 1669 brachte er das Werk heraus, das ihn unvergeßlich machen sollte, den *Tractatus de corde*. Damit leistete er einen bedeutenden Beitrag zur Anatomie und Physiologie des Herzens und bestätigte →Harveys Entdeckung des →Blutkreislaufs ebenso, wie er einiges daran ergänzte und verbesserte. Die Schrift erlebte sechs Auflagen. Bedeutung erlangte Lower des weiteren durch seine Bluttransfusionsversuche an Tieren; 1667 wagte er einen derartigen Eingriff auch am Menschen.

## Lucas-Championnière, Just Mériadec
*französischer Chirurg und Anatom, 1886–1933*

Als letztes Mitglied einer bekannten Pariser Ärztefamilie studierte und promovierte Lucas-Championnière in Paris. Im Balkankrieg 1912 war er beim Roten Kreuz tätig; 1916 wurde er mit mehreren Ärzten nach Rumänien entsandt, wo er die Bekanntschaft der königlichen Familie machte. Erst nach der Rückkehr nach Paris promovierte er und erhielt kurz darauf eine Stelle als Klinikchef. Bald verließ er aber Frankreich wieder und zog nach Schanghai, um eine Lehrkanzel an der neugegründeten medizinischen Schule zu übernehmen. Von 1925 bis 1927 diente er als Militärarzt in Dakar. Seine letzte Station war Hanoi, wo er nach kurzem Aufenthalt in Saigon eine Professur für Anatomie übernahm und hier sein Leben beendete.

## Luys, Jules Bernard
*französischer Neurologe, 1828–1897*

In seiner Heimatstadt Paris promovierte Luys 1857 mit einer Dissertation über die Tuberkulose, erhielt 1863 eine Stelle an der Salpêtrière und zusätzlich an einem anderen Krankenhaus. Den Spitalsdienst versah er bis zu seiner Pensionierung 1893. Im Jahre 1877 ernannte ihn die Medizinische Akademie zu ihrem Mitglied, 1881 gründete er eine Zeitschrift für Geistes- und Nervenkrankheiten. Hier erschienen die meisten seiner Schriften, die sich mit Geisteskrankheiten, Reflexen, Gehirnfunktionen, Nervenzentren und ihren Krankheiten und in späteren Jahren mit Hypnose befaßten. Ein Nervenzellenkomplex, der zum extrapyramidalen System gehört und in der Nähe des Thalamus liegt, wurde nach ihm Corpus Luysii benannt.

## MacDowell, Ephraim
*amerikanischer Chirurg und Gynäkologe, 1771–1830*

Der Amerikaner kam zu Studienzwecken nach England, wo er die Universität von Edinburg bezog und hier den Unterricht von John Bell genoß. Von diesem wurde er wahrscheinlich zu seinen gewagten Operationen ermutigt. 1795 kehrte MacDowell nach Amerika zurück und begann in Kentucky zu praktizieren. Er befaßte sich vornehmlich mit gynäkologischen Operationen, führte beispielsweise die ersten Ovariotomien durch, von denen nur ein geringer Prozentsatz mißlang. In Europa wurde bald der Vorwurf laut, MacDowell habe seine Patientinnen, die meist Negerinnen waren, nur als Versuchsobjekte behandelt; dieser Verdacht wurde aber kurze Zeit später zerstreut. Literarisches hinterließ MacDowell kaum, seine umfangreiche Praxis ließ ihm nur wenig Zeit.

## Mackenrodt, Alwin
*deutscher Gynäkologe, 1859–1925*

Nach Studienjahren in Jena und Halle, wo er 1885 promovierte, trat Mackenrodt eine Assistentenstelle an und entschied sich bald für die Gynäkologie. Im Anschluß an die Ausbildung zog er nach Berlin, um als Oberarzt an einem Spital zu wirken; später gründete er eine eigene Klinik, die vielen Gynäkologen als Ausbildungsstätte diente. Vor allem auf dem Gebiet der operativen Gynäkologie leistete Mackenrodt Bedeutendes. Er entwickelte neue Methoden zur Korrektur von Lageveränderungen des Uterus sowie zur Entfernung der Gebärmutter. In späteren Lebensjahren befaßt er sich darüber hinaus mit der Krebsforschung.

## Mackenzie, Sir Morell
*englischer Laryngologe, 1837–1892*

Nach anfänglicher medizinischer Ausbildung in London kam Mackenzie an die Universitäten von Paris, Wien und Perth in Schottland. Der Abschluß der Studien fand 1862 an der Universität von London mit der Promotion statt. Bereits kurze Zeit später traf er die Entscheidung, sich ganz dem in England nicht sehr entwickelten Gebiet der Laryngologie zu widmen. Er verbesserte die Operationsmethoden im Bereich von Kehlkopf und Rachen. Im Jahre 1863 war er an der Gründung des Hospitals für Kehlkopfkrankheiten maßgeblich beteiligt. 1887 wurde er zum behandelnden Arzt des preußischen Kronprinzen Friedrich Wilhelm, des späteren Kaisers Friedrich, bestellt. Allerdings beging er den verhängnisvollen Fehler, das Kehlkopfleiden des Kronprinzen für harmlos zu halten, weshalb in der Folge eine Notoperation durchgeführt werden mußte (→Bramann, →Krause). Mackenzie trat als Autor mehrerer Werke zu seinem Fachgebiet in Erscheinung. Darunter befinden sich Schriften über Krankheiten des Kehlkopfs, über den Gebrauch des Laryngoskops und anderes. Mit Recht gilt Mackenzie als erster englischer Laryngologe. 1887 erhielt er die Ritterwürde.

## Magati, Cesare
*italienischer Chirurg, 1579–1647*

Nach dem Studium, das er in Bologna mit dem Doktorat abschloß, praktizierte Magati eine Zeitlang in Rom und kehrte danach in die Emilia Romagna zurück. In Rom hatte er sich vornehmlich mit Anatomie und Chirurgie beschäftigt; sein Ruhm wuchs während seiner Tätigkeit in seiner Heimat, so daß man ihn 1612 als Professor nach Ferrara berief. Das Lehramt übte er jahrelang mit großem Erfolg aus; infolge schwerer Steinleiden mußte er es aber zurücklegen, begab sich in ein Kloster, wo er weiterhin chirurgisch tätig war und sogar noch Reisen in verschiedene Städte unternahm. Nach einer mißglückten Steinschnittoperation starb er 1647 in Bologna. Die Bedeutung Magatis liegt vor allem darin, daß er bei der Behandlung von Wunden und Verletzungen wesentlich einfachere Methoden empfahl; ebenso stellte er neue Regeln für die Verbandstechnik auf.

## Magendie, François
*französischer Physiologe, 1783–1855*

Dem Sohn eines Wundarztes war die berufliche Laufbahn bereits seit frühester Jugend vorgezeichnet. So verließ er 1798 seine Heimatstadt Bordeaux, um in Paris das Studium der Medizin zu beginnen. Schon vor seiner Promotion im Jahre 1808 konnte er mit Unterstützung seiner Lehrer seine vielfältige Begabung unter Beweis stellen. Neben seinem Hauptgebiet, der Physiologie, widmete er sich anfangs auch der Anatomie, wandte sich aber später der Pathologie und der Arzneimittellehre zu. Mit Recht kann Magendie als einer der Pioniere der neuzeitlichen Physiologie angesehen werden; vor allem auf dem Gebiet der Experimentalphysiologie sind seine Verdienste unschätzbar. Seit 1826 hatte er eine leitende Stellung an der Salpêtrière

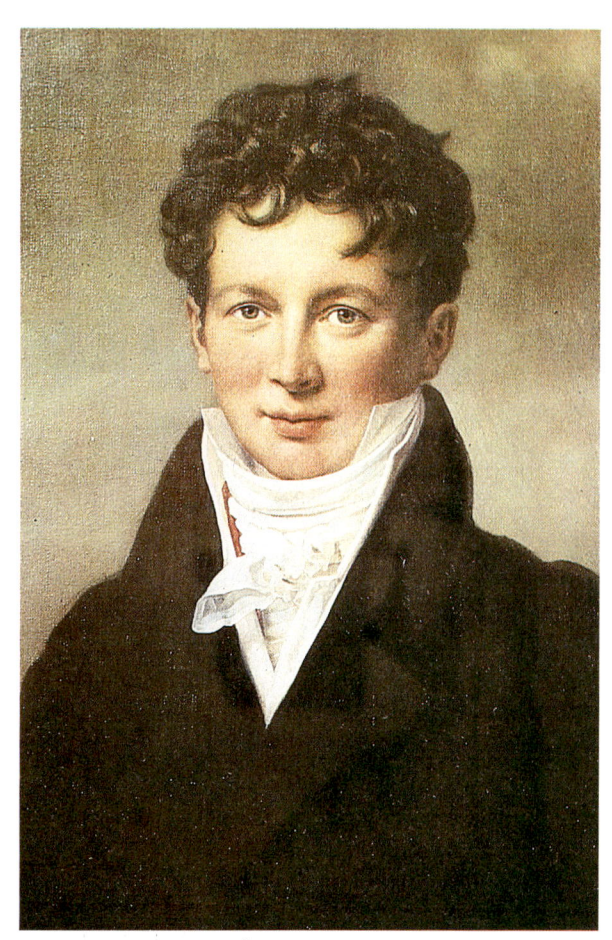

*François Magendie, Ölgemälde von Paul Guérien (Collège de France, Paris)*

inne, 1836 folgte er →Récamier als Professor für Physiologie und allgemeine Pathologie nach. Im gleichen Jahr ernannte man ihn zum Vizepräsidenten der Akademie der Wissenschaften. Magendie kannte nur einen wahren Weg, um zu Erkenntnissen zu gelangen: das Experiment. Seine Versuche mit lebenden Tieren umfaßten nahezu jeden Bereich der Physiologie. Untersuchungen über Herz-, Verdauungs- und Nervenphysiologie sind nur einige wenige seiner Werke gewidmet. Auch anderen medizinischen Teilbereichen, wie etwa der Toxikologie, der Pathologie oder der Pharmazeutik, kamen seine Erkenntnisse zugute. So erinnern wir daran, daß er an der Einbeziehung der Alkaloide in die Heilmittel großen Anteil hatte. Sein umfassendes literarisches Werk gilt noch heute als Grundlage der Physiologie.

## Maillot, François
*französischer Militärarzt, 1804–1894*

An einem Militärhospital in Metz erfuhr Maillot, der aus einer Ärztefamilie stammte, seine Ausbildung; ab 1823 diente er in der Armee und kam 1828 nach Paris, wo er das Studium mit dem Doktorat abschloß. Die nächsten Stationen folgten rasch aufeinander. Den Höhepunkt seiner Karriere erlebte er 1864, als er an die Spitze des Militärgesundheitswesens gelangte, eine Position, die er bis zum Übertritt in den Ruhestand beibehielt. Während seiner praktischen Zeit wirkte Maillot ab 1832 an den Hospitälern von Algier und Ajaccio. Er machte sich um die Behandlung von Wechselfieberkranken verdient, als er die Wirksamkeit des Chinins erkannte und es in großen Dosen einsetzte. Über seine Beobachtungen verfaßte er nach der Rückkehr mehrere Abhandlungen, wobei er auch die Wirkung von Arsen und Chinin verglich. Gegen die Dysenterie begann Maillot gezielt das Bismutum subnitricum anzuwenden und erzielte auch damit Erfolge. Ihm zu Ehren wurden in Algier eine Straße und in dessen Nähe ein Dorf benannt.

## Maimonides, Moses
*spanisch-arabischer Mediziner und Philosoph, 1135–1204*

Abu Imran Musa Ben Maimun oder, wie sein hebräischer Name lautet, Rabi Moses ben Maimon, entstammte einer angesehenen jüdischen Familie in Cordoba. Nach einer theologischen Ausbildung wandte er sich, vor allem unter dem Einfluß seines berühmten Lehrers →Averroës, der Medizin zu, betrieb daneben aber weiterhin philosophische Studien. Im Jahre 1156 mußte er auf Befehl des islamischen Oberherrn Cordoba verlassen und zog mit seiner Familie nach Fez. Auch hier waren die Juden Verfolgungen ausgesetzt; daher wanderte Maimonides nach Ägypten, wo er sich niederließ. Bald stand er in hohem Ansehen, ernährte seine Familie durch den Handel mit Edelsteinen, praktizierte jedoch daneben als Arzt und gründete eine philosophische Schule. Schließlich erwählte ihn ein Fürst zu seinem Leibarzt, so daß Maimonides, aller finanziellen Sorgen ledig, sich von da an ausschließlich der Medizin widmen konnte. Sein Ruf verbreitete sich immer mehr, Patienten kamen von weither; trotzdem fand er noch Zeit, sich schriftstellerischer Tätigkeit zu widmen. In allen Werken tritt er als Mediziner wie als Philosoph auf. Er vertrat, in Anlehnung an Averroës, die aristotelischen Lehren, definierte Erkenntnis als Ergebnis von Erfahrungen oder streng durch den Verstand bewiesenes Wissen, vertrat aber auch einen gewissen dogmatischen Standpunkt, indem er Aussprüche der Propheten oder früherer Gelehrter gleichfalls als Quelle der Weisheit gelten ließ. Seine Auffassung, daß Erkenntnis und Wissen nicht unbedingt in direktem Zusammenhang mit der Religion stünden, trug ihm mancherlei Schwierigkeiten mit der orthodoxen Obrigkeit ein, vergrößerte aber jedenfalls seinen Ruf. Von seinen rein medizinischen Werken sind nur drei im Druck erschienen; unveröffentlicht existieren noch vierzehn weitere. Diese Schriften umfassen Themen wie Toxikologie, Behandlung von Vergiftungen und, als Kompilation vieler anderer Autoren, den gesamten medizinischen Bereich. Als Maimonides tiefbetrauert starb, ehrte man sein Andenken durch dreitägige Trauerfeiern mit Fasten und Beten.

## Maisonneuve, Jacques Gilles
*französischer Chirurg, 1809–1897*

Nach medizinischen Vorstudien in seiner Heimatstadt Nantes kam Maisonneuve nach Paris, wo er die Ausbildung unter →Dupuytren und →Récamier fortsetzte. 1835 promovierte er, konnte im gleichen Jahr eine Stelle als Prosektor an einer anatomischen Schule antreten und hielt daneben chirurgischen Unterricht; in den folgenden Jahren hatte er einflußreiche Stellungen im staatlichen Gesundheitswesen inne und wirkte als Arzt an verschiedenen Pariser Spitälern, ab 1862 am Hôtel-Dieu. Maisonneuve ist zu den schöpferischsten und einfallsreichsten französischen Chirurgen zu zählen. Er hinterließ ein umfangreiches Werk, das ein weites Gebiet der Chirurgie umspannt.

## Malaria

Die auch als Wechselfieber, Sumpffieber oder Helodes bezeichnete Tropenkrankheit wurde erstmals 1880 von →Alphonse Laveran beschrieben. Im Jahre 1897 konnte →Ronald Ross den Übertragungsmechanismus klären: der Stich der Malariamücke (Fiebermücke, Gabelmücke, Anopheles) ist die häufigste Übertragungsart; die Ansteckung kann aber auch auf einer Blutübertragung beruhen, hier spricht man von der Impf-Malaria; weiters ist eine Ansteckung des Fetus möglich, was zur angeborenen Malaria führt. Durch den Mückenstich gelangen sogenannte Sichelkeime (Sporozoiten) ins menschliche Blut und siedeln sich zunächst vor allem in der Leber an. Hier vermehren sie sich geschlechtslos zu Leberplasmodien. Diese zerfallen nach Ablauf der ein- bis sechswöchigen Inkubationszeit, werden ins Blut ausgeschwemmt und greifen die roten Blutkörperchen an, in denen sie sich zu Blutplasmodien entwickeln. Diese teilen sich weiter und befallen gesunde Erythrozyten. Nach Überschreitung einer gewissen Zahl von Erregern im Blut kommt es zu den für die Krankheit typischen Fieberanfällen, die sich im Rhythmus der Plasmodienentwicklung wiederholen. Nach den Arten der Erreger unterscheidet man zwischen mehreren Krankheitsformen; die Malaria tertiana (Dreitagefieber) tritt in Randgebieten der Tropen, aber auch in gemäßigten Klimazonen auf. Bei dieser Form kommt es nach zweitägigem Fieberanfall zu einem fieberfreien Tag; nach diesem wiederholt sich der Zyklus. Die Malaria quartana, eine seltenere Form, tritt bevorzugt in den Tropen auf; der Rhythmus beträgt vier Tage. Die besonders gefährlichen Formen sind die Malaria tropica, bei der die Fieberanfälle unregelmäßig verlaufen, sowie die Malaria allida, eine fieberfreie Form, bei der es zu einer außergewöhnlich gesteigerten Erregervermehrung kommt. Neben einer schweren Beeinträchtigung des Allgemeinbefindens treten Kreislaufstörungen und Organschädigungen auf, dazu kommt die Gefahr von Anurie und Hämurie. Trotz möglicher Malariabehandlung und -prophylaxe liegt die Zahl der Kranken noch immer bei 500 bis 700 Millionen pro Jahr; drei bis fünf Millionen Menschen sterben an dieser Krankheit.

## Malgaigne, Joseph François
*französischer Chirurg, 1806–1865*

Als Sohn eines armen Landarztes zog er nach einiger militärmedizinischer Ausbildung nach Paris, wo er am Hospital Vâl-de-Grace weiterstudierte und sich seinen Lebensunterhalt durch physiologischen und anatomischen Unterricht verdiente. 1831 verließ er das Militärspital und übersiedelte an die Universität. Nach der Promotion, die im gleichen Jahr erfolgte, erhielt er eine Stelle als Militärarzt in Polen und übernahm nach seiner Rückkehr den Unterricht in chirurgischer Anatomie. Malgaigne war als Arzt an verschiedenen Pariser Krankenhäusern tätig und erhielt 1850, nach jahrelangen Bemühungen, eine Professur für operative Chirurgie an der Universität. Seine theoretische Bedeutung ist wesentlich größer als seine praktische, obwohl er auch auf diesem Gebiet zu Verbesserungen beigetragen hat. 1846 ernannte ihn die Medizinische Akademie zu ihrem Mitglied und wählte ihn in seinem Todesjahr 1865 sogar zu ihrem Präsidenten. Malgaigne hinterließ ein umfangreiches literarisches Werk über ein weitgestreutes chirurgisches Gebiet. Darunter finden sich Arbeiten über die Operation von Arterienverletzungen, Tränenfisteln und Zysten sowie die Punktion des Wasserkopfs; er beschrieb die Möglichkeiten der chirurgischen Behandlung von Luxationen und Frakturen von Kniescheibe, Schultergelenk, Rippen etc.; er entwarf Apparate zur Ruhigstellung von Beinbrüchen und verfaßte orthopädische Schriften, in denen er gegen seinen Zeitgenossen →Jules Guérin auftrat. Neben der Forschung und der diesbezüglichen literarischen Tätigkeit war er auch journalistisch aktiv, gründete eine eigene chirurgische Fachzeitschrift und leitete diese lange Zeit.

## Malpighi, Marcello
*italienischer Anatom, 1628–1694*

Der berühmte Pionier der Mikroskopie begann 1645 in Bologna Medizin zu studieren. 1653 promovierte er sowohl in Medizin als auch in Philosophie, hielt drei Jahre lang Unterricht in Logik und folgte 1656 einem Ruf als Professor für Medizin nach Pisa. Auf diese Zeit geht seine Freundschaft mit →Borelli zurück, die für beider Arbeit so fruchtbar werden sollte. 1659 kehrte

Malpighi nach Bologna zurück und übernahm hier den Unterricht in praktischer Medizin sowie Vorlesungen über die Aphorismen des Hippokrates. Sein Widerstand gegen →Galen kam meist deutlich zum Ausdruck, was ihm die Feindschaft vieler Kollegen eintrug. 1662 nahm Malpighi eine Berufung nach Messina an, wirkte hier vier Jahre lang und kam dann wieder nach Bologna. 1691 verließ er diese Stadt endgültig, um eine Stelle als Leibarzt von Papst Innozenz XII. anzutreten. Malpighi starb in Rom. Die mikroskopische Anatomie verdankt ihm bahnbrechende Leistungen. Er arbeitete mit ganz primitiven Mikroskopen und gelangte dennoch zu den bedeutendsten Ergebnissen. Er entdeckte den Kapillarkreislauf des Blutes anhand der Froschlunge, ebenso die Blutkörperchen; außerdem veröffentlichte er grundlegende Beschreibungen über den feinen Aufbau von Lunge, Milz, Gehirn, Nerven, Drüsen, Netzhaut und Tastorganen; er verfaßte entwicklungsgeschichtliche Werke über das Junge im Ei und setzte die Mikroskopie auf dem Gebiet der Botanik fort. Auch hier erlangte er Bedeutung und konnte mit Hilfe der Londoner Royal Society 1672 das große Werk *Anatomia plantarum* erscheinen lassen. Malpighi hinterließ ein reiches literarisches Erbe, das seine Entdeckungen und Untersuchungen enthält. Sein Werk erlebte mehrere Auflagen und verschiedene Übersetzungen und war jahrhundertelang hoch angesehen. Nach dem Anatomen sind sowohl die Malpighiengewächse benannt, eine tropische Pflanzenfamilie mit rund 800 Arten, als auch die Malpighi-Gefäße, Ausscheidungsorgane von Gliederfüßern.

## Manson, Sir Patrick
*englischer Tropenmediziner, 1844–1922*

Im Anschluß an die Promotion an der Universität von Aberdeen reiste Manson nach Asien und wirkte mehrere Jahre auf Taiwan, später auf dem chinesischen Festland in Amoy. 1883 kam er nach Hongkong, wo er sich große Verdienste um die Gründung der dortigen medizinischen Schule erwarb. 1889 in die Heimat zurückgekehrt, setzte er sich für einen geregelten Unterricht über Tropenkrankheiten ein. Er trat eine Stelle als Arzt an einem Spital an und begann mit Vorlesungen über Tropenkrankheiten an verschiedenen Schulen und Anstalten. 1899 wurde auf seine Anregung hin eine Gesellschaft für Tropenkrankheiten gegründet, des weiteren eine Schule für Tropenmedizin. 1903 wurde Manson geadelt; zehn Jahre später trat er in den Ruhestand, begab sich aber weiterhin auf Forschungsreisen. Seine wichtigsten Untersuchungen betrafen die Malaria. Durch sie kam →Ross zur Entdeckung der Malariaübertragung durch die Anophelesmücke. Manson hatte diesbezügliche Überlegungen bereits im Hinblick auf die Moskitos angestellt. Er entdeckte die Entwicklung der Filaria nocturna in der Mücke, außerdem erkannte er unabhängig von →Albert Neisser und Gerhard Henrik Armauer Hansen den Leprabazillus, beschrieb drei neue Arten von Mikrofilarien und die Sprue, eine Tropenkrankheit. Seinen Namen trägt die sogenannte Mansonsche Lösung, mit der die Malariaplasmodien gefärbt werden können.

## Mareschal, Georges
*französischer Chirurg, 1658–1736*

Im Jahre 1688 beendete Mareschal das Chirurgiestudium an der Charité in Paris und wurde wenig später Oberwundarzt an dieser Anstalt. Ab 1703 hatte er das Amt des königlichen Chirurgen inne, zuerst bei Ludwig XIV., dann bei seinem Nachfolger. Mareschal behauptet seinen Platz in der Geschichte der Medizin weniger aufgrund hervorragender wissenschaftlicher Leistungen als wegen seiner Verdienste um die Förderung und Entwicklung der Chirurgie in Frankreich. Zusammen mit →Lapeyronie gelang es ihm, die Chirurgische Akademie zu eröffnen, die 1743 mit der Medizinischen Akademie gleichgestellt wurde. Seinem Einfluß ist es auch zu danken, daß das Collège de St. Côme nicht dem Untergang preisgegeben wurde.

## Marey, Etienne Jules
*französischer Physiologe, 1830–1904*

Nach Beendigung seines Studiums in Paris wurde Marey mit einer Arbeit über die Blutzirkulation zum Doktor promoviert. Zu dieser Zeit war seine berufliche Laufbahn bereits festgelegt: er wandte sich alsbald der experimentellen Physiologie zu und befaßte sich vornehmlich mit Problemen des Blutkreislaufs und der Herz- und Gefäßpathologie. 1864 eröffnete er ein physiologisches Laboratorium. Nach seiner Berufung zum Professor für Naturgeschichte als Nachfolger von →Flourens am Collège de France konnte er seinen Forschungsarbeiten noch mehr Zeit widmen. So verdanken wir ihm wichtige Untersuchungen über die Muskel- und Nervenfunktionen und die Wirkung verschiedener Gifte auf den Organismus. Auch die Erfindung so unentbehrlicher Geräte wie des Kardiographen und des Sphygmographen geht auf Marey zurück. Daneben ist uns eine Reihe literarischer Werke von ihm überliefert.

## Marfan, Jean Bernard Antoine
*französischer Kinderarzt, 1858–1941*

Die medizinischen Studien begann Marfan in Toulouse und setzte sie in Paris fort, wo er 1887 promovierte. In den folgenden Jahren durchschritt er die akademische Laufbahn und wurde 1914 zum Professor für Hygiene und Klinik der Kinder ernannt. Noch im gleichen Jahr erfolgte seine Aufnahme in die Medizinische Akademie. Sein schriftliches Werk befaßt sich mit Kinderkrankheiten, vor allem jenen der Säuglinge und

Kleinkinder, des weiteren mit Säuglingsernährung und chemischen Untersuchungen der Oxydase und Lipase der Milch. Neben der praktischen Arbeit wirkte Marfan auch als Herausgeber einer Fachzeitschrift. Sein Name ist im sogenannten Marfanschen Symptomenkomplex verewigt, einem Mißbildungssyndrom im Bereich des Mesoderms, das zur Hyperplasie der Knorpelzonen und daraus resultierenden Skelettverformungen führt.

## Mariano Santo
*italienischer Chirurg, 1488 bis um 1550*

Nach anfänglichen medizinischen Studien in Neapel übersiedelte Mariano nach Rom und setzte hier die Ausbildung fort. Bereits im Jahre 1516 war er als Chirurg an einem der römischen Spitäler tätig und unterrichtete Chirurgie. 1522 promovierte er in Rom zum Doktor der Medizin, nachdem er bereits zwei Jahre zuvor zum Doktor der Künste graduiert worden war. Zu jener Zeit verfaßte er die ersten bedeutenden Werke und baute sich eine große Praxis auf. 1526 war sein Name schon so bekannt, daß er nach Mailand berufen wurde, um als Hausarzt einer großen Familie zu wirken. Mariano nahm am Krieg Karls V. gegen Sultan Soliman teil und ließ sich 1532 in Venedig nieder; nach einigen Jahren auf der Insel Curzola dürfte er wieder nach Rom übersiedelt sein. Hier verbrachte er seinen Lebensabend; das genaue Todesdatum ist nicht feststellbar. Marianos Bedeutung liegt vor allem auf dem Gebiet der Steinoperationen. Auch die allgemeine Chirurgie verdankt ihm einige Verbesserungen; so wandte er zum Beispiel schon die Gefäßunterbindung an.

## Marie, Pierre
*französischer Neurologe, 1853–1940*

Nach den Studienjahren promovierte Marie 1883 in seiner Heimatstadt Paris mit einer Dissertation über die Basedowsche Krankheit. Unter →Charcot trat er in die Salpêtrière ein, durchlief in den nächsten Jahren die üblichen akademischen Rangstufen und wurde 1907 zum Professor für Neurologie ernannt. Bald stand er an der Spitze der französischen Neurologen. Zahlreiche Leiden bzw. Symptome tragen noch heute seinen Namen; so versteht man unter Marischer Krankheit die →Akromegalie. Er untersuchte die Formen der Osteoarthropathien, die zerebellare Ataxie, die Spondylose, die Achondroplasie und die Aphasie. Im Zuge dieser Forschungen wies Marie nach, daß die dritte Frontalwindung des Großhirns nicht, wie angenommen, mit dem Sprachzentrum in Zusammenhang steht. Daneben gründete er eine neurologische Fachzeitschrift und leitete diese lange Jahre. 1911 wurde er in die Medizinische Akademie aufgenommen.

## Marinescu, Gheorghe
*rumänischer Neurologe, 1864–1938*

Aus seiner Heimatstadt Bukarest kam Marinescu nach Paris, absolvierte das Medizinstudium und promovierte 1897. Dann begab er sich in seine Heimat zurück und erhielt dort bald den Lehrstuhl für Neurologie. Er hinterließ eine Anzahl von Schriften, die sich mit folgenden Themen befassen: dem chronischen Rheumatismus, den Muskelerkrankungen, dem Ursprung der Epilepsie, den Schmerzen in Amputationsstümpfen, weiters mit Untersuchungen des Nervensystems, seiner Regeneration und seinen krankhaften Veränderungen.

## Marjolin, Jean-Nicolas
*französischer Chirurg und Anatom, 1780–1850*

Nach seiner medizinischen Vorbildung an einem Spital in der Provinz kam Marjolin nach Paris und schloß die Ausbildung 1808 mit der Promotion ab. 1812 bewarb er sich um die chirurgische Lehrkanzel, die aber →Sabatier erhielt. Er hingegen bekam die Stelle als zweiter Chirurg am Hôtel-Dieu neben →Dupuytren, der die erste Stelle innehatte. Marjolin, der keine Streitigkeiten ertrug, konnte sich mit der Feindseligkeit Dupuytrens, der keinen Rivalen duldete, nicht abfinden und ging bald an ein anderes Spital. Bereits seit 1809 hielt er anatomischen und chirurgischen Unterricht; 1819 folgte endlich die Ernennung zum Professor für chirurgische Pathologie, ein Amt, das er bis zu seinem Tod bekleidete. Marjolin zählt zu den ersten Mitgliedern der 1821 gegründeten Medizinischen Akademie. Er hinterließ nicht allzu viele Werke, dafür jedoch viele Artikel. Seine Bedeutung liegt in der soliden Lehrtätigkeit, Forschung und Chirurgie, ohne daß er durch hervorragende Leistungen Aufsehen erregt hätte.

## Mascagni, Paolo
*italienischer Anatom, 1755–1815*

Neben dem Anatomiestudium, das Mascagni mit besonderer Begeisterung betrieb, befaßte er sich an der Universität von Siena mit Chemie und anderen Naturwissenschaften. Schon im Alter von 22 Jahren konnte er seinem Lehrer, als dieser erblindete, auf den Lehrstuhl für Anatomie folgen. Bald formulierte und präzisierte Mascagni seine großen Erkenntnisse über das Lymphsystem. Er veröffentlichte zahlreiche Schriften, die mit Kupfertafeln ausgestattet waren. In seiner Begeisterung und wohl auch wegen seiner mangelhaften technischen Ausrüstung – er verfügte nur

---

*Eindrucksvolle Wachspräparate, geschaffen von Paolo Mascagni*

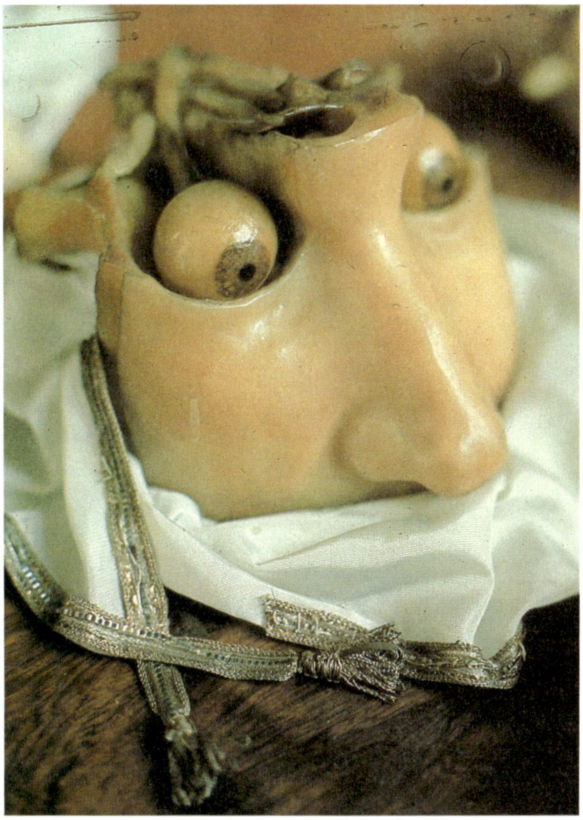
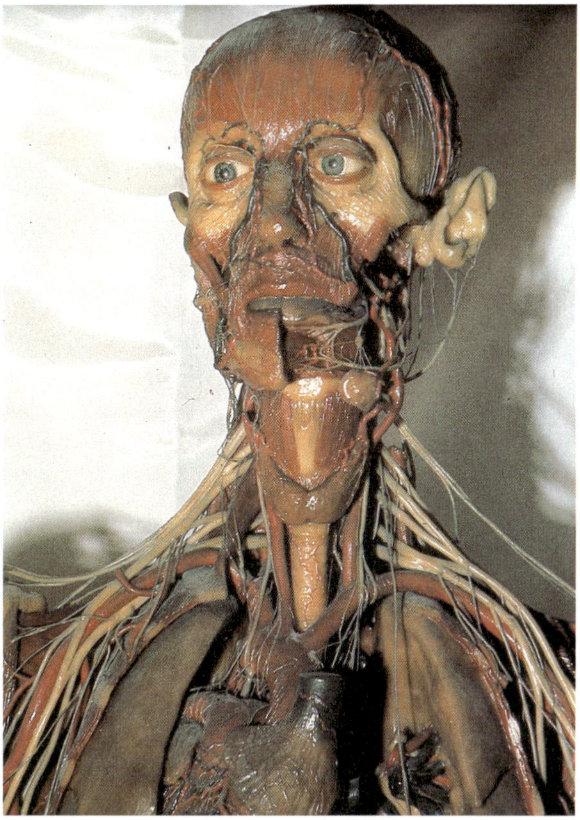
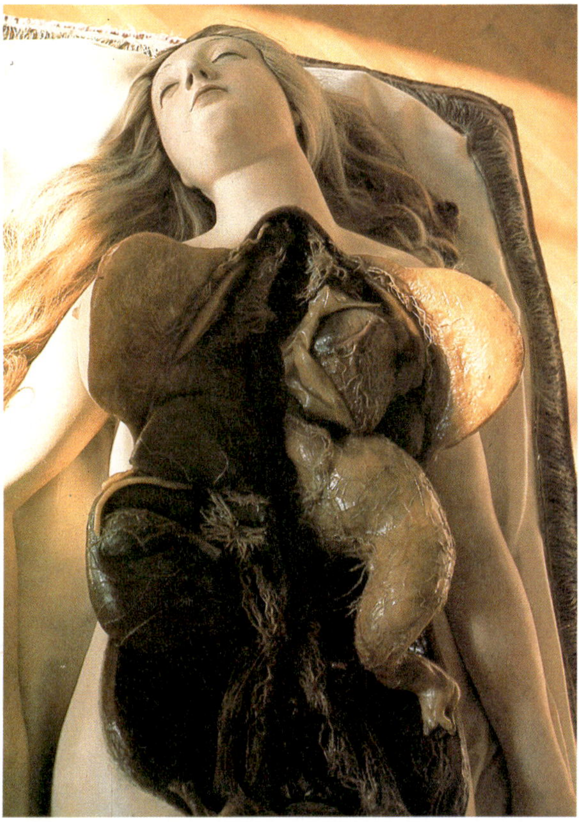
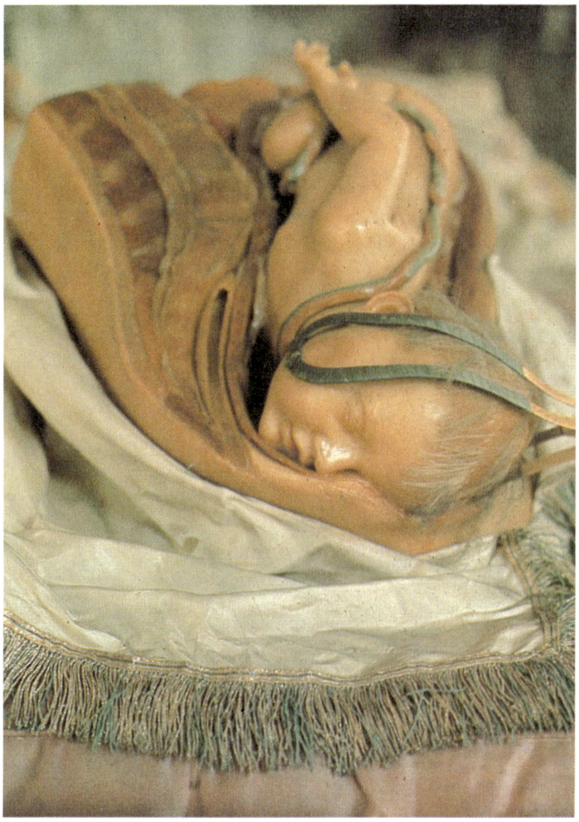

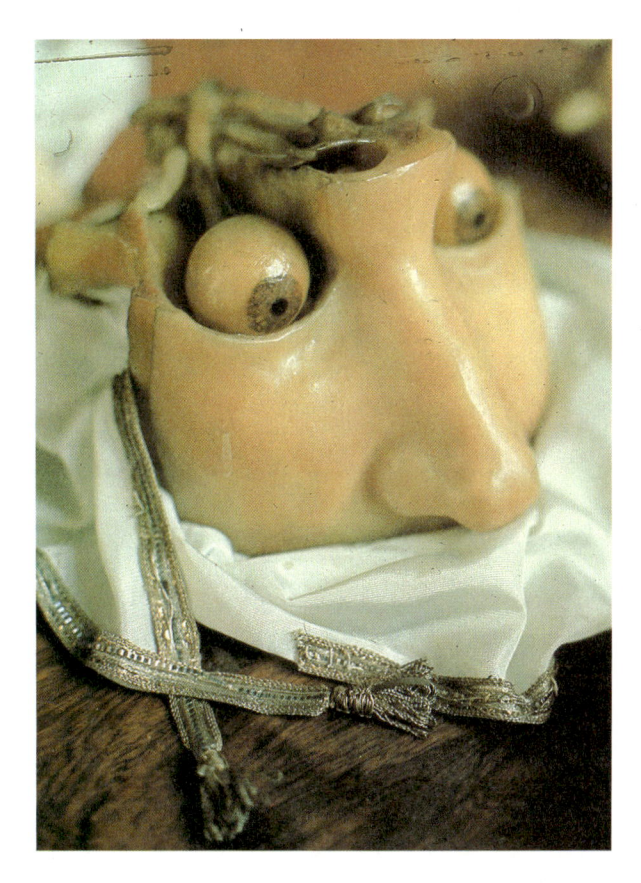

über schlechte Mikroskope – versuchte er den Aufbau des gesamten Körpers aus Lymphgefäßen zu erklären. Dabei nahm er auch Haare, Nägel, Haut und Zähne nicht aus. Im Jahre 1800 verließ er Siena und übersiedelte nach Pisa; ein Jahr später folgte er einer Einladung nach Florenz, wo er die Lehrkanzel für Anatomie an einem großen Spital übernahm. Mascagni veröffentlichte einige anatomische Lehrbücher und zeichnete sich auf künstlerischem Gebiet aus: als Schöpfer eindrucksvoller anatomischer Wachspräparate.

## Massa, Nicolas
*italienischer Anatom, nach 1500–1569*

Nach dem Medizinstudium und der Promotion in Padua ließ sich Massa in seiner Heimatstadt Venedig nieder, praktizierte als Arzt und befaßte sich nebenbei mit anatomischen Studien, die seinen Ruhm begründeten. Seine wichtigste Entdeckung ist die der Prostata. Er hinterließ mehrere schriftliche Werke, in denen seine Beobachtungen niedergelegt sind, sowie das interessante Buch *De morbo gallico,* das zu seiner Zeit als eines der besten über Geschlechtskrankheiten galt. Außerdem verfaßte er ein Werk über die Pest und eine Biographie des →Avicenna.

## Matthiae, Georg
*deutscher Arzt und Medizinhistoriker, 1708–1773*

Nach einem mehrjährigen Studienaufenthalt in Helmstedt bei →Lorenz Heister sowie einiger Zeit in Hamburg und Berlin kehrte Matthiae in seine Heimat Schleswig zurück und ließ sich hier als Arzt nieder. 1736 berief man ihn als Bibliothekar an die neugegründete Göttinger Bibliothek; hier wirkte er bis zu seinem Ruhestand. In Göttingen promovierte er 1741 zum Doktor der Medizin und schloß seine philosophischen Studien mit dem Magistertitel ab; danach begann er Vorlesungen über Pathologie und Therapie sowie medizinische Geschichte zu halten. 1755 wurde er außerordentlicher, 1764 ordentlicher Professor. Seine selbständigen Schriften sind nicht von großer Bedeutung; wichtiger sind seine kommentierten Neuausgaben und Bearbeitungen klassischer Autoren, darunter auch Hippokratischer Schriften.

## Mauriceau, François
*französischer Geburtshelfer, 1637–1709*

Die geburtshilfliche Ausbildung brachte Mauriceau am Hôtel-Dieu seiner Heimatstadt Paris hinter sich. Bald hatte er sich eine große Praxis aufgebaut, in der er die Erfahrungen sammeln konnte, die in seinen Werken niedergelegt sind. Obwohl er kein akademisch ausgebildeter Arzt war, wurde er von der Ärzteschaft anerkannt und stand an der Spitze des Collegiums von Saint-Côme. Er bekämpfte die englische Geburtshelferfamilie →Chamberlen, die die Konstruktion ihrer Geburtszange als Geheimnis hütete und daher von Mauriceau des Schwindels beschuldigt wurde. Er erreichte auch, daß sich viele Kollegen seiner Meinung anschlossen und die Familie Chamberlen mit ihrer Zange in Vergessenheit geriet. 1668 erschien in Paris das erste große geburtshilfliche Werk, das auf eigenen Beobachtungen und Schlußfolgerungen des Verfassers beruhte. 1695 kam ein zweites Werk heraus, eine Sammlung von Krankengeschichten, deren Wert noch heute beträchtlich ist. Mauriceaus Namen trägt ein bestimmter Handgriff zur Wendung des Kindes bei der Geburt.

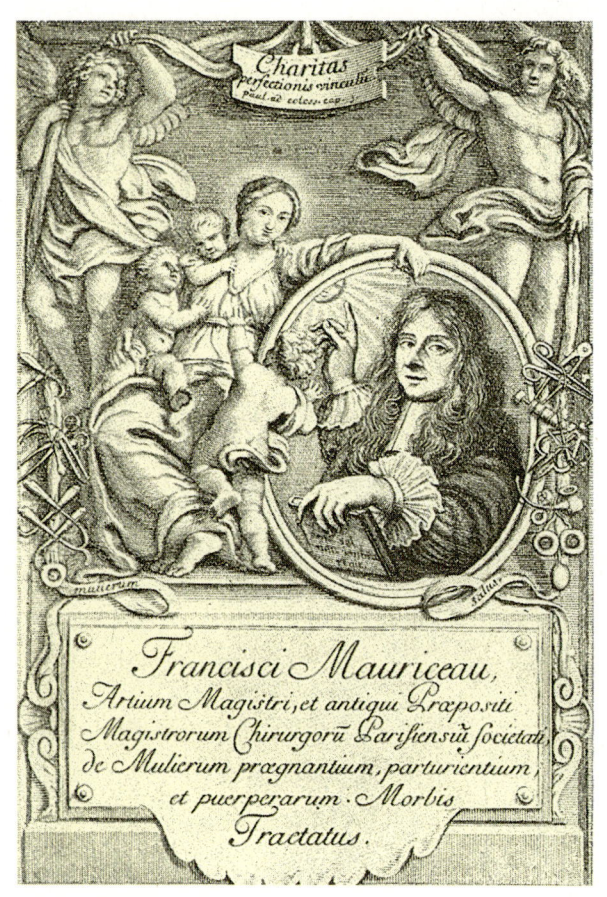

*François Mauriceau*

## Maygrier, Jacques Pierre
*französischer Geburtshelfer, 1771–1834*

Nach dem Eintritt in die Marine 1787 diente Maygrier zuerst als Gehilfe; später bekleidete er den Rang eines Wundarztes zweiter Klasse und nahm an verschiedenen Feldzügen teil. 1797 entschloß er sich, seinen Abschied zu nehmen und in Paris das Medizinstudium zu beginnen. Er spezialisierte sich auf Anatomie und

Geburtshilfe, erteilte darin auch Unterricht, ohne aber eine Lehrkanzel innezuhaben. Dieses Ziel erreichte er nicht, daher wirkte er sein Leben lang als Arzt zweier wissenschaftlicher Gesellschaften. Sein schriftliches Werk ist vor allem geburtshilflichen Themen gewidmet, behandelt Krankheiten von Frauen und Kindern und einige allgemeinmedizinische Fragen.

## Meckel, Johann Friedrich
*deutscher Anatom, 1781–1833*

Dem Sohn und Enkel berühmter Ärzte war die berufliche Laufbahn vorgezeichnet. Meckel begann das Medizinstudium in seiner Heimatstadt Halle, setzte es in Göttingen, Würzburg und Wien fort und promovierte nach seiner Rückkehr nach Halle 1802 mit einer Dissertation über Herzveränderungen. Kurze Zeit später unternahm er eine ausgedehnte Studienreise durch ganz Europa, besuchte vor allem in Paris die anatomischen und zoologischen Sammlungen und kam 1806 nach Halle zurück. Dort erhielt er zwei Jahre später die Lehrkanzel für Anatomie und Chirurgie. Er bereicherte die von seinem Großvater begonnene anatomische Sammlung, die bald zu einer der wertvollsten des deutschen Raumes zählte. Sein bevorzugtes Arbeitsgebiet war die Anatomie, sowohl die vergleichende als auch die pathologische. Meckel gilt als Hauptbegründer der Zootomie und der Teratologie. Er hinterließ eine große Anzahl von Schriften, die sich mit diesem Themenkreis befassen. Sein bedeutendstes Werk ist das unvollendet gebliebene *System der vergleichenden Anatomie,* in dem er später bewiesene Theorien bereits vorwegnimmt. Durch seinen Unterricht wurden zahlreiche Schüler nach Halle gezogen, was der Universität zu beachtlichem Aufschwung verhalf. Meckels Name ist in der modernen Anatomie noch immer ein Begriff. So kennen wir die Meckelschen Divertikel, die bei manchen Menschen vorhandenen Reste des Dottergangs, die sich als fingerförmige Ausstülpungen des Ileum darstellen. Die Embryologie bereicherte Meckel mit der Entdeckung des nach ihm benannten Knorpels des ersten Kiemenbogens, aus dem sich später der Hammer im Ohr sowie der Unterkiefer entwickeln.

*Johann Friedrich Meckel*

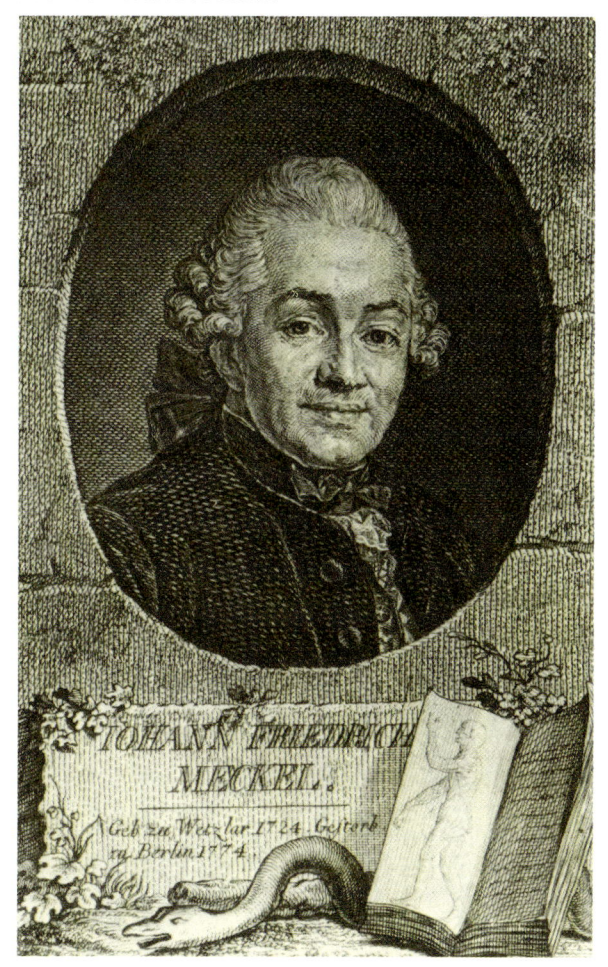

## Meges von Sidon
*alexandrinischer Arzt, um 50 v. Chr. bis 10 n. Chr.*

Dieser Chirurg verhalf der alexandrinischen Chirurgie zu einem wenn auch kurzen Höhepunkt. Er operierte auf allen Gebieten, beschäftigte sich aber in erster Linie mit der Behandlung von Fisteln und Tumoren. Die Blasensteinchirurgie verbesserte er durch die Erfindung eines speziellen Skalpells. Auch in der Augenheilkunde schlug er operative und pharmazeutische Maßnahmen vor. Der römische Enzyklopädist Celsus belegte Meges mit dem Prädikat »Erudissimus«.

## Meigs, Joe Vincent
*amerikanischer Gynäkologe, 1892–1963*

Das Medizinstudium brachte Meigs an der Harvard Medical School im Jahre 1919 zum Abschluß und wandte sich bereits kurze Zeit später der Gynäkologie zu. In seinem Heimatstaat Massachusetts, vor allem in Boston, wirkte er als Arzt und Forscher an verschiedenen Spitälern. Meigs' Hauptaugenmerk galt der chirurgischen Gynäkologie. Von 1932 bis 1942 lehrte er an der Harvard Medical School, 1942 wurde er zum Professor für Gynäkologie ernannt und übte dieses Lehramt bis zu seiner Emeritierung 1959 aus. Verschiedene amerikanische Universitäten verliehen ihm Ehrentitel, medizinische Gesellschaften mehrerer Länder nahmen ihn als Ehrenmitglied auf. Meigs verhalf der amerikanischen Gynäkologie zum Aufschwung und bereicherte die internationale gynäkologische Chirurgie durch seine Arbeiten über die Operationen von Karzinomen der Gebärmutter. Gutartige und bösartige Tumoren der weiblichen Beckenorgane bildeten sein Spezialgebiet. Sein Name ist im sogenannten Meigs-Syndrom verewigt, einem gutartigen Uterustumor, der zusammen mit Aszites und Hydrothorax auftritt.

## Meißner, Georg
*deutscher Anatom und Physiologe, 1829–1905*

An den Universitäten von Göttingen, Berlin und München legte Meißner seine medizinischen Studien ab. Seine Lehrer →Johannes Müller, →Rudolf Wagner und →Theodor von Siebold lenkten seine Aufmerksamkeit auf Anatomie und Physiologie. Nach der Promotion 1852 in Göttingen folgte 1855 die Berufung nach Basel als Professor für seine Fächer, 1857 die Berufung nach Freiburg als Professor für Physiologie und Zoologie und 1860 nach Göttingen als Professor für Physiologie. Hier blieb Meißner bis zu seinem Lebensende. Er leitete ein physiologisches Institut, dessen Führung er 1900 weitergab, um sich im Jahr darauf auch von der Lehrtätigkeit zurückzuziehen. Schon vorher hatte er aufgehört, seine Untersuchungen zu veröffentlichen, da er sich Angriffen der Kollegenschaft entziehen wollte. Seine bedeutendste und nach ihm benannte Entdeckung – zusammen mit Rudolf Wagner – waren die Tastkörperchen, die in der Lederhaut liegen. Außerdem kennen wir den Plexus Meissneri, einen auch Plexus submukosus genannten Nervenplexus, der das Gegenstück zum Plexus Auerbachi darstellt.

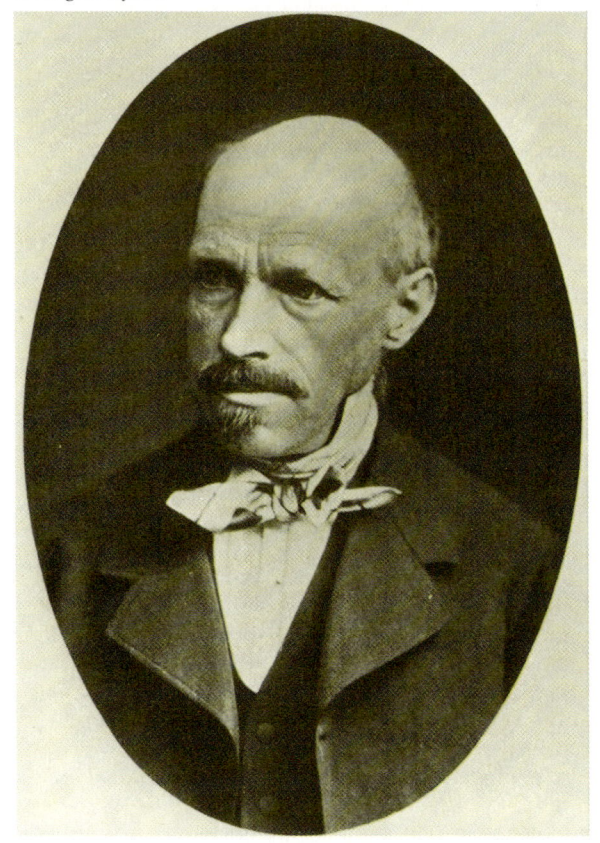

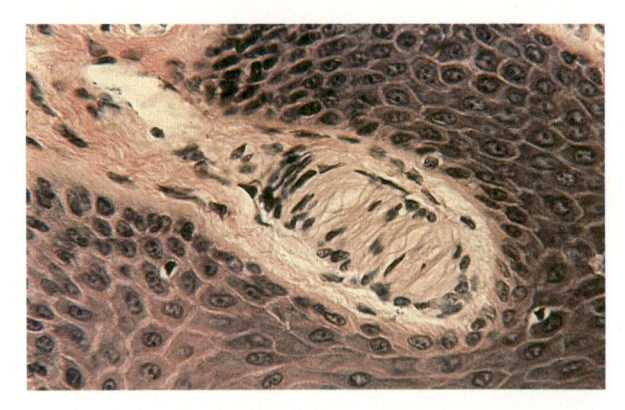

*Georg Meißner*

*Meißnersche Tastkörperchen*

## Melampos von Argos
*griechische Sagengestalt*

Der Seher Melampos besaß die Gabe, die Sprache der Tiere zu verstehen. Dadurch war er zu mancherlei Voraussagen fähig. Er war ein Vertrauter des Apollon und hatte als sein Priester dem Dionysoskult Einhalt zu gebieten. In den Bereich der Sage gehört auch die Episode, wie Melampos die Töchter des Königs Proitos von ihrem Wahnsinn heilte, indem er sie bis zur körperlichen Erschöpfung laufen ließ und ihnen nachher zur Reinigung →Nieswurz verabreichte. Diese Pflanze trägt nach ihm auch die Bezeichnung Melampodium. Ein ganzes Geschlecht von Ärzten und Sehern stammt von Melampos ab. Interessant ist, daß die Gabe des Hellsehens so oft als Voraussetzung für einen guten Arzt gilt – man verlangt einen gewissen Weitblick für die Prognose der Krankheit.

## Mendel, Gregor
*österreichischer Naturforscher, 1822–1884*

Nach seinem Eintritt in das Augustinerkloster Brünn im Jahre 1843 studierte Mendel von 1845 bis 1848 in dieser Stadt Theologie und empfing die Priesterweihe; nebenbei befaßte er sich mit Pflanzenkunde. Nach verschiedenen Stellungen als Geistlicher und Lehrer kam er 1851 nach Wien, wo er an der Universität bis 1853 Philosophie studierte; im darauffolgenden Jahr kehrte er nach Brünn zurück und wirkte hier 14 Jahre lang als Lehrer an einer Schule. Während dieser Zeit führte er seine berühmten Kreuzungsversuche an Pflanzen, Mäusen und Bienen durch, gründete 1862 einen Naturforscherverein in Brünn und wurde 1868 zum Prälaten seines Klosters ernannt. Durch dieses Amt trat seine wissenschaftliche Tätigkeit etwas in den Hintergrund; Mendel kämpfte gegen die hohe steuerliche Belastung seines Klosters. Zahlreiche Auszeichnungen und Ehrungen wurden ihm schon zu jener Zeit zuteil; seine Entdeckung der Vererbungsgesetze war anfangs aber wenig anerkannt. Von 1856 bis 1863 führte er Kreuzungsversuche an der Erbse durch, später an der Bohne und anderen Pflanzen. Er formulierte die

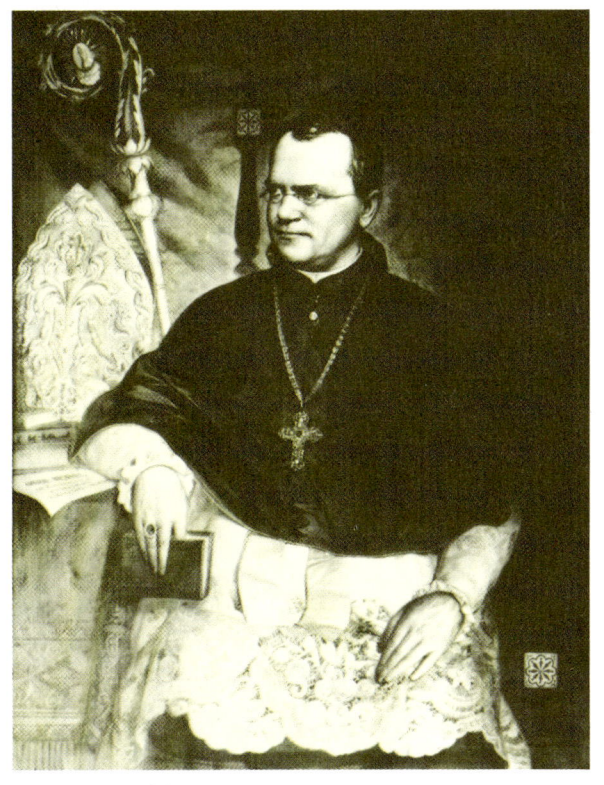

*Gregor Mendel*

Mendelschen Regeln: die Nachkommen zweier Pflanzen- oder Tiereltern mit verschiedenen Merkmalen zeigen in der ersten Generation fast immer das dominierende Merkmal; in der zweiten kommen die Merkmale beider Großeltern in einem bestimmten Zahlenverhältnis wieder zum Vorschein. Neben diesen Arbeiten hinterließ Mendel auch meteorologische Studien, die allerdings an Wert nicht mit seiner Vererbungslehre gleichzustellen sind.

# Meningitis

Die aus dem Griechischen übersetzte Bedeutung dieses Begriffs heißt »Entzündung der Häute«; im engeren Sinne bezeichnet man damit die Entzündung der Gehirn- und Rückenmarkshäute. Danach unterscheidet man zwischen Meningitis cerebralis, Meningitis spinalis und Meningitis cerebrospinalis. Falls nur die harte Gehirnhaut, die Dura mater, befallen ist, spricht man von Pachymeningitis; im Falle der weichen Gehirnhaut, der Pia mater und der Arachnoidea, von der Leptomeningitis. Die allgemeinen Symptome sind Kopfschmerzen, Fieber, Erbrechen, Bewußtseinsstörungen, Kiefersperre und Nackenstarre, Gesichtsfeldeinschränkungen, Augenmuskelstörungen und Entzündung des Sehnervs, gesteigerte Sensibilität der Haut und Veränderung der chemischen Zusammensetzung des Liquors. Abhängig vom Erreger werden verschiedene Formen der Gehirnhautentzündung unterschieden. In diesem Rahmen können wir nur einzelne Arten kurz erwähnen. So erinnern wir an die Meningitis cerebrospinalis epidemica, deren Erreger, der von →Neisser entdeckte Meningokokkus, durch die Tröpfcheninfektion übertragen wird; weiters die Meningitis tuberculosa, deren Erreger sich bei verschiedenen Arten von Tuberkulose über das Blutsystem verbreitet und meist von der Gehirnbasis ausgeht; ferner die eitrige und die syphilitische Gehirnhautentzündung (Meningitis purulenta bzw. syphilitica) sowie die sekundären Virusmeningitiden, die im Anschluß an Viruserkrankungen wie →Poliomyelitis (Kinderlähmung), Masern oder Grippe auftreten können.

# Mesmer, Franz Anton
*österreichischer Arzt und Heilpraktiker, 1734–1815*

Nach anfänglichen theologischen Studien verlegte sich Mesmer auf die Philosophie, promovierte in diesem

*Franz Anton Mesmer*

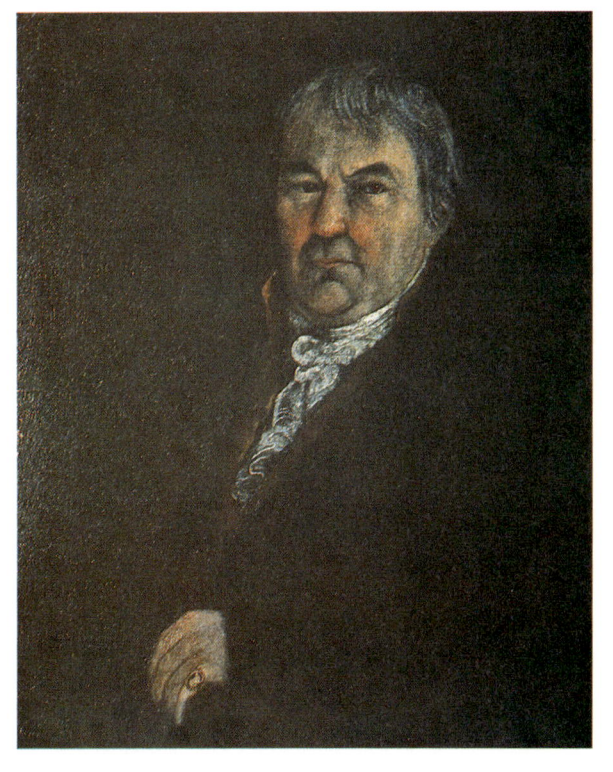

3275

Fach und kam 1759 nach Wien, um vorerst die Rechte, dann aber unter →van Swieten und →de Haen Medizin zu studieren. 1766 promovierte er mit einer Dissertation über den Einfluß der Planeten auf den menschlichen Körper. Von einem befreundeten Astronomen angeregt, begann Mesmer 1774 erste Heilversuche mit einem Stahlmagneten. Der Gelehrte war überzeugt, daß jeder Körper magnetische Kraft besitze, die eine Verbindung zwischen den Lebewesen darstelle. Sein Ansehen und seine Praxis wuchsen rasch. Bald hatte Mesmer die Methode der Behandlung vervollkommnet und erreichte in vielen Fällen eine Art Hypnose beim Patienten, so daß er schließlich glaubte, durch seinen Willen allein Heilung hervorrufen zu können. Er unternahm ausgedehnte Reisen durch Europa und verbreitete seine Lehre, die immer mehr Anhänger gewann. Doch auch die Skeptiker, Neider und Gegner nahmen an Zahl zu. Nach einer Affäre um die angebliche Heilung einer blinden Pianistin verließ Mesmer Wien und kam 1778 nach Paris, wo er ebenfalls bald eine große Praxis führte. Doch schon nach kurzer Zeit begann auch hier der Kampf gegen die Kollegenschaft, auf deren Seite nicht zuletzt die Medizinische Akademie stand. Mesmer verließ Paris, kehrte jedoch auf Betreiben seiner Anhänger drei Jahre später, 1784, zurück. Diese hatten inzwischen eine Gesellschaft gegründet, deren Leitung Mesmer übernahm und die sich die Ausbildung von Schülern zum Ziel setzte. Doch die Ärzteschaft hörte nicht auf, Mesmers Methoden zu bekämpfen. Ein Bericht in der Medizinischen Gesellschaft bedeutete für ihn das Ende seines Ansehens als Wissenschaftler; Ärzten, die seine Methoden anwandten, drohte der Verlust der Praxis. Während der Revolution verlor Mesmer sein Vermögen. Er begab sich auf Reisen durch die Schweiz, kam 1798 wieder nach Frankreich, erreichte hier wenigstens eine regelmäßige Rente und ließ sich in der Folge in der Schweiz nieder, um als Arzt zu praktizieren. Zu jener Zeit stand der animalische Magnetismus in Deutschland in hohem Ansehen, nur dessen Begründer Mesmer lebte vergessen. Einer seiner treuesten Schüler suchte ihn noch auf und setzte die Veröffentlichung von Mesmers Hauptwerk durch, das 1814 in Berlin erschien. Der Mesmerismus, der zahlreiche Anhänger in allen sozialen Schichten hatte, beeinflußte auch die Naturphilosophie der Romantik.

## Metschnikow, Ilja Iljitsch
*russischer Zoologe, Biologe und Bakteriologe, 1845–1916*

Nach naturwissenschaftlichen Studien in seiner Heimatprovinz Charkow reiste Metschnikow nach Deutschland und widmete sich an den Universitäten von Gießen, Göttingen und München dem Zoologiestudium. Nach seiner Rückkehr nach Rußland habilitierte er sich 1867 an der neugegründeten Universität von Odessa zum Dozenten für Zoologie und wurde

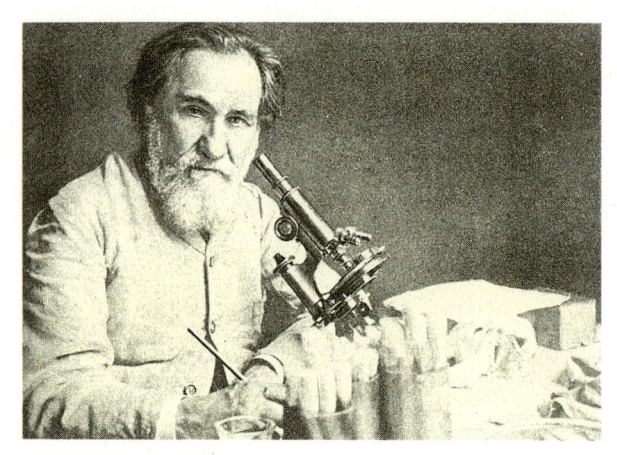

*Ilja Iljitsch Metschnikow*

1870 Professor. 1882 legte er dieses Amt aus politischen Gründen wieder zurück und verließ Rußland. Er besuchte Messina, wo er entwicklungsgeschichtliche Probleme zu klären suchte, kam dann nach Wien und trat in das Zoologische Institut ein. Aus dieser Zeit (1883) stammt seine bedeutende Entdeckung der sogenannten Metschnikowschen Freßzellen, der Phagozyten. Er beobachtete, daß weiße Blutkörperchen in den Organismus eingedrungene Bakterien und andere Fremdkörper umschließen und in der Zelle lagern bzw. auflösen können. Die Phagozytenlehre revolutionierte die Theorien von Immunität und Infektion. Metschnikow formulierte eine neue Definition der Entzündung und nahm an, daß diese durch Zuwanderung von Leukozyten verursacht werde. 1886 kehrte er nach Odessa zurück, übernahm hier die Direktion des neugegründeten Bakteriologischen Instituts, verließ es aber zwei Jahre später wieder und kam nach Paris, um in das Institut Pasteur einzutreten. Die ersten Arbeiten aus dieser Epoche behandeln entwicklungsgeschichtliche Themen, Fragen der vergleichenden Anatomie und der Anthropologie. Daneben arbeitete er weiter an seiner Phagozytenlehre. Auch die Tuberkuloseforschung beschäftigte ihn, außerdem befaßte er sich zusammen mit →Emile Roux intensiv mit Versuchen zur Übertragbarkeit der Syphilis. 1903 konnte das Team den endgültigen Beweis erbringen. Weitere Arbeitsgebiete Metschnikows waren die bakterizide Kraft des Blutes, die Choleratoxine und -antitoxine sowie die Problematik des Alterns, das er durch Sauermilch und Joghurt zu bekämpfen suchte. Im Jahre 1908 wurde Metschnikow zusammen mit →Paul Ehrlich der Nobelpreis für Medizin verliehen.

## Meynert, Theodor Hermann
*deutscher Neurologe, 1833–1892*

Der gebürtige Dresdener absolvierte das Medizinstudium in Wien und beschloß es 1861 mit der Promotion. 1865 habilitierte er sich zum Dozenten und begann

Vorlesungen über Bau und Funktion des Gehirns zu halten. 1866 erhielt er eine Stelle als Prosektor an der Wiener Irrenanstalt, 1870 wurde er Vorstand der psychiatrischen Klinik und außerordentlicher Professor für Psychiatrie, 1873 schließlich ordentlicher Professor für Nervenkrankheiten. Daneben war er auch journalistisch tätig, wirkte als Redakteur der *Wiener Jahrbücher für Psychiatrie* sowie als Mitherausgeber einer Berliner Fachzeitschrift. Den Wiener Verein für Psychiatrie und forensische Psychologie leitete er jahrelang als Präsident. Das Hauptaugenmerk Meynerts lag auf der anatomischen und physiologischen Gehirnforschung. Er stellte eine neue Theorie der Gehirnfunktionen auf, die er mit pathologischen Beobachtungen in Einklang zu bringen suchte. An seine Leistungen erinnert noch heute die Meynertsche Haubenkreuzung.

## Michaelis, Gustav Adolph
*deutscher Gynäkologe, 1798–1848*

Als Mitglied einer Ärztefamilie beschloß auch Michaelis, sich der Medizin zu widmen. Er begann das Studium in Kiel, setzte es in Göttingen fort und promovierte hier 1820. Danach unternahm er eine Studienreise nach Paris, Südfrankreich und in die Schweiz; schließlich ließ er sich als Gynäkologe in Kiel nieder, wo er sich 1825 habilitierte. 1836 wurde er Stadtphysikus von Kiel, 1839 außerordentlicher und 1841 ordentlicher Professor, daneben Direktor der Entbindungsanstalt und der Hebammenschule. Als einer der ersten würdigte er die Erkenntnisse von →Semmelweis und versuchte an seiner Klinik die empfohlenen Waschungen einzuführen. Obwohl diese Erfolg zeitigten und die seit zwei Jahren in seiner Anstalt wütende Kindbettfieberepidemie ihren Schrecken zu verlieren begann, setzte Michaelis in einem Anfall von Depression im Alter von 50 Jahren seinem Leben ein Ende, was nicht zuletzt Semmelweis sehr bedrückte. Michaelis bereicherte das Fachgebiet der Gynäkologie durch seine Beobachtungen über das enge Becken, Verlagerungen der Nabelschnur, Geburtsschäden am Kind und die Kaiserschnittoperation. Nach ihm ist die sogenannte Michaelisraute benannt, eine Fläche unter dem letzten Lendenwirbel, die Aufschluß über die Beckenform gibt.

## Mikulicz-Radecki, Johann von
*österreichischer Chirurg, 1850–1905*

Nach dem Medizinstudium in Wien promovierte Mikulicz-Radecki 1875 und trat bei →Billroth ein, um sich chirurgisch auszubilden. 1878 wurde er Assistent, 1880 habilitierte er sich, 1882 folgte er einer Berufung nach Krakau, 1887 nach Königsberg und 1890 nach Breslau, wo er bis zu seinem Lebensende blieb. Neben seinen Leistungen auf dem Gebiet der praktischen und wissenschaftlichen Chirurgie ragt Mikulicz-Radecki vor allem durch sein Eintreten für die von →Semmelweis geforderten anti- und aseptischen Maßnahmen hervor. Dazu gehören die Desinfektion der Hände, Handschuhe und sterile Verbände. Daneben verbesserte er auch die Narkosemethoden und die Lokalanästhesie. Von ihm stammen die ersten praktisch anwendbaren Methoden der Ösophago- und Gastroskopie; er entwickelte Kropfoperationen, die Magenresektion, Darmoperationen und auch orthopädische Operationen weiter. Auf diesem Gebiet befaßte er sich mit der angeborenen Hüftgelenksluxation, dem

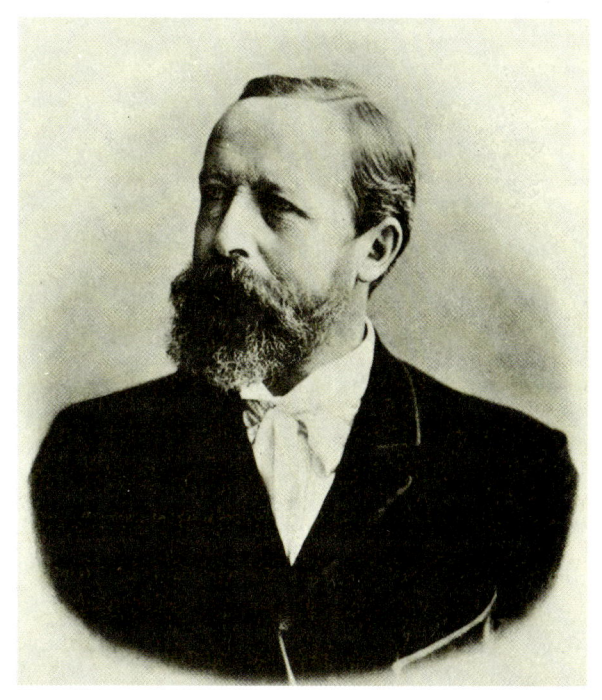

*Johann von Mikulicz-Radecki*

Schiefhals und der Skoliose. Verschiedene Begriffe tragen seinen Namen; so spricht man von der Mikulicz-Radeckischen Krankheit der Tränen- und Mundspeicheldrüsen, von den Mikuliczschen Zellen beim Rhinosklerom und der Mikuliczschen Tamponade.

## Milet, Schule von

Milet, am Mäander an der kleinasiatischen Küste gelegen, war während des 7. und 6. Jahrhunderts v. Chr. nicht nur in kultureller, sondern auch in wirtschaftlicher Hinsicht von großer Bedeutung. Drei bedeutende Philosophen sind aus dieser Schule hervorgegangen: →Thales, →Anaximander und →Anaximenes von Milet. Keiner dieser drei ist als ausgesprochener Mediziner zu betrachten, viel eher waren sie Mathematiker, Biologen und Physiologen. Thales von Milet ist der erste Philosoph Griechenlands, den wir namentlich kennen. Er erwarb sich nicht zuletzt dadurch Ruhm, daß er eine Sonnenfinsternis vorhersagte. Als Urprinzip sieht er das Wasser an, auf dem seiner Meinung nach die Erde schwimmt. Anaximander, sein Schüler und Nachfolger, erkannte, daß die Erde frei im Weltraum schwebt. Er entwarf eine Landkarte und einen Himmelsglobus. Nach ihm ist das Urprinzip das »Apeiron«, aus dem sich die vier Grundelemente entwickelt haben. Er konzipierte die wohl älteste Entwicklungsgeschichte: den Ursprung der Menschheit verlegte er in den Leib von Fischen, wo die Menschen lebten, bis sie fähig gewesen seien, sich selbst zu versorgen; dann schlüpften sie aus den Fischleibern und besiedelten die Erde. Der dritte Philosoph ist Anaximenes, der als Urstoff die Luft ansieht, die für ihn unendlich ist. Damit kann er als Vater der Pneumalehre betrachtet werden. Nach seinem Tod erlosch der Glanz dieser alten Schule, und nach der Eroberung durch die Perser ging die erste Stätte der ionischen Philosophie zugrunde.

## Mitchell, Silas Weir
*amerikanischer Neurologe, 1829–1914*

Der Sohn und Enkel amerikanischer Ärzte absolvierte seine Ausbildung an der Universität von Pennsylvania und promovierte 1850. Die folgenden zwei Jahre verbrachte er in Paris, wo ihm →Claude Bernard zum Vorbild wurde. Nach seiner Rückkehr lehnte Mitchell vorerst eine Berufung an die Universität von Pennsylvania ab, nahm aber einige Jahre später eine Professur an der neugegründeten Philadelphia-Poliklinik an. Er eröffnete eine Klinik für Nervenkrankheiten, an der er auch Kurse abhielt. Die Universität seiner Heimat verdankt ihm viele organisatorische Verbesserungen und eine Erweiterung des Unterrichts. Etliche Fakultäten verliehen ihm das Ehrendoktorat, in- und ausländische Gesellschaften die Mitgliedschaft. Trotz all dieser Ämter blieb Mitchell ein Mann der Praxis, vor allem als Neurologe, aber auch als Internist. Der amerikanische Bürgerkrieg verschaffte ihm die Möglichkeit, an zahlreichen Verwundeten die Verletzungen des Nervensystems zu untersuchen. So stammt von ihm die erste Beschreibung der Neuritis mit Behandlungsvorschlägen, außerdem Arbeiten über Nervenkrankheiten, Nervenphysiologie und Nervenanatomie. Andere Untersuchungen befaßten sich mit Chemie und Toxikologie, besonders der Wirkung von Schlangengift. Aufmerksamkeit brachte er auch psychischen Problemen entgegen, etwa jenen der Amputierten. Eine spezielle Kur zur Behandlung nervöser Zustände trug ihm zusätzliche Popularität ein. Auch die Wirkung verschiedener Drogen, darunter Atropin, Brom und Opium, erregte sein Interesse. Die Einführung von Amylnitrit in die Behandlung der Epilepsie geht auf Mitchell zurück. Einige weitere Beispiele mögen die Vielseitigkeit dieses Wissenschaftlers dokumentieren: er entdeckte die erste Nervenkreuzung nach dem Chiasma opticum, befaßte sich sechs Jahre lang intensiv mit der Erforschung des Kleinhirns, beschrieb als erster die Erythromelalgie und schilderte den Einfluß des Wetters auf Neuralgien.

## Mithridates VI. Eupator
*König von Pontus, 132–63 v. Chr.*

Dieser kriegerische und grausame Herrscher (der auch Mithradates genannt wird) behauptet seinen Platz in der Geschichte der Medizin durch seine empirische Erforschung der Gifte. Neben seinen Versuchen an Gefangenen, was seinem Charakter entsprach, schreckte er auch vor Selbstversuchen nicht zurück. Er glaubte sich durch das von ihm erfundene »Mithridatium«; immun gegen Vergiftungen. Das Rezept für dieses Mittel findet sich noch bei →Celsus, es wurde später, in etwas veränderter Zubereitung, als Theriak bezeichnet. Verschiedene Heilpflanzen tragen den Namen des Mithridates. Seine schriftlichen Aufzeichnungen gelangten in den Besitz des Pompejus, der sie übersetzen ließ; uns ist jedoch weder Original noch Übersetzung erhaltengeblieben. Mithridates setzte seinem Leben übrigens durch Gift ein Ende.

## Miyagawa, Yoneji
*japanischer Internist und Bakteriologe, 1885–1959*

Nach dem Medizinstudium an der Kaiserlichen Universität in Tokio, das Miyagawa 1910 abschloß, trat er in das Institut für Infektionskrankheiten ein. 1918 wurde er zum außerordentlichen Professor ernannt; 1919 reiste er für zwei Jahre nach England, danach in die Schweiz und in die Vereinigten Staaten, um sich weiterzubilden. Nach Japan zurückgekehrt, übernahm er wieder die Stellung am Institut für Infektionskrankheiten. Hier gelang ihm 1935 die Entdeckung des Erregers der sogenannten vierten Geschlechtskrankheit, der Lymphopathia venerea. Der Erreger wurde nach ihm Miyagawanella lymphogranulomatosis benannt. Die Krankheit verläuft unter dem Erscheinungsbild einer typischen Lymphknotenerkrankung. Weitere Forschungsarbeiten betrafen die Schistosomiasis, die Ankylostomiasis, Organtoxine, den Ulcus ventriculi und die Anämie der Pferde.

## Monakow, Constantin von
*Schweizer Neurologe, 1853–1930*

Der gebürtige Russe kam in frühester Jugend nach Deutschland, wo er die Schulen absolvierte und danach in Zürich mit dem Medizinstudium begann. Schon als Student war er an der Zürcher psychiatrischen Universitätsklinik Burghölzli tätig; er setzte seine Ausbildung kurze Zeit in München fort, wo er sich besonders der Gehirnanatomie widmete, arbeitete nach der Promotion 1878 einige Monate lang als Schiffsarzt und trat dann als Assistent in die Kantonsirrenanstalt von St. Gallen ein. Hier hatte er Gelegenheit, seinen Forschungen nachzugehen. Er verfolgte den Verlauf der optischen Bahnen von der Netzhaut bis in die Zentren und unterschied die einzelnen Systeme voneinander. Auch erkannte er, daß die Thalamuskerne zum Großhirn gehören. 1885 ließ sich Monakow in Zürich nieder, habilitierte sich noch im selben Jahr und eröffnete ein privates Gehirnlaboratorium und eine Nervenklinik, die später an die Universität angeschlossen wurden. 1894 wurde er zum außerordentlichen Professor ernannt und erhielt die Leitung des Hirnanatomischen Instituts der Universität Zürich, was seinen weiteren Forschungen zugute kam. Besonders wichtig sind die Arbeiten über den roten Kern, den Nucleus ruber. Der Tractus rubrospinalis trägt als Monakowsches Bündel noch heute seinen Namen. Weitere Untersuchungen betrafen Aphasie und Apraxie, Fragen aus Psychologie, Psychopathologie und Biologie. Der Name Monakow ist auch mit dem Monakowschen Kern, dem Nucleus funiculi cuneati externus, und dem Monakowschen Reflex, einem pathologischen Fußreflex bei Pyramidenbahnschädigung, verbunden.

# Mondeville, Henri de
*französischer Arzt und Chirurg, um 1250 bis um 1325*

Nach Studienjahren in Italien, besonders Bologna, kehrte Mondeville nach Frankreich zurück und vervollkommnete seine chirurgischen Kenntnisse in Paris, seine medizinischen in Montpellier. Bereits kurze Zeit später war er als Lehrer hoch angesehen, und sein Ruf zog Studenten von weit her an. Den anatomischen Unterricht konnte er nur mit Hilfe von Bildtafeln führen, da damals bekanntlich keine Leichen zur Verfügung standen. Durch seinen Freund →Jean Pitard erlangte Mondeville das Amt eines Leibarztes bei Philipp dem Schönen. 1306 begann er mit seinem literarischen Hauptwerk, der *Chirurgia*. Nach verschiedenen Verzögerungen durch seine Teilnahme an Feldzügen und eine Lungentuberkulose konnte er nur noch ein Antidotarium (Arzneibuch) verfassen; der Hauptteil des Werkes blieb unvollendet. Seine bedeutendsten Leistungen liegen auf dem Gebiet der Chirurgie. So erkannte er zum Beispiel die Vorteile der eiterlosen Wundheilung, verbesserte die Verbandtechnik und

*»Kropfbehandlung«; Initiale eines zeitgenössischen Werks Henri de Mondevilles, 13. Jh.*

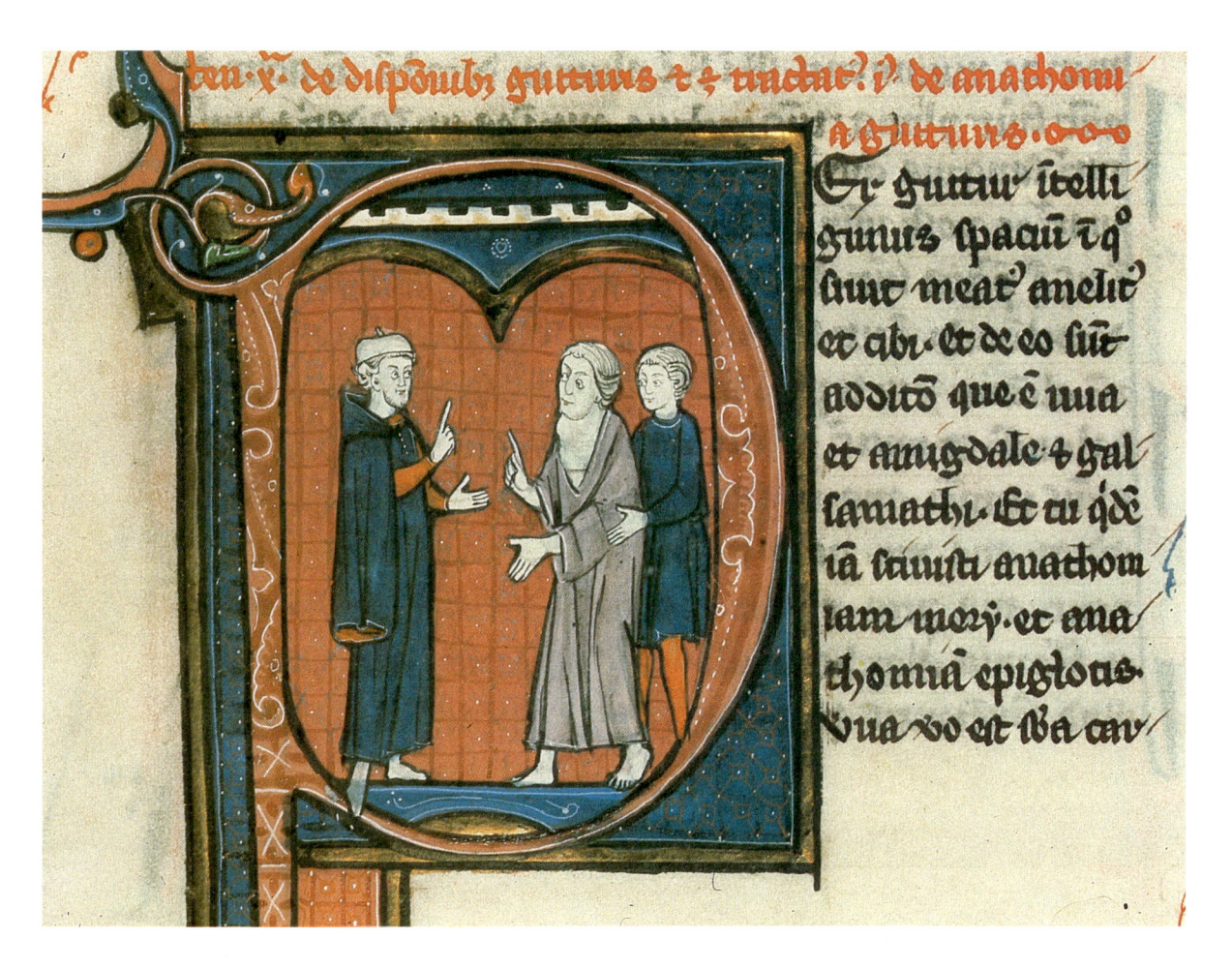

die Entfernung von Fremdkörpern aus Wunden. Mondeville gilt als der erste bedeutende Chirurg Frankreichs.

## Mondino dei Lucci
*italienischer Arzt, um 1275–1327*

Der Sohn eines Apothekers in Bologna begann in seiner Heimatstadt Medizin und Philosophie zu studieren; 1290 erfolgte seine Promotion. Danach unterrichtete er Anatomie – zum erstenmal nach langer Zeit wieder anhand menschlicher Leichen. Sein literarisches Lebenswerk, ein ausführliches Lehrbuch über Anatomie, erlebte etliche Auflagen bis in die Neuzeit hinein und wird allgemein als wesentlichster Beitrag zum medizinischen und chirurgischen Unterricht jener Epoche angesehen.

## Monro, Alexander
*englischer Anatom, 1733–1817*

Das berühmteste Mitglied einer Edinburger Anatomenfamilie (sein ebenfalls bekannter gleichnamiger Vater lebte 1697–1767 und war Professor der Anatomie) promovierte nach dem Medizinstudium 1755 in seiner Heimatstadt und erhielt schon im selben Jahr eine Professur für Anatomie und Chirurgie. Bald darauf unternahm Monro eine Studienreise nach London, Paris und Berlin, kehrte 1758 nach Edinburg zurück, unterstützte seinen Vater auf dem Lehrstuhl für Anatomie und übernahm diesen ab 1759 allein, bis ihn seinerseits 1801 sein Sohn ablöste. Bis 1809 hielt Monro noch Vorlesungen, gab dann auch seine Praxis auf und zog sich in den Ruhestand zurück. Seine wichtigsten Studien betrafen das Gehirn und das Nervensystem, das er mit dem Mikroskop erforschte. Er experimentierte mit dem Einfluß von Opium auf das Nervensystem, beschrieb die Schleimbeutel des menschlichen Körpers, verfaßte Abhandlungen über Auge und Ohr sowie eine vergleichende Studie über die Anatomie von Fischen, anderen Tieren und Menschen. Sein Name ist im anatomischen Sprachgebrauch noch heute bekannt: man spricht vom Monroschen Punkt als Einstichstelle bei der Punktion von Aszites (Bauchwassersucht), von Monroschen Zysten und vom Foramen interventriculare Monroi.

## Morand, Sauveur François
*französischer Chirurg, 1697–1773*

In seiner Heimatstadt Paris brachte Morand die chirurgische Ausbildung hinter sich, erhielt 1724 eine Stelle am Jardin du Roi und 1730 eine als Wundarzt an der Charité. Bald erlangte er eine angesehene Position als Oberstabswundarzt in der Armee. Er war Mitbegründer der Chirurgischen Akademie und gilt als einer der bedeutendsten Chirurgen seiner Zeit. Sein Ziel war, die Operationsmethoden zu vereinfachen. Er befaßte sich mit dem Steinschnitt, der Oberschenkelexartikulation sowie der Behandlung von Thromben und Blutungen, auch verfaßte er anatomische Werke.

## Moreau de Tours, Jacques Joseph
*französischer Psychiater, 1804–1884*

Nach anfänglichen medizinischen Studien in Tours kam Moreau 1826 nach Paris, wo er 1830 promovierte. Bis 1832 arbeitete er unter →Esquirol am Krankenhaus Charenton; danach begleitete er mehrere von Esquirols Patienten auf Reisen, woraufhin er seine Beobachtungen über Geisteskrankheiten veröffentlichte. Bald erhielt er angesehene Spitalsstellen und wurde von Esquirol beauftragt, die von ihm gegründete Irrenanstalt von Ivry zu leiten. Daneben führte er auch eine psychiatrische Abteilung an der Salpêtrière. Diese Stellungen hatte er bis zu seinem Tode inne. Moreau hinterließ eine Reihe von Schriften über sein Fach, war Mitbegründer einer Zeitschrift und führte Experimente mit Drogen, wie zum Beispiel Haschisch, durch. Als einer der ersten vermied er es, die Geisteskranken mit Zwang zu behandeln.

## Morgagni, Giovanni Battista
*italienischer Anatom, 1682–1771*

Im Jahre 1698 begann Morgagni als Schüler vieler berühmter Lehrer, darunter →Valsalva, in Bologna

*Giovanni Battista Morgagni*

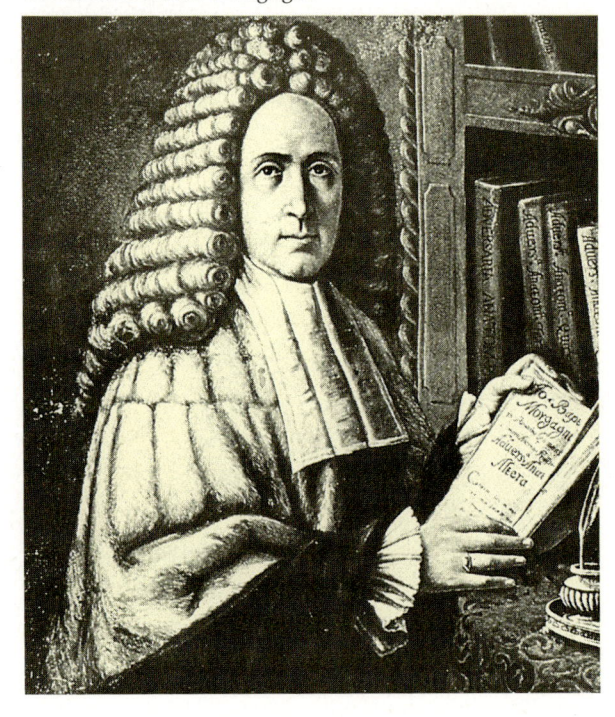

Medizin zu studieren. 1701 schloß er sowohl dieses Studium als auch das der Philosophie mit dem Doktorgrad ab. Unter der Leitung Valsalvas, den er 1706 ablöste, widmete er sich der Anatomie und der klinischen Medizin. Im Jahre 1707 kehrte er in seine Heimatstadt Forli zurück, wo er während der nächsten vier Jahre als Arzt tätig war. 1711 berief man ihn an die Stelle von →Vallisnieri als Professor für Anatomie an die zweite Lehrkanzel der medizinischen Fakultät von Padua, ein Posten, den er bis zu seinem Tode innehatte. Morgagnis bedeutendste Leistungen liegen auf dem Gebiet der pathologischen Anatomie. Nach anfänglicher Beschäftigung mit offensichtlichen körperlichen Mißbildungen und Deformierungen wandte er sich der Pathologie der inneren Organe zu. Dabei suchte er aus an Leichen vorgefundenen Veränderungen Rückschlüsse auf die Krankheit der Patienten zu ziehen. Morgagnis Werk kann durchaus als Grundlage der Diagnostik betrachtet werden. Zahlreiche Entdeckungen gehen auf ihn zurück, die aber in den wenigsten Fällen nach ihm benannt sind.

## Morton, William Thomas Green
*amerikanischer Zahnarzt, 1819–1868*

Der weltberühmte Erfinder der Äthernarkose praktizierte zunächst in Baltimore, später in Boston als Zahnarzt. Während seiner Zeit in Boston lernte er den Chemiker Charles T. Jackson kennen, bei dem er auch tätig war. Mit ihm zusammen untersuchte er die Möglichkeiten, die sich aus der Verwendung von Schwefeläther als Narkotikum ergaben. Die Versuche von →Horace Wells mit Lachgas hatten nicht den gewünschten Erfolg verzeichnen können. Nach einigen Tier- und Selbstversuchen zog Morton am 30. September 1846 einem Patienten einen Backenzahn unter Äthernarkose. Im gleichen Jahr wandte er seine Erfindung auch bei chirurgischen Operationen an. Die Äthernarkose fand bald riesigen Anklang; die erste Veröffentlichung dieser Methode erfolgte noch 1846 durch Bigelow. Morton selbst verfaßte daraufhin ebenfalls ein Werk, mit dem er seine Prioritätsansprüche wahren wollte. Die folgenden Jahre brachten ihm eine Fülle von Ehrungen und Auszeichnungen ein; 1852 teilte er sich mit Jackson einen Geldpreis der Pariser Akademie. Trotzdem war es Morton nicht vergönnt, seine Entdeckung in Frieden ihren Siegeszug antreten zu sehen. Bald einsetzende Streitigkeiten mit Jackson und Wells, die beide Urheberrechte geltend machen wollten, kosteten ihn sowohl seine psychische Gesundheit als auch sein Vermögen.

## Müller, Johannes Peter
*deutscher Biologe, 1801–1858*

Mit dem Ziel, Theologie zu studieren, begab sich Müller nach Bonn, wandte sich aber wenige Tage nach der

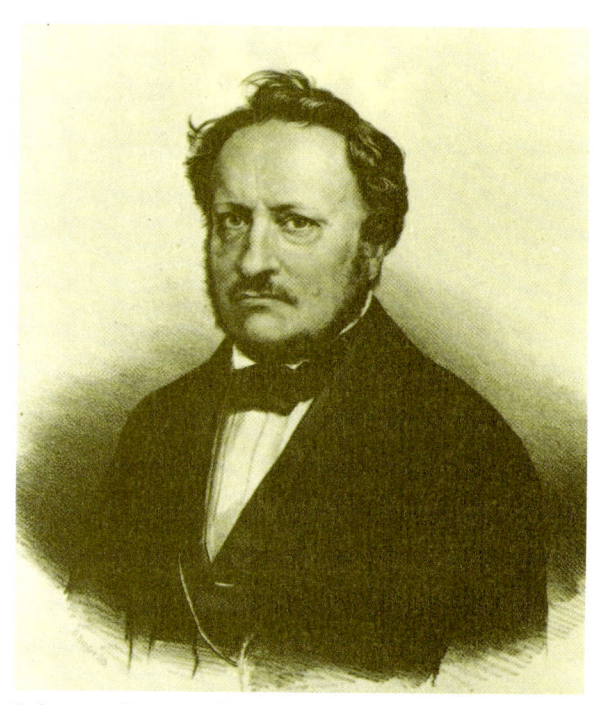

*Johannes Peter Müller*

Inskription der Medizin zu. Schon als Student erregte er mit einer preisgekrönten Arbeit über die Respiration des Fetus wissenschaftliches Aufsehen. 1822 promovierte er, habilitierte sich zwei Jahre später, wurde 1826 außerordentlicher und 1830 ordentlicher Professor. 1833 verließ er Bonn und ging als Professor für Anatomie und Physiologie sowie als Direktor des anatomischen Theaters und des anatomischen Museums nach Berlin. Hier wirkte er bis zu seinem Tode. Zahlreiche Studienreisen unterbrachen seinen Aufenthalt immer wieder. Sie führten ihn vom höchsten Norden bis in den Süden Europas. Die Tätigkeit Müllers war ebenso umfassend wie bedeutend. Daher ist es nicht erstaunlich, daß er vor allem als Rektor der Berliner Universität ständig unter Angriffen seiner Kollegen zu leiden hatte; 1848 führte die Belastung zu einem Zusammenbruch, den er nur durch eine monatelange Ruhepause auskurieren konnte. Auf allen Arbeitsgebieten leistete Müller Besonderes. Der Schwerpunkt seiner Forschungen lag auf dem Gebiet der Physiologie und vergleichenden Anatomie; er befaßte sich aber auch mit der Entwicklungsgeschichte, mit pathologischer Anatomie, physiologischer Chemie und Mikroskopie. In diesem Rahmen können nur wenige seiner Arbeiten aufgezählt werden; sie behandeln die Erforschung der Reflexe und der Tonbildung im Kehlkopf, den Bau der Geschwüre und der erektilen Organe, das Ganglion oticum und den Nervus glossopharyngeus; weiters widmete er sich dem Feinbau von Knochen, Knorpeln und Drüsen sowie den phantastischen Gesichtserscheinungen. Er unterschied zwischen Osteoid und Enchondrom, erkannte den Kern der

Knorpelzellen, entdeckte unabhängig von →Bowman die sogenannte Bowmansche Kapsel sowie den Müllerschen Gang, die Eileiteranlage, formulierte den Begriff Bindegewebe statt Zellgewebe und gilt als Begründer der vergleichenden Anatomie, die er vor allem anhand der Wirbellosen betrieb. Bis zur Paläontologie erstreckte sich sein Forschungsgebiet. Zahlreiche berühmte Mediziner zählten zu seinen Schülern, darunter →Virchow, →Schwann, →Helmholtz und →Henle.

## Nägele, Franz Karl
*deutscher Geburtshelfer, 1778–1851*

Vor den medizinischen Universitätsstudien war Nägele als Sohn eines Arztes bereits als Prosektor in seiner Heimatstadt Düsseldorf tätig und hielt anatomischen Unterricht. Sodann studierte er in Straßburg, Freiburg und Bamberg, promovierte 1800 und kam anschließend nach Barmen, wo er sich der Versorgung der Mittellosen widmete. Diese Tätigkeit war der Grundstein seines großen Namens. Bald beschäftigte er sich auch mit der Geburtshilfe und dem Hebammenunterricht. 1807 folgte er einer Berufung als außerordentlicher Professor nach Heidelberg, wurde 1810 ordentlicher Professor für Geburtshilfe und Direktor der Gebärklinik und lebte hier bis zu seinem Tode. Neben seinen praktischen Leistungen machte sich Nägele um die geburtshilfliche Pathologie verdient. Er berechnete die Schwangerschaftsdauer, erforschte den Geburtsmechanismus, verbesserte die Geburtszange und entwickelte die Lehre vom schräg verengten Becken, das bis heute seinen Namen trägt.

## Nageotte, Jean
*französischer Anatom, 1866–1948*

Nach der Studienzeit und der Promotion in Paris 1893 erhielt Nageotte eine Stelle an der Salpêtrière. Diesem Krankenhaus blieb er treu, hier konnte er seinen Forschungen nachgehen. Das bevorzugte Arbeitsgebiet war die Anatomie des Nervensystems; auch legte er großen Wert auf die mikroskopische Anatomie. So entwickelte er eine Methode zur Transplantation von Spinalganglien und Gewebeteilen, betrieb morphologische Untersuchungen über die Zellen, die Spinalganglien, das Bindegewebe und Myelin und erforschte die Regeneration und Degeneration der Nerven. Sein Name ist in der Anatomie des Gehirns verewigt: der Nucleus fasciculi ovalis trägt auch die Bezeichnung Nageottescher Kern. Die Nageottesche Stelle ist jener Teil der hinteren Wurzel des Rückenmarks, in dem sie nach ihrem Austritt aus den Spinalganglien gemeinsam mit der vorderen Wurzel verläuft und eine gemeinsame durale Hülle besitzt. Nageotte sah darin den Ausgangspunkt der Hinterwurzel- und Hinterstrangschädigungen bei Tabes dorsalis.

## Needham, John Tuberville
*englischer Naturwissenschaftler, 1713–1781*

Nach dem Studium der Theologie war Needham vorerst als Geistlicher tätig, wurde dann Abt eines katholischen Klosters, leitete einige Jahre eine geistliche Schule in England und danach in Portugal. Von dort mußte er allerdings wieder nach London zurückkehren, da er das Klima nicht vertrug. 1745 veröffentlichte er eine erste wissenschaftliche Schrift über seine mikroskopischen Untersuchungen. Bald übersiedelte er nach Paris, wo er sich →Buffon anschloß und sich nur mehr der Mikroskopie widmete. 1746 wurde ihm als erstem katholischen Priester die Ernennung zum Mitglied der Royal Society zuteil. 1769 ging er als Direktor der Akademie der Wissenschaften nach Brüssel und blieb hier bis zu seinem Tode. Er hinterließ eine stattliche Anzahl mikroskopischer und physikalischer Abhandlungen.

## Negri, Adelchi
*italienischer Pathologe, 1876–1912*

Bereits während seiner Studienzeit in Pavia war Negri als Assistent am pathologischen Institut tätig. Er arbeitete hier unter →Camillo Golgi und promovierte 1900. Fünf Jahre später erfolgte die Habilitation zum Dozenten für allgemeine Pathologie. Negri wandte sein Interesse der Mikrologie zu; er erhielt für dieses Fach 1909 den Lehrauftrag und wurde ein Jahr später zum außerordentlichen Professor ernannt. Seine ersten Arbeiten betrafen Probleme aus Histologie, Hämatologie und Zystologie. Ab 1903 begannen seine Untersuchungen der Tollwut. Mit diesen Forschungen ist sein Name weiterhin verbunden, entdeckte er doch die Negrischen Körperchen im Gehirn tollwutkranker Tiere. Diese Einschlußkörperchen treten im gesamten Gehirn auf; besonders betroffen sind die Umgebung des Ammonshorns sowie die Purkinjezellen der Kleinhirnrinde. In weiterer Folge beschäftigte sich Negri mit den Protozoen sowie hygienischen Maßnahmen zum Schutz vor Malaria und Dysenterie.

## Neisser, Albert
*deutscher Dermatologe und Bakteriologe, 1855–1916*

Der Entdecker des von ihm »Gonococcus« benannten Erregers der →Gonorrhöe begann seine medizinische Ausbildung an der Universität von Breslau, setzte sie in Erlangen fort und promovierte 1877 in seiner Heimatstadt Breslau. Hier konnte Neisser seine erste Anstellung antreten, und zwar an der Dermatologischen Klinik. Neissers Habilitation erfolgte 1880 in Leipzig, zwei Jahre später berief man ihn als außerordentlichen Professor für Dermatologie nach Breslau zurück. 1892 konnte er der Eröffnung der nach seinen Plänen errichteten dermatologischen Klinik beiwohnen. Verschiedenen Ekzemen und Hautleiden sowie mit Untersuchungen und Experimenten über die Eigenschaften und Anwendungsmöglichkeiten des Tuberkulins. In Neissers Todesjahr, 1916, erschien sein Werk *Die Geschlechtskrankheiten und ihre Bekämpfung*.

## Nélaton, Auguste
*französischer Chirurg, 1807–1873*

Dieser bedeutende französische Chirurg, Zeitgenosse und Kollege von →Malgaigne, studierte ab 1828 in Paris Medizin und schloß die Ausbildung 1836 ab. Seine Dissertation behandelte Probleme der Knochentuberkulose. 1851 ernannte man ihn zum Professor an der chirurgischen Klinik; der Ernennung zum Mitglied der Medizinischen Akademie folgten in den nächsten Jahren etliche andere Ehrenämter. Seine Leistungen sind uns nur in wenigen Fällen von ihm selbst überliefert.

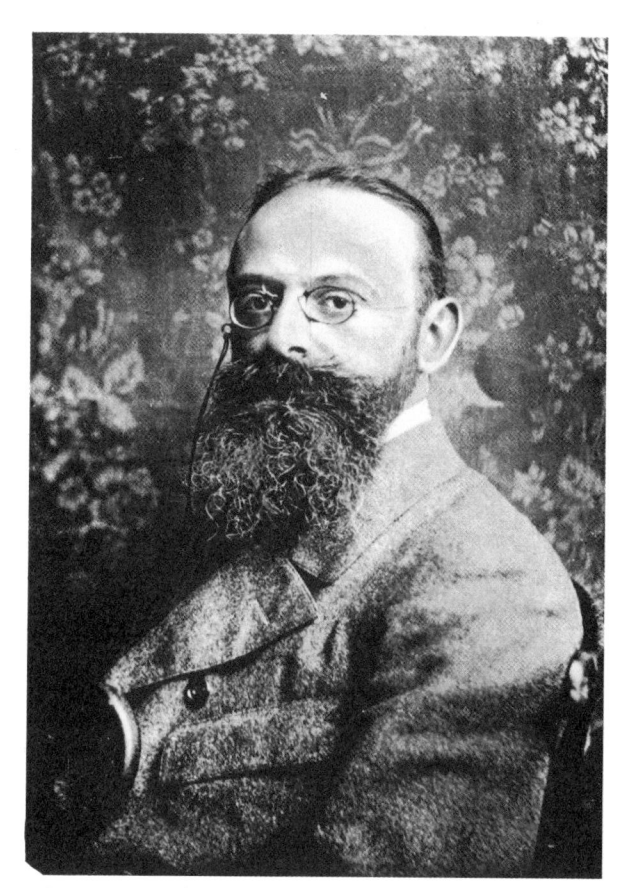

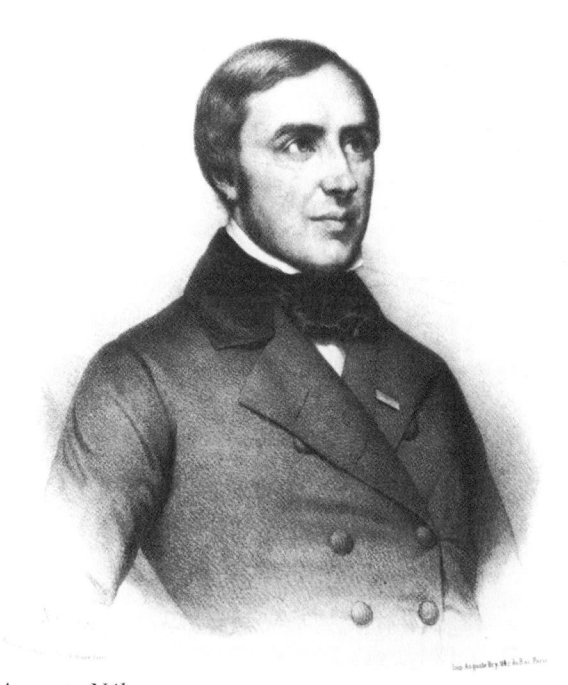

*Albert Neisser*

schiedene Ehrentitel bezeugen die Anerkennung seiner Leistungen; eine Berufung nach Berlin lehnte Neisser 1896 ab. Das weite Gebiet, das Neisser wissenschaftlich beeinflußte, ging von der Dermatologie aus. Schon während seiner Assistenten- und Dozentenzeit besuchte er die zu jenem Zeitpunkt von der →Lepra heimgesuchten Gegenden Norwegens und Spaniens. Diese Krankheit untersuchte er hinsichtlich ihres Ursprungs sowie ihrer pathologischen Anatomie. Es gelang ihm als erstem, den Leprabazillus mittels histologischer Färbemethoden darzustellen. Neissers wesentlichster Aufgabenbereich aber war die Bakteriologie, zu der ihn sein Kontakt mit →Robert Koch geführt hatte. Er erkannte bald die grundlegende Bedeutung der Bakteriologie für die Weiterentwicklung der Dermatologie. Schon im Jahre 1879 gelang Neisser seine großartigste Leistung: die Entdeckung des Gonokokkus. Seine Untersuchungen über dieses Bakterium führten zu entscheidenden Verbesserungen in Diagnose, Therapie und Prophylaxe der Gonorrhöe. Zu seinen Vorbeugungsmaßnahmen zählte auch die von ihm vehement geforderte regelmäßige Untersuchung der Prostituierten. Neben den eben genannten Forschungen befaßte sich Neisser auch mit der Syphilis (*Syphilis und Salvarsan*, 1913), mit dem Lupus vulgaris, dessen tuberkulösen Ursprung er erkannte, mit ver-

*Auguste Nélaton*

Sie gehören größtenteils in das Gebiet der Chirurgie. Einige seiner Verdienste mögen hier Erwähnung finden: er erfand den elastischen Kautschukkatheter und verbesserte die Nasenplastik sowie die Technik des Steinschnitts; er untersuchte die Nasen-Rachen-Polypen, die Hydrozele feminae, entwickelte die Methode zur Abbindung beider Arterienenden bei Blutungen, die Behandlung von Darmverschlüssen und Aneurysmen. Populär wurde Nélaton durch das Auffinden einer Kugel im Fuß Garibaldis. Durch eine Sonde mit Porzellanknopf konnte er das Geschoß ausfindig machen, die nachfolgende Operation überließ er seinen

Kollegen. Nélaton war bei Kollegen wie Schülern ein äußerst beliebter Arzt. Seine Fähigkeiten als Lehrer und Chirurg brachten ihm schon zu Lebzeiten den Ruf des besten französischen Chirurgen seiner Zeit ein.

## Netter, Arnold
*französischer Internist, 1855–1936*

Der gebürtige Straßburger brachte die medizinische Ausbildung in Paris hinter sich, wo er 1883 promovierte. Es folgten die üblichen Rangstufen der akademischen Laufbahn, und 1896 konnte Netter eine leitende Position an einem der Pariser Krankenhäuser antreten, die er bis 1922 bekleidete. 1904 ernannte man ihn zum Mitglied der Medizinischen Akademie. Seine wichtigsten Forschungsarbeiten betreffen die Enzephalitis lethargica und die Möglichkeiten ihrer Behandlung, die Poliomyelitis, die Zerebrospinalmeningitis, die Pneumonie und die Pleuritis.

## Neuber, Gustav Adolf
*deutscher Arzt, 1850–1932*

Das Medizinstudium legte Neuber an den Universitäten Halle, Tübingen und Kiel ab; er promovierte 1875 in letzterer Stadt und ließ sich hier auch als Arzt nieder. Nach der Promotion arbeitete er einige Jahre als Assistent bei →Esmarch; 1884 gründete er eine Privatklinik in Kiel, der er sein Leben lang vorstand. Seine Klinik legte auf anti- und aseptische Methoden größten Wert und war darin beispielgebend. Auch Neubers schriftliches Werk befaßt sich mit diesem Themenkreis.

## Neugebauer, Ludwik Adolf
*polnischer Gynäkologe und Anatom, 1821–1890*

Nach dem Medizinstudium, das er 1841 in Dorpat begann und 1845 in Breslau mit der Promotion beendete, unternahm Neugebauer eine Studienreise nach Berlin, Wien und Paris, arbeitete ab 1847 für zwei Jahre in Breslau und ließ sich dann als Arzt in seiner Heimatstadt in der Nähe von Kalisch nieder. Hier erhielt er die Leitung eines Spitals und folgte 1857 einem Ruf nach Warschau, wo er Anatomie unterrichtete. Zwei Jahre später konnte er darüber hinaus den gynäkologischen und geburtshilflichen Unterricht übernehmen; daneben hatte er verschiedene Anstellungen an Warschauer Krankenhäusern inne. Sein schriftliches Werk befaßt sich hauptsächlich mit seinem Fachgebiet, aber auch mit Anatomie und sogar mit der Cholera und ihrer Behandlung. Er veröffentlichte Lehrbücher für Hebammen, beschrieb die Komplikationen beim Vorfall der Nabelschnur und ihrer Reposition, des weiteren Physiologie und Diätetik von Schwangerschaft und Wochenbett.

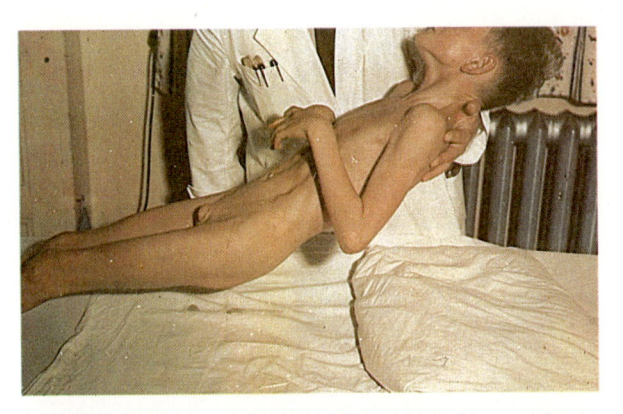

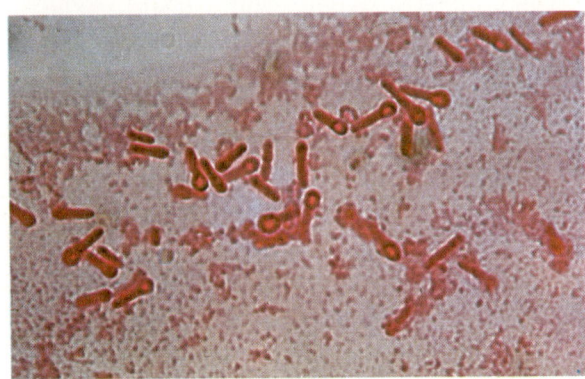

*Abb. oben: Wundstarrkrampf; Abb. Clostridium tetani*

## Nicolaier, Arthur
*deutscher Internist, 1862–1942*

Nach dem Studium in Heidelberg und Berlin setzte der gebürtige Oberschlesier die medizinische Ausbildung in Göttingen fort, wo er 1885 promovierte. Nach der anschließenden Assistentenzeit wurde er 1887 Oberarzt an der dortigen medizinischen Klinik; 1890 habilitierte er sich und erhielt 1894 den Titel Professor. 1901 übersiedelte er nach Berlin, wo er 1921 zum außerordentlichen Professor für Innere Medizin ernannt wurde. Die größte Leistung Nicolaiers, der durch Selbstmord aus dem Leben schied, war die Entdeckung des Clostridium tetani, des Tetanusbazillus, im Jahre 1894. Er isolierte ihn in der Erde und wies ihn beim Kopftetanus nach. Die pharmazeutischen Methoden bereicherte Nicolaier durch die Einführung des Urotropins, und er verstand es auch, Medikamente gegen Gicht und Rheumatismus einzusetzen. Seine bedeutendsten schriftlichen Werke behandeln den Tetanus und urologische Probleme.

## Nicolle, Charles
*französischer Internist und Bakteriologe, 1866–1936*

Der Sohn eines Arztes widmete sich in Paris dem Medizinstudium und schloß es 1894 mit der Promotion ab. Danach war er vorerst als Präparator am Institut für pathologische Anatomie tätig; später kam er an das Institut Pasteur, um unter der Leitung von →Emile Roux zu arbeiten. Einige Jahre darauf kehrte er in seine Heimatstadt Rouen zurück, wo er eine Lehrkanzel für Innere Medizin und die Leitung des bakteriologischen Laboratoriums erhielt. Hier entwickelte er ein neues Diphtherieserum. 1903 übertrug man ihm die Leitung des Institut Pasteur in Tunis, das er zu einem bedeutenden Tochterinstitut machte. Seine wichtigsten Untersuchungen, für die er 1928 den Nobelpreis in Empfang nehmen konnte, betreffen das Fleckfieber. 1909 machte Nicolle erstmals auf den Übertragungsmodus durch Kleiderläuse aufmerksam und veranlaßte damit die im Ersten Weltkrieg durchgeführten prophylaktischen Hygienemaßnahmen. Ferner widmete er der Rinderpest, dem Maltafieber, der Orientbeule, dem Schwarzen Fieber, Röteln und Scharlach wichtige Arbeiten. Es gelang ihm, die Leishmania donovani und tropica auf künstlichen Nährböden zu züchten. Auch die Schutzmaßnahmen vor Tuberkulose und Diphtherie verdanken ihm Bereicherungen; ferner entdeckte er die Wirksamkeit von Rekonvaleszentenseren bei Masern und Typhus. Im Jahr der Verleihung des Nobelpreises, 1928, wurde ihm auch die Mitgliedschaft der Medizinischen Akademie zuerkannt.

## Nieswurz
*Helleborus*

Dieses Hahnenfußgewächs ist in unseren Breitengraden heimisch. Der Ursprung des griechischen Namens Helleborus ist unklar. Die Pflanze besitzt handbreite dunkelgrüne Blätter und hat weiße oder rötliche Blüten. Die Frucht besteht aus kleinen Einzelfrüchten, die sich wie Schoten öffnen und die Samen freigeben. Abgesehen von der schwarzen Nieswurz, die auch unter der Bezeichnung Weihnachtsrose bekannt ist, gibt es eine für die Pharmakologie weniger interessante weiße und mehrere orientalische Arten. Die Wurzel der Pflanze enthält zwei sehr giftige Glykoside, das Helleborin und das Helleboreïn. Diese Wirkstoffe können den Tod durch Herzlähmung herbeiführen und sind schwer dosierbar. Schon seit dem Altertum waren die Wirkungen der Wurzel bekannt. Hippokrates zum Beispiel empfiehlt sie als Brech-, Abführ- und harntreibendes Mittel. Man glaubte auch, daß sie Geisteskrankheiten heilen könne.

## Nightingale, Florence
*englische Krankenpflegerin, 1820–1910*

Schon in frühester Kindheit war Florence Nightingale mit ihren Eltern viel auf Reisen. Nach dem Besuch zahlreicher Hospitäler in ganz Europa entschied sie sich für die Diakonissenanstalt in Kaiserswerth a. Rh., um ihre Ausbildung als Krankenpflegerin abzuschließen. Dann kam sie nach Paris, bildete sich weiter und kehrte anschließend in ihre englische Heimat zurück. Dort trat sie in ein Krankenhaus für Gouvernanten ein, wurde bald mit dessen Leitung betraut und richtete es vorbildlich ein. 1854 entschloß sie sich auf Ersuchen des Kriegsministers, die hohe Sterblichkeitsrate in den schlecht ausgerüsteten und schlecht verwalteten Militärlazaretten auf der Krim zu bekämpfen, und begab sich mit mehreren Schwestern dorthin. Schon im

*F. Nightingale, abgebildet auf einer Zehnpfundnote*

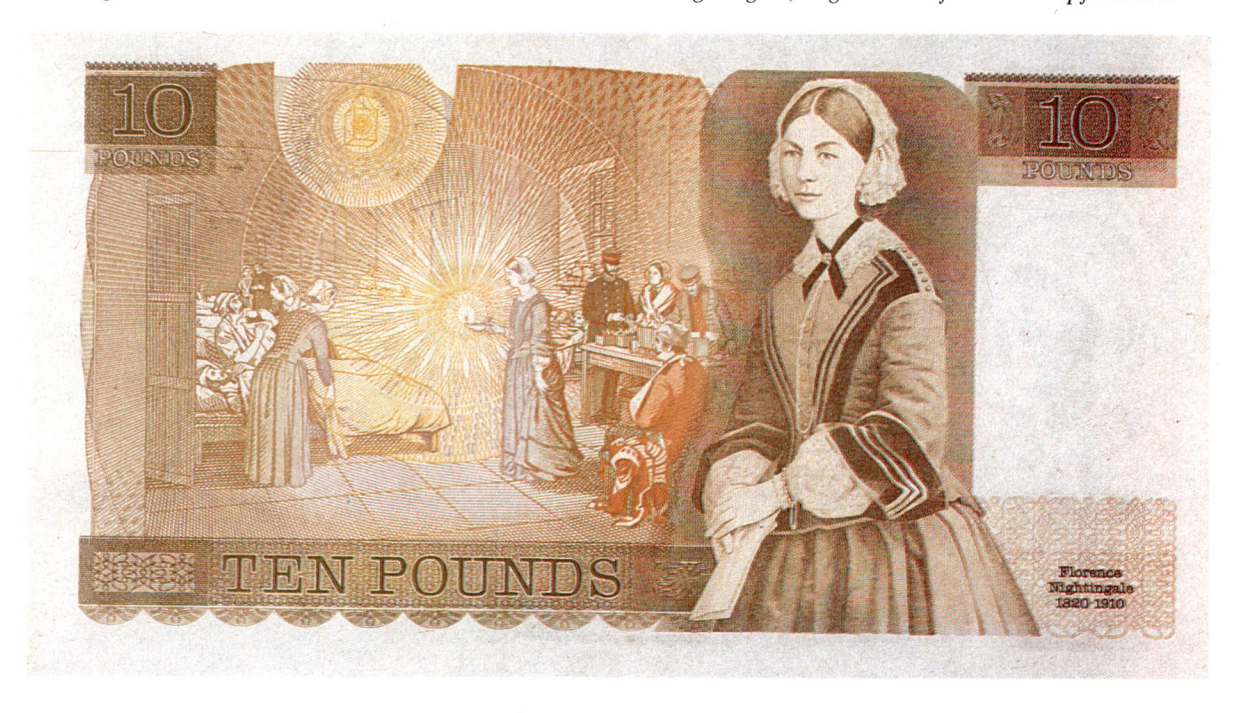

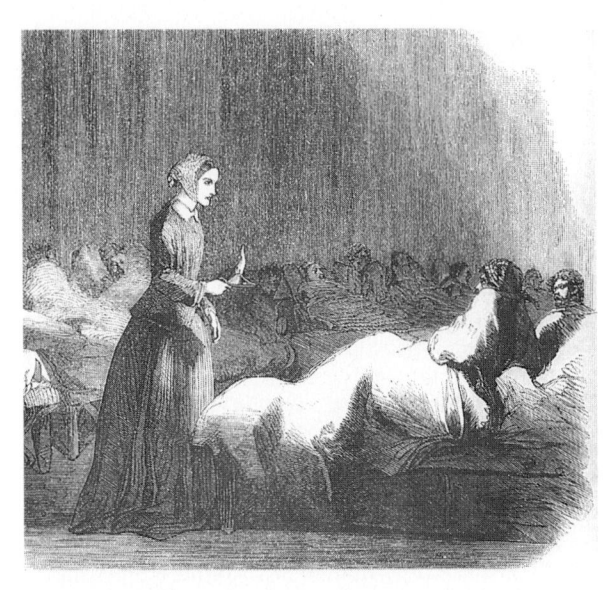

*Florence Nightingale als Krankenwärterin im Lazarett in Skutari*

ersten Halbjahr gelang es ihr, die Todesrate von 42 auf 2,2 Prozent zu senken. Nach ihrer Rückkehr verfaßte sie einen Bericht an die Regierung und schloß diesem ihre Vorschläge zur Sanierung des Militärgesundheitswesens an. Ihre Popularität war ungeheuer; Sammlungen unterstützten die Schwesternschule am St. Thomas-Hospital mit einem nach ihr benannten Fonds, und die Regierung griff ihre Pläne begeistert auf. Florence Nightingale hinterließ eine Reihe von Schriften mit meist sozialmedizinischem Inhalt; vor allem die Lebensbedingungen in Indien berührten sie. Noch heute ist die höchste Auszeichnung für Schwestern des Roten Kreuzes die Florence-Nightingale-Medaille.

## Nikandros (Nikander) von Kolophon
*griechischer Pharmazeut, 3. Jahrhundert v. Chr.*

Von ihm stammen die umfangreichsten Werke über Toxikologie und Arzneimittelkunde des Altertums. Bei Nikander scheint zum erstenmal die Empfehlung von Blutegeln zum Schröpfen auf. Man rechnet ihn zur empirischen Schule, deren Vertreter sich oft mit Giften und Heilmitteln auseinandersetzten.

## Nissl, Franz
*deutscher Psychiater, 1860–1919*

Schon während seiner Studienzeit in München befaßte sich Nissl mit Untersuchungen über die Nervenzellen der Großhirnrinde. In einer preisgekrönten Arbeit darüber finden sich bereits Angaben über sein berühmtes Färbeverfahren, das auch das Thema seiner Dissertation (1885) darstellte. Nach der Promotion wurde er Assistent an der Münchner Kreisirrenanstalt, kam 1889 nach Frankfurt, wo er bis 1895 eine Stelle an einer psychiatrischen Klinik bekleidete, um danach einen Posten unter →Emil Kraepelin in Heidelberg anzunehmen. 1896 habilitierte er sich in Heidelberg; 1901 wurde Nissl zum außerordentlichen, 1904 zum ordentlichen Professor ernannt. Zugleich übernahm er die Direktion der psychiatrischen Klinik. 1918 kam er wieder nach München, wo er am Deutschen Forschungsinstitut für Psychiatrie zu wirken begann, jedoch bereits ein Jahr später starb. Die Jahre von 1889 bis 1896 waren den wichtigen Forschungen über die Nervenzellen gewidmet. Auf diesem Gebiet erinnern uns die Nisslschen Schollen in der Nissl-Substanz, die sich auf die gesamte Zelle mit Ausnahme des Axons erstreckt, an ihn. Die Nissl-Schollen oder Tigroidschuppen sind basophile, Ribonukleinsäure enthaltende Körperchen, die bei Ermüdung, toxischer oder mechanischer Schädigung der Zellen verschwinden und später wieder auftauchen. Sie können durch Färbung sichtbar gemacht werden. Nissl unternahm Forschungen über histologische und pathologische Vorgänge im Gehirn sowie histopathologische Unter-

*Franz Nissl*

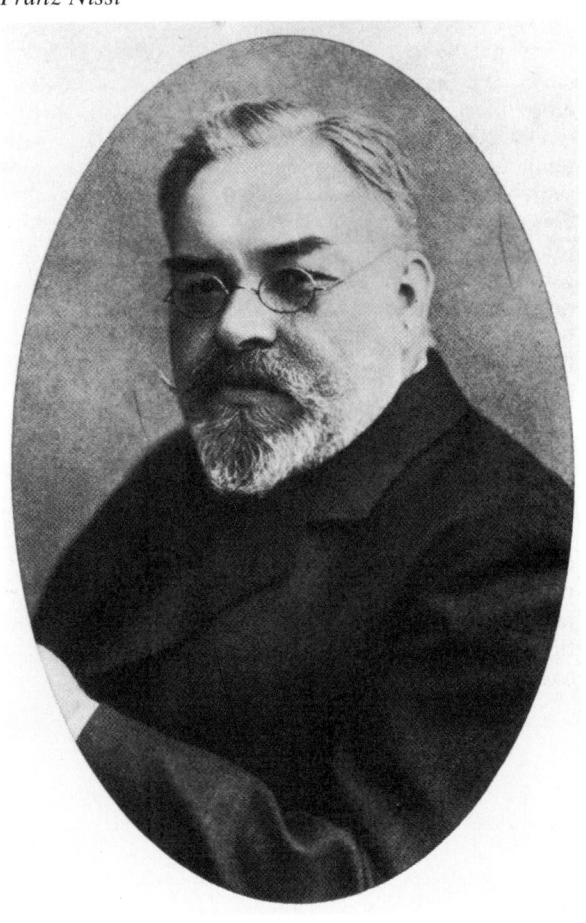

suchungen der Gehirnrinde. Von Bedeutung sind auch seine Arbeiten auf dem Gebiet der Neuronenlehre. In seinen letzten Arbeitsjahren befaßte sich Nissl mit Forschungen über den Aufbau der Gehirnrinde sowie des Thalamus opticus beim Kaninchen. Er hinterließ nur wenig Literarisches. Sein wichtigstes Werk behandelt in umfassender Weise die Paralyse.

## Noguchi, Hideyo
*japanischer Bakteriologe, 1876–1928*

Nach dem privaten Medizinstudium legte Noguchi 1897 in Tokio die staatlichen Prüfungen ab, trat zur weiteren Ausbildung eine Stelle an einem Spital an und kam schließlich als Assistent von →Kitasato an das Institut für Infektionskrankheiten. Daneben lehrte er Pathologie und Pharmakologie an der zahnmedizinischen Hochschule von Tokio. Bald wurde er als Kommissionsmitglied nach China und in die Mandschurei entsandt, wo er die Pest zu erforschen hatte. Aus jener Zeit stammen seine Lehrbücher über Pathologie und Bakteriologie sowie zahnärztliche Abhandlungen. Im Jahre 1900 verließ er seine Heimat und reiste in die Vereinigten Staaten, um 1901 an der Universität von Pennsylvania zu promovieren und eine Assistentenstelle am Pathologischen Institut anzutreten. Unter der Anleitung von →Mitchell wandte er sich der Untersuchung von Schlangengiften zu und reiste 1904 nach Dänemark, wo er zu einem Studienaufenthalt in Kopenhagen blieb. Nach seiner Rückkehr in die Vereinigten Staaten ernannte man ihn zum Mitglied des neugegründeten Rockefeller Institute for Medical Research, an dem er bis zu seinem Tode wirkte. Sein bevorzugtes Arbeitsgebiet waren die Tropenkrankheiten. Verschiedene Expeditionen nach Südamerika waren der Untersuchung des Gelbfiebers gewidmet, als dessen Erreger er die Leptospira icterogenes nachzuweisen versuchte. Dazu kamen Studien über die Bartonella, die Orientbeule und die Carrionsche Krankheit. Um 1910 widmete sich Noguchi Arbeiten über das Trachom; es gelang ihm, aus der Bindehaut kranker Indianer Kulturen zu züchten, durch deren Einimpfung er bei Affen Trachom erzeugen konnte. Außerdem vereinfachte er die Wassermannsche Reaktion zum Nachweis der Syphilis und wies als erster die Spirochaeta pallida im Gehirn eines Paralysekranken nach. Neben diesen seinen wichtigsten Arbeiten befaßte sich Noguchi auch mit Hämolyse und Agglutination, Toxinen und Antitoxinen, Zytolysinen und Zytotoxinen sowie mit der Filtrierbarkeit von Viren.

## Nothnagel, Hermann
*deutscher Internist, 1841–1905*

Dieser wichtige Vertreter der →Wiener Schule stammte aus der Mark Brandenburg und studierte in Berlin, wo er 1863 promovierte. Danach wirkte Nothnagel an der Charité als Militärarzt, übersiedelte 1865 nach Königsberg, um sich ein Jahr später für Innere Medizin zu habilitieren. Nach dreijährigem Aufenthalt in dieser Stadt endete aber seine Beurlaubung von der Armee, und Nothnagel mußte daher nach Berlin an die Charité zurückkehren. Neben seiner militärmedizinischen Tätigkeit begann er an der Universität als Privatdozent Vorlesungen zu halten. 1870 schließlich wurde er nach Breslau versetzt, nahm auch am Deutsch-Französischen Krieg teil und beendete zwei Jahre später seine militärärztliche Laufbahn endgültig, als er einer Berufung nach Freiburg folgte. Hier übernahm er die Lehrkanzeln für Arzneimittellehre und klinische Poliklinik. 1874 berief man ihn nach Jena und übergab ihm die Lehrkanzel für spezielle Pathologie und Therapie, 1882 verlegte er schließlich den Ort seines Wirkens nach Wien. Nothnagel verhalf der Wiener Schule auf dem Gebiet der Inneren Medizin zu großem Aufschwung. Er bearbeitete ein umfangreiches Gebiet dieses Fachs und stützte seine Ergebnisse sowohl auf klinische Untersuchungen als auch auf Experimente. Er bemühte sich, die medikamentösen Behandlungsmethoden auf den Grundlagen der theoretischen Pharmakologie aufzubauen, erforschte die Gehirnfunktionen und die neurologischen Krankheiten, die Physiologie und Pathologie des Darms, die Epilepsie und die vasomotorischen Neurosen. Seinen Namen tragen das Nothnagelsche Syndrom, auch Nucleus-ruber-Syndrom genannt, und die Nothnagelsche Akroparästhesie, vasomotorisch bedingte Sensibilitätsstörungen der Extremitäten. Er verfaßte Werke über Arzneimittellehre und andere über seine Forschungsgebiete. Seine Hauptwerke sind *Topische Diagnostik der Gehirnkrankheiten. Eine klinische Studie* (Berlin 1879), *Handbuch der Arzneimittellehre* (1870) und das mit Kollegen erarbeitete *Handbuch der speciellen Pathologie und Therapie* (24 Bände, 1894–1905), das großen Erfolg errang.

## Nuck, Antonius
*holländischer Anatom, 1650–1692*

Das Medizinstudium begann Nuck von Leiden, wie er nach seiner Geburtsstadt auch oft genannt wird, in Harderwyk, setzte es in Leiden fort und promovierte hier 1677. Danach ließ er sich als praktischer Arzt in Delft nieder, folgte 1683 einem Ruf nach Den Haag, wirkte hier vier Jahre als Professor für Anatomie und kam schließlich nach Leiden zurück, wo er die Lehrkanzel für Medizin und Anatomie übernahm. Sein Unterricht zog bald Studenten von weither an. Neben der Anatomie war die Physiologie Nucks wichtigstes Forschungsgebiet. Er erforschte die Lymphgefäße, die Drüsenausführungsgänge, die menschlichen Geschlechtsorgane und die Regeneration des Kammerwassers, das die Spannung des Augapfels aufrechterhält. Nach ihm wurde das Diverticulum Nucki benannt.

# Nukleinsäuren

Bereits im Jahre 1868 entdeckte man in den Zellkernen das regelmäßige Auftreten der sogenannten Kern- oder Nukleinsäuren und brachte sie bald mit der Erbinformation in Verbindung, ohne dies aber vorerst beweisen zu können. Erst 1953 gelang es dem Amerikaner James Dewey Watson und den Engländern Francis Harry Compton Crick und Maurice Hugh Frederick Wilkins, die Struktur der Säuren sowie den Aufbau der Moleküle darzustellen. Für ihre Entdeckungen wurde ihnen 1962 der Nobelpreis zuerkannt. Die Nukleinsäuren sind Bestandteile der →Chromosomen. Ihre Bauteile, die Nukleotide, bilden lange, unverzweigte Ketten. Wegen ihres hohen Molekulargewichts werden sie zu den Makromolekülen gezählt. Durch besondere Präparation können die Nukleinsäuremoleküle mit dem Elektronenmikroskop sichtbar gemacht werden. Jedes Nukleotid besteht aus einem Zuckermolekül, einem Molekül Phosphorsäure und einer organischen, stickstoffhaltigen Base. Diese Basen sind Adenin, Guanin, Zytosin und Thymin in der DNS bzw. Uracil in der RNS. Ein weiterer Unterschied zwischen den beiden Formen der Nukleinsäuren besteht im Zuckermolekül. In der Ribonukleinsäure (RNS) tritt die Ribose auf, in der Desoxyribonukleinsäure (DNS) die um ein Sauerstoffatom ärmere Desoxyribose. Die Nukleotide schließen sich zu den Ketten zusammen; die Verbindung besteht immer zwischen Zucker- und Phosphorsäuremolekül; die Basen stehen als Seitenglieder. Die Bestandteile der RNS bilden, wie soeben beschrieben, einen einfachen Strang. Die Nukleotide der DNS aber schließen sich zu einem Doppelstrang zusammen, wobei die Verbindung zwischen den Strängen eine Wasserstoffbrücke zwischen den organischen Basen ist. Der Doppelstrang dreht sich um seine Längsachse und bildet die durch das Crick-Wilkins-Modell bekannte Doppelhelix. Eine Verbindung der Basen kommt prinzipiell nur zwischen Adenin und Thymin einerseits, zwischen Guanin und Zytosin andererseits zustande. Die anscheinend beliebige Aufeinanderfolge dieser Basenpaare bezeichnet man als Basensequenz. In dieser Sequenz liegt der genetische Code, die Erbinformation. Bei der Zellteilung und der damit verbundenen Teilung und Verdoppelung der Chromosomen teilt sich der DNS-Doppelstrang an der Verbindungsstelle zwischen den Basen; jeder Einzelstrang ergänzt nun die ihm fehlende Hälfte, indem er aus den frei im Plasma vorkommenden Nukleotiden die passenden auswählt und anlagert. Um nun die Informationen der DNS, die den Zellkern nicht verläßt, an das Zytoplasma weiterzugeben, tritt die RNS in Aktion. Man bezeichnet diese Art der RNS als Messenger-RNS (m-RNS). Sie tritt sowohl im Zellkern als auch im Zytoplasma auf und benutzt die Poren der Kernmembran als Austrittsstellen. Der DNS-Doppelstrang weicht etwas auseinander, und an diesen Stellen entsteht ein Stück m-RNS. Er bildet das Gegenstück zu einem der Stränge und ist mit dem anderen ident. Nach ihrem Aufbau verläßt die m-RNS den Zellkern; die Doppelhelix schließt sich wieder. An Riesenchromosomen können die Stellen des RNS-Aufbaus mikroskopisch erkannt werden; man nennt diese Stellen Puffs. Die m-RNS lagert sich im Zytoplasma an einem Ribosom an. Nun übernimmt eine andere Form der RNS ihre Aufgabe: die Transfer-RNS (t-RNS). Sie hat die zur Eiweißsynthese notwendigen Aminosäuren heranzuschaffen. Auch die t-RNS entsteht im Zellkern an der DNS. Für jede der zwanzig Aminosäuren besteht mindestens eine spezielle t-RNS, die durch ein der jeweiligen Aminosäure zugeordnetes Basentriplett charakterisiert ist. Die Anlagerung von Aminosäuren geht nun folgendermaßen vor sich: das t-RNS-Molekül befestigt eine Aminosäure an seinem Ende und nähert sich mit dieser der m-RNS. Sie setzt mit ihrem Basentriplett an einem komplementären Triplett der m-RNS an. Bei der Anlagerung einer zweiten t-RNS mit einer Aminosäure verbinden sich die Säuren, die erste t-RNS kann sich vom m-RNS-Strang lösen und eine weitere Aminosäure heranschaffen. Somit wird durch den genetischen Code, der von der DNS auf die m-RNS und auf die t-RNS übertragen wird und dadurch die Aminosäurenauswahl kontrolliert, die Eiweißproduktion im Sinne der Erbanlagen geleitet.

# Nußbaum, Johann Nepomuk von
*deutscher Chirurg, 1829–1890*

Der gebürtige Münchner studierte in seiner Heimatstadt vor allem unter →Thiersch und promovierte

*Johann Nepomuk von Nußbaum, Radierung (Privatbesitz Prof. H. Goerke, München)*

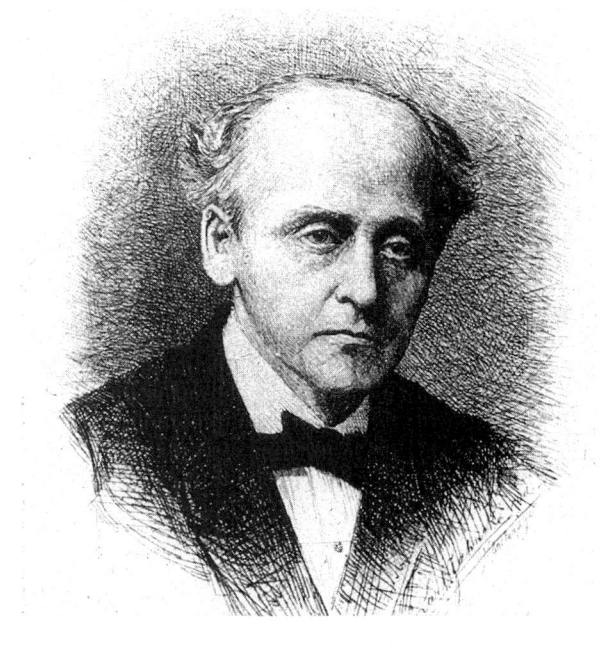

1853 mit einer Dissertation über die künstliche Hornhaut. Nach einem Aufenthalt in Paris bei →Nélaton und →Maisonneuve kam Nußbaum nach Berlin, wo er bei →Bernhard von Langenbeck arbeitete, und später nach Würzburg. Von dort kehrte er nach München zurück und habilitierte sich 1857 mit einer Arbeit über Hornhauttrübung und Hornhautplastik. Einen Ruf nach Zürich als Professor für Chirurgie lehnte er 1859 ab, um ein Jahr später eine Berufung in München anzunehmen. In dieser Stellung blieb er bis an sein Lebensende. Neben der Lehrtätigkeit war seine praktische Begabung in der Chirurgie weit bekannt. Er führte fast 600 Ovariotomien durch, unternahm Knochentransplantationen, Knieresektionen, Krebsoperationen und vieles mehr. Sein literarisches Werk ist ebenfalls sehr umfangreich; es umfaßt Beschreibungen seiner Operationen sowie Ratschläge zur antiseptischen Wundbehandlung, zur Verband- und Nahttechnik.

## Oefele, Felix von
*deutscher Mediziner und Medizinhistoriker, 1861–1954*

Nach Studien in Erlangen und München promovierte Oefele 1894 in Bonn und war dann jahrelang in deutschen Badeorten als Arzt tätig, bevor er 1908 nach Amerika auswanderte. Ab 1909 lebte er in New York. Neben der medizinischen Forschungstätigkeit, die besonders der Chemie galt, widmete sich Oefele der Geschichte und erlangte als Medizinhistoriker Ruhm. Die assyrische, babylonische und altägyptische Medizin verdanken ihm einige Arbeiten, die ihn als Autorität auf diesem Gebiet ausweisen. Dazu untersuchte er den Einfluß von Astrologie und Aberglauben auf die Medizin. Die medizinisch-chemischen Arbeiten Oefeles betrafen vor allem Analysen der menschlichen Exkremente in bezug auf verschiedene Krankheiten wie Diabetes oder Gallensteine sowie Analysen des Speichels, des Harns und des Darminhalts. Er entwarf Diätpläne zur Behandlung von Diabetes, Leber- und Gallenkrankheiten sowie Nervenleiden, untersuchte die Geschichte der amerikanischen Balneologie (Bäderheilkunde) und betätigte sich auf physikalischem Gebiet, wo er die Kristallform und -struktur der Atome zu beweisen versuchte.

## Oken, Lorenz
*deutscher Physiologe und Naturforscher, 1779–1851*

Nach dem Medizinstudium, das Oken (eigentlich Ockenfuß) an die Universitäten von Freiburg, Göttingen und Würzburg führte, habilitierte er sich bereits 1805 als Privatdozent in Göttingen; zwei Jahre später wurde er als Professor nach Jena berufen, wo er über Pflanzen- und Tierphysiologie, vergleichende Anatomie, Naturgeschichte, Naturphilosophie und Zoologie Vorlesungen hielt. 1817 begann seine journalistische

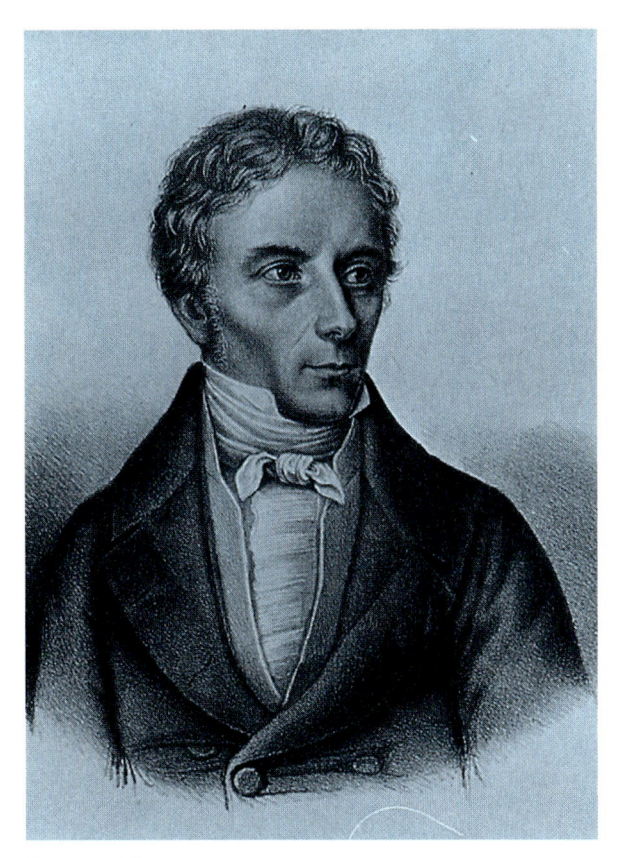

*Lorenz Oken*

Tätigkeit mit der Herausgabe der enzyklopädischen Zeitschrift *Isis,* die sich bald zu einem beliebten Blatt entwickelte. Da sich Oken aber auch anderer denn naturhistorischer Belange annahm, geriet er wegen seiner politischen Aufsätze oft in Schwierigkeiten. 1819 sah er sich gezwungen, das Lehramt niederzulegen, um sich mehr der Zeitung widmen zu können, kam aber neuerlich in Schwierigkeiten wegen seiner Teilnahme am Wartburgfest. Nach einigen ruhigen Jahren begründete er 1822 die Deutsche Naturforscher-Versammlung, die jährlich tagte. Nach der Übersiedlung nach Basel folgte er 1827 einem Ruf als Professor für Physiologie nach München, 1830 einem als Professor für Zoologie nach Erlangen. Zwei Jahre später verließ er Erlangen, um sich für den Rest seines Lebens in Zürich niederzulassen. Oken gilt als Begründer der Entwicklungsgeschichte in Deutschland. Er ging von der Theorie aus, daß der Organismus aus Bläschen bestünde, aus denen sich dann die Körperteile entwickelten. 1806 zeigte er, daß der Darm aus den Darmbläschen entsteht und die Ursubstanz der Eidotter ist. Im Jahr darauf versuchte er zu beweisen, daß der Kopf aus vier Wirbeln besteht und die Kiefer die Entsprechungen der Körperextremitäten sind. Mit der Schrift, die diese Theorien vertritt, wurde der Grundstein zur spekulativen vergleichenden Genetik gelegt.

## Ollier, Louis Xavier Edouard Léopold
*französischer Chirurg, 1830–1900*

Nach dem Abschluß des Medizinstudiums in Paris mit dem Doktorat (1857) ließ sich Ollier in seiner Heimatstadt Lyon nieder und erlangte bald das Amt des leitenden Chirurgen des Hôtel-Dieu sowie die Lehrkanzel für chirurgische Klinik. Sein bevorzugtes Arbeitsgebiet waren die Knochen, ihre Regeneration und Resektion. Er hinterließ eine Anzahl von Schriften, die sich mit der Transplantation bzw. der künstlichen Herstellung des Periost, mit Gelenksresektionen, aber auch mit Nervenkrankheiten und Elephantiasis befassen. Seinen Namen trägt das sogenannte Olliersche Syndrom oder Hemichondrodystrophie, ein Mißbildungssyndrom mit halbseitig gestörtem Längenwachstum der Knochen und den daraus folgenden Extremitätenverkürzungen.

## Oppenheim, Hermann
*deutscher Neurologe, 1858–1919*

Nach Studienjahren in Göttingen und Bonn kam Oppenheim nach Berlin, wo er 1881 promovierte. Zu seinen bedeutendsten Lehrern zählte →Westphal, der ihn zweifellos in der Wahl seines Spezialfachs beeinflußte. Nach der Promotion hatte Oppenheim für kurze Zeit eine Assistentenstelle an einem der Berliner Spitäler inne, trat aber bald in die Nervenklinik der Charité ein und arbeitete hier von 1883 bis 1891. 1886 habilitierte er sich zum Dozenten der Neurologie, 1893 wurde er zum Professor ernannt, legte das Amt aber 1898 nieder. Schon 1891 hatte er eine eigene Klinik gegründet, die, obwohl nicht der Universität angeschlossen, zu einem Zentrum der Neurologie wurde und Ärzte wie Studenten von weither anzog. Das wichtigste Forschungsgebiet Oppenheims waren die traumatischen Neurosen, jene Formen also, die ihre Ursache in Verletzungen und Unfällen (vor allem im Krieg) haben, sowie die Wucherungen und Geschwülste des Zentralnervensystems. Sein *Lehrbuch der Nervenkrankheiten* erschien 1894. Weiters hinterließ er anatomische und pathologische Untersuchungen von Tabes dorsalis, multipler Sklerose und jener Krankheiten, die sich durch Lähmungen nach Schädigung der motorischen Kerne im verlängerten Mark manifestieren (bulbärparalytische Krankheiten). Verschiedene Begriffe aus der Pathologie tragen noch heute seinen Namen, so etwa die Oppenheimsche Krankheit, die Myatonia congenita, bei der es durch eine angeborene Fehlentwicklung der motorischen Vorderhörner des Rückenmarks schon im Kindesalter zu einer Erschlaffung der Muskel an den Extremitäten kommt, die mit verminderter Reflextätigkeit und mangelnder elektrischer Erregbarkeit einhergeht. Auch eine Form der zerebralen Kinderlähmung trägt seinen Namen; weiters kennen wir den Oppenheimschen Unterschenkelreflex, den Oppenheimschen Freßreflex und den Oppenheimschen Gang bei Tabes dorsalis.

*Hermann Oppenheim*

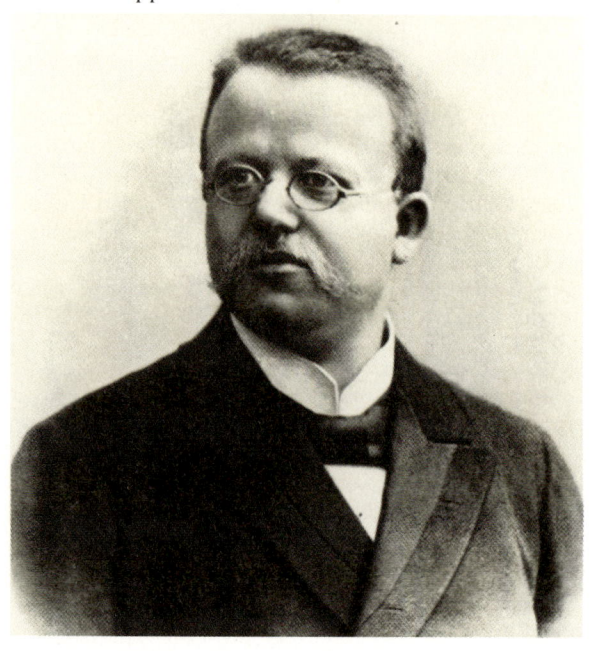

## Oreibasios von Pergamon
*byzantinischer Arzt, 325–403*

Oreibasios gilt als erster und zugleich größter byzantinischer Arzt. Er stammte aus einer vornehmen Patrizierfamilie, die ihn zur medizinischen Ausbildung nach Alexandria sandte. Bald hatte er den Ruf eines guten Arztes. Seine Freundschaft mit dem späteren byzantinischen Kaiser Julian Apostata, einem Neffen Konstantins des Großen, begann in Athen. Er begleitete Julian auf seinen Feldzügen nach Gallien, wo er von ihm veranlaßt wurde, das Werk des →Galen auszugsweise zu bearbeiten. Nach der Thronbesteigung kämpfte Julian mit Unterstützung seines Leibarztes Oreibasios gegen das Christentum, das damals weit verbreitet und anerkannt war. Oreibasios wurde mit dem Auftrag ausgesandt, das Delphische Orakel wieder einzurichten. Im Jahre 363 aber fiel Julian in der Schlacht gegen die Perser, und nach der Machtergreifung durch ein christliches Brüderpaar mußte Oreibasios als überzeugter Heide an das Schwarze Meer in die Verbannung gehen. Nach einigen Jahren aber verzieh man dem berühmten Arzt und rief ihn nach Byzanz zurück, wo er reichlich entschädigt und mit einer vornehmen Dame verheiratet wurde. Bis zu seinem Lebensende blieb er hier und befaßte sich mit der Ausübung seiner Praxis und der Schriftstellerei. Sein

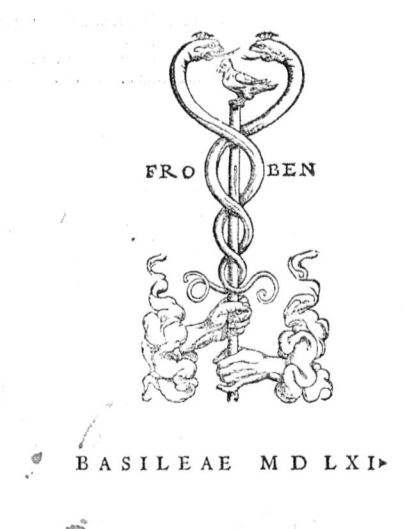

*Titelblatt einer Galen-Ausgabe, 1561*

Hauptwerk sind die *Medizinischen Sammlungen,* die er bereits während seiner Zeit in Gallien begonnen hatte. Sie umspannten 70 Bücher und faßten die Aussagen verschiedener Ärzte über alle Bereiche der Medizin zusammen. Dieses monumentale Werk ist nur zu einem geringen Teil erhalten. Für seinen Sohn, ebenfalls Arzt von Beruf, komprimierte Oreibasios das Werk auf neun Bände, die sogenannte *Synopsis.* Sein drittes bedeutendes Werk ist die *Euporista,* die von leicht erhältlichen Heilmitteln handelt. Die letzten beiden Schriften wurden bereits im 6.–8. Jahrhundert ins Lateinische übersetzt und sind uns in einigen Abschriften erhalten. Obwohl man Oreibasios nicht sehr viele eigenständige Leistungen zuerkennen kann, verdanken wir ihm doch die Überlieferung der Werke Galens und anderer antiker Autoren.

## Orpheus
*griechischer Held*

Sein Geburtsort soll in Thrakien liegen, wo er als Sohn des Apollon und der Muse Kalliope zur Welt kam. Man datiert diesen Zeitpunkt auf eine Generation vor dem Trojanischen Krieg. Orpheus, dessen verhängnisvolle Liebe zu Eurydike zahlreiche Dichter inspirierte, war von der Muse mit der Gabe des Gesangs und des Leierspiels beschenkt worden. Dadurch konnte er sogar Kranke heilen. Von ihm leiten die Orphiker, eine religiöse Sekte, ihren Ursprung ab. Sie waren Anhänger der Seelenwanderung und verpflichteten sich zu einem reinen Leben ohne Fleischgenuß.

## Osiander, Friedrich Benjamin
*deutscher Gynäkologe, 1759–1822*

Vier Jahre nach Studienbeginn (1775) promovierte Osiander in Tübingen, ließ sich einige Zeit als Arzt nieder und kam zur weiteren Ausbildung nach Straßburg und später nach Kassel. Hier motivierte ihn →Georg Stein für die Geburtshilfe. Durch Stein wurde er auch mit den Methoden von →Levret bekannt, einem Verfechter der mit operativen Mitteln beschleunigten Geburt. Osiander kehrte in seine Heimat in Württemberg zurück und baute sich rasch eine große Praxis auf. 1792 folgte er einem Ruf an die Universität Göttingen als Professor für Medizin und Entbindungskunst – ein Begriff, auf den er großen Wert legte – und übernahm die Leitung einer Gebärklinik. Zu seiner Zeit war Osiander ein gefeierter Geburtshelfer. Kein anderer nahm so oft Zuflucht zu Geburtszangen, Wendung des Kindes und Kaiserschnitt. Alle seine Methoden aber sind in Vergessenheit geraten, ebenso die von ihm konstruierten oder verbesserten Instrumente. Er hinterließ verschiedene Lehrbücher über die Entbindungskunst, aber auch über andere Gebiete. Daneben sammelte er eine große Anzahl von Präparaten, die er in einer Abhandlung beschrieb, interessierte sich für die Kuhpocken und die Gerichtsmedizin.

## Osler, Sir William
*amerikanischer Pathologe, 1849–1919*

In seiner Heimat Kanada widmete sich Osler der Theologie, bevor er sich in Toronto dem Medizinstudium zuwandte und es 1872 an der McGill Medical School mit der Promotion abschloß. Anschließend begab er sich auf eine Studienreise, die ihn nach London, Berlin, Paris und Wien führte und von der er 1874 nach Montreal zurückkehrte. Hier erhielt er zunächst eine Stelle als Vortragender, schon im nächsten Jahr aber die Lehrkanzel für Pathologie an der McGill-Universität. 1876 nahm er neben der Lehrverpflichtung eine praktische Stelle als Pathologe an einem Spital an. 1884 folgte er einer Berufung als Professor für klinische Medizin nach Philadelphia, 1889 nach Baltimore. In dieser Stadt machte er sich vor allem um die Neuorganisation des Unterrichts an der John Hopkins University verdient. Im Jahre 1905 verließ er Amerika und folgte einer Berufung nach England, wo er sich in

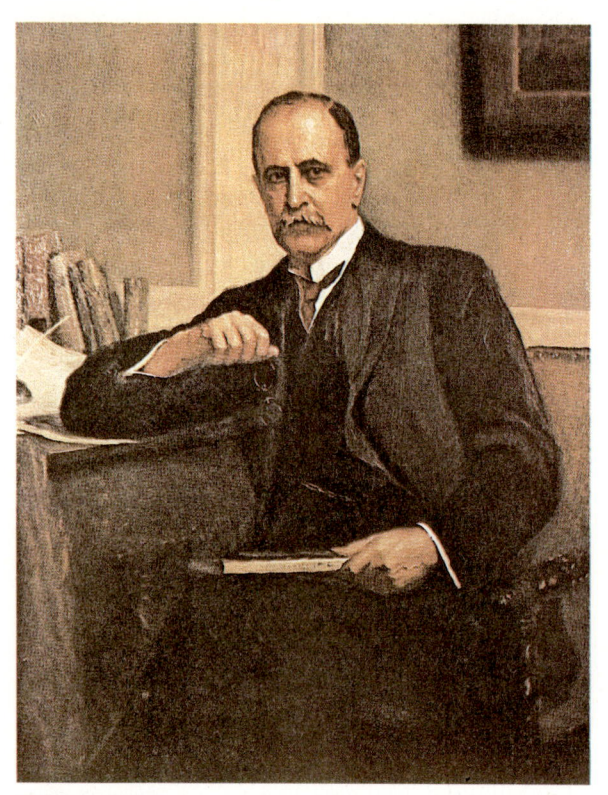

*William Osler*

Oxford niederließ und bis zu seinem Tod als Lehrer und Forscher wirkte. Osler, der zu den bedeutendsten amerikanischen Medizinern des 19. Jahrhunderts zählt, erlangte seinen Ruhm vor allem durch die Verbindung von praktischer Medizin und medizinischer Forschungsarbeit. Er hinterließ zahlreiche Werke, darunter Arbeiten über die Anatomie des Gehirns, Chorea und Kretinismus, Tuberkulose, verschiedene Tropenkrankheiten wie Malaria, ferner Typhus, Pokken, Gelbsucht, Trichinose und Echinokokkose. Die Veterinärmedizin bereicherte er durch Untersuchungen der Schweinecholera und der Hundebronchitis, deren Erreger er 1877 entdeckte und der als Filaria Osleri seinen Namen trägt. Dieser Begriff ist jedoch nicht der einzige, der an den hervorragenden Forscher erinnert: unter Oslerschem Syndrom versteht man die intermittierende Gelbsucht, unter Oslerscher Krankheit eine Art der Polyzythämie, die abnorme Vermehrung der roten Blutkörperchen. Mit der gleichen Bezeichnung benennt man auch die Teleangiektasia hereditaria, die erblich bedingte Vergrößerung, Verlängerung und Vermehrung von Hautgefäßen, die eine typische Rötung der betroffenen Partien (meist Wangen, Nase, Fingerbeeren) hervorruft. Daneben wurde Osler auch als Medizinhistoriker bekannt; sein Interesse galt vor allem den Frühdrucken. Er förderte den modernen Unterricht und nahm Stellung zu sozialpolitischen Fragen, die das Gebiet der Medizin betrafen.

# Oudin, Paul
*französischer Röntgenologe, 1851–1923*

Der gebürtige Straßburger studierte in seiner Heimatstadt sowie in Paris Medizin und widmete sich bald nach der Promotion der physikalischen Therapie. Vor allem die Elektrotherapie bereicherte er durch neue Konstruktionen. Nach der Entdeckung Röntgens wandte er sich der Disziplin der Röntgenologie zu und machte die ersten Röntgenaufnahmen in Frankreich. Ab 1906 propagierte er die Radiotherapie für gynäkologische Krankheiten. Trotz seiner Begeisterung übersah er die Schädigungen durch die Strahlen nicht und schenkte der Erforschung der Radiodermatitiden große Aufmerksamkeit.

# Pacchioni, Antonio
*italienischer Anatom, 1665–1726*

In seiner Heimatstadt Reggio absolvierte Pacchioni das Medizinstudium und ging 1689 nach Rom, um sich besonders der Anatomie zu widmen. Sein berühmtester Lehrer war →Marcello Malpighi. Von 1690 bis 1693 hatte er eine Stelle an einem Spital inne, kam dann nach Tivoli, wo er sich für neun Jahre niederließ, und daraufhin wieder nach Rom. Hier machte er die Bekanntschaft von →Giovanni Maria Lancisi. Den Rest seines Lebens arbeitete er in einflußreichen Positionen an verschiedenen Spitälern. Die wichtigsten Arbeiten Pacchionis handeln vom Bau der Dura mater. Über seine Untersuchungen veröffentlichte er mehrere Abhandlungen, in denen er auch die von ihm entdeckten und nach ihm benannten vermeintlichen Drüsen der Arachnoidea beschrieb.

# Paget, Sir James
*englischer Pathologe und Chirurg, 1814–1899*

Nach Absolvierung seines Studiums in London wurde Paget bereits 1836 Mitglied des Royal College of Surgeons, dem er ab 1875 als Präsident vorstand. Weitere

*Pagetsche Krankheit*

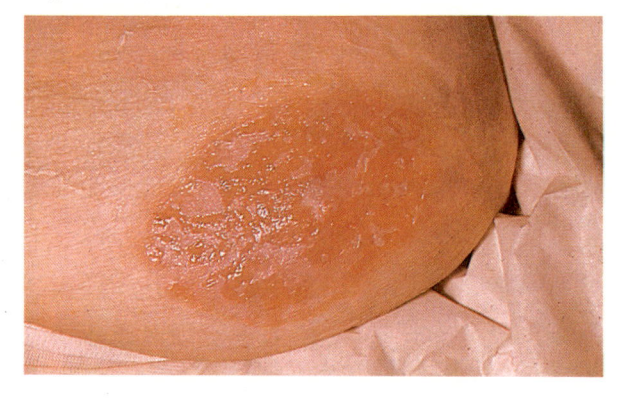

Ehrenämter hatte er als Vizekanzler der Londoner Universität sowie als Oberleibarzt der Königin und des Prinzen von Wales inne. Die Universitäten von Oxford, Cambridge und Edinburg verliehen ihm Ehrendoktorate; 1871 wurde er zum Baronet erhoben. Pagets Hauptgebiet war wohl die Chirurgie, die Nachwelt kennt ihn aber vor allem als hervorragenden Histologen. Besondere Aufmerksamkeit schenkte er Themen wie Wundheilung, Hypertrophie und Atrophie, Degeneration von Gehirngefäßen sowie Geschwülsten und Entzündungen. Zu Forschungen dieser Art mag ihn seine Freundschaft mit →Rudolf Virchow angeregt haben. Die Ostitis deformans trägt noch heute ihm zu Ehren den Namen Pagetsche Krankheit; die gleiche Bezeichnung hat auch eine Erkrankung der weiblichen Brust.

## Pajot, Charles
### französischer Geburtshelfer, 1816–1898

Nach der medizinischen Ausbildung in Paris promovierte Pajot im Jahre 1842 und widmete sich dann der Geburtshilfe. Nach einer Zeit, in der er private Kurse über dieses Thema abhielt, bekam er 1850 einen offiziellen Lehrauftrag der Fakultät, wurde 1853 zum außerordentlichen und 1863 zum ordentlichen Professor für gynäkologische und geburtshilfliche Klinik ernannt. Ab 1886 Honorarprofessor, hinterließ Pajot ein umfangreiches literarisches Werk, das vor allem Themenkreise seines Fachs behandelt; darunter finden sich Arbeiten über die Chloroformnarkose, über Embryotomie und Kephalotripsie. Er gründete eine Fachzeitschrift sowie eine gynäkologische Gesellschaft.

## Pander, Heinrich Christian
### russischer Anatom, Embryologe und Paläontologe, 1794–1865

Im Jahre 1812 begann Pander das Medizinstudium an der Universität von Dorpat, setzte es in Berlin, Göttingen und Würzburg fort und promovierte hier 1817 mit einer embryologischen Dissertation. Schon während des Studiums befaßte er sich mit den später berühmt gewordenen Untersuchungen über die Entwicklung des Hühnerembryos. In Würzburg erschien die mit Kupferstichen illustrierte erste Schrift Panders zu diesem Thema; sie erregte in der Fachwelt einiges Aufsehen. Nach der Herausgabe des Werks unternahm Pander eine Studienreise nach Frankreich, Spanien, Holland und England, auf der er sich vor allem der Untersuchung der Seetiere widmete. 1821 erschienen die diese Reise dokumentierenden Werke in Deutschland. Nun kehrte Pander wieder in seine russische Heimat zurück, erhielt zahlreiche Ehrentitel sowie eine Lehrkanzel für Zoologie. Er unternahm eine Reise nach Buchara, auf der er ebenfalls naturgeschichtliche Studien betrieb. 1827 zog er sich auf sein Landgut zurück, nahm 1843 aber wieder eine staatliche Stelle an, die ihn zur Rückkehr nach St. Petersburg zwang. In der Folge begab er sich noch auf etliche größere wissenschaftliche Reisen, die meist zoologische und paläontologische Zwecke verfolgten.

## Paracelsus
### eigentlich Theophrast[us] Bombast[us] von Hohenheim; deutschsprachiger Arzt und Naturforscher, 1493–1541

Der legendäre Gelehrte wurde in Einsiedeln in der Schweiz als Sohn eines Arztes geboren. Nach Studienreisen durch ganz Europa wurde er 1524 in Ferrara zum Doktor der Medizin promoviert. Ende 1526 erhielt Paracelsus das Bürgerrecht in Straßburg, verließ diese Stadt aber schon nach einem Jahr und nahm in Basel eine Stelle als Stadtarzt und Lehrer an. Er begründete eine neue Art der Schulmedizin, die ihm so viele Feindschaften eintrug, daß er an keinem seiner Aufenthaltsorte lange bleiben konnte. Weitere Statio-

*Paracelsus*

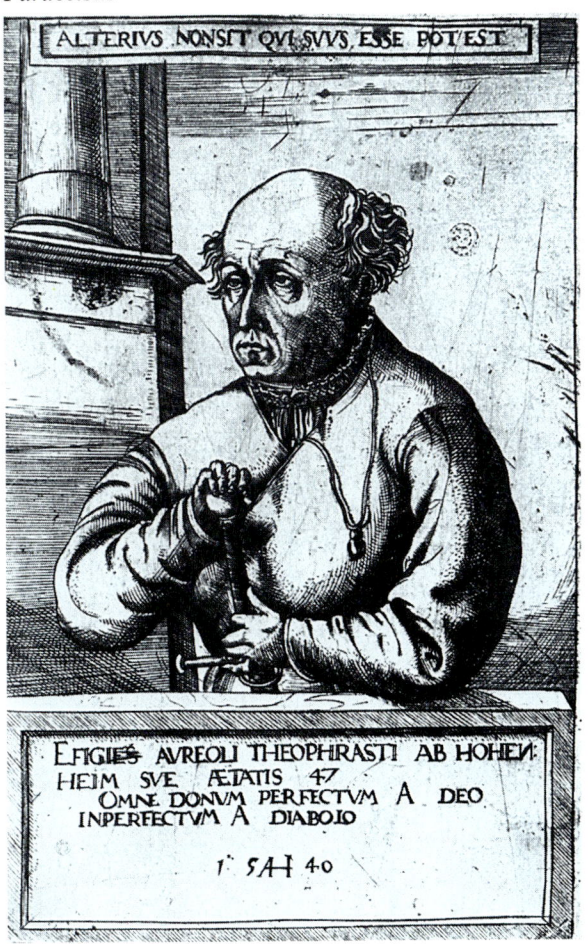

nen seines Lebens waren Kolmar, Nürnberg, St. Gallen, Appenzell, Innsbruck, Sterzing, Augsburg, Wien, Klagenfurt; seine jeweiligen Aufenthalte währten kaum länger als ein Jahr. Schließlich ließ sich Paracelsus in Salzburg nieder, wo er 1541 starb. In seiner Naturphilosophie finden sich Elemente aus Mittelalter und Renaissance: der Mensch ist als Mikrokosmos der Mittelpunkt, seine Körperfunktionen werden mit den Kräften des Makrokosmos in Einklang gebracht. Die frühesten Schriften des Paracelsus gehen auf das Jahr 1520 zurück. Neben der antiken Lehre von den vier Elementen vertritt er die eigene Auffassung von den drei Prinzipien Sal, Sulphur und Mercurius. Sal ist für Farbe und Festigkeit, Sulphur für den Körper und Mercurius für die Kraft verantwortlich. Paracelsus schätzte die Macht der Gestirne sehr hoch ein und behauptete, jeder Arzt müsse auch Astronom sein. Seine Theorien von der Entstehung der Metalle aus dem Schwefel und der Verwandlung der Stoffe ineinander sind stark vom Orient und den von den Arabern überlieferten griechischen Lehren beeinflußt. Auf jeden Fall darf er als Begründer der Iatrochemie angesehen werden. Die Heilung besteht für ihn in der Unterstützung der Lebenskraft durch die Verabreichung von Medikamenten und durch andere Behandlungsmethoden. Von seinen schriftlichen Werken sind nur wenige im Original erhalten. Paracelsus geriet mit Behörden und Professoren immer wieder in Konflikt, sei es, daß seine Lehren den offiziellen Vorstellungen nicht entsprachen, sei es, daß man ihn zum Beispiel der Urheberschaft des Salzburger Bauernaufstands gegen den Erzbischof verdächtigte. Sein Wesen verhinderte eine Verständigung mit anderen Gelehrten. So zog er es vor, einen Großteil seines Lebens auf der Wanderschaft zu verbringen. Von seinen zahlreichen Werken sollen hier nur einige angeführt werden: 1536 erschien in Augsburg seine wichtigste Schrift, *Die große Wundarznei*, 1537 in Wien die *Astronomia Magna*. Außerdem verfaßte er Schriften über Syphilis, ein *Opus Paramirum* und ein *Liber de longa vita;* neben theologischen und sozialpolitischen Schriften veröffentlichte er auch seine Vorlesungen aus der Baseler Zeit. Aufgrund seiner alchimistischen Forschungen, die seinem Ruf als seriöser Wissenschaftler natürlich sehr schadeten, lebt er im Volksglauben als berühmter Scharlatan fort. Die Internationale Paracelsus-Gesellschaft in Salzburg widmet sich der Erforschung des Lebens, Wirkens und Werkes.

## Paralyse, progressive

Diese Spätfolge der →Syphilis tritt meist 10–25 Jahre nach der Infektion auf und führt ohne Behandlung nach körperlichem und vor allem geistigem Verfall zum Tode. Anatomisch gesehen handelt es sich um eine Entzündung der grauen Gehirnsubstanz (Polioenzephalitis), die vor allem im vorderen Teil des Großhirns sowie im Claustrum und im Striatum zu lokalisieren ist. Die Pia mater kann von der Entzündung mitbetroffen sein; eine Sekundärerscheinung ist der interne und externe Wasserkopf. Auch die Gefäße verändern sich. Nach der psychopathologischen Verlaufsform unterscheidet man drei Formen: 1. stumpfdemente, 2. depressiv-hypochondrische, 3. expansivmanische Art. Die körperlichen Anzeichen sind Sprechschwierigkeiten (Silbenstolpern), Pupillenstörungen, Schreibstörungen, Bewegungsstörungen, typischer Gesichtsausdruck (Paralytikergesicht) und Augenmuskellähmungen. Diese Aufzählung erhebt natürlich keinen Anspruch auf Vollständigkeit. Für Therapie und Heilungschancen ist der Zeitpunkt der Erkennung von großer Bedeutung.

## Paralysis agitans

Das auch unter den Bezeichnungen Parkinsonsche Krankheit und Schüttellähmung bekannte Leiden ist eine chronische Degenerationserkrankung des extrapyramidalen Systems im Gehirn (Globus pallidus, Substantia nigra). In vielen Fällen ist die Erblichkeit nachgewiesen. Das charakteristischste Symptom ist das ständige Zittern, vor allem in Ruhe; bei Bewegung nimmt es ab, bei Erregung zu. Daneben kommt es zu vermehrter Speichel-, Tränen- und Schweißsekretion, zu Empfindungsstörungen, einer typischen, nach vorn gebeugten Rumpfhaltung mit angewinkelten Armen und Fehlen der Mitbewegung beim Gehen. Daneben existiert eine Paralysis agitans sine agitatione, bei der das Zittern nicht zum Vorschein kommt.

## Paré, Ambroise
*französischer Chirurg, 1510/1517–1590*

Der berühmteste französische Chirurg der frühen Neuzeit begann seine medizinische Ausbildung als Lehrling eines Barbiers. Später kam er nach Paris, wo er seine chirurgischen Kenntnisse am Hôtel-Dieu erwarb. Im Jahre 1536 nahm er den Dienst als Militärchirurg auf; daneben bekleidete er Posten als Prosektor an der Medizinischen Fakultät von Paris und als führender Chirurg des Collège von Saint-Côme. Parés Ruhm erlangte schließlich solche Ausmaße, daß König Heinrich II. ihn 1552 zu seinem Leibchirurgen machte; dieses Amt hatte er auch bei Franz II., Karl IX. und Heinrich III. inne. Seinen militärmedizinischen Erfahrungen entsprechend widmete Paré sein Hauptaugenmerk den Kriegsverletzungen. Er lehnte die Verwendung von kochendem Öl und die Kauterisation bei der Behandlung von Schußverletzungen ab und zog lindernde Salben vor. Die Operationstechniken von Amputation und Trepanation erfuhren durch ihn einige Verbesserungen; auch die Anwendung von Gefäßligaturen ist uns bekannt. Neben diesen Gebieten der Chirurgie war Paré aber auch mit der Geburtshilfe und gynäkologischen Operationen vertraut. Er

*Ambroise Paré (Westfälisches Landesmuseum für Kunst- und Kulturgeschichte, Münster)*

entwarf eine Anzahl chirurgischer Instrumente, die ihn lange Jahre überdauern sollten. Die Persönlichkeit Parés war so beeindruckend, daß er noch in späteren Jahrhunderten als großes Vorbild galt und selbst heute nicht nur historische Bedeutung hat. Lange Zeit hindurch bemühte sich jede Nation, die auf dem Gebiet der Medizin hervorragende Leistungen vorzuweisen hatte, ihren Wissenschaftlern den Beinamen »Paré« des jeweiligen Landes zu geben.

# Parkinson, James
*englischer Chirurg und Paläontologe, 1755–1824*

Der Schüler des berühmten →John Hunter begann nach der medizinischen Ausbildung 1785 in seiner Heimatstadt in Middlesex als Arzt zu praktizieren. Neben seiner Beschäftigung mit der Paläontologie und der Geologie war Parkinson auch politisch aktiv, veröffentlichte zahlreiche diesbezügliche Aufsätze und trat oft heftig gegen die Regierung auf. Im Jahre 1812 erschien seine Abhandlung über Appendizitis, in der er zum erstenmal die Perforation des Appendix als Todesursache erkennt. Der Name Parkinson ist in der Medizin weiterhin als übliche Bezeichnung für die Paralysis agitans gebräuchlich. Diese Krankheit wurde von ihm in einer 1817 in London erschienenen Abhandlung beschrieben.

# Pasteur, Louis
*französischer Chemiker, 1822–1895*

Leben und Wirken des wohl berühmtesten französischen Wissenschaftlers können in diesem Rahmen natürlich nur in groben Umrissen behandelt werden. Pasteurs großartige Begabung zeigte sich schon früh. Bereits während des Studiums in Besançon befaßte er sich mit eigenständigen chemischen Versuchen, die ihn zum Nachweis der verschiedenen optischen Verhaltensformen am Beispiel der Weinsäure führten. Diese Entdeckung machte seinen Namen rasch bekannt. 1848 wirkte er als Physikprofessor an einer Schule in Dijon, 1849 wurde er bereits Dozent der

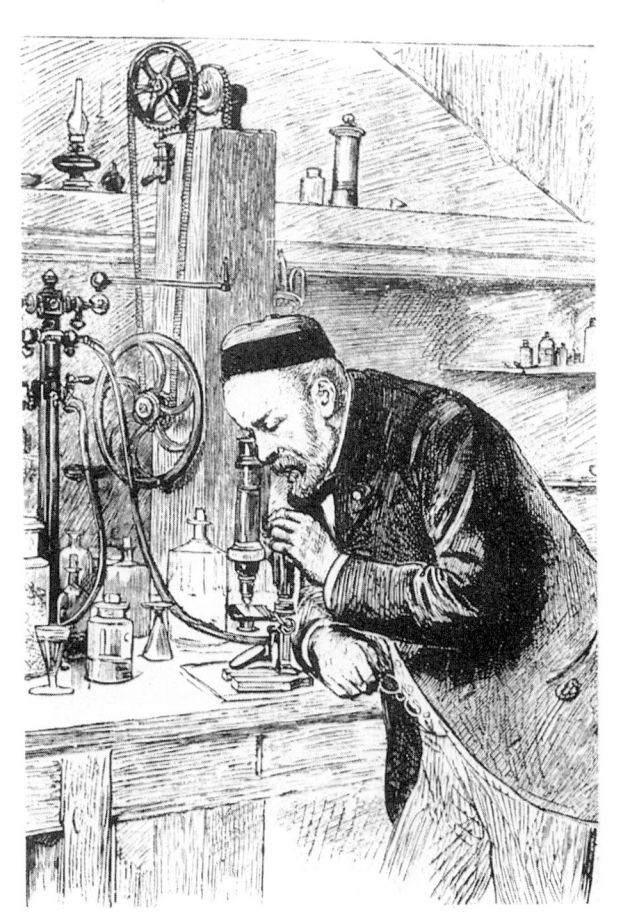

*Louis Pasteur*

Chemie in Straßburg, 1854 betraute man ihn mit der Organisation der neugegründeten Fakultät der Wissenschaften in Lille. Weitere Stationen waren: 1859 Leiter der Etudes scientifiques der Ecole normale in Paris, 1863 Professor für Geologie, Physik und Chemie an der Académie des Beaux Arts, 1867 Professor für Chemie an der Sorbonne, ab 1888 Direktor des für ihn gegründeten Institut Pasteur. Daneben erhielt er zahllose Preise, Ehrungen, Auszeichnungen und Großkreuze verschiedener Staaten; Frankreich setzte ihm eine lebenslängliche Pension aus. Für die Medizin sind zwei grundlegende Forschungsprojekte von enormer Bedeutung: die Entdeckung der Gärungs- und Fäulniserreger mit der daraus folgenden Bekämpfung der Infektionskrankheiten und die Erfindung der Tollwutimpfung. Sie war wohl eine Folge der erstgenannten Arbeiten, machte Pasteurs Namen aber derart populär und erlangte so große Bedeutung, daß wir sie gesondert anführen. Bei der Beobachtung der Milchsäuregärung erkannte er, daß Pilze diesen Vorgang auslösen, speziell Hefepilze die alkoholische Gärung. Bei der Untersuchung der Buttersäuregärung gelangte er dann zur Entdeckung der anaerobischen Fermente; später fand er die Erreger, die das Umschlagen des Weins (Essigstich) verursachen, erkannte, daß seine Methode des kurzzeitigen Erhitzens diese vernichtete, und leistete dadurch der Wirtschaft einen unschätzbaren Dienst. Ebenfalls der Wirtschaft nützte eine weitere Forschungsarbeit, die Pasteur der geheimnisvollen Fleckenkrankheit der Seidenraupen widmete, die die französische Seidenindustrie in arge Schwierigkeiten zu bringen drohte. Ab 1877 begannen dann seine sich über Jahre hinziehenden Arbeiten über die Infektionskrankheiten, wobei er die Verwendungsmöglichkeiten künstlich abgeschwächter Keime zur Schutzimpfung erkannte. Sein erstes Studiengebiet war die Geflügelcholera, dann befaßte er sich mit dem Milzbrand bei Schafen und schließlich mit dem Schweinerotlauf; die von ihm jeweils geimpften Tiere waren tatsächlich immun. Um 1880 begann er mit seinen legendären Forschungen über die Tollwut. Er isolierte den Erreger und stellte fest, daß dieser vornehmlich die nervösen Zentralorgane befällt. Er behandelte Hunde mehrere Tage hindurch mit Injektionen von immer weniger abgeschwächten Viren und stellte nicht nur fest, daß die Tiere gegen den Biß eines tollwütigen Hundes immun wurden, sondern auch, daß die Krankheit noch während der Inkubationszeit verhindert werden konnte. Bald unternahm er es, seine Methode am Menschen zu erproben: am 4. Juni 1885 impfte er einen infizierten Knaben namens Joseph Meister. Der Junge blieb gesund, der Ruhm Pasteurs verbreitete sich um die ganze Welt. Schon im nächsten Jahr kamen fast 2700 Personen, um sich von ihm impfen zu lassen. Das Labor Pasteurs war zu klein, um diesem Ansturm gerecht zu werden. Durch eine weltweit veranstaltete Sammlung trieb man eine so große Summe auf, daß 1888 das weltberühmte Institut Pasteur eröffnet werden konnte.

## Patin, Guy
*französischer Arzt, 1601–1672*

Das Studium der Medizin beendete Patin 1627 mit der Promotion in Paris; danach begann ein kometenhafter Aufstieg: 1634 leitender Chirurg der Fakultät, 1646 Ernennung zum Professor für Chirurgie und schließlich von 1650 bis 1652 die Stelle als Dekan der Fakultät. Von 1655 bis zu seinem Tod bekleidete Patin den Lehrstuhl für Medizin am Collège Royal. Als Lehrer hatte er einen großen Namen; vor allem sein heftiger Widerstand gegen →Paracelsus machte ihn bekannt. Seine mit großer sprachlicher Eleganz ausgetragene Feindschaft gegen die Chemiatriker, gegen den Gebrauch von Antimon, Tees und Chinarinde erregten lange Zeit Bewunderung und Aufsehen. Patin war ein energischer Verfechter des Aderlasses, den er sogar bei Säuglingen anzuwenden empfahl.

## Paulus von Ägina
*alexandrinischer Arzt, 625–690*

Aus seiner Heimat Ägina, einer Insel in der Nähe von Epidauros, kam Paulus zur Ausbildung nach Alexandria. Er praktizierte dort, als die Stadt den Arabern praktisch kampflos in die Hände fiel. Die Sieger, deren medizinisches Wissen zu jener Zeit noch sehr mangelhaft war, nahmen den berühmten Arzt begeistert auf. Er wurde einer ihrer größten Lehrer, besonders in Chirurgie und Geburtshilfe. Auch Paulus faßte, wie viele andere Mediziner, das Wissen seiner Zeit in einem schriftlichen Werk zusammen, genannt *Hypomnema*. Es zählte sieben Bände und ist größtenteils erhalten; einzig eine Abhandlung über Frauenkrankheiten dürfte verlorengegangen sein. Obwohl Paulus bei den Arabern vor allem durch seine geburtshilflichen Lehren in hohem Ansehen stand, ist ihm doch vorzuwerfen, daß er durch ungenaue und unverständliche Ausdrucksweise den wichtigen Handgriff zur Wendung des Fetus bei Querlage, von →Soranos von Ephesos entwickelt, der arabischen Geburtshilfe vorenthielt. Tatsächlich wurde dieses Verfahren bis ins 13. Jahrhundert nicht mehr angewendet. Paulus ist der letzte bedeutende Mediziner der Antike und außerdem das wesentliche Bindeglied zwischen griechischer und arabischer Heilkunst.

## Pawlow, Iwan Petrowitsch
*russischer Physiologe, 1849–1936*

Die medizinische Ausbildung erhielt Pawlow in St. Petersburg. 1883 promovierte er, und schon ein Jahr später begann er physiologische Vorlesungen zu halten. Im gleichen Jahr ging er für zwei Jahre nach Deutschland und kehrte dann nach St. Petersburg an die militärmedizinische Akademie zurück. Ab 1890 außerordentlicher Professor der Pharmakologie an dieser Anstalt, wurde er 1891 zum Direktor der physiologischen Abteilung am Institut für Experimentalmedizin berufen; 1895 erhielt er hier eine außerordentliche Professur für Physiologie, die 1897 in eine ordentliche umgewandelt wurde. Diese Lehrkanzel hatte Pawlow bis 1924 inne. 1897 veröffentlichte er seine wichtige Schrift *Die Arbeit der Verdauungsdrüsen*. Für die Untersuchungen zu diesem Themenkreis wurde Pawlow

1904 der Nobelpreis für Medizin zuerkannt. Einige Zeit später widmete er sich der Untersuchung der Reflexe. Unter der Bezeichnung »Pawlowsche Reflexe« versteht man die bedingten oder konditionierten Reflexe, die im Gegensatz zu den angeborenen stehen. Pawlows populärstes Experiment ist der sogenannte »Pawlowsche Hund«: Pawlow bewies, daß die Magensaftsekretion schon durch den bloßen Anblick von Nahrung angeregt wird. Andere Arbeiten betrafen die Innervation von Herz und Pankreas sowie die Bedeutung des autonomen Nervensystems.

## Peacock, Thomas Bevill
*englischer Chirurg, 1812–1882*

Nach chirurgischem Unterricht bei seinem Lehrer John Fothergill kam Peacock zu medizinischen Studien nach London. 1835 unterbrach er das Studium, unternahm eine einjährige Reise nach Ceylon, verbrachte anschließend einige Zeit in Paris und übernahm 1838, wieder in England, eine Stelle als Chirurg an einem Spital in Chester. Drei Jahre später zog er nach Edinburg und promovierte dort 1842. Nach seiner Rückkehr nach London war er am St. Thomas Hospital angestellt, erteilte Unterricht in Pathologie und Arzneimittellehre. Verdienste erwarb er sich auch um die Gründung einer Anstalt für Brustkrankheiten. Kurz vor seinem Tod ernannte man ihn zum Präsidenten einer pathologischen Gesellschaft, in deren Journal er verschiedene Arbeiten veröffentlichte. Das bevorzugte Arbeitsgebiet Peacocks waren Herzkrankheiten, Aneurysmen und Herzwägungen; außerdem besitzen wir Beschreibungen von 150 pathologisch-anatomischen Präparaten.

## Péan, Jules
*französischer Chirurg, 1830–1898*

Dieser berühmte Chirurg begann 1848 das Studium der Medizin in Paris und schloß es 1860 mit der Promotion ab. Nach verschiedenen anderen Posten war er von 1872 bis 1892 Chirurg am Hôpital Saint-Louis, das ihm einiges verdankt. Nach seinem Ausscheiden aus dieser Anstalt errichtete er auf eigene Kosten ein erstklassig ausgestattetes Krankenhaus (Hôpital International), dem er bis zu seinem Tod vorstand. Verdienste erwarb er sich durch die Einführung verschiedener Operationen; so wagte er beispielsweise 1864 die erste Ovariotomie in Europa. Ebenso machte er die vaginale Uterusexstirpation und das Entfernen von Tumoren des Uterus nach deren Zerstückelung auf natürlichem Weg in Frankreich und Europa bekannt. Sein Spezialbereich waren die Bauchoperationen. Daneben verbesserte er die Operationsmethoden durch die Erfindung der nach ihm benannten Arterienpinzetten, mit denen er durch Abklemmen der Gefäße die Blutstillung erzielte. Etliche schriftliche Werke liegen vor.

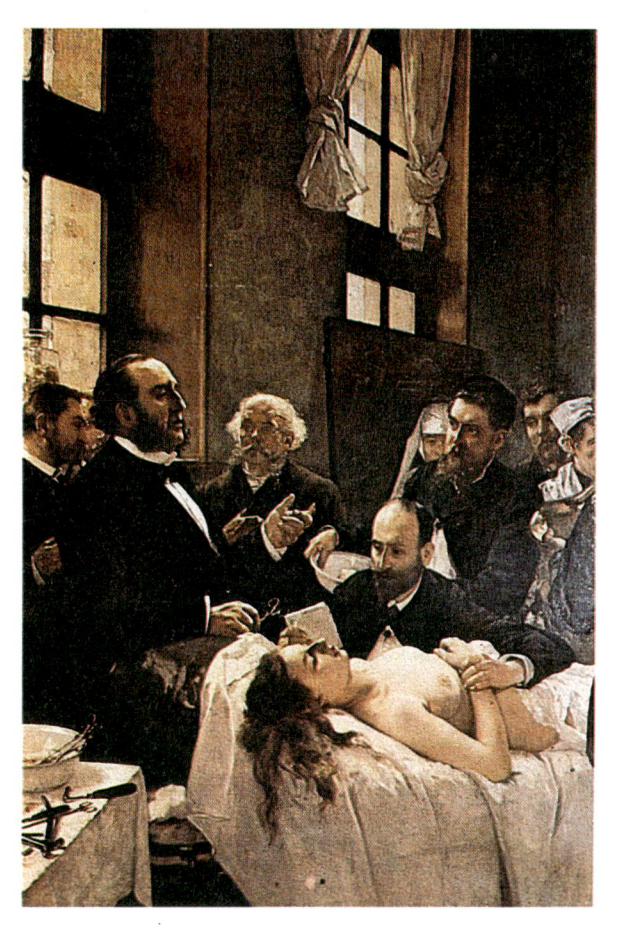

*Jules Péan operiert im Hôpital Saint-Louis, 1887*

## Pecquet, Jean
*französischer Anatom, 1622–1674*

Nach dem Medizinstudium in Montpellier ließ sich Pecquet in Paris nieder und widmete sich vornehmlich anatomischen Forschungen, die ihn schließlich zur Entdeckung des Ductus thoracicus führten. Diesen hatte er schon 1647, noch während des Studiums, bei der Sektion eines Hundes gefunden, als er das Herz entfernte und eine milchige Flüssigkeit im Perikard sah, die er anfangs für Eiter hielt. Auch die Entdeckung der Cisterna Chyli geht auf Pecquet zurück. Sein schriftliches Werk behandelt seine Entdeckungen. Mit seinem Zeitgenossen →Jean Riolan hatte Pecquet heftige Kämpfe auszufechten, da seine Entdeckungen von jenem vehement angefeindet wurden.

## Pelletan, Philippe Jean
*französischer Chirurg, 1747–1829*

Dem Schüler so berühmter Mediziner wie →Sabatier und →Tenon standen bald nach Abschluß des Studiums verschiedene Möglichkeiten offen. So war Pelletan unter anderem Sekretär des Collège de Chirurgie

3297

und der Chirurgischen Akademie. Er folgte →Desault als Chefchirurg am Hôtel-Dieu nach, wurde bei der Gründung der Pariser medizinischen Fakultät zum Professor an der chirurgischen Klinik ernannt und in dieser Funktion sogar vom Kaiser konsultiert. Im Jahre 1815 erhielt er den Lehrstuhl für operative Medizin, drei Jahre später wechselte er zur Geburtshilfe über und nahm dort die gleiche Position ein. Bedeutung erlangte er nicht so sehr als Wissenschaftler oder Chirurg als vielmehr durch seine pädagogischen Fähigkeiten. Sein Ruf und seine Beliebtheit waren europaweit bekannt. 1823 trat er mit der Ernennung zum Honorarprofessor in den Ruhestand.

## Penicillin

Im Jahre 1928 entdeckte der englische Bakteriologe →Sir Alexander Fleming, daß eine seiner Staphylokokkenkulturen durch den Schimmelpilz Penicillium notatum verunreinigt war. Bei näherer Betrachtung erkannte er, daß die Bakterien in der Umgebung des Pilzes kleiner und seltener auftraten und um ihn herum schließlich fehlten. Daraus schloß Fleming, daß der Schimmelpilz eine Substanz an die Kultur abgeben mußte, die die Bakterienbildung hemmte. Er unternahm weitere Versuche mit anderen Mikroben, indem er eine Nährflüssigkeit, in der er den Schimmelpilz gezüchtet hatte, auf entsprechende Kulturen einwirken ließ. Seine Versuche hatten Erfolg, Fleming konnte zeigen, daß das von ihm benannte Penicillin verschiedene Bakterienarten vernichten konnte. Trotz dieser aufsehenerregenden Entdeckung, für die Fleming 1945 den Nobelpreis für Medizin in Empfang nehmen konnte, nahm die industrielle Herstellung des ersten Antibiotikums nur zögernd ihren Anfang. 1938 begannen die Versuche, Penicillin in reiner Form herzustellen. An diesen Arbeiten waren die weiteren Nobelpreisträger von 1945, Ernst Boris Chain und Sir Howard Walter Florey, maßgeblich beteiligt. Ab 1940 konnte das Penicillin als Medikament einzelnen Patienten verabreicht werden; die industrielle Gewinnung begann erst drei Jahre später in den Vereinigten Staaten, um 1950 in Deutschland. Die Züchtung des Pilzes erfolgt zuerst auf festem Nährboden, um möglichst viele Sporen zu erzielen, die dann in flüssige Nährkulturen geschwemmt werden. Die Nährflüssigkeit enthält Maisquellwasser, Sojaschrot, Zucker usw. sowie Kalziumkarbonat und wird mit steriler Luft durchblasen. Nach der Reifung wird die Flüssigkeit gefiltert und das Penicillin als stabiles Salz gewonnen. Die Industrie verwendet acht Penicillium- und sieben Aspergillusarten zur Herstellung des Antibiotikums. Penicillin wirkt auf proliferierende Bakterien wie Strepto-, Pneumo-, Staphylo- und Meningokokken, Spirochäten, Leptospiren und Enterokokken. Dabei hemmt es die für das Mureingerüst dieser Bakterien notwendige Mureinsynthese. Obwohl die Resistenz der Bakterien zunimmt, wird dieses erste Antibiotikum weiterhin sehr häufig eingesetzt, da es praktisch keine schädlichen Nebenwirkungen besitzt und auch selten allergische Reaktionen auslöst. Man unterscheidet zwischen natürlichen und halbsynthetischen Penicillinen. Die Therapie von Lungenentzündung, Tetanus und venerischen Krankheiten sowie vielen Infektionskrankheiten wurde durch die Einführung des Penicillins revolutioniert.

## Percy, Pierre François
*französischer Militärarzt, 1754–1825*

Als Sohn eines Militärchirurgen begann auch Percy diese Laufbahn einzuschlagen. Er studierte und promovierte in Besançon und kam danach nach Paris, wo er vor allem durch →Antonie Louis in seiner chirurgischen Ausbildung gefördert wurde. 1776 trat Percy seine erste militärmedizinische Stelle an, erhielt 1782 eine einflußreiche Position als Chirurg und wurde 1792 medizinischer Leiter einer Armee. Er nahm an zahlreichen Feldzügen teil, ehe er 1815 wieder in das Zivilleben eintrat. 1809 wurde Percy von Napoleon Bonaparte zum Baron erhoben, ein Jahr später erhielt er die Mitgliedschaft der Akademie der Wissenschaften. Im Jahre 1820 trat Percy schließlich von seiner Lehrtätigkeit und seinen öffentlichen Verpflichtungen zurück. Drei verschiedene Fachgebiete verdanken ihm große Leistungen. Das erste ist die Kriegsmedizin. Um das Jahr 1800 setzte er sich für die Unverletzlichkeit der Feldlazarette ein und konnte die französischen wie die österreichischen Befehlshaber davon überzeugen. Ferner bemühte er sich um eine raschere Versorgung der Verwundeten und ließ lange, niedrige Wagen ausrüsten, auf denen die medizinische Ausrüstung und das entsprechende Personal Platz hatten; sie dienten jedoch nicht dem Verwundetentransport. Ebenso geht der Einsatz von Krankenpflegerinnen auf Percy zurück, der auch die Ausbildung der Schwestern organisierte. Das zweite Gebiet betrifft die Chirurgie – die Kriegschirurgie ebenso wie die allgemeine. Percy schränkte die Amputation etwas ein, erfand ein Instrument zur Entfernung von Geschossen und verbesserte manche Operationsmethode. Das dritte nennenswerte Gebiet ist sein schriftliches Werk. Trotz seiner aufreibenden Tätigkeit hinterließ Percy zahlreiche Lehrbücher und Werke über organisatorische Belange.

## Pernkopf, Eduard
*österreichischer Anatom, 1888–1955*

Der gebürtige Niederösterreicher studierte in Wien Medizin und promovierte hier 1912. Danach erhielt er eine Assistentenstelle am II. Anatomischen Institut der Universität, habilitierte sich 1921 zum Dozenten und wurde 1925 zum außerordentlichen Professor ernannt. Neben einem berühmten anatomischen Lehrbuch verfaßte er Schriften, die besonders dem Situs in-

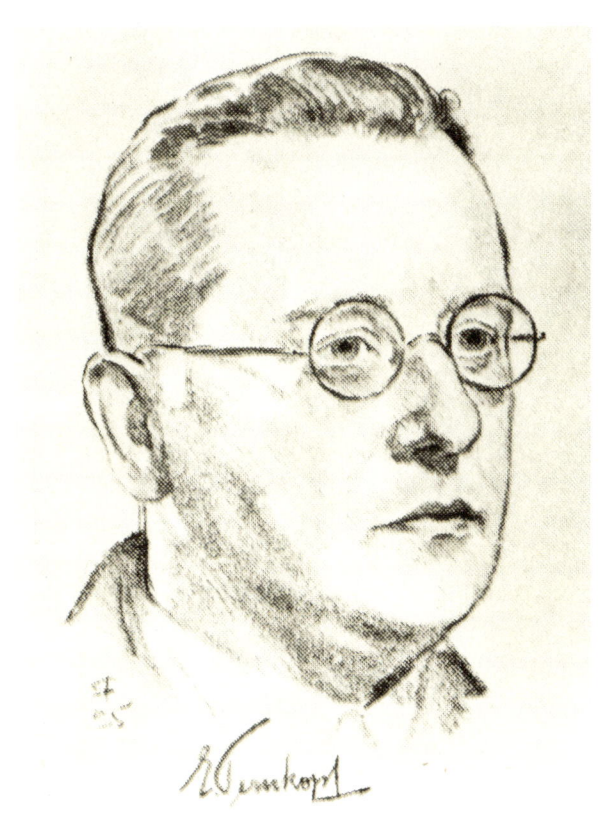

*Eduard Pernkopf*

versus der Eingeweide, Herzmißbildungen, embryologischen Untersuchungen des Magen-Darm-Kanals, vergleichender Anatomie des Magens der Wirbeltiere sowie der Verbesserung anatomischer und embryologischer Techniken gewidmet sind.

# Pest

Diese epidemisch auftretende Infektionskrankheit wird durch ein stäbchenförmiges Bakterium hervorgerufen, die von →Yersin und →Kitasato gleichzeitg und unabhängig voneinander identifizierte Pasteurella pestis. Man unterscheidet zwischen der meist tödlichen Lungenpest, die durch Septikämie oder Tröpfcheninfektion hervorgerufen wird, und der Beulen- oder Bubonenpest, die durch den Kreislauf Nagetier–Floh–Ratte–Floh–Mensch übertragen wird. Der Erreger befällt die regionären Lymphdrüsen; diese schwellen beträchtlich an, bilden große Eiterbeulen und später Eiterhöhlen. Beim Einbruch der Bakterien in das Gefäßsystem kommt es zur Pestsepsis, die meist tödlich ist. Die Inkubationszeit beträgt 2–5 Tage. Bei der Lungenpest gelangen die Erreger durch Inhalation in den Atmungsapparat, wo sich eine schwere Lungenentzündung entwickelt, die ebenfalls in den meisten Fällen zum Tod führt. Vor allem die Beulenpest führte in vergangenen Zeiten oft zu schweren Epidemien, die durch die schlechten sanitären Verhältnisse begünstigt wurden. Besonders anfällig waren Häfen und große Städte, doch wurde kaum ein Landstrich von der Pest verschont. Die Pest erreichte über Kleinasien im Jahre 542 Europa und entvölkerte ein halbes Jahrhundert lang weite Landstriche. Zuvor hatte sie bereits im 3. Jahrhundert n. Chr. in Ägypten und Syrien gewütet. Aus dem Mittelalter sind die unter dem Namen »Schwarzer Tod« oder »großes Sterben« beschriebenen Pestepidemien am meisten bekannt geworden. Die Pandemie der Jahre 1347–1352 soll nach Hecker 25 Millionen Tote gefordert haben, etwa ein Viertel der damaligen Bevölkerung, doch dürfte das Abschätzen der tatsächlichen Verluste sehr schwierig sein. Die Jahre 1449, 1460–1463, 1473 und 1482/1483 waren be-

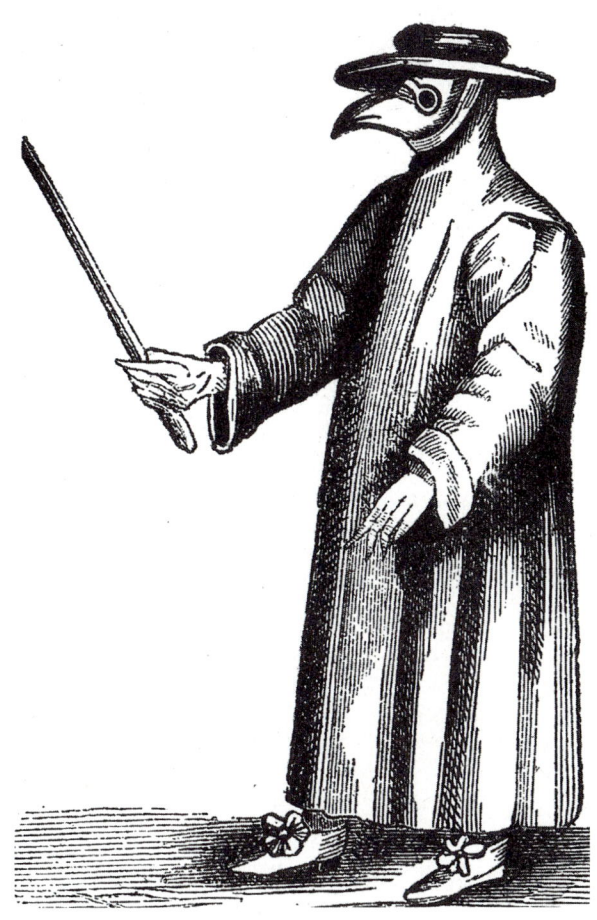

*Schutzkleidung eines Pestarztes*

sonders schwere Pestjahre für Deutschland. Weiters grassierte die Pest 1550 (Italien, Spanien, Holland), 1630 (Mailand), im Dreißigjährigen Krieg 1665/1666 (London) und 1720–1722 (Marseille). 1878 trat im Gouvernement Astrachan nach dem Russisch-Türkischen Krieg eine kurzdauernde Epidemie auf. Vom Inneren Asiens ausgehend, erreichte die Pest 1894 Hongkong, 1896 Formosa und Japan; von Bombay aus

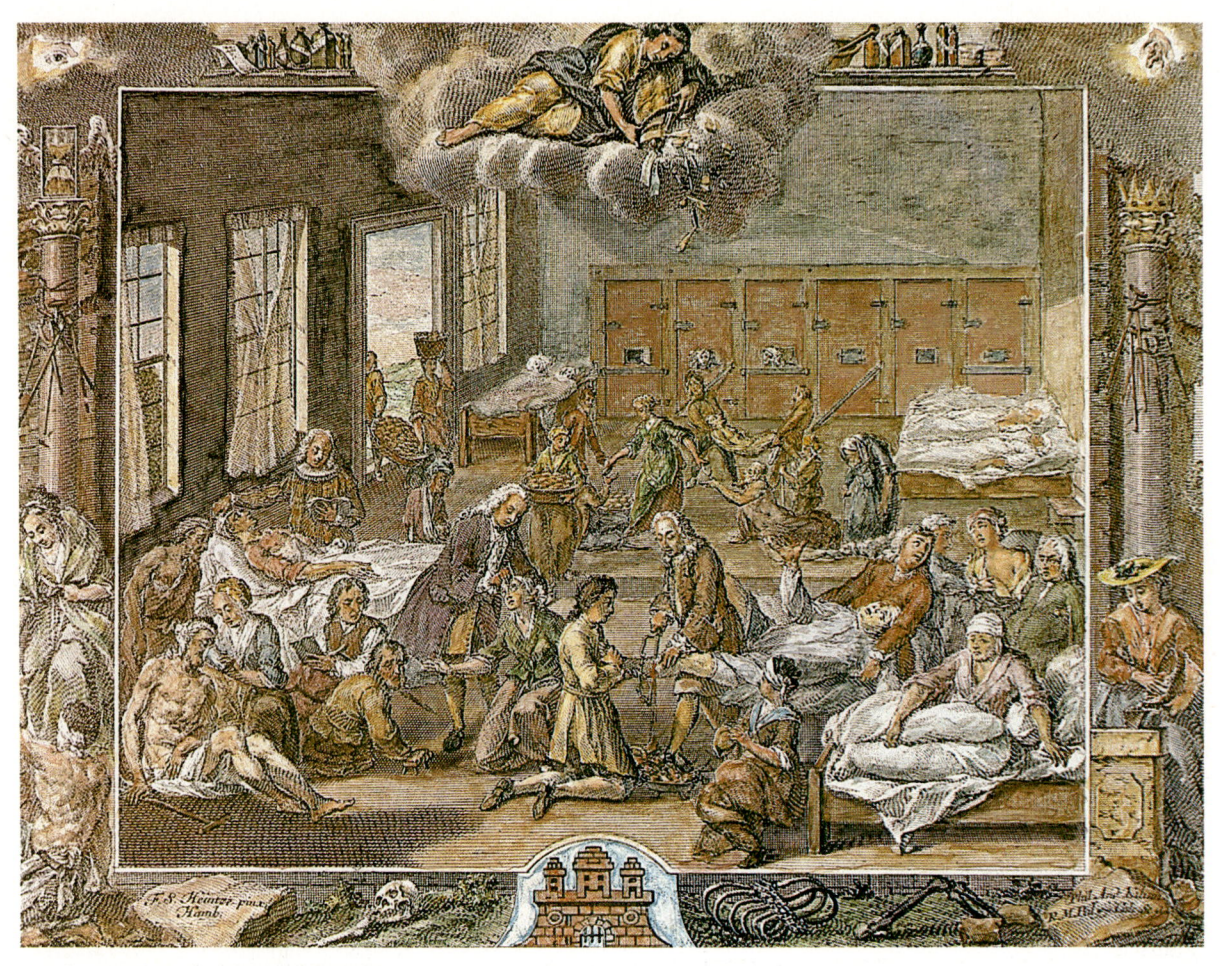

*Pesthospital in Hamburg, 17./18. Jh.*

überzog sie Britisch-Indien und forderte hier insgesamt etwa 12 Millionen Menschenleben. Im 20. Jahrhundert fielen der Pest insbesondere in den Jahren 1910 bis 1923 auf der Insel Java schätzungsweise 80.000 Menschen zum Opfer. 1929 wurden in Paris über hundert Krankheitsfälle verzeichnet. In Deutschland ist die Pest seit 1916 (ein Fall) nicht mehr vorgekommen. Im Gegensatz zu den Pocken kann die Pest aber nach wie vor nicht als ausgerottet bezeichnet werden, denn noch im Jahre 1981 erkrankten in den USA 13 Menschen an dieser Seuche.

*Pesthospital in Wien, 17./18. Jh.*

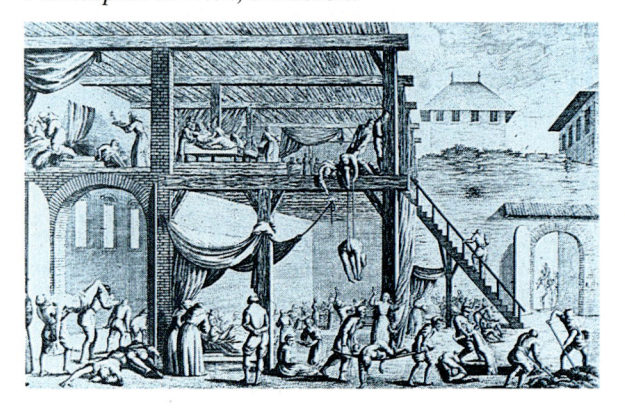

## Petit, Jean Louis
*französischer Chirurg, 1674–1760*

Den ersten Kontakt zur Medizin stellte ein Anatom namens Littré, der im Hause der Familie Petit wohnte, für den jungen Jean Louis her. Schon als Zwölfjähriger verfertigte er anatomische Präparate und erteilte privaten Unterricht. Mit 16 Jahren begann Petit das Chirurgiestudium und erhielt eine Lehrstelle an der Charité seiner Heimatstadt Paris. 1692 trat er in die Armee ein und übernahm bald verantwortungsvolle Positionen. Im Jahre 1700 verließ er das Heer wieder und kehrte nach Paris zurück, wo er die chirurgische Ausbildung abschloß und kurze Zeit später mit anatomischem und chirurgischem Unterricht begann. Die Vorlesungen erlangten großen Ruf und zogen Studenten aus ganz Europa an. 1715 ernannte ihn die Akademie der Wissenschaften zu ihrem Mitglied, später die Londoner Royal Society; auch andere ehrenvolle Ämter wurden ihm zuerkannt. 1731 übernahm er die Direktion der neugegründeten Chirurgischen Akademie. Petit zählt zu den bedeutendsten französischen Chirurgen des 18. Jahrhunderts. Etliche Staatsoberhäupter, darunter die Könige von Polen, Spanien und Preußen, nahmen seine Dienste in Anspruch. Sein literarisches Werk, das beträchtlichen Umfang besitzt, befaßt sich mit der Achillessehnenruptur, Blutung und Blutstillung, der operativen Behandlung der Tränenfistel, Frakturen, Luxationen, Trepanation, Herniotomien und vielen anderen chirurgischen Themen. Auch die Erfindung und Verbesserung etlicher chirurgischer Instrumente geht auf ihn zurück. Das Lendendreieck wird nach ihm als Trigonum Petiti bezeichnet.

## Pettenkofer, Max von
*deutscher Hygieniker, 1818–1901*

Zu Beginn seiner Karriere war Pettenkofer unentschlossen und versuchte sich auf mehreren Fachgebieten. 1837 begann er in München Philosophie und Naturwissenschaften zu studieren und widmete sich besonders der Mineralogie und der technischen Chemie; zwei Jahre später trat er als Lehrling in die Hofapotheke ein und wurde 1840 Gehilfe. Im gleichen Jahr verließ er München und übersiedelte nach Augsburg, wo er eine Laufbahn als Schauspieler anstrebte; er wirkte unter dem Pseudonym Tenkof, das er aus seinem Geburtsnamen ableitete. 1841 nahm er das akademische Studium wieder auf und widmete sich diesmal der Medizin. Zwei Jahre später schloß er die Ausbildung als Arzt wie als Apotheker ab und promovierte im gleichen Jahr. 1843 wirkte er in Würzburg; 1844 kam er nach Gießen, um unter →Liebig zu arbeiten. Aufgrund finanzieller Schwierigkeiten nahm er im Jahr darauf eine Stelle beim Hauptmünzamt in München an. 1847 erhielt er eine außerordentliche Professur für medizinische Chemie und hatte nacheinander mehrere Ehrenämter inne, bis er 1852 ordentlicher Professor für medizinische Chemie wurde. Zwei Jahre vorher hatte man ihm schon die Leitung der Hofapotheke übertragen, ein Amt, das er bis 1896 ausübte. 1854 wurde Pettenkofer Mitglied der Cholerakommission und begann mit seinen bedeutenden Forschungen über dieses Thema. 1856 ernannte man ihn zum Mitglied der Akademie der Wissenschaften; im selben Jahr konnte er die neugeschaffene Lehrkanzel für Hygiene übernehmen. 1872 schlug er eine Berufung nach Wien aus und wurde ein Jahr später zum Vorsitzenden der Cholerakonferenz bestimmt. Im Jahr darauf nahm er an dieser Konferenz in Wien teil. 1879 wurde das nach seinen Plänen errichtete Hygienische Institut in München eröffnet; einige Jahre später gründete er das *Archiv für Hygiene*. 1883 wurde er für seine Verdienste mit dem erblichen Adel ausgezeichnet. Die Bayerische Akademie der Wissenschaften stand von 1890 bis 1899 unter seiner Leitung; fünf Jahre zuvor hatte er seine Lehrämter niedergelegt. Einige Ehrungen folgten noch, 1901 aber nahm sich Pettenkofer im Alter von 82 Jahren das Leben. Sein wissenschaftliches Werk befaßte sich anfänglich mit Arbeiten auf dem Gebiet der Chemie, die er später der Hygiene nutzbar machte. Darunter finden sich die nach ihm Pettenkofersche Reaktion benannte Probe zur Feststellung des Gallensäuregehalts, Analysen des menschlichen Speichels, Untersuchungen über Kreatin und Kreatinin sowie

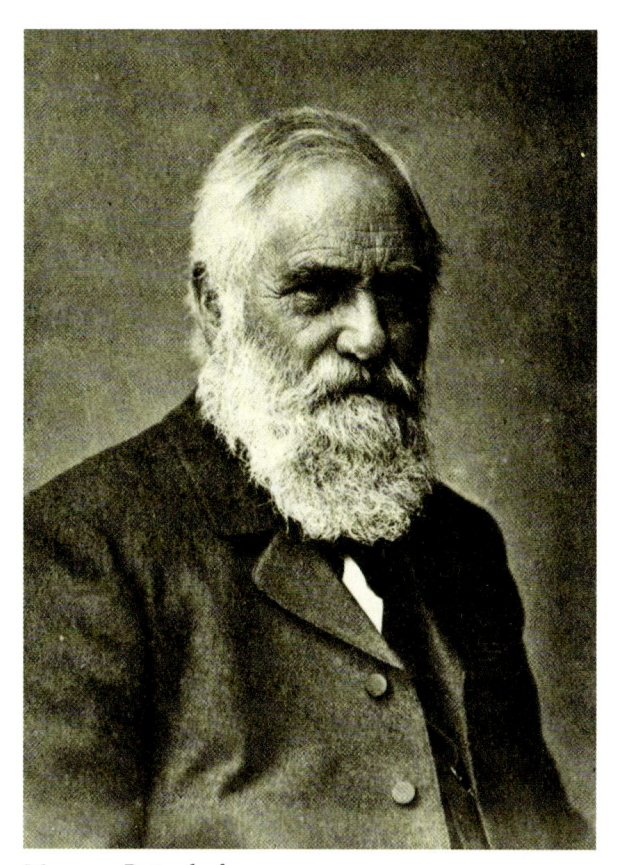

*Max von Pettenkofer*

über den Hippursäuregehalt im Harn. Er entwickelte eine Methode zur Bestimmung der Kohlensäure in Luft und Wasser; daneben führte er Untersuchungen über die Belüftung der Wohnungen durch, über den Unterschied zwischen Ofen- und Luftheizung, über das Kanalsystem von München und etliches mehr. Besondere Aufmerksamkeit schenkte er der Cholera. In seinem 1855 erschienenen Werk *Untersuchungen und Beobachtungen über die Verbreitung der Cholera* hielt er zwar einen bakteriellen Ursprung der Krankheit für möglich, doch schien ihm die Beschaffenheit bzw. Verseuchung von Boden und Grundwasser ein wichtigerer Faktor. Nachdem →Robert Koch 1884 den spezifischen Erreger entdeckt hatte, unternahm Pettenkofer 1892 einen dramatischen Selbstversuch, dessen erfolgreicher Verlauf ihn in seinen Ansichten bestätigte.

## Peu, Philippe
*französischer Geburtshelfer, um 1715–1797*

Als Wundarzt verbrachte Peu ab 1742 zehn Jahre am Pariser Hôtel-Dieu und war hier auch als Geburtshelfer mit großem Erfolg tätig. Er verfaßte mehrere Schriften zu diesem Thema und trat darin als erbitterter Gegner →Mauriceaus auf. Wie viele Ärzte seiner Zeit verurteilte auch Peu wegen der damit verbundenen Infektionsgefahr den Kaiserschnitt; wenn es keinen anderen Ausweg gab, bevorzugte er zur Zertrümmerung des kindlichen Schädels den Haken anstelle des Bohrers. Er beschrieb auch die Komplikationen bei einer Verschlingung der Nabelschnur.

## Peyer, Johann Konrad
*Schweizer Anatom, 1653–1712*

Aus seiner Heimatstadt Schaffhausen zog Peyer nach Basel, um mit dem Medizinstudium zu beginnen, das er später in Paris fortsetzte. Nach der Rückkehr nach Basel promovierte er 1687 und ließ sich in dieser Stadt nieder. Neben seiner medizinischen Tätigkeit erhielt er nach und nach die Lehrkanzeln für Rhetorik, Logik und Physik. Am wichtigsten allerdings waren die anatomischen Untersuchungen, in deren Zusammenhang er die nach ihm benannten Peyerschen Plaques entdeckte, plattenförmig zusammenwachsende Gruppen von Lymphfollikeln im unteren Teil des Dünndarms, die bei Typhus zu wuchern beginnen und dann geschwürig zerfallen. 1685 erschien in Basel die erste exakte Beschreibung der Verdauungsorgane der Wiederkäuer.

## Pfannenstiel, Hermann Johannes
*deutscher Gynäkologe, 1862–1909*

In seiner Geburtsstadt Berlin studierte Pfannenstiel Medizin und promovierte 1885. Anschließend war er zwei Jahre als Assistent in Posen tätig und arbeitete danach bis 1894 an der Breslauer Frauenklinik. Nachdem er sich 1890 habilitiert hatte, übernahm er 1896 die gynäkologische Abteilung eines Krankenhauses. Im selben Jahr zum außerordentlichen Professor ernannt, folgte er 1902 einer Berufung nach Gießen und zog 1907 nach Kiel, wo er die letzten Jahre verbrachte. Sein Tod erfolgte durch eine Infektion während einer Operation. Pfannenstiel war als Arzt, Chirurg und Lehrer gleichermaßen anerkannt. Er hinterließ ein umfangreiches schriftliches Werk, das die Pathologie der Ovarien, die Geschwülste des Uterus, die Karzinombildung nach der Ovariotomie und die Einnistung des Eis in der Gebärmutter behandelt. Sein Name lebt im Pfannenstielschen Querschnitt weiter, einem einige Fingerbreit oberhalb der Schamfuge angesetzten Schnitt, der bis zur Faszie reicht und diese durchtrennt.

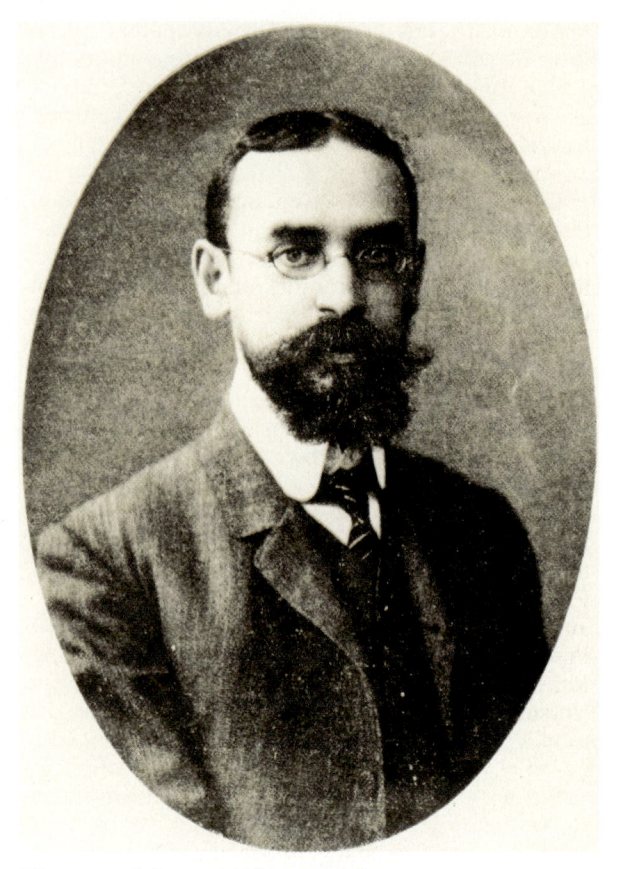

*Hermann Johannes Pfannenstiel*

## Pfeiffer, Emil
*deutscher Kinderarzt und Balneologe, 1846–1921*

Der gebürtige Wiesbadener brachte das Medizinstudium an den Universitäten von Bonn, Würzburg und Berlin hinter sich und promovierte schließlich in Berlin im Jahre 1869. Er kehrte in seine Heimatstadt zurück und ließ sich hier als Arzt nieder. Durch seine Bemühungen erlangte Wiesbaden bald den Ruf eines Kurorts. Pfeiffer gilt als einer der bedeutendsten deutschen Badeärzte. Er befaßte sich sehr eingehend und wissenschaftlich mit den therapeutischen Eigenschaften verschiedener Mineralwässer, besonders derjenigen seiner Heimatstadt. Außerdem trat er als Kinderarzt in Erscheinung. Hier setzte er sich für die Einrichtung von Kinderheimen und Kinderkrippen ein. Ferner befaßte er sich mit der Gicht und ihrer Therapie, mit der Pockenimpfung durch Vakzination und Variolation und beschrieb das nach ihm benannte Pfeiffersche Drüsenfieber (infektiöse Mononukleose, Monozytenangina), eine durch das Epstein-Barr-Virus hervorgerufene gutartige Viruserkrankung. Die auch durch Küssen übertragene und daher als Kußkrankheit bezeichnete Mononucleosis infectiosa, die zu einer Hypertrophie und Hyperplasie des lymphatischen Gewebes führt, ist äußerst selten mit ernsten Komplikationen verbunden.

## Pfeiffer, Richard
*deutscher Bakteriologe, 1858–1945*

Nach dem Medizinstudium an der Kaiser-Wilhelm-Universität in Berlin promovierte Pfeiffer 1880 und war anschließend als Militärmediziner tätig, bis er 1889 Assistent →Robert Kochs wurde und sich 1891 für Bakteriologie und Hygiene habilitierte. Er erhielt die Leitung der wissenschaftlichen Abteilung des Instituts für Infektionskrankheiten, wurde 1894 mit dem Titel Professor geehrt und war 1897 Mitglied einer nach Indien entsandten Kommission zur Erforschung der Pest. Im nächsten Jahr reiste er zusammen mit Robert Koch nach Italien, um die Malaria zu untersuchen. 1899 folgte er einer Berufung nach Königsberg, 1909 nach Breslau; in beiden Städten hatte er jeweils das Ordinariat für Hygiene inne. In Breslau war er bis zu seiner Emeritierung 1926 tätig. Die bedeutendsten Leistungen Pfeiffers liegen auf den Gebieten der Bakteriologie und der Immunologie. Er entdeckte den Entwicklungskreislauf der Kokzidien und den von ihm auch erstmals gezüchteten Influenzabazillus, der als Pfeifferscher Bazillus bezeichnet wird. Der berühmte Bakteriologe entwickelte zudem den Pfeifferschen Versuch zur Choleradiagnose und die Pfeiffersche Universalfärbung für histologische Schnitte. In der Immunologie konnte er die Resistenz von der aktiven echten Immunität unterscheiden, fand Methoden zur Immunisierung gegen Typhus, Pest und Cholera und entdeckte die Endotoxine. Die Bakteriologie kennt die Bezeichnungen Pfeifferia, Pfeifferella und Eimeria pfeifferi aus dem Reich der Protozoen.

*Richard Pfeiffer*

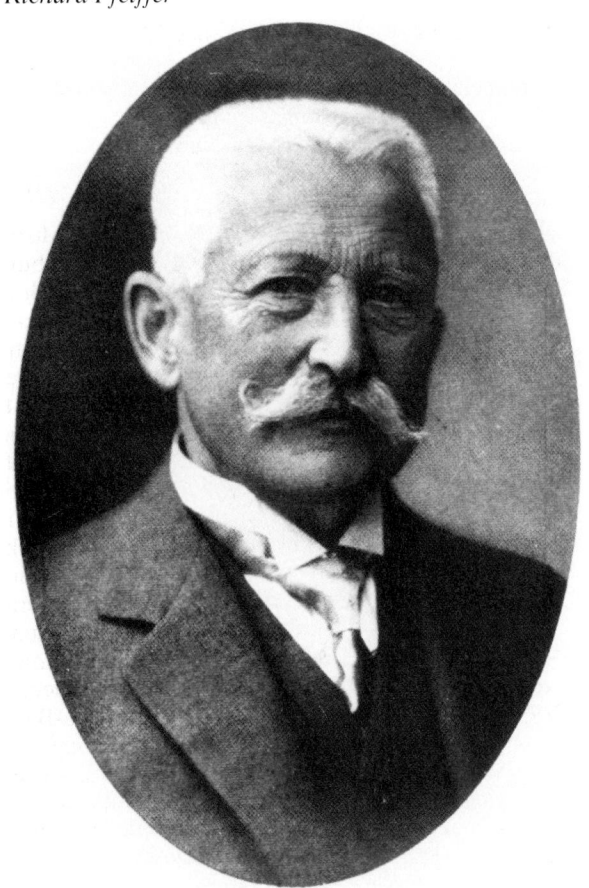

## Philistion von Lokris
*griechischer Arzt, 4. Jahrhundert v. Chr.*

Der an der Ärzteschule von Sizilien ausgebildete Philistion stellt für uns das Bindeglied dar zwischen dieser Schule, der Schule von Kos und der dogmatischen, zu der er gerechnet wird. Er beeinflußte so bedeutende Gelehrte und Ärzte wie Platon und →Diokles von Karystos. Wenngleich Platon ihn als führenden Vertreter des Dogmatismus angesehen hat, wirkte Philistion viel mehr auf medizinischem als auf philosophischem Gebiet. Seiner Pathologie liegt die Lehre von den vier Elementen zugrunde; bei quantitativen oder qualitativen Störungen kommt es zu Krankheiten.

## Philolaos von Tarent
*griechischer Arzt und Philosoph,*
*5. Jahrhundert v. Chr.*

Als Schüler von →Alkmaion von Kroton entwickelte sich Philolaos zum Spätpythagoreer und gilt gleichzeitig als Vorläufer des Platonismus. Die Geschichte verdankt ihm die einzige schriftliche Überlieferung des Lebens und Wirkens von →Pythagoras. Philolaos' medizinische Philosophie basiert auf der Analogie zwischen dem Mikrokosmos Mensch und dem Makrokosmos Universum. Das grundlegende lebensspendende Prinzip ist die Wärme. Die vom Körper produzierte Wärme wird durch die Atmung an die kühlere Außentemperatur angepaßt. Jede Störung dieses ständigen Wärmeaustausches wirkt sich auf das Wohlbefinden des Menschen aus. Die Säftelehre und die Lehre von den Elementen ist bei Philolaos bereits anzutreffen; diese Theorien haben damit ihren eigentlichen Ursprung im Pythagoreismus.

## Pinard, Adolphe
*französischer Geburtshelfer, 1844–1934*

Nach den Studienjahren in Paris schloß Pinard 1874 die Ausbildung mit der Promotion ab und wandte sich der Geburtshilfe zu. 1878 habilitierte er sich für dieses Fach, hatte danach verschiedene wichtige Positionen inne und erhielt schließlich 1889 den Lehrstuhl der geburtshilflichen Klinik. Pinard gehörte zu den bedeutendsten französischen Geburtshelfern und hinterließ ein umfangreiches literarisches Werk zu seinem Fachgebiet.

## Pineau, Severin
*französischer Chirurg und Gynäkologe, um 1550–1619*

Nach dem Abschluß des Medizinstudiums in Paris ließ sich Pineau in dieser Stadt nieder und wurde besonders als Lithotomist anerkannt. Von seinem Schwiegervater übernahm er ein Instrument, mit dem er diese Operation ausführen konnte. Bald konnte er auf eine ausgedehnte Praxis blicken; im Laufe der Jahre erlangte er die Professur für Anatomie und Chirurgie und wurde zum Dekan des Collège de Chirurgie gewählt. Auch Pineaus geburtshilfliche Kenntnisse sind erwähnenswert. So verfaßte er zu diesem Thema mehrere Schriften; eine davon behandelt die anatomischen Merkmale der Virginität.

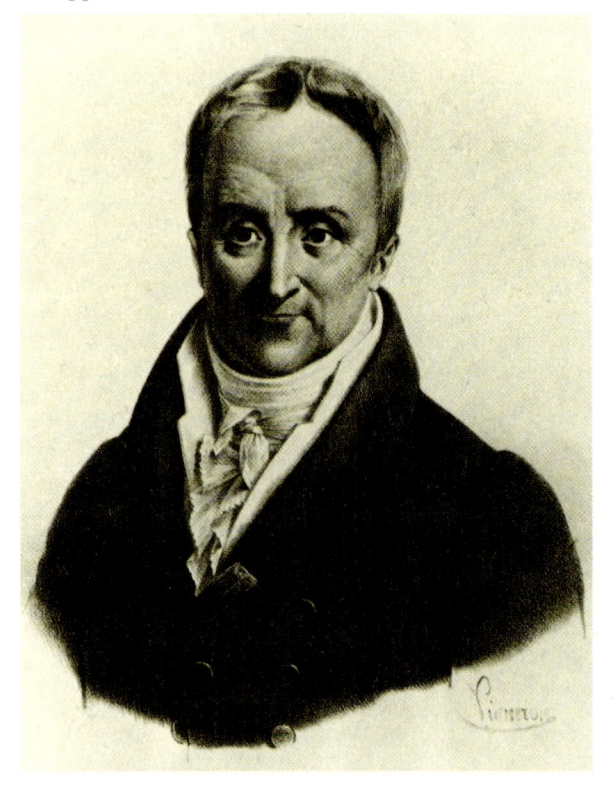

## Pinel, Philippe
*französischer Psychiater, 1745–1826*

Als Sohn eines armen Landarztes sollte Pinel sein Leben eigentlich der Seelsorge widmen; nach dem Theologiestudium wandte er sich jedoch der Medizin zu und begann in Toulouse das Studium, das er 1772 mit der Promotion abschloß. 1775 kam er nach Montpellier, wo er sich weiterbildete und Schüler →Venels und →Barthez' wurde. Drei Jahre später übersiedelte er nach Paris; hier verdiente er sich seinen Lebensunterhalt durch Privatunterricht in Mathematik und durch Übersetzungen. Aus dieser Zeit stammen Arbeiten über die Mechanik der Knochen und Gelenke sowie des Kiefers. Um 1785 begann er sich mit dem Studium der Geisteskrankheiten zu befassen, nachdem einer seiner Freunde einer solchen Erkrankung zum Opfer gefallen war. Einige Jahre später war sein Name auch auf diesem Gebiet bekannt, und Pinel folgte 1792 einer Berufung an das Bictre und zwei Jahre später an die Salpétrière. Nach einigen Jahren erhielt er die Lehrkanzel für Hygiene und wechselte 1798 an jene für interne Pathologie über. Diese Stelle hatte er jahrelang inne; erst nach der Neuorganisation der medizinischen Fakultät wurde er nicht mehr berücksichtigt und mußte in den Ruhestand treten. Pinels Bedeutung liegt auf mehreren Fachgebieten. Zunächst ist hier die Psychiatrie zu nennen, für deren Fortschritte er weniger auf wissenschaftlichem als auf humanitärem Gebiet verantwortlich war. Die Geisteskranken pflegten zu seiner Zeit mit Verbrechern zusammengesperrt zu werden, was Pinel auf das heftigste bekämpfte und unter großen persönlichen Schwierigkeiten zu unterbinden verstand. Als erster empfahl er die ärztliche Behandlung der Irren. Außer auf diesem Gebiet war Pinel in der Inneren Medizin tätig. Sein schriftliches Hauptwerk behandelt dieses Thema. Er versuchte die Diagnose aus den Symptomen der Krankheit zu entwickeln; die Symptome wieder ordnete er nach pathologisch-anatomischen Gesichtspunkten ein. Er stellte eine Klassifizierung der Fieber auf, die er in sechs Arten unterteilte. Auch die Säugetiere und die Vögel ordnete er in ein System ein. Pinel betonte in seinen medizinischen Werken immer wieder, daß die Medizin als Teil der Naturwissenschaften zu betrachten sei und daher mit deren Methoden erforscht werden müsse. Er wandte sich gegen medizinische Doktrinen, die auf theoretischen Gedankengängen beruhten, und förderte praxisbezogene Untersuchungen und die Einbeziehung persönlicher Erfahrungen.

*Philippe Pinel*

## Pirogow, Nikolai Iwanowitsch
*russischer Anatom und Chirurg, 1810–1881*

Im Jahre 1825 begann Pirogow an der Universität seiner Heimatstadt Moskau das Medizinstudium, das er 1828, also bereits mit 18 Jahren, abschloß. Er war sich allerdings seiner mangelhaften Kenntnisse wohl bewußt und besuchte zu weiterer Ausbildung das Professoren-Institut, an dem zukünftige Lehrstuhlinhaber herangebildet wurden. Dieses Institut sandte ihn nach Dorpat, und in dieser Stadt begann er das Medizinstudium eigentlich von Grund auf neu. Sein vornehmliches Interesse galt der Anatomie und Chirurgie. 1832 promovierte er, bereiste den deutschen Raum, wo er die Universitäten von Berlin und Göttingen besuchte, und kehrte nach Moskau zurück, als er vom Freiwerden der Lehrkanzel für Chirurgie erfuhr. Allerdings erhielt er diese Stelle nicht und mußte mit einer an der

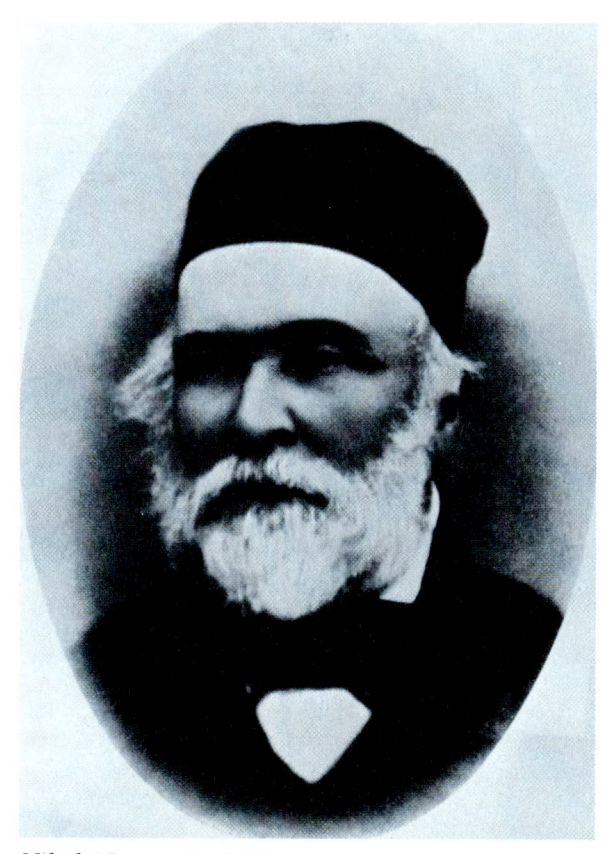

*Nikolai Iwanowitsch Pirogow*

Deutschen Universität von Dorpat vorliebnehmen. Hier wirkte er von 1836 bis 1840. Aus jener Zeit stammen die wichtigen Arbeiten Pirogows über Arterien und Faszien, die seinen Namen in Fachkreisen verbreiteten. 1840 wurde er nach St. Petersburg berufen und erhielt eine Professur der Hospitalchirurgie an der militärmedizinischen Akademie. Neben dieser Tätigkeit gründete Pirogow ein anatomisches Institut und reorganisierte das Krankenhauswesen. 1847 wirkte er in den Lazaretten des Kaukasus als Chirurg und führte bei seinen Operationen die Narkose ein; zudem hatten ihm die Verwundeten manche Verbesserung ihrer Verpflegung zu verdanken. Ab 1848 unternahm er seine bedeutenden Untersuchungen der Cholera. Sie gründeten auf nahezu 800 Sektionen. Während des Krimkriegs 1854 reiste er nach Sewastopol und blieb hier mehr als drei Jahre. Neben seinem persönlichen Einsatz für die Verletzten organisierte er die Ausbildung von Krankenschwestern. Seine Leistungen kamen der Regierung zu Ohren, und man bot Pirogow eine Stelle als Kurator einer Provinz an. Er wählte Odessa, zog 1857 dorthin, übersiedelte aber bald nach Kiew. Nach verhältnismäßig kurzer Zeit gab er jedoch den Posten auf, da er sich mit dem Bürokratismus des Gesundheitssystems nicht abfinden konnte, und zog sich auf sein Landgut zurück; hier amtierte er als Friedensrichter. 1862 aber nahm er wieder einen Auftrag der Regierung an, die ihn ins Ausland sandte, um die russischen Studenten zu beaufsichtigen, die sich auf eine spätere Lehrtätigkeit in ihrer Heimat vorbereiteten. So verbrachte er neuerlich vier Jahre in Deutschland, ehe er sich wiederum auf sein Landgut zurückzog. 1870 kam er noch einmal nach Deutschland, um sich während des Deutsch-Französischen Krieges die Spitäler der beiden Kontrahenten anzusehen. 1877 bereiste er Bulgarien und Rumänien und verbrachte danach den Lebensabend auf seinem Gut. Er hinterließ ein umfangreiches schriftliches Werk, das chirurgische Themen bevorzugt, sich aber auch mit anderen auseinandersetzt. Dazu zählen Abhandlungen über die Anästhesie, über den Gipsverband, die Cholera und weitere Themen. Sein Name ist in der chirurgischen Terminologie verewigt; man bezeichnet die Fußamputation durch Absetzen der beiden Unterschenkelknochen etwas oberhalb der Sprunggelenkslinie als Pirogowsche Fußgelenksamputation.

## Pirquet, Clemens Freiherr von
*österreichischer Kinderarzt, 1874–1929*

Der Sproß eines niederösterreichischen Freiherrngeschlechts sollte ursprünglich Geistlicher werden, wandte sich aber in Graz dem Medizinstudium zu und

*Clemens Freiherr von Pirquet, Ölgemälde von H. Escherich, 1927 (aus: K. H. Spitzy und I. Lau: »Van Swietens Erbe. Die Wiener Medizinische Schule heute in Selbstdarstellungen«, Wien 1982)*

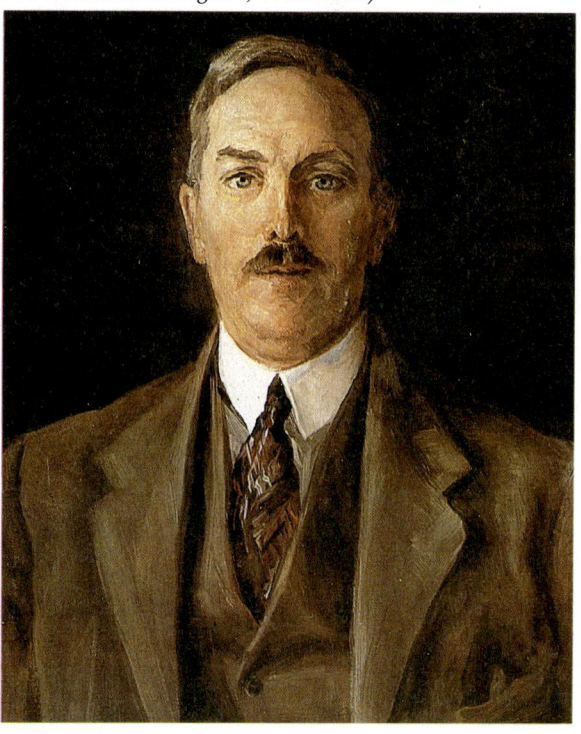

promovierte 1900. Anschließend trat er in Wien eine Assistentenstelle an der Kinderklinik unter →Theodor Escherich an. Nach der Habilitation 1908 folgte er einer Berufung nach Baltimore, um zwei Jahre an der John Hopkins University zu unterrichten; 1910 nach Europa zurückgekehrt, übernahm er in Breslau den Lehrstuhl für Kinderheilkunde. Im darauffolgenden Jahr wurde Pirquet in Wien zum Nachfolger Escherichs ernannt und leitete die Kinderklinik bis zu seinem Tode. Er widmete sich vorerst der Bakteriologie und der Immunologie. Er entdeckte die Tuberkulinreaktion, die für die Tuberkulosediagnose einen gewaltigen Fortschritt bedeutete. Ebenso geht die Entdeckung wie die Bezeichnung der Allergie auf ihn zurück. Aufmerksamkeit schenkte er auch der Serumkrankheit, die er als Sonderform der Allergie erkannte. Die Kinderheilkunde verdankt ihm neben den diesbezüglichen wissenschaftlichen Arbeiten auch Leistungen auf dem Gebiet der Säuglingsernährung und der Versorgung in der Zeit nach dem Ersten Weltkrieg. 1919 organisierte er die amerikanische Kinderhilfsaktion, baute die Kinderklinik aus und setzte sich sehr für die Ausbildung von Ärzten und Pflegerinnen ein. Nach der Gründung der Österreichischen Gesellschaft für Volksgesundheit wurde er an die Spitze des Völkerbundkomitees für Säuglingsfürsorge berufen. Pirquet hinterließ ein umfangreiches Werk, in dem alle seine Untersuchungen behandelt werden.

## Pitard, Jean
*französischer Arzt, um 1240 bis um 1315*

Der genaue Lebenslauf Pitards kann nicht rekonstruiert werden. 1306 wurde er nachweislich zum Leibarzt Philipps des Schönen ernannt; mit dem berühmten →Lanfranc war er befreundet. Zu seinen wichtigsten Schülern zählte →Henri de Mondeville. Sein Einfluß auf das akademische Unterrichtswesen scheint sehr groß gewesen zu sein; die Überlieferung besagt, daß er Studenten der Chirurgie die Erlaubnis zum Praktizieren erteilen durfte, was gewöhnlich nur von einem Kollegium beschlossen werden konnte. Aus dem Jahre 1288 stammt ein chirurgisches Werk, das Beiträge mehrerer französischer Chirurgen enthält; die meisten Artikel aber hat Pitard verfaßt.

## Pitcairn, David
*englischer Arzt, 1749–1809*

Als Neffe eines ebenfalls berühmten Arztes studierte Pitcairn Medizin. Er besuchte die Universitäten von Edinburg und Cambridge und promovierte hier 1784. Schon vorher hatte er die Erlaubnis zum Praktizieren erhalten und sich in London niedergelassen. 1780 nahm er eine Stelle am St. Bartholomew's Hospital an, 1785 wurde er Mitglied des College of Physicians. Verschiedene Lehraufträge und seine renommierte Praxis machten Pitcairns Namen bekannt. 1798 reiste er wegen eines Lungenleidens nach Lissabon und verbrachte hier mehr als ein Jahr. Obwohl seine Gesundheit nicht wiederhergestellt war, kehrte er nach London zurück und nahm seine Pflichten als Arzt wieder auf. Sein Tod wurde zum Anlaß für die Ärzte seiner Heimat, sich mit dem Krupp zu befassen, den Pitcairn an sich selbst diagnostiziert hatte. Er hinterließ keinerlei schriftliche Aufzeichnungen.

## Platearius, Johannes
*mittelalterlicher Arzt, 11./12 Jahrhundert*

Das bedeutendste Werk des Platearius ist die 1488 in Ferrara im Druck erschienene Abhandlung *Practica brevis*, die die Grundlage für einen wichtigen Teil des *Corpus Salernitanus* bildete. Interessant sind vor allem der pathologische und der therapeutische Abschnitt. Außerdem hinterließ er eine Abhandlung über die Harnbeschau.

## Platearius, Matthäus
*mittelalterlicher Arzt, Mitte des 12. Jahrhunderts*

Der Sohn des →Johannes Platearius wurde vor allem für die Pharmakologie bedeutsam. Er hinterließ ein Werk zu diesem Thema, das den Titel *De simplici medicina* trägt, nach seinen Anfangsworten aber unter der Bezeichnung *Circa instans* besser bekannt ist. Es enthält, alphabetisch geordnet, eine Aufstellung der gebräuchlichsten Drogen der Schule von Salerno. Platearius kam dabei auf eine Zahl von 273 Medikamenten. Ferner verfaßte er einen Kommentar zum *Antidotarium Nicolai*. Sein eigenes Werk wird meist mit diesem zusammen herausgegeben.

## Platner, Johann Zacharias
*deutscher Anatom und Chirurg, 1694–1747*

Aus seiner Heimatstadt Chemnitz kam Platner 1712 nach Leipzig, um sich vorerst dem Studium der Philosophie und später dem der Medizin zu widmen. 1715 übersiedelte er nach Halle und legte dort seine Dissertation vor. 1716 nach Chemnitz zurückgekehrt, befaßte er sich vor allem mit Fragen des Bergbaus. Bald reiste er wieder nach Leipzig, wo er 1717 Magister der Philosophie wurde und im gleichen Jahr auch promovierte. Darauf folgte eine ausgedehnte Studienreise, die ihn durch Deutschland, die Schweiz und Frankreich führte. In Paris bildete er sich in Anatomie und Chirurgie weiter; sein besonderes Augenmerk galt der Augenheilkunde. Die Rückreise wurde durch einen kurzen Aufenthalt in Holland unterbrochen, 1720 jedoch ließ sich Platner endgültig in Leipzig nieder. Ein Jahr später erfolgte die Ernennung zum außerordentlichen Professor für Anatomie und Chirurgie, 1724 zum ordentlichen Professor für Physiologie. Im gleichen Jahr nahm ihn die medizinische Fakultät als Mitglied auf und wählte ihn 1727 zu ihrem Rektor. 1734 ernannte man ihn endlich zum ordentlichen Professor für Anatomie und Chirurgie, drei Jahre später auch für Pathologie. 1747 folgte die Professur für Therapie. In diesem Jahr wurde er ständiger Dekan, ein Amt, das den Höhepunkt seiner Laufbahn darstellte. Das schriftliche Werk befaßt sich mit allgemeinmedizinischen, in erster Linie chirurgischen Themen. Im Bereich der ophthalmologischen Chirurgie verdienen besonders seine Behandlungsmethoden der Tränenfistel und der Aneurysmen Beachtung.

## Platter, Felix
*Schweizer Arzt, 1536–1614*

Nach dem Gymnasium zog der Sohn des bekannten Baseler Buchdruckers und Humanisten Thomas Platter an die Universität von Montpellier, wo er das Medizinstudium aufnahm; daneben widmete er sich der Pharmazie. Nach vier Jahren, 1557, kehrte er nach kurzen Aufenthalten in Toulouse und Paris nach Basel zurück, um zu promovieren. Im Alter von 35 Jahren erhielt er die Ernennung zum Stadtarzt und bekleidete diese Stellung bis zu seinem Tode. Die praktische Tätigkeit ließ Platter nicht viel Zeit zu schriftlichen Arbeiten. 1583 erschien ein anatomisches Werk, das vor allem wegen seiner Illustrationen von Bedeutung ist; von 1602 bis 1608 gab er das erste Handbuch der speziellen Pathologie und Therapie heraus (*Praxis*, 3 Bände), das großen Erfolg hatte und immer wieder Neuauflagen erlebte, unternahm Platter hier doch erstmals den Versuch einer systematischen Einteilung der Krankheiten. Sein letztes großes Werk, eine Sammlung von etwa 680 Krankheitsprotokollen unter dem Titel *Observationes*, erschien knapp vor seinem Tode. Außerdem hinterließ er ein vor allem historisch wertvolles Buch über die Pestepidemien in Basel zu seiner Zeit. Als einer der ersten betrachtete Platter die Geisteskrankheiten als wirkliche Krankheiten und begann sie wissenschaftlich zu erforschen. Dabei trat er für eine humane Behandlung der Geisteskranken ein. Neben der medizinischen Tätigkeit war er auch in der Arzneimittellehre aktiv. Schon während des Studiums hatte er den Grundstein zu einem großen Herbarium gelegt, das teilweise erst 1930 wiederaufgefunden werden konnte. Zur wissenschaftlichen Tätigkeit dieses großen Arztes kamen noch kulturelle und musikalische Ambitionen, was das Bild eines Universalgelehrten abrundet.

## Plenck, Joseph Jakob Edler von
*österreichischer Chirurg, 1738–1807*

Mit 15 Jahren trat Plenck eine Lehrstelle bei einem Chirurgen an; drei Jahre später schloß er diese prakti-

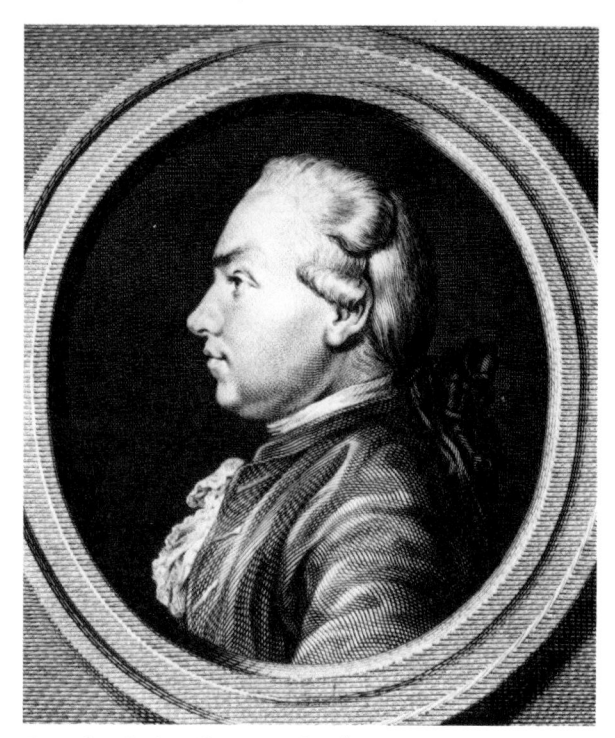

*Joseph Jakob Edler von Plenck*

sche Ausbildung ab und begann die akademische an der Wiener Universität. Zu Beginn des Siebenjährigen Krieges ging er zum Heer und erlangte schnell eine einflußreiche Stellung als Chirurg. Nach seinem Abschied von der Armee eröffnete Plenck eine Praxis und begann zugleich mit seiner literarischen Tätigkeit. 1770 folgte er einer Berufung nach Tyrnau, wo er die Lehrkanzeln für theoretische und praktische Chirurgie an der neugegründeten Universität übernahm. Sieben Jahre später kam er in gleicher Position nach Ofen und verbrachte hier 14 Jahre. Aus jener Zeit stammt ein großer Teil seines schriftlichen Werkes. Es umfaßt geburtshilfliche und pharmazeutische, auch ophthalmologische und zahnärztliche Themen, alle im Zusammenhang mit der Chirurgie. Auch mehrere Lehrbücher stammen aus seiner Feder. 1783 kehrte Plenck nach Wien zurück und wurde hier zum Professor für Chemie und Botanik an der Josephs-Akademie ernannt. Bald danach konnte er darüber hinaus die Leitung der Feldapotheken übernehmen; dazu kamen Ehrenämter wie Sekretär der Josephs-Akademie und königlicher Rat. Zu dieser Zeit behandeln seine Schriften nicht mehr vornehmlich die Chirurgie, sondern befassen sich mit Pflanzenphysiologie, Toxikologie, chemischen und pharmakologischen Themen sowie mit Kinder- und Frauenkrankheiten. Die ausgedehnte schriftliche Tätigkeit veranlaßte ihn schließlich, die Praxis aufzugeben. Plenck hat verschiedene Heilmittel erfunden, was seinen Namen noch verbreitete. Als Ehrenbezeigung wurde er im Jahre 1797 in den Adelsstand erhoben.

## Plinius der Ältere
*Gajus Plinius Secundus;*
*römischer Naturwissenschaftler und Historiker,*
*23/24–79 n. Chr.*

Der berühmte Schriftsteller entstammte einer Familie, die entweder in Como oder in Verona ansässig war. Sein Lebenslauf ist aus Notizen seines Neffen Plinius des Jüngeren bekannt. Er nahm an den Feldzügen nach Germanien teil und war Vertrauter der Kaiser Vespasian und Titus. Als Prokonsul lebte er in Spanien und befehligte in der Schlacht bei Misenum die römische Flotte; schließlich zog er sich aus der Politik zurück und widmete sich ganz seinen naturwissenschaftlichen und historischen Arbeiten. Er hinterließ ein umfangreiches literarisches Œuvre, das die verschiedensten Gebiete behandelt. Zwei große Geschichtswerke sind im Laufe der Jahre verlorengegangen; erhalten ist lediglich die berühmte *Naturgeschichte (Naturalis historia),* eine Sammlung der zeitgenössischen wissenschaftlichen Kenntnisse sowie aller ihm bekannten künstlerischen oder natürlichen Merkwürdigkeiten. Sie umfaßt 37 Bücher und behandelt auch medizinische und pharmakologische Themen, Abschnitte, die allerdings mehr historischen als wissenschaftlichen Wert besitzen. Vor allem seine negative Einstellung zur griechischen Medizin beeinträchtigt das Werk sehr. Auch manch andere Fakten brachte Plinius in seinem Werk unter, ohne sich allzusehr mit ihrer Bedeutung oder ihrer Richtigkeit auseinanderzusetzen. Die Quellen, aus denen er seine Angaben schöpfte, sind auf annähernd 2000 Werke (von etwa 470 griechischen oder römischen Autoren) einzuschätzen; die meisten sind uns nicht erhalten. Im Jahre 79 n. Chr. reiste er nach Stabiae, um den Ausbruch des Vesuv miterleben und dokumentieren zu können. Bei der Zerstörung der Stadt kam Plinius ums Leben, als er sich auf einem Boot retten wollte. Sein Ende wurde von seinem Neffen in dessen Schriften beschrieben.

## Pneumokokkus

Der Wiener →Anton Weichselbaum und der Berliner Albert Fraenkel entdeckten im Jahre 1886 den zur Gattung der Diplokokken gehörigen Pneumokokkus. Neben Allgemeininfektionen, die sich vor allem in der Lunge manifestieren (Pneumonie), löst er unter Umständen auch Sepsis, Gehirnhautentzündung und Bauchfellentzündung aus. Die Übertragung durch Tröpfcheninfektion ist um so gefährlicher, als auch gesunde Menschen Pneumokokkenträger sein können. Daneben verursachen die Erreger Lokalinfektionen wie Bindehautentzündungen, Nebenhöhlenentzündung oder Mittelohrentzündung. Der Nachweis wird durch die Untersuchung von Speichel, Blut, Eiter, Abstrichen aus den erkrankten Gebieten und Liquor erbracht.

## Pocken
*Blattern, Variola*

Die Pocken zählen neben der Pest zu den schwersten und historisch am besten dokumentierten Infektionskrankheiten der Menschheit. Ersten schriftlichen Quellen zufolge sollen die Epidemien bereits um das Jahr 1000 v. Chr. China und Indien heimgesucht haben. Im 6. Jahrhundert schließlich traten sie in Europa auf und erreichten im 13. Jahrhundert England. Von diesem Zeitpunkt an bis zum Ende des 18. Jahrhunderts grassierten die Pocken auf der ganzen Welt und waren für etwa 20 Prozent aller Todesfälle verantwortlich. Der Pionier der Pockenbekämpfung, der Engländer →Edward Jenner, erkannte 1796 als erster, daß von den harmlosen Kuhpocken befallene Menschen gegen die Blattern immun waren. Er entwickelte eine Schutzimpfung, die sogenannte Vakzination, bei der er die Kuhpockenviren verwendete. Diese Art der Impfung löste die der Variolation ab, eine schon lange bekannte Methode, bei der versucht wurde, durch die Einimpfung von Eiter eines Pockenkranken beim gesunden Menschen eine harmlose Erkrankung auszulösen und dadurch zu Immunität zu gelangen. Die Vakzination setzte die Risiken der Pockenprophylaxe wesentlich herab. Gegen Ende des vorigen Jahrhunderts führten die meisten Staaten die Impfpflicht gesetzlich ein, eine Maßnahme, die sich bezahlt machen sollte. Einzelne Krankheitsherde traten wohl noch auf – der letzte 1977 in Somalia –, am 26. Oktober 1979 aber konnte die WHO berichten, daß diese Geißel der Menschheit ausgerottet sei. Somit konnte auch der Impfzwang wieder aufgehoben werden. Die Pocken werden durch Viren der Familie der Poxviridae verursacht. Diese Viren zählen zu den größten ihrer Art und wirken zum Teil menschen-, zum Teil tierpathogen. Bei Temperaturen um 60° C werden sie inaktiviert, sind aber gegen Austrocknung resistent und behalten ihre Infektionstüchtigkeit bei Zimmertemperatur und tieferen Temperaturen über Monate und Jahre hinweg. Die Infektion erfolgt durch Tröpfchen- und Staubübertragung über den Nasen-Rachen-Raum. Die Erreger vermehren sich im lymphatischen Gewebe, treten in die Blutbahn über (Virämie) und verteilen sich auf diesem Weg im gesamten Organismus. Nach der zweiwöchigen Inkubationszeit treten plötzlich hohes Fieber und die Anzeichen einer schweren Allgemeininfektion auf. Ab dem vierten Tag zeigen sich die ersten der typischen Pusteln (Eruptionsstadium), die um den elften Tag einzutrocknen beginnen und die charakteristischen Narben hinterlassen. Das Fieber fällt zur selben Zeit. Eine besonders bösartige Form der Pocken sind die hämorrhagischen Pocken, bei denen Blutungen aus den Pusteln auftreten. Diese Krankheit besitzt eine wesentlich höhere Mortalitätsrate – etwa 70 Prozent (Variola 30 Prozent). Andere Arten der Pocken sind die Variola minor, die vom Alastrin-Virus verursacht werden und ein äußerlich den Variola maior ähnliches Erscheinungsbild zeigen, aber wesentlich harmloser im Verlauf sind. Das Kuhpockenvirus löst die harmlose Rinderkrankheit aus, die vor allem das Euter und die Zitzen der Kühe befällt. Das Vakzinavirus schließlich, verwandt mit dem Kuhpockenvirus, ist ein künstlich gezüchtetes Virus, das für die Schutzimpfung verwendet wird.

## Podaleirios
*griechischer Held und Arzt*

Podaleirios und sein Bruder Machaon, beide Söhne des →Asklepios, nahmen am Kampf um Troja teil und erwarben sich als Militärärzte große Verdienste. Machaon wurde später zum »Vater der Chirurgie« erhoben, Podaleirios soll die Innere Medizin begründet haben. Bei →Homer finden wir diese Aufteilung des Arbeitsgebietes freilich noch nicht, und sie ist daher mit Recht anzuzweifeln. Podaleirios scheint im Stammbaum zahlreicher griechischer Ärzte auf, der sogenannten Asklepiaden. Aus einer Linie soll →Hippokrates hervorgegangen sein.

## Poirier, Paul
*französischer Anatom, 1853–1907*

Nach dem Medizinstudium in Paris wandte sich Poirier der Chirurgie zu, betrieb daneben anatomische Studien, habilitierte sich 1886 für Anatomie und erhielt 1902 eine Lehrkanzel für dieses Fach. Er entwickelte eine Methode der kraniozerebralen Topographie und prägte den von ihm beschriebenen Poirierschen Drüsen am oberen Rand der Schilddrüse seinen Namen auf. Sein schriftliches Werk befaßt sich hauptsächlich mit der normalen Anatomie, berücksichtigt aber auch die pathologische.

## Poliomyelitis

Diese gefährliche Viruserkrankung, deren volkstümliche Bezeichnung Kinderlähmung eigentlich unrichtig ist, da sie auch Erwachsene befällt, ist eine entzündliche Erkrankung des Zentralnervensystems, hier besonders der grauen Substanz. Am häufigsten ist das Rückenmarksgrau in Mitleidenschaft gezogen; auch die Medulla oblongata (verlängertes Rückenmark) und die Brücke sind oft befallen. Eine spezielle Form der Kinderlähmung bevorzugt die Hinterhörner des Rückenmarks. Die Infektion erfolgt durch den Nasen-Rachen-Raum und den Verdauungstrakt. Innerhalb der ersten zwei Wochen ist ein Virusnachweis daher oft möglich. Daneben erwägt man auch die Theorie, daß sich der Erreger über das Blutgefäßsystem hinweg verbreitet. Die Inkubationszeit beträgt 3–14 Tage, die Mortalität etwa 20 Prozent. Durch die Zerstörung der Vorderhörner treten die typischen schlaffen Lähmungen auf, dazu ausgedehnte Muskelatrophien und abnorme Stellungen der Extremitäten. Je nach Entwicklungsstadium und Schwere der Erkrankung bleiben Dauerschäden zurück. Die Krankheit verläuft in mehreren Stadien; die Lähmungserscheinungen sind im akuten Stadium viel ausgedehnter, da der Ganglienzellausfall von einer weitreichenden Entzündung begleitet ist. Nach ein bis eineinhalb Jahren ist die Rückbildung der Lähmungen abgeschlossen, die verbleibenden Schäden infolge des Ganglienzellzerfalls sind nicht mehr reparabel. Das Poliomyelitisvirus, von dem drei Typen bekannt sind, wurde 1908 von →Karl Landsteiner und Hugo Popper entdeckt. Durch die bald danach einsetzende Schutzimpfung konnte die Kinderlähmung in Europa weitgehend unter Kontrolle gebracht werden.

## Politzer, Adam
*österreichischer Ohrenarzt, 1835–1920*

1859 an der Wiener Universität zur Promotion gelangt, wirkte der gebürtige Ungar ab 1861 als Dozent, ab 1870 als Professor der Ohrenheilkunde. 1873 über-

*Adam Politzer (aus: K. H. Spitzy und I. Lau: »Van Swietens Erbe. Die Wiener Medizinische Schule heute in Selbstdarstellungen«, Wien 1982)*

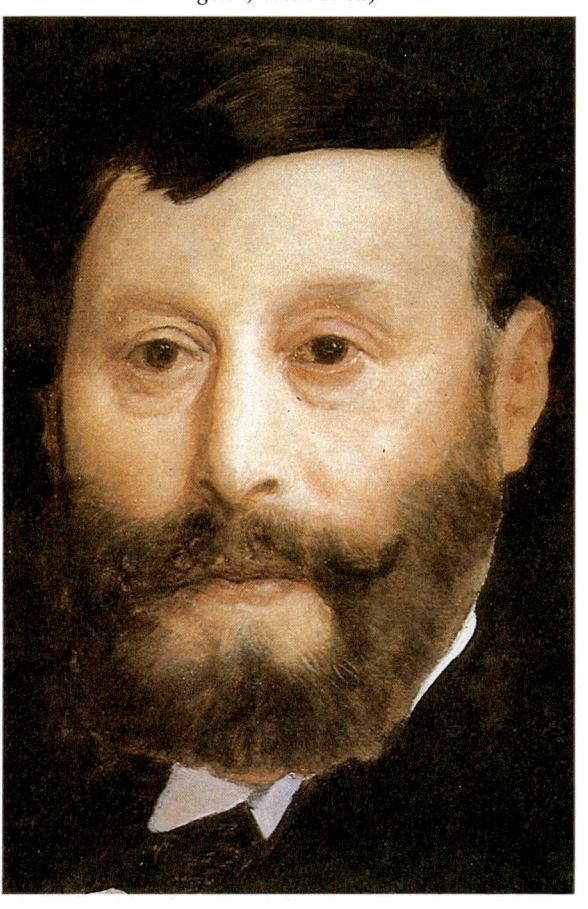

nahm Politzer die Leitung der Wiener Universitäts-Ohrenklinik, der ersten speziellen Ohrenklinik überhaupt, wo er von 1894 bis 1906 auch Vorlesungen hielt. Nach ihm ist die Ohrluftdusche zur Behandlung des Tubenkatarrhs benannt, das »Politzern«. Sein 1878–1882 erschienenes Hauptwerk *Lehrbuch der Ohrenheilkunde* wurde wiederholt neu aufgelegt.

## Poncet, Antonin
*französischer Chirurg, 1845–1913*

Das Medizinstudium brachte Poncet in Lyon hinter sich, wurde 1878 Mitglied der Lyoner medizinischen Fakultät und übernahm 1883 den Lehrstuhl für operative Medizin und später auch den der klinischen Chirurgie. Auf dem Gebiet der Chirurgie trug er zur Verbesserung und Neuentwicklung einiger Methoden bei. Wir erinnern hier an die sogenannte Poncetsche Operation zur Appendektomie und an die von ihm erdachte Blasensteinoperation. Wissenschaftliche Arbeiten betrafen den Rheumatismus tuberkulosus, der nach ihm als Poncetsche Krankheit bezeichnet wird; ferner untersuchte er die Aktinomykosen. Dem akademischen Unterricht widmete Poncet große Aufmerksamkeit, wodurch die Lyoner Schule einen beachtlichen Aufschwung erfuhr.

## Pòrro, Edoardo
*italienischer Geburtshelfer, 1842–1902*

In seiner Heimatstadt Padua studierte Pòrro Medizin, promovierte 1866 und nahm im gleichen und im nächstfolgenden Jahr an den Freiheitskämpfen unter Garibaldi teil. Danach wandte er sich der Geburtshilfe zu, hatte zuerst eine Assistentenstelle in Mailand am Ospedale Maggiore und danach an der Gebärklinik inne. 1875 folgte er einer Berufung nach Pavia, 1882 kam er nach Mailand und verbrachte hier die Jahre bis zu seinem Tode. Schon während seiner Assistentenzeit in Mailand befaßte sich Pòrro mit den Komplikationen der Geburt bei zu engem Becken; er befürwortete statt der Einleitung der Frühgeburt den Kaiserschnitt und entwickelte eine nach ihm benannte Methode, die die Gefahr einer Sepsis etwas verringerte. Dabei wird nach der Eröffnung der Gebärmutter und der Entbindung des Kindes das Corpus uteri abgesetzt, die Adnexe aber erhalten.

## Porta, Giovanni Battista della
*italienischer Physiker und Dramatiker, 1535–1615*

Auf ausgedehnten Studienreisen konnte Porta viele Erfahrungen sammeln; unter anderem genoß er in Italien, Spanien und Frankreich naturwissenschaftlichen Unterricht. Nach der Rückkehr nach Neapel setzte er seine Forschungen in seiner Villa fort, wurde Mitglied der Accademia dei Lincei und gründete später eine eigene Akademie, die er Accademia dei Secreti nannte; ihr Ziel waren medizinische und naturwissenschaftliche Arbeiten. Bereits die Bezeichnung seiner Akademie weist auf die geheimnisvollen Methoden von Portas Untersuchungen hin. Dies dachten auch seine Zeitgenossen: sie verdächtigten ihn bald der Zauberei, der Schwarzen Magie, und brachten ihn sogar vor ein Inquisitionsgericht, vor dem er sich aber so überzeugend verteidigen konnte, daß der Verdacht entkräftet wurde. Porta löste daraufhin allerdings die Akademie auf, denn eine Folge der Verhandlung war immerhin das päpstliche Verbot, sich weiterhin mit geheimen wissenschaftlichen Untersuchungen zu beschäftigen. 1603 erhielt er eine Anstellung als Professor für Mathematik, Physik und Naturwissenschaften an der Akademie von Neapel; er befaßte sich auch mit Physiognomik und widmete seinem Freund Kardinal d'Este eine diesbezügliche Schrift. Zu seinen wichtigen physikalischen Leistungen zählt die Weiterentwicklung der Optik. In der 1558 erschienenen Erstausgabe seines Werks *Magia naturalis* finden wir zum erstenmal die Beschreibung der Camera obscura, der er in der erweiterten Ausgabe von 1589 die Sammellinse hinzufügte. Überhaupt war Porta auf physikalischem Gebiet wesentlich selbständiger und wissenschaftlicher als auf medizinischem, da hier der Glaube an verborgene Kräfte und andere Mächte etwas zurücktreten mußte. Jedenfalls war er einer der eifrigsten Verfechter der Signaturenlehre des →Paracelsus. Porta hinterließ ein umfangreiches schriftliches Werk, das sich mit physikalischen, aber auch medizinischen und anderen naturwissenschaftlichen Themen befaßt. Nicht zuletzt sind von ihm 14 Komödien erhalten, die sich durch klaren Aufbau und sprachliche Gefälligkeit auszeichnen.

## Porta, Luigi
*italienischer Chirurg, 1800–1875*

In seiner Heimatstadt Pavia betrieb Porta das Medizinstudium und promovierte 1821 zum Doktor der Chirurgie, 1828 zum Doktor der Medizin. Dazwischen verbrachte er drei Jahre in Wien, wo er sich auf chirurgischem Gebiet weiterbildete. 1829 erhielt er eine Assistentenstelle an der geburtshilflichen Anstalt von Mailand, die er bis 1832 innehate. Daneben bekleidete er einen Posten als Chirurg am Findelhaus. 1832 folgte Porta einem Ruf nach Pavia, wo er die Lehrkanzeln für chirurgische Klinik und Operationslehre übernahm. In seiner Heimatstadt wirkte er bis an sein Lebensende. Durch seine beliebte Lehrtätigkeit verhalf er der Universität zu großem Ansehen. Porta gründete und finanzierte aus eigenen Mitteln ein chirurgisch-anatomisches Museum und vermachte dieses noch vor seinem Tode dem Staat, sein Vermögen hingegen der Universität. Neben vielen anderen Auszeichnungen wurde er zum Senator des Königreichs Italien ernannt.

Sein umfangreiches schriftliches Werk behandelt zahlreiche Themen aus dem Bereich der Chirurgie.

## Portal, Antoine
*französischer Anatom, 1742–1832*

Als Mitglied einer Ärztefamilie studierte Portal ab 1760 in Montpellier Medizin und promovierte 1764 mit einer Dissertation über Luxationen. Schon als Student hatte er anatomischen Unterricht abgehalten; dieses Fachgebiet ließ ihn nicht mehr los. Er übersiedelte nach Paris und machte sich dort bald einen Namen. Neben anderen Ehrenämtern hatte er die Aufgabe, den Dauphin in Anatomie zu unterweisen. 1772 ernannte man ihn zum Professor für Anatomie am Collège de France, 1776 folgte er →Antoine Petit auf dessen Lehrstuhl für Anatomie am Jardin du Roi nach; bereits 1774 wurde er Mitglied der Akademie der Wissenschaften und Leibarzt des Bruders des Königs. 1788 ernannte ihn auch Ludwig XVI. zu seinem Leibarzt; diese Position hatte er bis zum Amtsantritt Karls X. inne. Portal hinterließ ein umfangreiches schriftliches Werk, das besonders der Chirurgie und der pathologischen Anatomie gewidmet ist; auch Abhandlungen über Rachitis, Epilepsie und die Pockenimpfung sind darin enthalten.

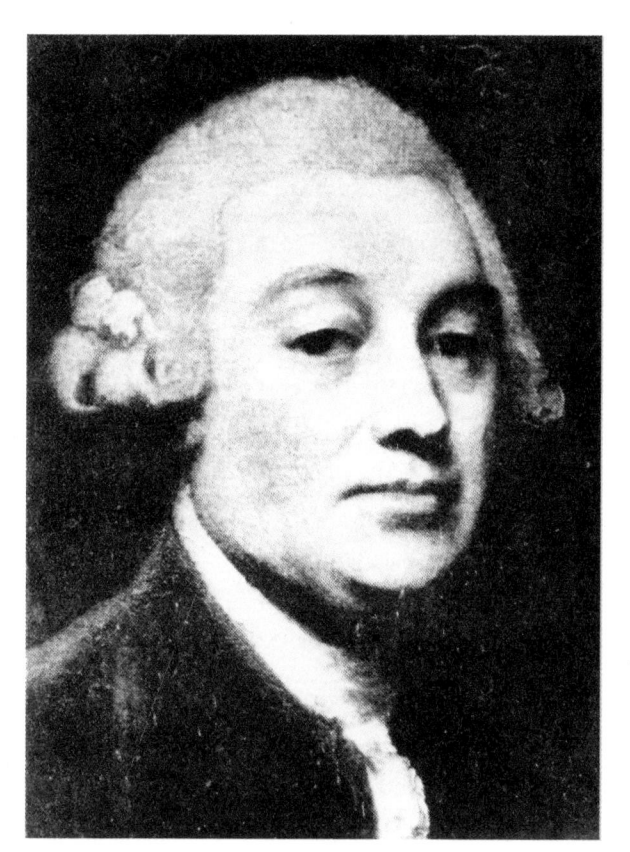

*Percival Pott*

## Potain, Pierre Charles Edouard
*französischer Arzt, 1825–1901*

Nach dem Medizinstudium in Paris promovierte Potain 1853, hatte verschiedene Anstellungen an Pariser Spitälern inne und habilitierte sich 1859. 1876 wurde er zum Professor für Pathologie ernannt, ein Jahr später zum Professor für medizinische Klinik am Hôpital Necker; 1886 wechselte er an die Charité, 1883 erfolgte die Aufnahme an die Medizinische Akademie. Er befaßte sich mit verschiedenen Bereichen der Inneren Medizin und erfand die nach ihm benannte Potainsche Flasche, einen Apparat zum Absaugen von Pleuraergüssen durch Unterdruck.

## Pott, Percival
*englischer Chirurg, 1713–1788*

Der berühmte Chirurg war eigentlich zum Geistlichen bestimmt worden und begann erst nach dieser Ausbildung mit dem Medizinstudium. Am St. Bartholomew's Hospital in seiner Heimatstadt London lernte er Chirurgie und eröffnete 1736 eine eigene Praxis. Ab 1745 bekleidete er Stellungen an seinem Ausbildungsspital, wurde 1749 in eine wichtige Position erhoben und behielt diese 35 Jahre lang. 1764 ernannte man ihn zum Mitglied der Royal Society; 1787 trat er in den Ruhestand. Die größten Leistungen vollbrachte Pott auf dem Gebiet der chronischen Gelenkserkrankungen. Er befaßte sich eingehend mit der Wirbelsäulenchirurgie und entwickelte Operationen zur Behandlung der nach ihm Malum Potti (Pottsches Übel) benannten tuberkulösen Wirbelentzündung. Bei dieser Krankheit, einer Form der Spondylitis (Wirbelentzündung), kommt es zu einer spitzwinkeligen Abknickung der Wirbelsäule, die man Gibbus oder Pottschen Buckel nennt. Außerdem operierte er Tränenfisteln, Hydrozelen, Hernien und Mastdarmfisteln sowie Schädelverletzungen und entwickelte für diese Operationen ein entsprechendes Instrument (Pottsches Messer). Im Jahre 1775 beschrieb er erstmals den Hodenkrebs. Man spricht von der Pottschen Geschwulst, die durch ödematöse Schwellung von Weichteilen bei Schädelfissuren entsteht; ferner kennen wir die Pottsche Fraktur der Tibia (des Schienbeins), die Pottsche Krankheit, die auch unter dem Namen Kaminfegerkrebs bekannt ist, und die Pottsche Gangrän, die durch Arteriosklerose entstehende Altersgangrän.

## Pravaz, Charles Gabriel
*französischer Orthopäde, 1791–1853*

Vor dem Medizinstudium in Paris leistete Pravaz seinen Militärdienst ab und nahm 1815 den Abschied.

Durch Privatunterricht finanzierte er sich das Studium in Paris und promovierte 1824. Bald spezialisierte er sich auf die Orthopädie und veröffentlichte 1827 seine erste diesbezügliche Arbeit. Zusammen mit →Guérin leitete er ein orthopädisches Institut in der Nähe von Paris. 1847 gab er eine preisgekrönte Schrift über Femurluxationen heraus, die lange Zeit Gültigkeit besaß und selbst heute noch nicht in allen Punkten überholt ist. Später gründete er in Lyon ein eigenes orthopädisches Institut und wandte hier Bäder zu therapeutischen Zwecken an. Neben der Orthopädie befaßte sich Pravaz auch mit der Entwicklung chirurgischer Instrumente, verbesserte z. B. ein Gerät zur Zertrümmerung von Blasensteinen, empfahl den elektrischen Strom zur Behandlung von Aneurysmen und führte revolutionierende Neuerungen in der Behandlung von Gefäßkrankheiten ein. Sein schriftliches Werk befaßt sich mit der Rachitis, mit Krankheiten des Lymph- und Nervensystems sowie mit zahlreichen orthopädischen Fragen.

## Praxagoras von Kos
*griechischer Arzt, 4. Jahrhundert v. Chr.*

Während seiner Schaffenszeit von 340 bis 320 v. Chr. war Praxagoras das Haupt der koischen Schule. Er ist den Dogmatikern zuzurechnen, einer philosophischen Richtung, die den Sitz der Seele im Herzen annahm und das Pneuma als Ursprung der Sinneswahrnehmungen betrachtete. Er unterschied bereits zwischen Gefäßen, Nerven und Sehnen und sogar zwischen Venen und Arterien, wobei seiner Meinung nach nur erstere Blut führten, letztere hingegen Luft. Die Bedeutung des Gehirns vernachlässigte er, es stellte nur ein Anhängsel des Rückenmarks dar. Als erster griechischer Arzt beachtete Praxagoras die Veränderungen des Pulses bei der Diagnosestellung. Den Ursprung der einzelnen Krankheiten suchte er in den verschiedenen Organen; so etwa gingen Geisteskrankheiten vom Herzen, Fieber von der Hohlvene, Epilepsie von verstopften Arterien aus. Seine schriftlichen Werke sind in erster Linie den Gebieten Anatomie und Physiologie gewidmet.

## Prévost, Jean Louis
*französischer Arzt und Physiologe, 1790–1850*

1811 begann Prévost das Studium der Theologie, das er drei Jahre später abschloß. In Paris widmete er sich sodann der medizinischen Ausbildung, setzte das Studium in Edinburg fort und promovierte hier mit einer Dissertation über die Therapiemöglichkeiten durch Bäder. Um seine chirurgischen und geburtshilflichen Kenntnisse zu vervollkommnen, reiste er nach Dublin, kam 1820 nach Genf, legte die Staatsprüfungen ab und erlangte dadurch die Erlaubnis zu praktizieren. In Genf ließ er sich als Arzt nieder und hatte bald eine ausgedehnte Praxis zu betreuen. Ab 1837 schränkte er diese allerdings ein und widmete sich mehr der Forschung, vor allem auf physiologischem und chemischem Gebiet. Dabei arbeitete er eng mit →Hermann Lebert zusammen. Seine Veröffentlichungen beziehen sich auf die Blutbewegung beim Menschen und verschiedenen Tieren, auf die menschliche und tierische Zeugung, wobei er den Schnecken und Muscheln besondere Aufmerksamkeit schenkte, ferner auf die animalische Elektrizität und physiologische Untersuchungen über das Ei.

## Proust, Achille Adrien
*französischer Hygieniker, 1834–1903*

Nach dem Medizinstudium in Paris promovierte Proust mit einer Dissertation über den Pneumothorax und ließ sich in seiner Studienstadt als Arzt nieder. 1877 erhielt er eine Stelle als Arzt an der Lariboisière und habilitierte sich an der Universität. Bald folgte auch die Aufnahme an die Medizinische Akademie; 1885 wurde er zum Professor für Hygiene ernannt, nachdem er bereits im Jahr zuvor zum Leiter des Sanitätswesens berufen worden war. Ab 1887 wirkte Proust am Hôtel-Dieu. Sein schriftliches Werk behandelt hygienische und epidemiologische Themen; auch eine Abhandlung über die Aphasie findet sich darunter.

## Prowazek, Stanislaus Edler von Lanow
*österreichischer Bakteriologe und Zoologe, 1875–1915*

Der gebürtige Böhme promovierte nach Studien an der Prager und der Wiener Universität 1899 zum Doktor der Philosophie und wandte sich danach der Zoologie zu. Er arbeitete am Zoologischen Institut in Wien und in Triest; danach kam er zu →Paul Ehrlich nach Frankfurt, besuchte →Hertwig in München und reiste 1903 nach Rovinj, wo er mit →Schaudinn zusammentraf. 1905 übernahm er die provisorische Leitung der Abteilung für Protozoenkunde am Gesundheitsamt und nahm ein Jahr später an der von Neisser geleiteten Expedition nach Java teil, die sich die Erforschung der Syphilis zum Ziel gesetzt hatte. In Batavia gelang ihm die Entdeckung des Trachomerregers, der nach ihm als Prowazeksches Körperchen bezeichnet wird. 1907 wurde Prowazek nach Hamburg berufen, wo er als Nachfolger Schaudinns die Leitung des Instituts für Tropen- und Schiffskrankheiten übernahm. Mehrere Forschungsreisen unterbrachen seine Tätigkeit; 1908 reiste er nach Rio de Janeiro, um die Pocken zu untersuchen, 1910 nach Sumatra, 1913 nach Belgrad und 1914 nach Istanbul, um jeweils das Fleckfieber zu studieren. Dieser Krankheit fiel er im nächsten Jahr in Cottbus zum Opfer. Prowazeks Arbeiten bereicherten die Kenntnisse einer großen Zahl von Infektionskrankheiten. Dazu gehören die Pocken, das Trachom, die Geflügelpocken, die Hühnerpest und die Gelbsucht der Seidenraupen. Die Erreger dieser Krankheiten ordnete er in die Gruppe der Chlamydozoen ein. Seinen Namen trägt die Rickettsia Prowazeki, der Erreger des Fleckfiebers.

## Puerperalfieber

Unter der Bezeichnung Kindbett-, Wochenbett- und Puerperalfieber versteht man jede Infektion, die ihren Ausgangspunkt in den Geburtswunden hat. Mögliche Lokalisationen sind die Uterushöhle und Verletzungen des gesamten Geburtskanals. Diese anzeigepflichtige Krankheit geht in den meisten Fällen auf die Übertragung von Streptokokken und Staphylokokken durch die Hände des Geburtshelfers bzw. durch verunreinigte Instrumente zurück. Neben einer örtlich begrenzten Infektion besteht auch die Möglichkeit der Ausbreitung der Bakterien über den gesamten Organismus. Die Gefahr der Puerperalinfektion war vor der Einführung von Asepsis und Antisepsis sehr groß. Vor allem an den Universitätskliniken lag die Sterblichkeitsrate so hoch, daß diese Anstalten möglichst gemieden und nach und nach nur mehr von unbemittelten Frauen in Anspruch genommen wurden. Im Jahre 1861 erkannte →Ignaz Philipp Semmelweis die Ursache des Kindbettfiebers und versuchte vehement, seine durchaus richtigen Erkenntnisse und Vorschläge in die Praxis umzusetzen. Er scheiterte am Unverständnis seiner Zeitgenossen, die in ihm einen Querulanten sahen. Antisepsis und Asepsis brachten den großen Umschwung in den Sterblichkeitsstatistiken der Wöchnerinnen.

## Purkinje, Johannes Evangelista Ritter von
*tschechischer Physiologe, 1787–1869*

Bevor sich dieser geniale Wissenschaftler für eine medizinische Ausbildung entschied, trat er dem Piari-

*Purkinje-Zellen*

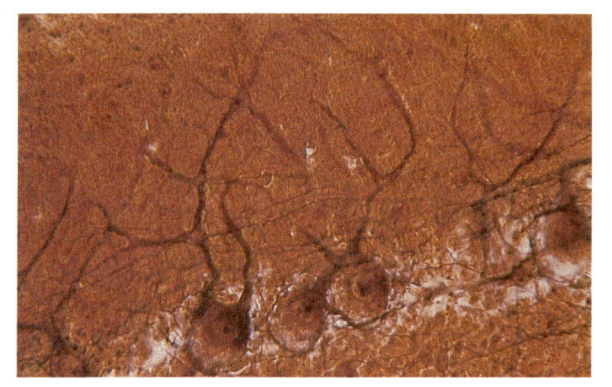

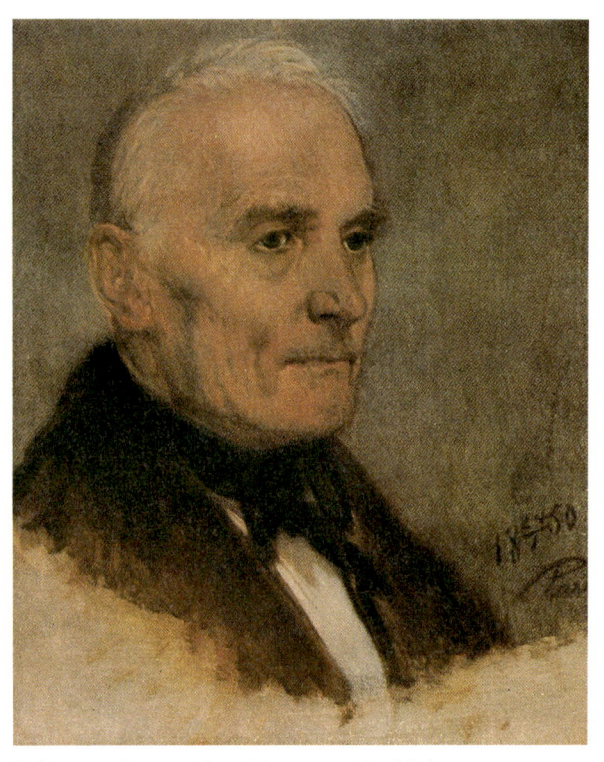

*Johannes Evangelista Ritter von Purkinje*

stenorden bei, um sich der Erziehung und Bildung der Jugend zu widmen. Vor Ablegung des Gelübdes, im Alter von 21 Jahren, verließ er die religiöse Gemeinschaft wieder und zog nach Prag, wo er das Medizinstudium aufnahm. 1819 promovierte er mit einer Dissertation über seine ophthalmologischen Forschungsergebnisse, die ihm die Aufmerksamkeit und Freundschaft Goethes eintrugen. Vier Jahre später berief man Purkinje als Professor für Pathologie und Physiologie nach Breslau. In dieser bedeutenden schlesischen Stadt lehrte er 26 Jahre. Hier befaßte er sich mit den wissenschaftlichen Grundlagen der Daktyloskopie; außerdem konnte er ein eigenes physiologisches Institut eröffnen, ebenso in Prag, wohin er 1850 einem Ruf als Professor für Physiologie folgte. Dieses Prager Institut leitete er bis zu seinem Tode. Purkinjes wissenschaftliche Leistungen waren bahnbrechend; so gilt er als einer der Begründer der wissenschaftlichen Histologie. Unter anderem formulierte er vor →Theodor Schwann die Zelltheorie, lieferte genaueste Untersuchungen über die Knochenstruktur, Histologie von Knorpeln, Gefäßen und Haut, Zahnbildung, Herz- und Uterusmuskulatur sowie über verschiedenste neurologische Fragen. Durch die Beobachtung seines eigenen Gesichtsfeldes gelangte er zur Entdeckung der subjektiven Gesichtsbilder. Außerdem verdankt die mikroskopische Technik seinen Arbeiten etliche Verbesserungen. Nach ihm sind die Purkinje-Fasern, das Purkinje-Phänomen und die Purkinje-Zellen benannt.

## Purmann, Matthäus Gottfried
*deutscher Wundarzt, 1648–1721*

Nach Abschluß der wundärztlichen Ausbildung im Jahre 1667 begann Purmann seine militärchirurgische Laufbahn im brandenburgischen Heer und stieg 1675 zum Regimentsfeldscher auf. In den verschiedenen Kriegen, an denen er teilnahm, versorgte er auch die Zivilbevölkerung und machte sich somit einen Namen. Nach dem Frieden von Saint-Germain verließ er die Armee und ging nach Halberstadt, wo er die Stelle des Stadtarztes übernahm und sein Können bald gegen die Pest einsetzen mußte. 1681 erkrankte er selbst daran, überlebte aber diese gefürchtete Krankheit. 1685 verließ er Halberstadt und kam nach Breslau, um ebenfalls als Stadtarzt tätig zu sein. Obwohl Purmann nicht akademisch gebildet war, was sich im Stil seiner Schriften bemerkbar macht, war er auf chirurgischem Gebiet doch sehr bedeutend. Vor allem die Kriegsverletzungen durch Geschosse und Granaten beschäftigten ihn. Er verwendete eine löffelartige Kugelzange zur Entfernung der Geschosse; daneben gab er Methoden zur Amputation und Exartikulation an, praktizierte die Sehnennaht und die Blutstillung, führte diese allerdings nicht durch Abbinden durch. 1668 nahm er die erste Bluttransfusion vor; als Spender verwendete er ein Lamm. Auch die Trepanation war ihm bekannt, er spricht von etwa vierzig derartigen Operationen. Purmanns schriftliches Werk ist ziemlich umfangreich und behandelt hauptsächlich seine kriegschirurgischen Erfahrungen.

## Pythagoras von Samos
*griechischer Philosoph, um 560 bis um 480 v. Chr.*

Aus seiner Heimat Samos mußte Pythagoras um 532/531 v. Chr. angeblich unter dem Druck des Tyrannen Polykrates auswandern und begab sich mit seinen getreuen Schülern und Anhängern nach Kroton. Dort gründete er die religiös-politische Lebensgemeinschaft der Pythagoreer. Als im Jahre 510 v. Chr. Kroton über Sybaris siegte und damit den Höhepunkt seiner Macht erreichte, war dies mit ein Verdienst des Pythagoras, der zu diesem Krieg geraten hatte. Pythagoras' Unterricht trug streng hierarchische Züge. Er lehrte getrennt nach Geschlecht und Alter der Schüler; neue Hörer mußten fünf Jahre lang die Vorlesungen ihres Meisters hinter einem Vorhang verfolgen, bevor sie ihm von Angesicht zu Angesicht gegenübertreten durften. Die Lebensweise der Pythagoreer war genauestens geregelt; so gab es Schweigegebote, Verbote gewisser Nahrungsmittel (z. B. Bohnen), Bedürfnislosigkeit, Meditation, Enthaltsamkeit, Selbsterforschung und Musik. Diese Vorschriften sollten ein reines Leben mit dem Ziel der Erringung eines geistigen, körperlichen und seelischen Gleichgewichts bewirken. Der Pythagoreismus begann sich langsam zu einer Lebensauffassung der Reichen zu entwickeln. Indem die manuellen Tätigkeiten den Sklaven und Arbeitern überlassen blieben, wurde die geistige Beschäftigung zur Domäne der Wohlhabenden. Die Verbindung von Orphismus und Pythagoreismus tritt durch den gemeinsamen Glauben an die Seelenwanderung klar zutage, Unterschiede in der Lebensweise trennen diese zwei Philosophien ebenso deutlich. Neben seinem Wirken als Philosoph ist Pythagoras als Mathematiker wohlbekannt. Der Pythagoreische Lehrsatz ist eines der Grundelemente der Mathematik, obwohl er höchstwahrscheinlich gar nicht von Pythagoras stammt, da er schon lange vor ihm den Chinesen, Indern und Babyloniern bekannt war. Auch in Pythagoras den Schöpfer der wissenschaftlichen Medizin in Griechenland sehen zu wollen ist keinesfalls begründet, obwohl in seiner Lehre diätetische und andere für die Heilkunde bedeutende Elemente anzutreffen sind. Viel eher können wir in Pythagoras einen in allen Wissensgebieten bewanderten, auch in die Politik eingreifenden Philosophen sehen, der durch seinen Ruhm schon zu Lebzeiten für die Bildung von Legenden sorgte.

## Quarin, Joseph von
*österreichischer Arzt, 1733–1814*

Als Sohn eines Arztes wurde Quarin schon von frühester Kindheit an zu Studien angeleitet; mit 15 Jahren promovierte er bereits in seiner Vaterstadt Wien an der philosophischen Fakultät. Zum Medizinstudium reiste er nach Freiburg i. Br. und promovierte hier 1751. Ein Jahr danach legte er auch in Wien die Prüfungen ab und erhielt damit das Recht, als Arzt zu wirken. →Gerard van Swieten riet ihm, sich der Lehr-

*Joseph von Quarin*

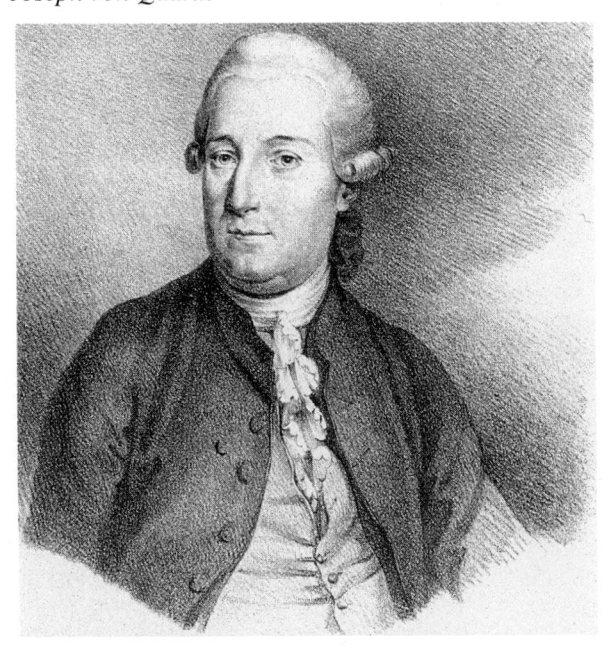

tätigkeit zu widmen, und so begann Quarin ab 1754 mit Unterricht in Anatomie, der sich später auch auf Klinik und Arzneimittellehre erstreckte. 1777 ernannte ihn ein Erzherzog zu seinem Leibarzt; bald folgte die Berufung zum kaiserlichen Leibarzt, ein Amt, das er außer bei Joseph II. auch bei Leopold II. und Franz I. innehatte. 1784 übertrug ihm Kaiser Joseph II. die Leitung des Allgemeinen Krankenhauses in Wien, die er bis 1791 beibehielt. Viele Verbesserungen und Neueinrichtungen verdankte das Spital Quarin. 1790 wurde er vom Kaiser in den Freiherrnstand erhoben, eine Ehrung, der zahlreiche weitere folgten. Nach der Niederlegung der Spitalsleitung 1791 widmete sich Quarin vornehmlich der Lehrtätigkeit und der Praxis. Sechsmal wurde er zum Rektor der Universität gewählt; sein Einfluß auf das Unterrichts- und Spitalswesen war bedeutend.

## Quesnay, François
*französischer Chirurg und Ökonom, 1694–1774*

Erst verhältnismäßig spät wandte sich Quesnay der akademischen medizinischen Ausbildung zu; nach der chirurgischen Lehre bei einem Wundarzt kam er nach Paris, wo er theoretischen Unterricht an der Universität und praktischen am Hôtel-Dieu sowie am Collège Saint-Côme genoß. 1718 wurde er zum Magister chirurgiae ernannt. Danach zog er nach Nantes, nahm einen Posten am dortigen Hôtel-Dieu an und ließ sich in der Stadt nieder. Bald erregte er durch Streitschriften Aufsehen in der Kollegenschaft und wurde von →Lapeyronie nach Paris zurückberufen. Hier übernahm er das Amt des Schriftführers der Chirurgischen Akademie und wurde überdies zum Leibarzt Ludwigs XV. ernannt. Den König begleitete er auf Feldzügen. Nach der Rückkehr 1744 promovierte Quesnay endlich und erhielt in weiterer Folge den Lehrstuhl für Chirurgie. Seine Bedeutung liegt vor allem auf chirurgischem Gebiet; er hinterließ aber auch wichtige physiologische Werke. Als Nationalökonom führte er den Begriff Kreislauf in die Ökonomie ein.

## Rachitis

Das auch als Englische Krankheit bekannte Leiden ist eine der wichtigsten Systemerkrankungen im Säuglings- und Kleinkindesalter, die durch den Mangel an Vitamin D verursacht wird. Für das besonders häufige Auftreten in England wird die geringe Sonneneinstrahlung verantwortlich gemacht. Es kommt zu einer großen Zahl von Symptomen, wobei die anatomischen durch Wachstumsstörungen, fehlendes Verwachsen der Fontanellen (Kraniotabes), verspäteten Zahndurchbruch, schlecht verheilende Knochenbrüche sowie die typische Schädelform, das Caput quadratum, gekennzeichnet sind. Nach der Wachstumsperiode kommen Mißbildungen des Brustkorbs, des Beckens und der Extremitäten zum Vorschein; auch treten Knochenbrüche sehr leicht auf. Das Längenwachstum bleibt oft zurück, und der Patient neigt zu Bronchitis, Lungenentzündung, Spasmophilie und Verdauungsschwierigkeiten.

## Ramazzini, Bernardino
*italienischer Arzt, 1633–1714*

Nach dem Medizinstudium und der Promotion 1659 in Parma begab sich Ramazzini zur Weiterbildung nach Rom und wurde dann Stadtarzt im Herzogtum Castro. Nach einer Malariaerkrankung ließ er sich in seiner Heimat nahe Modena nieder, kam 1671 aber nach Modena und baute sich hier eine Praxis auf. 1682 ernannte man ihn zum Professor für theoretische Medizin an der Universität; im Jahre 1700 folgte er einer Berufung nach Padua, übernahm hier die Lehrkanzel für praktische Medizin und hatte diese trotz seiner Erblindung in späteren Jahren bis zum Tod inne. Ramazzini war auf vielen Gebieten tätig, befaßte sich mit Medizin, Physik und anderen Naturwissenschaften. Seine wichtigsten medizinischen Schriften behandeln die Gewebserkrankungen und stellen auf diesem Gebiet das erste bedeutende Fachbuch dar. Außerdem hinterließ er interessante epidemiologische Werke.

## Ramón y Cajal, Santiago
*spanischer Anatom und Neurologe, 1852–1934*

Vor allem unter der Leitung seines Vaters, der Professor für Anatomie an der Universität von Saragossa war, studierte Ramón an dieser Universität und promovierte 1873. Nach verschiedenen Assistentenstellen wurde er 1881 nach Valencia berufen, wo er die Lehrkanzel für Anatomie erhielt. 1886 folgte er einem Ruf nach Barcelona, 1892 nach Madrid, wo er bis zu seinem Lebensende blieb. Seine bedeutendsten Forschungsarbeiten galten Anatomie und Histologie. Er hinterließ etwa 80 Schriften zu diesen Themen, des weiteren zahlreiche Abhandlungen, die in Zusammenarbeit mit Schülern entstanden sind. Im Jahre 1906 konnte er zusammen mit →Camillo Golgi den Nobelpreis für Medizin in Empfang nehmen; preisgekrönt wurden seine Leistungen auf dem Gebiet der Anatomie des Nervensystems. Der Preisverleihung gingen heftige Streitigkeiten voraus, da Golgis Arbeiten schon weiter zurücklagen, Ramón seine eigenen allerdings auf den Ergebnissen Golgis aufgebaut hatte und diese daher grundlegend waren.

## Ranvier, Louis
*französischer Anatom und Histologe, 1835–1922*

Nach dem Medizinstudium in Paris promovierte Ranvier 1865 und wurde bald danach zweiter Direktor des

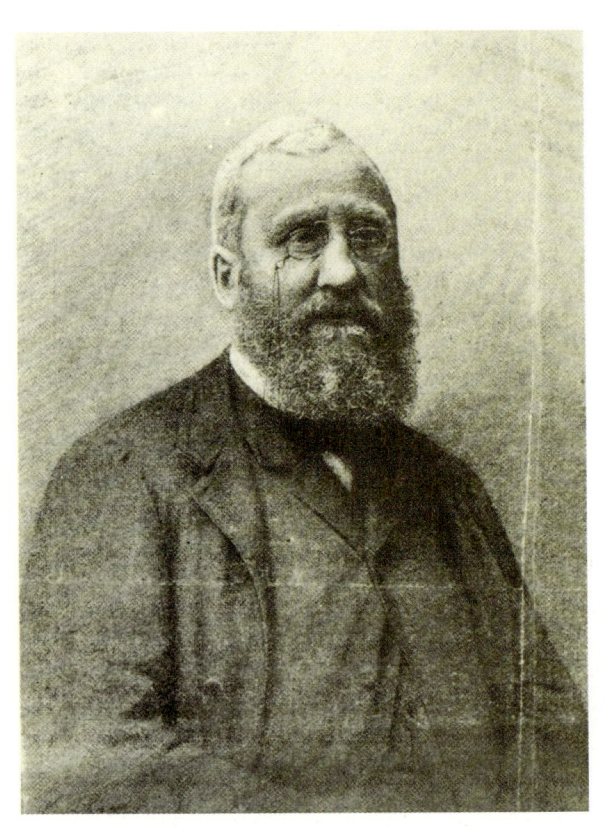

*Louis Ranvier*

histologischen Instituts. 1875 erhielt er die Professur an dem eigens für ihn eingerichteten Lehrstuhl für allgemeine Anatomie; 1886 wurde er zum Mitglied der Medizinischen Akademie gewählt. Er hinterließ ein umfangreiches histologisches Werk, befaßte sich mit der Verbesserung von Techniken und pathologischer Histologie; dazu kommen anatomische Untersuchungen über die Muskel und physiologische über die Nerven. Seinen Namen tragen die Ranvierschen Schnürringe, die die Markscheiden der Nerven einschnüren.

## Raspail, François Vincent
*französischer Naturwissenschaftler und Politiker, 1794–1878*

Raspail begann seine Laufbahn als katholischer Geistlicher und wirkte als Professor für Theologie. Nach der zweiten Restauration mußte er Avignon verlassen und zog nach Paris, wo er den Unterricht im selben Fach aufnahm. Nebenbei studierte er die Rechte sowie Naturwissenschaften und veröffentlichte etliche Schriften darüber. 1830 nahm er an der Julirevolution teil und wurde verletzt; in den nächsten Jahren folgten mehrere Verurteilungen wegen seiner politischen Ansichten. Er war auf verschiedenen Gebieten wissenschaftlich tätig und publizierte Werke landwirtschaftlichen, physiologischen und botanischen Inhalts. Um 1830 entwarf er ein Therapiesystem, in dem Kampfer eine entscheidende Rolle spielte und das auf alle Krankheiten angewendet werden sollte. 1848 kam er wieder mit der Obrigkeit in Konflikt: seine politische Tätigkeit brachte ihm eine fünfjährige Haftstrafe ein; auch 1870, als bereits die Republik ausgerufen war, wurde er immer wieder gegen die Regierung aktiv. Trotzdem wurde er 1876 in die Deputiertenkammer gewählt.

## Rauwolfia
*Rauvolfia*

Die Alkaloide dieser nach dem deutschen Botaniker Leonhard Rauwolf (um 1540–1596) benannten Pflanzengattung gelten vor allem in Indien und Südasien als Volksheilmittel. Das bedeutendste ist das Reserpin, das als Sedativum und zur Behandlung des Bluthochdrucks eingesetzt wird; weitere Alkaloide sind Yohimbin und Serpentin. Die Pflanze ist in den tropischen Gebieten Asiens, Afrikas und Amerikas beheimatet. Die immergrünen, etwa die Höhe von einem halben Meter erreichenden Sträucher bilden das Unterholz feuchter Wälder. Die asiatische Rauwolfia serpentina ist sehr schwer zu kultivieren, daher werden nach wie vor meist wilde Pflanzen verarbeitet. Das Hauptexportland Indien, in dem die Heilkräfte der Rauwolfia seit Jahrhunderten in der Volksmedizin verankert sind, erließ drastische Ausfuhrbeschränkungen, so daß die Industrie auf die afrikanische Rauwolfia vomitoria und die amerikanische Rauwolfia tetraphylla zurückgreifen mußte. Neben den oben genannten Anwendungsgebieten setzt man vor allem das Reserpin in der Behandlung psychischer Störungen ein, da die Erregbarkeit des Zentralnervensystems herabgesetzt wird.

## Rayer, Pierre François Olive
*französischer Arzt, 1793–1867*

Nach dem Medizinstudium, das Rayer in Paris an der Fakultät und am Hôtel-Dieu absolvierte, promovierte er 1818, wurde fünf Jahre später in die Medizinische Akademie aufgenommen und hatte danach verschiedene Stellungen an Pariser Spitälern inne. 1843 wurde er Mitglied der Akademie der Wissenschaften, wurde ab 1848 auch von Louis-Philippe konsultiert, erlangte 1862 die Ämter eines Professors für vergleichende Medizin und des Dekans der medizinischen Fakultät. Diese Posten bekleidete er bis zu seinem Lebensende. Rayers Forschungsgebiet erstreckte sich auf pathologische Anatomie und Physiologie, auf spezielle Pathologie, Therapie, Epidemiologie, vergleichende Pathologie und Naturgeschichte; sein wichtigstes schriftliches Werk behandelt Nierenerkrankungen. Das Xanthom, der Gelbknoten, der von ihm erstmals beschrieben wurde, trug lange Zeit Rayers Namen.

Neben der wissenschaftlichen Tätigkeit war er als Redakteur von Fachzeitschriften aktiv.

## Raymond, Fulgence
*französischer Neurologe, 1844–1910*

Bevor sich Fulgence endgültig der Humanmedizin zuwandte, brachte er das Studium der Veterinärmedizin hinter sich. Er bekleidete an der École d'Alfort, an der er die Ausbildung beendet hatte, einen wichtigen Posten, als er sich entschloß, nach Paris zu ziehen und dort ein neues Studium zu beginnen. 1876 promovierte er, schlug die akademische Laufbahn ein und habilitierte sich im Jahre 1880. Ab 1894 wirkte er als Nachfolger →Charcots an der Salpétrière und trug wesentlich zum Ruhm dieser Anstalt bei. Er befaßte sich mit den verschiedensten neurologischen Themen, untersuchte etwa die Hemianästhesie, die halbseitige Empfindungslosigkeit, die auf Hirnrindenschädigung, Zerstörung der zentralen sensiblen Leitungsbahn oder auf eine Erkrankung des verlängerten Marks oder der Brücke zurückgeht. Auch der Dyspepsie widmete er eine Arbeit; dem sogenannten Raymond-Cestan-Syndrom prägte er seinen Namen auf. Dabei handelt es sich um ein in der Brücke gelegenes Syndrom, das den sechsten Gehirnnerv (Nervus abducens) halbseitig lähmt und zu einer Störung der Bewegungskoordination (zerebellare Ataxie), Augenablenkung nach der geschädigten Seite und Empfindungsstörungen sowie leichten Lähmungen auf der der Abducenslähmung entgegengesetzten Körperseite führt.

## Récamier, Joseph Claude Anthelme
*französischer Arzt, 1774–1856*

Das Medizinstudium absolvierte Récamier in Paris. Nach Abschluß der Ausbildung trat er in die Armee ein und begann hier die chirurgische Laufbahn. 1793 nahm er an der Belagerung von Lyon teil, wurde später Arzt auf einem Kriegsschiff und kehrte 1797 nach Paris zurück, wo er 1800 mit einer Dissertation über Hämorrhoiden promovierte. Ab 1801 hatte er eine Anstellung am Hôtel-Dieu inne, die er 40 Jahre lang behielt. Im Zuge seiner klinischen Vorlesungen erkannte er bald die Bedeutung des Anschauungsunterrichts und führte daher zahlreiche Autopsien durch. Er erhielt eine Professur an der medizinischen Fakultät, die er aber 1831 verlor, nachdem er mit der Universitätsleitung in Streitigkeiten geraten war; einige Jahre später wurde er jedoch wieder eingesetzt. Neben seinem Lehrtalent war Récamier ein äußerst begabter Chirurg, der sich vor allem auf dem Gebiet der Gynäkologie betätigte. Er entwickelte eine Krebsbehandlung durch Druck und führte das Vaginalspekulum wieder ein. Sein schriftliches Werk befaßt sich mit Themen zu seinen Gebieten.

## Recklinghausen, Friedrich Daniel von
*deutscher pathologischer Anatom, 1833–1910*

Recklinghausen, 1865/1866 Professor der pathologischen Anatomie in Königsberg, 1866–1872 in Würzburg und 1872–1906 in Straßburg, verdanken wir eine Reihe von wichtigen pathologisch-anatomischen Erkenntnis-

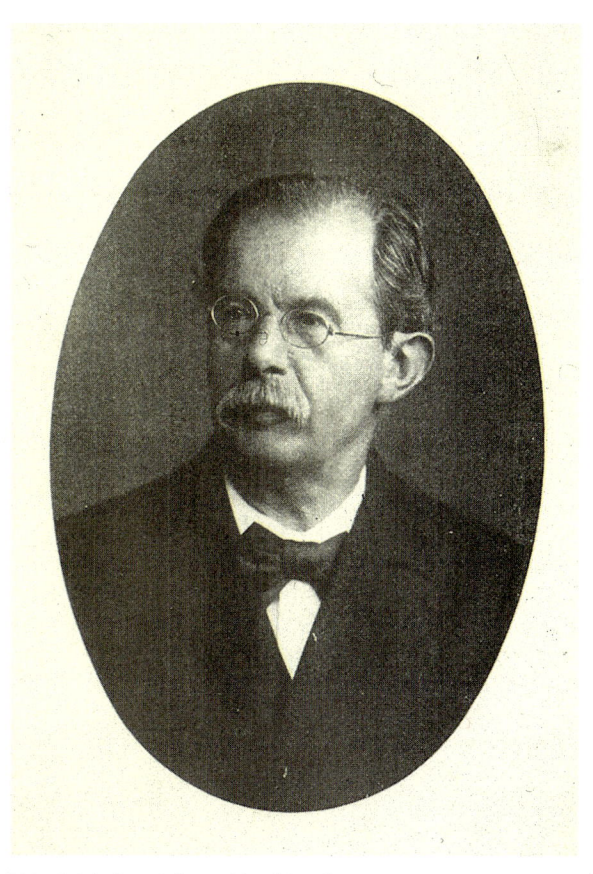

*Friedrich Daniel von Recklinghausen*

sen. So führte die Entdeckung der »Wanderzellen« zur Neubegründung der Entzündungslehre. Nach ihm ist die Recklinghausensche Krankheit (Neurofibromatosis, eine Erkrankung des peripheren Nervensystems) benannt, der sein Werk *Über die multiplen Fibrome der Haut* (1882) gewidmet ist.

## Redi, Francesco
*italienischer Mediziner und Philosoph, 1626–1697*

Neben dem Medizinstudium widmete sich Redi an den Universitäten von Florenz und Pisa dem Philosophiestudium. 1647 promovierte er in beiden Fächern und ließ sich als Arzt in Pisa nieder. 1668 übersiedelte er nach Florenz und erhielt kurze Zeit später Berufungen zum Leibarzt der Großherzöge Ferdinand II. und Cosimo III. Nebenbei hatte er eine medizinische Lehrkanzel an der Universität Pisa inne. Auf medizinischem Gebiet war Redi in Parasitologie, Embryologie und Helminthologie tätig. Er untersuchte das Gift der Viper und die Fortpflanzung niedriger Tiere. Er vertrat die Ansicht »Omne vivum ex ovo«. Außerdem verdanken wir ihm die Erkenntnis, daß die Krätze keine innere Krankheit mit äußerlichem Erscheinungsbild ist, sondern von der Krätzmilbe hervorgerufen wird und durch lokale Behandlung geheilt werden kann. Neben rein wissenschaftlichen Schriften verfaßte er auch medizinische Gedichte.

## Reichert, Karl Bogislaus
*deutscher Anatom und Histologe, 1811–1883*

Das Medizinstudium begann der gebürtige Ostpreuße an der Universität von Königsberg und setzte es nach einigen Monaten an der Kaiser-Wilhelm-Universität in Berlin fort. Zu seinen berühmtesten Lehrern zählten →Karl Ernst von Baer, →Johannes Müller, →Albrecht von Graefe, →Dieffenbach und →Gurlt. 1836 promovierte Reichert in Berlin. Dank der Fürsprache Alexander von Humboldts wurde er vom Militärdienst befreit und erhielt eine Stelle als Prosektor am anatomischen Institut unter Müller. 1843 verließ er Berlin und folgte einer Berufung nach Dorpat, wo er die Lehrkanzeln für allgemeine und vergleichende Anatomie übernahm. Aus dieser Zeit stammt auch sein enger Kontakt mit Baer, der damals in St. Petersburg wirkte. 1853 kam Reichert nach Breslau und trat hier die Stelle als Direktor des physiologischen Instituts an; 1858 kehrte er nach Berlin zurück und folgte seinem Lehrer Johannes Müller als Professor für Anatomie nach. Seine erfolgreichsten Untersuchungen betreffen die Gebiete Histologie und Entwicklungsgeschichte. Er führte die Lehre von den Zellen in die Embryologie ein, erkannte die Entstehung aller Organe aus den Furchungszellen und untersuchte die Keimblattentwicklung bei einigen Tieren. Die menschliche Anatomie verdankt ihm wichtige Arbeiten über das Gehirn (Beschreibungen des dritten Ventrikels) und über die Gehörschnecke (Maculae acusticae). Obwohl seine eigenständigen Arbeiten großen Wert haben, ist es Reichert doch vorzuwerfen, daß er sich gegen jegliche nicht von ihm stammenden Neuerungen stellte. So ignorierte er den Darwinismus, trat als Gegner aller Neuerungen in der Zellenlehre auf, wies auch die Transmutationslehre zurück und geriet dadurch gegenüber seinen Kollegen in eine etwas isolierte Stellung. Zu seinen Schülern jedoch bewahrte er sich ein äußerst warmes Verhältnis.

## Reil, Johann Christian
*deutscher Physiologe, 1759–1813*

1779 begann Reil das Medizinstudium an der Universität von Göttingen, setzte es in Halle fort und promovierte hier 1782. Nach einigen Jahren der Praxis in seiner Heimatstadt Rhaude in Ostfriesland kehrte er nach Halle zurück und habilitierte sich zum Privatdozenten. 1787 erfolgte die Ernennung zum außerordentlichen Professor; ein Jahr später erhielt er die Lehrkanzel für klinische Medizin, 1789 auch die Stelle als Stadtarzt. Sein Ruf verbreitete sich rasch, vor allem durch die zahlreichen Studenten, die er durch seinen Unterricht anzog. 1810 erreichte ihn ein Ruf nach Berlin, dem er folgte, um hier die Lehrkanzel für klinische Medizin an der neugegründeten Berliner Universität zu übernehmen. Im Krieg von 1813 leitete er die Lazarette am linken Ufer der Elbe, erkrankte aber noch im gleichen Jahr an Typhus und starb. Reil, einer der wichtigsten Vertreter des Vitalismus in Deutschland, versuchte der praktischen Medizin durch eine innige Verbindung mit der Physiologie eine wissenschaftliche Grundlage zu geben. Auf dem Gebiet der Anatomie verdanken wir ihm wichtige Untersuchungen des Gehirns und der Nerven; er widmete sich darüber hinaus auch der Entwicklungsgeschichte des Gehirns. Vor allem dem Kleinhirn schenkte er seine Aufmerksamkeit; die Insel bezeichnet man auch als Insula Reili; sie ist von dem ebenfalls nach ihm benannten Sulcus circularis Reili umgeben. Im Zusammenhang mit seinen anatomischen Gehirnforschungen gelangte Reil zur Anerkennung der Gallschen Schädellehre, der er große Bedeutung beimaß. Ein weiteres Interessensgebiet war die Psychiatrie, die er durch seine Bemühungen um die Errichtung psychiatrischer Anstalten förderte.

## Remak, Robert
*deutscher Neurologe, 1815–1865*

Nach dem Medizinstudium, das Remak in Berlin vor allem unter →Johannes Müller absolvierte, promovierte er 1838 mit einer Dissertation über den mikroskopischen Bau des Nervensystems. Von 1843 bis 1847 wirkte er als Assistent von →Schönlein und widmete sich unter diesem embryologischen und pathologischen Untersuchungen. 1847 habilitierte er sich und konnte durch ein königliches Dekret als erster jüdischer Privatdozent an der Universität von Berlin unterrichten. Die Dozentur wurde 1859 in eine außerordentliche Professur umgewandelt. Die Erforschung der mikroskopischen Anatomie der Nerven verdankt Remak etliche Erkenntnisse, ebenso die Embryologie. Hier untersuchte er die Entwicklung des Hühnerembryos neben anderen allgemeinen Fragen. Ein weiteres Arbeitsgebiet Remaks war die Elektrotherapie, die durch ihn wesentliche Bereicherung erfuhr. Er wandte den elektrischen Strom zur Behandlung von Nervenkrankheiten an und bevorzugte dabei das Gehirn und das Rückenmark. Nach anfänglichem Widerstand wurde die Bedeutung dieser Therapiemethode anerkannt. Über alle seine Fachgebiete verfaßte Remak eine Anzahl von Schriften.

# Reumont, Gerhard
*deutscher Balneologe, 1765–1828*

Nach Studienjahren in Bonn, Paris und Edinburg erfolgte die Promotion zum Doktor der Medizin an der Universität Edinburg. 1793 übernahm Reumont die ärztliche Leitung des Bürgerspitals zu Aachen; 1800 ging er nach London und assistierte eine Zeitlang dem berühmten englischen Arzt →Edward Jenner; ab 1805

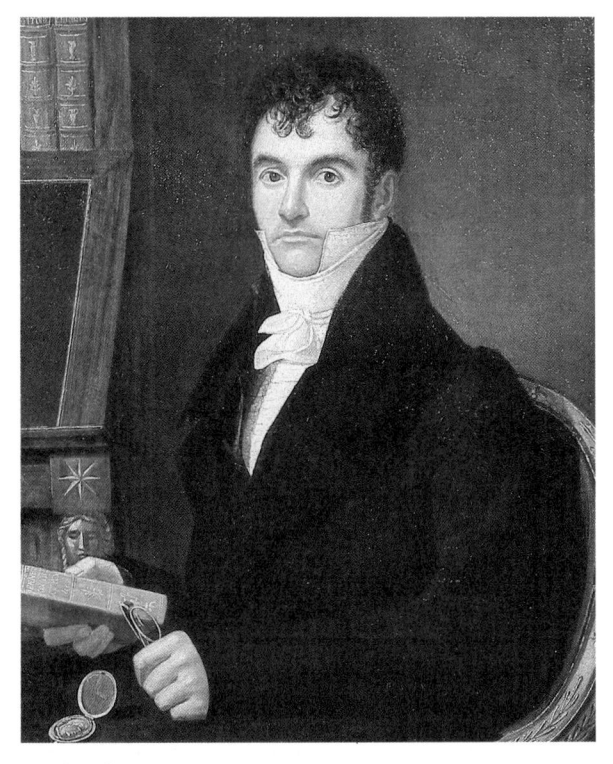

*Gerhard Reumont*

war er Inspektor der Aachener Heilquellen. Neben seiner Dissertation gab Reumont 1793 das Werk *On the irritability of plants* heraus; auch verfaßte er mehrere balneologische Schriften, darunter *Aachen und seine Heilquellen* (1828).

# Rhazes
*arabischer Arzt und Gelehrter, um 850–923/932*

Rhazes wurde als Mohammed Abu Bekr Ibn Sakarija al Rasi in Rai in der persischen Provinz Chorasan geboren, befaßte sich vorerst neben philosophischen Studien hauptsächlich mit der Kunst des Zitherspielens und war als Sänger wohlbekannt. Im Alter von 30 Jahren entschloß er sich, nach Bagdad zu ziehen und dort das Studium der Medizin aufzunehmen. Nach der Ausbildung kam er in seine Heimat zurück und übernahm hier die Leitung eines Krankenhauses. Bald verbreitete sich sein Ruf über die Grenzen, so daß der Kalif von Bagdad ihn an seinen Hof berief. Hier errang er solche Erfolge und eine derartige Popularität, daß man ihn den »Galen seiner Zeit« nannte. Bei einem Besuch seiner Heimat überreichte er dem Fürsten el Mansur sein berühmtes Werk *Ad Almansorem libri X,* was jedoch fatale Folgen haben sollte. Der erfreute Fürst forderte ihn nämlich auf, verschiedene chemische Experimente, die in dem Buch beschrieben waren, in seiner Gegenwart zu wiederholen. Die Versuche schlugen fehl, der Fürst schlug Rhazes mit einer Peitsche über das Gesicht, bezichtigte ihn der Lüge und entließ ihn ungnädig nach Bagdad. Von dieser Kränkung erholte sich der Gelehrte nie wieder; infolge des Schlages soll sich ein Star gebildet haben, den zu operieren er aber ablehnte. Da Rhazes in seinem Großmut bei der Unterstützung Bedürftiger nicht an sein eigenes Vermögen gedacht hatte, mußte er seinen Lebensabend in Krankheit und Bescheidenheit verbringen. Das umfangreiche schriftliche Werk gilt medizinischen, philosophischen, chemischen und astronomischen Themen. Angeblich existierten ursprünglich 237 Werke, bewiesen sind 37, gedruckt erschienen sieben. Das bekannteste ist zweifellos der *Continens,* ein Werk, das eine Vereinigung von arabischen Ärzten nach dem Tode des Rhazes aus allen seinen Schriften zusammengestellt hat. Die Auswahl wurde oft nicht gerade glücklich getroffen, so daß auch spontane Notizen des Rhazes und Auszüge anderer Autoren wie etwa Hippokrates oder Galen darin enthalten sind; ebenso scheinen Zitate späterer Ärzte auf. Auch ist die sinngemäße Kontinuität des Buches nicht immer gewahrt; ob dies die Schuld des Autorenkollegiums oder der Übersetzer ist, sei dahingestellt. Die ursprünglich 30 Bände umfaßten die gesamte Medizin einschließlich Chirurgie. Im 13. Jahrhundert erschien die erste lateinische Übersetzung. *Ad Almansorem libri X* ist eine zehnbändige Aufstellung aller medizinischen Fachgebiete und wurde bis weit ins Mittelalter hinein als Lehrbuch verwendet. Das wichtigste selbständige Werk des Rhazes ist eine Abhandlung über die Blattern, die erste zu diesem Thema. Obwohl er in seinen Anschauungen und Methoden stark an →Galen erinnert, ist Rhazes doch einer der selbständigsten arabischen Mediziner, unter anderem deshalb, weil er eigenen Erfahrungen ebenso großen Wert beimißt wie überliefertem Wissen.

# Rhesusfaktor

Im Jahre 1940 entdeckten →Karl Landsteiner und A. S. Wiener, daß die roten Blutkörperchen von etwa 85 Prozent der weißen Bevölkerung mit einem Meerschweinchenserum agglutinieren, das mit Blutkörperchen des Rhesusaffen versetzt wurde. Diese 85 Prozent bezeichnet man als Rhesus-positiv (Rh); sie besitzen den Agglutinationsfaktor. Bei den restlichen 15 Prozent traten keine Agglutinationserscheinungen auf; diese Rhesus-negativen (rh) Menschen bilden bei

Kontakt mit Rhesus-positivem Blut Antikörper. Viele scheinbar unerklärlichen Zwischenfälle bei Transfusionen resultierten aus der Unkenntnis dieser Tatsache. Das größte Problem ist die Rhesus-Sensibilisierung einer Rhesus-negativen Mutter während der Schwangerschaft durch das Rhesus-positive Blut des Kindes. Bei der ersten Schwangerschaft wirkt sich der Unterschied noch nicht aus; während der Geburt aber kommt es zum Kontakt mütterlichen Blutes mit dem kindlichen der anderen Gruppe, und ab dieser Zeit besitzt die Mutter Antikörper; die folgenden Schwangerschaften sind gefährdet, da sich das Blut von Mutter und Kind nicht verträgt. Die Schäden des Kindes nennt man Morbus haemolyticus neonatorum; man teilt sie je nach Schwere in drei Stadien ein, deren höchstgradiges meist eine Totgeburt bewirkt. Die Rhesus-Antikörper sind nicht von Natur aus vorhanden, sondern entstehen in einem Sensibilisierungsprozeß, sei es durch eine Geburt, sei es durch Transfusionen mit Blut des anderen Faktors.

## Richerand, Anthelme Balthasar Baron de
*französischer Chirurg, 1779–1840*

Nach dem Medizinstudium in Paris, das Richerand 1799 mit einer Dissertation über Frakturen des Oberschenkelhalskopfes abschloß, wandte er sich vorerst der Physiologie zu und veröffentlichte 1801 ein äußerst erfolgreiches chirurgisches Werk, das zahlreiche Neuauflagen und Übersetzungen erlebte. Sogar ins Russische und Chinesische wurde es übertragen. 1805/1806 erschien sein zweites bedeutendes Werk über chirurgische Behandlungsmethoden, das ähnlichen Erfolg hatte. Im Jahre 1806 nahm Richerand eine einflußreiche Stelle beim Heer an, blieb aber in Paris stationiert und erhielt ein Jahr später durch ein kaiserliches Dekret die Ernennung zum Professor der chirurgischen Pathologie. 1814 wirkte er am Hôpital Saint-Louis und machte sich um die Versorgung der Verwundeten verdient, wobei er nicht nach Rasse und Nationalität unterschied. 1815 wurde er in Anerkennung seiner Leistungen geadelt und hatte ab 1824 zusammen mit Boyer die Stelle des kaiserlichen Chirurgen inne. 1829 wurde er in den erblichen Adelsstand erhoben. Dem Stil der Zeit entsprechend war auch Richerand am Wettkampf um die gewagtesten und neuesten Operationen beteiligt. Auch ihm sind daher einige Verbesserungen der Methoden zu verdanken. Seine Schriften enthalten seine Ergebnisse auf diesem Gebiet, befassen sich aber auch mit anatomischen und physiologischen Themen. Er unterrichtete mehr als 30 Jahre lang, war aber als Lehrer nicht so anerkannt, da ihm die fesselnde Vortragsweise fehlte. Mit seinem Zeitgenossen →Dupuytren lag er jahrelang im Streit, der manchmal sehr erbittert geführt wurde; 1821 fand endlich die Versöhnung statt. Um 1832 begann sich Richerand von der praktischen Tätigkeit zurückzuziehen; er übersiedelte auf sein Landgut und widmete sich literarischen und philosophischen Studien.

## Richet, Charles
*französischer Physiologe, 1850–1935*

Als Sohn eines Chirurgen wollte auch Richet diese Laufbahn einschlagen, war schon während des Studiums bei →Le Fort tätig, gab aber diesen Wunsch wieder auf und wandte sich unter der Leitung von →Marey und →Vulpian der Physiologie zu. 1877 promovierte er, habilitierte sich 1879 und wurde 1887 Professor für Physiologie an der Pariser Universität. Diese Stelle bekleidete er bis zu seiner Emeritierung 1927. Die ersten Forschungsarbeiten betrafen Muskel- und Nervenphysiologie, Atmung, Sensibilität, Tuberkulosediät und Milchgärung. Diese Arbeiten führten Richet schließlich zu Untersuchungen über die Serumtherapie. 1888 erkannte er, daß das Blut von Tieren, die gegen eine Krankheit geimpft worden waren, einen Schutz gegen diese Krankheit darstellte. Den ersten Versuch am Menschen nahm er 1890 am Hôtel-Dieu in Paris vor. Damit war die Serumtherapie geboren. Sie bewirkt, im Gegensatz zur Schutzimpfung, die eine passive Immunisierung darstellt, eine aktive Immunisierung und bietet einen sofortigen Schutz, der nur kurze Zeit anhält. In diesem Zusammenhang und nach Zwischenfällen, die sich als Serumkrankheit zeigten, gelangte Richet zum Begriff der →Anaphylaxie. Diese Sonderform der Allergie ist eine Antigen-Antikörper-Reaktion und wird durch eine Überempfindlichkeit gegen das im Serum enthaltene Eiweiß hervorgerufen. Richets Name ist im Richetschen Phänomen verewigt, das die Reaktionslosigkeit nach der ersten Seruminjektion und eine um so heftigere Reaktion nach der zweiten bezeichnet. Im Jahre 1913 konnte Richet, der sich auch mit Parapsychologie beschäftigte, für seine Arbeiten über die Anaphylaxie den Nobelpreis in Empfang nehmen.

## Ricketts, Howard Taylor
*amerikanischer Pathologe, 1871–1910*

Nach der Promotion im Jahre 1897 wirkte Ricketts zwei Jahre lang an einem Spital in Chikago und wandte sich dann der Pathologie zu. Ab 1902 war er mit Vorlesungen über dieses Fach an der Universität von Chikago betraut. In dieser Stadt verbrachte er den Großteil seines Lebens; erst kurz vor seinem Tod folgte er einer Berufung an die Universität von Pennsylvania. Er fiel der Krankheit zum Opfer, die er an Ort und Stelle untersuchen wollte: dem Mexikanischen Typhus, der ihn im Alter von 39 Jahren in Mexico City dahinraffte. Die wichtigsten Forschungsarbeiten betrafen die Blastomykosen, das Felsengebirgsfieber (Rocky Mountains spotted fever) und den ebenerwähnten Typhus. 1908 konnte er als Erreger des Felsengebirgsfiebers die Rickettsia rickettsi entdecken; es ist dies ein Einzeller zwischen Bakterium und Virus, der neben dem Felsengebirgsfieber auch das Brasilianische Fleckfieber verursacht und durch Zecken von Hunden und Nagetieren auf den Menschen übertragen wird. Ricketts zu Ehren wurde die gesamte Gattung, die in mehrere Gruppen unterteilt wird, Rickettsia benannt. Im Jahr seines Todes konnte Ricketts noch die Übertragung des Mexikanischen Typhus durch die Kleiderlaus zeigen.

## Ricord, Philippe
*französischer Chirurg und Syphilisforscher, 1800–1889*

Aus seinem Geburtsort Baltimore in den Vereinigten Staaten kam Ricord als Kind französischer Eltern 1820 nach Paris und begann das Medizinstudium, das er vor allem unter →Dupuytren und →Lisfranc ablegte. Im Jahre 1826 promovierte er und praktizierte eine Zeitlang in französischen Städten, ehe er sich in Paris niederlassen konnte. Er erhielt eine Krankenhausstelle und leitete daneben Operationskurse, bis er 1831 den Posten des Chefchirurgen an einem Spital für Syphiliskranke übernahm. Dieses Amt bekleidete er bis zu seinem Übertritt in den Ruhestand. Daneben führte Ricord eine ausgedehnte Privatpraxis. Er gilt als einer der ersten modernen Syphilisspezialisten und erhielt zahlreiche Ehrungen und Auszeichnungen. 1850 wurde er Mitglied der Medizinischen Akademie, 1852 Leibarzt des Prinzen Napoléon, 1869 einer der kaiserlichen Chirurgen. Im Deutsch-Französischen Krieg leitete er die Lazarette von Paris und konnte hier manche Verbesserung durchsetzen. Seine Bedeutung liegt vor allem auf dem Gebiet der Syphilisforschung. Er teilte die →Syphilis in drei Stadien ein, unterschied zwischen weichem und hartem und zwischen Vaginal- und Urethralschanker. Ferner entwarf er ein Scheidenspekulum, das seinen Namen trägt. Sein schriftliches Werk enthält vor allem Untersuchungsergebnisse und Beobachtungen.

## Rieder, Hermann
*deutscher Röntgenologe, 1858–1932*

Nach medizinischen Studien an den Universitäten von München, Wien und Heidelberg promovierte der gebürtige Bayer in München, wandte sich vorerst der Inneren Medizin zu und habilitierte sich nach seiner Assistentenzeit in München 1892 zum Dozenten für dieses Fach. In seiner Habilitationsschrift behandelt er die Leukozytose und beschreibt die nach ihm Riedersche Formen benannten Lymphozytenmißbildungen. Als die Erfindung →Röntgens bekannt wurde, begann Rieder kurze Zeit später mit Forschungen auf diesem Gebiet. 1898 erhielt er eine außerordentliche Professur und den Lehrauftrag für physikalische Heilmethoden und konnte im gleichen Jahr auch die Leitung eines röntgenologischen Laboratoriums übernehmen. 1900 setzte er den Ausbau und die Erweiterung des physikalisch-therapeutischen Instituts durch und erlangte damit wie mit seinen hervorragenden Leistungen auf diesem Gebiet bald Weltruf als Physiotherapeut. Neben dieser Tätigkeit befaßte er sich weiterhin mit der Röntgenologie und legte besonders auf die radiologischen Magen-Darm-Untersuchungen großen Wert. 1904 veröffentlichte er eine diesbezügliche Schrift, in der er die Möglichkeiten der Kontrastmittelfüllungen behandelte. In den folgenden Jahren war Rieder mit anatomischen, pathologischen und physiologischen Untersuchungen des Magens beschäftigt. Aus jener Zeit stammen die Begriffe Riedersche Magenform (Angelhakenform) und Riedersche Mahlzeit. Auch dem Darm, vor allem dem Dickdarm, schenkte er Beachtung. 1909 führte er zum erstenmal kinematographische Aufnahmen des Magen-Darm-Kanals durch. Doch seine Arbeiten auf dem Gebiet der Röntgenologie betrafen nicht nur den Verdauungstrakt; auch in bezug auf Erkrankungen von Herz, Lungen, Knochen, Gallenblase usw. bereicherte er die Röntgendiagnostik durch seine Forschungen. Über die Ergebnisse seiner Untersuchungen liegen uns zahlreiche schriftliche Werke vor.

## Rindfleisch, Georg Eduard von
*deutscher Anatom und Pathologe, 1836–1908*

Nach medizinischen Studien an den Universitäten von Heidelberg, Halle und Berlin promovierte Rindfleisch

*Georg Eduard von Rindfleisch*

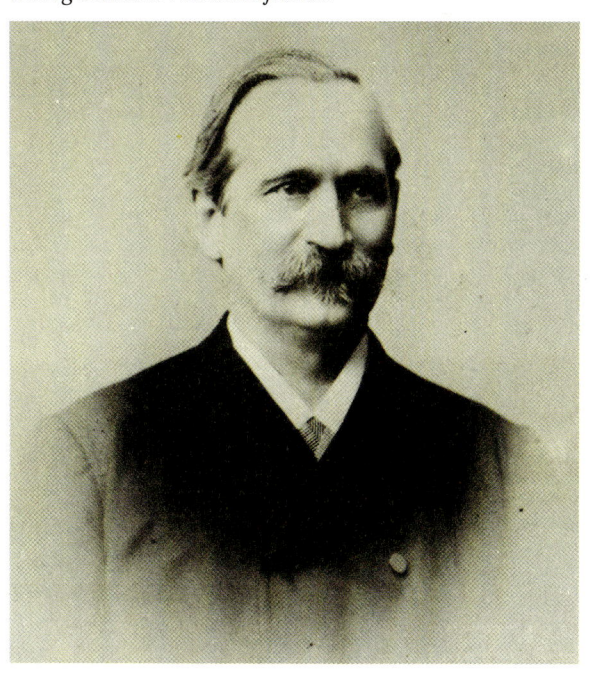

1860 in Berlin, nachdem er die letzten vier Jahre hier vor allem unter der Leitung von →Virchow gearbeitet hatte. 1861 kam er nach Breslau und habilitierte sich hier im selben Jahr zum Dozenten für pathologische Anatomie. Seine Antrittsvorlesung behandelte die Lungentuberkulose. 1862 folgte er einer Berufung nach Zürich, lehrte ebenfalls pathologische Anatomie und wurde 1864 außerordentlicher Professor; ein Jahr später ging er nach Bonn, wo er eine ordentliche Professur erhielt. 1873 kam er in gleicher Position nach Würzburg und verbrachte hier die Jahre bis zu seinem Tod. Auf einer Naturforscherversammlung in Lübeck (1895) trat er mit einer Naturphilosophie an die Öffentlichkeit, die die Lebenskraft innerhalb des Organismus sieht und sie durch die Vervollkommnung und Arbeitsteilung der einzelnen Organe als gegeben betrachtet. Seine wissenschaftlichen Arbeiten erlangten insbesondere auf dem Gebiet der Blutbildung Bedeutung.

## Riolan, Jean
*französischer Anatom, 1580–1657*

In seiner Heimatstadt Paris brachte Riolan das Medizinstudium hinter sich und promovierte 1604. Nach etlichen Jahren praktischer Tätigkeit ernannte man ihn zum Professor für Anatomie und Botanik; ferner war er Leibarzt Heinrichs IV. und Ludwigs XIII. 1931 begleitete Riolan die Königinmutter Maria von Medici ins Exil; nach ihrem Tode (1642) kehrte er nach Paris zurück und wurde hier mit den Lehrkanzeln für Anatomie, Botanik und Pharmazie betraut. Seine Lehrtätigkeit zog von weither die Studenten an; Riolan verband in seinen anatomischen Vorlesungen dieses Fach auf das beste mit der Pathologie. Er betonte den Wert anatomischer Kenntnisse für den praktischen Arzt. Seine charakterlichen Mängel allerdings machten ihn zu keinem angenehmen Zeitgenossen für seine Kollegen. So bekämpfte er die Entdeckung →Harveys vom Blutkreislauf und vertrat die Ansicht, daß ein Lungenkreislauf nicht existieren könne, da die Lungen die durch die Pulmonalarterien tretende Blutmenge gar nicht aufnehmen könnten. Auch gegen →Thomas Bartholin und →Pecquet verfaßte er mehrere polemische Schriften. Dennoch sind Riolans Verdienste um die Anatomie nicht zu schmälern. Zahlreiche Entdeckungen gehen auf ihn zurück; so fand er beispielsweise etliche Muskel, beschrieb zum erstenmal die Menisken der Knie, das Netz, das Mesenterium und die Appendices epiploicae des Dickdarms. Auch um den anatomischen Unterricht machte er sich verdient. In seinem umfangreichen schriftlichen Werk sind seine Untersuchungen und Entdeckungen festgehalten.

*Jean Riolan*

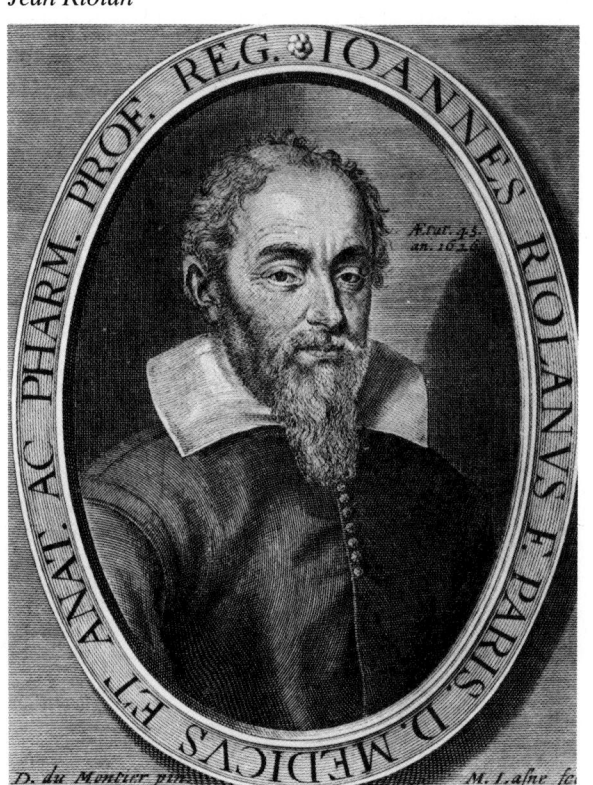

## Robin, Charles
*französischer Histologe und Biologe, 1821–1885*

Im Anschluß an das Medizinstudium in Paris nahm Robin an einer Forschungsreise an die Küsten der Normandie teil, auf die er →Hermann Lebert als Assistent begleitete. Der Zweck dieser Reise war die Sammlung von Schaustücken zur vergleichenden Anatomie für ein Museum. Ein Jahr nach der Rückkehr nach Paris promovierte Robin 1846. Vorerst wandte er sich der Histologie zu und machte sich bald einen Namen auf diesem Gebiet; als einer der ersten führte er die mikroskopischen Techniken in die normale und pathologische Anatomie ein. 1847 wurde er außerordentlicher Professor für Naturgeschichte und veranstaltete auch Vorlesungen über allgemeine Anatomie, die großen Zuspruch fanden. 1858 ernannte ihn die Medizinische Akademie zu ihrem Mitglied; 1862 übernahm er die Lehrkanzel für Histologie, die gerade gegründet worden war; ab 1866 gehörte er der Akademie der Wissenschaften an. Daneben hatte Robin politische Funktionen inne; er stand auf der Seite der republikanischen Linken und hatte daher heftige Kämpfe sowohl mit der Geistlichkeit auszutragen, die ihn als Atheisten und Materialisten anprangerte, als auch mit den Konservativen. Selbst als es seinen Gegnern gelang, ihn von der Geschworenenliste streichen zu lassen, hatte er in seiner Heimatprovinz dennoch jahrelang wichtige Positionen inne. Obwohl die Studenten seine politischen Aktivitäten nicht guthießen und es daher oft zu Tumulten kam, behielt Robin seine Stellungen bei. Er befaßte sich mit einem großen wissenschaftlichen Gebiet, das sich über Histologie, Physiologie, Pathologie und Parasitologie erstreckte; über all diese Themen verfaßte er Schriften, die ein umfangreiches Gesamtwerk ergeben.

## Roederer, Johann Georg
*deutscher Geburtshelfer, 1726–1763*

In seiner Heimatstadt Straßburg begann Roederer das Medizinstudium, setzte es ab 1747 in Paris fort, kam ein Jahr später nach London und studierte hier Anatomie unter →William Hunter sowie Geburtshilfe unter →Smellie. Im gleichen Jahr reiste er nach Leiden, bildete sich anatomisch weiter und beendete die Ausbildung an der Universität von Göttingen. Er kehrte nach Straßburg zurück, nahm weiterhin geburtshilflichen Unterricht und promovierte 1750. 1751 folgte er einer Berufung nach Göttingen, wo er eine außerordentliche Lehrkanzel für Geburtshilfe übernahm und ein geburtshilfliches Institut nach Straßburger Muster gründete. Bald war Roederers Lehrtätigkeit weithin bekannt. Als →Haller, der für die Berufung Roederers nach Göttingen verantwortlich war, seine Lehrkanzeln aufgab, übernahm sie Roederer 1753; es handelte sich um die der Anatomie und der Chirurgie. Später las er darüber hinaus Gerichtsmedizin, leitete Sezier- und Operationskurse und unterrichtete schließlich statt Anatomie Physiologie. Dieses umfangreiche Arbeitsgebiet konnte die schwache Konstitution Roederers, der 1754 auch zum Leibarzt des englischen Königs ernannt worden war, nicht verkraften: schon mit 37 Jahren verstarb er vor einer Reise nach Paris. Das wichtigste Fach dieses vielseitigen Mediziners war zweifellos die Geburtshilfe, in der er den Beginn der wissenschaftlichen Auffassung dieser Disziplin in Deutschland markierte. Er bereicherte das Fach um verschiedene Untersuchungsmethoden, unterschied drei Grade der Einklemmung des kindlichen Schädels bei zu engem Becken und prägte den Begriff »Conjugata« als Bezeichnung für den Beckendurchmesser. Ferner vermied er die zu häufige Anwendung der Geburtszange. Auch auf anderen Gebieten hinterließ Roederer Schriften. Sie befassen sich mit Themen aus Gerichtsmedizin, Kinderheilkunde, Innerer Medizin und anderem.

## Roger von Salerno
*italienischer Chirurg, zweite Hälfte des 12. Jahrhunderts*

Der erste Vertreter einer eigenständigen abendländischen Chirurgie entstammte der langobardischen Familie Frugardi. Er verfaßte ein berühmtes chirurgisches Lehrwerk, das sich vornehmlich auf arabische Mediziner und →Alexander von Tralles sowie →Gariopontus beruft. Die erste gedruckte Ausgabe der *Ars chirurgica* erschien 1546 in Venedig. Obwohl dieses Werk vor allem als erstes schriftliches Dokument der abendländischen Chirurgie anzusehen ist, wurde es doch von einer Bearbeitung, die →Rolando Capelluti um 1240 verfaßt hatte, weitgehend verdrängt.

## Rokitansky, Karl Freiherr von
*österreichischer Pathologe, 1804–1878*

Der aus Königgrätz gebürtige Böhme studierte in Wien und Prag Medizin, erhielt 1827 eine Assistentenstelle am pathologisch-anatomischen Institut und promovierte ein Jahr später. 1834 übernahm er die Stelle des Prosektors am Wiener Allgemeinen Krankenhaus und wurde im gleichen Jahr zum außerordentlichen Professor der Pathologie ernannt. Zehn Jahre später erhielt er die Lehrkanzel für pathologische Anatomie, 1863 einen einflußreichen Posten in der Organisation des medizinischen Universitätsunterrichts. Schon 1848 hatte ihn die Wiener Akademie der Wissenschaften zu ihrem Mitglied gemacht; 1869 wählte sie ihn zu ihrem Präsidenten. 1870 wurde er Mitglied der Pariser Akademie der Wissenschaften und Präsident des Wiener anthropologischen Vereins; einige Jahre zuvor hatte er den Vorsitz der Wiener Gesellschaft der Ärzte übernommen. Daneben war Rokitansky noch politisch tätig; er hatte auf Lebenszeit die Funktion eines Mitglieds des Herrenhauses inne und war eine Zeitlang auch dessen Sprecher. 1875 wurde er emeritiert und starb drei Jahre später an einem Asthmaanfall. Im Laufe seines Berufslebens hat Rokitansky an die 30.000 Sektionen durchgeführt; auf diesen basiert die große Zahl seiner Entdeckungen und Berichtigungen irrtümlicher Ansichten. Obwohl er erst im Alter von 39 Jahren die mikroskopischen Techniken erlernte und sie nie perfektionierte, erzielte Rokitansky auf dem Gebiet der mikroskopischen Pathologie Erfolge. So definierte er einige Krebsarten neu, ordnete verschiedene Epithelneubildungen diesen zu, untersuchte die Gewebewucherungen und erkannte die Wucherungen der Neuroglia als Ursache der Hirnhypertrophie. Er unterschied zwischen der lobären und der lobulären Pneumonie, bereicherte die Untersuchungen über die akute Magendilatation und die Lungenschädigungen durch die typhoiden Fieber. Die von ihm zum erstenmal als eigene Krankheit beschriebene akute gelbe Leberatrophie trägt als Rokitanskysche Krankheit seinen Namen. Ferner erforschte er die Mikropathologie des Emphysems und lieferte die erste Beschreibung der Spondylolisthesis, bei der ein Wirbel, meist der vierte oder fünfte Lendenwirbel, über den nächsten gleitet. Sein Hauptwerk ist das berühmte *Handbuch der pathologischen Anatomie,* das zwischen

1842 und 1846 in drei Bänden erschien. Rokitansky ließ sich mit diesem Werk lange Zeit; er zögerte selbst dann noch, als ihm bereits 16.000 Autopsieprotokolle zur Verfügung standen. Als er aber erfuhr, daß sein Schüler, der Inhaber des Lehrstuhls für Gerichtsmedizin →Kolletschka, ein eigenes Werk plante, beendete er die Arbeiten und veröffentlichte sein Handbuch. In diesem Werk werden die makro- und die mikroskopischen Veränderungen bei Krankheiten, ihre Entwicklung, statistische Häufigkeit und Kombination so erschöpfend behandelt, daß dank des komplexen Aufbaus auch das Selbststudium durchaus möglich war. Als Anhänger der Humoralpathologie vertrat Rokitansky die »Krasenlehre« (Lehre von den Körpersäften und ihrer »Mischung« im Körper) und versuchte manche Erscheinungen auf chemiatrischem Weg zu erklären. Nach den Arbeiten →Virchows, deren Bedeutung Rokitansky anerkannte, wandte er sich von der Chemiatrie ab und ersetzte sie durch vor allem morphologische Grundsätze. Neben den ausgesprochen wissenschaftlichen Arbeiten befaßte sich Rokitansky mit der medizinischen Philosophie. Er erklärte den Materialismus als Grundlage der Forschung für unerläßlich; als Weltanschauung sei er aber abzulehnen. Er befaßte sich mit der Philosophie Schopenhauers und fügte eigene Interpretationen hinzu. In seiner Stellung als Medizinalreferent machte er seinen Einfluß auf die Organisation des medizinischen Unterrichts geltend und reformierte vor allem die Grazer und die Innsbrucker medizinische Fakultät. Auf ihn geht die Berufung →Skodas und →Billroths zurück; nach Prag brachte er →Klebs und Breisky. →Theodor Meynert verdankt ihm das Leichenmaterial für seine Untersuchungen sowie die erste österreichische psychiatrische Klinik. Rokitansky, einer der führenden Vertreter der zweiten →Wiener medizinischen Schule, setzte 1862 durch, daß ein Gebäude zur Verfügung gestellt wurde, in dem die Sezierübungen abgehalten und die pathologisch-anatomische Sammlung aufgestellt werden konnte. Zu seinem 70. Geburtstag, der ihm eine Fülle von Ehrungen und Auszeichnungen brachte, erfolgte auch die Erhebung in den Freiherrnstand.

# Rolando Capelluti
*mittelalterlicher Arzt,*
*12./13. Jahrhundert*

Das Medizinstudium brachte Rolando vermutlich in Salerno als Schüler des →Roger von Salerno hinter sich. Historisch bewiesen ist, daß er sein Leben in Bologna als Wundarzt und Lehrer der Chirurgie verbrachte. Um 1240 verfaßte er einen Kommentar zur *Chirurgia* des Roger, der bald bekannter war als das Original. Großteils lehnt sich das Werk eng an das Vorbild an, weicht nur in wenigen Punkten ab. Während des Mittelalters stand es als chirurgisches Lehrbuch in hohem Ansehen. Später beschuldigte man Rolando, sich das geistige Eigentum Rogers angeeignet zu haben; zu seiner Ehrenrettung sei allerdings an das Ende des Buches erinnert, wo er seinen Lehrmeister als Vorbild angibt. Die *Chirurgia Rolandini* erschien 1498 zum erstenmal gedruckt in Bergamo.

# Rolando, Luigi
*italienischer Anatom und Physiologe, 1773–1831*

In seiner Heimatstadt Turin studierte Rolando Medizin und promovierte 1793. Er praktizierte einige Jahre und wurde 1801 Mitglied der Fakultät. Als Leibarzt König Viktor Emanuels folgte er diesem nach der Besetzung Piemonts durch die Franzosen nach Sardinien, wo er 1804 an der Universität von Sassari die Lehrkanzel für praktische Medizin erhielt. 1814 kam er nach Turin zurück, wurde zum Professor für Anatomie sowie zum Hofmedicus ernannt und verbrachte in dieser Stadt seine letzten Jahre. Rolando gehört zu den bedeutendsten italienischen Physiologen des 19. Jahrhunderts. Neben seinen atmungsphysiologischen Arbeiten sind seine gehirnanatomischen Forschungen besonders erwähnenswert. In diesem Bereich sind verschiedene Begriffe nach ihm benannt: der Sulcus centralis wird auch als Rolandosche Furche bezeichnet; ebenso tragen die Substantia gelatinosa posterior und das Tuberculum cinereum seinen Namen.

# Romberg, Moritz Heinrich
*deutscher Pathologe und Neurologe, 1795–1873*

Nach Abschluß des Medizinstudiums in Berlin promovierte Romberg 1817 mit einer Dissertation über Rachitis und reiste anschließend nach Wien, wo er mit →Johann Peter Frank in Kontakt trat. Nach seiner Rückkehr ließ er sich 1820 in Berlin als Armenarzt nieder und habilitierte sich zehn Jahre später als Privatdozent für Pathologie und Therapie. Im folgenden Jahr, 1831, übernahm er die Leitung eines Choleralazaretts. Ab 1834 hielt er Vorlesungen über propädeutische Klinik und führte auch dabei praktische Demonstrationen durch, bei denen er besonderen Wert auf die physikalischen Untersuchungsmethoden legte. 1838 ernannte man ihn zum außerordentlichen Professor seines Fachs; zwei Jahre später konnte er die Leitung der Universitätspoliklinik in Berlin übernehmen; 1845 erhielt er eine ordentliche Professur für spezielle Pathologie und Therapie. Nun gab er die Stelle als Armenarzt auf und widmete sich ausschließlich der wissenschaftlichen und der Lehrtätigkeit. Rombergs wichtigste Leistungen liegen auf dem Gebiet der Neuropathologie, wobei er die Diagnose- und Behandlungsmethoden sowie die physiologischen Kenntnisse seiner Zeit in ein zusammenhängendes System einordnete. Auch die Krankheiten gruppierte er und machte Therapievorschläge. Er hinterließ ein umfangreiches schriftli-

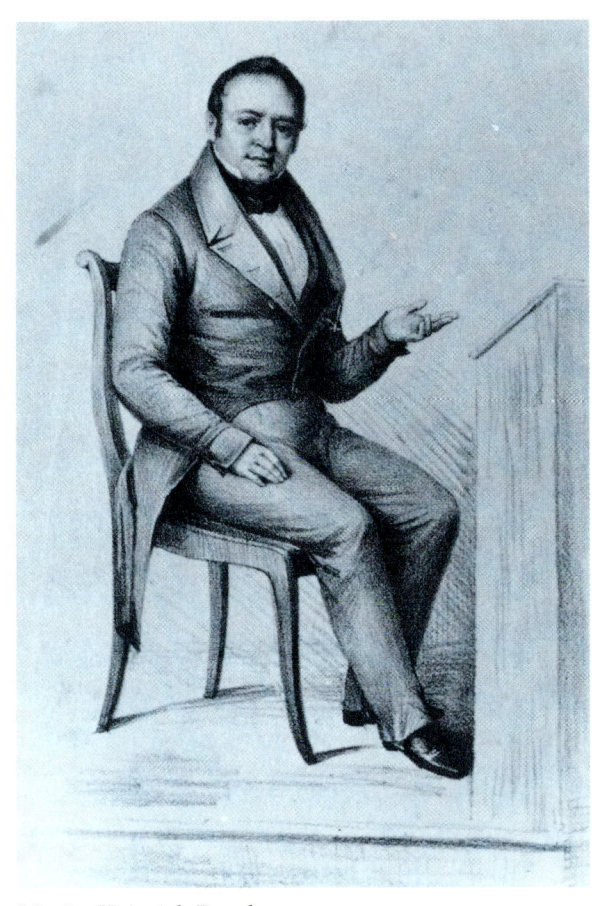

*Moritz Heinrich Romberg*

ches Werk zu seinen Untersuchungen, in dem die nach ihm benannten Begriffe erstmals auftauchen. Wir nennen hier etwa die Rombergsche Krankheit, Hemiatrophia faciei progressiva, ein fortschreitender Gesichtshälftenschwund, der durch Innervationsstörungen nach Schädigung des Sympathikus verursacht wird. Unter Rombergschem Syndrom versteht man das Schwanken bei geschlossenen Augen, das bei Patienten mit Tabes dorsalis und Kleinhirnerkrankungen vorkommt. Das Rombergsche Zeichen tritt als Schmerz im Oberschenkel bei einer eingeklemmten Hernia obturatoria auf.

## Rondelet, Guillaume
*französischer Arzt und Naturwissenschaftler, 1507–1566*

Durch seine geschwächte Gesundheit konnte Rondelet erst im Alter von 18 Jahren in seiner Heimatstadt Montpellier die Schulen hinter sich bringen; er holte jedoch so schnell auf, daß er vier Jahre später schon nach Paris zog und hier das Medizinstudium begann. Nach Erlangung des Bakkalaureats zog er in die Provence und ließ sich dort als Arzt nieder; daneben unterrichtete er als Privatlehrer Kinder vornehmer Familien. Einige Jahre später kam er wieder nach Paris und setzte das Medizinstudium fort, das er weiterhin durch Privatunterricht finanzierte. Nun wandte er sich besonders der Anatomie zu und promovierte nach einem weiteren Jahr der ärztlichen Praxis 1537 in Montpellier. 1545 wurde er auf eine medizinische Lehrkanzel berufen, erhielt daneben eine Leibarztstelle bei einem Kardinal und begleitete diesen auf mehreren Reisen, die er zu wissenschaftlichen Zwecken nutzte. Unter anderem befaßte er sich mit Untersuchungen der Fischarten an der Meeresküste und mit botanischen Studien. 1549 kam Rondelet nach Rom, wo er ein Jahr verbrachte, bereiste danach Venedig, Pisa, Bologna und Ferrara und kehrte nach Montpellier zurück. Hier konnte er 1556 den Bau eines anatomischen Theaters durchsetzen und wurde später zum Kanzler der Universität gewählt. Dieses Amt bekleidete er bis zu seinem Tod.

## Röntgen, Wilhelm Conrad
*deutscher Physiker, 1845–1923*

Der berühmte deutsche Wissenschaftler, Empfänger des ersten Nobelpreises für Physik im Jahre 1901, verbrachte die Schulzeit in Holland und begann das Mathematik- und Physikstudium in Zürich. Nach Abschluß der Ausbildung trat er eine Assistentenstelle in Würzburg an, kam später nach Straßburg und habilitierte sich hier 1874 zum Privatdozenten. Das nächste Jahr sah ihn in Hohenheim, wo er als Professor für Mathematik und Physik wirkte. 1876 kehrte er als außerordentlicher Professor nach Straßburg zurück und folgte 1879 einer Berufung nach Gießen als ordentlicher Professor für Physik und Leiter des Physikalischen Instituts. 1885 kam er nach Würzburg; seine letzte Station war ab 1900 München. In Würzburg machte er jene Entdeckung, die die medizinischen Diagnosemethoden revolutionieren sollte. Bei Experimenten mit der Vakuumröhre, bei denen die elektrische Leitfähigkeit der Gase festgestellt werden sollte,

*Allegorie auf Röntgen*

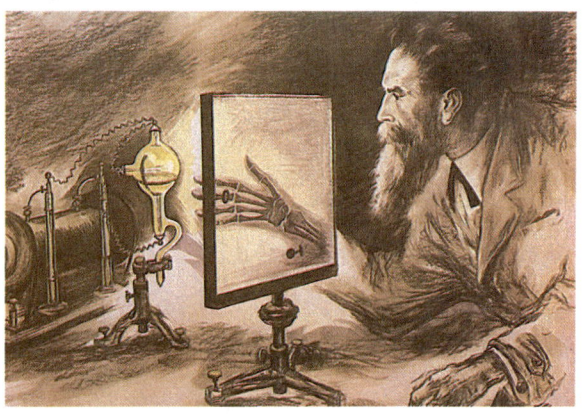

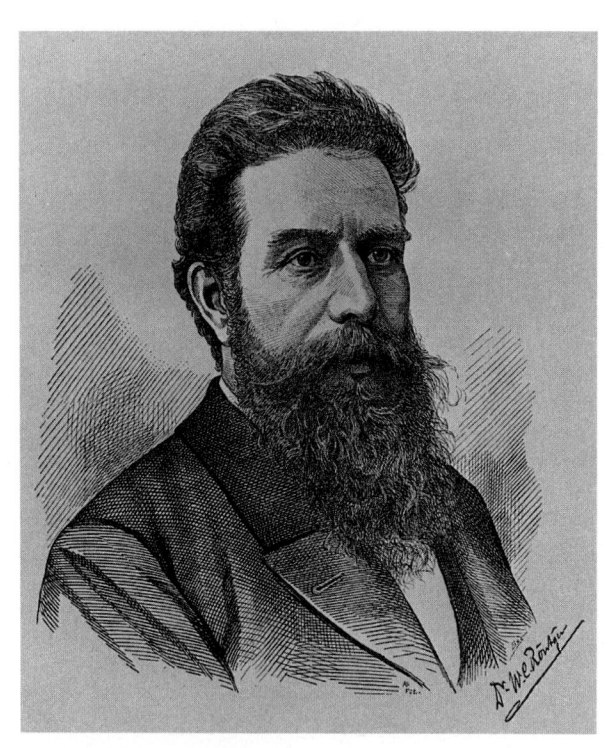

*Wilhelm Conrad Röntgen*

entdeckte er plötzlich, daß ein in der Nähe stehender Fluoreszenzschirm aufleuchtete. Dieses Leuchten zeigte sich auch dann, als er die Röhre abdeckte. So erkannte Röntgen, daß die von ihm als X-Strahlen bezeichneten Strahlen verschiedene Substanzen durchdringen konnten. Auch die Reaktion fotografischer Platten beobachtete er. Schon einige Wochen später machte Röntgen der physikalisch-medizinischen Gesellschaft in Würzburg Mitteilung von seiner Entdeckung, und Anfang 1896 erschien seine berühmte Schrift *Eine neue Art von Strahlen.* Im gleichen Jahr schon wurden ihm Ehrungen und Auszeichnungen zuteil; eine finanzielle Auswertung seiner Erfindung lehnte er jedoch ab und verbrachte die letzten Lebensjahre nicht sehr vermögend, obwohl er 1901 mit dem Nobelpreis ausgezeichnet worden war. Röntgens Entdeckung war neben dem Genie des Forschers zu einem Teil dem Zufall zu verdanken. Vor ihm hatten nämlich schon einige Wissenschaftler bemerkt, daß fotografische Platten, die in der Nähe von Vakuumröhren aufbewahrt wurden, unbrauchbar geworden waren; allerdings hatte vor Röntgen keiner das Leuchten des Schirms erlebt. Er führte seine Untersuchungen weiter, beschrieb die verschiedenen Eigenschaften seiner Strahlen und erkannte, daß sie sich anders verhielten als die bekannten infraroten, sichtbaren und ultravioletten Strahlen. Auch anderen physikalischen Themen wandte er seine Aufmerksamkeit zu; beispielsweise der Wärmeleitfähigkeit der Kristalle, der Piezoelektrizität, der Lichtpolarisation und der Wärmeabsorption verschiedener Gase. Röntgens Name ist in zahlreichen Begriffen verewigt, von der Röntgenastronomie bis zur Röntgenuntersuchung, wobei die Bezeichnung Röntgenstrahlen 1896 von Albert von Kölliker geprägt wurde.

## Roser, Wilhelm
*deutscher Chirurg, 1817–1888*

Aus seiner Heimatstadt Stuttgart kam Roser 1834 zum Medizinstudium nach Tübingen und promovierte dort 1839. Anschließend unternahm er eine Studienreise nach Würzburg, Halle, Wien und Paris und knüpfte überall Kontakte zu den berühmten Persönlichkeiten der Medizin; in Wien lernte er →Rokitansky und →Skoda kennen, in Paris trat er mit →Malgaigne, →Velpeau und →Cruveilhier in Verbindung. 1841 habilitierte sich Roser in Tübingen für Chirurgie und begründete mit zwei Kollegen das *Archiv für physiologische Heilkunde,* in dem er gegen die naturphilosophische und naturhistorische Auffassung der Medizin auftrat. 1846 verließ er Tübingen, verzichtete aus persönlichen Gründen auf die Dozentur und nahm eine Stelle als Amtsarzt in Reutlingen an; 1851 aber folgte er einer Berufung nach Marburg, wo ihm die Lehrkanzel für Chirurgie übertragen wurde. Hier verbrachte er den Rest seines Lebens. In Marburg entdeckte Roser sein Interesse für die Augenheilkunde; er konnte die Errichtung einer eigenen Klinik für dieses Fach durchsetzen und eine Lehrkanzel schaffen, die seinem Assistenten übergeben wurde. Roser kann zu den bedeutendsten deutschen Chirurgen gerechnet werden. Sein Arbeitsgebiet war vielfältig; verschiedene Begriffe tragen noch heute seinen Namen. Wir erinnern hier an die Roser-Nélatonsche Linie zwischen Spina iliaca ventralis und Tuber ossis ischii, weiters an den von ihm erfundenen Mundsperrer zur Öffnung krampfhaft geschlossener Kiefer und das Roser-Braunsche Zeichen, das besagt, daß bei Rückenmarksoperationen die freigelegte Dura über einem Krankheitsherd nicht pulsiert. Sein schriftliches Werk ist sehr umfangreich und enthält neben Lehrwerken etwa 150 Schriften über seine Verbesserungen und Entwicklungen chirurgischer Techniken.

## Ross, Sir Ronald
*englischer Bakteriologe, 1857–1932*

Aus seinem Geburtsland Indien kam Ross nach London, um Medizin zu studieren. Nach der Promotion (1881) schloß er sich dem Indian Medical Service an und wandte seine Aufmerksamkeit ab 1892 dem Studium der Malaria zu. 1895 wies er nach, daß die Malaria durch Moskitos übertragen wird; 1897/98 konnte er den Lebenszyklus der Malariaparasiten klären. 1899 trat er aus dem indischen Gesundheitsdienst aus und unternahm im selben Jahr eine Reise nach Westafrika, um sich ebenfalls mit Untersuchungen über die Malaria zu befassen. Danach widmete er sich nur mehr der

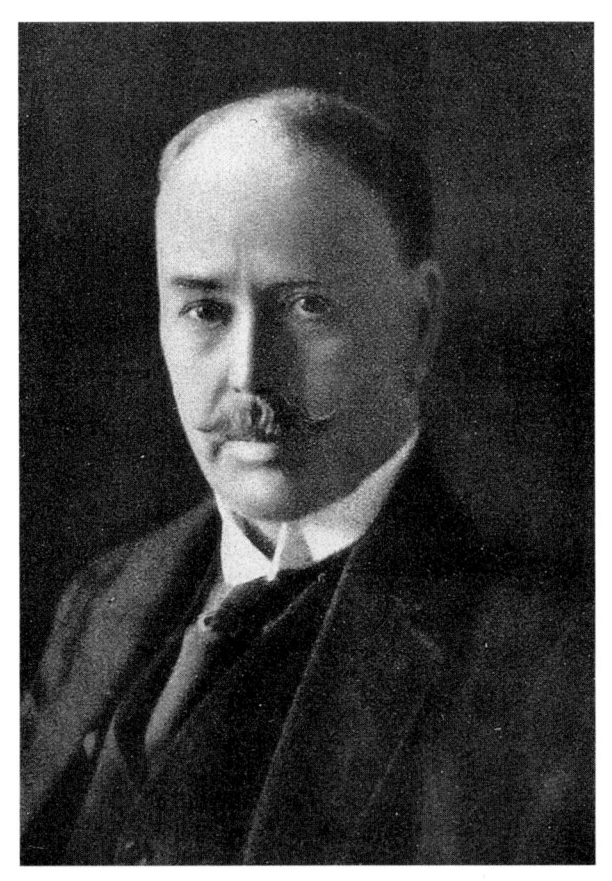

*Sir Ronald Ross*

Forschung und dem Unterricht am Institut für Tropenkrankheiten in Liverpool. Bald erhielt er die Ernennung zum Professor für dieses Fach; 1913 kam er nach London, wo er als Tropenmediziner an einem Spital arbeitete. Hier übernahm er wenig später die Leitung des Hospitals für Tropenkrankheiten und eines von ihm gegründeten Instituts. Nachdem Ross für seine Forschungen über den Kreislauf der Malariaplasmodien 1902 mit dem Nobelpreis ausgezeichnet worden war, wurde er 1911 in Anerkennung seiner Verdienste geadelt. Während des Ersten Weltkriegs hatte er einflußreiche Positionen inne.

# Roux, Philibert Joseph
*französischer Chirurg, 1780–1854*

Nach der militärmedizinischen Ausbildung, die sein Vater leitete, und einigen Jahren in der Armee ging Roux nach Paris, um das akademische Medizinstudium aufzunehmen. Auf diese Zeit geht seine Freundschaft mit →Bichat zurück, mit dem ihn auch eine enge Zusammenarbeit verband. Nach dessen Tod (1802) führte Roux seinen Unterricht in Anatomie und Physiologie fort und begann mit chirurgischen Vorlesungen. Bald kam es zum ersten Zweikampf mit →Dupuytren; Roux wurde nach Vorlage seiner Schrift zwar nicht Professor, erhielt aber 1807 eine Stelle als Chirurg an einem Pariser Spital und 1810 an der Charité. Zwei Jahre später sah er sich wieder mit Dupuytren konfrontiert, wobei es um den Lehrstuhl der Chirurgie ging; Dupuytren errang diesen zwar, doch Roux' These über die Behandlung von Knochenleiden durch Amputationen und Resektionen trug zur Vergrößerung seines Rufes bei. 1813 veröffentlichte er ein Lehrbuch der Chirurgie und reiste ein Jahr später nach England, wo er die Entwicklung der englischen Chirurgie kennenlernte und ihre Vorteile zur Kenntnis nehmen mußte. Mehrere Schriften zu diesem Thema folgten nach der Rückkehr. Im Jahre 1820 ernannte man ihn endlich zum Professor der Chirurgie; 1835, nach Dupuytrens Tod, wurde er dessen Nachfolger als Chirurg am Hôtel-Dieu; ferner war er Mitglied der Medizinischen Akademie und zweimal ihr Präsident. Trotz seiner unbestreitbaren Großtaten auf dem Gebiet der Chirurgie erlangte Roux nie den Ruhm seines Widersachers Dupuytren, vermutlich auch wegen seines Charakters, dem das laute und selbstsichere Auftreten Dupuytrens widerstrebte. Seine größe Leistung ist die Erfindung und Beschreibung der Staphylorrhaphie, der operativen Schließung von Lücken des harten Gaumens. Neben vielfältigen chirurgischen Werken, die sich über mehrere Fachgebiete erstrecken, wandte er sein Interesse der Augenheilkunde zu und brachte auch sie mit der Chirurgie in Verbindung. In seinen letzten Jahren wollte Roux ein großangelegtes Werk verfassen, das alle seine Erfahrungen enthalten sollte; er konnte jedoch nur zwei Bände fertigstellen.

# Roux, (Pierre Paul) Emile
*französischer Mikrobiologe, 1853–1933*

Nach medizinischen Vorstudien kam Roux 1872 nach Paris, wo er die Ausbildung an der Fakultät sowie am Hôtel-Dieu fortsetzte. Er arbeitete im pathologisch-anatomischen und im chemischen Laboratorium, war aus finanziellen Gründen auch am Vâl-de-Grace tätig und wurde von seinem Chemieprofessor schließlich an →Louis Pasteur vermittelt, der gerade einen Mediziner für sein Laboratorium brauchte. 1878 trat er als Präparator bei Pasteur ein. Bald genoß er dessen Vertrauen, übernahm die Leitung verschiedener Labors, führte nach Pasteurs Tod (1895) eine Abteilung am Institut Pasteur und war von 1904 bis zu seinem eigenen Tod Direktor der Anstalt. Die ersten Arbeiten Roux' betrafen die Infektionskrankheiten. Zusammen mit Pasteur konnte er 1880 eine Abschwächung der Vakzine der Hühnercholera bei Alterung nachweisen, ebenso die pathogene Rolle der Staphylokokken und Streptokokken. An Pasteurs Untersuchungen über den Milzbrand war Roux ebenso beteiligt wie an den Tollwutforschungen. Das erste selbständige Arbeitsgebiet war die Diphtherie. Der Erreger war bereits seit 1884 bekannt. Zusammen mit →Yersin konnte Roux

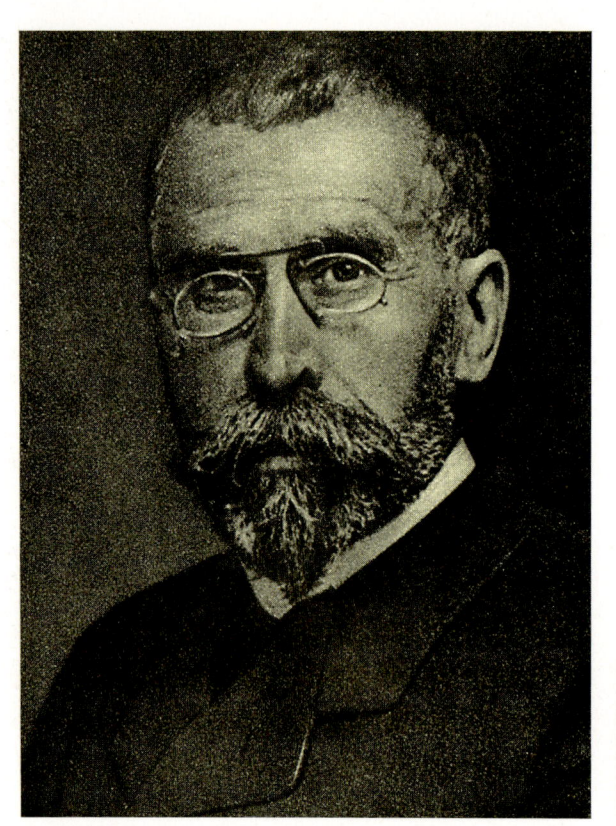

*Emile Roux*

und Straßburg. Zu seinen wichtigsten Lehrern gehörte →Rudolf Virchow, bei dem er in Berlin studierte. Nach der Promotion in Jena (1878) arbeitete Roux am Hygieneinstitut in Leipzig, nahm 1879 eine Stelle als Assistent am anatomischen Institut in Breslau an und habilitierte sich hier ein Jahr darauf zum Dozenten. 1886 folgte die Ernennung zum außerordentlichen Professor, und 1888 übernahm er die Leitung des dank seiner Initiative gegründeten ersten deutschen Instituts für Entwicklungsgeschichte und Entwicklungsmechanik in Breslau. Ein Jahr später folgte er einer Berufung nach Innsbruck, wo er die Lehrkanzel für Anatomie übernahm; 1895 vertauschte er sie mit der in Halle und lebte hier bis zu seinem Tod drei Jahre nach der Emeritierung. Roux' Bedeutung liegt vor allem in der Begründung der von ihm »Entwicklungsmechanik« genannten Entwicklungsphysiologie. Durch zahlreiche Versuche und Beobachtungen an Eiern und frühen Keimlings- und Entwicklungsstadien gelangte Roux zu seiner Auffassung vom Entstehen eines Entwicklungs-

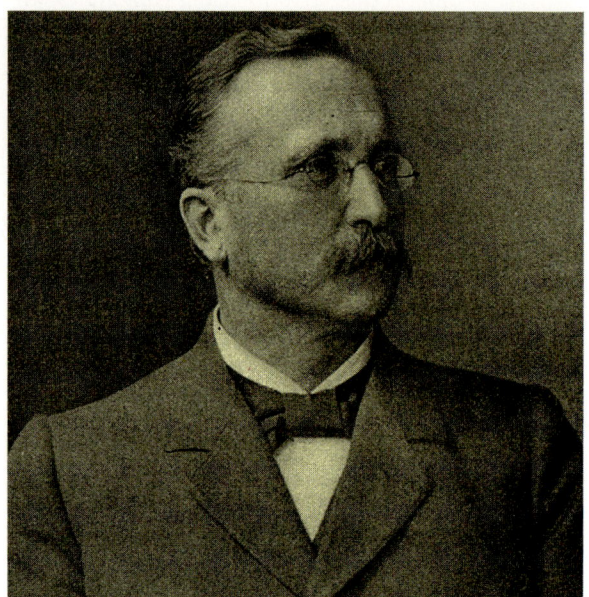

das Toxin der Bakterien absondern und die Krankheit experimentell auslösen. Nach der Erkenntnis →Behrings, daß Tiere gegen dieses Toxin ein Antitoxin entwickeln können, befaßte sich Roux sofort mit den Möglichkeiten einer Schutzimpfung, die großen Erfolg hatte. »Le Figaro« veranstaltete eine Geldsammlung und trug so zur Errichtung eines Seruminstituts bei. Seit 1893 widmete sich Roux Arbeiten über den Wundstarrkrampf. Er entwickelte ein Serum und verfaßte mehrere Schriften über dieses Thema. Außerdem beschäftigte er sich mit der Choleraimpfung, mit der Lungenseuche und zusammen mit →Metschnikow mit der experimentellen Schimpansensyphilis; er erfand auch eine Methode zur Züchtung von Tuberkelbazillen auf glyzerinhaltigen Nährböden. Neben all seiner wissenschaftlichen Arbeit war Roux mit Vorlesungen über Mikrobiologie am Institut Pasteur betraut. Zahlreiche Ehrungen wurden ihm zuteil: 1896 ernannte ihn die Medizinische Akademie und 1889 die Akademie der Wissenschaften zu ihrem Mitglied.

## Roux, Wilhelm
*deutscher Anatom und Entwicklungsphysiologe, 1850–1924*

Neben der Universität seiner Heimatstadt Jena besuchte Roux die medizinischen Fakultäten von Berlin

*Wilhelm Roux*

stadiums aus dem vorhergehenden. Die zwei Bände seiner *Abhandlungen über Entwicklungsmechanik der Organismen* sind im Jahre 1895 in Leipzig erschienen. Neben rein naturwissenschaftlichen Überlegungen ließ er sich bei seinem 1913 erschienenen Werk *Über kausale und konditionale Weltanschauung und deren Stellung zur Entwicklungsmechanik* auch von philosophischen Gedanken leiten, unter denen die Theorien Immanuel Kants einen bedeutenden Platz einnehmen. Trotz vielfacher Anfeindungen wurden Roux' Forschungsergebnisse schließlich anerkannt und beeinflußten neben anderen Naturwissenschaften die Medizin und in dieser die Chirurgie maßgeblich.

## Rudbeck, Olof
*schwedischer Naturwissenschaftler, Universalgelehrter und Künstler, 1630–1702*

Als Sohn eines schwedischen Bischofs, der sich um das Unterrichtswesen seiner Heimat große Verdienste erworben hatte, und Patenkind König Gustavs II. Adolf begann Olof Rudbeck das Medizinstudium in Uppsala und promovierte 1652 mit einer Dissertation über die Blutzirkulation. Bereits zwei Jahre zuvor hatte er mit eigenständigen Forschungen begonnen, zu denen ihn unter anderem die Arbeiten →William Harveys und Asellis ermuntert hatten. Im Jahr der Promotion gelang Rudbeck seine große Entdeckung, die der Lymphgefäße. Er präsentierte sie der Königin Christine und dem Hofstaat sowie einer Abordnung von Ärzten und gab an, seine Untersuchungen an etwa 400 Tieren durchgeführt zu haben. 1653 veröffentlichte er ein Werk darüber und erhielt von der Königin die nötigen Mittel, um Studienreisen ins Ausland unternehmen zu können. Er reiste nach Leiden und bildete sich hier weiter; nach der Rückkehr nach Uppsala ernannte man ihn zum Professor der Medizin. In dieser Stellung, die er ab 1660 bekleidete, verwandte er seinen Einfluß darauf, den Unterricht an der medizinischen Fakultät zu reformieren. Er gründete und verwaltete den ersten botanischen Garten in Uppsala, ließ ein neues anatomisches Institut errichten und las hier neben Anatomie auch Botanik und später Chemie, Mathematik, Mechanik und Musik. Als ihm das Amt des Rektors der Universität übertragen wurde, konnte er auf die Organisation aller Wissenschaftszweige einwirken. Rudbeck leistete in dieser Position Großes, war jedoch durch seine Herrschsucht und Rücksichtslosigkeit oft in Streitigkeiten mit Kollegen verwickelt; er beendete seine Lehrtätigkeit schon 1675, trat aber offiziell erst 1690 in den Ruhestand. Nun widmete er sich vornehmlich wissenschaftlichen Arbeiten. Ein großes botanisches Werk konnte nur zum Teil erscheinen, da bei einem verheerenden Brand der Universität die Manuskripte und Stiche größtenteils vernichtet wurden. Bereits 1679 begann Olof Rudbeck sein berühmtestes Werk, das der Archäologie gewidmet ist und den Titel *Atland eller Manheim* trägt. Rudbeck war ungewöhnlich vielseitig begabt. Unter anderem verfügte er über ein großes Talent zu Malerei und Musik und hatte eine ausgezeichnete Stimme, so daß ihn Ludwig XIV. an seinem Hof als Sänger engagieren wollte. Seine medizinischen Großtaten brachten ihm mancherlei Streitigkeiten ein. Die Entdeckung der Lymphgefäße wurde bald nach der Veröffentlichung von Rudbecks Schrift von mehreren anderen Medizinern beansprucht; der bekannteste ist →Thomas Bartholin. →Albrecht Haller stellte jedoch fest, daß Bartholin zu einer Zeit, als Rudbeck den Studenten schon erklärte, daß die serösen Gefäße der Leber nicht Lymphe zu dieser, sondern von dieser weg zur Cisterna Chyli beförderten, noch an der Ansicht festgehalten habe, daß es sich bei diesen Gefäßen teilweise um unerklärliche Launen der Natur handle. Schon in frühen Jahren hatte Rudbeck zudem die Ansicht →Galens widerlegt, der als blutbildendes Organ noch immer die Leber ansah. In Anerkennung seiner Leistungen auf dem Gebiet der Botanik bezeichnete man eine Pflanzengattung, den Sonnenhut, als Rudbeckia.

## Rueff, Jakob
*Schweizer Chirurg und Dramatiker, um 1500–1558*

In seiner Heimatstadt Zürich wurde Rueff, dessen Name in den unterschiedlichsten Schreibweisen überliefert ist (Ruf, Ruef, Ruof), medizinisch ausgebildet und verbrachte hier auch sein Leben. Bereits 1525 wirkte er als Arzt; später wurde er vor allem als Autor geistlicher und weltlicher Dramen nach biblischen und historisch-patriotischen Stoffen bekannt. 1552 wurde er zum »Stadtschnittarzt« von Zürich bestellt und war damit in erster Linie für die Behandlung von Blasensteinen und Hernien zuständig. Daneben wirkte er als Internist und unterrichtete die Hebammen. 1554 erschien sein hochangesehenes Lehrbuch der Geburtshilfe. Darin betont Rueff die Bedeutung anatomischer Kenntnisse auch für Hebammen und beschreibt vor allem eigene Erfahrungen. Als erster weist er auf die Komplikationen durch eine Plazenta praevia hin. Auch durch die Abbildung verschiedener geburtshilflicher Instrumente sind Rueffs Schriften zu diesem Thema bemerkenswert.

## Ruellius, Jean
*französischer Arzt, 1474–1537*

Im Selbststudium erlernte Jean de la Ruelle, wie sein französischer Name lautet, die griechische und die lateinische Sprache und zog dann nach Paris, wo er das Medizinstudium absolvierte. Die medizinische Fakultät nahm ihn als Mitglied auf und wählte ihn 1508 zu ihrem Dekan; ferner bekleidete er das Amt des Leibarztes bei König Franz I. Zuvor hatte er einige Jahre als Arzt in seiner Heimatstadt Soissons gewirkt. In späteren Jahren trat er in den geistlichen Stand und starb als Chorherr in Paris. Auf botanischem Gebiet wurde ihm zu Ehren eine Pflanzenart Ruellia genannt. Historisch interessant sind seine Neuausgaben von →Dioskurides, →Aktuarios und anderen Klassikern.

## Rufus von Ephesos
*griechischer Arzt, vermutlich Anfang des 2. Jahrhunderts v. Chr.*

Erst in den letzten Jahren kam Licht in das Dunkel um das Leben dieses bedeutenden Arztes. Nachdem manche Historiker ihn als Zeitgenossen von Platon oder als Leibarzt der Kleopatra angesehen hatten, festigt sich nun allmählich die Meinung, daß er unter Kaiser Trajan gewirkt habe. Aus seinen Werken geht allerdings eindeutig hervor, daß er sich lange Zeit in Ägypten aufgehalten haben muß. Drei verschiedene Abhandlungen sind uns von ihm überliefert: eine über die Gicht, eine über Nieren- und Blasenkrankheiten; die dritte, für die damalige Medizin wichtigste, trägt den Titel *Über die Benennung der Teile des menschlichen Körpers*. Darin legte Rufus sein gesamtes anatomisches Wissen nieder und betonte auch immer wieder die Bedeutung der Anatomie für die medizinische Praxis. Seine Kenntnisse hatte er sich bei der Sektion von Affen erworben, was seine Entdeckungen, da unter schwierigen Umständen gelungen, um so wertvoller macht. Er erkannte als erster die Sehnervenkreuzung und die Linsenkapsel und unterschied zwischen motorischen und sensorischen Nerven. Neben einigen anderen Krankheitsbeschreibungen (Lepra, Beulenpest, Wundrose) besitzen wir von ihm Empfehlungen bezüglich Nieren- und Blasenkrankheiten, Blutstillung und Steinoperationen. Auch auf dem Gebiet der Pharmazeutik trat er in Erscheinung. Unter seinen zahlreichen Rezepten ist das »Hiera« zu erwähnen, das aus Koloquinten gewonnen wurde. Die Pulsveränderung wurde auch von Rufus als Diagnosehilfsmittel herangezogen. Bemerkenswert scheint uns seine Theorie über die Rolle des Fiebers; er vermutete nämlich bereits, daß es sich dabei um eine Abwehrreaktion des Körpers handle. Im Jahre 1879 hat der französische Medizinhistoriker →Charles Victor Daremberg das Werk des Rufus von Ephesos neu herausgegeben.

# Ruhr

Diese Infektionskrankheit, die auch unter der griechischen Bezeichnung Dysenterie bekannt ist, wird durch Bakterien, die sogenannten Schigellen, hervorgerufen. 1898 wurde das stäbchenförmige Bakterium von →Kijoschi Schiga identifiziert und mit seinem Namen benannt; mittlerweile gibt es vier Haupt- und etliche Untergruppen. Die Erreger gelangen durch Nahrungsaufnahme sowie Schmierinfektion und Übertragung durch Fliegen in den menschlichen Darm, bilden hier Toxine, die vor allem am Dickdarm Schäden bis zu schweren Geschwüren hervorrufen, aber auch Kreislauf und Nervensystem beeinträchtigen. Die Inkubationszeit beträgt ein bis sieben Tage. Grundsätzlich unterscheidet man zwei Hauptarten der Ruhr: die Amöbenruhr und die Bakterienruhr. Beide führen zu den typischen Darmgeschwüren, bei deren Abheilung unspezifisches Granulationsgewebe entsteht. Die Narbenbildung kann zu einer Einengung des Darmlumens führen; auch wird die Ruhr als mögliche Ursache der Reiterschen Krankheit, einer Form der Polyarthritis, angesehen. Bei der tropischen Amöbenruhr kommt es häufiger als bei der Bakterienruhr zu Darmperforationen sowie zu Leberabszessen. Bei der Bakterienruhr muß die Gefahr des Übergangs in chronische Ruhr beachtet werden, da der Patient dann eine ständige Infektionsquelle darstellt. Prophylaxe kann nur eine

*Die Anatomie des Frederick Ruysch, 1683*

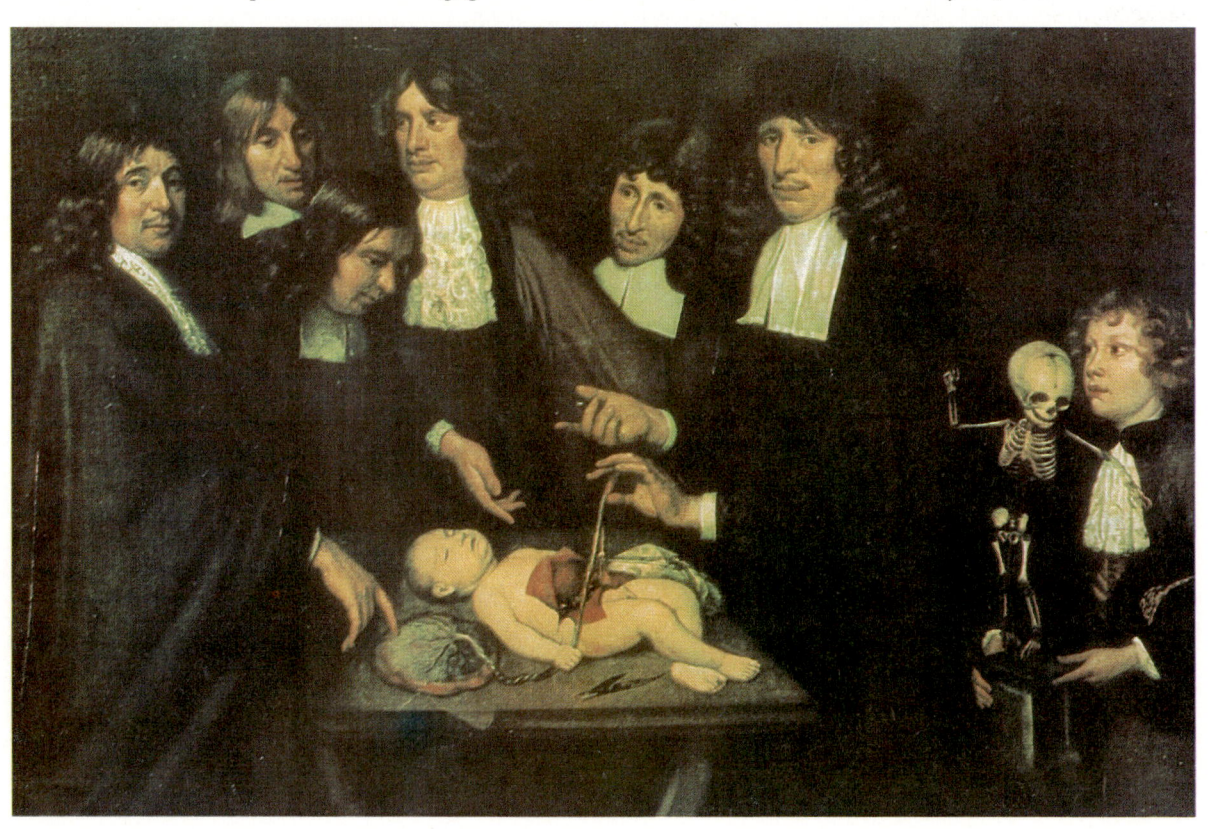

strenge Nahrungsmittelkontrolle und Verbesserung der hygienischen Bedingungen sein; die Schutzimpfung ist nicht immer erfolgreich.

## Ruysch, Frederick
*holländischer Anatom, 1638–1731*

In seiner Heimatstadt Den Haag wurde Ruysch vorerst Apotheker und wandte sich in der Folge der Medizin zu, die er in Leiden studierte. 1664 promovierte er und wurde zwei Jahre später als Lektor der Anatomie nach Amsterdam berufen, wo er 1672 auch die Hebammen zu unterrichten begann. Er veränderte das Unterrichtswesen und führte Prüfungen ein. 1679 erhielt er eine Stelle als Gerichtsmediziner, 1685 die Professur für Botanik. Mit Unterstützung durch einige Assistenten konnte Ruysch seine Lehrtätigkeit 62 Jahre lang ausüben. Zahlreiche Ehrenämter und Auszeichnungen waren der Lohn für seine Leistungen. 1705 ernannte man ihn zum Mitglied der Leopoldina Carolina, 1720 der Royal Society in London und 1727 der Akademie der Wissenschaften in Paris. Seine bedeutendsten Leistungen vollbrachte Ruysch durch die Verbesserung der Methoden zur Herstellung anatomischer Präparate. Mit dem in Holland weilenden Zaren Peter dem Großen verband ihn Freundschaft; er verkaufte ihm seine anatomische Sammlung und verriet ihm auch das Geheimnis der Präparation. Leider kam die Sammlung nur zu einem Teil nach St. Petersburg, da die Matrosen auf der Reise den Spiritus austranken. So machte sich Ruysch wieder an die Arbeit, verfertigte weitere Stücke und hatte nach zehn Jahren eine neue Sammlung vollendet. Sie wurde nach seinem Tod dem polnischen König Johann III. Sobieski verkauft, der sie der Universität von Wittenberg schenkte. Eine stattliche Anzahl von anatomischen Entdeckungen ist Ruysch zuzuschreiben; darunter fallen die Klappen der Lymphgefäße, die Arteriae bronchiales und intercostales externae sowie die Arteria centralis retinae, die genaue Beschreibung der Drüsen, der Unterschied zwischen männlichem und weiblichem Skelett, das Periost der Gehörknöchelchen, anatomische Untersuchungen des Auges und anderes. Mit →Malpighi lag er in einem Streit, der sich um die unterschiedliche Auffassung der beiden Mediziner über den Bau von Leber, Milz und Niere drehte. Über alle seine Untersuchungen hinterließ Ruysch Schriften, die ein umfangreiches Gesamtwerk ergeben.

## Sabatier, Raphael Bienvenu
*französischer Chirurg, 1732–1811*

Der Schüler von →Petit promovierte 1752 mit einer Dissertation aus dem Gebiet der Chirurgie und wurde damit in das Collège de Saint-Côme und in die Chirurgische Akademie aufgenommen. Bald übertrug man ihm anatomische Vorlesungen, die er durch Tierexperimente anschaulicher zu gestalten wußte. 1756 erhielt er den Lehrstuhl für Anatomie. Sabatiers Hauptgebiet aber war die Chirurgie, in der er sich jedes Fachgebiets annahm. Zu seinen berühmtesten Patienten zählte Napoleon. 1773 nahm die Akademie der Wissenschaften Sabatier als Mitglied auf, 1779 wurde er ihr Präsident. An der Chirurgischen Akademie arbeitete er eng mit deren Sekretär →Antoine Louis zusammen. Beide Gesellschaften veröffentlichten zahlreiche Werke Sabatiers. Darunter befinden sich Abhandlungen über die Blutzirkulation, die Lage von Herz, Lungen und den großen Gefäßen, Gehirnstruktur, Frakturen von Schlüsselbein, Brustbein und andere Verletzungen, Uterusveränderungen, Extrauterinschwangerschaften, Steinschnittoperationen, die Anwendung von Opiumpräparaten bei Wundstarrkrampf und andere Themen. Während seiner Dienstzeit in der Armee leitete Sabatier die Kommissionen, die die Spitäler inspizierten. Er hinterließ wichtige Werke zu seinen Fachgebieten. 1764 erschien sein *Traité d'anatomie*, 1796 sein dreibändiges chirurgisches Lehrwerk *De la médecine opératoire*. Zu seinen berühmtesten Schülern gehörte →Desault, der sich aber später mit einer eigenen Schule gegen seinen Lehrer stellte. Sabatier führte nämlich die Theorien seiner Lehrer Petit und →Morand unverändert weiter, Desault und seine Schüler hingegen stützten sich nur auf eigene Erkenntnisse und Beobachtungen und anerkannten die überlieferten Grundlagen nicht.

## Sabouraud, Raymond Jacques Adrien
*französischer Dermatologe, 1864–1938*

Nach Beginn des Medizinstudiums in Nantes zog Sabouraud nach Paris und befaßte sich schon während der Ausbildung mit der Dermatologie. Fast die gesamte Internatszeit arbeitete er bei →Ernest Besnier, besuchte zwischendurch auch das Institut Pasteur und kam hier mit der Bakteriologie in Kontakt. Nach einigen Jahren konnte er an die 50 Pilzarten als Erreger verschiedener Hautleiden präsentieren; dazu erfand er geeignete Nährböden, auf denen er die Pilze züchten und beobachten konnte. Bald erhielt er die Einladung, am Institut Pasteur Vorlesungen über Pilze zu halten. 1894 promovierte er mit einer Dissertation über seine Forschungen, der ein Atlas mit Abbildungen beigefügt war, was das allgemeine Interesse an dem Werk beträchtlich hob. Im selben Jahr wurde er Laborchef bei →Alfred Fournier; drei Jahre später erhielt er von der Stadtverwaltung den Auftrag, an einem Spital eine Abteilung für Kinder mit Pilzbefall einzurichten. Wenig später vermochte Sabouraud einen Röntgenapparat vorzustellen, mit dem er befallene Hautpartien enthaaren konnte; die Behandlungsdauer sank dadurch beträchtlich. In den genannten Stellungen verblieb er bis zu seinem Rücktritt 1929. Sabouraud verfaßte ein fünfbändiges dermatologisches Werk, dessen Höhepunkt der dritte Band mit den Hautpilzen ist. Obwohl er keine offizielle Lehrkanzel innehatte, strömten die Studenten herbei, um seinen Vorlesungen zu folgen. Neben →Louis Brocq und →Jean Darier zählte er zu den bedeutendsten französischen Hautärzten.

## Säftelehre, griechische

Bereits in der vorsokratischen Naturphilosophie bestand die Überzeugung, daß die Gesundheit von einem Gleichgewicht innerhalb des Organismus bestimmt werde. Dieses Gleichgewicht wurde durch die verschiedenen Säftelehren dargelegt. Im Corpus Hippocraticum finden wir eine Zweisäftelehre (Galle und Schleim) und eine Dreisäftelehre (Galle, Schleim und Blut). Der Schwiegersohn des →Hippokrates, Polybos, beschreibt als erster die Theorie vom notwendigen Gleichgewicht in der Abhandlung *Über die Natur des Menschen*. Die Lehre von den drei Säften erwies sich allerdings als ungenügend, hauptsächlich spekulativen Überlegungen und einer Vorliebe für symmetrische, geordnete Darstellungen entsprungen. Man suchte nach einem vierten Saft, um zwei Säftepaare einander gegenüberstellen zu können. Vermutlich wurden die Philosophen von der Vorstellung der vier Elemente, der vier Jahreszeiten oder der vier Temperamente in ihren Bestrebungen beeinflußt. So verfiel man auf die Idee, die schwarze Galle unter die vier lebenspendenden Säfte aufzunehmen, wobei ihr Ursprung allerdings ungeklärt ist. Die schwarze Galle scheint bereits in frühen literarischen Werken auf und wird hier mit der Melancholie in Verbindung gebracht. Allerdings muß festgestellt werden, daß die oben angeführte Verbindung der philosophischen Vierergruppen untereinander in der Literatur nirgends vollständig zu beweisen ist; sie ist nur eine mögliche Erklärung für das Entstehen der Viersäftelehre aus der alten Dreisäftelehre. Die Humoralpathologie, wie man diese Krankheitslehre auch nennt, war in Ermangelung der grundlegenden Kenntnisse auf physiologischer, anatomischer oder chemischer Ebene die bestmögliche und einleuchtendste Theorie.

## Saliceto, Wilhelm von
*italienischer Chirurg, um 1210–1276*

Die medizinische Ausbildung erhielt Guglielmo di Saliceti, wie er mit seinem italienischen Geburtsnamen heißt, in Bologna; danach ließ er sich in Verona nieder und bekleidete das Amt des Stadtarztes sowie eine Stelle am Krankenhaus. In Verona, wo er sein Leben verbrachte, unterrichtete er auch. Bemerkenswert an seinen Schriften ist die zu seiner Zeit nicht sehr gebräuchliche selbständige Beurteilung der Krankheitsfälle. Vor allem auf chirurgischem Gebiet ragte Saliceto über seine Zeitgenossen hinaus. Eines seiner Hauptwerke ist die *Summa conservationis*, in der er eine Anzahl bedeutender innerer Leiden festhält; außerdem verfaßte er eine *Chirurgia*, die er kurz vor seinem Tode fertigstellte und in der er die Chirurgie neu zu organisieren versuchte, da sie auf der einen Seite von »rohen« Wundärzten ohne spezielle Ausbildung durchgeführt wurde, während auf der anderen Seite die Chirurgie der akademisch gebildeten Ärzte so sehr von der arabischen Wissenschaft beeinflußt war, daß sich keinerlei Spielraum für eigene Erfahrungen und Entwicklungen bot. Mit der Chirurgie versuchte Saliceto auch die Innere Medizin zu verbinden. Sein wichtigster Schüler war →Guido Lanfranchi, der das Werk und die Lehren seines Meisters nach Frankreich brachte.

## Sambucus, Johannes
*ungarischer Arzt und Medizinhistoriker, 1531–1584*

Der unter dem Namen Johannes Samboky geborene Ungar besuchte zum Studium der allgemeinen Wissenschaften die Universitäten Wittenberg, Ingolstadt, Straßburg und Paris und kam 1553 nach Padua, wo er das Medizinstudium aufnahm und es 1557 abschloß. Zwei Jahre später kam er nach Wien und erlangte hier eine Vertrauensstellung bei Kaiser Ferdinand I. In seinem Auftrag bereiste Sambucus jahrelang Italien, Frankreich und Deutschland und bemühte sich, überall Handschriften und wertvolle Bücher aufzutreiben. Nebenbei praktizierte er als Arzt. 1564, im Todesjahr Ferdinands I., kehrte er nach Wien zurück, um sich hier endgültig niederzulassen. Kaiser Maximilian ernannte ihn zu seinem Diener und Hofgeschichtsschreiber; daneben konnte er nach Schwierigkeiten mit der medizinischen Fakultät durch kaiserliche Erlaubnis die Eröffnung einer Praxis durchsetzen. Zu seinen bedeutendsten Werken gehören Bearbeitungen klassischer Autoren, wie zum Beispiel →Dioskurides. Trotz seiner Berühmtheit geriet Sambucus gegen Ende seines Lebens in finanzielle Schwierigkeiten und mußte deshalb seine wertvolle Bibliothek verkaufen.

## Sandifort, Eduard
*holländischer Arzt und Anatom, 1742–1814*

In der Universitätsstadt Leiden, wo Sandifort sein Studium absolvierte, promovierte er 1763 und übersiedelte dann nach Den Haag, um sich als praktischer Arzt niederzulassen. 1771 erhielt er eine Stelle als Lektor an der Universität von Leiden, kurze Zeit später auch als außerordentlicher Professor für Anatomie und Chirurgie; infolgedessen verließ er Den Haag wieder und verbrachte in Leiden sein Leben. Die Lehrkanzel hatte er bis ein Jahr vor seinem Tod inne; 1808 wurde er zu einem der beratenden Chirurgen des Königs ernannt. Sandiforts Lehrtätigkeit war weitum bekannt und angesehen. Sein größtes Verdienst liegt wohl darin, daß er die Anatomie als Grundelement der

Medizin betrachtete und sich als einer der ersten an der Universität Leiden nicht nur mit der normalen, sondern auch mit der pathologischen Anatomie befaßte.

## Sappey, Marie Philibert Constant
*französischer Anatom, 1810–1896*

Nach Abschluß des Studiums machte Sappey 1843 in Paris das Doktorat und hielt nach verschiedenen Posten ab 1860 anatomische Vorlesungen. Bei Freiwerden der Lehrkanzel für Anatomie berief man ihn als Professor für das Fach, das er von 1868 bis 1886 unterrichtete. Bereits 1862 wählte ihn die Medizinische Akademie zu ihrem Mitglied, 1887 konnte er das Amt ihres Präsidenten übernehmen. Sappey hat zu Recht den Ruf eines der bedeutendsten französischen Anatomen des 19. Jahrhunderts; besonders sind seine Verdienste um die korrekte Darstellung des Lymphgefäßsystems anzuerkennen. Seine anatomischen Präparate waren hoch geschätzt, ebenso seine literarischen Werke.

## Sarlandière, Jean-Baptiste
*französischer Chirurg, 1787–1850*

Als Sohn eines Arztes erhielt Sarlandière schon seit seiner Kindheit medizinischen und chirurgischen Unterricht, so daß er mit 16 Jahren bereits eine Stelle als Militärchirurg antreten konnte. Elf Jahre diente er in der Armee; 1814 zog er nach Paris, um sich dem Studium zu widmen. Bereits ein Jahr später promovierte er, und bald konnte Sarlandière eine gutgehende Praxis unterhalten. Große Erfolge erzielte er bei der Behandlung nervöser und rheumatischer Leiden, die er mit Akupunktur, Elektroschocks und Elektropunktur linderte. Verschiedene schriftliche Werke behandeln seine militärchirurgischen Erfahrungen sowie pathologische Themen.

## Sauerbruch, (Ernst) Ferdinand
*deutscher Chirurg, 1875–1951*

Die Studienjahre verbrachte der berühmte deutsche Chirurg an der Universität von Leipzig, setzte die Ausbildung in Jena fort, kehrte aber bald wieder nach Leipzig zurück und promovierte hier 1901. Danach wirkte er kurze Zeit in Thüringen als Landarzt und kam im selben Jahr als Assistenzarzt nach Kassel an das Diakonissenkrankenhaus. Hier geriet er bald in heftige Streitigkeiten mit der Oberin, da sich sein ärztliches Gewissen nicht mit der dogmatischen Religiosität der geistlichen Schwestern vereinbaren ließ. So verließ er die Stadt noch im selben Jahr und übersiedelte nach Erfurt, wo er sich nunmehr der chirurgischen Ausbildung widmete. In diese Zeit fällt seine erste wissenschaftliche Arbeit über Darmverletzungen und Darmrisse. 1903 kam er nach Berlin an die patholo-

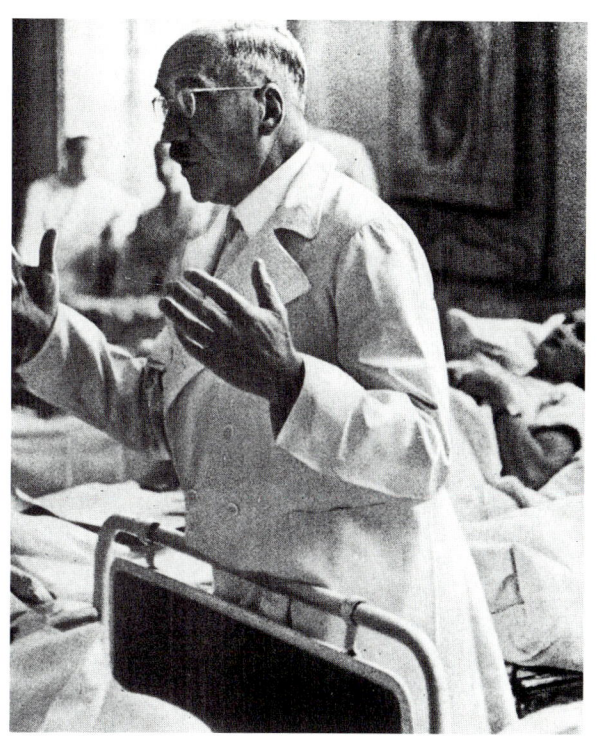

*Ferdinand Sauerbruch*

gisch-anatomische Anstalt von →Langerhans. Als →Mikulicz-Radecki von seiner ersten Arbeit erfuhr, berief er ihn zu sich nach Breslau an die chirurgische Universitätsklinik. Als Volontärarzt nahm Sauerbruch hier erste Versuche bezüglich der Thoraxchirurgie vor und entwickelte die erste Unterdruckkammer, durch die man ohne Gefahr eines Pneumothorax den Brustkorb eröffnen konnte. Stolz führte er nach vielen Tierversuchen seine Konstruktion Mikulicz-Radecki vor, doch das Experiment mißlang. Mikulicz-Radecki wähnte sich verspottet und warf Sauerbruch aus seiner

*Armprothese nach Sauerbruch*

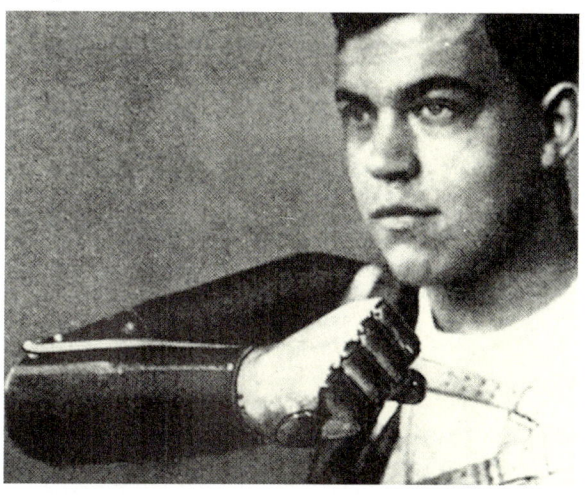

Klinik hinaus. An einem kleinen Privatspital setzte dieser nun die Versuche fort und erlangte schließlich doch die Anerkennung Mikulicz-Radeckis. 1904 führten sie gemeinsam die Unterdruckkammer beim Chirurgenkongreß in Berlin vor. Die erste Operation am Menschen mißlang ebenfalls, in der Folge aber nahm die Thoraxchirurgie mit Hilfe der Unterdruckkammer einen rapiden Aufschwung. 1905 verließ Sauerbruch Breslau und arbeitete zwei Jahre in Greifswald; danach folgte er einer Berufung als Oberarzt nach Marburg, wo er neben der außerordentlichen Professur auch die Leitung der Poliklinik erhielt. 1911 kam er als ordentlicher Professor der Chirurgie nach Zürich, 1918 nach München und 1928 nach Berlin, um in der deutschen Hauptstadt bis zu seinem Lebensende zu wirken. Neben der epochalen Erfindung der Unterdruckkammer befaßte sich Sauerbruch auch mit anderen Operationsmethoden; so entwickelte er die sogenannte Umkipp-Plastik, bei der nach Entfernung des Oberschenkelknochens der Unterschenkelknochen mit dem unteren Ende in die Hüftgelenkspfanne eingepflanzt wird. Der Sauerbrucharm und die Amputationsstumpfkanalisierung sind von ihm erdachte Methoden, Prothesen durch Ausnützung der am Stumpf verbliebenen Muskel willkürlich beweglich zu machen. Auch die Tuberkulosechirurgie verdankt ihm Verbesserungen. Neben der Chirurgie befaßte sich Sauerbruch mit der Diätetik; er betonte die Bedeutung dieser Behandlungsform bei Operierten. Für Tuberkulosekranke entwarf er einen Diätplan, der auf Kochsalz verzichtet und dafür zahlreiche Mineralstoffe enthält. Sauerbruch war bereits zu Lebzeiten eine Legende. Zahlreiche berühmte Persönlichkeiten gehörten zu seinem Patientenkreis.

## Sauter, Johann Nepomuk
*deutscher Arzt und Chirurg, 1766–1840*

In seiner Heimat Reichenau erlernte Sauter bei einem Wundarzt die Chirurgie, erhielt 1788 eine Stelle als Landchirurg in der Nähe von Konstanz und hatte in den folgenden Jahren eine Anzahl ehrenvoller Posten inne. Er lebte und wirkte im Bodenseegebiet und befaßte sich mit den verschiedensten medizinischen Fachgebieten, bis hin zur Veterinärmedizin. Unter seinen zahlreichen Schriften finden sich Methoden zur Behandlung von Beinbrüchen ohne Schiene, ebenso zur Behandlung der Tollwut mit Belladonna. Ferner untersuchte er die Menschen- und Kuhpocken, Getrei-

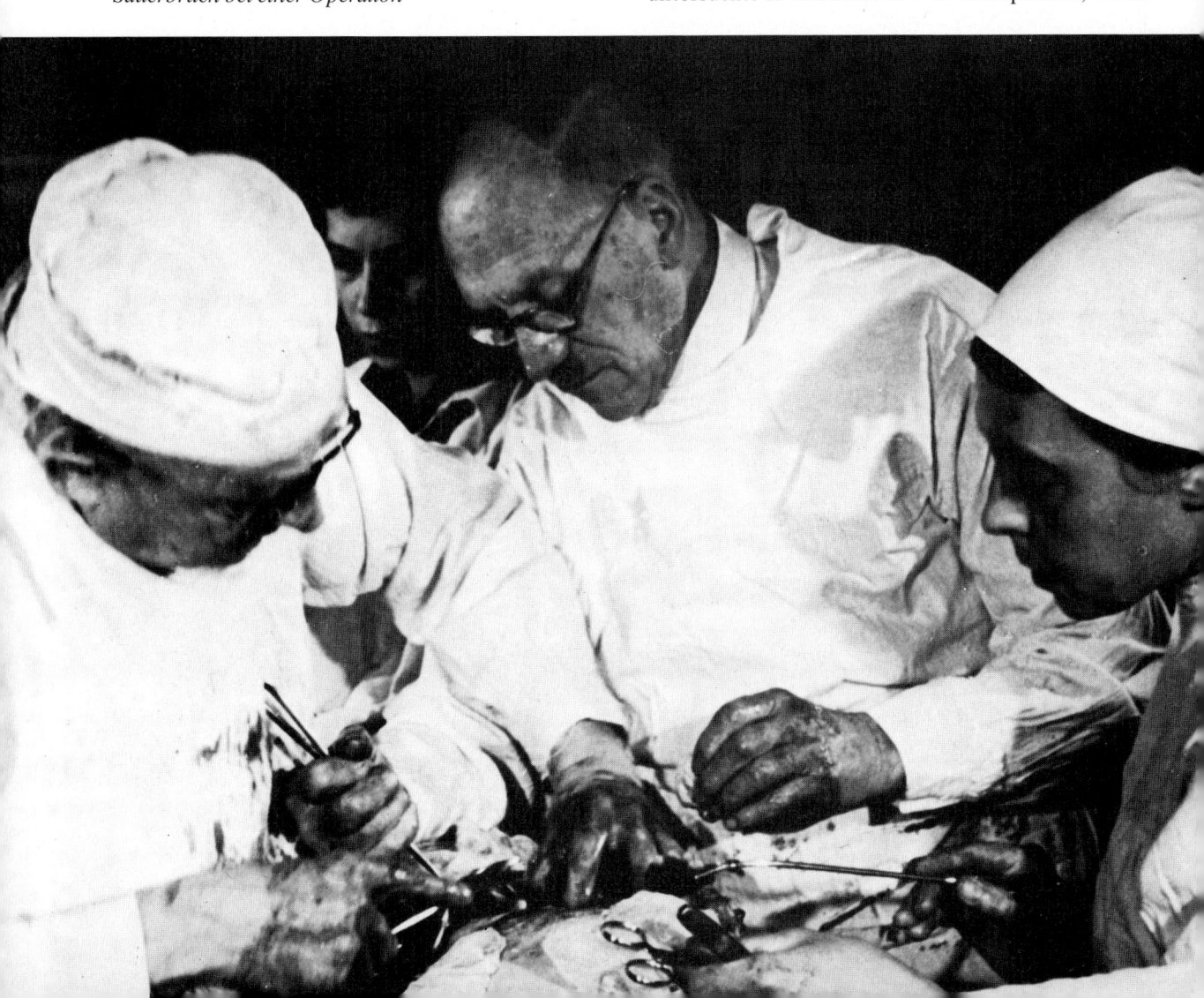

*Sauerbruch bei einer Operation*

deparasiten sowie Rinderseuchen und verfaßte Abhandlungen über Heilquellen am Bodensee. Auch auf gynäkologischem Gebiet war er tätig, beschrieb die Uterustotalexstirpation bei Krebs und die Entfernung von Uteruspolypen durch Abbinden.

## Saxtorph, Mathias
*dänischer Gynäkologe und Geburtshelfer, 1740–1800*

Der erste Repräsentant einer berühmten dänischen Ärztefamilie begann in Kopenhagen vorerst das Theologiestudium und wandte sich nach dessen Beendigung der Medizin zu. 1765 trat er eine Assistentenstelle an, reiste ab 1767 nach Wien, Freiburg und Paris und bildete sich insbesondere in der Geburtshilfe weiter. Nach der Rückkehr nach Kopenhagen 1771 promovierte Saxtorph; im gleichen Jahr stellte ihn die Stadt als Geburtshelfer an. Als Mitglied einer Gesellschaft zur Förderung der Chirurgie erweiterte er deren Anwendungsmöglichkeiten in Geburtshilfe und Gynäkologie und vermochte 1785 die Neuerrichtung der Kopenhagener Entbindungsklinik durchzusetzen. An dieser Anstalt wirkte er als Geburtshelfer, wurde 1795 zum Professor ernannt und übte seine Ämter bis zu seinem Tode aus. Saxtorphs schriftliches Werk befaßt sich in eindrucksvoller Weise mit seinem Fachgebiet. Schon sieben Jahre vor der Promotion hatte er ein Lehrbuch für Hebammen verfaßt, dem mehrere weitere folgten. In anderen Werken kommen nahezu alle geburtshilflichen Fragen zur Sprache. Er berücksichtigte nur eigene Erfahrungen und bereicherte damit diese Wissenschaft. Auch die Anatomie verdankt ihm auf dem Gebiet des Unterrichts einiges. Saxtorph beabsichtigte, das erste dänische Anatomielehrbuch herauszugeben, konnte allerdings nur den ersten Teil selbst fertigstellen. Die von ihm gegründete geburtshilfliche Schule erfreute sich eines Rufes, der die Grenzen Dänemarks weit überschritt. Saxtorphs Name lebt in einem nach ihm benannten geburtshilflichen Handgriff weiter.

## Scarpa, Antonio
*italienischer Anatom, 1752–1832*

Bereits im Alter von 14 Jahren bezog Scarpa die Universität von Padua; dort wurde er vor allem von →Morgagni unterrichtet. Vier Jahre später, 1770, promovierte er zum Doktor der Medizin. Schon zwei Jahre nach der Promotion war er dank seiner schriftlichen Werke so berühmt, daß man ihm eine Professur für Anatomie und theoretische Chirurgie an der Universität von Modena anbot. Hier setzte er den Bau eines anatomischen Theaters durch, das 1775 eröffnet wurde. 1783 folgte er einem Ruf Kaiser Josephs II. nach Pavia, wo er ebenfalls die Lehrkanzel für Anatomie übernahm; vier Jahre später erhielt er auch die für chirurgische Klinik und bekam von der Regierung die Mittel zum Bau einer anatomischen Schule. Die anatomische Lehrkanzel trat er 1803 an einen seiner Schüler ab, die chirurgische behielt er bis 1812; in der Folge wirkte er bis zu seinem Tod als Direktor der medizinischen Fakultät. Im Laufe seines Lebens unternahm Scarpa auf Kosten der Universität bzw. der Regierung verschiedene Studienreisen, die ihn nach Frankreich, England und in den deutschen Raum führten. Seine wichtigste Arbeit betraf anatomische Untersuchungen des Gehörorgans und stammt aus dem Jahre 1772. Mehrere Entdeckungen gehen auf Scarpa zurück; wir nennen hier den Nervus naso-palatinus oder das Scarpasche Dreieck auf dem Oberschenkel. Neben den anatomischen Leistungen verdient er nicht zuletzt als Chirurg und als Augenarzt Anerkennung. Er nahm außergewöhnliche Operationen vor und verbesserte verschiedene Methoden; in der Ophthalmologie verfaßte er ein lange Zeit anerkanntes Lehrbuch. Scarpa hinterließ ein umfangreiches schriftliches Werk, das seine Ergebnisse und Entdeckungen dokumentiert.

## Schaudinn, Fritz (Richard)
*deutscher Bakteriologe und Zoologe, 1871–1906*

Der gebürtige Ostpreuße brachte das Studium der Zoologie an der Berliner Universität hinter sich und promovierte im Jahre 1894. Nachdem seine Arbeiten über die Protozoen bekanntgeworden waren, erhielt der geniale Forscher 1898 einen Lehrauftrag. Seine Untersuchungen über die Fortpflanzung der Kokzidien bildeten die Grundlage für die Arbeiten von →Ronald Ross und Giovanni Grassi, die den Lebens-

*Fritz Schaudinn*

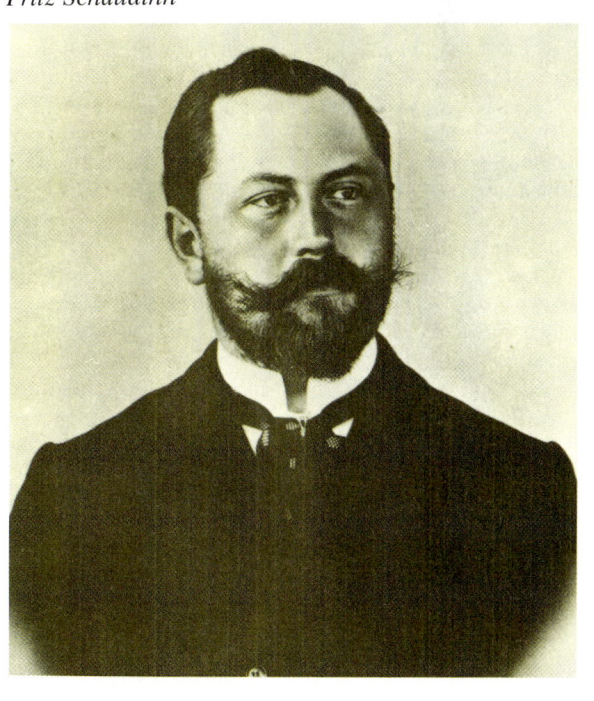

zyklus der Malariaerreger feststellten. Schaudinn selbst befaßte sich ebenfalls mit der Malaria beim Menschen sowie beim Vogel. Diese Arbeiten kamen →Robert Koch zu Ohren, und er schlug Schaudinn für einen wichtigen Posten im Reichsgesundheitsdienst vor, auf dem er eine große Anzahl klassisch gewordener Schriften über Protozoen verfaßte. Er unterschied beispielsweise zwischen der Entamoeba histolytica, die die Amöbenruhr verursacht, und der harmlosen Entamoeba coli. Im Jahre 1905 schließlich gelang ihm zusammen mit →Erich Hoffmann die Entdeckung, die seinem Namen zu Weltruhm verhalf: die Identifikation des Syphiliserregers, der Spirochaeta pallida, die nach ihm auch Schaudinnsche Spirochäte benannt wird. Diese Entdeckung veranlaßte →Paul Ehrlich, sich ebenfalls mit der Syphilis auseinanderzusetzen; seine Arbeiten hatten mit der Entwicklung des Salvarsans Erfolg.

## Schauta, Friedrich
*österreichischer Chirurg und Gynäkologe, 1849–1919*

Nach anfänglichem Studium in seiner Heimatstadt Wien übersiedelte Schauta an die Universität Innsbruck und später nach Würzburg; seine Promotion erfolgte wieder in Wien. Vorerst an der Chirurgie interessiert, wandte er sich später der Gynäkologie zu, arbeitete von 1876 bis 1881 an der geburtshilflich-gynäkologischen Klinik und habilitierte sich 1881 zum Dozenten. Noch im selben Jahr berief man Schauta als supplierenden Professor nach Innsbruck; 1884 ernannte man ihn hier zum ordentlichen Professor für Gynäkologie und Geburtshilfe. Im Jahre 1887 folgte er einer Berufung nach Prag, übersiedelte aber 1891 wieder nach Wien und erhielt hier die Lehrkanzel für seine Fächer. Schauta befaßte sich mit allen Fragen seines Spezialgebiets. Er bezog die neuen Errungenschaften der Forschung wie Radiologie, Bakteriologie, Histologie und Serologie in seine eigenen Arbeiten ein, da er deren Bedeutung erkannte. Seine besonderen Verdienste aber liegen in der gynäkologischen Chirurgie. Noch heute bezeichnet man etliche Operationsmethoden mit seinem Namen – so etwa die von ihm und →Wertheim 1899 entwickelte operative Behebung des Uterusprolapses als Schauta-Wertheim-Operation. Unter Schauta-Amreich-Operation versteht man die vaginale Entfernung der Gebärmutter samt ihrer Adnexen bei Gebärmutterhalskrebs. Seine Entwicklungen und Erkenntnisse legte Schauta in einer Anzahl von Schriften nieder.

## Schiff, Moritz
*deutscher Physiologe, 1823–1896*

In seiner Heimatstadt Frankfurt am Main begann Schiff die Ausbildung, die er später an den Universitäten von Heidelberg, Göttingen und Berlin fortsetzte. In Göttingen promovierte er 1844 und zog dann nach Paris, wo er sich besonders unter →Magendie mit physiologischen Studien befaßte. Am Jardin des Plantes widmete er sich auch der Zoologie und erhielt deshalb bei seiner Rückkehr nach Frankfurt die Direktion der ornithologischen Abteilung des zoologischen Museums. 1848 nahm er eine Stelle als Arzt im Heer an, trat einige Jahre später wieder aus und war von 1854 bis 1863 Professor für vergleichende Anatomie an der Universität Bern. Nach Bern war Schiff gezogen, als seine Habilitation zum Privatdozenten in Göttingen wegen angeblicher Gefährdung der Jugend durch seine Lehren Ablehnung fand. 1863 folgte er einer Berufung nach Florenz und lehrte hier bis 1876 Physiologie; anschließend unterrichtete er das gleiche Fach an der Universität von Genf, wo er bis zu seinem Lebensende verblieb. Seine physiologischen Schriften behandeln Nervensysteme und Muskel mit Berücksichtigung der pathologischen Physiologie; ferner untersuchte er die Zuckerbildung in der Leber und die Entstehung des Diabetes. Doch Schiff verfaßte nicht nur diese für die Medizin so bedeutenden physiologischen Arbeiten, sondern erlangte auch den Ruf eines der größten Biologen des 19. Jahrhunderts. Wichtig sind vor allem seine ornithologischen Arbeiten, die sich auf Südamerika beziehen. Die Vielzahl von meist kleineren Aufsätzen erschien in den verschiedensten medizinischen Zeitschriften. Ab dem Jahre 1862 fungierte Schiff auch als Mitherausgeber der *Schweizerischen Zeitschrift für Heilkunde*.

## Schiga, Kijoschi
*Shiga, Kiyoshi; japanischer Bakteriologe, 1870–1957*

Im Anschluß an das Medizinstudium an der Kaiserlichen Universität von Tokio promovierte Schiga 1896. Schon zwei Jahre vorher hatte er eine Assistentenstelle bei →Kitasato am Institut für Infektionskrankheiten erhalten. 1899 übertrug man ihm die Leitung des Laboratoriums; zwei Jahre später reiste er nach Deutschland, wo er von 1901 bis 1903 bei →Paul Ehrlich arbeitete und dann für einige Zeit in Heidelberg am Institut für physiologische Chemie wirkte. Schiga kehrte in seine Heimat zurück und übernahm die Leitung einer Abteilung am Institut für Infektionskrankheiten. In Tokio ernannte man ihn 1919 zum Professor der Bakteriologie; 1926 folgte er einer Berufung an die Regierungsuniversität von Keijo, deren Präsident er 1929 wurde. Die größte Leistung Schigas, die seinen Namen verewigt, ist die Entdeckung des Dysenteriebakteriums, das mit dem Sammelbegriff Schigella bzw. Shigella bezeichnet wird. Diese Entdeckung machte er 1898; zwei Jahre später gelang ihm die Entwicklung eines Dysenterieserums. Aus seiner Zeit bei Paul Ehrlich in Frankfurt stammen wichtige Arbeiten über die Behandlung von Trypanosen durch Chemotherapie. In späteren Jahren befaßte er sich mit Untersuchungen über die Leprabazillen; ferner war er für die medizinische Literatur seiner Heimat von Bedeutung, da er ein umfangreiches bakteriologisches und serologisches Werk sowie Lehrbücher über Infektionskrankheiten verfaßte.

## Schleiden, Matthias Jakob
*deutscher Mediziner und Botaniker, 1804–1881*

Mit zwanzig Jahren zog Schleiden von seiner Heimatstadt Hamburg nach Heidelberg und besuchte hier die juridische Fakultät. Nach der Promotion (1827) kehrte er nach Hamburg zurück und wurde Anwalt. 1831 begann er in Göttingen das Medizinstudium; bald aber wandte er sich den Naturwissenschaften zu, vorzugsweise der Botanik. Diesem Studium ging er in Berlin nach. 1839 ernannte man ihn zum außerordentlichen, 1850 zum ordentlichen Professor für Botanik; darüber hinaus war er Leiter des botanischen Gartens in Jena. Neben seinen Fachvorlesungen hielt er auch solche über Anthropologie, Pharmakologie und medizinisch-pharmazeutische Botanik. Die Lehrtätigkeit übte er ab 1862 auch in Dresden aus, übersiedelte jedoch ein Jahr später nach Dorpat, um als Professor für Anthropologie und Pflanzenchemie zu wirken. Schon im nächsten Jahr kam er wieder nach Dresden zurück, besuchte in den folgenden Jahren Frankfurt, Darmstadt und Wiesbaden; seine letzte Station war wieder Frankfurt. Schleiden ist für die Naturwissenschaften von grundlegender Bedeutung, da er die Zelle als Grundelement der Pflanze erkannte. Er formulierte erstmals, daß die Zellen selbständige Organismen darstellen, die sich mit Hilfe des Zellkerns fortpflanzen. In seinen schriftlichen Werken kommt seine Einstellung gegen die Naturphilosophie Hegels klar zum Ausdruck; ein diesbezügliches Werk löste eine Reihe von Streitschriften aus.

## Schlesinger, Wilhelm
*österreichischer Gynäkologe, 1839–1896*

Der gebürtige Ungar studierte an der Wiener Universität Medizin und promovierte 1864. Zehn Jahre später erfolgte die Habilitation zum Privatdozenten für Gynäkologie. Er hinterließ eine Reihe von Schriften, die sich beispielsweise mit Schwangerschaftskomplikationen, Dysmenorrhöe, Fisteloperationen und Formen der Metritis sowie anatomischen Arbeiten über das weibliche Becken und die inneren Geschlechtsorgane befassen.

## Schneider, Konrad Victor
*deutscher Arzt, 1614–1680*

Die medizinische Ausbildung legte Schneider in Wittenberg ab. Hier erlangte er 1639 die Stelle eines Pro-

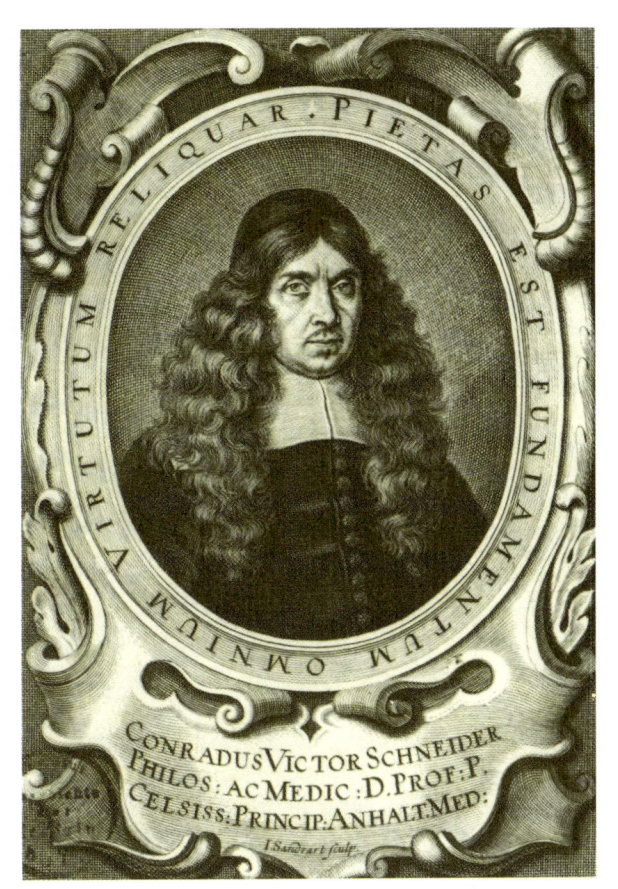

*Konrad Victor Schneider*

fessors der Medizin; später wurde er zum ersten Professor ernannt. Parallel dazu übte er das Amt des Leibarztes des Kurfürsten von Sachsen sowie des Herzogs von Anhalt aus. Die weiteren Informationen über sein Leben sind spärlich, hingegen ist Schneiders schriftliches Werk recht aufschlußreich. 1660 erschien in Wittenberg *De catarrhis*, sein bedeutendstes Werk, das aber trotz seiner Qualitäten aufgrund seiner Weitschweifigkeit nicht die gebührende Beachtung fand. Erst in späterer Zeit erkannte man seinen wahren Wert. Die wichtigste Erkenntnis darin ist, daß Schneider den weitverbreiteten Irrtum widerlegte, daß der Nasenschleim ein Sekret des Gehirns sei. Die Nasenschleimhaut trug lange Zeit auch die Bezeichnung Schneidersche Membran.

## Schönlein, Johann Lukas
*deutscher Kliniker und Pathologe, 1793–1864*

Mit 18 Jahren bezog Schönlein die Universität von Landshut, um sich dem Studium der Naturwissenschaften zu widmen, wechselte aber später zur Medizin über. Schon als Student befaßte er sich neben den üblichen Arbeiten mit der vergleichenden Anatomie. 1813 kam er nach Würzburg und setzte hier die Ausbildung

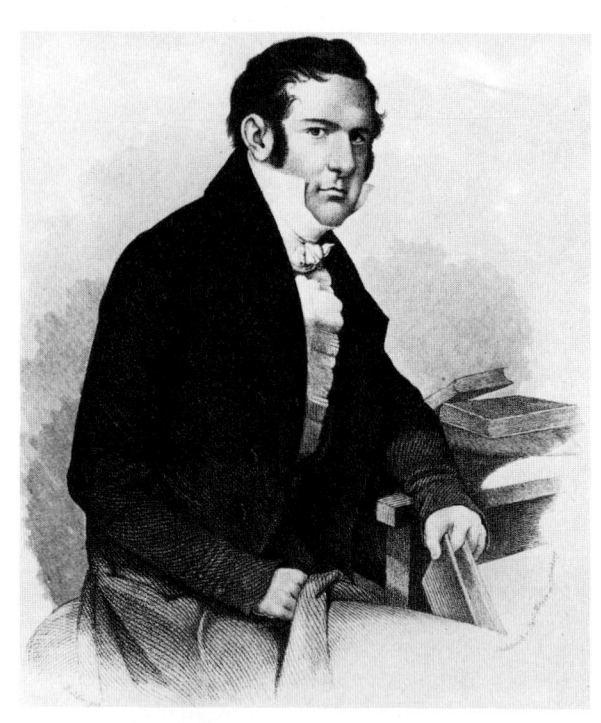

*Johann Lukas Schönlein*

fort. Besonders die Gehirnanatomie faszinierte ihn. 1816 promovierte er mit einer diesbezüglichen, äußerst umfangreichen Dissertation, in der sein Hang zur Naturphilosophie noch klar erkennbar ist. Nach der Promotion unternahm er eine Studienreise nach Göttingen und Jena, wirkte eine Zeitlang als Arzt in Bamberg und kehrte in der Folge nach Würzburg zurück, wo er sich 1817 zum Privatdozenten für pathologische Anatomie habilitierte. Zwei Jahre später bestellte man ihn als Nachfolger →Friedreichs zum Direktor der medizinischen Abteilung eines Spitals; 1820 wurde er außerordentlicher und 1824 ordentlicher Professor für spezielle Pathologie und Therapie. Eine Berufung nach Freiburg hatte er zwischenzeitlich abgelehnt. Seine Tätigkeit war sowohl für die Würzburger Universität als auch für das von ihm geleitete Spital von großem Nutzen. Er führte die praktische Unterweisung der Studenten am Krankenbett ein, was den Ruf seines Unterrichts schnell verbreitete. Als Schönlein 1833 wegen seiner politischen Aktivitäten, die allerdings kaum bemerkenswert waren, seine akademische Stellung verlor und nach Passau versetzt werden sollte, kündigte er und folgte einer Berufung nach Zürich, wo er eine medizinische Professur annahm. 1839 kehrte er nach Preußen zurück und übernahm in Berlin die Lehrkanzel für medizinische Klinik sowie die Stelle des königlichen Leibarztes. Nun entfaltete er in dieser Stadt seine Lehrtätigkeit, die wiederum ungeheuren Erfolg hatte. Er las über spezielle Pathologie sowie über Therapie und Klinik, führte die deutsche Sprache anstelle der lateinischen ein und setzte durch, daß mehrere Positionen, die von Militärmedizinern besetzt waren, an Zivilmediziner abgetreten wurden. Auch als praktizierender Arzt stand Schönlein in hohem Ansehen. Im Jahre 1856 kam sein einziger Sohn auf einer Expedition nach Afrika ums Leben. Dieses Unglück und andere Umstände bewogen ihn, sich aus dem Berufsleben zurückzuziehen. Er kehrte 1859 in seine Heimatstadt Bamberg zurück und starb hier einige Jahre später. Schönlein bereicherte die Medizin auf verschiedenen Gebieten. So nahm er dermatologische Untersuchungen vor, die ihn zur Entdeckung des Fadenpilzes als Verursacher des Erbgrinds (Favus) führten. Der Pilz wurde von →Remak Schönlein zu Ehren Achorion Schoenleini benannt. Durch diese Arbeiten legte er den Grundstein zur späteren wissenschaftlichen Erforschung der Parasitosen. Schönlein gilt als Begründer der Lehre von den Dermatomykosen. Zudem teilte er die Krankheiten in drei große Gruppen ein; diese Einteilung traf er nach den Körperbestandteilen Blut, Nerven und Muskelgewebe; die Fieber klammerte er allerdings aus. Dieses System sollte nur den Studenten zur Erleichterung dienen, Schönlein erhob damit keinerlei Anspruch auf wissenschaftlichen Wert. Im Zuge seines praktischen Unterrichts wandte er sich immer mehr gegen die naturphilosophische Auffassung der Medizin und begründete die sogenannte »Naturhistorische Schule«, die sich auf Erfahrungen und die Ergebnisse physikalischer, chemischer und mikroskopischer Untersuchungen stützt. Schönleins schriftliches Werk ist gering. Nur wenige Arbeiten stammen aus seiner Feder, einige seiner Schüler gaben jedoch die Texte seiner Berliner Vorlesungen heraus.

# Schottmüller, Hugo
*deutscher Internist, 1867–1936*

Nach den Studienjahren, die ihn an die Universitäten von Tübingen, Berlin und Greifswald führten, promovierte Schottmüller in der letztgenannten Stadt und trat dann eine Assistentenstelle am Hygieneinstitut an. Später übersiedelte er nach Hamburg und war hier an mehreren Spitälern tätig. Am Krankenhaus Hamburg-Eppendorf wirkte er ab 1906 als Oberarzt; 1919 wurde er zum außerordentlichen Professor ernannt und übernahm die Leitung der medizinischen Poliklinik der Universität Hamburg. 1925 übertrug man ihm die Lehrkanzel für Innere Medizin. Zu seinen bedeutendsten Leistungen gehört die erstmalige Abgrenzung des Paratyphus sowie die Prägung dieser Bezeichnung; ferner befaßte er sich mit der Bakteriologie dieser Krankheit und isolierte als Erreger im Jahre 1900 die Salmonella paratyphi B, die ebenso seinen Namen als Schottmüllersches Bakterium trägt wie der 1903 von ihm entdeckte Streptokokkus viridans, der die Endokarditis lenta hevorruft. Hier handelt es sich um eine Entzündung der Herzinnenhaut, die anstatt der Herzklappen besonders die Aortenklappe befällt und in ihrem Anfangsstadium oft uncharakteristisch ist. Die

Beschreibung dieser Krankheit, Sepsis lenta benannt, erschien 1910.

## Schuchardt, Karl August
*deutscher Chirurg, 1856–1901*

Aus seiner Heimatstadt Göttingen kam Schuchardt an die Universitäten von Jena und Straßburg und schließlich wieder nach Göttingen, wo er 1878 das Medizinstudium mit dem Doktorat abschloß. In Breslau und Halle verbrachte er die Jahre als Assistent und habilitierte sich 1885 in Halle zum Dozenten für Chirurgie. 1889 folgte er einer Berufung nach Stettin als Oberarzt am Städtischen Krankenhaus; 1895 vertraute man ihm die Leitung des Spitals an, und im nächsten Jahr wurde er mit dem Titel Professor ausgezeichnet. In Stettin wirkte Schuchardt bis zu seinem Tode. Einige der Gebiete, auf denen er besonders hervortrat, waren die operative Behandlung von Mastdarmfisteln sowie die Kehlkopf- und die Abdominalchirurgie. In diesem Zusammenhang sei an die nach ihm Schuchardtscher Schnitt benannte Operation erinnert, ein Schnitt, der durch Scheide, Damm und Beckenboden so tief geführt wird, daß auch die tiefe Beckenbodenmuskulatur durchtrennt wird. Er dient zur Erleichterung mancher Operationen; Schuchardts Urheberschaft ist allerdings nicht exakt bewiesen. Ferner befaßte er sich mit Untersuchungen über den Einfluß der Tuberkulose und der Syphilis auf die Sehnenscheiden und die Bildung von Reizkörpern in Sehnenscheiden und Gelenken. Von Schuchardt stammen Schriften über die Entstehung von Karzinomen, Krankheiten von Knochen und Gelenken und Ödemen des Gelenks.

## Schultze, Friedrich
*deutscher Neurologe, 1848–1934*

Nach Studienjahren an den Universitäten von Berlin und Bonn kam Schultze nach Heidelberg, wo er 1871

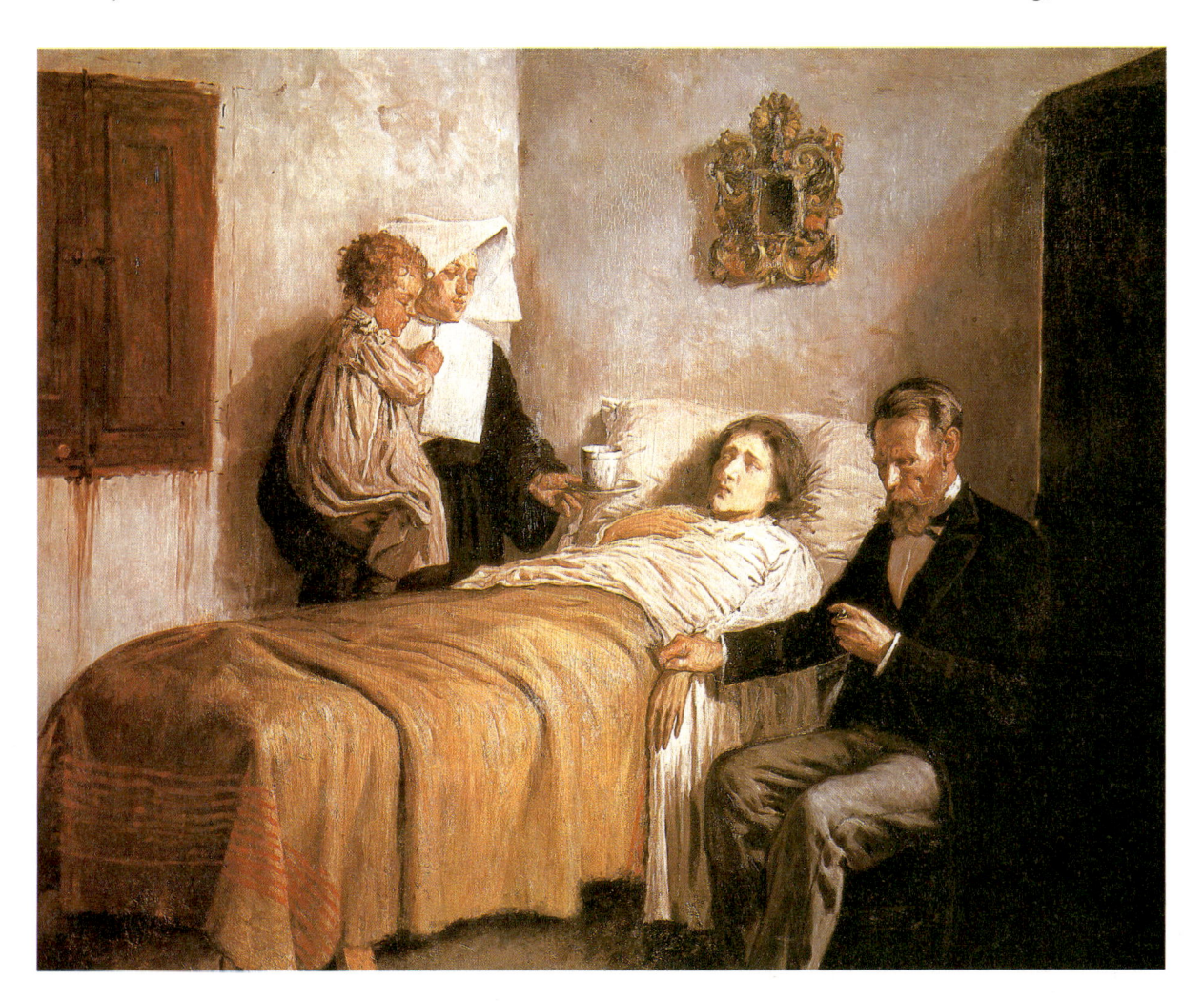

*Szene, wie sich zu Zeiten Schuchardts der Besuch des Arztes gestaltet haben könnte; Gemälde von Pablo Picasso, 1897*

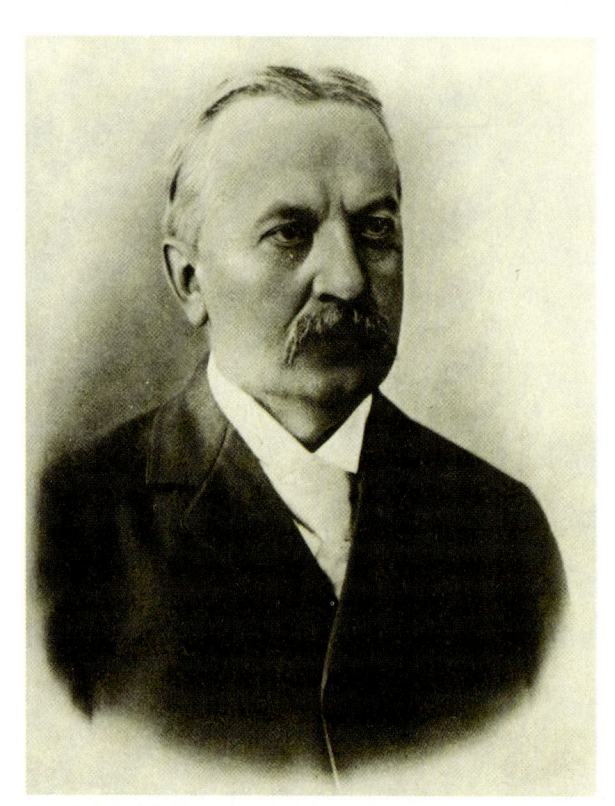

*Friedrich Schultze*

promovierte und sich vorerst als Assistent →Friedreichs der Inneren Medizin widmete. 1876 habilitierte er sich für dieses Fach und wurde 1880 zum außerordentlichen Professor ernannt. 1887 folgte er einer Berufung nach Dorpat, ließ sich aber schon im Jahr darauf in Bonn nieder und blieb hier bis zu seinem Lebensende. Schultze verlegte sich besonders auf die Neurologie, wobei er das Gebiet nicht nur nach klinischen Gesichtspunkten erforschte, sondern auch anatomische und pathologische Untersuchungen vornahm. Er hinterließ Arbeiten über Tetanus, Chorea, multiple Sklerose, progressive Muskelatrophie, Poliomyelitis, Basilarmeningitis und Formen der Syringomyelie. Neben den Tumoren des Rückenmarks befaßte er sich auch mit dessen anatomischem Aufbau. Er entdeckte den nach ihm Schultzesches Komma benannten Faciculus interfascicularis, der zwischen Goll-Strang und Burdach-Strang verläuft und aus absteigenden Hinterwurzelfasern besteht; im Querschnitt erscheint er kommaförmig, was die Bezeichnung erklärt.

## Schultze, Max Johann Sigismund
*deutscher Anatom, 1825–1874*

Der Sohn eines ebenfalls berühmten Arztes begann unter väterlicher Leitung mit dem Medizinstudium an der Universität Greifswald, wo er einige Jahre lang Prosektor war. Ein Semester verbrachte Schultze in Berlin und genoß dort den Unterricht von →Johannes Müller. 1849 promovierte er in Greifswald. Im Jahr darauf, nach Ablegung der Staatsexamen in Berlin, erhielt er die Erlaubnis zum Praktizieren und ließ sich vorerst in Greifswald nieder. Hier wirkte er als Prosektor und als Privatdozent für Anatomie, bis er 1854 einer Berufung als außerordentlicher Professor nach Halle folgte. 1859 übernahm er die gleiche Stelle in Bonn und ließ sich in dieser Stadt nieder. Spätere Berufungen nach Straßburg und Leipzig (1872) lehnte er ab. Bonn verdankt ihm die Errichtung einer neuen anatomischen Anstalt. Schultze legte bei der Erforschung der Anatomie besonderen Wert auf die mikroskopischen Techniken, die er ebenso verbesserte wie die chemischen und physiologischen Methoden. Vor allem die Zellforschung wurde von ihm nachhaltig be-

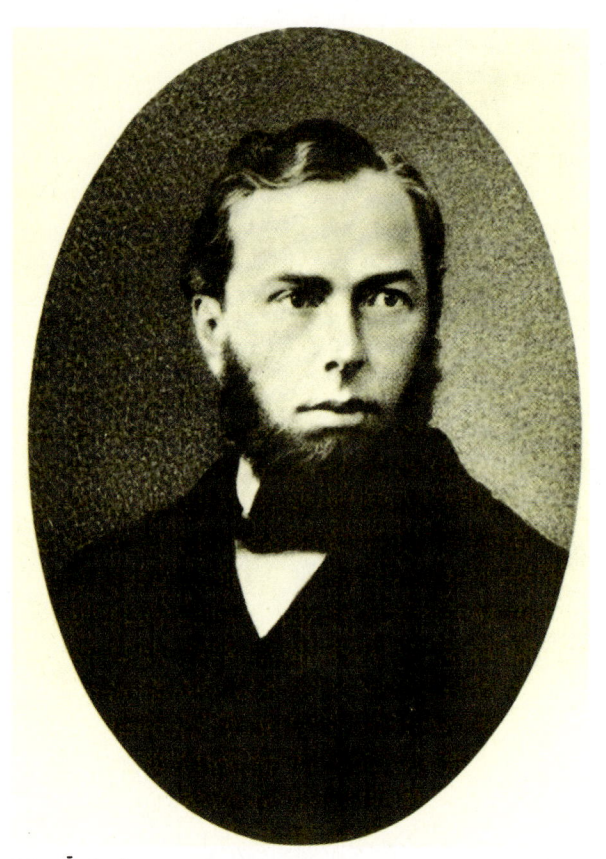

*Max Schultze*

einflußt. Er konzentrierte seine Untersuchungen nicht mehr auf die Zellmembranen, sondern auf das in denselben enthaltene Protoplasma, das er als wichtigsten Bestandteil erkannte. Ferner befaßte er sich mit den Nervenendigungen und der Untersuchung physiologischer Flüssigkeiten, zu denen etwa das Jodserum oder Chromsäuregemische zählen. Weiters widmete er der vergleichenden Anatomie sowie der Entwicklungsgeschichte Aufmerksamkeit und hinterließ Schriften zu allen genannten Themen.

## Schützenberger, Charles
*französischer Kliniker, 1809–1881*

Nach einem mit Auszeichnung absolvierten Medizinstudium an der Universität seiner Heimatstadt Straßburg promovierte Schützenberger 1832, habilitierte sich zwei Jahre später und erhielt 1845, nach mehreren bedeutenden Positionen, die Ernennung zum Professor für medizinische Klinik. Diesen Posten bekleidete er 35 Jahre lang und gab ihn gezwungenermaßen auf, als er während der Zugehörigkeit Straßburgs zum Deutschen Reich für eine eigene elsässische Universität kämpfte. Schützenberger befaßte sich mit verschiedenen medizinischen Fachgebieten; unter seiner Leitung wurde beispielsweise die erste Ovariotomie in Straßburg durchgeführt. Er nahm wichtige Untersuchungen über Embolien vor, ebenso über Periostitis (Knochenhautentzündung) und zerebrale Syphilis; ferner regte er an seiner Lehrkanzel Arbeiten über Spirometrie und Temperaturmessung zu Diagnosezwecken an. Er hinterließ ein umfangreiches, aus vielen Einzelschriften bestehendes Werk, das Aufschluß über sein weitverzweigtes Arbeitsgebiet gibt.

## Schwann, Theodor
*deutscher Physiologe, 1810–1882*

Während seiner Studienzeit an den Universitäten von Bonn, Würzburg und Berlin befaßte sich Schwann nicht nur mit Medizin, sondern auch mit Mathematik und Philosophie. Einer seiner berühmtesten Lehrer war →Schönlein. In Bonn studierte er unter →Johannes Müller, der ihm auch das Thema für die Dissertation stellte. Diese legte Schwann 1834 in Berlin vor und erhielt die Doktorwürde. Danach trat er eine Assistentenstelle am anatomischen Museum von Berlin an. Hier hatte er Gelegenheit, seine bedeutenden Forschungen in Angriff zu nehmen, die ihn der Nachwelt als Begründer der tierischen Zellenlehre unvergeßlich machen. 1838 wurde er als Professor für Anatomie an die Universität von Löwen berufen; 1848 kam er nach Lüttich, wo er die Lehrkanzeln für Physiologie und vergleichende Anatomie übernahm. Er wirkte hier, bis er 1880 in den Ruhestand trat. Schwanns Bedeutung liegt, wie bereits erwähnt, auf dem Gebiet der Zellenlehre, die von ihm begründet wurde. Wohl hatten vor ihm schon →Purkinje, →Johannes Müller, →Jakob Henle und →François Vincent Raspail die Zelle als kleinstes Element der Gewebe erkannt; zu einer umfassenden Theorie war jedoch vor Schwann keiner gelangt. Er entdeckte die physiologische Übereinstimmung von tierischen und pflanzlichen Zellen und erkannte, daß sämtliche Gewebe teils aus Zellen entstanden sind, teils aus diesen immer bestehen. Er verfolgte die Entwicklung bis zu den embryonalen Keimblättern zurück. In diesem Zusammenhang verdanken wir ihm einige spezifische Entdeckungen, wie etwa den Kern der Muskelfaserzellen, die Nagel- und die Federzellen und den Nachweis der nach ihm Schwannsche Scheiden benannten Umhüllungen der Nervenfasern. Aber auch auf anderen Gebieten war dieser große Forscher tätig. So ist vielfach kaum bekannt, daß er der Entdecker des Pepsins ist, dem er auch die Bezeichnung aufprägte. Ferner untersuchte er die Atmung des Hühnerembryos, die Fäulnis und die Gärung, die Muskelkontraktion, die Bedeutung der Galle und andere Fragen. Schriftliche Werke hinterließ Schwann nur wenige; neben seinen *Mikroskopischen Untersuchungen über die Übereinstimmung in der Struktur und dem Wachstum der Tiere und der Pflanzen* veröffentlichte er kleinere Lehrbücher der Anatomie. Deutschland bemühte sich sehr, den berühmten Forscher in die Heimat zurückzuholen; er blieb jedoch weiterhin an der Universität von Lüttich in Belgien und lehnte alle ehrenvollen Berufungen ab. Erst nach seinem Tode wurde er überführt.

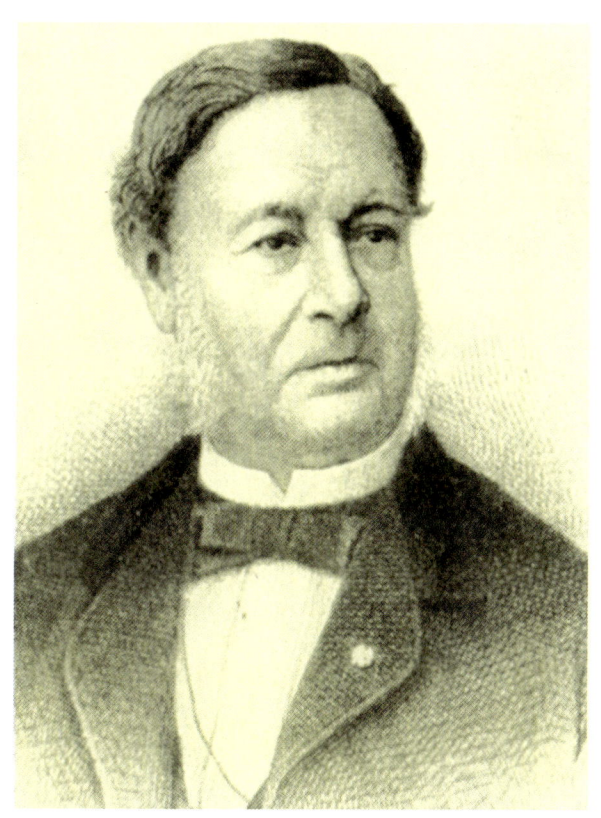

*Theodor Schwann*

## Schwediaur, Franz Xaver
*österreichischer Syphilisforscher, 1748–1824*

Die Familie des gebürtigen Oberösterreichers stammte aus Schweden, wodurch sich auch sein Name erklären läßt. Schwediaur selbst unterzeichnete meist mit Swediaur. In Wien legte er die medizinischen Studien ab und promovierte 1772; danach reiste er nach

Edinburg und später nach London, um sich eine Praxis für Geschlechtskrankheiten aufzubauen. Sein Hauptaugenmerk lag auf der →Syphilis, über die er auch mehrere Schriften verfaßte; die erste erschien 1784 in London. 1789 übersiedelte Schwediaur nach Paris, wo er ebenfalls bald eine angesehene Praxis betreute. Aus jener Zeit stammt ein Lehrbuch über die Behandlungsmethoden bei Syphilis, das bald großen Erfolg hatte. Es wurde mehrfach neu aufgelegt und in verschiedene Sprachen übersetzt. Durch Selbstversuche kam er zur Überzeugung, daß der Tripper durch Reizung der Harnröhre hervorgerufen werden könne; daneben vertrat er auch die Auffassung vom syphilitischen Ursprung dieses Leidens. Er anerkannte wohl die Organschädigungen durch Syphilis, schenkte aber den Untersuchungen, die →Giovanni Battista Morgagni Jahrzehnte zuvor über die Viszeralsyphilis angestellt hatte, keinerlei Beachtung. Im Rückblick darf man wohl sagen, daß Schwediaur der wissenschaftlichen Erforschung seines Spezialgebiets – trotz des Erfolges, den er bei seinen Zeitgenossen hatte – eher hinderlich als förderlich war.

## Scudamore, Sir Charles
*englischer Arzt, 1779–1849*

Als Sohn eines Arztes studierte auch Scudamore Medizin und lernte drei Jahre lang an Londoner Spitälern. An diese Zeit schlossen sich zehn Praxisjahre an und danach wieder eine Studienzeit in Edinburg, die er 1814 mit der Promotion beendete. Seine Dissertation behandelt die Arthritis. Nach weiteren Jahren als Arzt hatte sich der Ruf Scudamores so weit verbreitet, daß er zum Hausarzt des Herzogs von Sachsen-Coburg ernannt wurde. 1829 trat er in die Dienste des Herzogs von Northumberland und übersiedelte nach Dublin, als dieser Statthalter von Irland wurde. In Irland empfing Scudamore die Ritterwürde und wurde zum Mitglied des Trinity College gewählt. Sein schriftliches Werk befaßt sich mit verschiedenen Themen; darunter sind Abhandlungen über Gicht und Rheumatismus, Blutuntersuchungen sowie Schriften zur Verbreitung der Perkussion und des Stethoskops, das von →René Théophile Laennec kurze Zeit vorher erfunden worden war.

## Scultetus, Johann
*deutscher Arzt, 1621–1680*

In seiner Heimatstadt Nürnburg studierte Scultetus und verbrachte hier auch sein Leben als praktizierender Arzt. Sein schriftliches Werk besteht teilweise aus Übersetzungen und Neuherausgaben von Werken anderer Autoren, wie etwa →Giovanni de Vigo, Beiträgen zu den Schriften der Leopoldinischen Akademie, deren Mitglied er war, und einigen eigenen allgemeinmedizinischen Werken.

## Sédillot, Charles Emmanuel
*französischer Chirurg, 1804–1883*

Als Mitglied einer Ärztefamilie begann Sédillot 1824 in seiner Heimatstadt Paris das Medizinstudium, das er zwei Jahre später am Hospital Vâl-de-Grace fortsetzte. 1829 beendete er das Studium mit der Promotion, um sich der militärmedizinischen Laufbahn zu widmen; er nahm 1831 am Feldzug nach Polen teil und erhielt für seine Leistungen mehrere Auszeichnungen. 1835 ernannte man ihn zum außerordentlichen Professor an der Pariser Fakultät, ein Jahr später zum Professor der Chirurgie am Vâl-de-Grace. Im selben Jahr und nochmals 1839 versuchte er eine Lehrkanzel an der chirurgischen Fakultät zu erringen, doch beide Male schlugen seine Bemühungen fehl. 1837 nahm er an einem Feldzug nach Afrika teil, über den er einen Bericht verfaßte. 1841 bewarb er sich neuerlich in Paris um eine Professur, und als er auch diesmal scheiterte, folgte er einer Berufung nach Straßburg, wo er die Lehrkanzeln für Chirurgie und chirurgische Klinik übernehmen konnte. Zugleich erhielt er eine Stelle als Professor an der dortigen militärmedizinischen Schule. Während dieser Zeit setzte sich Sédillot vornehmlich mit der Anästhesie auseinander und veröffentlichte mehrere Schriften zu diesem Thema, die zu den ersten in Frankreich zählen. 1870/1871 machte er

*Charles Emmanuel Sédillot*

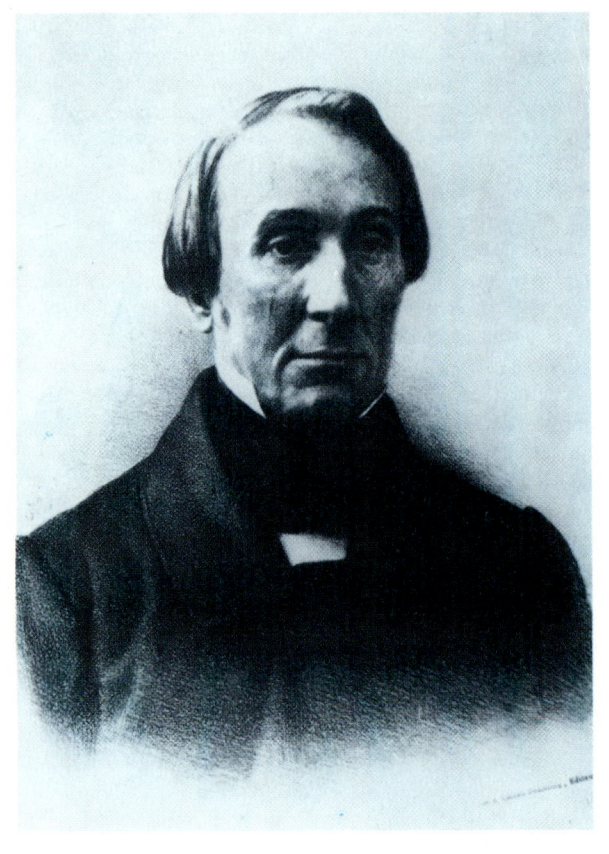

den Deutsch-Französischen Krieg mit und zog sich in der Folge aus der Wissenschaft zurück. Er hatte die ranghöchsten Posten im Militärgesundheitswesen inne und leitete zudem die neuorganisierte militärärztliche Schule von Straßburg. Eine Berufung nach Nancy lehnte er kurz vor dem Ruhestand ab und ließ sich in Paris nieder. In der Metropole an der Seine befaßte er sich während seiner letzten Jahre mit philosophischen Arbeiten. Die bedeutendsten Leistungen vollbrachte Sédillot auf dem Gebiet der Chirurgie. Auf seinen militärmedizinischen Erfahrungen beruhen Abhandlungen über Amputationen, Luxationen sowie Gefäßverletzungen; die Behandlungsmethoden der Luxationen verdienen dabei die meiste Anerkennung. Ferner entwickelte Sédillot Methoden der plastischen Chirurgie, die operative Behandlung des Empyem, die Urethrotomie, und führte im Jahre 1849 die erste Gastrostomie durch.

## Sée, Germain
*französischer Arzt, 1818–1896*

Zum Abschluß des Medizinstudiums, das er in Paris absolvierte, wurde Sée im Jahre 1846 zum Doktor promoviert; seine Dissertation behandelte den Blutkreislauf und das Herz. 1852 erhielt er eine Anstellung an einem Spital, 1866 folgte er →Armand Trousseau auf den Lehrstuhl für Therapie nach. Obwohl er bei seinen Kollegen im Kreuzfeuer der Kritik stand – sie klagten ihn des Materialismus an –, erhielt er 1869 auch die Lehrkanzel für medizinische Klinik und wurde Mitglied der Medizinischen Akademie. Daneben war er am Hôtel-Dieu als Arzt tätig. Sein umfangreiches schriftliches Werk umspannt Themen wie Herzkrankheiten und ihre Behandlung, Rheumatismus und seine Therapie, die Chorea, Lungenkrankheiten und pharmazeutische Abhandlungen über Digitalis, Opium und Chloral.

## Segond, Paul Ferdinand
*französischer Chirurg, 1851–1912*

Der Sohn eines Anatomen begann in seiner Heimatstadt Paris das Medizinstudium, das er 1880 mit der Promotion abschloß. Schon im Jahre 1878 hatte er eine Stelle als Prosektor angetreten, die er bis 1882 bekleidete. Er wandte sich der Chirurgie zu und hatte verschiedene einflußreiche Posten inne; 1883 wurde er außerordentlicher Professor an der Pariser Fakultät. Von 1905 bis zu seinem Tode besetzte er die Lehrkanzel für Chirurgie. Die ersten bedeutenden Leistungen Segonds lagen auf dem Gebiet der Chirurgie der Harnorgane. Später wandte er sich, von →Jules Péan beeinflußt, gynäkologischen Operationen zu und perfektionierte hier vor allem die vaginale Entfernung des Uterus. Auch Myome und Karzinome operierte er auf diesem Weg.

## Selye, Hans
*österreichisch-kanadischer Physiologe, geb. 1907*

Der gebürtige Wiener begann im Jahre 1925 an der Pariser Universität das Medizinstudium, setzte es im nächsten Jahr an der Universität von Rom fort und kam 1927 schließlich nach Prag, wo er 1929 promovierte. Danach erhielt Selye eine Assistentenstelle am Institut für experimentelle Pathologie und am histologischen Laboratorium. Diese Stellung bekleidete er bis 1931, dann übersiedelte er an die John Hopkins University und begann hier mit seinen biochemischen und hygienischen Forschungsarbeiten. 1932 ließ sich Selye endgültig in Montreal nieder und übernahm hier an der McGill University einen Lehrauftrag für Biochemie. In den nächsten Jahren lehrte er auch Histologie. Neben dem Amt des Professors für Histologie ab 1941 erhielt er ab 1945 auch das Lehramt und die Leitung des Instituts für experimentelle Medizin und Chirurgie. Das bedeutendste Forschungsgebiet Selyes betraf das Anpassungssyndrom (Selyesches Syndrom), das allgemein unter der Bezeichnung Streß bekannt ist. Er untersuchte die physiologischen Vorgänge, die Veränderungen am Organ und erkannte, daß jeder äußere Reiz, wie Hitzeeinwirkung, Traumen, Anstrengung, Infektion usw., neben der Wirkung auf das angegriffene Organ auch eine Allgemeinreaktion des gesamten Organismus hervorruft. Selye entdeckte den Zusammenhang zwischen hormonaler Leistung der Nebennierenrinde und des Hypophysenvorderlappens. Weitere Arbeiten betrafen die Herznekrosen und ihre medikamentöse Behandlung, die Laktation der weiblichen Brust und andere Themen aus dem Bereich der Physiologie. Zahlreiche Ehrendoktorate der Universitäten verschiedener Länder, Auszeichnungen und Ehrenpreise bezeugen die Anerkennung, die ihm seitens der ganzen wissenschaftlichen Welt zuteil wurde.

## Semmelweis, Ignaz Philipp
*österreichisch-ungarischer Gynäkologe und Geburtshelfer, 1818–1865*

Als Sohn einer alten ungarischen Familie aus Buda begann Semmelweis das Medizinstudium in Pest und setzte es in Wien fort, wo er 1844 promovierte. Im gleichen Jahr wandte er sich der Gynäkologie und Geburtshilfe zu und hatte bis 1849 eine Assistentenstelle an der geburtshilflichen Klinik in Wien inne. 1847 kam es zu der Entdeckung, die die medizinischen Techniken, vor allem die der Chirurgie, revolutionierte: er erkannte, daß das Kindbettfieber nicht von der Wöchnerin selbst oder durch die damals für vieles verantwortlich gemachten »Miasmen« ausgeht, sondern durch die Infektion mit einem zersetzten organischen Stoff verursacht wird. Er kam rasch zu der Überzeugung, daß die Infektion durch Ärzte und Studenten, die vorher Leichen seziert hatten, übertragen wurde. Später erkannte er auch die Möglichkeit der Autoinfektion; der Hauptgrund der hohen Sterblichkeit an den geburtshilflichen Kliniken aber blieb die Infektion durch Fäulnisbakterien der Leiche. Von seiner Entdeckung fasziniert, trieb Semmelweis die Forschungen voran, bemerkte, daß das Puerperalfieber (Kindbettfieber) zwar übertragbar, jedoch nicht ansteckend ist, und versuchte mit allen ihm zu Gebote stehenden Mitteln hygienische Maßnahmen einzuführen. Vor allem gründliche Waschungen der Hände, des Bettzeugs und der Instrumente sah er als grundlegend an. Nur wenige Zeitgenossen und Kollegen erkannten die Bedeutung seiner Vorschriften; dazu gehörten →Hebra, →Skoda und →Rokitansky, die aber auch nicht verhindern konnten, daß Semmelweis große Schwierigkeiten hatte und von vielen Seiten angefeindet wurde. Dazu kam noch, daß er, temperamentvoll und kompromißlos, von Diplomatie nichts hielt und bei der Verfolgung seines Ziels nichts um sich herum beachtete. So wurde er aus der Klinik unter →Klein entlassen. Die Erlaubnis zur Habilitation bekam er erst 1850, jedoch unter für ihn unannehmbaren Bedingungen. Verärgert verließ er Wien fünf Tage nach Erhalt der Dozentur und kehrte nach Budapest zurück. Dort wirkte er von 1851 bis 1855 am St. Rochus-Spital in Pest und war dann bis kurz vor seinem Tod als Professor der Geburtshilfe an der Universität verpflichtet. 1861 veröffentlichte er sein berühmtes Werk *Die Ätiologie, der Begriff und die Prophylaxis des Kindbettfiebers,* das den Streit noch mehr anfachte und ihn in Erwiderung der Angriffe zu etlichen Streitschriften veranlaßte. Lange jedoch konnte er die Demütigungen und den Haß nicht ertragen: er verfiel in geistige Umnachtung, wurde in die Niederösterreichische Landesirrenanstalt in Wien-Döbling gebracht und starb hier kurze Zeit später an einer Wundinfektion. Nach seinem Tod wurde er nach Budapest überführt. Unsere modernen Kenntnisse lassen Semmelweis' Entdeckung als selbstverständlich erscheinen, zu seiner Zeit jedoch bedeutete sie einen Umschwung der Lehren. Antisepsis, Asepsis und Bakteriologie basieren zu einem großen Teil auf seinen Arbeiten.

## Sénac, Jean-Baptiste
*französischer Arzt, 1693–1770*

Als Mitglied einer protestantischen Familie hatte Sénac vor, sich der Theologie zu widmen; später trat er zum Katholizismus über und wurde Jesuit. Dann aber wandte er sich der Medizin zu und absolvierte das Studium in Reims, wo er auch promovierte. Schon während der Ausbildungszeit begann er sein umfangreiches literarisches Werk. Im Jahre 1745 konnte er den Marschall von Sachsen von einer Krankheit heilen und erhielt die Ernennung zum Leibarzt. In dieser Stellung kam er mit ihm nach Versailles, wo er mit Ludwig XV. in Kontakt trat und schließlich auch von diesem zum Leibarzt ernannt wurde. Dazu war Sénac Oberaufse-

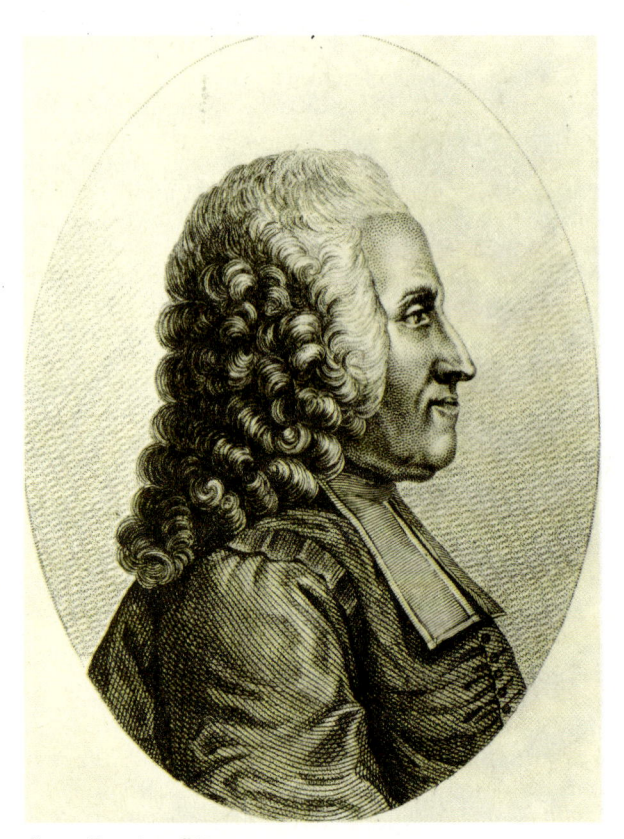

*Jean-Baptiste Sénac*

her der Heilquellen und Mitglied der Akademie der Wissenschaften. Sein wichtigstes Werk, das er wie mehrere andere anonym veröffentlichte, behandelt Anatomie, Physiologie und Pathologie des Herzens. Besonders der Abschnitt über die pathologische Anatomie ist bedeutend. 1724 erschien eine Bearbeitung des anatomischen Werkes von →Heister, das allerdings fast nur dem Namen nach eine Bearbeitung ist; der größte Teil ist Sénacs eigenen Erkenntnissen gewidmet. Auch Schriften über die Lehren von →Stahl und Newton entstammen Sénacs Feder.

## Sertürner, Friedrich Wilhelm Adam
*deutscher Apotheker und Naturwissenschaftler, 1783–1841*

Schon während seiner Ausbildungszeit zum Apothekergehilfen beschäftigte sich Sertürner mit dem Opium, und zwei Jahre nach seiner Abschlußprüfung (1805) entdeckte er das Morphin. Im selben Jahr erschien das erste Werk darüber in Form eines Briefes in einem pharmazeutischen Journal; ein Jahr später legte

---

*Abb. gegenüber: Ignaz Philipp Semmelweis, Aquarell von A. E. Canzi, 1857 (Semmelweis-Museum, Budapest)*

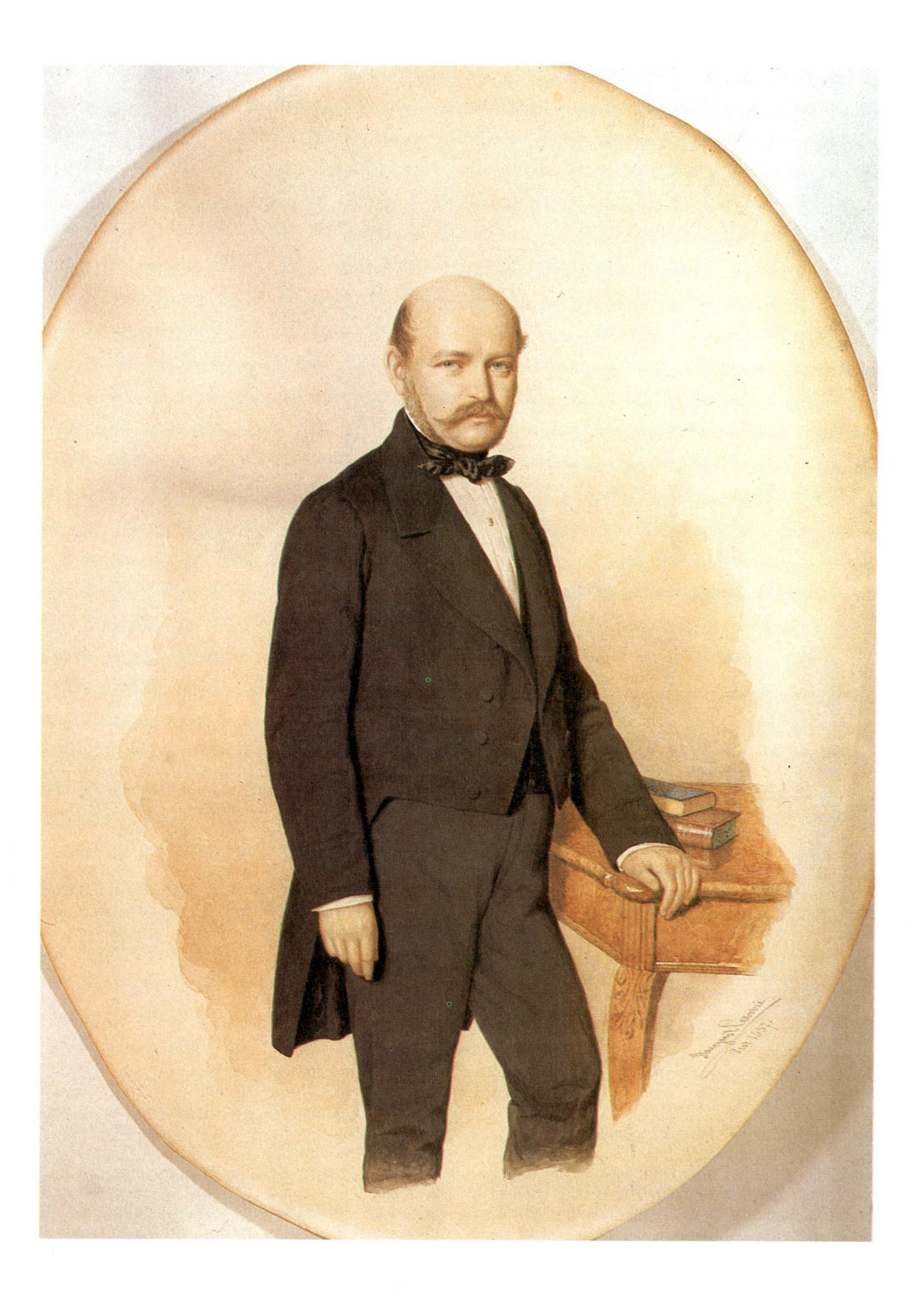

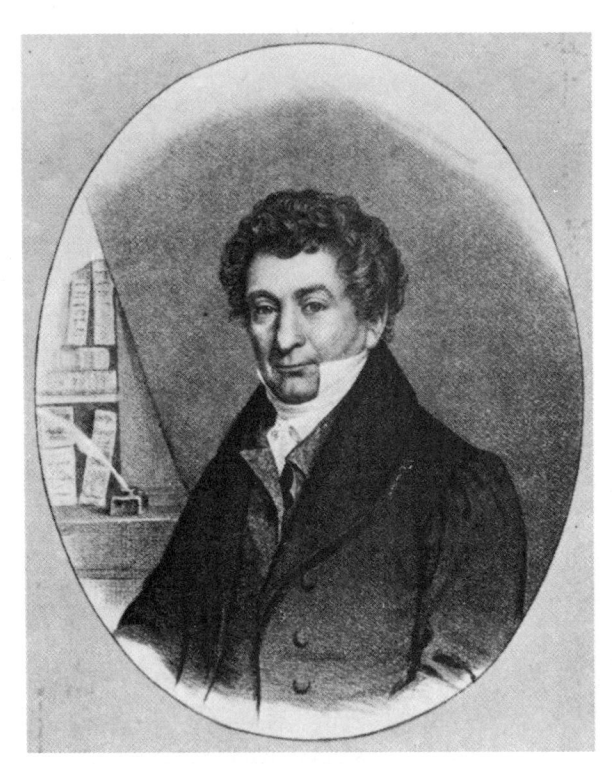

*Friedrich Wilhelm Adam Sertürner*

er seine durch über 50 Versuche belegten Forschungsergebnisse in einer schriftlichen Abhandlung vor. Nach bedeutenden Untersuchungen über Ätzkalien und Geschosse mit ihren Wirkungen wandte er sich wieder seiner Entdeckung zu, über die er noch einiges erarbeitete und veröffentlichte. 1817 erkannte man ihm das Ehrendoktorat der Philosophie zu, und Sertürner konnte eine eigene Apotheke übernehmen. Von 1820 bis 1822 arbeitete er an dem zweibändigen Werk *System der chemischen Physik*. In dem Bestreben, seine Werke immer volkstümlicher abzufassen, verließ er allzuoft den Bereich der Wissenschaft. So betrachtete er als Krankheitsursache eine vermehrte Säureproduktion im Organismus und wollte die Leiden dementsprechend mit alkalischen Substanzen heilen. 1831 legte er unwissentlich den Grundstein zur Erkenntnis der Infektionskrankheiten: in einer Schrift über Cholera bezeichnete er die Seuche als lebendiges, sich fortpflanzendes Wesen, das nur durch die Vernichtung seines Lebensgeistes (die spätere Desinfektion) besiegt werden könne – eine Hypothese, die um das Jahr 1840 aufgegriffen wurde.

## Servet, Michel
*eigentlich Serveto, Miguel; spanischer Mediziner und Theologe, 1511–1553*

Der Sohn einer angesehenen Juristenfamilie widmete sich anfangs dem Studium der Rechte in Toulouse, wo er – vorderhand heimlich – auch die ersten Beziehungen zur Religion knüpfte. Schon damals festigte sich seine Einstellung gegen die kirchliche Dreieinigkeitslehre. Nach dem Verlassen von Toulouse hatte er verschiedene angesehene Ämter bei Kirchenfürsten und im Gefolge von Kaiser Karl V. inne. Nach einer Zeit in Basel, Straßburg und Genf kam er nach Lyon, wo er in einer Druckerei als Korrektor arbeitete. Servets religiöse Ansichten hatten ihn mittlerweile seiner Familie entfremdet. In Lyon machte er die Bekanntschaft des Leibarztes des Herzogs von Lothringen, der ihn zum Medizinstudium veranlaßte. 1535 kam er nach Paris; ein Jahr später erschien sein erstes literarisches Werk auf diesem Gebiet. 1537 veröffentlichte er eine Schrift, in der er die arabische Tradition des Sirups verurteilt

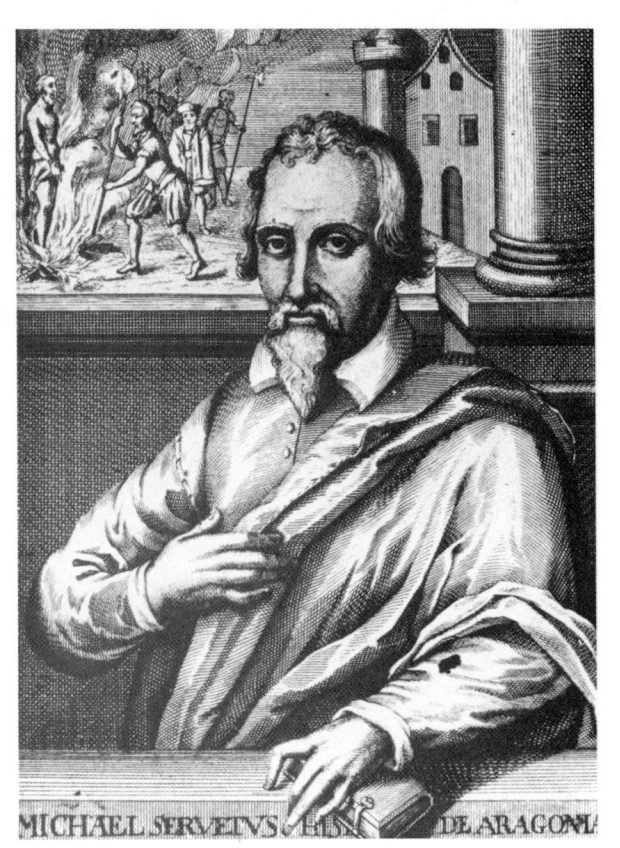

*Michel Servet*

und zum erstenmal als Bekämpfer des arabischen Einflusses in der Medizin in Erscheinung tritt. Ab 1538 setzte er das Studium unter →Jean Fernel und Jacobus Sylvius (eigentlich Jacques Dubois) fort und widmete sich hierbei insbesondere der Anatomie. Er arbeitete als Nachfolger von →Vesal als Prosektor und promovierte, nachdem er in einem Ketzerprozeß freigesprochen worden war. In der Folge wirkte Servet als Arzt in Lyon und Avignon und wurde 1541 Leibarzt des Erzbischofs von Vienne. 1553 gab er ein Werk heraus, das in wissenschaftlicher Hinsicht für die Nachwelt von

Bedeutung ist; für ihn allerdings sollte es schwerwiegende Folgen nach sich ziehen. *Christianismi restitutio* überzeugte Calvin dermaßen von Servets Haltung gegen die Dreieinigkeit, daß er ihn als Ketzer in den Kerker werfen ließ. Nach einer mißlungenen Flucht nach Neapel wurde Servet dem Scheiterhaufen übergeben, obwohl sich Calvin für eine mildere Art der Todesstrafe verwandt hatte. Für die Geschichte der Medizin ist Servets letztes Werk insofern bedeutsam, als der kleine Blutkreislauf in einer Passage ziemlich genau dargestellt wird. Dennoch ist es etwas übertrieben, ihn als Entdecker des Blutkreislaufs →William Harvey voranstellen zu wollen.

# Sherrington, Sir Charles Scott
*englischer Physiologe, 1859–1952*

Nach dem Medizinstudium in Cambridge wirkte der gebürtige Londoner als Lehrer für Anatomie und Physiologie an mehreren medizinischen Schulen in seiner Heimatstadt; von 1895 bis 1913 war er als Professor für Physiologie in Liverpool tätig, dann folgte er einer Berufung nach Oxford. Im Jahre 1920 wählte ihn die Royal Society of Physicians zu ihrem Präsidenten, eine Funktion, die Sherrington fünf Jahre lang bekleidete. Seine bedeutendsten Leistungen liegen auf dem Gebiet der Nervenphysiologie. Er befaßte sich mit den Reflexen und führte Versuche zur Hemmung der Kontraktion willkürlicher Muskel durch Großhirnreizung durch. Seinen Namen trägt das sogenannte Sherringtonsche Gesetz, das besagt, daß jeder Hautbezirk von zwei bis drei Rückenmarkssegmenten innerviert wird; daher überlappen sich teilweise die Innervationsbezirke der sensiblen Nerven. Daneben wandte Sherrington sein Interesse auch hygienischen Maßnahmen zu und betätigte sich als Dichter. Für seine neurologischen Arbeiten konnte er zusammen mit Edgar Douglas Adrian im Jahre 1932 den Nobelpreis für »Physiologie oder Medizin« in Empfang nehmen.

# Sicard, Jean Athanase
*französischer Pathologe, 1872–1929*

In seiner Geburtsstadt Marseille begann Sicard das Medizinstudium, das er in Paris fortsetzte und 1899 mit der Promotion abschloß. Nach den üblichen Stationen der akademischen Laufbahn wurde er 1907 zum außerordentlichen Professor ernannt, konnte 1910 eine leitende Position am Hôpital Necker einnehmen und wurde 1923 ordentlicher Professor für interne Pathologie an der Pariser Universität. Schon als Student war Sicard mit serodiagnostischen Untersuchungen betraut worden; er befaßte sich auch mit der Zytodiagnostik und wandte sich schließlich der Neurologie zu. In diesem Fach erwarb er sich nicht nur durch wissenschaftliche, sondern auch durch technische Verbesserungen Verdienste. So propagierte er beispielsweise die Verwendung von Lipiodol in der Röntgendiagnostik; ferner begründete er die Chromodiagnose, als er auf die Farbunterschiede des Liquor cerebrospinalis bei verschiedenen Erkrankungen aufmerksam wurde. Weitere Untersuchungen betrafen den Liquor, die seröse Meningitis und die Malariatherapie. Die beinahe vergessene Methode der Krampfadernbehandlung durch intravenöse Injektionen wurde von ihm wiederaufgenommen und verbreitet.

# Siebold, Karl Theodor Ernst von
*deutscher Anatom, Physiologe und Zoologe, 1804–1885*

Der Sohn des Geburtshelfers Adam Elias von Siebold und jüngere Bruder des Gynäkologen Eduard von Siebold übersiedelte 1816 mit seinem Vater von seiner Heimatstadt Würzburg nach Berlin und begann hier das Medizinstudium. Später setzte er es in Göttingen fort und befaßte sich daneben mit Zoologie. Seine Dissertation ist der Metamorphose der Salamander gewidmet. Durch den Tod seines Vaters schien die finanzielle Existenz nicht mehr gesichert, daher wandte sich Siebold der praktischen Medizin zu und nahm eine Stelle als Kreisarzt in Ostpreußen an; drei Jahre später, 1834, kam er in gleicher Position nach Königsberg. Schon bald darauf übersiedelte er nach Danzig, wo er die Leitung der Hebammenschule übernehmen und sich wieder der wissenschaftlichen Tätigkeit widmen konnte. Die Zoologie zog ihn aufs neue in ihren Bann; dies um so mehr, als er in Danzig reichlich Gelegenheit fand, anhand von Seetieren zoologische und vergleichende anatomische Studien durchzuführen. Etwa 40 Abhandlungen entstanden während dieser Zeit. Alexander von Humboldt verschaffte Siebold 1840 eine Berufung als Professor für Zoologie, vergleichende Anatomie und Veterinärmedizin nach Erlangen. 1845 folgten Einladungen nach Freiburg, 1850 nach Breslau und 1853 nach München. Hier unterrichtete er zunächst vergleichende Anatomie und Physiologie, später auch menschliche Anatomie. Zum Professor für Zoologie ernannt, trat Siebold die medizinischen Fächer ab und las nur noch vergleichende Anatomie und Zoologie, bekleidete daneben aber das Amt des Leiters der zoologischen Staatssammlung. Noch im hohen Alter – er lehrte mit großem Erfolg bis kurz vor seinem Tod – war Siebold allem Neuen gegenüber aufgeschlossen, wie seine spontane Anerkennung der Lehren →Charles Darwins zeigte. Neben wissenschaftlichen Bereicherungen verdanken ihm seine Spezialfächer organisatorische Maßnahmen, die zur Verbesserung des Unterrichts und zur Vergrößerung der Sammlungen führten. Sein umfangreiches schriftliches Werk behandelt unter anderem die Parthenogenese bei verschiedenen Insekten, die Anatomie wirbelloser Tiere und der Fische sowie helminthologische Untersuchungen. Zusammen mit →Albert von Kölliker gründete Siebold 1848 die *Zeitschrift für wissenschaftliche Zoologie*.

## Siegemund[in], Justine
*deutsche Hebamme, 1648 bis um 1705*

Die Tochter eines protestantischen Geistlichen war mit einem Schreiber verheiratet, als sie sich im Alter von 21 Jahren durch Bücher selbst in der Entbindungskunst zu unterrichten begann. Mit etwa 25 Jahren begann sie ihre Tätigkeit, die sie zur berühmtesten Hebamme ihrer Zeit machen sollte. Zwölf Jahre lang wirkte sie bei Bäuerinnen auf dem Land und in Liegnitz (Schlesien) als Hebamme und erlangte einen derartigen Ruf, daß man sie von weither holen ließ. 1688 berief sie der Große Kurfürst nach Berlin, wo sie die Stelle der *Chur-Brandenburgischen Hoff-Wehe-Mutter* (diesen Titel trägt auch ihr berühmtes Lehrbuch) erhielt. Im Jahre 1690 veröffentlichte sie nach vorheriger Genehmigung und Billigung durch die medizinische Fakultät dieses Werk, das ihre Erfahrungen und Bemerkungen über schwierige Geburten enthält; es erlebte mehrere Auflagen. Noch in der heutigen Geburtshilfe spricht man vom Siegemundinschen gedoppelten Handgriff, der bei Wendungsschwierigkeiten des Kindes während des Geburtsvorganges praktiziert wird.

## Simeon Seth
*byzantinischer Arzt des 11. Jahrhunderts*

Der Zeitgenosse des berühmten, vielseitigen Gelehrten Michael Psellos lebte als Palastaufseher am byzantinischen Hof und war nebenbei als Arzt tätig. Er hinterließ mehrere Schriften, in denen der Einfluß Psellos' deutlich zum Ausdruck kommt. Als erster griechischer Arzt berücksichtigte er in einem Kaiser Michael VII. gewidmeten Werk über Nahrungsmittel auch arabische Medikamente. Dieses Werk, eine Zusammenfassung vieler anderer Autoren, enthält eine Aufstellung von griechischen, arabischen, persischen und indischen Nahrungsmitteln, Medikamenten und Gewürzen. Eine andere Schrift behandelt Empfinden, Geruch und Geschmack; weitere Werke sind anderen Gebieten der Wissenschaft gewidmet.

## Simon, Karl Gustav Theodor
*deutscher Pathologe, 1810–1857*

Der gebürtige Berliner begann das Medizinstudium in seiner Heimatstadt, setzte es 1831 in Bonn fort und kam ein Jahr später wieder nach Berlin, wo er 1833 promovierte. 1842 nahm er eine Stelle als Armenarzt an, habilitierte sich zwei Jahre später zum Privatdozenten für allgemeine Pathologie und Therapie und unterrichtete auch Dermatologie. 1848 wurde Simon Leiter der Abteilungen für Hautkrankheiten und Syphilis an der Berliner Charité und war schon nach kurzer Zeit auch als Lehrer angesehen. 1850 unternahm er eine wissenschaftliche Reise nach England und Frankreich. Einige Jahre nach der Rückkehr erkrankte er an progressiver Paralyse und starb nach etlichen Kuraufenthalten. Er hinterließ eine große Zahl von Arbeiten, die teils in →Müllers Archiv erschienen sind, sowie ein wichtiges Lehrbuch der Dermatologie. Seine Schriften befassen sich mit dermatologischen Problemen wie mit Geschlechtskrankheiten. Die Haarbalgmilbe wurde nach ihm als Simonea folliculorum bezeichnet. Diese Milbe, die jetzt Demodex folliculorum genannt wird, ist ein harmloser Schmarotzer, der in den Haarfollikeln fast jedes Menschen anzutreffen ist. Sie nistet sich bevorzugt in den Talgdrüsen der Gesichtshaut ein, besonders in den Mitessern, von denen sie sich ernährt.

## Simpson, Sir James Young
*englischer Gynäkologe und Geburtshelfer, 1811–1870*

Als Sohn eines schottischen Bäckers war Simpson ebenfalls für diesen Beruf vorgesehen. Er ging bei sei-

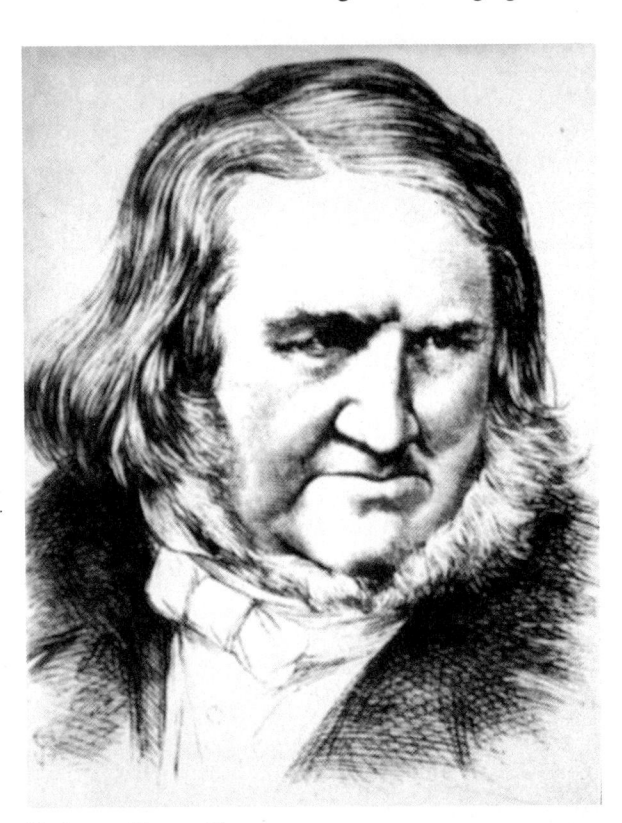

*Sir James Young Simpson*

nem Vater in die Lehre, arbeitete jedoch daneben auf wissenschaftlichem Gebiet und konnte sich ab 1827 mit Hilfe seines älteren Bruders und eines Stipendiums

---

*Abb. gegenüber: »Der Arzt in seinem Studierzimmer«, Gemälde von Adriaen van Ostade, 1665*

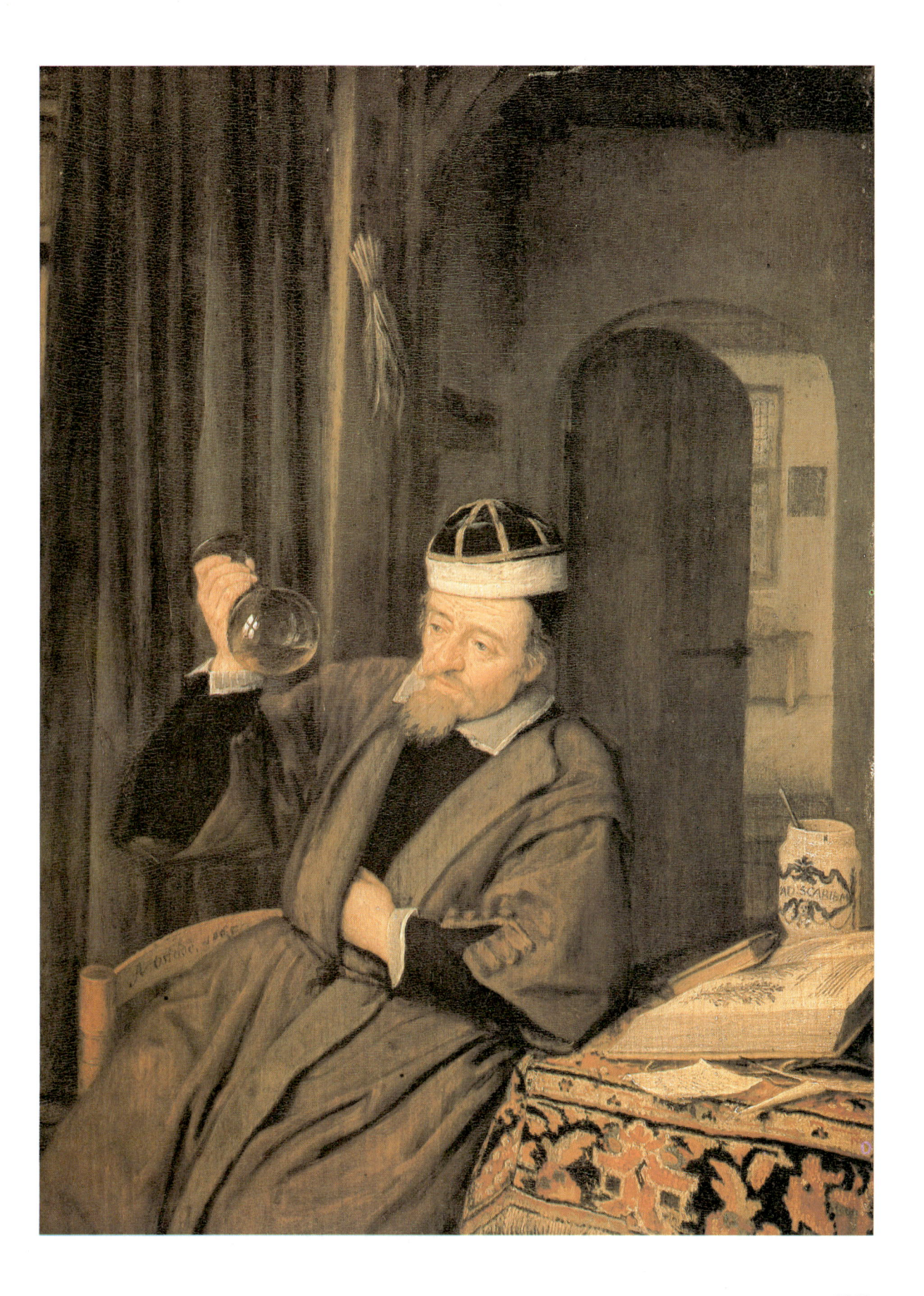

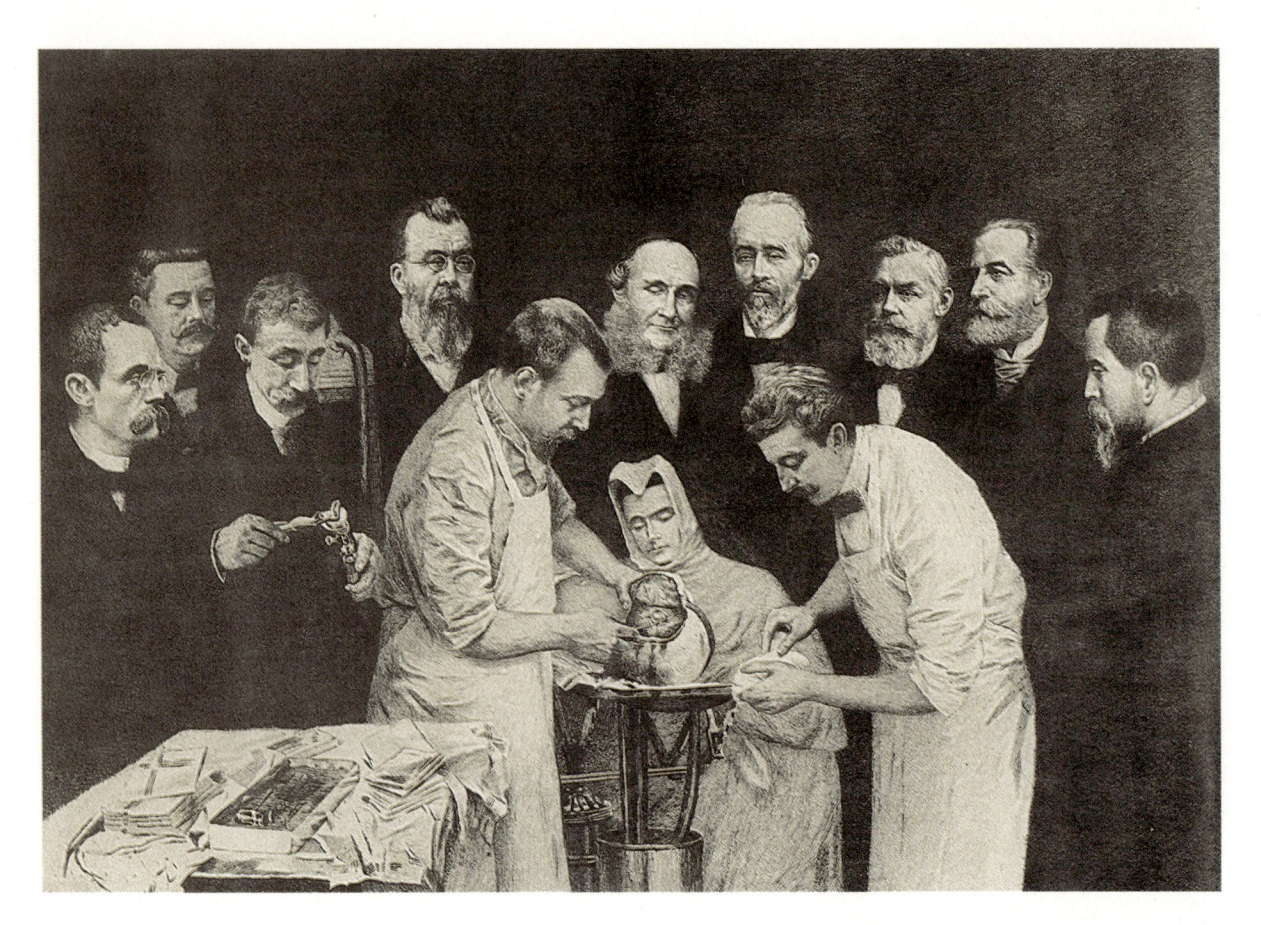

*Kraniotomie, von dem Chirurgen E. Doyen in Moskau durchgeführt, assistiert von Dr. Boucart; als Beobachter kann man im Hintergrund (v.l.n.r.) erkennen: C. Roux, Malibran, Vivant, Sklifassowsky, Simpson, Kocher, Czerny, von Bergmann, Coupet*

dem Medizinstudium an der Universität von Edinburg widmen. 1830 erhielt er die Erlaubnis zu praktizieren und wirkte einige Zeit in einem Dorf als Arzt; zwei Jahre darauf kehrte er nach Edinburg zurück und promovierte hier. Der Professor für Pathologie vertraute ihm einige seiner Vorlesungen an, und eine Gesellschaft, die aus jungen Ärzten und den höhersemestrigen Studenten bestand, wählte ihn zu ihrem Präsidenten. Bald erhielt er einen Lehrauftrag als Dozent für Geburtshilfe an einer medizinischen Schule, die nicht der Fakultät angehörte, und widmete sich Untersuchungen über Krankheiten und Mißbildungen des Fetus. Nach zähen Bemühungen erhielt Simpson 1840 den Lehrstuhl für Geburtshilfe an der Universität Edinburg. Sein Unterricht zog viele Studenten an, seine Popularität als Arzt wuchs, so daß er bald Frauen aus aller Welt zu seinem Patientenkreis zählen konnte. Neben der Forschungs- und Lehrtätigkeit hatte er eine äußerst umfangreiche Praxis zu versorgen, wurde 1852 zum Präsidenten der Royal Society von Edinburg gewählt, ein Jahr später zum auswärtigen Mitglied der französischen Medizinischen Akademie und erhielt zudem zahlreiche Ehrungen und Preise. Ein Jahr nach der Erfindung der Äthernarkose durch →William Morton wandte er diese zum erstenmal bei einer Entbindung an, erkannte aber nach einigen Versuchen die bessere Verträglichkeit des Chloroforms und führte noch im selben Jahr eine Entbindung mit dieser Form der Narkose durch. Schon einige Tage später veröffentlichte er eine Abhandlung darüber, die er bald gegen Angriffe verteidigen mußte. Vor allem Bigelow war einer seiner schärfsten Gegner. Die Chirurgie bereicherte Simpson durch die Empfehlung von Metallfäden als Nahtmaterial und durch die Entwicklung der Akupressur. Ferner führte er statistische Untersuchungen über die Resultate großer Operationen wie Amputationen durch und bemühte sich um das Krankenhauswesen, indem er die Pavillonbauweise propagierte, da er bei seinen statistischen Untersuchungen in kleineren ländlichen Hospitälern zu wesentlich besseren Ergebnissen gelangt war. Die Geburtshilfe bereicherte er durch seine Verbesserung des Kaiserschnitts und der Zertrümmerung des kindlichen Schädels sowie durch die Entwicklung einer speziellen Geburtszange. Auf dem Gebiet der Untersuchungsmethoden entwarf er eine Uterussonde und praktizierte die Erweiterung des Muttermundes zu diagnostischen Zwecken. Neben diesen Themen beschäftigten ihn die Lepra, die Syphilis und die Cholera, wie einige seiner zahlreichen Werke beweisen. Simpson hinterließ neben gynäkologischen, geburtshilflichen und allgemeinmedizinischen Schriften auch historische und archäologische Werke, in denen seine religiösen und philanthropischen Anschauungen zum Ausdruck kommen. Darüber hinaus war er an der Archäologie, speziell der seiner engeren Heimat, sehr interessiert und veröffentlichte einige Schriften über seine Beobachtungen. 1866 verlieh man ihm die Würde eines Baronet und das Ehrendoktorat der Rechte der Universität Oxford; 1869 wurde er zum Ehrenbürger der Stadt Edinburg ernannt.

## Sims, James Marion
*amerikanischer Gynäkologe, 1813–1883*

Der aus South Carolina stammende Mediziner brachte die Ausbildung nach Studien an anderen Anstalten ab 1833 in einem College in Philadelphia hinter sich, pro-

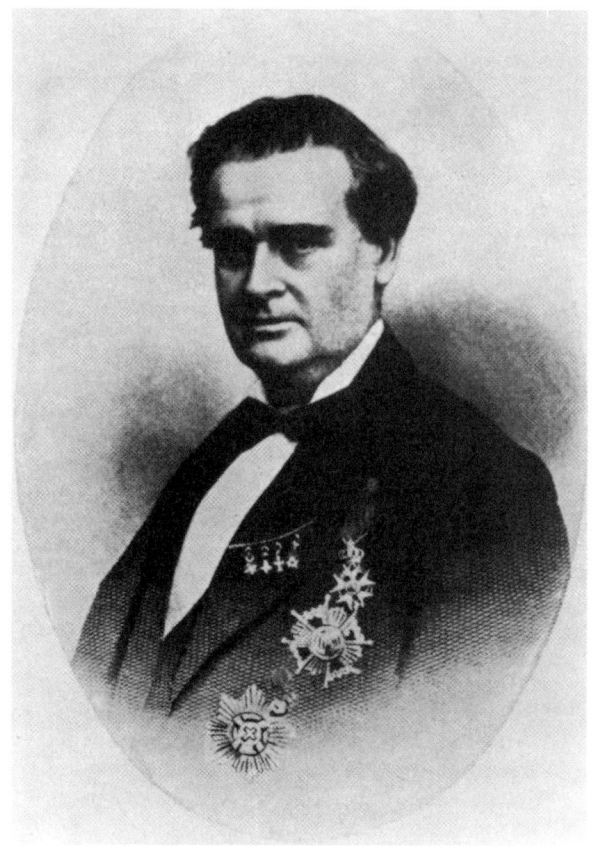

*James Marion Sims*

movierte 1834 und ließ sich anschließend für kurze Zeit in seiner Heimat als Arzt nieder. 1835 gab er die Praxis auf und zog nach Alabama; fünf Jahre später ließ er sich in der Hauptstadt Montgomery nieder und verbrachte hier die Zeit bis 1853. Dann übersiedelte er nach New York; in dieser Stadt blieb er bis zu seinem Lebensende. 1846 hatte er in Montgomery eine gynäkologische Privatklinik gegründet, die sich auf die Behandlung von Vesikovaginalfisteln spezialisierte; 1849 konnte Sims die erste vollständige Heilung erzielen. Er veröffentlichte mehrere Abhandlungen über seine Operationsmethoden und empfahl die Verwendung von Silberdraht als Nahtmaterial. Zu jener Zeit entwickelte er ein eigenes Vaginalspekulum. Auch in New York trat er für die Gründung eines gynäkologischen Spitals ein und konnte 1855 ein provisorisches Krankenhaus eröffnen. 1866 endlich war das endgültige, nach seinen Plänen in Pavillonbauweise angelegte »Woman Hospital of the State of New York« vollendet. Um zu optimalen Plänen zu gelangen, war Sims in den vorangegangenen Jahren nach Europa gereist und hatte die bekanntesten Spitäler besichtigt; daneben verbreitete er seine Operationsmethoden und wurde dafür vielfach ausgezeichnet. Besonders in Paris hielt er sich lange auf und kehrte 1868 ohne seine Familie wieder in die USA zurück. 1870 kam er von neuem nach Frankreich und leistete hier während des Krieges zwischen Frankreich und Deutschland als Mitglied eines angloamerikanischen Korps medizinische Dienste als Chirurg. Sein bedeutendstes Arbeitsgebiet blieb aber die Gynäkologie, die er durch zahlreiche Untersuchungen bereicherte. Er hinterließ ein umfangreiches Werk zu diesem Thema, das sich mit chirurgischen wie klinischen Problemen auseinandersetzt. Ferner entwickelte er ein Instrument zur Kürettage und interessierte sich für die neuen Methoden der Anästhesie und Mikroskopie.

## Sklerodermie

Dieser Krankheitsbegriff umfaßt zwei verschiedene Leiden. Die Sklerodermia circumscripta ist eine harmlose Hauterkrankung, bei der kreisförmige, gefärbte oder ungefärbte Herde das Erscheinungsbild darstellen. An den Extremitäten und an der Stirn treten die Kreise oft bandförmig aneinandergereiht auf. Die zweite Form, die Sklerodermia progressiva oder diffusa, ist eine Systemerkrankung, die das Gefäßbindegewebe befällt und meist tödlich endet. Nach Allgemeinerscheinungen wie Fieber und Müdigkeit tritt zeitweises Erstarren der Finger ein; später folgt, nach vorhergehender ödematöser Schwellung durch krankhafte Quellung des Unterhautgewebes, die Atrophie der Haut. An den Händen prägt sich das typische Bild der »Madonnenfinger« aus; Knochen und Muskulatur schwinden, die Finger werden dünn und erstarren in Beugestellung. Nach den anfänglichen Erscheinungen an den Extremitäten schreitet die Krankheit in Richtung Rumpf weiter. Neben dem Befall der Haut, der sich im Gesicht als typisches »Maskengesicht« manifestiert, wobei sich das verdickte obere Augenlid nicht nach oben klappen läßt (sogenanntes Gifford-Zeichen), verhärten sich auch innere Organe wie Speiseröhre, Lunge, Niere und Dünndarm.

## Sklerose, multiple

Die Ursache dieser häufigen Nervenkrankheit liegt nach wie vor im dunkeln; unter anderem wird neben einer Autoaggressionskrankheit die Infektion durch sogenannte Slow-Virus-Formen diskutiert. In unseren Breiten ist die multiple Sklerose (auch Polysklerose genannt) die häufigste neurologische Erkrankung. Sie ist durch schubartige Ausfälle unterschiedlicher Nervenleistungen gekennzeichnet, die ihrerseits durch Veränderungen des Nervengewebes hervorgerufen werden. Die Markscheiden der Nervenfasern gehen zugrunde, und das Nervengewebe, die Neuroglia, beginnt zu wuchern. Schließlich findet man unregelmäßig über Gehirn und Rückenmark verteilt scharf begrenzte, graue, harte sklerotische Herde. Eine ganze Reihe von Symptomen sind für die Diagnostizierung von Bedeutung; dazu gehören die Pyramidenzeichen, Sensibilitätsstörungen, psychische Veränderungen, Schwindel, Augenmuskel- und Blasenstörungen, Veränderungen der Sprechweise und Lähmungen. Die Krankheit beginnt meist schleichend im 20. bis 40. Lebensjahr und schreitet chronisch fort; nur vereinzelt kann es zu einem zeitweiligen Stillstand kommen. Nach dem heutigen Stand der Medizin ist eine vollständige Heilung des Leidens noch nicht möglich, bei Früherkennung kann höchstens das Fortschreiten der Krankheit verzögert werden. Die Behandlungsversuche werden vorwiegend mit Nebennierenrindenhormonen und adrenokortikotropem Hormon vorgenommen.

## Skoda, Joseph
*österreichischer Kliniker, 1805–1881*

Ab 1825 studierte der gebürtige Pilsener in Wien, der Stadt, die seinen großen Erfolgen einiges an Ruhm verdankt. Nach der Promotion kehrte er für zwei Jahre nach Böhmen zurück, kam aber wieder nach Wien, als man ihm eine Stelle am Allgemeinen Krankenhaus anbot. Hier wirkte er bis 1840 und befaßte sich nebenbei unter der Leitung seines Lehrers →Rokitansky mit pathologisch-anatomischen Studien sowie mit physikalisch-diagnostischen Fragen. Ab 1841 leitete Skoda als Primarius eine eigene Abteilung für Brustkranke, der später eine dermatologische und eine interne Station angeschlossen wurden. Unter seiner Amtszeit legte →Ferdinand von Hebra den Grundstein zu seiner späteren Berühmtheit als Dermatologe; Skoda übergab ihm nach einigen Jahren die Leitung dieser Abteilung. Nach und nach verlegte er sein Interesse auf die physikalischen Diagnosemethoden. 1846 ernannte man ihn zum Professor, womit er seine Erkenntnisse einer faszinierten Studentenschar weitergeben konnte. Seine Leistungen auf dem Gebiet der Untersuchungsmethoden brachten Skoda viele Auszeichnungen und Ehrungen ein. 25 Jahre lang stand er seiner Lehrkanzel vor, bis er schließlich aus gesundheitlichen Gründen in den Ruhestand treten mußte. Skoda gilt neben Rokitansky und Hebra als Haupt der sogenannten jüngeren →Wiener Schule und außerdem als Neubegründer der physikalischen Diagnostik. Obwohl bereits vor ihm Persönlichkeiten wie →Auenbrugger oder →Laennec eigenständige Ideen in dieser Richtung formuliert hatten, gelang es doch erst Skoda, diese so geordnet zu beschreiben, daß ihre Bedeutung klar ersichtlich wurde. Besonders ist hier die Perkussion und die Auskultation zu erwähnen. Außer einer *Abhandlung über Percussion und Auscultation* hat Skoda nicht viel Literarisches hinterlassen. Von Interesse ist, daß er als erster seine Vorlesungen in deutscher statt in lateinischer Sprache abgehalten hat.

## Skoliose

Die seitliche Verkrümmung der Wirbelsäule, bei der meist auch die einzelnen Wirbelkörper um ihre Achse verdreht sind, tritt in drei Hauptformen auf. Bei der Totalskoliose kommt es nicht zur Ausbildung einer Gegenkrümmung, die zusammengesetzte Skoliose erscheint in S-Form, und bei der Tripleskoliose schließen sich ober- sowie unterhalb der Hauptkrümmung kleinere Gegenkrümmungen an. Je nach Stärke der Verformung unterscheidet man drei Grade der Skoliose. Die angeborene Skoliose hat ihre Ursache in Mißbildungen von Wirbelkörpern, Rippen; die statische Skoliose entsteht durch Beckenverformungen oder Längenunterschiede der Beine. Eine weitere Ursache ist die Rachitis; schwere Wirbelsäulenverformungen gehören zum Erscheinungsbild dieser Krankheit.

## Skorbut

Diese am längsten bekannte Vitaminmangelkrankheit galt in früheren Jahrhunderten als die Pest der Meere. Diese Geißel wurde durch die Vitamin-C-arme Kost der Seeleute hervorgerufen. Bekanntestes Symptom ist der Zahnfleischschwund, das Lockerwerden und Ausfallen der Zähne. Die Kranken sind blaß und apathisch; an den Extremitäten treten Schwellungen auf, vor allem in der Nähe der Gelenke; außerdem kommt es zu Muskelschwund und Herzmuskelveränderungen sowie zu Anämie. Der Patient verliert die Widerstandsfähigkeit und kann leicht von Infektionen aller Art heimgesucht werden. Diese stellen mitunter die Todesursache dar, meist ist der Tod aber die Folge der Herzschwäche. Da in der einstigen Seemannskost noch andere Vitamine fehlten, war der Skorbut häufig auch von der Beriberikrankheit und der Nachtblindheit infolge des Mangels an Vitamin A begleitet. Dem britischen Marinearzt →James Lind ist es zu verdanken, daß auf Seereisen Zitronensaft als Nahrungser-

*Joseph Skoda, unsigniertes Aquarell*

3353

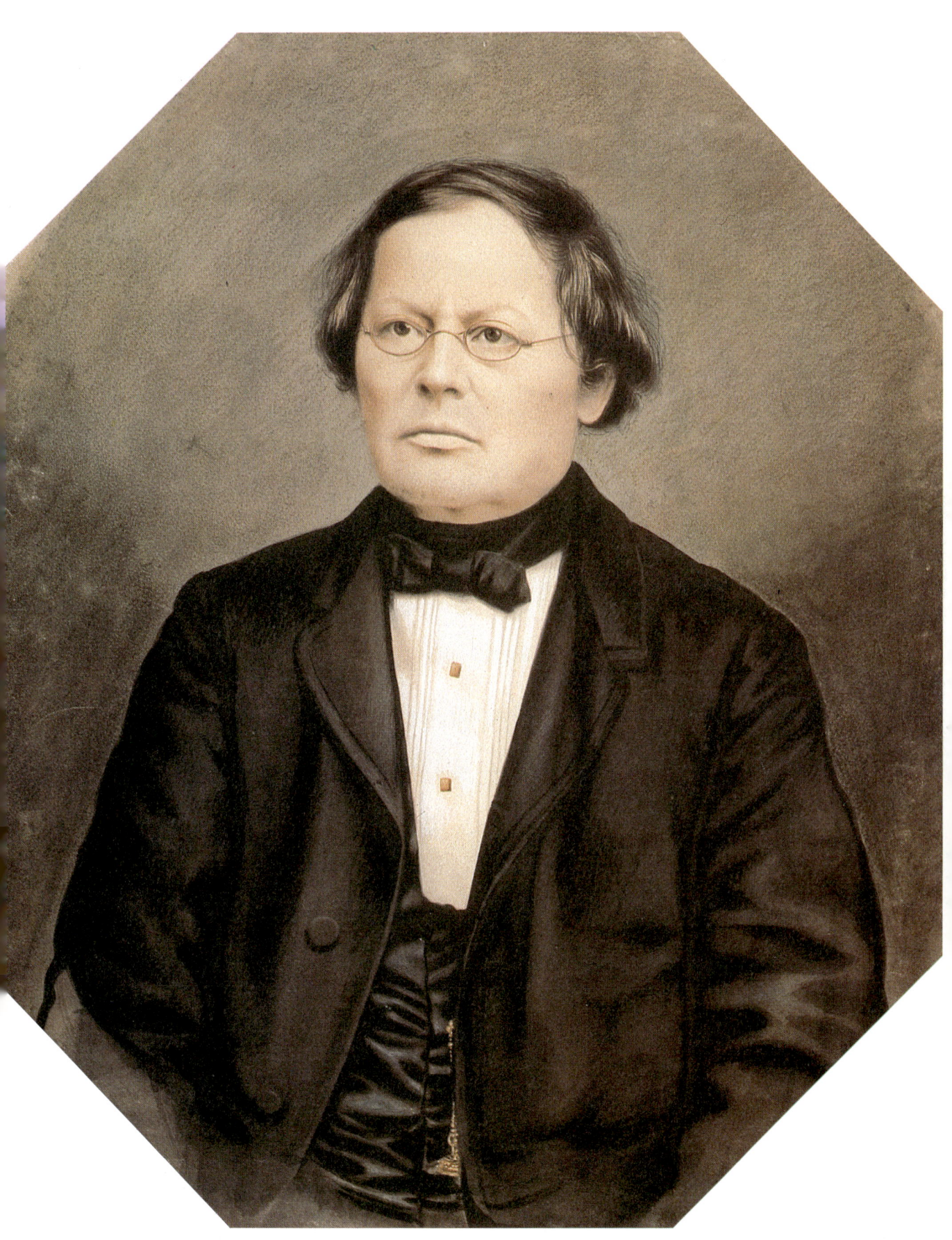

gänzung mitgenommen wurde. Die Sterblichkeitsrate auf großen Expeditionen, die zuvor fast 50 Prozent betrug, konnte dadurch wesentlich gesenkt werden.

## Smellie, William
*englischer Gynäkologe, 1697–1763*

Smellie stammte aus einem Ort in Südschottland, wo er die ersten 20 Jahre seiner ärztlichen Laufbahn verbrachte. 1752 übersiedelte er nach London; hier wirkte er bis 1759 und kehrte danach in den Ruhestand nach Schottland zurück. In London lag sein Augenmerk nicht allein auf der Praxis, sondern ebenso auf dem geburtshilflichen Unterricht, der ihm viele Hörer brachte. Smellie betonte immer wieder die Bedeutung des natürlichen Geburtsvorganges und riet von chirurgischen Eingriffen weitgehend ab. Trotzdem war er auch für die Chirurgie von Bedeutung, da er eine lange verwendete Geburtszange entwickelte und genaue Anweisungen zu ihrem Einsatz wie auch zur Durchführung des Kaiserschnitts gab. Das Leben der Mutter stellte er über das des Kindes, weshalb auch er in besonders dramatischen Fällen die Methoden zur Zertrümmerung des kindlichen Schädels anwandte. Er beschrieb als erster die Geburtsvorgänge beim rachitisch und allgemein verengten Becken und stellte Regeln für die Abschätzung des Beckendurchmessers auf. Sein schriftliches Werk ist dem genannten Themenkreis gewidmet.

## Smith, Nathan
*amerikanischer Arzt, 1762–1830*

Nach medizinischen Studien bei einem Arzt in seiner Heimat Vermont begann Smith ab 1787 zu praktizieren und bildete sich nebenbei an der Harvard Medical School weiter, die ihm 1790 die Würde eines Bachelor of Medicine verlieh. Er war zeitlebens bestrebt, das medizinische Unterrichtswesen zu verbessern; um diesbezügliche Anregungen zu empfangen, reiste er nach England, wo er die Unterrichtsmethoden in Glasgow, Edinburg und London kennenlernte. 1797 kehrte Smith nach Amerika zurück und übernahm eine Lehrkanzel an dem von ihm gegründeten College in New Hampshire. Ab 1798 lehrte er Anatomie, Chirurgie, Chemie und Physik. Diese medizinische Ausbildungsanstalt wurde bald die wichtigste jener Zeit. Im Jahre 1813 wurde Smith an das neugegründete Yales College berufen, wo er die Professuren für Physik, Chirurgie und Geburtshilfe erhielt. 1821 übernahm er auch eine Lehrkanzel an der medizinischen Schule des Staates Maine, unterrichtete ferner an der Universität von Vermont und war an der Gründung des Jefferson Medical College in Philadelphia (1825) beteiligt. Neben diesen für die medizinische Ausbildung so wichtigen Leistungen gilt Smith als einer der größten Chirurgen Amerikas.

## Snellen, Herman
*holländischer Ophthalmologe, 1834–1908*

In seiner Heimatstadt Utrecht studierte Snellen Medizin und promovierte 1858. Bald wandte er sich der Augenheilkunde zu; im Jahr der Promotion erhielt er eine Assistentenstelle an der Augenklinik, wurde 1862 Primararzt und 1884 Direktor der Anstalt, die er bis 1903 leitete. Daneben verfolgte er die akademische Laufbahn. 1858, also ebenfalls bereits im Promotionsjahr, habilitierte er sich für Ophthalmologie und wurde 1877 zum Professor für dieses Fach ernannt. Snellen hinter-

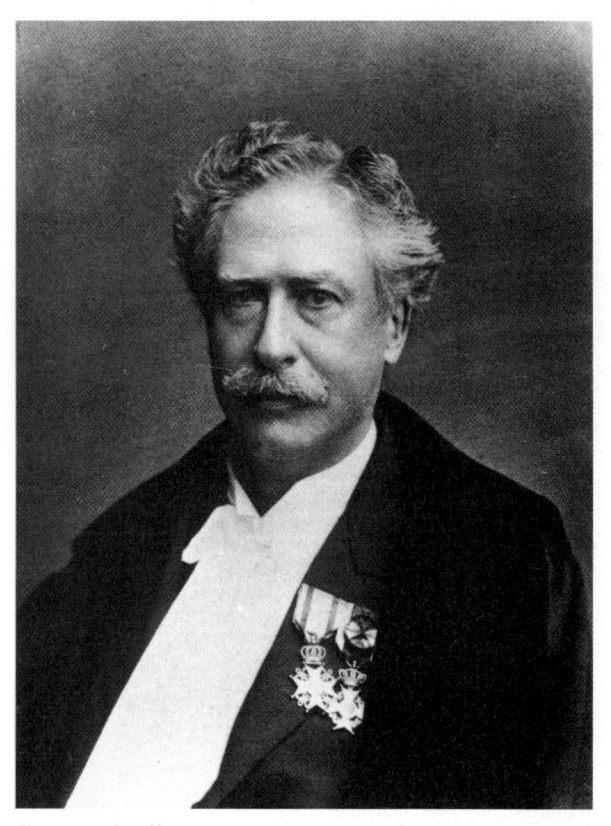

*Herman Snellen*

ließ ein äußerst umfangreiches Werk über sein Spezialgebiet, darunter Arbeiten über Astigmatismus, Glaukom, Entzündungen, Netzhaut- und Bindehauterkrankungen sowie viele andere Augenleiden. Er befaßte sich auch mit Untersuchungsmethoden und der Korrektur von Sehfehlern. Dazu entwarf er die Ophthalometrie, Buchstaben, Zahlen und andere Testfiguren in verschiedener Größe zur Überprüfung der Sehschärfe. Ferner schenkte er der Berechnung der Brillengläser große Aufmerksamkeit und widmete sich schließlich der ophthalmologischen Chirurgie. 1899 leitete Snellen einen internationalen ophthalmologischen Kongreß in Utrecht; im selben Jahr legte er seine Professur nieder, war aber weiterhin wissenschaftlich tätig.

## Sobotta, Johannes
*deutscher Anatom, 1869–1945*

Der gebürtige Berliner promovierte 1891 an der Universität seiner Heimatstadt; danach verbrachte er vier Jahre als Assistent am Berliner anatomischen Institut und übernahm 1895 eine Stelle als Prosektor am Institut für vergleichende Anatomie, Embryologie und Mikroskopie in Würzburg. Noch im selben Jahr habilitierte er sich hier, wurde 1899 Prosektor für Anatomie und Anthropotomie, 1903 außerordentlicher und 1912 ordentlicher Professor für topographische Anatomie. 1916 folgte er einer Berufung nach Königsberg, wo er die Lehrkanzel für Anatomie sowie die Leitung des anatomischen Instituts übernahm; 1919 trat er die gleiche Stellung in Bonn an. Die Bedeutung Sobottas liegt vor allem auf entwicklungsgeschichtlichem Gebiet, da er Untersuchungen über Befruchtung, Eifurchung und das Corpus luteum durchführte. Ferner befaßte er sich

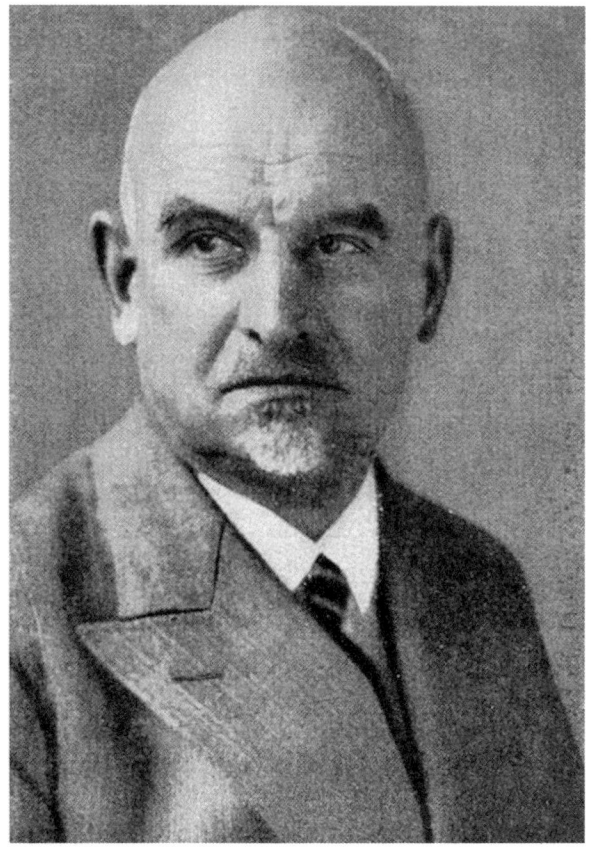

*Johannes Sobotta*

mit Histologie und der mikroskopischen Anatomie verschiedener Organe wie Leber, Milz, Bauchspeichel-, Thymus- und Schilddrüse. Sein berühmtes Lehrwerk über diese Themen wird heute noch vielfach verwendet.

## Soemmering, Samuel Thomas
*deutscher Arzt und Techniker, 1755–1830*

Als Sohn eines Arztes bezog Soemmering 1774 die Universität von Göttingen; 1778 promovierte er, wobei er seine Dissertation über vergleichende Anatomie des Gehirns seinem Vater widmete. Schon während der Studienzeit hatte er in diesem Fach selbständig zu arbeiten begonnen. Mit der Dissertation war der Grundstein zu seinem Ruhm gelegt. Im Jahr der Promotion unternahm er eine Reise nach Norddeutschland, Holland und England, von der er 1779 zurückkehrte. In London traf er den Naturforscher und Weltumsegler Georg Forster, der ihm später in Kassel eine Stellung als Lehrer für Anatomie und Chirurgie verschaffte. 1784 folgte er einem Ruf nach Mainz, um an der dortigen Universität die Lehrkanzeln für Anatomie und Physiologie zu übernehmen, die er zwölf Jahre innehatte. In dieser Zeit führten ihn mehrere Reisen nach England und in die Schweiz. 1797 wurde Soemmering entlassen und übersiedelte nach Frankfurt, wo er als praktizierender Arzt bald eine umfangreiche Praxis zu betreuen hatte. Eine seiner größten Leistungen, an der er hier beteiligt war, war die Einführung der Kuhpockenimpfung. Als 1802 seine Frau starb, nahm er zwei Jahre später eine Berufung nach München an, wurde zum Mitglied der Akademie der Wissenschaften ernannt, erhielt aber keine Arbeitsstelle, da sich der ihm versprochene Bau eines neuen anatomischen Instituts verzögerte. Soemmering wandte sich daher anderen Dingen zu und konstruierte den ersten elektrischen Telegraphen, der auf der elektrolytischen Wasserzersetzung beruhte und 1809 in Betrieb genommen wurde. Mit der Zeit allerdings fühlte er sich in München nicht mehr wohl und beantragte daher, sich mit einem Großteil seines Gehalts wieder nach Frankfurt zurückziehen zu dürfen, was ihm auch gestattet wurde. Hier verbrachte er die letzten Lebensjahre und befaßte sich mit der vergleichenden Anatomie anhand fossiler Tiere sowie mit astronomischen Beobachtungen. Er hinterließ ein sehr umfangreiches schriftliches Werk, das alle seine Untersuchungsergebnisse wie auch seine Erfindungen dokumentiert.

## Sokrates
*griechischer Philosoph, 470–399 v. Chr.*

Wohl kein anderer der griechischen Philosophen ist jedermann so geläufig wie Sokrates. Als Sohn eines Bildhauers und einer Hebamme verbrachte er sein ganzes Leben in seiner Heimatstadt Athen, verheiratet mit der legendären Xanthippe. Seine Schüler rekrutierten sich hauptsächlich aus der Jugend der gehobenen Schichten der Stadt, die er auf Straßen und Plätzen unterrichtete. Seine Ziele waren die Erkenntnis des Seins, Erlangung von wahrem Wissen und Streben nach Tugend. Sokrates beschränkte sich nicht auf einfaches Dozieren, vielmehr regte er die Hörer durch ironische Fragen zu selbständigem Denken an. Sein Spott galt vor allem den Sophisten, deren Selbstherrlichkeit er schonungslos als Scharlatanerie aufdeckte. Unter Sokratischer Methode verstehen wir das Bestreben, eine vermeintlich sichere Überzeugung ins Wanken zu bringen und in der Erkenntnis des Unwissens den Grundstein für echtes Wissen zu sehen. Das Kriterium für Sitte und Tugend war für ihn nicht der Staat oder die Religion, sondern der Mensch. Damit geriet er bei den Behörden in den Verdacht der Gottlosigkeit und wurde bald als Gefahr für die Jugend betrachtet. Sein trauriges Ende durch den Schierlingsbecher im Gefängnis ist hinlänglich bekannt.

## Solayrès de Renhac, François Louis Joseph
*französischer Gynäkologe und Geburtshelfer, 1737–1772*

Nach dem Medizinstudium in Montpellier erhielt Solayrès mit einer Schrift über die Geburtshilfe das Bakkalaureat; zwei Jahre später, 1767, promovierte er, wurde Mitglied der Gesellschaft der Wissenschaften von Montpellier und unterrichtete Anatomie und Chirurgie, bis er sich 1768 nach Paris begab. Hier erlangte er die Freundschaft →La Martinières und wurde Mitglied einer chirurgischen Gesellschaft. Bald widmete er sich vornehmlich der Geburtshilfe, wobei er von →Péan unterwiesen wurde, erlag jedoch bereits einige Monate später der Schwindsucht. Die Bedeutung Solayrès' liegt vor allem auf dem Gebiet der Geburtshilfe, da er den natürlichen Geburtsvorgang verteidigte und empfahl, ihn zu unterstützen, künstliche Eingriffe jedoch nach Möglichkeit zu vermeiden. Zu seinen bedeutendsten Schülern gehörte →Baudelocque, der in seinem Sinne weiterwirkte.

## Soranos von Ephesos
*griechischer Arzt, erste Hälfte des 2. Jahrhunderts*

Neben seinem Ruf als bedeutendster antiker Frauenarzt kommt Soranos das Verdienst zu, die methodische Schule zu einem Höhepunkt geführt zu haben. Er empfahl die Kenntnis der normalen Anatomie, obwohl er dieses Wissen als Voraussetzung für den Arzt noch nicht restlos anerkannte. Unter seinem Einfluß erreichte die Frauenheilkunde einen großen Aufschwung und gewann das Ansehen eines eigenen medizinischen Spezialgebiets. Er korrigierte einige Irrtümer, z. B. die Ansicht, daß der Uterus zweihörnig sei oder daß die Hysterie durch das Umherwandern der Gebärmutter im Körper verursacht werde. Dennoch sind auch seine anatomischen Beschreibungen noch nicht sehr präzise; unter anderem entging ihm die Existenz des Jungfernhäutchens. Bemerkenswert hingegen ist die praktische Gynäkologie. Soranos verwendete bereits einen Scheidenspiegel zur Untersuchung, trat gegen die allgemein üblichen rohen Methoden auf und verwarf des weiteren die meisten abergläubischen Prozeduren. Bei normalen Geburten empfahl er den Geburtsstuhl, bei schwierigen das Geburtsbett; er entwarf Lagerungen der Patientinnen bei verschiedenen körperlichen Konstitutionen oder Krankheiten. Auch bei der Behebung komplizierter Kindslagen hielt er Vorschläge bereit, riet erst im äußersten Notfall zu einer Zerstückelung der Frucht. Neben der Geburtshilfe beschäftigte er sich mit der allgemeinen Gynäkologie, beschrieb Frauenkrankheiten und ihre Behandlung. Außerdem finden wir in seinem Werk Ratschläge zur Empfängnisverhütung. Es dominiert dabei das Verschließen des Muttermundes mit verschiedenen Materialien und das Einnehmen von Extrakten von Samen »fruchtloser« Bäume. Auf diesem Gebiet stand er der Magie noch recht nahe, wie die Empfehlung, den Körper mit Menstruationsblut einzustreichen, zeigt. Obwohl wir Soranos zu Recht als bedeutenden Frauenarzt ansehen dürfen, sind doch auch seine Leistungen auf den Gebieten Chirurgie und Innere Medizin zu würdigen.

## Spallanzani, Lazzaro
*italienischer Physiologe und Naturforscher, 1729–1799*

Die wissenschaftliche Laufbahn begann für Spallanzani mit dem Studium der Rechte in Bologna; später wandte er sich sowohl den Naturwissenschaften als auch der Theologie zu und wurde Geistlicher. Von 1754 bis 1760 wirkte er an der Universität von Reggio

*Lazzaro Spallanzani*

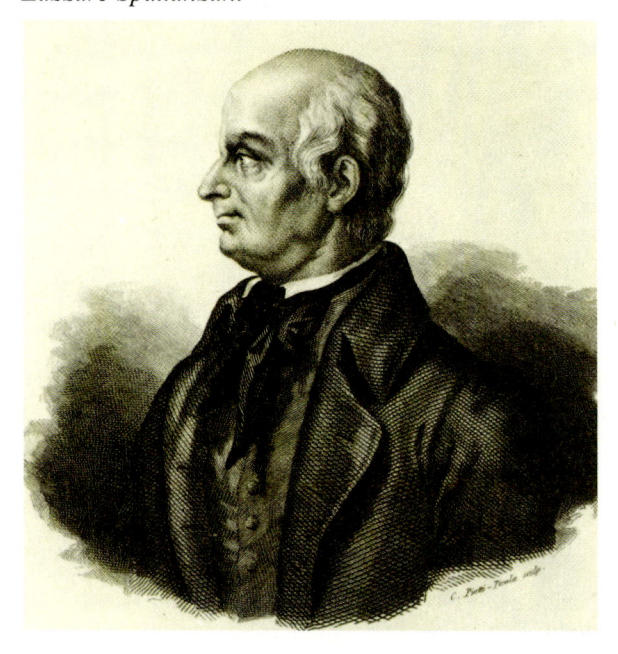

als Professor für Logik, Metaphysik und Griechisch; danach folgte er einer Berufung nach Modena, wo er bis 1769 Naturgeschichte unterrichtete; später las er das gleiche Fach in Pavia. Von Pavia aus unternahm er ausgedehnte Reisen, die ihn 1779 in die Schweiz, 1781 an die Mittelmeerküsten, 1782 nach Istrien und die Adriaküsten, 1785 nach Istanbul, Korfu und Zypern, 1788 nach Sizilien führten. Obwohl Spallanzani nicht medizinisch ausgebildet war, verdankt ihm die Medizin vor allem auf dem Gebiet der Physiologie bahnbrechende Leistungen. 1765 erschien in Modena eine Schrift, die das Problem der Urzeugung behandelt und sich gegen die von →Buffon geäußerte Überzeugung von den »Infusionstierchen« stellt. Spallanzani suchte zu beweisen, daß es sich bei diesen nicht um Moleküle, sondern um lebende Einzelwesen handle, die aus Keimen entstünden. Weiters untersuchte er die Regenerationsfähigkeit der Glieder verschiedener Tiere und erforschte den Blutkreislauf von Kaltblütern und Hühnerembryonen. Am bedeutendsten sind Spallanzanis Arbeiten über die Zeugung. Er lieferte den experimentellen Nachweis der Eibefruchtung durch das Sperma und stellte einschlägige Versuche vorerst am Frosch und an der Seidenraupe an, bis es ihm gelang, bei Hunden die erste künstliche Besamung durchzuführen. Wichtig sind auch die Arbeiten über die Mechanik des Magens, die er anhand von Vögeln durchführte. Er unternahm in diesem Zusammenhang Versuche, die Verdauung künstlich hervorzurufen, und benutzte dazu seinen eigenen, durch Erbrechen gewonnenen Magensaft. Spallanzani hinterließ eine Anzahl von Schriften, in denen er seine Ergebnisse niederlegte.

# Spieghel, Adriaan van den
*holländischer Anatom und Chirurg, 1578–1625*

Der auch unter dem lateinischen Namen Spigelius bekannte Arzt studierte an den Universitäten von Löwen und Leiden, wo er Schüler →Fabrizio d'Acquapendentes war. In Padua promovierte er zum Doktor der Medizin und kehrte in seine Heimat Brüssel zurück. Bald jedoch verließ er sie wieder und zog nach Mähren, um sich als Arzt niederzulassen. 1605 folgte er einem Ruf nach Padua, wo er die seit →Casserios Tod leerstehenden Lehrkanzeln für Anatomie und Chirurgie übernahm. Diese Positionen hatte er bis zu seinem Lebensende inne. Er hinterließ eine Reihe von Schriften anatomischen Inhalts, von denen besonders eine Beschreibung des Nerven- und Gefäßsystems bemerkenswert ist.

# Spillmann, Eugène Paul Pierre
*französischer Militärarzt, 1833–1883*

Nach dem Medizinstudium in Straßburg machte Spillmann 1856 das Doktorat und begann seine militärmedizinische Laufbahn. Ab 1860 lehrte er an einer militärmedizinischen Schule in Straßburg, kam später nach Paris an das Vâl-de-Grace, bis er schließlich die Leitung einer medizinischen Lehranstalt in Algier übernahm. Daneben war er an der Herausgabe eines Fachblatts beteiligt. Sein schriftliches Werk befaßt sich hauptsächlich mit chirurgischen Problemen, Amputationen, Resektionen, aber auch urologischen Operationen.

# Sprengel, Kurt Polykarp Joachim
*deutscher Medizinhistoriker und Botaniker, 1766–1833*

Die Begabung Sprengels war bereits in seiner Jugend deutlich erkennbar, als er im Alter von 14 Jahren ein einfaches botanisches Lehrbuch verfaßte. Nachdem er 1784 das Theologiestudium aufgenommen hatte, entschied er sich 1785, in Halle das Studium der Medizin und Naturwissenschaften zu beginnen. 1787 erfolgte die Promotion, 1789 die Habilitation; zwei Jahre später ernannte man ihn zum außerordentlichen Professor der Medizin, 1795 zum ordentlichen, 1797 auch zum Professor der Botanik. Er unterrichtete bis 1817 allgemeine Pathologie und wandte sich ab dieser Zeit mehr der Botanik zu. Zahlreiche Auszeichnungen und Ehrentitel waren der Lohn für seine Leistungen. Etwa 70 medizinische Gesellschaften verliehen ihm ihre Mitgliedschaft, dazu war er Ehrendoktor und Hofmedicus. Sprengel ragt vor allem als Verfasser eines umfangreichen medizinhistorischen Werkes hervor, das er durch seine klassische Bildung besonders auf dem Gebiet der antiken Medizin hervorragend zu gestalten wußte, da er die Originaltexte bearbeiten und interpretieren konnte. Die größte Aufmerksamkeit legte er auf die Schriften des Hippokrates. Der Wert des Werkes wird allerdings durch die deutliche Verurteilung aller Lehren, die Sprengels vitalistischen Anschauungen widersprachen, etwas geschmälert.

# Spurzheim, Johann Christoph
*deutscher Phrenologe, 1776–1832*

Spurzheim begann 1791 in Trier Theologie zu studieren, kam jedoch 1799 nach Wien und widmete sich hier der Medizin. Er promovierte 1804, nachdem er schon während des Studiums die Privatvorlesungen →Franz Joseph Galls verfolgt hatte. Ein Jahr nach der Promotion begleitete er Gall als Sekretär auf seine Reisen nach Deutschland, in die Schweiz, nach Holland und Frankreich. Dort erschien 1807 eine von beiden verfaßte Schrift, in der ihre neurologischen Theorien dargestellt sind; kurz darauf erschien ein zweites Werk über das gleiche Thema, dessen letzten Teil Gall jedoch allein verfaßt hatte, da es inzwischen zu Streitigkeiten mit Spurzheim gekommen war. 1814 reiste Spurzheim nach England und Irland, machte dort seine phrenologischen Theorien bekannt und veröffentlichte mehrere Schriften. Er erhielt etliche Auszeichnungen, kehrte 1817 nach Paris zurück, promovierte hier 1821 und unternahm in den nächsten Jahren zahlreiche weitere Vortragsreisen. 1832 führten ihn diese schließlich nach Amerika, wo er in Boston Vorlesungen hielt, im gleichen Jahr jedoch an Typhus starb. Neben seinen Verdiensten um das Gebiet der Phrenologie und der Gehirnuntersuchungen begann er die Psychiatrie unter anatomisch-pathologischen Gesichtspunkten zu betrachten und psychische Störungen als Folge von Gehirnkrankheiten zu deuten.

## Stahl, Georg Ernst
*deutscher Arzt und Chemiker, 1660–1734*

Neben →Hermann Boerhaave und →Friedrich Hoffmann ist Stahl zu den größten Systematikern des 18. Jahrhunderts zu zählen. Er verbrachte die Studienzeit zusammen mit Hoffmann in Jena und promovierte 1684. Nach der Habilitation erlangte er bald solchen Ruhm, daß er zum Hofarzt des Herzogs von Weimar

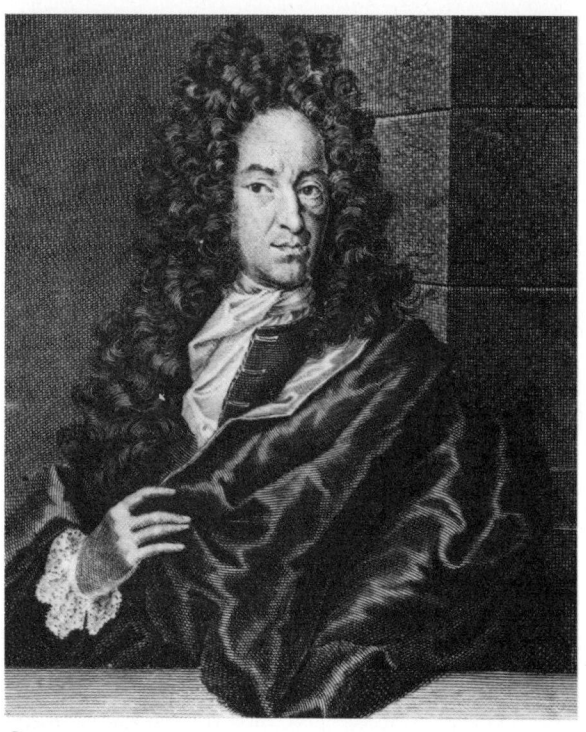

*Georg Ernst Stahl*

bestellt wurde. Dieses Amt übte er aus, bis er 1694 auf Intervention Hoffmanns an die neue Universität von Halle berufen wurde. Hier teilte er sich den medizinischen Unterricht mit Hoffmann, las Pathologie, Physiologie, Botanik, Arzneimittellehre, Diätetik und allgemeine Medizin. 22 Jahre lang übte er dieses Amt aus; 1716 verließ er Halle und folgte einem Ruf des Königs von Preußen nach Berlin, wo er bis zu seinem Tod als dessen Leibarzt wirkte. Stahl war ein verschlossener, starrsinniger Charakter, der keinen Widerspruch duldete; er verbohrte sich in dogmatische Lehren und ließ sich auch am Krankenbett nur von diesen leiten. Sein Studienfreund Hoffmann war daher bald sein ärgster Rivale; Stahls Übersiedlung nach Berlin war wohl darauf zurückzuführen. Stahl vertrat die iatrophysikalische Auffassung, entwickelte den Animismus, die spekulative Lehre von der unsterblichen Seele (Anima), die die Einheit des Körpers garantiert und die Funktionen regelt. Mit der Loslösung der Seele vom Körper tritt der Tod ein. Die Ursache von Erkrankungen ist die sogenannte »Plethora«, die die Seele durch Blutungen zu bekämpfen sucht. Fieber ist eine Möglichkeit der Seele, Schadstoffe zu entfernen; daher wandte sich Stahl vehement gegen die Unterdrückung des Fiebers. Er stellte sich auch gegen Chinarinde, Opium und andere verbreitete Mittel und vertrat die Ansicht, daß bei konsequenter Befolgung der animistischen Lehren die anatomischen und physiologischen Untersuchungen für die Medizin völlig bedeutungslos seien. Seine Lehren sind in seinem 1708 erschienenen Hauptwerk *Theoria medica vera* dargelegt. Insgesamt hinterließ Stahl an die 240 Werke, die aber in so unverständlicher Ausdrucksweise verfaßt sind, daß weder jemand Interesse fand noch sich die Mühe machte, den tieferen Sinn zu verstehen. Seinem Dogmatismus hatte er es auch zu verdanken, daß sich kaum ernstzunehmende Schüler um ihn versammelten. Allerdings kam er auf pathologischem Gebiet zu einigen Beobachtungen, die in späterer Zeit bestätigt wurden, und auch die Chemie erfuhr durch ihn Bereicherungen. Stahl war der Begründer der Phlogistonlehre, die er 1697 in seiner *Zymotechnia fundamentalis* darlegte; daneben entdeckte er verschiedene Eigenschaften von Säuren, Alkalien und Oxiden. Den nachhaltigsten Einfluß hatten seine Lehren auf die Schule von Montpellier, da er in seinem Animismus die Hippokratische Lehre der Physis wiederaufnimmt; darin schließt er sich auch →Sydenham an.

## Staphylokokkus

Die grampositiven, kugeligen und meist in Haufen auftretenden Bakterien sind die häufigsten Verursacher von Infektionen, die in Hospitälern auftreten. Sie sind anhand von Kulturen und unter dem Mikroskop leicht nachzuweisen, die Unterscheidung zwischen pathogen und apathogen ist schwieriger vorzunehmen. Die Staphylokokken bilden verschiedene Toxine; das Enterotoxin etwa stellt die häufigste Ursache der bakteriellen Lebensmittelvergiftung dar; die Hämolysine schädigen die roten, das Leukozidin die weißen Blutkörperchen. Die Staphylokokken sind für die meisten lokalen Eiterungen verantwortlich, verursachen aber auch Sepsis (Blutvergiftung) und Pyämie (Eitereintritt in die Blutbahn). Charakteristische Erkrankungen sind etwa Furunkel, Mastitis, Osteomyelitis, Pemphigus neonatorum, Schleimhautentzündungen sowie Entzündungen des Atmungsapparates. Die Übertragung der Bakterien erfolgt durch direkten Kontakt sowie durch verunreinigte Gegenstände; die wirkungsvollste Prophylaxe ist daher die Desinfektion in Spitälern und genaue Beachtung aller diesbezüglichen Maßnahmen. Die Bakterienstämme sind äußerst resistent gegen Umwelteinflüsse und auch gegen Antibiotika; in Krankenhäusern kann die Penicillinresistenz bis zu 50 Prozent betragen.

## Stein, Georg Wilhelm
*deutscher Gynäkologe, 1731–1803*

An der Universität Göttingen, wo Stein ab 1756 studierte, legte er 1760 seine Dissertation vor und wurde promoviert. Anschließend begab er sich für kurze Zeit nach Straßburg und dann nach Paris, um sich weiterzubilden. 1761 kehrte er in seine Heimatstadt Kassel zurück, eröffnete eine geburtshilfliche Praxis und erhielt die Lehrkanzeln für Medizin, Chirurgie und Geburtshilfe. 1763 wurde ein Waisenhaus errichtet, an dem Stein bis 1787 als Arzt wirkte. Sowohl hier als auch in seiner Praxis sammelte er reiche Erfahrungen, die er in seinen Schriften wiedergab. Verschiedene Ehrentitel belohnten seinen Einsatz. 1791 berief man ihn nach Marburg als Professor der Geburtshilfe. In dieser Stadt gründete er eine eigene Entbindungsanstalt und konnte durch seine erfolgreiche Lehrtätigkeit zahlreiche Studenten anziehen; unter anderen war →Osiander sein Schüler. Stein kann mit Recht als einer der bedeutendsten Geburtshelfer des 18. Jahrhunderts bezeichnet werden. Er verbesserte die chirurgischen Methoden, indem er die Anwendungsgebiete genau festlegte und die Möglichkeiten beschrieb. Dazu erfand er neue Instrumente, die die Betreuung Schwangerer und junger Mütter wesentlich vereinfachten. Unter diesen Erfindungen waren Beckenmesser, eine Milchpumpe und Geräte zur Messung von Größe und Gewicht der Säuglinge. Sein umfangreiches literarisches Werk befaßte sich ebenfalls mit dieser Thematik. Er hinterließ Lehrbücher für Hebammen sowie Beschreibungen komplizierter Geburtsvorgänge mit Ratschlägen und Erläuterungen seiner Erfindungen.

*Georg Wilhelm Stein*

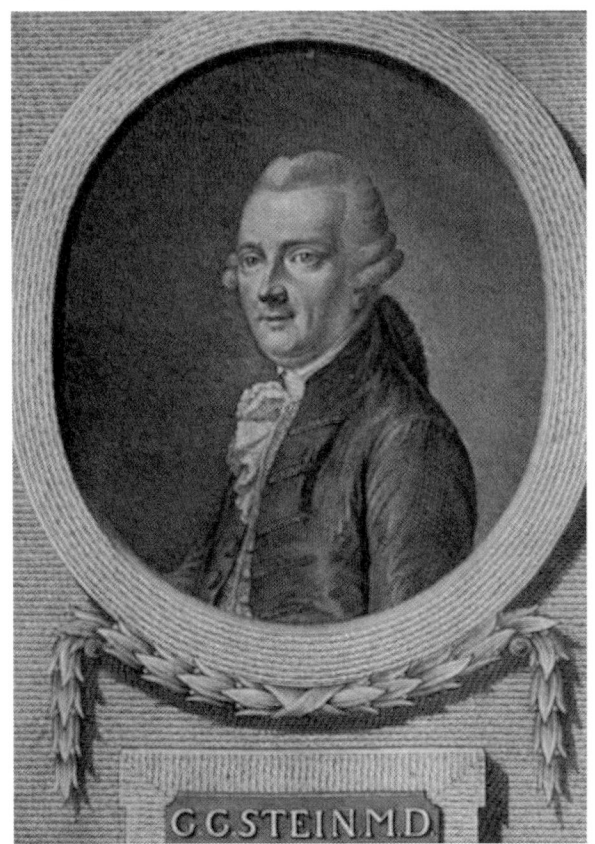

## Stekel, Wilhelm
*österreichischer Psychoanalytiker, 1868–1940*

Der aus der Bukowina gebürtige Stekel wandte sein Interesse schon während der Studienzeit in Wien der Psychiatrie zu und genoß hier den Unterricht von →Krafft-Ebing. Nach der Promotion baute er sich bald eine große Praxis als praktischer Arzt auf, arbeitete aber daneben wissenschaftlich und veröffentlichte seine Erkenntnisse in Form leicht lesbarer Feuilletons. Als einer der ersten erkannte er die grundlegende Bedeutung →Sigmund Freuds und wurde bald sein Schüler und Mitarbeiter. Nach der erfolgreichen Veröffentlichung seines Werkes *Nervöse Angstzustände und ihre Behandlung* (1908) gab er seine allgemeine Praxis auf und widmete sich nur mehr der Psychiatrie und Psychoanalyse. Die Ergebnisse seiner vielfältigen Tätigkeit hielt Stekel in einem zehnbändigen Werk über Neurosen und Störungen des Sexuallebens fest. Seinen Lebensabend verbrachte Stekel, ebenso wie Freud, in London.

## Stensen, Niels
*dänischer Anatom, Naturforscher und Theologe, 1638–1686*

Der auch unter den Namen Nicolaus Stenonis, Stenon oder Steno bekannte Wissenschaftler begann in seiner Heimatstadt Kopenhagen unter →Thomas Bartholin das Medizinstudium. 1660 kam er nach Amsterdam, wo er seine anatomischen Kenntnisse vervollständigte. Hier war Gerhard Blasius sein Lehrer, der ihm später verschiedene seiner Entdeckungen zu Unrecht streitig machen wollte. Stensen arbeitete bald völlig selbständig und befaßte sich besonders mit den Drüsen und ihrem Zusammenhang mit dem Lymphsystem. Dabei fand er den nach ihm benannten Ductus Stenonianus, dessentwegen er in die oben erwähnten Schwierigkei-

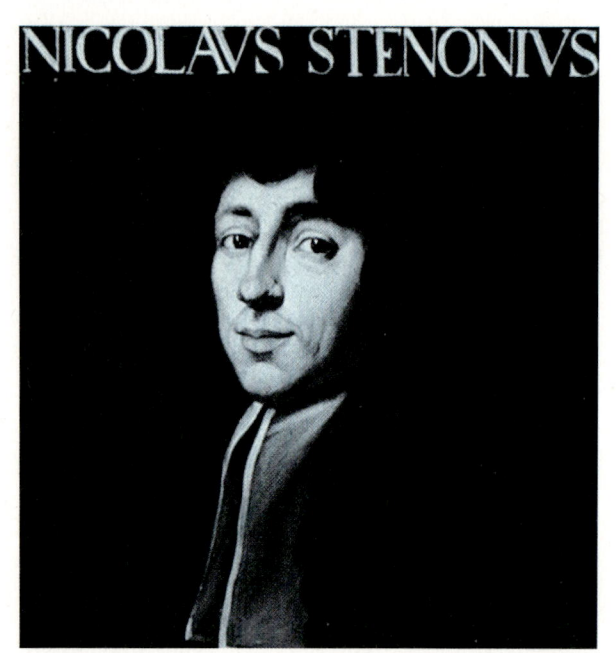

*Niels Stensen*

ten kam. Stensen reagierte auf seine Weise und verließ Amsterdam. Er zog nach Leiden, wo er 1661 promovierte. 1662 erschien hier seine erste größere Schrift, in der zahlreiche Forschungsergebnisse enthalten sind. Zu erwähnen ist die Beschreibung von Aufbau und Funktion des Tränenapparats. 1664 kehrte er nach Kopenhagen zurück und veröffentlichte sein berühmtes Werk über Drüsen und Muskel, in dem er zum erstenmal den Aufbau des Herzens als reinen Muskel darstellt. Sein alter Lehrer Thomas Bartholin verhinderte aus Neid mit aller Macht eine einflußreiche Stellung Stensens; daher reiste dieser zuerst zu seinem Freund →Jan Swammerdam nach Paris und 1665 weiter nach Florenz. Hier fand er die verdiente Anerkennung, wurde Leibarzt des Großherzogs Ferdinand II., trat zum Katholizismus über und blieb bis 1671 in Italien. In Florenz legte er den Grundstein zur späteren Lehre →Albrecht von Hallers von der »Irritabilität« der Muskel, die aber erst geraume Zeit danach anerkannt wurde. Im gleichen Werk beschreibt er die Sektion zweier Haifische, eine Arbeit, die ihn zu weiteren naturwissenschaftlichen Studien anregte und schließlich zur Geologie und Paläontologie führte, als deren Mitbegründer er gilt. 1671 folgte Stensen einem Ruf nach Kopenhagen, erhielt eine bedeutende Stellung als Anatom, konnte sich aber mit der Medizin nicht mehr so recht anfreunden und kehrte 1674 nach Florenz zurück, um sich theologischen Studien zu widmen. 1675 wurde er zum Priester geweiht, und zwei Jahre darauf wanderte er als Apostolischer Vikar der Nordischen Missionen barfuß bis nach Hannover, um Nordeuropa wieder zum Katholizismus zu bekehren. 1680 wurde Stensen in Münster zum Bischof geweiht, wirkte später in Hamburg, Mecklenburg und schließlich in Schwerin, wo er die Bischofswürde niederlegte und bis zu seinem Tod als einfacher Priester arbeitete.

# Stilling, Benedikt
*deutscher Anatom und Chirurg, 1810–1879*

Aus seinem Heimatort Kirchhain in Hessen-Nassau kam Stilling 1828 nach Marburg, wo er das Medizinstudium aufnahm und 1832 mit der Promotion abschloß. Ein Jahr später trat er eine Assistentenstelle an der chirurgischen Klinik an und veröffentlichte seine berühmten Schriften über die »Gefäßdurchschlingung«. Darin

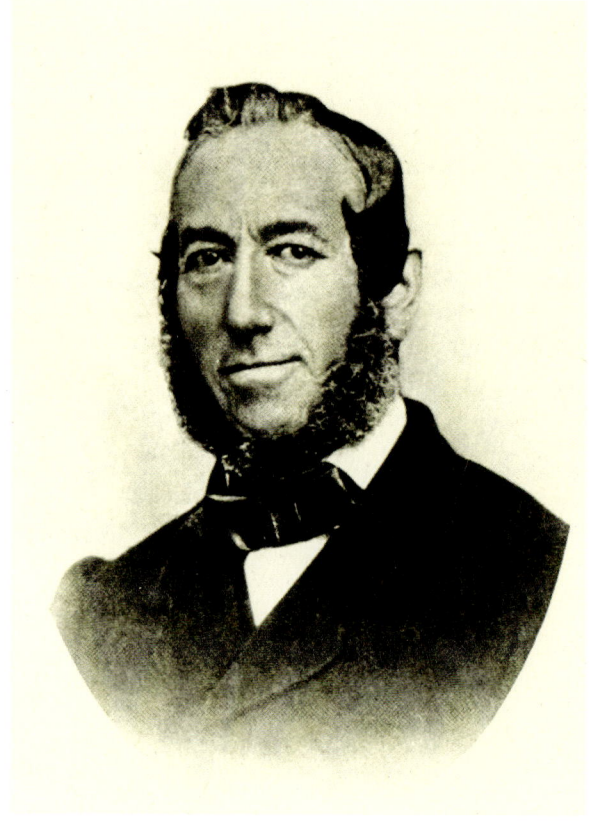

*Benedikt Stilling*

gibt er neue Methoden zur operativen Entfernung von Thromben an. Ende des Jahres 1833 wurde ihm eine Stelle als Landgerichtswundarzt in Kassel angeboten, die er annahm, da er die akademische Laufbahn aus religiösen Gründen nicht einschlagen konnte. Sieben Jahre später, 1840, kündigte er diese Stelle und reiste nach Paris, um mit den berühmtesten Medizinern jener Zeit in Kontakt zu treten, darunter →François Magendie, →Claude Bernard und →Martin Charcot. In Paris blieb er mehrere Jahre, mit einer kurzen Unterbrechung, als ihn eine Reise in den Süden führte. 1858 unternahm Stilling eine ausgedehnte Studienreise nach Italien, 1869 eine weitere, die ihn nach

London, Edinburg und schließlich nach Wien führte. Dazwischen kehrte er immer wieder nach Kassel zurück, wo er 1879 starb. Neben seinen bedeutenden anatomischen Forschungen, vor allem auf dem Gebiet der Nerven und des Gehirns, denen er nahezu 40 Jahre seines Lebens widmete, machte sich Stilling auch um die Chirurgie verdient. In Paris verbesserte er seine Kenntnisse der Operationen im Bereich der Harnorgane, außerdem trat er als ausgezeichneter gynäkologischer Chirurg in Erscheinung. Als erster führte er die Ovariotomie in Deutschland durch und hatte dabei große Erfolge, da er zur Vermeidung von inneren Blutungen die extraperitoneale Methode vorzog. Zu diesen Themen veröffentlichte er auch Schriften. 1840 erschien seine berühmteste Arbeit neurologischen Inhalts, in der zum erstenmal von vasomotorischen Nerven die Rede ist; Stilling begründete damit die Lehre vom vasomotorischen Nervensystem. Zahlreiche weitere Werke zu diesem Themenkreis folgten. Besonders erwähnenswert sind seine histologischen Untersuchungen der Pons Varoli und der Struktur des Kleinhirns sowie des mikroskopischen Aufbaus des Rückenmarks und der Nerven.

## Stoll, Maximilian
*deutscher Arzt, 1742–1787*

Dieser Vertreter der →Wiener Schule, Freund von →van Swieten und →de Haen, war der Sohn eines Wundarztes, so daß er schon in frühester Jugend chirurgisch unterwiesen wurde. 1761 trat er dem Jesuitenorden bei, arbeitete als Wundarzt unter anderem in Hall in Tirol, trat schließlich 1767 aus dem Orden wieder aus und begab sich nach Straßburg, um das Medizinstudium zu beginnen. Ein Jahr später kam er nach Wien, wo er die Studien unter de Haen fortsetzte und 1772 promovierte. Danach nahm er eine staatliche Stelle in Ungarn an, kehrte nach einer schweren Wechselfiebererkrankung zwei Jahre später nach Wien zurück und begann hier zu praktizieren, wobei er sich besonders der griechischen Fremdarbeiter annahm. In privatem Kreis hielt er anatomische Vorlesungen, die gern besucht wurden. 1776 erhielt Stoll eine Stelle am damaligen Dreifaltigkeitshospital, das später dem Allgemeinen Krankenhaus angeschlossen wurde, und hatte hier die Lehrkanzel für medizinische Klinik inne. Im Zuge der Krankenhausreform 1784 wurde sein Posten aufgelassen; zu seiner großen Enttäuschung erhielt er nur zwölf Betten im neuen Krankenhaus, sollte aber auf dieser Grundlage seinen Unterricht fortsetzen. Die Direktion des gesamten Spitalskomplexes übernahm →Joseph von Quarin. Stolls wichtigstes Arbeitsgebiet waren die epidemischen Krankheiten, die er schon während seiner Zeit in Ungarn erforscht hatte. Vor allem um die Untersuchung der Schwindsucht machte er sich verdient, ebenso um die Bekämpfung der Pocken durch die Inokulation als Vorläuferin der Vakzination.

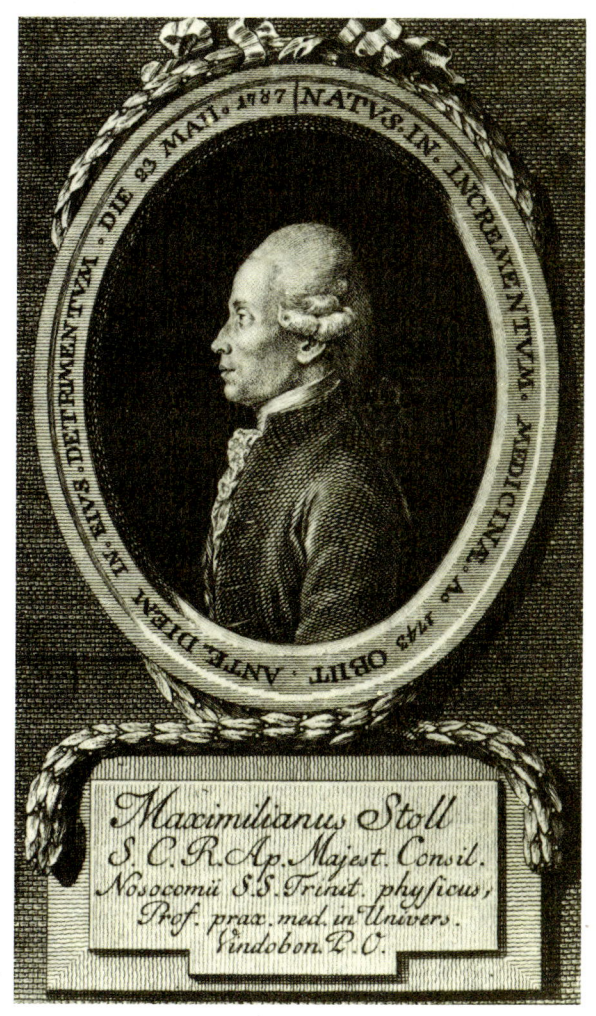

*Maximilian Stoll*

## Stromayr, Caspar
*Lindauer Stadtarzt, 16. Jahrhundert*

Caspar Stromayr stammte aus einer Augsburger Chirurgendynastie. Als genialer Meister der operativen Chirurgie gehörte Stromayr neben Ambroise Paré (1510–1590) und Pierre Franco (1505–1570) zu den großen Vertretern seines Faches im 16. Jahrhundert. Als Stadtarzt von Lindau trug er dort die Hauptlast der medizinischen Versorgung. In den Jahren 1559–1566 verfaßte er die bedeutende medizinische Bilderhandschrift *Practica Copiosa*. Dieses Unikat wurde erst Anfang des 20. Jahrhunderts in der Stadtbibliothek Lindau wiederentdeckt. Die Entdeckung löste in der Fachwelt größte Überraschung aus, denn bis dahin kannte die Wissenschaft keinen deutschen Chirurgen, der sich mit den Großen jener Zeit aus Italien oder Frankreich messen konnte. Die Handschrift gilt seither als grundlegende Quelle für die Entwicklung der Chirurgie im 16. Jahrhundert und als sichtbarer Beweis für den hohen Stand der chirurgischen Technik und ärztlichen Ethik Caspar Stromayrs, eines Chirurgen, der in seiner Kunst teilweise schon weiter fortgeschritten war als der große Franco. Stromayr war der erste, der ein ausführliches Buch allein dem Thema Herniologie widmete. Doch die bedeutendste Leistung ist in der ersten umfassenden kolorierten Illustration eines ganzen Gebietes der Pathologie und Chirurgie zu sehen. Für Stromayrs Operationsszenen einschließlich der berühmtgewordenen Darstellungen kranker Augen gibt es zu seiner Zeit und später nichts, was sich in Ausmaß und Systematik dieser chirurgischen »Bildreportage« an die Seite stellen ließe. Erst Jahrhunderte später vermochten Photoserie und Film als Demonstrationsmittel der Medizin diese Leistung zu übertreffen.

## Streptokokkus

Unter diesem Gattungsnamen versteht man Bakterien, die sich kettenförmig aneinanderreihen. Man unterscheidet mehrere Gruppen. Wichtigster Vertreter der Pyogenesgruppe ist der Streptococcus pyogenes, der verschiedene eitrige Entzündungen mit Neigung zur Ausbreitung (etwa das Kindbettfieber) verursacht. Die Enterokokken sind als Fäulnisbakterien im Darm des Menschen enthalten. Zur Viridansgruppe zählt der Streptococcus salivarius, der als Fäulnisbakterium in der Mundhöhle lebt. Unterarten der vierten Gruppe, der Lactisgruppe, dienen unter anderem zur Herstellung von Käse oder Gärfutter.

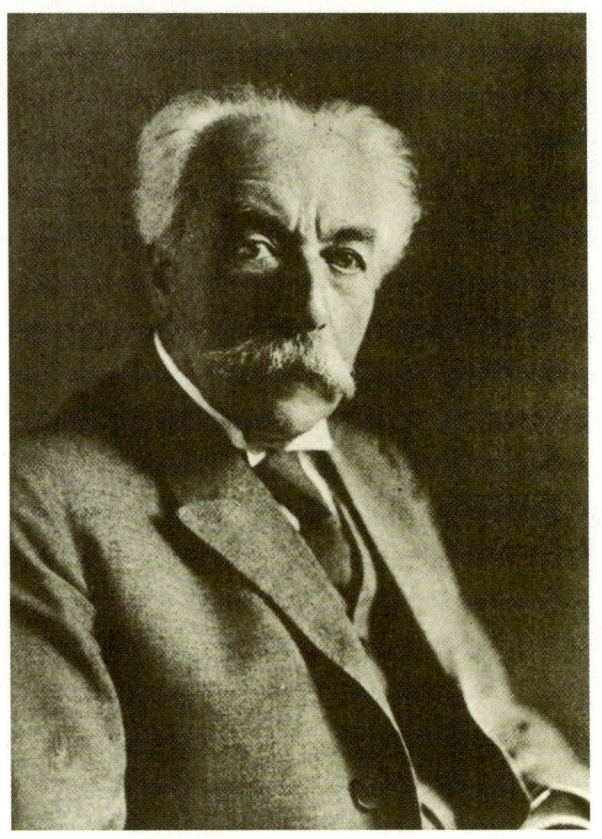

*Adolf von Strümpell*

## Strümpell, Adolf von
*deutscher Internist und Neurologe, 1853–1925*

In Dorpat, wo sein Vater Ludwig Strümpell Professor der Philosophie war, begann Strümpell 1870 das Medizinstudium, das er zwei Jahre später, nach der Übersiedlung der Familie, in Leipzig fortsetzte. Hier promovierte er 1875. Im Jahr darauf erhielt er eine Assistentenstelle, die er bis 1882 innehatte, und danach eine außerordentliche Professur sowie die Leitung der Poliklinik in Leipzig. 1886 verließ Strümpell diese Stadt, um einem Ruf nach Erlangen als ordentlicher Professor und Direktor der medizinischen Klinik und Poliklinik zu folgen; 1893 wurde er in den Adelsstand erhoben. Von 1903 bis 1909 war er in Breslau tätig, dann in Wien und ab 1910 wiederum in Leipzig, wo er bis zu seinem Tode blieb. 1883/84 erschien sein Hauptwerk, ein *Lehrbuch der speziellen Pathologie und Therapie der inneren Krankheiten;* die besondere Bedeutung Strümpells liegt darüber hinaus in seinen neuropathologischen Arbeiten. Unter anderem untersuchte er die Tabes dorsalis, Systemerkrankungen des Rückenmarks, die Kinderlähmung, die Akromegalie sowie die progressive Muskelatrophie. Die meisten der Schriften erschienen in einer von ihm geleiteten Fachzeitschrift. Strümpell gilt als einer der Begründer der Neurologie als klinisches Lehrfach in Deutschland. Sein Name ist in der Pathologie weiterhin in einigen Begriffen verewigt; genannt sei die Strümpellsche Krankheit, eine Form der zerebralen Poliomyelitis, oder das Strümpellsche Zeichen, eine Dorsalflexion des Fußes, die als Mitbewegung bei Pyramidenbahnschädigungen auftreten kann und unter anderem beim spastischen Syndrom vorkommt.

## Sudhoff, Karl
*deutscher Medizinhistoriker, 1853–1938*

Nach der Studienzeit in Erlangen und Tübingen promovierte Sudhoff 1875 und kam im folgenden Jahr nach Berlin, wo er mit seinen Forschungen über →Paracelsus begann. Spätere Jahre sahen ihn auch in Augsburg und Wien; ab 1878 wirkte er als Arzt in der Nähe von Frankfurt und kam schließlich 1883 nach Hochdahl bei Düsseldorf. Sudhoff gilt als einer der wichtigsten Vertreter der deutschen Medizingeschichtsforschung; er war Herausgeber des *Archivs für Geschichte der Medizin*, machte sich aber auch durch die Organisation einer großen Goethe-Ausstellung 1899 einen Namen. Neben der Herausgabe der Werke des Paracelsus (ab 1922) galt sein besonderes Interesse der Medizin des Mittelalters.

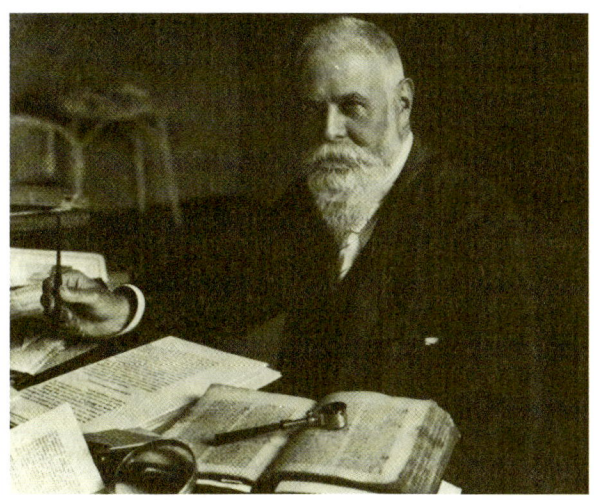

*Karl Sudhoff*

## Sulfonamide

Neben den Antibiotika ist eine andere große Gruppe von Medikamenten gegen lebende Erreger wirksam;

*Gerhard Domagk, Gemälde von Otto Dix, 1953 (Bayer AG, Wuppertal-Elberfeld)*

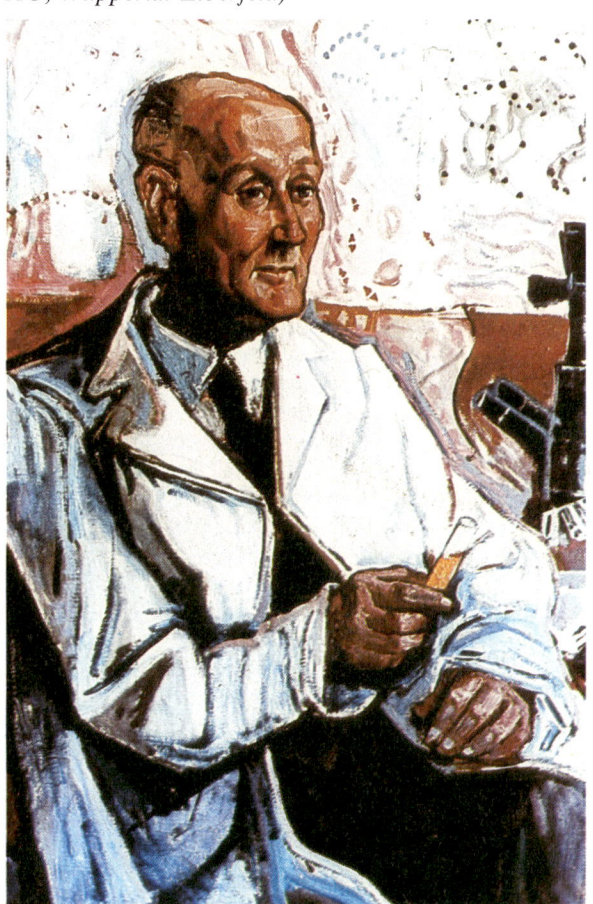

diese chemische Verbindung nennt man Sulfonamide, da sie sich vom Sulfanilamid ableiten. In den meisten Fällen wird ein Wasserstoffatom des Amidstickstoffs durch eine andere Gruppe ersetzt. Die Wirkungsweise der Sulfonamide besteht darin, daß sie den Stoffwechsel der Bakterien unterbinden; die dafür notwendige p-Aminobenzoesäure wird an ihrem Einsatz gehindert. Die Sulfonamide wurden 1935 erstmals in die Therapie der Infektionskrankheiten eingeführt; ihr Erfinder, →Gerhard Domagk, erhielt 1939 den Nobelpreis für Medizin. Man teilt die Sulfonamide in drei Hauptgruppen ein: Kurzzeit-, Mittelzeit- und Langzeitsulfonamide. Die Medikamente können gegen Streptokokken, Meningokokken, Pneumokokken, Gonokokken usw. eingesetzt werden; wegen möglicher Nieren- und Leberschäden sowie Reaktionen des Nervensystems empfiehlt sich eine vorherige Untersuchung der Empfindlichkeit. Die häufigsten Anwendungsgebiete sind Erkrankungen der Harnwege, infektiöse Darmkrankheiten und allgemeine Infektionen.

## Swammerdam, Jan

*holländischer Arzt und Naturforscher, 1637–1680*

Nach dem Studienbeginn in seiner Heimatstadt Amsterdam zog Swammerdam nach Leiden, wo er ab 1661 Schüler von van Horne war; 1663 reiste er für zwei Jahre nach Frankreich. Nach Amsterdam zurückge-

*Jan Swammerdam*

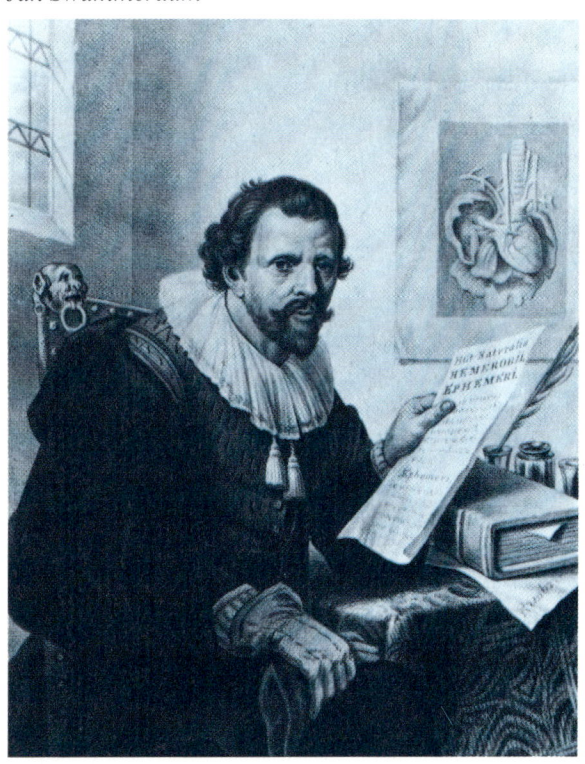

kehrt, befaßte er sich vornehmlich mit anatomischen Studien und promovierte 1667 in Leiden. Sein Vater, ebenfalls ein Naturwissenschaftler, zwang Swammerdam, praktisch tätig zu sein, obwohl sich dieser lieber theoretischen Studien zugewandt hätte. Vielleicht war auch dies ein Grund, daß er sich bald von der religiösen Schwärmerei und dem Mystizismus einer seiner Patientinnen beeinflussen ließ. Er folgte der Dame 1675 sogar nach Schleswig und übersiedelte ein Jahr darauf mit ihr nach Hamburg, kehrte jedoch noch im selben Jahr nach Amsterdam zurück. Dort konnte er an seine medizinische Vergangenheit nicht mehr anknüpfen und starb einige Jahre später. Swammerdams Bedeutung liegt mehr auf naturwissenschaftlichem als auf medizinischem Gebiet. Er war einer der ersten, der ein Mikroskop verwendete, und gelangte so zu einigen anatomischen Entdeckungen, deretwegen er unangenehme Prioritätsstreitigkeiten mit seinem Zeitgenossen →Reinier de Graaf auszufechten hatte. Wichtig sind seine Untersuchungen der Insekten, über deren Ergebnisse er mehrere Werke veröffentlichte.

## Swieten, Gerard van
*holländischer Arzt, 1700–1772*

Der vor allem für die →Wiener Schule bedeutende Schüler →Boerhaaves studierte an den Universitäten von Löwen und Leiden und promovierte hier 1725. In Leiden verblieb er die nächsten Jahre, bildete sich weiter und habilitierte sich 1736 zum Dozenten. Die damit verbundene Lehrerlaubnis wurde ihm später wegen seiner religiösen Anschauungen wieder entzogen. 1745 berief ihn schließlich Kaiserin Maria Theresia nach Wien, wo er bald mit seiner grundlegenden Arbeit zur Verbesserung der medizinischen Versorgung in Österreich beginnen konnte. Van Swieten wird mit Recht als Gründer der berühmten Wiener Schule angesehen. Er berief bekannte Persönlichkeiten wie →Anton de Haen oder →Maximilian Stoll nach Wien, um dem Unterrichtswesen zum Aufschwung zu verhelfen. Aufgrund eines Erlasses der Kaiserin konnte van Swieten 1754 den gesamten Universitätsunterricht neu organisieren. Er gründete chemische und physikalische Laboratorien an der Universität, ebenso die erste veterinärmedizinische Schule und eine Hebammenschule; daneben schuf er Waisenhäuser und andere sozialmedizinische Einrichtungen. Die österreichischen Krankenhäuser unterzog er einer gründlichen Inspektion und leitete daraus die verschiedensten Verbesserungen und Erweiterungen ab. Bei dieser Aufgabe unterstützte ihn →Joseph von Quarin, der allgemein als der Gründer des Wiener Allgemeinen Krankenhauses angesehen wird. Neben diesen sozialpolitischen Tätigkeiten war van Swietens wissenschaftliches Werk natürlich vergleichsweise bescheiden. Interessant ist seine Methode der Behandlung von Syphilis mit Sublimat, das ihm zu Ehren auch Liquor Swieteni genannt wird.

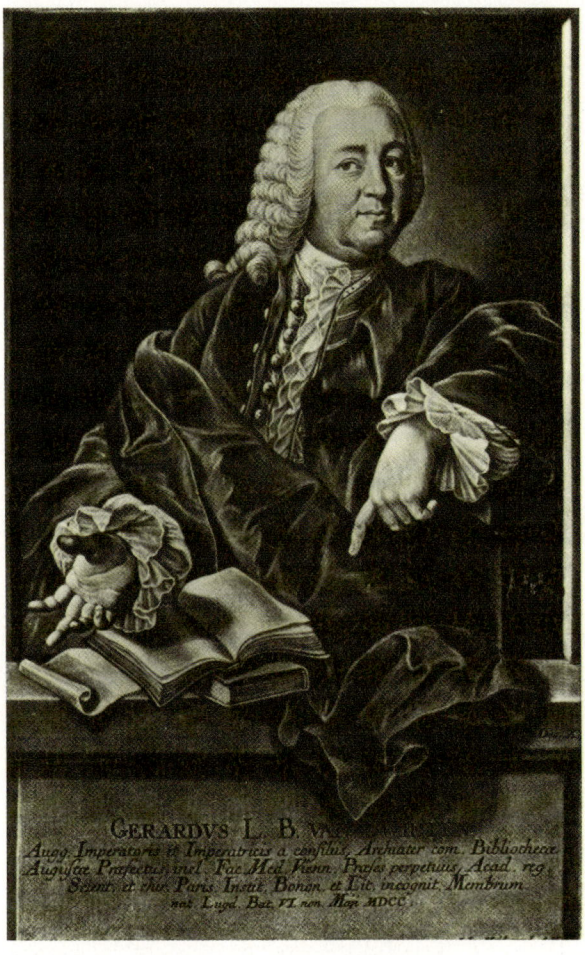

*Gerard van Swieten*

## Sydenham, Thomas
*englischer Arzt, 1624–1689*

Dieser wichtige englische Arzt des 17. Jahrhunderts, der auch den Beinamen »englischer Hippokrates« trägt, begann das Medizinstudium in Oxford. Eine zweijährige Unterbrechung war durch den Militärdienst gegeben; 1645 kam er nach Oxford zurück, 1648 erlangte er den Rang eines Baccalaureus, diente drei Jahre später nochmals beim Heer und ließ sich 1655 in Westminster nieder. 1659 verließ er England und begab sich zur Weiterbildung nach Montpellier, dessen Universität damals als Hochburg der Hippokratischen Lehren galt. Von diesem Aufenthalt wurde Sydenhams gesamter medizinischer Standpunkt nachhaltig geprägt. Zwei Jahre später kehrte er nach Westminster zurück, wo er sich ab 1663 eine erfolgreiche Praxis aufbaute. Sein Ruf verbreitete sich schnell, und bald genoß er ein überwältigendes Ansehen. Neben der praktischen Arbeit befaßte er sich weiterhin mit akademischen Studien, so daß er 1676 von der Universität Cambridge zum Doktor graduiert wurde. Sydenham gilt als einer der bedeutendsten Erneuerer der Hippokratischen Theorien. So wie sein Vorbild legte er großen Wert auf exakte Beobachtung der Krankheitsfälle. Die Basis der Medizin war für ihn nicht die wissenschaftliche Untersuchung der anatomischen und physiologischen Gegebenheiten, sondern die Erfahrung am Krankenbett. Er vertrat kein dogmatisches System, sondern versuchte seine Lehren selbständig zu begründen. Am meisten Anerkennung fand er für die Chemiatrie, die er aber auch nur zur Dienerin seiner eigenen Anschauungen machte. Sydenham hielt an der Lehre von den Körpersäften fest, daraus leitete er die Krankheiten ab. Neben der Unterscheidung zwischen akuten und chronischen Krankheiten teilte er die Symptome in drei Gruppen ein: die erste ist die direkt durch Schädigung der Säfte hervorgerufene, die zweite die durch die Heilbestrebungen der Natur gegebene und die dritte die durch die ärztlichen Eingriffe verursachte Gruppe. Akute Leiden werden durch äußere Einflüsse erzeugt, chronische durch Fehler der Körpersäfte, die ihren Ursprung meist in der Ernährung haben. Dazu schuf Sydenham die Einteilung der mit den Jahreszeiten wechselnden Krankheitsursachen, der Constitutio annua, und der aus dem Erdinneren aufsteigenden pathogenen Kräfte, der Constitutio epidemica. Dem wurden die von ihm beschriebenen Epidemien wie Typhus, Pest, Wechselfieber, Veitstanz, aber auch Lungenentzündung zugeordnet. Sydenhams Therapie beschränkte sich in vielen Fällen auf die Naturheilung. Er war ein eifriger Verfechter der Chinarinde und des Aderlasses, da er in einer Entzündung des Bluts eine häufige Krankheitsursache sah. Daneben verwendete er Opium sowie Abführmittel gegen die durch diätetische Mängel hervorgerufenen Leiden. Sein schriftliches Werk ist nicht sehr umfangreich; das bedeutendste darunter ist eine Abhandlung, die wir unter dem Titel *Katastaseologie* kennen und die seine Lehre von den allgemeinen Krankheitsbildern enthält. Wir finden darin Beschreibungen von Gicht und Rheumatismus, von Krupp, Hysterie, Pleuritis und Lungenentzündung; dazu kommt der Skorbut, dem Sydenham große Aufmerksamkeit widmete. In anderen Schriften erklärt er Wassersucht, Syphilis, Pocken und die Blattern. Eine Sammlung der ersten Einzelarbeiten gab er 1685 selbst heraus; später veröffentlichte die 1845 gegründete Sydenham Society seine weiteren Werke in gesammelter Form. Neben der Verehrung, die Sydenham als genialer Arzt genoß, lebt sein Ruhm als Restaurator des Hippokratismus und damit als Naturphilosoph und Naturhistoriker weiter. In der heutigen Medizin ist sein Name in der Sydenham-Chorea (Chorea minor), einer Form des Veitstanzes, verewigt.

## Syme, James
*schottischer Chirurg, 1799–1870*

Die erste bedeutende Leistung dieses berühmten Chirurgen war die Entwicklung eines wasserdichten Materials aus Kautschuk durch ein spezielles Lösungsverfahren. Diese Erfindung wurde bald darauf von einem anderen genutzt, da sich Syme nicht um wirtschaftliche Belange kümmerte. Um die gleiche Zeit, 1818, nahm er eine Stelle als Prosektor bei seinem Cousin →Liston an, der in Edinburg eine chirurgische Praxis und einen Seziersaal betrieb. In kurzer Zeit machte sich Syme einen Namen, der ihm zu verschiedenen Ehrentiteln verhalf. Neben der praktischen Tätigkeit hielt er an Listons Institut anatomischen Unterricht und führte 1823 die erste Hüftgelenksexartikulation durch. Nach seiner Beteiligung an Listons Anstalt folgten bald Differenzen zwischen den beiden, die das Ausscheiden Symes zur Folge hatten. Zusammen mit einem anderen Arzt gründete Syme eine eigene medizinische Schule, an der er Anatomie und Chirurgie unterrichtete. Bald wandte er sich ausschließlich der Chirurgie zu und zog so viele Schüler an, daß er 1829 die Errichtung einer chirurgischen Klinik in Angriff nehmen konnte. 1833 ernannte man ihn zum Professor für klinische Chirurgie an der Universität Edinburg, und nach Listons Übersiedlung nach London nahm Syme auch dessen Stelle als Chirurg am Royal Infirmary ein. 1848 folgte er Liston nach dessen Tod in der Position als Professor der klinischen Chirurgie in London nach, verließ die Stadt aber schon nach einigen Wochen und kehrte in seine Heimat zurück. Syme machte sich um die Chirurgie vielfältig verdient. So führte er mehrere Operationen in England zum erstenmal durch, darunter eine Schultergelenksexartikulation, eine Entfernung des Schlüsselbeins und eine Unterbindung der Arteria subclavia. In seinem umfangreichen schriftlichen Werk sprach er sich gegen die Resektion des Kniegelenks aus und führte Argumente gegen die Resektion des Handgelenks an, da er diese Operation nur im Schulter- oder Ellbogenbereich empfehlen wollte. Verschiedene seiner einstigen Operationsmethoden fanden in späteren Jahren nicht mehr seine Zustimmung; daher sind in seinen Schriften Änderungen und Verbesserungen zu erkennen.

## Syphilis

Die gefährlichste Geschlechtskrankheit hat ihren Namen nach einem Lehrgedicht von →Girolamo Fracastoro, das 1521 entstanden und 1530 unter dem Titel *Syphilis sive de morbo gallico* gedruckt erschienen ist. Die Gefährlichkeit der Syphilis liegt in ihren Spätfolgen. Der von →Schaudinn und →Erich Hoffmann 1905 entdeckte Erreger, die Spirochaeta pallida, wird gewöhnlich durch den Geschlechtsverkehr übertragen; Infektionen durch Blutübertragungen und verunreinigte Gegenstände sind möglich. Durch Haut- und Schleimhautverletzungen wird das Eindringen des Erregers erleichtert. Grundsätzlich unterscheidet man die angeborene und die erworbene Syphilis. Nach der zeitlichen Abfolge differenziert man Früh- und Spätsyphilis; die Frühsyphilis wird in Primär- und Sekundär-

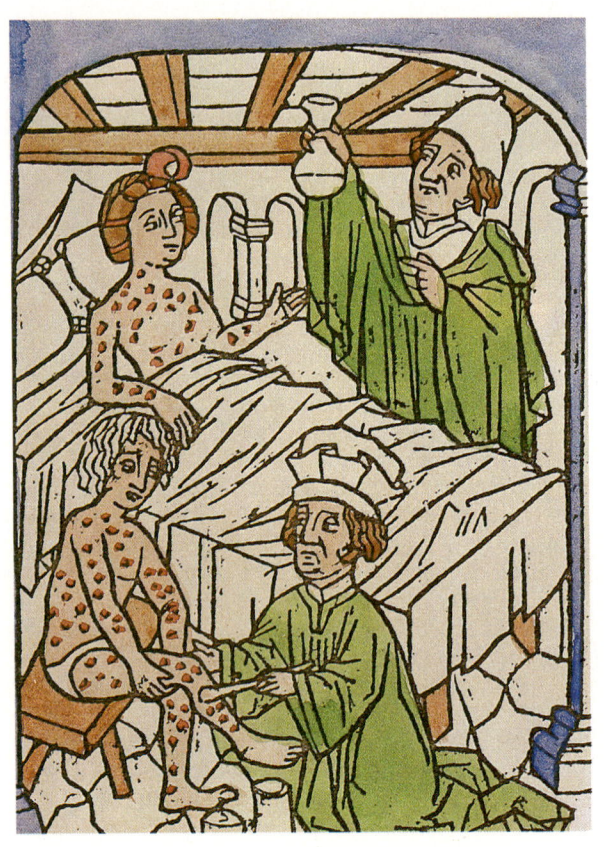

*»Ärztliche Behandlung der Syphilis«, Titelblatt eines Heilkundebuches des 15. Jh.s, kol. Holzschnitt*

stadium unterteilt, die Spätsyphilis ist mit dem Tertiärstadium ident. In der dritten Woche nach der Infektion beginnen die Hautläsionen, schmerzlos vorerst und im Hautniveau. Sie können geschwürig zerfallen und treten an jeder Körperstelle auf, mit besonderer Vorliebe aber in der Genitalregion. In der fünften Woche beginnen die lokalen Lymphknoten anzuschwellen, ebenfalls schmerzlos. Ab der folgenden Woche stellen sich dann Kopfschmerzen, Schlaflosigkeit und Fieber ein. In der achten Woche sind nicht nur die regionären,

*Primäraffekt der Syphilis*

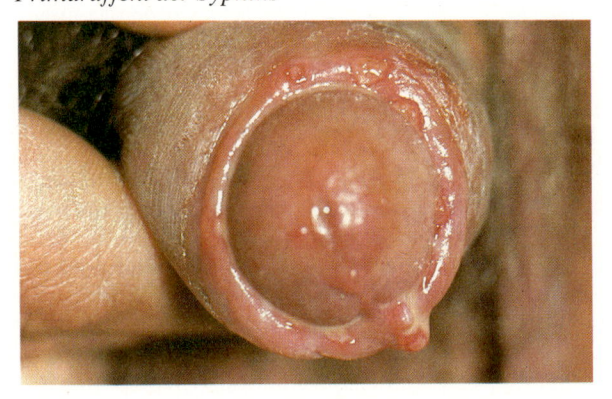

sondern alle Lymphknoten geschwollen. Damit beginnt das Sekundärstadium. Die Papelbildung setzt ein, besonders an schweißreichen Stellen, an der Mundschleimhaut und der Zunge. Dazu kommt es zu Läsionen der Kopfhaut, Angina, Heiserkeit und zuweilen auch zu Schädigungen der inneren Organe, zu Gelbsucht, Anämie, Meningitis, Nephritis oder Augenerscheinungen. Nach Abheilen dieser Läsionen, einer Phase, die sich über Monate und Jahre hinziehen kann, tritt eine Phase der Ruhe ein (Lues latens); danach aber kommt es zur Ausbildung der Spätsyphilis. Man unterscheidet kutane und subkutane Erscheinungsbilder, kennt innere Organschäden wie Herzklappeninsuffizienz sowie Läsionen des Nervensystems. Dazu gehören die Gehirnsyphilis, →Tabes dorsalis, →progressive Paralyse und die zerebrospinale Gefäßsyphilis. Die angeborene Syphilis wird von der erkrankten Mutter ab dem fünften Schwangerschaftsmonat auf das Kind übertragen. Bei der fetalen Syphilis treten schwere innere Schäden auf, so daß es zu einer Totgeburt kommt. Bei der Säuglingssyphilis kommt das Kind mit charakteristischen Symptomen wie Hautläsionen, Sattelnase oder Epiphysenerkrankungen mit Ablösung dieser und Lähmungserscheinungen zur Welt. Neben anderen Diagnosemethoden sei an die →Wassermannsche Reaktion erinnert, die der Früherkennung dieser heimtückischen Krankheit zu großem Aufschwung verholfen hat.

## Tabes dorsalis

Diese häufige Systemerkrankung des Rückenmarks befällt etwa 2 bis 5 Prozent der Syphilitiker in einem Zeitraum von 5 bis 15 Jahren nach der Infektion und ist somit als mögliche Spätform anzusehen. Man nennt das Leiden auch Rückenmarkschwindsucht; die Bezeichnung erklärt sich aus der Degeneration der Hinterstränge. Zu den häufigsten Symptomen gehören Pupillenstörungen, Empfindungsstörungen und -ausfälle, Ataxie, Fehlen von Sehnenreflexen, Erschlaffung der Muskulatur, Störungen der Geschmacksempfindung, der Augenmuskel, der Blasentätigkeit, Schäden an Knochen, Gelenken und Haut sowie Schwerhörigkeit. Bei Kindern mit angeborener Syphilis kommt es zuweilen zu einer Tabes infantum; dieses Spätstadium der konnatalen Syphilis zeigt sich frühestens im achten Lebensjahr.

## Tardieu, Ambroise Auguste
*französischer Gerichtsmediziner, 1818–1879*

Dieser bedeutende Gerichtsmediziner des 19. Jahrhunderts begann in seiner Heimatstadt Paris mit dem Medizinstudium, das er 1843 mit der Promotion abschloß. Nach anderen Tätigkeiten wurde er 1861 Professor an der Pariser Universität und hatte in Vertretung von →Rayer auch das Amt des Dekans inne.

Nach Rayers Tod wurde Tardieu Vorsitzender der französischen Ärztevereinigung. Das Amt des Präsidenten übte er ab 1867 auch an der Akademie der Wissenschaften aus, deren Mitglied er seit 1859 war. Daneben praktizierte er am Hôtel-Dieu und war vielfach als Gutachter bei Gericht beschäftigt. Seine große Erfahrung als Sachverständiger legte er in einigen seiner Schriften nieder. Er untersuchte zahlreiche historische Verbrechen, darunter auch die Opfer des Attentats auf Napoleon III. Tardieus Leistungen liegen vor allem darin, daß er scharfsinnige Schlußfolgerungen aus seinen Untersuchungen ziehen konnte; dies aber verleitete ihn, die experimentelle Prüfung eher zu vernachlässigen.

## Tenon, Jacques René
*französischer Ophthalmologe, 1724–1816*

Der Sohn eines Arztes kam mit 17 Jahren nach Paris, um das Medizinstudium aufzunehmen. Einer seiner Lehrer war →Winslow, der ihn zu anatomischen Untersuchungen vor allem an Tieren anleitete. Nach Abschluß der Studien nahm Tenon 1743 eine Stelle als Militärchirurg an und begleitete das Heer nach Flandern. Nach der Rückkehr trat er eine Stelle als leitender Wundarzt an der Salpétrière an und unterrichtete hier auch Chirurgie. Neben der Augenheilkunde, die er mit der Chirurgie verband und in der er seine wichtigsten Leistungen erbrachte, befaßte sich Tenon mit der Pockenimpfung durch Inokulation. Um diese systematischer durchführen zu können, gründete er eine eigene Anstalt. Auf seine Aktivitäten aufmerksam geworden, erteilte ihm die Regierung den Auftrag für eine Studie, die die Bedingungen der französischen und besonders der Pariser Hospitäler überprüfen sollte. 1788 veröffentlichte er seinen Bericht, in dem er schonungslos die Mißstände aufzeigte. Ein weiterer Auftrag führte ihn nach England, wo er die dortigen Krankenhäuser mit jenen seiner Heimat verglich. 1793 zog er, mit Ehrungen und Auszeichnungen belohnt, aufs Land, um sich in Ruhe seinen Studien hingeben zu können. Als sein Haus und seine Sammlungen von Russen geplündert wurden, floh er nach Paris und starb hier ein Jahr darauf. Wie erwähnt, lag Tenons hauptsächlicher Arbeitsbereich auf dem Gebiet der Chirurgie, besonders auf dem der Augenchirurgie. Seine Schriften behandeln dieses Thema in erschöpfender Weise. Verschiedene Begriffe aus der Ophthalmologie erinnern noch heute an den großen Arzt, z. B. die Tenonsche Kapsel, die bindegewebig den Augapfel umhüllt, und der Tenonsche Raum unter der Kapsel.

## Tetanus

Der Wundstarrkrampf ist eine schwere Infektionskrankheit, deren Hauptsymptom die Verkrampfung und Erstarrung der Muskulatur darstellt. Der Erreger

*Tetanuskranker, 18. Jh., Darstellung aus »Nosologia Methodica« von F. Boissier de Sauvages*

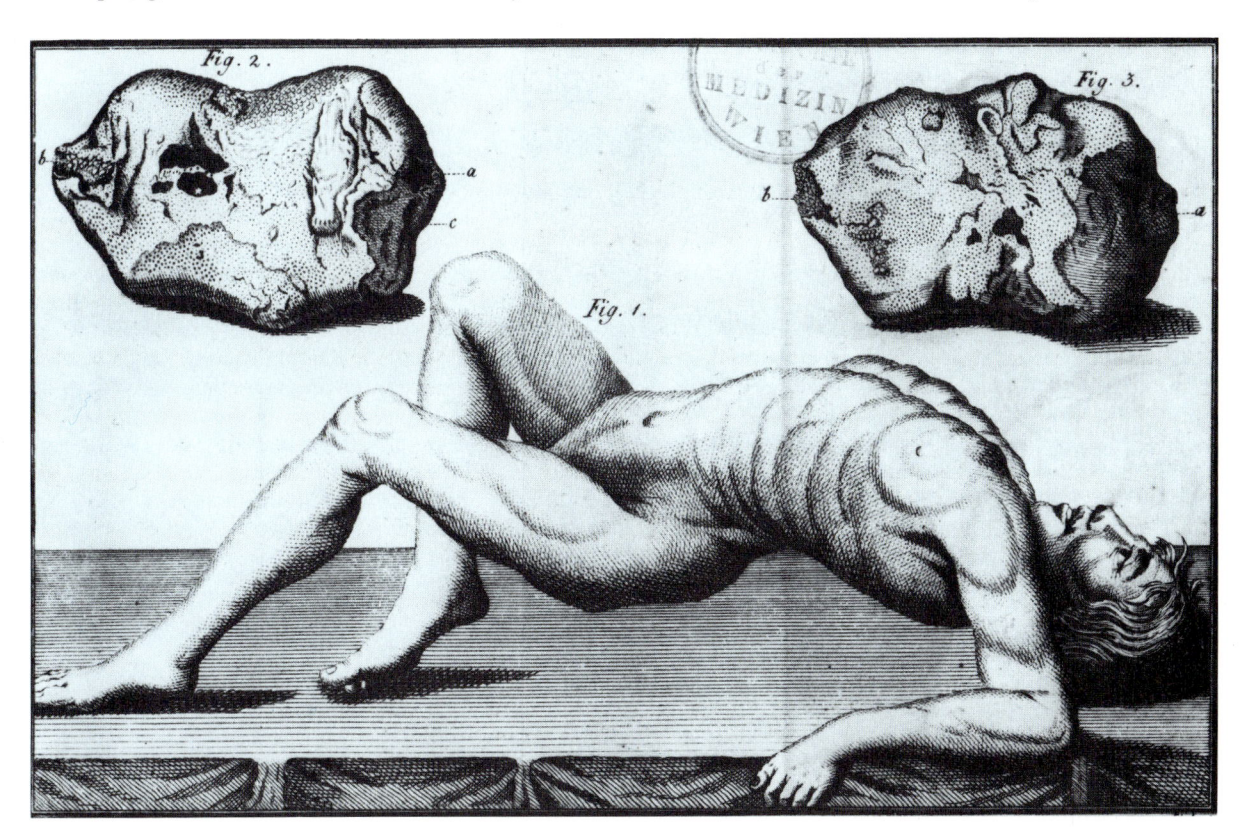

ist der Tetanusbazillus, Clostridium tetani, der von →Arthur Nicolaier 1894 entdeckt wurde. Die Übertragung erfolgt durch Kontakt von Wunden mit verunreinigter Erde, Staub usw. Die Inkubationszeit beträgt 4–14 Tage. Die ersten in Mitleidenschaft gezogenen Muskel sind die Kiefer- und Zungenmuskel; es kommt zum sardonischen Lachen (Gesichtsstarre) und zur Kiefersperre. Dann greift der Krampf auf die Nacken- und Rückenmuskulatur über, auch die Bauchmuskel sind betroffen. Zeitweise ist der starre Krampf von einem zuckenden unterbrochen, Schmerzen treten auf. In manchen Fällen verzieht sich der gesamte Rumpf nach der Seite oder nach vorne; die Gliedmaßen bleiben von den Anfällen verschont. Die Tetanustherapie erfolgt durch Pferde- und Rinderserum; der Erfolg ist allerdings unsicher, und die prophylaktische Serumtherapie bzw. die Schutzimpfung ist dringend zu empfehlen.

## Thales von Milet
*griechischer Philosoph, 624–546 v. Chr.*

Legende und Wahrheit lassen sich, wie bei vielen berühmten Persönlichkeiten der Antike, bei Thales von Milet heute nicht mehr genau trennen. Ein besonderer Nachteil ist, daß keines seiner Werke im Original erhalten geblieben ist. Beschreibungen schildern ihn teils als weltfremden Gelehrten, Kaufmann oder Mathematiker, abhängig davon, was der jeweilige Autor als vorrangig betrachtet. Seine naturwissenschaftlichen Ausbildungsstätten haben mit einiger Sicherheit in Ägypten und Babylonien gelegen. Von dort brachte er hervorragende astronomische und mathematische Kenntnisse mit. Sein Aufstieg begann, als er die Sonnenfinsternis von 585 v. Chr. exakt vorhersagen konnte und dadurch die Bewunderung seiner Zeitgenossen erlangte. Thales gilt als Begründer der milesischen Naturphilosophie, und er ist der erste griechische Philosoph, den wir namentlich kennen. Als erster versuchte er, den Ursprung des Seins ohne Zuhilfenahme der Mythologie zu erklären. Der Urstoff ist das Wasser, auf dem die Erde schwimmt und von dem sie in ihren Bewegungen abhängig ist (Erdbeben). Dennoch verleugnet Thales die Existenz von Göttern nicht; er ist im Gegenteil sogar als Pantheist anzusehen, da er Erde und Universum weiterhin von Gottheiten bevölkert sah. Durch sein Werk wurde er zum eigentlichen Begründer der griechischen Naturphilosophie und Naturwissenschaft.

## Themison von Laodicea
*römischer Arzt, 1. Jahrhundert v. Chr.*

Der Erfolg seines Lehrmeisters →Asklepiades weckte in Themison den Wunsch, selbst das Oberhaupt einer medizinischen Schule zu sein. Zielstrebig arbeitete er an einer Lehre, die später als Methodismus bekannt wurde. Dabei war er bestrebt, ein möglichst einfaches Schema zu finden, um die Krankheiten zu klassifizieren. Dem theoretischen Wissen, etwa in Anatomie oder Physiologie, wird jede Bedeutung abgesprochen. Themison entwickelte das System der Kontinuitäten: Krankheiten werden in drei Klassen eingeteilt, die durch den Spannungszustand des Körpers gekennzeichnet sind. Man unterscheidet so den Status strictus, bei dem der Körper durch Zusammenziehen der Porenwände in einen straff gespannten Zustand gerät; den Status laxus, wo genau das Gegenteil eintritt, und den Status mixtus, bei dem sich beide Zustände abwechseln. Akute Krankheiten sind meist vom gespannten Zustand gekennzeichnet, chronische vom entspannten. Innerhalb eines Leidens sind drei Stadien zu erkennen: Zunahme, Stillstand und Abnahme. Nach seiner Einteilung der Krankheiten richtet sich auch der Gebrauch von Medikamenten: das dem jeweiligen Status entgegengerichtete wird verabreicht. Themison empfahl unter anderem Brechmittel und Abführmittel, Fastendiäten und Schröpfungen, warme und kalte Bäder sowie harn- und schweißtreibende Mittel. Mit dieser medizinischen Lehre kam er dem römischen Publikum sehr entgegen. Die Maßnahmen machten keine Schwierigkeiten, waren leicht zu durchschauen und entsprachen der damaligen Vorliebe für das Formale.

## Theophrast von Eresos
*griechischer Philosoph, Botaniker und Arzt, 372–287 v. Chr.*

Nach dem Tode des →Aristoteles übernahm Theophrast als sein wichtigster Schüler den Vorstand über die peripatetische Schule. Sein botanisches Werk ist weitgehend erhalten, von einem medizinischen wissen wir nur aus der Überlieferung. Sein Hauptwerk, die neunbändige *Historia Plantarum*, diente noch lange Zeit anderen Autoren als Nachschlagewerk und Quelle für eigene Arzneimittellehren. Auch →Dioskurides bediente sich vor allem des neunten Bandes. Darüber hinaus verfaßte Theophrast etliche mineralogische und andere naturwissenschaftliche Abhandlungen, vor allem eine sechsbändige *Naturgeschichte der Gewächse*. Da seine Beeinflussung vom Werk des →Diokles so deutlich erkennbar ist, scheint uns der Ehrenname »Vater der Botanik« allerdings nicht ganz gerechtfertigt. Seine medizinischen Werke über Epidemien, Wahnsinn, die Sinnesorgane und physiologische Themen können wir nicht beurteilen, da sie nicht überliefert sind.

## Thessalos von Tralleis
*römischer Arzt, zweite Hälfte des 1. Jahrhunderts*

Ohne ausgesprochene medizinische Ausbildung verließ Thessalos seine lydische Heimat und begab sich nach Rom in der Hoffnung, dort Karriere zu machen. Die methodische Lehre war wie für ihn geschaffen, und er ging mit Feuereifer daran, sie weiterzuentwickeln. Er nahm das System von den Spannungszuständen unverändert auf und erarbeitete eine Therapie, die den gesamten Organismus im Krankheitsfall umstellen sollte. Mit einem schnell gewachsenen Patientenkreis gab er sich nicht zufrieden, sondern suchte die Bestätigung seines Könnens in einer großen Schülerschar. Dies war um so einfacher zu erreichen, als er sechs Monate als durchaus angemessene Zeitspanne betrachtete, um die ärztliche Kunst zu erlernen. Positive Veränderungen bewirkte er dadurch, daß er den Unterricht am Krankenbett dem theoretischen bei weitem vorzog. Bald war sein Einfluß so groß, daß er sogar mit Kaiser Nero Bekanntschaft schloß. Bemerkenswert ist auch seine Selbstherrlichkeit, mit der er seine Vorgänger und selbst Hippokrates mit Spott und Mißachtung bedachte. Dennoch konnte er viele seiner Mitbürger nicht täuschen; nach einiger Zeit belächelte man ihn als Scharlatan und nannte seine Schüler »Esel des Thessalos«. Auch aus den Werken anderer Autoren ersehen wir, daß Thessalos' Methoden und vor allem seine ärztliche Einstellung durchaus nicht überall gebilligt wurden.

# Thiersch, Karl
*deutscher Chirurg, 1822–1895*

Der gebürtige Münchner absolvierte das Studium an den Universitäten München, Wien, Berlin und Paris und promovierte schließlich in München. Mit einer Unterbrechung (1850) wegen seiner Teilnahme am Krieg in Schleswig-Holstein als Militärarzt wirkte er von 1848 bis 1854 als Prosektor der pathologischen Anatomie in seiner Heimatstadt und folgte dann einem Ruf als Professor für Chirurgie nach Erlangen. Hier blieb er 13 Jahre lang; 1867 ging er in gleicher Position nach Leipzig, um sich dort endgültig niederzulassen. Neben seinen persönlichen Verdiensten um die Chirurgie erlangte Thiersch auch durch sein Lehrtalent Bedeutung für die Medizin. Er verbesserte die Methoden →Joseph Listers, indem er statt der Karbolsäure Salizylsäure verwendete. Besonderes Interesse brachte er der Urologie entgegen; neben der Behebung von angeborenen Fehlern führte er auch plastische Operationen durch. Wichtige Untersuchungen, die als bahnbrechend angesehen werden können, hin-

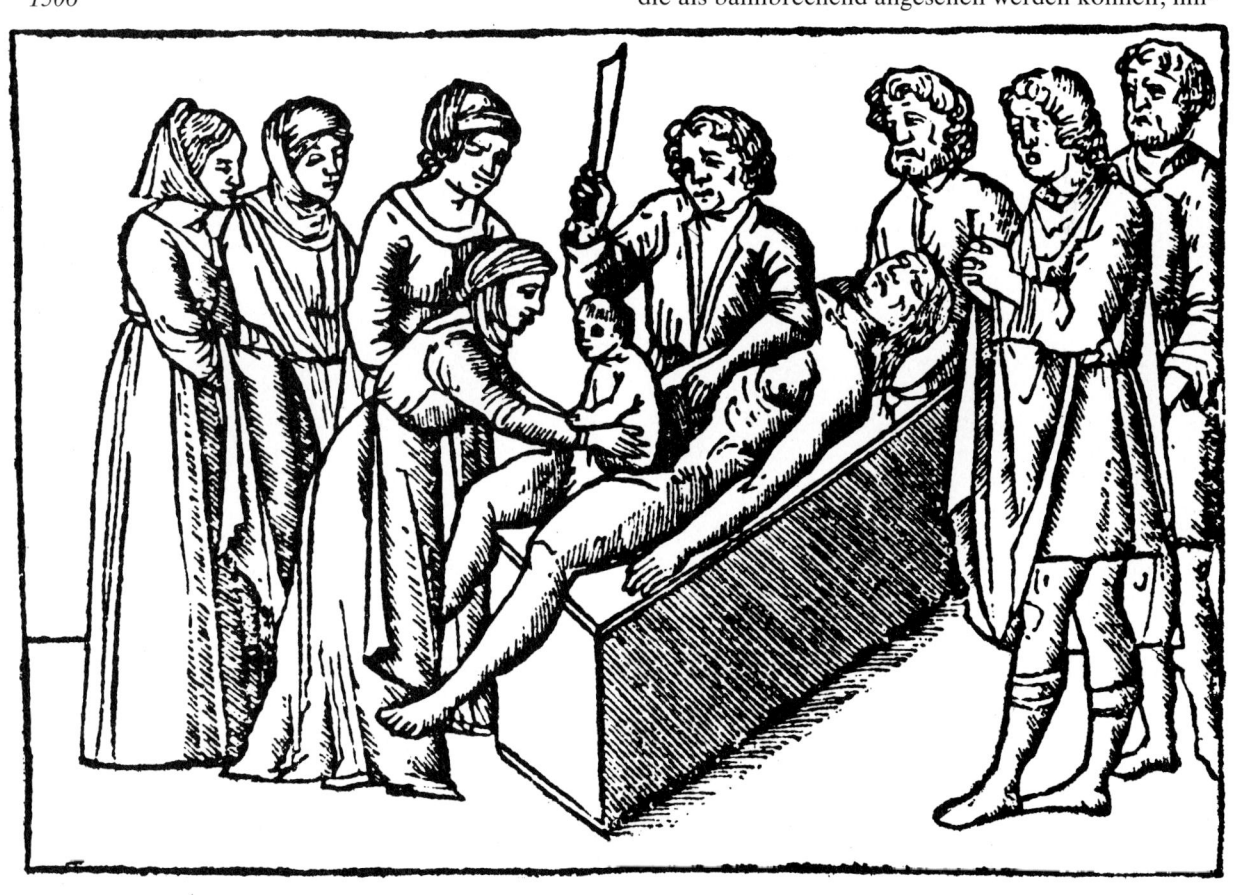

*Obwohl »Kaiserschnitt« sich auf Plinius zurückführen läßt (Caesar = »der aus dem Mutterleib Geschnittene«), bleibt umstritten, ob dieser römische Kaiser als erster durch eine Schnittgeburt entbunden wurde; diese Abbildung zeigt die wohl älteste Darstellung eines Kaiserschnittes; Holzschnitt, Venedig bei Johann Rubeus, 1506*

terließ Thiersch über den Epithelialkrebs. Er führte auch Hauttransplantationen durch.

## Thomas, Hugh Owen
*englischer Orthopäde und Chirurg, 1833–1891*

Die medizinische Ausbildung erhielt Thomas an den Universitäten von London, Paris und Edinburg. Er ließ sich in Liverpool als Chirurg nieder und befaßte sich vornehmlich mit orthopädischer Chirurgie. Er erfand und verbesserte orthopädische Apparate, entwickelte verschiedene Schienen zur Behandlung von Frakturen, die teilweise noch in Verwendung sind und seinen Namen tragen. Sein schriftliches Werk behandelt Themen seines Arbeitsgebietes.

## Thompson, Sir Henry
*englischer Chirurg, 1820–1904*

Als Schüler von →Syme und →Liston studierte Thompson in London. 1856 erhielt er eine Anstellung als assistierender Chirurg und 1864 eine feste Position. 1866 übernahm er eine Lehrkanzel für klinische Chirurgie, nachdem er bereits drei Jahre zuvor von König Leopold I. von Belgien zu seinem Ehrenchirurgen ernannt worden war. Die gleiche Position hatte er auch bei dessen Nachfolger inne. Viele Prominente gehörten zu seinen Patienten, und nicht immer war dies zu Thompsons Vorteil. Als Exkaiser Louis Napoleon nach einer von Thompson ausgeführten Operation starb, suchte man die Schuld bei ihm; bald jedoch war die Öffentlichkeit von seiner Untadeligkeit überzeugt. Am College of Surgeons wirkte Thompson lange Zeit als Professor für Pathologie und Chirurgie; seine Vorlesungen hinterließ er in schriftlicher Form. Sein literarisches Werk behandelt die Chirurgie, wobei er großen Wert auf die Unterleibsoperationen legte. Er verbesserte die Methoden der Steinschnittoperationen und befaßte sich mit Blasentumoren sowie anderen Erkrankungen der Harnorgane.

*Sir Henry Thompson*

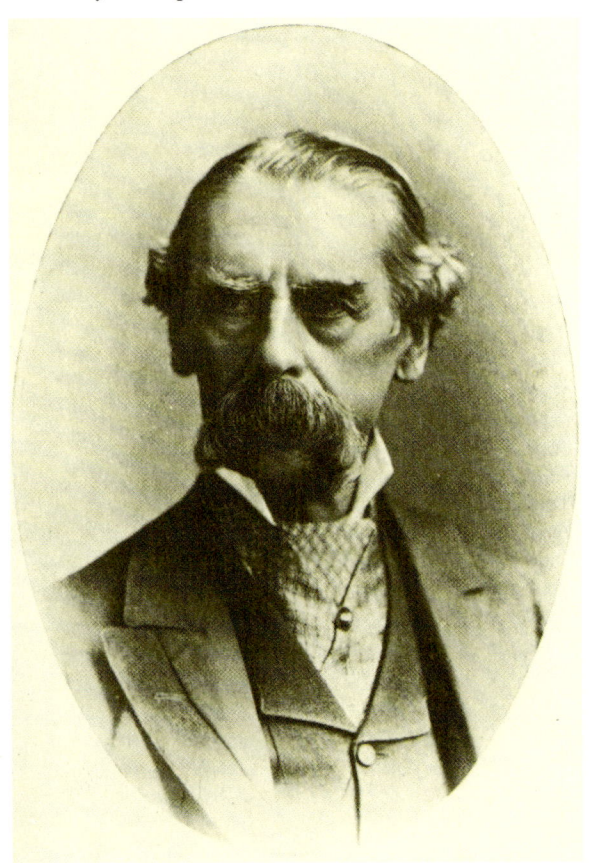

## Thrombose

Der von →Galen in die medizinische Fachsprache eingeführte Begriff bedeutet Blutpfropfenbildung, das heißt die Gerinnung des Blutes innerhalb lebender Gefäße. Die Ursache ist in einer vermehrten Blutgerinnungstendenz, einer Schädigung der Gefäßwand und in einer Verlangsamung der Blutströmungsgeschwindigkeit zu suchen. Man unterscheidet verschiedene Arten von Thromben. Der rote Thrombus, der Gerinnungsthrombus, besteht aus geronnenem Blut; der weiße Thrombus oder Abscheidungsthrombus entsteht durch Verletzungen der innersten Gefäßwand, wodurch Thrombozyten (Blutplättchen) an der Wand hängenbleiben und den Gerinnungsvorgang an dieser

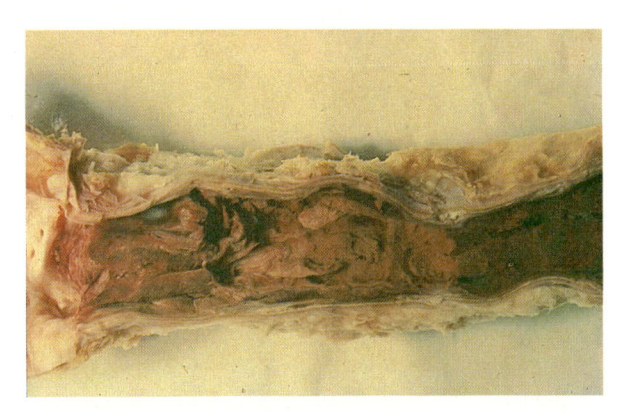

*Thrombose im Längsschnitt*

Stelle begünstigen. Die dritte Möglichkeit ist der gemischte Thrombus, bei dem sich beide Arten ergänzen. Die Thrombose tritt einerseits als statische Thrombose auf – eine große Gefahr nach Operationen

---

*Abb. gegenüber: Karl Thiersch (aus: »Die Präsidenten der deutschen Gesellschaft für Chirurgie 1872–1972«, 1972)*

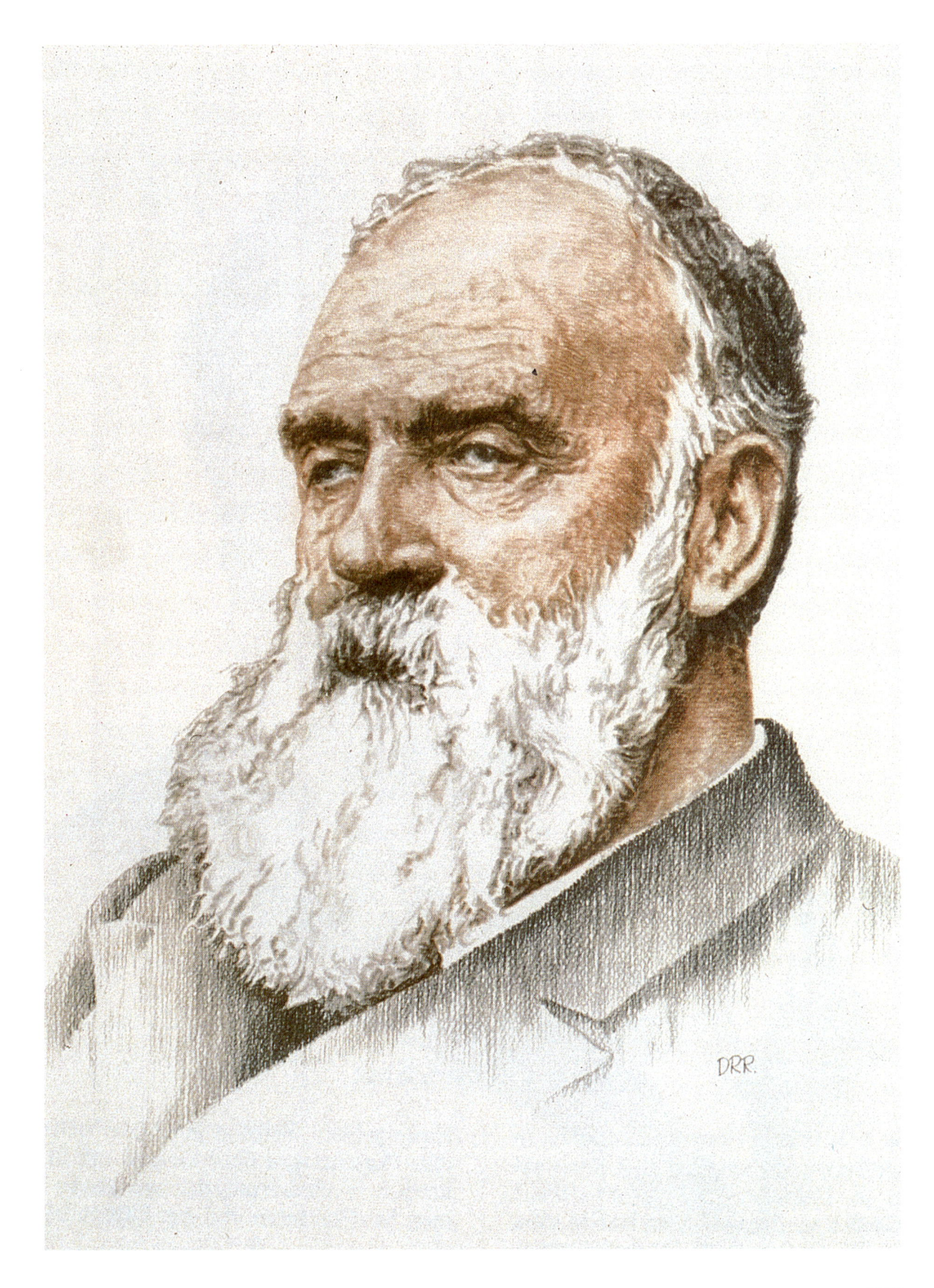

mit längerer Bettlägerigkeit –, andererseits als Folge einer Thrombophlebitis (Venenentzündung mit Ausbildung einer Thrombose). In beiden Fällen kann es zur Lungenembolie kommen, weshalb man versucht, nach Operationen möglichst früh mit Bewegungsübungen zu beginnen. Besonders genau muß auch die Thrombophlebitis in den Beinvenen beachtet werden. Neben ortsständigen Thromben, die die Vene ausfüllen, kennt man fortschreitende Thromben, bei denen durch weitere Ablagerungen größere Distanzen in den Gefäßen überwunden werden. Von großer Gefahr sind die Kugel-Thromben, die sich im Herzen entwickeln, bei Verschleppung die Aortenklappen verstopfen und somit zum Tod führen können.

## Thunberg, Carl Peter
*schwedischer Arzt und Naturforscher, 1743–1828*

Ab 1770 studierte Thunberg an der Universität von Uppsala Medizin, setzte die Ausbildung – vor allem in Anatomie und Chirurgie – in Paris fort und zog nach Holland. Bald wurde er im Auftrag der Niederländisch-Ostindischen Kompanie nach Südafrika gesandt. Hier konnte er den Grundstein zu seinem naturwissenschaftlichen Werk legen. 1775 verbrachte er einige Zeit als Chirurg in Batavia, reiste von dort nach Nagasaki und bald darauf nach Hokkaido, wo er als Gesandtschaftsarzt die japanischen Ärzte mit der europäischen Medizin bekannt machte. Seine Vorlesungen wurden von seinen Schülern gesammelt und herausgegeben. Ein Jahr später kam Thunberg nach Java, dessen Küste er nach botanischen und zoologischen Gesichtspunkten erforschte. Nach diesem Aufenthalt kehrte er nach Holland zurück, lehnte eine ihm angebotene Professur in Leiden ab, ebenso eine in St. Petersburg, und zog nach England, wo er mit bekannten Naturforschern in Verbindung trat. 1779 kehrte er wieder nach Holland zurück. Im Jahre 1784 erhielt er in Uppsala die Lehrkanzeln für Medizin und Botanik, nachdem ihm bereits 1772 in Abwesenheit das Doktorat der Medizin zuerkannt worden war. Bald folgten weitere Beweise seiner Berühmtheit: je viermal wurde er zum Rektor der Universität Uppsala und zum Präsidenten der Akademie der Wissenschaften ernannt. In den folgenden vier Jahrzehnten stand Thunberg vor der Aufgabe, die von ihm entdeckten, bis dahin unbekannten Pflanzen zu beschreiben – eine gewaltige Arbeit, handelte es sich doch immerhin um 1000 Gewächse. Nach seinen Plänen wurde ein alter königlicher Garten in einen botanischen Garten umgewandelt, den er selbst 1807 eröffnete. Thunbergs Ruhm war schon zu Lebzeiten beachtlich: etwa 50 wissenschaftliche Gesellschaften nahmen ihn als Mitglied auf, die Universität Uppsala ließ eine Gedenkmedaille prägen, und selbst in Nagasaki steht ein Monument zu seiner Erinnerung. Der Nachwelt ist sein Name in vierzehn botanischen Gattungen und fünf Insektenarten erhalten.

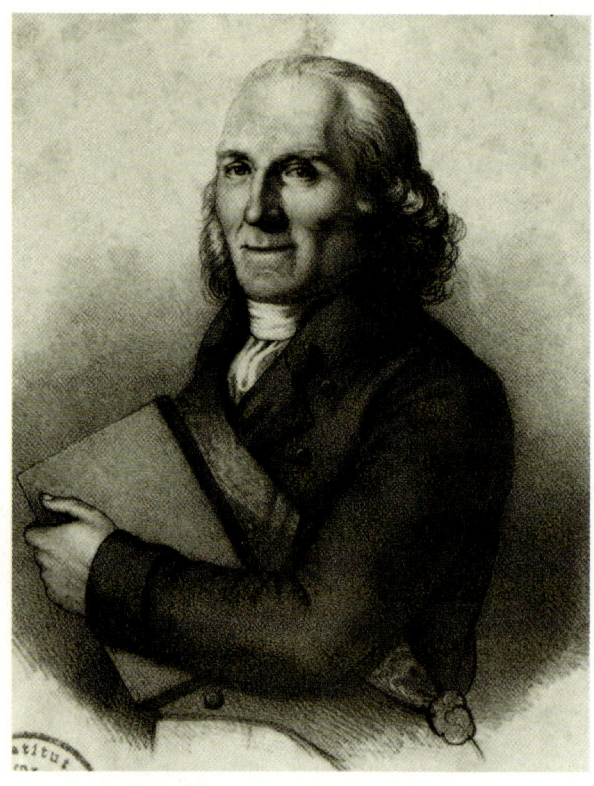

*Carl Peter Thunberg*

## Todd, Robert Bentley
*englischer Arzt und Anatom, 1809–1860*

Der gebürtige Ire, dessen Vater ebenfalls ein bekannter Arzt war, begann nach juristischen Vorstudien nach dem Tod des Vaters mit dem Medizinstudium in Oxford. Schon während der Ausbildung galt sein Interesse der pathologischen Anatomie. 1836 promovierte er in Irland, beabsichtigte sich in Dublin als Arzt niederzulassen und wollte noch eine Studienreise nach Paris unternehmen, als ihm auf der Durchreise durch London ein Lehrstuhl für Anatomie an einer medizinischen Schule angeboten wurde. Er nahm die Stelle an, wurde bald mit dem Leiter des King's College näher bekannt und erhielt von ihm die Lehrkanzeln für Physiologie und pathologische Anatomie. Todd engagierte sich sehr für die Gründung eines an die Lehranstalt angeschlossenen Spitals und errichtete selbständig als Unterabteilung eine Schwesternschule. Die folgenden Jahre brachten ihm zahlreiche Ehrungen und Mitgliedschaften ein. Auch journalistischen Tätigkeiten ging er nach, gab eine eigene Zeitschrift heraus und veröffentlichte darüber hinaus Arbeiten in anderen Publikationen. Seine bedeutendsten Schriften befassen sich mit Gicht, Rheumatismus und ihren Gelenksläsionen; daneben war Todd der erste, der stimulierende Getränke wie verschiedene Alkoholika in die Therapie einführte.

## Tollkirsche

Die Atropa belladonna, wie der lateinische Name lautet, ist ein 0,50 bis 1,50 Meter hohes Nachtschattengewächs; sie kommt in Bergwäldern unserer Breitengrade vor, besitzt braune Blüten und als Frucht eine schwarzglänzende, runde Beere von der Größe einer Kirsche. Neben mehreren weniger aktiven Giftstoffen enthält diese Frucht ein Alkaloid der Serie Tropan, das Hyoszyamin, sowie geringere Mengen Atropin und Scopolamin. Vor allem wegen der pupillenerweiternden Eigenschaften des Atropins war die Tollkirsche bei den Damen des Altertums sehr begehrt, die ihren Augen damit mehr Glanz zu verleihen suchten.

## Tollwut

Die auch unter dem Namen Rabies bekannte Infektionskrankheit ist vor allem unter Tieren verbreitet, kann von diesen jedoch auf den Menschen übertragen werden. Dies geschieht durch Kontakt befallener Tiere mit verletzter Haut des Menschen, meist durch einen Hundebiß. Sitz und Ausdehnung der Wunde sind für den Krankheitsverlauf von Bedeutung. Das Virus gelangt über das Lymphgefäßsystem in die graue Substanz des Zentralnervensystems. Die Inkubationszeit beträgt 20 bis 70 Tage; während dieser Zeit ist die Prophylaxe durch Impfung noch möglich. Das Krankheitsbild beginnt mit Schluckbeschwerden, die sich bis zu schweren reflektorischen Schlundkrämpfen, Krämpfen der Atemmuskulatur und der Extremitätenmuskulatur steigern. Der Tod tritt durch Herzlähmung ein. Nach Ausbruch der Tollwut ist eine Heilung nach dem heutigen Stand der Medizin fast nie möglich. Das Virus wurde 1880 von →Louis Pasteur isoliert, der daraufhin auch die erste Methode zur Schutzimpfung entwickelte und damit der Medizin einen unermeßlichen Dienst erwies. Die Tollwut konnte durch ihre Verbreitung im Tierreich bislang noch nicht eingedämmt werden. Vor allem die Waldtiere stellen eine Bedrohung für den Menschen dar, was häufig zu einer prophylaktischen Dezimierung des Fuchsbestandes führt.

## Topinard, Paul
*französischer Neurologe und Anthropologe, 1830–1911*

Die Bedeutung dieses Mediziners liegt vor allem auf anthropologischem Gebiet. Er beschrieb verschiedene Menschenrassen und erdachte ein System, nach dem er sie nach ihren Nasenformen einteilte. In seiner Studienstadt Paris hatte er das Amt des Konservators am anthropologischen Museum inne, außerdem war er an einer anthropologischen Zeitschrift beteiligt. Daneben befaßte sich Topinard mit neurologischen Problemen, vor allem mit der lokomotorischen Ataxie. Sein schriftliches Werk umfaßt die eben genannten Themenkreise.

## Torre, Marc Antonio della
*italienischer Anatom, 1473–1506*

Der gebürtige Veroneser bekleidete an den Universitäten von Pavia und Padua die Professorenstellen für Anatomie. Er arbeitete eng mit seinem Freund Leonardo da Vinci zusammen, der ihn bei seinen Untersuchungen unterstützte und die Zeichnungen für ein von della Torre geplantes monumentales anatomisches Werk anfertigte. Das Werk gelangte nie zur Veröffentlichung, die Zeichnungen da Vincis erschienen in dessen eigenen Werken.

## Traube, Ludwig
*deutscher Kliniker, 1818–1876*

Schon während seiner Studienzeit in Breslau befaßte sich Traube bevorzugt mit physiologischen Proble-

*Ludwig Traube*

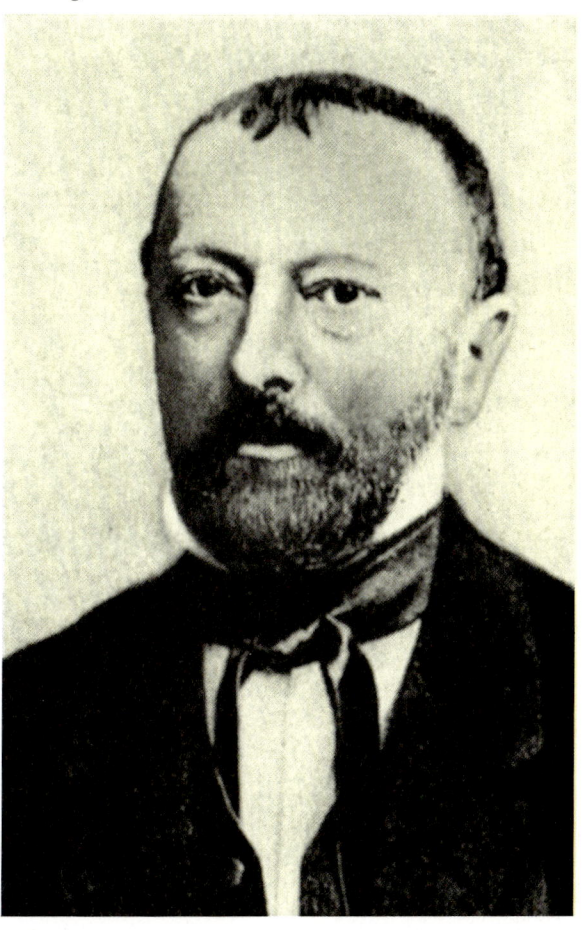

men, zu deren Untersuchung ihn sein Lehrer →Purkinje anleitete. 1837 kam er nach Berlin, wo er unter anderen →Johannes Müller hörte und die Werke →Laennecs und →Magendies studierte. 1840 promovierte er und verbrachte danach einige Zeit in Wien, um den Unterricht von →Rokitansky und →Skoda zu genießen. Nach Berlin zurückgekehrt, wurde er 1841 als Arzt zugelassen. In Wien, wo er sich nochmals 1843 aufhielt, lernte Traube die Methoden der Auskultation und Perkussion kennen, die er in Berlin publik machte. Seine wissenschaftlichen Untersuchungen über die Veränderung der Lungen nach Durchtrennung der Vagusnerven begründeten seinen Ruf als Pionier der experimentellen Pathologie. 1844 erteilte man ihm das Verbot, seine Experimente an menschlichen Leichen durchzuführen; so hatte er sich vorerst mit Tieren zu begnügen. Nach den Unruhen 1848 habilitierte sich Traube als Dozent an der Universität; daneben erhielt er eine Stelle an der Charité und konnte zum erstenmal Unterricht in Perkussion und Auskultation abhalten. 1853 übernahm er die Leitung einer Abteilung, 1862 berief man ihn zum Professor an einer militärmedizinischen Anstalt, und 1872 folgte endlich die Ernennung zum Universitätsprofessor. Neben Traubes wissenschaftlichen Leistungen sind seine Unterrichtsmethoden zu erwähnen, die ihn zu einem der beliebtesten Lehrer seiner Zeit machten. Sein Name ist noch heute mit dem sogenannten Traubeschen Raum der linken Brustwand zwischen Leber, Milz und Zwerchfell sowie dem Traubeschen Doppelton bei Aorteninsuffizienz verbunden.

## Trélat, Ulysse sen.
*französischer Arzt und Psychiater, 1795–1879*

1810 begann Trélat das Medizinstudium in Paris, unterbrach es drei Jahre später, indem er ein Jahr als Militärmediziner arbeitete, und kam in der Folge wieder nach Paris, um die Ausbildung fortzusetzen. 1821 promovierte er. Schon während des Studiums war Trélat politisch aktiv; seine liberale Gesinnung ließ ihn zum Gründer und Mitbegründer politischer Gesellschaften werden und brachte ihm eine Anklage ein, als er gegen die Inthronisation des Bürgerkönigs Louis-Philippe protestierte. Von dieser Anklage wurde er zwar freigesprochen, nicht aber von einer weiteren, die er sich durch sein Engagement während der sozialen Unruhen in Paris 1835 zuzog. Drei Jahre Gefängnis und eine hohe Geldstrafe waren das Urteil, das erst zwei Jahre später aufgehoben wurde. Nach der Entlassung erhielt Trélat eine Stelle an der Salpétrière und widmete sich dort den Geisteskranken. 1848 engagierte er sich wiederum in der Politik; bald bekleidete er verschiedene Posten, darunter das Amt des Ministers für öffentliche Arbeiten, und hatte somit die Aufsicht über die öffentlichen Werkstätten. Schließlich wandte er sich doch wieder der Medizin zu und kehrte an die Salpétrière zurück. Viele Schriften über seine Beobachtungen an

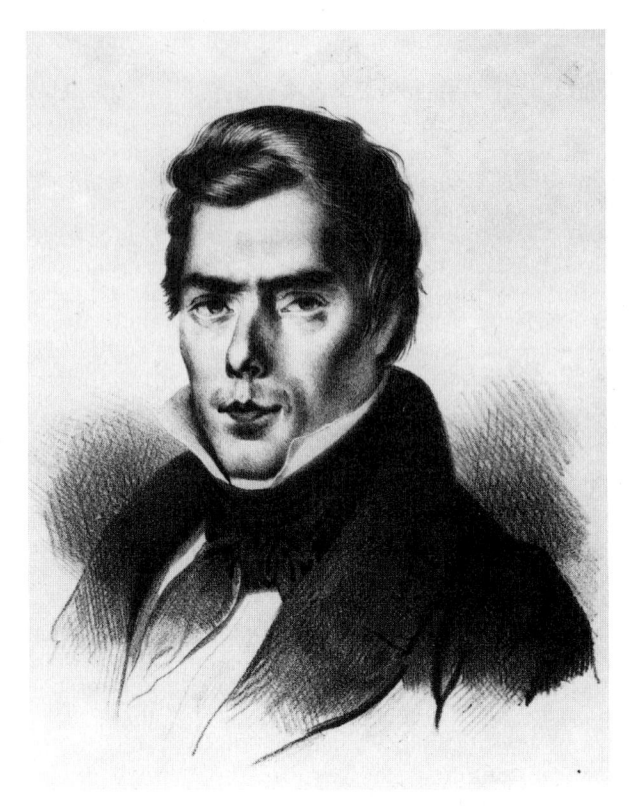

*Ulysse Trélat sen.*

Geisteskranken waren die Folge. Bis ins hohe Alter war Trélat unermüdlich tätig. Seine Leistungen wurden durch Ehrenämter diverser Gesellschaften belohnt.

## Trélat, Ulysse jun.
*französischer Arzt und Chirurg, 1828–1890*

Der Sohn des berühmten Ulysse Trélat sen. absolvierte das Medizinstudium in seiner Geburtsstadt Paris unter solch bedeutenden Lehrern wie →Philibert Roux und →Nélaton und promovierte 1854. Schon ab 1853 war Trélat jun. als anatomischer Assistent tätig; einige Jahre nach der Promotion übergab man ihm eine Prosektur, 1860 wurde er Chirurg und 1864 Chefchirurg der Frauenklinik. Mehrere andere Spitäler gehörten ebenfalls zu seinen Arbeitsstätten, als er 1880 eine Professur für chirurgische Klinik und Chirurgie am Hôpital Necker erhielt. Er hinterließ eine Anzahl von Schriften zu verschiedenen Themen seiner Forschungsgebiete.

## Trendelenburg, Friedrich
*deutscher Chirurg, 1844–1924*

Obwohl seine Heimatstadt Berlin einen guten Ruf bezüglich der medizinischen Ausbildung besaß, zog

Trendelenburg nach Schottland, wo er die Universitäten von Glasgow und Edinburgh besuchte. Im Jahre 1866 schloß er die Studien in Berlin mit der Promotion ab; die Universität von Aberdeen in Schottland verlieh ihm ehrenhalber ebenfalls ihr Doktorat. In den Jahren von 1868 bis 1874 arbeitete Trendelenburg als Assistent an der Klinik von →Langenbeck und erlangte schließlich 1874 eine leitende Position als Chirurg an einem Berliner Spital. Schon im folgenden Jahr verließ er Berlin und folgte einer Berufung als Professor für Chirurgie nach Rostock. Sieben Jahre später übersiedelte er in gleicher Funktion nach Bonn und 1895 nach Leipzig. An der Universitätsklinik dieser Stadt wurde ihm auch die Stelle als leitender Chirurg zuerkannt. Die Begriffe, die noch heute mit Trendelenburgs Namen bezeichnet werden, sind zahlreich. Am bekanntesten ist wohl die Trendelenburgsche Lagerung, die

*Friedrich Trendelenburg*

Knie-Ellenbogen-Lage zur Untersuchung bzw. Operation der Beckenorgane. Weiters sei an die von ihm erfundene Trachealkanüle erinnert, die bei Kehlkopfoperationen das Verschlucken von Blut verhindert. Mehrere Operationsmethoden tragen seinen Namen: im Jahre 1899 propagierte er eine Operation zur Entfernung von Krampfadern, die er anhand eines nach ihm benannten Zeichens diagnostiziert hatte. 1907 entwickelte er eine Möglichkeit zur chirurgischen Behandlung der Lungenembolie. Auch eine orthopädische Operation zur Behebung des Plattfußes nach einem schlecht verheilten Knöchelbruch geht auf ihn zurück. Ferner bereicherte Trendelenburg die Diagnosemethoden der angeborenen Hüftgelenksluxation durch die Beschreibung des nach ihm benannten Zeichens. Dieser kurze und bei weitem nicht vollständige Abriß der Verbesserungen und Erfindungen Trendelenburgs zeigt wohl das weitgesteckte Arbeitsgebiet dieses bedeutenden Chirurgen.

## Trepanation

Die Eröffnung der Schädelhöhle dient zur Vornahme eines chirurgischen Eingriffs oder zur Druckreduzierung des Gehirns bei Geschwülsten (Entlastungstrepanation). Nach Bohrung mehrerer Löcher wird das Knochenstück zwischen den Löchern herausgesägt oder -gefräst und am Hautlappen weggeklappt. Nach erfolgter Operation wird es entweder wieder eingesetzt oder gegen ein künstliches Schädelknochenstück ausgetauscht. Durch Schädelfunde konnte eindeutig bewiesen werden, daß die Trepanation seit dem Neolithikum, also seit nahezu zehntausend Jahren, in den verschiedensten Kulturkreisen durchgeführt worden ist.

*Schädeleröffnung mit Meißel und Hammer, farbige Miniatur eines unbekannten Meisters, nach einer Handschrift des 13. Jh.s*

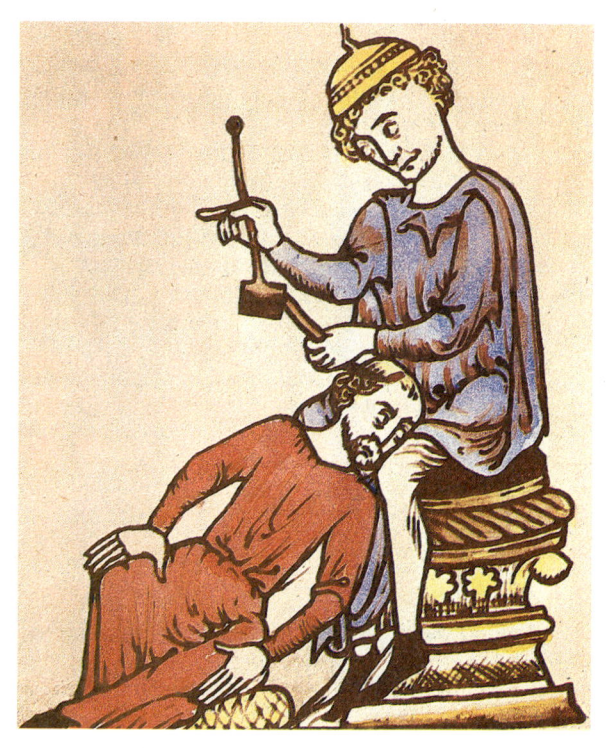

## Treponema

Mit diesem Begriff bezeichnet man eine Bakteriengattung, die eine fadenförmige, gewundene Form ohne Geißeln zur Fortbewegung besitzt. Als Fäulnisbakterium der Mundhöhle besitzen die Treponemen keine pathogenen Eigenschaften, als Gewebsparasiten hingegen schon. Das wichtigste Bakterium dieser Gattung ist das 1905 von →Fritz Schaudinn und →Erich Hoffmann entdeckte Treponema pallidum, der Erreger der →Syphilis. Die Übertragung erfolgt von Mensch zu Mensch, vorwiegend durch Geschlechtsverkehr; die Ansteckung durch Gegenstände usw. ist aber auch möglich. Der Nachweis von Treponemen im Blut syphilisverdächtiger Personen erfolgt durch die sogenannte →Wassermann-Reaktion. Neben dem Treponema pallidum ist das Treponema pertenue pathologisch wichtig. Es verursacht die Frambösie, eine äußerlich der Syphilis ähnliche tropische Hautkrankheit, die aber im Gegensatz zur Syphilis nie das Zentralnervensystem befällt.

## Treviranus, Gottfried Reinhold
*deutscher Physiologe und Naturwissenschaftler, 1776–1837*

Der Bruder des Botanikers Ludolph Christian Treviranus (1779–1864) begann 1793 an der Universität Göttingen das Medizin- und Mathematikstudium. Schon während der Ausbildung veröffentlichte er wissenschaftliche Arbeiten, die seine Begabung erkennen ließen. 1796 promovierte er mit einer Dissertation über physiologische Fragen. Anschließend zog er wieder in seine Heimatstadt Bremen und wurde 1797 zum Professor für Medizin und Mathematik am Gymnasium illustre ernannt; in weiterer Folge lehnte Treviranus alle Berufungen an Universitäten ab. Seine medizinischen Leistungen treten hinter die seiner anderen Forschungsgebiete zurück, wobei vor allem die biologischen und mathematischen im Vordergrund stehen. Seine bedeutendste Publikation ist ein zweibändiges, grundlegendes biologisches Werk, in dem er seine Ergebnisse und Untersuchungen beschreibt. Als einer der ersten verwendete Treviranus systematisch das Mikroskop, womit er als ein Pionier der modernen Histologie angesehen werden darf. Seine Forschungen erstreckten sich auch auf die Zoologie, hier vor allem auf die wirbellosen Tiere wie Insekten und Weichtiere.

## Tröltsch, Anton Friedrich Baron von
*deutscher Otologe, 1829–1890*

Die akademische Ausbildung begann Tröltsch 1847 als Student der Rechte an der Universität von Erlangen; ein Jahr später belegte er Vorlesungen der Naturwissenschaften in München, 1849 wandte er sich jedoch der Medizin zu und studierte in Würzburg bis 1853. Nach der Ausbildung besuchte er London, Dublin und Paris, kehrte wieder nach Würzburg zurück und ließ sich hier als Otologe nieder. 1864 ernannte man ihn zum Professor für dieses Fachgebiet. Im Jahre 1860 entwickelte Tröltsch das erste moderne Otoskop und nahm im darauffolgenden Jahr die erste Operation am Processus mastoideus vor. Auch die Verwendung des Konkavspiegels mit Loch im Zentrum verdankt ihm ihre Verbreitung. Aus seiner Feder stammen verschiedene Lehrwerke der Ohrenheilkunde, Schriften über chirurgische Behandlungsmethoden von Ohrenleiden und viele kleinere Artikel.

## Trotula von Salerno
*salernische Ärztin, Ende 11./Anfang 12. Jahrhundert*

Die →Schule von Salerno brachte eine beachtliche Anzahl von weiblichen Ärzten hervor, die sich durchaus mit ihren männlichen Kollegen messen konnten. Die bekannteste unter ihnen war Trotula. Sie betätigte sich vor allem auf dem Gebiet der Frauenheilkunde. Vermutlich war sie von Beruf Hebamme, bildete sich jedoch medizinisch weiter. Ihr bedeutendstes Werk, *De passionibus mulierum,* wurde zwei Jahrhunderte hindurch zu Rate gezogen. Nach der Überlieferung war sie auch auf dem Gebiet der Urologie tätig; sie empfahl, wenn sie nicht sogar selbst Operationen durchführte, den Steinschnitt nach dem Vorbild des →Celsus. Der französische Medizinhistoriker →Daremberg hält es für möglich, daß Trotula die Frau des →Johannes Platearius war und dadurch mit der Medizin in enge Berührung kam. Diese Theorie ist jedoch nicht die einzige, die Licht in das Dunkel um die mittelalterliche Ärztin bringen sollte.

## Trousseau, Armand
*französischer Kliniker, 1801–1867*

Unter der Leitung →Bretonneaus begann Trousseau in seiner Heimatstadt Tours das Medizinstudium, das er in Paris fortsetzte und 1825 mit der Promotion abschloß. Drei Jahre später beauftragte ihn die Regierung, Untersuchungen über die in Südfrankreich grassierenden Epidemien anzustellen; nach Erledigung dieses Auftrags reiste er als Mitglied einer Kommission nach Gibraltar, um das Gelbfieber zu erforschen. Ab 1832 hatte er eine Stelle im öffentlichen Gesundheitswesen inne und arbeitete darüber hinaus als Arzt am Hôtel-Dieu unter → Récamier. 1837 erschien Trousseaus berühmte Schrift über Kehlkopferkrankungen, für die er mit einem Preis ausgezeichnet wurde. Nach Ablauf von zwei Jahren wechselte er an ein anderes Spital und erhielt zudem den Lehrstuhl für Therapie und Pharmakologie an der Universität. 1850 übernahm er die Lehrkanzel für medizinische Klinik und trat wieder am Hôtel-Dieu eine Stelle an; sechs

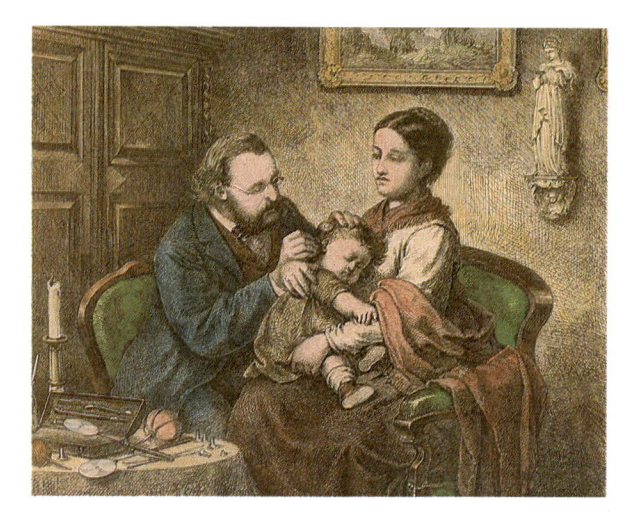

*Anton Friedrich von Tröltsch bei der Behandlung eines Kindes, um 1870*

Jahre danach ernannte ihn die Medizinische Akademie zu ihrem Mitglied. Neben den genannten Arbeiten widmete Trousseau der Tracheotomie (Luftröhrenschnitt) große Aufmerksamkeit, vor allem in der Anwendung bei Kehlkopfdiphtherie. Sein literarisches Hauptwerk befaßt sich mit ebendiesem Thema. Zahlreiche kleinere Abhandlungen beweisen sein Lehrtalent ebenso wie seine schriftstellerischen Qualitäten. Neben seinen medizinischen Aktivitäten war Trousseau vor allem nach der Revolution von 1848 in politisch bedeutender Position tätig, wodurch sein Einfluß auf seine Zeit noch gesteigert wurde.

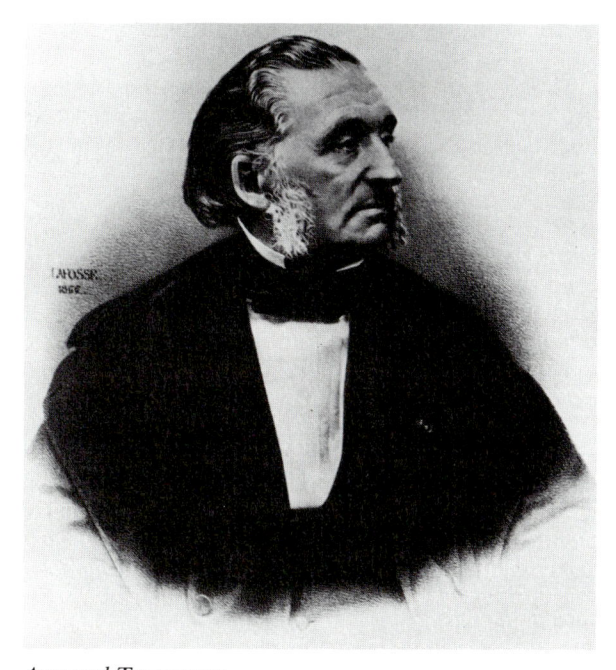

*Armand Trousseau*

# Tuberkulose

Die Bezeichnung der durch Tuberkelbakterien hervorgerufenen Infektionskrankheit geht auf die sogenannten Tuberkel zurück, die sich bildenden gefäßlosen Knötchen, die aus Riesenzellen (Epitheloidzellen) bestehen und zur Nekrose neigen. Der von →Robert Koch 1882 entdeckte Erreger gelangt über Hautverletzungen, den Atmungsapparat oder mit der Nahrung in den Körper und verbreitet sich über das Blut- und Lymphsystem. An erster Stelle wird die Lunge befallen, dahinter stehen Lymphknoten, Darmschleimhaut, Kehlkopf, Niere, Nebenniere, Leber, Knochen, Haut und Zentralnervensystem. Man unterscheidet drei Stadien der Krankheit. Im Primärstadium geht die Erkrankung von den Lungen auf die Lymphknoten über. Im sekundären gelangen die Tuberkelbakterien über das Lymphgefäßsystem zu Knochen, Gelenken usw.; man nennt dieses Stadium auch das der Allergie. Im tertiären Stadium schließlich bildet sich die lokalisierte Tuberkulose einzelner Organe aus; dieses Stadium bezeichnet man auch als das der relativen Immunität. Die Miliartuberkulose entsteht durch die Verbreitung der Erreger durch die Blutbahn; es entwickeln sich hirsekorngroße Tuberkel. Ein besonderes Problem für die öffentliche Gesundheit stellt die of-

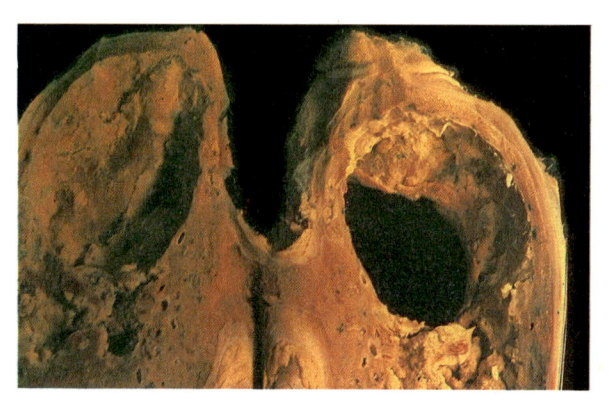

*Kavernöse Lungentuberkulose*

fene Tuberkulose dar; durch den bakterienhaltigen Auswurf ist die Umwelt durch Tröpfcheninfektion stark gefährdet. Durch die Tuberkulinreaktion sowie die Röntgenologie konnte die Früherkennung wesentlich verbessert werden, die Heilungschancen nahmen zu; ungeachtet der vervollkommneten Therapiemöglichkeiten kommt der Prophylaxe jedoch die größte Bedeutung zu.

# Tuffier, Théodore
*französischer Chirurg, 1857–1929*

Nach dem Medizinstudium, das er 1885 in Paris mit dem Doktorat abschloß, begann die erfolgreiche Tätigkeit Tuffiers als Chirurg. Schon die nächsten Jahre brachten ihm verschiedene bedeutende Stellungen an den größten Pariser Spitälern ein, wo er vielfältige Gelegenheit zu chirurgischen Forschungen hatte. Ab 1918 war er Mitglied der Medizinischen Akademie und wirkte neben seinem Beruf als Herausgeber einer Fachzeitschrift. Tuffier gilt als einer der Pioniere der experimentellen Chirurgie. Seine Leistungen liegen im Bereich der Nierenchirurgie und der operativen Behandlung von Frakturen sowie der Lungenchirurgie; auch machte er sich um die Lumbalanästhesie verdient. Sein schriftliches Werk behandelt vornehmlich die eben genannten Themen.

## Tulp, Nicolaas
*holländischer Anatom, 1593–1674*

Nach dem Medizinstudium in Leiden, das er 1614 mit einer Dissertation über die Cholera abschloß, ließ sich Tulp in seiner Heimatstadt Amsterdam nieder. Schon bald erhielt er einflußreiche Posten sowohl in der Stadtverwaltung als auch an der Universität. Ab 1628 unterrichtete er Anatomie; vier Jahre später entstand das berühmte Bild Rembrandts, das Tulp bei der Demonstration der Armmuskel zeigt. 1654 wählte man ihn zum Bürgermeister von Amsterdam, ebenso in den Jahren 1655, 1666 und 1671. Daneben bekleidete Tulp verschiedene Ehrenämter. Dennoch wurde seine medizinische Tätigkeit dadurch nicht eingeschränkt. Als erster verwendete er einen Wagen, um seine Patienten zu Hause zu besuchen. Neben seiner Bedeutung als Praktiker machte er sich um die Forschung verdient. So stammt die erste Beschreibung der Bauhinschen Klappe an der Mündung von Dickdarm zu Blinddarm von ihm, ebenso die der von Aselli entdeckten Vasa lactea. Er hinterließ auch Studien zur vergleichenden Anatomie – Vergleichsobjekt war dabei der Schimpanse – und erarbeitete eine Pharmakopöe, nach der sich die Apotheker richten mußten, was eine Vereinheitlichung der Medikamente zur Folge hatte.

*Nicolaas Tulp*

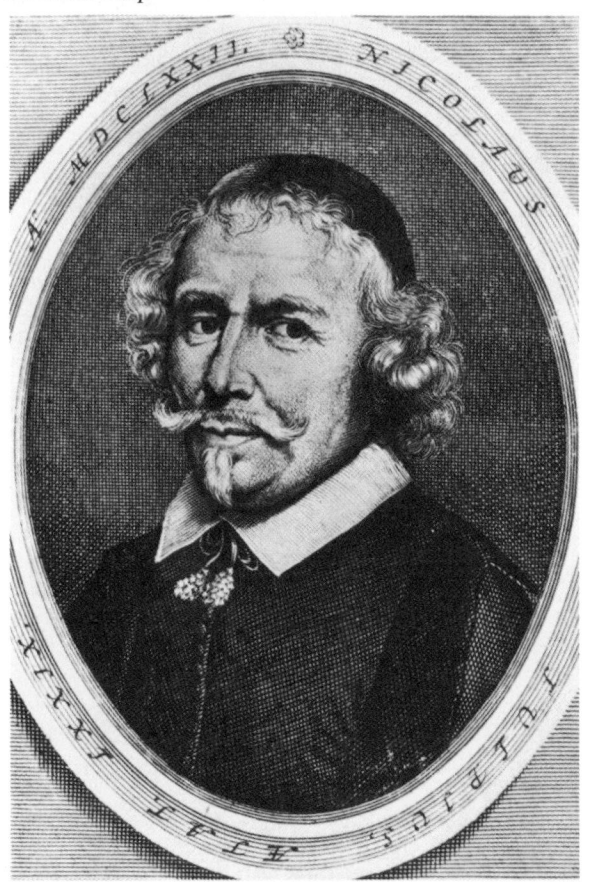

## Typhus

Der Name dieser Krankheit stammt aus dem Griechischen, wo das Wort »typhos« Nebel bedeutet und die Benommenheit des Kranken ausdrücken will. Der Typhus abdominalis ist eine durch Salmonella typhi hervorgerufene Infektionskrankheit. Die Ansteckung erfolgt oral durch die Aufnahme verunreinigten Wassers oder ebensolcher Nahrungsmittel; eine große Rolle spielen auch die Kontaktinfektion und die Übertragung durch Fliegen. Gefahr droht nicht zuletzt von den sogenannten Dauerausscheidern, zu denen 2–5 Prozent der Kranken werden. Der Erreger, der 1880 von →Eberth und →Robert Koch isoliert wurde, dringt durch die Darmwand in das lymphatische System des Darms ein, gelangt von dort ins Blut und führt zu typischen Organveränderungen. Charakteristisch sind die Darmgeschwüre, die im Normalfall vernarben; bei einem Durchbruch oder Blutungen kann es zu gefährlichen Komplikationen kommen. Die Krankheit verläuft in regelmäßigen Stadien. Das erste ist das Stadium incrementi, das sich über etwa sieben Tage erstreckt und mit raschem Fieberanstieg sowie Bronchitis einhergeht. Das Stadium acmes kann bis zu vier Wochen dauern, das Fieber liegt zwischen 39 und 40 Grad, eine toxische Hirnschädigung verursacht Benommenheit. Das dritte ist das Stadium decrementi, das nach allmählicher Entfieberung und Durchfällen in die langdauernde Rekonvaleszenz übergeht. Nach überstandener Krankheit besitzt der Patient lebenslange Immunität.

## Uhlenhuth, Paul
*deutscher Bakteriologe und Hygieniker, 1870–1957*

Der gebürtige Hannoveraner zog zu Studienzwecken nach Berlin, wo er die Kaiser-Wilhelm-Universität besuchte. Hier promovierte er 1893 und wirkte anschließend an der Charité, am Institut für Infektionskrankheiten und am Hygienischen Institut in Greifswald. In dieser Stadt habilitierte er sich 1905 als Dozent für Hy-

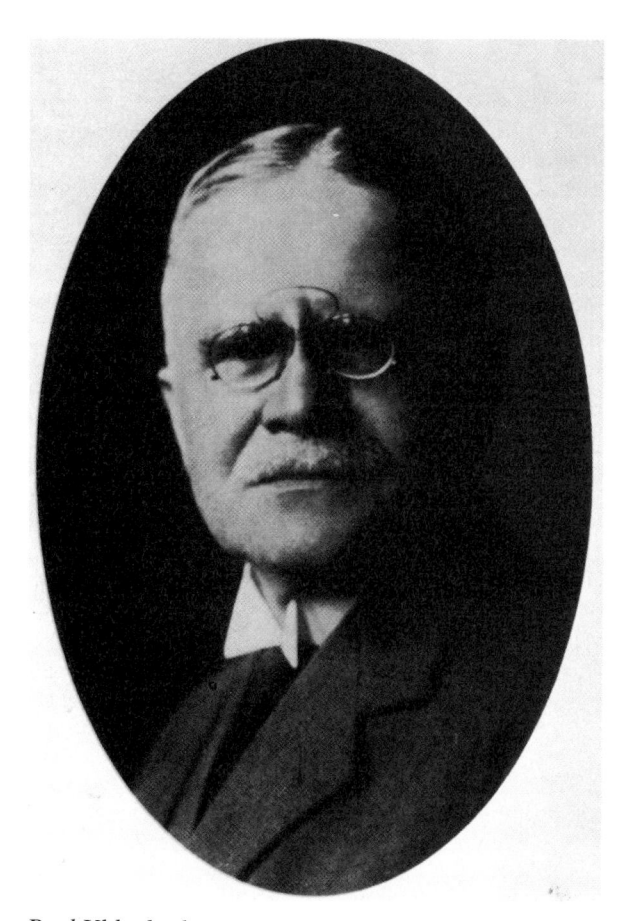

*Paul Uhlenhuth*

giene, kehrte 1906 als Direktor des Reichsgesundheitsamtes nach Berlin zurück und folgte 1911 einer Berufung als Professor für Hygiene nach Straßburg. 1921 kam er in gleicher Funktion nach Marburg und zog von hier 1923 nach Freiburg weiter. Seine bakteriologischen Forschungen galten dem Nachweis vereinzelter Tuberkel- und später auch Leprabakterien; in den folgenden Jahren widmete sich Uhlenhuth der Bekämpfung von Viehseuchen. Er entwickelte eine Methode zur Unterscheidung von Menschen- und Tierblut, verfaßte epidemiologische Arbeiten über Typhus- und Paratyphusepidemien und untersuchte die Trinkwasserversorgung, die Milchhygiene und die Abwasserbelastung. Auf chemotherapeutischem Gebiet gilt Uhlenhuth als Begründer der Arsenbehandlung gegen Syphilis. Weiters ebnete er den Weg für die Antimonbehandlung der Tropenkrankheiten und die Wismuttherapie beim Bataviafieber.

# Unna, Paul Gerson
*deutscher Dermatologe, 1850–1929*

Der gebürtige Hamburger absolvierte seine medizinische Ausbildung an der Universität von Straßburg und kehrte nach deren Abschluß 1878 in seine Heimatstadt zurück. Unna erhielt hier eine Assistentenstelle an einem Spital und konnte sich bald seinem Spezialgebiet, der Dermatologie, widmen. Er gründete eine private Hautklinik und wurde 1919 zum Professor für Dermatologie an der Universität Hamburg ernannt. Die Dermatologie verdankt ihm entscheidende Verbesserungen. Unna entwickelte neue Therapieverfahren, untersuchte die biochemischen Vorgänge in der Haut, entdeckte das Stratum granulosum in der Haut, führte im Jahre 1894 die Diaprojektion in die Methoden der Hautuntersuchungen ein und wandte verschiedene Medikamente erstmals an (Resorcin, Ichthyol). Bedeutende Untersuchungen dieses Mediziners liegen uns über den Erreger des weichen Schankers vor, den

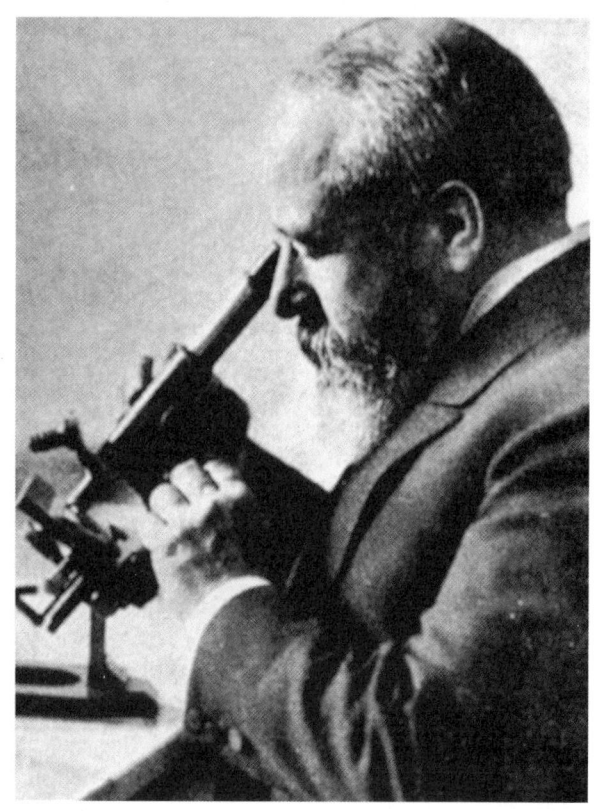

*Paul Gerson Unna*

er bald nach seiner Entdeckung durch →Agosto Ducrey näher erforschte. Unnas Name ist im medizinischen Sprachgebrauch in einem chronischen Ekzem erhalten, das er in seiner klassischen Ausprägung im Jahre 1927 erstmals beschrieben hat. Die dicken, fettigen, gelblichen Schuppen und Borken bei Personen, die konstitutionell zu Seborrhöe neigen, bezeichnet man als Unnasche Krankheit (Eczema seborrhoicum). Die histopathologischen Techniken verdanken Unna mehrere Färbemethoden, die zur Färbung von Ausstrichen und zum Pilznachweis dienen.

## Valentin, Gabriel Gustav
*deutscher Physiologe, 1810–1883*

In seiner Heimatstadt Breslau verbrachte Valentin die Studienjahre. Er gilt als einer der berühmtesten Schüler von →Purkinje. 1832 promovierte er und ließ sich im Jahr darauf in Breslau als praktischer Arzt nieder. Schon die nächsten Jahre begründeten seinen Weltruf, als er zusammen mit Purkinje zur Entdeckung der Flimmerbewegung gelangte. 1835 erhielt er für ein entwicklungsgeschichtliches Werk einen ansehnlichen Geldpreis und leistete sich damit eine Studienreise. Danach verlegte er sein Interesse auf die Entwicklungsgeschichte, und zwar vornehmlich im physiologischen Sinne, wie eine Reihe von Veröffentlichungen bezeugen. 1836 ernannte ihn die Universität von Bern zum Professor für Physiologie. Auch die Universitäten von Dorpat und Lüttich luden ihn ein, Valentin nahm aber die Berufung nach Bern an und wirkte hier 45 Jahre lang. Die Liste seiner Leistungen auf dem Gebiet der Physiologie ist sehr lang. Er untersuchte das Blut und seine Bewegung, die Atmung, die elektrische Leitfähigkeit der Nerven und Muskel, die Sinnesorgane und die Auswirkungen von Giften auf den Organismus. 1844 entdeckte er die Funktion des Verdauungssaftes bei der Zersetzung der Kohlehydrate. Daneben bereicherte er die Mikroskopie, indem er die Anwendung polarisierten Lichts einführte.

## Vallisnieri, Antonio
*italienischer Mediziner, 1661–1730*

Nach seiner Promotion 1685 reiste Vallisnieri nach Bologna, um zwei Jahre mit →Malpighi zusammenzuarbeiten. Nach kurzen Aufenthalten in Parma und Venedig ließ er sich 1689 in Scandiano nieder. Neben der praktischen Tätigkeit befaßte er sich mit verschiedenen naturwissenschaftlichen Studien. 1700 erhielt er eine Berufung als Professor der Medizin nach Padua, wo er 1711 auch den Lehrstuhl für theoretische Medizin übernahm. Einen Ruf nach Turin sowie die Ernennung zum päpstlichen Leibarzt lehnte er ab und blieb weiterhin in Padua. Vallisnieri war schon zu Lebzeiten international bekannt; beispielsweise wurde er zum Mitglied der Royal Society in London ernannt. Seine wissenschaftliche Arbeit erstreckte sich über ein weites Gebiet; er widmete sich vor allem der Entwicklungsgeschichte, setzte sich aber auch mit Insektenkunde und Botanik auseinander. Ihm zu Ehren wurde eine Pflanzenart Vallisneria benannt.

## Valsalva, Antonio Maria
*italienischer Anatom, 1666–1723*

Während seiner Studienzeit in Bologna befaßte sich Valsalva nicht nur mit Medizin, sondern auch mit Mathematik und anderen Naturwissenschaften. Mit besonderem Eifer studierte er unter → Malpighi Anatomie. 1687 promovierte er und wurde aufgrund seiner Leistungen schon 1697 auf den Lehrstuhl für Anatomie berufen. Neben der Lehrtätigkeit bekleidete er eine Stelle als Arzt an einem Hospital. Sein bevorzugtes Arbeitsgebiet war das Gehörorgan, das er sowohl in anatomischer als auch in physiologischer und pathologischer Hinsicht erforschte. Sein berühmtes Werk *De aure humana tractatus* erschien 1704 in Bologna; weitere Auflagen folgten in holländischen und italienischen Universitätsstädten. In der Akustik trägt der sogenannte Doppelversuch seinen Namen, ebenso kennen wir einen nach ihm benannten Preßdruckversuch zur Prüfung der Herzfunktion. Bedeutung für die Geschichte der Medizin hat Valsalva auch insofern, als der berühmte Anatom →Morgagni viele seiner Forschungsergebnisse zu eigenen Studien verwendete und so zu neuen Entdeckungen gelangte. Dies ist in den Schriften Morgagnis, der 1740 selbst eine Gesamtausgabe der Werke Valsalvas herausgab, genau zu erkennen.

## Vaquez, (Louis) Henri
*französischer Internist, 1860–1936*

In seiner Heimatstadt Paris studierte Vaquez Medizin und promovierte 1890. Nach verschiedenen einflußreichen Posten ernannte man ihn 1918 zum Professor für therapeutische Klinik. Sein bevorzugtes Arbeitsgebiet waren die Blut- und Gefäßerkrankungen, denen er viele seiner Schriften widmete. 1918 wählte man ihn zum Mitglied der Medizinischen Akademie. Zu seinen wissenschaftlichen Tätigkeiten gesellte sich die eines Journalisten, indem Vaquez als Herausgeber einer medizinischen Fachzeitschrift fungierte. Seine Schriften behandeln die Herzleiden, vor allem im Zusammenhang mit den Gefäßen. Nach ihm und →William Osler ist die Vaquez-Oslersche Krankheit, eine selbständige Form der Polyzythämie mit Milzvergrößerung und normalem Blutdruck, benannt.

## Varnier, Henri Victor
*französischer Gynäkologe, 1859–1902*

Schon während des Medizinstudiums in Paris arbeitete Varnier unter seinen späteren Vorgesetzten →Pinard und →Baudelocque, die seinen wissenschaftlichen Weg stark beeinflußten. 1888 erlangte er die Doktorwürde. Zusammen mit den beiden genannten Ärzten verbesserte Varnier die Techniken der Symphyseotomie (Schamfugenschnitt); er war auch Mitbegründer eines Instituts, das der Klinik Baudelocques angegliedert war und die systematische Röntgenisierung der Patienten zur Aufgabe hatte. Hier führte er zum erstenmal die Radiopelvimetrie durch. Nach dem Rücktritt von der aktiven Arbeit befaßte sich Varnier mit medizinhistorischen Untersuchungen.

## Vater, Abraham
*deutscher Anatom und Arzt, 1684–1751*

Der Sohn eines Arztes aus Wittenberg begann 1702 in dieser Stadt zu studieren, und zwar zuerst Philosophie, dann auch Medizin. In Wittenberg promovierte er 1706 in Philosophie; die medizinische Doktorwürde erhielt er 1710 in Leipzig. Anschließend unternahm er eine Reise durch Deutschland, Holland und England und kehrte zwei Jahre später nach Wittenberg zurück, wo er sich als Dozent habilitierte. 1719 folgte die Ernennung zum außerordentlichen Professor für Anatomie und Botanik, die 1733 in eine ordentliche Professur umgewandelt wurde. In dieser Stellung gründete Vater ein wertvolles anatomisches Museum, das seinen Ruhm vergrößerte. 1737 erhielt er die Lehrkanzel für Pathologie, unterrichtete dieses Fach aber nicht selbst, da er sich mehr dem anatomischen Unterricht widmete. 1746 ernannte man ihn zum Professor für Therapie, ein Amt, das er bis zu seinem Tode bekleidete. Vaters schriftliches Werk ist hauptsächlich anatomischen Themen gewidmet; daneben hinterließ er Schriften über Botanik, Chirurgie, Gynäkologie, Chemie, Pathologie und Pharmakologie. Auf anatomischem Gebiet untersuchte er die Vorgänge beim Verschluß des Foramen ovale, entdeckte Endkörperchen der Nervenfasern in der Unterhaut, die für die Tiefensensibilität verantwortlich sind, und die Vatersche Papille, einen Schleimhautwulst im Dünndarm. Diese und verschiedene andere anatomische Begriffe tragen noch heute seinen Namen.

## Vauquelin, Louis Nicolas
*französischer Chemiker, 1763–1829*

Nach der Lehrzeit bei einem Apotheker kam Vauquelin nach Paris, wo er bei →Antoine François de Fourcroy als Diener eintrat, bald jedoch sein Schüler, Mitarbeiter und Freund wurde. 1791 nahm ihn die Pariser Akademie als Mitglied auf; 1793 wurde er Vorsteher der Apotheke eines Militärspitals, im Jahr darauf Bergbauinspektor und Professor für Chemie an der Ecole polytechnique in Paris. 1801 ernannte man ihn zum Chemieprofessor am Collège de France, 1804 am Jardin des Plantes, und 1811 folgte er schließlich Fourcroy auf seinen Lehrstuhl an der Universität nach. Kurz zuvor hatte er mit einer Dissertation über die Gehirnsubstanz promoviert und sich zugleich habilitiert. Vauquelin, der zahlreiche wissenschaftliche Ehrenämter und Titel erhielt, nahm auch am politischen Leben Anteil und bekleidete einflußreiche Posten. Seine Verdienste liegen vor allem in der anorganischen Chemie. Er entdeckte das Chrom und die Beryllerde, stellte die Chinasäure aus Chinin dar und vervollkommnete die analytischen Methoden. Ab dem Jahre 1791 fungierte Vauquelin als Herausgeber der *Annales de Chimie*.

## Velpeau, Alfred Armand Louis Marie
*französischer Chirurg, 1795–1867*

In Tours begann Velpeau die medizinische Ausbildung unter →Bretonneau, kam nach einigen Jahren als Militärmediziner nach Paris, erhielt 1822 eine Stelle an der Anatomie und promovierte ein Jahr später. Kurz danach wurde er an einem Spital angestellt und begann sich hier auf Chirurgie und Geburtshilfe zu spezialisieren. 1826 veröffentlichte er ein Werk über seine Untersuchungen der Phlegmasia alba dolens, wobei er die Rolle der Lymphgefäße und Venen richtig erkannte. Eine Anzahl gynäkologischer und geburtshilflicher Abhandlungen folgten; 1835 erschien die erste Auflage seines bedeutendsten Handbuchs. 1828 und 1830 arbeitete er als Chirurg an verschiedenen Spitälern, veröffentlichte noch zwei wertvolle Handbücher und begann ab 1831 um eine Lehrkanzel zu kämpfen. Nach vier Mißerfolgen erhielt Velpeau 1834 endlich jene für klinische Chirurgie an der Charité, die er dann 33 Jahre lang bekleidete. Ab diesem Zeitpunkt befaßte er sich nur mehr mit der Chirurgie, veröffentlichte jedoch zuerst noch einige andere Arbeiten, wie z. B. Studien über die Krankheiten des Lymphsystems. Er beteiligte sich an den Diskussionen um die Schieloperation sowie um die Operation zur Heilung des Stotterns, untersuchte die Puerperalerkrankungen, die syphilitischen

*Abraham Vater*

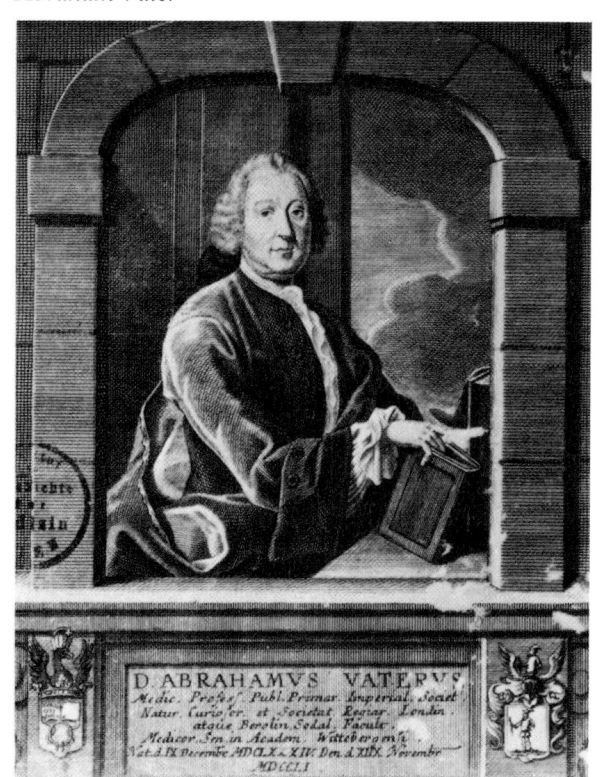

Leiden und die Geschwülste, veröffentlichte ein wichtiges Werk über Erkrankungen der Brust und trat für die Jodinjektionen ein. Sein schriftliches Werk beläuft sich auf etwa 20 Bände. Obwohl Velpeau keine eigenständige Entdeckung gelang, war er für die Chirurgie doch von großer Bedeutung.

## Venel, Jean André
*Schweizer Orthopäde, 1740–1791*

Nach den medizinischen Studien ließ sich Venel im Kanton Waadt nieder, wo er zunächst eine Hebammenschule eröffnete und ein diesbezügliches Lehrbuch erscheinen ließ, nach der Behandlung eines Kindes mit deformierten Beinen aber sein Interesse auf die Orthopädie verlegte. So reiste er 1779 nach Montpellier, um sich insbesondere anatomischen Studien über Art und Ursache sowie Behandlung von Körpermißbildungen zu widmen. Nach der Rückkehr in die Schweiz eröffnete er eine orthopädische Heilanstalt und konnte bald eine Anzahl von Erfolgen vorweisen. Venel erfand das erste Streckbett zur Korrektur von Verformungen; sein literarisches Werk behandelt hauptsächlich sein Spezialgebiet.

## Verheyen, Philippe
*holländischer Anatom, 1648–1710*

Im Alter von 22 Jahren entschied sich Verheyen, der Landwirt war, für das Universitätsstudium, und zwar begann er mit der Theologie, wandte sich aber nach einer Beinamputation der Medizin zu. Er studierte zuerst in Leiden und kam dann nach Löwen, wo er 1683 promovierte. Hier erhielt er 1689 die Ernennung zum Professor für Anatomie, vier Jahre später auch zum Professor für Chirurgie. Er verfaßte eine Anzahl von Werken, die durchaus neue anatomische Beobachtungen enthalten, dem herrschenden Geist entsprechend aber mit den Irrtümern der Chemiatrie behaftet sind. Verheyen gilt als einer der ersten, die der pathologischen Anatomie Bedeutung beimaßen. In der Praxis bevorzugte er die Chirurgie, behandelte aber auch innere Krankheiten und beschäftigte sich mit Embryologie. Seine wichtigste Entdeckung war die fermentierende Wirkung des Speichels.

## Vernois, Ange Gabriel Maxime
*französischer Hygieniker, 1809–1877*

Seit 1829 studierte Vernois in Paris Medizin, wurde 1834 Internist und arbeitete danach an einem Hospital. Aus dieser Zeit stammen seine ersten schriftlichen Arbeiten, die sich gegen die Homöopathie aussprechen. 1837 promovierte er, erhielt 1844 eine Stelle in der Spitälerverwaltung, wurde 1849 Spitalsarzt und 1852 Mitglied einer Gesellschaft, die sich der Verbesserung der hygienischen Bedingungen annahm. Er untersuchte die Pneumonie und den Thymus Neugeborener und veröffentlichte eine Studie über die Dimensionen von Kinderherzen anhand von 366 Messungen. Später wandte er sich ganz der Hygiene zu, wobei ihn vor allem die Gewerbehygiene interessierte. Vernois wurde von der Regierung mit mehreren Aufträgen betraut, führte Untersuchungen verschiedener Berufssparten mit den ihnen eigentümlichen körperlichen Veränderungen und Krankheiten durch und ließ die Kuhmilch kontrollieren.

## Vesal[ius], Andreas
*deutscher Anatom, 1514–1564*

Der berühmte Begründer der modernen Anatomie stammte aus einer deutschen Familie, die in Brüssel lebte; sein Vater war dort als kaiserlicher Hofapotheker tätig. Nach dem Schulbesuch in Löwen galten Vesals erste Studien Sprachen und Naturwissenschaften, bis er 1533 nach Paris kam und sich hier für die Anatomie entschied. Einer seiner Lehrer war der berühmte Jacobus Sylvius, der sich später zu einem seiner entschiedensten Gegner entwickeln sollte. Im deutsch-französischen Krieg von 1536 hielt es Vesal für angezeigt, Frankreich zu verlassen; er kehrte in seine erste Studienstadt Löwen zurück, wo er öffentlich die erste Sektion durchführte. Hier gab er auch ein Werk des →Rhazes heraus. Im gleichen Jahr besuchte er Venedig, um weiterzustudieren; 1537 promovierte er an der Universität Padua und wurde zugleich zum Professor für Chirurgie und Anatomie ernannt. Bald nahm er die ungeheuer zahlreich besuchten öffentlichen Sektionen wieder vor. Seinen Landsmann, den Maler Jan Steven van Kalkar, betraute er mit der Herstellung anatomischer Tafeln, die erstmals 1538 in Venedig erschienen. 1541 gab Vesal die Werke des →Galen neu heraus und kam in der gleichen Zeit zu verschiedenen von Galen abweichenden Beobachtungen, die er heftig verteidigen mußte. Er erkannte, daß Galen nie die menschliche, sondern immer nur die tierische Anatomie beschrieben hatte, besonders die des Affen. Er machte sich daraufhin an die Arbeit, eine komplette Neuerforschung der menschlichen Anatomie zu unternehmen, schloß dieses Werk 1542 ab und sandte das betreffende Manuskript samt Abbildungen nach Basel zum Druck. Im Jahr darauf kam er selbst in die Schweiz, um das Entstehen seines Hauptwerks zu überwachen. Auch in Basel führte er eine öffentliche Sektion vor und stellte der Universität ein von ihm präpariertes Skelett zur Verfügung, das als eines der ersten betrachtet wird. Noch im selben Jahr, 1543, erschien das große Werk *De humani corporis fabrica libri septem,* das Kaiser Karl V. gewidmet ist (1555 gab Vesal eine verbesserte Neuauflage heraus). Nun kehrte Vesal nach Padua zurück und wurde hier einerseits mit Ehrungen, andererseits mit Anfeindungen bedacht. Seine lautesten Gegner waren sein Schüler →Realdo Colombo und →Nicolas Massa. Auch sein Lehrer Sylvius verteidigte die Lehren Galens auf das heftigste. 1544 reiste Vesal nach Pisa, wo er eine Sektion vorführte, eine Berufung als Professor jedoch ausschlug. Im selben Jahr nahm er die Ernennung zum Leibarzt Kaiser Karls V. an und begleitete ihn auf Reisen und Feldzügen. 1561 verfaßte er eine Erwiderung auf ein anatomisches Werk →Gabriele Falloppios, das seinen Anschauungen widersprach. Nach einer Reise ins Heilige Land starb Vesal auf Zakynthos (Ionische Inseln). Verschiedene berühmte Ärzte, darunter →Hermann Boerhaave und Bernhard Siegfried Albinus, veranstalteten immer wieder Neuherausgaben seiner Werke. An den Namen des berühmten Anatomen erinnern im heutigen medizinischen Sprachgebrauch die Vesalschen Knochen, zwei Sesambeine am Bein und am Fuß. (Bild siehe S. 3488)

## Vicq-d'Azyr, Félix
*französischer Anatom und Gelehrter, 1748–1794*

Als Sohn eines Arztes absolvierte Vicq-d'Azyr ab 1765 in Paris das Medizinstudium. Schon während der Ausbildung hielt er Unterricht über tierische und menschliche Anatomie. →Antoine Petit, einer seiner Lehrer, hatte ihn zu seinem Nachfolger am Jardin du Roi auserwählt; diese Lehrkanzel konnte Vicq-d'Azyr jedoch nicht übernehmen und mußte sich mit Privatvorlesungen begnügen. Allmählich erstreckten sich seine anatomischen Forschungen auch auf exotische Tiere; seine diesbezüglichen Ergebnisse begründeten seine Aufnahme in die Akademie der Wissenschaften. 1775 bereiste er Südfrankreich, um bei der Bekämpfung der Rinderseuche mitzuhelfen. Nach der Rückkehr verfaßte er etliche Schriften über seine Forschungsergebnisse, Heilmethoden und prophylaktische Maßnahmen. 1776 folgte die Ernennung zum ständigen Sekretär der königlichen medizinischen Gesellschaft, was den Bruch mit der Fakultät bedeutete. Vicq-d'Azyrs schriftliches Werk verhalf ihm mit seiner sprachlichen Eleganz zur Vergrößerung seines Ruhms. Neben den wichtigen veterinärmedizinischen Arbeiten befaßte er sich vornehmlich mit der vergleichenden und der menschlichen Anatomie. Vergleichend untersuchte er die Extremitäten, die Stimmwerkzeuge und das Gehörorgan an Fischen und Vögeln; die allgemeine Anatomie studierte er anhand von Affen. Die menschliche Anatomie verdankt ihm wichtige Schriften über den Bau des Gehirns, des Rückenmarks, des Nervenursprungs und besonders Forschungen über das zweite und dritte Nervenpaar. 1789 ernannte man ihn zum ersten Arzt der Königin, ein Amt, das der Frühverstorbene nur kurz ausüben konnte. An seine Leistungen erinnern in der Gehirnanatomie der sogenannte Vicq-d'Azyrsche Streifen, ein in die Sehrinde eingelagerter Streifen markhaltiger Nervenfasern, und das Vicq-d'Azyrsche Bündel, das auch unter der Bezeichnung Fasciculus mamillothalamicus bekannt ist.

## Vierordt, Karl von
*deutscher Physiologe, 1818–1884*

Die Studienjahre führten Vierordt an die Universitäten Heidelberg, Göttingen, dann wieder Heidelberg und abschließend Berlin, wo er 1840 das Staatsexamen bestand. Nach einer Reise nach Wien erfolgte die Promotion 1841 in Heidelberg. Anschließend ließ sich Vierordt in Karlsruhe als praktischer Arzt nieder und veröffentlichte ein Jahr später sein erstes wissenschaftliches Werk über Pathologie und Therapie des Schielens. 1843 erhielt er eine Stelle als Militärarzt, die ihm Zeit zu weiteren Forschungen ließ. Er untersuchte den Kohlesäuregehalt der ausgeatmeten Luft sowie die typhösen Fieber. Weitere meist physiologische Arbeiten folgten. 1849 erhielt Vierordt eine Berufung nach Tübingen als außerordentlicher Professor für theoretische Medizin; hier leitete er auch eine physiologische Zeitschrift. Neben dem physiologischen Unterricht hielt er Vorlesungen über allgemeine Pathologie, The-

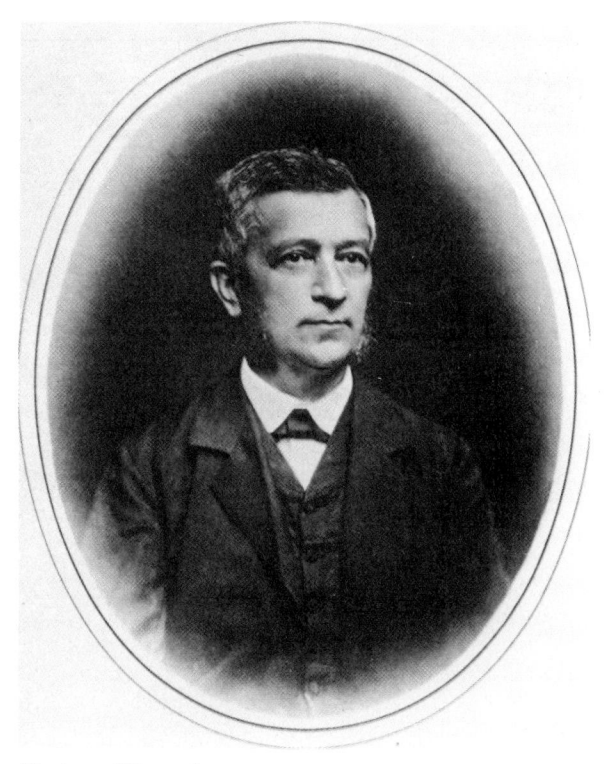

*Karl von Vierordt*

rapie, Geschichte der Medizin und Materia medica; diese anderen Fächer gab er nach einiger Zeit allerdings wieder ab, um sich mehr seinem Spezialfach widmen zu können. 1855 erhielt er mit der Ernennung zum Direktor des physiologischen Instituts auch die zum ordentlichen Professor; 1864/1865 bekleidete er das Amt des Universitätsrektors. Vierordt war maßgeblich an der Gründung eines neuen physiologischen Instituts beteiligt, das 1868 fertiggestellt wurde und des-

3384

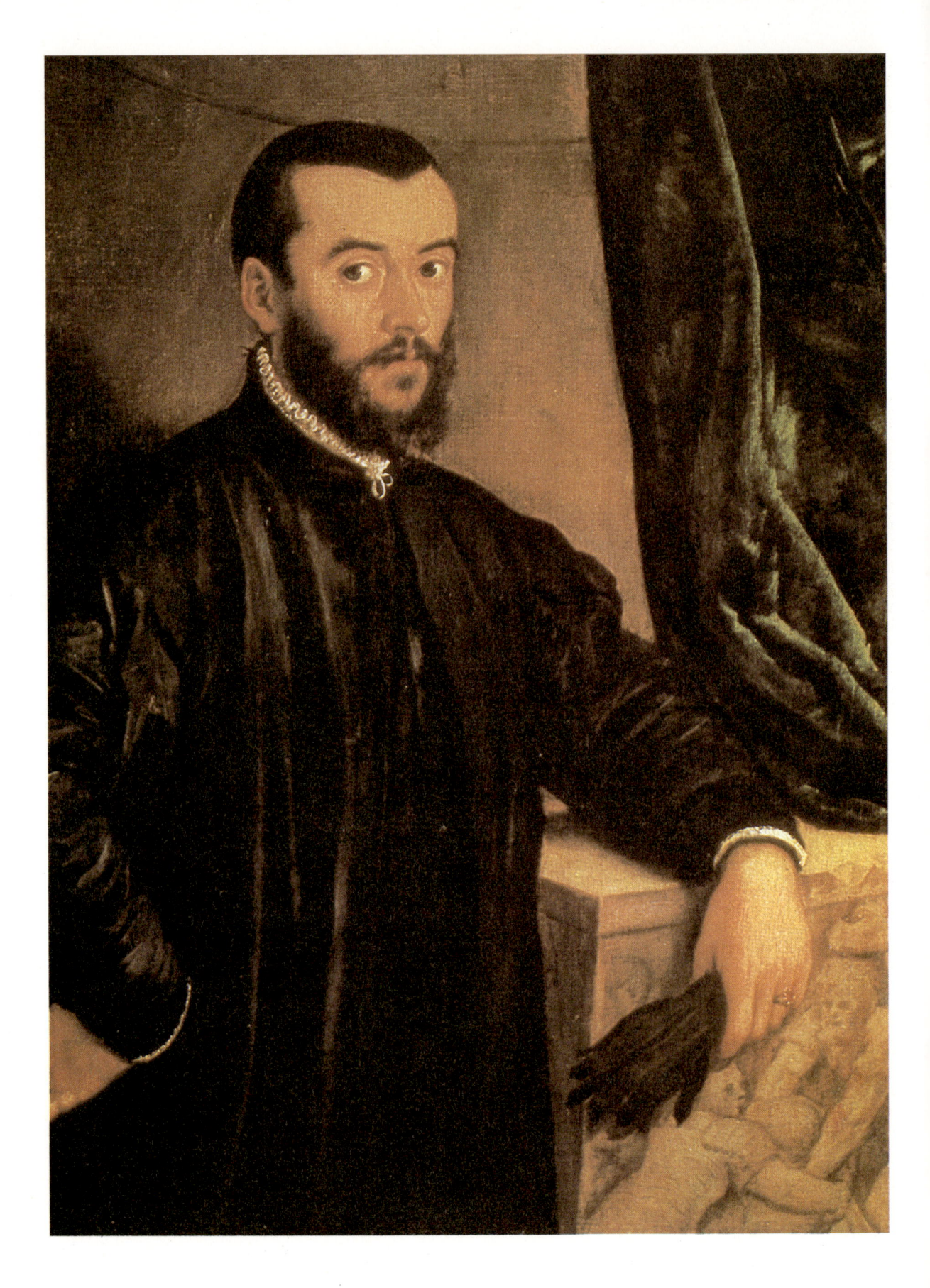

sen Leitung er übernahm. Seine wissenschaftlichen Leistungen betreffen ausschließlich sein Fach. Er führte wichtige Blutuntersuchungen durch und veröffentlichte etliche Abhandlungen über neue Methoden zur quantitativen Blutanalyse, wie Zählung der Blutkörperchen oder Bestimmung des Rauminhalts. Auch der Stromgeschwindigkeit widmete er eine Schrift. Bereits 1853 präsentierte er einen neuen Sphygmographen und entwickelte die Spektrophotometrie; 1869 begann er mit Untersuchungen über die Haut, in späteren Jahren mit Arbeiten über die Physiologie des Hörens.

## Vieussens, Raymond
*französischer Anatom, 1641–1716*

Nach der medizinischen Ausbildung in Montpellier ließ sich Vieussens in dieser Stadt nieder und erhielt 1671 eine Stelle an einem Spital, wo er seinen anatomischen Untersuchungen nachgehen konnte. Nach etwa zehnjährigen, 500 Sektionen umfassenden Studien veröffentlichte er ein Werk über die Nerven des menschlichen Körpers. Darin beschreibt er das Zentrum der Marksubstanz, erwähnt auch die Pyramiden und die Oliven der Medulla oblongata. Einige Zeit lagen seine Arbeiten brach, da er als Leibarzt einer Prinzessin nach Paris berufen wurde und dieses Amt bis zu ihrem Tod ausübte. Dann kehrte Vieussens nach Montpellier zurück und geriet bald in einen heftigen Streit mit Kollegen, da er eine Säure im Blut entdeckt zu haben glaubte, diese Entdeckung jedoch keinen Beifall unter der Kollegenschaft fand. Neben den genannten Forschungen verdankt ihm die Medizin hervorragende Untersuchungen von Herz- und Blutgefäßen, vor allem in pathologischer Hinsicht.

## Vigo, Giovanni de
*italienischer Chirurg, 1450–1525*

Im Anschluß an seine medizinische Ausbildung lebte der Sohn eines berühmten Lithotomisten in verschiedenen italienischen Städten; 1503 folgte er einem Ruf des Kardinals Giuliano della Rovere – ab November 1503 Papst Julius II. – nach Rom. Vigo hinterließ ein neunbändiges chirurgisches Lehrbuch sowie ein kürzeres Handbuch, die beide in hohem Ansehen standen. Dieses Werk begründete seinen Ruf, ist aber an sich nicht sehr bemerkenswert. Die Fehler und Irrtümer seiner Zeit sind darin unverändert enthalten, eigenständige Forschung kann Vigo nicht nachgesagt werden. Operationen waren Sache der Wundärzte, ausgenommen die Amputation, die im Brandigen ausgeführt und kauterisiert wurde. Die Heilmethoden lehnten sich stark an →Hippokrates, →Celsus und die Araber an; Salben und Pflaster spielten eine wesentliche Rolle. Große Aufmerksamkeit widmete Vigo den Schußverletzungen, die er als Vergiftungen ansah. Er behandelte sie daher mit dem Brandeisen und gab Anweisung, wie das im Fleisch oder im Knochen sitzende Geschoß entfernt werden sollte. Bei Schädelverletzungen empfahl er die Trepanation. Außer den genannten Werken verfaßte Vigo eine Schrift über die Syphilis, die als eine der ersten betrachtet wird.

## Villemin, Jean Antoine
*französischer Arzt, 1827–1894*

Nach dem Medizinstudium, das ihn nach Straßburg und an das Vâl-de-Grace in Paris führte, promovierte Villemin 1853. Im selben Jahr erhielt er eine Anstellung als Militärarzt, wirkte daneben am Vâl-de-Grace als Professor und betrieb in Paris eine Praxis. Sein bevorzugtes Arbeitsgebiet war die Tuberkulose, über deren Verbreitung, Schutzimpfung und Erreger er verschiedene Abhandlungen verfaßte. Daneben beschäftigte er sich mit Skorbut, Erythemen sowie normaler und pathologischer Histologie.

## Villermé, Louis René
*französischer Hygieniker und Sozialmediziner, 1782–1863*

Villermé begann das Medizinstudium in seiner Heimatstadt Paris, trat noch während der Ausbildung 1804 in den Dienst der Armee und kehrte nach etlichen Feldzügen nach Paris zurück, wo er promovierte. Er eröffnete eine Praxis, die er jedoch bald wieder aufgab, um sich ungehindert der Forschung hingeben zu können. 1820 veröffentlichte er eine Studie, in der er die schlechten sanitären Verhältnisse in den Gefängnissen verurteilte. Weitere sozialpolitische Arbeiten folgten. Er widmete sich dem Kampf gegen die Kinderarbeit und versuchte die Bedingungen der Textilarbeiter zu verbessern. Villermé setzte sich mit all seiner Kraft für die Durchführung seiner Pläne ein, mußte jedoch so manchen Mißerfolg in Kauf nehmen. Schließlich erhielt er eine Stelle im Ministerium für Handel und Landwirtschaft und konnte in dieser Position etwas effektiver wirken. Daneben arbeitete er als Redakteur und war Mitbegründer sozialmedizinischer Fachblätter, in denen er seine Vorschläge und Kritiken veröffentlichte.

## Virchow, Rudolf
*deutscher Pathologe, 1821–1902*

Aus seiner Heimat Pommern zog Virchow 1839 nach Berlin, studierte hier bis 1843 Medizin und wurde an-

*Andreas Vesal, Gemälde von Jan Steven van Kalkar, Eremitage Leningrad*

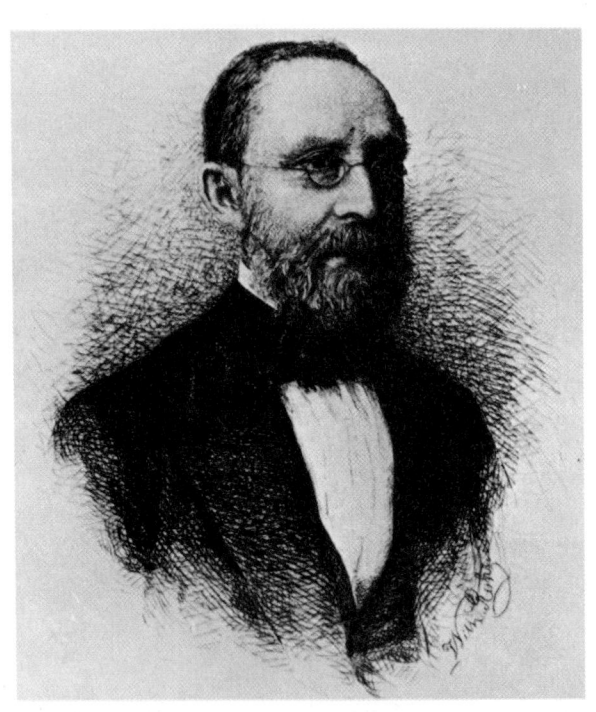

*Rudolf Virchow*

schließend Unterarzt. Im Jahr darauf erhielt er eine Stelle an der Prosektur der Berliner Charité und übernahm 1846 die Leitung dieser Abteilung. 1847 erfolgte die Habilitation zum Dozenten an der Universität, im selben Jahr fungierte er als Mitbegründer des berühmten *Archivs für pathologische Anatomie und Physiologie und klinische Medizin,* das er von 1852 bis zu seinem Tode leitete. Auf Geheiß der Regierung trat er 1848 eine Reise nach Oberschlesien an, wo er eine Hungertyphusepidemie untersuchte; in seinem nach der Rückkehr verfaßten Bericht bezichtigte er die Regierung vieler Fehler und machte Vorschläge für sozialpolitische Maßnahmen. Noch im gleichen Jahr ließ er ein medizinpolitisches Blatt erscheinen, in dem er Pläne und Vorschläge veröffentlichte. Während der Unruhen 1848 war Virchow politisch aktiv geworden; ehe er jedoch seine Pläne durchsetzen konnte, kam es zur Bildung einer neuen Regierung, mit der er sich nicht anfreunden konnte. Man wollte ihm sogar die Leitung der Prosektur entziehen, und nur der Fürsprache einflußreicher Persönlichkeiten hatte er es zu verdanken, daß er sie behalten durfte. Der Aufenthalt in Berlin war ihm jedoch verleidet, und als ihn ein Ruf nach Würzburg als Professor für pathologische Anatomie erreichte, folgte er ihm. 1856 kehrte Virchow wieder nach Berlin zurück und übernahm hier die Lehrkanzeln für pathologische Anatomie, allgemeine Pathologie und Therapie sowie die Leitung des neuen pathologischen Instituts. Verschiedene Regierungsaufträge führten ihn durch weite Teile Deutschlands; 1859 kam er nach Norwegen, wo er neuerlich eine Seuche untersuchte. Auch die politische Tätigkeit hatte ihn wieder in den Bann gezogen. 1861 wurde er Mitglied der Berliner Stadtregierung, 1862 des preußischen Abgeordnetenhauses; daneben begründete er die Fortschrittspartei und gehörte dem Deutschen Landtag an. Er organisierte die ersten Sanitätszüge Preußens und wirkte erheblich am Bau mehrerer großer Berliner Krankenhäuser mit. 1870 wurde er einer der Gründer und mehrfacher Präsident der Deutschen Gesellschaft für Anthropologie, Ethnologie und Urgeschichte mit Sitz in Berlin, nahm an etlichen wissenschaftlichen Reisen teil und veröffentlichte eine Anzahl von Schriften zu diesen Themen. Bei einem Besuch Englands (1893) wurde Virchow zum Ehrendoktor ernannt und erfuhr zahlreiche andere Auszeichnungen. Auf verschiedenen medizinischen und anthropologischen Kongressen hielt er die Eröffnungsreden, weihte Museen ein und wurde mit Ehren überhäuft. Sein Arbeitsgebiet ist schier unüberschaubar. Sein größtes Verdienst ist die Entwicklung der Zellularpathologie, die er als allgemeines biologisches Prinzip betrachtete. Sie besagt, daß der Ursprung der Krankheit bereits innerhalb der Zelle zu suchen ist. Außerdem machte sich Virchow um Anthropologie und Archäologie verdient, wenngleich sich seine Beurteilung der Schädel von Neandertalern als schwerwiegender Irrtum erweisen sollte. Er stellte neue Theorien über den Ursprung der Germanen auf und verglich Affen- mit Menschenschädeln. Im sozialmedizinischen Bereich führte er hygienische Maßnahmen und Verbesserungen der öffentlichen Fürsorge durch. Auf pathologischem Gebiet untersuchte er die Leukämie, die Thrombose, die Embolie und Infektion, die Syphilis, die Produkte des Tuberkelvirus, die Degeneration der Knorpel und Lymphdrüsen, die Geschwülste und das Magengeschwür, die abnormen Schädelformen, den Ikterus, die Rachitis, den Kretinismus, die Uterusflexionen, die Neubildung grauer Hirnsubstanz und die Hämatome der Dura mater. Virchow fand eine Methode zur Untersuchung von Blutflecken, stellte Studien über trichinenbefallenes Fleisch an, baute die Lehre von den Geschwülsten aus und beobachtete als erster die Kontraktilität der Zellen. Er führte eine statistische Untersuchung über die Mortalität bei Geschwülsten durch und eine andere, bei der er deutsche Schulkinder nach Haar-, Augen- und Hautfarbe einteilte. Diese kleine und bei weitem nicht vollständige Aufzählung mag einen Überblick über das Schaffensgebiet dieses großen Gelehrten geben. Sein Name ist in der Virchowschen Drüse verewigt, einer Drüse beim Schlüsselbein, die sich bei einigen Krebsleiden vergrößert.

# Vogel, Julius
*deutscher Pathologe, 1814–1880*

Nach dem Medizinstudium in München promovierte Vogel 1838; anschließend übersiedelte er nach Göttingen, habilitierte sich 1840, wurde zwei Jahre später außerordentlicher Professor und erhielt Anteil an der Leitung des von →Rudolf Wagner gegründeten physiologischen Instituts. 1846 folgte er einer Berufung als Professor nach Gießen, wurde hier 1855 auch Professor für spezielle Pathologie und Therapie und leitete die Klinik für Innere Medizin. 1861 gab er die Direktion der Klinik ab und befaßte sich nur mehr mit der Pathologie und der pathologischen Anatomie, mußte jedoch später aus gesundheitlichen Gründen die Lehrtätigkeit unterbrechen. Vogel hinterließ bedeutende Schriften, die ihn als einen der wichtigsten Pathologen seiner Zeit ausweisen. Sie behandeln Rheumatismus und Gicht, Untersuchungen über die Blutzusammensetzung und den Eiter; dazu kommen Lehrbücher über die pathologische Anatomie, die pathologische Histologie und eine sehr populäre Arbeit, die sich mit dem Übergewicht und seiner diätetischen Behandlung befaßt.

## Vogt, Oskar
*deutscher Neurologe, 1870–1959*

An den Universitäten von Kiel und Jena brachte der gebürtige Husumer das Medizinstudium hinter sich und promovierte 1894 in Jena. In dieser Stadt sowie in Zürich, Leipzig und Paris war er als Assistent an den verschiedensten Kliniken tätig; ab 1913 wirkte er als Professor in Berlin, ab 1931 war er Direktor des dortigen Kaiser-Wilhelm-Instituts für Hirnforschung. Im Jahre 1925 folgte Vogt einer Einladung nach Moskau, wo er mit der Errichtung eines Hirnforschungsinstituts beauftragt wurde. 1937 gründete er das Institut für Hirnforschung und allgemeine Biologie in Neustadt im Schwarzwald, das er auch als Direktor leitete. Seine wichtigste Mitarbeiterin war seine Frau Cécile (1875 bis 1962). Ihre bedeutendsten Arbeiten bezogen sich auf die Gehirnforschung, auf Psychologie und allgemeine Biologie. Den Namen dieses Forscherehepaares tragen die Vogtschen Erkrankungen, hereditäre Krankheiten des extrapyramidalen Systems wie Corpus striatum oder Globus pallidus.

## Volkmann, Richard von
*deutscher Chirurg, 1830–1889*

Der Sohn des berühmten Physiologen Alfred Wilhelm Volkmann (1800–1877) stammte aus Leipzig und begann das Medizinstudium an der Universität von Halle. Später setzte er es in Gießen und Berlin fort und wandte sich bald der Chirurgie zu. Nach der Assistentenzeit in Halle habilitierte sich Volkmann zum Dozenten und übernahm 1867 neben der Lehrkanzel für Chirurgie auch die Leitung der Universitätsklinik. Während der Kriegsjahre 1866 und 1870/1871 war er als Chirurg in der Armee tätig und wirkte in einflußreichen Positionen. Die bedeutendsten Leistungen dieses Chirurgen, der zu den berühmtesten des 19. Jahrhunderts zu zählen ist, umfassen neben der Einführung und Entwicklung neuer operativer Methoden auch die Anerkennung und Verteidigung der Antiseptik. Besondere Aufmerksamkeit schenkte Volkmann der Chirurgie der Gelenke und Extremitäten sowie der Erforschung der Krebsleiden. So versteht man unter Volkmannscher Kontraktur die oft nach Ellbogengelenksbrüchen oder -frakturen auftretende Klauenhand, die durch zu enge Gipsverbände oder nachträglich auftretende Schwellungen verursacht wird. Das Volkmannsche Dreieck ist der ausgebrochene Keil der Schienbeinbasis bei einer bestimmten Form der Knöchelfraktur. Den scharfen Löffel kennt man auch als Volkmannschen Löffel; eine von ihm konstruierte Beinschiene trägt ebenfalls seinen Namen. Als erster beschrieb Volkmann die Entstehung von Hautkrebs durch die ständige Reizung durch Steinkohlenteer und Paraffin; außerdem entwickelte er eine Untersuchungsmethode bei Rektumkrebs.

## Vulpian, Edme Félix Alfred
*französischer Physiologe und Pathologe, 1826–1887*

Der gebürtige Pariser studierte in seiner Heimatstadt und schloß das Studium 1853 mit einer Dissertation

*Oskar Vogt*

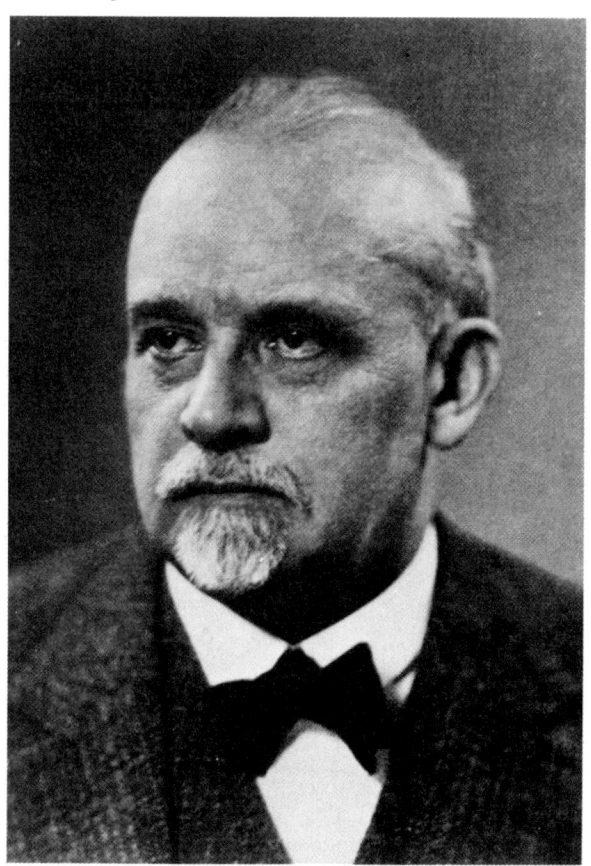

über die Gehirnnerven ab. 1857 erhielt er eine Stelle als Spitalsarzt, 1860 die Lehrerlaubnis, womit er →Flourens auf dessen Lehrstuhl für Physiologie drei Jahre lang vertreten konnte. 1867 ernannte man Vulpian zum Professor für pathologische Anatomie, 1872 wechselte er an die Lehrkanzel für experimentelle und vergleichende Pathologie über; daneben bekleidete er eine Stelle an der Pariser Charité. 1869 folgte die Wahl zum Mitglied der Medizinischen Akademie, 1875 die zum Dekan der medizinischen Fakultät, ein Jahr später die zum Mitglied der Akademie der Wissenschaften. Vulpian lag mit der Geistlichkeit in heftigem Kampf; seine Lehren und Vorlesungen wurden als materialistisch verurteilt. Sein Werk erstreckt sich besonders auf die Nervenphysiologie, auf Krankheiten des Nervensystems sowie die Wirkung von Medikamenten und Giften; dazu kommen Abhandlungen über die Vorgänge an der Charité. Das Gesamtwerk umfaßt etwa 225 Publikationen.

## Wagner, Rudolf
*deutscher Physiologe und Naturhistoriker, 1805–1864*

Der gebürtige Bayreuther begann das Medizinstudium 1822 in Erlangen und setzte es zwei Jahre später in Würzburg fort. Nach seiner Promotion 1826 reiste er nach Paris, um sich der vergleichenden Anatomie zu widmen. Zu Studienzwecken besuchte er die Küsten des Mittelmeers und Frankreichs, untersuchte hier insbesondere die niederen Tiere, kam 1828 nach München und habilitierte sich im Jahr darauf in Erlangen zum Dozenten. Nach einer Reise nach Triest ernannte man ihn 1833 zum Professor für Zoologie. 1840 folgte er einer Berufung nach Göttingen, wo er die Lehrkanzeln für Zoologie, Physiologie und vergleichende Anatomie übernahm. In diesen Positionen verblieb Wagner bis an sein Lebensende. Sein umfangreiches schriftliches Werk enthält seine Beobachtungen, darunter beispielsweise die Entdeckung des Keimflecks im menschlichen Ei sowie der Tastkörperchen in der Haut. Dazu kommen neurologische und neurophysiologische Arbeiten, Lehrbücher zu seinen Fachgebieten und schließlich spiritistisch angehauchte Werke über Seele, Glauben und Wissenschaft. Auch auf dem Gebiet der Anthropologie war Wagner tätig; er hinterließ zu diesem Themenkreis ebenfalls einige Werke und organisierte 1861 einen Kongreß, auf dem sich die Anthropologen über die Methoden der Vermessung am menschlichen Körper einigten.

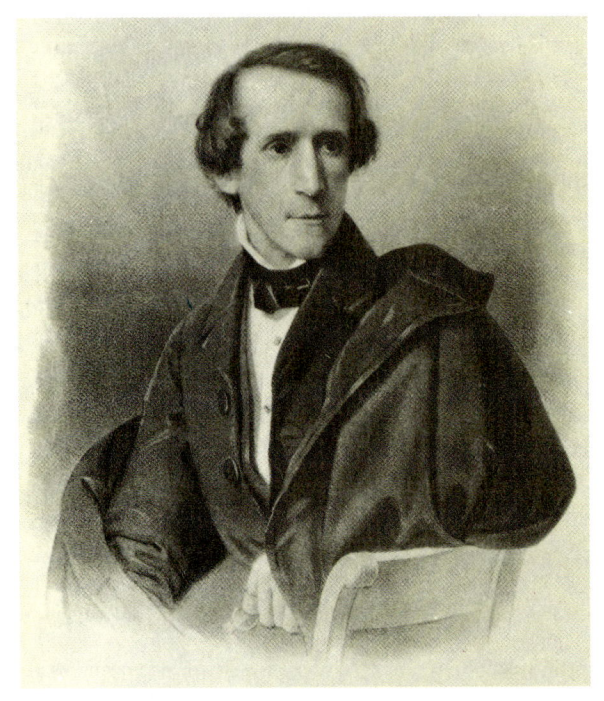

*Rudolf Wagner*

## Wagner von Jauregg, Julius
*österreichischer Psychiater und Neurologe, 1857–1940*

Der gebürtige Oberösterreicher brachte das Medizinstudium in Wien hinter sich und promovierte hier 1880. Bereits seit 1876 hatte er eine Assistentenstelle an der pathologischen Lehrkanzel inne, die er bis 1882 bekleidete, um dann bis 1889 an die Klinik für Psychiatrie überzuwechseln. Im Jahre 1885 habilitierte er sich zum Dozenten für Nervenkrankheiten und Psychiatrie, wurde 1889 zum außerordentlichen Professor ernannt und lehrte in dieser Eigenschaft bis 1893 an der Grazer Universität. Von 1893 bis zu seiner Emeritierung 1928 wirkte er in Wien. Die ersten wichtigen Arbeiten Wagner von Jaureggs betrafen die respiratorischen Aufgaben des Nervus vagus und die Funktion der Nervi accelerantes. Dann wandte er sich Studien über den Kretinismus zu, untersuchte in diesem Zu-

*Julius Wagner von Jauregg (Institut für Geschichte der Medizin, Wien)*

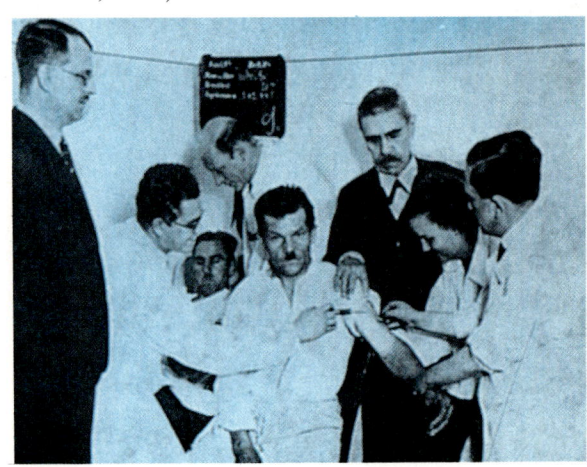

sammenhang den Kropf und entwickelte eine Behandlungsmethode durch Verabreichung von Jod. Den Kretinismus bekämpfte er durch Schilddrüsenextrakte. 1887 begann er mit der Arbeit, die ihm 1927 den Nobelpreis »für Physiologie oder Medizin« eintragen sollte. Er erkannte den Einfluß fieberhafter Erkrankungen auf den Verlauf von Psychosen und trat für die künstliche Erzeugung der Malaria zu therapeutischen Zwecken ein. Da diese Methode technisch noch nicht ausgereift war, zog er die sogenannte Fiebertherapie vor und führte diese durch Impfungen mit Tuberkulin und Vakzinen durch. 1917 nahm er zum erstenmal die Malariaimpfung bei der Behandlung der progressiven Paralyse vor, für die er, wie erwähnt, mit dem Nobelpreis ausgezeichnet wurde. Weitere Arbeitsgebiete Wagner von Jaureggs waren die forensische Psychiatrie, Untersuchungen der Vererblichkeit und der körperlichen Symptome von Psychosen.

# Waldeyer-Hartz, Wilhelm von
*deutscher Anatom, 1836–1921*

Waldeyer-Hartz begann das akademische Studium in Göttingen, wo er sich der Mathematik und den Naturwissenschaften widmete. Durch seine Bekanntschaft mit →Henle sah er sich veranlaßt, zur Medizin überzuwechseln, absolvierte das Studium in Göttingen, Greifswald und Berlin und promovierte dort 1861. Ein Jahr später trat er eine Assistentenstelle am physiologischen Institut in Königsberg an, kam 1864 nach Breslau und habilitierte sich im selben Jahr für Anatomie und Physiologie. 1865 erfolgte die Ernennung zum außerordentlichen, 1867 zum ordentlichen Professor. 1872 endlich erhielt er die Stellung, die schon seit langem sein Wunsch war: eine Professur für Anatomie. Die entsprechende Berufung führte Waldeyer-Hartz nach Straßburg, wo er bis 1883 wirkte; dann kam er nach Berlin und blieb hier bis zu seinem Tod. In Berlin hatte er die gleiche Lehrkanzel inne und war am Neubau und der Erweiterung des anatomischen Instituts maßgeblich beteiligt. Neben seinen Leistungen in pathologischer und normaler Anatomie befaßte sich Waldeyer-Hartz mit vergleichender Anatomie, Embryologie und Anthropologie sowie mit mikroskopischer, systematischer und topographischer Anatomie. Sein Name ist in verschiedenen Begriffen der Anatomie verewigt. So kennen wir die Waldeyersche Markbrücke und den Waldeyerschen Rachenring. Auch etliche Bezeichnungen gehen auf ihn zurück, etwa die Begriffe Chromosom und Neuron. Er hinterließ neben einem noch heute beliebten anatomischen Lehrbuch viele Schriften, die sich unter anderem mit der Zahnentwicklung, mit ophthalmologischen Fragen, gynäkologischen und neurologischen Problemen befassen. Im Jahre 1920 veröffentlichte der Begründer der Neuronenlehre seine *Lebenserinnerungen*.

*Wilhelm von Waldeyer-Hartz*

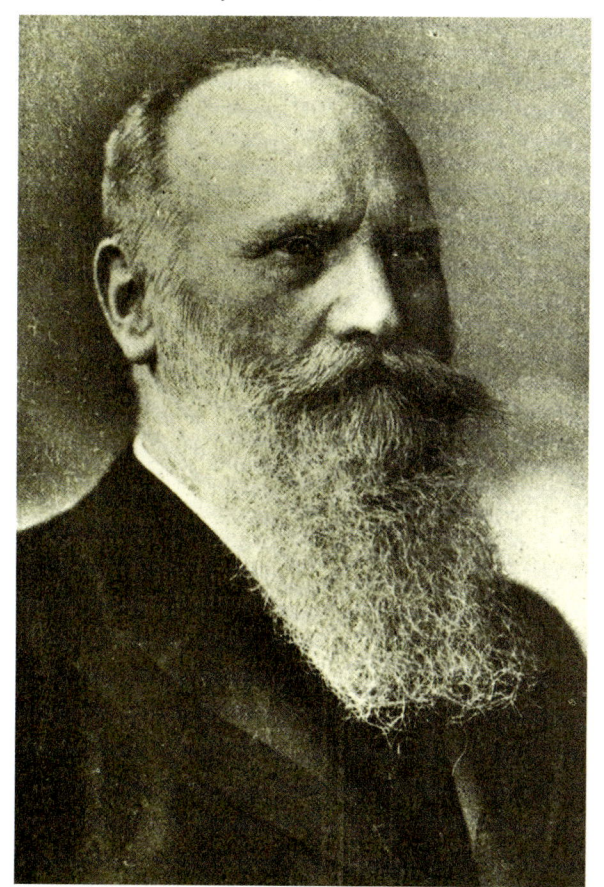

# Warren, John Collins
*amerikanischer Chirurg, 1778–1856*

Nach anfänglichen medizinischen Studien an der Harvard University reiste Warren 1799 nach London, um seine Ausbildung fortzusetzen. Im Jahr darauf kam er nach Edinburg, 1801 nach Paris, wo er die Bekanntschaft von →Antoine Dubois machte; ein Jahr später kehrte er nach Boston zurück. Hier begann er anatomische Vorlesungen zu halten, unterstützte seinen Vater, der ebenfalls ein bedeutender Arzt war, bei seinem anatomischen und chirurgischen Unterricht und erhielt nach dessen Tod 1815 seine Lehrkanzeln und dazu die für Geburtshilfe und Physiologie. 1837 unternahm er eine weitere Reise nach Europa; nach der Rückkehr zog er sich langsam aus der Medizin zurück und führte seinen Sohn in dieses Metier ein. Warrens Interesse verlagerte sich auf vergleichende Anatomie und Naturgeschichte; er sammelte Fossilien, die einen beträchtlichen Wert hatten, und veröffentlichte Schriften über seine Untersuchungen. Warrens Bedeutung liegt allerdings mehr auf dem Gebiet der Chirurgie. Er operierte mit größter Sorgfalt und wagte sich auch an ungewöhnliche Operationen heran. So führte er z. B. die Resektion von Ober- und Unterkiefer sowie Nerven durch, entfernte das Schlüsselbein und befaßte sich eingehend mit der operativen Behandlung von Tumoren. Obgleich mit der Chirurgie nicht mehr direkt in Kontakt, nahm er nach der Erfindung der Äthernarkose 1846 eine Halsoperation vor und verfaßte nach eingehenden Untersuchungen eine Schrift, in der er sich energisch gegen das Chloroform aussprach. Schon 1810 war er Mitbegründer eines Spitals, im Jahr darauf einer Zeitschrift, und 1816 wurde ein weiteres Krankenhaus eröffnet, das seine Errichtung Warrens Mithilfe verdankt. In der Geschichte der amerikanischen Chirurgie nimmt er einen bedeutenden Platz ein.

## Wassermann, August Paul von
*deutscher Bakteriologe, 1866–1925*

Das Studium der Medizin führte Wassermann an die Universitäten von Erlangen, Wien, München und Straßburg, wo er 1888 promovierte. Zwei Jahre später zog er nach Berlin, um am Robert-Koch-Institut für Infektionskrankheiten eine Assistentenstelle anzutreten. 1898 verlieh man ihm den Titel Professor, 1901 habilitierte er sich zum Privatdozenten, ein Jahr später erfolgte die Ernennung zum außerordentlichen Professor, und 1906 übergab man ihm die Leitung der Abteilung für experimentelle Therapie und Biochemie. Ab 1913 leitete er das neugegründete Institut für experimentelle Therapie in Berlin-Dahlem. Schon früh erkannte Wassermann die Bedeutung der jungen Wissenschaft der Bakteriologie; er setzte sich mit →Paul Ehrlich in Verbindung, dessen Schüler und späterer Mitarbeiter er wurde. Wassermann veröffentlichte Arbeiten über Bakterientoxine und -antitoxine, über das Diphtherieantitoxin und die Choleraimpfung; er entwickelte auch Methoden zur Unterscheidung verschiedener Blutarten mit Hilfe von Antiseren. Nach seinen Tuberkuloseforschungen, bei denen er Antigen-Antikörper-Reaktionen mit tuberkulösem Gewebe durchgeführt hatte, gelangte er zusammen mit seinem Mitarbeiter Carl Bruck im Jahre 1906 zur »Wassermannschen Reaktion«, bei der durch Blutserumuntersuchungen der Syphilisnachweis erbracht wird. In seinen späteren Lebensjahren widmete sich Wassermann neben der Syphilis- und der Tuberkuloseforschung auch der Krebsforschung.

## Weichselbaum, Anton
*österreichischer Pathologe und Bakteriologe, 1845–1920*

Nach dem Medizinstudium in Wien promovierte Weichselbaum 1869 und trat eine Stelle als Assistent am pathologischen Institut an, die er bis 1871 behielt. Nach mehreren militärmedizinischen Funktionen übernahm er 1875 die Prosektur an einem Wiener Garnisonsspital, habilitierte sich 1878 zum Dozenten, übersiedelte 1882 an die Rudolfsstiftung und wurde 1885 außerordentlicher Professor für pathologische Histologie und Bakteriologie. 1893 ernannte man Weichselbaum zum ordentlichen Professor für pathologische Anatomie; 1916 trat er in den Ruhestand. Auf seinem Spezialgebiet, der Erforschung der Infektionskrankheiten, bevorzugte er die Tuberkuloseforschung. Im Blut von an Miliartuberkulose Verstorbenen konnte er den Tuberkelbazillus nachweisen. Weichselbaum setzte gesundheitspolitische Maßnahmen zur Bekämpfung der Tuberkulose und war Gründer der ersten österreichischen Lungenheilstätte in Alland. Neben der Tuberkulose wandte er seine Aufmerksamkeit der Lungen- und Rippenfellentzündung, der akuten Endokarditis, der Pneumokokken-Endokarditis, der Peritonitis und der Meningitis cerebrospinalis zu. Auch der Diabetes verdankt Weichselbaums Untersuchungen neue Erkenntnisse. Ferner erweiterte er die Lehre von den Knorpel- und Gelenkserkrankungen und setzte seine Energie im Kampf gegen den Alkoholismus ein. Weichselbaums Hauptwerk, *Grundriß der pathologischen Histologie*, erschien 1892. Seinen Namen tragen der Weichselbaumsche Meningokokkus, der die epidemische Meningitis hervorruft, sowie der Fraenkel-Weichselbaumsche Diplokokkus, der Lungenentzündung und fallweise auch Sepsis, Peritonitis oder Meningitis verursacht.

*August Paul von Wassermann*

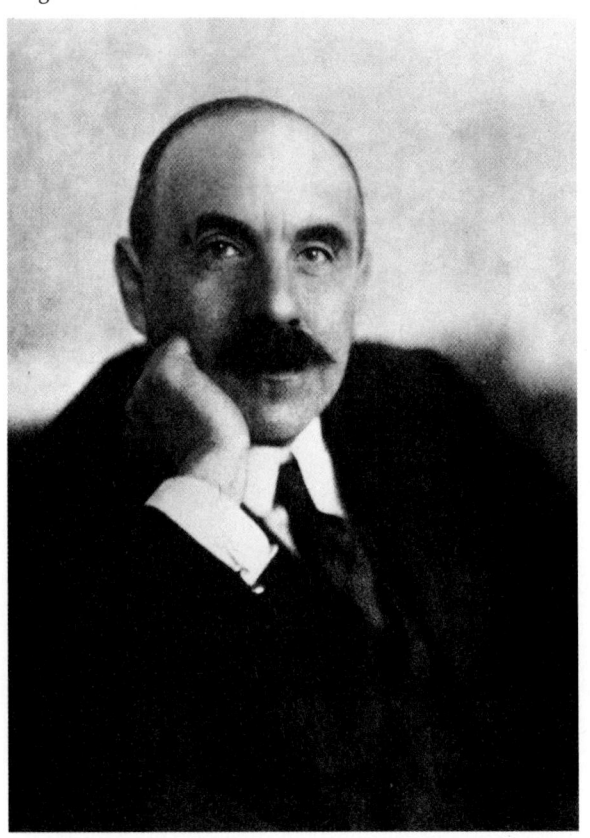

# Weigert, Carl
*deutscher Pathologe, 1845–1904*

Nach dem Studienbeginn in Breslau, wo unter anderen →Waldeyer-Hartz sein Lehrer war, kam Weigert an die Berliner und an die Wiener Universität; er promovierte 1866 in Berlin und kehrte nach Breslau zurück, um eine Assistentenstelle unter Waldeyer-Hartz anzutreten. Nebenbei arbeitete er unter →Lebert an der klinischen Abteilung eines Spitals, erhielt 1874 die Stelle als erster Assistent am Breslauer pathologischen Institut und folgte 1878 seinem Vorgesetzten Cohnheim nach Leipzig. 1875 hatte er sich bereits habilitiert; 1879, ein Jahr nach der Ankunft in Leipzig, ernannte man ihn zum außerordentlichen Professor für Pathologie. 1885 übersiedelte Weigert nach Frankfurt a. M. und hatte hier bis zu seinem Tode die Leitung des pathologisch-anatomischen Instituts der Senckenberg-Stiftung inne. Seine Lehrtätigkeit war bald weitum bekannt; die Studenten kamen aus ganz Europa. Das Gebiet, auf dem Weigert seine größten Erfolge erzielte, war die histologische Färbetechnik, die er entscheidend verbesserte. Er entwickelte Färbemethoden für die Neuroglia, die Markscheiden und das Fibrin, wodurch die Forschung im Bereich der pathologischen Anatomie des Nervensystems, der Entzündungen und Thrombosen bereichert wurde. Dazu erfand er eine Methode zur Darstellung der elastischen Fasern, führte die Färbung auch in die Bakteriologie ein und verwendete hierzu besonders die Anilinfarben. Bei der Weigertschen Färbung erscheinen das Fibrin blau, die Bakterien violett und das Bindegewebe rot. Seine Pläne waren darüber hinaus für die Konstruktion moderner Mikrotome maßgeblich. Weigert befaßte sich auch mit der Entstehung der Miliartuberkulose, den Pocken und anderen Krankheiten. Verschiedene später berühmt gewordene Arbeiten von →Paul Ehrlich und →Wilhelm Roux basierten auf seinen Forschungen.

# Wells, Horace
*amerikanischer Zahnarzt, 1815–1848*

Der berühmte Entdecker der anästhesierenden Wirkung des Lachgases begann nach der Ausbildung zum Zahnarzt ab 1844 in seiner Heimat Connecticut mit seinen legendären Versuchen in der Zahnbehandlung. Da schon die ersten Versuche erfolgreich waren, begab sich Wells nach Boston, begeisterte seinen Freund →Morton für das Vorhaben und unternahm öffentliche Vorführungen seiner Narkosemethode, die zu seinem Entsetzen mißlangen. Wells resignierte und kehrte in seine Heimat zurück, Morton hingegen experimentierte weiter und entschied sich 1846 für Äther als Narkotikum. Im selben Jahr unternahm Wells eine Reise nach Frankreich, publizierte dort seine Entdeckung und führte sie der Medizinischen Akademie vor. Nach der Rückkehr 1847 verfaßte er Schriften, die sein Urheberrecht garantieren sollten. Langwierige Streitigkeiten mit Morton und dem Chemiker Jackson vergällten das Leben des Wissenschaftlers. Er übersiedelte nach New York, verfiel der geistigen Umnachtung und endete durch Selbstmord.

# Wernicke, Carl
*deutscher Psychiater, 1848–1905*

Nach dem Medizinstudium in Breslau promovierte Wernicke hier im Jahre 1870, erhielt eine Stelle als Assistenzarzt am Allerheiligenhospital und konnte sich 1875 habilitieren. Im darauffolgenden Jahr wurde er in Berlin Dozent, arbeitete unter Carl Westphal an der Psychiatrischen und Nervenklinik an der Charité und wurde 1885 zum außerordentlichen Professor ernannt. Fünf Jahre später berief ihn die Universität Breslau in seine Studienstadt zurück. Er bekleidete nun das Amt eines ordentlichen Professors für Psychiatrie und Neurologie. Im Jahre 1904 leistete er einer Einladung nach Halle Folge, konnte jedoch sein Amt nur kurze Zeit ausüben, da er im Jahr darauf im Thüringer Wald durch einen Unfall ums Leben kam. Wernickes Arbeiten zählen zu den bedeutendsten der Psychiatrie. Schon als Assistenzarzt in Breslau gelang ihm 1874 die Entdeckung des sensorischen Sprachzentrums in der »Wernickeschen Windung«, der ersten Windung im linken Schläfenlappen. In weiterer Folge begründete er das Gebiet der Aphasielehre, als er die

*Carl Wernicke*

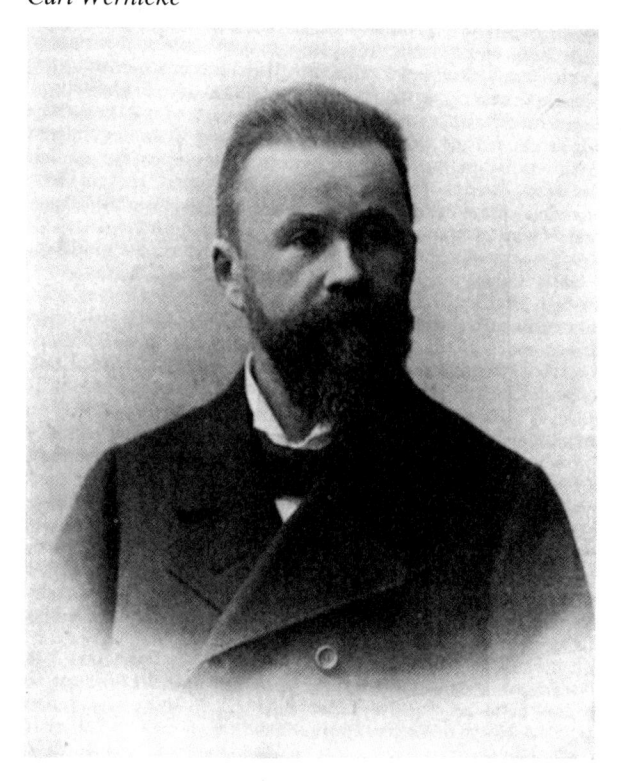

nach ihm benannte sensorische (Wernickesche) Aphasie erkannte. Ferner untersuchte Wernicke den Faserverlauf im Gehirn, fand das Zentrum für assoziierte Augenbewegungen und erforschte die nach ihm Wernickesche Krankheit benannte Polioencephalitis acuta haemorrhagica. Unter der Bezeichnung Wernickesches Phänomen versteht man die von ihm entdeckte hemianopische Pupillenreaktion, die fehlende Reaktion der Pupille auf Lichtreize bei Halbseitenblindheit, dem Ausfall einer Gesichtshälfte. Weitere Begriffe aus der Neurologie tragen ebenfalls seinen Namen. In der Psychiatrie teilte Wernicke die psychischen Vorgänge und die Störungen nach einem neuen System ein und betonte den wissenschaftlichen Standpunkt der Psychiatrie.

## Wernicke, Erich
### deutscher Bakteriologe und Hygieniker, 1859–1928

Nach den Studienjahren in Berlin promovierte Wernicke hier 1885 und trat am Hygienischen Institut bei →Robert Koch ein. 1894 habilitierte er sich für Bakteriologie und Hygiene, nahm zwei Jahre später eine Berufung nach Marburg an, erhielt im darauffolgenden Jahr eine außerordentliche Professur und wurde zum stellvertretenden Leiter des dortigen Hygiene-Instituts ernannt. 1899 übernahm er die Leitung des Hygienischen Instituts in Posen, und 1903 erhielt er an der dortigen Akademie die Lehrkanzel für Hygiene und Bakteriologie. 1921 errichtete man nach seinen Plänen das Hygienische Institut in Landsberg a. W. Wernicke erzielte große Erfolge auf dem Gebiet der Diphtheriebekämpfung. Als Mitarbeiter →Behrings arbeitete er an der Gewinnung des Diphtherieserums aus immunisierten Tieren. Zu diesem wie zu anderen Themen veröffentlichte er zahlreiche Werke.

*Erich Wernicke (rechts), Paul Frosch (Mitte) und Emil von Behring im Kochschen Institut*

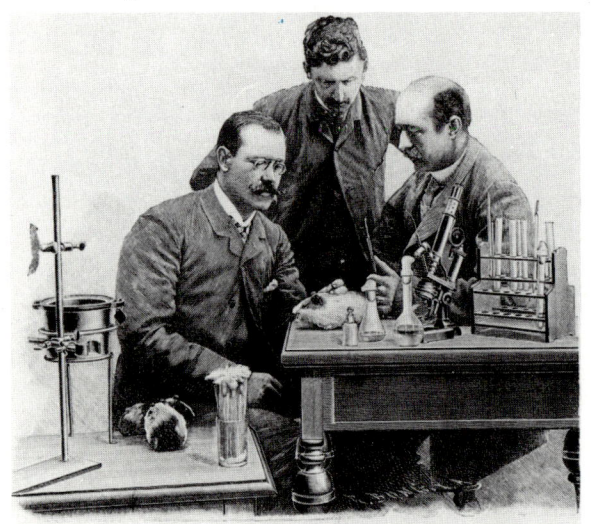

## Wertheim, Ernst
### österreichischer Gynäkologe, 1864–1920

Der gebürtige Grazer promovierte nach dem Medizinstudium in seiner Heimatstadt 1888. Nach kurzer Assistentenzeit in Graz kam Wertheim nach Wien, wo er

*Ernst Wertheim bei einem Kaiserschnitt, neben ihm der Gynäkologe W. Weibel, Gemälde von John Quincy Adams (II. Universitäts-Frauenklinik, Wien)*

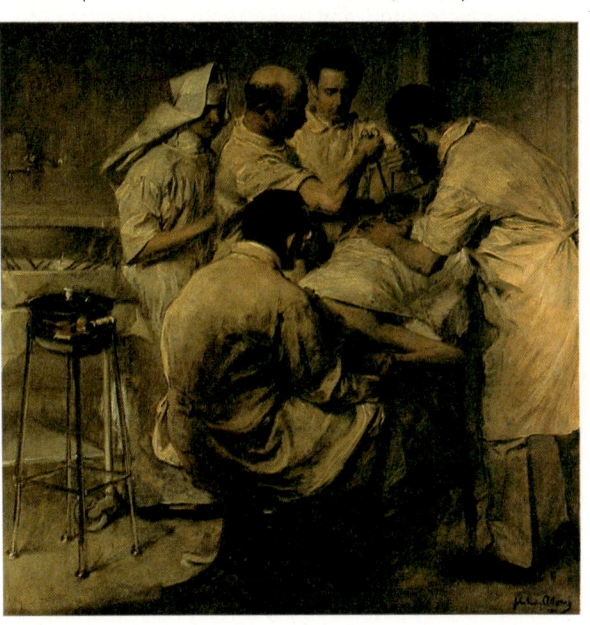

mit →Billroth zusammenarbeitete, wirkte einige Zeit später unter →Schauta in Prag und kehrte in dessen Begleitung 1891 nach Wien zurück. Im darauffolgenden Jahr habilitierte er sich für Gynäkologie und Geburtshilfe, erhielt 1897 eine Stelle als Primarius und wurde 1899 zum ordentlichen Professor ernannt. 1910 konnte Wertheim die Leitung der II. Wiener Frauenklinik übernehmen. Nach ihm ist die Wertheimsche Operation benannt, die Uterusradikaloperation auf abdominalem Weg mit Entfernung der dazugehörigen Adnexen, des Bindegewebes und der Lymphknoten. Daneben versuchte er auch die vaginalen Operationsmethoden zu verbessern. Auf geburtshilflichem Gebiet arbeitete Wertheim an mehreren Fachbüchern mit und lieferte wertvolle Beiträge. Ein weiteres Verdienst ist die Herstellung des ersten Nährbodens für die Gonokokkenreinkultur, wodurch die Verwendung dieses Bakteriums als Impfstoff erleichtert wurde.

## Westphal, Carl
### deutscher Psychiater und Neurologe, 1833–1890

Der gebürtige Berliner begann 1851 das Medizinstudium in seiner Heimatstadt, setzte es in Heidelberg und Zürich fort und promovierte nach einer Studienreise nach Wien und Paris. Danach trat er eine Stelle an der Berliner Charité an, 1857 in der Pockenabteilung, ein Jahr darauf in der Abteilung für Geisteskrankheiten. 1861 erfolgte die Habilitation zum Privatdozenten der Psychiatrie; 1868 erhielt Westphal die Leitung der Pockenabteilung und jener für Innere Medizin; ein Jahr später ernannte man ihn zum außerordentlichen, 1874 zum ordentlichen Professor für Psychiatrie. Ab 1869 leitete Westphal die Abteilung für Geisteskrankheiten; er war Mitglied verschiedener Gesellschaften und auch journalistisch tätig. Sein schriftliches Werk befaßt sich vielfach mit den Krankheiten des Rückenmarks und der Neuropathologie. Er beschrieb seine Ergebnisse bei der Erzeugung von Epilepsie bei Meerschweinchen, die Schäden des Nervensystems durch Typhus und Pocken, befaßte sich mit der allgemeinen Paralyse, der er andere Erscheinungsformen beifügte, mit Augenmuskellähmungen, Muskelerkrankungen und mechanisch hervorgerufenen Reflexen. Verschiedene Begriffe verewigen seinen Namen, so etwa die Westphalsche Extremitätenlähmung oder das Westphalsche Zeichen.

## Weyer, Johann
*holländischer Arzt, 1515–1588*

Nach einem Studienjahr in Bonn (1533) kam Weyer nach Paris und später nach Orléans, wo er 1537 promovierte. Zwei Jahre verbrachte er noch zur Weiterbildung in Paris, dann ließ er sich in seiner Geburtsstadt Grave als Arzt nieder. Fünf Jahre später wurde er zum Stadtarzt von Arnhem berufen und machte sich in diesem Amt einen solchen Namen, daß er von einem der holländischen Herzöge zum Leibarzt ernannt wurde. 1563 erschien sein Hauptwerk *De praestigiis daemonum,* in dem Weyer zum erstenmal energisch gegen den Aberglauben zu Felde zog; er kämpfte gegen den Hexenwahn, den Dämonenglauben und die Zauberei, die zu jener Zeit das Alltagsleben und auch die Wissenschaften beeinflußten. Daneben verfaßte Weyer epidemiologische Werke, beispielsweise über den Skorbut, die Pocken und die Pest. 1578 übergab er seinem Sohn das Amt des herzoglichen Leibarztes und trat in den Ruhestand, um sich nur mehr der Landwirtschaft zu widmen.

## White, Charles Powell
*englischer Chirurg und Gynäkologe, 1728–1813*

Im Anschluß an die medizinische Ausbildung, die er in Edinburg und London absolvierte, kehrte White in seine Heimatstadt Manchester zurück und begann hier die ärztliche Laufbahn in der Praxis seines Vaters. 1752 war er an der Gründung eines Spitals maßgeblich beteiligt und wirkte hier 38 Jahre lang als Chirurg. Die Mitgliedschaft bei den bedeutendsten Gesellschaften war die Würdigung seiner Verdienste. 1783 gründete White mit anderen ein College für die verschiedenen Wissenschaftszweige und unterrichtete hier mit seinem Sohn Anatomie. 1790 verwirklichte er einen weiteren seiner großen Pläne und errichtete mit Unterstützung von Kollegen ein Frauenkrankenhaus, an dem er lange Jahre wirkte. Diesem Spital vermachte er später den größten Teil seiner wertvollen anatomischen Präparatesammlung. Das Gebiet, auf dem er seine größten Leistungen erbrachte, ist die Chirurgie; beispielsweise nahm er 1768 die erste Resektion des Humeruskopfes vor. Er hinterließ eine Anzahl von Schriften, in denen er die Einrenkung luxierter Gelenke schilderte, und lieferte eine exakte Beschreibung der Phlegmasia alba dolens, die durch Venenthrombosen in Becken und Oberschenkel hervorgerufen wird. Außerdem verfaßte er Schriften zur Behandlung der Leiden bettlägeriger Frauen.

## Wiener Schule

Als zweite Universität des Heiligen Römischen Reichs gründete der Habsburger Rudolf IV. in seinem Erzherzogtum Österreich 1365 die Wiener Universität. Kaiser Karl IV. fürchtete um die Vormachtstellung der 1348 errichteten Prager Universität, bestätigte daher zwar die Gründungsurkunde der Wiener Anstalt, schloß aber die theologische Fakultät aus. Zum ersten Rektor der Wiener Universität wurde Albertus von Sachsen ernannt.
Als Albrecht III. im Jahre 1379 das Erzherzogtum Österreich übernahm, besaß die Universität schon seit einigen Jahren keinen Rektor mehr; auch die Organisation war vernachlässigt. Albrecht reformierte die Leitung der Institution, verfaßte eine neue Gründungsurkunde und ließ erstmals einen Rektor wählen, Johann von Randegg. Ein deutliches Anliegen der Direktion war es, den deutschen Charakter der Universität zu bewahren. Um den Aufbau einer Universitätsbibliothek zu ermöglichen, hatte bereits Rudolf der Stifter in seiner Gründungsurkunde festgesetzt, daß die Bücher jedes ohne Testament verstorbenen Universitätsmitglieds der Anstalt zu übergeben seien. Der erste Bibliothekar wurde 1454 in sein Amt eingesetzt; 1491 gelangte das erste gedruckte Werk in den Besitz der Bibliothek.
Die eigentliche Wiener Schule nahm mit →Gerard van Swieten (1700–1772) ihren Anfang und Aufschwung. Der aus Leiden stammende Schüler →Boerhaaves war der Ausgangspunkt und das Zentrum der ersten Wiener Schule. Graf Kaunitz hatte Kaiserin Maria Theresia empfohlen, van Swieten als Leibarzt nach Wien zu berufen. Die Kaiserin befolgte den Rat ihres Staatskanzlers und übergab van Swieten, als er 1745 in Wien eintraf, neben dem Amt des Leibarztes auch das des Präfekten der Hofbibliothek und den Titel eines Professors der Universität. Van Swieten hatte sich die hervorragenden Lehrmethoden Boerhaaves aneignen

können; er fand bald große Zustimmung unter der Studentenschaft – die Kollegen aber brachten ihm bald Neid und Feindseligkeit entgegen. Van Swieten las Anatomie, Physiologie, Pathologie und Heilmittellehre; der Einfluß seines Lehrers Boerhaave war allgemein feststellbar. Im Jahre 1749 wurde van Swieten Direktor der medizinischen Fakultät und legte der Kaiserin einen Reformplan vor, der ihre Zustimmung fand. Die Fakultät widersetzte sich wohl diesen Plänen, stieß aber bei der Monarchin auf taube Ohren. Die Reformen hatten tatsächlich bald den gewünschten Erfolg, die Fakultät blühte auf und erlangte innerhalb kürzester Zeit europaweite Bedeutung. Van Swieten dehnte seinen Einfluß auch auf die anderen Fakultäten aus; 1752 veränderte er die Organisation der theologischen und der philosophischen Fakultät, ein Jahr später die der juridischen. Eines seiner großen Ziele war es, den Einfluß der Geistlichkeit auf die Leitung der Universität zu mindern. 1757 gelang es ihm endlich, die Jesuiten aus der Direktion der theologischen und der juridischen Fakultät zu verdrängen.

Als der Professor für praktische Medizin Peter Quarin, Vater des Gründers des Wiener Allgemeinen Krankenhauses, 1754 von seinem Amt zurücktrat, berief van Swieten seinen Landsmann →Anton de Haen (1704–1778) nach Wien. Dieser begeisterte Arzt und Lehrer zog Studenten von weit her an und war somit am weiteren Aufschwung der Wiener medizinischen Fakultät maßgeblich beteiligt. De Haen blieb seiner Lehrkanzel 22 Jahre lang treu. Ab 1758 veröffentlichte seine Klinik als erste regelmäßige Jahresberichte. De Haen benutzte bereits das Fieberthermometer zu diagnostischen Zwecken, verkannte aber die Bedeutung der Inokulation zur Bekämpfung der Pockengefahr. Nach dem Tode van Swietens (1772) wurde de Haen zum Leibarzt Maria Theresias ernannt.

Als weiterer berühmter Arzt unter van Swietens Amtszeit ist →Leopold Auenbrugger (1722–1809) zu nennen. Durch die Erfindung der Perkussion gelang es Auenbrugger, die Diagnosemethoden entscheidend zu verbessern. Er hatte seine medizinische Ausbildung in Wien unter van Swieten und de Haen absolviert; als er jedoch mit seiner Erfindung an die Öffentlichkeit trat, wurde er von seinen Lehrern abgelehnt. Selbst der aufgeschlossene Kaiser Joseph II. nahm keinerlei Notiz von ihm. Erst als Auenbruggers diesbezügliches Werk, das *Inventum novum,* von →Corvisart ins Französische übersetzt worden war, wurden dem Erfinder die ihm gebührenden Ehren zuteil. Knapp vor seinem Tod konnte Auenbrugger den Siegeszug seiner Entwicklung mitverfolgen. In Wien nahm vorerst nur →Maximilian Stoll (1742–1787) die Vorschläge auf, die aber nach dessen Tod wieder in Vergessenheit gerieten. Später entwickelte →Skoda sie weiter.

Kaiser Joseph II. hegte schon seit geraumer Zeit den Wunsch, die medizinische Versorgung Wiens durch ein großes Krankenhaus zu gewährleisten. Im Jahre 1777 besuchte er Paris und besichtigte hier die Spitäler. Von der französischen Spitalsorganisation beeindruckt, gab er 1781 die ersten Richtlinien für eine Reform des Gesundheitswesens heraus. Die daraufhin einlangenden Vorschläge fanden zunächst nicht seine Zustimmung; 1782 änderte der Kaiser seine Richtlinien. Unter den nun präsentierten Plänen befanden sich auch die →Joseph von Quarins, die als beste erkannt wurden. Quarin war gleichfalls ein Schüler van Swietens; er versuchte die pathologischen Kenntnisse durch Autopsien zu vertiefen. 1784 übertrug ihm Joseph II. die Oberdirektion des Wiener Allgemeinen Krankenhauses. Der Nachfolger de Haens als Professor für klinische Medizin, Maximilian Stoll, hatte 1782 ebenfalls einen Plan eingereicht, war aber nicht berücksichtigt worden. Stoll lehnte die Unterbringung des Krankenhauses in einem einzigen großen Gebäude ab und schlug die Aufteilung der Stationen auf mehrere kleinere Häuser vor. Der triumphierende Quarin ließ Stoll seine nunmehrige Macht deutlich spüren: man beschränkte seine Räumlichkeiten auf ein Mindestmaß und wies ihm kaum Patienten zu. Stoll war sogar versucht, sein Lehramt gänzlich niederzulegen.

Der Nachfolger van Swietens als Leiter des Medizinalwesens wurde Anton Störck (1731–1803). Neben seinen beachtlichen Leistungen ist ihm vorzuwerfen, daß er nichts zu Stolls Unterstützung tat, obwohl er von dessen Schwierigkeiten mit Quarin wußte.

Im Jahre 1790 betraute Kaiser Leopold II. den in Pavia tätigen →Johann Peter Frank (1745–1821) mit einem Gutachten über das Wiener Allgemeine Krankenhaus. In diesem kritisierte Frank die schlechte Wasserversorgung und die unzweckmäßige Verteilung der Krankenzimmer; besonderes Mißfallen aber fand er an dem von Quarin erbauten Narrenturm. Obwohl dieser gegenüber der früheren Unterbringung der Geisteskranken in Verliesen am Salzgries eine Verbesserung darstellte, wurde er von Frank doch als unmenschlich angeprangert. Anton Störck schloß sich der Kritik Franks an und verlangte die Aufteilung des Krankenhauses in mehrere kleinere Spitäler. Für diese Reformvorschläge allerdings hatte die verschuldete Krankenhausleitung keinerlei Mittel. Frank folgte 1795 einer Berufung nach Wien und wurde hier zum Direktor des Allgemeinen Krankenhauses und zum Professor ernannt. Er setzte der Medizin nicht nur die Heilung, sondern auch die Vorbeugung zum Ziel. Ab dem Jahre 1779 gab er die *Medicinische Polizei* heraus, sein Hauptwerk, das neben hygienischen auch gerichtsmedizinische Fragen behandelt. Die Wiener Schule verdankt ihm zahlreiche Verbesserungen sowohl auf organisatorischem als auch auf wissenschaftlichem Gebiet.

Schon einige Jahre zuvor, noch unter Joseph II., war es zu bedeutenden Reformen gekommen. Auf medizinischem Gebiet waren dies vor allem die Erstellung eines neuen Studienplans für die medizinische Fakultät sowie die Gründung der Josephinischen Akademie im Jahre 1785. Hinter der Akademie, dem sogenannten Josephinum, erstreckte sich das Garnisonsspital. Als

Rivalin der Universität besaß die Anstalt Lehrstühle für Anatomie, Physiologie, Pathologie, Therapie, Hygiene, Gerichtsmedizin und Gynäkologie. Sie erlebte ein wechselhaftes Schicksal bis zu ihrem Ende 1874. Unter der Amtszeit Stiffts als Leiter des Gesundheitswesens wurde sie 1820 geschlossen, vier Jahre später jedoch neuerlich eröffnet; auch 1848 wurde der Lehrbetrieb stillgelegt, 1854 aber wiederaufgenommen. Andreas Joseph von Stifft (1760–1836) war einer der weniger bedeutenden Leiter des Medizinalwesens der Wiener Schule. Er besaß mehr persönlichen als wissenschaftlichen Ehrgeiz und brachte unter anderen →Franz Joseph Gall und Johann Peter Frank dazu, Wien zu verlassen. →Johann Friedrich Dieffenbach, der erwog, sich in Wien niederzulassen, wurde von ihm ebenfalls abgeschreckt. Bedeutende Ärzte, die den Untergang der Schule dennoch aufzuhalten vermochten, waren Lukas Johann Boer (eigentlich Boogers, 1751–1835) als Geburtshelfer, Georg Prochaska (1749–1820) als Nervenphysiologe und Pionier der theoretischen Medizin, Franz Xaver von Hildenbrand (1789–1849; Innere Medizin), Vinzenz von Kern (1760–1829; Chirurgie) und Joseph Barth (Augenheilkunde).

Die Häupter der zweiten Wiener medizinischen Schule waren →Karl von Rokitansky (1804–1878), →Joseph Skoda (1805–1881) und →Ferdinand von Hebra (1816–1880). Sie alle waren nicht nur auf ihrem Spezialgebiet bedeutende Kapazitäten, sondern beeinflußten auch die Wiener Schule im allgemeinen maßgeblich.

Rokitansky stammte aus Königgrätz und kam 1824 nach Wien, wo er 1828 promovierte. 1834 wurde er außerordentlicher, 1844 ordentlicher Professor für pathologische Anatomie. Er bereicherte die Kenntnisse dieser Disziplin durch unzählige Sektionen und verfaßte ein wichtiges Lehrbuch, war aber bis auf einige Zeit in einem Choleraspital nicht praktisch tätig. Neben der pathologischen Anatomie war er an der Weiterentwicklung von Neurologie und Psychiatrie beteiligt; auf seinen Vorschlag geht etwa die Einrichtung der ersten österreichischen psychiatrischen Klinik zurück. Unter seinem Einfluß begann sich die Wiener Medizin langsam von den mystizistischen Vorstellungen des 18. und beginnenden 19. Jahrhunderts zu lösen. Die Theorie einer stationären Krankheitskonstitution oder eines Krankheitsgenius, der von kosmischen oder tellurischen Einflüssen abhängig war, die Lehre vom stationären, epidemischen und annuären Krankheitsgenius begann zu wanken, obwohl noch um 1840 diese Anschauungen von Hildenbrand vorgetragen wurden. Rokitansky war von der Kantschen Philosophie beeinflußt; sein daraus resultierender kritischer Idealismus wurde von Skoda in einen positiven Idealismus weitergeführt.

Joseph Skoda studierte ab 1825 in Wien und promovierte hier 1831. Nach der Promotion wirkte er in etlichen schlecht dotierten Stellungen; mehrere Bewerbungen wurden abgelehnt, und erst 1840 wurde er an der Abteilung für Brustkrankheiten am Allgemeinen Krankenhaus angestellt. Dieser Abteilung war eine Station für Krätzekranke angeschlossen. So befaßte sich Skoda auch mit den Hautkrankheiten, blieb durch seinen Freund Rokitansky aber der pathologischen Anatomie verbunden. Zum erstenmal konnten Studenten die Vorlesungen in deutscher statt lateinischer Sprache verfolgen. Zusammen mit Rokitansky versuchte Skoda seinem Kollegen →Semmelweis zu der ihm gebührenden Anerkennung zu verhelfen, da er dessen Bedeutung erkannte.

Ferdinand von Hebra, der 1841 in Wien promovierte, befaßte sich vor allem mit Hautkrankheiten. Er stand der 5. Abteilung des Allgemeinen Krankenhauses vor, der Station für Haut- und Geschlechtskrankheiten, Krätzige und Irre. Hebra erkannte, daß die Lehre von der Manifestation von Blutverunreinigungen skabiöser oder herpetischer Art durch Hautleiden unrichtig war, entdeckte, daß viele Hautkrankheiten autonome Leiden darstellen, und konnte die Krätzmilbe als Ursache der Skabies nachweisen. Außerdem kommt ihm das Verdienst zu, das Wasserbett erfunden zu haben. Unter Hebra gewann Wien den Vorrang in der Dermatologie vor Paris, vor allem durch sein berühmtes Lehrbuch der Hautkrankheiten, dessen zweiter Teil von Hebras Schüler und Nachfolger →Moritz Kaposi (1837–1902) verfaßt wurde.

Neben diesen berühmten Persönlichkeiten trugen auch andere Ärzte zum Ruf der Wiener Schule bei. Der Anatom Joseph Hyrtl (1810–1894) promovierte 1835 in Wien, wurde zwei Jahre später als Professor für Anatomie nach Prag berufen und kehrte 1845 nach Wien zurück. Unter ihm erreichte die Anatomie ihre Hochblüte. Hyrtls wichtiges anatomisches Lehrbuch umfaßt die Kenntnisse seiner Zeit; außerdem entwickelte er neue anatomische Techniken, wie etwa eine Injektionsmethode für das Gehörorgan. Durch sein Interesse an der vergleichenden Anatomie entstand eine bedeutende Sammlung. Es ist auch Hyrtls Verdienst, daß im Jahre 1849 →Ernst Wilhelm Ritter von Brücke (1819–1892) nach Wien übersiedelte. Dieser übernahm die Nachfolge des verstorbenen Professors für Physiologie Joseph Julius Czermak. Zu seinen wesentlichsten Arbeitsgebieten zählten die Diffusion, die physiologische Optik und in der Pathologie die Entzündungen, die Urämie und die Albuminurie. Professor für Innere Medizin war Johann von Oppolzer (1808–1871); das Lehramt für Neurologie und Psychiatrie hatte Ludwig Türck (1810–1868) inne, der auch als Laryngologe bedeutend war. Ihm folgte Ernst Freiherr von Feuchtersleben (1806–1849). Der Chirurg Franz Schuh (1804–1865) besaß die Lehrkanzel ab 1834. Er eröffnete der physikalischen Diagnostik die Wege in die Chirurgie, führte die erste Herzbeutelpunktion und die erste Operation im Ätherrausch durch. Sein Nachfolger war →Theodor Billroth. Neben Schuh wirkte Johann von Dumreicher (1815 bis 1880) an der anderen Lehrkanzel. Im Gegensatz zu seinem Kollegen stellte er sich gegen viele Neuerungen,

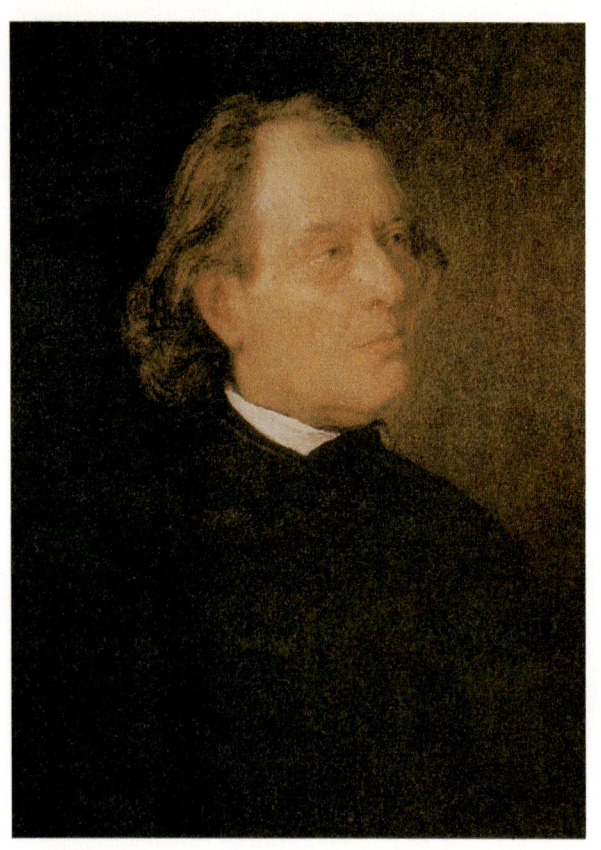

*Joseph Hyrtl (aus: Erna Lesky: »Meilensteine der Wiener Medizin«, Wien 1981)*

so auch gegen das Chloroform und die Antiseptik. Dementsprechend war auch sein Verhältnis zum aufgeschlossenen Billroth.
Ein weiterer Vertreter der Schule war der berühmte Gynäkologe →Ignaz Philipp Semmelweis (1818 bis 1865). Er studierte ab 1837 unter →Johann Klein, promovierte 1844 und strebte eine Anstellung unter Skoda an. Seine Bewerbung wurde nicht angenommen; ab 1846 wirkte er daher als Assistent an der Gebärklinik unter Klein, der ihm das Leben nicht leicht machte. Semmelweis' Idealismus, der oft an Fanatismus grenzte, widerstrebte Kleins Bequemlichkeit und Unflexibilität. Das grassierende Puerperalfieber beschäftigte Semmelweis – bis er durch den Tod seines Freundes →Jakob Kolletschka (1803–1847), der das Lehramt für Staatsarzneikunde innehatte und an einer Leichenvergiftung gestorben war, zum erstenmal die Ursache der Infektion erkannte. Sofort versuchte Semmelweis vehement, desinfizierende Waschungen und hygienische Maßnahmen einzuführen. Obwohl Rokitansky, Skoda und Hebra die Notwendigkeit der Maßnahmen einsahen und sie befürworteten, auch Kontakt zu ausländischen Ärzten aufnahmen und Zustimmung von vielen Seiten ernteten, konnte doch das Mißtrauen der Wiener Ärzteschaft nicht beseitigt werden. Semmelweis mußte 1849 die Klinik Kleins verlassen, wurde aber im gleichen Jahr Mitglied der k.k. Gesellschaft der Ärzte. 1850 habilitierte er sich und verließ Wien wenige Tage später, um in Pest das Primariat an einem Spital zu übernehmen. 1855 kehrte er nach Wien zurück, wo er die Lehrkanzel für Gynäkologie und Geburtshilfe erhielt. 1860 erschien sein berühmtes Buch *Aetiologie, der Begriff und die Prophylaxe des Kindbettfiebers*. Das Werk hatte nicht den gewünschten Erfolg, Widersprüche wurden laut, und Semmelweis setzte sich noch vehementer und heftiger als je zuvor für seine Theorien ein. Sein tragisches Lebensende in einer psychiatrischen Anstalt ist bekannt.

Der Ophthalmologe Ferdinand von Arlt (1812–1887) hinterließ das erste Lehrbuch der Augenheilkunde, das Pathologie und Histologie berücksichtigte und daher einen Umschwung in der Ophthalmologie herbeiführte.

Der Neurologe Ludwig Türck war auch der führende Vertreter der Laryngologie. Er förderte dieses Fach in Wien, entwickelte 1857 einen eigenen Kehlkopfspiegel und veröffentlichte ein Werk zu seinem Gebiet. Sein Kollege Leopold Schrötter Ritter von Kristelli (1837–1908) wandte sich ebenfalls diesem Gebiet zu und eröffnete die erste laryngologische Klinik der Welt. Durch Theodor Billroth wurde Wien auch zum Zentrum der Chirurgie. Der Freund →Georg Meißners studierte unter →Bernhard von Langenbeck Chirurgie, erhielt 1859 das Ordinariat und die Direktion der chirurgischen Klinik von Zürich und wurde 1867 von Rokitansky und Brücke dazu bewogen, nach Wien zu kommen. 1870 wirkte er in den Kriegslazaretten, wo er wichtige Untersuchungen über die Eiterbakterien vornahm. Die Entdeckung und Benennung der Streptokokken geht auf Billroth zurück, ebenso zahlreiche Operationsmethoden vor allem im Magen-Darm-Bereich. Anfänglich gegen die Antiseptik eingestellt, wurde Billroth durch →Robert Koch überzeugt und ein begeisterter Anhänger der Keimfreiheit. Auch die Chirurgie von Kehlkopf, Uterus, Blase, Leber, Milz und Niere verdankt ihm entscheidende Entwicklungen.

Zur Zeit der überragenden Persönlichkeit Billroths wirkten Carl von Langer (1819–1887) als Nachfolger Hyrtls, später Carl Toldt (1840–1920) als Nachfolger Langers. Toldt veranlaßte den Neubau des Anatomischen Instituts, des Museums und der Bibliothek. Wichtige Lehrbücher der Anatomie, Histologie und Embryologie stammen aus seiner Feder. Sein Interesse verlagerte sich in späteren Jahren auf die Anthropologie. Ihm folgte Ferdinand Hochstetter (1861 bis 1945). Die eben genannten drei Persönlichkeiten hatten den Lehrstuhl der zweiten anatomischen Lehrkanzel inne; die erste hingegen war durch einen Schüler Hyrtls besetzt, Emil Zuckerkandl (1849–1910), der 1910 durch Julius Tandler abgelöst wurde. Die Lehrkanzel für pathologische Anatomie hatte als Nachfolger Rokitanskys Richard Heschl (1824–1881) inne, nach ihm übernahm sie Hanns Kundrat (1845–1893).

Die von Rokitansky gegründete Lehrkanzel für allgemeine und experimentelle Pathologie besaß Salomon Stricker, nach ihm Richard Paltauf (1858–1924), dem vor allem die pathologische Histologie viel verdankt. Er gründete eine Anstalt für Tollwutimpfungen und das serotherapeutische Institut. Nach seinem Tod blieb die Lehrkanzel unbesetzt.

Ein weiterer wichtiger Mediziner war der Entdecker des Meningokokkus, →Anton Weichselbaum (1845 bis 1920). Er hatte nach der Lehrkanzel für pathologische Histologie und Bakteriologie das Ordinariat für pathologische Anatomie inne und übertrug dieses 1916 seinem Schüler Alexander Kolisko, dem Heinrich Albrecht und Rudolf Maresch folgten. Weichselbaum scharte einen Kreis Schüler um sich, aus dem viele bedeutende Mediziner hervorgingen. Zu diesen zählt neben Jacob Erdheim und Julius Bartel auch →Karl Landsteiner.

Die gerichtliche Medizin hatte sich seit Johann Peter Frank stetig weiterentwickelt. Das Institut für gerichtliche Medizin wurde von Eduard von Hofmann (1837 bis 1897) gegründet, dessen populärste Leistung die Untersuchung des Selbstmordes von Kronprinz Rudolf war. Er hinterließ zudem ein weltweit anerkanntes Lehrbuch. Seine Nachfolge übernahm Albin Haberda für ein Jahr, dann wurde er angeblich wegen seiner Jugend durch den Pathologen Alexander Kolisko ersetzt. Haberda behielt die gerichtsmedizinischen Vorlesungen für Juristen und wurde 1916 endgültig zum Professor seines Fachs ernannt. Zu seinen bedeutendsten Schülern zählen Anton Werkgartner und Leopold Breitenecker.

Der wichtigste Vertreter der Inneren Medizin war →Hermann Nothnagel (1841–1905), der zunächst verschiedene Lehrkanzeln in Deutschland innehatte und 1882 einer Berufung nach Wien folgte. Die II. Medizinische Klinik leitete Heinrich von Bamberger (1822 bis 1888), der die Linie Rokitanskys, Skodas und Hebras weiterführte. Sein Nachfolger Otto von Kahler (1849 bis 1893) wirkte nur vier Jahre lang; nach seinem Tod übernahm Edmund von Neusser (1852–1912) das Lehramt. Der III. Medizinischen Klinik stand Leopold Schrötter Ritter von Kristelli (1837–1908) vor, dem →Adolf von Strümpell (1853–1925) folgte.

Den Ruf der Wiener Schule in der Kinderheilkunde begründete →Theodor Escherich (1857–1911). Er übernahm 1894 in Graz die Lehrkanzel für Pädiatrie und wurde 1902 nach Wien berufen. Im Kampf gegen die Säuglingssterblichkeit untersuchte er die Darmflora, entdeckte dabei die nach ihm benannte Escherichia coli und entwarf Pläne für eine neue Kinderklinik. Ihm folgte →Clemens Freiherr von Pirquet (1874 bis 1929), der den Begriff Allergie prägte und ein Ernährungssystem entwickelte, das der Unterernährung, die die Tuberkulose begünstigte, Einhalt gebieten sollte.

Die entscheidenden Neuerungen auf den Gebieten von Neurologie und Psychiatrie gehen auf →Theodor Meynert (1833–1892) zurück. Er begründete den wissenschaftlichen Charakter der Untersuchungen von Gehirn und Nervensystem. Neben Meynert wirkte Maximilian Leidesdorf (1816–1889), an dessen psychiatrischer Klinik 1883 →Julius Wagner von Jauregg (1857–1940) eintrat. Dieser machte sich um die Behandlung der progressiven Paralyse durch die Malariatherapie verdient, verließ aber im Jahre 1889 Wien und übersiedelte nach Graz. Die Nachfolge von Leidesdorf übernahm ab 1889 →Richard Freiherr von Krafft-Ebing (1840–1902), der 1892 die Lehrkanzel für Psychiatrie am Allgemeinen Krankenhaus erhielt, wodurch für Wagner-Jauregg ein Ordinariat frei wurde und er nach Wien zurückkehrte. Zu seinen bedeutendsten Schülern zählte →Konstantin von Economo (1876–1931), der sich um die Erforschung der Encephalitis lethargica verdient machte.

Die 1881 freigewordenen Lehrkanzeln für Dermatologie erhielten Moritz Kaposi und Isidor von Neumann (1832–1906). Kaposi vollendete das berühmte dermatologische Lehrbuch seines Lehrers und Vorgängers Hebra. Ihm folgte Gustav Riehl (1855–1943), der die Einrichtung einer Radiumstation am Allgemeinen Krankenhaus durchsetzte. Hier befaßte man sich nicht nur mit der Behandlung von Dermatosen, sondern auch von Krebserkrankungen. Neumanns Nachfolger wurde Ernest Finger (1856–1939), der die Gründung des serodiagnostischen Instituts veranlaßte und sich mit der Erforschung der Gonorrhöe befaßte.

Die chirurgische Lehrkanzel übernahm Eduard Albert (1841–1900), der Johann von Dumreicher nachfolgte. Er ließ sich von den Methoden →Joseph Listers überzeugen und wurde ein Vorkämpfer der Antiseptik. Aus seiner Feder stammt ein chirurgisches Lehrwerk, in dem diese Verfahren berücksichtigt werden. Die Nachfolge von Theodor Billroth übernahm Karl Gussenbauer (1842–1903). Er entwickelte zahlreiche neue Operationsmethoden, zu denen zum Beispiel die erste Magenresektion, die Billroth ausführte, gehörte. 1874 verhalf er einem Kehlkopfoperierten mit dem ersten künstlichen Kehlkopf zu neuem Sprechvermögen.

Die Orthopädie wurde von →Adolf Lorenz (1854 bis 1946) vertreten. Seine größten Erfolge erzielte er auf den Gebieten der Skoliosebehandlung und der Behebung der Hüftgelenksluxationen, wo er nach einer Operationsmethode auf einen unblutigen Weg zur Reposition fand.

Gussenbauers Nachfolger wurde 1904 Julius von Hochenegg (1859–1940). Auch ihm verdankt die Chirurgie neue Verfahren. Einer seiner bedeutendsten Schüler war Lorenz Böhler. Neben Hochenegg wirkte Anton von Eiselsberg (1860–1939) an der anderen chirurgischen Lehrkanzel. Er war bestrebt, eine systematische Neurochirurgie zu entwickeln, befaßte sich daneben mit den Schilddrüsenerkrankungen und der Chirurgie des Magen-Darm-Trakts. Weiteren Dienst erwies er der Medizin durch seine Liebe zum Lehren. So gilt Eiselsberg als Oberhaupt einer der größten Chirurgenschulen, aus der namhafte Chirurgen verschiedenster Fachrichtungen hervorgegangen sind. Zu den wichtigsten Gynäkologen werden Carl von

Braun (1823–1891), Joseph Späth (1823–1896), August Breisky (1832–1889), Rudolf Chrobak (1843 bis 1910), →Friedrich Schauta (1849–1919) und →Ernst Wertheim (1864–1920) gezählt. Chrobak entwarf zusammen mit Schauta die Pläne für den Neubau der Frauenkliniken. Schautas Name ist wie der von Wertheim mit verschiedenen gynäkologischen Operationen verbunden, die vor allem dem Gebiet der Uteruskarzinome galten.

Das junge Fachgebiet der Röntgenologie verdankte der Wiener Schule entscheidende Fortschritte. Der wichtigste Vertreter war →Guido Holzknecht (1872 bis 1931), der 1905 das erste Röntgenlaboratorium schuf. Zu seinen bedeutendsten Schülern und Mitarbeitern gehörte →Robert Kienböck (1871–1953). Sie alle mußten schwere körperliche Schäden im Dienst ihrer Wissenschaft in Kauf nehmen.

Neben den in dieser allzu kurzen Übersicht angeführten Leistungen stand die Wiener Schule auch auf andere Weise mit der internationalen Medizin stets in enger Verbindung: zahlreiche wichtige Vertreter – erinnern wir an van Swieten, de Haen, Frank oder Brücke – stammten nicht aus Österreich und den dazugehörigen Gebieten, wurden aber vom Ruf Wiens als Zentrum der Wissenschaft angezogen und wählten es zum Ort ihres Wirkens. Auf der anderen Seite verließen berühmte Persönlichkeiten – etwa Karl Landsteiner – Wien und errangen ihre größten Erfolge im Ausland. Daher blieb der Weg zum internationalen Austausch von Erfahrungen und Kenntnissen in Wien stets offen, was bei Schulen anderer Länder nicht immer der Fall war.

Die Aufzählung berühmter Namen und großer Leistungen, die der modernen Medizin unentbehrlich und selbstverständlich geworden sind, sollte genügen, um dem Leser einen Überblick über die Bedeutung und den Einfluß der Wiener Medizinischen Schule auf die internationale Medizin zu geben.

## Willan, Robert
*englischer Dermatologe, 1757–1812*

Der Familientradition entsprechend begann auch Robert Willan das Medizinstudium. Er legte es in Edinburg ab und promovierte hier 1780. Anschließend reiste er zu Studienzwecken nach London, verbrachte einige Zeit in Durham, wo er seinen Onkel vertreten mußte, verfaßte dort balneologische Schriften über die Quellen der Umgebung und kam 1782 wieder nach London. Hier übernahm er Stellen an mehreren Spitälern, verausgabte aber seine Kräfte und starb bei einem Genesungsurlaub auf Madeira an der Schwindsucht, an der er schon seit langem litt. Die größten Verdienste Willans liegen auf dem Gebiet der Dermatologie, die er mit einem neuen Einteilungssystem bereicherte. Neben diversen Arbeiten über Hautkrankheiten hinterließ er epidemiologische Schriften über die Seuchen Londons in den Jahren 1796–1800 sowie über die Pockenimpfung. Nach ihm kennt man den Lupus vulgaris auch unter der Bezeichnung Willanscher Lupus und die Psoriasis vulgaris als Willansche Lepra.

## Winslow, Jakob Benignus
*dänisch-französischer Anatom, 1669–1760*

Der Familientradition entsprechend sollte Winslow den Beruf eines Geistlichen ergreifen, entschloß sich aber 1691 dazu, das Medizinstudium aufzunehmen. Zunächst war er Prosektor bei →Kaspar Bartholin, erlangte dann aber vom dänischen König ein Stipendium, mit dem er ab 1697 in Holland und ein Jahr danach in Paris studieren konnte; hier widmete er sich insbesondere der Anatomie. Zwar verlor er durch seinen Übertritt zum Katholizismus die Gunst des dänischen Königs, durfte jedoch 1705 kostenlos in Paris promovieren. 1707 nahm ihn die Akademie der Wissenschaften auf; im selben Jahr erhielt er eine Professur der Anatomie, die er lange Zeit besaß. Zu seinen bedeutendsten Schülern zählte →Albrecht von Haller. Nebenbei bekleidete Winslow von 1743 bis 1750 das Lehramt für Anatomie am Jardin du Roi; außerdem verdankt ihm Paris ein anatomisches Theater, das 1745 eröffnet wurde. Die Bedeutung Winslows liegt vor allem in der topographischen Anatomie, die er durch verschiedene Entdeckungen bereichert hat. So wird das Foramen epiploicum unter der Leber nach ihm auch Winslowsches Loch genannt. Winslow verfaßte ein anatomisches Lehrwerk, das 1732 erschien und in dem er auf seine dreißigjährige Erfahrung zurückgreifen konnte. Weitere Arbeiten betrafen den fetalen Blutkreislauf, die Semilunarklappen und den Aufbau des Herzens.

## Wolff, Kaspar Friedrich
*deutscher Anatom und Embryologe, 1733–1794*

Der berühmte Pionier der Entwicklungsgeschichte begann in seiner Vaterstadt Berlin mit dem Medizinstudium, setzte es in Halle fort und promovierte 1759 in Breslau. Zwei Jahre später erhielt er hier eine Stelle an einem Lazarett und begann mit seinen anatomischen Untersuchungen und Vorlesungen. Diesen konnte er sich, vom praktischen Dienst befreit, noch eingehender widmen. Nach Auflösung der Lazarette kam Wolff 1763 nach Berlin zurück und wandte seine Aufmerksamkeit nunmehr hauptsächlich der Entwicklungsgeschichte zu. Er erhielt das Recht, Privatvorlesungen zu halten, konnte aber trotz intensiver Bemühungen keine Professur erlangen; daher nahm er 1767 eine Berufung nach St. Petersburg an, wo er eine Lehrkanzel für Anatomie und Physiologie an der Akademie der Wissenschaften erhielt. Hier befaßte er sich besonders mit der Embryologie, indem er die Entwicklung des Hühnchens im Ei untersuchte. Des weiteren erforschte er den Aufbau des Herzens. Sein Name ist im Wolffschen Gang, dem Urnierengang, und dem Wolffschen Körperchen, der Urniere, verewigt. In seinen Schriften tritt er gegen die Lehre von der Präformation auf und verteidigt die erst später anerkannte Theorie vom Aufbau des Körpers aus gleichförmigen Teilchen, die dann als Zellen identifiziert wurden. Auch die wichtige Arbeit über den Magen-Darm-Kanal des Hühnerembryos fand nicht die gebührende Beachtung und wurde erst durch →Meckels Übersetzung ins Deutsche anerkannt.

## Yersin, Alexandre John Emile
*französischer Bakteriologe, 1863–1943*

Der gebürtige Schweizer, der im Jahre 1889 französischer Staatsbürger wurde, erhielt seine medizinische Ausbildung in Lausanne, Marburg und Paris. In Paris trat Yersin nach Abschluß des Studiums in das Institut Pasteur ein und nahm an den wichtigen Forschungsarbeiten von →Roux über das Diphtherietoxin teil. Weitere Untersuchungen führten ihn nach China und den französischen Teil Indochinas. Als Mitglied des Gesundheitsdienstes dieser Kolonien gründete und leitete Yersin in Kanton sowie in Nha-Trang (Annam) Tochterinstitute des Institut Pasteur. Seine bedeutendste Entdeckung gelang ihm 1894: die Identifizierung des Pestbazillus (gleichzeitig und unabhängig mit →Kitasato). Schon im gleichen Jahr konnte das Team Roux/Yersin das erste Pestserum in die Therapie einführen, vier Jahre später auch ein Diphtherieserum.

## Yperman, Jan
*holländischer Arzt und Chirurg, um 1270 bis um 1330*

Aus seinem Heimatort in Flandern zog Yperman nach Paris, wo er das Medizinstudium aufnahm. Nach dessen Beendigung kehrte er nach Holland zurück und ließ sich als Chirurg nieder. 1292 kam er als Chirurg und Wundarzt an das Krankenhaus der Stadt Belle, hatte diesen Posten lange Jahre inne und nahm 1325 an einem Feldzug der Armee seiner Heimatstadt Ypern teil. Nach der Rückkehr schenkte er den mittellosen Patienten vermehrte Aufmerksamkeit, so daß die Stadtverwaltung ihm ein Gehalt bewilligte, damit er diese Tätigkeit weiterführen konnte. Yperman hinterließ zwei medizinische Werke, von denen das weniger wichtige von Innerer Medizin, das bemerkenswertere von Chirurgie handelt; es ist vor allem medizinhistorisch von Bedeutung. Yperman tritt für die Vereinigung von Medizin und Chirurgie ein, gebietet äußerste Sauberkeit beim Operieren und beschreibt neue und verbesserte Operationsmethoden, die ihn als zu Recht verehrten Chirurgen ausweisen.

*Alexandre Yersin*

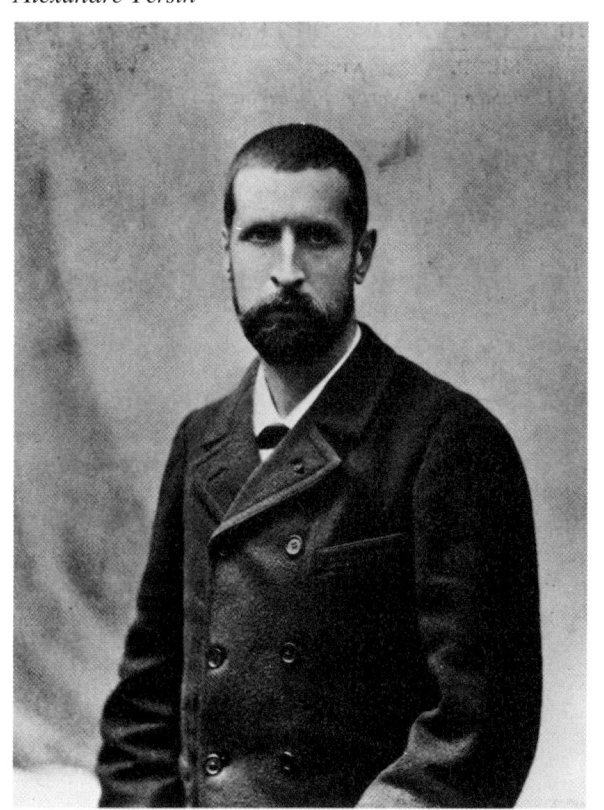

## Zinn, Johann Gottfried
*deutscher Ophthalmologe und Botaniker, 1727–1759*

Der Schüler →Albrecht von Hallers begann das Medizinstudium in seiner Heimatstadt in Mittelfranken und kam dann nach Göttingen, wo er 1749 promovierte. Kurz darauf verließ er Haller und Göttingen und zog nach Berlin, um seine anatomischen Kenntnisse zu vervollständigen und sich daneben mit botanischen Studien zu befassen. 1753 berief ihn die Universität von Göttingen als außerordentlichen Professor der Medizin und als Direktor des botanischen Gartens in seine Studienstadt zurück. Zinn folgte der Einladung, hatte aber nur wenig Zeit, seine Ziele zu verwirklichen, da er bereits mit 32 Jahren starb. Die enge Zusammenarbeit mit Haller brachte beiden Wissenschaftlern großen Vorteil. Für die Medizin ist jedoch vor allem Zinns Berliner Aufenthalt von Bedeutung. Hier konnte er anhand vielfältigen Materials seinen ophthalmologischen Forschungen nachgehen. Als einer der ersten beschrieb er den Augapfel korrekt, untersuchte die Gefäße und Nerven der Augenhöhle und des Auges. Die Anatomie kennt den nach ihm benannten Zinnschen Gefäßring und die Zonula ciliaris Zinni, Begriffe aus dem Bereich der Ophthalmologie. Das literarische Werk Zinns behandelt die Ergebnisse seiner Untersuchungen, dazu kommen wichtige botanische Werke. Im Gedenken an ihn benannte Linné eine Gattung der großen Familie der Korbblütler mit seinem Namen: Zinnia.

# Register

## A

**Aa,** Pieter van der *Abb. Nr.: 3385*
**Aachener Klinikum** III 1598 — *Abb. Nr.: 1736*
**Aachen,** Städtisches Elisabeth-Krankenhaus *Abb. Nr.: 1716*
**Aaron** *Abb. Nr.: 879*
**Aaron von Alexandria** II 838
**Abano,** Heilquellen II 747
**Abano,** Pietro d' II 746 f., 749 — *Abb. Nr.: 772*
**Abbas I.** *Abb. Nr.: 580*
**Abbasiden-Dynastie** II 594, 625, 648, 838
**Abbaye,** Rabbi II 809, 817
**Abbe,** Ernst IV 1864 ff., 2046, 2081 — *Abb. Nr.: 2039*
**Abdera** I 299
**Abdera,** Schule von I 250 f., 253, 259
**Abderhalden,** Emil IV 2043
**Abdominalchirurgie** V 2510
**Abel** V 2697
**Abelard,** Pierre II 756
**Abelef,** G. B. V 2783
**Abe Manao** II 656
**Abercombie** III 1142
**Abführmittel** I 469, 486, III 1518, IV 1788 — *Abb. Nr.: 1941*
»**Abhandlung der praktischen Anatomie**« II 903
»**Abhandlung über das Fieber**« I 428
»**Abhandlung über den Menschen**« *Abb. Nr.: 1217*
»**Abhandlung über den Puls**« I 410
»**Abhandlung über die Allgemeine Anatomie**« II 893
»**Abhandlung über die chemische Zusammensetzung des Gehirns**« II 1135
»**Abhandlung über die Gicht**« I 451
»**Abhandlung über die Krankheit der Pferde**« I 556
»**Abhandlung über die Membranen**« II 893
»**Abhandlung über die Nahrungsmittel**« I 483
»**Abhandlung über die Pflanzen**« II 843
»**Abhandlung über Eingeweide**« II 1031
»**Abhandlung über Entbindungen**« II 1046
»**Abhandlung über Herzkrankheiten**« II 1098
»**Abhandlung über Knochenbrüche und Kopfverletzungen**« I 438
»**Abhandlung über Nahrungsmittel**« I 447
»**Abhandlung über Neuralgien**« II 1151
»**Abhandlung vom Urin**« I 452
**Abiotrophie** VI 3088
**Abraham ben Meir** II 846
**Abraham Ibn Ezra** II 843
**Abraham,** Karl IV 2335, 2338 — *Abb. Nr.: 2341, 2624*
**Abraham,** Rabbi *Abb. Nr.: 841*
**Abrami,** P. V 2721
**Abreu,** Alexis de V 2850, VI 2933
**Abreu,** Manuel de V 2716
**Abreu,** Rodriguez de VI 2933
»**Abriß der Psychoanalyse**« IV 2340
»**Abriß über die Kunst des Heilens**« I 447

**Absinth** *Abb. Nr.: 3535*
**Abtreibung** I 248, II 1014
**Abu Faradsch** (Bar Hebraeus) I 388, II 614
**Abul-Farağ,** Gregor I 441
**Academie royale de chirurgie** II 991
**Acanthocephala** V 2850
**Acetessigsäure** V 2684
**Acetylcholin** III 1231
**Acetylsalicylsäure** III 1251
**Achalme** IV 2217
**Achämeniden** I 165, 176, II 647
**Achard,** C. IV 2209
**Achermann,** J.-F. IV 1885
**Achheim** V 2689, 2697
**Achilles** I 203, 480, 557 — *Abb. Nr.: 199, 200, 244, 471*
**Achillessehne** III 1640
**Achillessehnenreflex** II 1149
**Achillini,** Alessandro IV 1851, 1995
**Achondroplasie** II 1143
**Achromatismus** IV 1859
**Aconitum Fisheri** II 678
**Acosta,** José de VI 2947
**Acquapendente,** Fabrizio de II 748, 872, 937, 975, 1073, 1076, 1082, III 1196, 1412, 1623, 1627, 1632, IV 1790, 1844, 1900, 1929, V 2644, 2668, 2703, 2795 — *Abb. Nr.: 1159, 1761, 2128, 2129, 3201*
**Acridin** V 2567
**Actinomyces griseus** V 2750
**Actinomycin** II 675
**Actuaire,** Nicolas l' IV 1789
**Actuarius,** Johannes I 452, II 755, 1070, III 1408, V 2844
**Adams,** F. IV 2960
**Adams,** Robert IV 2278
**Adams,** William III 1524
**Adams-Stokessches Syndrom** II 1058
**Adanson,** Michel IV 2298 ff.
**Adaption** III 1208
**Adaptionssyndrom** V 2900
**Adaptometer** III 1208
**Addison,** Thomas IV 2072, V 2683 — *Abb. Nr.: 3067, 3069*
**Addisonsche Krankheit** II 1523, V 2683, 2693, 2700, VI 3087, 3090, 3099 — *Abb. Nr.: 3067 3569*
**Adenokarzinom** *Abb. Nr.: 3174, 3179*
**Adenom,** eosinophiles V 2684
— toxisches V 2693
**Adenosinmonophosphat** VI 3079
**Adenosinphosphat** VI 3079
**Adenotropin** V 2697
**Adenoviren** IV 2223, V 2411
**Aderlaß** I 406, II 733, 808, 911, 1069, IV 1789, 1975, 2012, V 2666 — *Abb. Nr.: 263, 841, 845, 1036, 1043, 1064, 1137, 1156, 1161, 1177, 1188, 1194, 2821, 3035*
**Adiastolie** III 1253
**Adipositas** I 130, III 1532
**Adjuvantia** V 2418
**Adler,** Alfred IV 2332, 2336, 2338, 2344, V 2464 — *Abb. Nr.: 2633*
**Adlermensch** II 721
**Adolf,** Maximilian III 1652
**Adonis** *Abb. Nr.: 1077*
**Adrenalin** III 1136, III 1696, V 2687, 2695, 2700, 2723
**Adrianopel** *Abb. Nr.: 849*
**Adudi-Hospital** II 616
**Aëdes-Larven** V 2542
**Aëdes-Mücke** V 2541, 2544, 2860

**Aemilius Hispanus** I 552
**Aeneas** *Abb. Nr.: 327*
**Aeroben** V 2394
**Aeroembolismus** VI 2960
**Aerophagie** IV 1804
**Aetios von Amida** I 372, 428, 430, 434, 437, 442, 455, II 587, 941, 1024, III 1401, IV 1789, 1988, 2263, V 2364, 2433, 2667, 2761, 2844
**Afalou-bou-Rhummel** I 34
**Affenpocken** V 2404
**Afflacius,** Johannus III 1676
**Afrasiab** *Abb. Nr.: 988*
**Africanus** I 552
**Africanus,** Leo III 1674
**Agamemnon** II 927
**Agathe von Aversa,** heilige II 728 — *Abb. Nr.: 3163*
**Agathon von Sparta** I 384 ff.
**Agglutinogene** V 2417
**Aghlabiden** II 838
**Agilon,** Gautier de II 734
**Agni** I 146, 159 — *Abb. Nr.: 138*
**Agnivesa** II 627
**Agnodice** II 1017 — *Abb. Nr.: 1082*
**Agora** *Abb. Nr.: 273*
**Agoty,** Jacques Gautier d' *Abb. Nr.: 1195, 2942*
**Agramonte** V 2542
**Agricola,** Georg (Georg Bauer) V 2366 — *Abb. Nr.: 2652—2654*
**Agrigent** (Akragas) I 214 — *Abb. Nr.: 267*
— Schule von (Akragas) I 241, 250, 270
**Agrippa** I 369
**Agrippa von Nettesheim,** Cornelius IV 1966, 1968 — *Abb. Nr.: 2166*
**Ägypten** I 361, 482, 485, 487, 523, 526, 532, II 613, 854, 856, 920, 1057, V 2581, 2706, 2842 — *Abb. Nr.: 984*
— Altes I 21, 36, 109 ff., 180
**Ägyptische Medizin** I 294, II 1004
**Ahmes** *Abb. Nr.: 1068*
**Ahrun von Alexandria** I 444, II 589, 593, 603, III 1514
**Ahura Mazda** (Ahura Masda, pers. Gott) I 165, 168 f., 171 f., 174 ff., 567, II 590
**Ailhaut** V 2763
**Ailonith** II 811
**Ainaios** I 274
**Airjama** I 174
**Ajum-al-Kamili-Hospital** *Abb. Nr.: 607, 608*
»**Ajurweda** (Wissen über das lange Leben)« I 162
**Akabane** I 680
**Akerlund** IV 1795, 2147
**Akira,** Ishihara II 678
**Akkad** V 2704
**Akkader** II 854, III 1181, 1183
**Akkomodationstheorie** III 1353
**Akkuthotep** *Abb. Nr.: 530*
**Akme** I 320
**Akne** III 1521
**Akridinreihe** III 1708
**Akridinsalze** III 1472
**Akrodynie** (Pink-Disease) II 1142, IV 2463
— infantile II 1159
**Akromegalie** V 2684, 2690, VI 3089, 3100 — *Abb. Nr.: 3567*
**Akron von Agrigent** I 250, 270, 355, 367
**Akropolis von Athen** I 335 — *Abb. Nr.: 227, 230*

**Aktinokongestin** V 2417
**Aktium,** Schlacht bei I 366
**Akumeter** *Abb. Nr.: 3016*
**Akupunktur** I 49 f., 54, 57, 61, 63, 65, 68, 75, II 649, 651, 657, 664, 670, 678, V 2706, VI 2925, 3003 — *Abb. Nr.: 48, 58, 645, 646, 687, 3499, 3504, 3506, 3508*
**Akupunktur-Anästhesie** II 680
**Akupunkturgefäße** (King-Gefäße) I 63 ff., 84, 88
**Akupunkturmeridiane** *Abb. Nr.: 3501, 3502, 3509—3512*
**Akupunkturpunkte** I 75 f., II 678 f. — *Abb. Nr.: 683, 3495, 3500, 3501, 3503, 3504, 3509—3512*
**Akusmatik** I 215, 231 ff.
**Akustik** II 604 f.
**Alaca Höyük** *Abb. Nr.: 81*
**Ala ed Din Ibn an Nafis** II 614
**Alais,** Jean d' II 769
**Alajouanine** II 1153, 1155, 1159, 1166, IV 1981
**Alanson,** Edward III 1639
**Alarmblutung** V 2893
**Alaska** II 919
**Alaun** I 468, II 817
**al-Bakri** IV 2294
**Albarran y Dominguez,** Joaquin III 1426 — *Abb. Nr.: 1548*
**Albee,** Fred III 1656
**Albers** V 2366
**Albers-Schoenberg,** Heinrich Ernst IV 2148, 2168, 2170
**Albert,** Eduard III 1655
**Albert,** W. III 1354
**Albert von Monaco** *Abb. Nr.: 3103*
**Albertin** IV 2060
**Albertini,** Francesco Ippolito II 1097
**Albertinus,** Hannibal II 1088
**Alberto** II 953
**Albertus Magnus** (Bollstaedt, Albertus von) II 625, 754, 756, 1113, III 1670, 1744, 1746, IV 1788, 1961, 2241, V 2846
**Albicus,** Sigismund IV 2040
**Albigenser** I 205
**Albinus,** Bernhard Siegfried II 888, IV 2000 — *Abb. Nr.: 931, 2691, 3455*
**Al Biruni** II 612
**Albright** V 2694, VI 3091
**Albucassis v. Cordoba** II 602, 624, f., 755, 776, 823, 942, 945, 948, 950, 963, 1027, 1028, III 1402, IV 1989, 1992, 2004, V 2440, 2443, 2600, 2761, 2826 — *Abb. Nr.: 589, 602, 753, 754, 760, 786, 822, 1002, 1009, 1011, 1822, 1827, 2201, 2203, 2456, 2548*
**Al Buhari,** Sahid d' II 601, IV 1960
**Albutt,** Clifford II 941, 957
**Alchimisten** *Abb. Nr.: 2650*
**Aldaberon** II 759
**Aldabi,** Meir II 846
**Alderotti,** Taddeo d' II 738, 747
**Aldini,** Jean V 2381 — *Abb. Nr.: 1225*
**Aldosteron** III 1268, VI 3070, 3075, 3081
**Aldrich** V 2687, VI 3064
**Aldrin,** Edwin VI 2973 — *Abb. Nr.: 3447*
**Aldróvandi** III 1753
**Aldus Manutius** I 495
**Aleiptaï** I 288
**Alemano,** Johanan II 846

**Alembert,** J. d' V 2379 — *Abb. Nr.: 1062, 1242, 2773, 3284, 3285*
**Aleppo** *Abb. Nr.: 606, 607*
**Alexander der Große** I 165, 301, 358, 361, II 594 — *Abb. Nr.: 296, 297, 310, 774*
**Alexander,** R. II 1159
**Alexander,** William III 1264, 1269, 1307, V 2747
**Alexander von Aphrodisias** I 428, 448, II 1070
**Alexander von Tralleis** I 276, 425, 430, 437, 443, 447, 451, 454, II 589, 596, 1024, 1070, III 1690, IV 1786, 1789, 1959, 2038, V 2561, 2642, 2736, 2844 — *Abb. Nr.: 367*
**Alexandria** I 302 f., 361, 365, 367, 374, 378, 411, 426, 428, 431, 434, 437, 440, 452, 489, 492, 517, II 594, 760, 854, 876, 879, III 1186, 1398, IV 2049 — *Abb. Nr.: 328, 342*
— Akademie von I 361
— Bibliothek von I 301, 303, 361, 579, II 860, 862, III 1514 — *Abb. Nr.: 328*
— Schule von I 301, 373, 361 ff., 413, 417, 422, 425, 428, 430, 437, 444, 454 f., 475, II 589, 865, 934, 1021, 1061, 1110, 1112, IV 2026, 2049, V 2364
**Alexie** IV 1978
**Alexikakos** I 189 — *Abb. Nr.: 275*
»**Alexipharmaka**« I 370
**Alfanderi,** Jacob II 844
**Alfano** II 728 f.
**Al Fargani** (Alfraganus) II 611
**Alfieri** III 1358
**Alfonsinische Tafeln** II 612
**Alfonso,** Gaspar V 2847
**Alfraganus** (Al Fargani) II 611
**Algerien** I 34, 46
**Algodystrophie** VI 3097
**Algonkin** II 701
**Alhacen** (Ibn al Haytam) II 612, 614, 625, III 1247, IV 1836
**Al-Hariri** *Abb. Nr.: 583, 613, 2875*
**Alharizi,** Juda II 845
**Ali,** Kalif II 587
**Ali Abbas** IV 1960, V 2443
**Ali Ben Isa** (Jesus Hali) III 1192
**Ali Ibn Abbas al Magusi** (Haly Abbas) II 601, 610, 754, 768, III 1462, 1519, V 2364
**Ali Ibn Rabban at Tabari** II 598, 648
**Ali Ibn Ridhwan** II 602
**Alibert,** Jean-Louis II 1522, 1539, V 2382, 2773 — *Abb. Nr.: 1648, 1650, 2473, 2706, 3055, 3154, 3292*
**al-Idrisi** II 612, IV 2294 — *Abb. Nr.: 601*
**Al Kaim** I 594
**Alkaloide** II 719, III 1703, IV 2318
**Alkeste** I 189
**Al Khwarizini** II 611
**Alkmaion von Kroton** I 218 ff., 230 ff., 250, 262, 267, 290, 308, 362, 482, II 589, 1059, 1065, III 1183, IV 1946, 1954, 2238, V 2641 — *Abb. Nr.: 203, 218*
**Alkoati** III 1192
**Alkoholismus** V 2376, VI 3047, 3087
**Allen,** B. M. III 1312, V 2662, 2698, 2700, VI 3076

Allen, T. H. IV 2024
Allergene V 2418, 2420
Allergie III 1533, V 2417, 2421, 2459, 2719, 2742
Allergin V 2749
Allergologie V 2720
»Allgemeine Abhandlung über Entbindungen« II 1048 — Abb. Nr.: 1127
»Allgemeine Anatomie« (Bichat) II 897 f.
»Allgemeine Arzneimittellehre« II 596
Allgemeines Bremer Krankenhaus III 1584 f.
Allgemeines Krankenhaus (Bamberg) III 1579, 1581 — Abb. Nr.: 1708
Allgemeines Krankenhaus (Hamburg) Abb. Nr.: 1711
Allgemeines Krankenhaus (München) Abb. Nr.: 1710
Allgemeines Krankenhaus (Hamburg-Eppendorf) Abb. Nr.: 1718
Alloxan VI 3100
Al Mamun II 594
Al-Mansouri-Hospital II 1072
Al Mansur II 838
Almeida, Luis II 661
Almgard III 1440
Almohaden II 619, 625
Almoraviden II 619, 625
Al Mugheras Abb. Nr.: 610
Al Muktadir II 610
Al-Mutawakkil IV 598, 838
Aloe I 512, II 587
Aloepillen III 1719
al-Omari V 2294
Alpaka Abb. Nr.: 2993
Alphachymotrypsie III 1213
Alpino IV 2190
Al-Qashandi V 2845
al-Qualqashandi IV 2294
Alquist VI 3065
Alraunwurzel (Mandragora) I 269, 485, II 640, 842, 948, III 1615, 1689 — Abb. Nr.: 236, 491, 493, 585, 651
Al Tanuhi II 601
»Al Tasrif« II 602, 755, 823, 1071, IV 1989, V 2440
»Alte und moderne Kinderhygiene« Abb. Nr.: 2772, 2776
Alterskrankheiten IV 2040
Alterungsprozeß IV 2020
Altes Testament I 127, II 791, 848, 1005, 1007
Altmann, F. V 2653
Alvares, Manuel VI 2932
Alveolitis V 2704
Alzheimer, Alois II 1142, IV 1979
Amalgam V 2993
Amar, Jules V 2386 f. — Abb. Nr.: 2673
Amasi Abb. Nr.: 104
Amazonasgebiet II 707, 710
Amazonen I 299
Amber III 1693
Amboise, Jacques de II 1031
Amboß V 2642
Ambra V 450
Ambrosia, Bibliothek von I 548
Ambrosius II 604
Amelie V 2600
Amenemope I 142
Amenophis IV. (Echnaton) I 138
Amenorrhöe V 2692, 2695
Amenorrhöe-Galaktorrhöe-Syndrom VI 3089
Ametropie (Fehlsichtigkeit) III 1203, 1207, 1209
Ameuillé, Pierre III 1222, V 2726
Amfortas Abb. Nr.: 782
Amici III 1314
Amiens, Barbier d' III 1425
Aminosäuren VI 3096
Aminothiazol VI 3099
Amlasch Abb. Nr.: 167, 170
Ammar Ben Ali al-Mausli II 1192
Ammon, Friedrich-August v. V 2831 — Abb. Nr.: 1316
Ammonius von Alexandria III 1398
Ammur, Sleim IV 1960
Amnion (Fruchtwasser) I 248
Amnioskopie III 1385 f.

Amniozentese III 1386, 1388, 1391
Amoeba coli V 2575
Amöben (Rhizopoden) IV 1823, V 2399, 2575, 2856, 2867
Amöbendysenterie (Amöbenruhr) IV 1822, V 2850, 2864, 2889
Amöbiasis IV 1822, V 2574 — Abb. Nr.: 2917
Amon Abb. Nr.: 453
Amonshorn Abb. Nr.: 106
Amontons, Guillaume V 2372 — Abb. Nr.: 2661
Amor Abb. Nr.: 483, 496
Amoros V 2589
Amphiktyonen I 273
Amram, Ben V 2492
Amputation II 708, 968, III 1612, 1624, 1628, 1638, 1641, 1646, V 2491, 2598, 2875, 2878 — Abb. Nr.: 1741, 2802, 2948, 2949, 3325
— der Brust III 1280, 1323, V 2786 — Abb. Nr.: 668, 673, 3168
— der Gelenke V 2877
— der Nase V 2824 — Abb. Nr.: 3250
— des Armes V 2878
— des Beines V 2603
— des Fußes V 2601, 2878
— des Kniegelenks V 2878
— des Oberschenkels V 2604 ff. — Abb. Nr.: 2849
— des Schenkels V 2870 — Abb. Nr.: 3233
— des Schultergelenks Abb. Nr.: 3321
— des Unterarms V 2878
Amreich III 1314
»Amrtahrdaya (Die Essenz der Ambrosia)« II 631 — Abb. Nr.: 617
Amurry I 524
Amusat III 1422
Amyand, Claude IV 1787
Amykos I 284
Amylase V 2685
Amylnitrit III 1230, 1248
Amyloidose III 1261
Amyntas I 369
Amyntas III. I 358
Amyotrophie Abb. Nr.: 1745
Anabolismus V 2685
Analatresie V 2436
Analfissur IV 1829
Analfistel IV 1830
»Analyse der Gehirnsubstanz des Menschen und einiger Tiere« II 1135
Anämie V 2399 — Abb. Nr.: 1426
Anaphylaxie III 1533, V 2417, 2704, 2720, 2729, 2810 — Abb. Nr.: 3103, 3230
Anaplasma IV 1892
»Anarchie der Zellen« I 231
Anaeroben IV 2217, V 2394, 2402
Anästhesie II 1112, 1132, III 1291, 1615, 1637, 1645 f., V 2484, 2493, 2507, 2517, V 2991 — Abb. Nr.: 2854
Anastomose II 1068, 1085
»Anathomia« Abb. Nr.: 757
Anatolius I 552
»Anatomia capitis humani« Abb. Nr.: 1223
»Anatomia Cophonis« III 1737
»Anatomia corporis humani« Abb. Nr.: 945, 947, 1130, 3053, 3124
»Anatomia del corpo humano« Abb. Nr.: 1024
»Anatomia designata per figuras« II 949
»Anatomia hepatis« V 2798
»Anatomia Mundini« II 949 — Abb. Nr.: 3083
»Anatomia reformata« Abb. Nr.: 932
Anatomie II 851, 1073
— ägyptische I 122 ff.
— altchinesische I 61 ff.
— der Chirurgien II 903
— der Lymphgefäße des Menschen II 895
— der Nervenzellen II 1129

— des Greises II 1077
— des Pferdes II 1754
— indische I 149 f., II 632
— pathologique du corps humain Abb. Nr.: 3094
— pathologische IV 2045
— talmudische II 802
— »und Physiologie des Nervensystems im allgemeinen und des Gehirns im besondere« II 907
— vergleichende I 513, II 885
»Anatomische Bildtafeln des menschlichen Körpers gemäß der natürlichen Größe« Abb. Nr.: 950
»Anatomische Tabellen« II 665 — Abb. Nr.: 669–672
»Anatomische Verfahren« II 1064
Anatoxine (Toxoide) V 2402, 2418
Anaxagoras v. Klazomenai I 231, 242, 250 f., 257 f., 448, II 856, 1106 — Abb. Nr.: 256
Anaximander von Milet I 213, 226 ff., 236, 259, 290, 482 — Abb. Nr.: 223
Anaximenes von Milet I 228, 259, 290
Ancel, J. III 1312, 1379, IV 1941, V 2688, 2698
Andenkultur II 702
Andernach, Guinther von II 872, 1073
Anderson, E. C. IV 2024, 2196
Anderson, Paul A. IV 1882
Andouillé II 1000
Andrade II 1160
Andral, M. III 1219, VI 2988 — Abb. Nr.: 3088
André, Nicolas III 1470
Andrea, Piero III 1751
Andreas-Salome, Lou IV 2341 — Abb. Nr.: 2629
Andreas von Karystos I 392 — Abb. Nr.: 260
Androgene V 2698, VI 3097
Andromachos I 488, III 1718
Andronikos II. I 452
Androssov V 2530
Androsteron V 2698
Andry, Nicolas III 1601, 1604, 1631, 1635, 1649, V 2399, 2451, 2586, 2852 — Abb. Nr.: 1740, 1790, 1943, 2932
Andumla I 541
Anecdota medica graeca I 447
»Äneis« I 548
Anel III 1198, 1212
»An Essay of the Shaking Palsy« II 1139
»An Essay on the Vital and other Involuntary Motions« II 1122
Aneurysma I 428, II 1100
Angakok II 671, 676
Angeiologie Abb. Nr.: 3517
Angers, L. V 2718
Angers, Olivier de II 1140
»Angewandte Anatomie« II 903, 905
Angina I 410
Angina pectoris I 531, II 1057, 1070, 1078, 1096, 1100, III 1230, 1243
Angina Plaut-Vincent V 2888 — Abb. Nr.: 3347
Angiographie II 1130, III 1222, 1242, V 2527 — Abb. Nr.: 969, 1271, 1559, 2331
Angiokardiographie III 1217, 1222
Angiokardiopneumographie V 2716
Angiologie, griechische I 262
Angiom IV 1816, 1828
Angiotensin V 2698, VI 3070
Angle-sur-Anglin II 852
Anglicus, Ricardus III 1464
Angoraziege Abb. Nr.: 2993
Angra Mainju I 166, 168
Angstneurose IV 2330
Anilin III 1706, IV 1874
Anilinfarben IV 1875
Anilinfarbstoffe IV 2081
Animalculi V 2389, 2392
Animismus V 2802
Animitl V 2705
Ankylose I 43, III 1627, 1651, IV 2281 — Abb. Nr.: 13

Anna von Österreich V 2763 — Abb. Nr.: 3164
»Annalen« (Gedrenus) I 554
Annam II 919
Anopheleslarve Abb. Nr.: 2906
Anopheles maculipennis Abb. Nr.: 2895
Anophelesmücke V 2553, 2559 — Abb. Nr.: 2895, 2902
Anorchidie II 810
Anorektale Erkrankungen IV 1827
Anoromachis Abb. Nr.: 596
Anosmie V 2658
Anoxie V 2900
Anselme III 1379
Anselmi, Aurelio IV 2022, V 2690, 2697
Anson II 903, 905
Anthemios von Tralles I 437, II 589 — Abb. Nr.: 421
Anthimus II 756
»Anthropographia« II 1173
Anthropologie II 885
Anthropomorphismus I 205
Anthropozoonosen V 2633
Antiandrogene VI 3100
Antiarrhythmikum III 1229, 1263
Antibiotikum II 1158, III 1211, 1230, 1235, 1454, 1458, 1511, 1701, 1704, 1709, IV 2190, 2194, 2210, V 2407, 2411, 2530, 2620, 2704, 2865, 2899
Antichios von Askalon Abb. Nr.: 363
Antidotarien III 1675
»Antidotarium« (Gordon) Abb. Nr.: 1017
»Antidotarium« (Mesuë) V 2443
»Antidotarium clarificatum« III 1678
»Antidotarium Nicolai« III 1693, 1696, 1717, 1719, 1722, V 2443
»Antidotarius magnus« III 1676, 1717, 1722
Antigene III 1714, V 2416, 2420
Antihistaminika V 2419
Antihormone (Hormonantagonisten) VI 3100
Antihypertensiva III 1231
Antikleia I 205
Antikoagulantium III 1230, 1250, 1250, V 2518, 2526, 2725
Antikörper III 1714, V 2416, 2420, 2422, V 2730
Antimon II 587, III 1696, 1698, IV 2244, V 2799
Antimonsalze IV 1458
Antiochia II 590 f., 837
Antiochia, Schule von II 589, 837
Antiochus III. Abb. Nr.: 85
Antiochus Epiphanus II 822
Antiöstrogene VI 3100
Antiphon I 265
Antipsychiatrie IV 1985
Antisepsis II 1291, 1298, 1426, 1588, 1590, 1638, V 2396, 2620, 2507, 2832, 2890
Antiseptik V 2471, 2493, 2502, 2507, 2832, 2890
Antiseptika V 2890, 2892
Antistus I 377
Antitoxine V 2715
Antoine II 1313
Antommarchi, F. Abb. Nr.: 950, 2270
Anton, Gabriel II 1156
Antonin V 794
Antoniter III 1550, 1561
Antonius, heiliger III 1732 — Abb. Nr.: 778, 1213
Antonius Musa I 375 — Abb. Nr.: 367
Antyllos I 425, 428, 437, II 940 f., V 2666
Anubis Abb. Nr.: 96, 106, 469, 904
Anuskarzinom IV 1828
Anzout, Adrien IV 1862
Aodo Dezen II 667

Aorta I 264, II 805, 1085 — Abb. Nr.: 1162
Aortenaneurysma III 1268, 1270, 1501 — Abb. Nr.: 1379
Aortenangiographie III 1268
Aortenbogenaneurysma Abb. Nr.: 3114
Aortenbogensyndrom III 1272
Aorteninsuffizienz II 1097, III 1243
Aortenklappe II 1073 — Abb. Nr.: 1348
Aortenstenose III 1232, 1237
Aortographie III 1222, 1275
Apana Abb. Nr.: 172
Aparicio, José Abb. Nr.: 2881
Apeiron I 216, 226, 236, 259
Apgar-Test III 1364, 1392
Aphasie II 1149
Aphonie (Stimmlosigkeit) V 2666
»Aphorismen« (Hippokrates) I 319, 335 f., 343, 365, II 801, 1014, 1060, III 1199, IV 2434, V 2759
— (Maimonides) II 622
»Aphorismen zur Hygiene« Abb. Nr.: 595
Aphrodisiakum I 256, 469, II 707, III 1670
Aphrodite I 346 — Abb. Nr.: 258, 320, 343, 357, 1077
Aphrodite von Melos (Venus von Milo) Abb. Nr.: 357
Aphthen I 299
Aphtose III 1454
Apion III 1454
Apis III 1454
Apis Abb. Nr.: 564
Aplanationstonometer III 1206
Apokavkos Abb. Nr.: 438
Apollo von Piombino Abb. Nr.: 910
Apollo von Veji Abb. Nr.: 273
Apollodoros I 184, 187
Apollon I 171, 198, 293 — Abb. Nr.: 215, 275, 2157, 2910, 2925
Apollon Lykeion I 358
Apollon von Kition Abb. Nr.: 431, 994
Apollonia IV 2010 — Abb. Nr.: 2198, 2199, 2232
Apollonides von Kos I 176, 274
Apollonios Mys Abb. Nr.: 260
Apollonios von Kition I 284, 293, 351, 369, 428 — Abb. Nr.: 406, 749
Apollonios von Pergamon I 384, 387
Apollophanos von Seleukia II 1061
Apoplexie Abb. Nr.: 1341
— uteroplazentäre III 1374
Apotheke Abb. Nr.: 1831, 1858, 1872
Apparatemedizin III 1595
Appendektomie IV 1822
Appendizitis IV 1787, 1805, 1821
Appia, Louis Abb. Nr.: 3529
Apport, A. I 457
Apraxie IV 1978
Apsyrtos I 551, 556, 564
Apuleius, Lucius I 563, III 1674
Aqiba, Rabbi II 810, 834
Aquaeductus cerebri Abb. Nr.: 1212
Aquin, Thomas von II 604, 620, 728, 752, 756, 1041, III 1745, IV 2325, V 2365
Araber I 479, II 587, 596, 643, 806, 941
Arabien II 597, 624, 751, V 2761
arabische Medizin II 585
Arachnitis V 2739
Arago V 2385
Arakawa II 674
Aran-Duchenne-Hand (Krallenhand) II 1144, 1151
Aran, François Amilcar II 1144
Aranzio II 873, V 2663
Aratos II 1895
Araukaner II 702, 707
Arbeitshygiene V 2365
Arbeitsmedizin IV 2101, V 2361, 2646 — Abb. Nr.: 2351
Arbeitsphysiologie V 2374, 2386
Arbeitsunfall V 2368
»Arbor scientiae« Abb. Nr.: 2517

Arboviren (Arborviren) IV 2223
»Arcana naturae detecta« *Abb. Nr.: 2101*
Arceo, Francisco III 1622
Arcet, Joseph de V 2376, 2382
Archagathos I 372 f., 396, II 934
Archambault IV 2456
Archäologie I 20
Archard V 2692
Archedemos I 552
Archelaos I 262, 266, 351
Archetyp II 900 — *Abb. Nr.: 2617*
Archigenes von Apameia I 385 ff., 390, 416, 437, II 938, 1061, III 1514, 1612, IV 1956
Arculaneus von Padua III 1410
Arcy-sur-Cure *Abb. Nr.: 500*
Ardascher I 165
Ardat-Lili V 2430
Arden, John III 1463
Ardenne IV 1882
Arderne, John of IV 1787
Ardisia Japonica *Abb. Nr.: 685*
Aretaios von Kappadokien I 385, 390 ff., 402, 410, 422, 425, 428, II 802, 1062, 1069 f., 1089, III 1400, 1415, 1462, IV 1786, 1956, 2186, 2206, V 2437, 2448, 2665, 2673, 2736
Arezzo, Guido d' III 1615
Argellata, Pietro d' II 1033, III 1407
Argiver I 182
Argonauten I 197
Argos I 183
Argousa II 845
Argy, Oberst d' V 2589
Arib al Wateb al Kurtubi II 602
Arib ibn Sa'ad V 2440
Arib Ibn Said al Katib Al-Kurtubi II 1027
Aristaios I 195, 197
Aristeas I 213
Aristeides I 270
Aristobulos I 575
Aristogenes I 355, II 1061
Aristokles von Eusebios II 647
Aristophanes I 183, 188, 190, 209, 274, 278, 543
Aristophiles I 269
»Aristote naturaliste« I 545
Aristoteles I 213, 217 f., 220, 231, 235, 244 f., 261, 285, 293, 310, 316, 318 f., 358 ff., 411, 414, 420, 428, 438, 513, 516, 544, 547, 563, 567, II 589, 603, 607, 618, 620, 738, 752, 805, 846, 859, 881, 889, 900, 1010, 1015, 1050, 1060, 1109, III 1184, 1398, IV 1787, 1898, 1929, 1954, 1961, 1993, 2006, 2022, 2026, 2048, 2056, 2211, V 2390, 2434, 2436, 2641, 2679, 2751, 2790, 2842 f. — *Abb. Nr.: 332, 337, 338, 595, 1122, 2513, 3277*
Aristotelismus II 591, 605
Aristoxenos von Tarent I 363, II 647
Arlandes, François Marquis de *Abb. Nr.: 3414*
Arloing, W. V 2614
Armagnac, Georges de IV 2006
Armaingaud V 2754
»Armamentarium chirurgicum« II 988, III 1609 — *Abb. Nr.: 1047, 1108, 2233, 3162, 3253*
Armato, Salvino von III 1195
Armenkrankenhaus III 1574
Armprothese V 2607 — *Abb. Nr.: 2960*
Armstrong, George III 1576, V 2450, 2456
Armstrong, H. II 1144, IV 2228, VI 2958, 2960
Armstrong, Neil VI 2973 — *Abb. Nr.: 3447*
Arnaud II 1228
Arnaud de Villeneuve II 624, 732, 769, III 1192, V 2365, 2846 — *Abb. Nr.: 796, 2651*
Arnault, A.-V. *Abb. Nr.: 2774*
Arnault, Gabrielle *Abb. Nr.: 2774*
Arndt, Rudolf IV 1804
Arnisoeus V 2798
Arnold, Julius II 1126
Arnold, Thomas III 1248
Aron V 2697

Arrault, H. V 2882
Arredondo III 1760
Arrhythmie III 1229
»Ars chirurgica« (Roland v. Parma) III 1293
Arsen IV 1823, V 2385, 2561, 2761 — *Abb. Nr.: 582*
Arsenik I 102, III 1507, 1510
Arsenverbindungen III 1708
Arslan-Tash *Abb. Nr.: 528*
Arsonval, A. d' *Abb. Nr.: 3229*
»Ars parva« (Galen) II 738 — *Abb. Nr.: 783*
Artaud, Antonin *Abb. Nr.: 2631, 2634*
Artaxerxes I. Makrocheir I 298 — *Abb. Nr.: 1139*
Artaxerxes II. Mnemon I 177, 271 — *Abb. Nr.: 266*
Artemis I 198, 209 — *Abb. Nr.: 233, 2910*
Arterie II 1064
Arteriektomie V 2516
Arterienaneurysma V 2524
Arterienerkrankungen III 1272, 1275
Arteriensystem *Abb. Nr.: 1162, 3058*
Arterientransplantation (Schlagaderverpflanzung) V 2525 — *Abb. Nr.: 2850*
Arteriitis III 1272, 1274, V 2524
Arteriographie II 1164, III 1222, 1275, IV 1797 — *Abb. Nr.: 1266, 2318, 2324—2326, 2332*
Arteriosklerose III 1246, 1269
Arteriotomie II 1064
»Arthasastra« I 163
Arthorise III 1655
Arthritis IV 2263, 2273, 2276, 2281, 2288, 2291, VI 3094 — *Abb. Nr.: 2557, 2558*
Arthrodese III 1655
Arthropathie I 27
Arthropoden V 2843, 2851, 2855, 2860
Arthrose I 31 f., 43, IV 2281, 2290
Arthus V 2418
»Artis veterinariae sive digestorum mulomedicinae libri« I 557
Aryballos Peytel *Abb. Nr.: 262, 352*
Arzaches II 612
Arzneibuch III 1672
»Arzneibuch, Europäisches« III 1681, 1692
ArzneimitteIchemie III 1698
Arzneimittellehre, altchinesische I 58 ff.
Arzneirohstoffe III 1682
Arzygius I 554
Asada Tohaku II 672
Asaino Sozui II 659
Asbestflechte III 1525, 1539 — *Abb. Nr.: 1653*
Aschheim, Selmar III 1380
Aschoff, Ludwig III 1237, 1478 f., IV 2274, V 2418
Aschoff-Geipel-Knötchen IV 2276
Aschoff-Tawara-Knoten II 677 — *Abb. Nr.: 1345*
Asdod II 800
Asdrubali I 1337
Aselli, Gaspare II 878, V 2798 — *Abb. Nr.: 3204*
Asepsis III 1291, 1298, 1335, 1588, 1613, 1638, 1646, 1648, 1656, V 2620
Aseptik V 2502, 2505, 2508, 2537, 2823
Ash, Claude VI 2993
Ashanti IV 2297, 2300
Ashby V 2462
Ashikaga Yoshimitsu II 658
Ashman III 1224
Ashni, Rabbi II 811
Askariden (Spulwürmer) IV 1787, 2841, 2852, 2857, 2859
Askaridiasis IV 2847
Askaris V 2437
Askey III 1243
Asklepiaden I 209, 273, 289 f., 298, 315, 345, II 930 — *Abb. Nr.: 317*
Asklepiades v. Prusa I 370, 373 ff., 378, 382 ff., 386, 398, 401, 413, 420, 422, 490, II 935, IV 1956, V 2582, 2666

Asklepiadum III 1183
Asklepides I 437
Asklepieion I 570, IV 2096
Asklepieion von Athen *Abb. Nr.: 331*
Asklepieion von Kos *Abb. Nr.: 473*
Asklepiodotos von Alexandria I 437
Asklepios (Äskulap) I 171, 183, 192 ff., 198, 203, 209 f., 212, 228, 270, 273, 275, 293, 298, 311, 375, II 927, 929, III 1608, VI 2921 — *Abb. Nr.: 196, 197, 206, 274, 286, 287, 311, 328, 335, 359*
— Kult I 480
— Tempel *Abb. Nr.: 189*
Askorbinsäure III 1704
Äskulap (Asklepios) I 183, 192 ff., 198, 203, 209 f., 212, 228, 270, 273, 275, 311, 395, 476, 480, 489, 509, 556, 570, II 1033 — *Abb. Nr.: 196, 197, 206, 274, 474, 573, 1074, 2157*
Äskulapschlange II 808
Asoka I 536
Aspergillose V 2625
Aspirin I 348, III 1508, 1706, IV 2278, 2426, V 2723 — *Abb. Nr.: 2564*
Assaph Ha-Yehoudi II 801, 806, 837, 847
Assaph von Tiberias II 1070
Assiut *Abb. Nr.: 129*
Assmann V 2744
Assurbanipal I 95, 511, II 1057, 1106, III 1514, IV 2447, 2703, 2709, 2739, 2815 — *Abb. Nr.: 3079*
— Bibliothek des I 458
Assyrer II 1057, III 1513, V 2704
Assyrien I 482, II 922, V 2841 — *Abb. Nr.: 2, 528*
Assyro-Babylonier I 460
»Astangahrdayasamhita« II 628
»Astangasamgraha« II 628
Astankar II 648
Asthma I 323
Astigmatismus III 1195, 1204, 1207
Astirius I 554
Astley-Cooper V 2647
Astor, Louise III 1584
Astrologie II 605
Astruc Abraham, Mordechai II 841
Astruc, Jean III 1279, 1330, 1477, 1482, 1489, 1504, 1520, IV 2016, V 2378, 2660, 2805 — *Abb. Nr.: 1388*
Asturias, Miguel Angel II 684
Aswin (Nasatja) I 153 f., 171, II 627 — *Abb. Nr.: 146*
Asymmetrie, molekulare V 2393 — *Abb. Nr.: 2689*
— optische V 2389
Aszites III 1283, IV 2049
Atahualpa II 692
Ataxie, tabische (Friedrichsche Ataxie) II 1149
Atemkontrolle (pranayama) II 644
Atemwegspathologie V 2713
»Atharwaweda« I 146, 149 ff., 169, 174, II 627, 1015, V 2430
Athen I 250, 264 ff., 278, 302, 311, 313, 358, 480, 489 — *Abb. Nr.: 227, 230, 279, 283, 331*
— Schule von II 589
Athenaios von Attalleia I 357, 384 f.
Athena Pronaia *Abb. Nr.: 268*
Athene I 198, 234, 247, 1076, 1085
Äther III 1426, V 2494, 2506, 2832, 2991 — *Abb. Nr.: 2824*
Äthernarkose V 2471, 2494, 2506, 2513, 2882
Atherosklerose II 1058
Athetose III 1153
Äthiopien IV 2293
Äthylchlorid VI 2992
Atkinson V 2864
Atlana V 2705
Atlas *Abb. Nr.: 255*
Atlee, W. L. III 1282
Atmung V 2680
Atmungsphysiologie V 2712, 2716

Atombombe IV 2205
Atome I 398, 400
Atomic Energy Comission IV 2177
Atomismus I 250 f., 253, 290, 299, 374, 383, 414
Atopie V 2721
Atresie IV 1806
Atreya Punarvasu I 166, II 627
Atrophie I 417
— korticale V 2692
— optische *Abb. Nr.: 1320*
— peroneale II 1146
Atropin II 707, III 1209, 1229, 1701, IV 1823, V 2723
At-Tabari V 2844
Attalos III. Philomotor (Attalus medicus) I 370
Attalus medicus (Attalus III. Philomotor) I 370
Attika I 182
Attis *Abb. Nr.: 271*
Atwater V 2386
Au, Pinter von der III 1756
Aubenton, Jean-Marie de IV 1906
Aubin, A. V 2672
Aubry, F. V 2836
Aubry, H. V 2653
Aubry, M. V 2663, 2677
Audibran VI 2976, 2988
Audiologie (Hörlehre) V 2641
Audiometrie V 2653
Audiophon V 2655
Audouin, J. V. V 2855
Auenbrugger, Johann Leopold v. II 1097, 1100, III 1219, 1252, IV 1793, V 2447, 2703, 2709, 2739, 2815 — *Abb. Nr.: 3079*
Auer, Christoph *Abb. Nr.: 993*
Auerbach, Leopold II 1134, IV 1928
Auerbachscher Plexus II 1134
»Aufsätze über die Anatomie des Ausdrucks in der Malerei« II 1125
Augenfundus III 1203, 1205, 1210 — *Abb. Nr.: 1307, 1315*
Augenheilkunde III 1177
— ägyptische III 1177
— gallische III 1189
— griechische III 1183
— islamische III 1184
— mesopotamische III 1181
— römische III 1190
Augenklinik III 1590
Augenmigräne III 1186
Augenspiegel III 1202, 1204, V 2817
Augentripper III 1357
Augsburg, Heilig-Geist-Spital III 1558
— St.-Sebastians-Hospital III 1552 — *Abb. Nr.: 1683*
Augur II 854
Augustiner III 1547
Augustinus IV 2325, V 2390
Augustus I 516, 547, II 935
Aulus Cornelius II 1112
Aurelia II 1033
Aurelianus I 176
Aurelius Alexander *Abb. Nr.: 408*
Aurès II 916
Auskultation I 324 f., II 1103, III 1217, 1219, 1238, 1263, IV 1793 — *Abb. Nr.: 1336, 1504, 2801, 2832, 2907*
Auspitz, Heinrich III 1526
Australopithecus *Abb. Nr.: 498*
Australopithecus africanus *Abb. Nr.: 499*
Australopithecus prometheus *Abb. Nr.: 501*
Austreibungsperiode III 1361
Austrius, Sebastianus V 2444
Autenrieth, Wilhelm Ludwig IV 1932
Autoaggression III 1536
Autoaggressionskrankheit V 2421
Autoantigene V 2421
Autoimmunität III 1536
Autoimmunkrankheiten II 1144
Autoimmunopathie V 2421
Autoklav III 1588, V 2505
Autolaryngoskop *Abb. Nr.: 3041*
»Autolykos« I 289
Autoplastik V 2831 — *Abb. Nr.: 3261*

Autopsie III 1382 — *Abb. Nr.: 3516*
Auvard, J. V 2772, 2776
Auvert, Alexandre *Abb. Nr.: 2831, 3153*
Auvert, Jean III 1439
Aveling, J. H. II 1043
Avenzoar II 603, 605, 950, 953, 1071, 1077, 1099, III 1518, IV 2050, V 2440, 2554, 2642, 2666, 2761, 2845
Averroes (Averus) I 428, II 620, 624, 738, 746, 754, 953, 1050, IV 1968, V 2365, 2443, 2761 — *Abb. Nr.: 611, 2448*
Averroismus II 620, 625
Avery V 2409
Avicenna I 428, II 601, 603, 611, 614, 618, 624, 738, 753, 768, 805, 845, 942, 947, 950, 963, 978, 1027, 1071, 1112, III 1402, 1462, 1518, 1521, 1719, IV 1786, 1895, 1915, 1960, 1988, 1992, 2019, 2039, 2050, 2056, 2190, V 2364, 2429, 2437, 2443, 2554, 2582, 2736, 2761, 2792, 2844, 2848 — *Abb. Nr.: 592, 594, 603, 779, 813, 818, 825, 1160, 3200*
— Werke II 603
Avignon II 761, 953
Avopechtli II 719
»Awesta« I 146, 168 f., 171 f., 174 f., 194, 537, II 1016 — *Abb. Nr.: 160*
»Awesta, Neues« I 165
Axelrod VI 3064
Ayerza III 1258
Ayiba, Rabbi II 802
Aymaras II 704, 709, 722
»Ayurveda« I 627, 630, 632, 634, 639, 644, 924, II 1396, V 2824
Azetonurie V 2684
Azetylcholin II 1136
Azidose III 1391
Azofarbstoffe V 2566
Azteken II 684, 687, 698, 704, 711, V 2438, 2600, 2705 — *Abb. Nr.: 694*
Aztekische Medizin II 714

# B

Baalbek II 596
Baal-Peor-Kult II 800
Babcock, L. V 2523
Babin IV 1787
Babinski, Joseph François II 1146, 1153, 1185, IV 1977, 1981, V 2690 — *Abb. Nr.: 2185*
Babinski-Nageotte-Syndrom II 1156
Babinski-Reflex (Großzehenzeichen) II 1156
Babylon I 457, 482, II 837, 852, 923, 1057
Babylonien II 892, V 2430, 2704, 2841
Babylonier I 487, II 854, 1057, III 1513
Baccalaureat II 772, 775, 781
Bacchus (Dionysos) I 188, 193, 195, 205, 213, 236 — *Abb. Nr.: 178, 203, 214*
Bachmann, M. V 2670
Backley, M. V 2721
Backshaw III 1143
Baclesse, François III 1215, V 2145
Bacon, Francis IV 2056
Bacon, J. V 2523, 2585
Bacon, Roger II 625, 751, 756, 983, III 1195, IV 1836, 2020, 2036, 2039
Bacot, A. W. V 2572 f.
Bacterium oedematiens V 2402
Badehaus I 190
Badekur (Krenotherapie) V 2561, 2596, 2663
Badiano, Juan II 688
Baelz, Erwin II 671
Baerensprung II 1152
Bagdad II 585, 942, 950

3403

Bagellardus


**Bagellardus,** Paulus V 2429, 2443
**Baginski,** Adolf III 1591, V 2453
**Baglivi,** Giorgio IV 1842, V 2562
**Bailey** III 1233, 1241, 1243, 1251, V 2524
**Bailey** II 1166
**Bailey,** Percival II 1155, IV 1981
**Bailliart,** Paul III 1206
**Baillie,** Matthew IV 2071, V 2737
**Baillou,** Guillaume de I 423, II 1077, IV 1967, 2190, 2194, 2265, 2273, V 2440 — *Abb. Nr.: 2458*
**Bailly,** Louis-Léopold *Abb. Nr.: 2774*
**Baissette,** Gaston I 304, 314, 318, 344
**Baitylos** I 182
**Bakcheios von Tanagra** I 365
**Baker Brown** III 1282
**Baker,** George V 2378
**Bakis** I 182, 188
**Bakterien** V 2410, 2427, 2623
— hömophile V 2402, 2407
— heterotrophe V 2702
— phototrophe V 2702
**Bakterienerkrankung** V 2404
**Bakterienruhr** II 673
**Bakteriologie** IV 2104, V 2389, 2401, 2715, 2741 — *Abb. Nr.: 2487*
**Bakteriolyse** V 2416
**Bakteriophage** IV 2197, V 2407, 2410
**Balanitis** III 1461
**Balbiani** IV 1908, 1928
**Baldenweck** V 2676
**Baldy** III 1307
**Balfour,** Francis III 1466
**Ballet,** Gilbert V 2682 - *Abb. Nr.: 2187*
**Ballif,** Peter V 2607
**Ballistokardiographie** III 1227
**Balneotherapie,** japanische II 651, 663, 671
**Balsamo,** Joseph (Cagliostro, Alexander Graf) III 1501
**Baltazard** IV 1793, V 2572
**Balthasar** IV 2157
**Balzac,** Honoré de III 1640
**Bamberg,** Allgemeines Krankenhaus III 1579, 1581 — *Abb. Nr.: 1708, 1709*
**Bamileke** *Abb. Nr.: 1102*
**Bancroft,** Joseph V 2857
**Bandl,** Ludwig III 1332, 1358
**Bandscheibenhernie** II 1166
**Bandwürmer** (Cestoda) V 2399, 2841, 2858 — *Abb. Nr.: 1943, 3303, 3308*
**Banester,** John VI 2939 f.
**Bang,** Bernhard V 2402, 2742
**Banting,** Sir Frederick Grant *Abb. Nr.: 3071*
**Banyai** V 2748
**Barany,** R. V 2652
**Baraquer,** J. III 1213
**Barberini,** Kardinal II 689
**Barbette,** Paul *Abb. Nr.: 2948*
**Barbeyrac,** Charles de V 2564
**Barbier** II 796, 911
**Barbiturate** I 348, III 1364, 1707
**Barcia,** Caldeyro III 1363, 1391
**Barcroft** V 2712, 2716
**Bard,** Louis V 2743, 2771
**Bard,** Samuel IV 2198, 2206, V 2449, 2675
**Barden** III 1725
**Barden,** Théophile de IV 1885
**Bardenheuer,** Bernhard III 1430
**Bardin** V 2483
**Bardsches Gesetz** V 2771
**Baretta** III 1531
**Barges,** Gérard de II 734
**Barhebraeus** (Abul-Faradsch) I 388, II 614
**Bariety,** Maurice I 351, IV 2185, V 2745, 2789, 2795, 2798, 2803, 2810, 2812, VI 3101
**Barium** IV 2158
**Bariumhydroxid** IV 1795
**Barmherzige Brüder** III 1563 ff. — *Abb. Nr.: 1696*
**Barnard,** Christiaan III 1235, V 2536 — *Abb. Nr.: 1342, 1347*
**Barnes** IV 2270
**Barnum,** S. C. VI 2993
**Barone,** Roger de III 1614
**Barr** IV 2227, VI 3064, 3084
**Barral,** J.-A. *Abb. Nr.: 2987*
**Barré,** J. A. II 1159
**Barreit,** Francis *Abb. Nr.: 2169*
**Barrel,** Amédée V 2572, 2781
**Barrère,** Camille VI 3032, 3043
**Barrier,** G. V 2630
**Barry,** Martin IV 1913, 1925, 1927
**Barry,** W. IV 2218
**Barth,** Heinrich *Abb. Nr.: 2888*
**Barthe** V 2387
**Barthélémy,** Aimé V 2612
**Barthélémy,** Toussaint III 1222, IV 2140, 2165
**Barthelot** V 2685
**Barthez,** Paul-Joseph IV 2196, 2198, 2226, V 2459, 2661, 2714, 2802
**Bartholin,** Caspar Thomas II 1052, IV 1853, 1863, 1909, 1913, 2000 — *Abb. Nr.: 1172*
**Bartholin d. J.,** Caspar V 2661
**Bartholin,** Thomas II 879, 1050, 1052, III 1632, IV 2057, V 2448, 2798, 2806 — *Abb. Nr.: 932, 2151*
**Bartholinsche Drüsen** IV 1853
**Bartholomäus der Engländer** (Glanville, Bartholomew) III 1746, V 2429 — *Abb. Nr.: 784, 788, 808, 1013, 1020, 1145, 1148, 1204, 1286, 1386, 1518, 1575, 1581, 1641, 1756, 1944, 2090, 2168, 2239, 2342, 2346, 2347, 2540, 2743, 2757, 3052, 3516*
**Bartholomew's Hospital** (London) III 1574
**Bartisch,** Georg III 1197, 1199 — *Abb. Nr.: 1303, 1758, 1869, 3077, 3082, 3157*
**Bartoletti,** F. II 1088
**Barton,** John Rhea III 1604, 1644, 1652
**Bartonella** (Carrionsche Krankheit) V 2863
**Baruk,** H. IV 1946, 1978
**Bary,** Heinrich-Anton de IV 1892
**Basaltemperatur** III 1320
**Basedow,** Karl Adolf von V 2587, 2681
**Basedowsche Krankheit** II 1145, V 2693, VI 3087, 3100
**Basheilac,** Jean III 1417 f. — *Abb. Nr.: 1536*
**»Basilica Philosophica«** *Abb. Nr.: 332*
**Basilius der Große** III 1546
**Basiotrypsie** III 1356, 1367
**Basophilie** VI 3091
— hypophysäre V 2692
**Bassereau,** Léon III 1470, 1496, 1506
**Basset** III 1311, V 2697
**Bassi,** Agostino III 1526, V 2855
**Bassini,** Eduardo V 2509
**Bastanier** IV 2255
**Bastet** *Abb. Nr.: 91*
**Bataillon,** E. IV 1938
**Bateman** III 1522, 1525
**Bathory,** Gräfin IV 2038
**Battey,** S. III 1297, V 2501
**Bauchdiagnose** II 664
**Bauchspeicheldrüse** (Pankreas) II 802, 872, V 2684, 2695 — *Abb. Nr.: 3073*
**Bauchspeicheldrüsenchirurgie** V 2523
**Bauchspeicheldrüsenkrebs** (Pankreaskarzinom) VI 3094
**Bauchspeicheldrüsenverpflanzung** (Pankreastransplantation) VI 3097
**Bauchtyphus** (Typhus) II 724, III 1715, IV 1823, 2065, 2190, 2208, V 2864, 2869, 2873, 2879, 2887, VI 3034, 3037, 3044, 3047 — *Abb. Nr.: 2706, 3314, 3347*
**Baudelocque,** Jean-Louis III 1279, 1326, 1335, 1338, 1340, 1370, 1374 — *Abb. Nr.: 1439*
**Baudelocquescher Mechanismus** III 1329
**Baudens,** Lucien V 2878, 2897 — *Abb. Nr.: 3327, 3328*
**Bauer,** Franz IV 1887, 2029
**Bauer,** Georg (Georg[ius] Agricola) V 2366 — *Abb. Nr.: 2652—2654*
**Bauer,** H. V 2544
**Bauer,** Louis III 1602
**Bauer,** M. III 1336, 1342, 1346
**Baugin,** Lubin *Abb. Nr.: 3007*
**Bauhin,** Gaspard II 873, 1034, III 1419, IV 1998
**Bauhinitis** IV 1821
**Bauhin-Klappe** IV 1821
**Baumes** V 2555
**Baumgarten** V 2831
**Bayard,** M. IV 1857
**Baye** I 30
**Bayer** III 1713
**Bayle,** Antoine-Laurent-Jesse II 1140, IV 1977, 1979 — *Abb. Nr.: 2182*
**Bayle,** Gaspard-Laurent III 1503, IV 2065, V 2737 f., 2814
**Bayley** III 1224
**Bayliss,** W. M. V 2687, 2698, 2900
**Bazillen** *Abb. Nr.: 2449*
**Bazillenruhr** V 2889
**Bazin,** Pierre Antoine Ernest III 1522, 1525, 1531, V 2385
**Bazoches,** Guy de II 767
**Bazy** IV 2186, V 2512
**Beall** V 2898
**Beau,** J. III 1262
**Beauchesne,** Govin de *Abb. Nr.: 741*
**Beauharnais,** Maximilien de V 2385
**Beaujou-Krankenhaus** (Paris) *Abb. Nr.: 1732*
**Beaulieu,** Jacques de III 1417 — *Abb. Nr.: 1553*
**Beaumes** V 2737
**Beaumotet,** Madame de V 2752
**Beauperthuy,** Louis-Daniel V 2541, 2860 — *Abb. Nr.: 2879*
**Beauvais,** Vinzenz von II 754, 757, III 1746 — *Abb. Nr.: 790*
**Beccera,** Gaspar II 876
**Bechers,** Joachim II 902, V 2808
**Bechterew,** Wladimir II 1147
**Beck** III 1251
**Beck,** Leonhard III 1559 — *Abb. Nr.: 1693*
**Becken** III 1353
**Beckendurchmesser** III 1329, 1336, 1353
**Beckenmißbildungen** *Abb. Nr.: 1472*
**Beckenwinkelmesser** *Abb. Nr.: 1474*
**Beckenzirkel** *Abb. Nr.: 1443*
**Becket,** Thomas *Abb. Nr.: 1672*
**Béclard** II 893, V 2480
**Béclère,** Antoine III 1222, 1268, IV 1793, 2144, 2165, 2168, 2170, V 2405, 2508, 2715, 2742 — *Abb. Nr.: 2403—2405, 2411, 2414, 2428, 2431, 2440, 2446, 2463*
**Béclère,** Claude III 1319, IV 2145
**Becquerel,** Henri IV 2170, 2173 — *Abb. Nr.: 2432*
**Beda Venerabilis** (der Hochwürdige) II 865
**Bedel,** Charles III 1506
**Bedikah** I 533, II 842
**Bedlam Hospital** *Abb. Nr.: 2177*
**Beduinen** II 587
**Beethoven,** Ludwig van V 2655 — *Abb. Nr.: 2608*
**Befruchtung** IV 1914 ff.
— künstliche IV 1918, 1920 f.
**Beham,** Bartel *Abb. Nr.: 1103*
**»Behandlungen der akuten Krankheiten«** II 1060
**Behring,** Emil v. II. 673, IV 2186, 2206, V 2415, 2715, 2744, 2754 — *Abb. Nr.: 2476*
**Beinamputation** V 2603
**Beinprothese** V 2602 ff. — *Abb. Nr.: 2952, 2954*
**»Beiträge zur Lebensgeschichte des Columella«** I 548
**Bekesy,** G. von V 2653, 2675
**Belastungs-EKG** III 1224 — *Abb. Nr.: 1365*
**Belchier,** John B. III 1661
**Belfield** III 1432
**Belisar** I 438
**Belitz** I 533, 535, 566
**Bell,** Benjamin II 1164, III 1430, 1467
**Bell,** Charles II 1125, 1131, 1140, IV 2278, V 2810 — *Abb. Nr.: 1228, 1232, 1369, 1741, 2802*
**Bell,** Graham V 2655
**Bell,** John II 1125, III 1282
**Belladonna** V 2704, 2723
**Bellaigue,** J. *Abb. Nr.: 3433*
**Bellay,** Griffon de IV 2300
**Belleval,** Richer de *Abb. Nr.: 804*
**Bellini,** Lorenzo II 1094, 1096, III 1412, IV 1852 — *Abb. Nr.: 2026*
**Bellinitubuli** IV 1852
**Bellonte,** Maurice VI 2957 — *Abb. Nr.: 3427*
**Bellsches Phänomen** II 1140
**Belot,** Joseph III 1538, IV 2145, 2167
**Beltram,** A. II 697, 712
**Beluveten,** Etienne *Abb. Nr.: 821*
**Benares** II 628 — *Abb. Nr.: 632, 639*
**Ben Azzay** II 814
**Beneden,** P.-J. van IV 1909, 1913, 1925 f., 1928, 1938, V 2399, 2858
**Benedetti da Legnano,** Alessandro II 748, 1073, III 1464, IV 1993
**Benedict** IV 2270, V 2386, 2685
**Benedictus,** Alexander III 1486, V 2659
**Benediktiner** II 727, III 1546
**Benedikt von Nursia,** heiliger II 727, III 1546
**Benedum,** Jost VI 3015
**Benevent,** Grimoald von III 1739
**Bengali** II 631
**Benivieni,** Antonio II 1077, IV 2052, V 2666, 2816, 2847
**Benjamin von Tudelus** II 840
**Benninghoff,** Alfred II 906
**Benoist** IV 2168
**Benoit** V 2689
**Bensaude,** R. IV 1797, 1799, 1828, 2209 — *Abb. Nr.: 1994*
**Benveniste,** Shesete II 845
**Benvenutus Grapheus** (Benvenutus von Jerusalem) III 1192 f.
**Benvenutus Hyersolinitanus** II 768
**Benzoesäure** II 710
**»Beobachtungen über die Entbindungspraxis«** *Abb. Nr.: 1116*
**»Beobachtungen über Schwangerschaft und Entbindung der Frauen«** II 1044
**Béran,** Johan von III 1747
**Bérard,** Léon III 1661, V 2743
**Bérard,** M. V 2726
**Berber** II 585
**Berberin** II 678
**Bercerra** *Abb. Nr.: 1024*
**Berenblum,** I. V 2783
**Berengario da Carpi** II 736, 741 ff., 873, 1030, 1073, 1077, 1114, III 1409, IV 1899, 1995, V 2658 — *Abb. Nr.: 922, 1095, 1149, 2097*
**Berger,** Hans II 1161, V 2529, 2662
**Bergamann** II 909
**Bergeret,** P. VI 2958
**Bergeron** V 2385
**»Bergey's Manual«** V 2402
**Bergmann,** Ernst von III 1510, 1588, V 2505, 2890 — *Abb. Nr.: 1724, 1725, 1734*
**Bergonié,** Jean A. IV 2170, V 2778 — *Abb. Nr.: 2429, 3182*
**Bergson** IV 2348
**Bergström** VI 3120
**Beriberi-Krankheit** II 657, 671, III 1261
— Polyneuritis II 1159
**Bériel,** L. II 1157, 1165
**Bering-Straße** II 683
**Berlemont,** F. V 2884
**Berler,** Matern III 1483
**Berlichingen,** Götz von V 2607 — *Abb. Nr.: 2963*
**Berliner** III 1241
**Berlin,** Charité III 1556, 1567 ff., 1574 ff., 1578, 1581, 1586, 1590 — *Abb. Nr.: 1706, 1707, 1715, 1722*
— Diakonissenkrankenhaus Bethanien III 1583 — *Abb. Nr.: 1712, 1713*
— »Im Friedrichshain« III 1587 — *Abb. Nr.: 1719—1721*
— Martin-Luther-Krankenhaus III 1595 — *Abb. Nr.: 1733*
— Städtisches Allgemeines Krankenhaus *Abb. Nr.: 1717*
— Universitätsfrauenklinik *Abb. Nr.: 1728*
**Berlioz** VI 3003
**Bern,** Inselhospital III 1574
**Bernard,** Claude I 348, II 929, 1123, 1125, 1131, III 1270, 1421, IV 1799, 1831, 1978, 2081, 2104, V 2385, 2455, 2513, 2611, 2616, 2679, 2682, 2692, 2703, 2711, 2724, 2802, 2809, 2812, 2860, VI 3006, 3023 — *Abb. Nr.: 956, 963, 1243, 2817, 2821, 2822, 2830, 3027, 3042, 3047, 3101, 3168, 3205, 3221, 3226, 3227, 3229, 3243—3245, 3259, 3260, 3264—3267, 3476, 3481, 3482*
**Bernard,** E. V 2745
**Bernard,** Jean V 2624, VI 2926
**Bernard,** Leon V 2743, 2754, VI 3042 f., 3046
**Bernard,** P. V 3088
**Bernays,** Jacob IV 1947
**Bernays,** Martha IV 2329
**Bernhard,** heiliger II 767
**Bernhard der Provencale** II 768
**Bernhard von Clairvaux** III 1547
**Bernhardt** IV 1912
**Bernheim,** Hippolyte III 1270, IV 1977, 2199, 2326, 2329 — *Abb. Nr.: 2606, 2607*
**Bernier,** François V 2592, 2850
**Bernon** V 2748
**Bernoulli,** Daniel V 2374
**Bernstein** V 2750
**Beroaldos,** Philippos III 1464
**Berretini de Cartone,** P. *Abb. Nr.: 948*
**Berry** V 2405
**Bersheeba** II 800
**Berson** VI 2952, 3064
**Bert,** Paul V 2386, 2712, 2812, 2898, VI 2950 ff. — *Abb. Nr.: 3092, 3140, 3229, 3419*
**Berthelot,** E. III 1699, V 2685
**Berthold** V 2682
**Bertin,** Exupère Joseph II 886, III 1245, 1422
**Bertinoro,** Giacomo de II 738
**Bertin-Sans,** Imbert IV 2165 — *Abb. Nr.: 2447*
**Bertipaglia,** Leonardo da II 747
**Bertram** VI 3064, 3084
**Bertrand,** Ivan II 1162, IV 1984
**Bertrand,** Yves IV 1816
**Bertuccio** II 953
**Berufskrankheiten** V 2361, 2708
**Berufsmedizin** V 2382
**Berufspathologie** V 2385
**Berufstoxikologie** V 2387
**Bes** I 118, 129, II 1004 — *Abb. Nr.: 100*
**Beschälseuche** V 2629
**Beschneidung** II 813, 822 ff., III 1396, IV 2321, V 2436, 2440, 2547 — *Abb. Nr.: 846, 865, 866*
**Beschwörungsformeln,** ägyptische I 466
**Besnier,** Ernest Henri II 1251, III 1528, 1533, IV 2273
**Besniersche Krankheit** (Erythrodermie) III 1530
**Besombes,** A. VI 3001
**Besredka** V 2419
**Bessos** I 479
**Best** V 2696
**Beta-Hydroxy-Buttersäure** V 2684
**Betarezeptorenblocker** III 1261
**Betatron** IV 2182 — *Abb. Nr.: 2445*
**Betelnuß** II 655
**Béthencourt,** Jacques de III 1464, 1487
**Betonie** *Abb. Nr.: 317*
**»Betrachtungen über den Hexenschuß«** II 1151
**Bettwanze** *Abb. Nr.: 3281*

Betz, Wladimir Alexandrowitsch II 908, 1129
Beulenpest V 2568, 2571, 2573 f.
Beurmann, de III 1532
Bevis III 1388
Bewußtes IV 2333
Bey, Clot *Abb. Nr.: 95*
Bezançon, Fernand V 2721, 2723
Bezirkskrankenhaus Tettnang *Abb. Nr.: 1729*
Bezoarsteine III 1693, IV 1818 — *Abb. Nr.: 1848*
Bezold, H. V 2651
Bhaisajyaguru II 631 — *Abb. Nr.: 617*
Bharadwadscha I 154
Bhavamisra II 644
Bhela II 633
»Bhelasamhita« II 628
Bianchi IV 2219
Bibel II 809, 818, 834, 845, 847, III 1514, 2436, 2440
Bibergeil III 1693
Bichat, Xavier I 422, II 891, 893, 897, 906, 1000, III 1288, 1421, 1503, IV 1793, 1799, 1841, 1885, 2063, 2244, 2458, 2471, 2476, 2709, 2712, 2767, 2769, 2802, 2809 — *Abb. Nr.: 953, 1999, 2301, 2302, 2794, 3213, 3216, 3217*
Bicherel, Jean VI 2941
Bidloo, G. V 2851 — *Abb. Nr.: 945, 947, 1130, 3053, 3124*
Biedert, Ph. V 2460
Bienaise II 989
Bienvenu II 768
Bier, August V 2601
Biedermayer, Lorenz IV 2073
Biesenberger, H. V 2835
Biett, Laurent Théodore III 1515
Bietti III 1215
Bigelow, Jacob II 1234, 1261, 1424, V 2511
Bigeminuszeichen III 1262
Bigg, Henry Heather III 1602
Biggs III 1196
Bignosc, Rostaing du II 872
Biheron, Marie-Catherine II 885
Bildverstärkerröhre IV 2154
Bilger, Johann Ulrich III 1628, V 2600
Bilharz, Th. V 2548, 2858
Bilharzia (Schistosoma) V 2548, 2858
Bilharziose II 802, III 1442, IV 1828, V 2544, 2842, 2867
— japanische V 2864
Bilharzioseleber *Abb. Nr.: 2885*
Bilirubin III 1377, 1388
Billard, Charles V 2661 — *Abb. Nr.: 3128*
Billet V 2558
Billing, J. S. V 2487, 2896
Billingham V 2421
Billroth, Theodor III 1588, 1652, IV 1811, 2075, V 2509, 2671, 2777, 2832 — *Abb. Nr.: 1724, 1734, 2842*
Billy, G. I 25
Bilsenkraut I 204, 485, 519, II 740, 924, 948, 1033, III 1615, IV 2011
Bimaristan II 617, IV 1960
Bindehautentzündung III 1178, 1357
Binet, Léon II 1072, IV 2042, V 2464
Bingezla (Ibn Giazla) II 601
Binswanger IV 2335, 2347
Bioenergie V 2386
Biologie des Krebses V 2780
Biomechanik III 1647
Biomikroskopie III 1206
Biopsie III 1528, IV 1799
Biot IV 1859, VI 2950
Birkeland, K. IV 1877
Birma II 649
Birren, James E. IV 2034
Bischoff IV 1925, 1927, 1941 — *Abb. Nr.: 2108*
Bismarck, Otto von IV 2125
Bismarck-Archipel IV 916
Bissing, von II 1058
Bistdorf V 2691
Björk, S. V 2524, 2718, 2747 — *Abb. Nr.: 1360*
Blache V 2459

Black, G. V. VI 2993
Blacker, Henry *Abb. Nr.: 3056*
Blackwell, E. *Abb. Nr.: 3122*
Blainville IV 1908
Blair, Patrick V 2451, 2834
Blalock, Alfred III 1233, 1237, V 2524, 2900
Blanc, Bernard V 2574
Blanc, François V 2552, 2574, 2676
Blanc, François-Paul V 2574
Blanc, G. IV 2194, V 2573
Blanchard, Jean-Pierre VI 2949 — *Abb. Nr.: 3415, 3416*
Blanchard, R. IV 2057
Blandin, Joseph Alexandre V 2831, 2877
Blankaart, Steven IV 2057
Blaschko IV 2173, VI 3064
Blasenfistel III 1287 — *Abb. Nr.: 1397*
Blasenschrittmacher III 1435
Blasius, heiliger V 2667
Blastomeren IV 1943
Blastomykose II 721
Blattern IV 2189 — *Abb. Nr.: 2724*
Bleguy, Nicolas de *Abb. Nr.: 3222*
Blei V 2384
Bleiazetat I 493
Bleikolik V 2362
Bleivergiftung V 2364, 2368, 2378, 2384, VI 2990
Bleiweiß V 2364, 2376, 2378, 2384, 2386
Bleomycin II 675
Blepharoplastik III 1187, V 2828
Bleuland IV 1787 — *Abb. Nr.: 3127*
Bleuler, Eugen IV 1979, 2342, 2345
Blignère, Barbier de *Abb. Nr.: 810*
Blinddarm-Erkrankungen IV 1821
Blindenschrift *Abb. Nr.: 1306*
Bloc, Marc I 47
Bloch, M. E. V 2854
Bloch, O. R. IV 1946
Block, aurikoventrikulärer III 1263
Blockkrankenhaus III 1591
Blondel V 2564
Blondin, Sylvain V 2514
Bloomfield III 1253
Bloqc II 1146
Blot III 1356
Blum, F. II 1126, IV 1870, 2081
Blumgart, T. III 1220, V 2698
Blundeville, Thomas III 1754
Blutdruck III 1097, III 1220, V 2374, 2798
Blutdruckmesser III 1267
Blutegel *Abb. Nr.: 2820*
Bluterkrankung II 2436, 2468
Blutgerinnung III 1376
Blutgruppen II 683, V 2417, 2459, 2895
Bluthochdruck (Hypertonie) II 1119, III 1264, 1267 f., 1382
Bluthusten (Hämoptysis, Hämoptoe) V 2706, 2713
Blutkrebs I 348
Blutkreislauf II 874, 877, 1049, 1055, 1060, 1067, 1079, 1081, III 1758, IV 2101, 2244, 2703, 2789, 2815 — *Abb. Nr.: 398, 1146, 1147, 1175, 1181, 1184*
— fötaler II 1068, 1084
Blutkreislaufzeit III 1220
Blutparasit V 2400 — *Abb. Nr.: 3301*
Blutsenkungsgeschwindigkeit III 1248
Bluttransfusion III 1093, V 2798, 2887 f., 2898, VI 3059 — *Abb. Nr.: 1181, 1183, 1185, 1334*
Blutvergiftung I 560, V 2465
»Boau-Dehesch« I 538
Bobbio II 756
Bocage, André V 2716
Boccaccio *Abb. Nr.: 919, 1097, 1510*
Bock-Thoma III 1221
Bodenheimer II 843
Bodwich IV 2300

Boé, Franciscus de la IV 1788, 1848, 1975, 2058
Boeck-Schaumannsches Syndrom III 1533 — *Abb. Nr.: 1662*
Boehm, Johann-Michael III 1501
Boerema III 1234
Boerensprung IV 2200
Boerhaave, Herman II 667, III 1198, IV 1786, 1850, 2038, 2061, 2073, 2244, 2273, V 2378, 2668 f., 2800, 2805
Bogaert II 1158
Bogomoletz, A. A. IV 2042
Böhm, W. IV 2350
Bohr, Christian V 2712, 2716
Bohr, Niels II 2177 — *Abb. Nr.: 2439*
Boiastien V 1100
Boileau II 1037, 1088, V 2565
Boilvin, Emil *Abb. Nr.: 2897*
Boirie, Pascal de V 2665
Bois-Reymond, Emil du II 1134
Boissier de Sauvages, François V 2377, 2450, 2802
Boivin, André V 2402, 2409
Boivin, Madame *Abb. Nr.: 3173*
Boivin, Marie-Anne III 1341 — *Abb. Nr.: 1375*
Bojani de Tropaea V 2826
Bojanus II 2857
Bokai, V. IV 2461
Bollstaedt, Albert von (Albertus Magnus) II 625, 754, 756, 1113, III 1670, 1744, 1746, 1788, IV 1902, 2241, V 2846
Bologna II 838, 866, 872, 947, 949, 953, 955, 1072 — *Abb. Nr.: 761, 765*
— Schule II 741, 947, 952, 976
— Universität II 727, 738, 744
Bomare, Valmont de IV 1905
Bonaparte, Marie IV 2329, 2338, 2344, 2349
Bonenfant, J.-L. *Abb. Nr.: 3177*
Bonet, J. V 2577
Bonet, Théophile II 1094, 1096, IV 1975, 2059 — *Abb. Nr.: 3209*
Bonet ben Meshullam ben Salomon II 841
Bonet de Lattes II 846
Bonifazius III 1746
Bonifazius VIII. IV 2050
Bonnafon, Pierre V 2649
Bonnard, Pierre *Abb. Nr.: 2999*
Bonnardell V 2387
Bonnepersonne, Juan VI 2928
Bonnet, Amédée III 1644, 1650, 1652, V 2506
Bonnet, Charles IV 1917, V 2854, V 2877 — *Abb. Nr.: 3434*
Bonnet, L. III 1320
Bonnet, Paul II 1134
Bonnet, Pierre V 2662
Bonnet, Victor III 1317
Bonnet-Lamaire III 3009
Bonomo, G. III 1521, V 2850, 2860 — *Abb. Nr.: 3290*
Bonzom, Y. I 30
Böotien I 182
Bootius, Arnold V 2450
Boquet, J. V 2749
Bordes, J. *Abb. Nr.: 3174, 3175*
Bordet, Jules III 1507, 1714, IV 2195, 2217, V 2416
Bordet-Gengou-Bakterien V 2402
Bordeu, Théophile de V 2000, 2487, 2494, 2482, 2665, 2680, 2802
Bordier, Julien V 2462
Borel, Pierre III 1197, IV 1840, V 2670
Borelli, Giovanni II 905, III 1628, 1666, IV 1842, V 2369, 2585, 2798, 2805 — *Abb. Nr.: 2662*
Borges, Alvarez III 1760
Borgognoni, Tédérique II 739 f.
Borgognoni, Ugo (Lucca, Hugo von) II 739, 947, III 1615, 1744
Bories, Jacques *Abb. Nr.: 2318*
Bornholmsche Krankheit IV 2229
Bororos *Abb. Nr.: 2886*
Borrel V 2403
Borries, B. V. IV 1879, 1883

Borsarello, J. I 67
Borsippa II 1057
Bosch, Hieronymus II 1115, IV 1968 — *Abb. Nr.: 974, 1211, 1759, 2154, 3148*
Bosman, Guillaume V 2298 — *Abb. Nr.: 2577*
Bosque, Dismas VI 2926
Bossuet V 2564
Botallo, Leonardo II 872, 1115, III 1464
Botella-Llusia V 2690
Botrytis III 1526
Bottini III 1432, V 2502
Bouchard, C. J. II 1146, IV 2148, 2217, 2273, V 2742, 2779
Bouchardat V 2684
Boucher, François *Abb. Nr.: 3572*
Boucheron, J. V 2654
Bouchet IV 2220, V 2662
Bouchut, E. III 1203, IV 2206, V 2460, 2669, 2790 — *Abb. Nr.: 2779*
Bouffard V 2577
Bougainville V 2555
Bouguer V 2374
Bouillard, M. J. II 1136, 1140
Bouillaud, Jean-Baptiste III 1237, 1239, 1243, 1252, 1262, IV 2065, 2273 — *Abb. Nr.: 1348, 2550*
— Krankheit von IV 2276
Bouin V 2688, 2698
Bouisson II 992
Bouley, Henri V 2613, 2628 — *Abb. Nr.: 2974*
Bouley, H. III 1272
Bouley, J. F. III 1272
Bouquet, A. IV 2307, 2310, 2324
Bourdet, Etienne IV 2000, VI 2981
Bourgelat, Claude *Abb. Nr.: 1925, 1929*
Bourgeois, H. V 2650, 2677
Bourgeois, Léon V 2752
Bourgeois, Louise II 1038 f. — *Abb. Nr.: 1110*
Bourgery, J.-M. II 894 — *Abb. Nr.: 956, 963, 1226, 1243, 2817, 3027, 3042, 3047, 3101, 3168, 3205, 3243–3245, 3259, 3260, 3264–3267, 3476, 3482*
Bourgonova, Salves von II 848
Bourguet, Louis II 1212, V 1905
Bourguin, M.-Th. *Abb. Nr.: 3185*
Bourignon, Antoinette IV 1849
Bourneville V 2682
Boursier, Martin II 1038
Boussingault, Jean-Baptiste V 2681
Bouteille, E. M. II 1142, V 2451
Bouvard, Philippe V 2378
Bouvier, Henri Victor III 1640, 1650
Bouwers IV 2153
Bovet, D. III 1709
Bowlby V 2457
Bowen II 903, 905
Bowman, William II 669
Boyd IV 2218, V 2561
Boyden V 2698
Boyer, Alexis IV 1639, IV 1829, V 2474, 2478, 2481, 2537
Boyle, Robert II 987, 1119, IV 1847, V 2806
Boym, Michel *Abb. Nr.: 3494*
Boyveau-Laffecteur, Denis *Abb. Nr.: 1629*
Bozeman, Nathan III 1287 — *Abb. Nr.: 1397*
Bozzini III 1424
Bra, Théophile *Abb. Nr.: 3228*
Brabant, H. I 21, 35
Brachet, J. IV 1938
Bracht, Erich III 1366
Brachtscher Handgriff III 1366
Brachyösophagus IV 1806, 1808
Brachyzephalie II 684
Bracken, Henry III 1763
Bradford, Edward H. III 1651
Bradykardie III 1263
»Brahmanam« I 146
Brahmanen I 535, II 924, IV 1432
Braid, James IV 2326

Braille, Louis III 1202, IV 2109 — *Abb. Nr.: 2364*
Brain V 2693
»Brain, a Journal of Neurologie« II 1105, 1155
Brambilla, Giovanni Alessandro *Abb. Nr.: 2846*
Branca, Antonio II 960, 976, V 2663, 2826
Brand, Henning *Abb. Nr.: 1852*
Brant, Sebastian III 1489, 1492 — *Abb. Nr.: 2166*
Brasdor V 2878
Brashear, Walter III 1644
Brasilien *Abb. Nr.: 693*
Brassavola, Antonius Musa III 1464, V 2666
Brassempouy I 38
Brassempouy, Venus von II 852
Brauer, V. III 1232, 1254, V 2746
Braun, Karl Ritter v. Fernwald III 1355 f., V 2684
Braune H 921
Braun-Menende VI 3114
Braunscher Haken III 1356
Braunsche Nadel *Abb. Nr.: 2835*
Bravais-Jackson-Epilepsie II 1143
Braxton-Hicks, John III 1358
Braxton-Hickssche Wendung III 1358
Breasted, J. H. I 111
Brechwurzel III 1692, IV 1790
Breguet *Abb. Nr.: 1328*
Brehmer V 2746
Breisky III 1347, 1353
Bremen, Allgemeines Krankenhaus III 1584
Brenet, A. *Abb. Nr.: 3428*
Brenner, Fritz III 1258, 1311
Brennessel I 495
Brennkegel II 680 — *Abb. Nr.: 688*
Breschet, Gilbert II 894, III 1254, IV 1912, 2211 — *Abb. Nr.: 955, 1332*
Brescia, Guglielmo da II 738
Bretonneau, Pierre-Fidèle IV 2065, 2196, 2206, 2208, V 2449, 2460, 2480, 2669, 2676 — *Abb. Nr.: 2474*
Bret-Palmer-Operation III 1315
Breuer, J. Ch. IV 2329
Brewster IV 1863
Brian, René I 442
Bricheteau, Isidore III 1602
Bricker III 1441
Bridgman, R. F. I 50, 82
Brie, Jehan de V 2846
»Briefe eines Arztes der Königlichen Hospitäler an einen anderen befreundeten Arzt« II 1122
Bright, Richard II 1141, III 1267, 1425, IV 2072
Bright, Thomson III 1970
Brill, A. A. IV 2335
Brindeau III 1359
Briot, Pierre-François V 2871
Brissaud, Pierre II 1147, 1155, 1160, V 2684
Brissaut, Etienne V 2721
Brissot, P. IV 2265
British Museum I 360
Brizé-Fradin V 2382
Broca, A. VI 2960
Broca, Pierre-Paul I 46, II 897, 1137, 1144, 1149, IV 1841, 1977, 2267, 2278, V 2472, 2498, 2676, 2770 — *Abb. Nr.: 1253*
Brock, Chrisholm VI 3050
Brockedorn, William III 1719
Brocq, Louis III 1509, 1530 — *Abb. Nr.: 1654*
Brodal II 909
Brodhurst, Bernard Edward III 1651
Brodie V 2601
Brodie, Benjamin Collins III 1638
Brodier III 1531
Brodmann, Korbinian II 908, 1130, 1161
Broglie, Louis Victor de IV 1877
Bronchialkrebs V 2733
Bronchienerkrankungen V 2710
Bronchienerweiterung V 2716
Bronchitis V 2704, 2733

3405

Bronchographie V 2716 — Abb. Nr.: 3116, 3120
Bronchologie V 2725
Bronchopneumonie V 2725
Bronchoskop V 2672
Bronchoskopie V 2529, 2704, 2726 — Abb. Nr.: 3100
Bronchospirometrie V 2717
Bronzediabetes V 2684
Brossi V 1823
Brouha V 2697
Brouillaud, A. Abb. Nr.: 3045
Brouillet II 1146 — Abb. Nr.: 1248
Broussais, François V 2555, 2611, 2711, 2769, 2771, 2869 — Abb. Nr.: 2820, 3228
Broussais, François-Joseph III 1469, 1504, IV 1983, 2244
Brown, Denny II 1138
Brown, J. V 2498, 2801, 2836
Brown, Kelly V 2676
Brown, Robert IV 1886
Browne, John III 1386, IV 1851
Brown-Sequard, Charles-Edouard II 1131, 1147, III 1694, IV 1804, 2026, 2186, V 2679, 2682, 2685, 2712 — Abb. Nr.: 1233, 2250
**Brown-Sequard-Syndrom** II 1131
Bruce, Sir David IV 2218, V 2402, 2577, 2862
**Brucella** IV 2218, V 2402
— abortus V 2402
— melitensis V 2402
**Brucellose** IV 2218, V 2632, 2635, V 3034
Brucer IV 2179
Bruch, Karl W. IV 2221
**Bruchband** Abb. Nr.: 1765
Bruck, Jonas VI 2993
Brücke, Carl III 1507
Brücke, Ernst Wilhelm IV 2328, 2330, V 2817
Brueghel d. Ä., Pieter Abb. Nr.: 1203, 2163, 2345, 2953
Brugeas V 2222
Bruhl, G. Abb. Nr.: 3019, 3028
Brumpt, E. IV 2222, V 2567, 2862
Bruneau, Yves Abb. Nr.: 2859
Brunel, Isambard Kingdom V 2880
Brunner, Johann Conrad IV 1853
**Brunnersche Drüsen** (Glandulae duodenales) IV 1853
Brunnings V 2672
Brünnings IV 1797
Bruns V 2501
Brunschwig, Hieronymus II 976, III 1498, 1622, V 2600 — Abb. Nr.: 1021, 1023, 1645, 2952, 2963, 3252
Brunton, Sir Thomas Lauder III 1248, 1267, IV 2042
Brunus (Bruno de Lamburgo) II 947, III 1404, 1615
**Brustamputation** III 1280, 1323, V 2511, 2786 — Abb. Nr.: 668, 673, 3168
**Brustkorbchirurgie** (Thoraxchirurgie) V 2510, 2516, 2715, 2718, 2725, 2747
**Brustkrebs** II 921, V 2759, 2778, 2783, VI 3100 — Abb. Nr.: 2396, 3161–3163
Brustmann V 2835
**Brutkasten** Abb. Nr.: 2782
Bry, Theodor de Abb. Nr.: 704, 3379
Bryant III 1429
**Bubble-Oxygenator** III 1234
**Bubonenfieber** Abb. Nr.: 3312
**Bubonenpest** II 727, III 1514, IV 2098, V 2568
Buchan, William V 2377
Buchanan, Sir George IV 2270, V 2650, 2834, VI 3042
»Buch der Drogen« II 793
»Buch der Hebammen« II 1017
»Buch der Heilung« II 767
»Buch der Kaiser« Abb. Nr.: 34
»Buch der Könige« II 801, 1033
»Buch der Seeleute« I 303
»Buch der Wundartzney« III 1622
»Buch für das Laboratorium einer Apotheke« II 613

»Buch über den Theriak« Abb. Nr.: 586, 587, 596
»Buch von den Eigenschaften der Dinge« II 1125, 1128, III 1746, V 2429 — Abb. Nr.: 1286, 1386, 1518, 1575, 1581, 1641, 1756, 2090, 2168, 2239, 2342, 2346, 2347, 2540, 2743, 2757, 3052, 3516
»Buch zur Unterstützung der Weisheit« II 601
Buchner, Max IV 1871, 2297
Buchoz, Pierre-Joseph Abb. Nr.: 2528
Buck, Gordon V 2832
Buckmill II 1149
Bucky, Gustav IV 2153
Bucy II 1138 f.
Buddha I 536, IV 2238, V 2580 — Abb. Nr.: 153, 156, 617, 2746, 2923
— Bhaisajyaguru II 649
— von Nara II 649
Buddhasasa I 536
**Buddhismus** I 507, II 648, 652, 663 — Abb. Nr.: 652
Budin, P. V 2467
Budin, Pierre C. III 1349, 1354, 1377, IV 2125
Budo IV 2208
Buerger, Leo III 1270, 1272
Buess II 1015
Buffon, Georges Louis Leclerc II 859, 889, 900, IV 1905, 2024, V 2429
Bührlen, L. VI 2960
Bülau, Gustav III 1582
**Bulbus olfactorius** (Riechkolben) V 2660
Bullart, Isaac Abb. Nr.: 3197
Bulliard, M. Abb. Nr.: 2694
»Bündth Ertznei« III 1622
Bumm, Ernst III 1470, 1588
**Bundahisch, Großer** I 174
**Bundeslade** II 800
Brunell, Sterling IV 2226, V 2835, 2838
Bunon, Robert VI 2979
Buonanni, Filipo IV 1837, 1854
Burch IV 1882
Burchell III 1243
Burdach, Ernst IV 1933
Burdach, Karl Friedrich II 1126
**Burdach-Strang** (Fasciculus cuneatus) II 1126
Bürger, Max IV 2042
**Bürgerspital** III 1555
Burgess V 2606
Burgkmair, Hans Abb. Nr.: 3521
Burguet, Jean III 1572
Burian V 2834
**Burkitt-Tumor** IV 2227
Burnet, Sir Frank Macfarlane IV 2222, 2225
Burnet, H. III 1263
Burnet, Thomas V 2420, VI 3021
Burnham, Walter III 1294
Burns, Allan IV 2042
Burrows, M. T. V 2777
Burton, John II 927, III 1331
Burton, R. IV 1970
Burwell III 1258
Burzuya VI 590
Buschke III 1532
**Buschmänner** IV 2297
Busse, Otto III 1532
Bussemaker I 432
**Bussola** II 612
Butenandt, A. V 2698, 2700, VI 3076
Bütschli, Otto IV 2023
Buttle, G. A. V 2572
**Butyrophenone** III 1714
Buzzows II 1135
Byblos I 526
Byndbloss, Robert VI 2930
»Byogaku tsuron« II 667
**Bypass** (Venenüberbrückung) III 1233, 1251, V 2525
Byron, Lord III 1641
Bywaters V 2899
**Byzantinisches Kaiserreich** I 448
**Byzantinische Medizin** I 425, II 571
Byzanz (Konstantinopel) I 434, 437, 444, 451, 454, II 728, 751, 760, III 1516, IV 2760, 2844 — Abb. Nr.: 410
— Pantokrator-Spital III 1548

# C

Cabanne, F. Abb. Nr.: 3177
Cabarrus IV 2256 — Abb. Nr.: 2532
Cabrera III 1224
Cabrol II 1050
Cadradatta (Cakrapanidatta) II 628, 639
Caecilas Abb. Nr.: 404
Caelius Aurelianus I 375, 378 f., 402, 420, 422, 430, II 829, 934, 1069, IV 1786, 1956, 1959, V 2433, 2435, 2582
Caesar I 193, 361, 376 f., 398, II 820, 935, III 1725, IV 2049 — Abb. Nr.: 1084
Caesarea III 1546
Caesius V 2369
Caffey, John IV 2150
Cagliostro, Alexander Graf (Giuseppe Balsamo) III 1501
»Cahier d'expériences« Abb. Nr.: 3227
Cakra Abb. Nr.: 625, 626, 640–642
Cakrapanidatta (Cadradatta) II 628, 639
**Calamus scriptorius** II 1110
Calandrius II 749
Calcar, Stephan van Abb. Nr.: 2273, 2274
**Calcämie** V 2690, 2698
Caldwell, J. IV 2150
Calenda II 728
Callow V 2700
Calmeil IV 1964
Calmette, Albert III 1715, V 2419, 2572, 2742, 2752, 2754, VI 3034, 3039, 3042 — Abb. Nr.: 2737
Calmette, L. V 2870
Calori II 897
Calot, Jean-François I 29, III 1616
Calvi, de V 2684
Cameron, Gordon Roy IV 1885
Cameron, Sir Hector V 2503
Caminopetros IV 2222
Campani, Giuseppe IV 1840
**Campani-Alimenis**, Matteo IV 1859
Campbell, A. W. II 1130, 1157, III 1478
Campbell, Patrick V 2695, 2729, VI 2940
Camper, Pierre III 1632
Campere IV 2002
Campet V 2539
Camptiré, Thomas von II 754
Campy, Planis de V 2737
Camus, Chevalier de V 2387
Camus, J. VI 2956
Camus, L. II 1134, IV 2204, V 2689 — Abb. Nr.: 2792
Canano, Giovanni Battista II 1076
**Candidamykose** V 2625
**Candida-Pilz** V 2729
Canetti I 273
Canguilhem, G. V 2815
Canizares, Lopez de V 2562
Cannon, Walter B. I 501, II 929, IV 1793, 2157, V 2900, VI 3088
»Canon medicinae« II 601, 604, 614, 619, 624, 753, 845, 849, 978, 1072, III 1402, 1518, IV 1895, 1960, 1989, 2050, 2190, V 2439, 2443, 2792 — Abb. Nr.: 590–592, 603, 825, 839, 868, 886, 892, 3200
**Cantacuzène** III 3042
Cantaloube IV 2218
Capellutti, Nicolò (Roland von Parma) II 741, 946, III 1293, 1404, 1615 — Abb. Nr.: 1005, 1006
Capeman IV 2274
Capho II 948
Capivacci, Jérome IV 1790, V 2644
Capo d'Istria, Santorio de V 2799
Capponi IV 2223
Caracalla I 413, V 2582
Caraglio II 874
Caraka (Tscharaka) I 536, II 596, 627, 631, 648, 806, 924

»Carakasamhita« (»Tscharakasamhita«) II 620, 630, 635, 637, 641 — Abb. Nr.: 620
Caramanian III 1261
Carbimaźol VI 3100
Carbonelli II 947
Carcano, Giovanni Battista II 1075
Cardan, Jérome V 2644, 2647
Cardanus II 1419, IV 1968, 2192
Cardiacum III 1228
Cardiazol IV 1983
Carlsen VI 2992
Carlsson VI 3074
Carlucci, Jacopo III 1665
Carman, A. IV 1794, 2150
Carminati V 2806
Carning V 2513
Carnot, J. V 2680, 2685, 2698
Carnot, Sadi Abb. Nr.: 2497
Carnoy, J. B. IV 1833
Caro, Joseph II 805
Caron, Antoine Abb. Nr.: 2635
Caron, Jean III 1469
Carpentier III 1245
Carpentier, Ring von III 1245
Carpi, Berengario da II 736, 741 ff., 873, 1030, 1073, 1077, 1114, III 1409, IV 1899, 1995, V 2658 — Abb. Nr.: 922, 1095, 1149, 2097
Carporeal, Linda R. II 1160
Carpue, J.-C. V 2830 — Abb. Nr.: 3257, 3258
Carr III 1248
Carré, Armand IV 2302, V 2370, 2618
Carrel, Alexis V 2403, 2512, 2514, 2524, 2777, 2892, 2895, VI 3063 — Abb. Nr.: 2849, 2850, 3355
**Carrionsche Krankheit** (Bartonella) V 2863
Carroll V 2542
Carson V 2746
Carswell, Robert II 1141, IV 2071 — Abb. Nr.: 2288, 2310, 3220
Carter, John R. IV 2089
Cartier, Jacques VI 2941 — Abb. Nr.: 2880
Carus III 1343, IV 1925
Caruso IV 2347
Carussche Achse III 1343
Carvalho, de III 1222, VI 2932
Carzou, Jean Abb. Nr.: 2611
Cascale V 2448
Cascellius I 521
Case, J. IV 2150
Cäsium IV 2179
Cassanius, Bassus I 548
Casseler Gelb V 2248
Cassels, J. P. V 2650
Casserio, Giulio III 1521, IV 1852
Casserius, Julius V 2644, 2661, 2668 — Abb. Nr.: 3010, 3037, 3115
Cassini, Jean-Dominique IV 1859, 1902
Cassiodor II 756, 865
Cassius Dionysios I 547
Castellani VI 3039
Castellanos III 1212
Castelli, Pedro IV 1842
Castello, Vasco V 2709
Castelman III 1254
Castelnau IV 2267
Castiglioni II 923, 945, III 1609
Castle V 2687
Castor I 395
**Catal Höyük** Abb. Nr.: 901
Cataneos, Jacobus III 1464
Catgut V 2513, 2532 — Abb. Nr.: 997
Cathala, F. IV 2200
Cathelius III 1363
Cato der Ältere I 372 f., 397, 489, 547, 567, III 1186, 1688 — Abb. Nr.: 351
Caton, R. IV 1160
Catto V 2549
Catull I 519, 558, 562 — Abb. Nr.: 271
**Cauda equina** II 1166
Cavallini, Joseph III 1280
Cavell, Edith Abb. Nr.: 3351
Cavelty IV 2276
Cavendish, William III 1761

Caventou III 1700 1712, IV 1823, 1873, 2269, V 2555, 2566 — Abb. Nr.: 1855
Cavolini IV 1887
Cawley V 2684
Ceatophylus V 2573
Céline III 1348
Celli V 2556, 2567
Cellitinnen III 1566
»Cellularpathologie« IV 2077
Celsus, Aulus Cornelius I 376 f., 395, 400, 413, 419, 422, 425, 442, 491, 517, 547, II 754, 862, 934, 937, 1017, 1021, 1061, 1070, III 1187, 1212, 1399, 1454, 1458, 1462, 1515, 1612, 1628, 1683, IV 1786, 1788, 1791, 1956, 2049, 2198, 2211, V 2363, 2554, 2600, 2641, 2663, 2706, 2759, 2825, 2828, 2843
Censorinus I 227 f. — Abb. Nr.: 223
**Centrum ciliospinale** II 1133
»Centuriae« III 1627
»Cerebri anatome« Abb. Nr.: 1215
Cérenville V 2746
Ceres I 566
Cerletti IV 1983 f.
Cermak II 1158
Cervantes, Miguel de III 1626
**Cervixkarzinom** III 1288, 1307, 1314
Cesalpino, Andrea II 736, 874, 1079, IV 1843, V 2793
Cesare, Giulio II 1075
Cesi, Federico IV 1839
Cestoni V 2850, 2860
Ceylon I 536
Cézanne, Paul Abb. Nr.: 3543
**Chabaudsche Röhre** Abb. Nr.: 2413
Chabert V 2411, 2854
Chacon, Dionisio Daca III 1624
Chadwick IV 2104
Chagas, Carlos V 2862, VI 3042 f.
Chaillou IV 2207, V 2415
Chain, Ernst B. III 1349, 1710
Chaironeia Abb. Nr.: 347
Chalazion III 1187
Chaldäa II 1022
Chaldäer I 570
Chalkidike I 358
Chalkiope I 273
Chamberland IV 2212 — Abb. Nr.: 2709, 2971, 2985
Chamberlen, Hugh II 1042, 1053
Chamberlen, John II 1043
Chamberlen, Paul II 1043
Chamberlen, Peter I. II 1043 — Abb. Nr.: 1119
Chamberlen, Peter II. II 1043
Chamberlen, Peter III. II 1043
Chambon, Ernest V 2403, 2405 — Abb. Nr.: 2726
Champaigne, Philippe Abb. Nr.: 2758
Champetier de Ribes III 1354, 1357
Champier, Symphorien V 2582
Championnière, Lucas V 2590
Champollion V 2581
Champy V 2683, 2690
Chancelade I 34
»Chandagya-upanisad« II 633
Chang-an II 654
Channing IV 1345
Chanteloup, Guillaume II 775
Chantemesse IV 2209, 2217
Chantreuil III 1349, 1353
Ch'ao Yuan Fang I 656
Chaptal, Jean-Antoine II 771
Chaput, Andrée III 1427, V 2531, VI 2996
Charaf ed-Din Abb. Nr.: 599, 605, 614, 1000, 1091, 1092, 1598
»Charaka-Samhita« V 2430
Charas, Moyse III 1679
Charcot-Gelenk II 1146
Charcot-Marie-Amyotrophie II 1146
Charcot, Martin IV 2326, 2329, 2348, V 2590, 2681, 2810, 2815 — Abb. Nr.: 2607, 2612, 2632, 2640

Cooke


**Charcotsche Krankheit** II 1146
**Charcotsches Syndrom** II 1145
**Chardack** III 1233, 1264
**Chardin,** Jean-Baptiste V 2850 — *Abb. Nr.: 2771, 3024*
**Chardin,** Teilhard de I 53
**Chardon** II 1159, III 1270
**Charité** (Berlin) III 1556, 1567, 1574, 1578, 1581, 1586, 1590 — *Abb. Nr.: 1706, 1707, 1715, 1722*
**Charité** (Paris) III 1564 — *Abb. Nr.: 1535, 1696*
**Charles** VI 2949
**Charmetton** V 2737
**Charondas** I 274
**Charpentier,** P.-G. IV 1984 — *Abb. Nr.: 2287, 2906*
**Charpy,** Albert II 895, 902
**Charrière,** Joseph III 1423, 1722, V 2500, VI 2993 — *Abb. Nr.: 1311, 1555*
**Chartran,** Théobald *Abb. Nr.: 3126*
**Chartres** II 757
**Chassaignac,** Charles III 1427, V 2499, 2508 — *Abb. Nr.: 2833, 2834*
**Chassaignacs Dränage** V 2501
**Chastenet,** Armand Marc Jacques de III 1502
**Chateaubriand** II 918, V 2752
**Chateauneuf,** Benoiston de IV 2103, V 2382
**Châtelet** II 1038
**Chauffard,** Anatole V 2676, 2684
**Chauliac,** Guy de II 741, 758, 760, 769, 868, 943, 947, 950, 952, 959, 963, 968, 1028, III 1192, 1407, 1412, 1415, 1463, 1617, IV 1991, 2005, 2009, 2052 — *Abb. Nr.: 793, 798, 805, 1105, 1521, 2205, 2225, 2652, 2713, 2728, 2738, 3095*
**Chaussier** V 2382
**Chauveau,** Auguste V 2386, 2614 f., 2617, 2741, 2752, 2815 — *Abb. Nr.: 1333, 2977*
**Chauvin,** Richard VI 2994
**Chavez** III 1222
**Chavin,** Horizont von II 702
**Ched** *Abb. Nr.: 124*
**Cheiloplastik** (Lippenplastik) V 2824, 2834 — *Abb. Nr.: 3264—3266*
**Cheirokmeta** I 256
**Chelles,** Jean de *Abb. Nr.: 811*
**Chelorino** *Abb. Nr.: 517*
**Chemiatrie** V 2799
**Chemie,** extraktive III 1700
— organische III 1700
— therapeutische III 1701, 1703
**Chemotherapie** III 1215, 1707, V 2400, 2514, 2749, 2784, 2862
**Chemoteratogenese** IV 1941
**Cheng-Tson** *Abb. Nr.: 3513*
**Chenn,** J. V 2879
**»Chen-nong pen-ts'ao«** II 1015
**Cheops** III 1475
**Cheselden,** William V 2853 — *Abb. Nr.: 1777, 2336*
**Chesne,** Joseph du V 2584
**Chevalier,** A. IV 2299
**Chevalier,** Charles IV 1855, 1859, 1862, 1872
**Chevalier,** Etienne IV 2011
**Chevalier,** Vincent IV 1857
**Chevalier-Jackson** IV 1797, V 2671, 2677, 2704, 2718
**Chevallier,** J. V 2385
**Chevassu** II 1158, III 1435, 1444
**Chevreul,** M. E. V 2684 — *Abb. Nr.: 1315*
**Cheyne,** John II 1142, V 2461
**Cheyne,** W. Watson *Abb. Nr.: 2838*
**Cheyenne-Indianer** II 692
**Chia-i-ching** II 652
**Chiari,** Hans IV 2075
**Chiari,** J. III 1308, 1358, V 2684
**Chiasma opticum** II 1112, 1127, III 1188, 1195
**Chibchas** II 708
**Chicama** II 709
**Chichen-Itza** II 712
**Chichimeken** II 713
**Chicotot,** G. *Abb. Nr.: 2438, 2779*
**»Ch'ien Chin Fang (Tausend goldene Rezepte)«** II 656
**Ch'ien,** I. V 2437
**Chifoliau,** H. VI 2926
**»Chilam Balam«** II 712, 724
**Chima-Kultur** II 690, 708
**Chimus** II 704
**China** II 644, 661, V 2762, 2825, 2841
**Chinakrin** V 2567
**Chinakrin-Senföl** VI 3083
**Chinapocken** VI 2927
**Chinarinde** I 348, III 1692, 1700, 1712, IV 2244, 2265, V 2375, 2554, 2562, 2564, 2705 — *Abb. Nr.: 1855, 2529*
**Chinarindenbaum** V 2812 f., 2815
**Chinchonin** V 2566
**Chin-Dynastie** II 652, 662
**Chinidin** III 1229
**Chinin** I 348, III 1701, 1712, V 2555, 2565, 2869
**Chininderivate** V 2890
**Chininformel** VI 2566
**Chininsulfat** *Abb. Nr.: 2896*
**Chinolin** V 2567
**Chipault,** F. V 2887
**Chirac,** Pierre II 1094, 1096
**Chiron** I 192 f., 195, 203, 556, 561, III 1609 — *Abb. Nr.: 199, 359, 2157*
**Chiropraktik** V 2591, 2594
**»Chirurgia«** (Albucassis) *Abb. Nr.: 787, 822, 1011*
**»Chirurgia de Maistre Guillaume Salicet«** *Abb. Nr.: 3522*
**»Chirurgia«** (Garioponto) II 945
**»Chirurgia magna«** (T. di Borgognoni) II 739
**»Chirurgia magna«** (Brunus) III 1615
**»Chirurgia magna«** (Chauliac) II 770, 868, 953 f., 1028, III 1463, IV 1992 — *Abb. Nr.: 793, 805—807, 821, 824, 2205*
**»Chirurgia magna«** (Lanfranchi) III 1404, 1616
**»Chirurgia«** (Mondeville) *Abb. Nr.: 920, 921*
**»Chirurgia magna«** (Paracelsus) II 978
**»Chirurgia parva«** (Lanfranchi) II 741, III 1616 — *Abb. Nr.: 824*
**»Chirurgia Rolandina«** II 741, 947 — *Abb. Nr.: 1005, 1006*
**»Chirurgia«** (Ruggiero) II 731 f. — *Abb. Nr.: 755, 756*
**»Chirurgia«** (Saliceto) II 740, III 1616
**»Chirurgiae graeco conversa«** III 1624
**Chirurgie** II 911, V 2471
— allgemeine V 2521
— autoplastische V 2510
— aztekische II 719
— byzantinische II 941
— der Hand V 2838
— der portalen Hypertonie V 2523
— der Verdauungsorgane V 2514, 2519, 2522, 2534
— endokrine V 2519
— englische V 2486
— experimentelle V 2513
— griechische II 927
— gynäkologische V 2519, 2534
— hippokratische II 929
— indische II 923
— islamische II 941
— mittelalterliche II 944
— orthopädische V 2520, 2535
— pädiatrische V 2520
— plastische V 2520, 2535, 2819, 2897
— reparative V 2524
— traumatologische (Unfallchirurgie) V 2521, 2535
— urologische V 2519, 2534
— wiederherstellende V 2510, 2535, 2819, 2897
**»Chirurgische Anatomie«** II 903
**Chittenden** IV 1800
**Chlamydiosen** IV 2230
**Chloramphenicol** II 675, III 1457, IV 2210, V 2408
**Chloroform** III 1344, 1426, 1432, 1702, V 2494, 2506, VI 2992
**Chloroformanästhesie** V 2882 — *Abb. Nr.: 2825*
**Chlumsky-Payr** V 2890
**Cholecystokinin** V 2698
**Cholera** I 404, II 801, IV 2186, 2189, 2209, 2214, V 2575, 2879, VI 2927, 3031, 3036, 3042 — *Abb. Nr.: 2478, 2491*
**Choleraanstalt** III 1553
**Choleraepidemie** *Abb. Nr.: 2479*
**Cholerapandemie** IV 2215
**Cholera-Vibrio** IV 2216
**Choleravibrionen** V 2416
**Cholesterin** III 1246, VI 3075
**Cholesterinbiosynthese** VI 3075
**Cholesterol** V 2698, 2700
**Cholezystitis** I 531
**Chomel** V 2566
**Chomel d. Ä.** IV 1787, 2208
**Chondrozyten** IV 2290
**Chopart,** François II 1000, III 1420, 1628, V 2601, 2853, 2878
**Chopin,** Frédéric V 2752
**Chopra** VI 3065
**Chorda dorsalis** IV 1933
**Chorda tympani** II 1133, V 2643 — *Abb. Nr.: 3227*
**Chorea** (Veitstanz) II 1114, 1119, 1142, 1149, 1151, 1160, IV 1975, V 2450 — *Abb. Nr.: 1203, 1251*
**Chorea elektrica** (Dubinische Krankheit) II 1142
**Choresm** II 603, 611 f.
**Choriomeningitis** II 1158
**Choriongonadotropin** III 1380, VI 3075, 3099
**Chosran Anschirvan** II 590, 593
**Choulant,** Ludwig III 1677
**Chrichton-Brown** II 1149
**Christentum** I 426, II 606
**»Christianismi restitutio«** II 1079
**Christiansen** II 1147
**Christie,** A. IV 2150
**Christofle** V 2384
**Christus** *Abb. Nr.: 407*
**Chromaffingewebe** V 2693
**Chromosomen** IV 1889, 1909, 1926, 2087, V 2409, 2648
**Chromosomenanomalie** IV 2087
**Chromosomenpathologie** VI 3088
**Chronobiologie** VI 3083
**Chronopharmakologie** VI 3083
**Chronos** I 208 — *Abb. Nr.: 355*
**Chrysarobin** III 1538
**Chryseis** *Abb. Nr.: 195*
**Chrysippos von Knidos** I 362, 365, 373, 375 — *Abb. Nr.: 2246*
**Chrysostomos,** Don V 2657
**Chrysostomus,** Johann III 1475
**Chu-hsi** II 662
**chuqui chuqui** II 707
**Churchill,** Jones III 1285
**Churchill,** W. V 2719, 2748
**Chu Ts'ung** II 652
**Chvostek** V 2683
**Chyllopodie** III 1641
**Cibert,** Jean III 1441
**Cicero** I 374, 377, 382, 398, 509, IV 2034, V 2554 — *Abb. Nr.: 3521*
**Cicuapipiltin** II 716
**Cid,** J. III 1275
**Cihuacoatl** II 719
**»Cikitasakalika«** II 644
**Cimbal,** W. V 2464
**Cincinnati** V 2655
**»Cing livres de chirurgie«** *Abb. Nr.: 2928*
**Cinyras** *Abb. Nr.: 1077*
**»Circa instans«** III 1674, 1678, 1683, 1693, 1696
**Circulus Willisii** II 880
**Cirillo** III 1506
**Cisterna chyli** *Abb. Nr.: 938*
**Ciurrochi** V 2556
**Civiale** III 1423 — *Abb. Nr.: 1556*
**»Civitas Hippocratica«** II 728
**Clamorgan,** Jean de V 2847
**Claparède** IV 2348
**Clark,** James III 1763
**Clark,** John III 1308, V 2683, VI 2926
**Clarke,** Jacob II 1001, 1126
**Clarke,** W. E. VI 2991
**Clarke-Säule** (Nucleus dorsalis) II 1126
**Claudicatio** III 1274, 1652
**Claudius** I 375, 385, V 2843
**Claudius Donatus** I 547
**Claus** IV 1938
**Clay** III 1282
**Cleland,** Archibald II 1157, V 2647
**Clemenceau,** Georges V 2386, VI 3039
**Clemens V.** V 2365
**Clemens VI.** V 2569
**Clemens XI.** V 2555
**Clemenshospital** (Münster) III 1565 f., 1578
**Clemens von Alexandria** I 188, III 1177
**Clément,** Julien II 989, 1047
**Clerambault** IV 1982
**Cleyer,** Andreas *Abb. Nr.: 3080, 3496, 3497*
**»Cliniquoes«** V 2770
**Cloaca maxima** I 407
**Cloquet,** Hippolyte IV 1833, V 2661
**Cloquet,** Jules III 1308, 1640, V 2482, 2857, VI 3003 — *Abb. Nr.: 464, 1500, 1946, 3034, 3058, 3061, 3087, 3477, 3480*
**Clostridium botulinum** V 2402
**Clostridium Chauvoei** V 2614
**Clostridium histolyticum** V 2402
**Clostridium perfringens** V 2402
**Clostridium septicum** V 2402
**Cloves** VI 2940
**Clowes,** William III 1602, 1618, 1623, 1627
**Clunet,** Jean V 2775
**Cobbold,** Thomas Spencer V 2548, 2842, 2859
**Cobo,** Barnabé de II 688, 704, 706, V 2562
**Coca** V 2721
**Cocain** III 1701
**Cocapflanze** II 691
**Cochlea** (Schnecke) I 249
**Cock,** Christopher IV 1847, 1850
**Cockburn,** A. I 37
**Cocolitzle** V 2540
**Code,** genetischer VI 3078
**»Codex badianus«** VI 2930
**»Codex Berolinensis«** I 550, 553
**»Codex Borbonicus«** II 687
**»Codex Borgia«** II 687
**»Codex Cantabrigiensis«** I 550
**»Codex des Dioskurides«** *Abb. Nr.: 236, 260, 359*
**»Codex Dresdensis«** II 687
**»Codex Florentinus«** II 688 — *Abb. Nr.: 695*
**Codex Hammurabi** I 99, 106, 173, 176, 462, 524, II 923, III 1606, V 2429 — *Abb. Nr.: 76, 87*
**»Codex Maglibecchi«** II 688
**»Codex Medicus Grecus I.«** *Abb. Nr.: 187, 359*
**»Codex Membranaceus«** *Abb. Nr.: 763*
**»Codex Mendoza«** II 688, V 2438
**»Codex Monacensis latinus (Mulomedicina Chironis)«** I 556 f., 564, 567
**»Codex Moreau«** II 732
**»Codex Nutall«** II 687
**»Codex Parisiensis«** I 550
**»Codex Peresianus«** II 687
**»Codex Philippi«** I 550
**»Codex Schenk«** II 732
**»Codex Telleriano-Remensis«** II 687
**»Codex Theodosianus«** II 867
**»Codex Tro-Cortesianus«** II 687
**»Codex Vaticanus«** (Oaxaca) II 687
**»Codex Vindobonensis«** II 687
**»Codex von Breslau«** III 1675
**»Codex von Tullovie«** II 732
**Codices,** mittelamerikanische II 687
**Codivilla,** Alessandro III 1654
**Coenders van Helpen,** Barent *Abb. Nr.: 2741*
**Coffein** III 1701
**Coffey** III 1440
**Coggeshall** V 2561
**Cogolludo,** Lopez de V 2539
**Cohausen,** August von *Abb. Nr.: 2512*
**Cohausen,** Johann Heinrich IV 2036
**Cohen** II 793, 798
**Cohen al Attar** III 1674
**Cohn,** H. III 1222, V 2453
**Cohnheim,** Julius IV 2082, V 2685, 2741
**Coindet** V 2681
**Coiter,** Volker II 1115, IV 1916, 1998, 2001
**Coitus interruptus** II 815
**Colbert** IV 2102, 2115, V 2370
**Cole,** L. IV 1795, 2150, V 2700
**Colhuakan** II 719
**Colibazillus** IV 2217
**Coliez,** Robert IV 2145, 2175, 2178
**Colimycin** II 675
**Colin,** Gabriel V 2614
**Colines,** Simon de II 874
**Collège de chirurgie** II 994
**Collegium Hippocraticum** II 838
**Colles,** Abraham III 1635, IV 2278
**Collet,** F. V 2670, 2677
**Collet,** R. P. IV 2256
**Collet-Syndrom** II 1168
**»Colliget«** II 754
**Collin,** A. III 1219, 1252, VI 3070
**Collins,** J. VI 2992
**Collins,** R. III 1345
**Collip** V 2696
**Collis** IV 2274
**Collot,** Laurent III 1416
**Collyrien** III 1722
**Colombo,** Realdo II 614, 743, 749, 874, 878, 972, V 2793 — *Abb. Nr.: 1099, 1102, 3199*
**Columban** II 756, IV 1948
**Columella** I 548, 561 f., 564 ff., V 2554
**Columna,** Aegidius IV 1900 — *Abb. Nr.: 2093*
**Columnata** I 23, 27 — *Abb. Nr.: 7*
**Colvener,** Georges III 1745
**Comandon** IV 1864, 2145
**Côme,** St. II 961
**Comfort,** Alex IV 2043
**Commodus** I 413, 570
**Comode,** P. I 28
**Compliance** (Lungendehnbarkeit) V 2717
**Computer-Tomographie** (Scanner) III 1435, IV 2156, 2163 — *Abb. Nr.: 2418, 2421*
**Conches,** Guillemeau von IV 1961
**Conciliator** II 746
**Condé,** Pedro Garcia III 1760 — *Abb. Nr.: 3465*
**Condorello,** Luigi V 2716
**Confluens sinuum** II 1110
**Conheim** III 1254
**Conn,** Jeróme III 1267
**Conn-Syndrom** III 1268
**Connor,** M. E. IV 2221, V 2543
**Conny,** John VI 2940
**Conrad,** Kardinal II 769
**Conrad,** Otto John II 823
**Conseil,** E. IV 2193
**»Consilia«** (da Montagnana) II 747
**»Consiliorum Medicinalium«** II 1077
**Constantinus Africanus** (Konstantin der Afrikaner) II 624, 728, 734, 768, 838, 865, 867, 945, 953, III 1192, 1404, 1674, 1676, 1696 — *Abb. Nr.: 815*
**Constantin-Capronyme-Pest** V 2568
**Constantini** V 2695
**Consyn,** E. L. *Abb. Nr.: 3354*
**Contarni** III 1272
**Contenau,** Georges I 95, 105, 185, 459 f.
**Contergan** (Thalidomid) III 1378
**»Continens«** II 605, 624, 942, 953, III 1402, IV 1988 — *Abb. Nr.: 3155*
**Continho** VI 2956
**contraria contrariis** II 1010
**Converse,** J. M. V 2663
**Convess,** John Marquis V 2836
**Cook** V 2555, 2775
**Cooke** V 2681

Cooley


**Cooley,** Benton III 1270 — *Abb. Nr.: 1345*
**Coolidge,** William IV 2153
**Coombs** V 2729
**Cooper** (Astley), Paston II 1142, III 1269, IV 1857, V 2488, 2501
**Cooper,** Samuel V 2489
**Corbeil,** Gilles de (Egidius Corboliensis) II 734, 767, 776, III 1404, 1408 — *Abb. Nr.: 814*
**Cordie** II 1157
**Cordier,** G. II 903
**Cordoba** II 602, 616, 619, 843 f., 942, 950, 1027, 1032 — *Abb. Nr.: 610*
**Cordus,** Valerius III 1678
**Cori,** Carl Ferdinand V 2695 — *Abb. Nr.: 3544*
**Cori,** Gerty Theresa V 2695 — *Abb. Nr.: 3544*
**Corjat,** Etienne *Abb. Nr.: 2813*
**Corlien,** M. I 454
**Cornaro,** Luigi IV 2040
**Cornil,** Victor II 1147, III 1528, IV 2267, V 2742, 2774
**Cor pulmonale** II 1090, 1097, III 1256, 1258
**Corpus callosum** II 1112
**»Corpus Hippocraticum«** I 293, 301, 303 ff., 316, 319 ff., 327, 332, 336, 360, 366, 375, 543, 547, II 638, 646, 924, 929, 933, 1007, 1106, III 1514, 1609, V 2433
**»Corpus inscriptionum latinarum«** I 571
**Corpus Luysii** (Nucleus subthalamicus) II 1126, 1168
**»Corpus Medicorum Graecorum«** I 315, 550
**Corradi,** Alfonso III 1482
**Corrionsche Krankheit** (Verruga) II 723
**Corssen** V 2662
**Cortez,** Hernando II 683, III 1608
**Corti,** Alfonso de II 897, IV 1873
**Corticoide** III 1211, 1230, 1239, 1252, IV 2277, 2286
**Corticosteron** V 2700
**Corti-Organ** *Abb. Nr.: 3017*
**Cortisol** V 2689
**Cortison** III 1239, 1252, 1508, IV 2277
**Cortisontherapie** IV 2289
**Corvinus,** Mathias II 976
**Corvisart des Marest,** Jean Nicolas II 997, 1110, III 1219, 1241, 1258, 1338, 1515, IV 2273, V 2382, 2683, 2709, 2814 — *Abb. Nr.: 1325, 1326, 2296, 2298, 3079*
**Coste** IV 1912, 1920, 1924, 1927, 1942, 2281
**Costes,** Dieudonné VI 2956 — *Abb. Nr.: 3424, 3427*
**Cotte,** Gaston II 1007, III 1318
**Cotton** IV 1864
**Cotugno,** Domenico II 1120, III 1635
**Coulomb,** Charles-Augustin III 1572, V 2379
**Coumel** III 1224, 1264
**Couperus,** Pierre VI 2934
**Courbet,** Gustave *Abb. Nr.: 2620, 3562*
**Cournand** III 1226, 1245, 1253, V 2717, 2726, 2900
**Courrier** III 1312, V 2698
**»Cours d'operation de chirurgie«** II 990 — *Abb. Nr.: 1051*
**Courteheuse,** Robert II. III 1614
**Courtois** IV 1983, V 2681
**Courvoisier,** M. IV 1984
**Coury,** Charles I 351, III 1604, IV 2185, V 2716, 2735, 2749, 2751, 2789, 2795, 2798, 2803, 2810, 2812, VI 3101
**Couvelaire,** Roger III 1351, 1359, 1370, 1374, 1441
**Couvelairesche Krankheit** III 1353
**Cowdry,** Vincent IV 2042
**Cowen** V 2863
**Cowper,** William III 1412 — *Abb. Nr.: 3073*
**Cowpersche Drüsen** III 1412
**Cox** IV 2222
**Coxsackieviren** IV 2229
**Coxwell** VI 2950
**Coze** III 1348, 1527
**Crafoord** III 1232, 1237, 1258, V 2524
**Crassus** I 374
**Craterus** I 377
**Crato von Kraftheim,** Jean (Jean Kraft) V 2367 — *Abb. Nr.: 2657*
**Crawford** III 1242
**Credésche Prophylaxe** III 1210, 1358
**Creech** III 1270
**Cremona,** Gebhard von II 768, 943, 950, 953, IV 2190 — *Abb. Nr.: 779, 787, 800*
**Cremonius,** Cesar IV 1900
**Crescentiis,** Petrus de III 1747
**Creutzfeld,** Hans Gerhard II 1160
**Creveld,** van V 2695
**Crick,** Harry Crompton V 2409 — *Abb. Nr.: 2719, 3556, 3559, 3560*
**Crile,** Georges V 2513, 2896
**Critchett** III 1213
**Croce,** Andrea della II 975, 982
**Crocé-Spinelli,** J. E. *Abb. Nr.: 3420*
**Crohn** IV 1820
**Cro-Magnon** I 24, 26, 29, 32, II 918 — *Abb. Nr.: 8*
**Crötte,** F. *Abb. Nr.: 3135*
**Crollius** IV 2242
**Cronos** I 208 — *Abb. Nr.: 355*
**Crooke,** Robert V 2692, 2721, VI 3089
**Crookes,** William IV 1877 — *Abb. Nr.: 2401*
**Crookessche Röhre** IV 2168 — *Abb. Nr.: 2402*
**Crougneau,** G. *Abb. Nr.: 3376*
**Cruchet** II 1157, V 2895
**Crudelli** V 2556
**Cruikshank,** William Cumberland IV 1912, V 2680
**Crump,** J. A. I 46
**Crush-Syndrom** V 2913
**Crusoe,** Robinson VI 2940
**Cruveilhier,** Jean II 893, 906, 1127, 1141, III 1252, IV 1791, 1814, 1823, 1826, 2040, 2061, 2063, 2069, 2079, 2267, 2278, V 2477, 2769, VI 2988 — *Abb. Nr.: 954, 1234, 1244, 1947, 1966, 2303, 2308, 2321, 2554, 2556, 3094, 3169, 3193*
**Cruz,** Martin de la II 688, 724
**Cruz,** Oswaldo V 2542, 2552
**Cuba,** Jean de IV 2015, V 2846 — *Abb. Nr.: 1891, 3387*
**Cues,** St.-Nikolaus-Hospital III 1557
**Cuilleret,** Pierre III 1472
**Cullen,** W. IV 2249, 2273, V 2451, VI 2940
**Cumanus,** Marcello III 1486
**Cumarinderivate** III 1230, 1257
**Cumming,** Hugh VI 3042
**Cuneo** II 895, V 2512
**Cunin,** O. Emile VI 3001
**Cunningham** II 897, V 2575, 2684
**Curandero** II 687
**Curare** II 1136, V 2517
**Curie,** Irène V 2783
**Curie,** Marie III 1308, 1432, IV 2171, 2173, V 2778 — *Abb. Nr.: 2428, 2434—2436, 3181*
**Curie,** Pierre III 1308, 1432, IV 2173 — *Abb. Nr.: 2428, 2436*
**Curietherapie** III 1215, 1314
**Curschmann,** Heinrich III 1587
**Curtenova,** Ubertus de III 1749
**Curtis,** J. Harrison V 2654
**Curzio,** Quinto *Abb. Nr.: 774*
**Cushing,** Harvey W. II 1165, III 1267, IV 1804, 1981, V 2520, 2690, 2692, 2758, VI 3089, 3099 — *Abb. Nr.: 1267, 1268, 3151, 3152*
**Cushing-Krankheit** II 1166
**Cutis laxa** III 1536
**Cuvier,** George II 859, 893, 898, 900, 905, IV 2068 f. — *Abb. Nr.: 962*
**Cuzco Atahualpa** II 704
**Cybulski** V 2682
**Cyrene** I 267 — *Abb. Nr.: 366*
**Cyriax,** Edgar V 2588, 2595
**»Cyrurgia«** (Mondeville) *Abb. Nr.: 1012*
**Cytotomie** IV 1833
**Czermak** IV 1907, V 2670
**Czerny,** Vincenz von III 1307, 1427, 1430, 1432, V 2461, 2509, 2516


# D


**Daghestan** II 916
**Dahldorff** IV 2229
**Daim,** Olivier le II 760, IV 2347
**Dakin** V 2687, 2892, VI 3064
**Dakinsche Lösung** V 2892
**Dakota-Indianer** II 919
**Dakryzystomie** III 1212
**Dale** II 1136, VI 3065
**Dalechamps,** Jacques III 1621, 1633, 1655 — *Abb. Nr.: 1762, 1770*
**Dalibour,** Jacques III 1617
**Dalton,** J. III 1197
**Damaskus** II 594, 942 — *Abb. Nr.: 607*
**Damian,** heiliger I 426, II 957, 961, III 1733 — *Abb. Nr.: 773, 781, 3233, 3248*
**Dammschnitt** II 965, III 1396, 1399
**Damoiseau** V 2714
**Damoiseausche Parabel** V 2714
**Dämonenlehre,** babylonische I 460
**Dance** V 2683
**Dandy,** Walter E. II 1162, 1166, IV 2160 — *Abb. Nr.: 1270*
**Daniel,** Jacques II 1000
**Danis,** Robert III 1658
**Danlos,** H.-A. III 1538, IV 2173
**Dante** II 612, IV 2020, 2325
**Dareios I.** I 176, 234, 267 ff., 278, 298, 539, II 928, V 2759 — *Abb. Nr.: 232, 264, 265, 282, 303*
**Daremberg,** Charles Victor I 179, 199, 293, 432, 543, II 927, 1025, 1068, III 1409, 1630, IV 1996
**Dares,** M. IV 2314
**Darier,** Jean III 1509, 1528, IV 2166
**Dariersches Syndrom** III 1530
**Darkschewitsch** II 1147
**Darling** V 2717
**Darlingsche Krankheit** V 2862
**Darmanastomose** V 2500, 2509
**Darmparasiten** V 2842, 2854
**Darmtuberkulose** IV 1805
**Darmverschluß** I 404
**Darmwürmer** I 440
**Da Rocha Lima** IV 2193
**Darras,** J. C. I 74
**Darrow,** Ruth III 1377, V 2460
**Darwin,** Charles I 414, II 893, IV 2328, V 2455
**Darwin,** Erasmus II 1102
**Darwinismus** II 901
**»Das Buch der Geheimnisse«** II 599
**»Das Buch der Könige«** *Abb. Nr.: 988*
**»Das Buch des Al Mansur«** II 599, 624
**»Das Buch vom Hebel«** I 319 f.
**Daseinsanalyse** IV 2347
**»Das Ich und das Es«** IV 2340
**»Das illustrierte China«** *Abb. Nr.: 2752*
**»Das ist Augendienst«** *Abb. Nr.: 1758, 1869*
**»Das Leben Alexanders des Großen«** *Abb. Nr.: 774*
**Dastre,** A. *Abb. Nr.: 3229*
**Dastugue,** J. V 2762
**»Das Unbehagen in der Kultur«** IV 2340
**Datheus von Mailand** V 2440, 2455
**Daubenton,** J.-L.-M. II 889, 900, IV 2002
**Dausset,** Jean III 1438, V 2420
**Davaine,** Casimir III 1528, IV 2211, V 2389, 2396, 2613, 2855, 2861 — *Abb. Nr.: 2970*
**Davenport** IV 1908
**David** II 808, 826, 998, V 2698
**David,** Jacques-Louis *Abb. Nr.: 3225, 3571*
**David,** Jean-Pierre III 1634
**Daviel,** Jacques III 1197, 1201, 1212 — *Abb. Nr.: 1308, 1314*
**Davis,** Gwilym G. III 1651, IV 2222
**Davis,** H. V 2653
**Davis,** John Staige V 2831, 2834
**Davis,** Morriston V 2747
**Davison,** Henry P. VI 3038, 3061
**Davy,** Sir Humphrey III 1272, V 2381, 2493, 2832, VI 2991 — *Abb. Nr.: 2680*
**Dawson,** Warren R. I 114, 465, 470, V 2409, 2758
**Dax,** Marc II 1136
**DDT** III 1702, V 2401
**»De abditis nonnullis ac mirandis morborum et sanationum causis«** II 1077
**»De Agricultura«** I 489
**»De anatome humani«** *Abb. Nr.: 1034*
**»De anima brutorum«** II 1117
**»De arte gymnastica«** V 2584 — *Abb. Nr.: 2929*
**»De arte medendi«** II 730
**»De arte medicina«** III 1399
**»De artibus«** II 1017, III 1612, V 2706
**»De astrologia«** *Abb. Nr.: 890*
**»De atra bile«** II 730
**Deaver,** John Blair IV 2084
**Debai,** Rabbi II 815
**De Bakey** III 1254, 1270, 1272, 1275
**Debierre** IV 1942
**Debove** VI 2992
**Debré,** Robert IV 2196, V 2460, 2690, 2743, 2754
**Debret,** J. B. *Abb. Nr.: 2385*
**»De casibus virorum illustrium«** *Abb. Nr.: 919, 1097*
**Dechambre,** Amédée VI 3023 — *Abb. Nr.: 3525*
**Dechaume** I 514, II 1159, VI 2996
**Decholin-Test** III 1220
**Decimus Silanus** I 547
**»De colica pictonum«** V 2378
**»De compositione medicamentorum«** I 548
**»De conceptu et generatione hominis«** *Abb. Nr.: 1099*
**»De contagione et de contagiosis morbis«** V 2751
**»De corporis humani fabrica epitome«** *Abb. Nr.: 1041*
**Decourt** IV 1800
**Decubitus** II 1145
**»De curandum equorum mortis«** *Abb. Nr.: 568, 569*
**»De curtorum chirurgica per incisionem«** V 2663 — *Abb. Nr.: 3251*
**De Cyon** II 1134
**Dederich,** W. V 2601
**»De diaetis infimorum«** II 734
**»De dissectione«** II 1075
**»De dissectione partium corporis humani«** *Abb. Nr.: 1218*
**Dedrick** V 2405
**»De febre pestilenti tractatus«** II 1078
**Deflandre** V 2698
**Defloration** II 1036
**Defoe,** Daniel IV 2098
**»De formato foetu«** IV 1929
**Degas,** Edgar *Abb. Nr.: 2982, 3535*
**Degas,** Robert III 1531
**Degeorges** III 1261
**Degli Armati,** Salvino IV 1836
**Degrais** IV 2173
**»De herba vettonica«** *Abb. Nr.: 1820*
**»De homine figures«** *Abb. Nr.: 1184, 1187*
**»De humanis corporis fabrica«** II 846, 868, 874, 949, 1073, 1078, 1114, III 1624, 1738, IV 1929 — *Abb. Nr.: 924, 925, 1041, 1154—1156, 1212, 1324, 1526, 1528, 1753, 1915, 2212, 2213, 2273, 2274, 3086*
**Dehydroandrosteron** V 2698
**»De Ilixi«** II 625
**Deines,** Hildegard von I 115
**Deir-el-Bahari** I 470 — *Abb. Nr.: 114, 456*
**Deir-el-Medineh** I 138, III 1178 — *Abb. Nr.: 2643*
**Deiters,** Otto Friedrich II 1127
**Déjardin,** J. V 2677, 2886
**Dejerine,** Joseph Jules II 1129, 1139, 1153, 1160, III 1661, IV 2083, 2228 — *Abb. Nr.: 970, 1230, 1231, 2252*
**Dejerine,** Werke II 1154
**Déjerine-Klumpke,** Augusta III 1661
**»Dekameron«** *Abb. Nr.: 1510*
**Dekapitationshaken** *Abb. Nr.: 1490*
**Dekker,** Frédrick *Abb. Nr.: 2767, 3005, 3036*
**Dekoktum** III 1716
**Delabarre,** Christophe François VI 2986
**»De lactibus sive lacteis veinis«** *Abb. Nr.: 937, 3204*
**Delafield,** Francis IV 2083
**Delalain,** J. V 2886
**Delalande** III 1359
**Delamare,** Nicolas *Abb. Nr.: 2773*
**Del Aquila,** Baptista V 2668
**Delarue,** J. V 2723, 2726
**Delaulne,** Etienne *Abb. Nr.: 2762*
**Delaunay,** P. V 2799
**Delay,** Jean II 1162, III 1713
**Delbet,** G. *Abb. Nr.: 2958, 2959*
**Delbet,** Pierre III 1300, V 2779, 2892
**Delbruck** V 2409
**Delchef,** Jean III 1658
**Deleau,** Nicolas V 2649
**Delessert,** François V 2383
**Deleuze,** R. V 2900
**Delirium** cordis III 1262
— tremens II 829, 1142
**Dell'Abate,** Giulio Camillo *Abb. Nr.: 2683*
**»Dell'anatomia«** IV 2040
**Della Spina,** Alessandro IV 1836
**Della Torre,** Marc-Anton II 1073
**Dellebare** *Abb. Nr.: 2030*
**Dellwarzen** III 1532
**Delmas,** J. II 903
**»De locis affectis«** V 2816
**Delore** IV 2128
**Delorme,** Edmond III 1231, 1254, V 2510, 2512 — *Abb. Nr.: 2842*
**Delos** *Abb. Nr.: 261*
**Delpech,** Jacques Mathieu III 1602, 1635, 1639, 1642, V 2385, 2482, 2590, 2873 — *Abb. Nr.: 1784, 1802, 2935, 3262, 3263*
**Delphi** I 273 f., 278, 281, 313 — *Abb. Nr.: 214, 268, 323*
— Tempel von I 273
**Delphisches Orakel** I 273
**Delpuech,** Marie VI 2988
**Delray,** Ch. IV 1799
**Del Riottortega** II 1130
**»De luce«** IV 1836
**Demachy,** Jacques-François III 1680
**Demand-Schrittmacher** III 1264
**»De materia medica«** I 493, III 1673, V 2364 — *Abb. Nr.: 435, 490, 493*
**Dembo** II 699
**»De medicina«** (libri octo) I 400, 404, 407, 492, III 1515
**Dementia praecox** (Schizophrenie) IV 1979
**Demeny,** G. V 2590
**Demeter** I 213, 226
**Demetrios Pepagomenos** I 451, III 1746
**Demetrios Polyarketes** I 355
**Demetrios von Apameia** I 365, II 1021
**Demetrios von Phaleron** I 302
**Demisiano** IV 1840
**Demiurgoi** I 275
**Demme,** Karl V 2882
**Demokedes von Kroton** I 176, 233, 267 ff., 276, 278, II 928, IV 1946, V 2759 — *Abb. Nr.: 303*

Demokles-Phobie IV 1953
Demokrit von Abdera I 231 f., 250 ff., 290, 299, 448, 482, 491, 509, 543, II 856, III 1184, IV 1954, 2211 — Abb. Nr.: 218, 249, 250
Demokrit, Werke des I 253
Demokritos von Alexandria I 567
Demons III 1308, V 2887
»De monte imperiali, liber de herbis« Abb. Nr.: 764
De Montigny III 1770
»De morbis artificium diatriba« V 2375 — Abb. Nr.: 2664
»De morbis metallicis« V 2366
»De Morbis Puerorum Tractatus« V 2444
»De morbo volgari« V 2362
Demosthenes I 514
»De motu animalium« II 905, V 2369
»De motu cordis adversaria« II 1096
»De motu cordis et sanguinis« II 878, 1055, 1060, 1080, 1082, 1087, 1089, 1122, V 2794 f. — Abb. Nr.: 1167, 1171, 3203
Demours d. J. III 1198, V 2681
»De mulierum organis generationi inservientibus« IV 1909 — Abb. Nr.: 2106—2109
Demyelisationskrankheit II 1158
»De natura rerum« I 561
Denayrouze, Louis V 2386 — Abb. Nr.: 2679
Denis IV 2267
Denis, heiliger Abb. Nr.: 1572
»Denkart« I 165, 172, 174, 176
Denman, Thomas III 1333, 1335, 1346
Denolin III 1243
Denonvilliers, Charles-Pierre II 894, V 2488, 2496, 2831
Densiometrie II 903
Dentaphon V 2655
Denys, J. B. II 986, 1093
»De officiis« Abb. Nr.: 3521
»De olfactus organa« V 2661
»De optica« IV 1836
Deparcieux V 2374
»De passionibus mulierum seu de remediis mulieribus« II 730, IV 1961
»De Puerorum Educatione« V 2445
»De pulmonibus observationes« II 1087, V 2798 — Abb. Nr.: 1179
»De pulsuum usu« II 1078
De Quatrefages IV 1916
»De rara medicatione vulnerum« II 984, III 1624
Dercumsche Krankheit I 1532
»De re anatomica« I 874, 1079
»De re botanica« Abb. Nr.: 482
»De Regimine Infantium« V 2445
»De regimine sanitatis« V 2365
»De re medica« II 937, 1061
»De re medicina« IV 2049
»De re metallica« V 2366 — Abb. Nr.: 2652—2654
De Renzi, Salvatore II 729, 732, 840, 945
»De re rustica« I 547 f.
»De respirationte experimenta anatomica« V 2808
»De revolutionibus orbium caelestium« II 868
»Der Gantzen Artzenei Gemeyner Inhalt« Abb. Nr.: 2211
»Der goldene Esel« I 563
»Der kleine Hans« IV 2336
Dermation III 1133
Dermatitis, ulcerative V 2405
Dermatofibrom III 1530
Dermatologie III 1513
Dermatom II 2836
Dermatose III 1525
»Der Mensch als Maschine« II 890
Derosne, Jean-François III 1700
Derot, M. VI 3092
»Der Präsident Schreber« IV 2336

»Der Rattenmann« IV 2336
»Der Witz und seine Beziehung zum Unbewußten« IV 2332
»Der Wolfsmann« IV 2336 — Abb. Nr.: 2621
Désaguliers, Jean-Theophile V 2373 — Abb. Nr.: 2660, 2662
»De sanitate tuenda« V 2434
Desault, Pierre-Joseph II 886, 891, 894, 1000, III 1252, 1420, 1525, 1629, IV 2064, V 2472, 2477, 2661, 2737, 2752, 2874, 2885 — Abb. Nr.: 1063, 1772, 1776, 2795, 3027
Descartes, René II 869, 877, 881, 890, 905, 907, 978, 983, 1087, 1117, 1132, III 1196, 1666, IV 1792, 1838, 2325, V 2391, 2799, V 2796 f. — Abb. Nr.: 1184, 1187, 1216, 1217, 2005, 2006, 3210, 3212
Deschamps V 2661
»Description des écoles de chirurgie« Abb. Nr.: 1057, 1059
»De sedibus et causis morborum« II 1098, 1123, III 1415
»De sepulturis« IV 2050
Desgenettes, Baron Nicolas II 997 — Abb. Nr.: 3312
Desgrez II 903
Deshima III 661 — Abb. Nr.: 661
Desiderius von Montecassino (Victor III) I 878
»De simplici medicina« Abb. Nr.: 752
»De simplicium medicamentorum temperamentis et facultatibus« II 1078
Desmold V 2890
Desnos, E. III 1395
»De Somno« Abb. Nr.: 337
»De somno naturali« Abb. Nr.: 2525
Désormeaux, Antonin J. III 1425, IV 1797 — Abb. Nr.: 1550
Didier III 1353
Didot, P.-A. III 1356
Desoxycorticosteron V 2689, 2700
Desoxyribonukleinsäure (DNS) IV 1941, 2031, V 2409, 2422, 2427, 2780 — Abb. Nr.: 2719, 2736, 2872, 3547, 3548
Desparts, Jacques II 775, V 2444 — Abb. Nr.: 813
»De spiritu« II 1060
Despois, Jean III 751
Desroches-Noblecourt, M. I 133
Destouches, Louis Camus Abb. Nr.: 2773
Dettweiler V 2746
Deukalion I 183
»De urinis« IV 734, 769
»De urinis et pulsibus« II 1096
»De usu partium« IV 1064
Deuteronomium IV 1787, V 2361, 2553
Deutsche Psychoanalytische Bewegung IV 2350
Deutscher Ritterorden III 1548
Deutsche Schule II 982
Deutsches Hospital (Jerusalem) III 1548 — Abb. Nr.: 1672
Deutschordenshospital (Frankfurt) III 1562
»De venarum ostiolis« II 1076 — Abb. Nr.: 1159, 3201
Deventer, Hendrik van III 1328, 1631
Deventerscher Stuhl III 1335
Devergie III 1459
»De vetere medicina« I 179
»De virtutibus herbarum« (Apuleius) III 1674
»De virtutibus herbarum« (Floridus) III 1674
De Wardener II 1159
Dewitt V 2696
Dexippos von Kos I 351
Dexter III 1226
Dezeimeris, J. E. II 944, 957, III 1339
Dezerebrationsstarre II 1132
Dhamani II 632
Dhanvantari II 628
dhatu II 636 f.
Diabetes III 1371, V 2684, 2689, 2695, 2700, VI 3087, 3091, 3097, 3099
— insipidus V 2679, 2690, 2698, VI 3085, 3088, 3090

— juvenile VI 3087, 3094
— mellitus V 2679
»Diagnostics urgents« V 2516
Diagnostik, mesopotamische I 95 f.
Diakonissen III 1584 — Abb. Nr.: 1712
Diakonissenkrankenhaus Bethanien (Berlin) III 1583 — Abb. Nr.: 1712, 1713
Dialektik I 208, 235, 237, 261 — Abb. Nr.: 238
— eleatische I 241
»Dialogus de systemate mundi« Abb. Nr.: 2007
Diana (Minerva) I 395, 489, II 1015 — Abb. Nr.: 257
Diapedese V 2715
»Diaria de bello Carolino« II 748
Diarrhöe II 802, IV 1787, 1789, 1819
Dias, Pedro Jacob V 2445
Diaspora II 621
Diastole II 1065, 1068, 1079, 1082
Diät I 405
Diäteiki I 485, IV 1790 f.
— griechische I 274, 279
Diaulos I 281
Diaz, Henrique VI 2932
Diaz, Manuel III 1751
Dick, G. IV 2196
Dickdarm Abb. Nr.: 1989
Dickdarm-Erkrankungen IV 1822
Dickinson, R.-L. IV 1922
»Dictionary of National Biography« II 1043
Dicumarine III 1230
Dicumarol V 2518
Dide IV 1983
Diderot, Denis III 1120, III 1602, V 2453, IV 3022 — Abb. Nr.: 1062, 1242, 3285, 3286
Didymos I 552, 567
»Die akuten Krankheiten« I 422
»Die alte Medizin« V 2759
»Die animalische Maschine« II 905
»Die Besessenen in der Kunst« II 1147
»Die Bienen« IV 1837
»Die chirurgischen Transplantationen« V 2835
»Die chronischen Krankheiten« I 422
Dieckmann III 1376, 1384
»Die Dioptrie« IV 1838 — Abb. Nr.: 2005, 2006
»Die Eleusinischen Mysterien« I 204
»Die Entbindungspraxis« (Peu) II 1040
»Die Erhaltung der Gesundheit« II 738
»Die Essenz der Ambrosia (Amrtahrdaya)« II 631
Dieffenbach, Johann Friedrich III 1215, 1643, V 2501, 2830, 2832 — Abb. Nr.: 1310, 3261
»Die Frage der Laienanalyse« IV 2340
Diego-Faktor II 684
»Die Heilung des Körpers« II 845
»Die Heilung in einer Stunde« II 599
»Die Körperteile der Tiere« II 900
»Die Krankheiten der Schwangeren und Gebärenden« II 1040, 1050 — Abb. Nr.: 1120
»Die Lebensweise der Gesunden« I 274
»Die Leidenschaften der Seele« II 1117
»Die Medizin der westindischen Inseln« Abb. Nr.: 696
»Die medizinische Sittenlehre« II 838
Diemerbroeck, Ysbrand van IV 1975, 1999, V 2369 — Abb. Nr.: 3208

»Die Mißgestalteten und Kranken in der Kunst« II 1147
»Die natürlichen Eigenschaften« II 1064
Dienes IV 2230
Diepgens, Paul III 1478
Dietz, Charles Frédéric I 379, 536, III 1728
Dieuches I 357 — Abb. Nr.: 336
Dieulafoy, Georges III 1252, 1267, V 2676, 2713
»Die Wochenstube in der Kunst« V 2441
»Die Wolken« I 543
»Die Zellularpathologie in ihrer Begründung auf physiologische und pathologische Gewebelehre« IV 1890
»Die Zukunft einer Illusion« IV 2340
Differentialdiagnostik, römische I 422
Di Giorgi, A. M. V 2653
Digitalis III 1222, 1228
Dihydrotestosteron VI 3083, 3088, 3097
Dike I 215, 230
Di Matteo III 1244
Dimna Abb. Nr.: 609
Dingemanse V 2698
Dingle V 2729
Diodoros von Ephesos I 243
Diodoros von Sizilien I 110, 274, 485, 532, III 1725, IV 1788
Diogenes Laertios I 242, 253 — Abb. Nr.: 239
Diogenes von Apollonia I 262, 264, II 856, III 1184, IV 2238
Diokles von Karystos I 319, 351, 355 f., 360, 487, 514, II 1021
Diokletian I 553, 570 — Abb. Nr.: 342
Dionis, Pierre II 885, 989, 1047, 1050, 1088, III 1632, 1637, V 2853 — Abb. Nr.: 1051, 1127, 1194, 2219
Dionysos (Bakchos, Bacchus) I 188, 193, 195, 205, 213, 236, 355 — Abb. Nr.: 178, 203, 214
Dionysos-Kult I 185, 187
Dionysos Zagreus I 187 f.
Diophanes I 552
Dioskuren I 489
Dioskurides Pedanios von Anazarbus I 360, 370, 392, 406, 432, 447, 468, 470, 474, 479, 493, II 591, 596, 647, 776, 837, 1062, III 1188, 1514, 1615, 1683, 1690, IV 2263, V 2364, 2443, 2662, 2844 — Abb. Nr.: 187, 220, 364, 372, 435, 489, 493, 1823, 2153, 2158, 3281, 3523
Dioskurides von Samos Abb. Nr.: 363
Diphtherie I 532, II 673, III 1715, IV 2065, 2197, 2206 f., V 2415, 2425, 2448, 2450, 2460, 2465, 2669, 2673 f., 2676, 2870 — Abb. Nr.: 2476, 2478, 2779
Diphterieanatoxin IV 2634
Diphtheriebakterium V 2402 — Abb. Nr.: 2710—2713
Diphtheriebazillus IV 2217 — Abb. Nr.: 2475
Diphtherieepidemie IV 2674
Diphtherieserum Abb. Nr.: 2998
Diphtherietoxin V 2402, 2415
Diploskop III 1209
Dipyridamol III 1251
Diringshofen, H. v. VI 2960
»Discours sur l'anatomie du cerveau« Abb. Nr.: 933
Disdier, M. St. Abb. Nr.: 3108
»Diseases in Antiquity« I 40, 45
»Dis ist das Buch der Cirurgia« Abb. Nr.: 1021, 1023, 1645, 3252
Diskobol Abb. Nr.: 279—281
Diskopathie II 1166
»Dissection des parties du corps humain« II 874
»Dissertatio epistolica de bombyce« IV 1843 — Abb. Nr.: 2013, 2014
Dittel, v. III 1432
Dittrich, F. III 1506

Diuretikum II 707, III 1229, 1254, 1709
Diverso, Pietro Salio II 1078
Divertikel IV 1786, 1808, 1819
Divini, Eustachio IV 1840, 1850, 1854
Djindjian, R. IV 2161
DNS (Desoxyribonukleinsäure) IV 1941, 2031, V 2409, 2422, 2427, 2780 — Abb. Nr.: 2719, 2736, 2872, 3547, 3548
DNS-Viren IV 2223, V 2781
Dockenburg, Hans von II 976
Döcker, Richard III 1594
Dodd, Walter IV 2150
Dodds V 2700
Dodoens, Rembert IV 2054
Dodonaeus V 2847
Doeze V 2695
Dogmatiker I 351 ff., 368, 377, 382, 384
Dogmatismus I 398, 402, 411, 413
Dohmen V 2712
Doisy III 1312, V 2698
Doleris III 1307
Dolichokolie II 1824
Dolichos I 281
Dolinski IV 1800
Dolto IV 2349
Domagk, Gerhard III 1210, 1348, 1472, 1508, 1595, 1709, IV 1790, V 2407, 2723, 2750
»Domestic medicine« V 2377
Dominikaner II 739
Domitianus I 493, 521
Don, Gerard Abb. Nr.: 1168
Donald III 1386
Donati III 1770
Donato, Marcello IV 2054
Donders III 1135, II 1206
Don Duarte III 1750
Dondus, Jacobus III 1750
Don Jaos III 1750
Donné, Alfred III 1308, 1460, IV 1857, V 2855
Donner IV 2255
Donnerstein III 1733
Donnolo, Shabbatai II 837
Donovan, Charles II 1457
Dopamin IV 3100
Doppelbrechung IV 1863
Doppelhelix Abb. Nr.: 2719
Doppelkontrastmukographie IV 1796
Dopplereffekt III 1228
Doppler-Verfahren III 1380, 1387
Dopter IV 2190
»Dora« IV 2336
Doré, Gustave Abb. Nr.: 1080, 3064
Dorer I 181
Dosan, Manase II 659, 662 — Abb. Nr.: 659
Dos Santos, Cid V 2525
Dos Santos, R. III 1222, 1254, 1275, 1435, IV 2160
Dost, Ferdinand III 1587
Dothienenteritis V 2460
Double V 2566
Douglas, James II 887, III 1762
Dover, Thomas VI 2940
Doyen, F. III 1232, V 2719, 2748
Drachenblut IV 2015 — Abb. Nr.: 2236
Dragstedt IV 1812
Drake, Sir Francis VI 2938 — Abb. Nr.: 3398
Drakon I 274, 351, 513, II 1008
Drakunkuliasis II 2841, 2847, 2850
Drapera, Antonio III 1746
Drault IV 2431
Drdhabala II 628
Drebbel, Cornelius III 1412, IV 1837
Dreckapotheke IV 460, 470
Drehanodenröhre IV 2153
»Drei Abhandlungen zur Sexualtheorie« IV 2332
Dreitagefieber V 2461
Drelincourt, Charles I 1096, IV 1909
Dresden, St.-Jakobs-Hospital III 1558
Dresner IV 2286, 2288
Driesch IV 1938
Driest, E. IV 1882

Drogen


**Drogen** I 487
— arabische II 590
— indische II 646
— mineralische III 1696 f.
— pflanzliche III 1682 ff., 1715
— tierische III 1693 ff.
**Dromos** I 281 — *Abb. Nr.: 564*
**Dronin** III 1768
**Druiden** III 1725
**Drüsen,** endokrine III 1694, VI 3064
**Dry** II 1061 f.
**Dryander,** Jean IV 1995 — *Abb. Nr.: 1223, 1607, 1829, 1945, 2210, 3083*
**Dschebel Scherschar** II 916
**»Dschemal ed din«** II 614
**Dschingis-Khan** II 592
**Dschiwaka** I 163, II 923
**Duane,** William IV 2173
**Dubini,** Angelo II 1142, 1152, V 2857 — *Abb. Nr.: 3294*
**Dubinische Krankheit** (Chorea elektrica) II 1142
**Dubois,** Antoine III 1338, 1341, 1356, 1424, 1639, V 2474, 2489 — *Abb. Nr.: 1509, 2801*
**Dubois,** Jacques II 869, 872, 996 f., 1000, 1073, 1119, III 1410, IV 1967, 1995, 2105, V 2737, 2799, 2805 — *Abb. Nr.: 927*
**Dubois,** M. *Abb. Nr.: 3089*
**Dubois,** Paul V. III 1339, 1348, 1372, V 2737
**Dubois,** Raphael II 1139 — *Abb. Nr.: 2854, 3092*
**Dubois d'Amiens** V 2480
**Dubois de Chemant,** Nicolas VI 2982 — *Abb. Nr.: 3465*
**Dubost,** Charles III 1233, 1251, 1269, V 2524
**Dubreuil,** Henry IV 1942 — *Abb. Nr.: 2386*
**Duccio,** Agostino di *Abb. Nr.: 1819*
**Duchateau** VI 2982
**Duchenne,** Guillaume Benjamin Armand II 905, 1143, 1150, III 1660, IV 2228 — *Abb. Nr.: 1245, 1246*
**Duchenne-Erb-Syndrom** II 1150
**Duchennesche Lähmung** II 1144
**Duchesne,** Ernest *Abb. Nr.: 2700*
**Duchosal** III 1224
**Ducretet** *Abb. Nr.: 2425*
**Ducrey,** Agosto III 1457, IV 2217
**Ducrey-Bakterien** V 2402
**Ducroy,** J. VI 3039
**Ductus Botalli** III 1237
— thoracicus II 934
**Duday,** H. I 33, 35
**Dudgeon** III 1301
**Dudley** V 2698
**Dufour,** A. III 1442, 1506, V 2467 — *Abb. Nr.: 3529*
**Dufour,** B. III 1442
**Dufourt,** M. V 2744
**Dufourmentel,** J. V 2836
**Dufretay,** Charles *Abb. Nr.: 3465*
**Dugès,** André III 1341 — *Abb. Nr.: 3173*
**Duguet,** J. VI 2969
**Duhanel du Monceau,** M. *Abb. Nr.: 3404, 3407, 3409*
**Duhring,** Adolph III 1532
**Duhringsche Krankheit** III 1532
**Dujardin,** Felix II 937, IV 1888, 1891, 1908, V 2858
**Dujaric de la Rivière,** R. V 2721
**Dumas,** Alexandre V 2787
**Dumas,** Jean-Baptiste IV 1906, 1908, 1912, 1924, 1935, V 2395, 2681, VI 2992
**Dümichen** II 922
**Dumont-Pallier,** V. *Abb. Nr.: 3229*
**Dumping-Syndrom** IV 1812
**Dunant,** Henri V 2882, VI 3036 — *Abb. Nr.: 3529–3531*
**Duncan** III 1358
**Dunhill** V 2693
**Dunkelfeldmikroskop** IV 1864
**Dunkelfelduntersuchung** III 1507
**Dünndarm** IV 1802, 1809, 1816 ff. — *Abb. Nr.: 1988*
**Dünndarmkarzinom** IV 1820
**Dunthorne,** James *Abb. Nr.: 2735*
**Duodenaldykinesie** IV 1819
**Duodenalstenose** IV 1818
**Duodenitis** IV 1817
**Duodenographie** IV 1795
**Duodenopankreatektomie** V 2523
**Duodenum** (Zwölffingerdarm) IV 1809, 1811, 1816 ff., V 2698 — *Abb. Nr.: 3073*
**Duodenumhämatom** IV 1818
**Duodenumkarzinom** IV 1816
**Duodenumtumor** IV 1816
**Dupotet,** J. *Abb. Nr.: 3123*
**Dupuy,** F. V 2612, 2775
**Du Puy,** Montcler III 1753
**Dupuy-Dutemps** III 1212
**Dupuytren,** Guillaume II 893, 999, III 1231, 1503, 1627, 1645, 1649, 1661, IV 1822, 2065, 2068, V 2382, 2471, 2475, 2500, 2506, 2768, 2831, 2872, 2878 — *Abb. Nr.: 1314, 1340, 1554, 2297, 2304, 2775, 2799, 2800, 2803, 2821, 3481*
**Dupuytrensche Fingerkontraktur** V 2476, 2831
— Fraktur V 2476
— Krankheit V 2836
**Durand-Fardel,** Maxime II 1142, IV 2040, 2042 — *Abb. Nr.: 2268*
**Dürer,** Albrecht III 1484, IV 1992 — *Abb. Nr.: 926, 1909, 2156, 2760, 3066*
**Duret,** Claude II 1151 — *Abb. Nr.: 2100*
**Durozier-Krankheit** III 1220
**Dusart,** Cornelius *Abb. Nr.: 1045*
**Dussik** III 1227
**Du Tertre,** Pater V 2539
**Dutrien,** Hélène *Abb. Nr.: 3430*
**Dutrochet,** René Joachim Henri IV 1885
**Dutton** V 2577, 2862
**Duval,** Jacques II 1050
**Duval,** Mathias IV 1871, 2081, V 2484
**Duval,** Pierre IV 1785, V 2512, 2718, 2896
**Duval,** Vincente III 1640, 1649
**Duverney,** Jean Guichard II 890, 895, 1052, IV 1850, 1853, 1908, 1910, 1925, V 2646 — *Abb. Nr.: 3008*
**Duvoir** V 2387, 2405
**Dweyer,** J. O. V 2463
**Dyer** IV 2221
**»Dynameron«** III 1677, IV 1789
**Dysbasia** II 1160 f.
**Dysenterie** I 353, II 801, VI 2927
**Dysenterieamöbe** V 2856
**Dysgravidie** III 1382, 1384, 1386
**Dyskrasie** IV 2048
**Dysmaturen** (Risikogeburten) V 2468
**Dyspepsie** IV 1786, 1816, V 2461
**Dysphagie** IV 1806, 1808
**Dysphonie** (Stimmstörung) V 2666
**Dystokie** I 379 f.
**Dysurie** III 1396, 1412

# E

**Eberbach,** Kloster III 1547
**Ebers,** George I 110, 507
**Eberth,** Karl IV 2209, 2217, 2231, V 2402 — *Abb. Nr.: 2477*
**Ebner,** V. v. IV 1864
**»Ecclesiasticus«** II 793, 831
**Echinokokken** I 569
**Echnaton** I 138, IV 2341 — *Abb. Nr.: 2745*
**Echoenzephalographie** II 1164
**Echographie** III 1206, 1386, V 2529
**Echokardiographie** III 1217, 1227 f., 1241
**Echotomographie** III 1435, IV 1799
**ECHO-Viren** IV 2229
**Echson** IV 2151
**Eckhardt,** Théodore II 1134 — *Abb. Nr.: 2031*
**Eckner** IV 2278
**École d'Anthropologie** I 303
**Economo,** Constantin von II 924, 1130, 1157
**Ecriton-Ameise** *Abb. Nr.: 3239–3241*
**Ecthyma** I 561
**Ecuador** II 702
**»Edda«** I 541
**Edeline** IV 1964
**Edelmann** V 2420
**Edessa** II 591, 837
**Edinger,** Ludwig II 908, 1126
**Edison,** Thomas Alva V 2718
**Edje,** R. K. Rasmussen IV 2232
**Edkins** V 2687, 2698
**Edler** III 1227, 1241
**Edo** (Tokio) II 667, 671
**Edo-Periode** II 661 ff.
**Eduard III. der Bekenner** II 732
**Edward,** W. B. III 1363
**Edwards,** Milne IV 1885
**Edwards,** Tudor III 1240, 1243, V 2524, 2726
**Eginhard** III 1739
**Ego** VI 3025
**Ehlers-Danlos-Syndrom** III 1536
**Ehrhardt** V 2697
**Ehrenberg,** Ch. II 1126
**Ehrlich,** Paul II 674, III 1471, 1507, 1528, 1707, IV 1869, 1873, 2046, 2081, 2210, V 2566, 2715, 2741, 2890, VI 3034, 3079 — *Abb. Nr.: 1632, 2051*
**Ei,** menschliches V 2680
**Eichbaum** I 557, III 1743
**Eichenfeld** I 557
**Eichstedt,** C. F. III 1526, V 2855
**Eid,** hippokratischer I 293, 312 f., II 930, 933, 1014 — *Abb. Nr.: 302*
**Eidous** VI 3022
**Eijkman,** Christian II 1159
**Eilert,** G. V 2612
**Einbalsamierung** I 36
**»Eine neue Art von Strahlen«** IV 2137
**»Eine sehr nützliche Methode, die verschiedenen Arten des Pulses zu erkennen«** I 447
**Eingeweidewürmer** V 2399, 2842 ff., 2850 ff., 2864 f., 2866
**Einhorn,** Alfred III 1707, IV 1801
**»Ein Jahrhundert Geschichte des Blutkreislaufs«** *Abb. Nr.: 1184*
**»Ein Regiment der Jungen Kinder«** V 2443
**Einrenkung** III 1638 — *Abb. Nr.: 1749–1752, 1755, 1766, 1767, 1770*
**Einschlafphase** VI 3083
**Einschlußmethoden** IV 1870
**Einschlußzephalitis** II 1158
**Einschwemmkatheter** III 1226
**Einstein,** Albert IV 2177, 2351
**Einthoven,** W. III 1221, V 2529
**Eisenhardt** II 1165
**Eisenhut** V 2706 — *Abb. Nr.: 2149*
**Eiszeit** II 683
**Eiterung** V 2491
**Eitington,** Max IV 2334, 2338, 2342 — *Abb. Nr.: 2624*
**Eizelle** IV 1909, 1912, 1924, 1941 f.
**Ekdyson** VI 3077 — *Abb. Nr.: 3558*
**Ekeberg** VI 2937
**Eklampsie** III 1358, 1382 — *Abb. Nr.: 1496*
**Eklektiker** I 262, 348, 382 ff., 413
**Eklektizismus** I 384, 401, 426, 554
**Ektodermosen** V 2406
**Ektoparasiten** V 2841, 2844, 2846, 2848, 2864 f.
**Ektromelie** V 2405
**Ektropion** *Abb. Nr.: 1300*
**Ekzem** *Abb. Nr.: 1652*
**Elam** I 523
**El Amarna** I 138
**El Cinchòn,** Gräfin V 2562
**Elea,** Schule von I 238 ff.
**Eleaten** I 208, 257, 260
**Eleazar,** Rabbi II 800, 817
**Elefantenkrankheiten** II 631
**Elektro-Akupunktur** *Abb. Nr.: 688*
**Elektro-Cochleographie** V 2653
**Elektrodiagnostik** II 1149
**Elektroenzephalogramm** II 1161 f., 1164, V 2529 — *Abb. Nr.: 1262, 1263*
**Elektrogustometrie** V 2675
**Elektrokardiogramm** V 2529
**Elektrokardiographie** III 1217, 1223, 1247, 1262, 1388 — *Abb. Nr.: 1329, 1330, 1505*
**Elektrokauterisation** V 2662
**Elektrokoagulation** IV 1825
**Elektrokortin** VI 3075
**Elektromyographie** IV 1802
**Elektronenbeschleunigung** IV 2181
**Elektronen-Lichtmikroskop** IV 1835, 1877 — *Abb. Nr.: 2070–2073*
**Elektronenmikroskopie** III 1384, IV 1877, V 2373, 2410, 2459
**Elektronenoptik** IV 1877, 1882
**Elektronen-Rastermikroskop** IV 1882 — *Abb. Nr.: 2082*
**Elektronentherapie** III 1538, V 2784
**Elektronystagmographie** V 2653
**Elektrophorese** II 1162
**Elektropunktur** II 1143
**Elektroschock** III 1263, IV 1983, V 2382
**Elektrotonus** II 1135
**Elektrozerebrogramm** II 1161
**Elektuarie** III 1718
**»Elementa physiologiae corporis humani«** II 888
**»Elementare Anatomie«** *Abb. Nr.: 964*
**Elemente,** vier *Abb. Nr.: 3051, 3052*
**Elendshäuser** III 1565
**Elephantiasis** I 253, II 727, 829, III 1514, V 2845, 2853, 2857 — *Abb. Nr.: 1638, 1651, 3284*
**Eleusis** I 200
**El Hakkwa I Sultan** *Abb. Nr.: 581*
**El Hawi** II 600
**Elias** II 793
**Eliezer ben Yehouda** II 848
**Eligius,** heiliger III 1733
**Elisabeth,** heilige III 1559, 1562 — *Abb. Nr.: 1668, 1690*
**Elisabethinerinnen** III 1566
**Elisabeth- und Josephs-Spital** (München) III 1558
**Elisäus der Jude** II 838
**Elkington** V 2384
**Ellenbogenfraktur** *Abb. Nr.: 2829*
**Eller,** Johann Theodor III 1568
**Ellermann** V 2776
**Elliot,** T. R. II 1136
**Ellipse,** akustische V 2654
**El Mansur** (Johannes Chrysorhoas) II 593 f.
**El-Pindal** II 1056 — *Abb. Nr.: 1135*
**Elsberg,** Charles II 1165, V 2662
**Elsheimer,** Adam III 1562 f.
**Elsholtz,** Johann Sigismund II 987, IV 1909
**Elyahou ben Yehouda** II 846
**Elyot,** Sir Th. V 2452
**Embolie** II 988, 1099, III 1272, IV 2078, V 2525
**Embry,** Artus d' IV 2004
**Embryo** I 248, 359, IV 1910, 1929 — *Abb. Nr.: 1506, 2098, 2138*
**Embryogenese** IV 1895
**Embryologie** IV 1895 ff., V 2433 — *Abb. Nr.: 2091, 2118*
**Embryologische Werke** IV 1932
**Embryotomie** I 380, II 1027, III 1350, 1355, 1367
**Emden** V 2893
**Emerit** IV 2241
**Emetin** III 1458, IV 1823, V 2552
**Empedokles von Agrigent** I 220, 228, 231, 242 ff., 253, 257, 259, 261, 266, 270, 308, 355, 380, 413, 420, 448, II 598, 856, 881, IV 1951, V 2641 — *Abb. Nr.: 218, 237, 239, 241, 242*
**Empfängnis** IV 1929
**Empfängnisverhütung** II 815 ff., 1012, IV 1898
— griechische I 380
**Emphysem** III 1258, V 2710, 2731
**Empiriker** I 366 ff., 384 f., II 770
**Empirismus** I 366 ff., 398, 402, 411, 413, 426, 488, II 736
**Empyem** V 2706, 2708 — *Abb. Nr.: 3101*
**Encephalomyelitis** V 2863
**»Encheiridicum anatomicum et pathologicum«** II 1086
**»Enchiridion medicum«** II 667
**Enchondrom** *Abb. Nr.: 3171*
**»Encyclopédie«** III 1602
**Enders,** J. F. IV 2196, 2228, V 2404
**Endodontie** VI 2977
**Endokarditis** II 1059, III 1237, 1239 ff.
**Endokrinologie** V 2679, VI 3063
— sexuelle VI 3085
**Endometriose** III 1322, VI 3092
**Endometriumbiopsie** III 1320
**Endometriumhyperplasie** VI 3100
**Endoparasiten** V 2846, 2851
**Endoprothese** V 2822
**Endorphine** VI 3073
**Endoskop** III 1435 f. — *Abb. Nr.: 1550*
**Endoskopie** III 1202, 1435, IV 1797, 1799, V 2527, 2641, 2672, 2718
**Endotoxine** V 2402, 2418
**Engano-Insulaner** II 919
**Engelbrecht,** M. *Abb. Nr.: 3515*
**Engel-Dollfus,** Frédéric III 1211, 1215, V 2384
**Engelwurz** (Tang-kuei) I 81, 85
**Engström,** H. V 2653, 2728
**Ensor,** James *Abb. Nr.: 3303*
**Entamoeba coli** V 2576
**»Entbindungspraxis«** (Portal) II 1046
**Entbindungsstuhl** *Abb. Nr.: 1132*
**Entelechie** IV 1938
**Enteritis** IV 1819
**Enterobacteriaceen** V 2402
**Enterobakterien** V 2402 — *Abb. Nr.: 2714*
**Enterokokken** *Abb. Nr.: 2710–2713*
**Enteroviren** IV 2223
**Entomologie** V 2400
**»Entozoorum sive Vermium Historia naturalis«** V 2857
**»Entwicklungsgeschichte des Menschen und der höheren Tiere«** IV 1896
**Entwicklungszyklus** V 2399
**Enukleation** *Abb. Nr.: 1292*
**Enzephalitis** II 674, 1151
— japanische II 1158
**Enzephalitis (Encephalitis) lethargica** II 1157, IV 1972
**»Enzyklopädie«** II 1120
**»Enzyklopädie der Gynäkologie«** II 1034
**Enzymdefekt** III 1536
**Enzyme** IV 1800, V 2409, 2685, 2695
— adaptive V 2410
**Enzymopathien** VI 3090 ff.
**Eos** *Abb. Nr.: 244*
**Epaminondas** I 214
**Epée,** Michel de l' IV 2109, V 2579, 2647 — *Abb. Nr.: 3012*
**Ephebeion** I 281
**Ephebenschule** *Abb. Nr.: 193*
**Ephedra** III 1688
**Ephedra Sinica** II 677, V 2706
**Ephedrin** II 677, V 2723
**Ephesos** I 234, 338 — *Abb. Nr.: 288*
**Epicharmos von Sizilien** I 509, 567
**Epidauros** I 210, 279, 311, 345, III 1183 — *Abb. Nr.: 189, 207, 208*
— Abaton von I 210 — *Abb. Nr.: 208*
— Gymnasion *Abb. Nr.: 274*
— Theater *Abb. Nr.: 189*
**Epidemie** IV 2096, VI 3031, 3034, 3037, 3040, 3044

Epidemiologie IV 2117 f., V 2728, 2730
Epidermis *Abb. Nr.: 1663*
Epiduralanästhesie III 1363
Epigenese *Abb. Nr.: 1122*
Epiglottis I 332
epikritische Empfindung III 1135
Epikur I 374, 383, 398, 420, 491
Epikureer I 383
Epikureische Philosophie I 374
Epilepsie I 46, 190 ff., 311, 353, 357, 368 f., 391, 402, 404, 410, 449, II 825, 1108, 1112, 1114, 1138, 1143, 1145, 1147, 1162, IV 1945, 1948, 1952, 1956, 1967, 1972 — *Abb. Nr.: 1203, 1204, 1207, 2150, 2152*
— fokussierte *Abb. Nr.: 1251*
Epileptologie II 1160, 1162
Epine, Barthélémy de l' IV 1964
Epiphora (Tränenfluß, chronischer) III 1212
Epiphyse III 1117, V 2695, VI 3064 — *Abb. Nr.: 1212, 1217*
Epirus II 220
Episiotomie III 1361
Episom V 2410 f.
Epithelialkrebs V 2762
Epitheliom IV 1815, V 2770 ff.
Epitheloidzellgranulom V 2740
Epithese V 2822
»Epitome« V 2761
Epizootien III 1773 — *Abb. Nr.: 1925*
Epona *Abb. Nr.: 552*
Epstein, Alois IV 2227
Epstein-Barr-Virus IV 2227 f., V 2782
Erasistratos, Werke des I 365
Erasistratos von Alexandrien I 398, 404, 413, 416, 418, 420, 487
Erasistratos von Elis I 516 f.
Erasistratos von Keos I 355, 362, 365 f., 368, 370, 373, 376, II 860, 862, 864, 878, 934, 948, 1017, 1061, 1067, 1070, 1082, 1110, III 1184, 1186, IV 1954, 1956, 2049, 2790
Erasmus von Rotterdam II 976, III 1489 — *Abb. Nr.: 1585*
Erb, Wilhelm Heinrich II 1142, 1149, III 1660, V 2693
Erb-Charcotsche Krankheit (Tabes spastica) II 1146
Erb-Goldflam-Krankheit III 1150
Erbgrind (Favus) III 1526, 1578, V 2843, 2845, 2855, 2867 — *Abb. Nr.: 1658, 3298*
Erbsche Lähmung II 1150, 1152
Ercolani I 558, III 1743
Erdheim II 2690, 2694
Ergonomie V 2373, 2381, 2385
Ergotin V 2886
Ergotismus (Kribbelkrankheit, Kriebelkrankheit) II 1114, 1116, 1142, III 1561 — *Abb. Nr.: 1213*
Erlanger II 1135
Ermengen, von V 2402
Ermerius I 447
Ernährungsphysiopathologie V 2636
Ernest, Louis *Abb. Nr.: 3485*
Eros I 208
Eros, Publius Decimus III 1186
Errand V 2662
»Erstaunliche Geschichten« IV 1100
»Erste Elemente der klinischen Mikroradiographie« *Abb. Nr.: 973*
Erste Hilfe VI 3048
Erthal, Franz Ludwig von III 1577, 1579
Ertl, H. V 2601
Erysipel III 1527
Erythema III 1525
Erythroblasten V 2776
Erythrodermie (Besniersche Krankheit) III 1530
Erythromegalie (Mitchell-Krankheit) II 1152
Erythropoietin V 2698
Es IV 2340
Escherich IV 2217, V 2461
Escherichia coli V 2402, 2423
Escot V 2671, 2676
Eselsberg V 2682
Eskimo II 692, 700 f.

Esmarch, Friedrich von II 938, III 1647, V 2501, 2878
Esparon *Abb. Nr.: 3217*
Esquirol, Jean-Etienne-Dominique IV 1962, 1976, 1983 — *Abb. Nr.: 2150, 2179, 2180, 2184*
Essäer I 567
»Essay über die ägyptische Medizin im Zeitalter der Pharaonen« I 115
Esse, Carl Heinrich III 1586
Esseniten II 814
Esther, Buch I 539
Estienne, Charles II 872, 874, 1075, 1115, 1140, III 1753, IV 1995 — *Abb. Nr.: 929, 1218*
Estlander, Jacques Auguste III 1644
Estouteville, d' II 781 f. — *Abb. Nr.: 817*
Estree, Gabrielle d' *Abb. Nr.: 1496*
Ethionin IV 2032
Etienne, Leroy d' III 1422 f.
Etiolles, Leroy d' *Abb. Nr.: 1556*
Etrusker I 395, 497, 520
Etruskische Kunst *Abb. Nr.: 375, 376, 390*
Ettmüller, Michel III 1521, IV 1975, V 2369, 2680
»Etymologien« V 2440
Eubagen III 1725
Euböa I 358
Eudemos I 365, 377
Euenor von Argos I 357
Euklid I 352, II 603
Eukaryonten V 2422
Eukrasie IV 2048
Eulenspiegel, Till *Abb. Nr.: 1830*
Euler, Leonhard IV 1859, V 2374
Euler, U. v. IV 3064, 3066, 3076
Eumelos I 552, 556
Eunuch *Abb. Nr.: 3070*
Euresis *Abb. Nr.: 224*
Euripides I 289
Europa (Kontinent) V 2761 — *Abb. Nr.: 514*
Eurydike I 187
Euryphon von Knidos I 270, 273, 297, II 1013, 1015, III 1184
Eurytos von Kroton I 217
Eusebius III 1454
Eustachi, Bartolomeo II 873, 878, 1075, III 1410, IV 1996, V 2643 — *Abb. Nr.: 929—931, 2223, 3028, 3049, 3084*
Eustachi, Werke II 873
Eustachische Röhre I 220, V 2643
Evans, Alice IV 2218
Evans, John III 1355
Evans, W. V 2615, 2688, 2697, VI 2992
Evatmin V 2723
Eveillard, Georges *Abb. Nr.: 3358*
Eventeration, diaphragmatische IV 1817
Evolution V 2424
Evolutionslehre (Empedokles) *Abb. Nr.: 241*
Evolutionstheorie II 893, 899
Evrard II 903, VI 2993
Ewald, J. R. V 2653, 2672
Eware der Große IV 2295
Exanthem *Abb. Nr.: 1652*
Exartikulation III 1644
»Exercitationes anatomicae de circulatione sanguinis« III 1086 f.
»Exercitationes de generatione animalium« II 1049 — *Abb. Nr.: 1122*
Exner IV 2148
»Exodus« I 127, 134, II 793, 1005, V 2361
Exorzismus, mesopotamischer I 105
Exotismus II 670
Exotoxine V 2418
Exter, Julius *Abb. Nr.: 2637*
Extrasystole III 1262
Ey, Henri IV 1982
Eyriès, Ch. V 2650, 2653
Ezechias II 793, 808
Ezechiel I 460, V 2436

# F

Faber, Knud IV 2186, V 2402, 2415
Faber von Bamberg, Johannes IV 1839
Fabre, Maurice III 1323
Fabri, Tranquille IV 1848
Fabry, Wilhelm (Fabrizius Hildanus) III 1627, 1637, V 2600, 2646, 2896 — *Abb. Nr.: 1771, 3254*
Fachkliniken III 1590
Fachsprache, medizinische VI 3015 ff.
Fächerzeichen II 1156
Fadenwurm V 2400
Fahr, Theodor III 1222, 1267
Fahrmann V 2675
Fairley, Hamilton V 2567
»Faits du Grand Alexandre (Historia Alexandri Magni Macedonis)« *Abb. Nr.: 297*
Falcone, Giuseppe IV 1760
Falkenstein, Adam I 101
Falloppio, Gabriele de II 736, 872, 972, 1050, 1053, 1073, 1075, III 1196, 1410, 1464, 1623, IV 1915, 1995, 2000, V 2367, 2643, 2663, 2668, 2826 — *Abb. Nr.: 1530*
Falloppio-Tube IV 1916
Fallotsche Tetralogie II 1103, III 1233
Fallschirm VI 2969 — *Abb. Nr.: 3418, 3434*
Familienbeihilfe IV 2128
FAO VI 3058
Farabeuf, Louis Hubert II 894, III 1351, 1628, 1648, V 2487, 2495, 2601 — *Abb. Nr.: 965, 966, 972, 2950*
Faraday, Michael IV 2022, V 2493, 2832, VI 2991 — *Abb. Nr.: 1246*
Faradisation *Abb. Nr.: 1246*
Faradj Ben Salen (Faragut) II 624
Faragut (Faradj Ben Salen) II 624
Färbechemie IV 1874
»Farbenphotographie in der Medizin« *Abb. Nr.: 1257, 1261*
Farbsehen III 1208
Farbstoffe, antimonhaltige V 2566
— arsenhaltige V 2566
Farfan, Agustin II 689
Fargeot, Ferdinand *Abb. Nr.: 3356*
Farini V 2689, 2698
Farmerlunge V 2729
Farré, Henri *Abb. Nr.: 3423*
Fasch, A.-H. IV 1909
»Fasciculae medicinae« *Abb. Nr.: 777, 1018, 1093*
Fasciculus cuneatus (Burdach-Strang) II 1126
— gracilis (Goll-Strang) II 1126
Fasquelle, André IV 1709 *Abb. Nr.: 2792*
Fasquelle, Jacques *Abb. Nr.: 2716*
Fasquelle, Robert *Abb. Nr.: 2792*
Fatimiden II 625, 838
Fatio, Johann III 1278
Fauchard, M. IV 2976
Fauchard, Pierre IV 1987, 2000, 2009, VI 2975, 2981, 2983, 2990, 3000 — *Abb. Nr.: 3453, 3454, 3457*
Fauken, Johann Peter III 1579 f.
Faure, Jean-Louis II 998, 1053, III 1277, 1284, 1291, 1295, 1297, IV 1806, V 2513, 2537 — *Abb. Nr.: 1411, 1416*
Fauré-Frémiet IV 1864
Favaloro III 1233, 1251
Faventinus von Victoriis, Leonellus V 2445
Favez-Boutonier IV 2349
Favre, Nicolas III 1532, V 2406
Favus (Erbgrind) III 1526, 1538, V 2843, 2845, 2855, 2867 — *Abb. Nr.: 1658, 3298*
Febris I 395
Fechner, G. Th. IV 2332
Fedtschenko V 2850, 2857

Feer, Th. M. V 2463
Fehleisen III 1528, IV 2217
Fehlgeburt *Abb. Nr.: 1103*
Fehlsichtigkeit (Ametropie) III 1203, 1207, 1209
Feigwarzen III 1450, 1458
»Feldtbuch der Wundartzney« III 1519, 1623 — *Abb. Nr.: 1161, 1763, 3076*
Felix de Tassys, Charles II 989 f., IV 1791, 2209 — *Abb. Nr.: 1048*
Felser, Benjamin IV 2150
Feltz III 1348, 1528
Femur *Abb. Nr.: 978*
Fenger III 1428
Fenichel IV 2344
Fenton III 1241
Ferdinand von Ungarn und Böhmen I 557
Ferdousi V 2675
Ferdousi *Abb. Nr.: 988*
Ferenczi, Sandor IV 2335, 2338, 2342, 2347 — *Abb. Nr.: 2624*
Fergusson, A. R. I 37
Fergusson, William V 2492, 2601, 2832
Ferment V 2394
Fermi IV 2177
Fermin, Philippe VI 2934
Fernandez, Valentin IV 2296, 2300
Fernel, Jean-François I 423, II 777, 1077, 1115, III 1269, 1464, 1493, 1511, 1520, IV 1965, 2053, 2265, V 2367 — *Abb. Nr.: 2280, 3197*
Ferner, H. *Abb. Nr.: 3068*
Fernsehdurchleuchtung IV 1797
Ferrand, Jacques IV 1967
Ferrara, Gabriel von II 748, III 1564
Ferrari, Jean (Gradi, Mathieu de) II 730, 1028
Ferrarius, Omnibonius V 2445
Ferrein, Antoine II 886, 889, III 1412, IV 1900, V 2668
Ferreira, Christovao II 661, V 2552
Ferrer, Vinzenz III 1245 — *Abb. Nr.: 2152*
Ferreyrolles, Paul IV 2256 V 3003, 3006, 3008, 3013
Ferri III 1412
Ferrier, David III 1138, 1148
Ferrusol, Joseph II 841
Fes I 602
Fesselballon VI 2948 — *Abb. Nr.: 3417, 3421, 3432*
Fetisch IV 2307 f. — *Abb. Nr.: 2584*
Fetischismus IV 2306
Fetisch-Medizin IV 2296, 2298, 2303 ff., 2314 ff.
Fettdiabetes III 3092
Fettsucht VI 3090
Fettverdauung IV 1800
Feulard, Henry *Abb. Nr.: 1660*
Fexheim IV 1826
Fiacrius, heiliger III 1487, 1492 — *Abb. Nr.: 1612*
Fiaschi III 1384
Fibiger, Johannes V 2690, 2775, 2867
Fibrin III 1384
Fibrinolyse III 1376
Fibrinolytika III 1250, 1257
Fibroblasten IV 2031 f.
Fibromvirus (Shope-Virus) V 2406
Fibroskop V 2672 — *Abb. Nr.: 2866*
Fibroskopie IV 1797, 1799, V 2529, 2726
Fichte, Johann Gottlieb IV 2326
Ficino, Marsilio IV 2038
Fick V 2675
Ficksche Formel III 1227
Fieberkrankheiten I 404
Fiévet-Izard, Madeleine I 67
Figuier, Louis *Abb. Nr.: 2679*
Filarete, Antonio Avertino III 1552
Filarien V 2853, 2857 f.
Filatov, N. F. V 2461, 2834
Filatov, Vladimir III 1658, IV 2042
Filippi, V. V 2850, 2858
Filles de la Charité III 1566
Filzlaus V 2841, 2845 — *Abb. Nr.: 3287*

Findelkind V 2440
Fingerhut II 1101, III 1688, 1691 — *Abb. Nr.: 1196*
Fini, Léonor *Abb. Nr.: 2852*
Finkelstein, H. V 2461
Finlay y de Barres, Carlos Juan V 2541, VI 3032
Finley V 2860
Finnenkrankheit V 2842 f., 2846, 2851, 2858
Finnerty III 1385
Finsen, Niels Ryberg III 1538
Fiolle, J. V 2893
Fioravanti, Leonardo V 2829
Fiori V 2677
»Firdaws al-Hikmat« II 648
Firdouzi II 1033
Fischer, Emil II 1905, 1425, 1707, IV 2267, V 2685
Fischgold, Henri II 903, IV 2145, 2161 — *Abb. Nr.: 969, 973*
Fissinger, Noel V 2892
Fistulographie IV 1830
Fitz, Reginald Heber IV 2050, 2084
Fitzherbert, John III 1753, V 2846
Fitzsimmons, Kenneth E. IV 1882
Fixiermethoden IV 1869
Fixiermittel IV 1869 f.
Fixierung IV 2330
Flagellaten V 2854 f.
Flameng, François *Abb. Nr.: 3106*
Flandin, Charles VI 3008, 3013
Flaubert, Achille Cléophas III 1640
Flaubert, Gustave III 1640, V 2506
Flavius Josephus II 801, III 1454
Fleckfieber (Typhus) III 1522, IV 2221, V 2400, 2864, 2869, 2873, 2879, 2887, VI 3043 — *Abb. Nr.: 2732, 3314, 3347*
Flechsig, E. II 1128
Flecktyphus IV 2191, 2194, 2221 — *Abb. Nr.: 2459*
Fleinz, Enrad V 2455
Fleming, Sir Alexander III 1234, 1349, 1472, 1638, 1710, IV 1889, V 2407, 2420, 2517, 2725, 2891 f. — *Abb. Nr.: 1864, 2504, 3109*
Flemming, Walther II 898, IV 1889, 2081
Flexner, Abraham IV 2084, 2088 ff., 2218
Fliedner, Theodor III 1584
Fliegen, spanische III 1694
Fliegenlarven V 2850
Fliegerotitis VI 2960, 2970
Fliegersinusitis VI 2960, 2970
Fließ, Wilhelm IV 2329 ff.
Flint-Geräusch III 1219
Flintglas IV 1859
Floh V 2841, 2843 f., 2848, 2864 — *Abb. Nr.: 3285, 3286*
Florentin, heiliger IV 1948
»Flores medicinae (Regimen sanitatis)« II 732 f., 736, 738 — *Abb. Nr.: 796*
Florey, Sir Walter III 1349, 1710
Floridus, Macer III 1674
»Florilegium« I 363
Flourens, II 2653, 2712
Flourens, Pierre II 860, 898, 1134, 1137, III 1644
Fluchtreflex II 1156
Fludd, Robert II 1087 — *Abb. Nr.: 3006*
Fluhmann, C. Frédéric III 1307
Fluor I 35
Fluoreszenzangiographie III 1205
Fluoreszenzschirm IV 2151
Fodéré II 2103, V 2452, 2562, 2681
Foerster II 1162
Fogarty, Thomas V 2526
Foix, Charles II 1130, 1155, 1161
Fol IV 1889, 1928
Foley, J. III 1447
Foligno, Gentile da II 747, IV 2050, 2444
Folin, H. III 1203, IV 2267, V 2472, 2498

Folli


**Folli,** Francesco II 986
**Follikelhormone** III 1312, 1322
**Fontaine,** R. III 1254, 1274, 1661, V 2526
**Fontana,** Felice Gaspar II 1120, 1123, IV 1885
**Fontana,** Francesco III 1197, IV 1839
**Fontanus,** Nicolas V 2444
**Fontecha,** Juan Alonso de V 2448
**Fontenay-le-Marmion** I 27 — *Abb. Nr.: 13*
**Foramen Botalli** II 1068, 1084
— interventriculare Monroi II 1120
— occipitale magnum II 1111
**Forceps,** Demelinscher III 1369
**Forceps** (Geburtszange) III 1315 f., 1329, 1331 f., 1336 f., 1349 f., 1353, 1369, 1455 — *Abb. Nr.: 1443, 1446*
— Lecatscher *Abb. Nr.: 1542*
— Levretscher III 1326, 1349, 1355
— Smelliescher III 1331 — *Abb. Nr.: 1468*
— Suzorscher III 1369
**Forel,** Auguste II 1128, IV 1893
**Forestier,** Jacques II 1164, IV 2281, 2286, V 2716
**Forey,** A. *Abb. Nr.: 2809*
**Forgue,** Emile III 1639
**Formaldehyd** V 2424
**Formalin** II 1126
**Formol** IV 1870
**Forsell,** Gösta IV 2141, 2147 f., 2161 — *Abb. Nr.: 2433*
**Forssman,** W. III 1224, V 2717
**Forst,** J. J. *Abb. Nr.: 2570*
**Fortpflanzung** V 2391
**Fosse,** Eustache de la IV 2296
**Fothergill,** J. V 2450
**Fothergill,** William Edward II 1157 f., III 1302
**Fötus** II 1084, 1102, III 1364 — *Abb. Nr.: 1107, 1125, 1127, 1130, 1147, 1437, 1452, 1462, 1464, 1481, 1487, 1498, 2129—2131*
**Foucault,** Léon IV 1858, 1985 — *Abb. Nr.: 2043, 2123*
**Fouquet,** Jean IV 2011
**Fourcroy,** François de II 1123, III 1721, IV 2101, V 2378, 2472 — *Abb. Nr.: 2351*
**Fourneau,** Ernest III 1510, 1707, 1709
**Fournier,** Denis II 1042
**Fournier,** Jean Alfred II 1157, III 1272, 1464, 1506, 1509, IV 2140, V 2676 — *Abb. Nr.: 1630*
**Fournier,** L. III 1510
**Fowler,** Thomas III 1699, IV 2274, V 2562
**Fowlersche Tropfen** III 1699
**Fox,** William Tilbury III 1522
**Foyer,** Dreyfus le V 2718, 2747
**Fracastoro,** Girolamo II 600, 749, III 1464, 1553, 1765, IV 1837, 2189, V 2659, 2737, 2751 — *Abb. Nr.: 1609, 2454*
**Fraenkel** IV 2217
**Fragardo,** Ruggiero di III 1614
**Fragonard,** Honoré II 885 — *Abb. Nr.: 1931*
**Frambösie** II 707, III 1454, 1481, IV 2319
**Framycetin (Neomycin)** II 675
**Franck,** François III 1221
**Franck,** J.-P. IV 1787
**Fu-hi** I 55 ff., V 2580 — *Abb. Nr.: 41, 42, 45, 60*
**Francken le Vieux,** Ambrosius III 1665 — *Abb. Nr.: 3233*
**Franco,** Pierre II 963 ff., 981 f., 1030 f., III 1415, IV 1898, V 2544, 2828, 2831
**Francosche Operation** III 1418
**Frank,** Johann-Peter III 1359, 1367, 1467, 1502, 1526, IV 2102, V 2378, 2452 f., 2661
**Frank,** Joseph III 1526
**Frankenhäuser,** Ferdinand III 1308
**Frankfurt,** Deutschordenshospital III 1562
**Frankl,** Viktor IV 2347
**Franz** V 2695
**Franz I.** I 550
**Franziskanerinnen** III 1560
**Franz von Sales,** heiliger V 2667
**Frappa,** José *Abb. Nr.: 2778*
**Fraser** III 1222
**Frasquelle** IV 2204
**»Frauenkrankheiten«** (Diokles) II 1021
**»Frauenkrankheiten«** (Soranos) II 1018
**Fraunhofer,** Joseph von IV 1859
**Frazier,** Charles Harrison II 1164
**Frederiks-Hospital** (Kopenhagen) III 1574
**Freisches Antigen** III 1458
**Frenkel,** H. S. V 2590
**Fresnel** IV 1859
**Freud,** Alexander IV 2328
**Freud,** Anna (Psychoanalytikerin) IV 2330, 2344, V 2464
**Freud,** Anna (Schwester von Sigmund Freud) IV 2328
**Freud,** Immanuel IV 2328
**Freud,** Jakob IV 2327 f., 2330 — *Abb. Nr.: 2610*
**Freud,** Philipp IV 2328
**Freud,** Sigmund II 1147, 1156, IV 1946, 1969, 1980 ff., 2325 ff., V 2464, 2698, VI 3025 — *Abb. Nr.: 2607, 2609, 2610, 2612, 2613, 2615, 2621, 2622, 2624, 2626, 2640, 3543*
**Freud,** Werke IV 2336 f., 2340 f.
**Freud-Marxismus** IV 2347
**Freud-Schule** IV 2350
**Freund,** Wilhelm Alexander III 1302, 1307 f., IV 2166, 2231, 2283
**Freundweiler** IV 2268, 2271
**Frey** VI 2996
**Freyer** III 1432, V 2527
**Frick** II 905
**Fridrichsen,** Carl V 2693
**Fried,** Jakob III 1336
**Fried** jun. III 1336
**Friedenspfeife** *Abb. Nr.: 703*
**Friedenwald** II 848
**Friedhof** IV 2112
**Friedländer,** W. IV 2217, V 2402
**Friedman,** Lawrence W. V 2600, 2697
**Friedmann-Brouhasche Reaktion** III 1381
**Friedreich,** Nikolaus II 1149, III 1221, IV 1800
**Friedreichsche Ataxie** (Tabische Ataxie) II 1149
**Friedrich,** H. IV 2175, V 2747
**Friedrich II.,** König beider Sizilien III 1743 f.
**Friedrich II. von Hohenstaufen** II 624, 734
**Friedrich Wilhelm I. von Preußen** III 1567 f. — *Abb. Nr.: 1698*
**Friedrich Wilhelm IV.** *Abb. Nr.: 1713*
**Fries,** Lorenz III 1498 — *Abb. Nr.: 1039*
**Frischlufttherapie** III 1594
**Fritsch,** Heinrich II 1138
**Fritze,** H. E. *Abb. Nr.: 3261*
**Froger,** Francis *Abb. Nr.: 3388*
**Fröhlich,** Alfred II 1156
**Fröhner,** Reinhard I 570 f., III 1737 f.
**Froin,** Georges II 1162
**Frölich** V 2690
**Fromaget** III 1210
**Fromann** III 1766
**Froment,** Jules II 1152, 1157, 1161, III 1254
**Fromentin,** Eugène *Abb. Nr.: 2918*
**Fromm,** Erich IV 2347
**Frommel,** Richard III 1308, 1358, V 2684
**Frosch** IV 2223, V 2618
**Frövig** III 1272
**Fruchand,** J. V 2718
**Fruchtbarkeitsgottheit** *Abb. Nr.: 174, 246*
**Fruchtbarkeitssymbol** I 38
**Frühgeburt** III 1350
**Frühgeschichte** I 44
**Fruhinsholz** III 1353, 1370 f., 1381, V 2690
**Fruhinsholzsches Zeichen** III 1381
**Fuchs,** Conrad Heinrich III 1482
**Fuchs,** Leonhard IV 1875
**Fuchsin** IV 1874
**»Führer der Unschlüssigen«** II 621, 845
**Fujimasa** II 675
**Fujinami** V 2549, 2776
**Fujiwara Kaneie** II 657
**Fukuzo,** Oshima II 675
**Fulda,** Heilig-Geist-Spital III 1556
**Fulgence,** Raymond V 2590
**Fulton** II 1122, 1138
**Fumée,** Adam IV 1962
**Funai** (Oita) II 661
**Funck-Brentano,** J. L. III 1508
**Funke** V 2695
**Furchungsteilung** IV 1933
**Furmann** III 1264
**Furon,** Raymond V 2362
**Fürsorgerin** IV 2126
**Furst,** Peter R. II 692
**Furtenbach,** Joseph III 1554
**Furunkel** II 806
**Fuseya Soteki** II 669
**Fusoris,** Johannes II 760
**Fußamputation** V 2601, 2878
**Füssli,** Johann Heinrich *Abb. Nr.: 2604, 2638*
**Futagi,** Kenzo II 673 f.


# G


**Gacek,** R. R. V 2653
**Gachon,** A. V 2733
**Gaddesden,** John III 1407, V 2440
**Gaddum** VI 3069
**Gagarin,** Jurij VI 2972
**Gaia** I 208
**Gaius Memmes** *Abb. Nr.: 232*
**Galatinus von Sankt Sophie** III 1407
**Galeere** *Abb. Nr.: 3381, 3386*
**Galeerenchirurg** VI 2921 ff., 2927
**Galen** (Claudius Galenus) I 261, 284, 293, 308 f., 319, 322, 332, 357, 378 f., 385, 388, 392, 400, 410, 428, 431, 437, 441, 444, 492, 500, 503, 517, 519, 548, 557, II 587, 591, 596, 598, 601, 619, 622, 689, 728, 738, 741, 754, 774, 776, 802, 806, 808, 837, 862, 877, 929, 933, 935, 938, 947, 950, 953, 972, 974, 1023, 1031, 1034, 1039, 1055, 1063, 1073, 1077, 1082, 1087, 1089, 1105, 1110, 1115, 1119, 1168, III 1188, 1399, 1402, 1408, 1462, 1475, 1514, 1521, 1612, 1630, 1634, 1673, 1683, 1717, 1723, IV 1787, 1851, 1898, 1915, 1929, 1958, 1988, 1993, 1995, 2019, 2022, 2029, 2039, 2046, 2050, 2054, 2056, 2188, 2238, 2262, 2273, V 2364, 2433, 2443, 2554, 2582, 2642, 2647, 2657, 2662, 2665, 2673, 2675, 2707, 2736, 2745, 2751, 2790, 2792, 2795, 2805, 2816, 2826, 2838, 2843 — *Abb. Nr.: 260, 293, 393, 395—398, 586, 587, 616, 814, 815, 848, 918, 930, 1105, 1146, 1147, 1155, 1205, 1516, 1753, 1915, 1935, 2283, 2448, 2648, 3246, 3247*
**Galenische Vene** (Vena cerebralis magna) II 1111
**Galenismus** III 1400, V 2799
**Galerius,** Maximilianus III 1454
**Galilei,** Galileo II 983, III 1666, IV 1838 f., 2045, V 2369, 2799, 2848 — *Abb. Nr.: 2007, 2008*
**Gall,** Franz II 897, 907, 1125, 1137, V 2874 — *Abb. Nr.: 970, 1227, 1229*
**Gallais** V 2691
**Gallandat,** David Henri VI 2934
**Gallapfel** V 2641
**Gallavardin** III 1242 f., 1270, 1362, IV 2256
**Galle** II 637, 640
**Gallia Placida** *Abb. Nr.: 561*
**Galli-Maininsche Reaktion** III 1381
**Gallois** III 1228
**Galopprhythmus** III 1220
**Galtier,** J. V 2614
**Galvani,** Luigi II 1110, 1123, 1134, 1166, V 2382, 2817
**Galvin** III 1313
**Gama,** Vasco da VI 2922, 2924
**Gambetta,** L. II 1144, III 1202, V 2904
**Gambiafieber** V 2577
**Gamble** V 2460
**Gamma-Globuline** V 2418
**Gandolphe** III 1479
**Ganglion Gasseri** II 887, 1120, 1164, V 2510
**Ganglium oticum** II 1126
**Gangrän** V 2491 f.
— diabetische V 2684
**Ganjin** II 654 — *Abb. Nr.: 652, 653*
**Ganymed** *Abb. Nr.: 276*
**Garbo,** Thomas von IV 1895
**Garcia,** Manuel V 2670
**Garcia-Calderon** IV 2147
**Garcia von Navarra,** Sancho II 1034
**Garcon,** M. IV 1964
**Gardiner,** Alan I 465
**Gardner-Syndrom** IV 1826
**Garengeot,** Croissant de III 1762 f., IV 1786, V 2829
**»Gargantua«** IV 2265 — *Abb. Nr.: 3064*
**Garibaldi,** Giuseppe V 2496, 2882 — *Abb. Nr.: 1799*
**Garioponto** II 730, 961, III 1404
**Garnier,** M. VI 3026
**Garnier-Chabot** V 2778
**Garnochan,** John Murray III 1651
**Garrison,** F. H. II 941, V 2539 — *Abb. Nr.: 1223*
**Garrod,** Alfred IV 2266 f., V 2695
**Garrod,** Archibald E. IV 2267, 2280
**Garsaux,** P. VI 2958, 2960
**Gärung** V 2393 f.
— alkoholische V 2394
**Gärungserreger** V 2394
**Garzoni,** Thomas IV 1968
**Gasbrand** IV 2217, V 2402
**Gascoigne,** William IV 1862
**Gasgangrän** V 2612, 2872 f., 2890, 2896
**Gaskell** II 1134
**Gasmaske** V 2379
**Gasmikroskop** IV 1857
**Gassendi** II 1087
**Gasser,** Achill II 1077
**Gasser,** Johann Lorenz II 1135
**Gassicourt,** Cadet de IV 2196, V 2382
**Gasthuis Stuivenberg** (Antwerpen) III 1557
**»Gastmahl«** *Abb. Nr.: 908*
**Gastrektomie** IV 1811 ff., V 2514
**Gastrin** IV 1801 f., V 2687, 2698, VI 3071, 3073, 3086, 3094
**Gastritis** I 324, IV 1786, 1811, 1816 f. — *Abb. Nr.: 1982*
**Gastroenterologie** (Magen-Darm-Heilkunde) IV 1785 ff.
**Gastroenteroptose** IV 1805
**Gastroenterostomie** IV 1811
**Gastroneurose** IV 1816
**Gastroskop** IV 1797 f.
**Gastroskopie** V 2529
**Gastrotomie** IV 1791
**Gastrulation** IV 1938
**»Gatha«** I 165
**Gatti,** A. IV 2204
**Gattinara,** Marco III 1721
**Gaub,** Hieronymus-David IV 2061
**Gaugot,** G. *Abb. Nr.: 2819, 2832*
**Gaujot,** G. *Abb. Nr.: 3030, 3041, 3046, 3049, 3343, 3471*
**Gaulle,** Charles de V 2780
**Gaumenplastik** V 2832
**Gauthier,** Pierre III 1572, 1587, V 2682
**Gautier,** J. *Abb. Nr.: 2701, 2703, 2710—2713, 2731, 2975, 3096, 3129, 3347*
**Gautier,** Judith VI 3004
**Gautier,** Théophile V 2676, VI 3004
**Gautier d'Agoty,** Jacques IV 2166 — *Abb. Nr.: 946, 1322, 1390, 1451, 1778, 3039, 3234*
**Gavarni,** Sulpice *Abb. Nr.: 3305*
**Gayet** II 1150
**Gay-Lussac** VI 2950
**Gazi v. Padua** V 2582
**Geb** *Abb. Nr.: 101*
**Gebärmutter** II 1009, 1026, 1037, 1050, V 2759, 2761 — *Abb. Nr.: 1093*
**Gebärmutterblutung** III 1374
**Gebärmutterentfernung** (Hysterektomie) V 2481, 2501
**Gebärmuttererweiterer** *Abb. Nr.: 1475*
**Gebärmutterkontraktionen** III 1392
**Gebärmutterkrebs** V 2759, 2786 f. — *Abb. Nr.: 3173*
**Gebärmutterverschluß** III 1382
**»Gebet der Ärzte«** II 844
**Geburt,** geleitete III 1360
— schmerzlose III 1362
**Geburtenkontrolle** V 2469
**Geburtshilfe** II 1003 ff., III 1325—1393
— ägyptische II 1004 ff.
— arabische II 1025 ff.
— griechische II 1007
— hebräische II 1006
**Geburtstermin** III 1392
**Geburtstrauma** IV 2347
**Geburtszange** (Forceps) II 1040 f., 1044, 1053, III 1325, 1329, 1332, 1336, 1349, 1353, 1369, 1455 — *Abb. Nr.: 1119, 1443, 1446*
**Gefängnishygiene** IV 2110
**Gefäßchirurgie** V 2516, 2520, 2524, 2531, 2533
**Gefäßerkrankungen** III 1268
**Gefäßnaht** V 2524
**Gefäßrestaurierung** V 2536
**Gefäßsystem** *Abb. Nr.: 1153*
**Gefäßthrombose** II 1058, 1091
**Gefrierätzung** IV 2087
**Gegenbaur** II 897
**Gehirn** II 907, V 2386 — *Abb. Nr.: 1257*
**Gehirnabszeß** *Abb. Nr.: 3169*
**Gehirnchirurgie** V 2510
**Gehirnerschütterung** II 997
**Gehirnerweichung** II 1142
**Gehirnfunktionen** II 1137 — *Abb. Nr.: 1209*
**Gehirnhautentzündung** V 2650
**Gehirnhormone** V 2689
**Gehirnnerven** II 1119, III 1188
**Gehirnquetschung** II 997
**Gehirnrinde** II 1120, 1123
**Gehirnventrikel** I 362, 415, II 1110, 1113 f.
**Gehörprüfung** V 2651
**Geiger** IV 2269
**Geiler von Kaysersberg** III 1493, 1495
**Geipel** IV 2274
**Geißeltier** III 1460, V 2855
**Geissler** IV 1877
**Geisslersche Röhre** IV 1877
**Geist,** Lorenz IV 2042
**Geisteskrankheiten** II 825, III 1613
**»Geist und Seele«** II 838
**Gekko** II 659
**Gelatinekapsel** III 1721
**Gelbfieber** II 724, IV 2203, V 2400, 2539, 2574, 2870, VI 3031, 3041 — *Abb. Nr.: 2881*
**Gelbfieberepidemie** V 2539
**Gelbfiebererreger** V 2541
**Gelbkörper** III 1308, 1312, IV 1924, V 2700 — *Abb. Nr.: 2108*
**Gelbkörperbildung** V 2690
**Gelbsucht** I 309, III 1377, V 2452
**Gelee royale** VI 3077
**Gelenkchirurgie** III 1659, V 2501
**Gelenkresektion** V 2875 f.
**Gelenkrheumatismus** IV 2261 — *Abb. Nr.: 2550*
— akuter IV 2273, 2279, 2284, V 2465 — *Abb. Nr.: 2553, 2555*
— chronischer IV 2278 ff.
**Gelenksamputation** V 2877 ff.
**Gelenkserkrankungen** III 1638
**Gelenksresektion** III 1646
**Gell** V 2729

Gemara II 791
Gemayel, Amin I 533
Gem-Hikai Abb. Nr.: 534
Gen V 2410
Gendrin III 1245
Gendron V 2765
»Genesia« (Caelius Aurelianus) I 379
— (Kleopatra) I 372, II 1017
»Genesis« II 814, 820, 822, V 2361
Genetik V 2455
Gen'etsu, Kagawa II 670
Gengou IV 2195, 2217
Genitalinfektionen III 1322
Genitalprothesen III 1444
Genitaltuberkulose III 1322
Gennari, Francesco II 1120
Gennari-Streifen II 908 f.
Gennes, Lucien de V 2695, VI 3087, 3090, 3101
Genoplastik Abb. Nr.: 3259, 3260
Gensoul, Joseph V 2505
Gentamycin III 1457
genu valgum III 1652
genu varum III 1652
Geoffroy, Etienne-François III 1680
»Geoponica« I 548, 554, 567
Georg I. V 2373
George, Lloyd VI 3039
»Georgica« (Demokritos) I 567
— (Nikandros) I 370
Gérard, G. Abb. Nr.: 965, 972
Gérard, J. II 1210
Géraudly, Claude VI 2978
Gerbert, L. II 728
Gerbsalze I 468
Gerdy, Pierre Nicolas III 1640, 1650, V 2484 — Abb. Nr.: 1792, 1793, 2856
Gerhard, W. W. IV 2065
Gerhardt, C. V 2461, 2556, 2684
Gerhardt, Karl Friedrich III 1508
Gerhart V 2670
Geriatrie IV 2017, 2126
Géricault, Théodore Abb. Nr.: 2967
Gerichtsmedizin V 2382, 2385, 2417
— hebräische II 832
Gericka, Nicolaus de II 788
Gerl, Joseph III 1572
Gerlach, F. V 2612
Gerlach, Joseph von II 908, 1126, IV 1858, 1873
Germanen I 540 f.
Gerondin, Salomon II 841
»Gerontocomia« IV 2039
Gerontologie IV 2017 ff.
Gerota II 895
Gersdorff, Hans von II 976, III 1519, 1602, 1622, V 2600 — Abb. Nr.: 1022, 1037, 1161, 1763, 3076
Gerspach, Jean V 2384
Geruchsmessung V 2662
Geruchssinn V 2675
»Geschichte der Neurologie« Abb. Nr.: 1224
»Geschichte der Pflanzen« I 487
»Geschichte der Philosophen und Ärzte« II 614
»Geschichte der Tierheilkunde in Indien« I 535
»Geschichte Mohammeds« Abb. Nr.: 571
Geschlechtshormone (Sexualhormone) III 3075, 3081, 3097 — Abb. Nr.: 3526
Geschlechtskrankheiten III 1449 ff., IV 2367, 2376, VI 3034
Geschmacksnerven V 2657, 2675
Geschwind II 1139
Gesellschaft für Individualpsychologie IV 2345
»Gesetz des Widerspruchs« (Parmenides) I 251
Gesichtschirurgie V 2641, 2822, 2836
Gesichtsfeld III 1208
Gesichtsmuskulatur Abb. Nr.: 3026
Gesichtsneuralgie (Trigeminusneuralgie) II 1140, 1164
Gesner, J. M. I 557

Gesner, Konrad III 1753, V 2445
Gessain, R. II 683, 700
Gesundheitsbehörden, internationale VI 3031 ff.
— regionale VI 3034 f., 3041
Gesundheitsökonomie IV 2129
Gesundheitsstatistik VI 3044
»Gesundheitstafeln (Tacuini sanitatis)« II 614, 625
Gesundheitswesen, ägyptisches I 119
Gewebephysiologie V 2802
Gewebsatmung V 2809
Gewebsplastik V 2421
Gewürznelke VI 2014
Ghats Abb. Nr.: 639
Ghisi, Adamo Abb. Nr.: 1036
Giacomini II 897
Gibbon, John III 1234, V 2524
Gibbs, F. A. II 1161 f.
Gibbus III 1610, 1634 — Abb. Nr.: 1782, 1796, 1798
Gibert, Charles Marie III 1525
Gibert, Paul IV 2145
Gibert-Quéralto III 1226
Gibson, William III 1763
Gicht I 437, 439, 451 f., III 1670, IV 2261 ff. — Abb. Nr.: 2541, 2544—2548, 2554
Gichtniere IV 2267
Giemsa III 1510
Gierke, von V 2695
Gifte, afrikanische IV 2316, 2318
Giftgase V 2721
Giftpflanzen I 370
Gigantismus V 2684
Gigli, Leonardo III 1369
Giglische Särge III 1369
Gigon, Pierre-Fabien IV 1921
Gilbertus Anglicus II 2440
Gilchristsche Krankheit V 2862
Gilde von St. Côme II 961, 984, 992, 994
Gilead II 793
Gilgamesch I 91 — Abb. Nr.: 168
Gilgamesch-Epos I 91
Giliani II 741
Gillies V 2830, 2834
Gillis, F. V 2601
Gillon, Jean-Jacques V 2362
Gilmour III 1271
Ginestet V 2836
Ginonvier, L. Abb. Nr.: 3012
Ginseng I 60, III 1670, 1688, IV 2038 — Abb. Nr.: 2265
Giordano II 975
Giovacchino II 738
Gipsverband III 1644, V 2900
Giraldo III 1749
Girard, A. IV 2200, V 2698
Girard, G. V 2572
Girard, J. V 2612
Giraud, Gaston I 347, III 1206
Girault IV 1921
Girodet-Trioson, Louis Abb. Nr.: 3313
Giroud, Antoine II 899, IV 2223
Giustiniano Abb. Nr.: 1151
Gizeh Abb. Nr.: 463, 504, 905
Glaisher VI 2950
Glanville, Bartholomew (Bartholomäus der Engländer) III 1746 — Abb. Nr.: 784, 788, 808, 1013, 1020, 1145, 1148, 1204, 1286, 1386, 1518, 1575, 1581, 1641, 1756, 1944, 2004, 2168, 2239, 2342, 2346, 2347, 2540, 2743, 2757, 3052, 3516
Glasampulle III 1722
Glaser, Christoph III 1699
Glasknochenkrankheit (Lobsteinsche Krankheit) III 1536
Glasser IV 2175
Glauber III 1699
Glaukias I 366
Glaukom (Grüner Star) III 1198, 1206, 1211, 1212 f.
Glaussokomion Abb. Nr.: 1753
Gley V 2682, 2688, 2696
Gliedertyphus (Hospitalbrand) V 2872, 2887, 2896 — Abb. Nr.: 3316
Glisson, Francis II 986, 1119, III 1632, V 2450, 2798, 2802, 2805 — Abb. Nr.: 2760, 3206
Globus pallidus II 1126
Glühkathodenröhre IV 2153

Glukagon V 2697, VI 3073, 3086, 3097
Glukagonom VI 3094
Glukose V 2682, 2684, VI 3092, 3094
Glutenenteropathie IV 1820
Glycogenose V 2695
Glykogen III 1135, V 2813 — Abb. Nr.: 3544
Glykogenkrankheit V 2695
Glykolyse VI 3075
Glykoproteidhormone VI 3075
Glykoside III 1701
Godart, Ernest Abb. Nr.: 3284
Godart, Justin IV 1908, V 2780, 2904 — Abb. Nr.: 3184
Godefried III 1737
Godinot, Jean V 2766, 2778
Godle II 1164
Godon, Charles VI 2994
Godwin, Francis Abb. Nr.: 3413
Goethe, Johann Wolfgang von II 900, III 1678, 1688, 3451, 3452
Goeze, J. V 2854
Goldberg VI 3080
Goldberger IV 2196
Goldblatt III 1267, VI 3070, 3076
Golden, Ross IV 1795, 2150
Goldener Schnitt I 233
Goldenes Vlies I 223
Goldflam, Samuel II 1150
Goldfuß II 855
Goldmann III 1208
Goldsalze IV 2286
Goldschmidt, Lazarus II 811, 832
Goldsol-Reaktion II 1162
Goldstein IV 1877
Gold-Therapie IV 2287
Goldwaith, Joel Ernest III 1655, IV 2280
Golgi, Camillo II 897, 1126 ff., 1137, IV 1892, V 2557, 2561, VI 3039 — Abb. Nr.: 1236
Golgi-Apparat II 1127, VI 3078
Golgisches Sehnenorgan II 1127, 1132
Goliath II 808
Golin, G. V 2617
Goll, Friedrich III 1126
Goll-Strang (Fasciculus gracilis) II 1126
Golosa de Fonta-Toro, Toucouleur Amadon Abb. Nr.: 2575
Gomara II 688, 708
Gombault II 1147, 1151
Gomés III 1700
Gonaden VI 3083
Gonadenagenesie VI 3092
Gonadendysgenesie VI 3092
Gonadotropin III 1381, 1445, V 2697, VI 3092
Gonakrin IV 1472
Gonara V 2847
Goncourt, Edmond de Abb. Nr.: 3226
Goncourt, Jules de Abb. Nr.: 3226
Gonder-Soanes III 1447
Gondeshapur IV 590, 593, 647, 837, III 1518
— Schule von I 166, II 596
Gondoin, Jacques Abb. Nr.: 1057, 1059, 2797
Gonin, Jules III 1213, 1254
Gonin-Operation III 1214
Gonioskopie III 1205
Gonoblastom VI 3092
Gonokokken III 1308, 1449 f., 1470, 1472, IV 2217, V 2402
Gonorrhöe III 1402, 1422, 1449 f., 1453, 1462, 1464, 1466 ff., 1499, 1505 f., 1511 f. — Abb. Nr.: 1621
Gontard, Karl von III 1575
Goodfellow IV 1921
Goodman, Neville VI 3043
Goodpasture V 2729
Goodpasture-Syndrom V 2729
Goodsir, H.-D.-S. IV 1890
Goodwin III 1261
Goodyear V 2530
Goormaghtigh V 2698
Gordon, Alexander III 1335, 1346
Gordon, Bernhard von II 1028, III 1407, IV 1836, V 2440, 2444 — Abb. Nr.: 819, 1017

Gorgas, General V 2542
Gorgias von Leontinoi I 266, 284, 369
Gorgon, heiliger Abb. Nr.: 2145
Göring, M. H. IV 2350
Gorris, Jean de IV 1786, 1895
Gorter, Johannes de II 667
Gosse, Henri-Albert V 2379
Gosse, N. Abb. Nr.: 2810
Gosselin IV 1908, V 2472
Gosset, Antonin V 2509 — Abb. Nr.: 2848
Gosset, Jean V 2836
Goto Gonzan II 662 f.
Goto Rishun II 661
Gott, Johann von III 1564
Götter, aztekische II 716
Gougerot, Henri III 1531 f.
Govi, G. IV 1839
Gowers, William Richard II 1129, 1132, 1164
Goya, Francisco de Abb. Nr.: 2674, 2688, 3288, 3451, 3452
Goyrand, Jean Gaspard III 1644
Graaf, Reinier de IV 1787, 1846, 1909, 1912, 2181, V 2680, 2805 — Abb. Nr.: 2106—2110, 3221
Graafscher Follikel II 1048, IV 1913, 1924 f., V 2680 — Abb. Nr.: 2108
Grab des Tauchers Abb. Nr.: 365
Grabenfieber V 2889
Gräberfeld I 22
Gradenigo, G. V 2653
Gradenigo-Lannois-Syndrom II 1166
Gradi, Mathieu de (Ferrari, Jean) II 1028, IV 1909
Graefe, Albrecht von III 1203, 1213, 1591
Graefe, Carl Ferdinand V 2830 — Abb. Nr.: 3255, 3256
Grafenberg, Schenk von III 1419
Graffeus, Benvenutus II 768
Graham V 2516, 2719
Gräko-Byzantiner I 426, 455
Gräko-byzantinische Medizin I 427
Graman-Quacy Abb. Nr.: 1854
Granada I 619
Granatapfel Abb. Nr.: 488
Grancher III 1239, IV 2125, V 2460, 2714, 2742, 2754
Granet, François IV 2198
Grant, Jacques le Abb. Nr.: 2243
Granulom, venerisches III 1453 f., 1457
Granville Abb. Nr.: 961
Grapow, Hermann I 115, 124
Grasset IV 1075
Grassi V 2575
Grassius IV 1908
Gratiolet, Louis Pierre II 897, IV 1923
Grave V 2681
Graves, Robert James II 1145, III 1246, IV 2196, 2224, 2274
Grawitz III 1430
Gray, H. M. V 2893
Greathead, Robert IV 1836
Green, Horace IV 1159, V 2669, VI 3064
Greenfield, H. II 1158
Greenwood, J. Abb. Nr.: 3464
Grégoire, Raymond H 903, III 1254
Gregor Abb. Nr.: 3526
Gregorius von Nazianz I 434
Gregory, Jacques IV 1859, 2276
Grehaut, H. Abb. Nr.: 3229
Grenet, J. IV 2207
Grensemann, Hermann I 308, 332
Grew, Nehemia IV 1842, 1850 f., 1853 — Abb. Nr.: 2022
Griechenland V 2758, 2842
Griechische Medizin I 179
— in Rom I 372 f.
Griendel von Ach, Johann Franz IV 1854
Griffith, B. I 528, V 2409
Griffon, J. II 982, V 2827
Grimm, Hermann IV 2936
Grimmett, J. IV 2179
Grippe IV 2223 f.
— asiatische IV 2225
— spanische V 2118, 2224, V 2722

Grippeepidemie Abb. Nr.: 2499
Grippe-Pandemie VI 3037
Grippevirus IV 2225
Grisolle, J. IV 2198, V 2684, 2714
Grisone, Bartolomeo III 1751
Grmek, M. D. IV 2022, V 2365, 2762 — Abb. Nr.: 3156
Grodeck IV 2340
Groen, J. J. V 2653
Grönland II 700
Gropius, Karl Martin III 1591 — Abb. Nr.: 1728
Gross, Jerry IV 2032
Gross, L. V 2676
Gross, M. III 1232, 1237, 1240
Gross, Samuel David III 1661, IV 2072, V 2511
»Große Chirurgie« (Gurlt) II 975
»Große Weltordnung« I 251
Grossi V 2552
Grossmann VI 3071
Großzehenzeichen (Babinski-Reflex) II 1156
Gruber, Joseph V 2651
Gruby, Daniel III 1526 ff. — Abb. Nr.: 2036
Gruby, David V 2399, 2855, 2857 — Abb. Nr.: 3287, 3299, 3300
Grueter V 2697
Grumbach, F. III 1712
Grumberg V 2750
Grundelemente Abb. Nr.: 1286
»Grundriß der Medizin des Alten Ägypten« I 115
Grüner, Christian Gottfried III 1482
Grünewald, Matthias II 1115, III 1561 — Abb. Nr.: 1213
Grünpeck, Joseph III 1490
Gruter I 571
Grynaeus I 550
Gsell IV 2220
Guainorio, Antonio IV 1964
Guajakholz I 40, II 724, III 1486, 1492, 1498, 1501, 1692 — Abb. Nr.: 1608, 1617, 1618, 1623
Guanylmonophosphat VI 3080
Guanylzyklase VI 3080
Guarnieri-Körperchen V 2404
Guatemala II Abb. Nr.: 700
Gudea I 922
Gudden, Bernhard Aloys von II 1127
Gudov V 2530
Guéniot, L. III 1353, 1356, 1510
Guérin, Alphonse V 2886 — Abb. Nr.: 3344
Guérin, Jules René III 1641 ff., 1715, IV 2091 — Abb. Nr.: 1789
Guérin, Maurice V 2419, 2577, 2742, 2754, 2776
Guérin, Pauline Abb. Nr.: 3224
Guershom, Rabbi V 820
Guershon ben Juda Meor Hagda II 842
Guershon ben Shlomo II 843
Guiart, J. V 2850
Guichard III 1256
Guidi, Graf von IV 2254
Guido (Vidus Vidius) II 940, 975, III 1613, 1624 — Abb. Nr.: 993, 997, 1034, 1749
Guido von Pavia III 1641, 1749
Guignet III 1207
Guilhem, P. III 1364
Guillain, Georges II 1159
Guillaume, M. C. I 67
Guillaumet Abb. Nr.: 3431
Guillemeau, Charles II 1032, 1039
Guillemeau, Jacques II 1032, 1035, 1048, III 1333, IV 2006 — Abb. Nr.: 1108
Guillemin VI 2300, 3058, 3068, 3070, 3073 — Abb. Nr.: 2581
Guilleminot IV 2144 — Abb. Nr.: 2411
Guillotin IV 2068 f.
Guineawurm I 554
Guislain IV 1975, 1983
Guitard, E.-H. III 1696, 1721
Guiteras V 2542
Gujati II 631

Gulik

**Gulik,** van IV 2038
**Gull,** Sir William IV 2083
**Gullstrand,** Allvar III 1204
**Gummihandschuhe** III 1427, V 2531
**Gundrum,** F. IV 2038
**Günther** II 1160
**Gurlt** II 921, 924, 928, 930, 975, 980
**Gürtel-Myopathie** II 1150
**Gürtelrose** (Herpes zoster) II 1152, III 1454, 1532, IV 2200
**Gusserow** III 1353
**Gutenbergbibel** V 2441
**Guthrie,** Charles-Claude V 2494, 2690, 2872 — *Abb. Nr.: 2849, 2850*
**Guthrie,** George James III 1639
**Gutmann,** R. A. IV 1794, 1815, 1830, 2270 — *Abb. Nr.: 1978*
**Gutsmuths** V 2587
**Guttmann** V 2692
**Guy,** Thomas IV 2072
**Guyon,** Félix III 1426, 1431 f., V 2511, 2832 — *Abb. Nr.: 1543, 1547*
**Guyot** VI 3039
**Guy's Hospital** IV 2072
**Gymnasiarch** (Palaistrophylax) I 288
**Gymnasion** I 267, 279, 281, 284, 289 — *Abb. Nr.: 277*
**»Gymnastica et de sanitate tuenda«** V 2582
**Gymnastik** *Abb. Nr.: 285*
— ägyptische V 2581
— griechische V 2581
**»Gymnastique médicale et chirurgicale«** V 2589
**»Gynaecia«** II 1034
**Gynäkographie** III 1320
**Gynäkologie** II 1003 ff., III 1277 ff.
— ägyptische I 132, II 921, 1004 ff.
— arabische II 1025 ff.
— griechische I 327 f., 330, II 1007
— hebräische II 1006

# H

**Haarausfall** III 1515, 1520
**Haas** III 1207
**Häberl,** Franz Xaver III 1579, 1581, 1596
**Habermaß,** Gottfried III 1568
**Hack,** Wilhelm V 2662
**Hackett,** C. J. I 40
**Hades** I 204 f., 236 — *Abb. Nr.: 239*
**Hadjeck,** M. V 2662
**Hadrian** I 315
**Haeckel,** Ernst II 899, IV 1891, 1896
**Haen,** Anton de IV 2073, 2208, V 2378
**Hafenreffer,** Samuel III 1466
**Haffkine** V 2572
**Hafner** V 2531
**Hagayo,** Sensai II 670
**Hagedorn** V 2697
**Haggadah** II 791, 794 — *Abb. Nr.: 835, 857, 858, 861, 867, 871, 893*
**Hagia Sophia** *Abb. Nr.: 421*
**Haglundsche Krankheit** I 35
**Hahn,** Eugène V 2774
**Hahn,** Otto IV 2177
**Hahnemann,** Samuel III 1459, IV 2237, 2245 ff., 2259 — *Abb. Nr.: 2520, 2522, 2524–2526, 2530, 2535*
**Hai Gaon,** Rabbi II 816
**Haight,** C. V 2720
**»Hakarmel«** II 838
**Hakemitische Tafeln** II 612
**Hakenwurm** V 2399, 2857
**Hakim** II 592
**Hakohen,** Bougodas ben Yehouda II 846
**Halakha** II 791
**Halban** III 1314
**Halbkugelperimeter** III 1208
**Haldane** V 2386, 2712
**Hales,** Stephen II 1097, III 1224, V 2374, 2798, 2808
**Halevy,** Juda II 843
**Halicarnasse,** Denys von I 559
**Halifa von Aleppo** II 614
**Hall,** Chester Moore IV 1859
**Hall,** David A. IV 2032
**Hall,** Marshall II 1132, III 1247
**Hall,** Stanley IV 2335
**Hallad** V 2677
**Hallé** III 1424
**Halle,** A. v. V 2378
**Halle,** Hertel von IV 1855, 2217
**Haller,** Albrecht von II 730, 748, 888, 1132, III 1197, 1254, 1261, 1632, 1661, IV 1885, 1906, 1911, 1915, 1924, 1930, 1932, 2000, 2061, V 2655, 2802, 2805, 2808 — *Abb. Nr.: 1157, 2112, 3214, 3215*
**Halley** IV 2018, 2102
**Hallopeau,** François Henri III 1261
**Hallpike,** C. S. V 2650, 2653
**Halluzinogene** II 707, 718, IV 1950
**Haloperidol** III 1714
**Halpern,** Bernhard IV 2276, V 2725
**Hals,** Frans IV 1968
**Halsheilkunde** (Laryngologie) V 2641, 2665 ff.
**Halssympathikus** II 1133
**Halsted,** William S. III 1426, V 2505, 2511, 2530, 2777
**Haly Abbas** (Ali Ibn Abbas al Magusi) II 601, 610, 754, 768, III 1462, 1519, V 2364
**Ham,** Géo *Abb. Nr.: 3429*
**Hamamelis** III 1692
**Hamao,** Umezawa II 675
**Hamartochondrom** *Abb. Nr.: 3171*
**Hämatin** V 2407
**Hämatom** II 1141
**Hämatoxylin** II 1126, IV 1875
**Hämatozoen** V 2557 ff. — *Abb. Nr.: 2899*
**Hämaturie** V 2548, 2842
**Hamberger** IV 1786
**Hamburg,** Allgemeines Krankenhaus III 1582 — *Abb. Nr.: 1711*
— Krankenhaus St. Georg III 1580
**Hamburger,** Jean III 1437, VI 3026, 3028
**Hameau,** Jean IV 2211
**Hamelin,** Admiral V 2384
**Hamilton,** Frank H. V 2832
**Hamm,** Louis IV 1901
**Hammacher** III 1391
**Hammer** V 2642 — *Abb. Nr.: 3008*
**Hammond,** William Alexander II 1152
**Hammurabi** I 96, 462, 524, II 1007 — *Abb. Nr.: 82*
— Codex I 462
**Hämochromatose** III 1261, V 2684, 2695
**Hämodialysegerät** (Künstliche Niere) *Abb. Nr.: 1563, 1564, 1568*
**Hämodynamik** III 1241 f., 1245, 1254, 1435
**Hämodynamisches System** III 1268
**Hämophilus Ducreyi** III 1457
— influenzae V 2713
**Hämoptysis** (Bluthusten) V 2706, 2713
**Hämorrhagie** II 1142 f., 1146, III 1332 — *Abb. Nr.: 1183*
**Hämorrhoiden** II 638, III 1670, IV 1787, 1791, 1828 — *Abb. Nr.: 1996*
**Hömostase** III 1296, 1647
**Hamotin,** M. *Abb. Nr.: 3141*
**Hampton** III 1254
**Hamulden,** Johane II 1039
**»Handbuch der Physiologie«** II 1134
**»Handbuch der Physiologie des Menschen«** V 2816
**»Handbuch über den Puls«** (Archigenes) I 418
**»Handbuch über den Puls«** (Erasistratos) I 418
**»Handbuch über den Puls«** (Herophilos) I 363
**»Handbuch über den Puls«** (Rufus) I 418
**»Handbuch über die Gelenke«** I 369
**Handchirurgie** V 2838
**Handprothese** V 2607 — *Abb. Nr.: 1811, 1816, 2963*
**»Handschrift Bower«** V 2432
**Handschuhe,** chirurgische V 2530
**Han-Dynastie** I 54, 58, 71, 78, 81 f., II 652, 1015 — *Abb. Nr.: 65*
**Hanf** I 102, 468
— indischer II 948, III 1615
**Hanina,** Rabbi II 808, 826
**Hannibal** (Tierarzt) III 1754
**Hannover,** Adolph IV 1815, 1869, 1871, V 2770
**Hanot** IV 2273, V 2684
**Hansen** IV 2217 — *Abb. Nr.: 2446, 2458*
**Haptene** V 2418
**Harappa** I 145, 523 — *Abb. Nr.: 145*
**Harboun,** Rabbi IV 1946
**Hardy,** J. VI 3099
**Hardy,** W. III 1210
**Hardy,** W. B. V 2687
**Haremheb** *Abb. Nr.: 109*
**Hares ibn Khalda** V 2554
**Häresie** I 205, II 606
**Harington** V 2696
**Harit Ibn Kalada** II 592
**Harken** III 1233, 1235, 1243
**Harnbeschau** III 1408 — *Abb. Nr.: 1524*
**Harnblase** III 1396 — *Abb. Nr.: 1541*
**Harnblasenchirurgie** III 1442
**Harnblasenstein** III 1396, 1398 f., 1401, 1418, 1422
**Harnblasentumor** III 1419 — *Abb. Nr.: 1557*
**Harnleiterchirurgie** III 1442
**Harnprobe** *Abb. Nr.: 1511, 1519*
**Harnröhre** III 1412 — *Abb. Nr.: 1541, 1549*
**Harnröhrenverengung** III 1400
**Harnsäure** IV 2266, 2268 f., 2271 f.
**Harnstoff** V 2681
**Harnstoffsynthese** V 2817
**Harofe,** Abigdar II 841
**Harofe,** Binome II 792
**Harofe,** Juda II 845
**Harofe,** Thodros II 792
**Harofe,** Tobias II 792
**Harofe,** Ytzhaq ben Thodros II 846
**Harpokrates** *Abb. Nr.: 294, 307*
**Harran,** Schule von II 596
**Harrington** VI 2990
**Harris,** John M. *Abb. Nr.: 3473*
**Harris,** Walter V 2448
**Hartmann,** M. *Abb. Nr.: 2682*
**Hartmann,** P. J. V 2851
**Hartsoecker,** Nicolas IV 1840, 1901 f., 1905 — *Abb. Nr.: 2096*
**Harun Al Raschid** II 595, 610, 621, 625, 838, 841
**Harvey,** William I 416, II 860, 874, 878, 881, 982, 984, 986, 1049, 1055, 1060, 1080, 1082, 1084, 1094, 1096, 1122, III 1412, 1624, IV 1843, 1900, 1916, 1929, 1932, 2040, 2056, 2088, 2101, 2244, V 2375, 2679, 2703, 2770, 2789, 2794, 2851 — *Abb. Nr.: 935, 1122, 1167, 1169, 1171, 1172, 1174, 1175, 1184, 2091, 3201–3203*
**Harvier** III 1211, V 2676
**Harward,** Michael III 1760
**Haschisch** I 204, 450
**Hasdai Ibn Shaprouth** II 843
**Hasenscharte** II 600, V 2828, 2831, 2836 — *Abb. Nr.: 2801*
**Häser,** Heinrich III 1482
**Hashimoto** V 2693
— Thyreoiditis II 677
**Haskovec** II 1147
**Hasselbach** V 2716
**Hassenfratz,** Jean Henri V 2709, 2809
**Hasslinger** IV 1797, V 2672
**»Hastyayurveda«** I 162, 536, II 631
**Hata,** Sahachiro II 674, III 1507
**Hathayoga** II 644
**Hator-Her-Nankh** *Abb. Nr.: 1138*
**Hatschepsut** I 470 — *Abb. Nr.: 456*
**Haudek,** Martin IV 1794, 2148, 2159 f.
**Hauner,** Adolf von III 1591
**Hauptmann,** R. III 1521, IV 1840
**»Haus des Lebens«** I 475
**»Haus der Weisheit«** II 625
**Hauser** III 1316, V 2402
**Haustier** I 523, 525
**Hautant,** A. V 2650, 2677
**Hautatmung** III 1521
**Hautflechte** *Abb. Nr.: 1660*
**Hautkrankheiten** III 1513 f.
**Hautkrebs** V 2766
**Hautparasiten** *Abb. Nr.: 1656*
**Hautpilze** III 1527 f.
**Hauttuberkulose** III 1538 — *Abb. Nr.: 3030*
**Hautverpflanzung** V 2833 ff.
**Hautwucherungen,** venerische III 1453, 1458
**Haüy,** Valentin IV 2109, V 2453, 2579 — *Abb. Nr.: 2364*
**Havelberg,** Anselm von II 767
**Havers,** Clopton II 881, IV 1852
**Haversche Kanälchen** IV 1852
**Havy Ibn Yagzan** *Abb. Nr.: 612*
**Hawkins,** Richard VI 2930
**Hawthorne,** T. E. V 2650
**»Haya-Ayurveda«** II 631
**Ha-Yehudi,** Assaph V 2845
**Hayem,** Georges *Abb. Nr.: 1973*
**Hayflick,** L. IV 2030, 2032
— Grenze IV 2030
**Haynes** III 1226
**Head,** Henry II 1135, 1160
**Headsche Zonen** II 678
**Health,** Ferdinand V 2655
**Heath,** H. V 2653
**Heathcote** V 2385
**Hebamme** I 276, 328, II 1018, 1024, 1031, 1037 ff., 1046 — *Abb. Nr.: 1087, 1123*
**Heberden,** William II 657, 1069, 1096, 1101, III 1246, IV 2198, 2278, V 2450, 2462
**Hebertismus** V 2589
**Hebra,** Ferdinand von III 1347, 1522, 1526 f. — *Abb. Nr.: 3298*
**Hebräer** I 533, II 621, 624, 1033
**hebräische Medizin** II 791 ff.
— Werke II 845 f.
**Hecker** I 554, IV 1978
**Hecquet,** Philippe III 1325, 1680, V 2377
**Hedon** V 2896
**Hedschra** II 585, 614, III 1518
**Hedwig,** heilige III 1559
**Hegar,** Alfred III 1297, 1358
**Hegarsches Schwangerschaftszeichen** III 1358
**Hegarstifte** II 1009, III 1358
**Hegel,** Georg Wilhelm Friedrich IV 2326
**Hegetor** I 365
**Heian Jingu,** Tempel von *Abb. Nr.: 655*
**Heian** (Kyoto) II 656
**Heian-Periode** II 656 f.
**Heiberg** III 1239
**Heidenhain** IV 1876, 1892
**Heidenham** II 1134
**Heijo-Kyo** (Nara) II 654 f. — *Abb. Nr.: 652*
**Heilige Krankheit** I 192
**Heiligen-Geist-Hospital** (Lübeck) III 1550 f. — *Abb. Nr.: 1677, 1678, 1681, 1682*
**Heilig-Geist-Spital** (Augsburg) III 1558
— (Fulda) III 1556
— (Nürnberg) III 1557
— (Nördlingen) III 1556 f. — *Abb. Nr.: 1686*
**»Heilkräfte der Pflanzen«** I 447
**Heilkräuter** III 1670, 1673, 1682 ff.
— arabische II 590
— griechische I 256 f.
**Heilkräutergarten** III 1686
**Heilmethoden der Inkas** II 705
**Heilmittel** I 476 ff., 501, 504, II 781
— ägyptische (Heilpflanzen) I 126 ff., 463, 468 ff.
— altiranische I 171 ff.
— arabische II 608
— aztekische II 716 ff.
— byzantinische I 454 — *Abb. Nr.: 429*
— chinesische I 60
— der Inkas II 705 ff.
— des Celsus I 405
— griechische I 328, 368, 387, 392, 483, 492, 495 f.
— indische I 160 f.
— kretische I 195
— mesopotamische I 102 f.
— römische I 395, 413, 416, 496, 500
— sumerische I 457 f.
— veterinärmedizinische I 531 f., 534, 537, III 1728
— zahnärztliche I 519
**Heilpflanzen** I 479, 493 — *Abb. Nr.: 435, 484*
— ägyptische (Heilmittel) I 126 ff., III 1689
— altiranische I 171 ff.
— arabische III 1690 f.
— aztekische II 718 f., 724
— gallische III 1690
— griechische I 192, 198, 267, III 1689
— indische I 160 f., II 641 f.
— mesopotamische I 102 f., III 1688
— mittelalterliche III 1691
— peruanische II 688
— römische I 406, 413
— sumerische I 457 f.
— tibetische II 649
**Heilseren** III 1714
**»Heilverfahren«** II 1062
**Heim,** J. II 692, VI 2958, 2960
**Heim de Balsac,** Frédéric V 2385
**Heine,** Heinrich *Abb. Nr.: 2455*
**Heine,** Jakob von II 1143 f., III 1643, 1660, IV 2228, 2290 — *Abb. Nr.: 2826, 3326*
**Heinecke** V 2647 f.
**Heine-Médin-Krankheit** II 1157, IV 2228
**Heinrich II.** *Abb. Nr.: 1025, 1035*
**Heinrich IV.** V 2370, 2585, 2596
**Heinrich VIII.** *Abb. Nr.: 1046*
**Heinrich der Seefahrer** VI 2922
**Heißluftballon** VI 2949
**Heister,** Lorenz II 667, 887, III 1198, 1280, 1613, IV 1787, V 2853 — *Abb. Nr.: 1132, 1302, 1309*
**Heister-Kreuz** III 1632
**Hekamede** I 204
**Hekate** I 198
**Helikon** I 183
**Heliodoros** I 384, 387, II 938, III 1402, 1412, 1612
**Heliotrop** III 1697
**Hellenen** I 181
**Heller,** Th. V 2464
**Helmholtz,** Hermann Ludwig v. II 1135, III 1202 ff., IV 2328, V 2651, 2817 — *Abb. Nr.: 3018*
**Helminthologie** V 2399, 2850
**Helmont,** F. M. van V 2369, 2799, 2805 — *Abb. Nr.: 3011*
**Helmont,** J. B. van IV 1787
**Helpen,** Barent Coenders van *Abb. Nr.: 2511*
**Helvetius** III 1699
**Hemard,** Urbain IV 1998, 2006 ff. — *Abb. Nr.: 2224*
**Hembach,** Wolfgang *Abb. Nr.: 3121*
**Hemiballismus** II 1160, 1168
**Heminephrektomie** III 1427
**Hemisektion** III 1298
**»Hemmung, Symptom und Angst«** IV 2340
**Hench,** Philipp S. III 1711, IV 2277, 2286, VI 3088, 3094 — *Abb. Nr.: 3553*
**Henderson** III 1227, V 2716
**Henkel,** M. III 1388, V 2378
**Henle,** Gertrude IV 2226 f.
**Henle,** Jakob II 897, 906, III 1526, IV 1908, 1913, 2075, V 2669, 2680
**Henle,** Werner IV 2226
**Henlesche Schicht** III 1526
**Henneghien,** Charles *Abb. Nr.: 2553*
**Hennequinsches Verfahren** II 934

Henoch, Eduard Heinrich IV 2199, V 2461
Henry, Charles *Abb. Nr.: 1315*
Henry, Thomas III 1699
Henschel V 2681
Hensler, Philip Gabriel III 1477, 1482
Heparin III 1230, 1232, 1254, 1257, V 2518, 2526
Hepatitis, syphilitische III 1506
Hepatitisviren IV 2234
Hepatom II 675
Hera (Juno) II 1018
Herakleides Pontikus I 374
— von Tarent I 369
Herakleios I 443 f.
Herakles I 189 ff., 205 f., 273 — *Abb. Nr.: 102, 185, 186, 188, 204, 299, 475, 559*
— Tempel des *Abb. Nr.: 267*
Heraklides von Tarent I 494, IV 1789
Heraklit von Ephesos I 218, 234 ff., 241 f., 261, 266, 274, 290, 298, 482, V 2680 — *Abb. Nr.: 218, 231, 232*
Hérard V 2746
Heras von Kappadokien I 369
»Herba Vettonica« *Abb. Nr.: 317*
»Herbarium« III 1678, 1736
Herbstzeitlose I 437, 439, III 1670, 1687, 1690, 1700, IV 2263 ff., 2269, 2271 — *Abb. Nr.: 2539*
Herculaneum V 2362
Heredoataxie II 1149
Hering V 2254
Hermann II 1139, IV 1870
Hermann der Dalmatier II 624
Hermaphrodit I 189, V 3092 — *Abb. Nr.: 179, 241, 496, 1092, 1512, 1513, 3570*
Hermaphroditismus V 2695
Hermes I 193, 198, II 1033 — *Abb. Nr.: 243*
Hermes Trismegistos I 256
»Hermetische Schriften« I 256
Herminier, Jean de *Abb. Nr.: 2956, 2957*
Hernandez, Francisco I 689, 718, 724 — *Abb. Nr.: 722, 1857*
Hernie IV 1787, 1791
Herodes III 1454
Herodian I 562
Herodikos von Selymbria I 284 f., 298, V 2581
Herodot I 105, 110, 119, 138 f., 176, 267, 384 ff., 460, 466, 468, 485, 509, 533, III 1177, 1475, V 2361, 2663 — *Abb. Nr.: 366*
Heroin III 1705
Herophilos von Chalkedon I 362, 365 ff., 373, 384, 398, 416, 418, 420, 487, 516, II 860, 862, 878, 925, 948, 1017, 1021, 1061, 1110, III 1186, IV 1954, V 2790
Herophilos von Kos III 1398
Herpes III 1454
— tonsurans V 2845
Herpesviren IV 2223
Herpes zoster (Gürtelrose) II 1152, III 1454, 1532
Herpin I 1072
Herrero, P. III 1183
Herrgott, F. J. II 1018, 1021, 1024, III 1343, 1353, 1355
Herrick, James III 1248
Herring III 1262
Herrmann, Jean IV 2068
Herschl, Richard IV 2075
Hertwig, O. IV 1889, 1938
Hertwig, R. IV 1938
Hertz, H. III 1227, 1241, IV 1877
Herub *Abb. Nr.: 107*
Héry, Thierry de III 1466
Herz (Kardia) I 416, II 1068, 1073 — *Abb. Nr.: 1149, 1150, 1154*
— künstliches III 1235, 1350 — *Abb. Nr.: 1317, 2873, 2874*
Herz, Marcus II 844
Herzbeutel II 1069, 1071, 1077
Herzbeutelentzündung (Perikarditis) II 1071 f., 1090, III 1231, 1238, 1252 f. — *Abb. Nr.: 1362, 1364*

Herzbeutelkrankheiten II 1099
Herzbeutelpunktion III 1252
Herzbeuteltamponade III 1090, III 1253
Herzblock II 1078, 1089, 1096
Herzchirurgie III 1231 ff., V 2516, 2520, 2523, 2533
Herzgefäße II 1077 — *Abb. Nr.: 1323*
Herzgefäßkollaps III 1091
Herzgefäßpathologie III 1077
Herzinfarkt II 1102
Herzinsuffizienz III 1259, 1261 — *Abb. Nr.: 1385*
Herzkammer II 1064 f., 1079
Herzkatheter V 2617
Herzkatheterismus III 1217, 1221, 1224 ff., 1243, 1253 — *Abb. Nr.: 1333*
Herzklappen II 860, 1059 ff., 1064, 1066, III 1624, V 2794 — *Abb. Nr.: 1149, 1150, 1192*
Herzklappenerkrankungen III 1241 ff.
Herzklappenprothese III 1235, 1238, 1242, V 2524 — *Abb. Nr.: 1360*
Herzkrankheiten, angeborene V 2524
— erworbene V 2523
— rheumatische III 1237 ff.
Herzkranzarterien II 1096 f.
Herzkranzarterienverkalkung II 1096
Herzkranzgefäße II 1064, 1078, 1097, 1100
Herzkranzthrombose II 1102
Herz-Lungen-Maschine III 1234, V 2524 — *Abb. Nr.: 1346, 2870*
Herzmißbildungen III 1237
Herzmuskel II 1059
Herzmuskelerkrankung (Kardiomyopathie) III 1259, 1261
Herzohren *Abb. Nr.: 1378*
Herzphysiologie *Abb. Nr.: 2977*
Herzrhythmusstörungen II 1078 f., III 1261
Herzruptur *Abb. Nr.: 1362*
Herzscheidewand II 1068
Herzschrittmacher III 1263 f. — *Abb. Nr.: 1372, 1374, 1375*
Herzstenosen III 1237
Herzstillstand II 1093
Herzthrombose III 1088, III 1256
Herztransplantation III 1217, 1235, V 2422, 2536 — *Abb. Nr.: 1342*
Herzwaage *Abb. Nr.: 1138, 1141*
Hesiod V 181, 187, 189, 207 f., 216, 222, 226, 248, 497, V 2554 — *Abb. Nr.: 343*
Hess IV 2269
Hesychos I 434, 437, II 589
Hetep-Senusret I 138
»Heteroiumena« I 370
Heteroside III 1701
Heterotransplantat III 1237
Hethiter *Abb. Nr.: 982*
Hettinger, F. V 2591
Heubner, Otto II 1152, 1157
Heuhof, H. V 2835
Heurne, Otto van III 1566, IV 1848
Heuschnupfen V 2721
Heuser, Carlos III 1319
Heusinger von Waldegg, J. K. C. F. I 554 f., 558, III 1427, 1743, IV 1833
Heuyer, Georges IV 2349, V 2464
»Hexacontabiblos« I 301
Hexenprozeß IV 1946
Hey, William III 1639, V 2878
Hey-Grovers, E. W. III 1658
Hia-Dynastie I 58
Hiatushernie IV 1817
Hideyoshi II 661
Hidezurumaru, Ishikawa II 678
Hiera I 389, 488
Hierba sagrada II 719
Hieroglyphen III 1606 — *Abb. Nr.: 522*
— der Mayas II 712
— mittelamerikanische II 684, 687
Hierokles I 552, 555 — *Abb. Nr.: 565, 568, 584*
Hieron I 210
Highmore, Nathanael IV 1970, 2000, V 2659

Hildegard von Bingen III 1517, 1674, 1737, V 2846
Hilden, Fabrizius von (Wilhelm Fabry) II 982 f., III 1627 f., 1637, IV 2055 — *Abb. Nr.: 1771, 2285*
Hillemand, P. IV 1795, 1799, 1804, 1820
Hilton-Simpson I 46
Himbert II 1247 f.
Himerius I 552
Himley V 2647
Hindi II 631
Hindu I 532, 554, V 2663
Hingson, R. A. III 1363
Hinselmann III 1319
Hinshaw V 2750
Hiob II 825, 827, 831, IV 1898 — *Abb. Nr.: 869, 1637*
Hiong-Kiun II 659
Hippasos von Metapont I 233, 267
Hippel, v. III 1215
Hippias von Elis I 265
»Hippiatrica« I 543, 548, 550 ff., 554, 556, III 1513
Hippiatrie I 555
»Hippocrate et l'école de Cnide« I 308
Hippokrates (I.) I 274
Hippokrates (II.) I 179, 182, 194, 199, 220, 228, 230 f., 238, 241 f., 244 f., 247, 253, 266, 270, 273 ff., 278 f., 281, 283 ff., 293 ff., 324, 333, 336, 341 ff., 346, 351, 355, 357, 365, 368 f., 372, 374, 376, 382, 384, 390, 392, 395, 398 ff., 408, 411, 413, 420, 422, 425, 428, 438, 444, 474, 480 ff., 485, 501, 504, 509, 516, 543, 545, 548, 550, 557, 562, 569, II 596, 598, 601, 607, 625, 728, 730, 737, 754, 791, 801, 806, 829, 832, 837, 857, 863, 865, 880, 907, 916, 923, 928, 933, 938, 940, 947, 1004, 1008, 1016, 1020, 1027, 1050, 1052, 1055, 1059, 1070, 1105, III 1184, 1396, 1398, 1454, 1458, 1462, 1514, 1609, 1613, 1626, 1634, 1649, 1672, 1683, 1690, IV 1786, 1791, 1915, 1946, 1950, 1958, 2019, 2022, 2039, 2186, 2198, 2211, 2238, 2261, 2264, 2273, V 2362, 2433, 2440, 2443, 2553, 2581, 2592, 2602, 2641, 2657, 2663, 2703, 2706, 2735, 2745, 2759, 2790, 2825, 2842, 2846, VI 3003 — *Abb. Nr.: 285, 288—294, 300, 309, 328, 431, 776, 785, 1139, 1140, 1142, 1511, 2264, 2450, 3150, 3493*
Hippokrates (III.) I 351
Hippokrates (Ippocras, byzant. Tierarzt) I 552, 554
Hippokrates von Chios I 233
Hippokratiker II 1060 f.
Hippokratische Lehre I 243, 250, 291, 374, 413, 486
»Hippokratische Schriften« I 271, 290, 301, 479
— Schule I 351, 544
Hippokratischer Eid I 293, 312 f. — *Abb. Nr.: 302*
Hippologie I 543
Hippon von Rhegion I 264
Hiroshima V 2782, 2897 — *Abb. Nr.: 647*
Hirsch, W. III 1233, 1264
Hirsch, R. II 1120, IV 2198, VI 3073
Hirschsprung-Krankheit IV 1824 f.
Hirsutismus V 2691
Hirt V 2385
»Hirtenalmanach« V 2846
Hirtz, E. V 2889
Hirtzfeld F. III 1261
His, Wilhelm III 897, 1128, IV 1872, 1893
Hisda, Rabbi II 810
Hiska, Rabbi II 862
Hiskias II 1530
Hispañiola II 683
Hispanus, Petrus III 1192
Hissches Bündel III 1224, 1262
Histamin V 2698
Histochemie IV 1834 f., 1865, 2086, VI 3063

Histoenzymologie IV 1835
Histologie I 22, II 1126, IV 1833 ff., VI 3063
»Histologie der Tumoren« V 2816
Histoplasmose V 2862
»Historia Alexandri Magni Macedonis (Faits du Grand Alexandre)« *Abb. Nr.: 297*
»Historia anatomica humani corporis« *Abb. Nr.: 943*
»Historia animalium« (Aristoteles) I 316, 358, 545, II 859, V 2434, 2842
»Historia animalium« (Plinius) V 2843
»Historia de la composicion des cuerpo humano« II 876
»Historia de la cosas de Nueva España« II 688
»Historia del Nuevo Mundo« II 705
»Historia naturalis« I 494, 548, III 1515, 1673
»Historia Plantarum« I 360, 392
»History of Neurological Surgery« *Abb. Nr.: 1262, 1268, 1270, 1271*
Histotomie IV 1833
Hitler, Adolf IV 2350
Hittorf, Johann Wilhelm IV 1877
Hittorfsche Röhre V 2137
Hitzig II 1138, 1148, III 1220
Hiyya, Rabbi II 794
Hizumo Hirosada II 656
Hochhaus-Krankenhaus III 1595
Hochschule, veterinärmedizinische V 2611
Hoden V 2680, 2686, 2695, 2698
Hodenhypotrophie VI 3092
Hodenkrebs III 1444
Hodge, Hugh Lennox III 1304, 1345
Hodgkin, Thomas III 1243, IV 2072
Hodgkinsche Krankheit IV 2176, V 2725, 2785 — *Abb. Nr.: 2309*
Hodgson, Joseph III 1246 — *Abb. Nr.: 1379, 2311*
Hoene III 1460
Hoffa, Albert III 1650 f., IV 2281
Hoffer, Jean IV 1975
Hoffmann, Christoph Ludwig III 1579
Hoffmann, Erich III 1507 ff., 1520
Hoffmann, Friedrich V 2402, 2449, 2587, 2675, 2690, 2697, 2799, 2801
Hoffmann, Johann II 1146
Hoffmann, Ludwig III 1590
Hoffmann, Theodor II 671
Hoffmann, W. IV 1786 f.
Hofmann, F. IV 1874
Hofmeister, Caspar III 1496
Hogden, W. V 2885
Hohenstaufen II 624
Hohl III 1355
Höhlengleichnis *Abb. Nr.: 229*
Hohlvene II 1068, 1074, 1086
Hokkaido Hakodat *Abb. Nr.: 649*
Hokus, Barbarossa V 2607
Holbein, Hans II 976 — *Abb. Nr.: 1046, 1585*
Holdboell, E. V 2754
Holfelder V 2716
Holinshead II 903
Holland, Sir Nathaniel D. *Abb. Nr.: 3165*
Hollander IV 2289
Hollar, Wenzel *Abb. Nr.: 3202*
Hollender IV 1802
Hollister, F. III 1261
Holmes, A. III 1345
Holmes, Gordon II 1137
Holmes, J. III 1252
Holmes, W. IV 2150, V 2503
Holmgren, Allarik Fritjof III 1208, V 2654
Holt, L. E. V 2463
Holtzendorff, Ernst Conrad III 1568
Holzknecht, Guido IV 1794, 2148 f., V 2716

Homanhatina V 2540
Homburger, A. V 2464
Home, Everard IV 1920, 1942
Home, W. IV 2196, 2198, 2206, 2221, V 2449
Homen, Diego *Abb. Nr.: 693*
Homeostatik I 501
Homer I 184, 187, 197, 199 ff., 203 ff., 213, 215, 220, 226, 279, 311, 467, 480, 509, 559, 562, II 924, 928 f., III 1177, 1183, V 2554, 2654 — *Abb. Nr.: 244, 1283*
Homo erectus pekiniensis I 52
Homöomerie I 259
Homöopathie I 1459, IV 2237 ff.
Homöostase I 347 f., II 929
Homo sapiens I 34, II 683
Homosexualität I 208
Homunculus II 891 — *Abb. Nr.: 2095*
Hon III 1391
Honan I 53
Honein Ibn Ishak (Johannitius) II 596, 598, 625
Hongkonggrippe IV 2225
Honoré I 1038
Hood V 2836
Hooke, Robert IV 1847 f., 1850, 1862, 2056, V 2848 — *Abb. Nr.: 2018, 3285, 3286*
Hookesches Gesetz IV 1847
Hooper II 1140
Hope III 1219, 1243, 1258
Hopei (chin. Provinz) I 53 f., 76
Hôpital de la Charité (Paris) III 1564 — *Abb. Nr.: 1696*
Hopkins, Samuel VI 2940
Hoppenhauer V 2698
Hoppe-Seyler, Felix V 2712
Horaz I 504, 519, II 1727, V 2554
Hörgerät V 2655
Horgon V 2662
Hörlehre (Audiologie) V 2641
Hormonabhängigkeit VI 3100 f.
Hormonantagonisten (Antihormone) VI 3100
Hormone III 1696, V 2687 ff., 2695 ff., VI 3063 ff.
— endokrine V 3084
— follikelstimulierende VI 3075, 3097
— gastrointestinale VI 3070
— glandotrope *Abb. Nr.: 3557*
— luteinisierende VI 3075, 3097
— melanotrope V 2698, VI 3064
— somatrope V 2697
— thyreotrope V 2697, VI 3075
Hormonentstehung V 3084
Hormonkandidat VI 3071
Hormonologie V 2695
Hormonproduktion VI 3064
Hormonrezeptoren VI 3084, 3088
Hormonstoffwechsel VI 3088
Hormonsynthese VI 3078
Hormonsysteme III 1268
Hormontherapie V 2686, 2784, VI 3094 ff.
Hormontransport VI 3088
Hormonüberproduktion VI 3087, 3099 f.
Horne, Jean van IV 1909, V 2411
Horner, Johann Friedrich II 1134
Horner, William Edmond IV 2072, V 2702, 2449
Horner-Symptomenkomplex II 1134
Hörnerv V 2647 — *Abb. Nr.: 3009*
Horney, Karen IV 2347
Hornhauterkrankung III 1185 f.
Hornhauttrübung III 1212
Hornhautübertragung (Keratoplastik) III 1215, 1658
Hörorgane *Abb. Nr.: 3010*
Hörprothese V 2654 ff. — *Abb. Nr.: 3021*
Hörrohr V 2642, 2645 — *Abb. Nr.: 3005*
Horsley, Sir Victor A. H. II 1138, 1164, IV 2510, 2670
Horton III 1271
Horton-Krankheit III 1271
»Hortulus« III 1674, 1684
»Hortus sanitatis« IV 2015, V 2846 — *Abb. Nr.: 1891, 3387*

Horus I 116, 135, 465, 479, 482 — *Abb. Nr.: 105, 108, 109, 117*
Horus-Falke I 117
Horusknabe *Abb. Nr.: 486*
Horyn-Si *Abb. Nr.: 648*
Hosoya II 675
Hospital III 1541 ff.
Hospitalbrüder des Heiligen Geistes III 1548, 1550
Hospital der Barmherzigen Brüder (München) III 1579
— (Prag) III 1565
Hospitalbrand (Gliedertyphus) V 2872 f., 2887 f., 2896 — *Abb. Nr.: 3317*
Hospitalfieber III 1570
Hospitalismus III 1583, V 2456
Hospital Sankt Wolfgang der Barmherzigen Brüder von Gott (Neuburg/Donau) III 1564 — *Abb. Nr.: 1695*
Hospital San Spirito (Rom) III 1550
Hôtel-Dieu (Paris) II 1039 f., 1042, 1046, III 1550, 1566, 1569 ff. — *Abb. Nr.: 1124, 1688, 1691, 1702*
Hottentotten IV 2297
Houdé IV 2269
Houna, Rabbi II 810, 828
Houndsfield, Godfrey IV 2156
Houppeville, M. de V 2765 — *Abb. Nr.: 3161*
Houssay, Bernardo Alberto V 2689, VI 3070, 3085 — *Abb. Nr.: 3551*
Houssay-Effekt VI 3085
Houston, John III 1280
Hovelacque, M. II 903, V 2690
Howard, John III 1385, 1467, 1579, IV 2110, V 2778, 2896 — *Abb. Nr.: 2360, 2371*
Howard-Jones V 2571
Howell V 2682
Howitz V 2687
Howland V 2695
Huaca II 704
Huang-ti I 56, 60 f., 507, II 651 — *Abb. Nr.: 45*
»Huang-ti Nei-king su-wen« I 60
Huard II 1015, IV 2038, V 2437, 2705
Huarte y Navarro, Juan de Dies IV 1968
Huascar II 704
Hua T'o I 50, 84, 88, II 669
Huayna Capac II 704
Hubaish al Hasan II 596
Hubertus, heiliger III 1733 — *Abb. Nr.: 1890*
Hübler, H. *Abb. Nr.: 967*
Huchard, J. III 1241, 1245, 1247 — *Abb. Nr.: 1355, 1357*
Huet, P. C. IV 2228, V 2672, 2677
Hueter V 2887
Huette, Ch. *Abb. Nr.: 3481*
Hufeisenniere III 1427
Hufeland, Christoph Wilhelm II 667, III 1578 f., IV 2022, 2040
Hüffer-Stiftung (Münster) III 1591
Hufnagl III 1243
Hüftfraktur I 201
Hüftluxation III 1635, 1648 f., 1652, V 2506
Hüftprothese *Abb. Nr.: 2857*
Hughes, Griffith V 2539
Hugot, Charles *Abb. Nr.: 3332*
Hugo von Lucca III 1404
Huguenin, René V 2726 — *Abb. Nr.: 3176*
Hugues, Arthur IV 1885, 2203, 2218
Hugues, Kardinal II 767
Huguier III 1301, V 2496, 2677
Hühnercholera V 2415 — *Abb. Nr.: 2985*
Hühnerembryo V 2404
Huitzilopochtli II 713, 716
Huizinga, Elco V 2653 — *Abb. Nr.: 3050*
Humboldt, Alexander von III 1450, V 2381
Hume III 1431, IV 2326
Humoralismus V 2801
Hunain Ibn Ischay III 1192
Hunan I 81
Hunauld II 889

Hunde, Piéron VI 3069
Hundekrankheiten I 544, 556
Hundetollwut I 532, 545, 547, 561, 563 f.
Hundt, Magnus *Abb. Nr.: 1210, 3085*
Hunt, Ramsay II 1136, 1161
Hunter, John II 887, 1001, III 1333, 1457, 1467, 1630, 1632, 1638, 1646, 1655, 1661, IV 1920, 2001 f., 2070, V 2473, 2484, 2488, 2763 — *Abb. Nr.: 2220, 2294, 2798*
Hunter, William II 972, 1102, III 1332, 1374, 1467, IV 2070 f. — *Abb. Nr.: 2130*
Huntington, George Sumner II 1153, 1160
Huntington-Chorea II 1153
Hutchinson, Anne II 1039
Hutchinson, Sir Jonathan II 1147, III 1522, IV 2232, V 2684, 2712, VI 2993
Hutinel III 1253, V 2460, 2743
Hutten, Ulrich von III 1492, 1499 — *Abb. Nr.: 1608, 1616*
Huxham, J. V 2378, 2449
Huygens, Christian IV 1860, 1862, V 2848
Hyas II 816
Hydatiden V 2854, 2858
Hydramnion III 1377, 1388
Hydroenzephalokrinie VI 3070
Hydrokortison III 1230, VI 3075, 3096
Hydrops I 325
Hydrotherapie III 1613
Hydrothorax I 324 f., V 2706
Hydrozele III 1407
Hydrozephalie III 1122, 1166 — *Abb. Nr.: 1234, 1269*
Hydrozephalus IV 2429 — *Abb. Nr.: 2789, 2972*
Hyène *Abb. Nr.: 500, 515*
Hygieia I 293, 395, 489 — *Abb. Nr.: 184, 1074*
Hygiene I 405, V 2361
»Hygienevorschriften von Asklepiades« I 447
Hylozoismus I 291
— milesischer I 262
Hymen II 814, 835
Hyperaldosteronismus VI 3091
Hyperandrogynie VI 3100
Hypercortisolismus VI 2691
Hyperkalzämie VI 3097
Hyperkapnie III 1391
Hyperkeratose V 2676
Hyperinsulinismus V 2683, 2692, VI 3087, 3090
Hypermetropie (Weitsichtigkeit) III 1203
Hypernephrom III 1430
Hyperparasitismus V 2848
Hyperparathyreoidismus VI 3091
Hyperplasie VI 3091
Hyperprolaktinämie VI 3089
Hypertension VI 3070
Hyperthermalbad V 2597
Hyperthyreoidismus V 2683, VI 3087
Hyperthyreose VI 3099
Hypertonie (Bluthochdruck) II 1119, II 1264, 1267 f., 1382
Hypertrichose V 2692
Hypervasopressinismus VI 3087, 3090
Hypervolämie II 1091
Hypnos *Abb. Nr.: 201*
Hypnose IV 2326, 2329 — *Abb. Nr.: 2607*
Hypochlorit V 2892
Hypochondrie III 1967
Hypoglottide V 2666
Hypoglykämie VI 3097, 3100
Hypogonadismus VI 3088
Hypokortizismus VI 3096
Hypoleydigismus VI 3092, 3099
Hypoparathyreoidismus V 2694, VI 3091
Hypophyse V 2510, 2688 f., 2692, 2697, VI 3070 f., 3087, 3090 — *Abb. Nr.: 341*
Hypophysektomie V 2689
Hypophysenadenom V 2690, 2692 — *Abb. Nr.: 3564*
Hypophysenatrophie VI 3089 — *Abb. Nr.: 3563*
Hypophysenbasophilie VI 3089

Hypophysenchirurgie VI 3099
Hypophysenextrakt VI 3097 f.
Hypophysenhormone VI 3071
Hypophyseninsuffizienz V 2690
Hypophysenlappen V 2697
Hypophysennekrose VI 3085
Hypophysentumor V 2684, 2690, 2692, VI 2997, V 3090
Hypopituitarismus V 2684, VI 3089, 3096
Hypoproteinämie IV 1825
Hypospadie II 810
Hypothalamus V 2689 f., 2692, VI 3068 ff., 3089 f.
Hypothyreoidismus VI 3087
Hypothyreose V 2693
Hypoxie IV 1971 f., VI 2957 f., 2960, 2964, 2969 — *Abb. Nr.: 1425*
Hypsas I 243
Hystaspes I 268
Hysterektomie III 1280, 1288 f., 1294, 1297 ff., 1308, 1313, V 2481, 2501 — *Abb. Nr.: 1424, 1435*
Hysterie II 1146, IV 1953, 1958, 1964, 1967, 1975, 1977, 1981, 2330 ff. — *Abb. Nr.: 1258, 2607, 2612, 2626, 2632*
Hysteroplastik III 1315
Hysterosalpingographie III 1319
Hysteroskopie III 1318
Hysterotonin III 1385

# I

Iamblichos I 267
Iatreion I 279, 314, 373
Iatrikon I 278
Iatrochemie III 1521, V 2799 f., 2802, 2805
Iatromechanik V 2585, 2799 f., 2805
Iatros I 274
Iatrosophist I 428, 430, 434, 437, 440, 444, 447
Ibn Abdoun V 2368
Ibn Abi Oseibia I 388, II 600, 648
Ibn al Baitar II 613, III 1674, 1683, 1690
Ibn Algezzar II 845
Ibn al Haytam (Alhacen) II 612, 614, 625, III 1192, IV 1836
Ibn Ali Hoseibah II 614 f.
Ibn al Khatik II 596
Ibn al Nafis V 2792 f. — *Abb. Nr.: 3200*
Ibn al Quifti II 614
Ibn an-Nadem II 648
Ibn an Nafis II 625, 1072, 1079, 1081
Ibn Batuta II 615
Ibn Butlan II 610, 614
Ibn Chaldun IV 2294
Ibn Djoldjol (Sulaiman Ibn Hassan) II 602, 614
Ibn el Gazzar II 602
Ibn Ezra II 793
Ibn Falaquera V 2440
Ibn Giazza (Bingezla) II 601
Ibn Hallikan II 614
Ibn Iyoub, Shlomo II 845
Ibn Junus II 611 f.
Ibn Khaldun II 621, V 2845
Ibn Kutaiba II 614
Ibn Masuya III 1429
Ibn Ridwan II 614
Ibn Tibbon, Juda ben Saul II 845, IV 1960
Ibn Tufayl *Abb. Nr.: 612*
Ibn Tulun II 610
Iboga (Tabernanthe iboga) IV 2300, 2318
Ich IV 2340
Ichijo II 659
Ichyo Kaneyoshi II 659
»Icones veterum aliquat ac recentium medicorum« *Abb. Nr.: 393*
»Icon membranae vasculosae« *Abb. Nr.: 951*
Ideler I 447
Idikut Schamri *Abb. Nr.: 579*
Idiosynkrasie V 2721
Ido IV 2219, V 2402
Ido-Inada-Spirochäta II 677

Idomenäos II 927
»I Ging (Buch der Wandlungen)« I 55, 71, 73
ignis sacer I 547, II 1114
Ignatius von Loyola IV 2052 — *Abb. Nr.: 2279*
Ikkos von Tarent I 284
Ileitis terminalis IV 1820
Ileostomie IV 1821
Ileumkarzinoid VI 3094
Ileum-Plastik III 1316
»Ilias« I 192, 199, 203, 311, 480, 559, II 924, 927, III 1183, 1609, V 2654 — *Abb. Nr.: 196*
»Imago« IV 2342 — *Abb. Nr.: 2622*
Imam II 620
Imbelloni II 699
Imbert III 1427
»Im Friedrichshain« (Berlin) III 1587 — *Abb. Nr.: 1719–1721*
Imhotep I 119, 475 f., III 1608, V 2361 — *Abb. Nr.: 470, 1576*
Immergrün *Abb. Nr.: 3189*
Immundefizienz *Abb. Nr.: 2788*
Immunglobuline V 2420, V 3088
Immunität, humorale III 1714, V 2415
Immunoallergologie V 2729
Immunochemie V 2729
Immunofluoreszenz III 1384, VI 3084 — *Abb. Nr.: 2730*
Immunofluoreszenzreaktion *Abb. Nr.: 2004*
Immunohistochemie VI 1835
Immunologie II 1157, V 2413, 2636, 2715, 2720, 2729, 2741 — praktische V 2418
Immunotherapie V 2784
Immunpathologie V 2421
Immunreaktion III 1380
Immuntoleranz V 2420
Impedanzänderung V 2653
Impetigo III 1528 — *Abb. Nr.: 1644*
Impfstoffe III 1714
Impfung V 2397
Impotenz II 836
Inaba II 651
Inada V 2402
Inado IV 2219
Inamoto V 2776
Inder II 596
»Index der Wissenschaften« II 614
Indien I 145 ff., II 591, 923, V 2705, 2841 — *Abb. Nr.: 1*
Indische Medizin I 145 ff., II 627 ff.
Individualpsychologie IV 2344
Indolamine VI 3064
Indole IV 2287
Indometacin IV 2286
»Indorum Floridam« *Abb. Nr.: 704*
Indra I 154, 159, 535, II 627 — *Abb. Nr.: 147*
Infektion IV 2189 f.
Infektionskrankheiten IV 2096, 2185 ff., V 2389, 2395
Infektionspathologie V 2389
Infirmarium III 1516 — *Abb. Nr.: 1670*
Infusum III 1716
Ingelmann III 1391
Ingrassia, Gian Filippo V 2446, 2449 f., 2643, 2661
Ingrassias von Palermo II 872 f., IV 2190, 2196
Ingres, Jean-Auguste-Dominique *Abb. Nr.: 2618, 2938, 3571*
Inhalation V 2666
Injektion III 1721
Inka II 684, 687, 702, 704, 707, 710, 724, V 2438
Inka-Kunst *Abb. Nr.: 721*
Inkareich II 702, 704, 707
Inkontinenz II 1106
Innere Medizin, griechische I 203
Innozenz III. III 1550
Innozenz VIII. IV 2038
Inokulation III 1528
Inquisition II 685
Inro *Abb. Nr.: 657*
Insektenphysiologie VI 3077
Inselhospital (Bern) III 1574
»Institutiones chirurgicae« *Abb. Nr.: 1132*

»Institutiones rei militaris« I 557
»Institutions anatomiques« *Abb. Nr.: 1172*
Instrumente, zahnärztliche *Abb. Nr.: 519*
Insuffizienz, respiratorische V 2733
Insula II 1125
Insulin III 1371, 1696, V 2423, 2695 ff., 2700, VI 3073, 3078, 3086, 3097 — *Abb. Nr.: 2736, 3554, 3561*
Insulinom V 2695
Insulinomen VI 3100
Insulintest IV 1802
»Integrative Action« II 1122
Interferenz V 2422
Interferenzmikroskop IV 1864
Interferon V 2422
Internationale Hippokratische Stiftung von Kos I 348
Internationaler Pädiatrischer Verband V 2460
Internationales Büro für öffentliches Gesundheitswesen (OIHP) VI 3033, 3035 f., 3039 ff., 3043 f., 3046, 3048
»Internationale Union gegen Krebs« V 2787
Intestinalverschluß IV 1820
Intubierung *Abb. Nr.: 2779*
»Inventum novum« II 1098, III 1219, V 2709
Ionometer IV 2175
Ionoquantimeter IV 2174
Ipecacuanha-Pflanze *Abb. Nr.: 716*
Iphiklos I 183
Ippocras (Hippokrates) I 552, 554
Ippokras der Hindu III 1726
Iproniazid III 1713
Iran II 591
Ireland, W. V 2463
Iridektomie III 1213
Iridenkleisis III 1213
Iris III 1180
Iritis III 1178, 1209
Irritabilität V 2802
Isa Ben Ali II 601, 614
Isa Ibn Yahya II 596
Isaac, Werke II 838
Isaacs V 2422
Isaak Ben Ali al Ruhawi II 606
Isaak der Hebräer (Ishak Ben Soleiman el Israeli) II 602
Isaak Komnenos I 449
»Isagogae breves« II 1073, 1114, VI 1995
Isambert, P. V 2650, 2653
Ischämie II 1142, III 1247
Ischias *Abb. Nr.: 2570*
Ischurie III 1396, 1407, 1412
Iselin, Marc V 2838
Isenheim, Antoniter-Hospital III 1561
Ishak Ben Soleiman el Israeli (Isaak der Hebräer) II 602
Ishak Ibn Ali al Ruhawi II 606
Ishihara, A. II 74, II 681 — Farbtafeln von III 1208
»Ishin-ho« II 656
»Isho-daizen« II 659
Isidor von Sevilla II 865, V 2440, 2846
Isis I 117, 135, 465 f., 479, 482, 533 — *Abb. Nr.: 294*
Islam II 587 ff., 606 f., 621, V 2844 — *Abb. Nr.: 572*
Ismael, Rabbi II 793 f., 810
Isoimmunisierung III 1377
Isokrates I 289
Isonomie I 230, II 929
Isonazid V 2750 f.
Isoproterenol III 1231
Isotope, radioaktive V 3099
Isotopenmedizin IV 2348
Isotopen-Nephrogramm III 1267
Isotopen-Plazentographie III 1386
Israel I 531, 558, III 1426, 1428
Israeli, Isaac II 768, 776, 837 f., 848, V 2443
Issaeff V 2416
Istar I 100 f., 130, 138 — *Abb. Nr.: 74*
Istukushima *Abb. Nr.: 647*
Itard, Jean-Marc-Gaspard V 2648 f., 2655 — *Abb. Nr.: 3014–3016, 3021, 3027*

— Sonde v. *Abb. Nr.: 3015*
Itchikawa V 2775
Ito Jinsai II 662
Itsenko V 2692
I-Tsing II 628, 630
Ives, Edward VI 2926
Ivy, Robert Henry V 2831, 2835
Ixtilixochitl, Fernando de Alva II 688

# J

Jaboulay, Mathieu III 1437, 1661, V 2507, 2509, 2524
Jacketkrone I 521
Jackson, John Hughlings II 1131, 1138, 1145, 1147 ff., 1162, 1168, V 2726 — *Abb. Nr.: 1250*
Jackson, Thomas V 2494, VI 2992 — *Abb. Nr.: 2824*
Jacksonsche Rindenepilepsie II 1138
Jacob, François V 2410, VI 3080 — *Abb. Nr.: 2718, 2720*
Jacobaeus III 1318, IV 1799 — *Abb. Nr.: 2809, 2810, 2838*
Jacob bar Acha II 794
Jacob-Haquatan II 841
Jacobi, A. IV 1920, V 2462
Jacobi, Henri V 2385
Jacobsen, C. *Abb. Nr.: 2696*
Jadassohn, Joseph IV 2200
Jadelot, Nicolas *Abb. Nr.: 2942, 3234*
»Jadschurweda« I 150
Jaeger, v. I 528, III 1206, V 2684
Jaguar II 721, V 2705
Jaguarkult II 702, 712
Jaguarmensch II 716, 721
Jahier, Henri II 1027
Jaina I 536
Jaiser, Adolph *Abb. Nr.: 1257, 1261*
Jakob II 793, 831 — *Abb. Nr.: 857*
Jakob, isr. König I 533
Jakob I. von England V 2794
Jakob I. von Mallorca II 766
Jakob III. von Mallorca II 766
Jakob-Creutzfeldsche Pseudosklerose II 1160
Jakobus der Psychrist I 434, 437, II 589
Jaksma I 156
Jalappenknolle III 1692
Jamain, A. *Abb. Nr.: 3324, 3327, 3330*
Jamain, B. III 1314, 1376
James, Constantin *Abb. Nr.: 2543*
James, William IV 2335, VI 3022
Jamot, J. V 2577, 2870
Janet, Pierre II 1146, III 1470 f., IV 1977, 1981, 2348
Jangtschou I 53
Janku V 2863
Jannsen V 2386
Janot, Jacques V 2828
Jansen, J. II 1159
Janssen (belgischer Chemiker) III 1714
Janssen, Hans IV 1837 f., 2059
Janssen, Zacharias III 1412, IV 1837 f., 2059
Japan IV 1207 f.
Japanische Medizin II 651 ff.
Jascht I 166, 168, 171 f.
Jasna I 171 f., 174
Jason I 192, 556
Jassa, Rabbi II 795
Jastrzebowski V 2385, 2387
Jausion, Hubert III 1450
Javal II 1207 f.
Jayavarman *Abb. Nr.: 643*
Jayle, F. III 1282 — *Abb. Nr.: 1406*
Jazgard *Abb. Nr.: 578*
Jeanbrau, Emile V 2896
Jeanselme, E. II 829, III 1531, IV 2200 — *Abb. Nr.: 1611, 1618, 1631*
Jeffries, John VI 2949
Jehova I 531, 558
Jelgersma II 1160

Jelinek V 2671
Jemar, Rabbi II 809
Jenkin, W. V 2654
Jenner, Edward II 1101 f., III 1246, 1429, IV 2204, 2273, V 2414, 2452 — *Abb. Nr.: 2471, 2472, 2496, 2725*
Jennersche Impfung II 670
»Jenseits des Lustprinzips« IV 2340
Jen Ying-ts'ieu I 72
Jeremia I 793
Jerne V 2420
Jerusalem III 1547 — *Abb. Nr.: 831, 876*
— Deutsches Hospital III 1548 — *Abb. Nr.: 1674*
Jesaia I 530, II 793
Jesuiten II 660 f. — *Abb. Nr.: 661*
Jesus ben Sirach II 793, V 2363
Jesus Christus *Abb. Nr.: 425, 434, 439, 1206*
Jesus Hali (Ali Ben Isa) III 1192
Jimenez-Diaz IV 2288
Jiu-Jitsu *Abb. Nr.: 1748*
Jiwaka V 2432
Joasaph (Johannes VI. Kantakuzenos) *Abb. Nr.: 437*
Jobert de Lamballe, Antoine III 1287 — *Abb. Nr.: 1396*
Jod V 2681 f., VI 3066, 3099 — *Abb. Nr.: 3550*
— radioaktives VI 3100
Jodoform III 1702, V 2890
Jodo-Sekte II 657
Jodsalz V 2693
Joffroy III 1147, 1151
Johanan ben Beroya II 794, 805, 809, 811, 815, 817, 828
Johannes Aktuarius I 447, 455 — *Abb. Nr.: 438*
Johannes Aktuarius, Werke II 452
Johannes Alexandrinus I 444
Johannes Chrysorhoas (El Mansur) II 593 f.
Johannes Chumnos I 452
Johannes Dukas Vatatzes I 452
Johannes Grammatikos Philoponos II 589, 593
Johannes VI. Kantakuzenos (Joasaph) *Abb. Nr.: 437*
Johannes Scotus Erigena II 625
Johannes von Mailand II 732
Johannes von Sergia III 1750
Johannisbrot I 469
Johanniskraut II 1025
Johanniter III 1547 f.
Johanniter-Hospital (Malta) III 1548 — *Abb. Nr.: 1675, 1676*
Johannitius (Honein Ibn Ishak) II 596, 598, 625, IV 1988
Johannson, S. III 1264
Johnson, F. IV 2267
Johnson, P. III 1377, VI 2926
Joliot-Curie, Frédéric IV 2176, V 2783 — *Abb. Nr.: 2441*
Joliot-Curie, Irène IV 2176 — *Abb. Nr.: 2441*
Jolly, Justin I 536
Joly, Robert I 308, 332, II 1020, III 1261
Jonckheere, Franz I 114, V 2842
Jones, Ernest IV 2327, 2334 f., 2338, 2342, 2350 — *Abb. Nr.: 2616, 2624*
Jones, Robert III 1655, 1659, 1662, V 2897
Jones, Wharton IV 1912, 1941
Jong, H. de IV 1978
Jongbloed, J. VI 2960
Jonnesco III 1233, 1264
Jonston, Jan III 1626
Jorge, Ricardo VI 2932, 3042 f.
Jose der Galiläer III 817
Joseph II 793, V 2834
Joseph II. III 1572, 1580, V 2378 — *Abb. Nr.: 2671*.
Josephus Medicus Juda II 840
Jossi ben Hameshoullam V 808
Jost, G. V 2663
Jouanna, Jacques I 308, 332
Joubert, Laurent II 1050, III 1765, IV 2005, 2015 — *Abb. Nr.: 2238*
Jourdan, H. III 1504, IV 1800
Jourdin, Jean *Abb. Nr.: 1913*

Jousset, Pierre IV 2254 f., V 2749
Juan von Kappadokien IV 1789
Juda, Rabbi II 806, 811 f., 817, 825
Juda ben Saül ibn Tibbon II 766
Juda der Heilige II 791
Juda Ha Nassi II 823
Juden II 620 ff.
»Judicia urinorum« *Abb. Nr.: 775*
»Jüdisches Ceremoniel« *Abb. Nr.: 833, 851, 855*
Jugurtha *Abb. Nr.: 232*
Julian I 430 ff.
Julian Apostata V 2642, 2843
Julius, heiliger *Abb. Nr.: 2642*
Julius-Spital (Nürnberg) III 1557 ff. — *Abb. Nr.: 1687*
— (Würzburg) III 1577
Jung, Carl Gustav IV 2046, 2334 ff., 2341 ff., 2345 ff., 2350, V 2464 — *Abb. Nr.: 2617*
Juno (Hera) II 1018
Juntaro, Kamahora II 675
Juntaro, Takahashi II 677
Junzo, Mima II 670
Jupiter I 533
Jupiter Heliopolitanus *Abb. Nr.: 259*
Jussieu, Antoine de V 2377
Juster, M. II 903 — *Abb. Nr.: 973*
Justinian I 427, II 589 f., 760, V 2568, 2826 — *Abb. Nr.: 409, 421*
Jutras IV 1800
Juvenal I 377, 387, II 1015, V 2386, 2582
Juvenilhormon VI 3077

# K

Kabat, W. V 2591
Kabiren I 183
»Kabus« III 1728
Kabus ibn Moali III 1727
Kachexie I 405, IV 2042, V 2690 — *Abb. Nr.: 735*
Kadesch *Abb. Nr.: 984*
Kadmeia (Keramopoulos) I 183
Kadmos I 182 f. — *Abb. Nr.: 175, 514*
Kagawa Shuan (Shutoko) II 664
Kahane IV 2332
Kahlbaum, Karl IV 1978, 1981 — *Abb. Nr.: 2181*
Kahlden III 1311
Kahoun I 527
Kairo II 610, 613 f., 621, 838
Kairos II 217
Kairuan II 602
Kaiserschnitt I 193, 204, II 919, 1033 ff., I 1036, 1040, 1044, 1046, III 1330, 1332, 1358 ff., 1363, 1381 — *Abb. Nr.: 1106, 1108, 1120, 1121, 1477, 1485, 1486, 1502*
Kaiser-und-Kaiserin-Friedrich-Kinderkrankenhaus (Berlin) III 1590 — *Abb. Nr.: 1726*
»Kaitai-hatsuma« II 669
»Kaitai shinso« II 665, 667, 669
Kajiwara Shozen II 658
»Kaksaputa« I 630
Kalkar, Stephan von II 868, 874, 1073
Kala-Azar V 2863
Kalila et Dimna *Abb. Nr.: 609, 1887*
Kallinikos von Baalbek II 589
Kalliope I 187
Kalliphon von Knidos I 267
Kallusbildung III 1621
Kalomel II 1159
Kalt, E. III 1212
Kalzämie VI 3091
Kalzitonin VI 3073 f., 3086, 3097
Kalziumkarbonat I 468
Kamakura-Periode II 657 f.
Kambodscha *Abb. Nr.: 643, 653*
Kamel III 1730 f.
»Kameliendame« V 2787 — *Abb. Nr.: 3143*

Kamelmilch II 587
Kamelpocken V 2404
Kamel-Räude III 1731
Kamerun *Abb. Nr.: 1102*
Kampfer I 450
Kampferphenol V 2890
Kan, Fujinami II 675
Kanadabalsam IV 1869
Kanamycin II 675
Kanarienvogelmalaria V 2567
Kaninchenpocken V 2404
Kaniska I 536, II 627
Kanner, L. V 2464
Kannibalismus II 688, 698, 714
Kan Pai-tsung I 55
Kanpo II 671
Kansu I 89
Kant, Immanuel IV 2326
Kanthariden III 1694
Kantharos *Abb. Nr.: 301*
Kantonsspital (Zürich) III 1584 f.
Kao-tsu I 81
Kapernaum *Abb. Nr.: 424*
Kapillarkreislauf IV 1843
Kapillarsystem V 2796
»Kapitulare« III 1733
Kaposi, Moritz III 1527, IV 2198, 2334 ff., 2341 ff., 2345 ff., 2350, V 2464 — *Abb. Nr.: 2617*
Kapp, Ernst III 1595, V 2385 — *Abb. Nr.: 513*
Karaya-Indianer II 918
Karbol V 2503
Karbolsäure III 1637, V 2502, 2504 — *Abb. Nr.: 2836, 2838*
Karbunkel III 1454
Kardamom I 487, III 1692
Kardiologie I 1055 ff., III 1217 ff.
— ägyptische II 1057
— hebräische II 1070
— mittelalterliche II 1072
Kardiomyopathie (Herzmuskelerkrankung) III 1259, 1261
Kardiotokographie III 1391
kardiovaskuläre Krankheiten III 1237
Kariben II 701 f.
Karies I 507, 512, 517, II 719
Karl II. V 2564
Karl V. II 766
Karl VI. IV 1962 — *Abb. Nr.: 2141*
Karl VII. IV 1962
Karl VIII. I 505
Karl IX. III 1619
Karl X. V 2479
Karl der Edle II 766
Karl der Große VI 625, 756, III 1733, 1739
Karl der Kahle II 625, 760
Karl der Schlechte von Navarra II 766
Karl von Anjou IV 624 f.
Karl I. von England V 2794
Karmin II 1126
Karnak *Abb. Nr.: 540*
Karotissinus V 2717
Karthago I 497, 500
Kartulis V 2576
Karzinoide III 1820
Karzinologie (Onkologie) V 2770 ff., 2775, 2781 — *Abb. Nr.: 3176*
Karzinom IV 1799, VI 3100 — *Abb. Nr.: 1974, 1975*
Kasai V 2864
Kasein V 2461
Kashida II 678
Kaslari, Abraham ben David Vital II 846
Kaspar, Wilhelm IV 1869
Kassiten I 458
Kastration I 532, 535, 541, 544, 547, II 810, 965, IV 2297, V 2679, 2694, VI 3101
Katalepsie IV 1965 — *Abb. Nr.: 2197*
Kataplasma II 701, 706, III 1723
Katarakt (Grauer Star) III 1183, 1201, 1212 — *Abb. Nr.: 1314*
Kataraktextraktion III 1201, 1210
Katatonie IV 1978, 1980 f. — *Abb. Nr.: 2197*
Katayama-Krankheit V 2549
Katharsis IV 1946 f.
»Kathasaritsagara« II 630
Katheter III 1396, 1399, 1402, 1422, V 2497

— Reybardscher III 1447
Kathodenstrahlen IV 1877, 2137
Kathodenstrahlmikroskop IV 1878
Katsurada V 2864
Katsusaburo, Yamagiwa II 675
Katsusuke, Serizawa II 680
Katz VI 3065
Katzenelsohn II 802
Kauit-Sarkophag *Abb. Nr.: 532*
Kaulich V 2684
Kaumuskulatur *Abb. Nr.: 3026*
Kauri-Muschel IV 2307
»Kausikasutram« I 160
Kauterisation I 408, III 1180, 1214 — *Abb. Nr.: 1203*
Kay III 1241
Kayer II 2662
Kazan II 656
Kazancigil-Operation III 1316
Kazanjian V 2835
Kebes I 232
Kehlkopf V 2665, 2668 f. — *Abb. Nr.: 3042, 3044, 3068*
Kehlkopfchirurgie V 2501
Kehlkopfdeckel IV 1800, V 2665
Kehlkopfdiphtherie (Krupp) IV 2198, 2206
Kehlkopfentfernung V 2510
Kehlkopfintubation V 2669 f.
Kehlkopfkrankheiten V 2669
Kehlkopfkrebs V 2671
Kehlkopflähmung V 2670
Kehlkopfschädigung V 2670
Kehlkopfschnitt II 935 — *Abb. Nr.: 3037*
Kehlkopfspiegelung (Laryngoskopie) V 2670 — *Abb. Nr.: 3043*
Kehlkopftuberkulose V 2650
Kehlkopfverengung V 2671
Kehrer III 1356
Keijuro, Wada II 677
Keilbein V 2658
Keill, J. V 2798
Keilschrifttafeln I 457, II 854 — *Abb. Nr.: 441*
Keimblätter IV 1932, 1934, 1938
Keimdrüse, weibliche IV 1909
Keimdrüsenatrophie VI 3092
»Keiteki-shu« II 659
Keith V 2498
Keith-Flack-Knoten *Abb. Nr.: 1345*
Kelchner, W. *Abb. Nr.: 1106*
Kélemensche Methode III 1435
Keller, Gottfried III 1466, V 2461
Kellermeyer, A. IV 2271
Kellgren, Arvid V 2588
Kelling, J. V 2894
Kelly, Adam IV 1799
Kelly, H. A. III 1299
Kelly-Paterson-Syndrom IV 1808
Keloid III 1534
Kempelen de Pazmand, Farkas *Abb. Nr.: 3038*
Kempfer II 670
Kendall, Edward Calvin III 1711, IV 2277, 2286, V 2689, 2695, 2700, V 3075, 3094 — *Abb. Nr.: 3553*
Kendrew *Abb. Nr.: 2719*
Kennaway, Lord V 2775
Kent II 773
Keogh, Sir Alfred V 2890
Keos I 365
Kephalotrib *Abb. Nr.: 1467*
Kepler, Johannes II 841, III 1195 f., V 2848
Keramopoulos (Kadmeia) I 183
Keratitis III 1186
Keratoplastik (Hornhautübertragung) III 1215
Kerckring, Theodor Thomas III 1632, 1648, IV 1902, 1930, 2053, 2059 — *Abb. Nr.: 2289*
Kerényi, Karl I 298
Kerion Celsi III 1515, V 2843
Kern, Vincent von V 2872
Kernikterus III 1377
Kessel, H. V 2798
Ketham, Hans von *Abb. Nr.: 775, 777, 1018, 1093*
Ketoazidose V 2684, 2695
Kettina, Rabbi II 817

Keuchhusten IV 2194 f., 2199, V 2465 — Abb. Nr. 2464
Key V 2525
Khadschuraho, Tempel von Abb. Nr.: 158
Khalid II 838
Khazar II 695
Khelline III 1230, 1248
Khmer Abb. Nr.: 643
Khorsabad Abb. Nr.: 526, 828
Kieferbruch I 512
Kieferchirurgie V 2821, 2836
Kieferknochen Abb. Nr.: 3480
Kienböck, Robert IV 2148 f., 2168, V 2716
Kieselschnecke IV 1862
Kilborne, J. V 2615
Kilian III 1353
Kimball V 2693, 2697
Kimmelstein V 2695
Kindberg, Michel Léon V 2722
Kindbettfieber (Puerperalfieber) III 1335 f., 1345 ff., 1373, IV 2075, V 2503 — Abb. Nr.: 1419
Kinderarbeit IV 2110 — Abb. Nr.: 2350, 2377
»Kinder-Büchlein« V 2445
Kinderchirurgie V 2467
Kinderdiarrhöe V 2430, 2460
Kindererziehung V 2448
Kinderheilkunde V 2429 ff.
— ägyptische I 134
— aztekische V 2438
— chinesische V 2437
— der Mayas V 2438
— der Renaissance V 2441
— griechische V 2433
— hebräische V 2436
— japanische V 2437
— mittelalterliche V 2438
— römische V 2433
Kinderhilfswerk (UNICEF) VI 3053, 3056 ff., 3060
Kinderhygiene V 2448
Kinderkrankenhaus III 1580
Kinderkrankheiten V 2432, 2439 f., 2456, 2458
Kinderlähmung III 1106, 1115, 1143, 1157, III 1644, 1660, IV 2082, 2228 f. — Abb. Nr.: 2501, 2502
— spinale II 1144
Kindermortalität V 2453
Kinderorthopädie V 2445, 2451
Kinderpathologie V 2430, 2445
Kinderpsychiatrie V 2455, 2463 f.
Kinderpsychologie V 2455
Kindesaussetzung IV 2109
Kindslagen III 1340, 1355
Kinebalneotherapie V 2581
Kinematographie IV 1796 f.
Kinesiologie II 905, V 2590
Kinesiotherapie V 2581, 2584, 2589, 2596
King-Gefäße (Akupunkturgefäße) I 63 f., 84, 88
Kippur Abb. Nr.: 826
Kircher, Athanasius IV 1841, 2242, V 2367, 2654 — Abb. Nr.: 2693, 2752, 3198
Kirchner, Paul-Christian Abb. Nr.: 833, 851, 855
Kirk, J. IV 2300, V 2601
Kirke I 198, 204 — Abb. Nr.: 194, 274
Kirkes, Senhouse III 1239
Kirklin, John III 1234, V 2524
Kirrha I 273 f.
Kirschner, Martin III 1258, 1654, V 2516
Kiryat Jearim II 801
Kitab al-abniya amhaga iq al-adwiya II 648
»Kitab al Felahak« III 1728
»Kitab al-Fihrist« II 648
»Kitan el Hokama« I 388
Kitasato, Shibasaburo II 673, IV 2206 f., V 2402, 2415, 2571 — Abb. Nr.: 2476
Kiwisch IV 1979, 1357
Kjelberg, J. IV 1808, VI 3099
»Klassische indische Medizin« II 1012
Kleanthes Abb. Nr.: 2246
Kleber, biologischer III 1435
— chirurgischer V 2531

Klebs, Edwin IV 1871, 2081 f., 2206, 2217, V 2402, 2556, 2891 — Abb. Nr.: 2475
Klebsiella, pneumoniae V 2402 — Abb. Nr.: 2710–2713
Klein, Johann (Lehrmeister u. Gegner Semmelweis') III 1336, 1346 f.
Klein, Marc IV 1885, 1888
Klein, Melanie IV 2343 f.
»Kleine Abhandlung« II 964
Kleiner V 2696
»Kleines therapeutisches Handbuch« Abb. Nr.: 841, 844
Kleinhauer-Test III 1377
Kleinhirn II 1137 — Abb. Nr.: 1258
Kleinhirnseitenstrangbahn II 1129
Kleisthenes I 265
Kleistos I 274
Klemperer III 1535
Kleombrotos I 365
Kleopatra I 137, 372, 388, II 817, 1017 — Abb. Nr.: 350
Kleophantes I 370, II 1021
Klimatherapie V 2456
Klineberger III 2231
Klinefelter VI 3092
Klingmüller IV 2200
Klinikum III 1596
Klinikum Berlin-Steglitz III 1596 — Abb. Nr.: 1737
»Klinische Chirurgie« V 2483
Klistier IV 2311, VI 2932
Klon V 2409
Kloster Eberbach (St. Gallen) III 1547
Klumpfuß II 933, III 1606, 1610, 1621 f., 1624, 1627, 1632, 1638, 1640 ff., 1646 ff. — Abb. Nr.: 1785, 1789, 1814
Klüver II 1139
Knauff Kriegen V 2367, 2376 — Abb. Nr.: 2666
»Knidische Medizin« I 308
»Knidische Sentenzen« I 271, 308 f., 312, 322, 324, 326
Knidos I 270, 273, 293, 332, 346 — Schule von I 270 ff., 293, 297 f., 308 f., 312, 322 ff., 336, 344, 346, 380, 483, II 856, 1021
Kniegelenksamputation V 2878
Kniereflex II 1149
Knochenchirurgie III 1640, 1659
Knochendystrophie III 1536
Knochenerkrankungen Abb. Nr.: 2556
Knochenerweichung Abb. Nr.: 2292, 2293
Knochenkrankheiten, peruanische II 690
Knochenkrebs (Osteosarkom) V 2757 f.
Knochennaht III 1656 f.
Knochenresektion V 2876
Knochenschrauben Abb. Nr.: 1806
Knochentuberkulose V 2735
Knoll, Max IV 1879, 1882 ff., V 2459
Knorr, Ludwig III 1706
Knossos I 196 f.
Koan, Ogata II 667, VI 3036
Koapteur III 1658
Kobalt 60 III 1215
Kobaltbombe IV 2179 ff. — Abb. Nr.: 2442
Kobalttherapie IV 1806
Köbner, Heinrich III 1528
Koch, Christoph Wilhelm III 1503
Koch, Robert I 29, II 673, III 1220, 1429, 1588, 1637, 1722, IV 2214 ff., V 2402, 2416, 2558, 2560, 2567, 2703, 2713, 2740, 2749, 2752, 2754, 2816, 2861, 2870, VI 3032 — Abb. Nr.: 1722, 2487, 3130, 3131
Koch, Sumner V 2835
Kocher, Theodor III 1648, V 2510, 2682 f.
Köchlin V 2384
Kochsche Lymphe V 2742, 2749
Kochscher Bazillus IV 2283 — Abb. Nr.: 3129
Kochsches Phänomen V 2719, 2741

Kodein V 2723
Koeberlé III 1290, 1294 ff., V 2498 f. — Abb. Nr.: 1405
Koellicker, August von II 898
Koffein III 1228, V 2723
Kohen el Attar II 613
Kohen, Tobias Abb. Nr.: 842
Kohlensäure I 468, 470, 475
Köhler, Alban III 1222, IV 2148
Köhler, August IV 1861 — Abb. Nr.: 2041
Köhlerbeleuchtung IV 1862
»Koische Prognosen« I 336
Koitus II 1050 — Abb. Nr.: 1527
Kojewnikow II 1147
Kojewnikow-Epilepsie II 1162
»Kojiki« II 651
Koka II 707
Kokain III 1210, IV 2329, V 2671, V 2992
Kokastrauch V 2705
Kolberger, Ruprecht Abb. Nr.: 2761
Kolektomie IV 1825 f.
Kolibakterium V 2402, 2407, 2409 — Abb. Nr.: 2707
Kolik IV 1983, 1992
Kolik von Poitou V 2368, 2370
Kolitis IV 1819, 1822 f., 1825 f., 2731
Kollagenose III 1261, 1536, V 2731
Kolletschka III 1347
Köllicker, Rudolph Albert von II 908, 1137, IV 1862, 1889, 1891, 1893, 1896, 1929 ff., 1935 f., 1942, 2140, V 2680 — Abb. Nr.: 2135
Kollodium III 1126, IV 1871 f.
Kolloidkarzinom IV 1828
Kolloidoklasie III 1533
Kolonkarzinom IV 1787, 1825 — Abb. Nr.: 1985
Koloquinthen I 389, 474
Koloskop IV 1799
Kolosseum V Abb. Nr.: 996
Kolostomie IV 1821
Kolpin V 2647
Kolpohysterektomie III 1315
Kolpitis (Scheidenentzündung) III 1460
Kolpoksopie III 1319
Kolumbien II 702
Kolumbus, Christoph II 683, III 1476 f., V 2539, VI 2922, 2928 — Abb. Nr.: 3380
Komarov V 2698
Kombè IV 2300
»Kommentar« (Galen) I 308
»Kommentar über die Epidemien« I 413
»Kommentar zu Aristoteles« II 620, 624
»Kommentar zu den Aphorismen des Hippokrates« I 447
»Kommentare zu Dioskurides« I 497
»Kommentare zu Hippokrates und Galen« II 622
»Kommentare zur Geschichte und Heilung von Krankheiten« II 1102
»Komisches Album« III 1217
Komplement V 2416, 2418, 2421
Komyo II 655
Konarak, Tempel von Abb. Nr.: 158
Kondylome III 1528
— spitzes III 1458
Konglutinine V 2418
Kongreß, gynäkologischer II 1036 f.
»Königsbuch« II 601
Konjunktivitis III 1186, 1210
Kon-Ombo III 1178
Konquistadoren II 689
Konstantin V 2582
Konstantin IX. I 449
Konstantin I 447, 449
Konstantin der Große I 553, 557
Konstantin der Afrikaner (Constantinus Africanus) II 624 f., 728 ff., 734, 768, IV 1961, 1990
Konstantin VII. Porphyrogenetos I 447 f.

Konstantinopel I 434, 437 f., 444, 451, 454, II 728, 751, 760, III 1516, V 2760, 2844 — Abb. Nr.: 410
Konstanzprinzip IV 2332
Kontaktdermatosen III 1539
Kontaktgläser Abb. Nr.: 1321
Kontakt-Hysteroskopie III 1386
Konversion IV 2330
Kopaivabalsam III 1692
Kopenhagen, Frederiks-Hospital III 1574
Kopernikus, Nikolaus II 841, 857, 868, 983, III 1486
Kopfflechten III 1520
Kopfgrind III 1526, 1538 — Abb. Nr.: 1658
»Kopfstein« II 917, IV 1968 — Abb. Nr.: 974
Kopfzieher II 1040 f. — Abb. Nr.: 1120
Koplik-Zeichen V 2437
Koppers, Ariens VI 3065
Kopten I 479
Koran IV 593 f., 606, 617 f., 621 — Abb. Nr.: 572
Korea II 651 f.
Korenchevsky, Vladimir IV 2024, 2043
Koreyoshi, Ogata II 670
Korinthische Spiele I 281
Kornberg, Arthur Abb. Nr.: 3547, 3548
Koronararteriographie III 1222
Koronargefäßerkrankungen III 1222, 1223, 1246, 1251
Koronarinsuffizienz III 1251
Koronarsklerose III 1096, III 1244
Koronarthrombose III 1248, 1250
Koronarvene II 1064, 1074
Korotkow III 1210, 1267
Korsakow, Sergej Sergejewitsch II 1159
Kortexon V 2700
Kortikoide III 1705, 1711, VI 3096
Kortikotherapie V 2725, VI 3096
Kortikotropin V 2697
Kortisol VI 3075, 3078, 3083, 3096 — Abb. Nr.: 3561
Kortison III 1711, V 2700, 2725, VI 3075, 3094
Kortisonsynthese VI 3096
Kos, Insel I 270, 273, 279, 293, 299, 311, 332, 351, II 737, III 1184 — Abb. Nr.: 304, 1142 — Schule von I 270 ff., 273 f., 294, 296, 298 f., 308, 312, 319 f., 324, 332 ff., 351, 355, 413, 483, II 933, 1061, III 1610, V 2759
Koskinas II 908
Kosmas, heiliger I 426, 438, II 957 f., 961 ff., III 1733 — Abb. Nr.: 773, 781, 3233, 3243
»Kosmetikon« I 372
Kossel IV 2266
»Kostbares Buch« II 838
Köster, W. V 2740
Kouadja-Tiacoh IV 2322
Kraepelin IV 1956, 1976, 1978 ff.
Kraft, Jean (Jean Crato von Kraftheim) V 2367 — Abb. Nr.: 2657
Krallenhand (Aran-Duchenne-Hand) II 1144, 1151
Krämer, M. Abb. Nr.: 2780
Kramer, Samuel III 1688, V 2704
Kramer, S. N. I 105 f.
Kramer, Wilhelm V 2646, 2650 — Abb. Nr.: 2688, 3045
Kranioklast III 1356, 1367
Kraniotom Abb. Nr.: 1443
Krankenhaus III 1541 ff., IV 2107
Krankenhaushygiene III 1579
Krankenhaus Sankt Georg (Hamburg) III 1580
Krankenpflege I 44, IV 2126, VI 3048
Krankenschwester IV 2125
Krankenversicherung IV 2128
Krankheit des Herakles I 190
»Krankheiten der Handwerker« V 2382

»Krankheiten der Nase, der Nebenhöhlen und ihre Behandlung« V 2662
Krankheitsfetisch IV 2307 f. — Abb. Nr.: 2584
Krarup V 2675
Krateuas I 494 — Abb. Nr.: 260
Krätze (Skabies) III 1459, 1518, 1527, 1579, IV 2050, 2841, 2843, 2846, 2850, 2859, 2867 — Abb. Nr.: 1664, 3279, 3292
Krätz[e]milbe III 1521, 1525, 1527, V 2399, 2841, 2843 ff., 2850 f., 2855, 2860, 2867 — Abb. Nr.: 1656, 3290
Kraus III 1357
Krause, Fedor V 2833
Krause, Wilhelm III 1135, 1151, 1164
Kräuterbücher III 1672, 1674 f., 1678 — Abb. Nr.: 1835
Kreatinin III 1437
Krebs, Hans Adolf Abb. Nr.: 3549
Krebs (Karzinom) II 675, IV 2050, 2060, 2080, 2082, 2128, V 2411 ff., 2757 ff. — Abb. Nr.: 2334, 3154, 3167, 3170
— paragenitaler VI 3100
— provozierter V 2774
— transplantierter V 2772 ff.
Krebsbekämpfung VI 3046 — Abb. Nr.: 3538
Krebschirurgie V 2532
»Krebsstation« V 2787
Krebssteine III 1694
Krebstherapie V 2777
Krebsvererbung V 2782
Krebsvorsorge V 2786
Krebszelle V 2816
Kreis III 1359
Kreisbeschleuniger IV 2182
Kreislauf, extrakorporaler V 2524
— kleiner II 1079, 1084
Kreissche Methode III 1360
Krenotherapie (Badekur) V 2561, 2596, 2663
Kreta I 180, 195, 198
Kretinismus V 2681 f. — Abb. Nr.: 3054
kretische Kultur I 195
— Medizin I 195
kretisch-kykladische Kultur I 180
Kretschmer, E. V 2464
Kreuzzüge I 622, III 1547
Kribbelkrankheit (Ergotismus) II 1114, 1116, 1142 — Abb. Nr.: 1213
Kriegschirurgie V 2874, 2889 f., 2896, 2900
Kriegsverletzungen V 2871, 2890 ff., V 2870
Kriton I 437, III 1514
Krivoy VI 3068
Krogh, August V 2712, 2716
Krogh, Marie V 2712, 2716
Krohn, A. IV 1938
Kronengalle V 2776
Kronentrepan II 916
Kronglas IV 1859
Kronos I 181
Kropf (Struma) V 2681 ff. — Abb. Nr.: 3055
Kroton I 212, 232 f., 269 f., 276 — Abb. Nr.: 266 — Schule von I 267 f., IV 1946
Krukenberg, Friedrich III 1311
Krukenberg-Tumor III 1311
Krukiewicz V 2690
Krupp (Kehlkopfdiphtherie) II 802, IV 2198, 2206, V 2437, 2449, 2669 f., 2674, 2676 — Abb. Nr.: 2688, 3045
Kruse, Walter IV 2218
Kryochirurgie V 1446, V 2537 — Abb. Nr.: 2869
Kryptokokken V 2613
Kryptorchismus IV 810, 812, IV 1908
Krysinskymethode IV 1871
Krysolgan V 2749
Kschattra Wairja V 171, 174
Kteis I 187
Ktesias von Knidos I 176, 270 f. — Abb. Nr.: 266
Ktesiphon II 591, 594
Kuang-Wu I 83
Küchenmeister V 2858

Lettow-Vorbeck

**Kuh** *Abb. Nr.: 3000*
**Kuhlemann** IV 1916
**Kuhn,** Mounier III 1644
**Kühne,** Wilhelm II 1127, 1137, IV 1800, V 2685
**Kuhpocken** V 2403 f., 2418
**Kui-huei yao-liao** (Rezepte der Goldenen Schatulle) I 84 f.
**Kujundschik** I 458, II 854, 1057
**Ku K'ai-tschi** *Abb. Nr.: 650, 651*
**Küken** *Abb. Nr.: 2990*
**Kulmus,** Johann Adam II 665 — *Abb. Nr.: 669—672*
**Külz** V 2684
**Kümmel,** Hermann III 1269, 1430
**Kundrat,** Hans IV 2075
**Kundratiz** IV 2200
**Kunlin,** Jean V 2525
**Kunststoffe** V 2531
**Küntscher,** Gerhard III 1658
**Kupfersulfat** I 493
**Kuraka,** Morishima II 677
**Kürettage** III 1288
**Kurisaki** II 661
**»Kurze Abhandlung über Hygiene und Medizin«** *Abb. Nr.: 801, 820*
**»Kusari«** II 843
**Kuschan-Zeit** *Abb. Nr.: 136*
**Kuss** V 2749
**Küss,** René III 1439, 1442
**Kussmaul,** Adolf II 1149, IV 1793, 1797, 1801, 2228, V 2672, 2684 — *Abb. Nr.: 1980*
**Kuster** III 1316, 1428, V 2651
**Kybele** I 183
**Kybernetik** I 347, VI 3070
**Kykladen** I 180
**Kyklop** *Abb. Nr.: 1283*
**Kymographie** III 1320
**Kyokai** II 657
**Kyoto** (Kioto, Haian) II 656, 671
**Kyphose** III 1353, 1613, V 2735
**»Kyropädie«** V 2363
**Kyros der Jüngere** I 176 — *Abb. Nr.: 266*
**Kystadenom** III 1388

# L

**Labarraque** V 2892
**La Barre,** Weston II 692
**Labarth** V 2430
**Labat,** L. V 2830
**Labat,** R. II 1057, III 1181, 1183
**Labbe,** F. V 2695
**Labey** V 2525
**Laborde** III 1215
**Laborit,** H. III 1364, V 2888
**Labyrinth** V 2651
**Labyrinthologie** V 2641, 2653
**Lacan** IV 2349 f.
**Lacapère** IV 2281
**Lacassagne,** Antoine V 2775
**La Chambre,** Cureau de II 889
**La Chapelle,** Marie-Louise III 1340 f.
**La Chapelle-aux-Saints** I 29, 31 f., 35, 43 — *Abb. Nr.: 15*
**La Chassagne,** Roziere de II 1100
**Lachgas** (Stickstoffoxydul) III 1426, V 2493, VI 2991 f.
**»La Comare oricoglitrice«** *Abb. Nr.: 1101*
**Lacomme** II 1022, 1039, III 1361, 1367, 1370, 1374, 1376 f.
**La Condamine** IV 2204
**Ladenburg** III 1703
**Ladislas,** heiliger *Abb. Nr.: 2146*
**Ladmiral,** Joanne *Abb. Nr.: 951, 1539, 1778*
**Ladriesse,** Jean II 777
**La Due** III 1248
**La Duquerie,** C. de *Abb. Nr.: 3517*
**Laennec,** René Théophile Hyazinthe I 324, 423, 483, II 893, III 1219, 1241 ff., 1254, 1258, 1269, 1341, 1503, IV 1793, 1814, 2065, 2245, 2278, V 2458, 2682, 2703, 2709 f., 2715, 2733, 2737 f., 2746, 2752, 2754, 2768 f., 2771, 2814 f., 2856 — *Abb. Nr.: 3088, 3089, 3091, 3114, 3125, 3126*
**Lafargue,** Gabriel-Victor III 1721
**Lafitte** III 1419
**La Fontaine** II 1088, V 2565
**Laforgue,** René IV 2341, 2343, 2349
**La Fosse** IV 2212
**Lafosse,** Philippe-Etienne III 1763, 1765 — *Abb. Nr.: 1928*
**Lafosse sen.** III 1763
**Lagache** IV 2349 f.
**Lagasch** (Tello) *Abb. Nr.: 164*
**Laghi** IV 2198
**Lagrange,** E. V 2571
**Lagrange,** Felix III 1213
**La Guardia,** M. VI 3056
**Laguina y Velasquez,** Andrés II 873
**Lähmung** II 1111 f., 1132
**Laignel-Lavastine** II 1053, III 1487, IV 1951, 1970, 1978
**Laing** IV 1985
**Lairesse,** Gérard de *Abb. Nr.: 945, 1130, 3053*
**Laisné,** Napoléon V 2589
**Laktationsstörungen** III 1323
**Lallemand,** Claude-François IV 1908, 1941, V 2482, 2484, 2830 — *Abb. Nr.: 3259, 3260*
**Lalouette** V 2680, 2737 — *Abb. Nr.: 2822*
**Lamarck,** J.-B. de I 414, II 890 f., 897, 901, 905, IV 1833
**Lamarque,** Paul IV 2145
**Lamartine** II 1000
**La Martinière,** Germain Picaut de II 991, 994 — *Abb. Nr.: 3466*
**Lamaschtu** I 162
**Lamballe,** Jobert de V 2485, 2494, 2832
**Lambert,** C.-R. V 2552
**Lambert,** H. V 2374, VI 3026
**Lambertazzi** II 740
**Lambertini** II 906
**Lambdanaht** *Abb. Nr.: 597*
**Lambl** V 2575, 2848
**Lambotte,** Albin III 1655 f., 1658 — *Abb. Nr.: 1807*
**Lamburgo,** Bruno de (Brunus) III 1615
**La Mettrie** II 890, 905
**Lamina cribrosa** (Siebplatte) V 2657, 2660
**Laminektomie** II 1131, V 2510
**La Motte,** Manquest de II 1046, 1050
**Lampsakos** *Abb. Nr.: 256*
**»L'Anatomie artistique«** V 2484
**Lancefield** IV 2274
**Lancelotti** III 1481
**Lancereaux** IV 2219, V 2684
**Lancisi,** Giovanni Maria II 986, 1097, III 1245, 1766 f., 1769 — *Abb. Nr.: 928, 3084*
**Lancy,** John VI 2940
**Landa,** Diego de II 688, 721
**Landouzy,** Louis II 1154, IV 2200, 2219, 2235, V 2744
**Landowski,** J. VI 3009
**Landré-Beauvais** IV 2278
**Landry,** Jean Baptiste II 1151, 1159
**Landsteiner,** Karl II 1157, III 1377, 1507, IV 2228, V 2417 f., 2420, 2459, 2895
**Lane,** William Arbuthnot III 1658
**Lanfranchi,** Guido (Lanfranc, Guido) II 741, 943, 950, 952 f., 955 ff., 1072, III 1404, 1616, V 2762
**Langdon-Kihn,** W. *Abb. Nr.: 3355*
**Lange,** B. V 2755
**Lange,** Fritz III 1651, 1655
**Lange,** L. V 2755
**Lange,** R. III 1197
**Langenbeck,** Bernhard von III 1289, 1307, 1652, V 2832, 2893
**Langenbeck,** Karl V 2501, 2509
**Lange-Probe** II 1164
**Langer,** Karl von V 2834
**Langerhans** V 2696, 2740
**Langerhanssche Inseln** V 2696
**Langerhanssches Adenom** V 2695
**Langham,** W. H. IV 2024
**Langley,** J. II 1134, 1136, VI 3065
**Langlois** V 2387, 2682
**Lan-Tien-Mensch** I 52
**Lantuejoul** III 1372 f.
**Lanz,** T. von II 903
**Lanzelot** *Abb. Nr.: 782*
**Laparotomie** III 1289, 1298 f., 1318 — *Abb. Nr.: 1401*
**Lapersonne** III 1202
**La Pérouse,** Jean François de Galaup V 2555 — *Abb. Nr.: 2894, 3406*
**La Peyronie,** François de II 903, 991 ff., 999
**Lapislazuli** III 1696 f.
**Laplace,** Marquis de V 2381, 2383, 2680, 2685
**Lapperhey,** Johannes IV 1838
**Laproskopie** IV 1799
**Laqueur** V 2698
**Lariboisière** (Paris) *Abb. Nr.: 1719—1721*
**Larissa** I 316, 351
**Larmesin,** Nicolas *Abb. Nr.: 3291*
**Laroche,** Cl. VI 3092
**Laroche,** Guy I 347, V 2693, VI 3087, 3099
**La Rochefoucauld-Liancourt,** François-Alexandre-Frédéric IV 2105 — *Abb. Nr.: 2358*
**La Ronciere,** Charles de IV 2295, V 2548
**Larrey,** Dominique Jean III 1231, 1614, IV 2186, V 2471, 2548, 2601, 2608, 2830, 2871, 2873 ff., 2893, 2896, 2902, 2904 f. — *Abb. Nr.: 1786, 2804, 2822, 3313, 3315, 3318, 3319, 3322, 3323, 3325, 3326*
**Larrey,** Felix-Hippolyte *Abb. Nr.: 3318*
**Lartat-Jacob** V 2516
**Laryngektomie** V 2671
**Laryngitis** V 2437, 2669
**Laryngologie** V 2641, 2665 ff.
**Laryngoskop** V 2671 — *Abb. Nr.: 3040, 3046*
**Laryngoskopie** (Kehlkopfspiegelung) V 2670 — *Abb. Nr.: 3043*
**Laryngotomie** V 2449
**Las Casas** II 723
**Lascaux,** Grotte von *Abb. Nr.: 523, 524*
**Lasègue,** Ernest Charles II 1144, 1151, IV 2273 — *Abb. Nr.: 2570*
**Lasègue-Falret** IV 1976
**Lasègue-Zeichen** *Abb. Nr.: 2570*
**Laser** V 2537 — *Abb. Nr.: 2858, 2861, 2867*
**Lassa-Fieber** IV 2226
**Lassar,** Oskar IV 2173
**Lassen** V 2728
**Latarjet** II 895, 902, IV 1812
**Latène-Zeit** *Abb. Nr.: 369*
**Lateralsklerose** II 1144, 1146
**Laterankonzil** II 757
**Latham,** F. III 1248, 1269, VI 2968
**Latinville,** François *Abb. Nr.: 3466*
**Latium** I 395
**Lattes,** Yitzhaq ben Yacob II 846
**»La Tuberkulose et son bacille«** *Abb. Nr.: 3132, 3133*
**Latwerge** III 1718, 1722
**Latzko** III 1313, 1359
**Laubry** III 1237, 1253, 1261
**Laudanum** V 2871
**Lauff,** Bruno I 533
**Laugier,** Paul III 1539, V 2387
**Laurencin,** Marie *Abb. Nr.: 2848*
**Laurens,** André du IV 1998, 2026, V 2676, 2737 — *Abb. Nr.: 943, 1105, 1112*
**Laus** V 2400, 2841, 2843, 2845, 2848, 2864 f. — *Abb. Nr.: 2704*
**Laussel** *Abb. Nr.: 1066*
**Laussel,** Venus von II 852
**Lauth,** Thomas III 1501, IV 2068
**Laval-Jeantet,** M. *Abb. Nr.: 973*
**Lavater** V 2430
**Laveran,** Alphonse V 2399, 2552, 2556 ff., 2561, 2566, 2856, 2869, 2888, VI 3039 — *Abb. Nr.: 2897, 2899*
**Lavezzari** V 2595
**Lavoisier,** Antoine-Laurent I 243, II 904, 1103, 1123, IV 2245 f., V 2381, 2394, 2680, 2685, 2703, 2709, 2789, 2806, 2808 f., VI 3020 — *Abb. Nr.: 2534, 2673, 2675, 3223, 3225*
**Lawrence,** W. IV 2182, V 2494
**Lawson,** Robert III 1298
**Layard,** Sir Austin I 458
**Laycock,** Thomas II 1147
**Lazarett** III 1566
**Lebda** *Abb. Nr.: 386*
**Le Bec,** Edmond *Abb. Nr.: 3344*
**»Leben des Vergil«** I 548
**Lebenserwartung** IV 2018 ff., 2102
**Lebenstrieb** IV 2340, 2344
**»Leben und Lehre des Hippokrates«** I 304
**Leber** I 416, II 1057, V 2682, 2797 — *Abb. Nr.: 3205*
**Leberchirurgie** V 2523
**Leberegel** V 2846, 2853, 2859, 2864
**Leberschau** I 497
**Lebersyphilis** III 1506
**Lebert,** Hermann IV 2076, V 2740, 2770 — *Abb. Nr.: 2555, 3170*
**Lebertran** III 1696
**Lebertransplantation** V 2536
**Leblanc,** V. *Abb. Nr.: 2984*
**Leblon,** Jacques C. *Abb. Nr.: 951, 1778*
**Le Blou** *Abb. Nr.: 946*
**Le Bon,** G. I 539, IV 2340
**Le Boursier du Coudray,** Angelique III 1330 — *Abb. Nr.: 1441, 1444*
**Le Brix,** Joseph *Abb. Nr.: 3424*
**Le Brun,** Charles *Abb. Nr.: 2207, 2739*
**Leca** II 1004
**Lecat,** Claude-Nicolas III 1419, V 2655 — *Abb. Nr.: 1541*
**Lecène** II 927, 941
**Lechevin** V 2646 f.
**Leclainche,** E. V 2629 f.
**Leclerc,** Charles II 950, IV 2015, V 2539 — *Abb. Nr.: 2877*
**Leclerc,** Jean-François V 2721 — *Abb. Nr.: 3177, 3180*
**Le Clerc,** Charles Gabriel *Abb. Nr.: 3159, 3160*
**Lécluze,** Louis VI 2980 f.
**Lederberg** V 2409 f.
**»Le Divin dans la Collection hippocratique«** I 312
**Ledoux-Lebard,** René II 903, IV 2145, 2147
**Le Dran** V 2763, 2893
**Lee,** Robert III 1308
**»Leech Book«** III 1734
**Leeuwenhoek,** Antoni van II 878, 882, 890, 898, 908, 1119, IV 1840, 1842 f., 1846 f., 1849, 1862, 1901 f., 1905, 1908, 1910, 1922, 2000, 2056, 2059, 2266, V 2389, 2392, 2680, 2848, 2851, 2854 f. — *Abb. Nr.: 1158, 2015, 2095, 2114, 2123, 2140*
**Lefèvre,** Amédée IV 1801, V 2384, 2516, VI 2990
**Le Fort,** Léon III 1301, 1314, 1646, V 2833, 2881 — *Abb. Nr.: 1415, 3349*
**Legal** V 2684
**Legrand,** Paul *Abb. Nr.: 2898*
**Le Gros Clarck** II 909
**Lehmann** II 704, III 1711, V 2750
**»Lehrbuch der allgemeinen Pathologie«** II 1154
**»Lehrbuch der Chirurgie«** II 942 — *Abb. Nr.: 1002, 1009, 1011*
**»Lehrbuch der Kinderheilkunde«** V 2461
**»Lehrbuch der Ohrenheilkunde«** V 2652
**»Lehrbuch über die Anatomie des Nervensystems«** II 1154
**»Lehre des Ptahhotep«** IV 2020
**Leibniz,** Gottfried Wilhelm IV 1932, 2326, V 2375
**Leibowitz,** J. O. II 1058, 1089, III 1246
**Leiden,** Nuck von II 881
**Leiden,** St.-Caecilia-Hospital III 1566
**Leidy,** Joseph V 2772, 2857
**Leiper,** C. V 2549, 2864
**Leipzig,** St.-Jacob-Krankenhaus III 1587
**Leishman** V 2863
**Leishmaniose** II 723, V 2847, 2855, 2863
**Leistenbruch** *Abb. Nr.: 2769*
**Leistengeschwulst** III 1457
**Leite,** Souza V 2684
**Leitungsanästhesie** III 1362
**Lejeune** *Abb. Nr.: 2425*
**Lejumeau de Keragardec,** Alexandre III 1341
**Lelièvre,** Jehan II 1072 — *Abb. Nr.: 964*
**Lemaire,** Joseph *Abb. Nr.: 3478*
**Lemaître,** F. V 2677, 2893
**Leman,** Susan VI 3069
**Lémery,** Nicolas III 1679, IV 2012 — *Abb. Nr.: 2904*
**Lemniscus medialis** II 1125
**Lemoine,** J.-M. V 2718, 2726
**Le Mort,** Jacobus *Abb. Nr.: 1843*
**»Le Moteur humain«** V 2386
**Le Nain,** Louis *Abb. Nr.: 2655*
**Lendenwirbel** *Abb. Nr.: 977*
**Lenègre** III 1224, 1226, 1233, 1242, 1246 f., 1251, 1256 ff., 1261 f.
**Lennox** II 1147, 1159, 1162
**Lenoir,** A. *Abb. Nr.: 1474*
**Lenoir,** Henri III 1527 f.
**Leo X.** II 620
**Leo der Afrikaner** IV 1960
**Léon** V 2836
**Leonardelli** V 2662
**Leonardo da Vinci** II 749, 874, 972, 1028, 1047, 1063, 1073, 1114, III 1196, 1409, 1665, 1667, 1756, 1758, IV 1992, 2040, 2244, V 2369, 2585, 2658, 2703 — *Abb. Nr.: 930, 1090, 1094, 1157, 1160, 1527, 2099, 3026, 3237*
**Leon der Thracier** I 437, 447
**Leoniceno** II 1115
**Leonidas von Alexandria** I 387, II 940, V 2760, 2844
**Leonow,** Alexej VI 2973
**Leon von Cavaillon,** Jacob II 841
**Leopold,** Christian Gerhard III 1350, 1353
**Lépine,** Raphael II 1147, IV 2221, 2228, V 2406
**Lepois,** Charles IV 1967, V 2370
**Lepra** I 402, 533, II 638, 719, 727, 760, 776, 829, 831, 1113 f., III 1450, 1454, 1514, 1553 f., IV 2096, 2189, 2200 ff., 2217, 2308, 2319, VI 3034 — *Abb. Nr.: 722, 832, 1611, 1638, 2346, 2347, 2468—2470*
**Leprabakterien** *Abb. Nr.: 2446*
**Leprahaus** III 1553 f., 1556, 1561 — *Abb. Nr.: 1684*
**Le Prestre de Vauban,** Sébastien *Abb. Nr.: 2663*
**Leptospira** II 674, IV 2219, V 2402, 2542 f. — *Abb. Nr.: 2493, 2882*
**Leptospira icterohaemorrhagiae** V 2402
**Leptospira icteroides** V 2542
**Leptospirose** IV 2219 f.
**Lereboullet,** Léon *Abb. Nr.: 3526*
**Leriche,** René I 346, II 1166, III 1616, 1660, V 2507, 2513, 2516, 2524, 2532
**Leriche-Syndrom** III 1274
**Lerida** II 866
**Lermoyez,** Marcel V 2649, 2661, 2670, 2677 — *Abb. Nr.: 3048*
**Le Roi,** Jean-Baptiste III 1570 f. — *Abb. Nr.: 1702*
**Leroux,** Auguste *Abb. Nr.: 3144*
**Leroy,** J. II 1031, III 1326 f., 1343, V 2596
**Lesky,** Erna V 2830, 2835
**Leslie** IV 2195
**Lespugne,** Venus von II 852 — *Abb. Nr.: 898*
**Le Sueur,** Eustache *Abb. Nr.: 296*
**Letheby** V 2385
**Lettow-Vorbeck,** Paul von V 2888

Leuchs IV 1800
Leuckart, Rudolf V 2549, 2858 — Abb. Nr.: 3302
Leukämie III 1388, IV 2078, V 2776, 2782, 2785 — Abb. Nr.: 1192
Leukenzephalitis II 1158
Leukippos I 232, 241, 244, 250 ff. — Abb. Nr.: 218
Leukoencephalitis IV 2196
Leukoplakie V 2676
Leukozyten Abb. Nr.: 1192
Leuret II 897, 1125
Le Vacher de la Feutrie, François Guillaume III 1632 f. — Abb. Nr.: 1779
Levaditi, Constantin III 1510, V 2404, 2406, 2676
Levamisol IV 2288
Leventhal, K. IV 2232, V 2695
Levinius IV 1966
Levi-Strauss II 694, 696 f.
Levit II 798, 826
»Leviticus« I 127, II 793, 799 f., III 1449, 1462, V 2361
Levret, André III 1325 f., 1328, 1332, V 2661 — Abb. Nr.: 1119, 1438, 3029
Lévy, Magnus II 1160, V 2386
Lévy-Bruhl IV 1945
Levy-Dorn IV 2168
Lévy-Solal III 1350, 1373
Lewinsohn II 1056
Lewis, Bewan II 1129
Lewis, John III 1234, IV 1864, V 2575, 2856, VI 2990
Lewis, T. III 1223
Lexer V 2834
»Lexikon der Hygiene« V 2385
»Lex regia« II 1033
»Lex salica emendata« III 1726
Leyden, E. II 1152
Leyden, Lucas van Abb. Nr.: 2144, 2200
Lezithin III 1392
Lhermitte, François II 1155, IV 1979
Lhermitte, Léon Abb. Nr.: 3229
»L'Homme« Abb. Nr.: 3212
Li II 659
Liard, Maurice Abb. Nr.: 2726
»Libellus aureus« III 1415
»Libellus de dentibus« IV 1996
»Libellus de Egritudinibus Infantium« V 2443
»Libellus de medicalibus indorum herbis« II 688
»Liber chronicarum« Abb. Nr.: 838, 876, 895, 1004
»Liber de pestilentia« V 2439
»Liber de Regimine Acutorum« Abb. Nr.: 785
»Liber Galeni de fasciis« II 940 — Abb. Nr.: 997
Libermann, D. III 1712
»Liber Medicinalis ad Almansorem« V 2439, 2443
»Liber notabilium Philippi septimi« Abb. Nr.: 746, 748, 918
»Liber Servitoris« V 2443
»Liber simplis de Medicina« V 2846
Libido IV 2330, 2345, 2349, VI 3025
»Libro de Mascalcia« Abb. Nr.: 1880
Lichtenberg, G. Ch. v. III 1435, IV 2160, 2326
Lichtenthaler V 2789 f., 2798, 2810, 2812, 2814 f.
Lichtpolarität IV 1863
Licinus I 556
Lidepitheliom III 1215
Lidverwachsung (Symblepharon) V 2833
Liebault, Ambroise IV 2326 — Abb. Nr.: 2607
Liébault, Jean II 1031, III 1362, IV 1971
Lieberkühn, Johann Nathanael IV 1857
Liebert, Hugo V 2655
Liebig, Justus von III 1426, 1702, V 2816 f. — Abb. Nr.: 3232
Liebmeister V 2717
Liénard Abb. Nr.: 3038
Liepman II 1139
Lieutaud, Joseph II 886, IV 2060, V 2668 f.

Lièvre V 2694
Lilian IV 1797
Lilith V 2430
Lilitu V 2430
»Lilium Medicinae« V 2440
Lille, Alain IV 1960
Lille, Boucher de V 2875
Lillehei III 1234, 1243, 1245
Lillie II 1158, IV 2232, V 2688
Lima III 1222, V 2662
Limoges, Pierre von II 775
Limousin, Stanislas III 1720, 1722
Lind, James III 1392, V 2377, 2555, IV 2926, 2940 — Abb. Nr.: 3400, 3409
Lindbergh, Charles VI 2956 — Abb. Nr.: 3426
Lindeboom, G. A. IV 2038
Lindemann, F. IV 1793, V 2422
Lindern, Frank Balthasar von III 1502
Lindgren III 1391, IV 2147, 2161
Lindsay, J. R. V 2653
Lindy, Lucky Abb. Nr.: 3437
Linearbeschleuniger IV 2181 f. — Abb. Nr.: 3180
Ling, Pierre-Henri V 2587 f.
Lingam Abb. Nr.: 630
Lingam-Kult III 1475
Linhardt III 1244
Linitis plastica IV 1816
Linné, Carl von III 1522, IV 1851, 1905, V 2377, 2390, VI 2937, 3020 — Abb. Nr.: 2104, 2694
Linsenextraktion III 1198, 1212 f. — Abb. Nr.: 1314, 1317
Lipiodol V 2716
Lipodystrophie I 130
Lipofuszin IV 2027
Lipolyse VI 3076
Lipom IV 1816
Lipomatose II 1119, IV 1821
Lippenplastik (Cheiloplastik) V 2824, 2834 — Abb. Nr.: 3264-3267
Lippmann IV 1978
Lipschutz V 2688
Li Sche-tschen I 50 — Abb. Nr.: 36
Lisfranc de Saint-Martin, Jacques III 1424, IV 1828, V 2478, 2480 ff., 2485, 2601, 2830, 2878 — Abb. Nr.: 2807
Lison, L. IV 2086
Lissauer-Herdparalyse II 1152
Lister, Joseph II 947, III 1292, 1348, 1371, 1426, 1588, 1601, 1637, 1640, 1652, 1662, IV 2081, V 2396, 2471, 2501 ff., 2508 f., 2832, 2882 f., 2890, VI 2990, 2994 — Abb. Nr.: 997, 2836-2838, 2950
Listeriose III 1378, V 2625
Listers, Jackson IV 1861
Listing II 1862
Liston, Robert III 1638, V 2488, 2494, 2831
»Litai ming-yi mong-k'ieu (Forschungen über berühmte Ärzte während der vergangenen Jahrhunderte)« I 55
Lithiasis IV 2272
Litholapaxie III 1424
Lithotom III 1417
Lithotom, Basheilacsches Abb. Nr.: 1542
Lithotomos I 369
Lithotripsie III 1423 f. — Abb. Nr.: 1546, 1555, 1556
Lithotriptor III 1423 — Abb. Nr.: 1555
Litorius Benvenutus I 552
Little, John III 1660
Littré, A. I 997, III 1412, IV 1786, 1791, 1833
Littré, Emile I 293, 303, II 832, 881, 930, 933, 1008 f., 1059, III 1609, 1669, 1673, V 2390, 2403, 2867, VI 3023
»Livide Krankheit« I 322
Livingstone, David IV 2300
Lizars, John III 1282 — Abb. Nr.: 1420
Lizentiat II 772 f., 786
Lloyd V 2544
Lobektomie V 2719

Lobera von Avila, Luis V 2445
Lobotomie IV 1985
»Lobrede auf die Torheit« III 1489
Lobstein, Jean-Daniel IV 2068
Lobstein, Jean-Frédéric III 1246, 1660 f., IV 2067 ff. — Abb. Nr.: 2305
Lobstein, Jean-Michel IV 2068
Lobsteinsche Krankheit (Glasknochenkrankheit) III 1536
Lockart-Mummery IV 1799
Locke, John IV 1975, V 2452
Locock II 1162
Loeb, Jacques IV 2023
Loeb, L. V 2690, 2697, 2773
Loeffler, Friedrich August Johann[es] (auch: Löffler) IV 2196, 2206, 2217, 2223, V 2618, 2722 — Abb. Nr.: 2710-2713
Loefflersches Syndrom V 2723
Loewy V 2712
Logos I 236 f.
Lohlein III 1382
Loiseau V 2670
Loisy-en-Brie I 28 — Abb. Nr.: 14
Lokalanästhesie VI 2992
Lokris I 214, 216, 232
Lomon IV 2145
London, Barthomolew's Hospital III 1574
Long, Crawford Williamson III 1637, V 2697
Long, J. II 1059
Longmore, Th. V 2878
Loos V 2549
Looss V 2857
Lopes, Duarte V 2847, VI 2933
Lorenz, Adolf III 1650
Lorry, Anne Charles III 1522, 1525
Los Angeles, Country Hospital III 1595
Losch V 2575
Lösch, F. V 2856
Loss, Jérémie IV 1909
Louffenberg, Heinrich von V 2444, 2446
Louis, Antoine II 996 ff.
Louis, Pierre-Charles IV 2065, 2203 f., 2207, V 2681, 2737, 2739, 2742, 2814
Louis-Alexandre-Dugas-Symptom III 1615 f.
Lowe, Peter III 1623
Löwenhart V 2676
Lower, Richard III 1055, 1082, 1087 ff., 1103, 1119, III 1253, 1258, 1760, V 2788, 2807 — Abb. Nr.: 1176, 1181, 1182
Lown III 1264
Loyola, Ignatius von IV 2052 — Abb. Nr.: 2279
LSD III 1705
Lubarch IV 1820
Lübeck, Heiligen-Geist-Hospital III 1550 f. — Abb. Nr.: 1677, 1678, 1681, 1682
Luc V 2672
Luca, de VI 3074
Lucae V 2651
Lucas III 1429, V 2830
Lucas-Championnière, J. I 45, III 1348, 1357, 1640, V 2503 f., 2509 — Abb. Nr.: 2835, 2845
Lucca, Hugo von (Borgognoni, Ugo) II 739, 947 f., III 1615, 1746
Lucca, Theoderich von III 1746
Lucia, heilige Abb. Nr.: 1290
Luciani, L. II 1137
Lucianus I 520
Lucine Abb. Nr.: 1083
Lucius I 563
Ludlow, K. IV 1786
Ludwig, Karl V 2817
Ludwig, W. III 1221
Ludwig XI. II 777
Ludwig XIII. II 1221
Ludwig XIV. IV 2116, V 2453, 2456, 2471, 2564 f., VI 2975, 2978
Ludwig XV. VI 2975, 2982 — Abb. Nr.: 3466
Ludwig XVI. VI. Abb. Nr.: 2894
Ludwig der Heilige II 625, IV 2109 — Abb. Nr.: 792, 1293, 1742, 2947

Ludwig von Anjou II 766
Luessenhopp III 1439
Luftembolie VI 2958, 2965
Luftfahrtmedizin VI 2947 ff.
Luftröhre V 3068
Luftröhrenschnitt I 428, V 2666, 2669
Lugo, Juan de V 2562
Luisinus, Aloysius III 1486
Lukian IV 2263
Lukrez I 374, 383, 398, 561, V 2364, 2390
Lullini Abb. Nr.: 1467
Lullus, Raimundus II 625, III 1716 — Abb. Nr.: 2517
Lumbalpunktion II 1120, 1162, V 2459
Lumière, A. IV 2029
Lund, J. V 2654
Lundsgaard, Christian V 2716
Lundström V 2698
Lungen II 1067 — Abb. Nr.: 3087, 3097, 3098, 3118
Lungenader II 1064, 1067, 1085
Lungenatrophie V 2710
Lungenchirurgie V 2520, 2523, 2533
Lungendehnbarkeit (Compliance) V 2717
Lungenembolie III 1254, 1256 f.
Lungenentzündung I 562, V 2704, 2706
Lungenfellentzündung V 2710
Lungenfibrom III 1258
Lungengangrän Abb. Nr.: 3094
Lungenheilstätte V 2753
Lungenhypertrophie V 2710
Lungeninfarkt III 1254
Lungenkrankheiten V 2705 f., 2709 f., 2713 ff.
Lungenkraut Abb. Nr.: 3122
Lungenkrebs IV 2154, V 2726
Lungenkreislauf II 614, 1079, V 2793 — Abb. Nr.: 3200
Lungenpest V 2568 f., 2573 f.
Lungenschnecke V 2546
Lungenschwindsucht V 2706
Lungentransplantation V 2536
Lungentuberkulose I 533, V 2516, 2735, 2752
Lungenvene II 1064, 1067
Lupus III 1527, 1535 f., IV 2282, V 2657 — Abb. Nr.: 1659
Luria V 2409
Lusigan, Geoffroy de Abb. Nr.: 2232
Lusitanus, Amatus II 1078, V 2847
Lustprinzip IV 2332
Lutembacher, René IV 2277
Luther, Martin II 963, 978, IV 2034 — Abb. Nr.: 3283
Lutz, Alfons III 1671, V 2862
Luxation IV 2928, 2939
Luxeul II 756
Luxor II 1005
Luys, Georges III 1446 — Abb. Nr.: 1549
Luys, Jules Bernard II 1126, 1144
Luzzi, Mondino dei II 738, 741 ff., 748, 867 ff., 948 f., 953, 1028, 1073, 1113 — Abb. Nr.: 1007, 1150, 1151, 1160, 1208
Lwoff, André V 2407 f., 2411, VI 3080 — Abb. Nr.: 2718, 2720
Lyantey II 927
Lycium II 655
Lycus I 415
Lykeion I 358
Lykurgos I 208, II 1015
Lymphdrüsen IV 1851
Lymphe II 879, V 2763
Lymphgefäße III 895, V 2798 — Abb. Nr.: 959, 3204
Lymphkreislauf V 2798
Lymphogranulomatose inguinale III 1453, 1455, 1532
Lymphogranulomatosis II 674
Lymphographie III 1435 — Abb. Nr.: 3185
Lymphom IV 1820
Lymphosarkom IV 1820
Lysanias I 372
Lysholm IV 2147, 2161, 2178
Lysipp Abb. Nr.: 314
Lysotypie IV 2209
Lysozym V 2420

# M

Maat Abb. Nr.: 96
Mac Bride V 2662
Mac Callivray II 919
Mac Callum V 2557
Mac Carrel V 2662
Mac Clune IV 1798
MacCormac, W. V 2886
Mac Cullog II 908
Mac Curdy II 914, III 1478, V 2758
Mac Dowell, Ephraim III 1282, V 2836 — Abb. Nr.: 1391
MacEven, William V 2510
Macfarlane-Burnet, Sir IV 2028
Mac Gilles, Fergusson III 1432
Machaon I 278, 509, II 927, III 1609, VI 2921 — Abb. Nr.: 359
»Macht und Geheimnis der frühen Ärzte« Abb. Nr.: 3151, 3152
Mac Intosh VI 2993
Mackenrodt, Malvin III 1302, 1313
Mackenrodtsche Ligamente III 1302
Mackenzie V 2684
MacLachlan, Daniel IV 2042
Mac Lean V 2518
MacLeod, John J. R. V 2672, 2696 — Abb. Nr.: 3022, 3023, 3071
Mac Leod, Kenneth III 1457
Mac Loskie V 2560
Madaba Abb. Nr.: 831
Madanavinoda II 631
Maddock II 903
Madenkrankheit (Myiasis) V 2854
Madenwürmer IV 1787, V 2841 ff., 2852, 2857, 2859
Madhavakara II 631
»Madhavanidana« II 631, 648
Madhora II 638
Madhya Pradesh Abb. Nr.: 635
Madsen, Thorwald IV 3042 f.
Maeno Ryotaku II 665
Magara III 1313
Magatti, Caesar II 984, III 1624
Magdalenen-Hospital (Nürnberg) III 1555
Magellan, Fernando VI 2922, 2924 — Abb. Nr.: 3379
Magellanstraße Abb. Nr.: 741
Magen IV 1793 — Abb. Nr.: 3073
— bilokularer IV 1805
Magenadenom IV 1816
Magenaushebung IV 1801
Magenchirurgie V 2522
Magen-Darm-Geschwür V 2533
Magen-Darm-Heilkunde (Gastroenterologie) IV 1785 ff.
Magen-Darm-Karzinom IV 1786, 1814 ff., V 2759, 2761, 2775, 2777, 2787 — Abb. Nr.: 1947, 1949, 1977
Magendie, François II 1131, III 1314, 1700, IV 1799 f., 2211 f., V 2385, 2669, 2703, 2711, 2790, 2802, 2809 f., 2812, 2814, 2816 — Abb. Nr.: 3224
Magendilatation IV 1805, 1817
Magengeschwüre IV 1786, V 2873 — Abb. Nr.: 2770
Magenkarzinom IV 1786, 1814 ff., V 2759, 2761, 2775, 2777, 2787 — Abb. Nr.: 1947, 1949, 1977
Magenperistaltik IV 2157
Magenphotographie IV 1799
Magenpolyp IV 1816
Magensaft IV 1801 f., V 2805 f.
Magensarkom IV 1816
Magensäure Abb. Nr.: 3220
Magenschleimhaut Abb. Nr.: 1956
Magensekretion IV 1800 f.
Magenspülung Abb. Nr.: 1959, 1960
Magentuberkulose IV 1805
Magentumor IV 1787, 1816 — Abb. Nr.: 1976
Magenulkus IV 1811 — Abb. Nr.: 1973
Magestenesis V 2580
Magiagalli III 1358
Magill, J. IV 2225
Magitot, Emile III 1215, VI 2993
Magnan, V. IV 1978
Magnesium I 468

Meningitis

**Magnesiumsulfat** II 655
**Magni**, P. P. *Abb. Nr.: 1036, 1046, 3035*
**Magnien**, Victor 1204
**Magninus von Mailand** III 1464
**Magnolia officinalis** II 655
**Magnus** V 2698, 2712
**Magoulen** (gr. Siedlungshügel) I 180
**Mago von Karthago** I 547, 552
**Mahabalipuram** *Abb. Nr.: 536*
**Mahamai** *Abb. Nr.: 1129*
**»Mahavansa«** I 536
**Mahler**, H. VI 3056
**Mahusa** II 794
**Maigne**, Robert V 2591, 2595
**Mailand**, Ospedale maggiore III 1551 f., 1574
**Maillot**, François V 2556, 2566, 2869
**Maimonides** (Moses Ibn Maimundi) II 621 f., 625, 805, 807, 814, 818, 820, 822, 825, 829, 844 ff., 848, 1033, 1050, 1070, IV 1960, V 2365, 2440 — *Abb. Nr.: 848, 887, 890*
**Maimonides**, Werke II 844
**Maingot** V 2742
**Maisonneuve**, Jacques Gilles III 1422, 1640, 1652, V 2499 ff., 2511, 2896 — *Abb. Nr.: 2832*
**Maja-Devi** *Abb. Nr.: 2746*
**Majno** I 472
**Majoran** *Abb. Nr.: 482*
**»Makimono«** *Abb. Nr.: 675, 677*
**Makrobiotik** IV 2040
**Makrocheir** I 176
**Makrogenitosomia** (Pubertas praecox) V 2695
**Makrophagen** V 2418 f. — *Abb. Nr.: 2733*
**Malabsorptionserkrankungen** IV 1820
**Malacarne**, Vincenzo III 1635
**Malaria** III 1712 f., IV 2203, 2319, V 2400 f., 2469, 2552 ff., 2869, VI 3039, 3047 — *Abb. Nr.: 2892, 2895, 3301*
**Malariaheilmittel** V 2566
**Malassez**, L. VI 2993 — *Abb. Nr.: 3229*
**Malassez-Bazillus** V 2402
**Malebranche** IV 2326
**Maler Georg** (Georg Pictorius) V 2445, 2452
**Malgaigne**, Jean-François II 924, 928, 944 f., 950, 954, 960, 966, 974, III 1301, 1640, 1642, 1646, V 2472, 2480, 2487, 2493 f., 2496 f., 2503, 2601, 2896 — *Abb. Nr.: 1797, 2827, 2829*
**Mallein** V 2617
**Mallet** IV 2175, 2178
**Mallory**, W. IV 1876
**Mallory-Weiss-Syndrom** IV 1818
**Malmsten**, D. H. V 2856
**Malmström** III 1369
**Malpighi**, Marcello II 736, 878, 881 f., 898, 900, 984, 1087, 1089 f., 1119, III 1412, 1521, 1635, IV 1787, 1842 ff., 1851, 1869, 1910, 1918, 1929, 2000, 2053, 2059, V 2536, 2680, 2703, 2737, 2796 ff., 2806, 2848 — *Abb. Nr.: 1179, 1180, 1529, 2012, 2013*
**Malpighi-Gefäße** IV 1843
**Malpighisches Epitheliom** V 2772
**Malraux**, André I 335
**Malta** III 1547 f.
— Johanniter-Hospital III 1548 — *Abb. Nr.: 1675, 1676*
**Maltafieber** IV 2218
**Malus** IV 1863
**Malvenwurzel** II 1026 — *Abb. Nr.: 1075*
**Mama** I 99
**Mänaden** I 188 — *Abb. Nr.: 284*
**Manceaux** V 2863
**Manchester-Operation** III 1315
**Manco Capac** II 704
**Mandelentzündung** V 2674
**Mandeln** (Tonsillen) V 2673, 2676
**Mandl**, Ludwig V 2694 — *Abb. Nr.: 2033, 2034, 2080*
**Mandragora** (Alraunwurzel) I 269, 485, II 640, 842, 948, III 1615, 1689 — *Abb. Nr.: 236, 491, 493, 585, 651*
**Manet**, Edouard *Abb. Nr.: 2619, 3543*
**Manfredi** *Abb. Nr.: 764, 766—768*
**Manfred von Hohenstaufen** II 735 f.
**Manager**, Julius II 1005
**Manget**, Jean-Jacques IV 1842
**Mango-Baum** *Abb. Nr.: 154*
**Mangor** IV 2198
**Manheimer**, M. V 2464
**Manichäisch** *Abb. Nr.: 579*
**Mann**, Thomas V 2746
**Männerkindbett** II 702
**Manouvrier** II 914
**Manquat**, Maurice I 545
**Manson**, Patrick V 2400, 2558 ff., 2856 f.
**Manson-Bahr** V 2543
**Mansur Ibn Ahmed** *Abb. Nr.: 581*
**Mansur Ibn Mohammad** II 618
**Mansuri-Hospital** II 616
**Mansvelt** II 670
**Mantegazza** IV 1908
**Mantoux** V 2742
**Mantra** I 172, 174
**Manu** I 535
**»Manuel de médecine opératoire«** V 2496
**Manuila**, A. VI 3026
**Manuila**, L. VI 3026
**Manzolini Merandi**, Anna II 885
**Mao Tse-tung** I 49 f.
**»Maqamat«** *Abb. Nr.: 1103, 1884*
**Maragliano** V 2716, 2749
**Maranon**, P. IV 2255, V 2692 f., 2695, VI 3090
**Marardschewiah** II 593
**Marathi** II 631
**Mar ben Ashi** II 794, 810
**Marburg** V 2695
**Marburgvirus** IV 2226
**Marcel**, J. E. III 1323
**Marcelus** I 437
**Marcellus von Sidon** IV 1959
**Marcellinus**, Ammianus III 1725
**Marchand**, Felix IV 1983, V 2690
**Marchand**, Guyot *Abb. Nr.: 2277*
**Marchetti** III 1419
**Marchi** II 1126
**Marchiafava** V 2556, 2558, VI 3039
**Marcos** III 1748
**Marcus**, Adalbert Friedrich III 1579
**Mardochai** *Abb. Nr.: 870*
**Marduk** I 100
**Mareschal de Bievres**, Georges II 989 ff. — *Abb. Nr.: 1050*
**Maresh** V 2694
**Marey**, Jules II 905, III 1220 f., 1224, 1262, V 2386, 2590, 2617, 2712, 2815 — *Abb. Nr.: 1328, 1333, 1337, 2684, 2977*
**Marfan**, Jean B. III 1252, IV 2199, 2207, V 2460, 2676
**Marfan-Syndrom** III 1536
**»Margarita philosophica«** *Abb. Nr.: 216, 923*
**Mari** *Abb. Nr.: 82*
**Mariani**, Andrea IV 1842
**Maria von Montpellier** II 766
**Marie**, Pierre II 1146 f., 1153 ff., 1160, III 1638, IV 1981, 2083, 2228, 2282, V 2684 — *Abb. Nr.: 1256, 2560, 2561*
**Marie de Saint-Ursin**, R.-J. *Abb. Nr.: 1389*
**Mariesche Krankheit** II 1155
**Mariesches Viereck** II 1155
**Mariette**, Pierre-Jean *Abb. Nr.: 3166*
**Marinus** I 415
**Marion**, Georges III 1429, 1445 — *Abb. Nr.: 1570*
**Mariotte**, E. III 1197, V 2556
**Maristan** II 617
**Marius** V 2554
**Marjolin**, Jean-Nicolas III 1269, V 2482, 2537, 2830 — *Abb. Nr.: 2796*
**Mark Anton** I 374, 398
**Mark Aurel** I 411, 413, 571, II 863
**Markgraef**, Jacob VI 2933
**Marmorek** V 2749
**Marquet**, F. N. *Abb. Nr.: 1190*
**Marrakesch** II 602, 754
**Marsh** V 2684
**Marstaller** III 1752
**Martel**, Thierry de II 1157, 1165 f.
**Martial** I 398, 415, 519, II 1015, III 1187, 1458, V 2582
**Martianus Capella** I 497
**Martin**, Benjamin IV 1862
**Martin**, Bernardin IV 1999
**Martin**, C. J. IV 2207, 2220, V 2415, 2572 f., 2577 — *Abb. Nr.: 3045*
**Martinez** V 2544
**Martiny**, Thérèse VI 3006, 3009
**Marx**, Karl IV 2351
**Masern** II 674, 760, 776, IV 2196, V 2437, 2439 f., 2450 — *Abb. Nr.: 679*
**Mason** V 2689, 2700
**Maspéro**, Gaston I 479, 526 f.
**Massa**, Nicolas III 1486, IV 1898, 1901
**Massage** V 2580, 2582
**Massaria**, Bartolomeo IV 1842
**»Massenpsychologie und Ich-Analyse«** IV 2340
**Masson**, Pierre V 2781 — *Abb. Nr.: 3186, 3187*
**Mastaba** *Abb. Nr.: 534*
**Mastdarmchirurgie** V 2522
**Mastdarmspiegelung** (Rektoskopie) IV 1797, 1799, V 2529, 2760
**Mastektomie** III 1280, 1323, V 2786 — *Abb. Nr.: 668, 673, 3168*
**Master** III 1224, 1241, 1247
**Mastilir**, Josef III 1576, V 2456
**Mastitis** I 269
**Mastologie** V 2519
**Mastozyten** (Mastzellen) III 1528
**Masturbation** II 815
**Mastzellen** (Mastozyten) III 1528
**Masugi-Nephritis** II 677
**Matas**, Rudolph V 2524
**Matcorney** V 2488
**Materialismus** I 383, 414
**Materia medica** I 434, II 601 f., 613, 776
**»Materia medica«** I 370, 392, V 2844 — *Abb. Nr.: 187, 364, 3281, 3523*
**»Materia medica«** (Hering) IV 2254
**Mathematik** I 215
**Matheus Salomon** II 768
**Mathey**, J. V 2726
**Mathieu**, J. IV 1785, 2219
**Mathis**, Florian IV 1791
**Mathurin** II 775 f.
**Mathysen**, Antonius III 1644
**Matt**, Ronald A. III 1665
**Mattathias** II 822
**Mattei** III 1355
**Matthäus** III 1559
**Matthäus-Evangelium** III 1545
**Matthiae**, Georges IV 1901 f.
**Matthias**, A. IV 1879
**Matthiolus** I 497
**Mattioli**, Andrea *Abb. Nr.: 2482*
**Mattoli** IV 2255
**Mauclaire**, P. V 2834 f.
**Maul- und Klauenseuche** III 1765, 1772, V 2611, 2618, 2628 f., 2632
**Maunoir**, Th. *Abb. Nr.: 3529*
**Maupertuis**, Pierre-Louis Moreau de IV 1918 — *Abb. Nr.: 2116*
**Maurice** III 1224, 1226, 1233, 1251
**Mauriceau**, François II 752, 1032, 1040 ff., 1044, 1046 ff., III 1328 — *Abb. Nr.: 1113—1115, 1120, 2131*
**Mauriceauscher Handgriff** III 1332, 1367
**Maurus** III 1748
**Mauss** V 2567
**Mauthner von Mauthstein**, L. V 2461
**Maxcy** IV 2193, 2221
**Maximilian II.** *Abb. Nr.: 2657*
**Maximin Daia** I 556
**Maximos Planudes** I 452
**Max-Planck-Institut** V 2387
**Maxwell** V 2662
**May**, Charles VI 2940
**Maya** II 684, 687, 693, 698, 711, 714, V 2438, 2705
— Ideogramm II 687
— Kultur II 683, 704, 711 f. — *Abb. Nr.: 710, 726*
**Mayapan** II 712
**Mayer**, Ch. IV 1833
**Mayer**, Joseph Anton III 1652
**Mayer**, Paul IV 1876
**Mayer**, Robert V 2386
**Maygrier**, J.-P. III 1339 — *Abb. Nr.: 1434, 1448, 1465*
**Maynwaringe**, E. *Abb. Nr.: 2263*
**Mayo**, H. M. II 1132
**Mayor**, Mathias III 1422, 1644
**Mayo-Robson** III 1432
**Mayow**, John V 2450, 2807
**Mayr** V 2461
**Mazari**, G. B. *Abb. Nr.: 2516*
**Mazateken** II 693
**Mazel** V 2387
**Mazeration** III 1716
**Mazza** II 840
**McBurney**, Charles IV 2084
**McCallum** V 2690
**Mc Cartney** III 1384
**McCarty** IV 2266, 2271
**McCay**, C. M. IV 2024
**McEwen**, William III 1652
**McGinn** III 1256
**McGoon** III 1243
**McIntyre** III 1227
**McKusick**, Victor A. IV 2088
**McLagan** IV 2277
**Mc Michael** III 1226
**McNair Scott** IV 2229
**Mead**, R. V 2451
**Mears** II 1164
**»Mechanismus der menschlichen Physiognomie«** *Abb. Nr.: 1245*
**»Mechanismus der Physiognomie des Menschen«** II 1144
**Mechanokardiographie** III 1217, 1221 f., 1261
**Meckel**, Johann Friedrich II 886, 1120, IV 1930, 1932, 2000, 2074, VI 2993
**Meckel-Divertikel** IV 1821
**Medawar** V 2521 f.
**Medea** I 198 — *Abb. Nr.: 306*
**Mediastinum** *Abb. Nr.: 1187, 3087*
**»Medical Education«** IV 2085
**Medici**, Lorenzo di II 743
**Medici**, Maria de II 1039, III 1564 — *Abb. Nr.: 1696*
**»Medicina pauperum«** II 837
**Medikamente** I 458, II 730
— afrikanische IV 2312 f., 2315, 2320
— antike I 517
— gegen Herzkrankheiten III 1248
— Herstellung II 1715 ff.
— hypotensive III 1268
— indische II 641 f.
— römische I 395, 406, 413, 419
— teratogene III 1378
— veterinärmedizinische I 538
**»Medikamente, die leicht zu beschaffen sind«** I 447
**Medin**, Karl Oskar II 1157
**Medina** II 585, 587 — *Abb. Nr.: 577*
**Medinawurm** V 2841 f., 2844, 2846 f., 2850, 2857 — *Abb. Nr.: 3278, 3295*
**Mediolano**, Johannes de IV 1990
**Medioni**, Gilbert II 1018, III 1450
**Medios** I 355, 365
**Meditina** *Abb. Nr.: 495*
**Medizin**, altchinesische I 49
— altiranische I 165 ff.
— arabische II 585 ff.
— byzantinische I 425 ff., II 587 ff.
— experimentelle V 2682
— gräko-byzantinische I 427
— griechische I 179 ff., 480
— indische II 627 ff.
— japanische II 651 ff.
— mesopotamische I 91 ff.
— nachhippokratische I 351 ff., 398
— römische I 395 ff., 489
— sassanidische II 589 ff.
— spätantike I 428 ff.
— vedische II 632
— vorislamische II 587
**»Medizin im Alten China«** I 82
**»Medizinische Enzyklopädie«** II 614
**»Medizinische Fragen und Probleme der Physik«** I 428
**»Medizinische Sammlung«** I 430 ff.
**»Medizinisches Gebet«** II 844
**»Medizinische Synopsis in sieben Büchern«** I 447
**Medizinmann** II 705
**Medizinökonomie** IV 2130
**Medizinschulen** II 760, 764
**Medulla oblongata** II 1137
**Meduna**, van IV 1983
**Medu-Nefer** III 1177
**Meehan**, Marjorie C. IV 2089
**Meeresplankton** *Abb. Nr.: 1998*
**Meerzwiebel** *Abb. Nr.: 1143*
**Mefitis** I 395
**Megaduodenum** IV 1819
**Megakolon** IV 1824 f.
**Megaösophagus** IV 1786, 1806 f.
**Megaron** I 180
**Megasplanchnien** IV 1825
**Megasthenes** I 162
**Megatheriumbazillus** IV 2410
**Meges von Sidon** I 369 f., II 935
**Mehlmilbe** V 2860
**Meibom**, Heinrich III 1196
**Meidum** *Abb. Nr.: 131*
**Meier**, Daniel III 1584
**Meige**, Henry II 917, IV 1950, 1967, V 2684
**Meigs**, Joe Vincent III 1308, 1313, 1345
**Meigs-Syndrom** III 1283, 1308
**Meir**, Rabbi II 815
**Meissner** (Meißner), Georg II 1134, 1137, III 1701, IV 1927, V 2450
**Meissnerscher Plexus** II 1134
**Meister**, Joseph V 2397
**Meixner** V 2695
**Meji** II 661, 671, 673, 677
**Meji-Zeit** II 670 — *Abb. Nr.: 689*
**Mekka** II 616 — *Abb. Nr.: 576*
**Mekonium** III 1388
**Melaminpigment** V 2556
**Melampus von Argos** I 182 ff., 271, 278, 298, 561, IV 1951 — *Abb. Nr.: 180*
**Melancholie** IV 1956, 1958 — *Abb. Nr.: 2156, 2611*
**Melanchthon** *Abb. Nr.: 3283*
**Melanodermie** *Abb. Nr.: 1647*
**Melanom** *Abb. Nr.: 3193*
**Melanose** *Abb. Nr.: 3088*
**Melanosis coli** IV 1826
**Melanotropin** V 2689
**Melatenhof** III 1553
**Melatonin** VI 3064
**Meldemann**, Niclas *Abb. Nr.: 3527*
**Meletios** I 447
**Melioidos** V 2418
**Melishipak I.** *Abb. Nr.: 79*
**Melissos von Samos** I 241, 250
**Melos** I 180
**Melville**, Hermann VI 2927
**Membranstenose** IV 1806
**»Memoiren der Akademie für Chirurgie«** II 992, 997, 1000 — *Abb. Nr.: 1053*
**»Memorabilien«** I 275, 310
**Memphis** I 526
**Ménard**, Saint-Yves V 2405
**Menardus** V 2659
**Mendel**, Gregor von IV 1901, 1908, V 2455
**Mendelsche Gesetze** IV 1909
**Menekrates**, Tiberius Claudius Quirina III 1515
**Menelaos** I 200, II 927
**Menemachos von Aphrodisias** I 377
**Ménière**, Emile *Abb. Nr.: 3020*
**Ménière**, Prosper V 2649
**Ménière-Schwindelanfälle** II 1166
**Ménièresche Krankheit** V 2649
**Meningeom** II 1123
**Meningitis** I 531, II 1108, 1157, IV 2190, 2307, V 2450, 2465 — *Abb. Nr.: 2701*

Meningokokkenmeningitis


**Meningokokkenmeningitis** IV 2190
**Meningokokkensepsis** V 2693
**Meningokokkus** II 1157, IV 2190
**Mennell,** J. B. V 2591, 2595
**Menodotos von Nikomedeia** I 369
**Menon** I 360
**Menorrhagien** III 1322
**Menothermische Kurve** V 2690
**Menschenfloh** V 2573
**Menschenopfer** II 688, 698 f., 714
**Menstruation** II 813 — *Abb. Nr.: 852*
**Menstruationszyklus** IV 1925, V 2690
**Mentagra** V 2855
**Mentuhotep** I 478
**Menzel** IV 1787
**Mercantus** V 2554
**Mercereau,** Charles *Abb. Nr.: 3402*
**Mercier,** Louis Auguste III 1422, 1432, VI 2969
**Merck** III 1711
**Mercklin,** G. A. *Abb. Nr.: 3207*
**Mercuriale,** Geronimo V 2367, 2444, 2584 — *Abb. Nr.: 1744, 2929*
**Mercurio,** Scipio II 1035 — *Abb. Nr.: 1101*
**Mercurios** I 447
**Mercurophyllin** III 1229
**Mering** V 2682, 2684
**Merkel,** J. F. S. IV 1871
**Merkur** *Abb. Nr.: 248*
**Mermoz,** Jean *Abb. Nr.: 3431*
**Merowinger** I 22, 30, 40, II 756 — *Abb. Nr.: 17, 24*
**Merschejewski** V 2694
**Merutunga** II 630
**Méry,** Jean III 1412, 1632, IV 1791 — *Abb. Nr.: 1525*
**Mesenterialinfarkt** IV 1821
**Mesmer,** Franz Anton III 1469, 1501, IV 1968, 2326 — *Abb. Nr.: 1238*
**Mesmerismus** *Abb. Nr.: 1238*
**Mesnil** V 2566
**Mesodermosen** V 2406
**Mesopotamien** I 180, 460, 482, 523 ff., II 854, 922, V 2429, 2704
**»Mesopotamische Medizin«** II 1007
**Mesozephalie** II 684
**Mespelbrunn,** Julius Echter v. III 1557
**Mesrobeanu** V 2402, 2418
**Messalina** I 377, 516
**Messenger-RNS** VI 3080
**Messina** I 190
**Mésué,** Jean II 596, 598, 601, 624 f., III 1673, V 2443
**Mesuë der Ältere** III 1191
**Meswerdt** III 1319
**Metabolismus** V 2685, 2695
**Metaboliten** VI 3084
**Metamorphose** II 693
**»Metamorphosen«** I 558 — *Abb. Nr.: 194, 1077, 1078, 3051, 3570*
**Metaphysik** II 605
**»Metaphysik«** I 217, II 607
**Metaplasma** IV 1892
**Metapont** I 232, 267
**Metapsychologie** IV 2334, 2340, 2346
**»Metapsychologie«** IV 2337
**Metazoon** IV 1891
**Meteorismus** I 324
**Methodiker** I 373 ff., 413, 422, 490
**Methodismus** I 490, 492
**Methodus medendi** I 452
**Methylenblau** II 1126, V 2566
**Meticus,** Jacob IV 1838
**Metlinger,** Bartholomaeus V 2443, 2446
**Metrodoros** I 355, 365
**Metronidazol** III 1461
**Metschnikoff** (Metschnikow), Ilja Iljitsch III 1507, IV 2023, V 2415 f., 2418, 2557 — *Abb. Nr.: 2728*
**Mettenheimer,** Carl von IV 2042
**Mexiko** II 683
**Meyer,** F. V 2572
**Meyer,** Hans Wilhelm V 2651, 2662
**Meyer,** J. IV 2218
**Meyer,** K. F. IV 2232
**Meyer,** M. W. I 556
**Meyer,** Robert III 1311
**Meyer,** Willy III 1294
**Meyer-Ahrens,** Konrad III 1482
**Meyerhof** II 1072
**Meyer-Schwikerath** III 1215
**Meyer-Steinegg** II 923
**Meynert** II 1128, IV 2328 ff.
**Meynertsche Haubenkreuzung** II 1128
**Miagawa** V 2549
**Miasma** V 2403
**Micellone** V 2615
**Michael VI.** I 449
**Michael VII. Dukas** I 449 f.
**Michael VIII. Paläologos** I 451 f.
**Michaelis,** Gustav Adolf III 1343, 1347, 1353, IV 1875
**Michaelis,** L. III 1479
**Michaelisgleichung** VI 3081
**Michalissche Raute** III 1343
**Michelangelo** II 874, 876, 972, 1004, V 2553
**Michio,** Tani II 680
**Michler,** Markwart VI 3015
**»Micrographia«** V 2848 — *Abb. Nr.: 3285, 3286*
**Microsporon** V 2855
**Mictlantecutli** *Abb. Nr.: 731*
**Midrasch** II 791, 794, 848
**Miel,** E. M. VI 2993
**Miescher,** Johann Friedrich IV 2266
**Migräne** II 825, V 2662 — *Abb. Nr.: 1417*
**Mikroangiopathie** VI 3094
**Mikroben** V 2389 f., 2397, 2403, 2416 — *Abb. Nr.: 2690, 2697, 2708*
**Mikrobiologie** IV 2206, 2214, V 2389 f., 2407, 2410, 2703, 2711, 2713, 2728 f.
— molekulare V 2409
**Mikrochirurgie** III 1435, V 2536 — *Abb. Nr.: 2858, 2867*
**Mikrofilarie** V 2857
**Mikrofilmtechnik** IV 1864
**Mikrometer** IV 1862
**Mikron** IV 1862
**Mikrophagen** V 2418
**Mikrophon,** piezoelektrisches III 1222
**Mikropyle** IV 1925
**Mikroskop** IV 1835 ff., 2045, 2056, 2081, 2086, V 2703, 2848 — *Abb. Nr.: 1999, 2001, 2003, 2011, 2015, 2037, 2045, 2058, 2059, 2070–2076, 2689, 2702, 3304*
— binokuläres IV 1856
— polarisierendes IV 1863
— stereoskopisches IV 1856
**Mikrosporie** III 1526, V 2855
**Mikrotom** II 1126, IV 1869, 1872 f., 2046 — *Abb. Nr.: 1237*
**Mikulicz-Radecky,** Johann von III 1661, IV 1797, V 2509, 2531
**Milben** V 2848, 2850, 2864 — *Abb. Nr.: 3292*
**Milchfieber** *Abb. Nr.: 1495*
**Milchsäuregärung** V 2394
**Miles,** Walter R. IV 2034
**Milet** I 189, 223, 226, 262 — *Abb. Nr.: 221, 256*
— Schule von I 222, 225, 242, 482 — *Abb. Nr.: 218*
**Miliartuberkulose** V 2465
**Militärchirurgie** V 2870
**Militärmedizin** V 2869 ff.
**Mill,** James I 538
**Miller,** W. I 550, VI 2993
**Millersheim,** R. V 2441
**Millin,** Terence III 1445
**Milz** V 2501 — *Abb. Nr.: 3073*
**Milzbrand** I 562, V 2389 f., 2396 f., 2415, 2612 ff., 2628 — *Abb. Nr.: 2709*
**Milzbrandbazillus** III 1527 — *Abb. Nr.: 2970, 2975*
**Milzbrandimpfung** *Abb. Nr.: 2971, 2973, 2977*
**Milzbrandseuche** V 2389
**Minamoto no Yorimoto** II 657
**Minderer** III 1700
**Minerva** (Diana) I 395, 489
**Ming-Dynastie** I 71, II 658 — *Abb. Nr.: 56*
**Minkowski,** Oskar IV 1980, V 2682, 2684
**Minnius,** Isaac II 988, III 1627
**Minoische Kultur** I 195
**Minoru,** Matsumoto II 674
**Minot,** Charles Sedgwick IV 1872, 1941, 2024, V 2687
**Mirabeau,** Honoré-Gabriel de VI 2975 — *Abb. Nr.: 1666*
**Mirandola,** Pico della IV 1965
**Mirazidium** V 2545
**Mirazidiumstadium** V 2858
**Mirgissa** I 22
**Miro,** Gabriel V 2445
**Mischna** II 791, 802
**Mischna-Zeit** II 796
**Missiroli** V 2561
**Mistel** III 1688, 1690
**Mitamura,** Moskito von II 674
**Mitchell,** Edgar *Abb. Nr.: 3450*
**Mitchell,** J. S. IV 2179
**Mitchell,** Silas Weir II 1152, III 1532, 1660, V 2885
**Mitchell-Krankheit** (Erythromegalie) II 1153
**Mithra** *Abb. Nr.: 556*
**Mithridates IV. Eupator** I 370 ff., 374, 488, 494, III 1718 — *Abb. Nr.: 1841*
**Mithridaticum** I 371, 488, III 1718
**Mithridatismus** I 371
**Mitochondrien** VI 3078
**Mitos** IV 1889
**Mitose** II 675
**Mitra,** K. I 536
**Mitralinsuffizienz** III 1219, 1242 ff.
**Mitralklappe** II 1067, 1097
— künstliche *Abb. Nr.: 1363*
**Mitralstenose** III 1219, 1227, 1231
**Mitry** V 2671
**Mitsuda** IV 2200
**Mitsuda-Reaktion** II 677
**Mitsuya,** Koki II 669
**Mittelohrentzündung** V 2651 — *Abb. Nr.: 3020*
**mittelalterliche Medizin** II 751 ff.
**mittelalterliche Kulturen** II 711 ff.
**Mittermaier,** R. V 2653
**Mixteken** II 713
**Miyagawa,** Yoneji III 1457
**Miyagawascher Virus** II 677
**Mnesitheos** I 357
**Moab** II 800
**Moawia I.** II 837 f.
**Moche,** Sonnenpyramide von II 704
**Moche ben Nahman** IV 1960
**Mochica-Kultur** II 690, 704
**Mochicas** II 704, V 2705
**»Mochlikos«** II 929
**Mocquot,** Pierre III 1319, 1381
**Moczutkowsky** IV 2193
**Modena,** Tommaso di IV 1836
**Modios Asiatikos** *Abb. Nr.: 269*
**Moebius,** Paul Julius IV 1787, V 2683
**Moemsen,** J. W. C. *Abb. Nr.: 303, 310, 355*
**Mohammed** II 587, 594, 625, IV 1960 — *Abb. Nr.: 571, 572*
**Mohammed al Ghazi** II 612, 625
**Mohammed ibn Jakub** III 1727
**Mohendscho Daro** I 145, 523 — *Abb. Nr.: 141, 537*
**Mohn** I 468
**Mohnike,** Otto II 670
**Moinier,** Gustave *Abb. Nr.: 3529*
**Moise ben Nahman** II 841
**Moldenhauer** IV 1885
**Molekularbiologie** IV 1941, 2087, V 2685
**Molekular-Mikrobiologie** V 2411 f., 2422
**Molière,** Jean-Baptiste II 1088 — *Abb. Nr.: 3572*
**Molina** II 721
**Molinelli,** Pietro Paolo III 1632
**Mollaret,** H. II 1160, V 2572
**Möller-Christensen** V 2762
**Möllgard** V 2749
**Mollière,** Raimund von III 1407
**Moloch** III 1475
**Monakow,** Konstantin von II 1129
**Monakow-Bündel** II 1129
**Monaldi** V 2748
**Monardes,** Nicolas II 689, VI 2928
**Monceau,** Duhamel du IV 1920
**Mönckeberg-Sklerose** *Abb. Nr.: 1377*
**Mondeville,** Henri de II 760, 868, 952, 958 f., III 1407, 1616 f., IV 1786, 1991, 2052, V 2762, VI 3017 — *Abb. Nr.: 920, 921, 1012, 1016, 1018, 1199, 2286*
**Mondière** IV 1800, V 2676
**Mondino dei Luzzi,** Manfredo de II 738, 741 ff., 748, 867 ff., 948 f., 953, 1028, 1073, 1113, IV 2050, V 2658, 2666 — *Abb. Nr.: 1007, 1150, 1151, 1160, 1208*
**Mondor,** Henri III 1618, IV 1830, V 2516
**Monet,** Claude *Abb. Nr.: 3060*
**Moniz,** Egas II 1164, 1168, III 1222, 1275, IV 1984 f., 2161, V 2716
**Monoamine** VI 3064 f.
**Monoaminhormone** VI 3079
**Monoaminooxydasehemmer** III 1713
**Monoceros** III 1694
**Monod,** G. II 903, VI 3003
**Monod,** Jacques V 2407, 2410, VI 3080 — *Abb. Nr.: 2718, 2720*
**Monod,** Robert V 2722, 2726
**Mononucleosis infectiosa** IV 2226 f.
**monophysitisch** II 591
**Monorchidie** II 810
**Monro,** Alexander II 887, 1120 — *Abb. Nr.: 949*
**Montagnana,** Bartolomeo da II 747
**Montagnana,** Petrus de *Abb. Nr.: 775*
**Montague,** Lady IV 2203
**Montaigne** IV 2325, V 2584, 2644
**Montasir** V 2552
**Montbossier,** Heraclius von II 767
**Monte Alban** II 713
**Montecassino** II 624, 727 f., 865, 945, 1024, III 1517 — *Abb. Nr.: 747, 1004*
— Schule von II 944
**Montegazza** II 914
**Monteggia,** Giovanni Battista III 1644
**Montereau,** Pierre de *Abb. Nr.: 811*
**Montespan,** Madame de II 1047
**Monteux,** Jérôme (Hieronymus Montuus) V 2446
**Montezuma** II 692, 719
**Montezuma II.** V 2598
**Montgomery** III 1345
**Montpellier** II 596, 622 f., 734, 736 f., 759, 775, 788, 838, 841, 866 f., 880, 952 f., 958 f., 979, 994, 1028, 1046, 1072, III 1550, 1617 — *Abb. Nr.: 792, 797, 799, 1017*
— Guido von III 1550
— Konzil von II 757
— Schule von I 423, II 624 f., 764 ff., 788, 949 ff., 1001, III 1197, 1201, IV 2012, 2189, 2219, 2240, 2245, V 2472
— Universität von I 347, III 1614, V 2802
**Montuus,** Hieronymus (Jérôme Monteux) V 2446
**Monvoisin,** R. Q. *Abb. Nr.: 2808*
**Moodie** V 2758
**Moore,** G. H. III 1269, V 2467
**Moore,** W. II 1157
**Mooren,** Albert III 1591
**Moos,** Salomon V 2651
**Mooser** IV 2221
**Mooy** VI 2954
**Morand,** Sauveur François II 886, 996, III 1418, V 2601 — *Abb. Nr.: 2292*
**Morbus Anglorum** V 2450
**Morbus haemolyticus neonatorum** III 1377
**Moreau,** R. V 2448, 2474, 2773
**Moreau,** Victor III 1630
**Moreau de Tours,** Jacques-Joseph IV 1947, 1978, 1984, V 2463 — *Abb. Nr.: 2194*
**Morel,** B. A. IV 1978, 1985, V 2467, 2681
**Morestin,** Hippolyte V 2509, 2676, 2834
**Morgagni,** Giovanni Battista I 557, II 746, 885, 1090, 1096, 1098 ff., 1123, 1142, III 1245, 1252, 1263, 1336, 1413, 1420, 1431, 1501, IV 1786, 1792, 1885, 2040, 2059 ff., 2077, 2267, V 2375, 2377, 2447, 2450, 2453, 2645, 2660 ff., 2681, 2737, 2815, 2853, VI 2975 — *Abb. Nr.: 1193, 1356, 1532, 2291*
**Morgan,** Sir Henry I 524 — *Abb. Nr.: 987, 3396*
**Morguetts,** E. L. I 45
**Morison,** J. V 2890
**Morisson** VI 2990
**Moritz,** Friedrich III 1220
**Morizani** III 1351, 1358
**Moro,** Antonio *Abb. Nr.: 3057*
**Morphium** III 1228, 1231, 1700
**»Morphologie der Wirbeltiere«** II 897
**Morris,** Henry III 1429 f.
**Morton,** L. IV 1882 ff.
**Morton,** Richard IV 2059, V 2494, 2737, 2832, VI 2992
**Morton,** T. G. IV 2173
**Morton,** William Green II 669, III 1426, 1637
**Morvan de Lannilis,** H. M. II 1151, 1160
**Morvan-Syndrom** II 1154
**Moschion** I 379, II 1018, 1024, V 2435 — *Abb. Nr.: 859, 860, 1090, 1125*
**Moschus** I 450, II 655, III 1693 — *Abb. Nr.: 636*
**Mosellanus** II 848 f.
**Moser,** Albert IV 2157
**Moses** I 532, 558, II 796, 808, 1006 f., III 1449, IV 2338, V 2361, 2842 — *Abb. Nr.: 829, 879, 2623*
**Moses Ibn Maimundi** siehe Maimonides
**Moses von Palermo** III 1727, 1743, 1751
**Mosinger** VI 3070
**Mosso** II 1135
**Motilina** II 688
**Mott,** Valentine III 1644
**Moulé** I 543, III 1743
**Mounier-Kuhn** V 2718
**Moure** V 2671, 2676 f.
**Moutier,** François *Abb. Nr.: 1964*
**Mouton,** Claude IV 1864, VI 2979 ff. — *Abb. Nr.: 3460*
**Moxibustion** I 49, 68, II 657, 660, 664, 678 — *Abb. Nr: 55, 3504, 3506*
**Mraček,** Franz III 1531
**Mucha,** Alfons *Abb. Nr.: 2738*
**Muhammed Awfi** II 618
**Muhammed al Nadim** II 614
**Mühlmann,** M. S. IV 2023
**Mukoviszidose** V 2468
**Mullach** I 243
**Müller,** Heinrich IV 1869
**Müller,** H. O. IV 1882
**Müller,** Johannes II 1134, IV 1887, 1908, 1942, 2075, V 2770, 2810, 2815
**Müller,** Leopold II 671
**Müller,** Otto-Frederick IV 1891 f., V 2854
**Müller,** Paul-Hermann III 1702
**Müller,** Pierre II 1053, III 1303, 1391
**Müller-Braunschweig** IV 2350
**Müllersches Gesetz** V 2770
**»Mulomedicina Chironis (Codex Monacensis latinus)«** I 556 f., 564, 567
**Mulomedicus** I 570 f.
**Mulzer,** Paul III 1508
**Mumie** I 21 f., 36 f., 144, II 854, 1059, III 1606, V 2598, 2758 — *Abb. Nr.: 111, 122*
**Mumien,** mittelamerikanische II 689 — *Abb. Nr.: 697, 698, 725*

Nosocomium

**Mumienbalsam** II 979, 981, III 1693
**Mumifizierung** II 698 f., 708 ff.
**Mumps** IV 2198
**Munai-Su** I 525
**München,** Elisabeth- und Josephs-Spital III 1558 – *Abb. Nr.: 1689*
— Hospital der Barmherzigen Brüder III 1579
— Allgemeines Krankenhaus *Abb. Nr.: 1710*
**Mundamöbe** V 2856
**Mundini** II 953, 955, III 1407
**Mundspülung** *Abb. Nr.: 508*
**Mundurucu** *Abb. Nr.: 690*
**»Mundus subterraneus«** *Abb. Nr.: 2693*
**Münster,** Clemenshospital III 1565 f., 1578
— Hüffer-Stiftung III 1591
— Universitätskrankenhaus III 1593 – *Abb. Nr.: 1727*
**Munte** II 1138
**Murat** II 736
**Murchinson** IV 2193
**Mure** IV 2254, 2256
**Murlin** V 2696 f.
**Murner,** Thomas III 1492
**Muromachi-Periode** II 658 ff.
**Murphy,** Benjamin V 2509, 2687, 2890
**Murphy,** W. P. II 957, IV 2083, 2276
**Murphysche Operation** V 2746
**Murray** V 2687, 2690
**Murray-Tal-Enzephalitis** II 1157
**Murrel** III 1248, V 2387
**Musa,** Antonius *Abb. Nr.: 1820*
**Musaios** I 188
**Musandinus** II 734
**Musculus tensor tympani** V 2643
**Museion** I 361
**Musgrave** IV 2266
**Muskelatrophie** II 1107, 1115, 1144, 1150
**Muskeldystrophie** II 1154
**Muskelenergie** V 2386
**Muskelrheumatismus** IV 2273
**Muskelschwund** II 1106
**Mussolini,** Benito IV 2338
**Mussy,** Guéneau de V 2503 f.
**Mutation** V 2409 f.
**Mütterberatung** V 2467
**Muttergottheit** I 38, 180
**Mutterkorn** II 761
**Mutterkornbrand** III 1550
**Mutterschutzdienst** IV 2108, 2114
**Muybridge** V 2386
**Mu Yu-han** I 62
**Myajama** IV 2220
**Mycoplasma pneumoniae** V 2729
**Mydriasis** (Pupillenerweiterung) III 1210
**Myelinentstehung** II 1128
**Myelographie** II 1164
**Myers** III 1224
**Myiasis** (Madenkrankheit) V 2854
**Mykene** I 198
**mykenische Kultur** I 181
**Mykerinos** I 140 – *Abb. Nr.: 905*
**Mykobakterium** IV 2230
**Mykologie** (Pilzkunde) III 1530, V 2399
**Mykoplasmen** V 2625, 2713
**Mykoplasmose** IV 2230
**Mykose** V 2843, 2855, 2862 – *Abb. Nr.: 1657*
**Myokardinfarkt** III 1247, 1257
**Myokarditis** III 1237
**Myokardszintigraphie** III 1248
**Myoklonus-Epilepsie** II 1162
**Myomektomie** III 1296
**Myopie** (Kurzsichtigkeit) III 1195, 1204, 1207
**Myoplastik** V 2601
**Myotikum** III 1210
**Myrepsos,** Nikolaos III 1677 f. – *Abb. Nr.: 324*
**»Myriobiblion«** I 447
**Myron** *Abb. Nr.: 279*
**Myrrhe** I 470, 472, 475 – *Abb. Nr.: 1077*
**Mysterien,** griechische I 183, 204 f., 207
**Mythologie,** griechische I 198
**Myxödem** V 2682, 2687
**Myxomatose-Virus** V 2406
**Myxoviren** IV 2196, 2223

# N

**Nabarro** V 2862
**Nabelbruch** *Abb. Nr.: 2598*
**Nachet,** Camille-Sébastien IV 1859 – *Abb. Nr.: 2059*
**Nachet,** R. *Abb. Nr.: 3304*
**nachhippokratische Medizin** I 351 ff., 398
**Nachmanides** II 845
**Nacht** IV 2344, 2349
**Naegele,** Franz Karl III 1341, 1343
**Naegelesches Becken** III 1341
**Nagai** III 1703
**Nagakawa Jun'an** II 665
**Nagarjuna** II 628, 630, 649
**Nagasaki** II 661, 669 ff., V 2782, 2897 – *Abb. Nr.: 661*
**Nagata Tokuhou** *Abb. Nr.: 656*
**Nagatomi Dokushoan** II 665
**Nagayoshi,** Nagai II 677
**Nageotte,** Jean II 1130, 1156
**Nagoya Gen'i** II 662
**Nagual** II 721
**Nahman,** Rabbi II 815
**Nahtapparat** V 2530
**Nahuatl** II 688
**Nakae Toju** II 662
**Namarski** IV 1864
**Nanagayoshi,** Nagai II 677
**Nanahuatl** II 719
**»Nan-king (Klassische Abhandlung über die schwierigen Probleme)«** I 78, 89
**Nantucketfieber** V 2864
**Napoleon III.** V 2882, 2885, 2902 – *Abb. Nr.: 3315*
**Nara,** Periode von II 654 ff.
**Nara** (Heijo-Kyo) II 654 f. – *Abb. Nr.: 648, 652, 686*
**Narabayashi** II 661
**Narboni,** Moshe ben Yoshua II 846
**Narbonne,** Abbon von II 767
**nariuga** II 709
**Narkolepsie** II 1162
**Narkose** II 669, III 1432
**Narmer** I 109
**»Narrenschiff«** III 1489
**Narrenturm** (Wien) III 1557
**Narzißmus** IV 2337
**Nasatja** (Aswin) I 153 f., 171 – *Abb. Nr.: 146*
**Nascher,** Ignaz L. IV 2042
**Nasenamputation** V 2824 – *Abb. Nr.: 3250*
**Nasenbluten** V 2657
**Nasenheilkunde** (Rhinologie) V 2657 ff.
**Nasenhöhle** V 2657, 2660
**Nasenplastik** (Rhinoplastik) II 927, V 2663, 2824, 2826, 2829, 2834, 2874 – *Abb. Nr.: 3031, 3243–3245, 3257, 3258*
**»Nassri«** III 1730
**Nathan ben Zakharya** II 768
**Nathanson,** Amalia IV 2328
**Nativelle,** Claude III 1228, 1701
**Natriumsalicylat** III 1239, IV 2277 f.
**Natron** I 468
**Nattier,** Jean-Marc *Abb. Nr.: 2675*
**Natura mediatrix** I 343, 347, 413
**»Natur des Menschen«** I 434
**»Naturgeschichte«** I 256, 401, II 751
**»Naturgeschichte der Gewächse«** I 360
**»Natürliche und moralische Fragen«** I 428
**Naturphilosophie,** chinesische I 57 f.
— milesische I 218, 228, 244, 257, 267 – *Abb. Nr.: 218*
— platonische I 351
— vorsokratische I 307, 344 – *Abb. Nr.: 218*
**Nauwinck,** J. G. *Abb. Nr.: 3070*
**Navajo-Indianer** II 701
**Nazca** V 2705
**Nazca-Kultur** II 704
**Neandertaler** I 29, 31, 35, 43, II 901
**Neapel** II 624
— Universität II 736
**Nebamun** *Abb. Nr.: 529, 535*
**Nebenhöhlenchirurgie** V 2662
**Nebennieren** III 1267, V 2682, 2687, 2693 – *Abb. Nr.: 3067, 3069*
**Nebennierenhyperplasie** V 2690 – *Abb. Nr.: 3565, 3566*
**Nebenniereninsuffizienz** V 2692
**Nebennierenmark** *Abb. Nr.: 3546*
**Nebennierenmarktumor** V 2693
**Nebennierenrinde** V 2690, 2692
**Nebennierenrindenhormone** VI 3100 – *Abb. Nr.: 3553*
**Nebennierenrindenpathologie** VI 3091
**Nebennierenrindensteroide** V 2700
**Nebennierenrindentumor** VI 3091
**Nebennierenschäden** V 2691
**Nebennierentumor,** virilisierender V 2690
**Nebennierenunterfunktion** V 2683
**Nebenschilddrüse** V 2690, 2694
**Nebenschilddrüsenhormone** VI 3073
**Nebenschilddrüsenunterfunktion** V 2683
**Nebros** I 273
**Nebukadnezar** II 808, 826
**Needham,** John-Tuberville IV 1906, 1929, 1938 – *Abb. Nr.: 2105*
**Neelsen,** C. V 2741
**Neenzephalon** II 909
**Neferirkarer** I 110
**Négre** V 2749
**Negri,** Adelchi IV 2212, 2223, V 2403
**Negus,** V. V 2671
**»Nei-king (Klassische Abhandlung über die Innere Medizin)«** I 54, 58, 60 f., 71, 89, 507, II 652, V 2841
**Neileos** I 369
**Neirab** I 105
**Neisser** (Neißer), Albert Ludwig III 1308, 1470, 1507, 1532, IV 2217, V 2402 – *Abb. Nr.: 1631*
**Neisserscher Diplokokkus** III 1470
**Nekam,** Louis III 1539
**Nekrophilie** I 138
**Nekropole** I 22, 28, 30 f., 34, 36, 41, 43 f. – *Abb. Nr.: 14, 23, 25, 26, 564*
**Nélaton,** August II 933, 1144, III 1283 f., 1290, 1422, 1426, 1650, V 2472, 2489, 2496, 2498, 2872, 2882, 2885 – *Abb. Nr.: 1799, 1800, 2828*
**Nelson-Mayer-Test** III 1511
**Nematoden** V 2841, 2846, 2850, 2864, 2867
**Nemesios aus Emesa** I 434, II 1070, 1112
**Neminski,** Pradwick II 1161 – *Abb. Nr.: 1262*
**Nemours,** Dupont de *Abb. Nr.: 2359*
**Nemours-Auguste** IV 1800
**Neokonfuzianismus** II 662
**Neolithikum** I 180, 539, II 916
**Neomycin** (Framycetin) II 675
**Nephrektomie** III 1430
**Nephrolithotomie** III 1419
**Nephrolithiasis** III 1430, 1442
**Nephropathie** IV 2235
**Nephrotomie** III 1429
**Nepper,** H. VI 2956
**Nera** I 198
**Nero** I 377, 392, 488, 493, III 1189 – *Abb. Nr.: 919*
**Nervensystem** I 443, II 1114 – *Abb. Nr.: 1237*
— peripheres II 1134
**Nervus facialis** II 1132, 1140
— occipitalis major II 1126
— opticus II 1127
— phrenicus II 1111
— recurrens I 415, II 1111
— sympathikus III 1661
— thoracicus longus II 1125
— trigeminus II 1132, 1140
— tympanicus V 2645
— vagus IV 1812 f., V 2666, 2712
**Nesbit** III 1446
**Nestorianer** II 647
**nestorianisch** II 592, 594, 837
**Nestor von Konstantinopel** III 1517
**Netter,** Arnold III 1323, 1446, 1532, IV 2200, 2228, V 2419
**Nettleship** V 2684
**Netzhaut** *Abb. Nr.: 1316, 1319*
**Netzhautablösung** III 1197, 1212 ff.
**Netzhauterkrankung,** diabetische V 2684
**Netzhautriß** III 1213
**Neuber,** Gustav Adolf *Abb. Nr.: 1723*
**Neuburg,** Hospital St. Wolfgang der Barmherzigen Brüder von Gott III 1564 – *Abb. Nr.: 1695*
**Neudorfer,** Ignaz V 2882
**Neuenar** I 557
**»Neuer Rosengarten«** II 1030
**Neues Reich** (Ägypten) I 109
**Neugebauer** III 1301, 1304
**Neuhauser,** Ewald IV 2150
**Neuhippokratismus** *Abb. Nr.: 295*
**Neujean** V 2577
**Neumann,** Isidor III 1527, V 2588
**Neunaugenlarve** (Petromyzon) IV 2328
**Neuner** VI 2992
**Neuplatonische Schule** I 437
**Neuplatonismus** II 604
**Neu-Pythagoräer** I 567
**Neurinom** V 2647
**Neuroanatomie** II 1125
**Neurochemie** II 1135
**Neurochirurgie** II 1164, V 2520, 2534
**Neurochronaxie** V 2672
**Neurofibromatosis** III 1532
**Neuroglia** II 1127, IV 2078
**»Neurographia universalis«** II 1119 – *Abb. Nr.: 1219, 1220, 1242*
**Neurohypophyse** V 2689
**Neurokrinie** V 2813
**Neurologie,** ägyptische I 130
— antike II 1105 ff.
— Galens I 417
— mittelalterliche II 1112
— traumatische V 2885
**Neuron** II 1105, 1128, 1135, IV 1892 f.
**Neuronenkreis von Papez** II 1139
**Neuronentheorie** IV 2328
**Neurophysiologie** II 1121, 1125, V 2812 f.
**Neuropsychiatrie** V 2464
**Neuroradiologie** IV 2160 f.
**Neurose** IV 1981, 2325, 2329 f., 2344 – *Abb. Nr.: 2612*
**Neurosektion** V 2689
**Neurosyphilis** II 1115, 1152
**Neurotomie** III 1616
**Neurotransmission** VI 3064
**Neuville,** A. de *Abb. Nr.: 3295*
**Nevers,** André de VI 2988
**Newcastle-Krankheit** V 2625 f.
**Newman** V 2652
**Newton** IV 1859, V 2373, 2799
**Niankhre** *Abb. Nr.: 463*
**»Nibandhasamgraha«** II 628
**Nicaise** II 919, 953, 964, V 2828
**»Nicandri Theriaca et Alexipharmaca«** *Abb. Nr.: 484, 494*
**Nicham i Arudi** II 618
**Nichols** IV 2281
**Nickkrampf** II 1162
**Nicol,** William IV 1863
**Nicoladoni,** Carl III 1649
**Nicolai** V 2676
**Nicolaier,** Arthur II 673, IV 2186, 2217, V 2402
**Nicolaos** V 2443
**Nicolas** II 895, 902, 908, V 2684
**Nicolas,** Mönch II 843
**Nicolaus Praepositus** III 1615, 1677
**Nicolaus Salernitanus** III 1676
**Nicole,** M. VI 3026
**Nicolescu** II 1130, 1160
**Nicolle,** Charles III 1481, IV 2193, 2196, 2209, 2218, 2221, 2224, V 2400, 2419, 2574, 2863 f. – *Abb. Nr.: 2732*
**Nicolsches Prisma** IV 1863
**Nidanasthana** II 637
**»Nidda«** II 816 f.
**Niehaus,** P. IV 2042
**Niemann** III 1701
**Niere** II 805, III 1396, 1419, V 2501
— künstliche (Hämodialysegerät) *Abb. Nr.: 1563, 1564, 1568*
**Nierenabszeß** *Abb. Nr.: 1559*
**Nierenchirurgie** III 1427, 1442
**Nierenektopie** III 1427
**Nierenentzündung** III 1400, 1425
**Nierenkrankheiten** I 309, III 1398, 1425
**Nierenkrebs** *Abb. Nr.: 1567*
**Nierenphlebitis** *Abb. Nr.: 1553*
**Nierenpunktion** III 1384
**Nierenruptur** *Abb. Nr.: 1561*
**Nierensenkung** (Wanderniere) III 1429
**Nierentransplantation** III 1437 ff., V 2422, 2534 – *Abb. Nr.: 2332, 2850*
**Nierentuberkulose** III 1429 – *Abb. Nr.: 1551*
**Nierentumor** III 1430
**Nierenzyste** III 1428
**Nieswurz** I 102, 185, 271, 406, 437, 519 – *Abb. Nr.: 2149*
**Nietzsche,** Friedrich IV 2326, 2340 – *Abb. Nr.: 2629*
**nighantu** II 631
**Nightingale,** Florence III 1584, 1586, IV 2125, V 2880, VI 3048 – *Abb. Nr.: 2382, 3333, 3534*
**Nikander** V 2363
**Nikandros von Kolophon** I 370 – *Abb. Nr.: 260, 333*
**Niketas** *Abb. Nr.: 994, 997, 1008, 1749*
**Nikolaus V.** I 400
**Nikolaus Dareggio** *Abb. Nr.: 397*
**Nikolaus Myrepsos** I 425, 452 ff., II 755, 776
**Nikolaus von Cremona** III 1407
**Nikolaus von Salerno** II 948
**»Nikomachische Ethik«** I 310
**Nikomaches** I 358
**Nikomedeia** I 553
**Nikotin** II 1136, III 1701
**Nimba** *Abb. Nr.: 2596*
**Nimrud** I 459
**Ninive** II 923, 1057 – *Abb. Nr.: 834, 857*
**Ninsho** II 657
**Nintud** I 99
**Nippur** I 457, II 1057
**Nippur,** Tontafel von III 1688, IV 1789, V 2706
**Nishi** II 661
**Nisibis** II 591
**Nissen** V 2719
**Nissl,** Franz II 908, 1126, IV 1979
**Nitti,** F. III 1709
**Nitze,** Max III 1427
**Niu-kua** I 55 – *Abb. Nr.: 42*
**No,** Lorente de II 1130
**Noble,** General V 2543, 2696
**Nobrega** II 688
**Nocard,** Edmond IV 2223, 2230 ff., V 2614, 2617, 2629, 2631, 2634, 2713, 2742, 2752 – *Abb. Nr.: 2478, 2976*
**Noël,** Suzanne V 2835
**Noggerath** III 1308
**Noguchi,** Hideyo II 1157, III 1507, V 2542 ff., 2863 f. – *Abb. Nr.: 1259*
**Noiré** IV 2168
**»Nomina anatomica«** II 909
**Noradrenalin** III 1231, V 2695, VI 3064, 3070
**Norasi,** Horatio de II 960
**Norbertscheiben** IV 1862
**Nördlingen,** Heilig-Geist-Hospital III 1556 f. – *Abb. Nr.: 1686*
**Norsini** II 960
**Nortesteron** VI 3097
**Nosny** V 2552
**Nosocomium** III 1567

**Nosologie**

Nosologie, indische II 638
»Notes on Hospitals« III 1586
Notfallchirurgie V 2521
Notfallsröntgenologie IV 1797
Notke, Bernt III 1560 — *Abb. Nr.: 1690*
Notre Dame II 775, 1040 — *Abb. Nr.: 811*
Notschlachtung V 2628, 2631
Nott, Josiah Clark V 2541
Noureddine, Abdelkader II 1027
Nous I 257, 259 ff.
Novak-Kanüle III 1320
Novocain III 1210, 1231, 1707, VI 2992
Nowack IV 2230
»Nubes (Wolken)« I 190
Nubien I 22
Nuck von Leiden, Anton II 986, III 1418, 1627, 1632, IV 1922, 2000
Nuclei cerebellares II 1125
Nucleolus II 1887, 1912, 1936
Nucleus caudatus II 1160
Nucleus dorsalis (Clarke-Säule) II 1126
Nucleus niger II 1120
Nucleus pulposus II 1166
Nucleus subthalamicus (Corpus Luysii) II 1126, 1160, 1168
Nufer, Jacob II 1033 f.
Nukleinsäuren *Abb. Nr.: 3556*
Nukleoplasma IV 1889
Numa Pompilius II 1033
Numisianus I 411
»Nuovo Receptario« III 1678
Nuri-Hospital II 616
Nürnberg, Heilig-Geist-Spital III 1557
— Julius-Spital III 1557 ff. — *Abb. Nr.: 1687*
— Leprosenhaus St. Peter *Abb. Nr.: 1684*
— Magdalenenhospital III 1555
Nussbaum, Johannes Nepomuk von III 1655, V 2501
Nylin III 1227
Nymphodoros I 369
Nystagmus V 2653

## O

Oberägyptisches Reich I 109
Oberkieferprothese *Abb. Nr.: 3453*
Oberling, Charles V 2773, 2776 — *Abb. Nr.: 3156*
Obermeier V 2856
Oberschenkelbruch III 1617
Oberschenkelprothese V 2604 f. — *Abb. Nr.: 2956—2959*
Objektivmikrometer IV 1862
Objekttisch IV 1855
Oblatenkapseln III 1720
Oblativität II 2349
Oblonsky IV 1798
Obrastzow III 1248
»Observationes anatomicae« II 1075
»Observations on the Dropsy of the Brain« IV 2450
»Observationum medicorum rararum« IV 2055
Obstetrik VI 3099
Ochoa, Severo *Abb. Nr.: 3547, 3548*
Ochsner III 1254
Odd, William V 2682
Oder, Eugen V 1550
Ödipus *Abb. Nr.: 2618*
Ödipus-Beziehung IV 2328
Ödipuskomplex IV 2331, 2345
Ödipus-Phase *Abb. Nr.: 3571*
Odontagogon I 516
Odontologie VI 2992
O'Dwyer V 2670
»Odyssee« I 181, 199, II 591
Odysseus I 192, 205, 509 — *Abb. Nr.: 177, 194, 195, 270, 272*
Oefele, v. I 524, 528, III 1462, V 2842
Oelerich III 2953
»Œuvres complètes« III 1621
Œxmelin, Alexander *Abb. Nr.: 3396*
Offmann IV 2219

Ogle V 2695
Ogsten V 2683, 2690 f.
Ogston, Alexander III 1652
Ohmori V 2830
Ohrenentzündung V 2647, 2653
Ohrenheilkunde (Otologie) V 2641 ff. — *Abb. Nr.: 3014*
Ohrenkrankheiten V 2642
Ohrenplastik (Otoplastik) V 2824
Ohrenspiegel (Otoskop) V 2646 — *Abb. Nr.: 3049*
Ohrmuschel V 2642 f.
Ohrschnecke V 2643, 2653 — *Abb. Nr.: 3009*
Ohrschneckenimplantat *Abb. Nr.: 3022, 3023*
Ohrschneckenimplantation V 2654
Ohrtrompete *Abb. Nr.: 3020*
Oikist I 223
Oikonomos, Spyridon I 348
Oita (Funai) II 661
Oken, Lorenz II 900, IV 1885, 1933
Oki II 678
Ökonomie V 2622
Oktavia I 516
Okularmikrometer IV 1862
Okuni II 656
Okuni-nushi no Mikoto II 651
Oldenburgh, Henry IV 1850
Oleus V 2763
Oligospermie V 2808
Olilinqui-Pflanze *Abb. Nr.: 742*
Oliver V 2682
Olivier, F. II 964, V 2385
Ollier, Louis Xavier Edouard Léopold II 1654 f., 1659, 1661, V 2502 f., 2506, 2513, 2834 — *Abb. Nr.: 2839*
Ollivier, Alexandre-François II 1151, V 2872 f.
Olmeken II 711 ff.
Olmer IV 2221
Olombel, J. S. V 2856
Olympia *Abb. Nr.: 559*
Olympische Spiele I 281, 288
Omaijanden II 587, 592 ff., 602, 610, 625, 837, V 2365 — *Abb. Nr.: 610*
Omar I 444, II 587, 593
Omar Khajam II 603, 618
Ombrédanne V 2513, 2695
»Omocentricum« IV 1837
Onanie II 815 — *Abb. Nr.: 1781*
Ondegardo II 704 f.
Onesikritos von Astypalaia I 162
Onkologie (Karzinologie) V 2770 ff., 2775, 2781 — *Abb. Nr.: 3176*
»Onomastikon« I 276, V 2364
»Onomatologia Medica Completa« *Abb. Nr.: 3519*
Ontogenese IV 1896
»Opera« *Abb. Nr.: 2515*
»Opera chirurgico-anatomica« *Abb. Nr.: 2948*
»Opera omnia« *Abb. Nr.: 1105, 3218*
»Opera omnia Medica et Anatomica« *Abb. Nr.: 3208*
Operationssaal V 2508
»Operative Medizin« V 2488
Ophiasis Celsi III 1515
»Ophresiologie« V 2661
»Ophthalmoduleia, das ist Augendienst« *Abb. Nr.: 3077, 3082, 3157*
Ophthalmologie III 1177 ff.
— ägyptische I 130 ff., III 1177 ff.
— gallische III 1189
— griechische III 1183 ff.
— hebräische II 831
— islamische III 1191 f.
— römische III 1190
Ophthalmoskop II 1147, 1149, III 1203
Ophthalmoskopie, mesopotamische III 1181
Opiate I 439
Opisthotomos I 391
Opium I 102, 204, 392, 485, 523, II 646, 740, 948, III 1688, 1691, 1700, 1789, V 2873
Oporinus II 869

Opotherapie III 1696, V 2686 f.
Oppel V 2516
Oppenheim, Hermann II 1161
Oppenheimer, Carl III 1252
Oppenheimer, Robert IV 2178
Opsonine V 2416
»Opus Chyrurgicum« III 1562 — *Abb. Nr.: 1694*
»Opuscula anatomica nova« II 1086
»Opusculum Egritudinum Puerorum« V 2443
Orci VI 3073
Oreibasios von Pergamon I 271, 425, 428, 430 ff., 442, 447, 454, II 589, 596, 601, 941, 1024, 1070, III 1401, 1516, IV 1959, 1988, V 2433, 2568, 2642, 2760, 2843
Orel, Svante III 1656
Oretes I 267
Orfila, Mathieu IV 1866, V 2382, 2479, 2485
Organizismus I 264
Organochemie IV 1834
Organogenese II 900
»Organon der Heilkunst« IV 2250 ff. — *Abb. Nr.: 2524*
Organotomie III 1833
Organphysiologie IV 1833
Organtransplantation V 2421, 2535 ff., 2836 f.
Orgel, L.-E. IV 2032
Orgonomie IV 2347 — *Abb. Nr.: 2636*
Orio Marcellus I 552
Orlando III 3039
Orleans, Cherubin d' IV 1856
Ormuzd I 538
Ornithose V 2231, V 2406
Oropos *Abb. Nr.: 1086*
Orpheus I 182, 187 f., 193, 213, 480 — *Abb. Nr.: 183, 209*
Orphismus I 214
Orsini, Napoleon III 1748
Orth V 2744
Orthese III 1648
Orthodontie VI 2977
Orthopädie III 1577, 1601 ff., V 2451
Orthophonie I 514
Orthoptik III 1209
Orthos Logos I 318
»Ortus sanitatis« III 1678
Orvietan VI 2976 — *Abb. Nr.: 1836*
Osaka II 667
Osborne, W. IV 1873, 2160
Oseibiah III 1462, 1475
Osgood, Robert Railcy IV 2280
Osiander, Friedrich Benjamin III 1288, 1336, 1342, 1356
Osias II 831
Osiris I 117, 532 — *Abb. Nr.: 106, 564*
Osler, Sir William II 1166, III 1239, 1269, IV 2270, V 2714
Osman II 587
Osmanisches Reich II 585
Osmiumsäure II 1126, IV 2289
Ösophagektomie IV 1806, 1808
Ösophagitis IV 1807
Ösophagoskopie V 2529
Ösophagus (Speiseröhre) IV 1794, 1797, 1805 ff. — *Abb. Nr.: 3043*
Ösophagoskopie IV 1797
Ösophagusruptur IV 1808
Ösophagustrachealfistel IV 1808
Ösophagusulkus IV 1808 — *Abb. Nr.: 1968*
Ösophagusvarizen IV 1808
Ospedale maggiore (Mailand) III 1551, 1574
Ossler II 1159
Osteologie, indische II 632
Osteomalazie IV 2042
Osteomyelitis IV 2879, 2882
Osteopathie IV 2588, 2591, 2595
Osteoplastik V 2601
Osteosarkom (Knochenkrebs) V 2757 f. — *Abb. Nr.: 2803*
Osteosynthese III 1655
Osteotom *Abb. Nr.: 3326*
Osteotomie III 1644, 1652
Ostiense, Leon II 728

Ostradiol V 2698, 2700, VI 3081
Ostrakon I 114
Östriol III 1392, V 2698
Östrogen III 1322, V 2700, VI 3097, 3100 f.
Östrogenrezeptor VI 3100
Östrogentherapie III 1447
Östron V 2698, 2700
Oszillationen III 1274
Oszillographie III 1224
Oszillometer III 1220
Otacilla I 570
Otologie (Ohrenheilkunde) V 2641 ff. — *Abb. Nr.: 3014*
Otomo Sorin II 661
Otoplastik (Ohrenplastik) V 2824
Otosklerose V 2654
Otoskop (Ohrenspiegel) V 2646 — *Abb. Nr.: 3049*
Otsuki Gentaku II 667
Ott V 2698
Öttinger IV 1785
Oudin, J. V 2420
Oudin, Paul III 1222, IV 2140, 2165 ff.
Ould, Fielding III 1335
Ovaratrophie V 2684
Ovarektomie III 1282, 1290, V 2694
Ovarialagenesie V 2695
Ovarialtumor III 1282 ff. — *Abb. Nr.: 1392, 1420*
Ovarialzyste III 1282, 1290 — *Abb. Nr.: 1400, 1416, 1425*
Ovarium II 1049, 1053, IV 1913, 1924, 1927 — *Abb. Nr.: 1430, 2108, 2133*
Ovid I 193, 370, 519, II 1015, 1033 — *Abb. Nr.: 194, 210, 1077, 1078, 2751, 3570*
Oviedo II 688, 708, V 2847
Ovozyte IV 1933
Ovulation IV 1922, 1926, V 2690
Ovulationshemmung VI 3097
Ovulum IV 1914
Owen, B. II 900
Owen, R. V 2857
Owen, S. 2865 — *Abb. Nr.: 3403*
Owen, W. III 1241
Oxalsäure-Transaminase III 1248
Oxydation V 2808
Oxymel III 1717
Oxytocin V 2696, VI 3066, 3070, 3099
Oxyuren (Madenwürmer) IV 1787
Ozäna (Stinknase) V 2658, 2661

## P

Paaw, Peter *Abb. Nr.: 2216—2218, 2278*
Pacchioni, Antonio II 881, 1119
Pachedu *Abb. Nr.: 99*
Pachymeningitis haemorrhagia II 1151
Pädagogik IV 2345, V 2452
Päderastie *Abb. Nr.: 205*
Padua II 749, 838, 840, 872, 885, 1072 — *Abb. Nr.: 778, 1169*
— Universität II 727, 747 — *Abb. Nr.: 775*
»Paedotrophia« II 2446
Paestum *Abb. Nr.: 365*
Page VI 3064
Paget, Sir James III 1522, 1660, IV 2083, V 2857
Pagetsche Krankheit III 1523, IV 2083, VI 3097 — *Abb. Nr.: 2327*
Pagode *Abb. Nr.: 648*
Pajot, Charles III 1337, 1346, 1353, IV 1921 — *Abb. Nr.: 1471*
»Palakopya« I 536
Paläolithikum I 180, II 915 — *Abb. Nr.: 500, 515*
Paläopathologie I 19 ff., III 1606 — *Abb. Nr.: 4*
Palasciano *Abb. Nr.: 3330*
Palästina I 567, II 792, 837, V 2842 — *Abb. Nr.: 813*

Palästra I 190, 279
Palè, Léon *Abb. Nr.: 2556*
Palenque II 712
Palentia, Diego de VI 2928
Paletta, Gian Battista III 1635
Palfyn *Abb. Nr.: 1118*
Pali II 649
Palicki, Bogislav IV 1869
Palisadenwurm V 2847
Palladios von Alexandria I 434, 548
Palladius von Hellenopolis III 1454
Pallares, Sodi III 1222
Pallas, Pierre S. V 2853
Pallova-Zeit *Abb. Nr.: 536*
Palmer, D. III 1315, 1317, 1320, 1322, V 2594, 2690
Palpation III 1217, 1219, 1355, IV 1793, V 2706
Paltauf, Richard IV 2075
Paludrin V 2567
Pamphilos I 552 — *Abb. Nr.: 359*
Pan I 533
Panamerikanische Gesundheitsorganisation (PAHO) VI 3041 f., 3052 f.
Panamerikanisches Gesundheitsbüro VI 3035, 3040 f.
Panas III 1202, V 2886
Panax Ginseng II 678
»Pandekten, medizinische« I 444, II 589, 593, 838, III 1518
Pander, Heinrich Christian IV 1932 f., 1937
Pander-Inseln IV 1933
Panenzephalitis III 1158
Panhypopituitarismus V 2690
Panisset, H. IV 2218, V 2629
Pankijeff, Sergej *Abb. Nr.: 2621*
Pankration I 282
Pankreas (Bauchspeicheldrüse) II 802, 872, V 2684, 2687, 2695 — *Abb. Nr.: 3073*
Pankreaschirurgie (Bauchspeicheldrüsenchirurgie) V 2523
Pankreasextrakt V 2696
Pankreashormon V 2697, VI 3073
Pankreasinsel, aberrierende IV 1816
Pankreaskarzinom (Bauchspeicheldrüsenkrebs) VI 3094 — *Abb. Nr.: 1951*
Pankreaspolypeptid VI 3073
Pankreastransplantation (Bauchspeicheldrüsenverpflanzung) V 2536, V 3097
Pankrein V 2696
Panron, J. IV 2190
»Pantagruel« IV 2265
Pantaleoni III 1318
panta rhei I 236
Pantheus, Johannes Augustinus *Abb. Nr.: 2670*
Pantokrator-Spital (Byzanz) III 1548
»Pantschatantra« II F591
Panum IV 2196
Papanicolaou, G. N. III 1320, IV 2086, V 2690, 2786, VI 3084 — *Abb. Nr.: 3194*
Papillome, venerische III 1458, 1463
Pappenheim IV 1799
Papyrus I 36, 110, 360, III 1513 — *Abb. Nr.: 449*
Papyrus Anastasi I 124, 137, 142
Papyrus Brugsch (Papyrus von Berlin) I 112 f., 116, 132, 134, 474, 479, 482, 485, II 854, 920, 964, 1057, III 1672, V 2430, 2641
Papyrus Carlsberg I 113, 133, 143, II 1004, 1010
Papyrus Chester Beatty I 113, 119 ff., 126, 485 — *Abb. Nr.: 454*
Papyrus der Königin Makeri *Abb. Nr.: 1141*
Papyrus der Prinzessin Herub *Abb. Nr.: 102, 107*
Papyrus Ebers I 110 ff., 116 f., 120, 123, 126 f., 129 f., 132 ff., 139, 143, 463, 465, 468, 470, 473, 485, 508, II 588, 594, 854, 920, 964, 1006, 1057, 1105, III 1177 f., 1606, 1672, 1682,

Philistion von Lokris

1689, V 2430, 2546, 2641, 2706, 2758, 2825, 2842 — *Abb. Nr.: 92, 110*
**Papyrus Hearst** I 112, 118, 135, 463, 467, 485
**Papyrus Jumilliac** *Abb. Nr.: 985*
**Papyrus Kahoun** I 113, 116, 132, 134, 463, 528 f., II 1004, 1010, III 1178, IV 1880, V 2758
**Papyrus Ramesseum** I 114, 129
**Papyrusrollen** V 2361
**Papyrus Smith** I 111 f., 126 f., 129, 132, 135 f., 463, 465, 469, 489, 508, II 854, 920 f., 964, 1105, III 1178, 1606, IV 2036, 2185, V 2758, 2825
**Papyrus von Berlin** (Papyrus Brugsch) I 112 f., 116, 132, 134, 474, 479, 482, 485, II 854, 920, 964, 1057, III 1672, V 2430, 2641
**Papyrus von Brooklyn** I 114
**Papyrus von Budapest** I 114
**Papyrus von Kairo** I 475
**Papyrus von Leiden** I 113, III 1672, IV 2036, V 2641
**Papyrus von London** I 113 — *Abb. Nr.: 452*
**Papyrus von Turin** I 465
**Paraaminosalicylsäure** V 2750 f.
**Paracelsus** I 502, II 755, 963, 976 ff., 1077, 1115, III 1409, 1464, 1499, 1521, 1562, 1633, 1670, 1696, 1698, 1716, 1753, IV 1786 ff., 1968, 2023, 2056, 2241, 2249, 2265, 2325, V 2366, 2445, 2679, 2703, 2708, 2762, 2805 — *Abb. Nr.: 1040, 1621, 1646, 1694*
**Paracuellos** III 1760
**»Paradies der Weisheit«** II 598
**Paradin,** Claude IV 1969 — *Abb. Nr.: 2171*
**»Paradiso«** II 738
**Paraffin** II 1126, IV 1871 f.
**Paragangliome** V 2693
**Paragenese,** telegenetische IV 1938
**Parakusis** V 2644
**Paralyse,** progressive (Gehirnerweichung) II 1157, III 1449, 1506, IV 1979 f. — *Abb. Nr.: 2187, 2188*
**Paralysis agitans** II 1139 f., 1145, 1160
**»Paramirum«** II 1077
**Paranymphios** II 786
**Paraplegie** II 1150, 1154, III 1616
**Parasiten** III 1526, V 2545
— menschliche V 2842, 2844 ff. — *Abb. Nr.: 3294, 3308, 3309*
**Parasitologie** III 1532, V 2389, 2399 ff., 2617, 2729, 2841 ff.
**Parasitosen** V 2468 f.
**Parasympathikus** II 872
**Parathormon** VI 3091
**Paratyphus** V 2870, 2888 f.
**Paratyphusbakterien** V 2402
**Parazentese** II 934
**Pardee,** W. III 1248
**Paré,** Ambroise II 660, 872, 886, 894, 963 ff., 975, 981, 1022, 1030 ff., 1036, 1038, 1050, 1077, III 1196, 1269, 1410, 1412, 1415, 1464, 1519, 1525, 1602, 1617 ff., 1625, 1627, 1637, 1649, IV 1787, 1965, 1968, 1987, 1996, 2002 ff., 2055, 2186, 2244, V 2403, 2496, 2584, 2590, 2600, 2602, 2607, 2659, 2663, 2673, 2708, 2763, 2846, 2869 — *Abb. Nr.: 1025, 1026, 1028—1030, 1035, 1096, 1098, 1108, 1205, 1298, 1565, 1764, 1765, 1769, 1782, 1816, 1901, 2221, 2222, 2224, 2226, 2928, 2955, 2961, 3004, 3021, 3033, 3149, 3238*
— Werke II 967
**Parent,** Antoine III 1207, V 2372
**Parent Duchalet,** A. J. B. *Abb. Nr.: 2394*
**Parietalhirn-Syndrom** II 1156
**Parion** I 570
**Paris** II 754, 764, 766, 788, 838, 866, 952, 956, 962, 1028, 1038, 1040
— Hôpital de la Charité III 1564 — *Abb. Nr.: 1696*
— Hôtel-Dieu III 1550, 1566, 1569 ff. — *Abb. Nr.: 1688, 1691, 1699, 1702*
— Konzil von II 757
— Lariboisière *Abb. Nr.: 1719—1721*
— Maison de l'Enfant Jésus III 1577
— Pesthospital St. Louis III 1567
— Salpétrière III 1568
— Schule II 895, 1197, 1201, V 2472 — *Abb. Nr.: 780*
— Universität II 1070, 1072, 1085 ff., III 1405 — *Abb. Nr.: 1053*
**Pariser Psychoanalytische Vereinigung** IV 2349
**Parisiensa Nomina Anatomica** VI 3028
**Park** V 2474
**Parkes** V 2692
**Parkinson,** James II 1102, III 1222, 1248
**Parkinsonsche Krankheit** I 89, 130, II 1140, 1160
**Parkinson-Syndrom** II 1160
**Parmenides von Elea** I 238, 241, 244, 250, 259, IV 2238
**Parodontitis marginalis** VI 2977
**Parodontologie** VI 2977
**Parodontose** II 600, 719, IV 1997, VI 3000
**Parrocel,** Joseph *Abb. Nr.: 2663*
**Parrot,** Jules Joseph III 1660, V 2460, 2743
**Parrotsche Krankheit** I 40
**Parry,** Caleb Hillier II 1102, III 1246, V 2681
**Parthenon** *Abb. Nr.: 227, 566*
**Parthenogenese** IV 1917, 1938
**Parthenope** II 736
**Partridge,** J. V 2882
**Pascal** IV 2326
**Passahfest** *Abb. Nr.: 829*
**Passarotti,** Bartolomeo II 874 — *Abb. Nr.: 3248*
**Passavent,** Johann von II 955
**»Passionarius Galeni«** II 730, III 1404 — *Abb. Nr.: 759*
**Pasteur,** Louis I 348, II 1158, III 1210, 1292, 1348, 1426, 1435, 1437, 1528, 1532, 1601, 1637, 1640, 1662, 1709, 1714, 1722, IV 2070, 2104, 2108, 2185, 2211 ff., 2234, V 2389, 2392 ff., 2400, 2402, 2413, 2455, 2460, 2471, 2502 ff., 2509, 2557, 2570, 2611, 2617, 2621, 2628, 2634, 2687, 2703, 2711, 2713, 2715, 2781, 2816, 2832, 2860, VI 2990, 2994, 3006, 3023 — *Abb. Nr.: 2480—2483, 2509, 2693, 2695—2697, 2699, 2702, 2709, 2727, 2738, 2970, 2985*
**Pasteurella** *Abb. Nr.: 2985*
— pestis V 2402
— septicaemia V 2402
**Pasteurellose** IV 2230, V 2625
**Pasteurisation** V 2395
**Pasteur Vallery-Radot** V 2662
**Patagonier** II 702
**Patanjali** V 2580
**Pate,** M. V 2460
**Paterson** IV 1925
**Pathogenese** IV 2249, 2254
— altiranische I 166
— mesopotamische I 92
**»Pathologia cerebri et nervosi generis«** *Abb. Nr.: 1214*
**Pathologie,** ägyptische I 125 ff.
— altiranische I 166 ff.
— endokrine V 2690, VI 3087
— indische I 156 ff., II 636 ff.
— mesopotamische I 96 ff.
**»Pathologie des Rückenmarks«** II 1111
**»Pathologie des tumeurs«** *Abb. Nr.: 3171*
**»Pathologische Anatomie des menschlichen Körpers«** *Abb. Nr.: 954, 1234*
**Pathophysiologie** V 2616, 2812
**Patin,** Guy II 984 f., 1087, III 1698, IV 2009, 2012, 2244, V 2564, 2797 — *Abb. Nr.: 1178, 3208*
**Patricius Liberius** I 438
**Patrick,** hl. II 756
**Patroklos** I 203, 206, 480 — *Abb. Nr.: 471*
**Paucarcancha** V 2758 — *Abb. Nr.: 3151, 3152*
**Paukenhöhle** V 2643 f., 2646, 2651 — *Abb. Nr.: 3020*
**Paul,** Gustav IV 2226
**Paul,** Vinzenz von III 1566
**Pauleikhoff** IV 1980
**Paulin** III 1215, 1270
**Paulinen-Stiftung** (Stuttgart) III 1580
**Paullini,** K. G. I 460
**Paulus von Ägina** I 267, 372, 425, 428, 440, 442, 447, 451, 454, II 589, 591, 596, 602, 755, 941, 943, 954, 975, 1024, 1070, III 1401, 1415, V 2433, 2582, 2642, 2658, 2666, 2761, 2826, 2844 — *Abb. Nr.: 2648*
**Pauperismus** IV 2101
**Pausanias** I 180, 193, 210, 243, 270, 274, 355, II 1033, 1112
**Pautrier,** Lucien Maria III 1509, 1511, 1534, V 2722
**Pauwels,** F. R. III 1666
**Pavia** II 748, 838
**Pavillonkrankenhaus** III 1572, 1585 ff. — *Abb. Nr.: 1718—1721*
**Pawlow,** Iwan II 1139, III 1362, IV 1799, 1978 — *Abb. Nr.: 1240*
**Pawlowscher Hund** II 1139, III 1362
**Payr,** Erwin III 1588
**Pazuzu** *Abb. Nr.: 78*
**Peabody** V 2717
**Peacock** III 1246
**Péan,** Jules III 1295 ff., V 2498, 2509, 2886 — *Abb. Nr.: 1409, 1431*
**Péansche Klemme** V 2499
**Pearl,** R. IV 2033
**Pearse** V 2526
**Pearson,** Karl IV 2018, V 2562
**Pearson,** R. IV 2266
**Pebrine** V 2395
**Pecquet,** Jean II 878 ff., V 2798, 2851 — *Abb. Nr.: 938*
**Pedikulose** IV 2118
**Peebles,** T. C. IV 2196
**Peft Moneith** *Abb. Nr.: 104*
**Pégaud,** Adolphe *Abb. Nr.: 3434*
**Peirese** V 2848
**Peitschenwurm** V 2844, 2847
**P'ei Wen-Tschon** I 53
**Peking-Mensch** I 52
**Pelagius II.** I 504
**Pelagonios** I 552, 554 ff.
**Peleus** I 192
**Pellanda** III 1307
**Pelletan,** Philippe II 1000, V 2475, 2477 ff., 2489, 2566, 2878 — *Abb. Nr.: 2775*
**Pelletan,** Pierre *Abb. Nr.: 2775*
**Pelletier** III 1228, 1700, 1712, IV 1873, 2269 — *Abb. Nr.: 1855*
**Pellier de Quensy** III 1198, 1201, 1215
**Pellizi** V 2695
**Peloponnes** I 193, 198
**Pelops** I 411
**Pelusium** II 760
**Pelvigraphie** III 1320
**Pemphigus syphiliticus** III 1370
**Pende,** Nicola IV 2255, V 2681, 2688
**Pendred** V 2693
**Penfield** II 1138, 1162
**Penicillin** II 674, 1157, III 1211, 1230, 1232, 1239, 1348, 1472, 1508, 1511, 1705, 1710, IV 2197, 2278, V 2407, 2517, 2725, 2897 — *Abb. Nr.: 1864, 2505, 2700*
**Penishülle** V 2547 — *Abb. Nr.: 2886*
**Penn,** Jack V 2821
**»Pentateuch«** II 791, V 2361, 2842
**Pentathlon** I 282
**»Penthaesthesion«** V 2661
**Pentothalnarkose** V 2897
**»Pen-ts'ao king«** I 58, II 652, III 1672 — *Abb. Nr.: 41*
**Pepi-Ankh-Ri** III 1177
**Pepper,** William IV 2083
**Pepsin** IV 1787, 1792
**Pepys** V 2729
**Perche,** Henry de V 2855 — *Abb. Nr.: 1200, 1293, 1742, 1934, 2204*
**Percy,** Pierre François III 1639, V 2471, 2513, 2602, 2871, 2873, 2875, 2877, 2902, 2905 — *Abb. Nr.: 3319*
**Perdikkas II.** I 273, 297 f.
**Pereira,** Gomez IV 1969
**Pereira,** Jacob Rodriguez V 2453, 2648 — *Abb. Nr.: 3013*
**Peres,** Damaio VI 2932
**Perfusionszintigraphie** III 1257
**Pergamon** I 361, 370, 411, III 1183 — *Abb. Nr.: 998*
**Periadenitis** III 1457
**Periduralanästhesie** III 1364
**Pérignon,** Dom V 2766
**Perikardektomie** III 1254
**Perikarditis** (Herzbeutelentzündung) II 1071, 1090, III 1231, 1238, 1252 — *Abb. Nr.: 1362, 1364*
**Perikles** I 179, 257, 265, 296, 299
**Periodeut** I 233, 250, 267, 276, 316, 441, II 928, 941
**periodeutai** II 928, 941
**Peripatetiker** I 358, II 607
**Peripatetische Schule** I 428
**Peripatos** I 358 — *Abb. Nr.: 338*
**»Peri Phones«** V 2666
**Periviszeritis** IV 1827
**Perkin,** William IV 1874
**Perkolation** III 1716
**Perkussion** II 1057, 1096, 1100, 1103, III 1217, 1219, IV 1793, V 2447, 2666, 2703, 2709, 2739, 2815 — *Abb. Nr.: 3079*
**Perniziosa** V 2687
**Pernkopf** II 903
**Peron** V 2693
**Perrault,** Claude IV 1902, V 2585
**Perroncito** V 2399
**Perrotet** IV 2300 — *Abb. Nr.: 2581*
**Perry,** Edward V 2721
**Persephone** I 188
**Perser** II 589
**Persien** V 2705
**»Persika«** I 176, 271 — *Abb. Nr.: 266*
**Persona** IV 2346
**»Perspectiva«** III 1195
**»Perspectiva communis«** III 1195
**Peru** II 683, V 2705
**Peruaner** II 709
**Perubalsam** (quinaquina) II 706, 710
**Perugino** *Abb. Nr.: 351*
**Perutz** *Abb. Nr.: 2719*
**Pesellino,** Il *Abb. Nr.: 3248*
**Pessar** II 1009 f.
**Pest** I 296, 298, 395, 411, 558 ff., 564, II 620, 724, 743, 747, 760, 800, 846, 953, III 1553, 1566, 1737, IV 2189, 2217, V 2568 ff., VI 3031 ff., 3036 — *Abb. Nr.: 2875, 2876, 2910—2915, 3276, 3293, 3312*
— rurale V 2574
**Pestalozzi** III 1358
**Pestbazillus** V 2573, 2870, VI 3032 — *Abb. Nr.: 2914*
**Pestepidemie** V 2568, 2755 — *Abb. Nr.: 3526*
**Pesterreger** V 2400
**Pesthaus** III 1553, 1556, 1566 — *Abb. Nr.: 1683, 1685*
**Pesthospital St. Louis** (Paris) III 1567
**Peter** V 2741
**Peter I.** IV 1851
**Peter II. von Aragon** II 766
**Petermann** II 1033
**Peters** III 1429, IV 1942
**Petit,** Antoine II 886, III 1330, 1570
**Petit,** Jean-Louis II 886, 997 ff., III 1198, 1420, 1629, 1632, IV 1786, 2060, 2208, V 2647, 2766, 2872, 2878 — *Abb. Nr.: 1774*
**Petit,** Marc-Antoine V 2505, 2647
**Petrarca** II 728, III 1519
**Pétrequin,** Joseph II 930, IV 2224, V 2506
**Petrie,** Sir Flinders I 113, 527, II 1004, V 2362
**Petromyzon** (Neunaugenlarve) IV 2328
**Petroncellus** V 2762
**Petronius** I 519, V 2582
**Petrus Abaelardus** II 625
**Petruschky** V 2749
**Pette-Döring** II 1158
**Pettenkofer,** Max von III 1581, V 2685
**Petters** V 2684
**Pettit** IV 2220, 2228
**Petty,** Sir W. V 2452
**Peu** II 1040 ff., 1045 f.
**Peyer,** Johann Conrad IV 1853
**Peyersche Plaques** IV 2065
**Pezyma,** Ludvik III 1626
**Pezzi,** Mario III 1237, VI 2957, 2960
**Pfahler,** G. IV 2150
**Pfalz,** C. V 2653
**Pfalzspeint,** Heinrich von III 1622
**Pfannenstiel,** Johann III 1308
**Pfeiffer,** Richard III 1714, IV 2217, 2224, V 2416, 2713
**Pfeiffer,** Siegismund August IV 1895
**Pfeiffer-Bakterien** V 2402
**Pferd** V 2620 — *Abb. Nr.: 2980, 2998*
**Pferdearzt** I 547, 551 ff., 557, 566, 568
**Pferdeheilkunde** I 551, 567, III 1726
**Pferdekrankheiten** I 554, 558, 564 ff., II 631
**Pferdepocken** V 2404
**Pferdestaupe** III 1742
**Pferdetollwut** I 563
**Pferdetyphus** V 2628
**Pfister,** Pastor IV 2341
**Pflanzenhistologie** IV 1851
**Pflüger,** E. F. W. IV 1925, V 2712, 2717
**Pflugscharbein** V 2657
**Pfortadersystem** *Abb. Nr.: 3552*
**Pforzheim,** Terrassenkrankenhaus *Abb. Nr.: 1731*
**Pfründnersaal** III 1556
**Phaer,** Thomas V 2444, 2446
**Phagozyt** V 2416, 2418 — *Abb. Nr.: 2733*
**Phagozytose** V 2416, 2418, 2715, 2891
**»Phaidon«** I 232
**Phaidros** I 316 ff.
**Phaistos** I 197
**Phallophorie** I 185 — *Abb. Nr.: 214*
**Phallos** I 187
**Phalluskult** III 1475
**Phäochromozytom** III 1267, V 2693, VI 3091
**»Pharmaceutice rationalis«** II 1094
**»Pharmacopaea danica«** III 1680
**Pharmakologie,** ägyptische I 463 ff.
— griechische I 256 f., 480
— römische I 480
**Pharmakon Nepenthes** I 204
**Pharmakopöe** I 42, III 1675 ff.
— sumerische I 457
**Pharmazeutik,** antike I 457 ff.
— mesopotamische I 457 ff.
**Pharmazie** III 1669 ff.
— assyrische I 459
— römisch-griechische I 504
**Phasenkontrastmikroskop** IV 1864
**Phelps,** Abel Mix III 1649
**Phenol** III 1292, V 2396, VI 3100
**Phenothiazine** III 1713
**Phidias** I 316 — *Abb. Nr.: 357*
**Philagrios** I 430, 437
**Philinos von Kos** I 367 f.
**Philip,** Sir Robert V 2754 f.
**Philipp II.** I 358, V 2554
**Philipp der Schöne** V 2762
**Philippos** *Abb. Nr.: 310, 367*
**Philipp I. von Spanien** V 2368
**Philipp VI. von Valois** II 766
**Philistion von Lokris** I 270, 332, 351, 355

Philoktet

**Philoktet** *Abb. Nr.: 195*
**Philolaos** I 231 f., 267
**Philomenos** I 563, II 1024
**Philoponos** II 604
**Philosophie,** chinesische I 73 f.
**»Philosophische Perle«** *Abb. Nr.: 1209*
**Philostorgios** I 430 f.
**Philostratos von Lemnos** I 289
**Philumenus** I 377, 437
**Phimose** III 1450
**Phlebitis** (Venenentzündung) III 1254, 1257, 1362, 1373 — *Abb. Nr.: 955, 1367*
**Phlebographie** III 1222, 1254, 1320
**Phlebotomie** II 733, 758 — *Abb. Nr.: 812*
**Phlegma** I 351, II 637
**Phlegmasie** *Abb. Nr.: 3228*
**Phlogistontheorie** V 2808
**Phokomelie** V 2609 — *Abb. Nr.: 2117*
**Phonation** V 2641
**Phonokardiographie** III 1217, 1221 f.
**Phosphen** III 1186
**Phospholipide** VI 3076
**Phosphor** V 2385 — *Abb. Nr.: 1852*
**Photius** I 437, 447
**Phrenes** I 204
**Phrenesie** I 402, IV 1956
**Phrenikusexhärese** V 2748
**Phrenologie** II 907, 1125, 1137 — *Abb. Nr.: 970, 1239*
**Phries** III 1486
**Phthisiogenese** V 2744
**Phthisis** I 402, 405, V 2735, 2737
**Phtisanus,** Johannes III 1195
**pH-Wert** (Fötusblut) III 1391
**Phylogenese** IV 1896
**Phylotimos** I 357
**»Physica«** III 1737
**»Physica sacra«** *Abb. Nr.: 832, 847, 2704*
**»Physices elementa mathematica«** V 2374
**»Physici et medici graeci minores«** I 447
**Physick,** Philip Syng III 1643
**Physiognomie** I 337, 434, V 2430
**»Physiologia Kircheriana experimentalis«** *Abb. Nr.: 3198*
**Physiologie** I 38, IV 1833, V 2789 ff. — *Abb. Nr.: 3197, 3224, 3228*
— altchinesische I 61 ff.
— indische I 151 ff., II 634 ff.
**»Physiologie der Bewegungen«** II 905, 1144
**Physiotherapie** V 2590
**Physis** I 225, 228, 262 — *Abb. Nr.: 221*
**»Phytognomonica«** III 1670
**Phytotherapie** III 1673
— chinesische I 49
**Pialoux,** P. V 2653 — *Abb. Nr.: 3022, 3023*
**Piarry,** Pierre-Adolphe V 2661
**Picard,** Paul IV 2077, 2079
**Picart** *Abb. Nr.: 629*
**Piccard,** Auguste VI 2952 — *Abb. Nr.: 3432*
**Piccini,** Giacomo *Abb. Nr.: 3218*
**Piccolomini** IV 1842
**Pick,** Filipp III 1253, 1527, V 2693, VI 3091
**Pickelfieber** IV 2221
**Pick-Herxheimersche Krankheit** III 1527
**Pickwick-Syndrom** III 1259
**Picque,** Robert V 2512, VI 2962
**Pictorius,** Georg (Maler Georg) V 2445, 2452
**Pien Chao** II 806
**Pien Ts'io** I 76
**Piéry** IV 2222, V 2751
**Pietrantoni** V 2662
**Pietro Dini,** Dino di III 1749 f.
**Pigmentzirrhose** V 2684
**Pignorius** V 2369
**Pilatre de Rozier,** François VI 2948 f. — *Abb. Nr.: 3417*
**Pillen** III 1718
**Pillendreher** I 504
**Pilocarpin** III 1210
**Pilze** V 2855
**Pilzinfektion** V 2676
**Pina,** Luiz de VI 2932
**Pinard,** Adolphe III 1349, 1351, 1353, 1355 f., 1374 — *Abb. Nr.: 1469*
**Pincus** IV 1938
**Pindar** I 171, 194, 311
**Pineau,** Séverin II 872, 1031
**Pinel,** Philippe II 1142, IV 1950, 1976, 1982 f., 2065, 2109 — *Abb. Nr.: 2178, 2180*
**Pingat** *Abb. Nr.: 2772, 2776*
**Ping-ynam-hou-lun** II 656
**pink disease** (Akrodynie) II 1159, V 2463
**Pinkus,** Hermann V 2834
**Pinto,** Fernand Mindez II 660
**Piper,** Johann Heinrich III 1568
**Pirogoff,** Nicolai V 2601, 2878, 2880 ff., 2893
**Pirogoff,** Nikolai Ivanovitch III 1643 — *Abb. Nr.: 2491*
**Pirquet,** Clemens v. IV 2275, V 2418, 2459, 2719, 2742
**Pisano,** Giovanni *Abb. Nr.: 3235*
**Pitard,** Jean II 953, 957, III 1407
**Pitcairn,** David II 1103, IV 2273
**Pithekanthropus** V 2757
**Pitres** II 1147, III 1254, V 2714
**Pitts** II 908
**Pityriasis** III 1525
**Pizarro,** Francisco II 683, 704
**Placenta praevia** III 1326
**Placotonus,** Johannes III 1678
**Planches,** Tanquerel des V 2362, 2384 — *Abb. Nr.: 2681*
**Planer** V 2556
**Plantade,** François de IV 1905
**Plantes,** Ziedres de V 2716
**Plasmazellen** V 2420
**Plasmide** V 2410, 2423
**Plasmodien** V 2864
**Plasmodium falciparum** *Abb. Nr.: 2899, 2901*
**Plasmodium gallinaceum** V 2567
**Plasmodium malariae** *Abb. Nr.: 3301*
**Plasmoid** IV 1892
**Plasmoquin** V 2566 f.
**Plastik,** intrakardiale III 1217
**Platane des Hippokrates** *Abb. Nr.: 304*
**Platearius,** Johannes II 1025, III 1675
**Platearius,** Matthaeus III 1675, 1683, 1693, 1696 — *Abb. Nr.: 752, 1821, 1839*
**Plater,** Félix II 1088, IV 1968, 2054
**Platner,** Johann Zacharias III 1198, 1634, V 2662
**Platon** I 232, 261, 275, 279, 284 f., 319, 351 f., 355, 358, 361, 411, 420, 438, 480, 537, 544, II 620, 640, 646, 856, 858, 868, 929, 1015, 1060, 1109, IV 1947, 1950, 1954, V 2580, 2584, 2751 — *Abb. Nr.: 312, 330, 908*
**Platonicus,** Apuleius III 1736
**Platonische Akademie** I 352, 358
**Platonismus** II 605 f.
**Plättchenaggregationshemmer** III 1250 f.
**Platter,** Felix V 2644, 2851
**Plattwürmer** V 2546, 2842, 2846, 2850
**Plautus** II 1015, V 2363
**Plazenta** II 817 — *Abb. Nr.: 1130*
**Plazentamassage** V 2436
**Plazzoni** II 1051
**Pleistozän** *Abb. Nr.: 502, 509, 510*
**Plenck,** Joseph Jakob von II 667, III 1522, 1525
**Plessiketer** *Abb. Nr.: 1328*
**Plessimeter** V 2662
**Plethysmographie** *Abb. Nr.: 3112*
**Pleuraerguß** V 2710
**Pleuroskopie** V 2718
**Plexus brachialis** *Abb. Nr.: 1232*
**Plexus chorioideus** II 1111
**Plinius d. Ä.** I 216, 242, 253, 256, 299, 355, 360, 370, 372, 374 f., 377, 395, 401, 407, 419, 489, 491, 493, 548, 563, 567, II 647, 689, 751, 934, 1017, 1033, III 1186, 1514, 1612, 1673, 1683, V 2363, 2434, 2554, 2561, 2736, 2826, 2843
**Plinius d. J.** V 2607
**Ploegh,** Cornelis Jacobsz III 1632
**Plotin** II 604
**Plumier** *Abb. Nr.: 691, 692*
**Plummer** V 2693
**Plummer-Vinson-Syndrom** IV 1808
**Plutarch** I 189, 261, 559, 563, V 2452
**Pluto** *Abb. Nr.: 328*
**»Plutos«** I 209
**Plymouth,** Royal Naval Hospital III 1571
**Pneuma** I 228, 262, 351 ff., 356, 358 f., 383 f., 390 f., 404, 428, 452, II 640, 1060, 1064, 1067 f., 1110, IV 2038, V 2790
**Pneumalehre** I 383
**Pneumatiker** I 378, 382 ff., 428
**Pneumenzephalographie** II 1131, IV 2160
**Pneumokokkus** II 678, IV 2214, 2217, V 2397, 2402, 2409, 2571, 2713 — *Abb. Nr.: 2701, 3096*
**Pneumomediastinographie** V 2716
**Pneumonektomie** V 2719
**Pneumonie** IV 2232, 2234, V 2714, 2723, 2725, 2729 — *Abb. Nr.: 3095*
**Pneumoperitoneum** V 2748
**Pneumothorax** V 2710, 2718, 2746 ff., 2896
**Pocken** I 444, II 620, 724, 760, III 1518, IV 2189, 2203 ff., 2298, V 2437, 2439, 2879, 2888, VI 3043, 3060 — *Abb. Nr.: 2716, 3541*
— kleine IV 2205
**Pockenanstalt** III 1553
**Pockenepidemie** V 2755
**Pockenimpfung** V 2405, 2452 — *Abb. Nr.: 2792*
**Pockenvirus** IV 2223, V 2404 ff.
**Podagra** IV 2261 ff., 2269, 2273
**Podaleirios** I 270, 278, 509, II 927, III 1609, VI 2921
**Poincaré,** Henri IV 1877, 2140, 2165
**Poirier,** Paul II 895, 902, III 1648, V 2779
**Poliomyelitis** V 2452, 2465, 2596, 2726, 2728
**Poliomyelitis-Virus** V 2422
**Poliozephalitis** II 1150
**»Politeia«** I 275, 279, 318, II 1015 — *Abb. Nr.: 229*
**Politzer,** Adam V 2651 f. — *Abb. Nr.: 3019, 3028*
**Polkörperchen** IV 1925
**Pollux,** Julius I 276, 284, 395, V 2364
**Polo,** Marco *Abb. Nr.: 3382*
**Polyarthritis** II 1144, IV 2281 ff., 2286, 2288
**Polybios** I 274, 316, 341, 513, II 1008
**Polydamna** I 204
**Polygamie** II 606
**Polygraph** *Abb. Nr.: 1337*
**Polyklet von Argos** I 316
**Polykrates von Samos** I 267, V 2759
**Polyp** V 2661 — *Abb. Nr.: 3029*
**Polypeptide** VI 3066 ff.
**Polypeptidhormone** VI 3079
**Polypharmazie** III 1716
**Polyphem** I 181 — *Abb. Nr.: 270*
**Polyposis** IV 1826
**Polysaccharide** V 2418
**Poma de Ayala,** Guaman II 708
**Pomet,** Pierre III 1679, 1693
**Pompadour,** Marquise de II 996
**Pompeji** II 934, 1017, 1028 — *Abb. Nr.: 325, 363, 377, 382, 387, 391, 401, 403, 483*
**Pompejus** I 372 f.
**Pompejussäule** *Abb. Nr.: 342*
**Pomponatius** IV 1968
**Ponce,** Don Pedro V 2647
**Poncet,** A. V 2501, 2507, 2511 f. — *Abb. Nr.: 925*
**Pons Varoli** II 1115
**Ponteau der Jüngere** *Abb. Nr.: 2486*
**Pontos** I 371
**Pontus der Große** II 838
**Popol-Vuh** II 712
**Popper** II 1157, IV 2228
**»Popular Monthly«** I 19
**Porcher,** Pierre IV 2145, 2147
**Poroi** I 358, 398, 400
**Porphyrinurie** II 1160
**Porro,** Eduardo III 1356, 1359
**Porrosche Operation** III 1356, 1359
**Porta,** G. B. della III 1670, IV 1993 — *Abb. Nr.: 2207*
**Porta,** J.-B. IV 1966
**Porta,** Luigi *Abb. Nr.: 1366, 1369*
**Portal,** Antoine II 888, 898, V 2378
**Portal,** Paul II 1046
**Porter** V 2420
**Portes** III 1359, 1373
**Portessche Operation** III 1359
**Portier,** Paul V 2417, 2704, 2720, 2810 — *Abb. Nr.: 3103, 3230*
**Portmann,** G. V 2672, 2677
**Poseidippos** I 270
**Poseidon** I 543
**Poseidonios** I 369, 437
**Posselt** III 1701
**Possessivität** IV 2349
**Post,** Miley VI 2960
**Potain,** Pierre Charles III 1220, 1238, 1245, 1252, 1267, 1272, V 2714, 2746 — *Abb. Nr.: 1543*
**Poterius** V 2369
**Pott,** Percival II 933, 998, III 1633, V 2379, 2488, 2773 — *Abb. Nr.: 2669, 3165*
**Pott-David-Syndrom** II 1107
**Potter** IV 2153, V 2695
**Pottsche Krankheit** I 30, 129, 325, III 1635, V 2735 — *Abb. Nr.: 17, 1746*
**Pouchet,** F.-A. IV 1922, 1925, V 2394 — *Abb. Nr.: 2124, 2125, 2697*
**Pourbus,** Frans *Abb. Nr.: 3164*
**Pourfour du Petit,** François II 1122, 1133 f. — *Abb. Nr.: 3211*
**Poussielgue,** M. *Abb. Nr.: 3295*
**Poussin,** Nicolas *Abb. Nr.: 2912*
**Poutrel,** F. *Abb. Nr.: 2701, 2703, 2707, 2710—2713, 2731, 2975, 3096, 3129, 3347*
**Power,** Henri V 2796
**Poxviren** V 2405
**Po-yang,** Wei IV 2038
**Poyet,** Bernhard III 1570, V 2671 — *Abb. Nr.: 1700, 1701*
**Pozzi,** Samuel Jean III 1300, V 2694 — *Abb. Nr.: 1401, 1413*
**»Praband hacintamani«** II 630
**»Practica brevis«** III 1675
**»Practica copiosa«** II 972
**»Practica der Wundartzney«** III 1621, V 2444
**»Practica puerorum«** V 2439
**Prädiabetes** III 1372, V 2695
**»Praecepta salubria«** V 2364
**»Praecogitiones coacae«** II 1060
**»Praedium rusticum«** III 1753
**»Praeparatio Evangelica«** II 647
**Praepositus,** Nicolaus III 1615, 1677
**Prag** II 788
— Hospital der Barmherzigen Brüder III 1565
**Prajapati** II 627
**Präkolumbische Medizin** II 683
**»Praktische Moral des Arztes«** II 606
**prana** V 2705
**pranayama** (Atemkontrolle) II 644, V 2580
**Prärieindianer** II 701
**Prasmowski-Prisma** IV 1863, 1887
**Prausnitz,** C. V 2721
**Pravaz,** Charles Gabriel III 1649, 1721, V 2506, VI 2992 — *Abb. Nr.: 1339, 1796, 2840*
**Praxagoras von Kos** I 351, 356 f., 362, 373, 418, II 1017, 1061, IV 1791
**Preiseo,** Claude-Martin VI 2996
**Premierfait,** Laurent de *Abb. Nr.: 919*
**Presbyopie** III 1195
**Préterre,** J. V 2886, VI 2992
**Preuß** II 801, 821, 829
**Prévost,** Jean-Louis IV 1906, 1908, 1912, 1924, 1935, 2228
**Prevost,** M. V 2681, VI 2953
**Prévot,** A. V 2402, 2634
**Priapismus** II 1106
**Priapos** III 1475
**Priene** *Abb. Nr.: 190*
**Priestley,** John II 1123, V 2709, 2808, 2832, VI 2991
**Primaticcio** II 940, 974 — *Abb. Nr.: 993, 997*
**Primatice** *Abb. Nr.: 1749*
**Pringle** V 2555
**Prinzmetal** III 1247
**Procainamid** III 1229
**Proculos** I 377
**Prodikos von Keos** I 265
**Profatius** II 841
**Progerie** (Werner-Syndrom) IV 2032
**Progesteron** III 1322, V 2690, 2700, VI 3076, 3097, 3100 f.
**»Prognosen«** V 2434
**»Prognostikon«** I 335 f., 363
**Proinsulin** VI 3073 — *Abb. Nr.: 3554*
**Projektion** IV 2330
**Projektionsmikroskop** IV 1855
**Prokain** VI 2992
**Prokaryonten** V 2422 f.
**Proksch,** Johann Karl III 1482
**Proktosigmoidektomie** V 2523
**Proktoskop** II 933
**Prolaktin** III 1392, V 2697, VI 3075, 3083
**Prolaktinadenom** VI 3089
**Prolane** V 2697
**»Prolegomena zum Studium der Geschichte«** II 621
**Prometheus** I 183
**Prontosil** III 1472, 1508, V 2407
**Properdin** V 2419
**»Prorrhetikon I«** I 336
**»Prorrhetikon II«** I 336
**Prost** IV 2208
**Prostaglandine** VI 3076
**Prostata** III 1398
**Prostatachirurgie** III 1432, 1445
**Prostataentzündung** III 1446
**Prostatahypertrophie** III 1415, 1431, 1445
**Prostatakarzinom** (Vorsteherdrüsenkrebs) III 1446 f., V 2783, VI 3101
**Prostatektomie** V 2526 f.
**Prostitution** *Abb. Nr.: 2394*
**Prosymnos** I 188
**Protagoras** I 265, 316 ff.
**Proteid-Enzyme** V 2409
**Proteine** V 2418 — *Abb. Nr.: 2718*
**Proteinsynthese** VI 3078
**Proteinurie** III 1382
**Proteohormone** V 2697
**Proteus** V 2402
**Prothesen** III 1647 f. — *Abb. Nr.: 3356*
— urologische III 1442
**»Prothetik«** III 1185
**protopathische Empfindung** II 1135
**Protoplasma** IV 1889, 1891
**Protospatharios,** Theophil II 755, III 1408
**Protozoen** IV 1891, V 2399, 2851, 2854, 2862, 2866
**Proudhon,** Pierre-Joseph *Abb. Nr.: 3562*
**Proust,** Adrien V 2684, VI 3032, 3036
**Provencialis,** Yehouda ben Jacob II 846
**Prowazek,** Stanislaus IV 2193
**Proxagoras** II 860
**Prunière** II 913 ff., 919
**Prusia** I 553
**Pruska,** C. V 2459
**Psammeteh Sneb** *Abb. Nr.: 506*
**Psellos,** Michael I 447 ff.
— Werke I 448 f.
**Pseudarthrose** III 1604, 1640
**Pseudohermaphroditismus** V 2683, 2690, 2695, VI 3092
**Pseudohyperaldosteronismus** VI 3091
**Pseudohypoparathyreoidismus** VI 3088, 3091
**Pseudopanhypopituitarismus** VI 3087
**Pseudoparalyse** V 2460

Rhodonan

**Pseudopolyarthritis** IV 2282
**Pseudovolvulus** IV 1817
**Pseudoxanthoma elasticum** IV 1818
**Psittakose** IV 2231, V 2406
**Psora** (Krätze) III 1459, IV 2249 f.
**Psoriasis** (Schuppenflechte) III 1450, 1454, 1514, IV 2282
**Psyche** I 204, 215, 260
**Psychiatrie** IV 1945 ff.
— ägyptische I 130
— griechische I 391, IV 1946
— hebräische IV 1946
— mittelalterliche IV 1959 f.
— römische IV 1956
**Psychoanalyse** I 294, 298, IV 1980 f., 2325, VI 3025
— existentielle IV 2347
**Psychochirurgie** IV 1985
**Psychologie** IV 2330
**»Psychologie der Massen«** IV 2340
**Psychopathologie** IV 2351
— afrikanische IV 2314
**»Psychopathologie des Kindes«** V 2464
**Psychophysik** IV 2332
**Psychose** IV 2330
**psychosomatische Leiden** IV 2345
**Psychosynthese** IV 2347
**Psychotherapie** I 298, IV 1958, 2326, 2350
**Psychriste,** Jacques le (Jakobus der Psychrist) IV 1791, 2263
**Ptah** I 129, 482 — *Abb. Nr.: 133, 3002*
**Ptah-Hotep** I 142
**Ptolemäer** I 361, 365, 463, 476, II 860, 864, 934 — *Abb. Nr.: 328*
**Ptolemäisches Weltbild** II 611 f.
**Ptolemäus** II 612
**Ptolemäus I. Soter** I 301 ff., 362, II 860, 865, 929, III 1186, IV 2049
**Ptolemäus II. Philadelphos** I 303, 360 f., II 860, III 1462, IV 1895
**Ptolemäus III. Euergetes** I 303
**Ptolemäus XII.** I 369
**Pubeotomie** III 1369
**Pubertas praecox** (Makrogenitosomia) V 2695
**Pubertät** V 2440
**Puebloindianer** II 701
**Puech** III 1224, 1264
**Puelches** II 702
**Puerperalfieber** (Kindbettfieber) III 1335 f., 1345 ff., 1373, IV 2075, V 2503 — *Abb. Nr.: 1419*
**Puhl** V 2744
**Pulmologie** V 2709, 2716
**Pulmonalangiographie** III 1257
**Pulmonalstenose** III 1233, 1237 — *Abb. Nr.: 1343*
**Puls** *Abb. Nr.: 1190*
**Pulslehre** II 1061
— altchinesische I 62 ff.
**Pulsuntersuchung,** indische II 644, 649
**Pulszählen** III 1563
**Puna,** Insel II 704
**Pundel,** J.-P. II 1034
**Punt,** Königin von I 114, 130 — *Abb. Nr.: 114*
**Pupille** III 1184 f.
**Pupillenuntersuchung** III 1203
**Purine** IV 2267 f.
**Purkinje,** Johann Evangelista II 1126, IV 1869, 1872, 1887 ff., 1912
**Purkinje-Zelle** II 1126 — *Abb. Nr.: 1260*
**Purmann,** Matthaeus Gottfried II 988, III 1627
**Purpura fulminans** V 2693
**Puschmann** II 976
**Pusey,** W. M. Allen III 1482
**Putamen** II 1126
**Puthius Syrus** I 490
**Putnam** II 1162, IV 2335, 2342
**Puvis de Chavannes,** Pierre *Abb. Nr.: 2784*
**Puzot,** Nicolas III 1279, 1326
**Puzotscher Handgriff** III 1326
**Pyelitis gravidarum** III 1371
**Pyelonephritis** III 1371 — *Abb. Nr.: 1559*
**Pylarino** IV 2203
**Pylorotomie** IV 1818
**Pylorusstenose** IV 1787, 1805, 1817, V 2451
**Pyocyaneus** IV 2027
**Pyonephrose** III 1429
**Pyorrhöe** I 507
**Pyramidenbahnen** II 1125
**Pyramidenzellen** II 908
**Pyrazole** IV 2287
**»Pyretologia«** V 2564
**Pyridin-Nukleoside** V 2407
**Pyrrhus** *Abb. Nr.: 220*
**Pythagoräer** I 267, 308, 480
**Pythagoräische Lehre** I 215, 232, 245
— Schule I 267
**Pythagoras v. Kroton** I 212 ff., 220, 231, 233, 256, 290, 294, 482, 486, II 929, 1106, IV 1946 — *Abb. Nr.: 210–213, 216, 218, 221, 1201*
**Pythia** I 213
**»Pythie«** I 311
**Pythische Spiele** I 281

# Q

**Qordeqos** II 829
**Quabain** III 1228, IV 2300
**Quadrivium** II 757
**Quain** II 897
**»Quanun fit'tibb (Canon medicinae)«** II 601, 604, 614, 619, 624, 753, 845, 849, 978, 1072, III 1402, 1518, IV 1895, 1960, 1989, 2050, 2190, V 2439, 2443, 2792 — *Abb. Nr.: 590–592, 603, 825, 839, 868, 886, 892, 3200*
**Quarantäne** VI 3032, 3034, 3036, 3043
**Quarin,** Joseph von III 1572
**Quartär** *Abb. Nr.: 499, 500*
**Quartier Latin** II 758
**Quassia amara** *Abb. Nr.: 1854*
**Quechua** II 704, 709
— Sprache II 705
**Queckenstedt,** F. II 1162
**Queckett** IV 1869
**Quecksilber** I 40, II 895, 1077, 1160, III 1229, 1499, 1504, 1510, 1519, V 2364, 2366, 2758 — *Abb. Nr.: 2668*
**Quecksilberlähmung** V 2376
**Quecksilbernitrat** V 2378
**Quecksilber-Stomatitis** IV 2008
**Quecksilbervergiftung** V 2367, 2377
**Quenu,** Eduard V 2512, 2896
**Querry Fever** IV 2222
**Quervain,** de V 2693, VI 3087, 3099
**Quesnay** II 945, 957, 984, 991, 996, 998 f.
**Quetschwunde** V 2491
**Quetzalcoatl** II 713
**Quilattli** II 719
**quinaquina** (Perubalsam) II 706, 710
**Quincke,** H. V 2459
**Quin Shi Huang** *Abb. Nr.: 2266*
**»Quintessenz der Erfahrung«** II 1026
**Quintilianus** I 401
**Quintus Curtius Rufus** *Abb. Nr.: 297*
**Quinze-Vingts** IV 2109
**Quipus** II 687, 704
**Quita** II 704
**Qusta Ibn Luqa** II 596

# R

**Ra** *Abb. Nr.: 102*
**Rabban at Taba** II 625
**Rabbenon Tam** II 817, 826, 843
**Rabbina** II 809
**Rabbiner** II 587
**Rabelais,** François II 969, 1017, III 1449, 1463, 1492, IV 2015, 2265, V 2708, 2846 — *Abb. Nr.: 802, 1583, 3064*
**Rachen** V 2641, 2673 ff. — *Abb. Nr.: 3034*
**Rachendiphtherie** V 2669
**Rachianästhesie** III 1364
**Rachitis** II 1143, III 1353, 1594, 1632, IV 2290, V 2429, 2434, 2445, 2450, 2456, 2466 — *Abb. Nr.: 1472, 2767, 2768*
**Radegunde** *Abb. Nr.: 1144*
**Radialpuls** III 1407
**Radiguet** *Abb. Nr.: 2406*
**Radioanatomie** II 903
**Radiochronometer** IV 2168
**Radiodermatitis** IV 2141, 2167, V 2837 — *Abb. Nr.: 2400*
**Radiodiagnostik** IV 2137 ff. — *Abb. Nr.: 2440*
**Radiographie** V 2432, 2459, VI 3064, 3084
**Radiojod** IV 2178
**Radiokobalt** IV 2179
**Radiologie** V 2508, 2704, 2715, 2742
**Radiometer** IV 2168
**Radiophosphor** IV 2178
**Radiophotographie** V 2716
**Radioskopie** III 1222, V 2527
**Radiotherapie** III 1308, 1538, IV 2165 ff., V 2399 — *Abb. Nr.: 2427, 2430, 2437, 2440*
**Radium** IV 2170, 2178
**Radiumspickung** IV 2174, 2176
**Radiumtherapie** III 1314, IV 2170
**Radon** IV 2173
**Radix motoria** II 1125
**Radner** III 1222
**Raffael** II 876 — *Abb. Nr.: 2759*
**Raffaele** V 2561
**Rahn** IV 1787
**Raimundus Lullus** II 625, III 1716 — *Abb. Nr.: 2517*
**Rajchman,** Ludwik V 2460, VI 3040, 3043, 3056 f.
**Raleigh,** G. *Abb. Nr.: 3391*
**Ramadier,** J. V 2650, 2653, 2670, 2677
**»Ramayana«** V 2758
**Ramazzini,** Bernardino III 1536, 1766, 1768, IV 2101, V 2367, 2375 ff., 2382, 2709 — *Abb. Nr.: 2351, 2664, 2666, 2667*
**Ramon,** Gaston III 1715, IV 2186, 2207, V 2402, 2634, 2870
**Ramón y Cajal** IV 2328
**Ramses II.** I 122, 137, 140, 142, V 2361 — *Abb. Nr.: 119, 455, 984*
**Ramses III.** *Abb. Nr.: 2276*
**Ramses V.** I 127, IV 2203 — *Abb. Nr.: 111*
**Randall** III 1442
**Randulph von Chichester** IV 2264
**Ranger** III 1226
**Rank,** Otto IV 2338, 2342, 2347 — *Abb. Nr.: 2624*
**Ranke,** O. V 2744, VI 2960
**Rankesche Stadienlehre** V 2744
**Ranson** V 2689
**Ranvier,** Louis IV 1871, 2267, V 2556
**Rapport** VI 3064
**Raschi** V 2845
**Ras eš-Samra** (Ugarit) I 530
**Rashi von Troyes** II 802, 806, 808, 822, 832, 842
**Rashke,** O. I 536
**»Rasoratnakava«** II 630
**Raspail,** François-Vincent IV 1865 ff., 1885, V 2859 — *Abb. Nr.: 2047*
**Raspail,** G. V 2769
**Rassenpsychologie** IV 2350
**Rasterelektronenmikroskop** *Abb. Nr.: 2734*
**Rastermethode** IV 2093
**Rathke,** Martin Heinrich IV 1936
**Ratte** V 2574 — *Abb. Nr.: 2981*
**Rattenfloh** V 2573, 2870 — *Abb. Nr.: 2913*
**Rattone** IV 2186
**Raubwanze** V 2863
**Rauchfuss,** K. V 2461
**Räude** V 2628
**Raulin,** Joseph *Abb. Nr.: 2765*
**Rauschgifte** III 1688, VI 3046
**Rauwolfia** III 1688, 1704, IV 2318
**Ravana** *Abb. Nr.: 620*
**Ravaton,** Hughes III 1628, V 2875
**Ravaud,** J. IV 1823, V 2715 — *Abb. Nr.: 3104*
**Ravenna** *Abb. Nr.: 561*
**Rawitzki** II 821
**Rayer,** Pierre François II 1144, III 1425, 1428, 1525, 1528, IV 2066, 2211, 2267, V 2613, 2661 — *Abb. Nr.: 1551, 2300, 2970*
**Raymond,** Fulgence II 1147, 1153, V 2853, VI 2954
**Readsche Methode** III 1362
**Reanimation** III 1392, V 2513, 2517, 2897
**Reaumur,** Ferchault de IV 1787, 1792, 1918, V 2374, 2789, 2805, 2874
**Rebecca** II 730
**Recamier,** Joseph Anthelme III 1287, 1294, 1307, IV 1829, V 2471, 2481 f. — *Abb. Nr.: 1398, 1399, 2809*
**Recamier,** Mme. *Abb. Nr.: 1393*
**»Receptario fiorentino«** III 1678
**»Recherches sur les maladies epizootiques«** I 543
**Recklinghausen,** Friedrich Daniel von II 1152, III 1532, 1661, V 2684, 2693
**Recklinghausensche Krankheit** II 1152, III 1526, 1533
**Reclus,** Paul V 2510
**»Recollectae«** II 747
**Reconquista** II 587
**Redeker,** Conrad *Abb. Nr.: 2930*
**»Rede über die Medizin«** I 242 — *Abb. Nr.: 239*
**Redfern** IV 2278
**Redi,** Francesco III 1521, V 2399, 2848 ff., 2860 — *Abb. Nr.: 2010, 2100, 3289*
**Rediestadium** V 2850, 2858
**Rée,** Paul *Abb. Nr.: 2629*
**Reed** V 2542
**Reeves,** Richard IV 1851
**Reflex** II 1131 f.
**Reflexbogen** II 1132
**Reform,** Große II 653
**Refraktionsanomalie** III 1189, 1208
**Refraktometer** III 1208
**Regaud,** Claudius IV 2174, V 2778 — *Abb. Nr.: 3181*
**»Regeln über den Urin bei Kranken«** I 452
**Regenwurm** V 2396
**Reggio,** Nicolas de *Abb. Nr.: 1757*
**»Regimen sanitatis Salernitanum (Flores medicinae)«** II 732, 736, 738, 866, III 1463, 1465, 1488, 1550, IV 1990 — *Abb. Nr.: 796*
**Regnard,** P. *Abb. Nr.: 293*
**Régnault,** Jean-Baptiste VI 3003 — *Abb. Nr.: 1385*
**Rehabilitation** V 2579
**Rehn,** Ludwig III 1231, V 2385, 2834
**Reich,** O. F. *Abb. Nr.: 3261*
**Reich,** Wilhelm IV 2344, 2347 — *Abb. Nr.: 2636*
**Reichert** IV 1872, 1936, 1941
**Reichmann-Syndrom** IV 1804
**Reichstein,** Tadeusz III 1704, V 2689, 2700, VI 3075, 3096 — *Abb. Nr.: 3553, 3555*
**Reiff,** Walter II 1030
**Reil,** Johann Christian II 887, 1125, III 1661, IV 1869
**Reilly,** J. IV 2210, 2235, V 2405, 2692, VI 3088
**Reillysches Syndrom** III 1375
**Reilsche Furche** II 887
**Reilsche Insel** II 887
**Reimann** III 1701
**Reimplantation** V 2536
**Reinach,** Salomon I 533
**»Reine Arzneimittellehre«** IV 2250 ff.
**Reiners** V 2669
**Reinhardt** IV 2077, V 2740, 2742
**Reiprichsche Reaktion** III 1381
**Reis,** Emil III 1308
**Reisch,** Gregor II 1112 — *Abb. Nr.: 923, 1209*
**Reisen** II 656
**Reisseisen** V 2711
**Reither** IV 2332
**Reizübertragung** II 1135
**Rekombination,** genetische V 2410
**Rektalplastik** III 1316
**Rektitis** IV 1828
**Rektokolitis** IV 1825 — *Abb. Nr.: 1986*
**Rektoskopie** (Mastdarmspiegelung) IV 1797, 1799, V 2529, 2760
**Rektumamputation** IV 1828
**Rektumkrebs** V 2762 — *Abb. Nr.: 1997*
**Rektumpolyp** IV 1828
**Rektumstenose** IV 1805
**Remak,** Robert II 1126, IV 1889, 2080, V 2770
**Rembrandt** III 1631, IV 2056, V 2763 — *Abb. Nr.: 939, 1916, 2284*
**Remus** *Abb. Nr.: 379*
**Rémy** III 1209
**Renaudus** II 768
**Rengyo** *Abb. Nr.: 659*
**Renin-Angiotensin-System** III 1267, 1385
**Rennie** V 2696
**Renon,** Jean de III 1679, 1694, 1697
**Rentenversicherung** IV 2128
**Renucci,** Simon François III 1525, V 2860
**Resektionschirurgie** V 2748
**»responsa«** II 824
**Resultante,** vitale IV 2349
**Rete mirabilis** II 1110, 1115
**Reticulum,** endoplasmatisches VI 3078
**Retina** (Netzhaut) I 310, II 620, 1122, III 1197, 1202, 1204, 1208, 1214
**Retinoblastom** III 1215, V 2782
**Reuchlin** II 846
**Reusner,** Hieronymus V 2445
**Reuss** III 1356
**Reverdin,** Jacques-Louis V 2510, 2682, 2832
**»Revue neurologique«** II 1105, 1155
**Reybard,** Jean-François III 1422, IV 1825, V 2506
**Reza Kuli Khan** III 1728
**»Rezepte der Goldenen Schatulle«** (Kui-huei yao-liao) I 84 f.
**Rezeptorproteine** VI 3081
**»Rgyud bzy«** II 649
**Rhabarber** II 677 f. — *Abb. Nr.: 1941*
**Rhabdoviren** IV 2223
**Rhazes** I 428, 430, II 598 ff., 605, 624, 754, 768, 776, 845, 942, 950, 953, 1026, 1071, III 1262, 1402, 1518, 1696, 1700, IV 1960, 1988, 2189, 2196, 2203, V 2364, 2433, 2437 ff., 2443, 2450, 2561, 2642, 2761, 2844 — *Abb. Nr.: 588, 1075, 3155*
**Rhea** I 181
**Rhesusaffe** *Abb. Nr.: 2883*
**Rhesusfaktor** III 1377, 1507, V 2418
**Rhesusunverträglichkeit** III 1377, 1388
**Rhetoren** I 262, 279
**Rhetorik** I 314, 398
**Rheumatismus** I 449, III 1237, 1239, IV 2261 ff. — *Abb. Nr.: 2458, 2547, 2548, 2559, 2563–2566*
**rheumatische Krankheiten** III 1655
**Rhinenzephalon** (Urhirn) II 909
**Rhinologie** (Nasenheilkunde) V 2657 ff.
**Rhinoplastik** (Nasenplastik) II 927, V 2663, 2824, 2826, 2829, 2834, 2874 — *Abb. Nr.: 3031, 3243–3245, 3257, 3258*
**Rhizopoden** V 2856, 2867
**Rhizotom** I 370, 392
**»Rhizotomikon«** I 355, 487
**Rhodes,** Jean de IV 1967, V 2655
**Rhodion,** Eucharius (Roesslin) II 1028, 1030
**Rhodonan,** Ali ben *Abb. Nr.: 783*

Rhodos


**Rhodos** III 1547 f. — *Abb. Nr.: 1672*
**Rhythmuskardiologie** III 1263
**Ribera,** José de *Abb. Nr.: 3065*
**Ribon** III 1367
**Ribonukleinsäure** (RNS) V 2409, 2411, 2422, 2781 — *Abb. Nr.: 2719, 3547, 3548*
**Ribosomen** V 2409, VI 3078
**Ribot,** Théodule IV 2348
**Ricard** V 2601
**Ricci** V 2544
**»Ricettario fiorentino«** III 1692
**Richard,** A. V 2557 — *Abb. Nr.: 3324*
**Richardson** IV 2281
**Richer,** Paul II 1146 f.
**Richerand,** Anthelme Balthazar V 2482, 2489, VI 2988 — *Abb. Nr.: 2810*
**Richet,** Charles III 1533, IV 2275, V 2417, 2497, 2704, 2720, 2810, VI 2956, 3090 — *Abb. Nr.: 3102, 3103, 3230*
**Richier,** Paul V 2484
**Richter,** Paul III 1522
**Ricketts,** Howard Taylor IV 2193, 2221, V 2713
**Rickettsia** II 1158, III 1532, IV 2194, 2222
**Rickettsia Prowazeki** IV 2194
**Rickettsia quintana** V 2889
**Rickettsia typhi** *Abb. Nr.: 2459*
**Rickettsien** V 2713 — *Abb. Nr.: 2732*
**Rickettsiosen** IV 2221
**Ricley** III 1374
**Ricord,** Philippe III 1422, 1459, 1465, 1470, 1506, IV 2065 — *Abb. Nr.: 1410, 1592, 1593, 1635*
**Ridell** IV 1856
**Riechkolben** (Bulbus olfactorius) V 2660
**Riechstrang** (Tractus olfactorius) V 2660
**Rieck,** Wilhelm III 1765
**Riedel** III 1706
**Rieder,** Hermann IV 1794, 2148, 2159, V 2693
**Riegel** V 2670
**Riesenzelle** V 2740
**Rieti,** Moshe II 846
**Rifampizin** V 2751
**Rigaud,** Hyacinthe *Abb. Nr.: 3457*
**Rigaud,** Ph. V 2830, 2832
**Riggs,** John V 2493, VI 2991
**Rigler,** Leo IV 2150
**»Rigweda«** I 146, 150 ff., 158 ff., 166, 171, 174, II 1015, V 2430, 2758
**Rilliet** IV 2196, 2198, 2228, V 2459, 2661, 2714
**Rinderkrankheiten** I 544, 558
**Rinderpest** I 529, 538, 561, III 1738, 1740, 1766, 1768, 1770, V 2611, 2626, 2628, 2632 — *Abb. Nr.: 2996*
**Rindertuberkulose** V 2752
**Rindfleisch,** Eduard IV 2082, V 2741
**Riolan,** Jean II 878, 1085 ff., 1089, III 1418 ff., IV 1786, 1998, V 2370, 2647, 2797 — *Abb. Nr.: 936, 1172, 1173*
**Rippenfellentzündung** V 2704 ff., 2708, 2713
**Rippenfellerkrankungen** V 2710
**Riser** V 2677
**Risikogeburten** (Dysmaturen) V 2468
**Rist,** Noël II 1068, III 1711, V 2750
**Ristelhuber,** Joseph III 1505
**Ritgen,** Ferdinand August III 1343
**Ritter,** J. IV 2231
**Ritterorden** III 1547
**Ritter von Rittersheim,** Gottfried V 2461
**Ritu** I 155 f.
**Riva,** Giovanni IV 2059
**Riva di Trento** II 748
**Riva-Rocci,** Scipione III 1220, 1267
**Rivas** V 2542
**Rivera,** Diego *Abb. Nr.: 1134*
**Riverius** IV 1787
**Rivière,** Lazare IV 2015, 2273, V 2370
**Rivinus,** Augustus Quirinus IV 1853, V 2645
**Rivolta,** G. V 2615
**Rizzoli,** Franco III 1651 f.
**RNS** (Ribonukleinsäure) V 2409, 2411, 2422, 2781 — *Abb. Nr.: 2719, 3547, 3548*
**RNS-Viren** IV 2223, V 2781 f.
**Robert** V 2496
**Robert,** Brüder VI 2949
**Roberts,** W. II 919
**Robertsches Becken** III 1341
**Robertson,** Douglas Argyll II 1152, V 2457, VI 2949
**Robert von der Normandie** II 732 — *Abb. Nr.: 825*
**Robida,** Albert *Abb. Nr.: 2389, 2708*
**Robin,** Charles IV 1895, 1920, 1926, V 2855
**Robinson** V 2700, 2719
**Robitzek** V 2750
**Rochard,** J. V 2475, 2484, 2496, 2887
**Rochefort,** C. de V 2850
**Rochegrosse,** Georges *Abb. Nr.: 2641*
**Rockefeller-Mission** V 2543 f.
**Rocky-Mountains-Spotted-Fever** IV 2221
**Rodet,** Paul *Abb. Nr.: 2825*
**Rodgers,** John Kearney III 1652
**Rodney,** Sir Georges B. *Abb. Nr.: 3399*
**Roederer,** Johann-Georg III 1335 f., 1355
**Roehl** V 2567
**Roelans,** Cornelius V 2443 f.
**Roesslin** (Rhodion, Eucharius) II 1028, 1030
**Roester,** H. III 1222
**Roger,** H. IV 1954, 2219, V 2460
**Roger,** Jean V 2548
**»Rogerine«** III 1614
**Rogers,** Sir Leonhard V 2576
**Rogers,** William V 2864, VI 2988
**Roger von Parma** II 945 f., 948, III 1404, 1614 f. — *Abb. Nr.: 1005, 1006*
**Roger von Salerno** III 1293, 1463, V 2666
**Roger II. von Sizilien** III 1743
**Rohan** II 967, 969 f.
**Rokhlin,** G. I 27
**Rokitansky,** Karl von III 1246, 1316, 1347, 1527, IV 1815, 2045, 2070, 2073 ff., 2079, V 2814 — *Abb. Nr.: 1353, 1354, 2312*
**Rokuro,** Fujita II 680
**Rolando,** Luigi II 885, 897, 1125, 1137
**»Rolandslied«** VI 3016
**Roland von Parma** (Rolando Capellutti) II 741, 946 ff., III 1293, 1404, 1615, V 2681 — *Abb. Nr.: 1005, 1006*
**Rolfinck** III 1197
**Rolland,** Romain IV 2348
**Rollet,** Joseph Pierre Martin III 1506
**Rollstuhl** *Abb. Nr.: 3371—3374*
**Rom** I 372, 376, 398, 413, 489, 492, 500, 517, II 751, 863, 872, 934, 947, III 1550, V 2759, 2843 — *Abb. Nr.: 380, 912*
— Hospital San Spirito III 1550 — *Abb. Nr.: 1679*
**Romains,** Jean des II 960, 974, III 1415, VI 2949
**Romanowsky,** Dimitri Leonidow III 1510, V 2557
**Romberg,** Moritz Heinrich II 1143, 1149
**Rombergsche Krankheit** II 1143
**Rombergsches Zeichen** II 1143
**römische Kunst** *Abb. Nr.: 378*
**römische Medizin** I 395 ff., 489
**Romney,** George *Abb. Nr.: 2669*
**Romulus** I 559 — *Abb. Nr.: 379*
**Rondelet,** Guillaume IV 1995 — *Abb. Nr.: 803*
**Ronsseus,** Balduinus II 1033
**Röntgen,** Wilhelm Conrad II 903, III 1205, 1222, 1308, 1432, 1638, IV 1793, 2137 ff., 2151, 2157, 2165, 2175, V 2459, 2508, 2527, 2704, 2715, 2742 — *Abb. Nr.: 2398*
**Röntgenbildverstärker** IV 2155
**Röntgengeräte** IV 2151 — *Abb. Nr.: 2414*
**Röntgenhalbtiefentherapie** IV 2175
**Röntgenkontrastmittel** IV 2153, 2156
**Röntgenoberflächentherapie** IV 2175
**Röntgenologie** III 1662
— kardiovaskuläre III 1222
**Röntgenpelvimetrie** III 1386
**Röntgenstrahlen** III 1217, 1222, IV 2141, 2157, V 2527
**Röntgentherapie** III 1311, IV 1806
**Röntgentiefentherapie** IV 2176
**Roonhuyze,** Hendrik van II 986, 1035
**Roosevelt,** Benjamin IV 2177
**Roosevelt,** Theodore IV 2338
**rophe** II 794 f.
**Rops,** F. *Abb. Nr.: 1421*
**Rorschach-Test** *Abb. Nr.: 2614*
**»Rosa Angelica«** IV 2012
**Rosch-Ha-Schanna** *Abb. Nr.: 826*
**Rosebach,** A. J. V 2670
**Rosen von Rosenstein,** Nils V 2448 ff.
**Roser,** Wilhelm III 1650
**Roser-Nélaton-Linie** III 1650
**Rosescher Kopftetanus** I 127
**Roshem** V 2751
**Rößle,** Robert IV 2024
**Ross,** Ronald V 2400, 2553, 2558 ff., 2575, 2856, 2861, VI 3039 — *Abb. Nr.: 2900*
**Rosselli,** Sanvenero V 2835
**Rossi,** Francesco *Abb. Nr.: 993, 1749*
**Rosso** II 874
**Rostand,** Edmond V 2430
**Rostand,** Léon IV 2040
**Rotch,** Thomas V 2463
**Röteln** III 1378, IV 2229, V 2449 — *Abb. Nr.: 2503*
— echte V 2450
**Roter Halbmond** VI 3045
**Roter Löwe** VI 3045
**Rotes Kreuz** IV 2126, V 2882, VI 3036, 3038, 3045 ff., 3054, 3058, 3060 — *Abb. Nr.: 3342, 3349, 3350, 3536, 3540*
**Rote Sonne** VI 3045
**Roth,** Wladimir IV 1980
**Rothberger,** E. III 1262
**Rotkreuzkrankenschwester** *Abb. Nr.: 3533*
**Rotlauf** V 2662
**Rotwill,** Hans Wilhelm von III 1485
**Rotzkrankheit** I 564, IV 2211, V 2418, 2612, 2629
**Rouppe,** Louis V 2377, VI 2934, 2941
**Rouquayrol** V 2386 — *Abb. Nr.: 2679*
**Rous,** Francis Peyton V 2776
**Roussat,** Richard *Abb. Nr.: 1151*
**Rousseau,** J.-J. II 1120, V 2452, 2587
**Rousset,** François II 1032, 1034 ff., 1052, III 1418
**Roussy,** Gustave II 1134, 1154, V 2689, 2777 f. — *Abb. Nr.: 3183*
**Rouvière,** Henri de II 895, 903, 906
**Roux,** Emile IV 2157, 2186, 2206, 2212, 2223, 2230, V 2402, 2415, 2477, 2479, 2508, 2614, 2617, 2713, 2742, VI 3032, 3036, 3039 — *Abb. Nr.: 2476, 2478, 2729, 2971, 2985, 3045, 3217*
**Roux,** J. III 1507, 1715
**Roux,** J.-Ch. IV 1785, 1793
**Roux,** Wilhelm IV 1896, 1938
**Roux-Berger** V 2512
**Rouxscher Vielfinger-Apparat** *Abb. Nr.: 3343*
**Rouxsches Sarkom** *Abb. Nr.: 2979*
**Rovehead,** Alexander III 1572
**Rowlandson,** Thomas *Abb. Nr.: 2735, 2816, 3219*
**Roxo,** Joso VI 2932
**Royal Naval Hospital** (Plymouth) III 1571
**Rubenstein** V 2690
**Rubin,** I. C. III 1319 — *Abb. Nr.: 1432*
**Rubner,** Max III 1588, IV 2022, 2029, V 2386, 2685
**Ruccelai,** Giovanni IV 1837
**Rückenmark** II 1115, 1122 — *Abb. Nr.: 1233*
**Rückenmarkschwindsucht** III 1449, 1506
**Rückenmarkstumor** V 2510
**Rückenmarkwurzeln** II 1131
**Rückfallfieber** V 2856, 2864
**»Rückzug der Zehntausend«** I 448
**Rudbeck,** Olof II 878, V 2798
**Rüdenberg,** Reinhold IV 1879
**Rudneff,** M. IV 1870
**Rudolf,** Bernhard III 1652
**Rudolf-Stiftung** (Wien) III 1572
**Rudolphi,** Karl Asmud V 2857
**Rudra** I 154 f. — *Abb. Nr.: 148*
**Rueff,** Jakob II 1030, IV 1901 — *Abb. Nr.: 1099*
**Ruellius,** Jean I 550, 552, III 1673, 1753, 1763 — *Abb. Nr.: 1911*
**Ruff,** Walter *Abb. Nr.: 1760*
**Ruffel** IV 1787
**Ruffer,** Sir Max-Armand I 19, 114, V 2547, 2758, 2842, VI 3036
**Ruffus,** Jordanus III 1733, 1743, 1748
**Rufus von Ephesos** I 384, 388 ff., 410, 418, 437, II 596, 862, 1023, 1062, 1112, III 1186, 1400, 1414, IV 1961, 2262, V 2433, 2568 — *Abb. Nr.: 261, 1089*
**Ruggiero da Parma** II 730 f. — *Abb. Nr.: 755, 756, 762*
**Ruhmkorffscher Funkeninduktor** IV 2137
**Ruhr** I 439, IV 1790, 2217, V 2399, 2576, 2879
**Ruini,** Carlo III 1754 ff., 1759 — *Abb. Nr.: 1913*
**Rumford,** Benjamin *Abb. Nr.: 3225*
**Rumford,** Graf von V 2381
**Rumler,** Th. V 2847
**Rundwürmer** V 2842
**Runge,** Hans III 1228, 1701
**Rusius** III 1748
**Rusk,** Howard A. *Abb. Nr.: 2965*
**Ruska,** E. IV 1879, 1882 f.
**Rustem** II 1033 — *Abb. Nr.: 988*
**Rutherford,** Sir IV 2176
**Rutu-Chicoi** V 2438
**Ruysch,** Frederick II 889, 908, 986, 1120, III 1196, 1419, 1428, IV 1848, 1851, 1869, 1916, 1930, 2000, 2060, V 2645, 2770, 2853 — *Abb. Nr.: 942, 951, 1197, 2027, 2290*
**Ruyschsche Membran** IV 1852
**Ruzicka,** V. IV 2029, V 2698
**Ryff,** Walter Hermann V 2445
**Ryogun,** Matsumotu II 670 — *Abb. Nr.: 680*
**Ryotaku,** Shingu II 674
**Ryukichi,** Inada II 674


# S


**Saadia Gaon** II 838, IV 1960
**Saalburg** *Abb. Nr.: 516*
**Saarbrücken,** Adalbert von II 767
**Sabatier,** F. II 1000, V 2474
**Sabbat** II 793, 796, V 2361
**Sabouraud,** Raymond III 1530, 1538, IV 2168, V 2399, 2843
**Sabuco,** Dona Oliva del IV 1969
**Sachs,** B. II 1147
**Sachs,** Hanns IV 2338, 2342 — *Abb. Nr.: 2624*
**Sacra infermeria di Malta** III 1549
**Sadoul,** Paul V 2726, 2730
**Saenger** III 1356
**Safran** II 817
**Säftelehre** I 291, 341, 366, 391 f., 413, 420, 486, 500, II 605, III 1400, IV 2048, 2265
**Sahagun,** Bernardino de II 688, 698, 714 ff., 720, 724, III 1608, VI 2930 — *Abb. Nr.: 3389*
**Saincton,** Pierre *Abb. Nr.: 3291*
**Saint-Aubin,** Gabriel de *Abb. Nr.: 2793*
**Saint-Côme** II 760, 1038
**Saint-Côme,** Gilde von III 1405
**Saint-Denys,** Hervey de *Abb. Nr.: 2639*
**Saint-Ellier,** D.-L. de *Abb. Nr.: 3017*
**Sainte-Marthe,** Abel de V 2446
**Sainte-Marthe,** Scévole de V 2446
**Saint-Hillaire,** Etienne Geoffroy II 890, 899, III 1379
**Sajed Ismail al Gurgani** II 618
**Sakkara** I 119, 138 — *Abb. Nr.: 531*
**Salaam-Tic** II 1162
**Saladin** II 621, 625
**Salah ed Din von Hama** II 614
**Salamiellas,** Juan Alvarez III 1747
**Salas,** Palomo IV 1984
**Salerno** II 727, 732, 759, 767, 945 f., 1072 — *Abb. Nr.: 745*
— Schule von I 422, 425, 454, II 624, 727 f., 741, 768, 776, 838, 840, 865, 893, 945 f., 955, 1024, III 1192, 1403, 1408, 1517, 1614 ff., 1691, 1737, IV 1786, 1789, 1961, 1990, 2189, 2240, 2264, V 2762 — *Abb. Nr.: 759, 825*
**Salernus der Lateiner** II 838
**»Salibotrasastra«** I 537
**Saliceto,** Wilhelm von II 740, 948, 950, 952, 956, 1113, III 1404, 1616, V 2661 — *Abb. Nr.: 3522*
**Salicylat** I 348
**Saling,** Erich III 1385, 1391
**Salisbury,** Johann von II 767, IV 1961, V 2557
**Salizin** IV 2277
**Salk,** Jonas E. IV 2228
**Salmon,** William III 1692
**Salmonella** V 2402
**Salomon** II 793, IV 2175
**Salpetersäure** II 753 — *Abb. Nr.: 2668*
**Salpêtrière** (Paris) III 1568
**Salpingitis** III 1298
**Salus** I 395, 489
**Salvarsan** II 674, III 1709, V 2890
**Salzburg,** St.-Blasius-Hospital III 1558
**Samarkand** II 592
**Sambucus,** Jean I 557, IV 2302 — *Abb. Nr.: 393, 489, 1089, 2451*
**Samenbläschen** III 1435
**»Samhita (Sammlungen)«** I 146, 149, 155, 161 f., 169, 535, II 627 f., 631
**»Sammlung von Geheimnissen«** II 1038 f.
**Samos** I 213
**Samuel,** Mar II 792, 813
**Samuel,** Rabbi II 805 f.
**Samuel ben Juda ibn Tibbon** II 768
**Samuel von Nehardea,** Mar II 808
**Sanarelli,** Giuseppe V 2405
**Sancto,** Mariano II 960, 974, III 1415
**Sanctorius** V 2369 — *Abb. Nr.: 2658*
**Sand,** George V 2752
**Sand,** René IV 2091, VI 3043, 3058
**Sandfloh** V 2850
**Sandifort,** Eduard II 1102, IV 2061 — *Abb. Nr.: 2295*
**San Francesco** II 738
**San Francesco Grande** II 749
**Sanger** VI 3073
**Sanhedrin,** Großer II 832
**San Juan,** Maestre de V 2684
**Sanki,** Tashiro II 659, 662 — *Abb. Nr.: 658*
**Sankt-Blasius-Hospital** (Salzburg) III 1558

Sankt-Caecilia-Hospital (Leiden) III 1566
Sankt-Jakobs-Hospital (Dresden) III 1558
Sankt-Nikolaus-Hospital (Cues) III 1557
Sankt Peter (Nürnberg) *Abb. Nr.: 1684*
Sankt-Sebastians-Hospital (Augsburg) III 1554 — *Abb. Nr.: 1683*
Sanokrysin V 2749
Sanskrit II 591, 649 — *Abb. Nr.: 618*
Sanson V 2482
Sansovino, F. V 2660
Santa Sofia, Galeazzo da II 747
Santerino, Giovanni II 974
Santoliquido, G. VI 3036
Santorini, Giovanni V 2668
Santorio *Abb. Nr.: 3218*
Santy, Paul III 1254, V 2516, 2726
Sanvero-Rosseli, G. V 2663
San Vito, Gualtieri de VI 2921
Saqqara I 119, 138 — *Abb. Nr.: 531*
Sarangdhara II 631, 636, 644
Sargon II. *Abb. Nr.: 161, 526, 828*
»Sarirasthana« I 149, II 633
Sarkoidose V 2729 ff.
Sarkom III 1648, IV 1820, V 2776
Sarkosporidien *Abb. Nr.: 3307*
Sarlandière, J. II 684, IV 2195
Sarpi, A. II 1073
Sarsaparille II 724, III 1498, 1692
Sassaniden I 165, 176, II 1015 — *Abb. Nr.: 542*
Sassanidenreich II 591
sassanidische Medizin II 589 ff.
Sassonia, Ercole II 1088
Sattelnase V 2830
Saturn, Tempel des *Abb. Nr.: 380*
Satyrus I 411
Saucerisation III 1616
Sauerbruch, Ferdinand V 2608 f., 2718 f., 2747 — *Abb. Nr.: 1734*
Sauerstoff II 1103
Sauerstoffpartialdruck VI 2959
Säuglingspflege V 2434
Saul II 825
»Säulen des Herakles« I 223
Saunders, John Cunningham V 2650
Säuregärung *Abb. Nr.: 2699*
Sauter, H. III 1288, 1307, V 2481
Sauvages, François Boissier de II 1139, IV 1895, 2192, 2224
Savarin, M. *Abb. Nr.: 2356*
Sawyer, W. A. VI 3049
Saxonia, Hercules III 1464
Saxtorph, Mathias III 1337
Saxtorphscher Handgriff III 1337
Sazerak III 1510
Scanner (Computer-Tomographie) II 903, III 1435, IV 2156, 2163 — *Abb. Nr.: 1264, 2418, 2421*
Scanner, E. M. I. II 1164
Scanzoni, Friedrich III 1347
Scarpa, Antonio II 897, 933, 1120, III 1246, 1642, V 2474 — *Abb. Nr.: 3009*
Scarpasches Ganglion II 1120
Scarpia, G. II 885
Schädel I 22, 28, 30, 42, 46 — *Abb. Nr.: 5, 6, 23, 30, 31*
Schädeldeformation II 699
Schädelfraktur I 201, III 1615
Schädelmißbildung II 1995
Schädeltraumatologie V 2874
Schaeffer II 1136
Schaerer, Ernst V 2689
Schäfer V 2682, 2696, 2698
Schäffer, H. III 1505
Schafgarbe V 480
Schafpocken I 562, 564, III 1742, 1765, 1772, V 2612, 2629
Schafskrankheiten I 544
Schally VI 3066, 3068
Schamane II 687, 692, 696, 721, 852 — *Abb. Nr.: 699*

Schamanismus I 692
Schamasch I 100 — *Abb. Nr.: 76*
Schang-Dynastie I 53, 71
Schanker III 1453, 1457, 1463, 1470, 1506
— weicher IV 2217, V 2418
Schantung I 54, 76, 82
Schapur I. I 165
Schapur II. II 590
Scharlach I 760, IV 2196, V 2446, 2449, 2465
Scharrer, Berta VI 3070, 3077
Scharrer, Ernst VI 3070, 3077
Schatzki, R. IV 2150
Schatzki, Ring von IV 1806
Schaudinn, Fritz III 1269, 1507, 1510, 1520, IV 2219, V 2402, 2576 — *Abb. Nr.: 1634*
Schaumann, F. III 1533, V 2722
Schauta, Friedrich III 1302, 1308, 1314
Schechitah I 533
Schedel, Hans *Abb. Nr.: 838, 876, 895, 1004*
»Schedula monitoria de Novae febris ingressu« II 1120
Scheele, Karl-Wilhelm III 1700, IV 2266
Scheele, O. III 1441
Scheid III 1336
Scheidendammschnitt (Episiotomie) III 1361
Scheidenentzündung (Kolpitis) III 1460
Scheidenpessar III 1304, 1345 — *Abb. Nr.: 1433*
Scheil I 524 f.
Scheiner, Christoph III 1196
Schellig, Conrad III 1487
Schenk, F. III 1532
Schenkelamputation V 2877 — *Abb. Nr.: 3233*
Schenkelblock III 1222
Schenk von Grafenberg, Johann IV 1966, 2055
Schen-nong I 56, 58, II 651 — *Abb. Nr.: 46*
Schensi I 52, 72, 79, 81
Scherf III 1247
Scherlag III 1224
Scherlis III 1224
Schermaus V 2864
Scherpilzflechte III 1526 — *Abb. Nr.: 3296, 3297*
Scheuchzer, Johann *Abb. Nr.: 832, 847*
Schiang Schien-an I 88
Schick, B. IV 2275 f.
Schickele III 1359
Schiefhals III 1627
Schiefferdecker IV 1871
Schielen (Strabismus) III 1208, 1643, V 2438 — *Abb. Nr.: 1298, 1299*
Schierling I 487
Schiff, Moritz IV 2166, V 2682
Schiffahrtsmedizin VI 2921 ff.
Schiffschirurg VI 2921 ff.
Schiiten IV *Abb. Nr.: 581*
»Schild des Herakles« I 207
Schilddrüse II 1102, V 2681, 2683, 2687, 2693 — *Abb. Nr.: 3068*
Schilddrüsenchirurgie II 1120
Schilddrüsenentfernung V 2510, VI 3101
Schilddrüsenentzündung VI 3087, 3099
Schilddrüsenerkrankungen V 2693
Schilddrüsenextrakt V 2687, VI 3094
Schilddrüsenhormone VI 3080, 3084, 3099
Schilddrüseninsuffizienz V 2687
Schilddrüsenkrebs VI 3090, 3099 ff.
Schilddrüsenpathologie VI 3090
Schilddrüsenszintigraphie VI 3085
Schildkrötenöl IV 2296
Schill IV 1804
Schiller, W. III 1319
Schimmelbusch, Curt III 1722
Schindler, G. IV 1797 f.
Schintoismus *Abb. Nr.: 647*
Schiötz, T. III 1206
Schisma III 1517
Schistosoma (Bilharzia) V 2858 — *Abb. Nr.: 2891*

— haematobium V 2545 ff., 2842, 2864
— intercalatum V 2545
— japonicum V 2545, 2549, 2864
— mansoni V 2545, 2548, 2864
Schistosomiasis V 2544 ff., 2841
Schiwa I 154 — *Abb. Nr.: 135, 139*
Schizogonie V 2558, 2864
Schizophrenie (Dementia praecox) IV 1979 f., 2345
Schlafkrankheit V 2294, V 2399, 2574, 2576, 2845, 2862, 2870 — *Abb. Nr.: 2600*
Schlafmohn *Abb. Nr.: 1839*
Schlagaderentzündung (Arteriitis) V 2524
Schlagadererweiterung II 1077
Schlagaderverpflanzung (Arterientransplantation) V 2525 — *Abb. Nr.: 2850*
Schlaganfall III 1123, 1142 — *Abb. Nr.: 1243, 1244*
Schlagenhaufer V 2694
Schlangengift *Abb. Nr.: 370*
Schlangenstein IV 2299
Schlaun, Johann Conrad III 1565
Schlegel II 1087
Schleicher, M. IV 1889
Schleiden, Matthias Jacob IV 1885, 2075
Schleimdrüse I 341
Schleimhautverpflanzung V 2833
Schlesinger, Wilhelm IV 2274
Schlumberger, C. V 2382 — *Abb. Nr.: 1075*
Schmerzleitung II 1135
Schmidlin VI 3075
Schmid-Operation III 1316
Schmidt, F. V 2718, 2747
Schmidt, R. II 987, V 2552, 2693
Schmieden, Heino III 1591 — *Abb. Nr.: 1728*
Schmieden, Viktor III 1232, 1254
Schmitt, H. I 89
Schmorl, Christian G. II 1166, III 1479 — *Abb. Nr.: 1376*
Schnecke (Cochlea) I 249
Schneider, Conrad Victor II 1119, IV 1851, V 2660
Schnittverfahren IV 1872
Schnitzler V 2770
Schock V 2872, 2896
Schock, Nathan W. IV 2024, 2043
Schock, traumatischer V 2512, 2873, 2900
Schocktherapie IV 1983
Schoenheimer IV 2270
Schönfeld, Walter III 1482
Schönlein, Johann Lukas III 1526 f. — *Abb. Nr.: 1655, 3298*
Schönlein, Johann Theodor III 1558
Schönheitschirurgie V 2822
Schonkoff II 988
Schopenhauer, Arthur IV 2326, 2346
Schornsteinfegerkrebs V 2766 f.
Schot, Claes III 1631 f.
Schot, Jacob Claes III 1631 f.
Schot, Peter III 1631 f.
Schott, Otto *Abb. Nr.: 2040*
Schottmüller, Hugo III 1239, IV 2209
Schottus II 986
Schrapnell V 2651
Schrigius, Martin IV 1895
Schröder, Alexander III 1584
Schröder, Robert III 1312
Schröder, v. III 1229
Schrödinger, Erwin IV 1877
Schroff, Ritter v. VI 2992
Schröpfkopf I 406, IV 2311 — *Abb. Nr.: 2591, 3082*
Schrötter, Hermann v. V 2952, 2958
Schrumpfkopf I 699, 710 — *Abb. Nr.: 724*
Schuchardt, Karl August III 1314
Schuermann IV 2288
Schuhl, P. M. I 185, IV 1946 f.
»Schule der Ärzte« II 614
Schulemann V 2566 f.

Schulhygiene V 2453
Schüller, Arthur IV 2149
Schultergelenksamputation *Abb. Nr.: 3321*
Schulterluxation III 1615
Schultes, Johann (Sculetus) II 934, 988, III 1413, 1609, 1627, IV 1790, V 2875 — *Abb. Nr.: 1047, 1108, 1183, 2233, 3162, 3253*
Schultze, B. S. III 1279
Schultze, Friedrich II 1149, 1151
Schultze, Max IV 1855, 1870, 1889, 1891
Schultze-Henke V 2350 f.
Schulz VI 3080
Schulze, F. R. E. III 1510, IV 1870
Schuppenflechte III 1450, 1454
Schütz V 2754
Schützenberger, Charles III 1505 f.
Schwangerenuntersuchung IV 2108, 2119
Schwangerschaft, extra-uterine II 1049 — *Abb. Nr.: 1127*
Schwangerschaftsabbruch III 1381
Schwangerschaftsdiagnose III 1379
Schwangerschaftserbrechen, perniziöses III 1372 f.
Schwangerschaftsniere III 1382
Schwangerschaftsstadium *Abb. Nr.: 1491*
Schwangerschaftstoxikosen III 1375
Schwann, Theodor IV 898, 1126, III 1526, IV 1800, 1887, 1908, 1913, V 2817
Schwannom IV 1816
Schwannsche Scheide II 1126
Schwannsche Zelle II 1126
Schwartz, H. III 1709
Schwartz, L. V 2730
schwarzafrikanische Medizin IV 2293 ff.
Schwarzmann, E. V 2835
Schwarzwasserfieber IV 2319
Schwediaur, Franz Xaver III 1468, 1504
Schwefel I 517, 705, III 1519
Schwefeläther VI 2992
Schwefelsäure III 753
Schweiger-Seidel IV 1908
Schweighauser III 1339
Schweinepest V 2625
Schweinerotlauf V 2397, 2415
Schweinfurth IV 2330
Schweißdrüsen III 1521
Schweizer Schule I 976
Schwindsucht I 309, 324, 392, 410
Schyrlaeus, Pater IV 1854
Scipio Africanus II 1033
Scopolamin II 707, IV 2318
Scott, Reginald IV 1970
Scott, Walter I 533, III 1641, IV 1966, V 2696, 2698
Scotto V 2681
Scotus, Michael IV 624, II 1463
Scribonius Largus I 516, III 1719
Scudamore IV 2267, 2273
Sculetus, Johann (Schultes) II 934, 988, III 1413, 1609, 1627, IV 1790, V 2875 — *Abb. Nr.: 1047, 1108, 1183, 2233, 3162, 3253*
Sealy III 1234
Sebastian, heiliger *Abb. Nr.: 3276*
Sebileau, E. V 2671, 2676 f.
»Sechs Niederschriften der Maria von Medici« II 1038
Sedallian IV 2207
Sédillot, Charles-Emmanuel II 1142, III 1422, 1505, 1661, V 2385, 2390, 2509, V 2690
Sedlingesche Sonde V 2527
Seegmiller IV 2270 f.
Seeigel IV 1938
Seelenwanderung I 215 f., 236
»Sefer Hanissyonot« II 844
»Sefer Refonoth« II 837
Segond, Paul III 1297 ff. — *Abb. Nr.: 1414, 1543*
Seguin, Armand III 1700, V 2381 — *Abb. Nr.: 2673*

»Segula Ha-Herayyon« II 845
Sehnentransplantation III 1655
Sehnenverlängerung III 1655
Seidenraupe V 2396, VI 3077 — *Abb. Nr.: 3558*
Seiler IV 1941
Seio, Francisco Suares VI 2933
»Seisetsu Naika Senyo« II 667
Seishi Hanaoka II 669 — *Abb. Nr.: 668, 673*
Seitenventrikel II 1110, 1112
Sekhmet I 120, 475
Sekretin IV 1801, V 2687, 2698, VI 3070
»Selbstdarstellung« IV 2340
Selbsterhaltungstrieb IV 2340
Selbstverstümmelung V 2598
Seldinger III 1222, 1227, 1435
Seldschuken II 594
Seleucus Nicator I 516
Seleukia II 591
Seligmann, Adalbert Franz *Abb. Nr.: 1724*
Selinunt I 243
Selkit IV *Abb. Nr.: 123*
Sella turcica (Türkensattel) I 341
Sellheim III 1359
Selye, Hans I 347, IV 2277, V 2900, VI 3088
Selyesches Syndrom I 347
Selymbria I 285
Semashko, Nicolas VI 3043
Sema Taui *Abb. Nr.: 462*
Semilunarklappen *Abb. Nr.: 1358*
Seminom III 1445
Semiotik II 755
Semmelweis, Ignaz Philipp III 1336, 1344 ff., 1426, IV 2075, 2108, V 2503 — *Abb. Nr.: 1459, 1461*
Sénac, Jean-Baptiste de II 1096, 1098, 1103, III 1242, 1245, 1252, 1258, IV 2060 — *Abb. Nr.: 1191, 1192*
Sénaud, J. *Abb. Nr.: 3306, 3307*
Seneca I 383, 398, II 1015 — *Abb. Nr.: 312, 1133*
Senghor, Léopold Sedar V 2733
Senise IV 1985
Senn, Nicholas V 2509
Sennert, D. III 1269, IV 1965, 1968, 2265, 2273, V 2449
Sensi V 2751
Sensibilität, rücklaufende V 2810
Seplasiaren I 504
Sepsis V 2397
Septimus Severus I 413
»Septuaginta« III 1462
Septumdefekt II 1102
»Sepulchretum« II 1096 — *Abb. Nr.: 3209*
Serapeion I 361 — *Abb. Nr.: 342*
Serapeum von Memphis I 548
Serapion, Johannes III 1518, V 2844
Serapion d. J. III 1674
Serapion von Alexandria I 368, 488, II 601 f.
Serapis I 294, 570 — *Abb. Nr.: 294, 328*
Sergent, Emile V 2692, 2716, 2722
Sergios II 591
Sericeps III 1355
Serieux-Capgras IV 1976
Serodiagnostik V 2402, 2459
Serotherapie V 2415, 2417 ff.
Serotonin IV 3064, 3094
Serre, S.-H. V 2834 — *Abb. Nr.: 3264–3267*
Sertürner, Friedrich Wilhelm III 1700, V 2566
Serulla III 1702
Servet, Michel IV 606, 614, 860, 874, 878, 972, 1079, V 2793 — *Abb. Nr.: 1163, 1164*
Sesostris II. I 138
Seth III 1177 — *Abb. Nr.: 1278*
Sethos I. I 137 — *Abb. Nr.: 103, 457, 2275*
Seurat, Claude Ambroise *Abb. Nr.: 1315, 3063*
Severinus, Marcus Aurelius II 984, III 1633, IV 1853, 2056, V 2449
Severus Sanctus I 437, 562

Sevilla I 551
Sexologie II 1050
Sextus Empiricus I 369
Sexualhormone (Geschlechtshormone) V 2689, VI 3075, 3081, 3097 — *Abb. Nr.: 2562*
Sexualität IV 2330, 2345
Sexualpathologie V 2694
Sexualsteriode V 2700
Sexualtheorie IV 2334
Sexualtrieb IV 2340
Sexualwissenschaft IV 2325
s'Graeuwen, Paul IV 2061
S'Gravesande V 2374
»Shaar Hashamain« II 843
Shade III 3065
Shakespeare, William IV 2325
»Shang-han-lun« II 662
Sharaf ad Din Sabundjuglu II 619
Sharp, Jane II 1039
Sharpey, William VI 2993
Shaso-In, Schatz des II 649
Shear V 2783
Sheehan V 2690
Sheeman, E. V 2835
Sheldrake, Timothy III 3641
Shelley, Martin III 1754
Shen IV 2286
Sheran, Eastman V 2835
Shereschewsky V 2695
Sherman, Harry M. III 1651, 1658
Sherrington, Sir Charles Scott II 1122, 1132, 1135 — *Abb. Nr.: 1235*
Shettles IV 1943
Shiga, Kiyoshi II 673, III 1708, IV 2217, V 2402
Shiga-Bazillus II 677
Shigella V 2402
Shimon ben Gamaliel II 811
Shinan Shinkyu shu II 660
Shinkuyo shuyo II 660
Shinto-Pantheon II 651
Shinto-Tempel *Abb. Nr.: 686*
Shiro, Yahazu II 678
Shiva Purusha *Abb. Nr.: 621*
Shomu-Tenno II 649
Shopesche Papillome V 2776
Shopesches Fibrom V 2776
Shope-Virus (Fibromvirus) V 2406
Shortt V 2561
Shasan I 533
Shotuku-Taishi II 652
Show IV 2218
Shryock V 2816
Shumway, N. III 1235, V 2536
Siam II 649 — *Abb. Nr.: 645, 646*
Sibylle I 189
Sicard, André II 1162, III 1363, IV 2160, V 2521, 2692, 2715 — *Abb. Nr.: 3104*
Siddha-Medizin I 631
Siddharta II 630
Siddharta Gautama I 507 — *Abb. Nr.: 153*
Siddhayoga II 631
Siebbein V 2657
Siebenmann V 2676
Siebentagefieber II 674
Sieber VI 3073
Siebold, Carl Theodor v. IV 1891, 1936
Siebold, Eduard von III 1343
Siebold, E. J. C. v. III 1343, V 2481
Siebold, Philipp Franz von II 669 f.
Siebold, W. II 1006
Siebplatte (Lamina cribrosa) V 2657, 2660
Siedentopf IV 1864
Siegel, John III 1378, 1510
Siegmundin, Justine II 1039
Sie Kie V 2762
Siemens IV 1882, 1884
Sigault II 1031, III 1326, 1330, 1332, 1343
Sigerist, H. E. I 114
Signac, Paul *Abb. Nr.: 1315*
Signaturenlehre III 1670
Signol, J. *Abb. Nr.: 2996*
Signorelli III 1743
Silastik V 2531
Silbersalvarsan III 1508 — *Abb. Nr.: 1632*
Silikonplastik III 1323

Silikose V 2722
Silius Italicus I 559
Silos, Mineralquellen II 831
Silphion I 267 — *Abb. Nr.: 254*
Silvestre, Israel *Abb. Nr.: 2903*
Silvestri, H. IV 1830
Simeon Seth I 425, 450, 455
Simeon Seth, Werke V 450 f.
similia similibus II 1010
Simmias von Theben I 232
Simmonds V 2690
Simon, Isidore II 1033
Simon, Karl Gustav III 1427, 1430, 1527
Simon, Léon IV 2255 f.
Simon, Oskar III 1532
Simon, P. V 2464, 2501, 2744, VI 2988
Simon ben Gamaliel II 816, 823 f.
Simond, Paul V 2400, 2571 f., 2870, VI 3036
Simon der Athener I 543, 550, 552
Simonnet, F. III 1322, V 2615, VI 3065
Simplicius I 231, 261
Simpson, Sir James Young III 1292, 1294, 1343, 1356, 1369, 1426, IV 2186, IV 2494, VI 2992
Simpson, Myriam VI 3071
Simpson, Samuel VI 3075
Sims, James Marion III 1285 f., IV 1921, V 2502, 2897 — *Abb. Nr.: 1395*
Sims-Huhner-Test III 1322
Sinan Ibn Tabit II 610
Sinanthropus I 52
Sinanthropus pekiniensis *Abb. Nr.: 502*
Sindbad II 591
Singer V 2719
Sinus Aortae II 1073
Siphnos *Abb. Nr.: 323*
sira II 632 f.
Siredey, A. *Abb. Nr.: 1416*
Sirup III 1718
Sitosterol V 2698
Sivel, H. T. *Abb. Nr.: 3420*
Sixtinische Kapelle *Abb. Nr.: 1024*
Sizilien, Schule von I 270, 355
Sjövall, Eimar III 1479, VI 3076
Skabies (Krätze) III 1527, V 2841, 2843 f., 2846, 2850, 2859, 2867 — *Abb. Nr.: 1664, 3279, 3292*
Skammon III 1609
Skarifikation II 709
Skebotyrbe festinans II 1139
Skelett II 21, 24, 26 f., 29, 31, 33 f., 36, 40 ff., 46
Skiaskopie III 1203, 1207
Sklera III 1180
Sklerem V 2452
Sklerodermie III 1261, IV 2282 — *Abb. Nr.: 1665*
Sklerose, multiple III 1140, 1145, IV 2082 — *Abb. Nr.: 2321*
Skoda, Josef III 1347 f., 1526, IV 2074, V 2714
Skodismus V 2714
Skolien I 203
Skoliose III 1353, 1613, 1641 — *Abb. Nr.: 1812, 2931*
Skoog, Tord V 2836
Skorbut III 761, V 2450, 2871, 2879, VI 2925, 2927, 2941, 2977, 2980 — *Abb. Nr.: 3400*
Skragge, Nicolas V 2377
Skraup V 2566
Skrofel *Abb. Nr.: 3123*
Skrofulose III 1594, IV 1879
Slater, W. IV 1980
Slocum V 2601
Slotanus II 982
Slotta, F. VI 3076
Slye, Maud V 2782
Smellie, William III 1328 ff. — *Abb. Nr.: 1443*
Smith, Adam V 2383
Smith, Alban III 1282
Smith, Andrew IV 2278
Smith, B. V 2615
Smith, C. E. V 2698
Smith, C. H. IV 2225
Smith, Edwin I 111
Smith, Elliot I 36, 114, II 921, 1058, 1137

Smith, Erwin F. V 2777
Smith, Ferris V 2835
Smith, Guthrie V 2591
Smith, J. L. V 2462
Smith, Nathan III 1282, 1644
Smith, P. E. V 2689
Smith, Richard V 2930
Smith, Robertson I 533
Smith, Sir F. I 552, 554, III 1744, 1760
Smith, Th. I 556
Smollet, Tobias VI 2940
Smyth, W. III 1391
Snape, Edward III 1765
Snellen, Hermann III 1206, 1221
Snelling V 2693
Snow VI 3032
Sobotta, J. II 902 f. — *Abb. Nr.: 3068*
Socin III 1428, 1432
Sodoku-Faktor II 674
Sodomie III 1475
Soemmering, Samuel Thomas von II 1120, 1138, III 1635, IV 1932, V 2452 — *Abb. Nr.: 1221*
Soissons, Jean Ruel von (Ruellius) I 550, 552, III 1673, 1753, 1763 — *Abb. Nr.: 1911*
Soissy V 2647
Sokolnicka IV 2349
Sokrates I 261, 266, 283, 289, 298, 316 ff., 321, 352, 358, II 647 — *Abb. Nr.: 312*
Solayrès de Renhac III 1326, 1329
Soleb I 30
Solidismus V 2800
Solingen, Cornelis van III 1627, V 2602
Solleysel, Gaspard de III 1761, 1763 — *Abb. Nr.: 1919, 1920*
Solo, Gerard de *Abb. Nr.: 2651*
Solocinus (Venette, Nicolas) II 1050
Solon I 509
Solschenizyn, Alexander V 2787
Soma (griechisch: Körper) I 204, 215
— Ind. Heilpflanze I 160
Somadeva II 630
Soor V 2855
Soorpilz III 1526
Soper V 2544
Sophismus I 264, 314, 344, 416
Sophiste, Hierophil IV 1791
Sophisten I 262, 279, 307, 314
Soranos von Ephesos I 315, 372, 377, 422, 425, II 929, 938, 1017, 1021, 1023 ff., 1048, 1052, 1112, III 1609, 1613, 1632, IV 1956, 2262, V 2433, 2440 — *Abb. Nr.: 416, 859, 860*
Soranos von Kos I 315, 378
Soriano, Geronimo V 2445
Sorrente V 2684
Sostratus I 554 — *Abb. Nr.: 3162*
Sotetsu, Ishizaka II 670, V 2729
Soulié, R. III 1254, 1261
Soulie de Morant, Georges VI 3004 ff., 3008, 3011, 3013 — *Abb. Nr.: 3498*
Souque, J. III 1186, IV 1952, 1978
Souques, Alexandre II 1110, 1147, 1155, V 2690
Sousa, Soares de V 2847
Southey, Reginald III 1228
Souttar III 1232
Sozialgerontologie IV 2126
Sozialhygiene V 2752
Sozialmedizin IV 2091 ff., VI 3046
Sozialversicherung IV 2128
Spackman, Thomas III 1760
Spallanzani, Lazzaro II 1135, III 1336, IV 1787, 1792, 1906, 1918 ff., V 2680, 2789, 2802, 2805, 2809
Spaltenholz II 903
Spargo III 1384
Sparman V 2937, 2941
Sparta I 182, 208 f., II 1015
Spartein III 1231
Spasmophilie VI 3091
spätantike Medizin I 428 ff.
Späth V 2684
»Speculum auris« V 2650
»Speculum naturale« III 1746
Spee, v. IV 1942

Speert, Harold II 1049, III 1311
Speisegesetze, mosaische II 796, IV 2093
Speiseröhre (Ösophagus) IV 1794, 1797, 1805 ff. — *Abb. Nr.: 3043*
Speiseröhrenchirurgie V 2522
Speiseröhrenerkrankungen (siehe unter Ösophagus) IV 1805
Speiseröhrenkrebs II 675, IV 1805, V 2761
Spekulum *Abb. Nr.: 1098, 1109*
Spemann, Hans IV 1941
Spencer, Herbert II 1147
Spencer Wells, T. S. III 1282, 1290, V 2498, 2509 — *Abb. Nr.: 1391, 1400, 2825*
Spenglersche Immunkörper V 2749
Spens III 1263
Sperma I 359, IV 1898 ff., 1907, 1929 — *Abb. Nr.: 2125*
Spermatogenese VI 3083, 3089, 3092
Spermatorrhöe I 325
Spermatozoen IV 1914, 1923 ff. — *Abb. Nr.: 2095, 2101, 2102*
Spermientierchen IV 1902, 1905 ff.
Speusippos I 358
Spezifisten II 2612
Sphinx *Abb. Nr.: 217, 564, 2618*
Sphygmograph *Abb. Nr.: 1328, 1335*
Sphygmologie *Abb. Nr.: 678, 3494*
Sphygmomanometer *Abb. Nr.: 1359*
Sphygmometer III 1267
Sphygmophon *Abb. Nr.: 1336*
Spiegel, Adriam van der (Spigelius) II 988, IV 1790, 1852, 1929, 1998, V 2806, 2850
»Spiegel der Artzney« *Abb. Nr.: 1039*
Spillmann, E. 2819, 2832, 3030, 3041, 3049, 3343, 3471
Spina bifida II 600
Spinalanästhesie III 1362, V 2513 — *Abb. Nr.: 2841*
spinal shock II 1132
Spina luxata III 1613
Spinelli III 1351, 1358
Spinola, Bernhard III 1590
Spinoza IV 2326
Spintermeter IV 2168
Spira, Alexander von III 1195
Spirillen *Abb. Nr.: 3347*
Spirit of Saint Louis IV 2956 — *Abb. Nr.: 3426*
Spiritus sylvester V 2369
Spirochaeta pallida III 1510
Spirochaeta Vincenti V 2888
Spirochäten III 1158, IV 2219, V 2856, 2864
Spirochätose V 2865
Spirogramm *Abb. Nr.: 3093*
Spirographie IV 2712, 2726
Spirometrie IV 2042
Spital siehe Hospital
Spitz V 2457
Spitzy, Hans III 1651
Splendore V 2862
Splenomegalie V 2548, 2554
Splenoportographie IV 1797
Spoendl, H. V 2653
Spondylarthritis IV 2282, 2284 f.
Spontaneisten V 2612
Spooner VI 2993
Sporozoen V 2856, 2864
Spraggino V 3076
Sprater, Wilhelm I 535
Sprengel, Kurt I 557, II 944, III 1482, IV 1885, V 2680
Springer, Julius III 1534
Sprue I 1787, 1819 f.
Spulwurm V 2722, 2841 ff., 2850 ff. — *Abb. Nr.: 3308*
Spurzheim, J. C. II 907, 1137 — *Abb. Nr.: 1229*
Srirangam *Abb. Nr.: 619*
srota II 632 f.
Staatliches Krankenhaus Zwickau III 1593
Stacke, M. V 2653
Stadelmann V 2684
Städtisches Allgemeines Kran-

kenhaus (Berlin) *Abb. Nr.: 1717*
Städtisches Elisabeth-Krankenhaus (Aachen) *Abb. Nr.: 1716*
Städtisches Krankenhaus Offenbach III 1593
Stahl, Georg Ernst IV 1828, V 2802, 2808
Stallard III 1215
Stanley, Henry II 1157
Stanley, Henry Morton IV 2300
Stapedektomie (Steigbügelabtragung) V 2654
Stapediusreflex V 2653
Staphylokokkus II 678, III 1527, IV 1822, 2214, V 2397, 2402, 2713 — *Abb. Nr.: 2703, 2710–2713*
Stapp, J. VI 2968
Star, grauer (Katarakt) III 1183, 1201, 1212 f. — *Abb. Nr.: 1314*
— grüner (Glaukom) III 1198, 1206, 1210, 1212
Starling V 2687, 2698
Staroperation III 1212 f. — *Abb. Nr.: 1309, 1317*
Staros-Gardner, S. V 2603
Starr, Albert III 1235, 1240, 1242 ff., V 2524, 2690 — *Abb. Nr.: 1350*
Starr, Isaac III 1227
Starr, W. II 1147
Starstich III 1187, 1201 — *Abb. Nr.: 1301, 1308, 1314*
Status laxus I 376 ff., 398, 492
— mixtus I 377
— strictus I 376 ff., 398, 492
Staubesand, J. *Abb. Nr.: 3068*
Steatorrhöen IV 1820
Steber, Bartholomeo *Abb. Nr.: 1605*
Stechapfel I 204 — *Abb. Nr.: 3107*
Steen, Jan IV 1968 — *Abb. Nr.: 2764*
Steenstrup, J. J. S. V 2399, 2858
Stegmann, Ambros III 1766, IV 2334
Steigbügel V 2643, 2645
Steigbügelabtragung (Stapedektomie) V 2654
Steiger V 2689, 2700, VI 3075
Stein, Georg III 1335, V 2695 — *Abb. Nr.: 1443*
Steinach, E. IV 2042
Steinberg III 1222, 1226
Steindler, Arthur II 905
Steiner VI 3073
Stein-Löwenthal-Syndrom III 1317
Steinoperation III 1422 — *Abb. Nr.: 1531*
Steinschliff-Periode II 915
Steinzange *Abb. Nr.: 1542*
Steinzeit I 180
Steißlage II 1021 — *Abb. Nr.: 1114*
Steißlagengeburt III 1364
Stekel IV 2322
Stelluti, Francisco IV 1840 — *Abb. Nr.: 2009*
Stenbeck, Thor *Abb. Nr.: 2433*
Stenhouse III 1701
Stenon, Nicolas (Niels Stensen) II 880, 882, 885, 1049, III 1521, IV 1848, 1852, 1909, 2000, V 2685
Stenose, arterielle IV 1821
Stephanos von Byzanz I 274
Stephan von Antiochia II 624
Stephan von Athen I 444
— Werke I 444
Stephens V 2862
Stereochemie II 2393
Sterilisation III 1318, VI 2992
Steroide III 1711, VI 3080
Steroidhormone V 2690, 2698
Stethoskop III 1219, V 2709, 2740 — *Abb. Nr.: 3125*
Steuer, R. O. I 124
Steward, W. V 2681
Stewart, J. V 2662
St. Gallen, Kloster III 1546 — *Abb. Nr.: 1670*
Sticker, Georg III 1450, 1452, 1478, 1482
Stickstoffoxydul (Lachgas) III 1426, V 2493, VI 2991 f.
Stiegel IV 2255
Stigmasterin V 2700

Stigmasterol V 2698
Still, Andrew Taylor V 2450, 2462, 2588, 2591, 2593 f.
Stilling, Benedictus II 1126, IV 1872 — *Abb. Nr.: 1237*
Stimmbänder V 2665 f.
Stimmbildung (Phonation) V 2641, 2672
Stimmlosigkeit (Aphonie) V 2666
Stimmstörung (Dysphonie) V 2666
Stinknase (Ozäna) V 2658, 2661
Stinzing, H. IV 1878
Stoa I 382
Stobaios I 363
Stockardt III 1320
Stoddard IV 2200
Stoffwechsel V 2685
Stoiker II 607, III 1184
Stoische Philosophie I 382 ff.
Stoizismus *Abb. Nr.: 2246*
Stokes, Hudson V 2544, 2746
Stoll, Maximilian III 1570, 1573, 1579, IV 2208
Stoltz V 2687
Stolz, Joseph Alexis III 1339, 1356, 1696, VI 3064
Stomatitis, papulöse V 2405
Stomatologie VI 2977, 3050, 3053 f.
Stoney, Johnston IV 1877 f.
Storch, J. V 2449 f.
Störmer, C. IV 1877
Storm van Leeuwen, W. V 2721
Stosch, von V 2684
Strabismus (Schielen) III 1208, 1643, V 2438 — *Abb. Nr.: 1298, 1299*
Strabo I 110, 162, 540
Stradan, Jan *Abb. Nr.: 1617, 3392*
Strangurie III 1396, 1412
Straßburg, Schule von II 976, 1001, III 1336, 1359, V 2472
Straschenko III 1248
Strassburger, Edouard IV 1889
Strassmann-Operation III 1315
Stratonikus I 411, IV 1898
Straton von Lampsakos I 360
Stratton, Charles S. *Abb. Nr.: 3062*
Straus, I. IV 2125 — *Abb. Nr.: 3132, 3133*
Strauss, Paul V 2778
Streckeisen, Carl III 1591
Streichpflaster III 1723
Streptokokken III 1239, 1292, 1528, IV 2197, 2214, 2217, 2274, 2276, 2278, 2283, V 2397, 2402, 2615 — *Abb. Nr.: 2553*
Streptomycin II 1157, 1230, 1235, 1457, 1647, 1710, V 2408, 2534, 2572, 2725, 2750
Streß VI 2992
Stresser-Péau II 692
Stretch-Reflex II 1133
Stribolt V 2402
Stricker, G. IV 2277, V 2697
Striede, H. *Abb. Nr.: 2958, 2959*
Stroganow III 1362
Strohl II 1159, IV 2145
Strohmayer, W. V 2464
Stromayr, Caspar III 1294
Stromeyer, Johann Friedrich Louis III 1643, V 2904
Strong, C. V 2863, VI 3039
Strophantin III 1228
Struck, Hermann *Abb. Nr.: 2615*
Strughold, M. IV 2960
Struma (Kropf) V 2681 ff., VI 3087, 3090 — *Abb. Nr.: 3055*
Strümpell, Adolf von II 1152
Strus, Josef III 1626
Strychnin II 719, III 1700, V 2810
Stuart, A. II 1121
»Studien über Hysterie« IV 2330
Stuertz V 2748
Stuhlkultur IV 1804
Stümpfler I 567
Stuttgart, Paulinen-Stiftung III 1580
Substantia gelatinosa II 1125
Substanzen, karzinogene V 2783
Sudhoff, Karl II 945, III 1477, 1482, 1508, V 2443
Sueton II 1015

Suggestion IV 2332 — *Abb. Nr.: 2607*
Sugita Genpaku II 665, 667
Sugita Ryukei II 667
Suidas I 250, 437
Sui-Dynastie I 71, II 652, 656
Suiko II 652
Sukkussion, hippokratische II 1013 f., 1022
Sulaiman Ibn Hassan (Ibn Djoldjol) II 602, 614
Sulfamide VI 3097
Sulfanilamid III 1709, V 2572
Sulfonamide III 1210, 1230, 1348, 1435, 1449, 1454, 1458, 1472, 1595, 1709, IV 2190, 2203, 2278, V 2407, 2514, 2620, 2723, 2725, 2750, 2897
Sullivan II 2347
Sully, Maurice II 1040
Sulzer III 1224, V 2675
Sumer II 457, 482
Sumerer II 854, III 1513, V 2704
»Summa conservationis et curationis« II 740
»Summa naturalium« II 757
Sumpffieber I 440, II 724, V 2399, 2468
Sunamitismus IV 2036, 2039
Sung-Dynastie I 71, II 653, 658, 662, V 2437
Sunniten II 613 — *Abb. Nr.: 581*
»Supplementum Aristotelicum« I 360
Suppositorien III 1722
»Surgery of the Hand« V 2839
Susa I 524, II 647 — *Abb. Nr.: 265, 266, 987, 1071, 1072*
Süßholz *Abb. Nr.: 2235*
Susruta I 536, II 596, 627, 631 ff., 635, 639, 648, 806, 924, 926, 1012, III 1396, V 2663, 2673
»Susrutasamhita« II 627, 630, 635, 637, 641, 643, 653
Sutherland IV 3073, 3080 f.
»Sutra-Samhita« IV 2430, 2580
Sutruk-Nakhunte I 524
Sutton, David *Abb. Nr.: 2324—2326*
Sutton, Henry G. IV 2083
Sutton, Thomas II 1142
»Su-Wen« V 2841
Suzuki V 2549, 2864
Swammerdam, Jan II 1049, IV 1842, 1848, 1929, 1932, 2056, V 2848 — *Abb. Nr.: 2019, 2020*
Swan, H. III 1234, 1269
Swieten, Gerhard van II 667, III 1256, IV 2040, 2073, 2273, V 2660, 2668, 2737, 2746
Swift, H. II 1159, III 1237, IV 2274, 2276
Sybaris I 214, 232 f.
Sybille *Abb. Nr.: 2635*
Sycosisepidemie V 2843
Sydenham, Thomas I 423, II 986, 1117, 1119, III 1521, IV 1975, 1979 ff., 2203, 2224, 2265, 2273, V 2370, 2449, 2564, 2584 — *Abb. Nr.: 2461*
Sydenham-Chorea V 2450
Sykosis IV 2249
Sylvius de la Boë II 869, 872, 996, 1000, 1073, 1119, III 1410, IV 1967, 1995, 2105, V 2737, 2799, 2805 — *Abb. Nr.: 927*
Symblepharon V 2833
Syme, James III 1422, 1638, V 2488, 2490, 2601, 2831, 2834 — *Abb. Nr.: 2950, 2954*
Symmachus I 398
Sympathektomie V 2516
Sympathikus II 872, 1133 f.
Symphyseotomie III 1031, 1282, 1330, 1332, 1350, 1367 — *Abb. Nr.: 1485, 1486*
»Symptomatologie der Krankheiten des Nervensystems« II 1154 — *Abb. Nr.: 970*
Synapse II 1125, 1135 f.
Syndberg III 1391
Synovektomie V 2833
Syphilis II 673, 723, 727, 743, 1077, 1115, 1152, III 1269, 1369 ff., 1422, 1449 ff., 1459, 1464 ff., 1520, 1553, 1579, 1709, IV 2008, 2060, 2066, 2070, 2185, 2191, 2204, 2219,
2232, 2300, V 2399, 2417, 2446, 2657, 2659, 2676 — *Abb. Nr.: 722, 1585, 1593, 1609, 1611, 1620, 1621, 1626, 1627*
— anale IV 1805
— angeborene V 2460
Syphilishaus III 1553 f.
Syphilus III 1486
Syrer II 585
Syrien II 613
Syringomyelie II 1140, 1151
»Syrisch-Arabische Studien« I 444
systema azygos II 1075
»System einer vollständigen medizinischen Polizey« V 2452
Systole II 1065, 1068, 1082, III 1263
Szent-agothai II 909
Szeü Ma-Ts'ien I 79
Szilard IV 2174
Szintigramm *Abb. Nr.: 1562, 2329, 2330, 2424*
Szintigraphie III 1227, 1659, V 2529

# T

Tabak II 719 — *Abb. Nr.: 3078*
Tabernanthe iboga (Iboga) IV 2300, 2318
Tabes II 674
Tabes dorsalis II 1130, 1143, 1150, 1157 — *Abb. Nr.: 1258*
Tabes spastica (Erb-Charcotsche Krankheit) II 1146
Tabit Ben Qurra III 1191
Tabletten III 1719
Tabora III 1220
Tabourin V 2617
»Tabula baseos encephalis« *Abb. Nr.: 1241*
»Tabulae« II 868
»Tabulae anatomicae« *Abb. Nr.: 928, 948, 1162, 3084*
Tachykardie III 1262, VI 3076
Tacitus I 540, II 1015, V 2554
»Tacuinum sanitatis« II 625, 745 — *Abb. Nr.: 744, 2202, 2235, 2510, 2537*
Tadschiken II 585
Taenia solium V 2845, 2847
Taeniasis IV 1787
Tafel, Otto *Abb. Nr.: 1729*
Taforalt I 31, 43 f. — *Abb. Nr.: 26*
Tagliacozza, Gaspare II 976, V 2826, 2830 — *Abb. Nr.: 1033, 3031, 3033, 3249, 3251*
Taika-Ära II 653
T'ai-ki I 73 — *Abb. Nr.: 41*
Tai-Tsong *Abb. Nr.: 34*
Taira II 657
Tait VI 3075
Tait Lawson V 2498
Takamine II 2687, VI 3064
Takayasusches Syndrom II 677
Takeda, Shokei II 658, III 1244
Taki, Yasumotu *Abb. Nr.: 664*
Talamon II 2402, 2713
Talbot, Robert IV 2271, V 2564
Tali IV 2316, 2318
Talleyrand, Maurice de III 1641 — *Abb. Nr.: 1814*
Talmud I 531, 533, II 791, 794, 796, 803, 814, 821, 823, 829, 831, 848, 1006, 1033, 1050, III 1514, V 2436 — *Abb. Nr.: 872, 877*
Talmudisten II 792, 802, 806, 809, 824, 828, 831, 834
Talmudschule II 792, 794, 843
Talum V 2410
Tamba Yasuyori II 656 f.
tambeta II 709
Tambourine V 2684
Tamilen I 538
Tanagra I 299, 570 — *Abb. Nr.: 346*
T'ang-Dynastie I 60, 71, II 652, 654, 656, 658, 662 — *Abb. Nr.: 34, 41*
Tang-kuei (Engelwurz) I 81, 85
Taniguchi II 1158
»Tanjur« II 649
Tanret III 1701

Tansar I 165
tantrisch *Abb. Nr.: 621*
Tantrismus II 644, 649
Tao I 83
T'ao Hong-king I 58
Taoismus IV 2040 — *Abb. Nr.: 71*
Ta Prohm II 649
Tarassof IV 2220
Tardieu, Ambroise V 2385 — *Abb. Nr.: 3277*
Tarent I 269
Tarentino, Selecio *Abb. Nr.: 1880*
Tarnell V 2729
Tarnier, P. III 1292, 1348, 1353 ff., 1369, 1377, IV 2200
Tarnier, Stéphane *Abb. Nr.: 2782*
Tartarus II 1077
Taruntinus Paternus I 571
Tassel, van III 1694
Taubstummheit V 2647 ff.
Taucheranzug *Abb. Nr.: 2679*
Taussig, Helene III 1233, 1237
Taxil, J. I 46
Taxonomie V 2411
Taylor III 1198, IV 2225
Taysir II 619
Teare III 1261
Teilchenbeschleunigung IV 2180 — *Abb. Nr.: 2443, 2444*
Teilhard de Chardin, Pierre I 53
Teiresias I 182, 189, 205 — *Nr.: 177*
Telekobalttherapie IV 2179
Tel-el-Obied I 524
Telephos *Abb. Nr.: 475*
Teleröntgenogramm III 1222
Teleskop IV 2045
Telesphoros *Abb. Nr.: 355*
Temmink, Christoph I 591, 1643
Tempelmedizin, griechische I 310
Temperamente I 291, 341
Tendai-Sekte II 659
Tenochtitlan II 689, 713, 719
Tenon, Jacques René II 886, III 1197, 1570, 1572, IV 2105, 2107, 2110, IV 2377, 2456 — *Abb. Nr.: 2672*
Tenotomie III 1642, 1754
teonanacatl II 719
Teos I 278
Teotihuacan-Periode II 712
Tepepulco II 689
Teratogenese III 1379
Terrassenkrankenhaus III 1594 f.
— Pforzheim *Abb. Nr.: 1731*
Terrier, Louis-Félix III 1426, V 2508, 2511 — *Abb. Nr.: 3324, 3327, 3330*
Tesborch, Gerhard *Abb. Nr.: 3275*
Tessier, J. P. IV 2255
Testosteron V 2686, 2698, 2700, VI 3078, 3081, 3083, 3088, 3101
— fetales VI 3083
Testut III 895, 902
Tetanus (Wundstarrkrampf) II 673, 1107, IV 2118, 2218, 2217, IV 2415, 2683, 2694, 2870, 2872 ff., 2888, 2890, 2896
Tetanusbazillus II 673, V 2402
Tetanustoxin IV 2415
Tetau, Max IV 2250
Teteoinam II 719
»Tetrabiblon« I 434, IV 1988, V 2364
Tetracycline V 2408
Tetrajodthyronin VI 3065
Tetralogie II 1102
Tetraplegie II 1107
Teulon III 1206
Texcoco II 688, 713
Tezcatlipoca II 713, 716
Thabit Ibn Kurra II 596
Thackrah V 2384
Thalamus II 1126
Thalamus-Syndrom II 1160
Thales von Milet I 225 f., 228, 236, 245, 259 f., 290 — *Abb. Nr.: 283*
Thalidomid (Contergan) III 1378
Thalidomid-Embryopathie V 2609

Thamar II 1007
Thanatos *Abb. Nr.: 201*
Tharnton III 1429
Thasos, Insel I 340
»Theatrum botanicum« II 1102
Thebaner I 533
Theben I 182 f., 527 — *Abb. Nr.: 175, 456, 529, 532, 535*
Thebesius, Adam Christian II 1097
Thebib-Kabylen II 916
»The Boke of Children« V 2444
Theil, Pierre I 303, II 1068
Theiler, Arnold V 2544
Theileria-Parasiten V 2864
Theileriose V 2864
Theion I 311
Themison von Laodikea I 375 ff., 398, 492, II 1018
Theobramin III 1229
Theodas von Laodikea I 369
Theoderich der Große II 755
Theoderich von Cervia II 947, 950, 958, III 1404, 1615, 1737
Theodora I 450 — *Abb. Nr.: 410, 999*
Theodoros II 590
Theodosius V 2581
»Theogonie« I 207 f.
Theomnestes I 552, 555 f.
Theophanes Nonnos I 447
Théophile I 776
Theophilos Protospatharios I 443, 447
Theophrast von Eresos I 360, 392, 486, III 1184, 1673, 1683, 1690
Theophyllin III 1231, V 2723
Theopompos I 270
»Theoretische Anatomie« (Bichat) II 1008
»Theoretische Anatomie« (Henle) II 897
»The Properties of Things (Buch über die Eigenschaften der Dinge)« III 1746, V 2429 — *Abb. Nr.: 784, 788, 808, 1013, 1020, 1145, 1148, 1204, 1286, 1386, 1518, 1575, 1581, 1641, 1756, 1944, 2090, 2168, 2239, 2342, 2346, 2347, 2540, 2743, 2757, 3052, 3516*
Therapeutik, altiranische I 171 ff.
— hippokratische I 485
— indische I 159 ff., II 641 ff.
— mesopotamische I 100 ff.
»Therapeutika« II 589
Therapie, physikalische V 2579
Theriak I 488, III 1716, 1718 — *Abb. Nr.: 1836, 1841, 3208*
»Theriaka« I 370 — *Abb. Nr.: 333*
Thermalbad V 2596 ff. — *Abb. Nr.: 2926*
Thermalkrankenhaus V 2596
Thermalquelle V 2597, 2663
Thermen *Abb. Nr.: 388*
Thermodilution III 1227
Thermodynamik V 2386
Thermographie *Abb. Nr.: 2396*
Thesaurismose V 2695
»Thesaurus anatomicus« *Abb. Nr.: 942, 1197*
»Thesaurus für den Schah von Choresm« II 618
Theseus I 267
Theseus-Tempel *Abb. Nr.: 273*
»Thesmophoriazusen« I 274
Thessalien I 180 f., 192
Thessalos (Sohn des Hippokrates) I 273 f., 298, 351
Thessalos von Tralleis I 377 f., 492, 513, II 1008
Thévet, André *Abb. Nr.: 593, 1003*
Thiemen, Johann Christoph III 1563
Thiene, Domenico III 1482
Thierry III 1369
Thiers, Henri III 1537, V 2692
Thiersch, Karl V 2770, 2833
Thioharnstoff VI 3099
Thodos von Lydda II 794
Tholozan IV 2214
Thomas, Albert V 2387 — *Abb. Nr.: 2685*
Thomas, André II 1137
Thomas, heiliger II 728
Thomas, H. O. V 2897

Thomas, Hugh Owen III 1630, 1659, 1662
Thomas, Marguerite II 1038
Thomas, Simon III 1356
Thomas, W. V 2614
Thomassplint III 1662
Thompson, Campbell I 92, 102, 458, II 1057
Thompson, Henry III 1424 — *Abb. Nr.: 1544*
Thompson, Joseph John IV 1877
Thompson, Sir Arthur d'Arcy II 906
Thomson, James V 2562, 2671
Thor I 541
»Thora« IV 814, 817, III 1462 — *Abb. Nr.: 880*
Thorakoplastik V 2718, 2746 f.
Thorakotomie III 1258
Thorakozentese V 2713
Thoraxchirurgie (Brustkorbchirurgie) V 2510, 2516, 2715, 2718, 2725, 2747
Thorek, Franz V 2511
Thörner III 1203
Thorwald, Jürgen V 2361 — *Abb. Nr.: 3151, 3152*
Thot I 475, 482, 526, III 1244 — *Abb. Nr.: 93, 96, 450*
Thrakien I 182 — *Abb. Nr.: 305*
Thrita I 171, 174, 538
Thrombembolie III 1257
Thromboarthritis *Abb. Nr.: 1355*
Thrombolytika V 2518
Thrombophlebitis III 1211, IV 1829
Thrombose II 1070, 1077, 1089, 1091, III 1647, IV 2078
Thrombus III 1254, 1272
Thudichum, J. L. W. II 1135
Thuinbirij, Magdalena *Abb. Nr.: 2944*
Thukydides I 179 f., 261, 296, 560, II 1114, IV 2098, 2191
Thunberg, Karl Peter II 667, 670, IV 2299, VI 2937, 2941 — *Abb. Nr.: 2583*
Thymos I 204
Thymus II 873, IV 2028
Thyphernas, Angelus IV 1895
Thyreoidektomie V 2682, 2693
Thyreoiditis V 2693
Thyreotropin VI 3066
Thyrokalzitonin VI 3073
Thyronine VI 3065 f.
Thyroxin V 2687, 2692, 2696, 2700, VI 3065, 3078
Tiahuanaco II 704
Tiahuanaco-Kultur *Abb. Nr.: 702*
Tibbon, Moise II 845
Tibboniden II 844
Tiberias II 831
— Mineralquellen II 831
Tiberinsel I 570
Tiberius I 400, 514, V 2363
Tiberius (byzant. Tierarzt) I 552
Tibet II 631, 649 — *Abb. Nr.: 140*
Tiedemann IV 1932
Tiefenpsychologie IV 2347
Tierarzt V 2621, 2633
— jüdischer II 796
Tierheilkunde, ägyptische I 526 ff.
— antike I 523 ff.
— hebräische I 531 f.
— indische I 534 ff.
— indo-europäische I 539
— westasiatische I 523 ff.
Tierklinik, römische (Veterinarium) I 571
Tiermagnetismus IV 2326
Tiermedizin V 2611 ff.
Tierseuchenbekämpfung V 2633
Tijo, Jo Hin IV 2087, VI 3064
Tikal II 712
Tillaux II 894, V 2497 f., 2676
Tillaye, J.-B. *Abb. Nr.: 2806*
»Timaios« I 232, 352, II 640, 646, 856, 1108 — *Abb. Nr.: 229*
»Timalista« I 217
Tinel IV 1978
Ting IV 1787
Tisiphone I 561
Tissot, Samuel-Auguste IV 2192, V 2378, 2717 — *Abb. Nr.: 2671*
Titania I 279 — *Abb. Nr.: 2604*
Titicacasee II 704

Titsun *Abb. Nr.: 661*
Titus Livius I 559
Tizian II 972, 1073
Tlacopan II 713
Tlaloc (Chac) II 716, V 2705
Tlatelolco, Universität II 688 ff.
Tlazolteotl II 716
Todai-ju II 655
Todd IV 2267, 2274
Todestrieb IV 2340, 2343 f.
Tokio (Edo) II 671
Tokurai II 652
Tokugawa Ieyasu II 661 f.
Toledische Tafeln II 612
Toledo II 950
Tolet, François III 1413, 1417
Tollkirsche I 204, 485, III 1209 — *Abb. Nr.: 1285*
Tollwut I 563, II 807, III 1532, 1760, 1773, IV 2189, 2211 ff., 2223, V 2397, 2403, 2415, 2614, 2617, 2628, 2633, 2635 — *Abb. Nr.: 2482, 2483, 2486, 2509, 2737, 2738*
Tollwutepidemie IV 2213
Tollwutimpfung III 1715
Tollwutvirus IV 2212, V 2403 — *Abb. Nr.: 2485*
Tolteken II 712 f.
Tomasi V 2556
Tomes, John VI 2993
Tomizo, Yoshida II 675
Tomographie III 1659, IV 2153, V 2529, 2716 — *Abb. Nr.: 3110*
Tonal II 693
tonalli II 695
Tonempfindung V 2651
Tonerden III 1697
»Ton-i-sho« II 658
Tonometrie III 1206
Tonsillektomie V 2673
Tonsillen (Mandeln) V 2673, 2676
Tooth II 1146
Töpfer, Hans V 2889
Topinard II 919, IV 1999
Tora I 545
Torahumara II 916
Torii *Abb. Nr.: 647*
Toro V 2544
Torre, Geronimo della II 748
Torre, Giacomo della II 747
Torre, Marcantonio della II 748, III 1758
Torreblanca, Francisco IV 1964 — *Abb. Nr.: 2143*
Torres Vasquez, Diego de V 2562
Torri, Torrigiani dei II 738
Torricelli, Evangelista IV 1840
Torti, Francesco V 2562 — *Abb. Nr.: 1649*
Tortoni, Carlo-Antonio IV 1840
Toseideus *Abb. Nr.: 653*
Tossafisten II 843
Tossefta II 791, 810, 848
»Totem und Tabu« IV 2336
Totonaken *Abb. Nr.: 707*
Totti, A. III 1212
»Totum continens Rhazis« II 777
Toui *Abb. Nr.: 1067*
Toulouse-Lautrec, Henri *Abb. Nr.: 2497*
Tourette, Gilles de la II 1147, 1161
Tours, Georges de la *Abb. Nr.: 2763, 3288*
Tours, Gregor von III 1739, IV 2203
Tours, Klosterschule II 756
— Konzil von II 757
Toussaint, Henri V 2615 — *Abb. Nr.: 2973, 2977, 2983*
Toxikologie V 2382
Toxoide (Anatoxine) V 2418
Toxoplasmen V 2863 — *Abb. Nr.: 3300*
Toxoplasmose III 1378
Toynbee, Joseph II 684, V 2650 — *Abb. Nr.: 3049*
Tozzius V 2369
Tracer III 1227
Tracheen IV 1843
Tracheotomie IV 2206, V 2448 — *Abb. Nr.: 2779, 2834*
Trachom III 1186, 1201, V 2406, 2645
»Tractatus de corde« II 1055,

1082, 1088, 1090, V 2807 — *Abb. Nr.: 1181, 1182*
»Tractatus de fracturis calvariae« II 743
»Tractatus de urinis« II 734
Tractus olfactorius (Riechstrang) V 2660
»Tradato breve de medicina« II 689
»Tragopodagra« IV 2263
»Traité des hernies« IV 1899
»Traité des maladies chirurgicales« V 2475
»Traité des maladies des os« III 1629
»Traité d'orthopédie« V 2586
»Traité du dissection« II 1114
»Traité élémentaire de physiologie« V 2482
Trajan I 315, 377 f., 386, 388, II 937 f.
»Traktat über äußere Krankheiten« *Abb. Nr.: 602*
»Traktat über die Anatomie« I 363
»Traktat über die äußerlichen Erkrankungen« *Abb. Nr.: 589*
»Traktat über die Chirurgie« II 950
»Traktat über die Geschwülste« V 2760
»Traktat über die Pocken und Masern« II 600
»Traktat über die Seele« II 607
»Traktat über die Sternbilder« *Abb. Nr.: 600*
Tramer V 2464
Tränendrüse I 554
Tränendrüsenerkrankungen III 1192
Tränenfistel *Abb. Nr.: 1297*
Tränenfluß, chronischer (Epiphora) III 1212
Transquillantien IV 2315
Transformationstheorie I 414
Transfusion V 2513
Transmittersubstanz II 1135
Transplantation V 2497
Transplantationsimmunität V 2421
Transposition V 2536
Traube, Ludwig III 1262, V 2670
Traubescher Raum IV 1793
Trauch, Jakob III 1495
Traum IV 2218
Traumatologie III 1601
Träume IV 2334
»Traumdeutung« IV 2330, 2332, 2334
Traumdeutung IV 2346
— griechische I 294
Trautmann V 2651
Tréfouël, Jacques III 1472, 1709, V 2407, 2723, 2750
Trélat, Ulysse sen. IV 1956, 1976, V 2385
Trematoden V 2846, 2850, 2858
Tremble V 2662
Tremor coactus II 1139
Trendelenburg, Friedrich II 741, 947, III 1258, 1292, 1294, 1428, 1650, V 2510, 2516, 2527
Trendelenburgsche Lagerung II 943, III 1293, 1350, 1356, V 2527
Trendelenburg-Zeichen III 1650
Trepan II 698
Trepanation I 16, 42, 44 ff., 163, 276, 408, II 698, 708, 731, 852, 913 ff., 930, 940, 1107, 1122, IV 2323, V 2874 — *Abb. Nr.: 23, 27—29, 32, 899, 976, 1022*
— symbolische I 46 — *Abb. Nr.: 31*
Treponema II 673, 1157, IV 2219, V 2399
Treponema pallidum III 1453, 1481, 1507, 1510, 1520, V 2402
Treviranus, G.-R. IV 1833, 1885
Trew, Christophe J. *Abb. Nr.: 2551*
Tribondeau, L. IV 2170 — *Abb. Nr.: 2429*
Trichine V 2857 f. — *Abb. Nr.: 3309*
Trichinenbefall I 533

Trichinose V 2633
— vaginalis II 1460
Trichomonas II 675
Trichomoniasis III 1461
Trichomycin II 675
Trichozephalus IV 1787
Triebe IV 2332 f.
Trigeminusnerv V 2657
Trigeminusneuralgie (Gesichtsneuralgie) II 1140, 1164
Trigonometrie II 611
Trigramm I 56, 73 f. — *Abb. Nr.: 59, 60*
Trijodthyronin VI 3065, 3097
Trikuspidalerkrankungen III 1245
Trikuspidalklappe II 1064
Trinitrine III 1230
Trinitroglyzerin III 1230, 1248
Triodenverstärker III 1221
Tripper III 1412, IV 2065, 2090
Trivium II 757
Troeltsch, Friedrich von V 2651
Troglodyten II 918
Troja I 180, 273, 559, II 927
Trojanischer Krieg I 204 f.
Trommelfellpunktion II 2647
Tronchin, Th. IV 2204, V 2378, 2586
Tropenkrankheiten V 2539 ff.
Tropenmedizin V 2636
Trotula II 730, 944, 1024, III 1404, IV 1901
Trouin, Dougnay *Abb. Nr.: 3395*
Troupeau, G. II 596, 601
Trousseau, Armand II 1131, 1144, 1164, III 1237, 1341, IV 2196, 2198, 2206, 2208, 2212, 2267, 2269, 2273, V 2460, 2480, 2670, 2676, 2682, 2713, 2770 — *Abb. Nr.: 2779, 2984*
Troyon, Constant *Abb. Nr.: 2994*
Trypanblau V 2418
Trypanosomen III 1532, V 2399, 2577, 2855, 2862, 2867 — *Abb. Nr.: 3300*
Trypanosomiasis V 2862
Tryoflavin IV 1472
Tryphon I 369
Tschaikowski, Peter Iljitsch IV 2215
»Tschakara samhita« I 166
Tschandragupta I 163
Tschang *Abb. Nr.: 71*
Tschang Tschong-king I 84, 88
Tscheng I 72
»Tscheu-li« I 71
Tscheu Schen-tschong I 55
Tschou-Dynastie I 71 ff., 76
Tschu Ke-tschen I 52
Tsetse-Fliege V 2577, 2862 — *Abb. Nr.: 2920*
Tsin-Dynastie I 71, 79
»Tso-tschuan« I 71, II 1004
Tsuboi Shinbo II 667
Tuben III 1050, 1053
Tuberkel V 2736 ff., 2743 — *Abb. Nr.: 1722*
Tuberkelbakterium III 1429, 1527, 1715, IV 2214 — *Abb. Nr.: 2487*
Tuberkelbazillus V 2402, 2713, 2754
Tuberkulin V 2617, 2742, 2749 — *Abb. Nr.: 1722*
Tuberkulinreaktion V 2459
Tuberkulose II 776, 998, III 1454, 1527, 1594, 1711, IV 2059, 2065, 2118, V 2418, 2456, 2625, 2657, 2692, 2703, 2718, 2724, 2729, 2735 ff., 2870 IV 3034, 3046, 3058, 3087 — *Abb. Nr.: 2977, 3099, 3133, 3142*
— tierische V 2629 ff.
Tuberkulosebehandlung *Abb. Nr.: 3135, 3136*
Tuberkulosechirurgie V 2748
Tuberkuloseforschung V 2755
Tuberkuloseimpfstoff V 2870
Tuberkulose-Impfung *Abb. Nr.: 1722*
Tuberkulosemedikamente V 2749
Tuberkuloseprophylaxe V 2751
Tuberkulosestatistik V 2755
Tudèle, Benjamin von II 768
Tuffier, Théodore III 1232, 1269, 1429, IV 1793, V 2511,

2718, 2747 f. — *Abb. Nr.: 1960, 2841*
Tula II 712
Tularämie II 657
Tullovie, Bibliothek II 728
Tulp, Nicolaas III 1631, IV 2056, V 2763 — *Abb. Nr.: 939, 2284*
Tumi (Trepanationsmesser) *Abb. Nr.: 981—983*
Tumor, villöser IV 1828
Turchini II 734, 737
Türck, Ludwig II 1128
Turfan (Sinkiang) *Abb. Nr.: 579*
Turiaf, J. III 1259, V 2725
Türkensattel (Sella turcica) I 341
Türkisches Bad *Abb. Nr.: 604*
Turnbull V 2662
Turner V 2695, 2878
Turpin IV 1857, V 2754
Tutenchamun I 479 — *Abb. Nr.: 453, 462*
Typhlitis IV 1787, 1822
Typhobazillose V 2744
Typhoeus I 532
Typhoid V 2871
Typhus (Bauchtyphus) II 724, III 1715, IV 1823, 2065, 2190 ff., 2208, V 2864, 2869 ff., 2873, 2879, 2887 ff., VI 3034, 3037, 3044, 3047 — *Abb. Nr.: 2706, 3314, 3347*
Typhusbazillus IV 2217 — *Abb. Nr.: 2477*
Typhusepidemie III 1566
Typhus-Paratyphus-Schutzimpfung V 2419
Tyrosin V 2695
Tyson, Edward V 2850

# U

»Über das Achtmonatskind« I 330 f.
»Über das Feuer, die Gerüche, die Winde« I 360
»Über das Fieber« I 438
»Über das Fleisch« I 304, 310
»Über das Herz« I 332
»Über das Schicksal« I 442
»Über das Siebenmonatskind« I 330
»Über das Wasser und die Winde« I 360
»Über das Zahnen« V 2433
»Über den Aderlaß« II 1070
»Über den Arzt« II 1014
»Über den Atem (Über die Winde)« I 306, 314
»Über den Bau des Menschen« I 443 f.
»Über den Gebrauch der Körperteile« I 413 f.
»Über den korrekten Gebrauch der Begriffe« I 416
»Über den Puls« (Dioskurides) II 837
»Über den Widerspruch« I 416
»Über die alte Medizin« I 304, 306 f., 310, 319, 336, 347
»Über die akuten und chronischen Krankheiten« I 390
»Über die angegriffenen Stellen« II 1068
»Über die Befragung der Kranken« I 388 f.
»Über die Behandlungsräume des Arztes« I 319, 334
»Über die beste Methode« I 413
»Über die Bewegung der Muskeln« II 1064
»Über die Bezeichnung der verschiedenen Körperpartien« I 388
»Über die Blasen- und Nierenkrankheiten« I 428
»Über die Chirurgie« I 428
»Über die Diät« I 447
»Über die Drogen« II 838
»Über die Einrenkung der Gelenke« I 306, 312, 319
»Über die Elemente« I 374, 376
»Über die Entstehung des Kindes« I 329 f.
»Über die Epidemien« I 309, 312, 320, 335, 337, 343, IV 1952, V 2434 — *Abb. Nr.: 416*

»Über die Erhaltung von Kindern« *Abb. Nr.: 2765*
»Über die Falkenzucht« I 451
»Über die Frakturen« I 306, 312, 319, II 933 f., 940
»Über die Frauenkrankheiten« (Soranos) I 379
»Über die Frauenkrankheiten I« I 327
»Über die Frauenkrankheiten II« I 327
»Über die Freiheit« I 428
»Über die Gelenke« II 933, 940 — *Abb. Nr.: 994*
»Über die Gicht« I 428
»Über die griechischen Ärzte« I 454
»Über die Gymnastik« I 289
»Über die Heilige Krankheit« I 311, II 1107 f., V 2434
»Über die inneren Krankheiten« I 309, 322, 325, 327, 329 f.
»Über die Kopfverletzungen« I 306, 319, II 930
»Über die kranken Körperstellen« I 413
»Über die Krankheiten« V 2434
»Über die Krankheiten II« I 309, 322, 326, 329
»Über die Krankheiten III« I 309, 322
»Über die Krankheiten IV« I 329 f.
»Über die Krankheiten der Jungfrauen« I 329
»Über die Krankheiten der Mädchen« I 327
»Über die Krankheitsursachen« II 614
»Über die Kunst« I 314
»Über die Kunst des Reitens« I 543
»Über die Landwirtschaft« (Varro) I 547
»Über die Lebensweise (Diät) bei akuten Krankheiten« I 306, 308, 310, 322, 326, 335
»Über die lokalisierte Elektrisierung und ihre Anwendung in der Pathologie und Therapeutik« II 144
»Über die Malerei« V 2585
»Über die Medikamente« I 452
»Über die Medizin in sieben Büchern« I 441
»Über die Mittel der Behandlung« I 428
»Über die Natur« (Alkmaion) I 231
»Über die Natur« (Anaximander) I 226
»Über die Natur« (Diogenes) I 262
»Über die Natur« (Empedokles) I 243
»Über die Natur« (Parmenides) I 238
»Über die Natur« (Zenon) I 238
»Über die Natur der Frau« I 327, 329, II 1008
»Über die Natur des Kindes« V 2433
»Über die Natur des Menschen« (Meletios) I 447
»Über die phantastischen Gesichtserscheinungen« I 413
»Über die prophylaktische Diät bei der Gicht« I 452
»Über die Räume des Menschen« I 351
»Über die Seele« I 413
»Über die Seele und Natur des Menschen« I 447
»Über die Sekten« I 413
»Über die Sittsamkeit« II 1014
»Über die Steine« I 360
»Über die Stellen am Menschen« I 332
»Über die therapeutische Methode« I 308, 413
»Über die Träume« I 294, 345
»Über die Überfruchtung« I 327
»Über die Umwelt« I 311, II 638
»Über die unfruchtbaren Frauen« I 327 ff.
»Über die Vorschriften« I 312
»Über die Volkskrankheiten« III 1185 f.
»Über die Winde (Über den Atem)« I 306, 314
»Über die Wirtschaft« I 543
»Über die Würmer« I 438
»Über die Zerstückelung des Embryos« I 327
»Über die Zeugung« I 329
»Über Frauenkrankheiten« I 441, II 640, 1008 ff.
Über-Ich, das IV 2340
»Über Urin« (Dioskurides) II 837
»Über Wachstum und Form« II 906
»Über Winde, Wasser und Stellen« V 2434
Udagawa Genshin II 667
Udagawa Genzui II 667
Udjat-Auge I 117, II 1177 — *Abb. Nr.: 99, 102, 116, 461, 1278*
Uganda II 919
Ugarit (Ras eš-Samra) I 530
Uhlenhut[h], Paul III 1507 f.
Uhrglasnägel V 2706
Ulcus duodeni IV 1809
— rodens IV 1809
Ulkus IV 1809, 1811, 1814
Ulkusblutung IV 1813
Ulkuskarzinom IV 1809
Ulkusperforation IV 1813
Ulmer Pesthaus III 1554
Ultramikroskop IV 1864
Ultraschall III 1380, 1387, 1391
Ultraschall-Diagnostik *Abb. Nr.: 2423*
Ultraschallexploration V 2529
Ultraviolettmikroskop IV 1862
Ulzeration IV 1821
Unas I 140
Unbewußtes IV 2325 ff., 2332 ff., 2351 — *Abb. Nr.: 2617, 2621*
— individuelles *Abb. Nr.: 2617*
— kollektives *Abb. Nr.: 2617*
Underwood, Michael V 2448, 2452
UNESCO VI 3058
Unfallchirurgie (Chirurgie, traumatologische) V 2521, 2535
Unger, Georg Christian III 1574 f.
UNICEF V 2460
United Nation Relief and Rehabilitation Administration (UNRRA) VI 3049 ff., 3056
»Universa medicina« IV 2054
»Universale Anatomie« II 872
Universität I 757
Universitäts-Frauenklinik (Berlin) *Abb. Nr.: 1728*
Universitätsklinikum Köln III 1596
Unna, Paul Gerson III 1528, IV 2032, 2229
Unterägyptisches Reich I 109
Unterarmamputation V 2878
Unterkieferprothese *Abb. Nr.: 3453*
»Untersuchungen über Struktur und Funktion des Gehirns« *Abb. Nr.: 1237*
»Unterweisung für meine Tochter« II 1038
»Upanischaden« I 1038
Ur I 524 — *Abb. Nr.: 163*
Uranios I 443
Uretero-Pyelographie III 1435
Urethrotom V 2500 — *Abb. Nr.: 2832*
Urhirn (Rhinencephalon) II 909
Uricosurica IV 2271
Urikämie IV 2272
Urin III 1408
Urinal *Abb. Nr.: 1540*
Urintafel III 1408 — *Abb. Nr.: 1520*
Urodynamik III 1435
Urogenitalorgane *Abb. Nr.: 1538, 3061*
Urologie III 1395 ff.
Uroskopie II 755, III 1563
»Ursachen und Symptome akuter Krankheiten« II 1062
Urticaria I 323
Uruk II 1057
Urville, Dumont d' *Abb. Nr.: 2908*
Urzeugung V 2391, 2394, 2400, 2424 — *Abb. Nr.: 2693, 2697*

Usirtasen II. I 527
uta II 708, 722
Uteropyelographie III 1307
Uterus IV 1900
Uterusapoplexie III 1375
Uteruskarzinom IV 1828
Uterusprolaps III 1284, 1301, 1303, 1314 f. — *Abb. Nr.: 1415*
Uterusverlagerung III 1300, 1304
Utrillo, Maurice *Abb. Nr.: 2781, 3483*
Uxmal II 712
Uyunal-aabafita-bakatal-attiba II 648

# V

Vaccinia-Viren V 2404
Vaganten II 928
Vagbhata II 628, 630 f., 639, 649
Vagina II 1050
Vaginalabstrich VI 3084
Vaginalatresie III 1315
Vaginaloperation III 1285
Vaginalspekulum III 1284, 1285, 1288 — *Abb. Nr.: 1398, 1410*
Vagotomie IV 1812 f.
Vakuumextraktor III 1369
Valadon, Suzanne *Abb. Nr.: 2781*
Valencia II 866
Valentin, Bruno III 1636
Valentin, Gabriel Gustav IV 1864, 1872
Valentini I 554
Valentinian II. I 557
Valéry, Paul I 348, II 907, 911
Valetudo I 489
Vallée, H. V 2618, 2629, 2631, 2636
Valleix-Druckpunkte II 1151
Vallery-Radot, Camille III 1437 — *Abb. Nr.: 2696*
Vallisneri, Antonio III 1521, 1768, IV 1905, 1910, V 2854
Valois, Nicolas *Abb. Nr.: 2519*
Valsalva, Antonio Maria V 2645
Valsalva-Versuch V 2645
Valverde de Amusco, Juan II 876 — *Abb. Nr.: 1024*
Valvuloplastik III 1243
Valvulotomie III 1233, V 2524
Vampirismus IV 2037
Van Beneden II 898
Van der Haar, Jacob III 1642
Van der Welden IV 1801
Van der Wiel IV 1786 f.
Van Eyck III 1195
Van Gehuchten, Arthur II 1105, 1128
Vangondy, Robert von *Abb. Nr.: 2573*
van Gulik, R. H. I 74
van Helmont, Jan III 1413, IV 1968, 1983, 2056, 2242
van Horne, Jan II 1049
van Meerdervoort, Pompe II 670
van Nes, Cornelis Pieter III 1648
Vannier, Léon IV 2256
van Oder I 543
van Roonhuyze III 1278
van Stockum III 1445
van Swieten, Gerhard II 667, III 1256, IV 2040, 2073, 2273, V 2660, 2668, 2737, 2746
Vaphio III 543, 545
Varenne, Jean V 2778
Varignana, Bartolomeo di II 738
Varikozele III 1407
Variola V 2404, 2406
Variolation IV 2203, V 2437, 2452
Variola-Virus V 2405 f.
Variot, H. V 2460
Varnier III 1351, 1354, 1374
Varole II 873
Varolio, Constanzo II 1115
Varro I 547, 562, 566, 568, V 2554
Vash-Pathologie I 463
Vaskularligatur III 1615
Vasomotoren II 1134

Vasopressin VI 3066, 3070, 3099
»Vasorum lymphaticorum historia et iconographia« *Abb. Nr.: 952*
Vasquez, Henri Louis III 1274 — *Abb. Nr.: 1382*
Vassilief IV 2219
Vater, Abraham III 1521
Vaucanson, Jacques de V 2381
Vaughan, J. III 1372
Vauquelin, Nicolas-Louis II 1135, III 1680, 1701 — *Abb. Nr.: 1853*
Veali III 1386
»Veda« IV 627, 644
vedische Medizin II 632
Védrènes II 916
Vée III 1701
Vega, Juan de V 2562
Vegetius III 1753 — *Abb. Nr.: 1907*
Vegetius Renatus, Flavius I 557
Vegetius Renatus, P. I 557, 562, 564, 568 f.
Veil, G. V 2698
Veil, Prosper III 1215
Veillon IV 2217, V 2677
Veillonella ceae V 2402
Veit, Gustav III 1279
Veitstanz (Chorea) II 1114, 1119, 1142, 1149, 1151 f., 1160, IV 1975, V 2450 f. — *Abb. Nr.: 1203, 2151*
Vektorkardiographie III 1222, 1224
Vélasquez, Diego *Abb. Nr.: 3074*
Velden, van den V 2689
Velghe, O. VI 3039
Velpeau, Alfred III 1287, 1339, 1342, 1426, IV 1941, V 2472, 2474, 2484, 2493, 2496, 2500, 2896, VI 2992 — *Abb. Nr.: 1297, 2813, 2819, 3481*
Velwoski III 1362
Vena cerebralis magna (Galenische Vene) III 1111
Vendidad I 538
Vene II 1064 f.
Venel, André III 1636
Venel, Jean III 1577, 1580, V 2452
Venenchirurgie V 2526
Venenklappen III 1061, 1076, 1085, V 2795 — *Abb. Nr.: 1159, 3201*
Venenüberbrückung (Bypass) III 1233, 1251, V 2525
Venerabilis, Beda *Abb. Nr.: 1003*
Venenstau IV 1787
Venette, Nicolas (Solocinus) II 1050
Vengel, Arthur V 2657
Ventilation V 2712, 2717
Ventrikulographie III 1162, 1164, 1166 — *Abb. Nr.: 1270*
Ventrikulotomie III 1261
Verantius, Fausto *Abb. Nr.: 3412*
Verbrugge, Jean III 1658
Verdauung V 2739
Verdauungstrakt, Erkrankungen IV 1804 ff.
Verdin, Charles *Abb. Nr.: 3093*
Verdrängung IV 2330, 2332
Verduc, Jean-Baptiste III 1649
Verduin, F. V 2602
Verduin, M. *Abb. Nr.: 1775*
Vereinte Nationen IV 3049, 3052
Vereisung VI 2992
Vergil I 370, 547
»Vergleichende Physiologie der Haustiere« V 2617
Verheyen III 881, III 1412
Verick, M. IV 1872
»Verletzungen des Schädels« II 1107
Vermehrungspathologie V 2636
Vermelin-Methode III 1366
Vernet, Horace V 2800, 3311, 3312
Vernet, Joseph *Abb. Nr.: 3378, 3393*

Verneuil, Aristide III 992, V 2472, 2498, 2676, 2779 — *Abb. Nr.: 3199*
Veronese, Paolo II 874, 972 — *Abb. Nr.: 3199*
Verruga (Corrionsche Krankheit) II 723
»Verschiedene Arten des Pulsschlages« II 1068
»Verschiedene Beobachtungen über die Unfruchtbarkeit« *Abb. Nr.: 1110*
»Versehung des Leibs« V 2444
»Vertrauliche Instruktionen für Hebammen« I 1039
Verwundetentransport V 2897
Verzàr, Fritz IV 2032, 2043
Vesal, Andreas I 423, II 716, 741, 743, 749, 805, 846, 849, 857, 864, 867, 872, 874, 877, 893, 949, 972, 982, 1063, 1073 ff., 1077, 1114, 1166, III 1243, 1409, 1624 ff., IV 1842, 1929, 1995, 2053, V 2642, 2660, 2668, 2703, 2708, 2794, 2826, VI 3070 — *Abb. Nr.: 924, 925, 927, 933, 943, 948, 1034, 1035, 1041, 1154–1156, 1162, 1212, 1324, 1526, 1528, 1753, 1915, 2212, 2213, 2273, 2274, 3086, 3099*
Vesikofixation III 1314
Vesikovaginalfistel III 1278, 1284
Vespa III 1336
Veterinärmedizin III 1725 ff., V 2611 ff.
— ägyptische I 526 ff.
— antike I 523 ff.
— arabische III 1726 ff.
— griechische I 543 ff. — *Abb. Nr.: 252*
— hebräische I 531 ff.
— indische I 534 ff.
— indoeuropäische I 539
— persische I 537
— religiöse III 1731 ff.
— römische I 543 ff.
— westasiatische I 523 ff.
Veterinarium (Tierklinik, römische) I 570
Vetter, Alois Rudolf IV 2073, 2737
Vetter, Theodore I 293 — *Abb. Nr.: 1184*
Vettius Valens I 377
Vianna I 2863
Viardel, Cosme II 1046 — *Abb. Nr.: 1116, 1117*
»Viatique« II 734
Viborg, H. V 2612
Vibrio comma V 2402
Vibrio El Tor VI 3034
Vicq d'Azyr, Felix II 886, 900, 908, 1120, III 1772, V 1869, 2107, 2378 — *Abb. Nr.: 1222, 1925, 3196*
Vicq d'Azyr-Bündel II 1120
Vicq d'Azyr-Streifen II 908
Vidal, Emile III 1528
Vidus Vidius (Guido Guidi) II 940, 975, V 2450 — *Abb. Nr.: 993, 997, 1034*
Viehkrankheiten I 538, 566 f.
Viehseuchen I 558, III 1765 f.
Viehseuchenversicherung III 1772
Viehzucht I 567, V 2622, 2633
Viel, Charles François III 1570 — *Abb. Nr.: 1702*
Vienus, Thomas II 986
»Vier Bücher von menschlicher Proportion« IV 1992 — *Abb. Nr.: 926*
Vierordt III 1220 f.
Vieussens, Raymond II 880, 886, 1097, 1119, III 1258, IV 2060 — *Abb. Nr.: 1189, 1219, 1220, 1242*
Vigeganot, Guy de *Abb. Nr.: 757*
Vigevano, Guido von II 949 — *Abb. Nr.: 1010*
Vigo, Jean de II 968, 972, 974, III 1409 — *Abb. Nr.: 1027*
Vigual-Bazillus V 2402
Vijayanagar *Abb. Nr.: 619*
Viktoria I. V 2494

Vilarfiol V 2662
Villa, G. Abb. Nr.: 1259
Villa, Octavian de III 1415
Villanova, Arnold von II 979, 1028, IV 2039
Villard, Eugène IV 2168, V 2516
Villaret III 1220
Villemin, J. A. V 2703, 2740, 2752, 2870
Villeneuve-Bargemont IV 2103
Villermé, Louis René IV 2103, 2110, V 2382 — Abb. Nr.: 2362, 2377
Vincent, Clovis II 1130, 1157, 1166, V 2520
Vincent, H. III 1715, IV 2209, V 2869, 2888 — Abb. Nr.: 3347, 3348
Vineberg III 1233, 1264
Vinzenz von Paul, hl. V 2453, 2455, 2467, 2579
Viper III 1694
Viracocha II 704
Virchow, Rudolf II 675, 898, 1127, 1151, III 1246, 1254, 1256, 1258, 1425, 1526, 1588, 1590, 1660, IV 1868, 1890, 2046, 2063, 2075 ff., 2104, 2200, 2208, 2278, V 2453, 2556, 2684, 2693, 2703, 2711, 2715, 2740, 2749, 2770, 2814 ff., VI 2981 — Abb. Nr.: 2313, 2314, 2316, 3171, 3463
Virchow-Robin-Räume II 1127
Virchowsches Gesetz V 2770
Viren III 1532, V 2403, 2407
Virenerkrankung V 2404
Virilisierung V 2691
Virologie V 2223, V 2389, 2401, 2411, 2636
Virus, endogenes V 2413
Virus-Interferenz V 2422
Virus mobileux II 674
Vischering, Clemens August Droste zu III 1565
Visconti Abb. Nr.: 222
Vistnu, Tempel vor Abb. Nr.: 619
»Vita des Pythagoras« I 267
Vitalismus V 2245, V 2802
Vitalprinzip V 2802
Vitamin B1 II 1159
— B12 V 2687
— C III 1704
— D VI 3074
Vitellion III 1195
»Viten, Schulen und Schriften der Ärzte« I 315
Vitiligo III 1454, 1514
Vitruv V 2554
Vitulonia I 521
Vivant-Denon, Dominique Abb. Nr.: 3059
Vivarium, Kloster II 756
Vivisektion I 366 — Abb. Nr.: 1915
Voegtin III 1220
Voelker, F. IV 2160
Vogel, Julius III 1246, IV 2076
Vogel, M. IV 1862
Vogel, W. IV 2198
Vogelpocken V 2405
Vogl III 1229
Vogt, Cécile II 908, 1160
Vogt, Oskar II 908, 1130, 1160, IV 1925, 1979
Volhard, Franz III 1267, 1437
Volkmann, Richard von IV 2281, V 2501
»Vollständige Abhandlung der Anatomie des Menschen« Abb. Nr.: 956
Volta V 2675, 2817
Voltaire II 999, IV 2203, V 2565 — Abb. Nr.: 2671
Voltolini, Friedrich Eduard V 2651
Volvulus IV 1817
»Vom Geiste« I 251
»Von den Gelenken« Abb. Nr.: 431
»Von den Rhythmen« Abb. Nr.: 249
»Von der heiligen Kunst« I 256
»Von der Schwangerschaft und der Entbindung der Frauen« II 1032
Vorbewußtes IV 1991, 2333
Vorhofflattern III 1262 f.

Vorhofflimmern II 1078, III 1262
vorislamische Medizin II 587
Voronoff, S. A. IV 2042
Vorsokratiker I 290
Vorsteherdrüsenkrebs (Prostatakarzinom) V 2783, VI 3101
Votivtafel Abb. Nr.: 3
»Voyage en Orient« Abb. Nr.: 606
Vroom, H. C. Abb. Nr.: 3377
Vruda II 631
»Vulgata« II 801, III 1462
Vulnerarius I 396, II 934
Vulpe II 937
Vulpian II 1140, 1145, 1154, III 1254, 1272, IV 1804, 2228, V 2682
Vulvakarzinom III 1308

# W

Waaler IV 2282
Wachsmuth, W. II 903
Wachstumshormon V 2688, VI 3075, 3083, 3093, 3097
Wacker III 1257
Wafer, Lionel VI 2930
Wagenseil IV 2694
»Waghbata-Sutra« V 2430
Wagner, A. II 1135
Wagner, H. K. III 1282
Wagner, Rudolph IV 1912, 1933, V 2695
Wagner, Johannes IV 2073
Wagner von Jauregg, Julius II 1157, III 1510
Wakar, Moshe ben Yitzhaq II 846
Waksman, Salomon Abraham II 675, III 1230, 1647, 1710, V 2725, 2749 f.
Walachen I 541
Walahfrid Strabo III 1674, 1684
Walden V 2696
Waldenström IV 1808
Waldeyer, Heinrich Wilhelm Gottfried von II 902, 908, 1105, 1126, 1128, III 1528, III 1873, 1876, 1890, 1892, 1909, 2080 — Abb. Nr.: 2406, 2863
Walford, Roy L. IV 2028
Walhalla I 541
Walid II 593
Walid I. II 610
Walker, A. Earl V 2757 — Abb. Nr.: 1262, 1268, 1270, 1271
Walkhoff VI 2993
Walkington, Thomas IV 1970
Wallace, A. B. III 1335, V 2835
Wallace, John VI 2927
Wallace-Jones, H. Abb. Nr.: 1329, 1330
Waller III 1127, III 1222
Wallersche Degeneration II 1127 f.
Walter, Jean Abb. Nr.: 1732
Walther III 1314, V 2853
Wanderniere (Nierensenkung) III 1429
Wangenplastik V 2830
Wanze V 2841, 2843, 2865
Warren, John Collins III 1631, 1644
Warren, J. Mason V 2494, 2832
Warthin, A. S. IV 2024
Waruna I 155 f. — Abb. Nr.: 149
Warzen III 1528
Warzenfortsatz V 2647 — Abb. Nr.: 3008
Washington, George Abb. Nr.: 3464
»Was man für seine Gesundheit selbst tun soll« I 428, 430
Wassali III 1384
Wasse, James VI 2940
Wasserkeim Abb. Nr.: 2731
Wasserkopf Abb. Nr.: 2306
Wassermann, August III 1269, 1507, IV, 2186
Wassermannsche Reaktion III 1370, V 2459
Wasserretention III 1228
Wassersackniere III 1428 — Abb. Nr.: 1552
Wassersucht I 284

Wasson, R. Gordon I 160, II 692
Waterhouse V 2692
Watkins III 1302
Watson, James Dewey V 2409 — Abb. Nr.: 2719, 3556, 3559, 3560
Watson-Jones, Reginald III 1633, V 2835
Wattmann, J. V 2830
»Waverley« I 533
Weber, Ch. V 2451, 2692
Weber, Hermann II 1134
Webster, John Clarence III 1307
Wechselfieber V 2841, 2845, 2850, 2856, 2864, 2867, 2869, 2889 — Abb. Nr.: 3301
Wechtelin, de III 1205
Wecker, de III 1205
Weda/Weden I 145 f., 149, 151, 156, 161, 166, 169, 174 f., 534
Wedische Medizin I 145 ff.
Wedelius, W. V 2450
»Weden« V 2430, 2579, 2705
Wegmann, Gustav Albert III 1584
Weichselbaum, Anton II 1157, IV 2190, 2217, V 2402
Weigert, Karl II 908, III 1528, IV 1873
Weil, E. IV 2219, V 2692
Weill-Hallé V 2754
Weinberger III 1220
Weingeist IV 2015
Weinheim VI 3076
Weinland V 2548
Weisheitszahn I 512, 514
Weismann, A. IV 2033
Weiß V 2606
Weiss, Edoardo IV 2342, V 2683
Weiss, Georg III 1509
Weiss, H. IV 1941
Weiss, O. III 1221
Weissmann IV 1938
Weitsichtigkeit (Hypermetropie) III 1203
Welch, William Henry IV 2084, V 2896, VI 3039
Wells, Calvin V 2757, 2762
Wells, Horace II 669, III 1425, 1637, V 2493, 2782, 2832, VI 2991 f.
Welsch, Hieronymus V 2850, 2852 — Abb. Nr.: 3278
»Weltgeschichte« II 543
Weltgesundheitskonferenz VI 3052 f.
Weltgesundheitsorganisation (WHO) V 2787, VI 3044, 3050 ff., 3060, 3086
Wendel, Fritz VI 2957
Wendidad (Widewat, »Kodex gegen die Dämonen«) I 165 f., 168, 171 f., 174 ff.
Wenge III 1239
Wenham IV 1856
Wenzel, Carl Abb. Nr.: 2565
Wepfer, Johann-Jacob II 1119, IV 1853, V 2370
»Werke und Tage« I 207
Werlhof, Paul Gottlich III 1521
Werlhofsche Krankheit III 1521
Werner-Hissche Krankheit V 2889
Wernicke, Carl II 1150, IV 1977
Wernicke-Aphasie II 1150
Wernickesche Polioenzephalitis II 1159
Wertheim, Ernst III 1302, 1308, 1313, V 2778
Wespi III 1319
West, Ch. V 2456, 2462
Westendorf, Wolfhart I 115
Westfälische Wilhelms-Universität Münster III 1597
Westphal, Alexander Ludwig Otto II 1126, 1149, 1151, 1160, VI 3079
Westphal-Zeichen II 1151
Weyer, Johann IV 1966 — Abb. Nr.: 2165
Wharron, Thomas II 880, IV 1851, 2000, V 2680
Whipple, G. H. IV 2083, V 2687, 2695
Whistler, D. V 2450
White, Charles III 1222, 1237, 1253, 1256, 1263, 1335, 1346, 1604, 1630

Whytt, R. II 1122, 1132, V 2450
Wichmann V 2860
Wicker, H. III 1699
Wickersheimer II 756, 758, 767, 949, III 1677
Wickham IV 2173
Widal, Justus Fernand III 1254, 1267, 1437, IV 2209, 2217, 2267, V 2402, 2715, 2720 — Abb. Nr.: 3104
Widder Abb. Nr.: 2984
Wideking af Schulten, Maximus III 1644
Widemann, Johannes III 1498
Widerhofer V 2461
Widerstand, akustischer V 2653
Widewat (Wendidad, »Kodex gegen die Dämonen«) I 165 f., 168, 171 f., 174 ff.
Widmann IV 2228
Wieger, Friedrich III 1508
Wien I 379
— Narrenturm III 1557
— Rudolf-Stiftung III 1572
Wiener III 1377, VI 3070
Wiener Allgemeines Krankenhaus III 1572, 1580 — Abb. Nr.: 1704
— Psychoanalytische Vereinigung IV 2332
— Schule III 1201
Wiesner VI 2990
Wigand, Justus Heinrich III 1355
Wilde, Oscar IV 2193, V 2650
Wilde, William V 2650
Wilder V 2695
Wildtierpest V 2574
Wilhelm V 2552
Wilkins, Hugh Frederick VI 3091 — Abb. Nr.: 2719, 3556
Willan, Robert III 1522, 1525, 1528 — Abb. Nr.: 2503
Williams, Francis IV 2150, 2173
Williams, H. B. III 1221, V 2716
Williamson IV 2990
Williams-Zeichen III 1220
Willis, Thomas II 880, 986, 994, 1117 ff., IV 1786, 1970, 1972 ff., 2058, 2194, V 2644, 2668, 2679 — Abb. Nr.: 1214, 2175
Willisscher Ring II 1117 — Abb. Nr.: 1215
Willius II 1061 f.
Wilms, Edmund V 2609, 2747
Wilson, F. N. III 1224, 1248
Wilson, S. A. Kinnier V 1151, 1160
Wimpheling, Jakob III 1488
Windpocken III 1518, 1532, IV 2198 ff., V 2450
Wingate, Charles V 2888
Winiwarter IV 1272, V 1804
Winnemiller III 1384
Winslow, Jacques Bénigne II 885, 889, 1120, 1133, III 1661, IV 1792, 2000 — Abb. Nr.: 944
Winter, Georg Simon Abb. Nr.: 1917
Winterberger III 1222
Winterbottom V 2577
Winternitz III 1220
Wintersteiner V 2700
Wirbelsäulendeformation III 1621, 1632, 1641
Wischau Abb. Nr.: 1, 151
Wiseman, Richard II 986, III 1627, VI 2930
Wismut IV 1794, 1811, 1823, 2158, V 2890
Wismutsalze III 1510
Withering, William II 1101, III 1692 — Abb. Nr.: 1196
Witkowski, G. J. III 1353 — Abb. Nr.: 1429
Wittichius, Johannes V 2445
Witzel VI 2993
Wodderborn, John IV 1838
Wöhler, Friedrich V 2817
Wolcott III 1430
Wolf, A. V 2863
Wolf, Caspar II 1034
Wolf, Etienne V 2899, III 1379
Wolf, J. III 1891
Wolf, L. V 2651
Wolf, Maurice V 2777
Wolfe, John Reissberg V 2833
Wolff, Caspar Friedrich IV 1929 ff., 1937 — Abb. Nr.: 2127

Wolff, Julius III 1648, 1655, 1666
Wolff, Philipp Alfred III 1507 f.
Wolff-Inseln IV 1933
Wolff-Körper IV 1931
Wolffscher Gang IV 1931
Wölfler, Anton IV 1811
»Wolken (Nubes)« I 190
Wollaston, William Hyde IV 1860, 2266
Wollenberg, R. IV 2281
Wollmann, Eugène V 2407, 2410
Wollstein, S. IV 2198
Wolpers IV 1882
Wong IV 2038, V 2437, 2705
Wood, Alexander III 1721
Wood, James IV 2939
Wood, Jones I 114, II 921
Woodoo-Kult IV 1946
Woodward, Robert B. III 1704, IV 2210
Wort-Assoziationstest IV 2345
Wosschute III 1233, 1264
Woyerkowsky, Roch III 1282 — Abb. Nr.: 1392
Woyts, Johann Jacob Abb. Nr.: 3518
Wren, Christopher II 987
Wright, Orville VI 2953 — Abb. Nr.: 3425
Wright, Wilbur VI 2952 — Abb. Nr.: 3422, 3425
Wundbrand V 2217
Wunddrainage III 1427, V 2501, 2509, 2882
»Wundenmann« III 1623
Wunderlich, Karl Reinhold III 1587
Wundfieber III 1581, 1586, 1637
Wundheilkunde, ägyptische I 135 f.
Wundheilung V 2491
Wundinfektion III 1588
Wundstarrkrampf (Tetanus) I 308 f., II 673, 1107, IV 2118, 2186, 2217, V 2415, 2683, 2694, 2870, 2872 f., 2888, 2890, 2896
Wundverband V 2488
— englischer V 2490
— französischer V 2490
Wurmerkrankungen V 2841
Wurmkrankheit IV 2298
Wurtmann III 3064
Würtz, Felix II 976, 980 ff., III 1621, V 2445
Würzburg, Julius-Spital III 1577
»Wurzelschneider (Rhizotom)« I 355
Wu-ti I 81

# X

Xanthe II 1114
Xavier, Franziskus II 660
X-Chromosom VI 3083
Xenodochium II 756, III 1545, IV 2096
Xenokrates von Aphrodisias Abb. Nr.: 359
Xenophanes von Kolophon I 238, 289
Xenophon I 275, 283, 310, 356, 448, 543, V 2363
Xenopsylla V 2573
Xerxes I 176 — Abb. Nr.: 257
Xipe-Totec II 716 — Abb. Nr.: 734
Xochimilco II 688
Xochipilli II 716
Xysta I 281

# Y

yaje II 707
Yang I 56 f., 73 f., II 656 — Abb. Nr.: 41, 59
Y-Chromosom VI 3083
»Yellow Book« Abb. Nr.: 3143
Yersin, Alexandre III 1715, IV 2206, 2217, V 2402, 2415, 2565, 2571, 2870, VI 3032 — Abb. Nr.: 2476, 2915

Yersin-Bazillus V 2572 f.
Yersiniose IV 2230
Yin I 56 f., 73 f., II 656, 659 — *Abb. Nr.: 41, 59*
»Yin-Ruinen« I 53
Yirmeyahon, Rabbi II 825
Yoga II 631, 644 — *Abb. Nr.: 644*
»Yogasatka« II 630, 649 — *Abb. Nr.: 634*
»Yoi-shinsho« II 667
Yoneji, Miyagawa II 674
York, Elisabeth von II 1039
Yoshitoyo *Abb. Nr.: 678*
Yoshna ben Levy II 825
Yoschuah ben Nun II 838
Yosse, Rabbi II 829
Yostifugii *Abb. Nr.: 656*
Young, Hugh III 1435, 1445, V 2544, 2689
Young, James III 1628
Yperman, Jan II 1072, III 1192
Yshmael, Rabbi II 806, 820
Ytzhaq, Rabbi II 814, 817
Yü IV 2270
Yuan-Dynastie II 653, 662
Yüan-Dynastie I 71
Yuhama Ibn Masawajhy (Jean Mésué) II 596, 598, 601, 624
Yukatan II 687, 712, 721
Yunani-Medizin II 646
Yuraku II 652
Yutaka, Ido II 674
Yver, Charles *Abb. Nr.: 2997*

# Z

Zaborowska, Gilberte *Abb. Nr.: 2895*
Zacchias IV 1968, 1970
Zacharias III 1192
Zahnchirurgie VI 2992
Zähne, künstliche IV 2003, VI 2980 — *Abb. Nr.: 2221, 3460*
Zahnextraktion I 512, 514, 517
Zahnfollikel VI 2981
Zahnheilkunde IV 1987 ff.
— antike I 507 ff.
— mittelalterliche IV 1988
— peruanische II 719
Zahnkaries I 21, 25, 36, VI 2999 — *Abb. Nr.: 22*
Zahnmedizin VI 2975 ff. — *Abb. Nr.: 3461*
Zahnmißbildungen I 512
Zahnpathologie I 512
Zahnplomben VI 2977, 2981, 2995
Zahnprothese I 520, VI 2977, 2980, 2982, 2993, 2995 — *Abb. Nr.: 518, 521, 3464*
Zahnschmelz II 721
Zahnveränderungen II 720
Zahnzyste *Abb. Nr.: 503*
Zahorsky, J. V 2676
Zander, J. V 2591
Zanetto, Pietro VI 2921
Zangengeburt III 1326, 1336
Zapoteken II 693, 713
Zaragoza, Juan Ramón II 1007
Zarathustra I 165, 194, 537, 567, III 1396
Zaufel V 2651, 2653
Zecke IV 2193, 2222, V 2864
Zeidler, O. III 1702
Zeis, E. V 2830 f.
Zeiss, Carl IV 1860 ff. — *Abb. Nr.: 2037, 2038*
Zellbiologie *Abb. Nr.: 2720*
Zellentheorie IV 1933
Zeller V 2378
Zellfärbung IV 1873
Zellkern IV 1886, 1889
Zellkultur VI 3063
Zelloidineinbettung IV 1871, 2081
Zellphysiologie IV 1833
Zellteilung IV 1889
Zelltheorie IV 1885, 1890 ff., V 2817
Zellularpathologie III 1526, IV 2075, 2078
Zellulartheorie IV 2084
»Zend-Avesta« III 1396
Zenon *Abb. Nr.: 2246*
Zenon von Kition I 383
Zenon von Sidon *Abb. Nr.: 363*
Zenon von Zypern I 430
Zentaur I 192
»Zentralblatt für Psychoanalyse« IV 2350
Zerbi, Gabriele II 1073, IV 2022, 2039
Zerebralarteriographie IV 2161
Zerkarien V 2854
Zernicke IV 1864
Zervixcerclage III 1382
Zestoden (Bandwürmer) V 2399, 2841 ff., 2858 — *Abb. Nr.: 1943, 3303, 3308*
Zeugung V 2789
»Zeugung des Fetus« V 2440
Zeugungsorgane III 1505
Zeus I 193, 198 — *Abb. Nr.: 220, 259, 1121*
Zibet II 1694
Ziegenpest I 562
Ziegler, Ernst IV 2082
Ziehl, E. V 2741
Ziliaten V 2856
Zimmermann, C. J. C. III 1587
Zimt I 487, II 655
Zimtsäure II 710
Zinanthropus boisei Ranganika *Abb. Nr.: 495*
Zink IV 2212
Zinn, Johann Gottfried II 886, III 1197 — *Abb. Nr.: 1304*
Zinnober II 655
Zinnscher Gefäßring *Abb. Nr.: 1304*
Zirbeldrüse (Epiphyse) II 1117, V 2695, VI 3064 — *Abb. Nr.: 1212, 1217*
Ziriden II 838
Zisterzienser III 1547
Zitronensäurezyklus *Abb. Nr.: 3549*
Ziyadat Allah II 838
»Zodiacus medico-gallicus« *Abb. Nr.: 3222*
Zoeller V 2870
Zöliakie IV 1819
Zölibat II 781 f.
Zölioskopie III 1318, V 2529 — *Abb. Nr.: 2864*
Zöllner, J. V 2653
Zoll III 1264
Zondek, B. III 1380, V 2689, 2697
Zonen, erogene IV 2331
Zonula III 1213
Zorn, S. III 1391
»Zoshi« II 664
Zschokke V 2859
Zsigmondi IV 1964
Zuckerkandl V 2651, 2662
Zuckerstoffwechsel *Abb. Nr.: 3551*
Zuco, Carlo Marino III 1655
Zuelzer V 2696
Zungenkrebs V 2510
Zungennerv *Abb. Nr.: 3227*
Zunts V 2386
»Zur Auffassung der Aphasie« V 2329
Zürich, Kantonsspital III 1584 f.
»Zur Psychopathologie des Alltagslebens« IV 2332
Zwangsneurose IV 2331, 2340
Zweig, Arnold IV 2341
Zwerchfell I 408, II 1107
Zwergwuchs V 2688, 2690
Zwillinge *Abb. Nr.: 1452*
— siamesische *Abb. Nr.: 2322, 2786*
Zwinger, Theodor III 1649
»Zwölf Bücher über die Medizin« I 430
Zwölffingerdarm (Duodenum) IV 1809 ff., 1816 ff., V 2698 — *Abb. Nr.: 3073*
Zwölffingerdarmgeschwür IV 1811
Zygote IV 1914, 1941
Zyklotron IV 2182
Zyonidquecksilber III 1213
Zystektomie III 1431
Zystizerkose V 2847
Zystizerkus V 2851
Zystoskop III 1427
Zytoarchitektonik III 1130
Zytochemie IV 1834, 1885
Zytogenese II 1128
Zytogenetik IV 2087, VI 3084
Zytologie IV 1887, 1889
— vaginale V 2690
Zytopathologie V 2786
Zytoplasma IV 1889
Zytoskopie V 2527
Zytosolprotein VI 3080

# Bibliographie

## FORTSETZUNG DER BIBLIOGRAPHIE ZU BAND 5


FALLOPIE, G., *«Operum Tomus II Opera»,* Joann Petri Maphaei, Francofurti 1600

FARABEUF, L.-H., *Précis de manuel opératoire,* Paris, G. Masson, 1872–1881, 2 Bde., *«Bd. I, Ligature des artères», «Bd. II, Amputations des membres»;*
*Précis de manuel opératoire,* Masson et Cie, Paris 1893–1895, S. 709–738

FELIX, C.-F., *Dictionnaire des sciences médicales,* Bd. IV, S. 124 u. Cabanès, Légendes et curiosités de l'histoire, 1. Aufl., S. 207, Albin Michel, Paris

FERGUSSON, W., *System of practical Surgery,* 1852, Churchill, London 1852, S. 584 ff.

FILATOV, V. P., *Russian Bulletin of ophtalmology,* nach Boyes

FIORAVANTI, L., *Tesoro della vita umana,* Venedig 1673

FRANCO, P., *cf. Zeis,* 1556, *«Petit traité»,* Neuaufl. 1561

FROMENT, J., *«La Préhension dans les paralysies du nerf cubital et le signe du pouce», Presse Méd. 23,* 409, 1915 Paris

FUGH-ANDERSON, P., *Surgical Aspects of Transsexualism,* 3rd Congress of the European Section of the JPRS, The Hague, May 22–23, 1977

GALIEN, C. G., (131–200) né à Pergame, médecin grec dont les théories (le galénisme) servirent de fondement à toute la médecine du Moyen-Age. Cf. *Dictionnaire des sciences médicales.*

GARANGEOT, R. J. C. de, *Traité des opérations de chir.,* 2. Aufl., Paris 1731

GARROD, A. E., *On an unusual Form of Nodule upon the Joints of the Fingers,* St. Bartholomew's Hosp., Rep. 29, 1893, 157–161

GENTLEMAN'S MAGAZINE, Ed. Sylvanus Urban u. *Historical Chronicle* pour l'année 1794, Bd. 64, 2. Teil, London 1794

GILLIES Sir H., u. MILLARD, D. R., Jr., *The Principles and Art of plastic Surgery,* Butterworth, Londres 1957. *With a chapter on anaestesia by Ivan Magill.* (and print.), Littler, Brown and Co, Boston 1957, 2 Bde, 29 cm, XXI, 652 S.

GLASSCHEIB, H. S., *A la recherche du grand secret (ou les labyrinthes de la médecine),* La table ronde, V, Paris 1961

GNUDI, M. T., u. WEBSTER, J. P., *The Life and times of Gaspare Tagliacozzi Surgeon of Bologna, 1545–1599.* With a documented study of the scientific and cultural life of Bolognia in the 16th century, U. Hoepli, XXII, 528 S., fig., portr. 28 cm, Milano 1950

GRAEFE, C. F. von, *Rhinoplastik,* Reimer, Berlin 1818

GRIFFON, cf. *Joseph.*

GRUBER, W. L., «Über die Verbindung des Nervus medianus mit dem Nervus ulnaris am Unterarme des Menschen und der Säugetiere», *Arch. Anat. Physiol. Wiss. Med.,* Leipzig, 37, 1870, 501–522

GUERMONPREZ, *Notes sur quelques résections et restaurations du pouce,* Paris 1887

GUYON, «Note sur une disposition anatomique à la face antérieure de la région du poignet et non encore décrite», *Bull. soc. Anat.,* 36, 184–186, 1861

HALSTED, W., «Results of operations for cure of cancer of breast performed at Johns Hopkins Hospital from June 1889 to January 1894, in *Ann. Surg.,* 20, 1894, S. 497

HAMILTON, F. H., «Behandlung der Geschwüre durch Hautüberpflanzung», in *New York J. of med,* sept. 1854

HERBERDEN, G. W., *Commentarii de morborum historia et curatione,* Londini, apud T. Payne 1802

HEISTER, L., *Chirurgie etc.,* Dritte Auflage, Nürnberg 1731, 4, S. 570 u. Institutiones chirurgicae, Amstelodami 1750, 4

HESSLER, F., *Commentarii, et annontationes in Susrutae Ayurvédam,* Fasciculus secundus continens Notas ad totum Ayurvédam, Erlangen 1855, 8. Aufl.

HILGENFELDT, O., *Operativer Daumenersatz und Beseitigung von Greifstörungen bei Fingerverlusten,* F. Enke, 25 cm, XII, 144 S, Stuttgart 1950

HIPPOCRATE, (466–377 v. Chr.), né dans l'île de Cos, médecin grec; fut l'un des premiers à éliminer de la médecine les explications surnaturelles, et fonda l'observation clinique; son influence fut énorme sur la médecine antique et médiévale. In E. Littré (trans.) *Œuvres complètes d'Hippocrate,* Appendice Nr. 29, Bd. II, Baillière, Paris

HORNER, W., zit. nach Rigaud Ph., De l'anaplastie des lèvres, des joues et des paupières, Paris 1841

HORNER, W. E., «Clinical report of the surgical department of the Philadelphia Hospital», *Am J. Med. Sci.* 21, 105–106, 1837

HUARD, P., *L'Histoire de l'Académie royale de chirurgie,* Paris 1967;
*L'Académie royale de chirurgie,* conférence donnée au Palais de la découverte le 5 novembre 1966, Palais de la découverte, cop. 1967, 50 S.

HUARD, P. u. GRMEK, M. D., *Mille ans de chirurgie en occident: Ve–XVe siècle,* Roger Dacosta, Paris 1968;
*La Chirurgie moderne. Ses débuts en occident: XVIe–XVIIe–XVIIIe siècles,* Roger Dacosta, Paris 1968

JOBERT, A.-J., (de Lamballe), *Traité de chirurgie plastique,* J.-B. Baillière, Paris 1849, 2 Bde. (mit Bildatlas)

JOSEPH, J., «Nasenplastik und sonstige Gesichtsplastik nebst einem Anhang über Mammaplastik und einige weitere Operationen aus dem Gebiete der äußeren Körperplastik», Ein *Atlas und Lehrbuch. Nachdr. der Aufl.,* 1931, Leipzig, Oxford 1976, W. A. Meeuws; 25 cm, XXXI, 842 S.

KANAVEL, A. B., *Infections of the Hand,* 1912, 7. Aufl., *cf. Boyes*

KIENBOECK, R., *«Uber traumatische Malazie des Mondbeins und ihre Folgezustände: Entartungsformen und Kompressionsfrakturen», in Fortschr. Geb. Roentgenstr. Nuklearmed.,* 16, 1910, 77–103

KIRSCHNER, M., «Über Nagelextension», in *Beitr. Klin. Chir.,* 64, 1909, 266–279

KRUKENBERG, H., *Über die plastische Umwandlung von Armamputationsstumpfen,* Ferdinand Enke, Stuttgart 1917;
«Erfahrungen mit der Krukenberg-Hand», *Langenbecks Arch. Klin. Chir.,* 165, 191, 1931

LABAT, L., *De la rhinoplastie, art de restaurer ou de refaire complètement le nez,* Paris 1834

LANGENBECK, C. F. M., *Nosologie und Therapie der chir. Krankheiten,* 3 Bde., Göttingen 1825

LA PEYRONIE, F. G. de, «Mémoire sur quelques obstacles qui s'opposent à l'éjaculation naturelle de la semence», *Mém. Acad. R. Chir.,* Bd. I, 1743, S. 425–434

BINET, L. u. VALLERY-RADOT, P., *La Faculté de Médecine de Paris, cinq siècles d'art et d'histoire,* Masson et Cie, Paris 1952

LARREY, D. J., «Clinique chirurgicale exercée particulièrement dans les camps et les hôpitaux militaires depuis 1792 jusqu'en 1829», Paris 1829, cf. *Zeis*

LE DRAN, *Mémoires de l'Académie de chirurgie,* Bd. I., 1819

LEDDERHOSE, G., «Zur Pathologie der Aponeurose des Fußes und der Hand», *Langenbecks Archiv für Klinische Chirurgie,* Bd. 55, 1897, S. 694–712

LEFORT, L., *Greffe de peau totale à la paupière inférieure. Ectropion,* 1870;
«Blépharoplastie par un lambeau complètement détaché du bras et reporté à la face», *Bull. Mém. Soc. Chir.,* 1, 39, 1872

LENORMANT, Ch., *Histoire de l'Académie royale de chirurgie, 2e centenaire, 1731–1931,* Paris, Académie royale de chirurgie

LESKY, E., *Congrès Sté autrichienne, chir. plast.,* 25e anniv., Wien 1976

LEXER, E., *Die gesamte Wiederherstellungschirurgie,* Leipzig 1919 bis 1920

LICHTENTHAELER, C., *Geschichte der Medizin . . .,* Köln-Lövenich, Deutscher Ärzte-Verlag, 1974, 736 S.

LISFRANC, *Mémoires de l'Académie royale de médecine,* 1833

LITTLER, J. W., *The Hand. Reconstructive and Plastic Surgery. Principles,* Bd. 2, *The Head and Neck,* Ed. by John Marquis Converse, with a section on the hand ed. by J. William Littler, W. B. Saunders, Philadelphia 1964, etc., 26 cm, XII, S. 397–962

LORTHIOIR Jr, J., EVRARD, H., VANDER ELST, E., rapport: *Le Traitement des traumatismes récents de la main,* journées orthopédiques et chirurgicales de Bruxelles, 8.–10. Mai 1958, Bruxelles, Ed. «Acta medica Belgica», 257 S., Ausz. a. d. *Acta orthopeadica Belgica,* Erg. 1, 1958, Société belge d'orthopédie et de chirurgie de l'appareil moteur

LOUBET, *Traité des plaies d'armes à feu,* Paris 1753, cf. *Zeis*

McGREGOR, F. C., *Transformation and Identity: the Face and plastic Surgery,* New York 1974, 230 S.

MADELUNG, O. W., «Die spontane Subluxation der Hand nach vorne», *Langenbecks Arch. Chir. Klin.,* 23, 395–412, 1879

MAJNO, G., *The healing hand: Man and wound in the ancient world,* Cambridge, Mass., Harvard univ. press, 1975, XXIII, 571 S.

MALGAIGNE, J. F., *Manuel de médecine opératoire,* etc., Paris 1849

MARIE, P. u. FOIX, C., «Atrophie isolée de l'éminence thènar d'origine névritique. Rôle du lig. annulaire antérieur du carpe dans la pathogénie de la lésion», *Rev. Neurol.,* Paris 1913. 26, 647–649

MAUCLAIRE, P., *Les Greffes chirurgicales,* J.-B. Baillière, Paris 1922

MAYER, L., «The physiological Method of Tendon Transplantation», *Surg. Gynec. Obstet.,* 22, 182–197, 1916;
*Mémoires de l'Académie royale de chirurgie,* Bd. I–V, Ménard et Desenne, Paris 1819

MEYER, R., «Historique de la chirurgie plastique et reconstructive», *Bulletin Revue médicale,* Nr. 341, 19. März 1968, 538–544.

MITCHELL, S. W., MOREHOUSE, G. R., KEEN, W., *Gunshot Wounds and other Injuries of Nerves,* J. B. Lippincott, Philadelphia 1864

MONTANDON, D., «Ophtalmic plastic Surgery: the Pioneers and their Heritage in reconstructive Surgery of the eyelids», New York, Springer, cop. 1977, Ausz. a. *Aesthetic plastic surgery,* 1, 1977, 195–207

MORESTIN, H., «Hypertrophie mammaire traitée par la résection discoïde», *Bull. de la Société d'Anatomie,* 1907;
«Deux cas de reconstitution de l'os malaire et du contour orbitaire à l'aide de transplants cartilagineux», *Bull. Mém. Soc. Chir.,* Paris, 42, 1700–1707, 1916

NEUHOF, H., *The Transplantation of Tissues,* D. Appleton, New York 1923, (Surgical Monographs.)

NICAISE, E., *Chirurgie de Maître Henri de Mondeville, chirurgien de Philippe le Bel, roi de France, composée de 1306–1320,* Félix Alcan, Paris 1893
*Chirurgie de Pierre Franco de Turriers en Provence, composée en 1561,* Félix Alcan, Paris 1895

NICOLADONI, C., «Daumenplastik und organischer Ersatz der Fingerspitze: Articheiroplastik und Daktyloplastik», *Arch. Klin. Chir.,* 61, 606–614, 1900

NOEL, S., «Communication personnelle», cf. *Vander Elst* 1958, u. *Aesthetische Chir. der weiblichen Brust,* (Ausz. a. Me. Welt, Nr. 2)

NOTTA, *Description du doigt à ressort en 1850,* cf. *Vander Elst,* 1958

OLLIER, L. X., «Greffes cutanées autoplastiques», *Bull. Acad. Méd.,* Paris, 1 (2), 243–246, 1872

PADGETT, E. C., «Calibrated intermediate Skin Grafts», «Padgett or Padgett Hood Dermatome», *Surg. gynec. obst.* 69, 799, 1939

PARÉ, A., *Œuvres complètes,* Hrsg. J. F. Malgaigne, Paris 1840, 3 Bde.

PENN, J., *The Right to look human,* Copyright 1974 McGraw-Hill Book Company, South Africa, (PTY) Ltd.

PERCY, *Dictionnaire des sciences médicales par une société de médecins et de chir.,* Paris 1815

PLATTER, F., *Observationum Felici Plateri libri tres Basel; Johannis Ludovic König et Johannis Brandmylleri,* 1630, Liber I. S. 139–142

PLINIUS d. Ä., cf. *Dictionnaire des sciences médicales* et *Vander Elst,* 1958

POLAND, A., «Deficienty of the pectoral Muscles», Guy's Hosp. Rep., 6, 191–193, 1841

QUERVAIN, F. de, «Tendovaginitis stenosans fibrosa», *Münch. Med. Wschr.,* 5, 1921;
«Über eine Form von chronischer Tendovaginitis», *Korrespondenz Blatt. schweiz. Aerzte,* 25: 389–394, 1895

RAMON Y CAJAL SANTIAGO, *Histologie du système nerveux de l'homme et des vertébrés,* A. Maloine, Paris 1909

RAYNAUD, M., *De l'asphyxie locale et de la gangrène symétrique des extrémités,* L. Leclerc, Paris 1862

RENAUD, J., *Les Communautés de maîtres chirurgiens avant la révolution de 1789 en Forez et dans les territoires ayant formé le département de la Loire,* 1946

REVERDIN, A., *De l'aseptie des mains, en chirurgie,* cf. *Vander Elst, 1958;*
*«Greffe épidermique», Gazette des Hôpitaux,* 1870, Nr. 4

REVESZ, G., *Die menschliche Hand,* S. Karger, Basel 1944

RIGAUD, Ph., *De l'anaplastie des lèvres, des joues et des paupières,* J. Rouvier, Paris 1841

ROUX, C., *Archives personelles.*

SAMARENDRANATH, *G., Les Mains dans les fresques d'Ajanta,* Éd. Bossard, Paris 1921

SANVENERO-ROSSELLI, G., «Gaspare Tagliacozzi e la rinoplastica», Extr. de, *Rivista Il Valsalva;*
*Plastica chirurgica,* Milano: Padiglione mutilati del viso, 1940, *(Index et archivum,* Bd. I, fass. 2 und 3, Februar bis Juli 1940)

SAPPEY, C., *Traité d'Anatomie, physiologie et pathologie des vaisseaux lymphatiques chez l'homme et les vertébrés,* 1874

SAUERBRUCH, F., *Die willkürlich bewegbare künstliche Hand,* Springer, Berlin 1916

SCHUERCH, O., «Principes de la chirurgie réparatrice», Ausz. a. *Traité de chirurgie,* hrsg. v. A. Brunner, C. Henschen, H. Heusser, etc., Neuchâtel, etc., Delachaux et Niestlé, 1951, 2 Bde., 2053 S.

SECRETAN, H.-F., «Œdème dur et hyperplaise traumatique de métacarpe dorsal», *Rev. méd. Suisse romande,* 21, 409–416, 1901

SERRE, S. H., *Considérations sur l'autoplastie labiale, en particulier, étude d'un nouveau procédé de restauration des lèvres,* Montpellier, Impr. centrale du Midi, 1871. (Diss. med.)

SKOOG, T., *Plastic Surgery. New Methods and Refinements,* G. Thieme, Stuttgart 1974, 500 S.

STILES, H., *Sir, Treatment of Injuries of the peripheral Spinal Nerves,* Henry Frowde and Hoder, und Stoughon, London 1922;

*Susrutas Ayurdevas* «Id est Medicinae systema a venerabili d'Hanvantare demonstratum a Susruta discipulo compositum. Nunc primum a Sanskrita in Latinum Sermonem vertit, introductionem, annotationes et rerum indicem adjecit Franciscus Hessler», Erlangen 1844, (cf. *Zeis*), apud. F. Enke, 1844–1850, 3 Bde., Nr. 187–188

SWANSON, A. B., *Flexible Implant Resection Arthroplasty in the Hand and extremities,* The C. V. Mosby Company, Saint-Louis, 1973

TABOUIS, G. R., *Le Pharaon Tout Ank Amon, sa vie et son temps,* Payot, Paris 1928

TAGLIACOTII, G., *De curtorum chirurgia per insitionem. Gasparis Tagliacotii bononiensis, philosophi et medici praeclarissimi; . . . De cortorum chirurgia per insitionem, libri duo . . . Additis cutis traducis instrumentorum omnium, atque deligationum iconibus, et tabulis,* Estudio: Fernando Ortiz Monasterio, Mexico: M. Perrua, 1972, Pag. mult. (Faksimile der Ausgabe v. V., Venedig 1957)

TRANQUILLI-LEALI, E., «Ricostruzione dell'apice delle falangi ungueali mediante autoplastica volare peduncolata per scorrimento», Dott. Ettore Tranquilli-Leali assistente del'Ospedale Benito Mussolini Bologna. *Infort. Traum. laboro* 1, 186–193, 1935

TROEHLER, V., «Quelques médecins suisses et leur apport à la chirurgie de la main», Konferenz V. Congrès International de la Société française de chirurgie de la main, Lausanne, 20.–22. Mai 1976. (Ausz. a. *Helvetica chirurgica acta,* 44, 1977, 569–579).

VANDER ELST, E., rapport: «Le Traitement des traumatismes récents de la main» (mit H. Lorthioir jr. u. H. Evrard), *«Acta orthopedica Belgica»* Erg. I, 1958, Kap. I: Essai sur l'histoire de la chirurgie de la main;

«Conceptions actuelles sur le traitement chir. des brûlures», (Ausz. a. *Acta Chir. Belgica,* Erg. II, 1962, S. 93–206

VANDER ELST, E. u. DALCO, M., «André Vésale de Bruxelles», (Ausz. a. *Cahiers bruxellois,* Bd. 10, S. 127–152)

VEAU, V., «Étude anatomique du bec-de-lièvre unilatéral total», Masson, Paris, Ausz. a. *Annales d'anatomie pathologique médico-chirurgicale,* Bd. 5, 1928, 601–632;

«Les formes anatomiques du becde-lièvre ordinaire», Masson, Paris, (Ausz. a. *Annales d'anatomie pathologique médico-chirurgicale,* Bd. 2, 1925, 215–322).

VERDAN, Cl., *Chirurgie réparatrice et fonctionnelle des tendons de la main,* Expansion scientifique française, Paris 1952, 243 S.

VERDAN, Cl., u. POULENAS, I., «Radiodermite et cancérisation secondaire par usage de produits radio-actifs dans l'horlogerie», *Ann. de chir.,* Bd. 29, 1975, 509–512

VERHAEGEN, A., *Essai de chirurgie plastique d'après les préceptes du Dr. G. Langenbeck,* J. B. Tircher, Brüssel 1856

VERNEUIL, A., *Mémoires de chirurgie,* G. Masson, Paris, 1877 bis 1895, 6 Bde., Bd. 1: Chirurgie réparatrice;

«Recherches critiques sur l'histoire de l'autoplastie», *Gaz. Hebd.,* 1858

VESALE, (1514–1565), cf. *Dictionnaire des sciences médicales.*

VOLKMANN, R. von, «Die ischaemischen Muskellähmungen und Krontrakturen», *Zentralblatt. Chir.,* 8, 801–803, 1881

VORONOFF, S., *Étude sur la vieillesse et rajeunissement par la greffe,* Gaston Dollin, Paris 1926

WALLER, A. V., «Experiments on the Section of the glossopharyngeal and hypoglossal Nerves of the Frog, and Observations of the Alterations produced thereby in the Structure of their primitive Fibres», *Philos. Trans. R. soc.,* London 1850, 140, 423–424

WARREN, J. M., «Rhinoplastic Operation with some Remarks on the autoplastic Methods usually adopted for the Restoration of Parts lost by Accident or Diseases», in *Boston med. surg. J.,* 16, 1837, 69

WEBER, E. H., *Disertatio Physica de Systemate Nerveo Organico,* Lipsiae, apud C. H. Reclam, 1817

WEISS, B. S., (gen. Albinus), *Historia Musculorum Hominis,* Leiden, Leidae Batavorum, apud T. Haak et H. Mulhovium, 1734

WOLFE, J. R., «A new Method of Performing plastic Operations», *Br. Med. J.,* Bd. 2, 1875, S. 360–361

WUERTZ, F., *Practica der Wundartzney,* S. Henricepetric, Basel 1596

ZEIS, E., *Handbuch der plastischen Chirurgie,* Vorw. v. J. F. Dieffenbach, G. Reimer, Berlin 1838;

*Die Literatur und Geschichte der plastischen Chirurgie,* (im Anhang: Nachträge zur Literatur und Geschichte der plastischen Chirurgie; nebst einem Anhange, praktische Rathschläge für die Bearbeitung eines Literaturverzeichnisses enthaltend E. Z.), A. Forni, Bologna 1963, XXV, 299 S., 25 cm, Neuaufl. d. Ausg. v. Leipzig 1863)

ZELLER, S. J., *Über die ersten Erscheinungen venerischer Lokalkrankheit,* J. G. Binz, Wien 1810

ZIMMERMANN, L. M. u. VEITH, I., *Great Ideas in the History of Surgery,* The Williams and Wilkins Company Baltimore 1961

## Geschichte der Militär- und Schiffahrtsmedizin

BILLROTH, Th., *Historical Studies on the Nature and Treatment of gunshot Wounds from the fiftheenth Century to the present Time,* Berlin 1859

BLAESSINGER, E., *Quelques grandes figures de la chirurgie et de la médecine militaire,* Paris 1947, 418 S.

BREITNER, Burghard (Hrsg.), *Ärzte und ihre Helfer im Weltkriege 1914–1918.* Wien 1936

BRICE u. BOTTET, *Le Corps de santé militaire en France (1708 bis 1882),* Paris 1907

BRIOT, P. F., *Histoire de l'état et des progrès de la chirurgie militaire en France pendant les guerres de la Révolution,* Besançon 1817

BRUPPACHER, Rudolf, *Militärmedizin in der Aufklärung.* Zürich 1967

BÜCHI, Jakob, *Die Arzneiversorgung und der Sanitätsdienst der schweizerischen Truppen vom 15.–18. Jahrhundert.* Stuttgart 1981

CABANES, A., *Chirurgiens et blessés à travers l'Histoire,* Paris 1918

CALLENDER, G. A., «Wound Ballistics», *War. med.,* 1943, 3, S. 337–350

CARREL, A., u. DEHELLY, G., *Le Traitement des plaies infectées,* Masson, Paris 1917

CILLEUL, J. von, PESME, J., HASSENFORDER, J., u. HUGONOT, H., *Le Service de santé militaire de ses origines à nos jours,* Paris 1961

CLAUDEVILLE, P., *Les Chirurgiens de l'armée d'Afrique (1830 bis 1850),* Diss. med., Paris 1934, Nr. 111

COSTES, J. F., u. PERCY, P. F., *De la santé des troupes à la Grande Armée,* Levrault, Straßburg 1806, 104 S.

DAKIN, H. D., «On the Use of certain Antiseptic Substances in the Treatment of infected Wounds», *Br. med. J.,* 1915, 2, S. 318–320

DELORME, E., *Traité de chirurgie de guerre,* Félix Alcan, Paris 1888, 2 Bde.

DUNANT, J. H., *Un souvenir de Solférino,* Genf 1862

FINCK, P. A., «Ballistic and forensic pathologic Aspects of missile Wounds», *Milit. Hist.,* 1965, 130, S. 545–569

FLEMING, A., «The Action of chemical and physiological Antiseptics in aseptic Wound», *Brit. J. Surg.,* 1919, 7, S. 99–129

FRANZ, C., *Lehrbuch der Kriegschirurgie,* 2 Bde., J. Springer, Berlin 1936;

*General Principles guiding the Treatment of Wounds of War, Conclusions adopted by the International Allied Surgical Conference,* Paris 1917

GAMA, P.-J., *Esquisse historique du service de santé militaire en général et spécialement du service chirurgical depuis l'établissement des hôpitaux militaires en France,* Paris 1841

GARRISSON, H.-F., *Notes on the History of military Medecine,* Washington 1922

GILBERT, N.-P., *Histoire médicale de l'armée française à Saint-Domingue en 1802,* Paris 1803;

*Tableau historique des maladies internes de mauvais caractère qui ont affligé la Grande Armée dans la campagne de Prusse et de Pologne,* Berlin 1808

GRAY, H. M. W., «Treatment of gunshot Wounds by Excision and primary Suture», *Brit. med. J.,* 1915, 2, 317

HEATON, D., u. coll., «Military surgical Practices of the United-States Army in Vietnam», *Curr. Prob. Surg.,* Nov. 1966, S. 19–58

HOFFMANN, W. (Hrsg.), *Die deutschen Ärzte im Weltkriege.* Berlin 1920

HUARD, P., «Les Hémorragies des membres et du cou en chirurgie de guerre. Leur traitement d'urgence» *Rev. méd. fr. Extr.-Or.,* 1939;

«Le Problème de la conversation des effectifs au cours des campagnes coloniales et pendant la dernière guerre sino-japonaise», *Rev. méd. fr. Extr.-Or.,* 1942;

*Sciences, médecine et pharmacie de la Révolution à l'Empire (1789–1813),* Dacosta, Paris 1970, 1 Bd.

HUARD, P., und IMBAULT-HUART, M.-J., «La Polémique Percy-Ollivier sur le thyphus traumatique en 1822», *Comptes rendus, 99ᵉ Congrès Soc. sav.,* Besançon, S. 243–249

KERCHOFFS, J.-R., *Histoire des maladies observées à la Grande Armée (1812–1813),* Anvers 1836

KOUCHNIR, S. L. L., *Considérations sur l'évolution du service de santé militaire de 1789–1814,* Diss. med., Paris 1955

LAGNEAU, L. V., *Journal d'un chirurgien de la Grande Armée (1803–1811),* Hrsg. E. Tattet, Paris 1913

LARREY, D. J., *Mémoires de chirurgie militaire et campagnes,* Paris 1812–1817, 4 Bde.;

*Mémoire sur l'ophtalmie régnante en Égypte,* Kairo 1802;

*Mémoires sur les amputations de membres à la suite des coups de feu,* Paris 1797

LARSEN, Oivind, *Schiff und Seuche 1795–1799.* Oslo 1967

LAVERAN, A., *Traité des maladies et épidémies des armées,* Paris 1907

LEGOUEST, L., *Le Service de santé des armées américaines pendant la guerre des États-Unis,* Paris 1866

OLLIVIER, A. F., *Traité expérimental du typhus traumatique, gangrène ou pourriture des hôpitaux . . .,* Paris 1822

PERCY, P. F., *Journal des campagnes du baron Percy,* Hg. E. Longin, Paris 1904;

*Essai d'une bibliographie universelle de la médecine, de la chirurgie et de la pharmacie militaire,* Rozier, Paris 1862

RAVATON, H., *Chirurgie d'armée,* Paris 1768

RING, Friedrich, *Zur Geschichte der Militärmedizin in Deutschland.* Berlin 1962

ROCHARD, J., *Histoire de la chirurgie française au XIXᵉ siècle . . .,* Paris 1875, 896 S.

SCHADEWALDT, H., *Geschichte der Schiffahrtsmedizin und Marinepharmazie,* in: Wehrdienst und Gesundheit, Bd. IX, Darmstadt 1963

SHEPHERD, J., «The Surgeons in the Crimea, 1854–1856», *J. H. Coll. Surg.,* Edinburgh 1972, 17, S. 280–281

STROMEYER, G. F. L., *Maximen der Kriegsheilkunst,* Hannover 1855

SWANSON, R., u. GOLDRICH, R., *US military Personnel and Casualties in principal US Wars . . . from the revolutionary War to the Vietnam War,* 1973, 19 S.;

*Surgery in world War II,* Washington D. C., Office of the Surgeon General, 1955, 2 Bde.

TORKLER, Helmut Friedrich, *Die Geschichte des englischen Militärsanitätswesens* (Dissertation). Düsseldorf 1938

TRUETA, J., *Principles and Practice of War Surgery,* St. Louis 1943

VARINOT, R., *Le Médecin militaire Maillot et le sulfate de quinine (1834),* Diss. med., Lyon 1945

VESS, D. M., *Medical Revolution in France, 1789–1796,* Garnesville, Univ. Press of Florida 1975

WANGENSTEEN, Owen H., u. SARAH, D., *Military Surgeons and Surgery old and new; an instructive Chapter in Management of contaminated Wounds Surgery,* 1967, Bd. 62, Nr. 6, S. 1102–1124;

*The Rise of Surgery from empiric Craft to scientific Discipline,* Mineapolis Univ. of Minnesota Press, Mineapolis 1978, 785 S.

WEINER, D. B., «French Doctors face War, 1792–1815», *Essays on the History of modern France in Honor of Shepard B. Clough,* Columbia Univ. Press, 1969

WINZENRIED, Max, *Das Militärsanitätswesen in der Schweiz von der Meditation bis zum Sonderbundskrieg.* Basel 1954

# BIBLIOGRAPHIE BD. 6

## Geschichte der Luftfahrtmedizin

ARMSTRONG, H. G., *Principles and Practice of aviation Medicine,* The Williams and Wilkins Co, Baltimore 1939, 496 S.

ANDERSON, H. G., *The medical and surgical Aspects of Aviation,* Oxford Med. publication, 1919, 255 S.

BAUER, L. H., *Aviation Medicine,* The Williams and Wilkins Co, Baltimore 1926, 241 S.

BERGERET, P., «Le Service de santé de l'Air des origines à nos jours», *Revue historique de l'armée,* 1972, 1, 156–173

BERGIN, K. G., *Aviation Medicine, its Theory and Application,* John Wright and Sons, Bristol 1949, 447 S.

BERT, P., *La Pression barométrique,* Masson, Paris 1878, 1168 S.

BEYNE, J., «L'État actuel de nos connaissances sur la physiologie de l'aéronaute», *Arch. Méd. Pharm. milit.,* 1921, 75, 255–314.

CRUCHET, R., u. MOULINIER, R., *Le Mal des aviateurs,* Baillière, Paris 1920, 94 S.

DIRINGSHOFEN, H. von, *Medizinischer Leitfaden für fliegende Besatzungen,* Theodor Steinkopff, Dresden 1939, 204 S.

FERRY, G., *Influence du vol en avion sur la santé de l'aviateur,* Berger-Levrault, Paris 1920, 253 S.

FULTON, J. F., *Aviation Medicine in its preventive Aspects,* Oxford University Press, London 1948, 174 S.

GILLIES, J. A., *A Textbook of aviation Physiology,* Pergamon Press, London 1965, 1224 S.

GRAFFIGNY, H. de, *Hygiène pratique et physiologie de l'aviateur et de l'aéronaute;* A. Maloine, Paris 1912, 137 S.

GRANDPIERRE, R., *Éléments de médecine aéronautique,* Expansion scientifique française, Paris 1948, 502 S.

HABER, Heinz (Hrsg.), *Möglichkeiten und Grenzen des bemannten Fluges.* München 1956.

JOURDANET, D., *Influence de la pression de l'air sur la vie de l'homme. Climats d'altitude et climats de montagne,* Masson, Paris 1875, 2 Bde.

LOMONACO, T., SCANO, A., u. LALLI, G., *Medicina aeronautica,* Rom 1965, 3 Bde., 1935 S.

MAC FARLAND, R. A., *Human Factors in air transportation Design,* Mac Graw Hill, New York 1946, 670 S.

MALMEJAC, *Médecine de l'aviation,* Masson et Cie, Paris 1948, 333 S.

MAUBLANC, M., u. RATIE, M. V., *Guide pratique pour l'examen médical des aviateurs, des candidats à l'aviation et des pilotes,* J. B. Baillière et Fils, Paris 1920, 109 S.

MERCIER, A., u. DUGUET, J., *Physio-pathologie oculaire de l'aviateur,* Charles Lavauzelle et Cie, Paris 1947, 231 S.

NAQUET, R., *Physiologie et considérations générales concernant les aéronautes, navigateurs aériens et aviateurs,* Paris 1907

PERRIN DE BRICHAMBAUT, P., u. BEHAGUE, P., *Malaises des aviateurs,* Gauthier-Villars et Cie, Paris 1923, 15 S.

RANDEL, H. W., *Aerospace Medicine,* The Williams and Wilkins Co, Baltimore 1971, 740 S.

REIMER, Thomas, *Die Entwicklung der Flugmedizin in Deutschland* (Dissertation). Köln 1981

ROBINSON, D. H., *The dangerous Sky. A History of aviation Medicine,* G. T. Foulis and Co Ltd, Henley-on-Thames, 1973, 292 S.

RUFF, S., u. STRUGHOLD, H., *Grundriß der Luftfahrtmedizin.* Leipzig 1944

SCHNELL, W., *Luftfahrtmedizin. Einführung in die Biologie und Hygiene des Flugwesens,* Volckmann, Berlin 1935, 206 S.

SCHROTTER, H. von, *Hygiene der Aeronautik und Aviatik,* W. Braumüller, Wien und Leipzig 1912, 200 S.

SCHUBERT, G., *Physiologie des Menschen im Flugzeug,* Julius Springer, Berlin 1935, 206 S.

SERGEREV, A. A., *Essays on the History of aviation Medicine,* N. A. S. A. TT F-176, April 1965. Aus dem Russischen, *Ocherki po istoiri aviatsionoĭ meditsini,* Akademie der Wissenschaft der UdSSR, Moskau 1962, 413 S.

SOUBIES, J., *Physiologie de l'aéronaute,* Paris 1907, 235 S.

## Die Zahnmedizin vom 18. Jahrhundert bis zur Gegenwart

Vgl. auch die Literatur zum Kapitel „Die Zahnheilkunde vom Mittelalter bis zum 18. Jahrhundert"

«La Première École dentaire dans le monde», *Revue Histoire de l'art dentaire,* Nr. 2, Juni 1963, S. 25

ANGOT, J. L., «1925 à nos jours», *Histoire générale de la chirurgie dentaire,* J.-L. André-Bonnet

AMYOT, L. B., «L'Art dentaire en Amérique», *R. H. A. D.,* Neue Reihe, Nr. 2, Dezember 1978

ANDRE-BONNET, J.-L., *Histoire générale de la chirurgie dentaire,* éd. du Fleuve, Lyon 1955.

BESOMBES, A., «Fauchard pédontologue», *Revue française d'odontostomatologie,* Februar 1961;
«Fauchard orthodontiste», *L'Orthodontie française,* 1961;
«Pierre Fauchard, le premier chirurgien dentiste», *Information dentaire,* 22. Juni 1961;
«1961, Année Pierre Fauchard», *la Voix dentaire,* November 1961;
«L'Origine de l'appellation maladie de Fauchard», Kongreß der internationalen ARPA, Athen 1963, *Les Parodontopathies,* Masson 1963;
«1978, Tricentenaire de Pierre Fauchard», *Information dentaire,* 13. April 1978;
«Fauchard, Evans, 1978», *Tonus dentaire,* Nr. 90, 1. Juni 1978

BIENAIME, M., *Lecluze, dentiste du XVIIIe siècle,* Diss. med., Paris VII, 1977

BOURDET, E., *Recherches et observations sur toutes les parties de l'art dentaire,* Paris 1957

BRANCH, J., «Le Dr. Evans et les dentistes américains à Paris», *Bulletin of the History of Dentistry,* Bd. 24, Oktober 1976

COHEN, R. A., «Les Talma» *R. P. O. S.,* 1969, S. 81–83

COPE, Z., *Sir John Tomes, a Pioneer of British Dentistry,* Dawson of Pall-Mall, London 1969

CRUET, L., «Magitot», *Revue de stomatologie,* 1922, S. 65–83

DAVID, Th., *Bibliographie française de l'art dentaire,* Paris 1889

DECHAUME, M., u. HUARD, P., *Histoire illustrée de l'art dentaire,* Dacosta 1977

FOURE, J., «Bi-Centenial Tribute France's Contribution to U.S. Dentistry», *Dental Survey,* Oktober 1976

GARDMER, P. H. FOLEY, «The Peaks of dental History», *Bulletin of the History of Dentistry,* Bd. 23, Juni 1975

GAUVAL, V. B., «Des pionniers méconnus de la dentisterie opératoire infantile», *R.H.A.D.,* 1962

GUERINI, V., *History of Dentistry,* Philadelphia 1909

GYSEL, C., *Rapports entre l'histoire de la médecine et l'évolution de l'art dentaire.* Kongreß der Geschichte der Medizin, Siena 1968

KINSLER, M., «The American Woman Dentist. Historical Review from 1855 through 1968», *Bulletin of the History of Dentistry,* Bd. 17, Nr. 2, Dezember 1969

LANDON, A., «L'Évolution des instruments d'extraction», *R.H.A.D.,* 1965, I und 1964, II;
«Thérapeutique dentaire. Les grandes étapes. La thérapeutique actuellement», *R.H.A.D.,* 1962, I.

MARR, F. de, «Prothetic Dentistry in Amsterdam in the Middle of the nineteenth Century», *R.H.A.D.,* 1961, I.;
«Le Coffret d'instruments dentaires de Marie-Louise», *R.F.O.S.,* 14, 1203–14. August–September 1967
«Le Second Coffret d'instruments de Marie-Louise», *R.H.A.D.,* 1967, S. 141–143

MENZIES-CAMPBELL, J., *Dentistry then and now,* Glasgow 1965

MOURGUES, F. de, «Passé, présent et avenir de la prothèse maxillo-faciale», *XXIIe Congrès français de stomatologie,* 1971, S. 185–186;
«Claude Martin et la prothèse maxillo-faciale», *ibid.,* S. 207–226

PROSKAUER u. NITT, *Bildgeschichte der Zahnheilkunde,* Du Mont-Schauberg, Köln 1962

SOYER, G., «*Le Dentiste Thomas Evans et l'histoire du Second-Empire*», *R.F.O.S.,* 1954

VETTER, Th., *Aspects de l'art dentaire à Strasbourg du XVe au XIXe siècle,* Internationaler Kongreß der Geschichte der Medizin, Siena 1968;
«Esquisse d'une histoire de l'art dentaire», *R.F.O.S.,* 1966, S. 8–135, 278–294, 421–446

## Geschichte der Akupunktur

Vgl. auch die Literatur zur chinesischen Medizin in Band 1 der Illustrierten Geschichte der Medizin.

FERREYROLLES, P., «Valeur d'une piqûre d'aiguille pour le traitement des arthrites», *Bulletin et Mémoire de la Société de médecine de Paris.* Sitzung v. 12. Mai 1932;
«Méthode chinoise de l'acupuncture», *Science médicale pratique*

FLANDIN, Ch., «L'Acupuncture chinoise». *Progrès médical.* 6. Dez. 1933

FLANDIN, Ch., FERREYROLLES, P., u. MACE de LÉPINAY, » Traitement des algies par l'acupuncture chinoise», *Bulletin de la Société médicale des Hôpitaux,* 3. Mai 1933

FLANDIN, Ch., FERREYROLLES, P., u. KHOUBESSERIAN, H., «Traitement des chéloïdes par l'acupuncture, 1933»;
«Traitement de la maladie de Dupuytren et des rétractotendineuses par l'acupuncture», *Bulletin et Mémoire de la Société médicale des Hôpitaux de Paris,* Nr. 19–20, 1950;
«Une observation d'acupuncture, paraissant vérifier la thèse chinoise et la circulation d'énergie suivant ses méridiens», *Bulletin et Mémoire de la Société médicale des Hôpitaux de Paris,* Nr. 19–20, 1950

MARTINY, Th., «L'Acupúncture chinoise», *Vie médicale,* 10. Dezember 1933

SOULIE de MORANT, G., «L'Acupuncture chinoise», *Annales de l'hôpital Saint-Jacques,* Juni 1932;
«L'Acupuncture chinoise», *Mercure de France,* 1. Juni 1933;
«Les Pouls chinois», *Mercure de France,* 1. Jänner 1933;
*Précis de la vraie acupuncture,* Mercure de France, 1934; 2. Aufl. Mercure de France, 1954;
*L'Acupuncture chinoise,* Band 1 und 2, Mercure de France, 1939 u. 1941;
*L'Acupuncture chinoise,* 1. Aufl. J. Laffitte, 1957; 2. Aufl. Maloine, 1972

SOULIE de MORANT, G., FERREYROLLES, P., «L'Acupuncture en Chine», *Homéopathic française,* Juni 1929;
«Aiguilles et moxas en Chine», *Science médicale pratique,* Juni 1931

## Geschichte der medizinischen Fachsprache

BRUNOT, F., *Histoire de la Langue française des origines à 1900,* A. Colin, Paris 1932 u. 1967, Bd. II, S. 36–55, Bd. III, S. 188–193, Bd. IV, S. 406–414, Bd. V, S. 21–24, Bd. VI, S. 523–638, Bd. VII, S. 12–18

CHAUVELOT, R., «Étude sur le vocabulaire français du XVIIe siècle», *Presse Médicale,* 26. August 1950, S. 933–934

DECHAMBRE, S. XLI–XLVIII der Einl. Bd I, Wörterbuch

GARRISON u. MORTON, *A Médical Bibliography,* London 1954

GHAZI, Y., *Recherches sur les mouvements du vocabulaire médical aux XXe siècle, d'après les rééditions du dictionnaire des termes techniques de médecine de Garnier et Delamare,* Diss. Ling, Paris 1976

HÖFLER, Max, *Deutsches Krankheitsnamen-Buch.* München 1899, Reprint Hildesheim/New York 1970

HYRTL, Joseph, *Onomatologia Anatomica.* Geschichte und Kritik der anatomischen Sprache der Gegenwart. Wien 1880, Reprint Hildesheim/New York 1970

HYRTL, Joseph, *Das Arabische und Hebräische in der Anatomie.* Wien 1879, Reprint Wiesbaden 1966

JAEGER, Edmund C., *A Source-Book of Medical Terms.* Charles C. Thomas, Springfield/Ill. 1854

MANUILA, A. «Nouvelles Tendances en lexicographie médicale», *Presse Médicale.* 8. September 1962, S. 1745–1748

MOSELEY, E.-G., «Medical Dictionaries and Studies of Terminology», *Bull. of the Medical Library Assoc.,* Bd. 49, Nr. 3, Juli 1961, S. 374–395

QUEMADA, B., «Introduction à l'étude du vocabulaire médical (1600–1710)», *Annales littéraires de l'Université de Besançon,* 1955

SKINNER, Henry Alan, *The Origin of Medical Terms.* Williams & Wilkins, Baltimore 1961

SOURNIA, J.-C., *Langage médical moderne,* Paris 1974

## Geschichte der Internationalen Gesundheitsbehörden

ABT, G., *Vingt-cinq Ans d'activité de l'Office international d'hygiène publique,* 1901–1932, Paris 1933

ARAOZ, J. de, et al., «Principes et méthode de la lutte contre le choléra», OMS, *Cahiers de santé publique,* Nr. 44, Genf 1970

DELON, P. I., *Les Règlements sanitaires internationaux,* OMS, Genf 1976

GODMAN u. NEVILLE, M., *International Health Organizations,* 2. Aufl., London 1971

HOBSON, William (Hrsg.), *The Theory and Practice of Public Health.* Oxford University Press, Oxford ⁵1979

HOWARD-JONES, N., *Les Bases scientifiques des conférences sanitaires internationales,* OMS. Genf 1975;
«Vingt-cinq Ans après», *Santé du Monde,* April 1973, OMS, Genf;
*Manuel de la Croix-Rouge internationale,* 11. Aufl., Genf 1971

KERNMAYR, H. G., *Die waffenlose Macht. Werden und Wirken des Roten Kreuzes in aller Welt.* Verlag Rudolf Traunau, Wien/Wels/Passau o. J.

SENFTLEBEN, Eduard, FOERSTER, Wolfgang und LIESNER, Gerhard (Hrsg.), *Unter dem Roten Kreuz im Weltkriege.* Vaterländischer Verlag C. A. Weller, Berlin 1934

TARDIEU, A., *Dictionnaire d'hygiène publique et de salubrité,* Bd. 3, Paris 1854

*Offizielle Akten der OMS,* Nr. 1, Resolution Nr. 8, Genf 1946

OMS, *Connaître l'OMS,* Genf 1946

OMS, *Les Dix Premières Années de l'OMS,* Genf 1958

OMS, *Documents fondamentaux,* 25. Aufl., Genf 1977

Société des Nations, *Journal officiel,* 2. Jg., Nr. 4, S. 353, 1921

## Geschichte der Endokrinologie nach dem Zweiten Weltkrieg

MEDVEI, Victor Cornelius, *A History of Endokrinology.* MTP Press, Lancaster/Boston/The Hague 1982

---

Allgemeine Anmerkung: Die Angaben der französischen Ausgabe wurden vollständig übernommen. Für den deutschen Leser wurden eine Anzahl Literaturhinweise auf deutsche und angloamerikanische Arbeiten zusätzlich eingefügt.

## FÜR BEIGESTELLTES BILDMATERIAL DANKEN HERAUSGEBER UND VERLAG FOLGENDEN PERSONEN INSTITUTIONEN:

AACHEN, HOCHSCHULE
ABRAMOVICZ LEON
ABTEILUNG FÜR GESCHICHTE DER MEDIZIN UND DES KRANKENWESENS DER MEDIZINISCHEN FAKULTÄT AN DER RHEINISCH-WESTFÄLISCHEN TECHNISCHEN HOCHSCHULE AACHEN
ACADEMIE NATIONALE DE MEDECINE
AGENCE FRANCE-PRESSE
AGENCE RAPHO
AGENCE TOP
AKADEMIE DER WISSENSCHAFTEN, PARIS
ALBERTINA WIEN
ALLGEMEINE ISRAELISCHE ALLIANZ
ARCHIV DES FRANZÖSISCHEN ROTEN KREUZES, PARIS
ARCHIV FÜR KUNST UND GESCHICHTE BERLIN
ARCHIVES DU COLLÈGE DE FRANCE
ARCHIVES PHOTO PARIS
ARCHIVES SNARK INTERNATIONAL
ARVIVIO B
ATLAS PHOTO

BARUK HENRI
BELZEAUX-RAPHO
BESOMBES
BETTMANN ARCHIVE, NEW YORK
BEVILACQUA CARLO
BIBLIOTHEK DER ALTEN MEDIZINISCHEN FAKULTÄT, PARIS
BIBLIOTHÈQUE DES ARTS DÉCORATIFS
BIBLIOTHÈQUE DE L'ARSENAL
BIBLIOTHÈQUE CHARCOT
BIBLIOTHÈQUE DE LA FACULTÉ DE PHARMACIE
BIBLIOTHÈQUE DE LA FACULTÉ DES SCIENCES PHARMACEUTIQUES ET BIOLOGIQUES DE L'UNIVERSITE RENE DESCARTES
BIBLIOTHÈQUE DE L'ANCIENNE FACULTÉ DE MEDECINE DE PARIS
BIBLIOTHÈQUE DE L'ECOLE NATIONALE VETERINAIRE, MAISON-ALFORT, PARIS
BIBLIOTHÈQUE FORNEY
BIBLIOTHÈQUE HISTORIQUE DE LA VILLE DE PARIS
BIBLIOTHÈQUE POLONAISE, PARIS
BIBLIOTHÈQUE ROYALE DE BRUXELLES
BILDARCHIV FOTO MARBURG
BILDARCHIV PAYSAN, STUTTGART
BILDERSAMMLUNG DER ACADEMIE DE MEDECINE, PARIS
BILDERSAMMLUNG DER SALPETRIERE, PARIS
BIOMEDICAL LIBRARY (U. C. L. A.)
BODLEIAN LIBRARY, OXFORD
BOUDOT-LAMOTTE ETIENNE
BRAKE-RAPHO
BRIOT A.
BRITISCHES MUSEUM LONDON
BRUNEAU YVES, NANTES, FOTOGRAM
BULLOZ
BUREAU INTERNATIONAL DU TRAVAIL, PARIS

CENTRE DE DOCUMENTATION OPHTALMOLOGIQUE, MEDIZINISCHE FAKULTÄT, PARIS
CENTRE NATIONAL DES RECHERCHES ICONOGRAPHIQUES
CHARMET JEAN-LOUP
CIBA COLLECTION OF MEDICAL ILLUSTRATIONS BY FRANK H. NETTER, M. D., PUBLISHED BY CIBA PHARMACEUTICAL
COLLECTION BOUVER
COLLECTION DE LA FACULTÉ DES SCIENCES PHARMACEUTIQUES ET BIOLOGIQUES DE L'UNIVERSITE RENE DESCARTES
COLLECTION HELENE KAMER
COLLECTION HISTORIQUE DE L'INSTITUT NATIONAL DE LA RECHERCHE PEDAGOGIQUE
COLLECTION PIERRE MARLY
COLLECTION PIERRE SIMON
COLLECTION SOUSTIEL
COLLEGE OF DENTAL SURGERY, BALTIMORE
CRAEMER ULRICH

DASTUNGUE JEAN
DIEPKEN/HEISCHKEL
DUFOUR ANDRÉ

ECOLE DE PHYSIQUE
ECOLE DES METIERS DE LA VIANDE, PARIS
ESTEVE JEAN LUC

FINI LÉONOR, PRIVATSAMMLUNG
FLAIG EGON, BERLIN
FOTOGRAM
FONDATION MARIE-CURIE/INSTITUT DU RADIUM
FRANZÖSISCHE NATIONALBIBLIOTHEK, PARIS
  DEPARTEMENT DES MANUSCRITS ORIENTAUX
  DEPARTEMENT DES MANUSCRITS OCCIDENTAUX
  DEPARTEMENT DES IMPRIMÉS
  CABINET DES ESTAMPES
  CABINET DES MÉDAILLES
FREUD-MUSEUM, WIEN

GALERIE CIANCIMINO
GALERIE SLIM
GAMMA/J.-P. LAFFONT
GAMMA/J.-P. MOUTIN
GAUTIER J.
GEWERBEMUSEUM PARIS
GIRARD P.
GIRAUDON
GIROD

HAMBURGER KUNSTHALLE
HANSESTADT LÜBECK
HERZOG-AUGUST-BIBLIOTHEK, WOLFENBÜTTEL
HILLEMAND
HOSPITAL NECKER

IMBAULT-HUART M. J.
INSTITUT FÜR GESCHICHTE DER MEDIZIN DER UNIVERSITÄT WIEN
INSTITUT FÜR THEORIE UND GESCHICHTE DER MEDIZIN, MÜNSTER
INSTITUT GUSTAVE ROUSSY, VILLEJUIF
INSTITUT NATIONAL DES JENNES LOURDES
INSTITUT PASTEUR

KAMER H.
KERHARO
KLINIKUM STEGLITZ
KODAK
KÖNIGLICHES THEATER KOPENHAGEN
KONINKLIJK MUSEUM VOOR SCHOONE KUNSTEN, ANTWERPEN
KUNSTMUSEUM PHILADELPHIA

LEUXARS C.
LOUVRE, PARIS

MAINA-MIRIAM MUNSKY
MANGIN GILBERT, NANCY
MAZARS G.
MEDIZINISCHE FAKULTÄT, MONTPELLIER
MEDIZINISCHE FAKULTÄT, ROM
METROPOLITAN MUSEUM OF ART, NEW YORK
MIKROBIOLOGISCHES LABORATORIUM DER MEDIZINISCHEN FAKULTÄT, PARIS
MOOS VERLAG, MÜNCHEN
MUSÉE CARNAVALET, PARIS
MUSÉE CLAUDE BERNARD
MUSÉE DE CONDE, CHANTILLY
MUSÉE DE L'AFFICHE
MUSÉE DE L'AIR
MUSÉE DE L'APPAREILLAGE, PARIS
MUSÉE DE L'ARMÉE
MUSÉE DE LA SOCIETE DE L'ECOLE DENTAIRE DE PARIS
MUSÉE DE L'ASSISTANCE PUBLIQUE
MUSÉE DE L'HOMME, PARIS
MUSÉE DE LILLE
MUSÉE DES ARTS AFRICAINS ET OCEANIENS, PARIS
MUSÉE DU CENTRE ANTOINE-BECLERE
MUSÉE DU CENTRE NATIONAL DES ARTS ET METIERS
MUSÉE DU CONSERVATOIRE DES ARTS ET METIERS, PARIS
MUSÉE DUPUYTREN, PARIS
MUSÉE DU VAL-DE-GRACE
MUSÉE LORRAIN, NANCY
MUSÉE PASTEUR, PARIS
MUSÉES NATIONAUX, PARIS
MUSEO NAZIONALE DI VILLA GIULIA, ROM

MUSEUM DER ALBERTINA, WIEN
MUSEUM DER GESCHICHTE DER MEDIZIN, FLORENZ
MUSEUM DES FÜRSTEN CZARTORYSKI, KRAKAU
MUSEUM DES VATIKAN
MUSEUM FÜR GESCHICHTE DER MEDIZIN, PARIS
MUSEUM GUIMET
MUSEUM VON KAIRO
MUSEUM SOFIA
MUSEUM VON BESANCON
MUSEUM VON ORLÉANS
MUSEUM VON TARQUINIA, ITALIEN

NATIONALBIBLIOTHEK WIEN
NATIONALER PHARMAZEUTENSTAND, SAMMLUNG BOUVET, PARIS
NATIONALES INSTITUT FÜR JUNGE GEHÖRLOSE, PARIS
NATIONALES MUSEUM FÜR MODERNE KUNST, PARIS
NATIONALMUSEUM ATHEN
NATIONALMUSEUM NEAPEL
NATIONALMUSEUM ROM
NATURGESCHICHTLICHES MUSEUM, PARIS
NEW YORK HISTORICAL SOCIETY
NOU J.-L.
NOUROIS DE VERONIQUE
ÖSTERREICHISCHE GALERIE IM BELVEDERE, WIEN

ORDRE NATIONAL DES PHARMACIENS
ORONOZ, MADRID

PELIZAEUS MUSEUM
PETIT PALAIS, PARIS
PHILOSOPHICAL LIBRARY, NEW YORK
PHOTO BOUDOT-LAMOTTE
PHOTO BRADY
PHOTO I. P. S.
PHOTO JOSSE, PARIS
PHOTO KEYSTONE
PHOTO PAPIGNY
PHOTOTHEQUE DE L'ASSISTANCE PUBLIQUE
POLIZEIARCHIV, PARIS
POUTREL F.
PROFESSOR LI YEN
PROUX

RATHAUS VON VILLEFRANCHE-DE-ROUERGUE
REUNION DES MUSÉES NATIONAUX
RICCIARINI LUISA
RIJKSMUSEUM, AMSTERDAM
RIJKSMUSEUM VON OUDHEDEN, LEIDEN
RUDOLF HABELT VERLAG
RULLIÉRE R.

SAALBURG MUSEUM
SAMMLUNG ALAIN BOUCHET
SAMMLUNG DER ALTEN MEDIZINISCHEN FAKULTÄT, PARIS
SAMMLUNG DES ROYAL COLLEGE OF SURGEONS, LONDON
SAMMLUNG IMPFINSTITUT, PARIS
SAMMLUNG JACQUES FASQUELLE
SAMMLUNG JEAN-LOUP CHARMET
SAMMLUNG MICHEL ROQUET
SAMMLUNG MICHEL VALENTIN
SAMMLUNG PIERRE SIMON
SAMMLUNG PROFESSOR HINDERMEYER
SCHATTAUER VERLAG, STUTTGART
SERVICE PHOTOGRAPHIQUE DE LA REUNION DES MUSÉES NATIONAUX, PARIS
SIMION FABIO, MAILAND
SOCIETE FRANCAISE DE PHOTOGRAPHIE
SOURNIA J.-C.
SPRINGER VERLAG, HEIDELBERG
STAATLICHE MUSEEN BERLIN
STÄDTISCHE BIBLIOTHEK POITIERS
STIFTUNG G. GINI, VENEDIG

THIEME VERLAG, STUTTGART
TOMSICH G., MAILAND
TURCHINI J.

VALLICELLINA BIBLIOTHEK, ROM
VIOLLET/ROGER

WEBER, BRANK & PARTNER, AACHEN
WELLCOME INSTITUTE, LONDON